P. CAGNY

et

H.-J. GOBERT

Dictionnaire

Vétérinaire

TOME PREMIER

A – H

880 FIGURES DANS LE TEXTE

4 planches coloriées

PARIS

LIBRAIRIE J.-B. BAILLIÈRE et FILS

1902

DICTIONNAIRE

VÉTÉRINAIRE

—

TOME PREMIER

DICTIONNAIRE
VÉTÉRINAIRE

PAR

P. CAGNY

MEMBRE DE LA SOCIÉTÉ CENTRALE DE MÉDECINE VÉTÉRINAIRE
MEMBRE CORRESPONDANT DE LA SOCIÉTÉ NATIONALE D'AGRICULTURE
MEMBRE DU COLLÉGE ROYAL VÉTÉRINAIRE DE LONDRES

ET

H.-J. GOBERT

VÉTÉRINAIRE EN 2ᵉ DE L'ARMÉE

TOME PREMIER

A — H

Avec 4 planches en couleurs et 880 figures

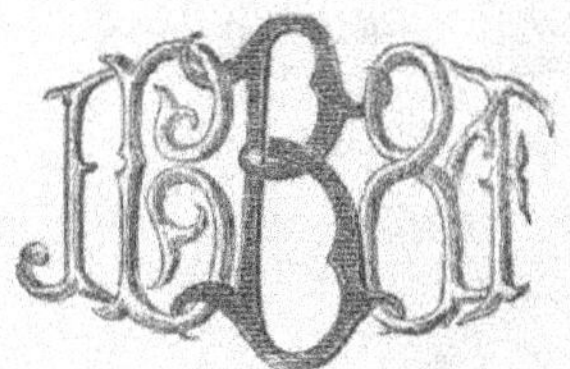

PARIS

LIBRAIRIE J.-B. BAILLIÈRE ET FILS

19, Rue Hautefeuille, près du Boulevard Saint-Germain

—

1902

PRÉFACE

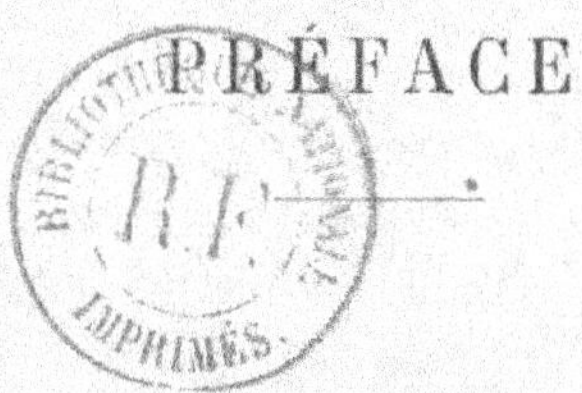

Le *Dictionnaire vétérinaire* que nous publions est le résultat de trente années d'exercice professionnel : nous avons pensé que, à côté des ouvrages classiques d'enseignement, dus aux professeurs des écoles, comme l'*Encyclopédie vétérinaire* de M. CADÉAC, il y avait place pour un livre pratique, scientifique, sans être savant, mettant à la disposition de nos confrères et des élèves un résumé aussi exact que possible des connaissances actuelles en pathologie, et des indications de thérapeutique médicale et chirurgicale sanctionnées par l'expérience.

La forme de dictionnaire, que nous avons adoptée, nous parait la plus convenable pour un ouvrage comprenant : l'anatomie, la physiologie, la médecine, la chirurgie, l'hygiène, la police sanitaire, la jurisprudence, etc. ; elle est d'ailleurs justifiée par les succès de livres similaires et en particulier du *Dictionnaire de médecine, de chirurgie et d'hygiène vétérinaires*, publié pour la première fois en 1826, par Hurtrel d'Arboval, réimprimé en 1838, et refondu en 1874 par Zundel, membre de la Société centrale de médecine vétérinaire.

Cet ouvrage a été très apprécié aux différentes époques où il a été publié.

Le jugement droit et l'expérience consommée d'Hurtrel d'Arboval avaient assuré le succès de ce dictionnaire, si remarquable par la clarté dans les vues d'ensemble et par la précision de la forme dans les détails. Aussi ce livre, dès son apparition, était devenu classique dans l'enseignement des écoles et servait de guide précieux dans la pratique journalière des villes et des campagnes. Zundel, d'une puissance de travail extraordinaire, connaissant à fond les langues étrangères, avait fait, dans l'édition qu'il a publiée, un exposé complet de l'état de la science et de l'art vétérinaires.

Malheureusement son œuvre venait ou trop tôt ou trop tard : les travaux de Pasteur et de Lister allaient transformer la médecine et la chirurgie.

Aujourd'hui que les nouvelles méthodes, inspirées par les travaux de ces savants et de leurs élèves, ont pu être appréciées et qu'elles ont montré leur supériorité, il nous a semblé que le moment était venu non pas de publier une nouvelle édition du *Dictionnaire* d'Hurtrel d'Arboval et de Zundel, mais de suivre leur exemple en faisant une sélection parmi tous les matériaux disséminés dans les journaux, dans les publications, dans les annales des sociétés savantes, pour les mettre à la disposition de tous ceux qui, par profession ou par goût, ont souci de l'amélioration et de la santé des animaux.

La pathologie générale est la même pour l'espèce humaine et pour les animaux domestiques ; elle a été présentée par nous avec quelques développements, en raison de l'importance qui s'attache à ses principes d'un intérêt primordial pour le praticien. Celui-ci en effet ne doit pas seulement s'attacher aux questions de diagnostic et de thérapeutique, il doit aussi se préoccuper des causes intrinsèques des maladies, en connaître la genèse et l'évolution, et en étudier les divers processus morbides, qui sont analogues pour l'homme et pour les animaux. C'est ainsi que nous avons dû consulter les travaux des maîtres de la médecine humaine, MM. Bouchard, Chantemesse, Coÿne, Hallopeau, Hayem, Picot, sur la congestion, l'inflammation, la suppuration, etc.

Dans le même ordre d'idées, nous avons exposé les notions les plus récentes de bactériologie, cette science spéciale qui occupe aujourd'hui une si grande place dans la pathologie qu'elle a renouvelée de fond en comble, et dont le point de départ date des travaux de Pasteur, travaux qui à l'origine étaient exclusivement vétérinaires.

Nous avons donc cherché à faire de ce Dictionnaire un répertoire véritablement mis au niveau des progrès de la science et de la pratique, et pouvant au besoin tenir lieu d'une bibliothèque complète.

Nous n'avons pas la prétention d'énumérer les noms de tous les auteurs auxquels nous avons fait des emprunts, mais nous ne saurions manquer de témoigner notre reconnaissance à M. Chauveau, inspecteur général des Écoles vétérinaires ; à MM. C. Leblanc, Mégnin et Signol, membres de l'Académie de médecine ; à M. A. Sanson, de l'Institut agronomique ; à MM. Almy et Cadiot, Barrier, Moussu, Nocard, Railliet, Trasbot, de l'École d'Alfort ; Arloing, Cadéac, Galtier, Peuch, Porcher, de l'École de Lyon ; Labat, Laulanié, Leclainche, Neumann, de l'École de Toulouse ; à MM. Baillet (de Bordeaux), Butel (de Meaux), Detroye (de Limoges), Gallier (de Caen), Guittard (d'Astafort) ; à MM. Alix, Champetier, Chomel, Jacoulet, Joly et Nicolas, vétérinaires de l'armée.

Nos recherches n'ont pas porté seulement sur les travaux français : nous avons fait appel à l'expérience de nos confrères de l'étranger et nous sommes heureux de citer les noms de Degive (de Bruxelles), Fleming (de Londres), Guillebeau et Hess (de Berne), Hutyra (de Buda-Pest), Kitt (de Munich), Koch et Lanzilotti (de Milan), Lydtin (de Bade), Martinez de Anguiano (de Saragosse), Perroncito (de Turin), Roell (de Vienne), Schütz (de Berlin), Sussdorf (de Stuttgart),

Thomassen (d'Utrecht), etc. Tous ces noms si haut placés dans la science sont à eux seuls une garantie.

Cette énumération montre suffisamment le caractère international de la science à notre époque.

Nous devons mentionner l'addition de très nombreuses figures et de planches en couleurs, mettant pour ainsi dire sous les yeux du lecteur les détails d'anatomie normale et pathologique, les procédés opératoires, les instruments et les appareils : les yeux viennent apporter à l'intelligence et à la mémoire un secours précieux, en facilitant toujours à l'auteur une explication et en permettant souvent au lecteur de la mieux comprendre. Une grande partie des figures sont originales ; les autres sont empruntées aux meilleures sources, et nous les devons aux livres de MM. Cadéac, Chauveau, Dupont (de Château-Thierry), Mégnin, Pertus, etc. Nous signalerons en particulier les figures d'instruments et d'appareils, que nous devons à l'obligeance de MM. Gasselin (de Paris) et Hauptner (de Berlin).

Nos éditeurs ont fait ce qui était en leur pouvoir pour donner à notre *Dictionnaire vétérinaire* toute l'importance qu'il méritait.

Puisse ce nouveau livre trouver le même accueil que ceux qui l'ont précédé et, comme eux, servir de guide aux élèves pour l'étude et aux praticiens pour l'exercice de la médecine vétérinaire.

P. CAGNY. — H.-J. GOBERT.

DICTIONNAIRE VÉTÉRINAIRE

A

ABATAGE (all. *Niederwerfen, Niederlegen*). — Mise à mort des grands animaux domestiques, soit pour les besoins de l'alimentation, soit parce qu'ils sont vieux ou affectés d'un mal incurable, soit par précaution sanitaire, quand ils sont atteints ou suspects d'une maladie contagieuse. On emploie ce mot en chirurgie pour désigner l'ensemble des manœuvres employées pour coucher sur le sol ou sur une table un de nos grands animaux domestiques et l'y maintenir en position convenable pendant toute la durée d'une opération. — Voy. CONTENTION (*Moyens de*).

Procédés d'abatage pour la boucherie. — Pour les animaux destinés à la consommation, la mort par effusion de sang est préférable, au point de vue de la conservation de la viande. En général, sauf pour les veaux, les moutons et les volailles, les animaux sont d'abord assommés, puis saignés.

Le procédé primitif ou procédé de la *masse* consiste à appliquer un violent coup de marteau en arrière du chignon (fig. 1). Ce procédé est très défectueux. L'air contenu dans les sinus frontaux s'oppose souvent à la fracture du crâne (*tête molle*, disent les bouchers).

On préférera l'*énervation* (fig. 2), introduction d'un poignard dans l'articulation occipito-atloïdienne, ou le *merlin anglais* (fig. 3), sorte de petite pioche terminée en emporte-pièce. Par le trou béant qu'elle laisse au milieu du front,

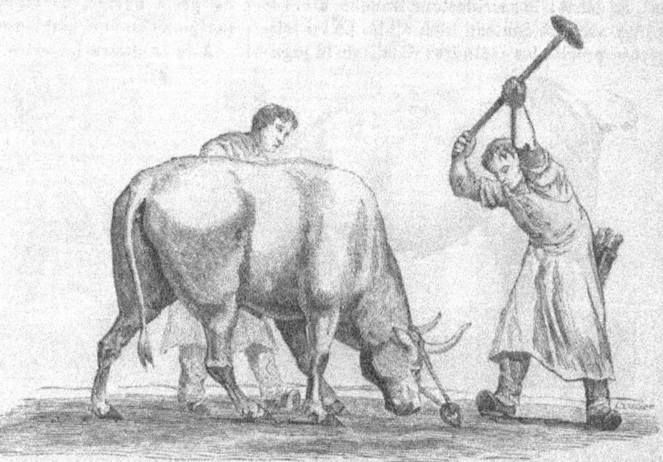

Fig. 1. — Abatage par la masse (Bourrier).

on enfonce la *baguette* (fig. 4) qui va comprimer la moelle épinière.

Le meilleur procédé est celui du *masque Bruneau*. On applique sur le front (fig. 5) une plaque de fer (fig. 6), percée d'une ouverture, dans laquelle pénètre un boulon pointu ou en forme d'emporte-pièce (fig. 7). Un coup de maillet (fig. 8) le fait pénétrer de 5 à 6 centimètres dans le crâne.

Pour le cheval, l'abatage avec la masse ordinaire est défectueux; on préférera l'emploi d'un masque Bruneau spécial (fig. 9).

Abatage israélite (fig. 10). — Il se fait par *jugulation*. L'animal entravé par les pieds de devant est fixé par un treuil. Il tombe sur le

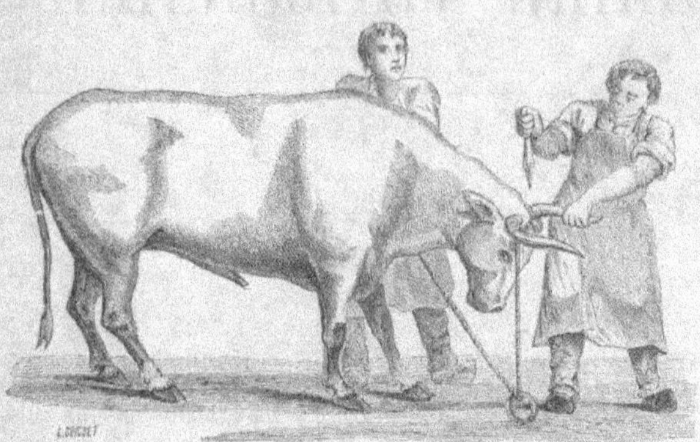

Fig. 2. — Abatage par l'énervation (Bourrier).

sol, se débat; le sacrificateur tranche alors la gorge avec un couteau bien affilé. La loi religieuse précise les moindres détails de la jugu-

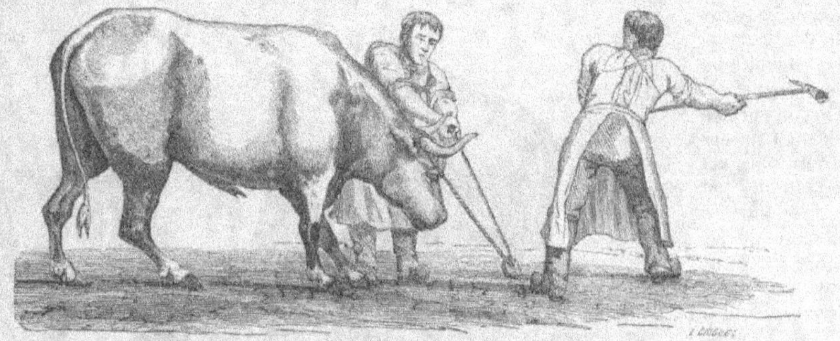

Fig. 3. — Abatage par le merlin anglais (Bourrier).

lation. Le sabre ne doit pas présenter le moindre cran sur son tranchant; la section de l'œsophage, celle de la trachée doivent être

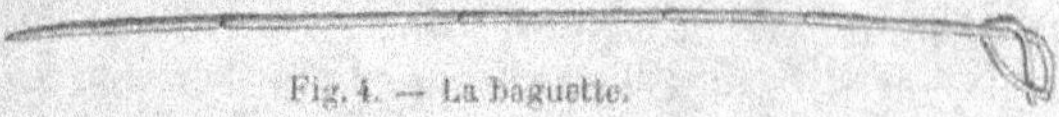

Fig. 4. — La baguette.

absolument nettes, etc., sinon la viande est *profane*.

Abatage musulman. — Il diffère du précédent par quelques détails prescrits par la loi religieuse.

POLICE SANITAIRE (all. *Tœdten, Schlachten*; angl. *to pull*). — La mort de tous les animaux atteints ou suspects de maladies contagieuses est le meilleur moyen de détruire les foyers de contagion et d'arrêter l'extension de ces maladies contagieuses. L'abatage est réglementé par les articles 6, 7, 8, 9, 40, 30 de la loi du 12 juillet 1881; 3, 69, 70, 83, 84, 87 du règlement d'administration publique du 22 juin 1882; 6, 7, 8, 9, 10, 11, 13, 43 du décret du 12 novembre 1887 portant règlement d'administration publique pour l'exécution de la loi sanitaire en Algérie; enfin par les articles 3, 40, 21 de l'arrêté ministériel du 28 juillet 1888.

En France, à l'intérieur, il est ordonné dans les cas de peste bovine, de morve ou de farcin, de péripneumonie contagieuse et de rage.

A la frontière terrestre ou maritime, il est en plus obligatoire dans les cas de clavelée, de fièvre charbonneuse et de charbon symptomatique, de rouget et de pneumo-entérite du porc, et même de simple suspicion de peste bovine.

En Algérie, il est prescrit pour les animaux atteints ou suspects de peste bovine, de péripneumonie contagieuse, de rage, pour ceux atteints de morve ou de farcin, de tuberculose et de dourine. Les mâles atteints de dourine peuvent être conservés, à condition d'être castrés.

En France, l'ordre d'abatage est donné par

le maire ; pour la péripneumonie contagieuse, il est donné par le préfet ; mais s'il s'agit d'une contrée habituellement indemne, il est donné par le ministre de l'agriculture.

En Algérie, l'ordre d'abatage est donné géné-

sont ensuite transportés, après désinfection, au lieu d'enfouissement, au clos d'équarrissage ou à l'abattoir, suivant la nature de la maladie qui a nécessité l'abatage. — Si le vétérinaire juge le transport des cadavres à la fosse d'en-

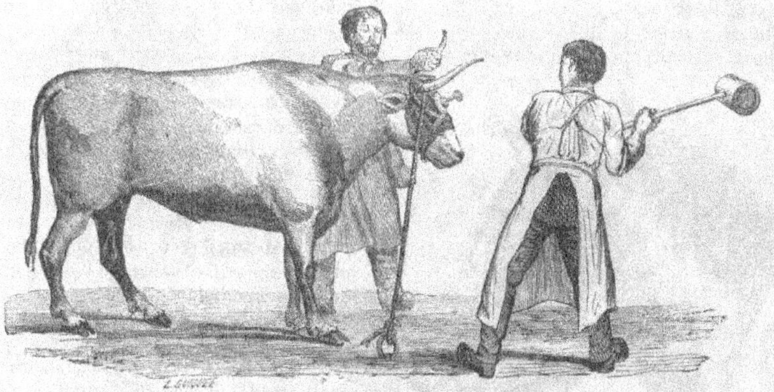
Fig. 5. — Abatage par le masque Bruneau (Bourrier).

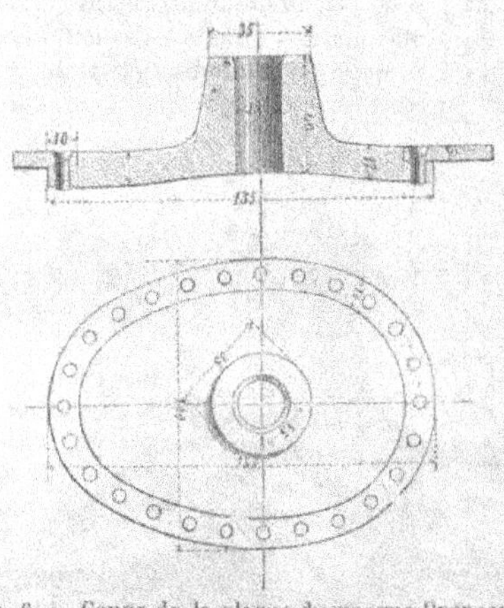
Fig. 6. — Coupe de la plaque du masque Bruneau.

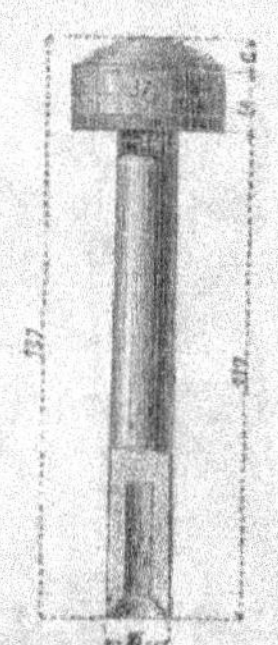
Fig. 7. — Coupe du boulon du masque Bruneau.

Fig. 8. — Le maillet.

ralement par le maire ou l'administrateur de la commune ; mais c'est le préfet qui l'ordonne pour la péripneumonie.

L'abatage a lieu sur place et les cadavres

fouissement ou au clos d'équarrissage plus dangereux que celui des animaux vivants, le maire peut autoriser le déplacement de ceux-ci et l'abatage à l'arrivée. Le transport des cadavres est régi par le règlement d'administration publique du 22 juin 1882 pour chaque maladie en particulier.

L'abatage se fait le plus souvent par assommement, surtout pour les grands animaux. —

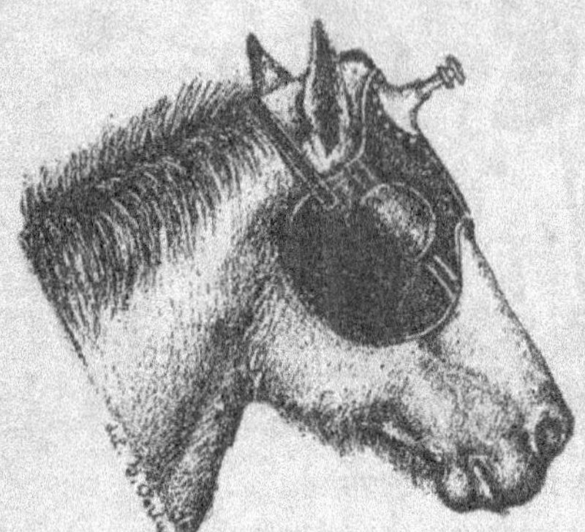

Fig. 9. — Appareil Bruneau pour l'abatage des chevaux de boucherie.

L'abatage par effusion de sang est interdit dans les cas de charbon. Dans les fourrières, les chiens sont sacrifiés par assommement, par

mées à un ordre d'abattre leurs animaux atteints d'une maladie contagieuse seront punies d'une amende de 16 à 400 francs et d'un emprisonnement de six jours à deux mois (1).

Dans l'*armée*, les chevaux morveux ou farcineux sont abattus sur l'ordre du colonel, après l'avis de la commission spéciale, composée du chef d'escadron de semaine, du capitaine commandant l'escadron auquel appartient le cheval et des vétérinaires du régiment.

Toutes les fois que, pour un motif quelconque, le vétérinaire en premier juge qu'un cheval doit être abattu, il en fait la proposition, par la voie du rapport journalier, au colonel qui convoque la commission d'abatage.

Le vétérinaire en premier fait procéder immédiatement à l'abatage des chevaux atteints de fracture ou de rage, etc.; la commission se réunit aussitôt que possible après cet abatage.

ABATARDISSEMENT. — Synonyme de *dégénérescence*.

ABATIS. — Les pattes, la tête, le cou, les ailerons, le foie et le gésier d'une volaille.

ABATTEMENT. (all. *Niedergeschlagenheit*). — Diminution notable et soudaine des phénomènes soumis à l'action nerveuse, mouvements, sensations, produite par une in-

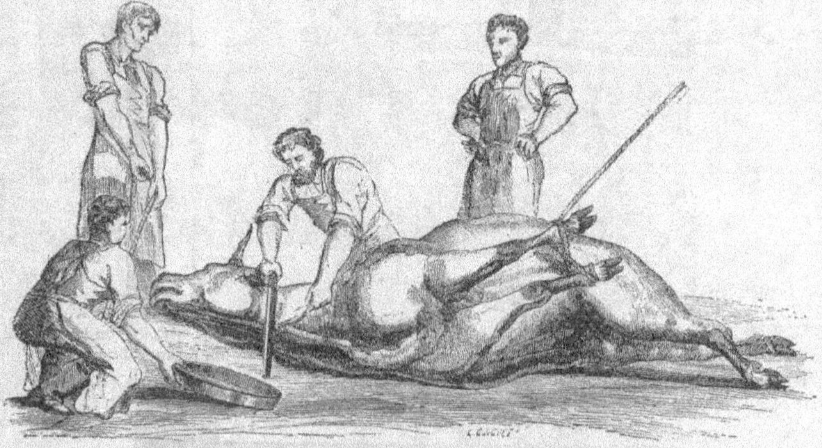

Fig. 10. — Abatage israélite (Bourrier).

strangulation, par empoisonnement, par asphyxie au moyen du gaz d'éclairage (fourrière de Paris) ou de l'acide carbonique (fourrière de Florence), ou par l'électricité (Amérique et Angleterre).

Les personnes qui ne se seront pas confor-

fluence très vive, trop prolongée, ou délétère, exercée sur l'appareil cérébro-spinal. L'abattement fournit des signes diagnostiques impor-

(1) Conte, *Police sanitaire des animaux* (*Encyclopédie Cadéac*). Paris, 1895.

tants chez les animaux, variables selon les âges et les sexes, selon les conditions qui l'ont produit, selon le nombre et la nature des phénomènes intéressés.

ABATTOIR (all. *Schlachthaus* ; esp. *matadero* ; angl. *shambles*). — Établissement public dans lequel on tue et prépare les animaux destinés à la consommation de l'homme. D'après l'ordonnance de 1838, les abattoirs sont rangés dans la première classe des établissements insalubres. Mais ils sont destinés à remplacer les *tueries particulières*, qui, au point de vue hygiénique, présentent encore plus de dangers. *La mise en activité de tout abattoir public et commun légalement établi, entraînera de plein droit la suppression des tueries particulières situées dans la localité* (ordonnance de 1832, art. 2).

La supériorité hygiénique et sanitaire des abattoirs sur les tueries particulières est tellement reconnue, que la loi autorise plusieurs communes à se syndiquer pour la construction d'un *abattoir commun*, lorsque la dépense paraît trop élevée pour chacune d'elles prise séparément.

Construction d'un abattoir. — Dans la construction d'un abattoir, on doit songer à la fois aux nécessités de l'hygiène pour le voisinage et le personnel employé, à la facilité du travail et à celle de la surveillance des viandes au point de vue de leurs qualités et des dangers qu'elles peuvent présenter pour le consommateur.

Le service d'inspection doit aussi pouvoir reconnaître toutes les maladies contagieuses qui peuvent exister sur les animaux vivants

amenés. Les villes qui établissent un abattoir sont autorisées à exiger des bouchers une taxe d'abatage, en échange de l'installation complète et hygiénique qu'elles leur procurent.

Le produit des taxes d'abatage fait partie des recettes du budget communal. Les taxes ne

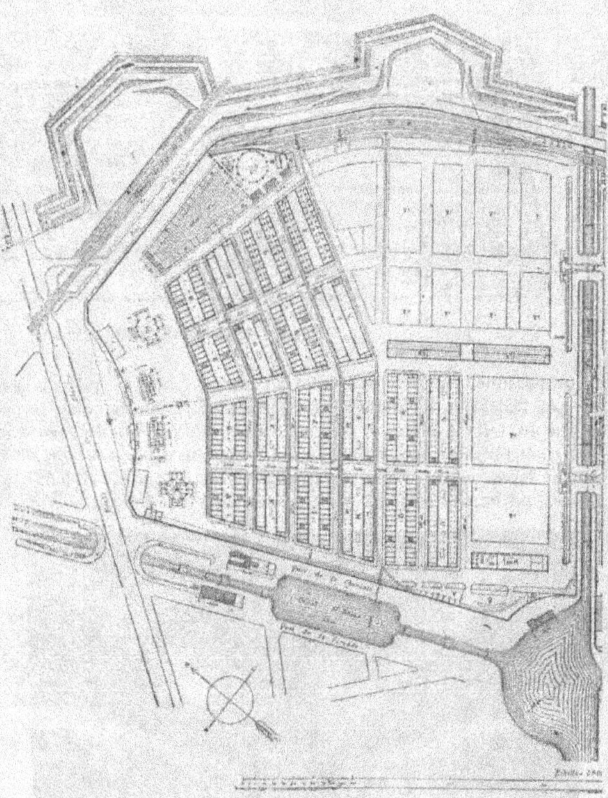

Fig. 11. — Plan des nouveaux abattoirs de la Villette.

A', grande cour sur la rue de Flandre et grille d'entrée. — B', octroi et concierge. — C', vente à la criée. — D', ancienne triperie et logement. — E', poste de police et de pompiers. — F', bouveries. — G, bergeries et étable à veaux. — H, échaudoir. — I, chemin de fer de l'Est. — J, pendoirs. — K, dégraissoirs. — L', brûloirs. — M', coche de la porcherie. — N', boyauderies. — O', porcheries. — P, chemin de service des abattoirs. — Q', coche général. — R', triperie. — S, dépendances de la triperie. — T, terrains libres pour bâtiments à construire. — U, horloge. — V, ateliers de boyaudiers. — X', bouveries provisoires.

doivent pas être perçues par tête de bétail ; elles sont assises sur le poids net de la viande.

Dans un abattoir, il faut se préoccuper d'amener l'eau à profusion et en même temps de l'en faire sortir, après qu'elle a été souillée.

Comme matériaux, on devra proscrire le bois d'une façon absolue, non seulement pour les greniers (diminution des chances d'incendie), mais aussi pour tout le matériel d'abatage qui s'imprègne de sang et est difficile à nettoyer. On garnira les parois de ciment pour faciliter le nettoyage ; les dalles seront jointoyées le

est au voisinage ou même attenant à l'abattoir ;

2° De *bâtiments administratifs*, comprenant le logement des employés et surveillants de la ville ; au besoin, celui du ou des inspecteurs vétérinaires, ou tout au moins un bureau avec

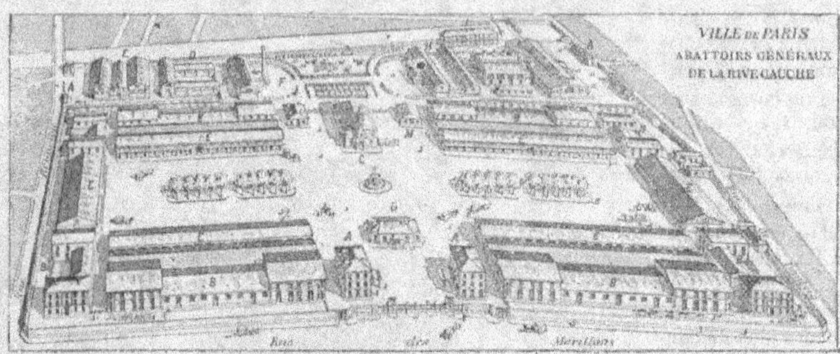

Fig. 12. — Abattoirs de Vaugirard.

mieux possible. On cherchera enfin à y maintenir la fraîcheur, à éloigner les mouches au moyen de toits prolongés comme ceux des chalets, de toiles ou volets pour l'été. L'emplacement devra toujours être grand (dans la prévision d'un agrandissement possible des bâti-

tout ce qui est nécessaire pour l'examen des viandes (microscopes, etc.) ;

3° De *bouveries, bergeries, porcheries, écuries*, pour recevoir les animaux achetés, jusqu'au moment de leur abatage ;

4° De *salles d'abatage*. En général, en France, chaque boucher veut avoir sa salle particulière : son *échaudoir* ; c'est seulement pour les porcs que l'on utilise une *salle commune*. A l'étranger, au contraire, les bouchers comme les charcutiers se servent d'une salle commune. Cela est bien préférable au point de vue de la surveillance sanitaire et de l'inspection des viandes ;

5° De bâtiments pour travailler les débris : *fondoirs* pour les graisses, *triperies*, etc. ;

6° D'une *cour de vidanges* où sont réunies toutes les

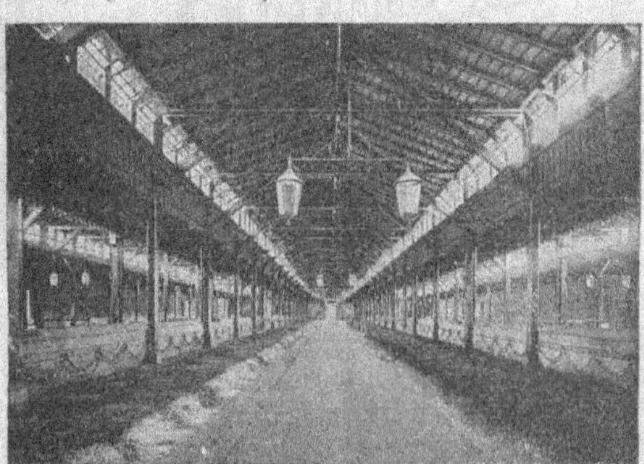

Fig. 13. — Étable de l'abattoir de Carlsruhe.

ments) et les cours seront plantées d'arbres. En résumé, il faut beaucoup d'eau, beaucoup d'air et beaucoup de lumière.

Dispositions générales. — Un abattoir doit se composer :

1° D'un emplacement destiné au *marché* (Voy. ce mot) des animaux de boucherie. C'est seulement dans les très grandes villes que le marché

matières provenant des intestins, toutes les immondices, etc. Leur enlèvement régulier et leur transformation en engrais, par exemple, doivent être une des grandes préoccupations de l'administration.

Ces principes posés, on comprend qu'il y ait une grande différence entre l'abattoir d'une grande cité comme Paris et celui de la plupart des petites villes. Comme documents, nous donnons ici les plans des abattoirs parisiens de la Villette et de Vaugirard (fig. 11 et 12).

L'abattoir de la Villette a une superficie de 23 hectares. Il peut recevoir et livrer aux tueurs 3 000 bœufs, 10 000 moutons, 2 500 porcs et 3 000 veaux. La partie la mieux réussie est le *pendoir aux porcs*.

L'abattoir de Vaugirard, superficie 10 hectares, est un diminutif du précédent ; les dispositions

supportant la charpente sont garnis de crochets pour recevoir les langues, poumons, etc. Cette salle d'abattoir, bien aérée, a vingt-deux fenêtres ; le soir, elle est éclairée au gaz.

Abattoir des petites villes. — La question des abattoirs des petites villes intéressant beaucoup plus de localités, nous reproduirons les renseignements suivants concernant l'abattoir de la ville de Riom, d'une population de 10000 habitants, construit par la *Société*

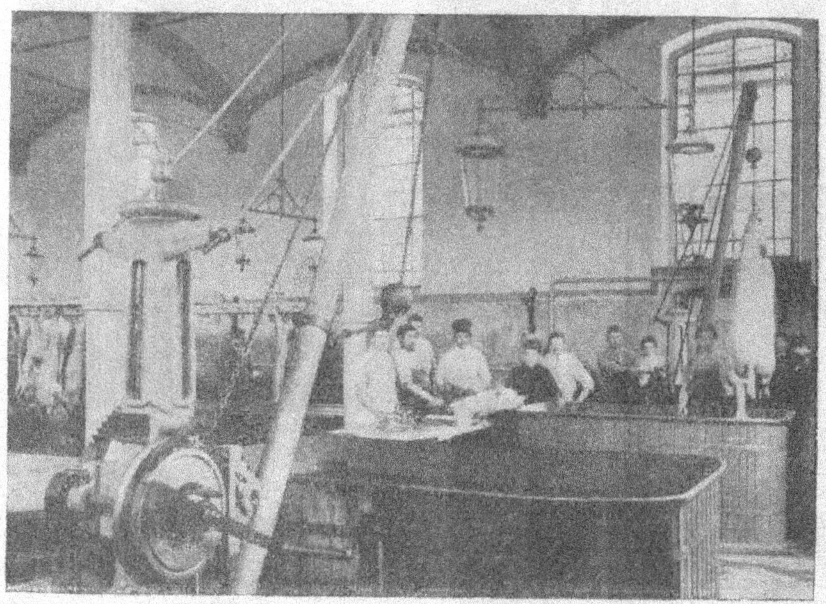

Fig. 14. — Salle des porcs de l'abattoir de Carlsruhe.

générales sont moins bonnes, les triperies sont insuffisantes.

A l'étranger, nous signalerons l'abattoir de Carlsruhe et l'abattoir de Prague.

L'abattoir de Carlsruhe présente comme particularités intéressantes : l'étable (fig. 13), la salle des porcs (fig. 14) et la salle d'abatage du gros bétail (fig. 15).

A Prague (fig. 16), l'abattoir proprement dit est divisé, par un couloir large de 4 mètres, en deux parties. A droite et à gauche il y a une trentaine de cellules ayant 4^m,50 de profondeur et 3 mètres de largeur. Dans chaque séparation, un anneau caché dans les poutres sert à attacher l'animal, qui, aussitôt abattu, est relevé à l'aide de poulies. Dix-huit piliers

générale des abattoirs municipaux de France.

Cette Société reste concessionnaire de l'établissement créé par elle sur un terrain appartenant à la ville pour un nombre d'années déterminé.

« M. Borrel, architecte de ladite Société, a dressé les projets et dirigé la construction de cet établissement (fig. 17 à 21). Nous allons en donner la description (1).

« *Emplacement.* — A proximité de la ville, et près du pont du chemin de fer de Paris à Toulouse, un parallélogramme de 52^m,85 de profondeur et de 52 mètres de largeur constitue

(1) Nous empruntons ces renseignements, ainsi que la planche ci-jointe, aux *Nouvelles Annales de la construction*, numéro de janvier 1885, article de M. Rivoalen.

l'emplacement du nouvel abattoir. La superficie occupée est donc de 2784^m,20 (fig. 21).

toir et de l'employé d'octroi. Au droit du bureau du préposé, et devant la fenêtre, une bas-

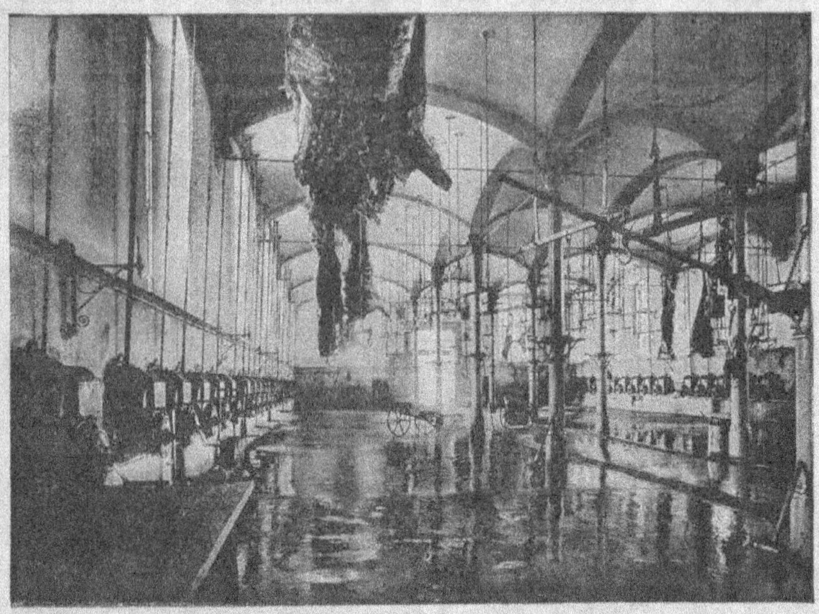

Fig. 15. — Salle d'abatage du gros bétail à l'abattoir de Carlsruhe.

« Un mur de clôture, bâti sur le périmètre de
ce terrain, enferme l'établissement entier, lequel se compose comme il suit :

« 1. *Bureaux et logements d'employés.* — Un

cule installée dans le terre-plein de la cour
sert au pesage des viandes abattues : la romaine de cette bascule pénètre à l'intérieur du
bureau ; le cadran en est aussi visible du dehors, par la fenêtre vitrée.

« 2. *Échaudoirs.* — Deux bâtiments jumeaux (fig. 21), dits
échaudoirs, sont séparés par
la cour de travail, et occupent
le centre de l'abattoir. Divisés
en huit cases, par des murs
intérieurs qui ne s'élèvent qu'à
2^m,50 de hauteur, les échaudoirs et la cour de travail sont
réservés aux bouchers.

« La coupe transversale, sur
les bâtiments et la cour des
échaudoirs, montre le système
de construction suivi pour assurer la parfaite ventilation de

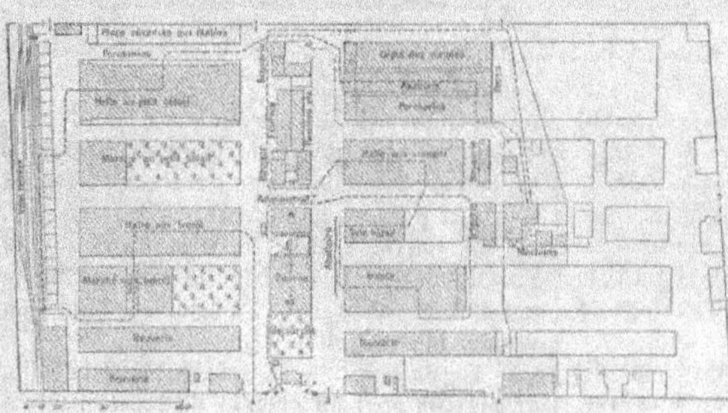

Fig. 16. — Plan des abattoirs et halles centrales de Prague.

pavillon en façade sur la route (fig. 17) comprend sous-sol, rez-de-chaussée et premier
étage lambrissé, sous comble à la Mansart ; il
est affecté aux logements du préposé à l'abat-

ces locaux ; non seulement les murs séparatifs
des cases ne montent qu'à la hauteur nécessaire
au scellement des crochets suspenseurs, mais
encore les pignons des deux bâtiments sont ou-

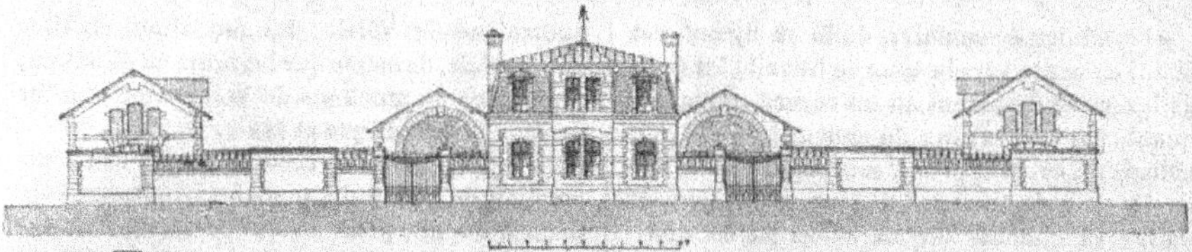

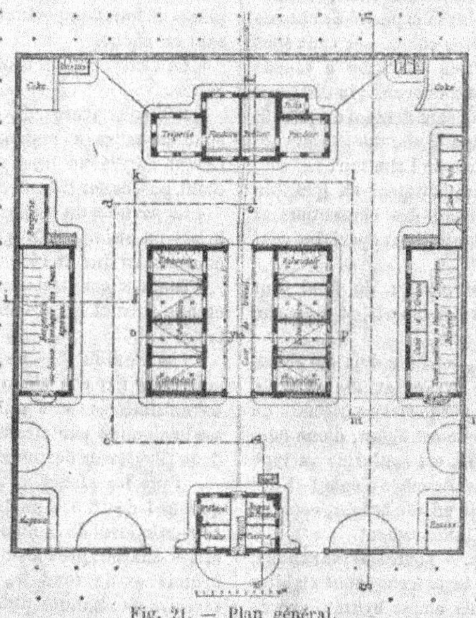

Fig. 17. — Élévation générale.

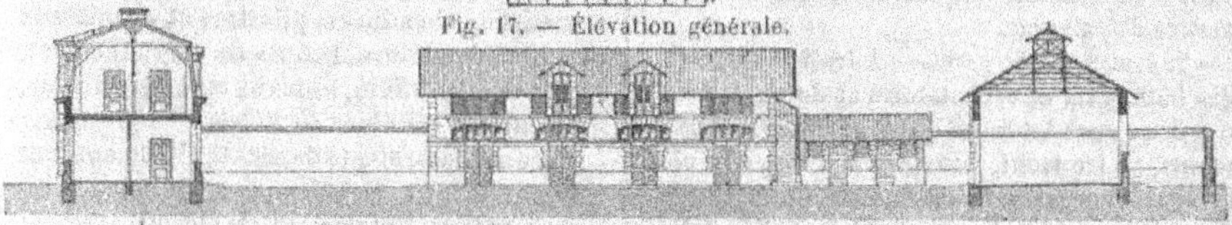

Fig. 18. — Coupe longitudinale sur A, B, C, D, E, F.

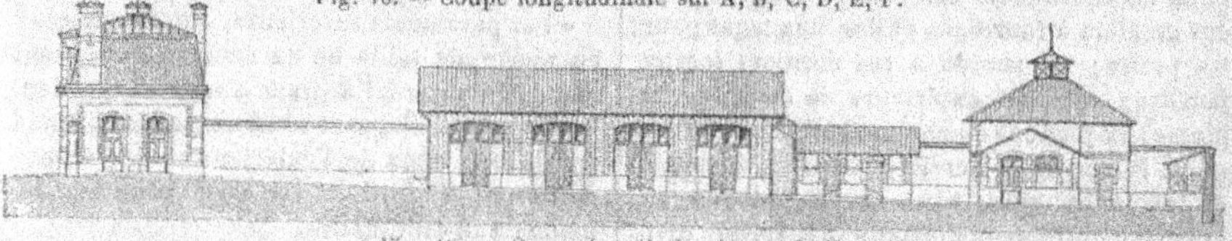

Fig. 19. — Coupe longitudinale sur G, H.

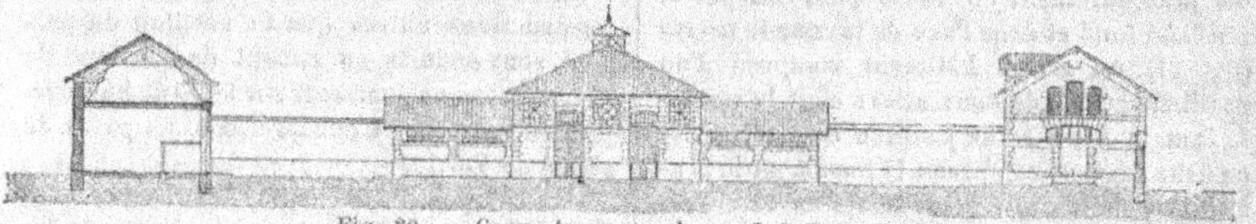

Fig. 20. — Coupe transversale sur I, J, K, L, M, N.

Fig. 21. — Plan général.

Fig. 17 à 21. — Abattoirs de la ville de Riom (Puy-de-Dôme). (M. Borrel, architecte.)

verts, chacun par une immense baie demi-circulaire ; ces baies sont garnies d'une clôture ajourée en briques posées à claire-voie (fig. 20).

« La cour de travail (fig. 21), large de 8 mètres sur toute la longueur des bâtiments, est à demi couverte par la saillie des pans de toiture des échaudoirs ; ces auvents, portés par les demi-fermettes placées au droit des grandes fermes, forment ainsi un abri pour le travail en plein air. Car c'est surtout dans la cour que les bouchers opèrent chacun en face de sa case, et cela sur une sorte de trottoir longeant chacune des façades intérieures des bâtiments ; c'est là qu'est abattu tout le petit bétail : moutons, agneaux, veaux, etc.

« Chacune des cases ou échaudoirs est pourvue d'un treuil pouvant soulever 1 500 kilos, et qui sert à hisser, sur des traverses nommées *pentes*, les grosses bêtes abattues à l'intérieur, dans lesdites cases.

« Le sol des échaudoirs, dallé en ciment, est établi en pente vers la cour de travail ; les eaux de lavage se déversent en un regard communiquant, par des tuyaux de ciment, avec l'égout principal ; celui-ci prend son départ au milieu de la cour de travail. La cour est également dallée en ciment, sur un béton de 20 centimètres d'épaisseur.

« 3. *Bouverie et bergerie.* — A droite et à gauche des bâtiments des échaudoirs et de l'autre côté des deux rues latérales qui longent lesdits bâtiments, se trouvent, adossées aux murs de clôture, la bergerie et la bouverie (fig. 17, 18). Sous les combles de ces étables sont installés des greniers à fourrages et des étendages pour les peaux ; on accède à ces derniers locaux par deux escaliers extérieurs en maçonnerie, placés aux pignons de chaque bâtiment adossé.

« 4. *Porcherie.* — Derrière les deux bâtiments ci-dessus indiqués, sont encore adossés au mur de clôture deux appentis (fig. 19, 20), divisés intérieurement en cases pour les porcs.

« 5. Au fond et dans l'axe de la cour se trouve (fig. 21) un grand bâtiment composé d'un pavillon accosté de deux ailes : c'est la *charcuterie* et la *triperie*. Le pavillon central, divisé en deux parties, comprend le *fondoir* et le *brûloir*. Une cheminée d'usine haute de 12 mètres est au milieu. Les greniers contiennent deux grands réservoirs en tôle ; la capacité de chaque réservoir est de 15 mètres cubes. Les eaux sont montées au moyen d'une machine à vapeur verticale de la force de 2 chevaux ; la distribution en est faite par une canalisation en plomb, avec robinets de puisage, à vis, dans toutes les divisions et subdivisions de l'abattoir.

« Les deux ailes du bâtiment en question sont réservées au travail des charcutiers et des tripiers, et des installations spéciales sont ménagées à cet effet.

« Contre le mur de clôture du fond sont établis, à droite, des water-closets, et à gauche des urinoirs.

« 6. Enfin, un égout, dont il a déjà été parlé, conduit les eaux de lavage et de pluie de l'abattoir jusqu'à une petite rivière distante de 160 mètres ; la section de cet égout, d'une hauteur intérieure de 1m,60, est conforme au type de la ville de Paris. Des bouches d'égout et des regards, partout où il en est besoin, complètent le drainage de l'établissement.

« *Mode de construction.* — Toutes les fondations, dans les tranchées en terre ferme, sont établies en béton et mortier de chaux hydraulique de Combronde, sable des carrières de Riom et pouzzolane de Volvic ; les fondations établies en remblais, de même que les murs en élévation, sont faites en moellons de Volvic avec mortier de chaux hydraulique et sable.

« Toute la pierre de taille employée à la construction de l'abattoir, pour les bandeaux, corniches, angles, pieds-droits de baies, couronnements de cheminées, pilastres et chapiteaux des murs de clôture, bahuts de couronnement, lucarnes du pavillon, linteaux et seuils de baies, provient des carrières de Volvic.

« Les soubassements de tous les bâtiments ont leur parement extérieur appareillé en *opus incertum* avec rejointoiement en ciment.

« Les parements extérieurs, autres que ceux en pierre de taille ou en *opus incertum*, sont enduits d'un crépi à grain d'orge ou tyrolien.

« Tous les dallages sont en ciment de Portland sur béton. Ceux de l'extérieur et des échaudoirs ont 7 centimètres d'épaisseur sur un béton de 20 centimètres.

« Les soubassements intérieurs de toutes les constructions autres que le pavillon du préposé sont enduits en ciment de Portland de 25 centimètres d'épaisseur sur 1m,50 de hauteur.

« Les pavages et bordures sont en pavés de pierre de Volvic.

« La charpente des combles, autres que celui du brûloir, est faite de sapin du Nord ; les pièces de bois comportant de forts assemblages sont en chêne.

« La charpente du brûloir et du fondoir est en fer.

« Les couvertures des bâtiments de service sont en tuiles à emboîtement provenant de Chalon-sur-Saône (système Hetchlin et Paul Brill), posées sur liteaux en cœur de châtaignier.

« Le pavillon du préposé est couvert dans ses brisis en ardoises d'Angers et sa terrasse est couverte en zinc n° 14.

« Toute la menuiserie, en chêne et sapin, a été établie suivant les dessins et profils de l'architecte.

« Les murs de tous les bâtiments sont reliés entre eux par des chaînes en fer méplat, de 40 millimètres $\times$ 9 millimètres ; ces chaînes sont retenues par des ancres en fer perdues dans l'épaisseur des murs.

« Tous les planchers sont formés de fer à double T de 12 centimètres, 14 centimètres ou 16 centimètres de hauteur, suivant les portées et les charges prévues : ceux des greniers du brûloir et du fondoir, devant porter les réservoirs mentionnés plus haut, ont 25 centimètres de hauteur à larges ailes.

« Lesdits réservoirs sont faits en tôle rivée de 4 millimètres.

« La quincaillerie est de premier choix.

« Toutes les peintures sont faites à l'huile et à trois couches; la première couche ou impression est donnée partout au minium. Toutes les faces apparentes de la charpente extérieure sont peintes à deux couches.

« La vitrerie est faite de verre simple ou demi-double, suivant les cas.

« Le remblai du terrain sur lequel s'élèvent les constructions de l'abattoir est d'une hauteur moyenne de 1 mètre.

« Après l'achèvement des constructions et le nivellement général, les cours et les voies de l'établissement ont été macadamisées.

« Les trottoirs entourant le pavillon d'octroi et de surveillance, ainsi que ceux qui bordent la droite et la gauche des grilles d'entrée, sont en asphalte naturel de Seyssel.

« Les grilles d'entrée sont construites en fer forgé.

« *Dépenses*. — Les dépenses de construction sont ainsi réparties :

	Fr.
1° Maçonnerie	63.840,21
2° Charpente	12.083,84
3° Couverture	7.578,84
4° Plomberie	3.702,66
5° Chaudronnerie	555,95
6° Menuiserie	8.286,18
7° Serrurerie	10.383,95
Id.	4.357,11
8° Fumisterie	708,74
9° Peinture	2.916,95
10° Pavage et égout	26.055,35
11° Cordages	256,00
Montant des travaux	141.725,78
Honoraires de l'architecte, 5 p. 100.	7.086,28
Dépense totale	148.812,06

« La surface totale des constructions étant de 2 784^m,20, le prix du mètre carré de construction est d'environ 34 francs compris cours et rues.

« La dépense de construction pour les bâtiments seule a été d'environ 60 francs par mètre superficiel. »

Nous ne ferons à ce plan que les deux observations suivantes : Supprimer autant que possible le bois dans les constructions et aménagements intérieurs; choisir un emplacement beaucoup plus grand permettant au besoin d'augmenter les bâtiments et d'avoir des cours plantées d'arbres.

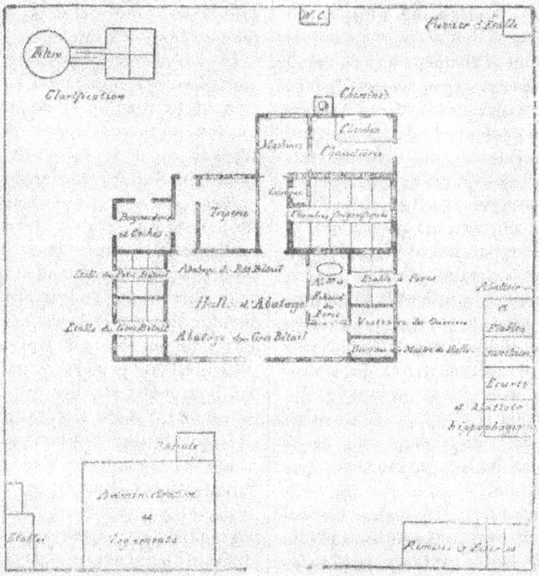

Afin de montrer qu'il est possible et même avantageux d'abandonner la disposition symétrique et l'éparpillement des bâtiments, que les architectes français sont obligés d'adopter pour plaire aux municipalités et aux bouchers, nous reproduisons ci-dessus (fig. 22) le plan que donne M. Schwarz pour l'abattoir-type d'une ville de 10 000 habitants.

On remarquera que les parties principales de l'établissement sont groupées dans un même corps de bâtiments : salle d'abatage (gros et petit bétail) et d'échaudage (porcs); étables, triperie et porcheries. La machinerie et les chambres frigorifiques y prennent une importance que nous n'avons pas l'habitude de constater dans nos abattoirs français.

Fig. 22. — Plan pour un abattoir-type de 10 000 habitants.

ABATTRE (all. *schlachten*). — Mettre à exécution l'*abatage*. V. ce mot. — Retrancher une portion du sabot, raccourcir les cornes, rogner les onglons des ruminants.

ABATTRE (S'), v. réfl. — Tomber tout à fait ou seulement sur les deux genoux : ne se dit qu'en parlant des animaux.

ABCÉDÉ, ÉE, adj. — *Tumeur abcédée*. Tumeur qui se termine par un abcès.

ABCÈS (*abcessus*, de *abscedere*, séparer ; all. *Geschwuer, Eitergeschwulst* ; angl. *imposthume* ; it. *ascesso*). — SYNONYMIE. — *Dépôt, apostème*. — Collection de liquide purulent dans l'épaisseur des organes, dans une cavité accidentelle du tissu cellulaire, ou une cavité close naturelle.

DIVISION. — Suivant le mode d'évolution, les caractères cliniques, le siège, on a distingué : des *abcès superficiels* et des *abcès profonds* ; — des *abcès essentiels* ou *idiopathiques* et des *abcès symptomatiques* ; — des *abcès par congestion*, dans des régions déclives ; des *abcès généraux*, survenant au cours de maladies spécifiques (gourme, morve, infection purulente) ; des *abcès metastatiques*, consécutifs à une lésion suppurante ; — des *abcès critiques*, se développant à la suite d'une maladie interne et caractérisant son décours ; — des *abcès soudains*, apparaissant sans réaction locale sur certains animaux débilités ; — des *abcès urineux, stercoraux*, consécutifs à l'infiltration de l'urine ou des matières fécales au milieu des tissus. — Une distinction très importante au point de vue du diagnostic et du traitement est celle des *abcès chauds* ou *aigus* et des *abcès froids* ou *chroniques*.

Nous adoptons cette division en nous inspirant de la description donnée dans son cours par M. le professeur Cadiot.

A. Abcès chauds. — ANATOMIE PATHOLOGIQUE. — Sauf de rares organes à nutrition lente (épiderme, sabot, dents, cartilages), tous les tissus peuvent être le siège d'abcès. Ceux-ci sont plus fréquents en certaines régions (auge, nuque, encolure, garrot, pointe de l'épaule, sections inférieures des membres). Les muscles et les os sont bien moins souvent envahis par la suppuration que la peau et le tissu conjonctif. En général, c'est dans celui-ci que l'abcès se développe.

Les tissus, qui sont le siège d'une phlegmasie infectieuse aiguë devant se terminer par la formation d'un abcès, subissent d'abord, à un haut degré, les modifications provoquées par l'inflammation aiguë. Il se produit ensuite, en des points multiples, de petits foyers de suppuration isolés, que séparent des travées plus ou moins épaisses : c'est l'*infiltration purulente* du tissu. La suppuration augmentant par suite de la mort des éléments cellulaires, les travées s'amincissent, puis disparaissent, les foyers deviennent confluents et constituent une collection purulente unique : l'abcès est définitivement formé. Il offre alors à considérer deux parties : un contenu — le *pus*, et son contenant — la poche ou *membrane pyogénique*.

Pus. — Le pus est un liquide opaque, de couleur variable, composé d'une partie liquide ou sérum qui renferme en suspension des éléments anatomiques dits *globules du pus*.

Il contient, en outre, des hématies, des grumeaux fibrineux et des produits de destruction des tissus, quelquefois des parcelles d'os, des granulations moléculaires, des cristaux et des microorganismes variés.

Les caractères du pus varient beaucoup suivant diverses influences. La couleur dépend surtout du tissu où la suppuration se produit et des microorganismes qui la provoquent. L'odeur du pus de bonne nature est fade ; celle du pus altéré est aigrelette, fétide, putride.

Poche ou membrane pyogénique. — Les parois de l'abcès sont d'abord formées par un tissu enflammé qui subit une véritable fonte purulente jusqu'au moment où le processus destructeur s'arrête par l'ouverture de la collection. Bientôt alors toute la surface interne du foyer, disposée en sac, est tapissée de bourgeons charnus. Peu à peu la production du pus se tarit, les bourgeons charnus prolifèrent, la cavité se comble, l'abcès disparaît.

La constitution anatomique de l'abcès est souvent plus compliquée. L'abcès peut acquérir de grandes dimensions, et, en se développant, peut creuser les muscles, atteindre une aponévrose, un tendon, un os, une séreuse, englober des divisions nerveuses ou vasculaires importantes. Quand l'extension de la suppuration qui se produit en tissu plein ne peut se faire régulièrement, empêchée par un plan résistant — os ou aponévrose, — la collection s'étale : le pus fuse dans les interstices organiques, provoquant des désordres considérables.

ÉTIOLOGIE ET PATHOGÉNIE. — En général, ils sont occasionnés par des actions traumatiques. Certains abcès consécutifs à la propagation de l'inflammation surviennent dans le voisinage de la lésion primitive, ou à distance, dans les vaisseaux lymphatiques ou leurs ganglions.

Les abcès superficiels sont souvent déterminés par des corps étrangers qui ont parcouru un trajet plus ou moins long dans les tissus (projectiles, aiguilles dégluties ; clous et autres corps métalliques aigus, ingérés par les bêtes bovines). La pathogénie de quelques variétés d'abcès (abcès critiques et soudains) est encore imparfaitement connue.

Les recherches bactériologiques ont montré

la nature microbienne des suppurations chirurgicales. — Toutes les phlegmasies aboutissant à la suppuration sont provoquées par des microbes pyogènes. — Les plus fréquents sont : les *staphylocoques blanc* et *doré*, le *streptocoque pyogène*, le *streptocoque de Schütz* (microbe de la gourme) le *colibacille*, etc. Ces divers microbes pénètrent dans les tissus à la faveur d'une plaie, opératoire ou accidentelle ; quelquefois ils y sont portés par un corps vulnérant. — Au contact des éléments vivants, ils déterminent une inflammation vive, souvent suivie de suppuration. — Celle-ci ne se produit pas si ces microbes en petite quantité sont englobés, détruits par les cellules attaquées.

Des recherches récentes ont montré que la présence de microbes n'était pas nécessaire pour provoquer la suppuration — et que celle-ci pouvait être déterminée en injectant aseptiquement sous la peau ou dans l'œil des solutions de substances irritantes comme l'essence de térébenthine ou des cultures stérilisées de microbes pyogènes, etc.

Aptitude pyogénique. — La suppuration ne se produit pas avec la même facilité dans les diverses espèces domestiques ; on peut les ranger dans l'ordre suivant : cheval, mouton et porc, chien et chat, bœuf.

Symptomatologie. — Elle varie suivant l'endroit où les abcès se développent.

a. *Abcès superficiels.* — Les symptômes sont locaux et généraux. — Au début, on observe, au point où l'abcès doit se développer, une tuméfaction chaude, très douloureuse, d'abord œdémateuse, puis bientôt formée de deux parties : l'une centrale, ferme, dense ; l'autre périphérique, molle, œdémateuse, conservant l'empreinte du doigt. — Cet œdème, obéissant aux lois de la pesanteur, gagne les parties déclives. A la deuxième période, le noyau central ne tarde pas à se ramollir ; on observe alors le symptôme caractéristique de l'abcès : la *fluctuation.* — Les symptômes généraux sont souvent peu marqués ; cependant, si la collection purulente est vaste, elle détermine toujours une réaction fébrile.

b. *Abcès profonds.* — Ils apparaissent sous d'épaisses couches musculaires. — Dans ce cas, les symptômes généraux sont très importants : on observe d'abord une gêne des mouvements de la région ; déjà l'œdème déclive apparaît, et il y a un mouvement fébrile accusé pouvant faire croire à une maladie viscérale. Puis les signes locaux se dessinent sans toutefois qu'il y ait fluctuation ; pour le diagnostic, à cette période, il faut recourir aux ponctions exploratrices. — Lorsque la fluctuation apparaît, la symptomatologie est la même que pour les abcès superficiels. — Des symptômes fonctionnels graves peuvent être provoqués par ces abcès profonds : la déglutition peut être entravée ; il en est de même pour la respiration et la mort peut arriver par asphyxie. Parfois la mort survient sans cause connue, probablement par action réflexe, ainsi que l'un de nous l'a constaté sur plusieurs chevaux présentant des abcès profonds de la région parotidienne.

Complications. — Parmi les plus fréquentes, nous citerons les accidents septiques ou putrides ; — l'inflammation purulente des séreuses, consécutive à l'ouverture des abcès dans leur intérieur ; l'hémorragie, lorsque le pus a macéré une veine ou une artère ; — la nécrose des organes durs, résultant de l'action destructive du pus.

Diagnostic. — Le diagnostic des abcès chauds est facile. On peut cependant les confondre avec : les tumeurs molles, les anévrysmes, l'hypertrophie de certaines glandes, les distensions synoviales récentes, les kystes, les tumeurs sanguines, les hernies ; il suffit d'être prévenu de la possibilité d'une erreur de ce genre pour l'éviter facilement. Dans tous les cas où le diagnostic des abcès est douteux, il faut recourir à la ponction exploratrice faite aseptiquement à l'aide d'un trocart capillaire.

Pronostic. — Le pronostic varie suivant le siège superficiel ou profond ; suivant la région, la disposition anatomique de cette région et les troubles fonctionnels qui peuvent en résulter ; suivant l'étendue ; suivant les voies parcourues par le pus, et enfin suivant les causes.

Traitement. — Presque toujours, dès que la matière purulente est formée, on doit lui donner issue, afin de borner l'extension de l'abcès, d'abréger sa durée et d'empêcher que le liquide ne passe, en *fusant*, d'un endroit à un autre. Mais il y a un moment à saisir : trop de précipitation nuirait et retarderait la guérison ; quelquefois la tumeur persisterait après la cicatrisation. On évite ces inconvénients en n'ouvrant l'abcès que quand la fluctuation est évidente dans les deux tiers au moins de la tumeur. Il y a des cas où il faut ouvrir de très bonne heure ; c'est lors d'abcès profonds dans des masses musculaires ou près d'articulations ; ou bien encore lorsque l'on craint la compression d'un organe important (abcès gênant la respiration).

Pour atténuer la chaleur de la région et calmer la douleur, on utilise les cataplasmes émollients, s'il est possible de les fixer ; il est rare qu'il faille recourir aux narcotiques. — Si la suppuration est lente à s'établir, les vésicants l'activent, en augmentant l'inflammation.

Lorsque la collection purulente est formée, il faut donner au pus une issue ; l'ouverture se pratique avec la lancette ou le bistouri (incision) avec le cautère actuel (cautérisation) ou avec le trocart (ponction). L'ouverture par les caustiques chimiques est exceptionnelle en vétérinaire.

On choisit la lancette ou le bistouri, suivant le volume de la tumeur. Quand on emploie le

cutanés des deux plaies par des points de suture.

L'ouverture des abcès des membres comporte une indication importante : il faut toujours tourner le tranchant du bistouri vers l'extrémité supérieure du membre ; on évite ainsi de faire une échappée considérable, si l'animal vient à retirer brusquement le membre.

La ponction avec le cautère actuel est généralement préférée, lorsqu'on se propose d'ouvrir un foyer purulent profond ou situé dans une partie dont l'appareil vasculaire est très développé, comme à la région parotidienne ; par son action escarrotique, il arrête l'hémorragie capillaire sur tout son trajet ; l'action du calorique active en outre la suppuration ; dans les mouvements imprévus de l'animal, on risque

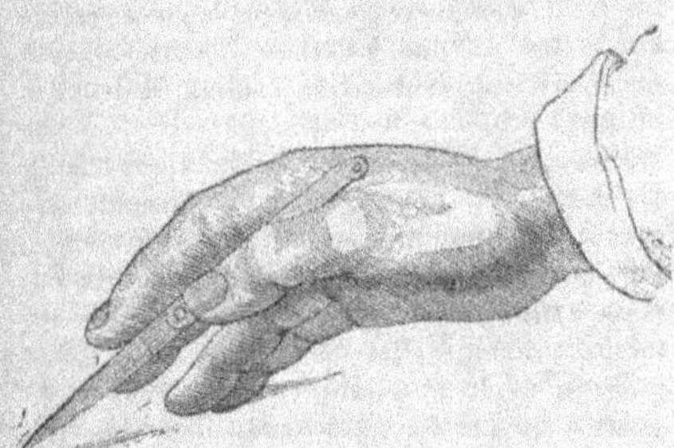

Fig. 23. — Position du bistouri.

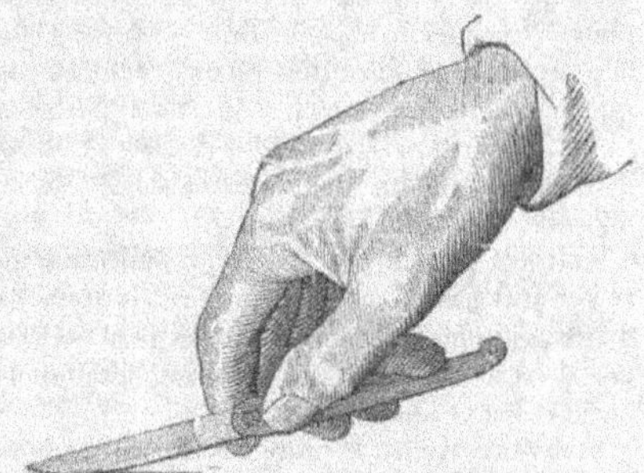

Fig. 24. — Position du bistouri.

bistouri, on en tourne le tranchant vers les parties qu'on veut diviser, de manière à couper de dehors en dedans les téguments qui les recouvrent. Les petits abcès s'ouvrent en un seul temps, et les autres en deux. Pour ces derniers, on enfonce ordinairement l'instrument au centre, et l'on prolonge l'ouverture en contre-bas, à moins que l'organisation de la partie ne s'y oppose. Le bistouri est tenu comme une plume à écrire (fig. 23) ou comme un archet renversé (fig. 24). Il faut bien connaître le trajet des gros vaisseaux, pour éviter de les blesser.

L'incision elle-même s'exécute suivant le trajet des fibres musculaires, des vaisseaux et des nerfs. On la fait, autant que possible, à la partie la plus déclive ; si l'on est forcé d'opérer vers le haut de la tumeur, parce que là seulement se présente le point le plus aminci des téguments, au lieu de prolonger la plaie jusqu'au bas, il convient de pratiquer une contre-incision dans cette dernière partie, et quelquefois il est avantageux de passer un séton ou plutôt un drain de caoutchouc fenêtré et fixé aux bords

moins de le blesser ; enfin l'ouverture pratiquée par le cautère reste béante et facilite l'écoulement du pus. On se sert d'un cautère à pointe mousse, que l'on applique, chauffé, sur la partie de la tumeur où la fluctuation paraît évidente, puis, en imprimant au cautère un double mouvement de pression méthodique et de demirotation lente, on le fait traverser peu à peu les couches de tissus, jusqu'à ce que l'on perçoive la sensation d'une résistance vaincue qui annonce la pénétration dans la cavité. Quelquefois, il faut l'application d'un second cautère plus long ou d'un plus grand diamètre, pour compléter l'opération.

Le trocart n'est guère employé en vétérinaire, sauf pour des abcès profonds où il y a besoin d'explorer d'abord. On préfère alors le trocart capillaire.

Un excellent moyen pour les abcès des endroits très vasculaires ou nerveux (abcès péripharyngiens, abcès des poches gutturales) consiste dans l'incision de la peau avec le bistouri, puis la pénétration des tissus sous-jacents, avec des ciseaux à pointe mousse poussés avec un mouvement alternatif de pression et de rotation.

Aussitôt l'ouverture faite, le pus s'échappe avec plus ou moins de force ; ensuite on presse légèrement la circonférence pour vider davantage la poche, reconnaître si l'ouverture est bien placée, s'il ne convient pas de la prolonger, ou d'établir une ou plusieurs contre-ouvertures ; on doit s'abstenir d'y introduire les doigts, à moins qu'il n'y ait indication de reconnaître, par ce mode d'exploration, la nature de l'abcès ; on se gardera surtout de déchirer les brides qui traversent d'une paroi à l'autre l'intérieur de la cavité, et qui, formées par des vaisseaux, des nerfs, ou du tissu cellulaire condensé, sont des conditions d'une réparation plus hâtive.

Après l'ouverture, on lave soigneusement la poche avec une solution antiseptique, acide phénique (3 à 5 p. 100), sublimé (1 p. 1000), crésyl (2 à 4 p. 100), teinture d'iode au tiers ; on met un drain, si cela est nécessaire. Les jours suivants, on fait dans la cavité des injections à l'aide de ces solutions antiseptiques, injections qui seront d'autant plus répétées que l'abcès était plus profond et que la nature du pus est plus mauvaise. Dès que la suppuration se tarit, on enlève le drain.

Si la suppuration persiste au delà du temps normal, si la plaie de ponction se fistulise, c'est qu'il existe dans les parois de l'abcès un corps étranger ou un fragment de tissu mortifié qu'il est nécessaire d'enlever.

B. **Abcès froids.** — Causes et divisions. — L'inflammation est chronique dès le début ; il y en a d'*idiopathiques*, comme ceux provenant des frottements qu'exercent sur des points donnés du corps des animaux les différentes pièces de leur harnachement, et des abcès *consécutifs*, ordinairement *symptomatiques*, comme les abcès causés par une carie de ligaments ou d'os, ou par une infiltration dans le tissu cellulaire de liquides anormaux (salive, suc gastro-entérique, etc.) ; souvent ces abcès sont dits *par congestion*, c'est-à-dire qu'ils se développent à une distance plus ou moins éloignée de la région où existe la lésion et toujours dans une partie déclive par rapport à elle. — Parmi les abcès froids symptomatiques se placent tous ceux qu'on a dits *constitutionnels* et qui sont l'expression ordinaire de diathèses générales, telles que la morve, le farcin, l'infection purulente, la tuberculose.

Anatomie pathologique. — Ils affectent ordi-

nairement deux formes : celle de tumeurs indurées, ramollies seulement dans leur partie centrale, et celle de tumeurs molles uniformément fluctuantes, semblables à des kystes par leurs apparences extérieures et la minceur de leurs parois.

Dans les premiers, ce sont le tissu cellulaire et les muscles environnants qui se sont infiltrés d'abord de matière plastique, transformant leurs mailles en une masse indurée plus ou moins volumineuse ; puis, dans le centre de cette sorte de noyau phlegmoneux, se forme du pus, mais en petite quantité ; les signes de réaction vitale sont ici à peine perceptibles ; l'inflammation et la pyogénie marchent avec lenteur. Le pus que l'abcès renferme est ordinairement épais, jaunâtre et de bonne nature ; cependant, dans les abcès dits symptomatiques, les propriétés du pus varient suivant la nature de la maladie causale.

Les abcès froids, sous forme de tumeurs molles, sont presque tous sous-cutanés ; ce sont au début des kystes séreux, et ce n'est que plus tard que dans l'intérieur il se forme des globules purulents, sous l'influence, soit de l'action continuée de la cause qui a déterminé la première irritation du tissu cellulaire, soit de toute autre circonstance irritante. Le liquide contenu est une sérosité lactescente, plus ou moins trouble.

Dans les abcès symptomatiques locaux, dus à une carie d'os ou de ligament, à l'ouverture d'un conduit naturel ou d'un réservoir, etc., le liquide échappé du point malade fuse dans le tissu cellulaire adjacent, s'y creusant une poche dans laquelle il se rassemble ; tantôt c'est immédiatement au voisinage de l'endroit où le liquide a sa source ; tantôt c'est à une distance plus ou moins grande et toujours dans une partie déclive par rapport à elle ; le tissu cellulaire irrité se vascularise, le pus que renferment ces sortes d'abcès n'est jamais parfaitement normal à cause des liquides qui lui sont associés.

Diagnostic. — Il est en général facile à faire ; on ne peut guère confondre les abcès froids qu'avec les tumeurs vraies ou avec les kystes. Ici encore la ponction exploratrice pourra être utile.

Pronostic. — Ces abcès, sous quelque forme qu'ils se montrent et quelles que soient leurs causes, présentent en général plus de gravité que les abcès phlegmoneux, parce qu'ils sont plus tenaces, plus lents dans leur marche et plus réfractaires à la cicatrisation, après leur ouverture spontanée ou artificielle. Le pronostic varie aussi avec les dimensions de la tumeur, et avec la région qu'elle occupe, il dépend également des causes dont l'abcès relève. Quant au pronostic des abcès froids généraux, il dépend essentiellement de la maladie principale.

TRAITEMENT. — On commencera par la ponction des tumeurs indurées volumineuses. Si la suppuration s'établit lentement dans l'abcès, il faut employer d'abord les applications locales irritantes, puis les caustiques ou la cautérisation. L'escarre formée tombe d'elle-même au bout de quelques jours, laissant la plaie dans de meilleures conditions.

Il est nécessaire, chez les animaux affectés d'abcès froids, d'augmenter l'excitation générale par l'emploi des stimulants à l'intérieur, et d'accroître en même temps l'irritation locale par l'usage externe des maturatifs. Après la ponction exploratrice, on appliquera sur la tumeur de l'onguent vésicatoire ou d'autres topiques résolutifs et fondants. Souvent, pour avoir la résolution complète d'un abcès froid, il faut recourir au séton; pour cela, on traverse la tumeur, de haut en bas, avec une aiguille à séton armée de sa mèche, qu'on laisse dans le trajet parcouru par l'instrument; le séjour de ce corps étranger détermine l'inflammation des parois de l'abcès et la sortie graduelle du pus; il tend à en faire un abcès chaud.

Les abcès sous forme de tumeurs molles doivent être d'abord évacués par la ponction, puis on stimule l'action des tissus par des topiques extérieurs et des injections irritantes, comme celles de teinture d'iode. Il est nécessaire quelquefois de traverser toute la tumeur par un séton, afin de transformer de plus en plus le kyste séreux en abcès.

ABDOMEN (all. *Unterleib*; angl. *the Belly*; ital. *abdomine*). — Cavité de forme ovoïde, allongée dans le sens de la longueur du corps, ayant pour paroi supérieure les muscles de la région sous-lombaire, fermée en bas et sur les côtés par les muscles de la région abdominale inférieure, limitée en avant par le diaphragme et prolongée en arrière entre les os et les ligaments membraneux du bassin.

La cavité abdominale est tapissée intérieurement par une séreuse ou *péritoine* et renferme les organes essentiels de la digestion, de la dépuration urinaire et de la génération.

DIVISION.

a. *Région supérieure* ou *sous-lombaire*;

b. *Région inférieure*. — S'étendant du sternum jusqu'au pubis, divisée en sous-régions : *sus-sternale, ombilicale, prépubienne* et *inguinale*;

c. *Régions latérales*. — Limitées en avant par l'attache du diaphragme sur les côtes, en arrière par l'entrée du bassin. Ces régions latérales sont divisées en deux sous-régions : l'une résistante a pour base le cercle cartilagineux des fausses côtes, c'est l'*hypocondre*; l'autre molle, dépressible, correspond au muscle petit oblique et se subdivise elle-même : en *creux* ou *triangle*, dont le bord supérieur presque horizontal est formé par les apophyses transverses des vertèbres lombaires, le bord antérieur incurvé longe la dernière côte, le bord inféro-postérieur répond à la crête de la corde du flanc; en *corde du flanc*, qui s'étend de l'angle externe de l'iléum à la dernière côte; enfin en *fuyant du flanc*, qui est situé en bas et en arrière de la corde;

d. *Région antérieure* ou *diaphragmatique*;

e. *Région postérieure* ou *pelvienne*. — C'est un diverticulum spécial de l'abdomen ou *cavité du bassin*, limitée en haut par le sacrum, en bas par le pubis et les ischions, latéralement par la portion rétrécie des iléons et par les ligaments sacro-sciatiques (1).

EXPLORATION DE L'ABDOMEN. — L'exploration des divers organes contenus a une grande importance pour le diagnostic de leurs maladies. — Beaucoup d'entre eux sont explorables à travers les parois de l'abdomen; mais toutes les parties de cette enveloppe ne se prêtent pas également à l'exploration en raison de leurs différences de structure, d'épaisseur, de position : la région supérieure ne se prête pas à cet examen; la région inférieure peut être négligée le plus souvent; les régions latérales doivent surtout attirer l'attention.

Cheval. — Le flanc gauche correspond en grande partie à l'intestin grêle et au côlon flottant, le flanc droit au cæcum et la région abdominale inférieure à la deuxième portion du gros côlon. Le lobe gauche du *foie* se prolonge sur le contour musculeux du diaphragme, à gauche et inférieurement; le lobe droit est en contact avec la partie supérieure et droite de ce muscle et déborde parfois en arrière le cercle de l'hypocondre. Le *rein droit* répond par sa face supérieure à la portion charnue du diaphragme, à la dernière côte et même à l'avant-dernière. Le *rein gauche* est plus postérieur et

<hr>

(1) Chauveau et Arloing, *Traité d'anatomie comparée des animaux domestiques*, 1 vol. Paris, 1890.

affecte les mêmes connexions par sa face supérieure. Les autres organes abdominaux ne sont pas explorables extérieurement.

Bœuf. — Le flanc gauche est presque tout entier en rapport avec le rumen ; cependant, à jeun, la portion postéro-supérieure de la paroi latérale gauche de l'abdomen, c'est-à-dire l'angle postérieur du triangle du flanc et la partie supérieure du fuyant, ne correspond à aucun organe ; c'est une *chambre vide*, comblée en partie après les repas par la vessie conique de la panse. Le rein et la corne utérine gauches, sans être en contact immédiat avec la partie postéro-supérieure de la paroi latérale, peuvent être explorés à ce niveau.

L'hypocondre droit recouvre plusieurs organes. La zone antéro-supérieure correspond au foie ; l'inféro-postérieure au feuillet. — Son bord supérieur repose, en bas, sur la caillette ; en haut, sur les premières anses intestinales. L'extrémité supérieure répond au rein droit ; l'inférieure, à la pointe du réseau et à l'origine de la caillette. — Le centre se trouve à peu près en regard de la vésicule biliaire.

« Quant au flanc, il est lui-même divisible en cinq régions : la région de la *caillette* (*région gastrique proprement dite*), qui longe le bord inféro-postérieur de l'hypocondre ; — les quatre autres, superposées et séparées par trois lignes à convexité légère regardant en bas, sont, de bas en haut : la région *droite du rumen*, en rapport avec le sac droit de cet organe ; la région de l'*intestin grêle* (*région intestinale*) ; la région du *gros intestin* (*région côlique*) ; enfin la région

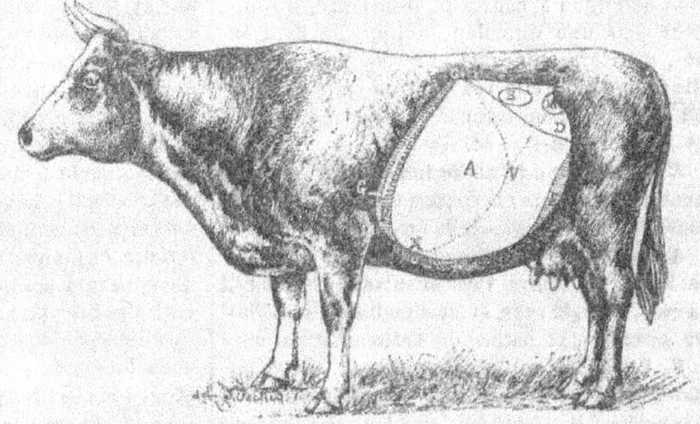

Fig. 25. — Exploration de l'abdomen (côté gauche) (Detroye).

A, région du rumen. — B, région néphrétique gauche ou du rein gauche. — CVX, ligne limite de la partie costale et de la partie dépressible de la paroi latérale. — CT, côté du triangle ou distance iléo-costale. — D, chambre vide. — E, région inexplorable postérieure. — F, région inexplorable antérieure. — G, situation occupée par la rate dans la région inexplorable antérieure. — M, région correspondant à la corne utérine gauche.

dite *de la chambre vide*, au niveau de laquelle la paroi abdominale ne touche à aucun viscère.

« Les variations respectives de ces diverses régions ont lieu principalement dans le sens de leur épaisseur.

« Chez la vache pleine, leur disposition stra-

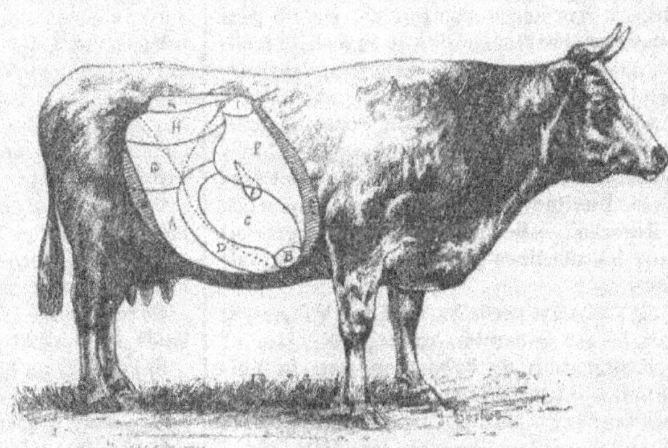

Fig. 26. — Exploration de l'abdomen (côté droit) (Detroye).

A, région droite du rumen. — B, région de la pointe du réseau. — C, région du feuillet. — D, région gastrique proprement dite ou de la caillette. — E, région inexplorable antérieure. — F, région hépatique ou du foie ; f, vésicule biliaire. — G, région intestinale ou de l'intestin grêle. — H, région côlique ou du gros intestin. — I, région néphrétique droite ou du rein droit. — J, région inexplorable postérieure. — K, chambre vide.

tifiée perd sa régularité. Au fur et à mesure que l'utérus se distend, il empiète d'abord, mais légèrement, sur l'arrière de la région côlique ; puis il envahit insensiblement la partie postérieure de la région intestinale, refoulant l'intestin en avant, et, consécutivement, en haut et en dehors. Cet envahissement s'effectue suivant une ligne à convexité antérieure, s'avançant dans une direction oblique de haut en bas, d'arrière en avant; alors se trouve constituée une nouvelle région, dite *région utérine* ou *de la gestation*, formée aux dépens des régions intestinales et côliques (1). »

Exploration de l'abdomen par la vue. — On peut reconnaître par la vue des variations *physiologiques* ou *pathologiques* de forme et de volume.

A. *Variations physiologiques.* — Le volume et la forme du ventre varient suivant l'individu, la race, l'âge, le sexe, l'état d'embonpoint, l'état de gestation, la nature de l'alimentation, etc.

B. *Variations pathologiques.* — a. *Variations d'ensemble.* — *Ballonnement, tympanisme ou météorisme.* — Il est produit par les gaz et caractérisé par la distension des parois abdominales et surtout du triangle du flanc. Il existe surtout dans le flanc droit pour le cheval et dans le flanc gauche pour le bœuf, et s'observe dans les cas d'obstruction de l'œsophage, d'indigestion du rumen, d'indigestion intestinale, d'indigestion gazeuse, etc.

Tension. — Elle accompagne souvent le ballonnement et est due à l'hypertrophie d'un organe plein, à la présence d'un liquide, etc. On peut l'observer dans l'indigestion du rumen, du feuillet, dans les gastrites, les entérites, l'obstruction intestinale, la péritonite, l'hépatite, etc.

Abaissement. — Le plus grand diamètre transversal de l'abdomen s'est alors rapproché de la paroi inférieure. Cette déformation se voit dans les cas d'ascite et de rétention anormale du fœtus.

Rétraction. — Déformation inverse. — Se voit dans les affections gastro-intestinales chroniques.

b. *Variations partielles.* — Elles s'observent dans les cas de hernies, kystes, abcès, etc.

Exploration de l'abdomen par la palpation. — A. *Palpation externe.* — Se fait soit avec les deux mains, soit avec la main étendue et à plat, avec le poing, avec les doigts, etc.

L'opérateur se placera en regard de la région à explorer ou autant que possible un peu en avant, pour être à l'abri des coups de pied; au besoin, il fera lever un membre antérieur et devra agir sans brusquerie, très doucement, en commençant par caresser la région avec la main posée à plat. La palpation rensei-

gnera sur la sensibilité et les altérations de la peau et des parois abdominales, sur la présence d'un liquide dans la cavité abdominale, sur la sensibilité, la mobilité et l'inertie des organes abdominaux, sur le degré de vacuité ou de plénitude, la tension des viscères creux, sur la consistance des aliments, sur l'hypertrophie des viscères pleins, etc.

B. *Exploration rectale.* — On opérera d'abord la vidange du rectum, soit à la main, soit par des lavements. Les membres postérieurs seront entravés ou bien on fera lever un membre antérieur et on fera serrer les naseaux ou appliquer un tord-nez ou tenir les oreilles. L'opérateur s'enduit la main et le bras d'huile ou de vaseline phéniquée, puis il introduit la main dans le rectum, les doigts étant réunis en cône, puis le bras par un mouvement de rotation et de pression. Si l'animal réagit ou se laisse choir, il vaut mieux retirer le bras, pour le réintroduire ensuite. Tout cela doit être fait avec précaution, afin d'éviter de blesser les parois du rectum.

La main, profondément enfoncée dans le rectum, abaisse, élève, déplace latéralement celui-ci, afin d'explorer les divers organes de la cavité abdominale qui sont à sa portée, et de se rendre compte des diverses lésions de la paroi abdominale, abcès, fractures osseuses, hernies, etc.; elle renseigne sur la sensibilité des organes, leur état de plénitude et de vacuité, la nature et la consistance de leur contenu, l'hypertrophie des organes pleins, certaines anomalies, cryptorchidie, déviations, gestation extra-utérine, etc.

C. *Exploration vaginale.* — Elle s'effectue de la même façon que l'exploration rectale et en confirme les données; elle est indiquée pour explorer le plancher du bassin, la vessie, etc.

Percussion. — Celle-ci se fait à la main ou à l'aide du plessimètre.

Si l'on percute le flanc droit ou gauche d'un animal en bonne santé, on entend différents sons : *clair, tympanique.*

Ils peuvent présenter une sonorité et des nuances variables, se faire entendre sur des surfaces plus ou moins grandes, suivant certaines conditions physiologiques (à jeun, après le repas, pendant la digestion, pendant la gestation) ou pathologiques : tympanite (son clair), indigestions, entérite, obstruction intestinale, hypertrophie du foie (son mat), ascite (son mat), etc. (Voy. Percussion).

Auscultation de l'abdomen. — Moins précise que l'auscultation thoracique, elle peut

<hr>

(1) Voy. Detroye, *Exploration de l'abdomen du bœuf*, 1 vol. Limoges, 1892.

cependant donner des renseignements précieux (Voy. AUSCULTATION).

Maladies de l'abdomen.

1° *Abcès.* — Ils sont superficiels, intramusculaires ou sous-péritonéaux ; leur thérapeutique comporte la ponction hâtive et des soins antiseptiques fréquents (Voy. ABCÈS).

2° *Contusions.* — Les contusions légères ne sont pas graves, et n'exigent pas d'autre traitement que celui des contusions en général : la réfrigération ou les vésicants. Mais la contusion intense peut se compliquer de déchirure du foie, de la rate, de l'estomac, des reins, et ultérieurement de hernie ; la mort peut survenir immédiatement par hémorragie (Voy. CONTUSION).

3° *Plaies.* — Elles sont *simples* ou *pénétrantes.*

Les plaies de l'abdomen sont plus ou moins étendues, plus ou moins profondes ; si elles ont divisé la presque totalité de l'épaisseur des parois du ventre, et ne se sont arrêtées qu'au péritoine ou entre les diverses couches musculaires, le diagnostic est alors difficile, et il n'est même pas toujours possible de s'assurer si la plaie est pénétrante. La sonde est un moyen dangereux, à cause des mouvements de l'animal, qui peuvent rendre pénétrante une solution de continuité qui ne l'était pas. Dans les plaies simples, alors même qu'on a lieu de croire que les viscères ont été respectés, il peut se développer à la surface du péritoine une inflammation assez forte. Il se forme même quelquefois des abcès s'ouvrant à l'intérieur, et l'animal meurt d'une péritonite simple. Les adhérences avec les surfaces viscérales ne sont pas rares, mais en général peu graves. Lorsqu'il y a sortie de portions de viscères abdominaux, ce sont généralement des parties d'intestins pour les chevaux, des parties d'épiploon, avec ou sans intestin, pour les carnivores, et des portions de rumen pour les ruminants.

TRAITEMENT. — D'abord la réunion, quand elle est possible ; puis l'application des moyens propres à prévenir ou à combattre l'inflammation. Les plaies superficielles guérissent facilement.

Lorsque la plaie est grande, la suture enchevillée est celle qu'on emploie pour rapprocher les parties et, dans certains cas, s'opposer à la sortie des organes.

Les plaies, compliquées de la sortie des viscères, constituent de véritables éventrations (Voy. ÉVENTRATION et HERNIE).

4° *Tumeurs.* — Elles consistent généralement en verrues faciles à enlever.

ABEILLES. — Ce sont des *Hyménoptères* (mouches à quatre ailes) de la famille des *Apides.* Le caractère général de cette famille est la réunion de plusieurs individus travaillant en société pour construire et approvisionner une demeure commune. On distingue : des *mâles* ou faux bourdons (fig. 29), producteurs de sperma-

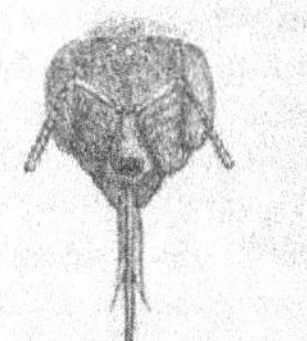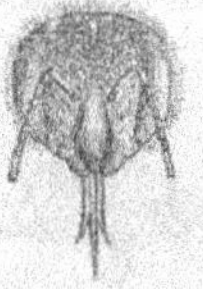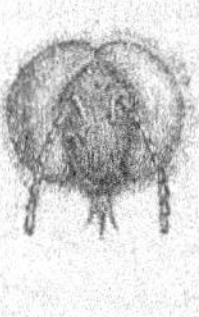

Fig. 27. — Tête de l'ouvrière.　　Fig. 28. — Tête de la reine.　　Fig. 29. — Tête du mâle.

tozoïdes, des femelles fécondes ou *reines* (fig. 28), sécrétant des œufs, et des *ouvrières* (fig. 27), femelles à organes sexuels avortés et servant d'architectes et de nourrices.

RÔLE AGRONOMIQUE DES ABEILLES. — Elles facilitent la fécondation de beaucoup de végétaux et produisent du *miel* et de la *cire.*

ÉLEVAGE, RÉCOLTE DU MIEL. — Pour tout ce qui concerne l'élevage, le soin des ruches, la récolte du miel et de la cire, on consultera le livre de Maurice Girard (1).

Maladies. — 1° *Constipation.* — S'observe au printemps, par les abaissements de température, dans les ruches mal approvisionnées.

2° *Dessiccation des larves.* — Affection sporadique sans gravité ; les abeilles rejettent elles-mêmes les cadavres au dehors.

3° *Dysenterie de l'hivernage.* — Elle est attribuée au froid, au renouvellement imparfait de l'air dans les ruches et à la composition du miel. Ainsi le miel des pays de plaine est plus dangereux que celui des pays de montagne ; contenant plus de mellose incristallisable, il est moins nourrissant.

TRAITEMENT. — Bien aérer la ruche et y verser du sirop de sucre pour augmenter l'alimentation.

4° *Loque.* — C'est une affection contagieuse des larves. Les pulvérisations salicylées faites dans la ruche donnent de bons résultats. On prépare une solution de 50 grammes d'acide salicylique pur dans 400 grammes d'alcool rectifié à 96° et on se sert pour les pulvérisations d'un mélange de 1 goutte de cette solution par gramme d'eau bouillie, maintenue à la température de 15°. Il

(1) Maurice Girard, *Manuel d'apiculture.*

sera parfois plus pratique de brûler la ruche et les abeilles. On confond avec cette loque, maladie microbienne, une autre affection des larves qui n'est que l'anémie par nourriture insuffisante.

5° *Moisissure des gâteaux*. — Due à l'humidité; se guérit en aérant la ruche et en enlevant les parties atteintes.

6° *Vertige*. — *Narcotisme*. — Ce sont des accidents que l'on observe seulement sur quelques sujets, et qui paraissent dus au pollen de certaines fleurs.

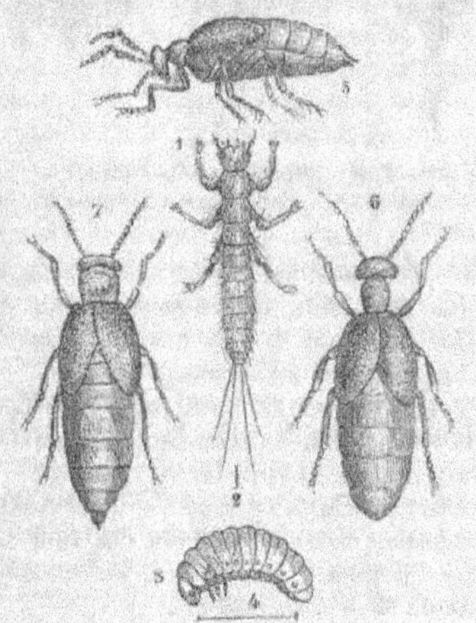

Fig. 30. — Méloés parasites des abeilles.

1, larve primitive ou Triongulin. — 2, grandeur naturelle. — 3, seconde larve. — 4, grandeur naturelle. — 5, mâle. — 6, 7, femelles.

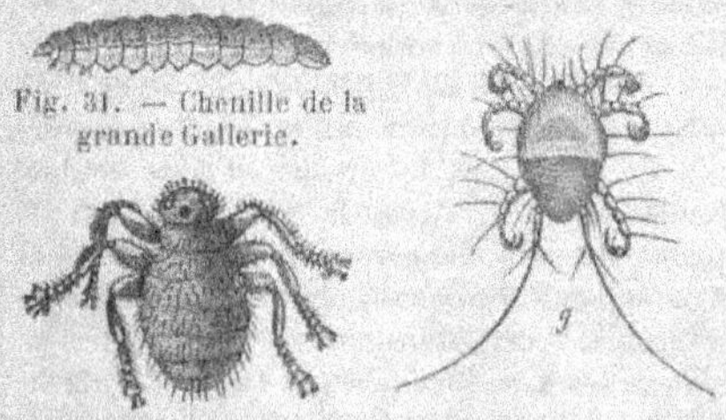

Fig. 31. — Chenille de la grande Gallerie.

Fig. 32. — *Braula cæca* ou pou de l'abeille. Fig. 33. — Trichodactyle, acarien.

7° *Parasites des abeilles*. — Les larves de certains insectes vivent en parasites sur les ouvrières.

Telles sont : les méloés (fig. 30), qui déterminent la *rage des abeilles* ou la *maladie de mai*;

La *Galleria mellonella* (fig. 31) et la *Galleria grisella*, vulgairement *papillon*, ou *fausse teigne de la cire*, etc.

Nous signalerons encore le *Braula cæca* ou pou de l'abeille (fig. 32) et un trichodactyle (fig. 33).

8° *Ennemis*. — Certaines larves pénètrent dans les ruches et se nourrissent du miel.

D'autres insectes, comme le *Philanthe apivore* (fig. 34), anesthésient les ouvrières avec leur venin et les emportent pour la nourriture de leurs larves.

Il y a des *oiseaux apivores*, comme les mésanges, des *mammifères apivores* : le mulot, le hérisson. Les blaireaux, les ours détruisent les ruches en hiver pour trouver le miel.

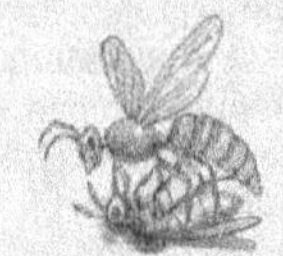

Fig. 34. — Philanthe apivore emportant une abeille au vol.

9° *Plantes nuisibles*. — La *sétaire verticellée*, ou *accroche-abeille* est une plante nuisible, qui doit être détruite au voisinage des ruches, parce que les barbillons crochus de ses panicules retiennent captives les ouvrières.

ABLATION. — Action de retrancher, d'enlever ou d'expulser toute partie naturelle, accidentelle, étrangère au corps, qui gêne les fonctions ou nuit à la régularité, à la beauté des formes. Voy. AMPUTATION.

ABOI ou ABOIEMENT (all. *Bellen*, *Gebelle*, angl. *barking*, it. *abbaiamento*, esp. *ladrido*). — Cri du chien, qui, dans la *rage*, se convertit en une sorte de hurlement. Voy. RAGE.

ABORDS. — Voy. MANIEMENT.

ABORTIF, IVE (*abortivus*, de *ab* indiquant suppression, et *ortus*, naissance; all. *abortif*, *abtreibend*, angl. *abortive*, it. *abortivo*). Né avant le temps. — *Fœtus abortif*, ou *avorton*. Celui qui est né avant d'avoir acquis le développement nécessaire pour pouvoir vivre, c'est-à-dire avant l'époque où il est réputé viable. — *Médicaments abortifs*. Ceux qu'on croit propres à amener l'avortement. — *Méthode abortive*. Méthode de traitement qui a pour but de faire avorter une maladie à son début.

ABORTIF. — Substance à laquelle on attribue la propriété de provoquer l'*avortement*.

ABREUVOIR (all. *Trænke*, angl. *Watering-place*). — Lieu où l'on conduit boire les animaux.

HYGIÈNE. — Il est avantageux pour le cultivateur de n'avoir pas à recourir aux abreuvoirs publics, mais d'avoir un abreuvoir dans sa cour. Les abreuvoirs naturels sont les sources, les rivières, les mares où arrive l'eau de pluie, etc...; ils doivent être d'un abord facile, pavés et un peu en pente; l'eau doit être propre et avoir un écoulement continu.

Les abreuvoirs artificiels sont des récipients dans lesquels on amène l'eau par un moyen quelconque, quelques instants avant de faire boire les animaux. L'eau peut être de l'eau de pluie et venir d'un réservoir, d'une citerne; celle-ci devra être cimentée et fermée; ou bien elle peut provenir d'un puits, d'une source, et être amenée par une pompe, etc... Les abreuvoirs en bois doivent être rejetés, car ils sont d'un nettoyage et d'une désinfection difficiles. On se sert généralement d'abreuvoirs en pierre, en métal (fer ou fonte) recouvert d'une couche de vernis pour empêcher l'oxydation, ou bien en pierre cimentée; ceux-ci sont faciles à désinfecter, d'un entretien commode et très employés surtout dans l'armée. Il est indiqué de vider entièrement les abreuvoirs dès que les animaux ont bu, de les tenir dans le plus grand état de propreté et de les désinfecter avec une solution crésylée à 3 ou 4 p. 100, au moins une fois par mois.

On ne devra jamais rien laver ou déposer dans les abreuvoirs. Quant à la pureté de l'eau, à sa nature et aux altérations qu'elle peut éprouver, nous en parlerons ailleurs (Voy. Eau).

Police sanitaire. — L'article 6 du règlement d'administration publique du 22 juin 1882 interdit de « conduire, même pendant la nuit, aux abreuvoirs communs, les animaux atteints de maladies contagieuses et ceux qui ont été exposés à la contagion. Cette interdiction s'applique même aux animaux dont la circulation a été permise exceptionnellement ».

Le vétérinaire sanitaire ayant le devoir d'assurer la complète exécution de la désinfection devra faire désinfecter les abreuvoirs communs qui auraient été contaminés par les malades.

ABSINTHE (*Artemisia absinthium*). — Plante indigène, dont on utilise les feuilles et les sommités.

Effets et usages. — Tonique, excitant, anthelminthique, s'emploie dans les affections typhoïdes, les maladies vermineuses. Transmet son amertume au lait et est contre-indiqué pour les vaches laitières.

Doses :

Poudre d'absinthe :

Grands animaux..... 50 à 100 grammes.
Moyens animaux..... 15 à 30 —
Petits animaux....... 3 à 10 —

En poudre dans les aliments, ou en infusion pour breuvages.

ACARE, ACARIASE. — Voy. Gale.

ACCÈS. — Série de phénomènes morbides qui se montrent et disparaissent par intervalles, et dont les retours ont lieu à des époques fixes ou indéterminées.

ACCIDENT. — En général, tout événement fortuit ou fâcheux.

Pathologie. — On applique ce nom à un phénomène qui survient dans le cours d'une maladie.

Médecine légale. — Voy. Blessures et Responsabilité.

ACCLIMATEMENT. — C'est l'adaptation d'un être vivant à des conditions de vie différentes de celles de son habitat naturel. L'*acclimatation* est l'ensemble des moyens que l'homme emploie pour arriver à ce résultat.

L'acclimatement n'est réalisé qu'autant que les animaux conservent la faculté de se reproduire et transmettent cette fécondité à leurs descendants.

Il peut se faire en changeant complètement les animaux de climat : *Grand acclimatement*; ou bien en faisant passer les animaux d'une région dans une autre région du même climat : *Petit acclimatement*.

Grand acclimatement. — Un certain nombre de facteurs sont à envisager, le rendant plus ou moins facile : certaines races s'étendent facilement (race arabe), tandis que d'autres restent confinées dans leur climat et leur région d'origine. Le passage d'un milieu dans un autre doit s'effectuer par étapes successives. La direction de la migration a une certaine influence : elle doit suivre la ligne isotherme de l'habitat primitif ; elle peut s'en écarter vers le nord, mais non vers le sud. L'altitude le favorise en tempérant l'influence de la latitude. Le croisement avec les races autochtones influence favorablement l'acclimatement.

Petit acclimatement. — Il est réalisé toutes les fois que les animaux changent de propriétaire, de localité. Il est surtout important à considérer pour les jeunes chevaux de la remonte, qui passent d'abord de l'écurie de l'éleveur dans les établissements de remonte et de ceux-ci dans les régiments ; à chaque passage, il y a un changement de régime, auquel le cheval est obligé de s'habituer. L'acclimatement implique donc un entraînement progressif et méthodique de l'organisme. Celui-ci étant nécessairement affaibli, est au début plus sensible aux influences extérieures.

ACCOUCHEMENT. — Voy. Parturition.

ACCROCHEMENT DE LA ROTULE ou PSEUDO-LUXATION DE LA ROTULE ou CRAMPE. — Elle se rencontre sur les poulains ; certaines races y sont prédisposées (race bretonne), sur les animaux maigres, faibles, convalescents de maladies graves ; parfois on l'observe sur des sujets vigoureux, par suite de contractions musculaires violentes.

Étiologie. — Elle est déterminée au repos ou pendant la marche par suite d'une disposition spéciale de la trochlée fémorale, de la disparition de la graisse placée sous les ligaments tibio-rotuliens (fig. 35 et 36) et sous l'insertion du triceps crural, de la sécheresse de la jointure, etc.

La rotule, s'accrochant sur la lèvre interne de la trochlée fémorale, se trouve maintenue en place par les ligaments tibio-rotulien interne et moyen.

La claudication du membre lésé est très intense; durant la marche, il reste rigide, étendu dans une direction oblique en arrière, la pince du pied traînant sur le sol; la flexion d'un angle articulaire quelconque est impossible. La palpation ne décèle qu'une dureté des muscles de la jambe et une légère déviation de la rotule en dehors.

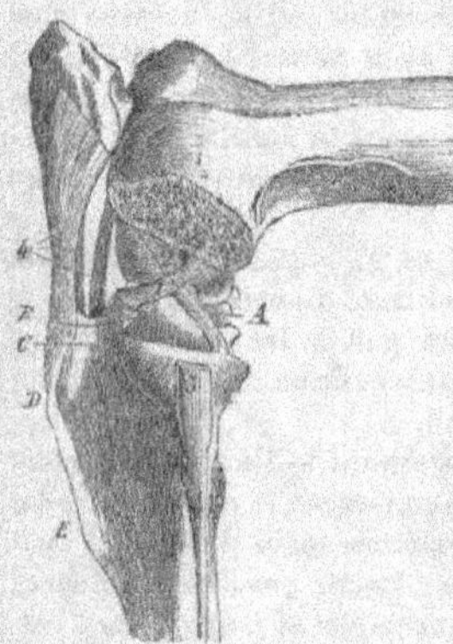

Fig. 35. — Articulation fémoro-tibiale. Face externe (le condyle externe du fémur a été enlevé avec le ménisque correspondant pour montrer les ligaments croisés).

1, Ligament croisé antérieur. — 2, id. postérieur. — 3, insertion péronéenne du ligament latéral externe. — 4, ligaments rotuliens antérieurs. — A, ménisque interne. — B, insertion antérieure du ménisque externe. — C, coulisse pour le passage de la corde tendineuse commune au fléchisseur du métatarse et à l'extenseur antérieur des phalanges. — D, tubérosité antérieure et supérieure du tibia. — E, tête fibiale (Chauveau).

Au bout de quelques pas, on peut entendre un bruit sec, annonçant le décrochement de la rotule ; la boiterie disparaît, le cheval reprend son allure normale. Plus tard, dans un délai variable, l'accrochement se reproduit sans cause apparente.

Traitement. — Il suffit parfois de faire trotter l'animal, cheval ou bœuf, pour voir l'accident disparaître. Si ce moyen ne réussit pas, on fixe une plate-longe dans le paturon du membre malade, on la passe sur le garrot ou sur le dos et on la confie à deux aides qui portent le membre en avant; l'opérateur, avec la paume de la main, refoule la rotule en bas et en dedans. Si le sujet réagit trop, il est préférable de le coucher et parfois de l'anesthésier.

On préviendra le retour de l'accident par des douches répétées sur le grasset ou mieux par une friction vésicante.

Si la pseudo-luxation est ancienne ou qu'elle résiste à ces moyens, il est nécessaire

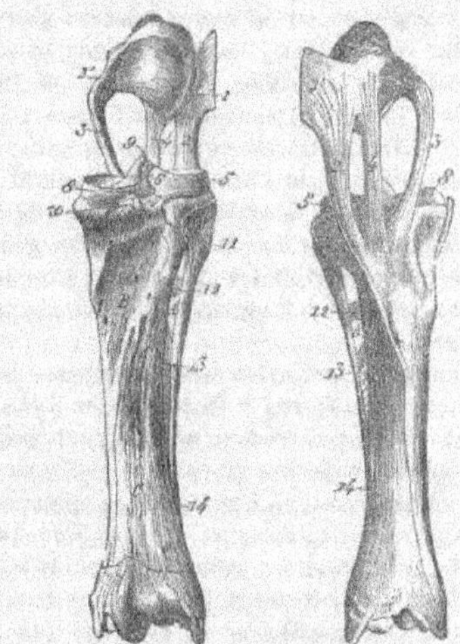

Fig. 36. — Ligaments qui unissent entre eux les trois os de la jambe.

I, face postérieure. — II, face antérieure. — 1, bourrelet fibro-cartilagineux complémentaire de la surface rotulienne. — 2, ligament rotulien externe. — 2', insertion du fessier superficiel sur ce ligament — 3, ligament rotulien interne. — 3', son insertion supérieure transformée en appareil complémentaire de la surface rotulienne. — 4, ligament rotulien médian. — 5, ménisque externe du tibia. — 6, sa branche d'insertion sur le fémur coupée à son origine. — 7, son insertion tibiale postérieure. — 8, ménisque externe. — 9, insertion du ligament croisé antérieur dans la fossette de l'épine tibiale. — 10, insertion tibiale du ligament croisé postérieur. — 11, insertion inférieure du ligament fémoro-tibial externe. — 12, 13, 14, ligaments tibio-péroniens. — A, arcade tibiale. — B, surface d'insertion du poplité. — C, surface d'insertion du perforant (Chauveau).

de pratiquer la section du ligament tibio-rotulien interne (opération de Bassi).

L'animal est couché sur le membre malade, le membre postérieur opposé est porté en avant; la région interne du grasset, ainsi découvert, est rasée et aseptisée. Le ténotome droit, tenu dans une direction très oblique, est implanté à plat, en arrière du ligament tibio-rotulien interne, immédiatement au-dessus de l'extrémité supérieure du tibia; l'instrument retiré, le ténotome courbe est introduit sous le ligament;

on lui fait exécuter un quart de cercle pour en diriger le tranchant contre le ligament et on sectionne celui-ci par un mouvement de bascule et de scie. On étanche le peu de sang qui s'écoule et l'on occlut la plaie au collodion. Le coussinet adipeux situé sous les ligaments tibio-rotuliens met la synoviale à l'abri des atteintes de l'instrument ; il suffit pour cela de sectionner le ligament très peu au-dessus de l'extrémité supérieure du tibia, là où le tissu graisseux est abondant (1).

Le *traitement préventif* consiste à bien nourrir et à entraîner méthodiquement les sujets faibles, anémiés, convalescents.

ACÉPHALE. — Se dit des fœtus qui naissent privés d'une portion de tête (*acéphalie incomplète*) ou de la tête entière et d'une partie plus ou moins considérable du cou (*acéphalie complète*).

ACÉPHALOGASTRE. — Fœtus privé de la tête et de la partie supérieure du ventre.

ACÉPHALOPODE. — Fœtus privé de la tête et des pieds.

ACÉPHALORACHIE. — Fœtus privé de la tête et de la colonne vertébrale.

ACÉPHALOTHORACIE. — Fœtus privé de la tête et du thorax.

ACÉTATES. — Acétate d'ammoniaque. (*Esprit de Mindérérus*). — Effets et usages. — Excitant, sudorifique, s'emploie en breuvages dans les affections adynamiques.

Doses :

Grands animaux...	150 à 200 grammes.
Moyens animaux...	25 à 50 —
Petits animaux....	10 à 15 —

Breuvage :

Acétate d'ammoniaque.....	100 grammes.
Infusion de sauge ou de camomille...............	1 litre.

Mêlez. Pour le cheval ou le bœuf.

Acétate de cuivre. — Effets et usages. — Astringent et escarrotique, s'emploie dans les crevasses, fistules, maladies du sabot.

Onguent égyptiac :

Miel....................	1000 grammes.
Acétate neutre..........	500 —
Vinaigre................	500 —

Acétate de plomb (*sucre de plomb*). — L'acétate tribasique ou *Extrait de Saturne* est très employé comme astringent sous le nom d'*Eau blanche*.

Contre-indications. — Éviter de le donner à l'intérieur par crainte d'empoisonnement ; ne

pas s'en servir pour le lavage des plaies de la cornée, car les parcelles de plomb s'y déposent et forment des taches blanches persistantes.

Mode d'emploi. — En solutions sur les plaies, en injections dans les fistules, en applications au moyen de bandes mouillées.

Mélanges divers :

Sous-acétate de plomb......	1 gramme.
Huile de lin...............	5 grammes.

Contre les contusions.

Solution astringente et antiseptique :

Acétate de plomb..........	2 grammes.
Sulfate de zinc............	1,50 —
Eau......................	60 —

Eau blanche :

Sous-acétate de plomb.	15 à 30 grammes.
Eau...................	1 litre.

ACHOLIE. — Arrêt de la sécrétion biliaire amenée par la suppression des cellules hépatiques.

ACHORES. — Ulcérations superficielles de la tête des poulains sortant des pâturages. Elles font tomber le poil au début, et se guérissent facilement par des lotions antiseptiques.

ACHORION. — Genre de champignons voisin du genre *Oïdium* déterminant la *teigne farceuse* (Voy. Teigne).

ACNÉ. — Maladie de la peau, caractérisée par une éruption de papules inflammatoires de la grosseur d'une lentille ou d'un pois, à foyer central purulent, et dues à l'inflammation des glandes sébacées.

L'acné se voit surtout sur le cheval et le chien, plus rarement sur les autres espèces.

Étiologie. — Elle est produite ordinairement par l'irritation mécanique des follicules pileux, et est entretenue par la malpropreté de la peau ; elle est fréquente sur les chevaux récemment tondus, dont les poils courts et rigides transmettent facilement aux bulbes pileux la pression des harnais ; chez le chien, on observe parfois une éruption d'acné généralisée.

Traitement. — Supprimer l'agent causal ou en atténuer les effets : le cheval récemment tondu sera laissé au repos quelques jours, ou bien on placera sous les harnais ou la selle un tapis d'étoffe souple ou en peau de mouton. La peau sera savonnée à l'eau tiède, lavée avec une solution antiseptique aux endroits malades, puis on appliquera sur ceux-ci de la vaseline boriquée ou du glycérolé d'amidon, ou bien, si l'affection est ancienne, de la pommade mercurielle.

Acné chronique contagieuse. — On

(1) Cadiot et Almy, *loc. cit.*

a observé une affection cutanée microbienne et contagieuse à laquelle on a donné le nom d'*acné contagieuse chronique*; elle se propage d'animal à animal par les objets de pansage, harnais, etc., et se manifeste par des pustules acnéiformes intéressant le derme, qui se vident, se cicatrisent en laissant un nodule dur, dépourvu de poils, et qui, au bout d'un temps variable, s'abcède à nouveau. Les boutons se multiplient, la maladie persiste indéfiniment et présente des intermittences.

TRAITEMENT. — Il est inconnu.

ACONIT. — Plante de la famille des Renonculacées, dont on utilise en thérapeutique les feuilles et les racines.

Extrait alcoolique d'aconit :

Cheval...................... 3 grammes.
Bœuf....................... 4   —
Chien...................... 0,05 à 0,20.

La *Poudre Béchique de Martin Chapuis* est donnée aux bœufs et aux chevaux atteints de bronchite, à la dose de 200 grammes par jour.

Le principe actif, *aconitine*, est le calmant des nerfs vaso-moteurs et ralentit la circulation dans la fièvre, au point de pouvoir remplacer la saignée.

Comme il y a deux aconitines, l'une *amorphe*, l'autre *cristalline*, ayant des activités très différentes, il faut être très prudent dans l'emploi des sels d'aconitine. Sur le cheval, on pourra essayer les injections sous-cutanées de trois milligrammes de nitrate d'aconitine cristallisé, répétées à intervalles. Sur le chien, l'injection de un milligramme peut être toxique.

ACROBUSTITE (de ἀκροβυστία, prépuce; all. *Schlauchentzündung*). — C'est l'inflammation du fourreau ou prépuce; elle se confond généralement chez nos animaux avec l'inflammation de la partie libre du pénis. Voy. BALANITE.

ACTINOMYCOSE. — C'est une maladie caractérisée par la présence, en divers endroits de l'organisme, de tumeurs, suppurantes ou non, d'origine inflammatoire et déterminées par un champignon, l'*Actinomyces bovis* de Harz. Elle affecte l'homme et les diverses espèces animales, particulièrement les bovidés, chez lesquels elle se montre parfois sous la forme d'enzootie; elle se rencontre moins fréquemment chez le cheval et chez le porc; elle est exceptionnelle chez le mouton.

L'actinomycose est très répandue en Allemagne, dans le sud de la Russie, en Italie, en Amérique, etc.; elle paraît moins commune en France; sa répartition est d'ailleurs irrégulière et il existe de véritables centres d'infection. La description qui va suivre est faite d'après MM. Nocard et Leclainche (1).

ÉTIOLOGIE ET PATHOGÉNIE. — La contagion directe, immédiate, d'un animal malade à un animal sain se produit difficilement; l'inoculation du pus des abcès et des fistules, de la salive, est presque toujours négative. L'*Actinomyces* est un parasite des plantes et l'infection se fait par elles; elle est favorisée par la grande résistance des germes. En général, la plaie d'inoculation est une plaie des premières voies digestives produite par une graminée, l'*Hordeum murinum* le plus souvent; les épillets s'implantent dans la langue, les canaux excréteurs des glandes, le pharynx, ou bien dans un alvéole dentaire, etc.; les végétaux ramollis par la digestion altèrent rarement les muqueuses stomacale et intestinale. L'infection peut se faire également par les voies respiratoires, par les canaux galactophores des mamelles, par la peau à la faveur d'une plaie cutanée, opératoire ou accidentelle. L'*Actinomyces* arrivé dans les tissus détermine une inflammation locale qui se propage de proche en proche; le parasite, entraîné par la voie sanguine ou lymphatique, peut déterminer des foyers secondaires et parfois une infection généralisée.

SYMPTÔMES. — Les altérations siègent généralement sur le maxillaire, la langue, le pharynx, dans les parties molles de la région supérieure du cou et exceptionnellement dans les viscères.

Actinomycose des mâchoires, connue autrefois sous le nom d'*ostéo-sarcome*. — Elle débute par une tumeur inflammatoire dure, située sur l'un des maxillaires à hauteur des racines molaires; on peut constater à cette époque une certaine gêne de la mastication.

La tumeur grossit peu à peu, devient sensible, et présente à certains endroits de la fluctuation bien évidente; des abcès s'ouvrent à l'extérieur donnant un pus sanieux, liquide, tenant en suspension des grains jaunâtres. Ce liquide purulent continue à s'écouler par des trajets fistuleux irréguliers creusés dans le tissu osseux enflammé. La mastication devient de plus en plus difficile, presque impossible; la tumeur grossit toujours, de nouveaux abcès se forment, les dents se déchaussent, l'animal maigrit considérablement et finit par mourir étique au bout d'un temps variable.

Actinomycose de la langue. — Au début, difficulté dans la préhension des aliments,

(1) Nocard et Leclainche, *Maladies microbiennes des animaux domestiques.*

tuméfaction de l'auge, et salivation abondante. Au bout de deux ou trois semaines, la préhension des aliments est devenue presque impossible, la mastication très lente, la déglutition pénible ; la salive s'écoule en longs jets visqueux. Si on examine la langue à cette période, on la trouve hypertrophiée, dure, rigide (*langue de bois*) ; sa muqueuse, ulcérée par places, présente sur les parties latérales des élevures d'un blanc jaunâtre. Plus tard, la langue, très volumineuse, sort de la bouche. Quoique l'appétit soit conservé, les malades

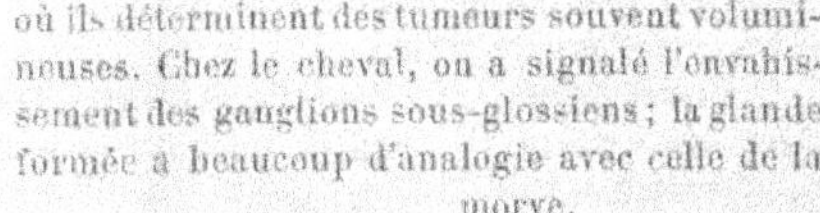
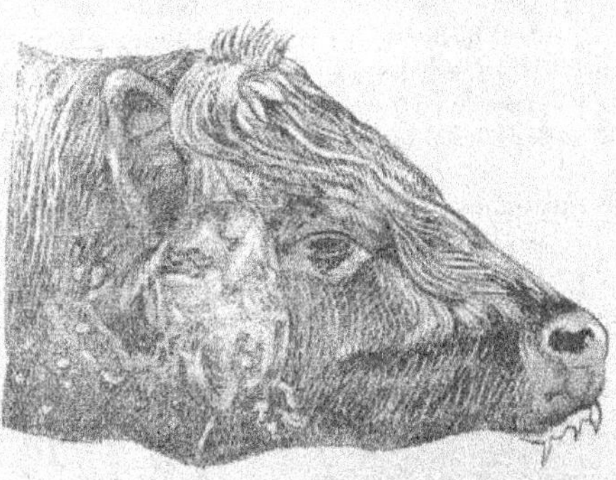

Fig. 37. — Actinomycose du cou. (*Annual Report of the Board of Agriculture*. London, 1897.)

ne peuvent plus manger et meurent (fig. 38).

Actinomycose du pharynx. — Elle gêne la déglutition et détermine une tuméfaction de la région. Constituée par des tumeurs de volume variable, depuis celui d'un grain de mil jusqu'à celui d'un œuf d'oie. Parfois on peut constater du cornage.

Actinomycose du cou. — Tumeurs de la peau et du tissu conjonctif occupant la gorge, la parotide, les joues, parfois le bord supérieur de l'encolure. Des abcès se forment, avec fistules donnant

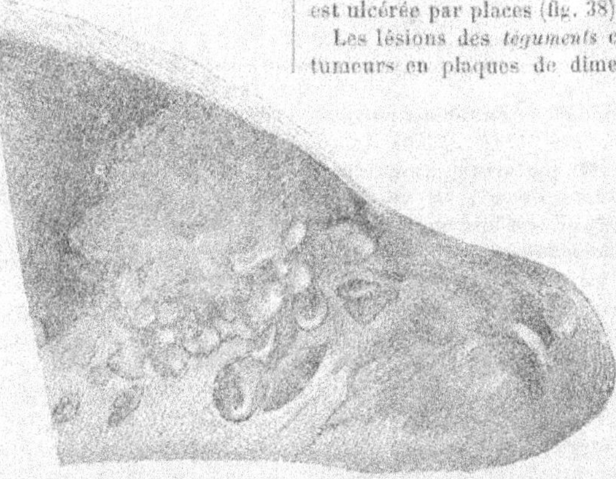

Fig. 38. — Actinomycose de la langue (langue de bois). (*Annual Report of the Board of Agriculture*. London, 1897).

écoulement à un pus épais, crémeux, avec petits grains jaunes (fig. 37).

Actinomycoses diverses. — On a observé également des cas d'actinomycose des lèvres, du palais, des gencives, de l'œsophage, du rumen, du foie, de la pituitaire, des cornets, du larynx, de la trachée, du poumon, etc. On a signalé également la présence d'*Actinomyces* dans les mamelles, le vagin, le péritoine, les os, la peau

où ils déterminent des tumeurs souvent volumineuses. Chez le cheval, on a signalé l'envahissement des ganglions sous-glossiens ; la glande formée a beaucoup d'analogie avec celle de la morve.

ANATOMIE PATHOLOGIQUE. — Dans le maxillaire, on trouve les lésions de l'ostéite purulente, entourées d'une zone inflammatoire réactionnelle ; l'os est raréfié, creusé de cavités et de fistules remplies d'un pus sanieux, liquide, renfermant des granulations jaunâtres qui ne sont autres que des amas d'*Actinomyces*. La langue est volumineuse, dure et envahie de nodules blanchâtres, fermes, qui sur la coupe présentent un foyer central de dégénérescence et une ceinture épithélioïde ; le tissu conjonctif interstitiel est œdématié ou induré ; la muqueuse linguale est ulcérée par places (fig. 38).

Les lésions des *téguments* consistent en des tumeurs en plaques de dimensions variables contenant des foyers d'*Actinomyces* auréolés d'une coque fibreuse ; parfois on y trouve des foyers de suppuration et des fistules. Les lésions peuvent se propager aux muscles, aux os sous-jacents ou aux ganglions voisins.

Dans les autres tissus, pharynx, glandes, ganglions, foie, mamelle, etc., l'actinomycose se présente sous la forme de nodules arrondis avec des foyers purulents entourés d'une zone de tissu réactionnel. Dans le poumon, l'actinomycose rappelle la tuberculose.

BACTÉRIOLOGIE. — A l'examen microscopique, les grains actinomycétiques se présentent constitués par une masse centrale filamenteuse formant un feutrage épais et par des ramifications divergentes terminées par des renflements en massue (conidie) (fig. 39).

L'*Actinomyces* se colore par les méthodes de Gram et de Weigert ; il cultive surtout sur gélose glycérinée.

DIAGNOSTIC. — Il est en général facile ; on ne peut confondre l'actinomycose qu'avec les tumeurs ou la tuberculose ; l'examen microscopique du pus recueilli pourra confirmer le diagnostic.

PRONOSTIC. — Variable suivant le siège, l'étendue et l'ancienneté des lésions. L'actinomycose de la langue est facilement curable ; il n'en est pas de même de l'actinomycose des mâchoires.

TRAITEMENT. — Il réside tout entier dans la médication iodurée, préconisée par Thomassen en 1885 ; l'iodure de potassium sera administré en boissons à la dose de 6 à 12 grammes par jour et la médication, prolongée durant quinze jours, ne sera arrêtée que lorsque des accidents graves d'*iodisme* apparaîtront ; on reprendra ensuite le traitement à une dose moindre.

Ce traitement ne donne de résultats satisfaisants que dans les cas de lésions occupant une région largement irriguée par le sang, comme la langue. Pour obtenir plus rapidement l'iodisme cherché, l'un de nous a essayé, avec apparence de succès, les injections sous-cutanées, faites à l'encolure par exemple, avec une solution d'iodure de potassium répétée pendant trois ou quatre jours.

Après guérison de la *langue de bois*, on observe souvent des brides cicatricielles finissant par rendre difficile la préhension des aliments ; aussi sera-t-il prudent de sacrifier de bonne heure les animaux pour la boucherie.

Contre l'actinomycose du maxillaire, qui résiste parfois au traitement ioduré, il est nécessaire de recourir au traitement local : les fistules seront curetées, on donnera écoulement au pus des abcès, on enlèvera les portions d'os nécrosées ; on désinfectera la plaie autant qu'il sera possible de le faire ; elle sera ensuite recouverte d'une couche d'iodoforme. Les jours suivants, des injections antiseptiques, notamment à l'aide de la teinture d'iode, de la solution de Lugol, seront faites dans les fistules ; la médication iodurée sera continuée.

Bien que la contagion directe soit douteuse, il sera bon d'isoler les malades.

Dans le cas d'abatage pour la boucherie, les parties atteintes à un degré quelconque seront saisies et détruites.

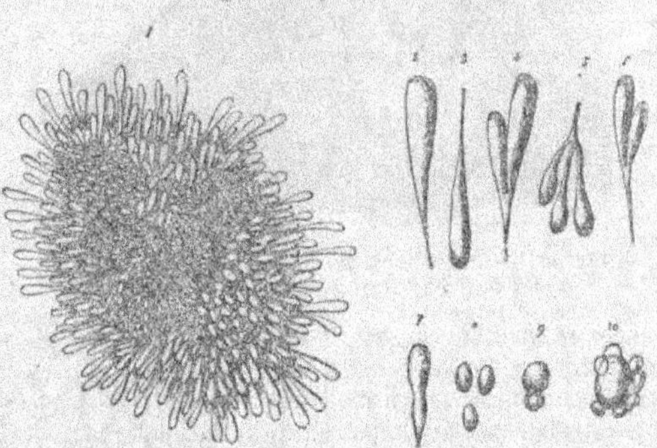

Fig. 39. — *Actinomyces* d'une tumeur du maxillaire inférieur d'un bœuf.

1, une granulation entière, 1/500. — 2, 3, 4, 5, 6, 7, formes diverses des éléments en massues. — 8, 9, 10, éléments arrondis, 1/1200.

ACTION RÉDHIBITOIRE.

— Voy. VICES RÉDHIBITOIRES.

ACUPRESSURE (de *acus*, aiguille, et *premere*, serrer ; *pressura*, compression). — Moyen proposé par Simpson (d'Édimbourg) pour arrêter les hémorragies traumatiques.

Une aiguille traverse la plaie juste au-dessus de l'artère, de manière à comprimer fortement, au moyen de sa partie moyenne, le bout cardiaque de l'artère dans l'étendue de 2 à 4 millimètres. Quelquefois, au lieu d'aiguille, Simpson passait un séton.

Ce procédé est peu pratique.

ACUPUNCTURE (de *acus*, aiguille, et *pungere*, piquer). — Elle consiste à perforer méthodiquement diverses parties du corps ; on la pratique dans l'endroit malade, ou dans son voisinage, à l'aide d'aiguilles bien acérées, d'une longueur variable, suivant la profondeur à laquelle on veut pénétrer, et d'une finesse proportionnée à l'importance des organes que l'on doit traverser.

On laisse ces aiguilles en place plus ou moins longtemps. L'application de ce moyen est rare en vétérinaire.

On a combiné l'action du fluide électrique avec celle de l'acupuncture et on a donné le nom de *galvano-puncture* ou d'*électro-puncture* à une opération plus complexe, qui a donné quelques résultats dans le traitement des paralysies locales.

ADÉNITE. — C'est l'inflammation d'une

glande, des ganglions lymphatiques [Voy. Lymphatiques (Maladies des)].

ADÉNOME. — Tumeur formée par le tissu
des glandes, appelée aussi *lymphadénome*. On
la trouve sur toutes les espèces, mais surtout
sur celles vivant dans l'intimité de l'homme.

Anatomie pathologique. — Elle présente des
éléments semblables à ceux des ganglions lymphatiques ; en même temps, il y a presque toujours abondance de
leucocytes dans le
sang (leucocythé-
mie).

Les tumeurs, dé-
veloppées d'abord
dans les viscères,
puis plus tard dans
les divers points
de l'organisme , la
peau notamment,
forment de petites
masses festonnées
sur leur contour,
pouvant atteindre
le volume d'une
noisette ; parfois
elles peuvent s'ul-
cérer. C'est une
maladie générale
dont le pronostic
est très grave.

Examinée au mi-
croscope (fig. 40),
une coupe de lym-
phadénome laisse voir une trame conjonctive
ou *réseau lymphoïde*, contenant des *follicules clos*.

Traitement. — Modifier la nutrition générale
par l'hygiène, une bonne nourriture et l'exercice.

ADÉNOPATHIE. — Affection des glandes,
des ganglions lymphatiques en particulier.

ADYNAMIE. — Abolition ou diminution
d'énergie des sensations et des mouvements
volontaires, avec extrême faiblesse musculaire.

AFFUSION. — Moyen thérapeutique, qui
consiste à verser en nappe, et seulement de
quelques centimètres de hauteur, une certaine
quantité d'eau sur le corps (Voy. Bains).

AFRICAIN (CHEVAL). — Voy. Barbe.

AGALAXIE ou **AGALACTIE** (à priv. et
γάλα, lait). — Absence persistante de lait
dans les mamelles, circonstance très rare
chez les animaux, et qui ne se rencontre
guère que sur des femelles âgées, fécondées,
soit pour la première fois, soit après une

interruption de plusieurs années. Diverses
causes peuvent en outre y concourir; les principales sont : l'épuisement général des forces
de la femelle, à la suite de grands travaux,
de maladies graves; le défaut d'alimentation,
pendant ou après la gestation ; la phlegmasie
des mamelles, etc. Dès le début de toutes les
affections graves, la sécrétion lactée peut être
arrêtée presque complètement.

Traitement. —
Relever les forces
et réparer les dé-
perditions à l'aide
d'un régime analep-
tique ; donner des
légumineuses, pois
ou lentilles, avec de
l'anis et du fenouil,
combattre la phleg-
masie des mamel-
les par les moyens
convenables.

**Agalaxie con-
tagieuse.** — Ma-
ladie générale, ca-
ractérisée par des
lésions inflamma-
toires de la ma-
melle, de l'œil et
des articulations,
sévissant sur les
moutons et les chè-
vres (Nocard et
Leclainche).

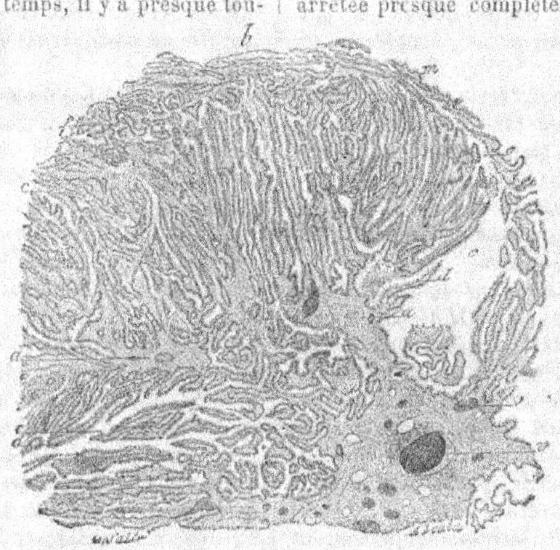

Fig. 40. — Coupe d'un adénome polypiforme de l'intestin
(d'après Cornil et Ranvier).

b, surface libre du polype ; *m*, revêtement formé par l'épithélium cylindrique de la surface des tubes glandulaires et des cavités *c*, qui parcourent le polype ; *d*, travées fibreuses qui séparent les tubes glandulaires ;
v, vaisseau. Grossissement : 20 diamètres.

Étiologie. — La maladie apparaît au printemps ; et disparaît durant la saison froide; la
contagion joue un rôle certain dans sa propagation; l'infection doit se faire par les mamelles. On n'a pas réussi jusqu'ici à déterminer la spécificité des microbes trouvés dans
le lait, le pus des articulations, les ulcères
de l'œil.

Symptomatologie. — *Forme aiguë*. — Les
animaux sont tristes, abattus, ont la fièvre; les
mamelles se tuméfient, le lait devient séreux,
grumeleux; des abcès se forment dans le tissu
mammaire, puis des localisations articulaires
apparaissent, dénoncées par une boiterie intense; il y a arthrite ou péri-arthrite. L'œil est
bientôt atteint, la conjonctive est rouge, la
cornée se trouble, la suppuration s'établit
dans la chambre antérieure. L'évolution dure
environ trente jours; la mort survient dans
15 p. 100 des cas environ : généralement les
accidents passent à l'état chronique.

Forme chronique. — Ces accidents (ou bien l'un d'eux) évoluent lentement, sans réaction fébrile ; les animaux maigrissent beaucoup et perdent de leur valeur économique.

TRAITEMENT. — Le traitement local ne commande pas d'indications spéciales : il faut employer la médication ordinaire des mammites, arthrites, ophtalmies. Les malades seront isolés et séquestrés ; les personnes qui pratiquent la traite devront se désinfecter les mains.

AGE (all. *Alter* ; angl. *age* ; it. *eta* ; esp. *edad*). — L'âge d'un animal est la supputation du temps écoulé depuis sa naissance jusqu'à une époque déterminée. On donne également ce nom aux diverses périodes de la vie : *jeune âge, âge adulte, vieillesse* ; à chaque âge répond un état donné de l'organisation.

PATHOLOGIE GÉNÉRALE. — Les maladies offrent un caractère variable suivant le développement plus ou moins parfait de l'organisme.

Avant la naissance, le fœtus est impressionné par les moindres indispositions de la mère et les accidents auxquels elle est exposée. Il en résulte pour lui des arrêts partiels de développement (*anomalies*), et le plus souvent la mort avec expulsion par avortement.

Sa mère, par *hérédité*, lui communique souvent les maladies contagieuses dont elle est atteinte.

S'il n'en meurt pas, il peut avoir une certaine immunité contre ces maladies.

A la naissance, le jeune animal est exposé à tous les accidents dus à la difficulté de la parturition.

Après la naissance et pendant *l'allaitement*, après avoir évité les chances d'infection résultant de la plaie ombilicale, il doit être protégé contre le froid et la faim. Il résiste mal aux affections microbiennes, aux poisons. L'activité de nutrition dont il est doué le prédispose aux affections aiguës. Le moindre changement dans la composition du lait de sa mère ou de sa nourrice détermine des entérites graves.

Après le sevrage et pendant la *croissance*, le jeune animal résiste mal aux attaques des microbes et des parasites externes ou internes. L'insuffisance de l'alimentation détermine le rachitisme.

Pendant l'*âge adulte*, l'animal est naturellement plus capable de résister aux maladies, mais il est alors plus exposé à toutes celles qui résultent de son mode d'utilisation : travail excessif, production laitière exagérée, engraissement intensif, etc.

La *vieillesse* est caractérisée par l'arrêt de la nutrition, l'usure des organes ; le cœur s'hypertrophie pour lutter contre le ralentissement de la circulation ; la plupart des muscles, des organes internes s'atrophient pendant que les tumeurs pathologiques se développent et hâtent l'apparition de la période de *cachexie* qui se termine par la mort.

La *connaissance de l'âge* est donc d'une grande importance dans l'achat des animaux domestiques.

Alors ce n'est pas d'après l'ensemble de l'être qu'on juge, mais bien d'après certains organes dont les changements successifs, inévitables, visibles et certains, correspondent à telle période de la vie ; ces organes pour nos animaux sont les *dents* et les *cornes*.

Nous allons examiner ici la manière dont on reconnaît l'âge chez les divers animaux domestiques.

I. Age du cheval. — Les signes qui permettent de déterminer l'âge sont tirés de l'examen des dents. Mais, à l'aspect extérieur d'un cheval, on peut, en général, reconnaître s'il est *jne* (poulain), *adulte* ou *vieux*.

ANATOMIE. — Les 40 dents d'un cheval adulte se répartissent, par mâchoire, en : 6 incisives, 2 crochets, 12 molaires ; chez la jument, les crochets font généralement défaut. — Les *incisives* fournissent sur l'âge du cheval les indices les plus sûrs. Les *crochets* ne donnent que des indications vagues. Les *molaires* ne sont utiles à consulter que relativement à leur nombre, à leur intégrité et à leur remplacement (1).

Nous ne nous occuperons donc que des premières.

Chaque incisive se compose d'une partie libre ou *couronne* et d'une partie enchâssée ou *racine* ; entre ces deux parties se trouve une zone intermédiaire ou *collet*. — Trois substances forment la dent (fig. 41) : une fondamentale, l'*ivoire*, et deux d'encadrement, l'*émail* et le *cément*. — Dans la partie enchâssée, l'ivoire est creusé d'une cavité conique ou *cavité dentaire interne*, que remplit la *pulpe* ou matrice de la dent. Cette cavité dentaire interne se prolonge dans la partie libre entre la face antérieure de la dent et le cornet dentaire. La pulpe qu'elle renferme est peu à peu remplacée par de l'ivoire de nouvelle formation ; d'où, à partir d'un certain âge, l'apparition, sur la table de

(1) Les figures 41 à 78 sont empruntées au livre de M. M.-P. Dupont, *L'âge du cheval et des principaux animaux domestiques*. Paris, 1893, 1 vol. avec 36 pl. col.

frottement, de l'ivoire de nouvelle formation (étoile radicale). — L'*émail*, très dur, enveloppe l'ivoire et se replie à l'extrémité libre pour former une cavité conique à cul-de-sac inférieur, appelée *cornet dentaire externe*, et l'*émail central*. — Le *cément* forme une couche superficielle qui recouvre la dent et se dépose dans ses anfractuosités.

Les incisives sont au nombre de 6 à chaque mâchoire; elles sont distinguées en : *pinces*, les deux dents du milieu; *mitoyennes*, qui suivent à droite et à gauche les précédentes; et *coins*, celles qui occupent les extrémités de l'arcade dentaire (fig. 42 et 43).

Elles sont généralement coniques, incurvées en arc, aplaties d'avant en arrière dans leur partie libre et, au contraire, rétrécies d'un côté à l'autre à leur racine.

On dit que la dent est *rasée* lorsque le cornet dentaire externe ou supérieur a disparu.

née est assez précise; la dernière peut varier dans de grandes proportions. Nous pouvons dire cependant que l'incidence des incisives devient plus grande avec l'âge et que les arcades dentaires deviennent plus horizontales; que l'incurvation des incisives et leur largeur transversale diminuent, en sorte que les extrémités libres s'écartent.

En France, la plupart des poulains naissent au printemps. — On dit, par exemple, qu'un cheval *prend quatre ans*, *a quatre ans*, ou *a quatre ans faits*, suivant qu'il va avoir, qu'il a ou qu'il vient d'avoir quatre ans. Il faut se rappeler que des modifications essentielles peuvent survenir dans la table dentaire, sous l'influence du climat, de l'alimentation, de la race, etc. L'éruption est hâtive sur les chevaux de sang, chez les chevaux du midi de la France; elle est retardée sur les chevaux du Nord, les chevaux mal nourris.

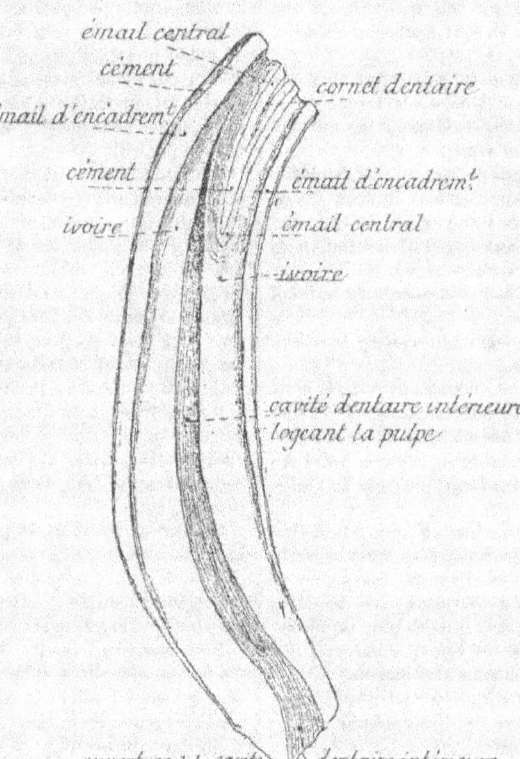

Fig. 41. — Coupe longitudinale d'une incisive (M.-P. Dupont).

Suivant l'époque de leur éruption, on reconnaît : des *incisives de lait* ou *caduques* et des *incisives de remplacement*.

Les premières sont plus petites, plus blanches, moins dures; elles ont un collet plus étranglé, plus marqué; leur face antérieure est finement striée.

CONNAISSANCE DE L'AGE. — La connaissance de l'âge du cheval est basée sur l'éruption des incisives, l'état de la table dentaire et la direction des dents envisagée par rapport au plan de rencontre des mâchoires. La première don-

On dit qu'un cheval est *hors d'âge* ou *ne marque plus*, lorsqu'il a dépassé onze ou douze ans.

Nous empruntons à MM. Jacoulet et Chomel (1) le tableau suivant :

a. *Première période*. — *Éruption des incisives de première dentition*.

De la naissance à un an. — A sa naissance, le poulain est généralement dépourvu d'incisives.

(1) Jacoulet et Chomel, *Hippologie*.

Les pinces sortent du cinquième au huitième jour (fig. 44).

Les mitoyennes vers quatre mois (fig. 45).

Les coins du sixième au dixième mois (fig. 46).

b. *Deuxième période. — Rasement, usure progressive et déchaussement des incisives de première dentition.*

De un an à deux ans et demi. — A un an, les pinces ont usé et sont fortement *nivelées*, sinon *rasées*.

A quinze ou seize mois, c'est le tour des mitoyennes; à vingt mois, celui des coins.

c. *Troisième période. — Éruption des incisives de remplacement ou d'adulte.*

De deux ans et demi à cinq ans. — Les pinces de remplacement apparaissent de deux ans et demi à trois ans; les mitoyennes, de trois ans et demi à quatre ans (fig. 47); les coins, de quatre ans et demi à cinq ans (fig. 48).

d. *Quatrième période. — Rasement des incisives de remplacement.*

Six ans. — Les pinces sont rasées, les coins commencent à user.

Sept ans. — Les mitoyennes ont rasé; le bord postérieur des coins est fortement usé et une échancrure, *queue d'hirondelle*, se fait remarquer aux coins de la mâchoire supérieure, dont l'arcade est un peu plus large que celle de l'inférieure (fig. 49).

Huit ans. — Toutes les incisives inférieures sont rasées. L'*étoile dentaire* apparaît entre le bord antérieur et l'émail central des pinces et des mitoyennes. Le rasement des incisives offrant des variations, il faut s'en rapporter aussi à la fraîcheur des coins, à la forme des dents et à la rotondité des arcs incisifs.

e. *Cinquième période. — Forme arrondie des incisives. Achèvement de leur rasement et disparition de l'émail central.*

Neuf ans. — Les pinces sont rondes. La queue d'hirondelle disparaît (fig. 50).

Dix ans. — Les mitoyennes sont arrondies; l'étoile radicale devient apparente et se rapproche du milieu de la table dentaire (fig. 51).

Onze ans. — Les coins sont ronds. L'émail central ne forme plus qu'un petit point très étroit près du bord postérieur de la dent (fig. 52).

Souvent la queue d'hirondelle commence à reparaître.

Douze ans. — Toutes les dents sont rondes, l'émail central a parfois disparu et l'étoile dentaire occupe le milieu de la table de la dent.

f. *Sixième période. — Triangularité de la table dentaire.*

Treize ans. — Pinces triangulaires.

Quatorze ans. — Mitoyennes triangulaires.

Quinze ans. — Coins triangulaires (fig. 53).

g. *Septième période. — Biangularité de la table dentaire.*

De *dix-sept à trente ans*, les incisives deviennent aplaties d'un côté à l'autre, biangulaires, et s'allongent horizontalement en avant; les arcs incisifs ne se rencontrent plus que sous un angle très aigu. Parfois les dents, au lieu d'avoir une longueur et une biangularité excessives, sont, au contraire, courtes, droites, usées jusqu'au ras de la gencive et ressemblent à des chicots (fig. 54).

IRRÉGULARITÉS DU SYSTÈME DENTAIRE. — Les dents peuvent présenter des anomalies : 1° de nombre; 2° de situation, de direction ou de développement; 3° de forme ou de conformation; on appelle *bégu* (fig. 55) le cheval présentant une ou plusieurs incisives inférieures qui ont conservé leur cornet dentaire presque intact après huit ans; il est dit *faux bégu* (fig. 56) lorsque ces mêmes incisives laissent voir l'émail central après douze ans; 4° d'usure.

MOYENS FRAUDULEUX EMPLOYÉS POUR VIEILLIR OU RAJEUNIR LES CHEVAUX. — Nous ne ferons que les citer : l'arrachement des dents de lait, le raccourcissement des dents, la *contremarque* (fig. 57), etc...

II. Age de l'âne et du mulet. — Les incisives de ces animaux présentent avec celles du cheval certains caractères différentiels : la partie libre n'affecte pas la forme conique, elle est plutôt cylindrique; la paroi postérieure du cornet dentaire manque fréquemment; les dents sont plus dures et offrent une résistance plus grande à l'usure; le cornet dentaire persiste souvent toute la vie.

III. Age du bœuf. — Il se reconnaît par les dents et par les cornes.

ANATOMIE. — Ici encore il faut distinguer les dents caduques et les dents de remplacement.

Les bêtes bovines n'ont que huit incisives à la mâchoire inférieure, et point à la supérieure, pas de crochets et 12 molaires de chaque côté.

Les incisives se divisent, en allant du dedans au dehors, en : pinces, premières mitoyennes, secondes mitoyennes et coins; le remplacement commence par les premières et se fait à un an environ de distance. L'incisive du bœuf diffère essentiellement de celle du cheval (fig. 64 et 65); la partie libre, aplatie d'avant en arrière, plus étroite vers la gencive, est séparée de la racine par un collet ; c'est sa face postérieure qui s'use contre le bourrelet de la mâchoire supérieure et forme la table ; quand elle est jeune, on remarque en son milieu une saillie pyramidale longitudinale, dont la disparition constitue le *nivellement* ; elle cède la place à une bande transversale jaunâtre rappelant l'étoile dentaire du cheval. Le *rasement*, c'est l'usure du bord supérieur des incisives ; l'animal est dit *au ras*, quand les huit incisives sont de niveau par leur bord supérieur ; on dit, au contraire, qu'il est *au rond*, quand les dents, encore jeunes, forment une courbe régulière.

Par le fait de l'âge, les incisives, loin de se toucher entre elles, s'éloignent progressivement, de façon qu'il existe entre elles un vide plus ou moins large.

CONNAISSANCE DE L'AGE PAR LES DENTS. — Les incisives caduques, dont l'éruption commence avant la naissance, sont toutes sorties à un mois, mais ne commencent leur rond que vers six mois, à cause de la lenteur de l'éruption des coins ; leur rasement, qui commence à un an, est toujours fini de dix-huit à vingt mois (fig. 58).

A deux ans, les pinces sont remplacées; les premières mitoyennes le sont de deux ans et demi à trois ans (fig. 59); les secondes mitoyennes, de trois ans et demi à quatre ans (fig. 60) ; et les coins, de quatre ans et demi à cinq ans. Sur les bêtes bien nourries, l'éruption des secondes mitoyennes et celle des coins suivent de très près celles des premières mitoyennes, de sorte qu'à trois ans toutes les dents sont remplacées. Les coins arrivent vers six ans au niveau des autres dents, et la mâchoire est alors au rond, quoique les pinces soient déjà rasées d'une manière notable.

Vers sept ans, les premières mitoyennes sont rasées complètement. A huit ans, le rasement des secondes mitoyennes est achevé, et les pinces sont nivelées. A neuf ans, les coins sont rasés ; la table des pinces et des premières mitoyennes commence à se creuser.

A dix ans, l'étoile dentaire se montre sur les pinces et les premières mitoyennes, et les coins, complètement nivelés, mettent la mâchoire au ras. A onze ans, l'étoile dentaire existe sur toutes les dents et celles-ci commencent à paraître écartées les unes des autres. A douze ans, l'étoile dentaire, d'abord carrée, s'arrondit, et l'écartement augmente (fig. 61). A treize ans et au-dessus, les dents achèvent de perdre leur partie évasée et l'animal ne présente plus que des chicots très écartés, noirâtres ou jaunâtres.

Des anomalies fréquentes s'observent dans le remplacement des dents des bêtes bovines; l'éruption des remplaçantes se fait plus promptement dans certaines races, et surtout chez les animaux fortement nourris dans leur jeunesse; elle est quelquefois terminée à trois ans et demi ou quatre ans.

CONNAISSANCE DE L'AGE PAR LES CORNES. — Les cornes présentent à leur base des anneaux ou cercles que l'on compte chacun pour une année, comptant pour trois ans le bout de la corne qui les dépasse (fig. 62 et 63).

IV. **Age du mouton et de la chèvre.** — Les dents du *mouton* et de la *chèvre* ont la même disposition anatomique que celles des bêtes bovines et elles suivent à peu près, dans leur éruption, la même marche que celles-ci ; seulement, il y a à peu près une différence d'un an en moins chez les petits ruminants. Souvent les secondes mitoyennes caduques apparaissent quelques jours après la naissance, un ou deux jours avant les premières mitoyennes. L'arcade dentaire de l'agneau arrive au rond vers trois mois (fig. 66) ; vers quinze mois (fig. 67), les pinces caduques sont remplacées, et l'agneau devient *antenois* ; vers deux ans, c'est le tour des premières mitoyennes ; à trois ans, viennent les secondes mitoyennes ; à quatre ans, les coins (fig. 68) ; à cinq ans, ces derniers ont complété leur éruption et les pinces ont complètement rasé ; les autres dents éprouvent ensuite le rasement, sans qu'on puisse en tirer des indices certains. La précocité hâte autant que sur les bœufs l'apparition des dents de remplacement. Sur les vieux animaux de dix à douze ans (fig. 69), les incisives se déchaussent en commençant par les coins, puis les secondes mitoyennes.

V. **Age du porc.** — La connaissance de l'âge du porc n'offre pas la même utilité que pour les autres animaux domestiques.

Les dents sur le porc adulte sont au nombre de 40 à 44 : 24 molaires, 4 crochets et 12 incisives.

Première époque. — A la naissance, la mâchoire inférieure présente 4 dents : 2 crochets, 2 coins. A un mois, les pinces apparaissent. A quarante-cinq jours, les mitoyennes sont sorties. A deux mois, le porcelet a toutes ses dents de lait aux deux mâchoires.

Deuxième époque. — A six mois, les coins de remplacement sortent. A dix mois, les crochets de remplacement apparaissent. A quinze mois, les pinces d'adulte sont sorties. De vingt à vingt-quatre mois, les mitoyennes de remplacement sortent. A trente mois, la bouche du porc porte toutes les dents d'adulte aux deux mâchoires.

VI. Age du chien. — Chez le chien adulte, les dents sont au nombre de 42 : 20 à la mâchoire supérieure, 22 à l'inférieure.

Les incisives sont au nombre de 6 à chaque mâchoire, distinguées en : pinces, mitoyennes et coins ; elles vont en augmentant de grosseur et de longueur des pinces aux coins. Leur bord tranchant, lorsque la dent n'est pas usée, est divisé en trois lobes, l'un médian, le plus fort, et les autres latéraux ; ils représentent ainsi un *trèfle* ou une *fleur de lis*.

Les chiens naissent d'habitude avec leurs dents de lait ; dans tous les cas, l'éruption de ces dents est complète trois semaines après la naissance.

A quatre mois, chute des pinces et des mitoyennes de lait. De cinq à huit mois, le chien porte ses dents de remplacement.

L'âge d'un an est caractérisé par la fraîcheur de la gueule ; les *trèfles* sont très apparents (fig. 70).

A quinze mois, usure des pinces supérieures.

A deux ans, rasement des pinces inférieures (fig. 71).

A trois ans, rasement des mitoyennes inférieures (fig. 72).

A quatre ans, rasement des pinces supérieures (fig. 73).

A cinq ans, rasement des mitoyennes supérieures (fig. 74). Les dents sont jaunes à leur base.

Le genre d'alimentation a aussi une grande influence sur l'usure et l'aspect des dents de remplacement.

Passé cinq ans, il est difficile d'apprécier l'âge du chien par le seul examen des dents ; disons seulement que les crochets et les coins supérieurs jaunissent, s'émoussent, et que les incisives noircissent, diminuent de longueur et s'écartent les unes des autres.

VII. Age des volailles. — 1° Détermination de l'age par la crête, les pattes, l'ergot et les griffes. — La crête augmente de développement avec l'âge ; elle présente au moins trois cornes (fig. 75 et 76).

Chez le jeune poulet, les écailles imbriquées qui recouvrent le tarse et les phalanges sont lisses, luisantes et disposées avec régularité.

A la face interne de la jambe, un peu au-dessus du doigt postérieur, un point arrondi marque la place de l'*ergot* futur (fig. 77). Peu à peu ce point s'élargit et donne naissance à une sorte de bourgeon recouvert d'une enveloppe cornée. Puis cet appendice s'allonge progressivement et finit par se transformer en un véritable éperon aigu, qui sert à l'animal d'arme défensive.

A son origine, l'ergot est dépourvu de toute adhérence sous-jacente. Il est mobile comme la peau qui le produit. A *six mois*, l'ergot commence à pointer. Il est mobile et sa coiffe est arrondie. A *un an*, l'ergot est soudé et son extrémité se termine en pointe. Sa pousse a déjà 2 centimètres. A *deux ans*, sa base s'élargit et sa longueur peut atteindre plus de 4 centimètres (fig. 78).

L'éperon continue à croître ainsi, plus ou moins rapidement, suivant les sujets et leur race.

Mais pendant que l'ergot se développe, les écailles qui recouvrent le tarse perdent leur régularité, s'épaississent, deviennent rugueuses et ternes (fig. 79).

Souvent, des végétations, des excroissances, de nature parasitaire, finissent par donner aux pattes un aspect repoussant. Les ongles grossissent, s'élargissent et leur extrémité s'émousse par l'usure. Ces diverses modifications se produisent également sur les pattes des poules (1).

2° Détermination de l'age par les plumes de l'aile. — La forme de la plus externe des plumes de l'aile est particulièrement caractéristique chez la pintade, le dindon, le coq de bruyère, la gelinotte, la perdrix et la bartavelle, où cette plume et les deux suivantes, très pointues d'abord à leur extrémité, deviennent, au fur et à mesure de l'âge, arrondies comme une spatule (fig. 80).

Dans les espèces autres que celles ci-dessus nommées, la différence de forme dans cette plume n'est pas aussi marquée.

Si cette plume était arrachée, les deux voisines pourraient encore donner des indications, mais il faudrait se méfier, car cette opération serait l'indice d'une tromperie (Megnin).

AGENT (all. *Wirkende Kraft* ; it. et esp. *agente*). — Tout corps ou toute force qui peut avoir une influence, ou déterminer un effet quelconque, est un *agent* ; de là des *agents hygiéniques, morbifiques, thérapeutiques, pharmaceutiques*, etc.

AGGLUTINATION DES MICROBES. — Voy. Séro-diagnostic.

AGGRAVÉE ou AGGRAVEMENT (all. *Rehe*). — **Aggravée du chien.** — Maladie connue sous les noms de *crevasses aux pieds, pieds échauffés, engravée, chiens fourbus*, etc. Elle consiste dans l'inflammation du réseau vasculaire qui se trouve au-dessous de l'enveloppe chagrinée recouvrant les tubercules plantaires.

(1) Marcelin Dupont, *L'âge du cheval et des principaux animaux domestiques*. Paris, 1893, 1 vol. in-18 avec 30 pl. en couleurs et 6 pl. noires.

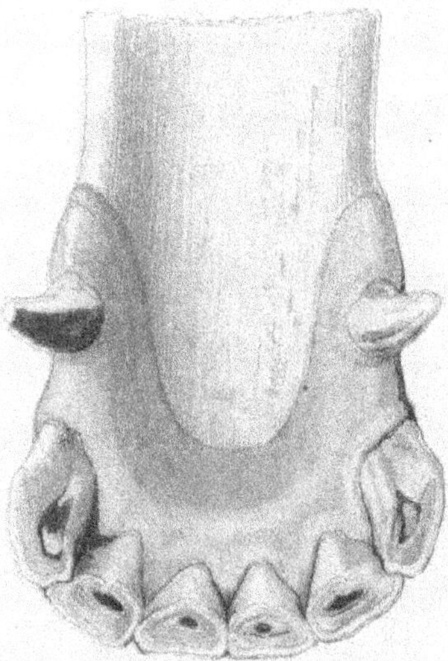

Fig. 42. — *Cheval.* — Incisives (coins, mitoyennes et pinces) et crochets.

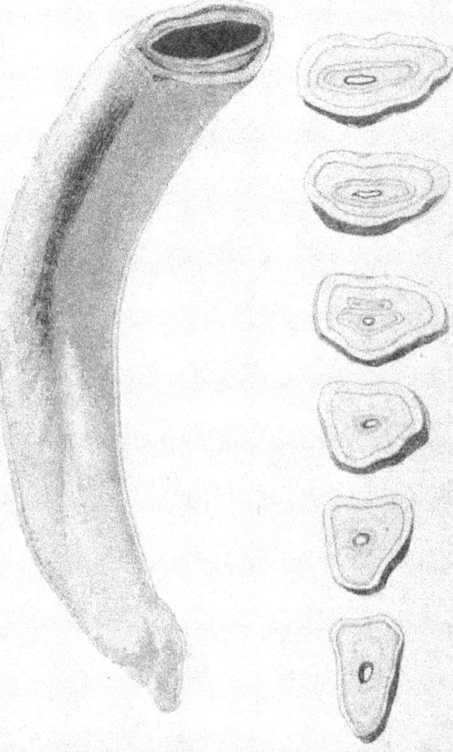

Fig. 43. — *Cheval.* — Incisive et sa table. — Coupes transversales à différentes hauteurs.

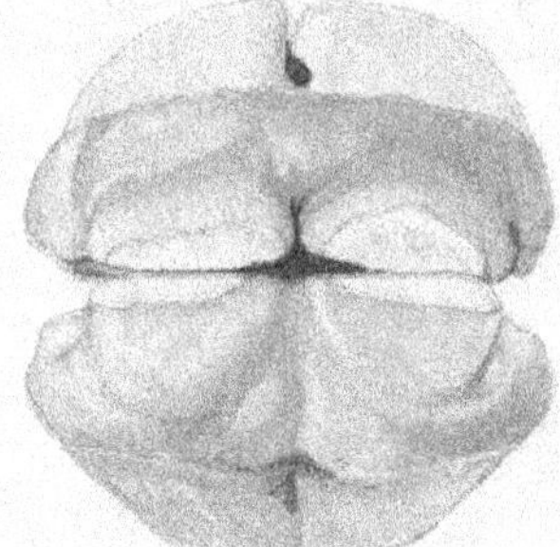

Fig. 44. — *Cheval.* — Éruption des pinces de lait de 5 à 8 jours. Face.

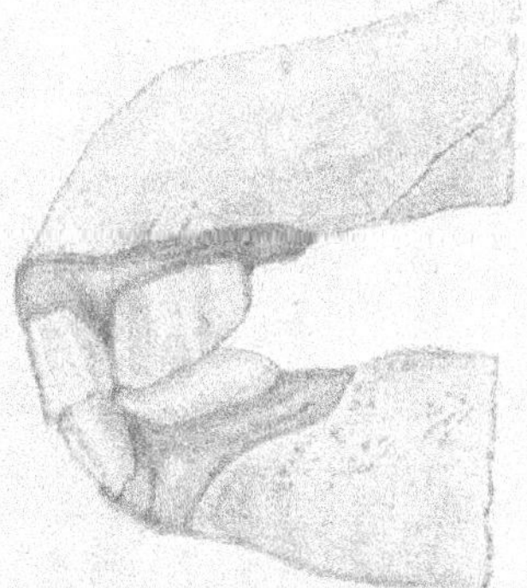

Fig. 45. — *Cheval.* — Éruption des mitoyennes de lait. Quatre mois.

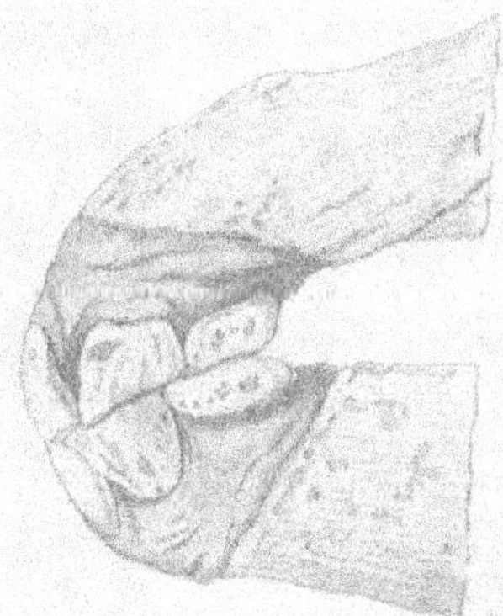

Fig. 46. — *Cheval.* — Éruption des coins de lait. Vers dix mois.

Librairie J.-B. Baillière et fils. Éd. Crété, imprimeur.

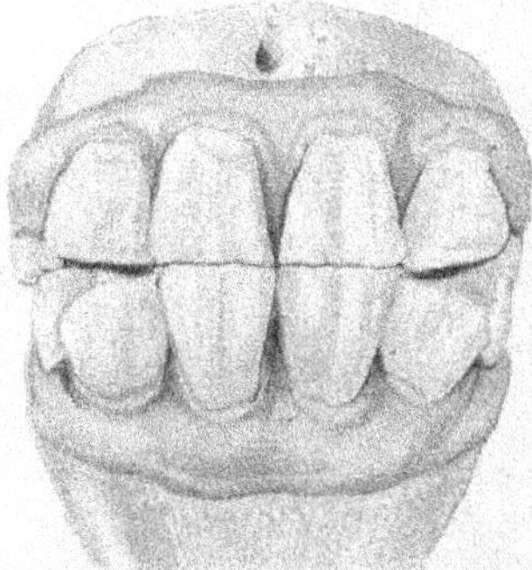

Fig. 47. — *Cheval*. — Éruption des mitoyennes de remplacement ou d'adulte. Prenant quatre ans.

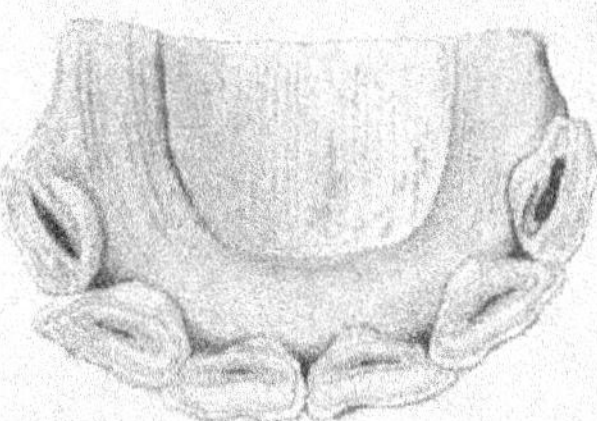

Fig. 48. — *Cheval*. — Éruption des coins de remplacement ou d'adulte. Cinq ans.

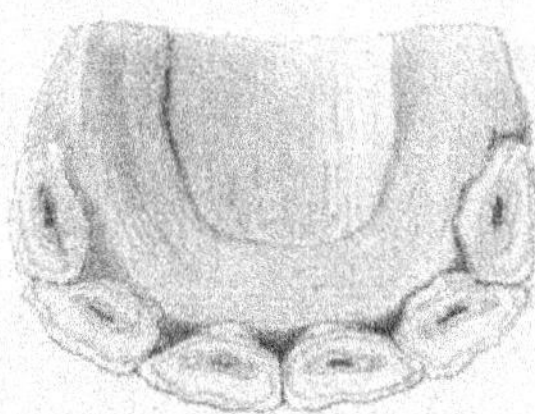

Fig. 49. — *Cheval*. — Rasement et forme ovalaire des mitoyennes de remplacement. Sept ans.

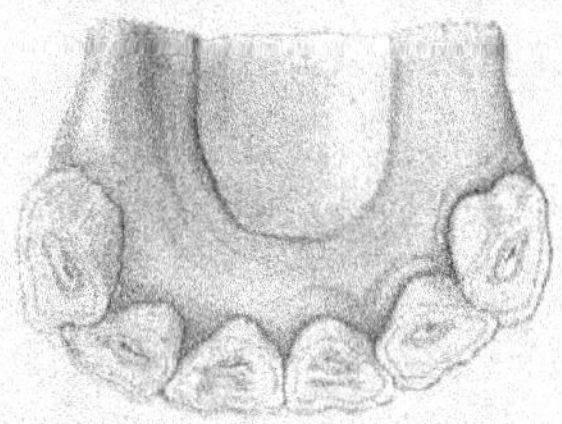

Fig. 50. — *Cheval*. — Nivellement et forme arrondie des pinces. Neuf ans.

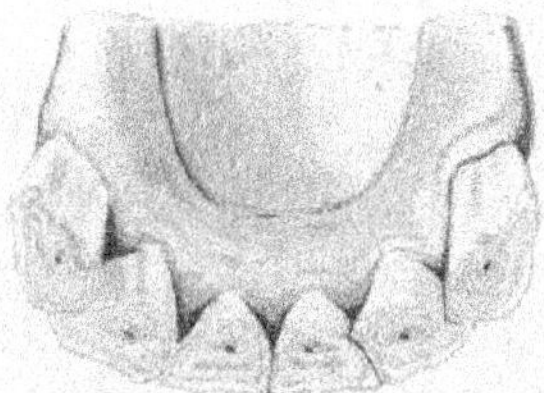

Fig. 51. — *Cheval*. — Nivellement et forme arrondie des pinces. Dix ans.

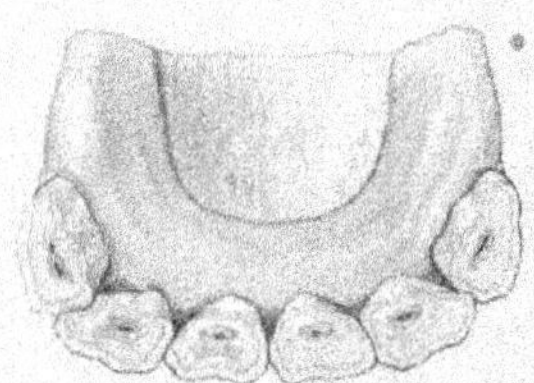

Fig. 52. — *Cheval*. — Nivellement et forme arrondie des coins. Onze ans.

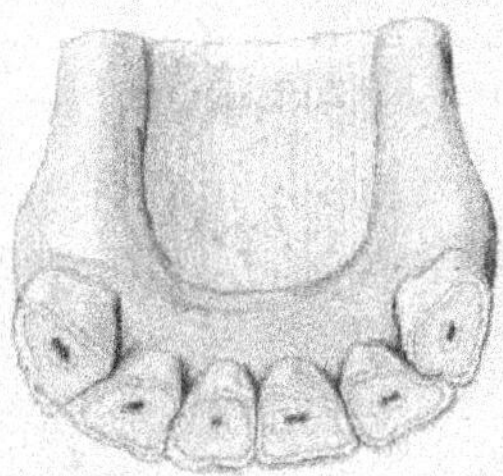

Fig. 53. — *Cheval*. — Forme triangulaire des pinces et des mitoyennes. Quinze ans.

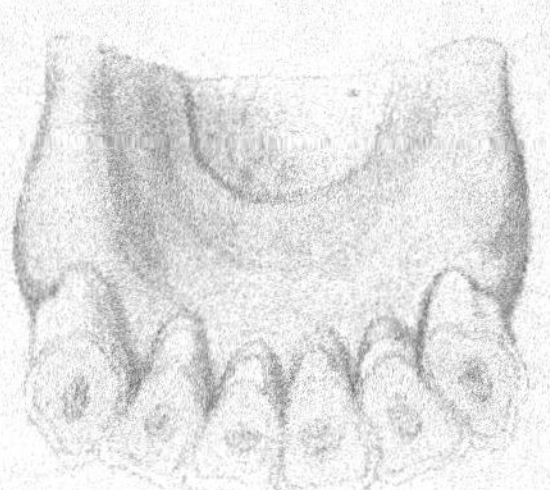

Fig. 54. — *Cheval*. — Forme aplatie des tables ou biangularité. Trente ans.

Librairie J.-B. Baillière et fils.   Éd. Crété, imprimeur.

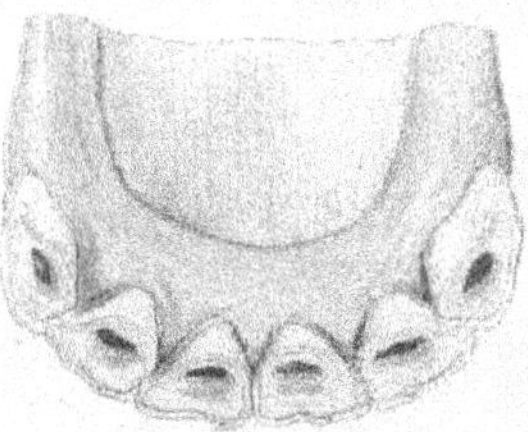

Fig. 55. — *Cheval.* – Bégu.

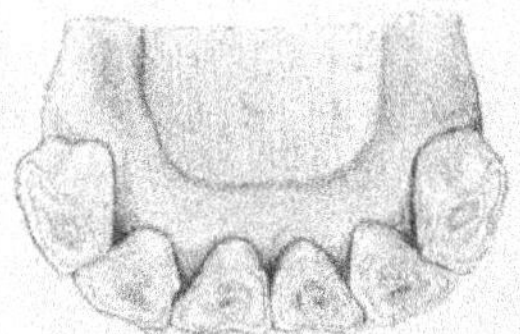

Fig. 56. — *Cheval.* — Faux bégu.

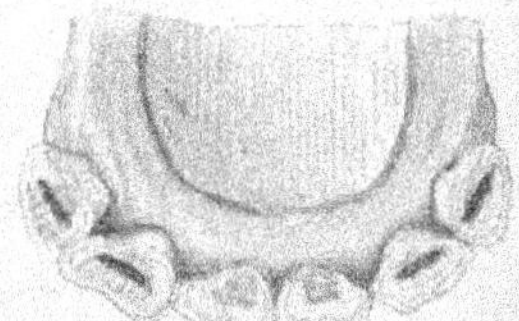

Fig. 57. — *Cheval.* — Contre-marque.

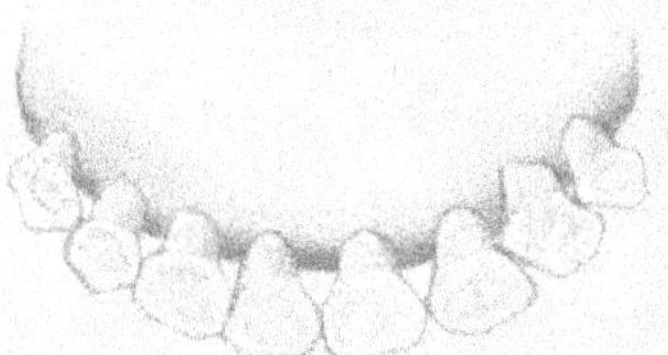

Fig. 58. — *Bœuf.* — Incisives de première dentition rasées. De 18 à 20 mois.

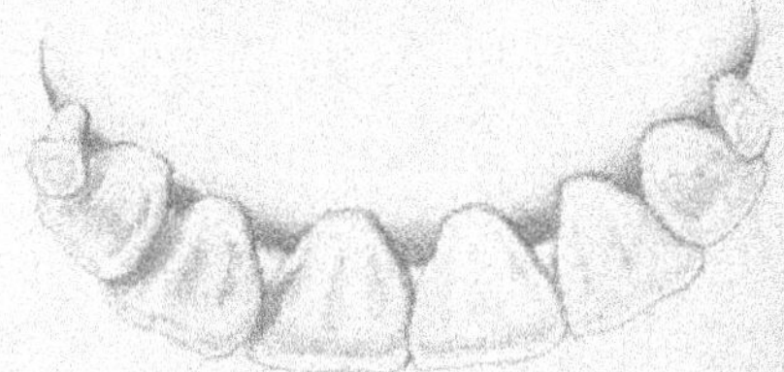

Fig. 60. — *Bœuf.* — Éruption des incisives de remplacement et rasement. De 3 ans 1/2 à 4 ans.

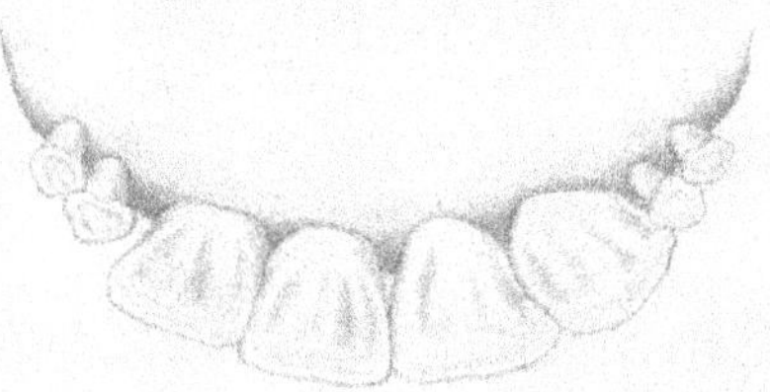

Fig. 59. — *Bœuf.* — Éruption des premières mitoyennes. De 2 ans 1/2 à 3 ans.

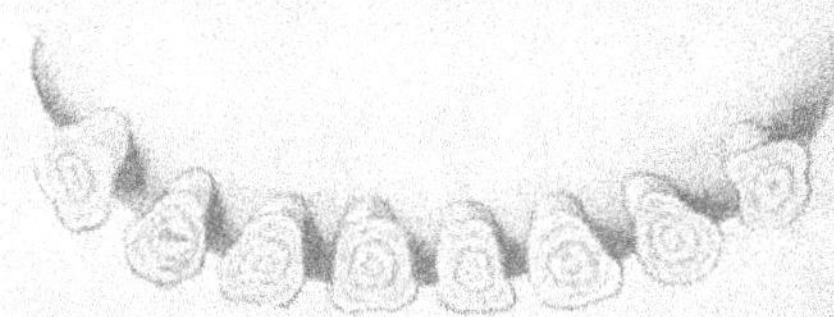

Fig. 61. — *Bœuf.* — A 12 ans. Racines ou chicots.

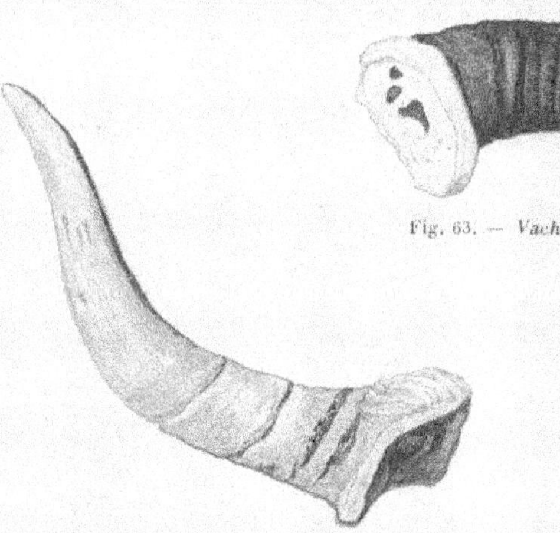

Fig. 62. — *Bœuf.* — Corne d'un bœuf âgé de 5 ans.

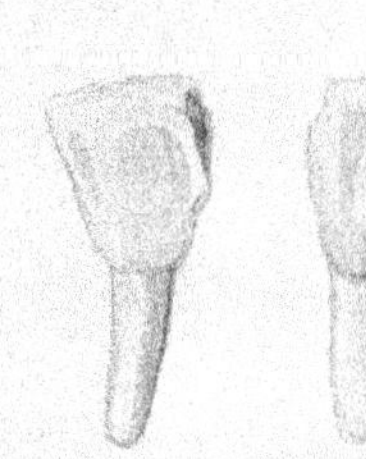

Fig. 63. — *Vache.* — Corne d'une vache âgée de 13 ans.

Fig. 64 et 65. — *Bœuf.* — Incisives.

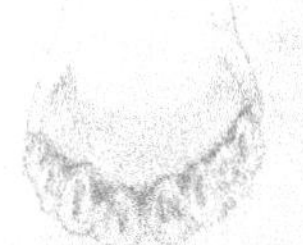

Fig. 66. — *Mouton.*
A 3 mois.

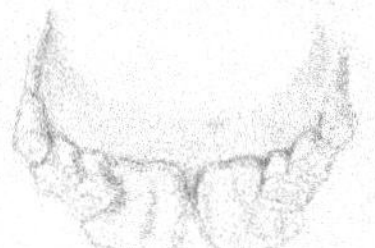

Fig. 67. — *Mouton.*
De 15 à 18 mois.

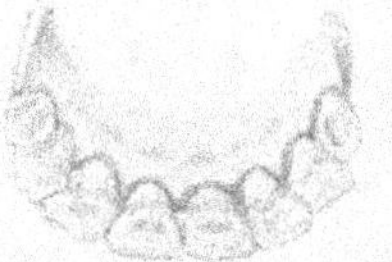

Fig. 68. — *Mouton.*
De 4 ans à 4 ans 1/2.

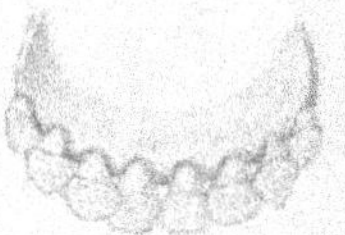

Fig. 69. — *Mouton.*
A 9 ans.

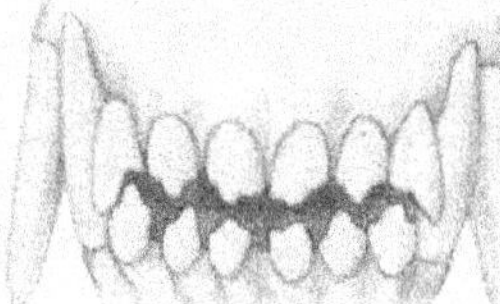

Fig. 70. — *Chien.* — Incisives
à 1 an.

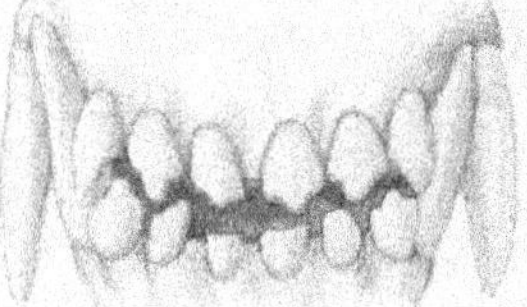

Fig. 71. — *Chien.* — Incisives
à 2 ans.

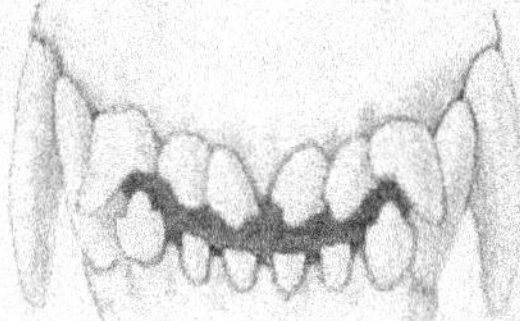

Fig. 72. — *Chien.* — Incisives
à 3 ans.

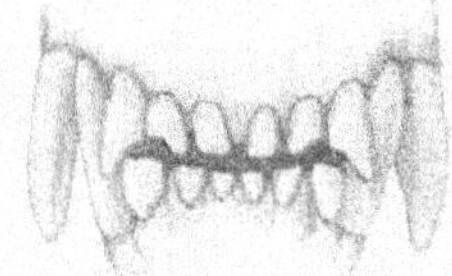

Fig. 73. — *Chien.* — Incisives à 4 ans.

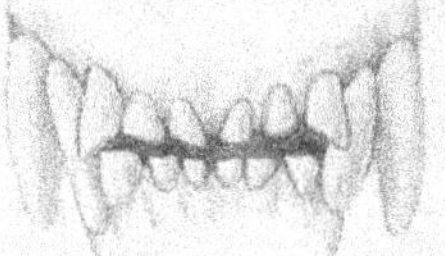

Fig. 74. — *Chien.* — Incisives à 5 ans.

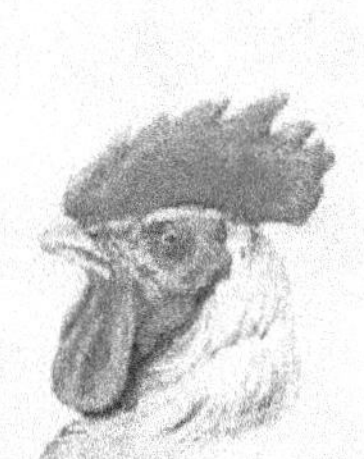

Fig. 75. — *Coq.* — Jeune.

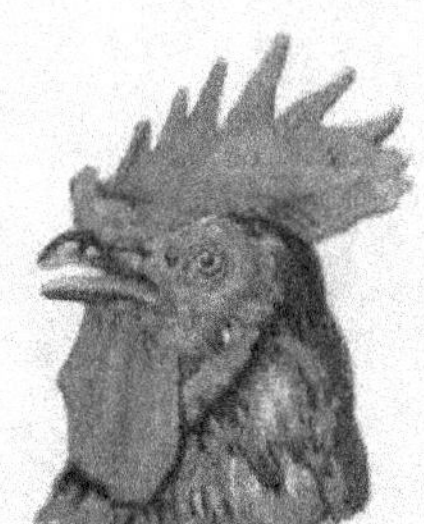

Fig. 76. — *Coq.* — 3 ans.

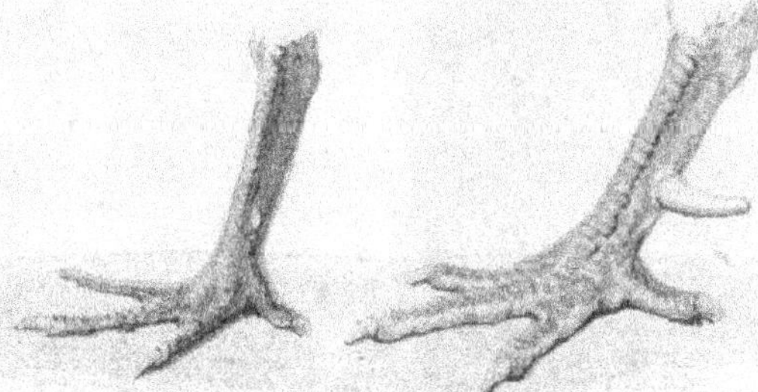

Fig. 77. — *Poulet.* — Jeune.   Fig. 78. — *Coq.* — 2 ans.

Librairie J.-B. Baillière et fils.   Éd. Crété, imprimeur.

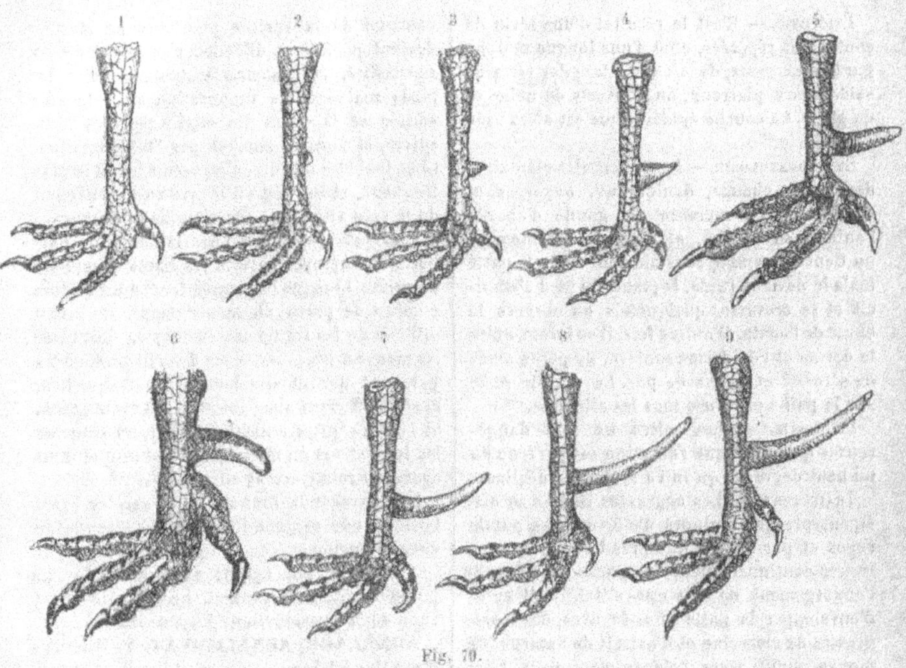

Fig. 79.

1, patte de coqueret, âgé de trois mois. — 2, patte de coq, âgé de cinq mois. — 3, patte de coq, âgé de sept mois. — 4, patte de coq, âgé de onze mois. — 5, patte de coq cochinchinois, âgé de trois ans. — 6, patte de coq ordinaire, âgé de deux ans. — 7, patte de coq ordinaire, âgé de trois ans. — 8, patte de coq ordinaire, âgé de quatre ans. — 9, patte de coq ordinaire, âgé de cinq ans. (L'éperon a été travaillé) (Cornevin et Lesbre).

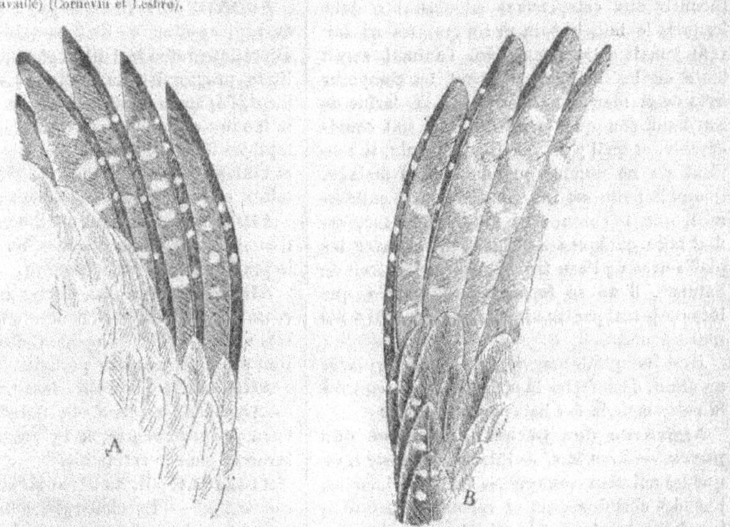

Fig. 80.

A, aile de perdreau. — B, aile de perdrix (Megnin).

Étiologie. — C'est le résultat d'une série de contusions répétées, effet d'une longue marche par la sécheresse, de la chasse dans des terrains sablonneux, pierreux, ou couverts de neige et de glace. La couche épidermique est alors usée et amincie.

Symptomatologie. — Les tubercules plantaires deviennent chauds, douloureux, engorgés et enflammés. Le membre se gonfle d'abord; l'animal en souffre, et s'appuie difficilement ou tient le membre constamment levé; la patte malade devient raide, la plante du pied s'amincit et se crevasse; quelquefois on observe la chute de l'ongle. D'autres fois, il se forme, entre le derme et l'épiderme soulevé, de petits amas de sérosité et même de pus. Le malade reste sur la paille et refuse tous les aliments.

Pronostic. — Les suites ne sont dangereuses qu'autant que l'affection est parvenue à un haut degré, et qu'on l'a tout à fait négligée.

Traitement. — Les aggravées légères se dissipent presque toujours d'elles-mêmes par le repos et par le soin que prend l'animal de se lécher continuellement les pattes malades. Si l'engorgement ne fait que s'établir, il suffit d'envelopper la patte affectée avec des compresses de glycérine et d'extrait de Saturne. Ce moyen suffit assez fréquemment pour faire avorter une inflammation commençante. Si cependant cette dernière augmentait, il faudrait recourir aux cataplasmes adoucissants, dans lesquels le lait, le pain et les graisses ne doivent jamais entrer, sans quoi l'animal serait tenté de les manger. On peut les composer avec de la mauve hachée ou de la farine de lin. Pour peu que la fièvre locale soit considérable, et qu'il y ait réaction générale, il convient de ne donner que du lait au malade. Quand la patte est très gonflée et très enflammée, que le chien reste toujours couché, on doit faire quelques scarifications et laver les plaies avec de l'eau froide chargée d'extrait de Saturne. Il ne se forme guère d'abcès que lorsque le mal persiste longtemps, ou qu'il a été mal soigné.

Il est indiqué de ponctionner ces abcès, placer un drain, désinfecter la plaie, et faire prendre à la patte malade des bains antiseptiques.

Aggravée des bêtes bovines et des porcs. — Étiologie. — Elle se manifeste lorsque les animaux sont menés à fortes journées, par des chemins durs et raboteux, surtout si le soleil est ardent et le sol échauffé.

Symptomatologie. — Elle est caractérisée par l'inflammation de la couronne et de la sole charnue de la surface plantaire. La marche devient pénible et difficile; elle augmente la sensibilité, la chaleur, la douleur, dans les pieds malades. La suppuration sous la sole cornée et la chute des ongles peuvent s'ensuivre, si l'on ne combat pas l'inflammation. Chez les bêtes bovines, c'est même le cas le plus fréquent, et souvent on trouve un décollement de la sole avec de la sérosité, sinon du pus.

Traitement. — Il faut faire la dessolure partielle et employer ensuite les bains de sulfate de cuivre. Lorsque l'aggravée frappe un certain nombre de porcs en même temps, il serait difficile de les traiter isolément; on doit alors les mener à l'eau toutes les deux heures, en les y tenant debout une demi-heure chaque fois, et en continuant ainsi jusqu'à effet avantageux. Si l'on n'a qu'un animal à traiter, on trouvera les indications du traitement dans ce que nous avons dit relativement au chien.

Les marchands font au début sur les bêtes bovines une saignée locale à la couronne de chaque onglon.

AGNEAU (all. *Lamm*; angl. *lamb*). — Le jeune mouton en général, ou le mâle avant l'âge de la reproduction. Voy. Antenois.

AGNELAGE, AGNÈLEMENT. — Mise bas des bêtes à laine.

AGNÈLE. — Le jeune mouton femelle, avant l'âge de la reproduction.

AGONIE (all. *Todeskampf*; angl. *agony*; it. et esp. *agonia*). — État caractérisé par une altération profonde dans la physionomie, l'abolition progressive du sentiment et du mouvement, l'aphonie, la sécheresse ou la lividité de la langue et des lèvres, le gargouillement des liquides dans l'œsophage, le râle, la petitesse et l'intermittence du pouls, le froid des extrémités, qui s'étend graduellement au tronc.

AIDES. — Ceux qui contiennent, assujettissent les animaux malades, ou qui assistent le praticien dans ses opérations.

AIGU, UE (all. *akut*, *hitzig*; angl. *acute*; it. *acuto*; esp. *agudo*). — *Douleur aiguë.* Douleur très vive. — *Maladies aiguës.* Celles qui parcourent promptement leur période.

AIGUAYER (de l'anc. franç. *aigue*, eau). — *Aiguayer un cheval.* Le faire entrer dans l'eau jusqu'au ventre, et l'y promener pour le laver et pour le rafraîchir.

AIGUILLE (all. *Nadel*; angl. *needle*; it. *ago*; esp. *aguja*). — En chirurgie, nom donné à un grand nombre d'instruments de formes différentes, mais consistant tous en une lame ou une tige métallique destinée à être introduite dans les parties molles, soit pour y conduire une ligature ou une mèche, soit pour y séjourner elle-même pendant que s'opèrent le rapprochement et la réunion des parties divisées. L'or, l'argent, le platine, sont employés à la confection des aiguilles, lorsqu'elles demandent de la flexibilité ; on emploie l'acier lorsqu'on veut leur donner de la raideur et les rendre acérées. Elles sont ou droites ou courbes, cylindriques, plates ou triangulaires ; leur tête présente ordinairement une ouverture appelée *œil* ou *chas* ; quelquefois cette tête est arrondie ou échancrée. Quelques-unes sont fixées sur un manche.

AINE (all. *Leiste* ; angl. *groin* ; it. *anguinaia* ; esp. *ingle*). — Région du corps située à l'union de la cuisse et de l'abdomen. Le *pli de l'aine* est cette rainure qui s'étend de l'épine iliaque antérieure et supérieure à l'épine du pubis.

AIR (all. *Luft* ; angl. *aer* ; it. *aere* ; esp. *aire*). — La composition normale de l'air est nécessaire à la respiration ; mais elle éprouve parfois des variations qui peuvent devenir des causes de maladie et même de mort (1).

Physiologie et hygiène. — 1° *Constitution de l'air.* — C'est un mélange, et non une combinaison, d'environ 21 p. 100 d'oxygène, 79 p. 100 d'azote, 0,03 p. 100 d'acide carbonique et d'une quantité variable de vapeur d'eau.

L'oxygène est nécessaire à la germination des plantes, à la respiration des végétaux et des animaux, à la production de chaleur vitale. — Si l'air en contient trop peu, il devient asphyxiant et, s'il en contient trop, il est toxique. — La respiration des animaux nécessite une consommation considérable d'oxygène.

Consommation d'oxygène par 24 heures.

Cheval	5400 litres.
Bœuf	5000 —
Vache	4800 —
Ane	3580 —
Porc	606 —
Chèvre	500 —
Mouton	480 —
Chien	430 —
Oie	80 —
Chat	72 —
Lapin	70 —
Dindon	70 —
Canard	60 —
Poule	50 —

D'où indication, si l'on veut conserver la santé des animaux, de leur fournir une atmosphère aussi pure que possible, contrairement à l'avis des anciens zootechniciens, qui, pour augmenter la production du lait et l'engraissement, préféraient les étables mal aérées.

L'azote est un tempérant de l'oxygène.

L'acide carbonique s'accumule dans les milieux confinés où séjournent un grand nombre d'individus.

Quantités d'acide carbonique exhalées en une heure

Homme	22 litres.
Cheval	172 à 340 litres.
Taureau	271 litres.
Vache	168 —
Veau (62 kilos.)	19,64 —
Brebis (6 ans)	22,64 —
Chèvre (8 ans)	21 —
Verrat (2 ans)	30 —
Chien (petite taille)	2,5 —
Lapin	2 —
Chat	1,66 —

L'air renferme également une petite proportion d'ozone, considéré comme un désodorisant.

La vapeur d'eau est en proportion variable ; quand l'humidité de l'air est grande, elle favorise une recrudescence dans la marche de certaines maladies chroniques et l'évolution des microbes.

2° **Propriétés de l'atmosphère**. — La *température* de l'air est variable ; les êtres vivants sont surtout influencés par ses changements brusques. La succession rapide du froid et du chaud amène des troubles dans les fonctions.

La *pression* de l'air, quand elle cesse d'être normale, influence l'état de santé des animaux. Les faibles pressions de l'air déterminent le *mal de montagne*, ainsi nommé parce qu'il s'observe à de hautes altitudes, où l'air est moins dense (VOY. MAL DE MONTAGNE). — Cependant certains animaux peuvent vivre à de grandes hauteurs, mais ils ont moins de force et de fonds que ceux de la plaine.

Comme, au fond des mines, l'air a une pression plus forte que la normale, il ne faut pas oublier de graduer la décompression avant de remonter les animaux à l'air libre ; sans quoi les gaz, dissous abondamment dans le sang à la faveur de la pression, se dégagent et déterminent des embolies mortelles.

L'*électricité* de l'air, lorsqu'elle est à haute tension, c'est-à-dire en temps d'orage, comporte l'indication de ne jamais mettre les animaux à l'abri des arbres, des meules de paille et des objets élevés.

La *luminosité* du ciel influence favorablement

(1) Pour la rédaction de ce chapitre, nous nous sommes inspirés du livre de M. Boucher, *Hygiène des animaux domestiques* (*Encyclopédie Cadéac*).

les animaux; aussi, les vaches laitières vivant dans une étable obscure sont molles et sans énergie.

La *nébulosité* (état nuageux du ciel) a des effets opposés à ceux de la luminosité : elle déprime l'économie, diminue l'évaporation par la peau et les poumons ; il est à remarquer que les pays brumeux, la Hollande par exemple, sont les lieux les plus réputés pour leur industrie laitière.

Le rôle de la *pluie* est de purifier l'atmosphère. Les *brouillards* froids sont très préjudiciables à l'économie en lui soustrayant du calorique. La *rosée* supplée à la pluie ; les animaux peuvent contracter des indigestions en consommant de l'herbe recouverte de rosée. Les *vents* d'ouest sont humides ; ceux du nord sont secs et froids ; les vents du midi sont chauds et secs.

3° *Altérations de l'air.* — L'air contient toujours des éléments minéraux et des éléments organiques.

a. Les premiers sont *gazeux* ou *solides.* — Parmi les *gaz*, on remarque : l'*acide carbonique*, dont l'augmentation de tension a pour effet d'en maintenir un excès dans le sang, et par suite de diminuer les oxydations intra-organiques, de faire baisser la température et d'amener la mort (P. Bert). Les effets toxiques s'observent lorsque sa proportion dépasse 1 volume pour 1000 d'air ; l'*ammoniaque*, qui se produit surtout en été dans les écuries mal tenues ; l'*hydrogène sulfuré*, très toxique; l'*oxyde de carbone*, qui se produit dans le cas de combustion incomplète; le *gaz d'éclairage*, etc. — L'air renferme également des *poussières* souvent toxiques pour les animaux qui les absorbent avec l'air inspiré (poussières de chaux, de plomb, etc.).

b. Les *éléments organiques* de l'air sont *volatils* ou *solides.* — Les premiers proviennent des composés qu'exhalent la peau, les muqueuses, les fleurs, etc. (l'air expiré par l'homme contient un alcaloïde très toxique, l'*anthropotoxine*). — Parmi les éléments solides, on trouve : des infusoires, des levures, des champignons et leurs spores, enfin des bactéries, qui jouent un rôle considérable dans la propagation des maladies contagieuses. Elles sont en grand nombre dans les espaces confinés et malpropres; l'air des hauteurs et l'air marin en sont presque dépourvus. Depuis qu'on a agrandi et aéré les écuries de la cavalerie française, la mortalité a diminué considérablement.

Pathologie générale. — L'odeur de l'air expiré est douceâtre, plus ou moins fétide, dans les maladies à suppuration de l'appareil respiratoire:

coryza, gourme, maladie du jeune âge, collection des sinus; elle a une odeur caractéristique dans la pneumonie gangreneuse. Elle est acide dans l'indigestion des carnassiers; elle est herbacée dans les indigestions stomacales des herbivores ; enfin elle rappelle celle de la chair brûlée sur les animaux respirant un air chargé de miasmes dans des étables trop petites.

ALBINISME (all. *Albinismus*, *Leucäthiopie*; angl. *albinism*; it. et esp. *albinismo*). — Anomalie congénitale d'organisation qui consiste dans la diminution ou même l'absence du pigment cutané, iridien ou choroïdien. L'albinisme est le résultat d'une modification individuelle et accidentelle, et qui se montre chez divers animaux appartenant à des classes différentes, comme mammifères, oiseaux, poissons, etc. L'albinisme peut être total ou partiel. Il peut aussi être incomplet, c'est-à-dire ne consister qu'en une simple diminution du pigment.

ALBUGO. — Tache blanche existant sur la cornée transparente.

ALBUMINURIE (de *albumine*, et οὐρεῖν, pisser; all. *Eiweissharnen*). — Symptôme, et non maladie, caractérisé par une proportion notable d'albumine dans l'urine.

Pour reconnaître s'il existe de l'albumine dans l'urine, il est d'abord nécessaire de la filtrer si elle est trouble, puis de s'assurer qu'elle a une réaction alcaline; on met quelques centimètres cubes d'urine claire dans une éprouvette, on ajoute quelques gouttes d'acide acétique, et on chauffe la partie supérieure, qui devient trouble s'il y a de l'albumine; le trouble persiste, si on ajoute de l'acide azotique [Voy. Urine (Examen de l').

Dans l'albuminurie, on trouve, le plus souvent, isolément, ou parfois simultanément, la sérine et la globuline du sang : la sérinurie est l'albuminurie vraie; la globulinurie est l'albuminurie fausse et n'est que transitoire.

L'albuminurie se rencontre : 1° dans les lésions rénales [Voy. Reins (Maladies des)]; 2° dans les troubles circulatoires amenés par les lésions cardiaques [Voy. Cœur (Maladies du)], la gestation, les tumeurs abdominales, etc.; 3° dans les altérations du sang; 4° dans les lésions nerveuses; 5° il existe une albuminurie mixte avec élimination de toxines, diminution de la tension artérielle, élévation de la température (fièvre typhoïde, pyohémie), etc.

Traitement. — Il dépend de la cause.

ALCOOL (Esprit-de-vin). — Effets et usages. — A l'extérieur, hémostatique et cicatrisant; à l'intérieur, stimulant; à doses légères, il est utilisé contre les indigestions, les affections adynamiques; stupéfiant à doses fortes, il est utilisé comme somnifère, au moment de la parturition, par exemple.

Breuvage enivrant.

Eau-de-vie............ 1/2 à 1 litre.
Miel.................. 2 à 3 cuillerées.

Pour calmer les efforts, dans les cas de renversement utérin.

ALDERNEY (RACE). — Race de vaches laitières, élevées dans les îles anglaises de la Manche, et transportées en Angleterre. Elles fournissent un bon lait.

ALEZAN (all. *fuchsroth*; angl. *chesnut*; it. *sauro*; esp. *alazan*).— Robe de cheval, de couleur jaunâtre fauve ou roussâtre avec crins semblables, plus clairs ou plus foncés, mais jamais noirs. On reconnaît diverses variétés : *alezan clair*, de teinte jaune assez pâle, avec crins plus foncés; *alezan ordinaire*, de la couleur de la cannelle; *alezan lavé*, de couleur claire, avec les crins et les extrémités lavés, presque blancs; *alezan foncé*, *alezan brûlé*, de la nuance du café torréfié, avec des crins d'un brun roux, quelquefois lavés; *alezan doré*, qui a le reflet de l'or poli; *alezan cuivré*, qui a la teinte du cuivre rouge. On dit aussi substantivement : un *alezan*, une *alezane*.

ALGÉRIEN (BOEUF). — La race algérienne est une variété de la *race ibérique* qui occupe tout le nord de l'Afrique. Surtout répandue dans notre province de Constantine, elle a reçu diverses désignations locales : *tripolitaine*, *tunisienne*, *algérienne*, *kabyle*, *de Guelma*, *marocaine*, etc. Mais, en somme, il s'agit bien d'un type unique.

De petite taille (1 mètre à 1ᵐ,10), les bovins algériens ont un squelette fin et ils sont remarquables par le grand développement de la poitrine; le pelage est fauve plus ou moins foncé; chez la vache, la mamelle est développée, donne peu de lait et seulement pendant deux ou trois mois. Les bœufs, très courageux au travail, donnent après l'engraissement 50 p. 100 de viande nette de bonne qualité. Malheureusement, cette viande contient souvent de nombreux cysticerques du *Tænia inerme*.

ALGÉRIEN (MOUTON). — Voy. Mérinos.

ALIMENT et ALIMENTATION (1). — Le mot *aliment* désigne tout ce qui peut fournir à l'économie la substance nécessaire à la formation de la matière qui la constitue, et l'énergie indispensable à l'accomplissement de ses fonctions.

La substance végétale est la matière première, légèrement modifiée, qui forme le corps de nos animaux domestiques.

I. Aliments en général. — a. *Composition des aliments.* — Ils renferment :

1° *Des matières azotées*, *albuminoïdes et amides* (albumine, caséine, gluten), destinées à la reconstitution des cellules, des tissus (albumine fixe) et du sang (albumine de circulation). Il est à remarquer que la digestion de l'albumine est influencée par sa proportion avec les autres principes, par le sel marin, par les boissons;

2° *Des matières non azotées* (hydrates de carbone, amidon, dextrine, sucre, graisses, cellulose) ou *principes respiratoires*, qui fournissent la chaleur et la force, par leur transformation dans l'organisme;

3° *Des matières minérales* (phosphates, carbonates, sulfates alcalins et terreux);

4° *L'eau*, qui est fournie à l'organisme par les boissons et les aliments.

b. *Division des aliments.* — On a divisé les aliments :

1° Suivant leur *composition chimique*, en farineux, sucrés, oléagineux, albumineux, etc...;

2° Suivant leurs *facultés nutritives* en complets et incomplets;

3° D'après leur *destination physiologique*, en plastiques (matières azotées, albumineuses) et respiratoires (matières non azotées), etc.

c. *Valeur des aliments.* — Le *coefficient de digestibilité* est le rapport de la partie ingérée à la partie absorbée, c'est-à-dire utilisée; pour le même aliment, il varie suivant l'espèce à laquelle il est donné.

La *relation nutritive* est le rapport entre les matières azotées et les matières non azotées; elle est bonne ou mauvaise suivant l'espèce et l'âge de l'animal qui consomme l'aliment.

On donne le nom d'*équivalent nutritif* à la quantité (en poids) sous laquelle un aliment peut se substituer à un autre. Il varie aussi suivant l'âge et l'espèce de l'animal considéré.

II. Aliments en particulier. — a. *Fourrages des prairies naturelles.* — *Foin.* — Le foin est l'herbe des prairies naturelles, qu'on a fauchée et séchée pour sa conservation. C'est un aliment complet pour les herbivores et très nutritif.

Le bon foin renferme, pour les neuf dixièmes

---

(1) L'étude de cet article a été faite d'après l'*Hygiène* de M. Boucher et l'*Hippologie* de MM. Jacoulet et Chomel.

au moins, des plantes appartenant aux familles des graminées et des légumineuses (flouve, agrostis, dactyle, paturins, brizes, bromes, fléoles, trèfles, lotiers, luzerne, vesce des prés), quelques plantes des familles des labiées, des rosacées, des ombellifères, des composées, etc. Ses tiges sont longues, flexibles, garnies de sommités fleuries ; il a une couleur vert tendre, une odeur agréable, légèrement aromatique ; sa saveur est douce, un peu sucrée ; quand on le froisse, il produit un léger bruit ; secoué, il ne doit pas donner de déchets ni de poussières.

Dans quelques pays, on met le foin en tas avant sa dessiccation complète ; il fermente, diminue considérablement de volume, et acquiert une couleur rouge brun et une saveur particulière (foin brun). — Le foin du midi de la France est aromatique et nutritif ; celui du nord est généralement aqueux, moins aromatique, moins nutritif. — Les foins d'Europe sont plus nourrissants que ceux d'Amérique.

L'herbe fraîche convient à tous les herbivores ne fournissant pas de travail. Le foin est leur aliment par excellence.

Regain. — Le regain, herbe desséchée des coupes successives, est donné aux ruminants ; il s'échauffe facilement et détermine la météorisation.

Parmi les *plantes dangereuses des prairies*, nous citerons : certains cryptogames (*Equisetum*) ; certaines graminées (*Phragmites communis, Glycera aquatica*, etc...), à cause des parasites qu'elles hébergent ; le *colchique d'automne*, les *renoncules*, un grand nombre d'ombellifères (ciguë).

b. *Fourrages des prairies artificielles.* — *Luzerne.* — De tous les fourrages artificiels, c'est le plus recherché et le plus répandu ; il fournit plusieurs coupes, reconnaissables au degré de développement des fleurs ; mais la première est la meilleure. La bonne luzerne a une couleur verte ; elle renferme des tiges souples, terminées par des fleurs ; son odeur est douce et agréable. La luzerne verte convient aux poulinières et aux ruminants ; donnée trop tendre et en trop grande quantité, elle amène la météorisation. Certains auteurs prétendent que la luzerne récoltée après la floraison prédispose les chevaux au cornage.

Trèfle. — Vert, il faut le donner en petite quantité. Sec, il prend une couleur brun foncé, devient dur et d'une digestion difficile. Le trèfle hybride a été signalé comme agent de la *trifoliose*, maladie analogue à l'encéphalite aiguë (Voy. TRIFOLIOSE).

Sainfoin. — Vert, il constitue un bon fourrage ; une fois desséché, il devient dur, poussiéreux, et s'altère facilement.

Vesce. — Donne un bon fourrage vert, pour les ruminants.

Gesse. — Une variété de gesse (*Lathyrus cicera*), inoffensive avant la formation des graines, devient toxique à sa maturité et produit le *lathyrisme* (Voy. ce mot).

Lupin. — Les lupins, cultivés surtout en Allemagne, sont peu goûtés par les animaux ; de plus, une espèce (*Lupinus luteus*) détermine une affection redoutable, la *lupinose* (Voy. ce mot).

Graminées. — Parfois on sème des graminées, en juin, juillet, août, pour les faire consommer vertes avant l'hiver : le maïs fourrage (*Zea maïs*), le sorgho (*Sorghum vulgare*), le millet, etc...

Sarrasin commun. — Il est cultivé aussi comme plante fourragère, mais occasionne souvent des accidents mortels (*fagopyrisme*) (Voy. ce mot).

c. *Plantes sarclées.* — *Betterave.* — Elle fournit ses feuilles et sa racine. La racine fraîche conservée en silos, donnée en mélange avec des fourrages hachés, constitue un excellent aliment pour le bétail, durant l'hiver.

Pomme de terre. — On peut donner aux bovins et au porc de grandes quantités de pommes de terre, bien cuites et légèrement salées : elles les engraissent bien ; elles conviennent également, mélangées au son ou à la farine d'orge, à certains chevaux épuisés. A l'état cru, les pommes de terre, données en trop grande quantité, déterminent des diarrhées incoercibles, des indigestions, de l'amaigrissement.

Carotte. — Rouge ou blanche, elle est très goûtée des animaux ; on la donne surtout au cheval comme rafraîchissant ; elle convient aux jeunes chevaux de la remonte, qui sont incommodés au début par le régime réglementaire. On la donne coupée en petits morceaux, pour éviter des obstructions de l'œsophage.

Topinambour. — Son rendement élevé, sa rusticité et la facilité avec laquelle son tubercule se conserve en font un fourrage précieux.

Choux. — Ils sont cultivés surtout en Vendée et dans le Poitou, où ils servent à nourrir les bœufs.

Rutabaga. — C'est un chou-navet, dont les feuilles et les racines sont bien mangées par les ruminants.

d. *Feuilles, écorces.* — Dans les années où il y a disette de fourrages, l'administration forestière autorise la libre pâture dans les forêts ; les animaux mangent les feuilles des arbustes et l'herbe qui croît sur le sol ; de ce fait, ils sont exposés à ingérer des végétaux nuisibles (euphorbes, hellébores, etc.). Les jeunes pousses de chêne, de hêtre, de frêne, etc., renferment des principes toxiques, et déterminent chez les animaux, qui les rongent en trop grande quantité, le *mal de brou* ou *néphrite aiguë* (Voy. ce mot).

Dans certains pays, on récolte les feuilles des peupliers. On a proposé, pour les années de disette, de recueillir toutes les brindilles des arbres, de les hacher, de les mettre en silos et de les utiliser pour l'alimentation (Colmes-Houilles).

e. **Fruits**. — *Caroube*. — La gousse du caroubier, très nutritive, est employée à l'état frais dans toute la région méditerranéenne.

Glands. — Le gland est l'aliment favori des porcs. C'est un aliment tonique, à cause du tannin qu'il renferme.

Châtaignes, marrons d'Inde. — Des recherches récentes ont montré que la poudre de marron d'Inde, donnée crue à la dose de 100 à 250 gr. par jour, guérissait ou atténuait la pousse chez le cheval (Cantiget).

Les marrons d'Inde, écrasés et cuits, sont utilisés par quelques éleveurs.

De même pour les châtaignes.

f. **Pailles**. — Les pailles doivent être entièrement desséchées, exemptes de mauvaise odeur, nullement poussiéreuses, bien battues, et les tiges pourvues de leurs feuilles et épis. Les pailles de blé, d'avoine, sont réservées aux équidés; la seconde est plus nutritive, moins dure et moins cassante.

g. **Grains et graines**. — Les premiers sont les fruits des céréales, les secondes sont les semences des légumineuses.

Avoine. — Il y a de nombreuses variétés d'avoines; on distingue : suivant l'époque de leur semis, les avoines du printemps et les avoines d'automne; suivant leur provenance, les avoines indigènes et les avoines exotiques; ces dernières sont généralement plus dures, moins nourrissantes : suivant leur couleur, les avoines blanche, grise, noire, bigarrée, etc.

La bonne avoine est pesante, sèche, coule facilement dans les doigts, rend un bruit sec en tombant, et rebondit; son écorce est mince, brillante, sans rides; son amande est blanche; elle a une odeur agréable, une saveur farineuse; sa composition est homogène; elle ne doit renfermer qu'une infime proportion de graines étrangères (4 à 5 p. 100 au plus).

Les avoines les meilleures sont celles dont le rapport entre le poids de l'amande et le poids total du grain est le plus grand; la moyenne est de 65 à 75 p. 100. L'avoine pèse environ 50 kilogrammes par 100 litres.

L'avoine convient à tous les animaux; mais, en raison de son prix élevé, on la réserve pour les équidés, dont elle forme le fond de la ration.

Blé, orge, seigle, maïs. — Le blé, lorsque son prix est inférieur à celui de l'avoine, ce qui est rare, peut être donné aux équidés, mais en faible quantité; sans quoi il les congestionne et occasionne de la fourbure.

L'orge remplace l'avoine en Algérie; elle est donnée concassée (farine d'orge) ou macérée.

En France, on donne souvent du seigle cuit aux ruminants; il fermente facilement.

Le maïs convient parfaitement aux équidés et peut remplacer en partie l'avoine; on le donne concassé, trempé ou cuit, à cause de la dureté de son écorce.

Sarrasin. — Peu employé; on le donne surtout aux oiseaux de basse-cour.

Pois. — Conviennent bien aux ovins, qui les mangent facilement.

Fèves, Féveroles. — Très digestibles et favorisant l'engraissement.

Graines de lin. — Entrent dans la composition des *mashs*.

Graines de chanvre et de chènevis. — Très goûtées par les oiseaux, auxquels elles donnent une chair molle, huileuse.

h. **Résidus industriels**. — *Tourteaux*. — Les uns sont des aliments précieux, les autres sont vénéneux.

Parmi les premiers, on cite les tourteaux d'œillette, colza, navette, lin, arachide, etc. Ils sont donnés concassés et mélangés à de la menue paille, ou bien macérés dans l'eau tiède. Ils engraissent rapidement, mais, donnés en trop grande quantité, ils occasionnent des accidents congestionnels et éruptifs.

Sons. — Ils sont riches en protéine et en matières minérales; ils ne sont pas très digestibles. On donne le son *frisé* ou en *barbotage* aux grands animaux; chez les équidés, l'abus occasionne souvent des indigestions mortelles ou la formation de calculs intestinaux volumineux.

Farines diverses. — Elles sont très nourrissantes; on les donne délayées dans l'eau aux jeunes animaux que l'on sèvre ou aux malades. La farine d'orge est la plus employée et entre dans la composition des barbotages donnés aux chevaux.

Pains, biscuits. — Ils peuvent entrer en supplément dans la ration du cheval; les expériences faites dans l'armée au sujet de leur valeur nutritive n'ont donné que de médiocres résultats. On en donne aux chiens.

Pulpes de betterave. — Elles conviennent surtout aux bêtes laitières ou à l'engrais; on les distribue à raison de 60 kilogrammes par jour aux bovins. Les pulpes mal ensilées nourrissent une flore microbienne redoutable, dont les produits de sécrétion occasionnent la *maladie des pulpes* (Voy. ce mot).

Drêches. — Résidus de fabrication de l'alcool de grains. Elles sont données chaudes aux bovins. Altérées ou en trop fortes proportions, elles déterminent diverses affections : météorisation, avortement, exanthème cutané, entérite, intoxication alcoolique, etc.

Malt. — C'est un excellent aliment pour les bêtes d'engrais ; il est assez cher.

i. *Résidus animaux.* — *Laits avariés, lait écrémé, lait de beurre, petit-lait, raclures de fromage.* — Ils servent à l'alimentation des jeunes animaux et des porcs.

Sang, viande, issues, provenant d'animaux morts de maladies non contagieuses. — Ils entrent dans la ration des carnassiers et du porc. Desséchés, on les retrouve dans certains biscuits pour chiens (biscuit Spratt).

Farines de viande. — Proviennent des fabriques d'extrait de viande ; on les utilise pour les porcs et les bœufs, en Angleterre.

Débris de poissons. — Ils forment une grande partie de la nourriture du bétail scandinave.

III. **Modes de préparation des aliments.**

1° *Nettoyage.* — Les racines sont nettoyées à la main ou à l'aide d'un instrument spécial ou *laveur.* Les grains sont débarrassés de leurs impuretés à l'aide d'instruments divers (bluteurs, trieurs, etc.).

2° *Division.* — Les racines et tubercules sont divisés à l'aide de râpes ou de *coupe-racines*; les foins, et la paille, à l'aide du *hache-paille.* Les grains sont aplatis dans des *concasseurs* de systèmes divers. L'avoine concassée est donnée aux poulains et aux chevaux ayant une mauvaise dentition.

3° *Assaisonnement.* — Il consiste dans l'adjonction aux aliments de substances, appelées *condiments,* qui ont la propriété d'exciter l'appétit des animaux et les sécrétions de sucs digestifs. Le plus important est le *sel marin.* On le donne quelquefois en grains, mais à petites doses. Il est préférable de mettre dans les râteliers de gros blocs de sel gemme, que les animaux lèchent volontiers. Les bestiaux lèchent souvent les murs des étables et absorbent ainsi une certaine quantité de salpêtre.

4° *Macération, Fermentation.* — Nous citerons les barbotages, le thé de foin, les mashs.

On fait parfois fermenter un mélange de racines ou tubercules coupés et de foin haché, en ajoutant de l'eau tiède avec de la levure en suspension. Les bestiaux sont très friands de cette préparation. — Le plus souvent, on se contente de laisser plusieurs jours des betteraves hachées ou des navets en contact avec de menues pailles. Le mélange s'échauffe et fermente.

5° *Cuisson.* — On donne l'avoine cuite aux chevaux trop nerveux, à intestin délicat. Nous avons vu que les pommes de terre devaient être données cuites. En général, au point de vue digestif, les grains, farines, racines, etc., sont plus digestibles lorsqu'ils sont donnés bien cuits.

6° *Mélanges.* — Association de denrées alimentaires qui n'ont pas subi de préparation. Ils sont très employés (*provende*).

IV. **Altérations et sophistications des aliments.** — 1° *Altérations d'origine minérale.* — Les foins et fourrages, mal récoltés sur des terrains marécageux, sont souvent *vasés,* recouverts de terre; ils peuvent déterminer des pneumo-entérites. — Les foins *lavés* ou exposés à la pluie ont perdu une partie de leurs principes nutritifs. — Les tourteaux, les farines, les sons sont parfois frelatés avec de la craie, du plâtre, etc.

2° *Altérations d'origine végétale.* — Les foins et fourrages peuvent subir durant leur végétation des altérations diverses, notamment la *rouille,* produite par un champignon, l'*Uredo*

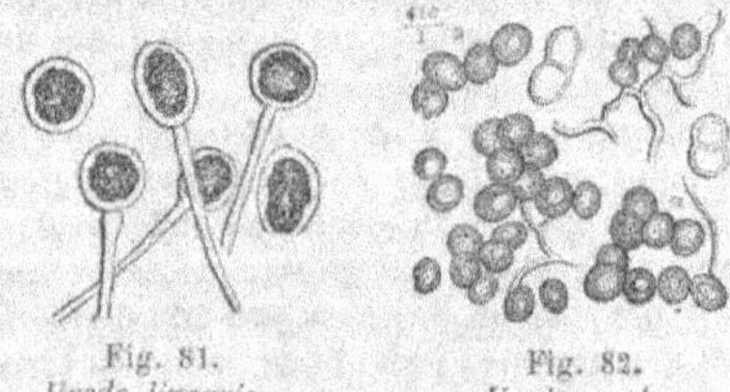

Fig. 81.
Uredo linearis.

Fig. 82.
Uredo carbo.

linearis (fig. 81), disposé en séries sur les tiges, l'*Uredo carbo,* ou *charbon* (fig. 82), qui déforme l'épi. Ces fourrages altérés ne semblent pas très toxiques.

Les grains peuvent être altérés par divers champignons : la carie (*Tilletia caries*), l'ergot (*Claviceps purpurea*), qui produit chez les animaux l'*ergotisme* (Voy. ce mot).

Les farines sont quelquefois additionnées de fécule, etc.

Le son peut contenir de la sciure de bois, etc.

3° *Altérations d'origine animale*. — Les grains sont attaqués par les *charançons*, dont la larve mange l'amande (fig. 83), par l'*alucite* et la *teigne*.

Les graines des légumineuses sont mangées par les *bruches*, etc.

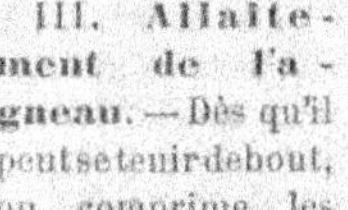

Fig. 83. — Charançon du blé.

V. Conservation des aliments. — 1° *Dessiccation*. — Elle peut se faire au soleil (viande); pour le fourrage, la compression ajoute son action à celle de la chaleur. Les grains doivent être exposés en couche mince, à un courant d'air et souvent pelletés. Les pulpes et drêches sont desséchées dans des appareils spéciaux.

2° *Ensilage*. — On ensile les grains et les graines, les racines, les tubercules, les pulpes, parfois les fourrages aqueux, etc.

ALLAITEMENT (*lactatio*; all. *Saeugen*; angl. *suckling*; it. *allattamento*). — Les femelles des mammifères domestiques nourrissent de leur lait les jeunes auxquels elles ont donné le jour. Le *colostrum*, le premier lait, séreux et jaunâtre, fourni par la femelle, n'est pas mauvais : loin d'être une cause de maladie, il exerce une action purgative, avantageuse pour l'évacuation du méconium (Voy. Lait).

I. Allaitement du poulain. — La jument qui met bas dans la prairie, ou à l'époque du régime vert, est dans les meilleures conditions pour nourrir; elle trouve, ainsi que son poulain, un exercice salutaire et une nourriture favorable. — En tout autre temps, il est nécessaire de lui donner le repos, ou un travail doux et régulier, en rapport avec ses forces et ses habitudes, et de lui fournir une alimentation riche, mais non échauffante (aliments cuits). Nul inconvénient à ce que le poulain, quelques jours après la naissance, suive la mère, même au travail, pourvu que celui-ci soit proportionné à la faiblesse du petit, et qu'on l'arrête de temps en temps pour que le poulain puisse teter. La jument qui allaite doit être bien nourrie; il faut augmenter sa ration ordinaire en proportion de ses forces et du travail qu'on exige d'elle.

Si quelque accident l'empêche d'allaiter, on peut élever le poulain sans le faire teter, avec du lait de jument, de vache ou de chèvre; on l'habitue même aisément à boire seul, en lui mettant dans la bouche le doigt ou un chiffon trempé de lait; il commence par sucer, et boit ensuite.

On peut aussi essayer de le donner à une autre jument qui n'a plus son poulain.

II. Allaitement du veau. — Souvent, aussitôt qu'il est né, on lui donne à boire du lait de la traite. L'allaitement artificiel (fig. 84) est utile quand on veut l'engraisser pour le livrer au boucher; on ajoute au lait des substances nutritives, comme des œufs ou de la mie de pain, qu'on y fait bouillir. Il vaut mieux laisser teter trois mois les veaux qu'on se propose d'élever.

III. Allaitement de l'agneau. — Dès qu'il peut se tenir debout, on comprime les

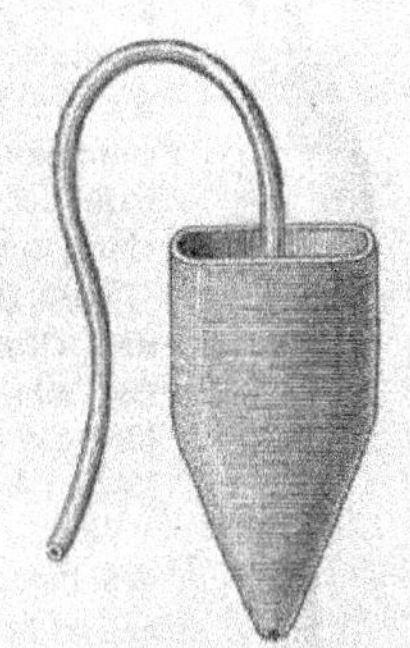

Fig. 84. — Biberon pour veau, en remplacement du pis de la vache (Hauptner).

mamelons de la mère, afin d'en faire sortir un peu de lait et de faciliter la succion; si le petit ne cherche pas de lui-même la mamelle pour teter, il faut l'en approcher et faire couler du lait dans sa bouche. Quelques brebis font deux agneaux; il faut presque toujours leur en ôter un. Quand les brebis mères n'ont pas assez de lait, on leur donne de l'avoine ou de l'orge et du son; on y joint des racines, des légumineuses : beaucoup d'agneaux périssent lorsque leur mère est nourrie avec des fourrages secs.

IV. Allaitement du chevreau. — La chèvre est l'animal qui se laisse le plus facilement teter, même par des petits étrangers à son espèce.

V. Allaitement du porcelet. — La truie est maladroite et sujette à tomber, ce qui l'expose au danger d'étouffer ses petits. Si la bande des petits est nombreuse et que le lait maternel ne suffise pas, on y supplée par une copieuse bouillie de farine de sarrasin, d'orge ou d'avoine; on peut y mêler des pommes de terre cuites et broyées. La truie doit être nourrie avec des racines cuites, telles que navets, carottes, pommes de terre. betteraves, le tout mêlé avec de la mouture d'orge.

VI. Allaitement du chien, du chat. — Rien de spécial pour l'allaitement naturel. S'il n'est pas possible, même avec une nourrice, il faut essayer l'allaitement avec la cuiller à café. On donne à boire toutes les deux heures et par petite quantité. Ce procédé est assez dangereux; il est préférable de se servir d'une cuiller à bords relevés (fig. 85) utilisée pour les enfants. Le mieux est de se servir d'un biberon facile à nettoyer.

VII. **Alimentation de la femelle nourrice.** — Elle doit se rapprocher le plus possible de l'alimentation naturelle : la jument n'a de bon lait que si elle consomme de bon foin, et la chienne que si elle a de la viande, etc.

VIII. **Durée et accidents de l'allaitement.** — La durée de l'allaitement, dans les différentes espèces d'animaux, est liée à l'époque du sevrage.

Si l'on est obligé de suspendre l'allaitement, il est indispensable de traire la mère. La pommade camphrée se montre très utile pour combattre les premiers signes de mammite. La nourriture sera rafraîchissante et modérée.

Quand la mère éprouve l'influence régulière des chaleurs, la turgescence des organes de la génération modifie l'élaboration du lait qui devient purgatif pour le nourrisson.

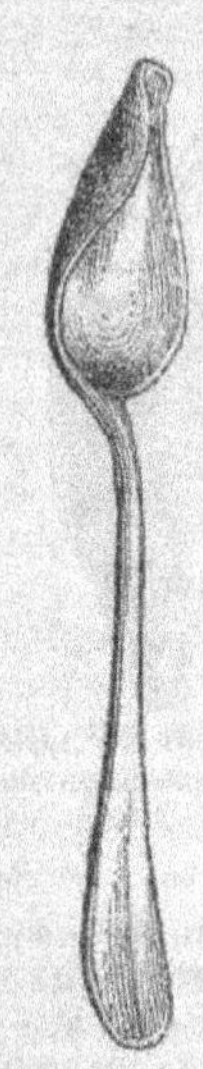

Fig. 85. — Cuiller à bords relevés.

ALLANTOÏDE (all. *Wursthäutchen* ; angl. *allantois* ; it. *allantoide*). — Organe du fœtus, qui ne dure pas au delà des deux premiers mois de la gestation.

Il résulte d'un prolongement de l'involution génito-urinaire de l'ectoderme, de celle de ses portions qui forme la vessie. Pendant que la vésicule ombilicale s'isole de l'intestin, on voit naître, à l'extrémité postérieure de ce même intestin, une petite vésicule d'abord ronde, puis piriforme, recevant de nombreux *vaisseaux* (*allantoïdiens*), c'est l'*allantoïde*. Sur les primates, sa cavité disparaît dès que l'organe atteint le niveau de la vésicule ombilicale. Elle reçoit deux artères qui semblent alors les bifurcations de l'aorte inférieure, et plus tard ne sont que deux branches des artères iliaques ; elle a, suivant les espèces, une ou deux veines gagnant le vestibule du cœur, en traversant le foie. Ces vaisseaux seront les vaisseaux ombilicaux ou placentaires. La formation de l'ombilic cutané, fermant les parois ventrales, divise bientôt l'allantoïde en deux portions, l'une interne, l'autre externe, séparées par une partie moyenne. La portion interne formera la *vessie*

urinaire, dont la communication avec l'intestin s'oblitère ; la partie moyenne, l'*ouraque* ; la partie externe reçoit alors seule le nom d'*allantoïde* et contient dans sa cavité le *liquide allantoïdien*.

Elle est formée d'un tissu lamineux non et très vasculaire ; son tissu et ses capillaires se prolongent dans la cavité que présentent les villosités choriales. Ce sont ces villosités qui, plus tard, forment le placenta, dont le tissu est constitué par les ramifications entre-croisées de ces villosités. Une fois le placenta formé, les vaisseaux allantoïdiens prennent le nom de *vaisseaux placentaires* ou *ombilicaux*.

Ainsi l'allantoïde sert de conducteur aux vaisseaux qui, de l'embryon, vont gagner la mère, établir une liaison anatomique et physiologique entre les deux êtres, et changer le mode de nutrition simplement vitelline qu'avait eu jusqu'alors le fœtus.

Chez les ruminants et le porc, l'allantoïde constitue un long boyau placé entre le chorion et l'amnios, qui a une partie moyenne continue à l'ouraque et deux branches ; il y a quelquefois de petites *allantoïdes supplémentaires*.

ALLÉGER. — *Alléger un cheval*, se dit du cavalier qui porte son corps en arrière, rapproche les jambes et tend les reins, afin que le cheval *allégé* entame plus librement le terrain.

ALLONGE. — Mot de l'ancienne hippiatrique, encore employé pour désigner l'*entorse coxo-fémorale* (Voy. ce mot).

ALLURES. — On donne ce nom aux différents modes de progression du cheval.

On divise les allures en : *naturelles*, lorsque l'animal les exécute instinctivement (pas, trot, galop) ; *acquises*, quand elles sont dues à l'éducation, l'usure, la fatigue (amble, traquenard, pas relevé) ; *artificielles*, lorsqu'elles résultent du dressage équestre ; ce sont les airs de haute école (passage, piaffer, pas espagnol, etc...)

On dit les allures : *marchées*, lorsque le corps, toujours supporté par un ou plusieurs membres, ne se sépare jamais du sol (pas, amble) ; *sautées*, lorsqu'à un certain moment le cheval se détache du sol (galop) ; *diagonales* ou *latérales*, suivant que les membres progressent par bipèdes diagonaux ou latéraux ; *belles*, *grandes*, *petites* ou *raccourcies*, *aisées*, *régulières*, etc.

Durant la progression, chaque membre passe par deux phases successives, l'*appui* et le *soutien*, divisées elles-mêmes en commencement, milieu et fin.

On donne le nom de *battue* au bruit produit par la percussion du sol ; celui de *foulée*, à la durée du contact du pied avec le sol, ou bien à la durée d'un pas complet; celui d'*empreinte*, à la trace laissée par le pied sur un sol meuble; la *piste* est formée par la succession des empreintes. Un cheval se *juge*, quand les empreintes postérieures se superposent aux empreintes antérieures; alors la piste est *simple*; il se *déjuge*, si les empreintes postérieures sont en arrière des empreintes antérieures, et se *méjuge* dans le cas contraire; dans ces derniers cas, la piste est *double*.

Durant la marche, le centre de gravité de l'animal se déplace en hauteur ou horizontalement.

L'étude des allures a été faite par l'observation directe, par la méthode graphique de Marey, par la photographie et la cinématographie.

Les *défectuosités* des allures sont nombreuses; elles rendent l'animal disgracieux, dangereux, et peuvent le tarer. Nous envisagerons ici les plus fréquentes :

Le cheval peut *raser le tapis*, c'est-à-dire que ses membres rasent la terre durant leur progression; c'est une défectuosité souvent inhérente à l'usure, à une mauvaise conformation; elle est fréquente chez les chevaux de pur sang.

Le cheval qui *trousse* a le défaut contraire.

Le cheval *billarde*, lorsque ses membres antérieurs se jettent en dehors durant le pas ou le trot.

Le cheval *se coupe*, si un membre au soutien heurte la partie inférieure du congénère qui est à l'appui : suivant l'importance de la lésion, on dit que le cheval se frise, s'atteint, se coupe, s'entre-taille.

Le cheval *forge*, lorsqu'il fait entendre durant la marche un bruit particulier dû au choc du fer ou du pied postérieur sur le pied ou le fer antérieur correspondant ; cette défectuosité, comme les précédentes, est due à la faiblesse du cheval, à sa jeunesse, à un défaut de conformation ou d'aplomb, à la mauvaise ferrure, etc.

Dans le *harper*, le cheval fléchit le jarret d'un mouvement sec, saccadé et comme convulsif; sa cause est variable (1).

ALOÈS. — Suc desséché d'aloès; le principe actif est l'*aloïne*.

EFFETS ET USAGES. — A l'extérieur, en teinture, il agit comme antiseptique et forme un enduit protecteur sur les plaies. A l'intérieur, en électuaires, bols, breuvages, il est utilisé comme purgatif drastique dans les indigestions, etc.

(1) Jacoulet et Chomel, *Traité d'hippologie*, 1 vol. Saumur, 1895.

Doses :

Aloès des Barbades.

Grands ruminants....	125 à 150 grammes.
Chevaux..............	60 à 90 —
Petits ruminants,....	15 à 30 —
Porcs................	8 à 12 —

Breuvage purgatif.

Aloès des Barbades.........	30 grammes.
Eau........................	1 litre.
Miel.......................	120 grammes.

Bol purgatif.

Aloès......................	30 grammes.
Savon......................	10 —
Gingembre..................	5 —
Sirop......................	Q. S.

Pour un bol. Cheval.

ALOPÉCIE (all. *Fuchsraende* ; angl., it. et esp., *alopecia*). — Maladie caractérisée par des dépilations, locales ou générales, et qui peut s'observer sur la plupart de nos espèces domestiques.

ÉTIOLOGIE. — Les causes déterminantes de l'alopécie sont variables. Parfois elle est de nature congénitale : on a vu des poulains complètement dépourvus de poils. — En général, elle est déterminée par le frottement de harnais malpropres, l'application prolongée d'un bandage, des frictions médicamenteuses. — Elle peut survenir au cours et surtout durant la convalescence d'affections générales graves (fièvre typhoïde, anasarque, tétanos, etc...); elle est la conséquence des diverses maladies de la peau, eczéma, gale, etc. — La chute de la laine sur les moutons s'observe dans la convalescence de presque toutes les affections graves. On a relaté des observations d'alopécie contagieuse de cheval à cheval, ou même de véritables épizooties. — Quelquefois l'alopécie survient sans cause apparente et se généralise plus ou moins : nous avons observé plusieurs cas de ce genre sur des chevaux de cavalerie légère (*alopécie essentielle*).

En général, la chute des poils est amenée par des altérations diverses des follicules pileux.

SYMPTOMATOLOGIE. — Les symptômes varient à l'infini suivant la nature de l'agent causal; nous n'envisagerons pas ici l'*alopécie parasitaire*.

Les dépilations siègent en des régions diverses; elles ont une étendue plus ou moins grande et ne s'accompagnent presque jamais de prurit. La peau dénudée est souvent recouverte de produits sébo-épidermiques et de rares poils longs, mous ou cassés; elle est restée souple et non altérée. Les plaques dénudées se recouvrent peu à peu de poils ou bien s'agrandissent, se réunissent et se généralisent ; dans ces derniers cas, les animaux souffrent et maigrissent considérablement.

Diagnostic. — Il comporte la recherche de la cause déterminante ou occasionnelle de l'alopécie, de façon à pouvoir établir un traitement rationnel.

Traitement. — Les alopécies parasitaires seront combattues par les parasiticides.

L'alopécie essentielle guérit d'habitude facilement, par la suppression de la cause, la mise au vert ou bien un régime rafraîchissant. Les plaques dépilées seront lavées avec une solution de sublimé à 1 p. 1000 ou bien lotionnées avec une solution de sulfure de potassium ou de chloral à 4 ou 5 p. 100. On peut activer la pousse des poils par des frictions légèrement irritantes, l'alcool camphré, la teinture de cantharides, les solutions de nitrate d'argent ou d'azotate de pilocarpine ; enfin on peut appliquer sur les dépilations de la vaseline boriquée, phéniquée ou au nitrate d'argent.

ALOYAU (*travers* ou *râble* ; all. *Rückenstück* ; angl. *sirloin* ; it. *dorso, lombale*). — En vétérinaire, région du bœuf (maniement double, commun aux deux sexes) qui répond à l'extrémité des apophyses transverses lombaires recouvertes par les différents muscles qui s'y rattachent (*muscles sous-lombaires*, comprenant la *masse* commune des muscles spinaux postérieurs ou de l'ilio-spinal, les transversaires épineux et intertransversaires des lombes). Il est limité en bas par le creux ou la concavité du flanc. Dans son *maniement*, la main droite doit être appliquée sur les reins, tandis que le pouce est engagé dans la concavité du flanc. La main étant ainsi perpendiculaire à la ligne d'ensemble (d'avant en arrière) des apophyses transverses des vertèbres lombaires, on apprécie quelle est l'épaisseur des couches diverses qui recouvrent ces apophyses. Cette épaisseur doit être aussi considérable que possible.

ALUN (Sulfate double d'alumine et de potasse). — Effets et usages. — Astringent. *Cristallisé*, on l'utilise contre les ophtalmies, les inflammations, les brûlures, etc.; avec le blanc d'œuf, il forme des bandages contentifs. *Calciné*, il sert à cautériser légèrement les plaies et les fistules.

Gargarisme astringent.

Alun cristallisé............... 60 grammes.
Miel.......................... 12   —
Eau........................... 1 litre.

Dans les angines au début.

Collyre.

Alun cristallisé............... 30 grammes.
Laudanum...................... 10 gouttes.
Eau........................... 1 litre.

AMAIGRISSEMENT (all. *Abmagerung* ; angl. *growing lean* ; it. *smagrimento*). — État du corps ou d'une partie du corps qui *devient* maigre par l'âge ou par la maladie.

AMAUROSE. — **AMBLYOPIE**. — L'amaurose est synonyme de *cécité*. L'amblyopie consiste dans l'affaiblissement notable de la vision. On a fait jusqu'ici de ces deux affections des entités morbides, alors que chacune d'elles n'est que la résultante de diverses lésions des membranes profondes.

On a rattaché l'amaurose à sa cause anatomique : lésions de la rétine, du nerf optique, tumeurs de l'encéphale, inflammation chronique de la dure-mère, de la pie-mère, etc. ; on a également attribué l'amaurose à des contusions de l'œil, à des chutes, à la lumière trop intense, etc...; l'amblyopie a été constatée à la suite d'ingestion de belladone, de pavot, chez le mouton et la chèvre, de l'ivraie, de fourrages avariés, d'arsenic, de plomb, etc. Dans diverses observations, l'amaurose et l'amblyopie devaient être attribuées à des névrites par compression ou à des névrites toxiques.

L'amaurose et l'amblyopie ne sont que des symptômes, dont on doit rechercher la cause dans l'œil [1].

AMBLE. — C'est une allure marchée, à deux temps, dans laquelle les membres se succèdent par bipèdes latéraux ; le jeu des membres dans cette allure peut être comparé aux mouvements des jambes de deux hommes marchant au pas l'un derrière l'autre.

L'amble est une allure rapide (10 à 12 kilomètres à l'heure), et dans laquelle le déplacement est surtout transversal, par conséquent peu fatigant pour le cavalier; cette allure rapide est commune aux chevaux arabes et aux anciens bidets normands. Elle ne s'acquiert que par l'éducation; c'est l'allure naturelle du chameau.

L'*amble rompu* est la dissociation de l'amble ordinaire, qui devient à quatre temps; elle est habituelle sur certains chevaux fatigués.

AMBULANCE. — Établissement propre à traiter les chevaux malades en campagne. En cas de mobilisation, ces ambulances seraient installées dans des dépôts où on enverrait les

____

(1) Nicolas (T.) et Fromaget (C.), *Précis d'ophtalmoscopie vétérinaire*. Paris, 1898.

chevaux trop gravement atteints pour pouvoir suivre les régiments. Dans chaque corps de troupe à cheval, il existe deux *cantines d'ambulance vétérinaire*, une pour chaque demi-régiment, et placées dans le fourgon-forge ; elles renferment des médicaments, des objets de pansement, et une trousse d'instruments.

AMMONIAQUE (Alcali volatil). — C'est un excitant et un sudorifique.

Mode d'emploi. — 1° En breuvages : il fait partie de beaucoup de breuvages préconisés contre le *météorisme* des ruminants, et qui, à cause de sa présence, ont l'inconvénient de communiquer une mauvaise odeur à la viande ;

2° En frictions, comme révulsif ; il est alors mélangé à l'huile, l'axonge, des essences, etc.

AMNIOS (all. *Schafhäutchen* ; angl. *amnion* ; it. *amnio* ; esp. *zurron*). — La plus interne des membranes qui enveloppent le fœtus. Elle est mince, et, par l'intermédiaire de l'allantoïde, elle est unie au chorion par sa face externe. Sa face interne, lisse et polie, n'est séparée du fœtus que par *l'eau de l'amnios*. L'*amnios* se continue sur le cordon, dont il représente la couche épidermique, et, à l'ombilic, il se continue avec l'épiderme du fœtus.

AMNIOTIQUE (Liqueur ou liquide), (all. *Fruchtwasser* ; angl. *liquor amnii* ; it. *acque dell' amnios*). — Liquide limpide, jaunâtre ou blanchâtre, d'une odeur fade, d'une saveur légèrement salée ; sa quantité varie entre un litre et un demi-litre. Il environne l'embryon de bonne heure, et s'amasse pendant la durée de la gestation.

Il n'est pas exhalé par l'amnios ; pendant la gestation, l'urine du fœtus est versée dans la cavité de l'amnios, car ce liquide en renferme les principes, tels que la créatine, l'urée, le sucre du foie, jusqu'au cinquième mois, etc. Il ne contient que des traces de substances albuminoïdes. C'est un liquide excrémentitiel, non alible. Il préserve l'utérus de l'action immédiate du fœtus, et réciproquement.

Dans la parturition, il est poussé, avec les membranes qui le contiennent, vers le col de l'utérus, et forme la *poche des eaux*.

AMPOULES. — Élevures se manifestant à la surface de la peau des animaux, sous l'épiderme, ou dans le derme. — Les ampoules se déclarent à la suite de brûlures, de piqûres d'insectes ; elles sont quelquefois les symptômes d'affections spéciales : on les rencontre dans la clavelée, le cowpox, etc.

AMPUTATION (de *amputare*, couper ; all. et angl. *Amputation* ; ital. *amputazione* ; esp.

amputacion). — Opération qui a pour but de séparer du corps des animaux quelques-unes de ses parties saillantes, un membre ou une portion de membre, la queue, les organes génitaux, le pénis, les oreilles, les cornes, etc. — L'amputation diffère de l'*extirpation*, en ce que dans celle-ci la partie dont on fait l'ablation ne se détache pas en relief, mais est au contraire enchâssée plus ou moins profondément dans les parties adjacentes ; ainsi on ne dira guère l'amputation d'un œil, d'une mamelle, de l'utérus, etc.

L'amputation se fait habituellement à l'aide du bistouri, parfois avec l'*écraseur linéaire* (fig. 86 et 87), le *fil électro caustique* ; dans certains cas,

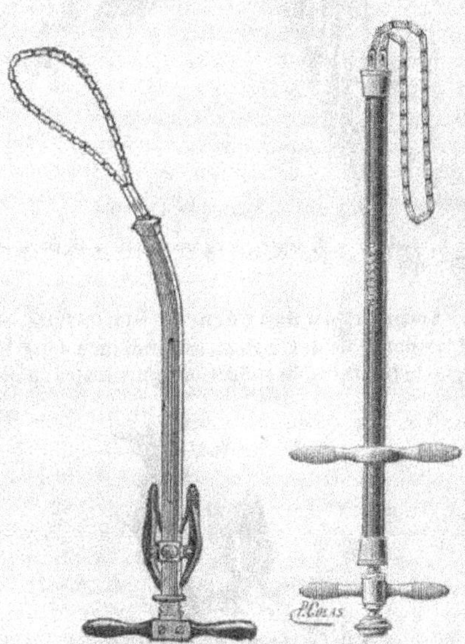

Fig. 86. — Écraseur linéaire   Fig. 87. — Écraseur
courbe, petit modèle   à vis de Méricant,
(Gasselin).   grand modèle.

on peut employer la *ligature élastique*. — Le point important est de réduire au minimum l'hémorragie (Voy. Hémostase). Des accidents sont à craindre durant ou après l'amputation : la syncope, l'hémorragie et les diverses complications des plaies.

Amputation de l'aile des oiseaux. — On la pratique d'un seul côté au niveau du carpe, pour les empêcher de voler. Elle n'offre aucune difficulté ; c'est une simple désarticulation.

L'*éjointage* consiste à couper, avec de forts ciseaux ou un sécateur, la *main* de l'oiseau au-dessous du pouce P qui doit rester intact. On cautérise la plaie avec un fer chaud ou un peu de perchlorure de fer. Ce procédé est celui qui laisse le moins de traces (fig. 88).

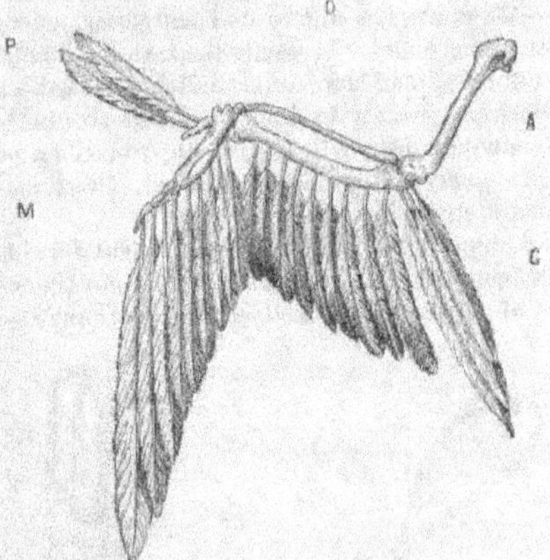

Fig. 88. — Anatomie de l'aile.

A, humérus. — C, coude. — D, avant-bras. — M, main. — P, pouce.

Amputation des cornes. — INDICATIONS. — L'amputation des cornes est indiquée dans le cas de fracture, de collections purulentes épan-

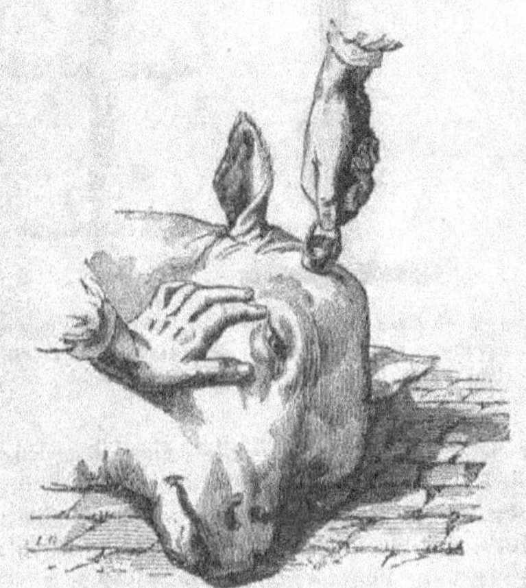

Fig. 89. — Amputation des cornes du veau (Procédé Charlier, 1er temps).

chées dans les sinus. On ampute les cornes des animaux méchants pour éviter les accidents ou faciliter le service ; lorsqu'on attelle les bœufs au moyen du joug, on leur coupe la corne qui répond au timon. On cherche parfois à faire artificiellement des bœufs sans cornes ; dès l'âge de deux mois, on fait alors l'ablation complète des cornillons (fig. 89 et 90).

TECHNIQUE. — Pour l'amputation des cornes, l'animal est fortement fixé par la tête à un arbre ou à un poteau, à l'aide d'une longue corde, laquelle, partant de la base de la corne malade, passe sur le chignon, entoure la corne saine et fait plusieurs fois le tour de l'arbre. L'amputation se fait au-dessous du point frac-

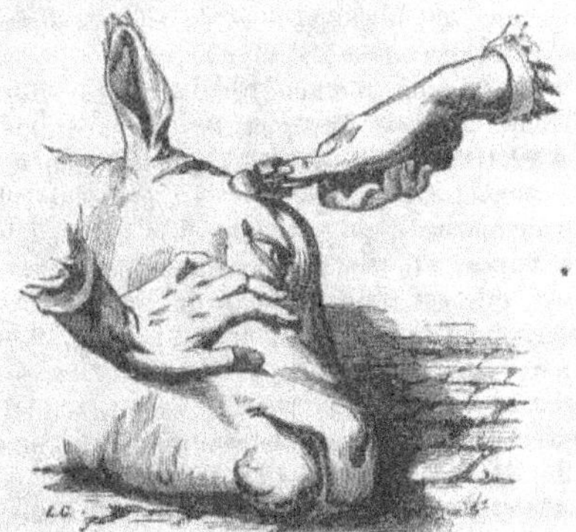

Fig. 90. — Amputation des cornes du veau (2e temps).

turé, à l'aide d'une scie bien tranchante, qu'on fait agir de la main droite, tandis que la corne est soutenue de la main gauche. On a proposé, au lieu de la scie, l'emploi d'un fer tranchant chauffé au rouge. Pour des fractures complexes, il faut alterner l'usage de la scie avec celui d'autres instruments tranchants, que les circonstances indiqueront au praticien.

On laisse la plaie saigner quelques minutes, puis on la lave à l'eau bouillie ou légèrement antiseptique. Il est rare qu'on soit obligé d'arrêter l'hémorragie par le fer rouge ; une compresse antiseptique et un tour de bande passant sur la corne saine sont un pansement suffisant qu'on laissera une huitaine de jours. Pour empêcher la formation d'abcès dans les sinus, on y utilisera les injections antiseptiques.

Amputation des doigts des chiens. — Elle se fait par désarticulation ou par ligature. Souvent, il y a lieu de faire celle d'un doigt supplémentaire situé au-dessus des autres à la face postérieure d'un membre, soit que l'ongle, ne s'usant pas par la marche, devienne incarné, soit qu'il s'accroche dans les buissons.

Il suffit d'entourer ce doigt à la base avec un lien élastique.

Amputation de la langue. — Se pratique très rarement, dans les seuls cas de tumeurs volumineuses, ou de blessures.

On peut extirper la langue à l'aide d'une ligature élastique, de l'écraseur linéaire, du thermocautère ou mieux du bistouri ; l'hémorragie abondante s'arrête vite ; s'il est nécessaire, on saisit les artères linguales et sublinguale avec des pinces et on les ligature. Les jours suivant l'opération, on fera dans la bouche de fréquentes injections antiseptiques faibles, et les opérés seront nourris au lait et aux barbotages.

Amputation des membres. — On ne l'a faite qu'à titre d'expérience sur le cheval et les grands animaux ; cette opération n'est pratique que sur les petits animaux, carnassiers et oiseaux.

Indications. — Les indications de l'amputation sont nombreuses ; la plus fréquente est la fracture esquilleuse et compliquée des os inférieurs du membre.

Instruments. — Les instruments nécessaires sont : bistouri, pinces, érignes pointues, scie, ciseaux, aiguilles à suture, fil ou catgut.

Technique. — L'opération étant douloureuse, il est souvent nécessaire d'anesthésier légèrement le patient ; on assure l'hémostase en appliquant en haut du membre un lien en caoutchouc fortement serré (Voy. Hémostase).

La peau est sectionnée circulairement à environ 2 ou 3 centimètres au-dessous du lieu d'élection de l'amputation ; puis elle est séparée, dans toute son étendue, des tissus sousjacents ; pour faciliter l'opération, on peut la sectionner dans la direction de l'axe du membre, de façon à en former deux ou trois lambeaux.

Les chairs sont ensuite coupées ; la connaissance de l'anatomie de la région permettra de se rendre compte de la position des gros troncs vasculaires et d'en faire la ligature au catgut. A l'aide d'une petite scie, on sectionne l'os. — L'hémorragie en nappe est arrêtée avec le cautère ou simplement avec des affusions d'eau froide fortement phéniquée.

Dès que le sang ne coule plus, on lave soigneusement la plaie opératoire à l'aide d'un antiseptique quelconque, et on la saupoudre d'iodoforme ; on rabat les lambeaux cutanés sur la surface de section, et on en fait la suture au catgut. On applique ensuite un fort pansement ouaté, après avoir retiré le lien de caoutchouc.

Au bout de huit jours, on peut enlever le pansement pour s'assurer de l'état de la plaie.

Cette technique opératoire peut être suivie pour l'*amputation d'un doigt chez les ruminants* ; mais, dans ce cas, on fait l'opération au niveau d'une articulation phalangienne, et, au lieu de la section de l'os, on pratique la désarticulation. Si cette dernière se fait au niveau de la deuxième et de la troisième phalange, il faudra avoir soin de conserver, autant que possible, l'intégrité du bourrelet, qui pourra régénérer la corne.

Amputation de l'œil. — C'est plutôt une extraction, une extirpation.

Indications. — Dans le cas d'exophtalmie traumatique, de tumeurs de la cavité orbitaire.

Instruments. — Bistouris, ciseaux droits et courbes, pinces, érignes mousses et pointues.

Technique. — L'animal est couché sur le côté opposé ; l'œil est préalablement anesthésié par une injection de cocaïne. — Deux aides tiennent les paupières écartées à l'aide d'érignes mousses ; avec une érigne pointue implantée dans l'œil, on immobilise celui-ci, puis on incise la conjonctive avec le bistouri, et les muscles, vaisseaux et nerfs de l'œil à l'aide des ciseaux courbes ; on fait un pansement compressif et antiseptique, que l'on maintient en place en suturant les paupières.

Pour éviter que l'animal ne soit défiguré, on a employé des yeux artificiels. Il faut les choisir s'adaptant parfaitement à la cavité orbitaire.

Amputation des oreilles. — On coupe les oreilles aux chiens, quelquefois aux chats ; autrefois on les coupait aux chevaux.

Quand on veut couper les *oreilles très court*, c'est, en général, deux ou trois mois après la naissance qu'il convient d'opérer. Le chien étant couché et assujetti sur une table, la tête maintenue, l'opérateur, placé derrière la nuque, saisit l'oreille, la renverse de manière à en mettre l'intérieur à découvert, la retire du côté de la nuque, et cherche le tubercule saillant à la face interne de la base de la conque, qui lui sert de point de départ ; il incise la peau de la face interne et le cartilage, continue l'incision pour que la partie coupée soit à peu près circulaire. Lorsque le cartilage est divisé, et qu'il ne reste plus que la peau de la face externe, on enlève le cartilage, et on détache la peau en la disséquant, jusqu'à 3 centimètres environ de hauteur ; après quoi, on les sépare d'un seul coup. Le lambeau de peau que l'on a conservé recouvre la presque totalité de la plaie.

On coupe l'autre oreille de la même manière en appliquant dessus, après l'avoir retournée, la partie qui vient d'être retranchée, et l'on pratique l'amputation en suivant la direction qu'elle indique.

Dans d'autres cas, on laisse aux oreilles une certaine longueur, au gré du propriétaire.

Quand il s'agit de donner aux oreilles la *forme de celles du renard*, on doit laisser une portion plus considérable de la conque; on n'est pas obligé alors de renverser l'oreille; on en ajuste les deux bords l'un contre l'autre, on examine d'avance quelle longueur on doit laisser, et l'on coupe, en serrant les deux bords,

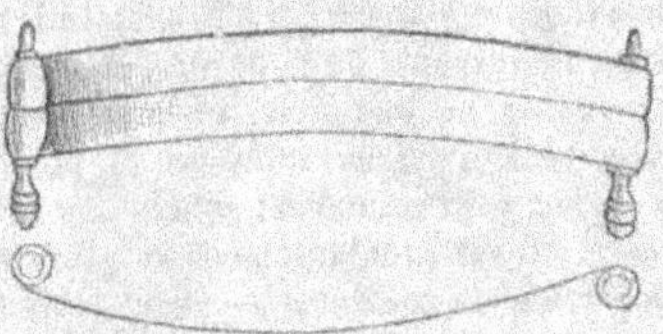

Fig. 91. — Pince limitative (serre-oreille) pour l'amputation des oreilles du chien.

depuis le point que l'on a marqué jusqu'à la pointe, à laquelle on arrive insensiblement.

On se sert avec avantage de pinces courbes limitatives, appelées *serre-oreille* (fig. 91), que l'on applique sur l'oreille dans la direction à couper et qui sert de guide au bistouri.

Sur des animaux très jeunes, on peut ampu-

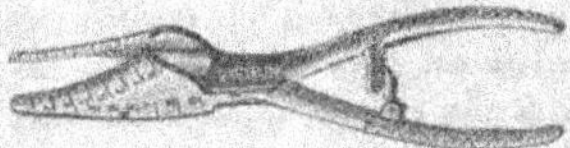

Fig. 92. — Pince à guide à crémaillère pour couper les oreilles, modèle Aureggio.

ter avec des ciseaux ou avec une pince à guide à crémaillère (fig. 92).

Amputation du pénis. — INDICATIONS. — Il y a quelquefois lieu, sur le cheval, de pratiquer cette opération dans le cas de paralysie de la verge. L'animal est assujetti comme pour la castration.

INSTRUMENTS. — Bistouris, pinces ordinaires et

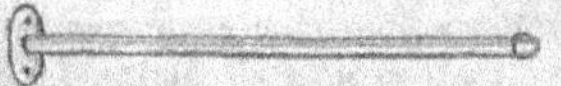

Fig. 93. — Sonde pour l'amputation du pénis.

à forcipressure, aiguille et fil, sonde métallique (fig. 93).

TECHNIQUE. — Un aide saisit la tête du pénis et tend le pénis; un autre exerce une traction sur la peau de la base de l'organe. On fait, sur les faces supérieure et latérale du pénis, une incision circulaire dont les extrémités s'arrêtent à la limite des faces latérales et inférieure.

Puis, on complète cette incision par deux autres, partant de ses extrémités et se réunissant à 5 centimètres plus loin en arrière, sur la ligne médiane.

On excise ensuite les tissus qui recouvrent l'urètre dans ce lambeau triangulaire ainsi délimité. — On dissèque le canal et on le coupe transversalement à 1 ou 2 centimètres en avant de l'incision. — On introduit, dans la partie découverte de l'urètre, une sonde cannelée (fig. 94), et on la divise au bistouri sur la ligne médiane. — On réunit par des points de suture

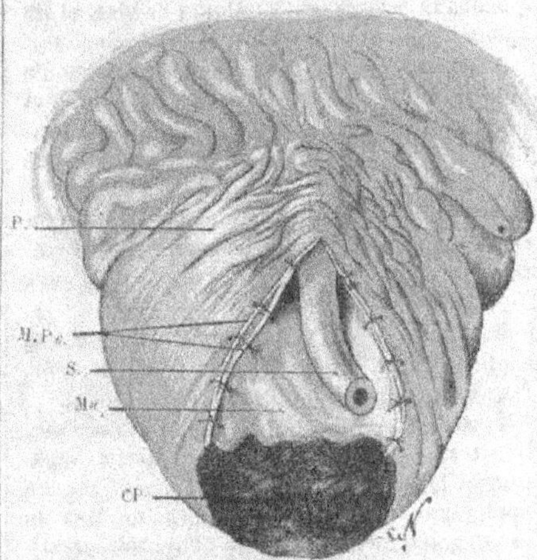

Fig. 94. — Amputation du pénis.

P, pénis; M.Pc, muqueuse et peau suturées; S, sonde introduite dans l'urètre; Mc, muqueuse; CP, coupe du pénis, corps caverneux (d'après Cadiot et Almy).

chaque lèvre de la muqueuse à la lèvre correspondante du tégument pénien. On coupe ensuite transversalement le corps caverneux au niveau de l'incision circulaire, on lie l'artère dorsale, on rabat la peau en avant des moignons, on affronte également les bords latéraux et on y fait deux ou trois points de suture.

Ce procédé est supérieur à tous les autres; il empêche sûrement le rétrécissement de l'urètre; cependant, comme avec tous les autres modes opératoires, on voit survenir une hémorragie en nappe, difficile à arrêter (1).

Amputation de la queue. — Elle se fait fréquemment chez nos animaux domestiques.

INDICATIONS. — *Chez le cheval*, elle est indiquée par les conditions pathologiques de l'organe

(1) Cadiot, *Exercices de chirurgie hippique*, 1 vol. Paris, 1895.

(carie), le plus souvent par une question de mode, parfois pour faire une saignée dans un cas pressant. On écourte souvent la queue des

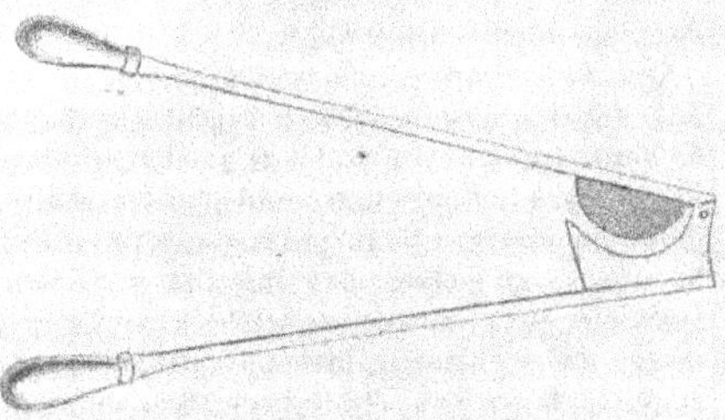

Fig. 95. — Coupe-queue.

chevaux pour la faire mieux porter et mettre en relief la *culotte*; c'est en principe une coutume mauvaise. Elle est parfois utile pour empêcher la queue de prendre les rênes.

Chez le cheval, il faut deux instruments spéciaux, le *coupe-queue* (fig. 95) et le *brûle-queue* (fig. 96).

On applique un tord-nez à la lèvre supérieure, et on fait lever un pied antérieur. Pour les chevaux difficiles, il faut entraver les deux membres postérieurs. — Les crins, peignés, sont coupés circulairement sur une étendue de 5 centimètres, au point où on veut faire la section; on réunit ceux de l'extrémité supérieure en deux nattes latérales que l'on fixe à la base de l'organe; puis on se place à gauche du sujet, un peu en arrière du membre correspondant; un aide tend la queue horizontalement. On tient la branche femelle du coupe-queue (fig. 95) de la main gauche, et on la place de manière que la portion tonsurée repose sur sa concavité. On rapproche, brusquement et avec force, les deux branches de l'instrument. On arrête l'hémorragie à l'aide du brûle-queue (fig. 96), chauffé au rouge-cerise; on tient le moignon caudal de la main gauche

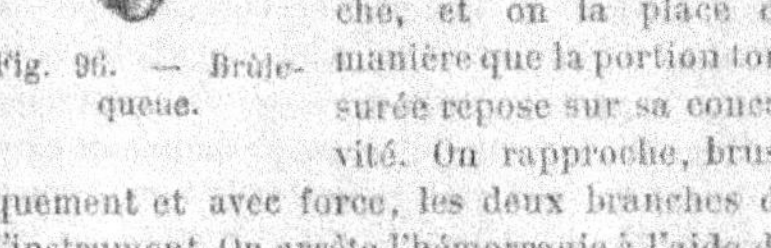

Fig. 96. — Brûle-queue.

et on applique le brûle-queue sur la plaie, en faisant correspondre la vertèbre à l'ouverture de l'instrument, et en imprimant à celui-ci quelques mouvements de demi-rotation.

A défaut de coupe-queue, on peut se servir d'un billot sur lequel on fait reposer la queue et d'un instrument tranchant quelconque, mais propre (rogne-pied), sur lequel on frappe avec un maillet.

Sur certains chevaux irritables (pur sang), on ne peut se servir du *brûle-queue*; il est indiqué de placer avant l'opération, un peu au-dessus de la surface de section, une ligature élastique que l'on retire dix à douze heures après.

Chez les bovins, il n'est pas rare d'amputer la queue à la suite d'inoculation préventive de péripneumonie.

Chez le chien, cette opération est faite selon la mode du jour; elle est parfois nécessitée par la présence d'un chancre au bout de la queue.

Chez le chien, on se sert de ciseaux forts; ici encore l'hémorragie est arrêtée par des affusions froides, la cautérisation, ou mieux une ligature élastique, un simple fil, que l'on enlève trois ou quatre heures après.

Amputation des testicules. — Voy. Castration.

AMYLOÏDE (DÉGÉNÉRESCENCE). — In-

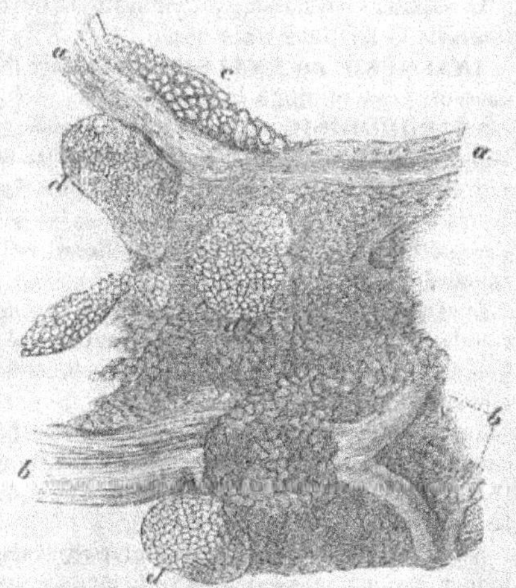

Fig. 97. — Dégénérescence amyloïde d'un ganglion lymphatique.

a, b, b, vaisseaux dont la paroi est très épaisse, brillante et infiltrée. — *c*, couche de cellules graisseuses environnant la glande. — *d, d*, follicules avec leurs fins réseaux et les corps amylacés.

filtration des éléments anatomiques, particulièrement des vaisseaux et du tissu épithélial, par une substance albuminoïde se colorant en rouge par l'iode. Elle se rencontre surtout dans le foie, la rate, les reins, les ganglions lymphatiques, la muqueuse intestinale. L'organe est généralement hypertrophié, pâle, de teinte opaline, de consistance molle; la coupe en est luisante (fig. 97).

Elle débute ordinairement par la tunique interne des artères qui s'épaissit, puis elle se propage dans la région irriguée par les vaisseaux; les cellules s'hypertrophient, leur noyau et leur membrane disparaissent; elles deviennent transparentes. Cette dégénérescence s'observe sur les sujets épuisés ou atteints de maladie chronique, de tuberculose par exemple.

AMYOTROPHIE. — C'est l'atrophie musculaire.

ÉTIOLOGIE. — Elle est consécutive à l'inaction ou à certaines maladies infectieuses (hémoglobinurie); elle peut être amenée par un défaut d'irrigation sanguine déterminé par une thrombose artérielle; enfin on l'observe à la suite de lésions de la moelle ou des nerfs, elle est alors incurable. Sur les chevaux à l'entraînement, elle apparaît quelquefois sur un membre deux ou trois jours après une lésion très douloureuse de ce membre.

TRAITEMENT. — Massage, gymnastique fonctionnelle et frictions vésicantes.

ANALGÉSIE ou ANALGIE. — Absence de douleur, insensibilité à la piqûre.

ANAPHRODISIE (de à privatif, et Ἀφροδίτη, Vénus; all. *Mangel des Geschlechtstriebes*; it. et esp. *anafrodisia*). — Diminution et absence des désirs vénériens. — Dans l'*impuissance*, les désirs persistent, mais les organes génitaux sont engourdis.

ÉTIOLOGIE. — Age avancé, abus de l'acte de copulation, défaut d'alimentation, maladies de longue durée, travaux excessifs et quelquefois alimentation trop riche.

TRAITEMENT. — Suppression de la cause. La cannelle s'est montrée très utile sur des étalons (Vallon); il en serait de même du poivre et de la teinture de cantharides.

ANASARQUE (de ἀνά, autour, et σάρξ, chair, le mot ὕδωρ est sous-entendu; all. *Hautwassersucht*; it. et esp. *anasarca*). — Maladie assez fréquente du cheval, du bœuf et du mouton, et appelée aussi *hydropisie cellulaire*, *mal de tête de contagion*, *charbon blanc*, etc.

ÉTIOLOGIE. — Les animaux pléthoriques y sont prédisposés. Le refroidissement est une des grandes causes occasionnelles de la maladie;

on l'a vu apparaître sur des chevaux qui traversaient des cours d'eau; elle est fréquente chez les chevaux de halage, etc.

L'anasarque et la gourme coïncident souvent, dans les dépôts de remonte.

Des recherches récentes et multiples n'ont pas encore permis d'isoler l'agent spécifique de l'anasarque; cela tient à ce que l'anasarque est presque toujours une manifestation tardive d'une maladie infectieuse préexistante: gourme, bronchites et pneumonies infectieuses, fièvre typhoïde, etc.; les toxines sécrétées par les microbes de ces diverses maladies, streptocoque, staphylocoque, etc., étant résorbées, ont une action vaso-dilatatrice et produisent l'anasarque.

SYMPTOMATOLOGIE. — La maladie débute brusquement par des plaques œdémateuses, de dimensions variables, localisées surtout aux naseaux, aux lèvres, à l'encolure, à l'extrémité supérieure des membres, aux flancs. Ces œdèmes sont durs, tendus et délimités; ils ne tardent pas à se réunir, certains disparaissent, et il n'existe plus qu'un seul œdème, occupant les parties déclives du corps: les membres qui sont engorgés dans toute leur étendue, parfois le ventre, la partie inférieure de la poitrine et l'extrémité de la tête. — L'œdème est séparé des régions saines par un bourrelet nettement délimité. — Des pétéchies apparaissent sur les muqueuses visibles. L'état général est bon, l'appétit est conservé.

L'œdème primitif monte et gagne la poitrine, les faces latérales de l'encolure; en même temps il devient plus dur, plus tendu; des phlyctènes ne tardent pas à apparaître sur la peau. — Tout mouvement du malade est devenu impossible; le gonflement des naseaux et l'œdème de la glotte rendent la respiration pénible, bruyante; le cornage peut apparaître; des naseaux s'écoule un jetage grisâtre ou rougeâtre, fétide, qui tient parfois en suspension des îlots de muqueuse mortifiée; l'appétit est conservé, mais la préhension et la déglutition des aliments sont devenues très difficiles.

Ces symptômes peuvent durer quatre ou cinq jours. L'animal peut alors mourir par l'asphyxie ou par une pneumonie, due au passage des aliments dans la trachée. Parfois la résolution survient: l'œdème se résorbe lentement, les pétéchies disparaissent, la diurèse est abondante.

Dans la *forme suraiguë*, les phénomènes morbides se suivent avec rapidité; la température monte dès le début à 40°, l'abattement est extrême, l'appétit nul; l'animal succombe en six jours par asphyxie ou par intoxication.

Dans la *forme subaiguë*, les symptômes apparaissent lentement ; la fièvre est nulle, l'animal conserve les apparences de la santé. La résolution survient au bout d'une dizaine de jours.

Complications. — Les *lésions viscérales* apparaissent sur le poumon ou l'intestin. — Les engorgements disparaissent brusquement, il se produit, par métastase, de l'œdème du poumon, accusé par les signes stéthoscopiques ordinaires : submatité, diminution du murmure respiratoire, râles ; la mort par asphyxie est la règle. — L'œdème peut se porter sur l'intestin, et provoquer des coliques, de la diarrhée ; la mort survient par invagination ou par gangrène de l'intestin.

L'*intoxication septique* est une complication ultime de la maladie : lorsque l'animal, trop faible, se couche, les escarres de la peau favorisent la pénétration des microbes.

Anatomie pathologique. — Les lésions sont caractérisées par des hémorragies capillaires, accompagnées d'œdème du tissu conjonctif voisin, dans la peau, les muqueuses et les parenchymes. Elles sont surtout très apparentes sur les muqueuses ; les pétéchies se réunissent, forment de larges taches brunes où la circulation a cessé et qui peuvent se sphacéler.

Partout où le tissu aréolaire sous-muqueux est abondant (glotte), l'œdème est considérable.

Le mécanisme de la lésion est facile à expliquer ; il se produit d'abord une embolie vasculaire, qui amène la dilatation des capillaires, leur rupture et l'exsudation du sérum sanguin dans les alvéoles du tissu conjonctif.

Parfois ces altérations se rencontrent dans les muscles qui sont parsemés de taches hémorragiques et dont le tissu conjonctif interfasciculaire est œdématié.

Les poumons sont tantôt sains, tantôt profondément altérés : le tissu pulmonaire est alors congestionné ; la coupe laisse sourdre une sérosité abondante ; le tissu interalvéolaire est gorgé d'une sérosité citrine, et les vésicules contiennent un exsudat hémorragique.

Parfois les reins et le cœur présentent des altérations analogues à celles des muscles.

Diagnostic. — Les symptômes de la maladie sont suffisamment nets pour qu'on puisse la différencier aisément du *charbon*, de la *morve aiguë*, du *farcin aigu*, du *horsepox*, etc...

Pronostic. — Grave dans tous les cas, en raison des complications possibles.

Traitement. — Il faut d'abord régulariser la marche des engorgements extérieurs, en s'opposant à l'envahissement de certaines régions ;

pour cela, on emploie les frictions irritantes : charge Lebas, essence de térébenthine, teinture de cantharides. Si le développement exagéré des engorgements fait craindre la mortification des tissus, on pratiquera des ponctions multiples au cautère. Il est quelquefois nécessaire d'écarter les naseaux ou de pratiquer la trachéotomie provisoire ; ici encore l'infection purulente est une complication fréquente.

A l'intérieur, on évitera l'administration des breuvages, et on préférera le traitement par les injections sous-cutanées, diurétiques et sudorifiques, comme celles de vératrine, d'ésérine et de pilocarpine. Dieckerhoff conseille une injection trachéale de 6 à 10 grammes de la solution de Lugol. On a obtenu des guérisons nombreuses par les injections sous-cutanées de sérum artificiel ou de sérum antistreptococcique.

Les plaies cutanées seront traitées par les antiseptiques. L'animal, enveloppé de couvertures chaudes, sera mis dans un box, et il recevra à discrétion foin et barbotages. Menveux préconise d'injecter sous la peau, chaque jour, en trois fois, 135 grammes de la solution suivante :

Chlorure de sodium.......	5	grammes.
Phosphate de sodium......	1	gramme.
Sulfate de sodium........	20	centigr.
Carbonate de sodium......	1	gramme.
Chlorhydrate de caféine....	10	grammes.
Eau bouillie filtrée........	100	—

ANATOMIE (*anatomia*, Άνατομή [de ἀνατέμνω, ouvrir en coupant]). — Action de disséquer un corps organisé ; par extension, art de disséquer, dont l'objet est d'étudier, de connaître le nombre, les formes, la situation, la structure, les connexions des parties, en un mot toutes les qualités apparentes des corps organisés. L'anatomie est donc la science de l'organisation. On l'a aussi appelée *Morphologie*, *Somatologie*, *Organologie*, etc.

On distingue plusieurs sortes d'anatomie, selon que l'être organisé appartient à telle espèce ou à telle classe : l'*Anatomie humaine* ou *Anthropotomie*, l'*Anatomie animale* ou *Zootomie*, l'*Anatomie vétérinaire*, c'est-à-dire celle des animaux domestiques, l'*Anatomie végétale* ou *Phytotomie*. Celle qui s'occupe du corps malade constitue l'*Anatomie pathologique*.

Dans chacune de ces branches, on a établi des subdivisions.

Anatomie générale : connaissance des parties élémentaires ou constituantes des organes.

Anatomie microscopique : celle qui pénètre, à l'aide du microscope, dans l'intimité de l'organisation, pour explorer jusqu'à des formes qui ne s'élèvent pas à un trois-centième de millimètre.

Anatomie descriptive, physiologique ou *normale* : étude de chaque organe en particulier ; elle a été divisée en *Squelettologie*, qui comprend l'*Ostéologie* et la *Syndesmologie*, et en *Sarcologie*, qui se subdivise en *Myologie*, *Névrologie*, *Angéiologie*, *Adénologie*, *Splanchnologie* et *Dermologie*.

Anatomie chirurgicale : application de toutes

produits les différentes parties des corps organisés dans l'état de santé ou de maladie.

Anatomie philosophique : celle qui s'élève de la connaissance isolée de tous les organes à l'étude des lois de l'organisation.

Anatomie pittoresque : connaissance des formes extérieures, du jeu des muscles, pour les peintres ou les sculpteurs.

Les figures 98 et 99, empruntées à M. Duhousset, nous paraissent plus claires que celles publiées par La Guérinière (1) pour montrer la correspondance entre les diverses parties du squelette de l'homme et de celui du cheval.

Anatomie paléontologique : celle qui étudie les débris des corps organisés enfouis dans les diverses couches du globe pour en déterminer le genre, la famille, la classe.

ANDERS. — Nom donné en Auvergne à une maladie cutanée légère, qui survient chez les veaux, et qu'on attribue à une alimentation insuffisante.

ANE (*Equus asinus* ; ὄνος ; all. *Esel* ; angl. *ass* ; it. *asino* ; esp. *asno* ; du sanscrit *asva*, cheval). —

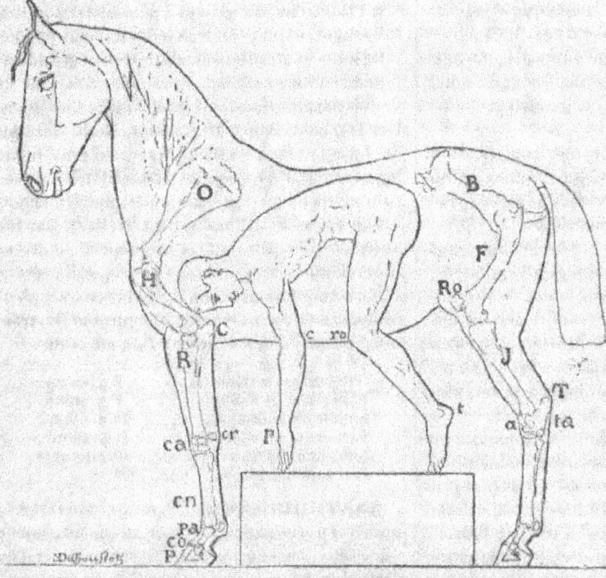

Fig. 98. — Squelette du cheval et de l'homme, indiquant les correspondances (d'après le colonel Duhousset).

O, omoplate. — C et c, coude. — t et ta, tarse (*jarret du cheval*). — Ca et p, carpe (*genou du cheval*). — B, bassin. — F, fémur. — Ro et ro, rotule (*genou de l'homme*). — J, jambe.

les notions de l'anatomie à l'étude des opérations chirurgicales, à peu près synonyme de la suivante.

Anatomie topographique ou *des régions* : étude de la position respective des muscles, nerfs, vaisseaux, os, etc., qui, dans telle ou telle région considérée, se présentent de la superficie au centre, sous le scalpel de l'opérateur.

Anatomie comparée : étude comparative de chaque organe, sous le rapport des modifications de la structure dans les animaux d'une même classe ou de classes diverses.

Anatomie du fœtus ou *de développement* jusqu'à la vie indépendante ou *Embryologie*.

Anatomie des monstres ou *Tératologie*.

Anatomie artificielle : art de modeler et de représenter avec la cire, le carton, ou d'autres

L'âne appartient au genre cheval, famille des solipèdes ; il forme une espèce bien distincte.

I. Caractères spécifiques. — La *constitution anatomique* de l'âne ne diffère que peu de celle du cheval. Il n'a que cinq vertèbres lombaires :

Les principales différences se trouvent dans les formes extérieures.

En extérieur, les diverses parties du corps de l'âne portent les mêmes noms que celles du cheval.

La tête est relativement volumineuse ; les oreilles sont épaisses, longues, garnies de nombreux poils à l'intérieur. Sur sa robe, tantôt grise, tantôt bai, brun, il y a une raie noire sur toute la longueur de l'encolure et de la

(1) La Guérinière, *L'école de cavalerie*. Paris, 1733 ; et *Éléments de cavalerie*. Paris, 1740.

colonne dorso-lombaire ; à droite et à gauche, au niveau des épaules, deux autres raies forment croix avec la première ; souvent on trouve des zébrures aux membres. L'encolure n'a pas de crinière, la queue est nue et ne porte qu'un bouquet de poils à son extrémité ; aux membres postérieurs, il n'y a pas de châtaignes ; les pieds sont pourvus d'un sabot long, dur, de corne noire ; ils sont étroits, déprimés latéralement, carrés en pince, à talons hauts. Les aplombs sont souvent défectueux et pourtant la marche est assurée. — La voix de l'âne est particulière à l'espèce ; son cri, qu'on appelle *braiement*, est formé de tons aigus et de tons graves alternant avec discordance.

L'*âge de l'âne* se reconnaît par les dents comme chez le cheval, seulement il n'y a pas la même régularité dans les divers changements de forme des incisives. —L'âne conserve sa force jusqu'à l'âge de quatorze et quinze ans ; il faiblit jusqu'à vingt-cinq ou trente ans, époque de sa mort ; mais l'excès du travail et les mauvais traitements abrègent ordinairement beaucoup la durée de sa vie.

Pour la reproduction, l'âne est en état d'engendrer dès sa deuxième année ; la femelle est encore plus ardente que le mâle ; elle porte en moyenne 380 jours et donne rarement plus d'un petit.

De l'accouplement fécond de l'âne et de la jument naît un hybride, le *mulet* ; le *bardot* naît de l'ânesse fécondée par un cheval.

II. Origine et races. — L'âne est originaire du sud-ouest de l'Asie et du nord de l'Afrique.

L'âne passe généralement pour avoir été moins anciennement assujetti que le cheval ; il serait plus exact de dire qu'il n'a pas été primitivement utilisé dans la même circonscription géographique que ce dernier.

Parmi les races domestiques, on cite comme très remarquables, les races de Perse, d'Arabie, d'Egypte, de Toscane, de Malte et d'Andalousie.

Dans les races de notre pays, nous distinguerons, avec Sanson, deux types : 1° La *race commune* (*Equus asinus africanus*) (fig. 100), qui est venue de l'Orient par l'Italie ; elle est dolichocéphale, à front étroit et bombé, avec arcades orbitaires effacées, à longue face ; son maxillaire inférieur a les branches peu écartées, relevées à angle obtus ; les arcades incisives sont petites, à dents obliques. La tête est très forte dans son ensemble, un peu longue, les naseaux étroits, les lèvres minces, la bouche petite, l'œil petit et calme, l'oreille mince et dressée. La physionomie est douce ; la taille, généralement petite, dépasse rarement 1 mètre ; la robe est généralement grise. — 2° La *race*

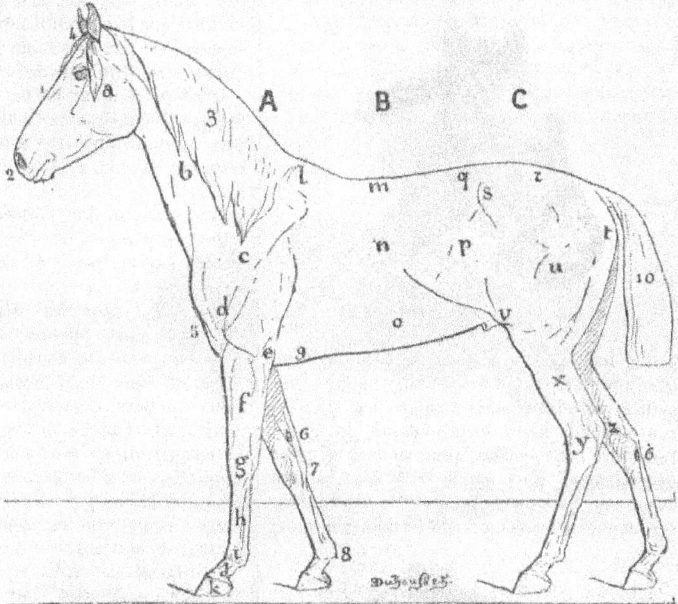

Fig. 99. — Régions du cheval.

A, région antérieure. — B, région du milieu. — C, régions postérieures ou arrière-main. — *a*, tête. — *b*, encolure. — *c*, épaule. — *d*, bras. — *e*, coude. — *f*, avant-bras. — *g*, genou. — *h*, canon. — *i*, boulet. — *j*, paturon. — *k*, pied. — *l*, garrot. — 1, chanfrein. — 2, naseaux. — 3, crinière. — 4, toupet. — 5, poitrail. — 6, châtaigne. — 7, os crochu. — 8, fanon. — 9, passage des sangles. — *m*, dos. — *n*, côtes. — *o*, ventre. — *p*, flancs. — *q*, reins. — *r*, croupe. — *s*, hanche. — *t*, fesse. — *u*, cuisse. — *v*, rotule. — *x*, jambe. — *y*, jarret. — *z*, calcanéum. — 10, queue (Duhousset).

mulassière (*Equus asinus europæus*) (fig. 101), qui est venue par l'Espagne, est brachycéphale, à front large et peu bombé, avec arcades orbitaires très saillantes, à face courte ; la tête est courte, épaisse et large, à extrémité mousse. Le maxillaire inférieur a les branches écartées, relevées à angle droit ; les arcades incisives sont larges et les dents très obliques. Les naseaux sont

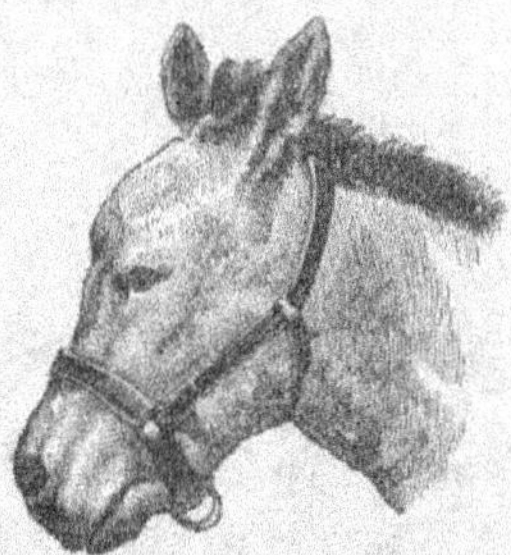

Fig. 100. — Ane d'Afrique.

petits, les lèvres très épaisses, l'oreille forte, très volumineuse, tombante et très longue ; l'œil petit et la physionomie sombre. La taille est généralement assez forte, autour de 1^m,40 ; l'encolure plus épaisse, plus courte, le corps généralement plus ample que dans la race commune. Sa robe est toujours de nuance foncée, depuis le bai brun jusqu'au noir mal teint ;

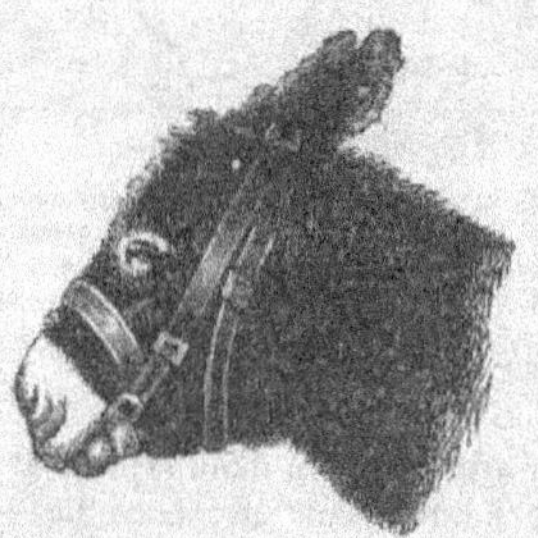

Fig. 101. — Baudet mulassier.

le poil est ras chez les ânes du Midi ; la plupart des baudets du Poitou sont velus.

A la race commune appartiennent les variétés d'Égypte, d'Asie, d'Afrique, surtout d'Algérie ; à la race mulassière appartiennent les variétés communes de l'Europe, celles, mieux soignées, employées pour la production mulassière en Gascogne, dans la Catalogne, en Italie, et principalement celle du Poitou qui fournit les *baudets* (ânes étalons) du Poitou (fig. 101).

III. MALADIES. — Les principales maladies de l'âne ont été groupées (fig. 102) de façon à montrer leur siège : quant à leur description, elle se trouvera aux différents articles.

IV. FONCTIONS ÉCONOMIQUES. — 1° *Utilisation comme bête de trait.* — Suivant les pays, les races, la force des sujets, l'âne sert à traîner ou à porter des fardeaux ; on l'emploie quelquefois comme monture ; il rend donc les mêmes services que le cheval. Il a du fond, une grande énergie, et, par des soins bien entendus, ses qualités se trouvent relevées.

L'âne jouit d'une bonne constitution ; il est moins souvent sujet aux maladies que le cheval. Son aptitude digestive est plus grande que celle du cheval ; c'est ce qui explique sa sobriété.

Trop souvent, il n'est chez nous que le serviteur des pauvres, et alors il est surchargé, excédé par le travail qu'on lui fait faire sans ménagement.

En Asie, dans l'Arabie, l'Égypte et sur plusieurs autres points de l'Afrique, dans plusieurs contrées méridionales de l'Europe, les races sont plus fortes, hautes de taille, sveltes, déliées, robustes, promptes à la course, sobres, rustiques ; elles supportent les fatigues et les privations avec une grande facilité, et réunissent enfin une grande somme de qualités, moins brillantes que celles du cheval, mais plus variées et pouvant se prêter à un plus grand nombre de services.

2° *Utilisation comme reproducteur.* — Pour l'industrie mulassière, c'est dans la fécondation des juments pour la production des mulets que l'âne est surtout précieux, par les bénéfices qu'il procure à l'agriculture, à laquelle plusieurs nations des deux mondes payent tribut ; alors la valeur vénale de l'âne se chiffre par des milliers de francs ; le cours moyen des jeunes baudets est en Poitou de 2 000 francs ; on en a vu atteindre jusqu'à 10 et 15 000 francs.

Le prix du baudet, de l'âne étalon, est donc fort loin de celui de l'âne commun, qui est rarement vendu plus de 80 francs.

3° *Utilisation comme aliments.* — Le lait d'ânesse tient le milieu entre celui de la femme et celui de la jument ; il est riche en sucre et renferme moins de beurre et de caséine : il a été de tout temps regardé comme médicamenteux, surtout dans les maladies chroniques des poumons et des voies digestives.

Dans quelques contrées, la chair de l'âne est viande de boucherie ; les partisans de l'hippophagie l'utilisent aussi chez nous ; les saucissons renommés de Bologne étaient faits avec de la chair d'ânon.

4° *Utilisation industrielle*. — La peau, plus dure et plus élastique que celle du cheval, s'étend beaucoup plus sous la main du mégissier, et on en fait des cribles, des tamis, des tambours, de gros parchemins, des reliures de livres. — Toutes les parties de l'animal mort peuvent être utilisées.

ANÉMIE. — Diminution des globules sanguins avec augmentation notable de la quantité du sérum ; il y a à la fois anémie et hydroémie.

On distingue l'*anémie symptomatique*, liée à une maladie préexistante, et l'*anémie idiopathique*, apparaissant en dehors de toute cause organique connue.

1° Anémie symptomatique. — Étiologie. — Elle peut être causée par des hémorragies (abus des saignées, hémorragie opératoire ou accidentelle), par l'exagération des sécrétions ; les maladies constitutionnelles à marche lente (tuberculose, morve chronique, rachitisme) la produisent également ; de même, les tumeurs généralisées, les maladies viscérales chroniques (entérite, pneumonie, affections du cœur) peuvent la provoquer ; elle existe souvent en même temps que les maladies parasitaires : gale, ténias, strongles (*anémie des chiens de meute*), etc… ; enfin, elle survient toutes les fois qu'un animal est insuffisamment nourri, ou qu'il est placé dans de mauvaises conditions hygiéniques.

Symptomatologie. — Pâleur des muqueuses, engourdissement, mollesse au travail, œdèmes passifs apparaissant brusquement aux membres, sous le ventre, sous la gorge (*bouteille*).

Traitement. — Faire disparaître la cause, si possible ; mettre les malades dans de bonnes conditions hygiéniques ; leur donner une excellente nourriture et des toniques ; utiliser les anthelminthiques.

2° Anémie idiopathique. — Elle est fréquente dans certaines régions, les vallées de la Marne et de la Meuse notamment.

Étiologie. — Les causes de l'affection sont mal connues ; Delafond l'attribuait à la composition chimique des fourrages ; la maladie paraît se propager par contagion.

Symptomatologie. — Les symptômes sont très vagues au début : on remarque de la faiblesse au travail, des sueurs abondantes et de la polyurie ; la muqueuse oculaire à cette période est pâle, œdématiée (œil gras); néanmoins les animaux sont gais et en bon état. Plus tard, la démarche est nonchalante, titubante ; l'essoufflement est rapide ; les malades maigrissent et ne mangent presque plus ; des œdèmes volumineux apparaissent sous le ventre et aux membres ; l'artère est molle, le pouls est vif et filant ; les battements du cœur, au contraire,

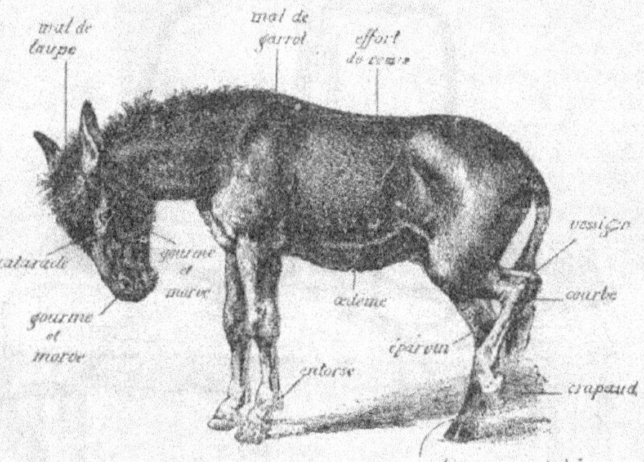

Fig. 102. — Siège des principales maladies de l'âne, d'après Beugnot.

sont forts, avec un timbre métallique ; puis, les animaux, trop faibles, se couchent ; la respiration est dyspnéique, le pouls très vite ; on peut entendre, en auscultant le cœur, un souffle très doux (chant du cœur) ; il n'est pas rare de voir survenir des épistaxis et de l'albuminurie. — Les animaux meurent dans le marasme.

Anatomie pathologique. — Tissus pâles, atrophiés, tissu conjonctif infiltré, et à l'analyse du sang on constate une diminution considérable dans le nombre des globules sanguins (75 grammes de globules au lieu de 120 grammes pour 1000 grammes de sang).

Diagnostic. — Difficile pour un cas isolé, il devient facile en cas d'enzootie.

Pronostic. — Très grave.

Traitement. — Il se réduit à peu de chose : théoriquement, on doit donner une alimentation alibile et abondante, des toniques et des ferrugineux. L'émigration a quelquefois une influence heureuse. Dans tous les cas, il faudra isoler les malades.

ANÉMIE PERNICIEUSE DES CHIENS DE MEUTE. — Affection épizootique, analogue à *l'anémie des mineurs*, de l'homme.

Étiologie et symptomatologie. — Cette affection est causée par la multiplication, dans l'intestin du chien, de la *dochmie trigonocéphale*.

Outre les symptômes ordinaires de l'anémie, on observe des *saignements de nez* fréquents et abondants.

Traitement. — Les œufs étant expulsés avec

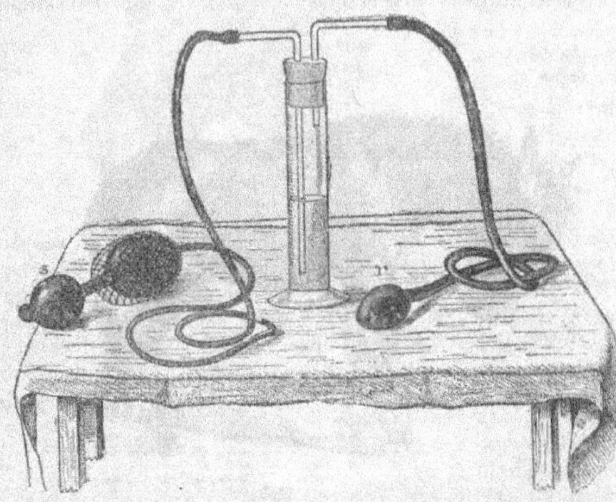

Fig. 103. — Inhalateur pour éthérisation et chloroformisation de Cadiot et Almy (Gasselin).

les excréments, le *traitement préventif* consistera à recueillir avec soin les excréments pour les enfouir, à désinfecter le sol des niches et des endroits où séjournent les chiens. — Comme *traitement curatif*, on utilisera successivement plusieurs anthelminthiques : poudre de noix d'arec, santonine, semen-contra, etc.

ANESTHÉSIE (de ά privatif, et αἴσθησις, sensibilité ; all. *Unempfindlichkeit*, *Betäubung* ; angl. *insensibility* ; ital. *anesthesia*). — Suppression ou diminution de la sensibilité générale, ou de la sensibilité d'un organe en particulier.

Indications. — Elles sont moins nombreuses en chirurgie vétérinaire qu'en chirurgie de l'homme.

L'anesthésie est nécessaire cependant dans les cas d'opérations intra-abdominales, les interventions sur l'œil, l'aryténoïdectomie, les

castrations sur certains chevaux, les amputations sur les carnassiers, etc...

Contre-indications. — Maladies du cœur et de l'appareil respiratoire.

Il ne faut pas anesthésier un animal, bœuf, vache, porc, que l'on veut livrer ensuite à la boucherie : les anesthésiques, surtout l'éther, le chloral et le chloroforme, s'éliminant par la peau et les muqueuses, donnent à la viande une odeur qui la fait rejeter de la consommation.

On distingue l'*anesthésie générale* et l'*anesthésie locale*.

Anesthésie générale. — Symptomatologie. — Lorsque, par une voie quelconque, on fait arriver jusqu'aux centres nerveux une dose suffisante d'anesthésique, on observe les symptômes suivants :

1° Période d'excitation, dans laquelle le patient se débat beaucoup ; la mort peut survenir à ce moment par syncope respiratoire ou cardiaque, et par asphyxie due à l'œdème de la glotte ;

2° Période d'anesthésie, caractérisée par la disparition de la sensibilité sur toutes les parties du corps ;

3° Période d'intoxication, produite par l'absorption d'une trop grande quantité de vapeurs anesthésiques ; la respiration se ralentit et cesse par instants, les battements du cœur s'affaiblissent et la mort peut survenir par syncope respiratoire.

Sur les grands animaux et sur les chiens, l'anesthésie générale et complète est difficile à obtenir, et souvent mortelle ; il est donc prudent de ne pas chercher à la réaliser.

Principaux agents anesthésiques. — Ce sont : l'éther, le chloroforme, le chloral, la morphine.

1° *Anesthésie par l'éther ou le chloroforme.* — Méthode des inhalations. — Actuellement, on préfère le chloroforme à l'éther. Souvent il faut une quantité considérable d'éther (250 à 500 grammes, parfois plus) pour provoquer le sommeil chez le cheval, tandis qu'il suffit généralement de 100 grammes de chloroforme. Le sommeil chloroformique apparaît plus rapidement et le réveil est plus prompt. — On a reproché au chloroforme, sans que cela fût vérifié d'une façon absolue, sa nocivité plus grande.

Technique de l'opération. — L'animal, couché, est débarrassé de tout ce qui peut gêner sa respiration ; un aide verse, par petites quantités, l'éther ou le chloroforme sur une compresse suffisamment épaisse, par exemple une serviette pliée en huit, placée près des naseaux, et la maintient en place en ayant soin de ne pas gêner l'entrée de l'air ; on interrompt les inhalations à certains moments. Dès que les premières vapeurs anesthésiques arrivent au cerveau, après leur absorption par la muqueuse pulmonaire, l'animal se débat violemment ; sa respiration et sa circulation s'accélèrent ; il hennit, beugle ou aboie ; parfois, si c'est un mâle, il éjacule. Puis, peu à peu, les mouvements cessent, et le sommeil anesthésique survient : il est caractérisé par la disparition du réflexe palpébral (c'est en effet sur

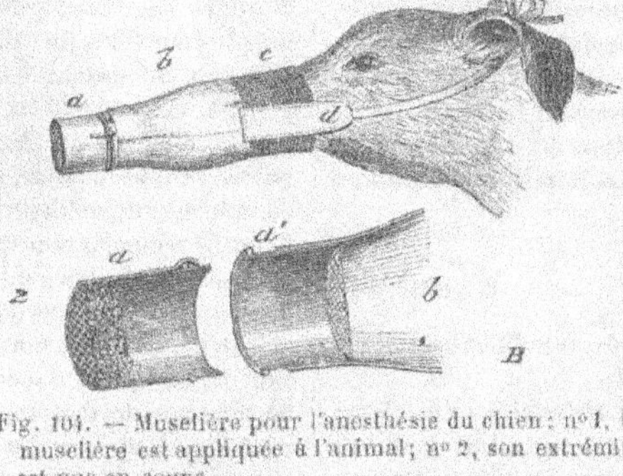

Fig. 104. — Muselière pour l'anesthésie du chien : n° 1, la muselière est appliquée à l'animal ; n° 2, son extrémité est vue en coupe.

a, boîte destinée à recevoir l'éponge imbibée de chloroforme. — *b*, corps de la muselière. — *d*, prolongement portant le lien qui sert à la fixer. Le détail de cette partie, figuré à part, montre que cette boîte se compose de deux pièces, l'une (*a'*) qui fait corps avec la muselière, l'autre (*a*) mobile et qui peut être enlevée à volonté. — *c*, partie en cuir.

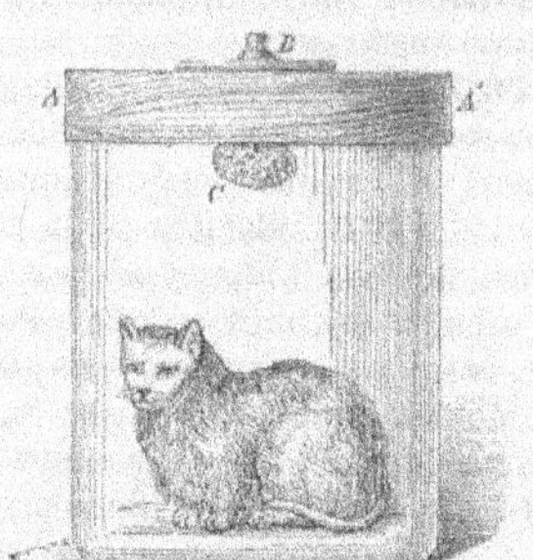

Fig. 105. — Bocal pour anesthésier le chat.

A, A', couvercle en bois, percé à son centre d'un orifice que ferme la cheville B, à laquelle est suspendue une éponge C (c'est sur cette éponge que l'on verse l'éther ou le chloroforme par l'orifice du couvercle).

la conjonctive que la sensibilité disparaît en dernier lieu) et le rétrécissement de la pupille. Si, à ce moment, la respiration et la circulation fonctionnent normalement, l'anesthésie peut être prolongée sans danger par l'administration intermittente de petites doses d'anesthésique. Si on voyait survenir brusquement la dilatation de la pupille, ou si la respiration devenait précipitée, le pouls petit et vite, il faudrait cesser immédiatement les inhalations.

— Il est bon qu'un aide surveille les réflexes, s'assure de l'état du pouls et de la respiration.

Dès que l'opération touche à sa fin, on suspend l'administration de l'anesthésique ; lorsqu'elle est terminée, on désentrave le patient qui, généralement, se relève seul au bout d'un quart d'heure. On facilite son réveil en lui appliquant sur le front des compresses d'eau froide.

Si, durant l'anesthésie, on voyait la respiration s'arrêter brusquement, il faudrait pratiquer immédiatement la *respiration artificielle*, par des pressions successives sur la poitrine, imitant le jeu des côtes, et par des tractions rythmées de la langue, ou faire une injection sous-cutanée de 0,10 de vératrine.

Appareils pour éthérisation et chloroformisation. — On a proposé divers appareils pour le chien. On peut employer le dispositif suivant. Une boîte, formant une cage métallique, fermée à ses deux extrémités par un grillage, est adaptée à une muselière. C'est dans cette boîte que l'on place une éponge imbibée de chloroforme (fig. 104).

Le chat, le singe, les oiseaux sont placés à côté d'une éponge imbibée de chloroforme, sous une cloche en verre. Au moment où l'animal tombe endormi, on le retire (1) (fig. 105).

On a conseillé, dans le but d'obtenir un certain degré d'assoupissement chez le cheval, l'introduction de vapeurs d'éther dans le rectum.

MÉTHODE MIXTE. — La méthode mixte qui donne de bons résultats consiste dans l'inhalation de chloroforme après une injection sous-

(1) Desoubry, *Les anesthésiques en chirurgie vétérinaire.*

cutanée de chlorhydrate de morphine. Cette méthode a l'avantage de supprimer la période d'excitation, d'éviter la syncope cardiaque et de diminuer la quantité de chloroforme à administrer (70 grammes environ) ; l'anesthésie survient plus vite.

Pour le cheval, on emploie 10 centigrammes de chlorhydrate de morphine et 5 milligrammes de sulfate d'atropine en solution dans 10 grammes d'eau distillée.

Chez le chien, le procédé de choix est la méthode mixte : injection de 1/2 centimètre cube par kilo de poids de la solution suivante :

Chlorhydrate de morphine......	2 décigr.
Sulfate d'atropine..............	2 centigr.
Eau distillée...................	10 grammes.

Et vingt minutes après, inhalation de chloroforme.

2° *Anesthésie par le chloral.* — Le chloral s'emploie : seul, en injections intraveineuses ; ou associé à la morphine, et administré en lavement.

Injections intraveineuses. — Elles se pratiquent en injectant dans la jugulaire de l'animal une dose variable de chloral (10 grammes par 100 kilos de poids vif) en solution au 1/3, au 1/4 ou au 1/5 dans l'eau distillée. On se sert d'un fin trocart que l'on fait pénétrer dans la veine de haut en bas, et, à l'aide de l'appareil Dieulafoy adapté sur ce trocart, on pousse la solution de chloral dans la veine.

L'anesthésie survient presque immédiatement et dure un temps variable ; le réveil est toujours long.

Quoiqu'on ait peu employé l'anesthésie par le chloral, elle a été mortelle dans bien des cas : c'est un anesthésique dangereux ; on peut en outre voir survenir des complications de phlébite à la suite d'une injection mal faite ; enfin, le chloral a une action vaso-dilatatrice, qui augmente l'hémorragie dans les opérations.

Aussi cette méthode n'est plus employée.

Lavement. — Cadéac et Mallet ont proposé, pour conjurer les accidents et obtenir l'anesthésie du cheval, d'injecter sous la peau une solution de 1 gramme de chlorhydrate de morphine, et de donner, dix minutes après, un lavement mucilagineux de 80 à 100 grammes de chloral.

3° *Anesthésie par la morphine.* — On injecte, sous la peau de l'animal, une dose variable de chlorhydrate de morphine en solution (20 à 50 centigrammes pour le cheval). La morphine amène le plus souvent de la somnolence, une certaine résolution musculaire ; mais elle produit toujours, au début, une vive excitation. — En général, on emploie l'injection de morphine pour les chevaux irritables, dangereux, qui ne veulent pas se laisser ferrer ou tondre.

Anesthésie locale. — On y a recours en chirurgie vétérinaire toutes les fois qu'on a à craindre les dangers de l'anesthésie générale, ou, plus souvent, lorsqu'on a à faire une opération sur un organe délicat (œil).

On a successivement utilisé le froid produit par le mélange de glace et de sel marin, les pulvérisations d'éther, de sulfure de carbone, de chlorure de méthyle ; ce dernier a l'inconvénient de congeler la peau et de produire parfois des escarres. Enfin, maintenant, on emploie avec avantage les solutions de *chlorhydrate de cocaïne*, soit en instillations dans l'œil, soit en injections sous-cutanées ou sous-muqueuses à l'aide de la seringue de Pravaz ; ces injections permettent d'insensibiliser les tissus superficiels et de pratiquer des opérations variées dans toutes les régions.

La formule la plus employée pour une injection chez les grands animaux est la suivante :

Chlorhydrate de cocaïne........	10 centigr.
Sublimé corrosif..............	2 milligr.
Eau distillée..................	10 grammes.

Pour le chien (1), 3 à 5 centimètres cubes de cette solution suffisent largement.

ANESTHÉSIQUES. — Voy. Anesthésie.

ANÉVRISME (selon l'Académie). — Il vaut mieux dire *Anévrysme*.

ANÉVRYSME (de ἀνευρύνειν, dilater ; all., *Pulsadergeschwultz* ; angl. *anevrism* ; ital. et esp. *aneurisma*). — Tumeur produite sur le trajet d'une artère par la dilatation ou la déchirure de ses membranes. L'anévrysme est dit *vrai* dans le premier cas, et *faux* dans le deuxième.

L'*anévrysme variqueux* ou *artérioso-veineux* est formé simultanément par une artère et par une veine adjacente, mises en communication par suite de la rupture de leurs tuniques respectives.

Étiologie. — Toute cause capable d'altérer ou de diminuer la résistance des parois d'une artère peut déterminer un anévrysme : l'artérite, la thrombose, les contusions (projectiles), etc.

Parfois, l'anévrysme est développé par des parasites (strongles) ; l'un d'eux, le *Strongylus armatus*, entraîné dans le courant sanguin, se

(1) Cadiot et Almy, *Thérapeutique chirurgicale.*

fixe de préférence dans la grande et la petite mésentérique ou le tronc cœliaque, et altère

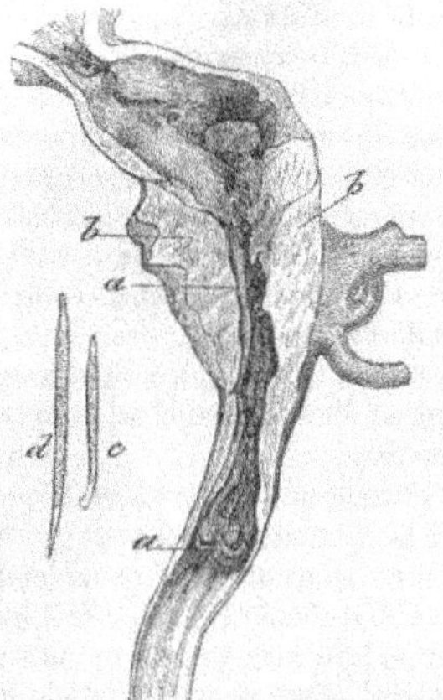

Fig. 106. — Anévrysme vermineux d'une division de l'artère mésentérique antérieure (cheval), d'après Rayer.

aa, caillot contenu dans l'artère. — bb, membrane moyenne hypertrophiée. — cd, strongles (grandeur naturelle).

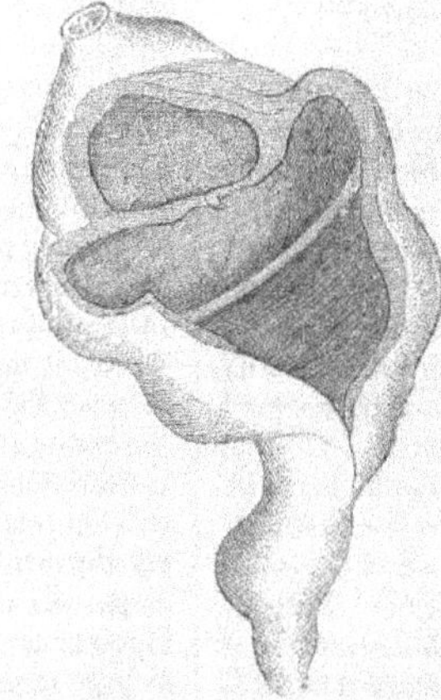

Fig. 107. — Anévrysme vermineux de la grande mésaraïque du cheval (1/3 gr. nat.).

les parois de ces vaisseaux ; il détermine des embolies, empêche la circulation sanguine d'une portion de l'intestin et détermine des coliques très graves (*tranchées rouges*) (fig. 106 et 107).

SYMPTOMATOLOGIE. — Les dilatations artérielles internes ne sont guère constatées qu'à l'autopsie ; les externes peuvent siéger en diverses régions : sur le trajet des artères maxillaire, pharyngienne, des artères des membres, etc.

Les anévrysmes se présentent sous la forme de tumeurs dépressibles, uniformément fluctuantes et *pulsatiles* ; les battements que le doigt ressent lorsqu'il explore un anévrysme sont isochrones aux battements du pouls.

Les anévrysmes *artérioso-veineux* sont rares ; leur présence est décelée par les signes objectifs des anévrysmes ordinaires, mais ici il y a un frémissement vibratoire particulier (*thrill*) perceptible par l'oreille et le toucher ; l'un de nous a rapporté l'observation d'un anévrysme variqueux mésentérique.

DIAGNOSTIC. — On peut confondre les anévrysmes avec des abcès froids, des kystes, des tumeurs développées sur le trajet des artères, etc. (fig. 108).

PRONOSTIC. — Leur présence constitue un danger permanent, à tous les instants : les animaux peuvent les blesser et leur ouverture est généralement mortelle.

TRAITEMENT. — Celui des anévrysmes externes peut seul être essayé : la compression prolongée donne peu de résultats. Si l'on intervient, il est préférable de pratiquer la ligature en amont et en aval du vaisseau dilaté, ou bien de pratiquer cette ligature double et d'extirper l'anévrysme.

Si une dilatation artérielle vient à être accidentellement ouverte, il faut immédiatement tamponner la plaie ou bien ligaturer l'artère.

ANGINE (de *angere*, suffoquer ; all. *Halsentzündung, Halsweh, Bræune* ; angl. *sore throat* ; it. *skeranzia* ; esp. *angina*). — Ce mot désignait surtout,

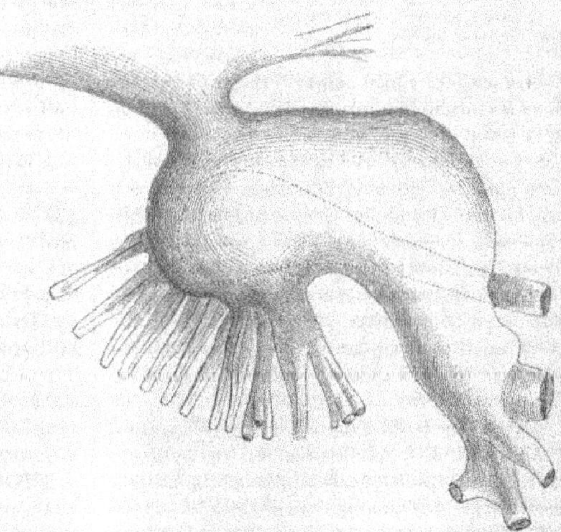

Fig. 108. — Anévrysme de la grande mésaraïque du cheval, d'après Bollinger.

autrefois, les inflammations des muqueuses de l'arrière-bouche et du larynx, qui existent souvent en même temps ; mais, comme l'infection prédomine toujours dans la muqueuse primitivement frappée, il est nécessaire de les étudier séparément (Voy. Laryngite et Pharyngite).

Certaines angines symptomatiques accompagnant la fièvre typhoïde, le charbon, la rage, la morve, l'anasarque et diverses affections éruptives seront étudiées avec ces maladies.

ANGIOME. — Tumeur formée exclusivement par des vaisseaux veineux et artériels de nouvelle formation et largement dilatés.

Dans les *angiomes simples*, les vaisseaux de nouvelle formation sont semblables aux vaisseaux normaux : ce sont, dans l'espèce humaine, des masses lenticulaires, rouge sombre, situées au voisinage des ouvertures naturelles (*nævi*). Ils sont à peu près inconnus en vétérinaire.

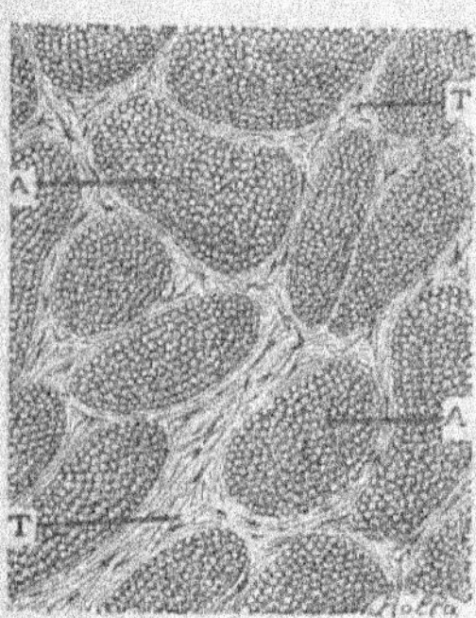

Fig. 109. — Angiome caverneux du cou du chien.

A, espaces caverneux remplis de sang. — T, travées fibreuses limitant les espaces caverneux (Cadéac).

Les *angiomes caverneux* forment des tumeurs molles, rouge sombre, siégeant surtout dans les organes internes : foie, cœur, parfois à la peau.

Les angiomes caverneux (fig. 109) sont constitués par des cloisons fibreuses, formant des aréoles, dans lesquelles circule le sang. Ces cloisons sont formées par du tissu conjonctif très dense, contenant quelques fibres musculaires lisses ; c'est donc une tumeur érectile analogue aux corps caverneux.

Ils constituent un danger de mort permanent par suite de leur rupture possible et de l'hémorragie consécutive.

ANGLAIS (CHEVAL). — Voy. Pur sang.

ANGLAISER (all. *englisiren, stumpschwarzen*). — En hippiatrique, pratiquer une opération, inventée par les maquignons anglais, et consistant à enlever les muscles abaisseurs de la queue.

ANGLO-ARABE (CHEVAL). — Résulte du croisement du cheval de pur sang anglais avec le cheval de pur sang arabe.

Production. — On le produit dans certains pays de l'Europe, notamment en Allemagne et en Autriche-Hongrie, mais surtout dans le midi de la France. Certains hippologues ont voulu lui donner le nom de *pur sang français*. En réalité, il ne constitue pas une race distincte à caractères bien définis ; chez certains sujets, la prépondérance du sang anglais est très visible, tandis que chez d'autres les caractères du cheval arabe prédominent ; en général, ses formes procèdent de l'anglais et de l'arabe.

La jumenterie de Pompadour est le centre de la production de l'anglo-arabe.

Durant ces derniers temps, on a beaucoup favorisé l'élevage de l'anglo-arabe au moyen de primes aux éleveurs.

Utilisation. — L'anglo-arabe est un excellent cheval, joignant la vitesse à l'endurance ; on lui reproche d'être souvent décousu, haut monté sur jambes et à membres grêles. Sur les hippodromes, il a pu lutter avec honneur contre le pur sang anglais. Dans le sud-ouest de la France, il existe, dans tous les hippodromes, des courses réservées aux anglo-arabes. Il constitue un excellent cheval de cavalerie légère, et joue un rôle important comme améliorateur des races chevalines du Midi et comme reproducteur des demi-sang.

ANGLO-NORMAND (CHEVAL). — Voy. Normand.

ANGORA. — Animal qui se distingue par ses poils longs et soyeux, et dont la race est originaire d'Angora. — *Chat angora*. Race à longs poils soyeux. — *Chèvre angora*. Race, propre à l'Asie Mineure, élevée pour son long poil soyeux et son lait. — *Lapin angora*. Race à longs poils soyeux.

ANHÉMASE (de ἀν privatif, et αἷμα, sang). — *Anhémase épizootique* (Gellé). — Maladie qui se montra dans le département des Deux-Sèvres, et fit périr un grand nombre de mulets dès les premiers jours de leur naissance. — Presque toujours mortelle, cette affection, caractérisée par l'abattement, par la petitesse et la fréquence du pouls, la respiration fréquente, et par les excréments secs et noirs, durait de six à vingt-quatre heures. — A l'autopsie, le sang était d'une couleur rose très pâle, séreux, dépourvu de fibrine, et toujours liquide.

ANIMAL (de *anima*, vie ; ζῷον ; all. *Thier* ; angl. *animal* ; ital. *animale* ; esp. *animal*). — Organisme dont les parties constituantes essentielles sont formées d'éléments anatomiques, ayant pour principes immédiats fondamentaux des substances organiques azotées. Le fait d'être un organisme distingue l'animal des *corps bruts*, et le fait d'avoir pour parties constituantes essentielles des *substances organiques azotées* le distingue des *végétaux*.

Au point de vue physiologique, on dit que c'est : un organisme qui se nourrit, se développe, se reproduit, sent, et se contracte. On dit *se contracte*, et non *se transporte d'un lieu à un autre*, car certains animaux se contractent sans se mouvoir, et beaucoup de plantes peuvent se transporter sans se contracter.

Au point de vue des rapports avec l'homme, les animaux peuvent être rangés dans deux grands groupes :

1° **Animaux utiles.** — Ils le sont de diverses façons.

Les *alimentaires*, comme le bœuf, le gibier, l'abeille, les poissons, etc., fournissent de la viande, du lait, du miel, etc. Les *auxiliaires* sont utiles par : leur travail, comme le cheval, le bœuf; leur intelligence pour la garde ou la chasse, comme le chien, le cormoran, etc. Les *industriels*, comme le mouton, le ver à soie, l'abeille, certains oiseaux, produisent la laine, la soie, la cire, des plumes. Les *médicinaux* sont des agents thérapeutiques, comme la sangsue, les cantharides, etc. Enfin, les *accessoires* sont utilisés pour notre plaisir, soit à cause de leurs chants ou de leurs plumages, comme les oiseaux : serins, oiseaux des îles; soit comme animaux de combats : taureaux, coqs, chiens et rats; soit pour le plaisir de la chasse : gibier et poissons.

2° **Animaux nuisibles.** — Les uns le sont *directement*. — Ce sont les *parasites*, qui séjournent sur la peau, comme les poux, les puces; ou dans le corps, comme les ténias, vers de l'intestin, les trichines des muscles, etc. Les *vulnérants* sont des carnassiers, des taons, etc. Les *porte-virus* peuvent transmettre les fièvres paludéennes (moustiques), la rage (chien), le charbon (mouches charbonneuses), etc. Les *venimeux* font des piqûres plus ou moins graves : abeilles, araignées géantes, scorpions, vipères, etc. Les *vénéneux* comprennent certains poissons, des mollusques et des crustacés qui peuvent déterminer des empoisonnements lorsqu'ils sont utilisés pour l'alimentation.

D'autres animaux sont nuisibles *indirectement*. — Les uns sont *nuisibles aux animaux utiles*, principalement les carnassiers, certains parasites, etc. Les autres sont *nuisibles aux végétaux utiles*, comme le lapin, le phylloxéra et beaucoup d'insectes destructeurs.

ANKYLOBLÉPHARON. — Affection des paupières consistant en une soudure des bords palpébraux; elle se rencontre parfois chez le mouton, le chien et surtout le chat.

Étiologie. — Elle est congénitale ou acquise, et, dans ce cas, elle est consécutive à la malpropreté ou à l'inflammation des paupières.

Traitement. — Souvent la soudure est incomplète : il suffit dans ce cas d'introduire entre les paupières et le globe oculaire, parallèlement à la ligne de soudure, une sonde propre, et de séparer les paupières avec le bistouri engagé dans la cannelure de la sonde. — Si la réunion est complète, on opère de même, après avoir fait, en un point de la soudure des bords palpébraux, une incision au bistouri, qui permette d'engager la sonde sous les paupières. — Puis lavages de l'œil avec une solution boriquée tiède à 1 p. 100; l'œil sera recouvert de vaseline boriquée.

ANKYLOSE (de ἀγκύλη, frein; all. *Gelenkverwachsung*; angl. *ancylosis*). — Diminution ou perte totale des mouvements normaux d'une articulation. On la dit *vraie*, lorsque les lésions sont articulaires, et *fausse*, quand elles sont périarticulaires : elle est *complète*, lorsqu'elle ne permet aucun mouvement, et *incomplète*, quand elle diminue plus ou moins les mouvements normaux.

Étiologie. — L'ankylose complète peut être amenée par la soudure des extrémités osseuses : c'est l'*ankylose osseuse interstitielle* ou *par pression*; elle est consécutive aux arthrites suppurées ou sèches.

L'ankylose complète peut également se produire par l'ossification des tissus périarticulaires, particulièrement des ligaments : c'est l'*ankylose périphérique* ou *par jetées osseuses*, de beaucoup la plus fréquente chez nos animaux.

Dans l'ankylose incomplète, on distingue également : l'*ankylose intracapsulaire*, l'*ankylose extracapsulaire*.

Traitement. — Il est surtout préventif : dans les affections articulaires, nécessitant l'immobilisation de la jointure atteinte, on ne devra pas prolonger outre mesure cette dernière; quinze jours, trois semaines au plus, suffisent généralement; dès que le bandage sera enlevé, il faudra recourir au massage de l'articulation, aux bains, aux douches et à l'exercice.

L'ankylose est incurable économiquement chez nos grands animaux; si le sujet ne peut faire un travail au pas, ou être réservé pour la reproduction, il faut l'abattre. Chez les petits animaux, on s'en tiendra au massage, aux bains tièdes, à l'exercice; si l'ankylose est complète et gêne par trop la marche, il faudrait la rupturer (arthroclasie), ou créer une fausse articulation.

ANKYLOSTOMES. — Encore appelées *uncinaires*, *dochmies* ; ce sont des vers ronds qui habitent l'intestin grêle de l'homme et de nos animaux domestiques. Une variété, la *dochmie trigonocéphale*, existe chez le chien, se nourrit de sang et peut déterminer l'*anémie des chiens de meute*, lorsque les parasites sont nombreux.

ANOMALIE (*anomalia*, *abnormitas* ; ἀνωμαλία ; all. *Regelwidrigkeit*, *Unregelmässigkeit* ; angl. *anomaly* ; it. et esp. *anomalia*). — Irrégularité, état contraire à l'ordre naturel, particularité organique que présente un individu comparé à la majorité des individus de son espèce, de son âge, de son sexe. — *Anomalie par défaut* (*monstruosité par défaut*, ou *agénésie*). Buffon et ses successeurs entendaient par là : 1° les *monstruosités* dont le caractère réside dans l'absence d'une ou de plusieurs parties ; 2° les *anomalies simples* par diminution de nombre. — *Anomalie par excès* (*monstruosité par excès*, ou *hypergénésie*). On entendait par là : 1° les *monstruosités* dont le caractère réside dans la multiplication d'une ou de plusieurs parties ; 2° les *anomalies simples* par augmentation de nombre. — Mais on a reconnu la nécessité de distinguer, dans cette classe des monstruosités par défaut ou par excès (termes vagues et souvent pris dans un sens arbitraire) : *a*) les véritables *monstruosités* ; *b*) les anomalies simples par modification du nombre, ou *anomalies de nombre*, qui comprennent deux ordres : 1° par diminution du nombre des organes ou de leurs parties ; 2° par augmentation du nombre des organes ou de leurs parties. L'expression d'*anomalie par excès* doit être rejetée, parce qu'elle désigne, avec les *monstres composés*, les *anomalies par excès de formation* et *par excès de développement*, c'est-à-dire des choses très diverses. — *Anomalie par excès de formation*, ou mieux *de génération*, anomalie caractérisée par la suraddition, à l'ensemble des organes normaux, d'organes surnuméraires et analogues à ceux-ci : augmentation du nombre des vertèbres, des côtes, des doigts, des dents. Les monstruosités composées, plusieurs *hémitéries* numériques et l'hermaphrodisme latéral ont, à tort, été considérés comme cas de ce genre. — *Anomalie par excès de développement*. Anomalie, distincte des précédentes, caractérisée par un développement ultérieur exagéré de parties dont l'existence est normale.

ANORCHIDE (de ἀ privatif, et ὄρχις, testicule). — Voy. Cryptorchide.

ANOREXIE (de ἀν privatif, et ὄρεξις, appétit ; all. *Appetitlosigkeit*). — Diminution ou perte de l'appétit, qui s'observe dans la plupart des maladies. L'anorexie est plus fréquente chez les carnivores que chez les herbivores.

ANTENNOIS. — Nom donné à l'agneau après le remplacement des pinces caduques (douze à quinze mois) ; il garde ce nom jusqu'à ce qu'il devienne propre à la reproduction, et devient alors *bélier*, s'il n'a pas été castré, ou *brebis* (vingt-cinq à trente mois).

ANTHELMINTHIQUES. — Les parasites intestinaux sont en général expulsés naturellement tous les ans, à peu près à la même époque. C'est à ce moment que l'on réclame l'administration des anthelminthiques, et c'est ce qui fait douter de l'efficacité réelle de leur action.

Mode d'administration. — 1° Mettre pendant quelques jours le malade au régime lacté (chien, chat, porc), au régime émollient (cheval, bœuf, mouton). — 2° Administrer le remède sous forme de bols, pilules, électuaires, potions ou breuvages. — 3° Administrer un purgatif non irritant : huile de ricin (chien, chat, porc), une heure plus tard ; un purgatif salin (cheval, bœuf, mouton), cinq ou six heures plus tard. — 4° En cas d'insuccès, avant de recommencer, attendre plusieurs semaines.

On évitera l'absorption stomacale de ces médicaments, chez le chien, le chat, le porc, en les administrant dans un excipient huileux.

Division des anthelminthiques. — On divise théoriquement les anthelminthiques en *vermicides* qui tuent les vers et en *vermifuges* qui les expulsent. Une division plus pratique est celle qui reconnaît des *ténifuges*, qui expulsent les ténias, et *vermifuges*, qui expulsent les autres vers.

Ténifuges du chien et du porc. — a. Potions :

1° Sulfate de pelletiérine ou d'iso-pelletiérine....................	20	centigr.
Tannin....................	50	—
Potion gommeuse.............	100	grammes.

En une ou plusieurs fois.

2° Feuilles de kousso : Mouton....	15-20	grammes.
Chien.......	3-15	—

3° Kousso	15	grammes.
Kamala.....................	10	—
Sirop.....................	100	—

Par cuillerées espacées d'heure en heure.

4° Poudre de racines ou bourgeons de fougère mâle : 30 à 60 grammes pour le porc ou le chien.

Donner dans une forte décoction de fleurs de réséda et ensuite administrer huile de ricin.

5° Écorce fraîche de racine de gre-
  nadier...................... 64 grammes.
  Eau .... 1 litre.

Réduire à un demi-litre par ébullition. Si l'écorce est sèche, la laisser macérer douze heures dans l'eau froide avant de faire la décoction. Donner en trois fois, à une heure d'intervalle, et purger trois heures après la dernière.

b. *Pilules et boulettes :*

1° Pilules de Créquy :
  Extrait éthéré de fougère mâle.... 50 centigr.
  Calomel .... 5 —
  Donner une pilule toutes les heures.

2° Biscuit vermifuge :
  Semen-contra................. 2 à 5 centigr.
  Pâte........................ Q. S.
  Pour un biscuit. — Donner 1 à 5 biscuits au chien ou au porc. 1/4 à 1/2 au chat.

3° Noix d'arec................. 0,75 à 1 gramme.
  Pour les chiens pesant moins de 20 kilogrammes.

Ténifuges du cheval et du mouton :

1° Fougère mâle :
  Grands herbivores............ 100 à 300 gr.
  Petits herbivores............ 30 à 60 —

2° Kousso.................... 20 grammes.
  Miel .... 50 —
  Faire prendre dans du lait.

Anthelminthiques divers :

1° Feuilles de noyer............ 60 grammes.
  Eau .... 1 litre.
  Décoction.

2° Kamala. Faire macérer dans l'eau-de-vie.
  Mouton et chien............. 2 à 10 gr.

3° Benzine................... 50 à 100 gr.
  Huile de ricin.............. 500 —
  Pour le cheval.

4° Benzine .... 1 à 20 gr.
  Huile de ricin.............. 100 —
  Pour le chien.

Anthelminthiques des larves d'œstres dans l'estomac du cheval. — Sulfure de carbone, en capsules gélatineuses de 10 grammes chacune; 3 à 6 capsules à administrer d'heure en heure à cheval adulte.

Anthelminthiques des ascarides. — a. *Cheval :*

1° Essence de térébenthine........ 100 à 200 gr.
  Jaunes d'œufs............... N° 6.
  En breuvage.

2° Huile empyreumatique........ } āā 50 grammes.
  Essence de térébenthine...... }
  Aloès...................... 30 —
  Poudre de guimauve......... } āā Q. S.
  Eau........................ }
  4 bols. — 2 par jour.

b. *Chien, porc, veau, oiseau :*

1° Benzine................... 1 à 7 gr.
  Huile....................... 30 —

2° Semen-contra.............. 5 à 15 gr.
  Lait........................ Q. S.

Anthelminthiques des strongles et lombrics :

1° Huile de cade............... } āā 5 grammes.
  Essence de térébenthine..... }
  Eau-de-vie.................. 2 —
  En breuvage pour le chien.

2° Naphtaline................. 10 grammes.
  Poudre de gentiane et de réglisse. Q. S.
  Contre les lombrics du cheval.

Anthelminthiques des helminthes des bronches et des poumons. — *Injections intra-trachéales :*

1° Iode....................... 2 parties.
  Iodure de potassium......... 10 —
  Eau distillée............... 100 —
  Essence de térébenthine..... 112 —
  Pour deux injections à deux jours d'intervalle.

2° Naphtaline émulsionnée dans l'huile d'olive.
  Deux injections de 6 à 8 grammes chacune pour le mouton.

3° Essence de térébenthine...... } āā P. E.
  Huile...................... }
  Dose : 10 à 20 grammes pour le veau (1).

ANTHRACOSIS. — Infiltration des poumons et des ganglions bronchiques par des poussières de charbon auxquelles se sont ajoutées des granulations calcaires et graisseuses.

ANTHRAX. — Voy. Charbon.

ANTICŒUR. — Voy. Avant-cœur.

ANTILAITEUX. — Médicaments auxquels on supposait la propriété de diminuer la sécrétion du lait, ou que l'on employait contre les maladies dites *laiteuses*, c'est-à-dire causées par la rétrocession du lait. — Aucune substance ne diminue la sécrétion du lait sans affecter primitivement les glandes mammaires, ou agir d'abord sur d'autres organes. — Les antilaiteux les plus employés sont : la menthe, prise à l'intérieur ou appliquée comme topique, l'alaterne, la pervenche (l'infusion des feuilles), la racine de canne de Provence (en décoction), plantes dont les propriétés sont hypothétiques; les substances alcalines, qui, appliquées sur les mamelles, excitent une activité locale plus grande, et par suite la résorption des fluides et

(1) P. Cagny, *Formulaire des vétérinaires praticiens,* 1 vol. Paris, 1900.

du lait (moyens dangereux, qui doivent être proscrits dans le plus grand nombre des cas) ; les diurétiques, les sudorifiques, les bains, qui tendent à diminuer secondairement la sécrétion laiteuse ; les purgatifs énergiques qui suspendent ou ralentissent la sécrétion du lait, momentanément ou définitivement.

ANTIPHLOGISTIQUE (MÉDICATION). — Celle qui a pour but de combattre l'inflammation. Elle comporte un grand nombre de moyens suivant la nature, le siège, l'intensité de cette dernière. Les principaux agents antiphlogistiques sont : le *froid* sous forme de glace ou d'eau froide (Voy. BAINS) ; la *compression* pratiquée à l'aide de flanelles, de bandes de toile ou de caoutchouc modérément serrées ; le *massage* qui a pour but d'accélérer la circulation veineuse et lymphatique, d'activer la résorption des produits épanchés, de rendre de la tonicité aux vaisseaux et d'atténuer la douleur ; le massage se pratique avec le pouce ou la paume de la main, que l'on promène, en appuyant sur la région, dans le sens du courant veineux ; il est bon d'appliquer au préalable une feuille de parchemin enduite de vaseline sur la région, afin d'éviter le rebroussement des poils ; les médicaments *antiseptiques*, *émollients*, *astringents*, *excitants* et *irritants locaux* ; la *saignée* (Voy. ces mots).

ANTIPSORIQUE. — Qui convient contre la gale.

ANTIPYRÉTIQUES. — Voy. ANTITHERMIQUES.

ANTISEPSIE ET ANTISEPTIQUES. — L'antisepsie comprend tous les moyens que l'on peut utiliser pour lutter contre l'envahissement du corps par les microbes et les conséquences des intoxications qu'ils déterminent. Elle est *spéciale* dans la lutte contre un agent microbien en particulier. Elle est dite *chirurgicale* lorsqu'il s'agit de combattre l'infection par les plaies et solutions de continuité : l'*antisepsie obstétricale* constitue alors un chapitre particulier. L'*antisepsie médicale* a pour objet la destruction des virus dans l'organisme. Le mot *désinfection* (Voy. ce mot) paraît réservé pour la destruction des germes infectieux qui ne sont ni sur ni dans le corps.

MOYENS ANTISEPTIQUES. — Les moyens de l'antisepsie peuvent être d'ordre biologique ; ils ont alors pour but de renforcer la résistance naturelle de l'organisme. Ce sont : la *phagocytose* (Voy. ce mot), favorisée par les soins hygiéniques, puis les purgatifs et la saignée, qui augmentent la production des leucocytes ; la *bactériothérapie* (Voy. ce mot), les *vaccinations* (Voy. ce mot), la *sérumthérapie* (Voy. ce mot).

La plupart sont des agents thérapeutiques, comme les *lavages* et les *purgatifs* qui chassent plus ou moins complètement les microbes des plaies ou de l'intestin ; la *chaleur*, la *lumière*, ces dernières utilisées plus spécialement pour la désinfection ; et enfin *certains médicaments*.

MODE D'ACTION. — Les uns tuent la cellule microbienne par oxydation ou par coagulation de son protoplasme (Duclaux), ou ralentissent simplement sa vitalité ; d'autres paraissent agir comme de véritables antidotes des toxines microbiennes ; enfin il en est qui modifient le milieu où végète le microbe et lui rendent la vie impossible : le sublimé corrosif, par exemple, en coagulant l'albumine des plaies, forme une couche protectrice à leur surface, et emprisonne dans les mailles du coagulum les microbes qui cessent d'être alors dangereux ; mais cette action est à la fois un avantage et un danger, car elle peut détruire la vitalité des cellules organiques, surtout des leucocytes, et créer ainsi un obstacle à la phagocytose.

ACTIVITÉ. — Pour la connaître, on a recours aux moyens suivants :

1° On cherche par tâtonnement la dose nécessaire pour arrêter ou empêcher la fermentation d'un litre de liquide putrescible, comme le bouillon ;

2° On détermine la dose nécessaire pour que, mélangée à un virus et introduite avec lui dans un bouillon stérilisé, elle retarde ou empêche la culture de ce virus ;

3° Après avoir laissé en contact l'antiseptique et les matières virulentes pendant des temps variables, on ensemence le mélange dans le bouillon stérilisé ou on l'inocule à des animaux d'expériences ; et on constate le résultat.

On obtient ainsi des classifications qui n'ont aucune valeur pratique, d'abord parce que l'activité des divers antiseptiques n'est pas la même à l'égard de tous les microbes, et surtout parce que les choses ne se passent pas dans l'organisme comme dans les milieux de culture.

Dans certains cas, les leucocytes viennent ajouter leur action à celle de l'antiseptique, dont l'efficacité se trouve augmentée, tandis que dans d'autres l'antiseptique, agissant de la même façon nocive sur les leucocytes et les microbes, perd une partie de son efficacité en même temps qu'il diminue la résistance naturelle de l'organisme. C'est pour ces diverses raisons que le sublimé corrosif, par exemple, qui, théoriquement, est le meilleur antiseptique, se montre, dans la pratique chirurgicale, inférieur à l'acide phénique, au chlorure de zinc, etc. (Lucas-Championnière). L'iodoforme, très bon pour les plaies, est un antiseptique médiocre dans les bouillons de culture, etc...

ACTIONS ADJUVANTES. — La solubilité de l'antiseptique, non pas seulement dans l'eau, mais surtout dans les liquides de l'organisme où se trouvent les microbes, favorise son action. Les solutions antiseptiques chaudes, 45° à 50°, sont plus actives que les froides. Les associations médicamenteuses ont aussi une action favorable, soit en s'opposant, comme les acides organiques, à une atténuation de l'antiseptique (bichlorure de mercure) par les liquides des plaies :

Formule de Laplace.

Bichlorure de mercure...   1 gramme.
Acide tartrique.........   5 grammes.
Eau distillée...........   1000   —

soit simplement par addition des activités particulières à chaque agent. Il peut même arriver que l'activité totale du mélange soit supérieure à la somme de ces activités :

Formule de Christmas et Respaut.

Acide benzoïque.........   1 gramme.
Acide phénique..........   8 grammes.
Chlorure de zinc........   1 gramme.
Eau.....................   1000 grammes.

ACTIONS DÉFAVORABLES. — Il faut éviter comme dissolvants, dans certaines proportions tout au moins, les liquides, comme la glycérine, l'alcool, les huiles, pouvant gêner la solubilité de l'antiseptique dans les liquides organiques ; il faut éviter aussi les associations médicamenteuses, dont le résultat par décomposition chimique peut être une substance moins active : éviter, par exemple, le mélange d'iode et d'acide phénique, de permanganate de potasse et d'acide phénique ou d'acide salicylique.

ANTISTREPTOCOCCIQUE (SÉRUM). — Voy. SÉRUM.

ANTITHERMIQUES. — La fièvre, qui a pour symptôme dominant l'élévation de la température interne ou *hyperthermie*, est déterminée par un accroissement des oxydations, lequel résulte de l'action des substances pyrétogènes sur le système nerveux. Ces substances pyrétogènes sont en général des toxines ou des ptomaïnes sécrétées par les microbes qui ont envahi l'économie.

INDICATIONS. — La médication *antithermique*

ou *antipyrétique* a pour but d'enrayer la fièvre, d'abaisser la température interne, soit : 1° en combattant l'infection ; 2° en réveillant les sécrétions afin d'éliminer les produits solubles et nuisibles sécrétés par les microbes ; 3° en tonifiant et excitant le système nerveux affaibli ; 4° en combattant directement l'excès de production de chaleur et en favorisant sa déperdition par le rayonnement ; 5° en enrayant l'oxydation et la désagrégation des tissus (Kaufmann).

MODE D'ACTION. — On agit contre la fièvre par l'emploi des agents suivants :

1° *Antiseptiques*, qui détruisent les microbes infectieux, producteurs de matières pyrétogènes (Voy. ANTISEPTIQUES) ;

2° *Agents éliminateurs* : purgatifs, sudorifiques, diurétiques (Voy. ces mots), qui favorisent l'élimination de ces matières ;

3° *Stimulants généraux* du système nerveux, qui facilitent la combustion de ces matières (Voy. STIMULANTS) ;

4° *Antithermiques* proprement dits ;

5° *Réfrigération.*

Antithermiques proprement dits. — On réserve souvent le nom d'*antithermiques* aux agents qui abaissent la température, et celui d'*antipyrétiques* à ceux qui s'attaquent à la cause de la fièvre. Dans la pratique, ces deux ordres d'agents sont confondus.

Les principaux antithermiques sont : les sels de quinine, les acides benzoïque et salicylique, le salicylate de soude, la résorcine, l'antipyrine, l'antifébrine, la caféine, etc.

1° Sulfate de quinine............   25 grammes.
   Poudre de guimauve...........   100   —
4 bols. — 2 par jour pour le cheval.

2° Sulfate de quinine............   5 grammes.
   Poudre de digitale............   1 gramme.
   Extrait de réglisse...........   Q. S.

Chien : 10 pilules par jour. — *Cheval* : 3 à 5 gr. Répéter à douze heures d'intervalle. En général, cesser le troisième jour. Contre les maladies infectieuses.

3° Antipyrine...................   15 grammes.
   Camphre.....................   5   —
   Poudre de guimauve..........)
   Miel........................) Q. S.
Pour un bol. Fièvre typhoïde du cheval.

4° Antifébrine.................   20 grammes.
   Poudre de guimauve..........   30   —
   Miel........................   Q. S.
Pour 2 bols. — 1 bol matin et soir, pour le cheval.

5° Antifébrine.................)
   Sucre......................) āā 5 centigr.
Faire 5 paquets. — 1 à 5 paquets par jour pour le chien.

6° Salicylate de soude............ 150 grammes.
  Poudre de quinquina......... } ãã 25 —
  Poudre de réglisse...........

  Un tiers tous les jours pendant trois jours. — Cheval.

7° Salol ; doses :
  Cheval..................... 15 à 25 gr.
  Chien...................... 0,25 à 1 gr.

8° Émétique ; doses (estomac) :
  Cheval..................... 1 à 4 gr.
  Bœuf...................... 4 à 8 —
  Porc....................... 0,10 à 0,20
  Chien...................... 0,005 à 0,50

Réfrigération. — S'obtient par : 1° les *bains froids généraux*, dans l'eau pure ou sinapisée à 20-22° ; ne peuvent être employés que pour les petits animaux ; durée : dix minutes ; après le bain, essuyer le corps de l'animal, le couvrir modérément, administrer une potion alcoolique ; 2° les *bains partiels, douches, lavements froids*, etc., répétés ; température 15-20° ; 3° les *emmaillotements*, à l'aide de draps mouillés ou de sachets contenant de la sciure ou du son avec de la glace ; durée : deux heures (1).

AVANTAGES. — La médication antithermique développe l'action phagocytique des globules blancs ; elle favorise la destruction de quelques microbes et des ptomaïnes.

INCONVÉNIENTS. — Elle détruit et affaiblit les éléments anatomiques, surtout ceux du foie ; elle favorise l'action toxique des alcaloïdes ; elle provoque la rigidité des muscles ; elle favorise les fermentations dans les tissus.

CONCLUSION. — *Modérer la fièvre*, c'est-à-dire se contenter de chercher à ramener la température aux environs de la normale, et renoncer aux antithermiques, lorsque cette température est redescendue à 38° ou 38°,5, chez le cheval par exemple.

ANTITOXINE. — Substance sécrétée par l'organisme, et qui représente le produit de la réaction de celui-ci contre un agent d'infection (microbe ou toxine). — Le *sérum antitoxique* ou *antitoxine* est le sérum d'un animal immunisé contre une certaine maladie ; il peut être utilisé comme agent préventif ou curatif de cette même maladie (Voy. SÉRUM).

ANTIVIRULENT, ENTE. — Qui s'oppose aux actions virulentes. — *Injection antivirulente* (Cézard). — Injection de 1 partie d'iode dans 500 parties d'eau, faite dans le tissu cellulaire dès que se montrent les premiers accidents de l'œdème charbonneux.

(1) P. Cagny, *Formulaire des vétérinaires praticiens*, 1 vol. Paris, 1900.

ANUS (MALADIES DE L'). — Nous étudierons dans cet article les *maladies de l'anus et du rectum*.

1° *Abcès.* — On rencontre fréquemment, surtout chez le cheval, des abcès de la région périrectale.

ÉTIOLOGIE. — Ils sont dus à des corps étrangers ou à des traumatismes, ou bien symptomatiques d'affections générales : mélanose, gourme, etc.

SYMPTOMATOLOGIE. — Les animaux perdent l'appétit, présentent de légères coliques et de la constipation ; il y a un léger mouvement fébrile ; à l'exploration rectale, on peut sentir, à un endroit variable, une tuméfaction chaude, douloureuse, parfois fluctuante. Le pronostic est grave en raison de la proximité du péritoine.

TRAITEMENT. — Ponctions et injections antiseptiques tièdes.

2° *Fistules à l'anus.* — On les observe parfois sur les chevaux et les chiens, plus rarement sur les autres animaux. On les dit *complètes*, quand il y a un orifice intestinal et un orifice cutané ; *incomplètes* ou *borgnes*, lorsqu'un de ces deux orifices existe seul, *borgnes externes*, si c'est l'orifice intestinal qui manque, et *borgnes internes*, si c'est l'orifice cutané qui fait défaut (fig. 110 à 113).

ÉTIOLOGIE. — Opération de l'anglaisage : dans ce cas, la fistule part de la deuxième incision et pénètre entre la queue et le rectum ; corps étranger ayant perforé les parois rectales ; nécrose d'un os coccygien, etc...

SYMPTOMATOLOGIE. — Écoulement par l'orifice d'un liquide purulent, sanieux, d'odeur fétide ; le sondage permet de se rendre compte si la fistule est complète ou incomplète, mais le trajet peut être irrégulier, contourné. Les symptômes objectifs des fistules borgnes internes manquant, leur présence sera plus difficile à saisir : les animaux éprouvent de la douleur en expulsant leurs excréments ; à certains moments, ceux-ci renferment du pus grisâtre, à odeur infecte ; par l'exploration rectale, on peut parfois sentir l'orifice de la fistule.

TRAITEMENT. — On a obtenu de bons résultats par les injections irritantes, dans le trajet des fistules, d'eau de Rabel, de teinture d'iode, de liqueur de Villate diluée et par la cautérisation. On préfère aujourd'hui la division des tissus, compris entre la fistule et l'anus, au moyen de la ligature, du cautère ou du bistouri.

Si la fistule est borgne, on la rend complète en introduisant dans son trajet une sonde qui fait saillie sous la peau ou sous le rectum, et en incisant les tissus.

Pour traiter les fistules complètes, on vide le rectum, on introduit une sonde dans le trajet : elle vient sortir dans le rectum, et le bistouri, dont la pointe suit la cannelure de la sonde, incise les tissus compris entre la fistule et le rectum. Si on a à craindre les blessures de la paroi opposée, on introduit, dans l'intérieur du rectum, un cylindre de bois, pour prévenir les échappées du bistouri. Les fistules secondaires, les clapiers, seront ouverts largement. On traite ensuite la plaie opératoire par les injections antiseptiques chaudes (fig. 111).

3° *Hémorroïdes*. — C'est le nom vulgaire des *tumeurs mélaniques*. — On a souvent considéré comme des *varices* des veines rectales chez les animaux : des tumeurs, la rectite, ou bien le renversement de la muqueuse rectale. Elles se rencontrent cependant parfois chez le chien, chez lequel elles provoquent tous les symptômes de l'obstruction du rectum; quelquefois une hémorragie se déclare. — On peut cautériser ou extirper ces hémorroïdes, et, par des laxatifs et des lavements, combattre la constipation.

4° *Inflammation de l'anus et du rectum* (*proctite et rectite*).

ÉTIOLOGIE. — Corps étrangers, coprostase, lavements irritants, larves d'œstres, traumatismes, etc...

SYMPTOMATOLOGIE.—Gêne de la marche et constipation; les fèces, expulsées avec beaucoup de difficultés, sont recouvertes de muco-pus strié de sang; à chaque effort de défécation, la muqueuse rectale apparaît rouge, congestionnée.

TRAITEMENT. — Faire disparaître la cause, par des lavements tièdes d'eau de lin ou d'eau boriquée. Diète.

5° *Obstruction du rectum*. — ÉTIOLOGIE. —

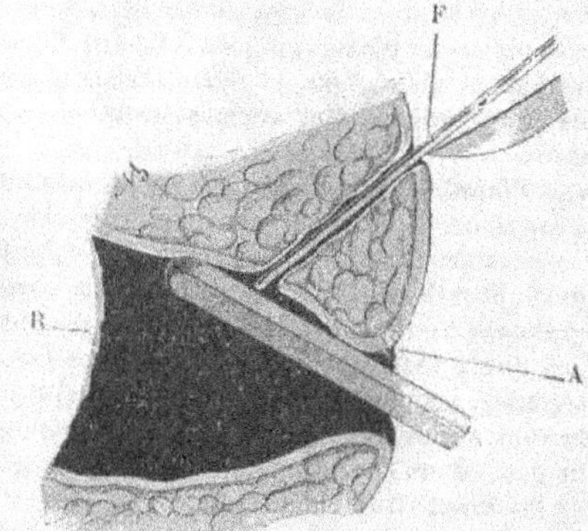

Débridement d'une fistule complète.

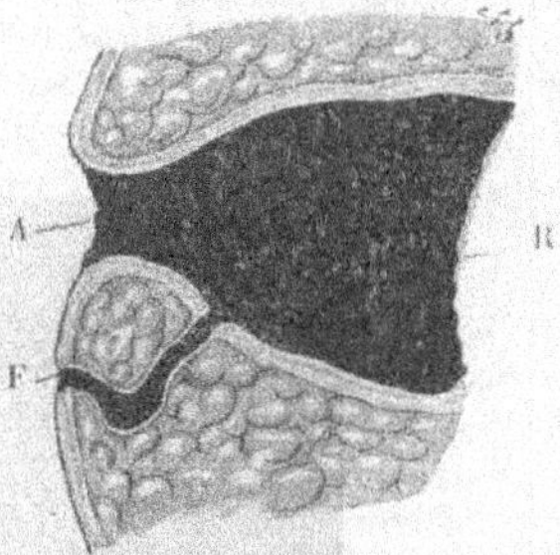

A, anus. — F, fistule borgne externe. — R, rectum.

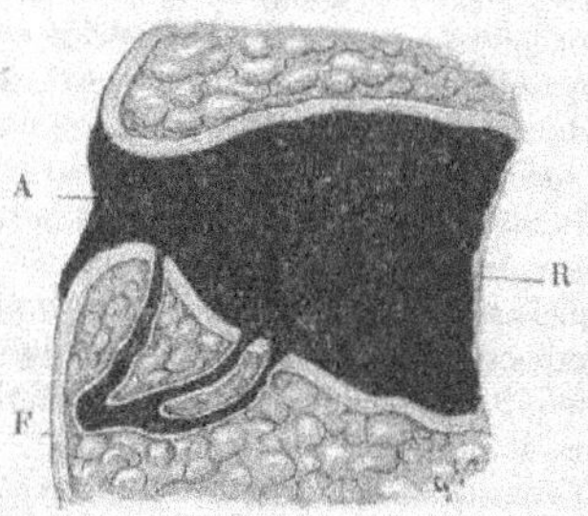

F, fistule complète.

F, fistule borgne multiple.

Fig. 110 à 113. — Fistules à l'anus.

Le rectum peut renfermer des corps étrangers déglutis ou introduits par l'anus. Le plus souvent, il peut être obstrué par un bouchon de matières excrémentitielles durcies. C'est fréquent chez les carnassiers, les chiens par exemple, qui ingèrent certaines sortes d'aliments (os, cartilages), ou chez certains animaux, en particulier les chiens d'attache ou d'appartement, chez qui l'atonie du rectum est causée par le manque d'exercice.

SYMPTOMATOLOGIE. — Les animaux sont tristes; la constipation est opiniâtre; à la palpation du ventre, on sent un cordon dur, résistant à la pression, situé sous les lombes; si on n'intervient pas, la mort peut survenir.

TRAITEMENT. — L'obstruction du rectum sera traitée par des lavements tièdes et répétés de substances mucilagineuses ou huileuses ; à l'intérieur, pour éviter la déchirure par efforts expulsifs violents, on donnera des purgatifs doux : l'huile d'olives, par cuillerées répétées toutes les heures, donne de bons résultats ; si ces moyens ne réussissent pas, il faut pratiquer la vidange du rectum, à l'aide de la main chez les grands animaux, et avec la curette pour le chien.

6o **Plaies.** — Elles sont *externes* ou *internes*.

ÉTIOLOGIE. — Elles ont pour causes les blessures extérieures, l'exploration rectale pratiquée brutalement, l'introduction d'un corps étranger (canule de la seringue), les excréments trop durs, des os ou autres substances dures dégluties, les parturitions dystociques, l'introduction accidentelle par un mâle trop violent du pénis dans le rectum, ou les brûlures par les lavements trop chauds, etc.

SYMPTOMATOLOGIE ET PRONOSTIC. — Les symptômes sont variables suivant leur étendue, leur situation, leur nature.

En général, les animaux sont raides, expulsent avec peine leurs excréments striés de sang ; le diagnostic est alors assez facile, par l'exploration rectale, pratiquée délicatement, ou par examen au spéculum. Dans certains cas graves, il se produit une hémorragie abondante, ou bien des anses intestinales viennent faire irruption dans le rectum, ou bien encore les matières stercorales peuvent se répandre dans la cavité pelvienne ; la terminaison est presque toujours mortelle dans ces cas.

TRAITEMENT. — Les plaies externes seront traitées suivant les règles de l'antisepsie. Pour les plaies internes, on videra le rectum, dans lequel on fera des injections tièdes d'un antiseptique faible (acide borique) ; on tiendra les animaux à la diète. Dans les cas graves, il est préférable de sacrifier les blessés.

7o **Renversement du rectum.** — Il est rare de voir ce renversement être complet, c'est-à-dire intéresser tout l'intestin (fig. 114).

ÉTIOLOGIE. — Le renversement du rectum est principalement causé par une irritation de la muqueuse ; par l'accumulation, la rétention et le dessèchement des excréments, dont l'expulsion est ainsi rendue difficile ; quelquefois par l'irritation de la muqueuse intestinale, dans l'entérite diarrhéique ou dysentérique ; par une toux violente, les efforts de la parturition ou du tirage. La chute du rectum est un accident assez fréquent chez l'espèce porcine, surtout dans la période du jeune âge ; plus fréquent sur le cheval et le chien.

ANATOMIE PATHOLOGIQUE. — La muqueuse est infiltrée, œdématiée, rouge ; le plus souvent le canal est fermé par la tuméfaction.

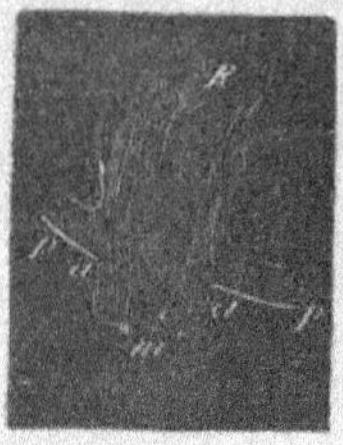

SYMPTOMATOLOGIE. — Il y a des cas où les obstacles diminuant peu à peu, la tuméfaction se dissipe d'elle-même en peu de jours : il s'écoule des mucosités sanguinolentes ; puis la tuméfaction disparaît, et l'intestin rentre dans son état naturel.

TRAITEMENT. — 1° Réduction ; 2° contention ; 3° amputation.

1° *Réduction.* — Dans certains cas, le tissu conjonctif sous-muqueux étant très lâche, la muqueuse rectale seule est herniée ; la réduction est alors facile : on surélève le train postérieur de l'animal ; la muqueuse, enduite de

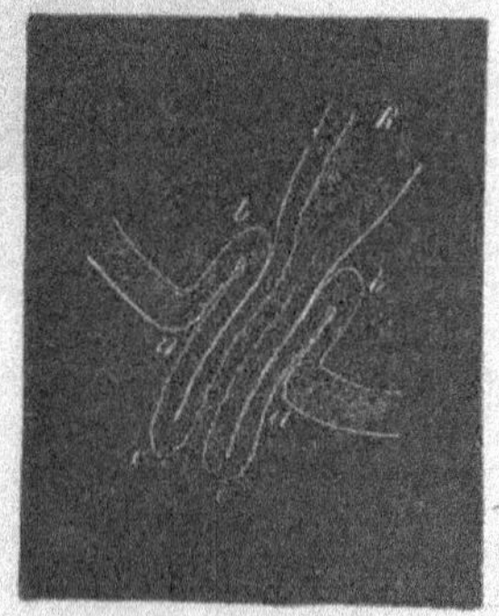

Fig. 114. — Chute de la muqueuse du rectum ou renversement incomplet.

R, rectum. — *pp*, téguments interrompus au niveau de l'anus *aa*. — *m*, l'ouverture occupant le centre de la tumeur formée par le prolapsus de la muqueuse anale. — On voit en *aa* la peau se continuer sans ligne de démarcation avec la muqueuse sortie par l'anus (Fano).

Fig. 115. — Chute du rectum avec invagination ou renversement complet.

R, rectum. — *cc*, ouverture de la tumeur. — En *aa*, on voit l'extrémité supérieure de la tumeur resserrée par l'ouverture anale, mais il n'existe ici qu'une simple contiguïté entre la tumeur et les bords de l'orifice anal. — *bb* est l'endroit où le rectum s'est invaginé.

vaseline, est rentrée peu à peu à l'aide des mains ; il faut avoir soin de la réduire complètement, de l'étendre et de l'étaler, sans quoi le renversement se reproduirait.

Si la muqueuse est très engorgée, volumineuse, on la décongestionne par les compresses d'eau froide ou astringentes, et par les scarifications.

Ces manœuvres sont facilitées par l'anesthésie : on emploie souvent dans ce but les boissons chaudes alcooliques.

2° *Contention*. — Pour empêcher le **retour** du renversement, on a recours à la suture, à la compression et aux pessaires. — On peut faire différentes *sutures* : sutures en X, à points séparés, à bourdonnets, en blague à tabac ; cette dernière est une suture circulaire du tégument péri-anal qui fait office de coulisse : on tire les deux extrémités du fil de façon à laisser une ouverture suffisante pour le **passage** des excréments. — La *compression* se fait à l'aide d'un tampon (éponges ou linges) que l'on maintient sur l'anus par un dispositif variable, bandage de Bourgelat, de la Maison rustique, sutures, bandes attachées aux surfaix, etc. — Les *pessaires* ne sont pas recommandables, en raison de l'irritation qu'ils produisent et qui favorise la réapparition de la hernie.

3° *Amputation*. — Toutes les fois que la réduction est impossible ou que le rectum est gangrené ou déchiré, il faut avoir recours à l'*amputation*.

Si la muqueuse seule est renversée, il suffit de l'exciser : une hémorragie abondante se produit et la réduction se fait presque aussitôt.

Si tout le rectum est prolabé, l'opération est plus grave : on en fait l'ablation par la ligature élastique, soit en séparant le rectum en lambeaux, et en ligaturant chaque partie séparément, soit en introduisant dans le conduit un cylindre de bois creux, et en appliquant la ligature

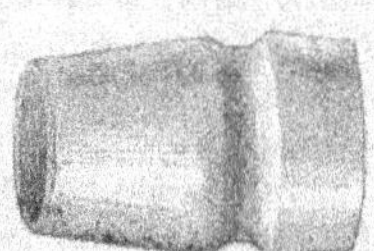

Fig. 116. — Tube pour le rectum.

sur ce cylindre ; au bout de six à huit jours, les tissus mortifiés tombent (fig. 116). L'amputation peut se faire au bistouri : on incise transversalement le rectum en arrière de l'anus, et on réunit les deux conduits du rectum par des points de suture.

A la suite de toutes ces manœuvres, il faudra soumettre les animaux à une diète presque complète.

8° *Tumeurs*. — Symptomatologie. — Les tumeurs de l'anus et du rectum sont de nature variable et se reconnaissent assez facilement. Toutes les fois que, par leur volume, elles

rétrécissent le conduit rectal ou l'orifice anal, elles déterminent des coliques légères, de la constipation et des efforts violents pour l'expulsion des fèces.

Traitement. — Celles que l'on rencontre le plus souvent sont les tumeurs mélaniques et les polypes.

Les premières apparaissent sur les vieux chevaux de robe grise ou blanche ; elles sont souvent inopérables. Lorsqu'elles obstruent presque complètement l'anus ou le rectum, on se contente de les inciser de façon à permettre la libre sortie des excréments ou, mieux, de les enlever en grande partie par la ligature élastique.

Les polypes sont extirpés facilement, par la torsion, l'écrasement linéaire ou la ligature élastique.

Dans tous les cas, il faudra soumettre les animaux à un régime aqueux et leur donner des lavements.

9° *Vices de conformation*. — Ils sont assez fréquents et compatibles avec la vie, durant la période de l'allaitement et parfois même plus tard. L'anus peut être bien formé, avec le rectum non développé ; l'inverse peut exister, le rectum se terminant en cul-de-sac, en ampoule située à un endroit variable dans la cavité pelvienne, ou bien le rectum venant s'aboucher dans le vagin ou l'urètre, etc… Si l'anus manque, il faut en pratiquer un artificiel à l'aide du bistouri, et suturer les lèvres de la muqueuse rectale avec celles de l'incision cutanée.

On a signalé des cas de *paralysie* du rectum ou de l'anus ; elle s'observe surtout chez les très vieux chevaux, ou bien elle est la conséquence de lésions nerveuses ou de maladies infectieuses. On la traite, chez les premiers, par les toniques, dans le second cas par les laments irritants, les injections de strychnine, l'iodure, etc. (1).

AORTE (all. *Hauptschlagader, Aorta* ; angl. *aorta* ; it. et esp. *aorta*). — Principale artère du corps. Elle naît du ventricule gauche du cœur, ou plutôt ses fibres et sa membrane celluleuse sont fixées solidement à une espèce d'anneau tendineux, qui borde l'ouverture aortique de ce ventricule ; la membrane interne est seule commune au cœur et à l'artère. — Chez les animaux domestiques, le tronc commun qui sort du ventricule gauche, et sert d'origine à toutes les artères, n'a pas reçu de

(1) Cadiot et Almy, *Thérapeutique chirurgicale*, Paris, 1898.

nom propre. Ce sont les divisions de ce tronc qui portent les noms d'*aorte antérieure*, et *aorte postérieure*. La première fournit quelques collatérales, et se divise en deux troncs (donnés par la crosse aortique chez l'homme); ce sont : 1° le *brachial droit*, ou *brachio-céphalique*, qui fournit les carotides et les artères du membre antérieur droit; 2° le *brachial gauche*. L'aorte *postérieure* fournit l'*aorte thoracique*, qui est *abdominale* au delà du diaphragme, et fournit aux mêmes membres que chez l'homme. — Chez les oiseaux, l'aorte ne diffère pas essentiellement de celle des mammifères.

AORTITE (all. *Hauptschlagaderentzündung*; angl. *aortitis*; it. *aortite*). — Inflammation qui affecte la tunique externe de l'aorte, la seule qui soit vasculaire. A l'époque où l'on croyait vasculaires toutes les tuniques, on a avancé que la tunique interne de l'aorte était la plus sujette à l'inflammation; mais on a reconnu que la rougeur, prise pour signe d'inflammation, était un phénomène de teinture de la tunique interne par la matière colorante du sang, et que les prétendues fausses membranes étaient des couches fibrineuses minces. [Voy. Artères (Inflammation des) et Inflammation.]

APHONIE (de à priv., et φωνή, voix). — C'est la perte de la voix; elle est plutôt incomplète que complète. Symptôme de plusieurs affections qui résident pour la plupart dans le larynx, elle s'observe quelquefois sur le chien, chez lequel elle coïncide avec l'angine, la bronchite, la pneumonie, la gastrite, la rage. Elle cesse ordinairement avec sa cause.

APHTE (all. *Mundschwamm*, chez les vétérinaires *Maulseuche*, *Soor*; angl. *aphthous ulceration sore*; it. *afte*; esp. *afta*). — Petite ulcération blanchâtre qui se développe sur la membrane muqueuse de la bouche et du pharynx. Les animaux domestiques ont des aphtes analogues à ceux de l'homme.

Symptomatologie. — Les éruptions commencent par de petites vésicules transparentes, arrondies, blanches ou d'un gris de perle, au-dessous et autour desquelles se développe, dès le lendemain, et souvent le jour même de leur apparition, un bourrelet gris ou blanc, dur à sa base, qui leur donne l'apparence de petites pustules; le second ou le troisième jour, les vésicules laissent écouler un liquide transparent, et sont remplacées par de petites ulcérations qui se recouvrent d'une matière crémeuse, jaunâtre, bien distinctive de la fausse membrane de l'angine couenneuse, et qui se

cicatrisent en quatre ou cinq jours sans laisser aucune trace.

Anatomie pathologique. — On trouve, sur les aphtes, des algues du genre *Leptomitus*, mais il ne faut pas confondre cette affection avec le *muguet* (Voy. ce mot).

Traitement. — Les aphtes sont une indisposition légère, qui cède aux breuvages adoucissants et relâchants (décoction de guimauve, de laitue, coupée avec du lait). Si les ulcérations sont douloureuses, fait ordinaire, on les touche avec du mucilage de coing, soit pur, soit avec addition d'un peu de laudanum; dès que la douleur a cessé, il faut remplacer les émollients et les narcotiques par les astringents et les boissons acidulées. On fait aussi disparaître, presque instantanément, la douleur vive des aphtes et la gêne qu'ils opposent à la mastication, en les touchant avec une goutte d'acide chlorhydrique pur ou alcoolisé, ou d'alcool, et, mieux encore, d'eau de Cologne, ou bien en déposant à leur surface une petite pincée d'alun calciné en poudre. L'insensibilité succède à une cuisson vive, mais de courte durée.

APHTEUSE (FIÈVRE). — Maladie contagieuse, caractérisée par un état fébrile (40° et plus) suivi d'une éruption vésiculeuse. Cette éruption se fait sur les muqueuses apparentes (bouche principalement) et dans les endroits où la peau est peu épaisse (espaces interdigitaux, mamelles).

Bactériologie. — L'élément virulent n'a pas encore été isolé.

Espèces affectées. — *Bœufs, porcs, moutons, chèvres, buffles, chameaux, rennes, cerfs, chevreuils, chamois, lamas, girafes, antilopes, yacks, aurochs*. La contagion à l'*homme* est admise aujourd'hui.

Épidémiologie. — Les épizooties de fièvre aphteuse, qui paraissent toujours venir de l'Extrême-Orient, sont graves par leur durée et l'étendue des territoires envahis. En général, la mortalité est faible, surtout dans l'Europe occidentale; mais les pertes pécuniaires sont toujours élevées par suite de l'amaigrissement des malades, de la diminution du lait, de la privation de travail, des boiteries consécutives et de la mortalité considérable des jeunes animaux (*veaux, agneaux*). En Angleterre, la dépréciation éprouvée par les bovidés adultes guéris est estimée à 62 fr. 50 par tête; elle est de 50 francs en Allemagne, et de 30 francs en France.

Symptomatologie. — 1° Chez les *bovidés*, on observe une *forme bénigne*. L'état fébrile, accompagné du grincement de dents, caractéristique du début, dure un à deux jours ; puis apparaissent sur la muqueuse buccale des ecchymoses qui deviennent des vésicules en moins de quarante-huit heures. Ces vésicules se trouvent de préférence à la face interne des lèvres, sur la mâchoire supérieure au bourrelet, sur la pointe de la langue, les faces internes des joues, le palais. On en voit quelquefois sur le mufle, à l'entrée des narines, les conjonctives et les paupières. Très rapidement, la vésicule se rupture ou est déchirée, et est remplacée par une plaie superficielle. Jusqu'à la guérison, il y a salivation abondante, et la préhension des aliments est difficile. La durée totale est de huit à quinze jours. Dans les espaces interdigités, l'éruption est précédée d'une congestion intense, avec douleur se manifestant par des coups de pieds fréquents ; les vésicules, petites, s'étendent sur toute la couronne. L'éruption ne s'observe guère aux mamelles que sur les vaches en état de lactation ; elle débute aussi par une forte congestion très douloureuse. La mulsion devient difficile et les vésicules sont rapidement transformées en plaies. On a cité des éruptions secondaires sur le périnée, à l'anus, à la vulve, à la face interne des cuisses, sur la muqueuse des premières voies digestives et des premières voies respiratoires ; elles déterminent alors des angines plus ou moins graves.

Il existe aussi une *forme grave*. L'éruption se faisant sur le tube digestif, ou dans l'appareil respiratoire, la mort arrive soit en trois ou cinq jours, soit après plusieurs mois par cachexie.

On a signalé une *forme apoplectique*, avec mort en un à quatre jours ; et une *forme foudroyante*, avec mort en quelques heures.

2° Chez les *moutons* et les *chèvres*, mêmes symptômes, avec cette différence que l'éruption buccale est moins fréquente.

3° Chez les *porcs*, rien de particulier.

Complications. — L'envahissement des plaies par divers microbes peut amener : des stomatites, la chute des onglons, des mammites parfois très graves.

Diagnostic. — L'éruption des mamelles, si elle est seule, peut être confondue avec le *cowpox* et les diverses éruptions désignées sous le nom de *fausse vaccine*. En général, le diagnostic est facile, surtout lorsque l'on examine des animaux déjà suspects ; on ne pourra cependant se prononcer qu'après avoir constaté l'éruption buccale, principalement sur les moutons, dont l'éruption interdigitée peut être confondue avec le *piétin*.

Matières virulentes. — Le liquide des vésicules est seul virulent, mais il peut se mêler à diverses sécrétions et les rendre virulentes : jetage, salive, lait, etc. ; 1/5000 de ce liquide peut, par inoculation, donner la maladie.

Immunité. — Une première atteinte confère une immunité de deux ans en moyenne (durée extrême : un mois à trois ans et plus) ; lorsque l'immunité a disparu, on n'observe plus que la forme bénigne.

Le cheval, le chien, le chat, le lapin, le cobaye, les souris, le mulot, les oiseaux ont résisté aux inoculations expérimentales.

Résistance du virus. — Le virus a pu se conserver pendant plusieurs mois dans les étables ; mais il résiste mal à la dessiccation, à l'action de l'air, de la lumière, à la désinfection sommaire des locaux infectés, aux lavages avec le lait de chaux, etc.

Mode de contagion. — Dans l'étable, la transmission se fait facilement d'un animal à son voisin. Mais le virus peut être transporté au loin par les litières, les fumiers, par les personnes qui approchent les animaux malades et les touchent. La pénétration du virus se fait ensuite par les plaies superficielles des téguments.

Incubation. — Elle est de quarante-huit heures en moyenne ; durées extrêmes constatées : trente-six heures à quatorze jours.

Dans les inoculations expérimentales de la Commission allemande (1899), la fièvre initiale a été constatée de douze heures à six jours après l'inoculation, et l'éruption de deux à six jours.

Immunisation. — Les procédés de Lœffler et Frosch, consistant en injection intraveineuse de 1/10 à 1/100 de centimètre cube de lymphe aphteuse, chauffée à 37° pendant douze heures, ou, mieux, en injection de 1/40 à 1/50 de centimètre cube de lymphe, mélangée avec du sang défibriné provenant d'un animal guéri ; le procédé de Siegel, consistant en injection souscutanée de lymphe, recueillie sur un malade au moment de l'éruption, n'ont qu'une valeur théorique. Il en est de même de celui de Prevost.

Traitement. — Pas de remède spécifique. On devra se borner à favoriser la cicatrisation des plaies, et les protéger le plus possible contre l'envahissement par d'autres microbes.

Contre l'éruption buccale, on emploiera les aliments cuits, les gargarismes très légèrement astringents ; mais on se gardera de l'emploi des frictions avec sel, poivre et vinaigre, qui substituent à la stomatite aphteuse, généralement bénigne, une *stomatite médicamenteuse*, souvent plus grave. Pour les onglons, on utilisera les bains d'eau de chaux et les applications de goudron. Pour les mamelles, on emploiera les lavages chauds avec l'eau boriquée, et, s'il y a lieu, la mulsion sera faite avec les tubes trayeurs. La litière devra être sèche, douce et propre (paille brisée ou hachée).

INOCULATION PRÉVENTIVE. — Transmettant la maladie sans aucune atténuation et avec tous ses inconvénients, sa seule utilité est de hâter l'apparition de la fièvre aphteuse sur tous les animaux d'une exploitation où elle vient d'apparaître. C'est une opération de nécessité.

Elle se pratique en frottant la muqueuse buccale avec un linge imbibé de bave virulente ou de liquide aphteux. Elle réussit dans les trois quarts des cas.

TRANSMISSION A L'HOMME. — Elle est en réalité très rare ; elle se fait directement aux personnes soignant les malades par le dépôt accidentel du liquide aphteux sur les plaies des mains, du visage, etc., et indirectement aux autres par ingestion du lait. La viande aphteuse n'est pas dangereuse.

INCONVÉNIENTS DE LA CONSOMMATION DU LAIT. — Le lait n'est pas virulent par lui-même, mais il le devient, lorsque, pendant la mulsion, il se trouve mélangé avec une très petite quantité du liquide provenant des vésicules mammaires. Le lait des vaches malades présente d'autres inconvénients, résultant de son mélange avec le liquide provenant des plaies des mamelles, alors que ces plaies ne sont plus virulentes au point de vue aphteux, mais qu'elles sont souillées par divers microbes. En outre, provenant de vaches dont les mamelles sont restées préservées ou non, il peut contenir des *toxines*. Pour ces raisons, on constate sur les consommateurs, surtout sur les jeunes enfants, des entérites parfois graves.

Il est donc recommandé de ne consommer ce lait qu'après ébullition ; il est encore plus prudent de ne pas le consommer du tout.

POLICE SANITAIRE. — En *France*, déclaration obligatoire à l'autorité dès l'apparition de la maladie. Arrêté d'infection des locaux contaminés, avec surveillance et isolement des malades et des contaminés. Suppression des foires et marchés. Levée de l'arrêté d'infection, quinze jours après la guérison du dernier cas et après la désinfection des locaux.

En *Allemagne*, mêmes mesures. En Prusse, interdiction de la consommation du lait non bouilli.

En *Suède* et en *Roumanie*, mêmes mesures, y compris celle pour le lait.

En *Belgique* et en *Hollande*, isolement des malades et mesures générales.

En *Danemark* et en *Grande-Bretagne*, mesures générales, mais en plus, si l'autorité le juge nécessaire, abatage moyennant indemnité des malades et des contaminés.

En *Suisse*, mesures générales et suppression de la délivrance des certificats de santé dans la circonscription, même pour le bétail des étables saines.

Si l'on voulait avoir des chances d'empêcher l'envahissement d'un pays par la fièvre aphteuse, voici comment il faudrait procéder :

Contagion par le bétail étranger. — La fièvre aphteuse n'existe pas dans un État, mais elle a été constatée dans les pays voisins : il faut sans hésiter empêcher à tout prix l'arrivée du bétail, même sain, provenant de ces pays, et, après entente avec d'autres nations, si cela est nécessaire, il faut fermer toutes les frontières par lesquelles il pourrait pénétrer. Cette prohibition doit être maintenue aussi longtemps que cela est utile.

Contagion par le bétail indigène. — 1° La fièvre aphteuse est constatée, mais, qu'ils soient disséminés dans plusieurs départements ou agglomérés dans une même région, les foyers de contagion sont encore peu nombreux : il est possible d'arrêter la marche envahissante de l'épizootie ; mais il est indispensable pour cela que le gouvernement, soutenu par l'opinion publique, n'hésite pas à supprimer temporairement tout commerce du bétail dans les régions contaminées.

Du reste, d'après ce que l'on sait de la rapidité d'évolution de la maladie, du peu de durée de la virulence, cette suppression du commerce sera en général d'une courte durée pour chaque foyer.

2° Les foyers de contagion sont nombreux sur toute l'étendue du territoire. La fièvre aphteuse étant dite contagieuse par *virus-volatil*, il devient très difficile de diminuer son extension ; les mesures administratives ne peuvent plus donner que des résultats incertains. C'est alors qu'il faut compter sur l'initiative individuelle, et que les possesseurs d'animaux, convaincus des dangers de la contagion, devront s'associer, et, sans oublier la déclaration à l'autorité, devront s'aider mutuellement pour arrêter la marche de l'affection.

APICULTURE (de *apis*, abeille, et *culture*). — Éducation des abeilles (Voy. ABEILLES).

APLOMBS. — Par aplomb, on entend la direction des membres ; cette direction doit se rapprocher de la verticale, et le plan suivant lequel les membres se meuvent doit être parallèle au plan médian du corps.

Les aplombs sont *réguliers* ou *normaux* (fig. 117 à 120), lorsque les membres ont une direc-

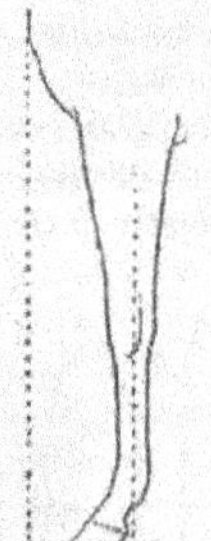

Fig. 117. — Aplombs réguliers des membres antérieurs vus de profil.

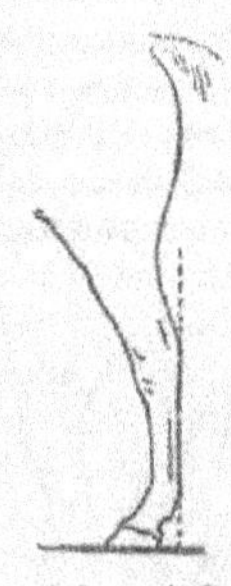

Fig. 118. — Aplombs réguliers des membres postérieurs vus de profil.

tion favorable à la station et à la locomotion; ils sont *irréguliers* dans le cas contraire.

On examine les aplombs au repos et en

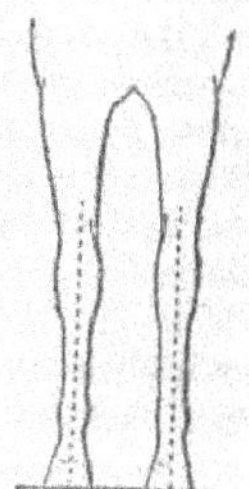

Fig. 119. — Aplombs réguliers des membres antérieurs vus de face.

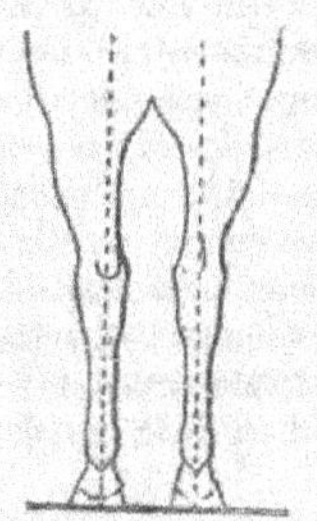

Fig. 120. — Aplombs réguliers des membres postérieurs vus par derrière.

(D'après Goyau, *Maréchalerie*.)

marche, de profil (fig. 117 et 118) et de face (fig. 119 et 120).

Aplombs de pied ferme. — *Aplombs des membres antérieurs.* — Le membre antérieur est d'aplomb, vu de *profil* (fig. 117), lorsqu'une verticale partant du milieu du bras passe par le milieu du membre et vient tomber au milieu du sabot; dans le cas contraire, l'aplomb est *défectueux.* Cette défectuosité peut tenir à ce que le membre est tout entier en avant de cette ligne : le cheval est *campé du devant* (fig. 122); si le membre est en arrière de cette ligne, le cheval est dit *sous lui du*

devant (fig. 121). — Si le genou seul est situé en avant, le cheval est *arqué* ou *brassicourt*

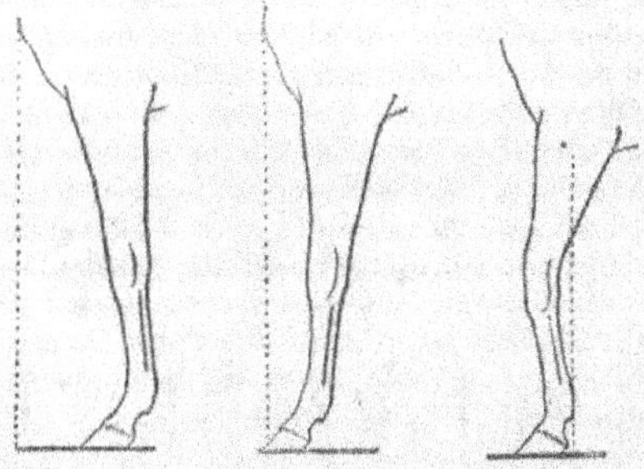

Fig. 121. — Sous lui du devant. Fig. 122. — Campé du devant. Fig. 123. — Brassicourt.

(fig. 123); s'il est en arrière, le cheval a le *genou creux* ou *de mouton* (fig. 124); si le boulet est en

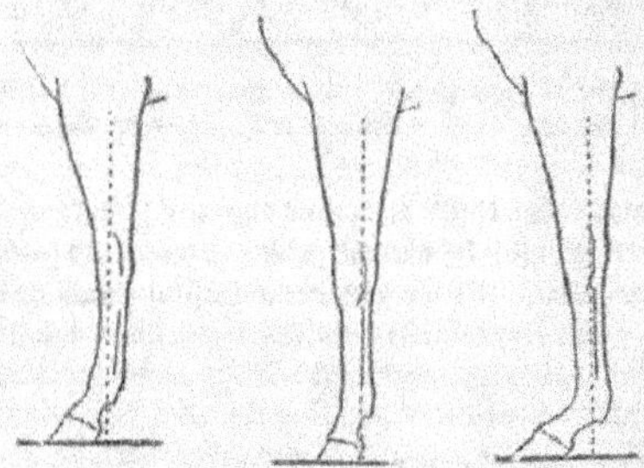

Fig. 124. — Genou creux ou de mouton. Fig. 125. — Cheval droit ou court jointé. Fig. 126. — Cheval long ou bas jointé.

avant de cette ligne, le cheval est dit *bouleté.* — Si cette verticale tombe en arrière du milieu

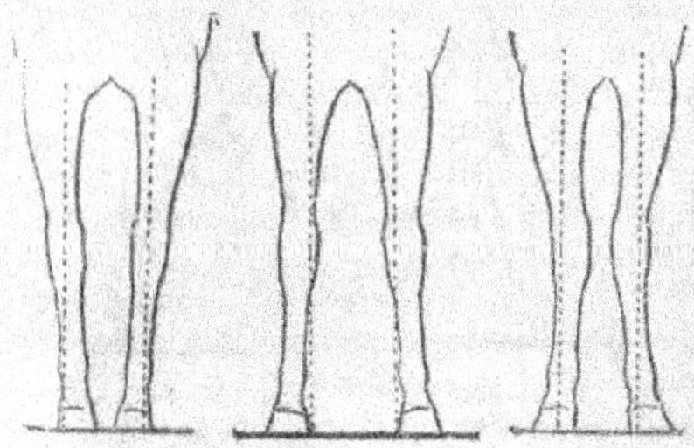

Fig. 127. — Serré du devant. Fig. 128. — Trop ouvert du devant. Fig. 129. — Genou de bœuf.

du sabot, le cheval est *long* ou *bas jointé* (fig. 126); si elle tombe en avant, le cheval est *court* ou *haut jointé* (fig. 125).

Le membre antérieur est d'aplomb, vu de *face* (fig. 119), lorsqu'une verticale partant de la pointe de l'épaule divise le membre et le sabot en deux parties égales; dans ce cas, les deux pieds antérieurs sont distants l'un de l'autre de la largeur d'un sabot. — Si cette distance est trop grande, le cheval est *ouvert du devant* (fig. 128); si elle est trop faible, le cheval est *serré du devant* (fig. 127). — Si le genou est jeté en dehors de la verticale, le cheval est

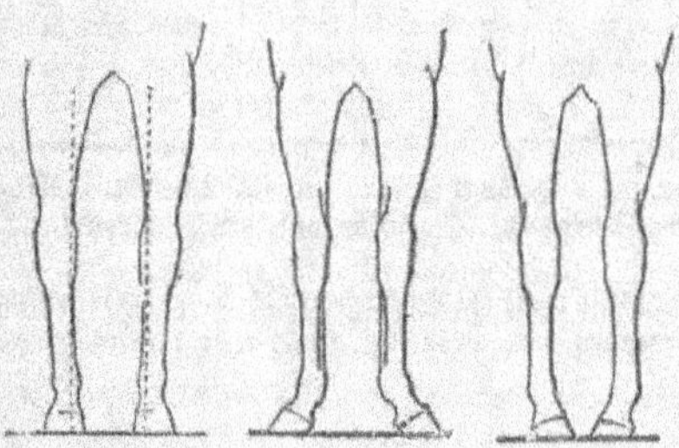

Fig. 130. — Genou cambré. Fig. 131. — Cheval panard. Fig. 132. — Cheval cagneux.

cambré (fig. 130); si le genou est en dedans de la verticale, le cheval a les *genoux de bœuf* (fig. 129). — Si la verticale tombe en dedans du pied, la pince de celui-ci regarde en dehors, le cheval est *panard* (fig. 131); si la verticale tombe en dehors, la pince du pied regarde en dedans, le cheval est *cagneux* (fig. 132).

Aplombs des membres postérieurs. — Le membre postérieur, vu de *profil* (fig. 118), est

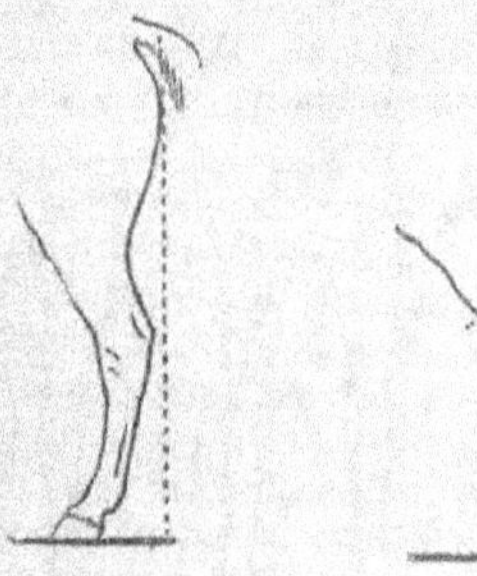

Fig. 133. — Sous lui du derrière. Fig. 134. — Campé du derrière.

d'aplomb, lorsqu'une verticale, abaissée de la pointe de la fesse, tombe sur la pointe du jarret, reste parallèle à la ligne des tendons, en la longeant à quelques centimètres en arrière, et tombe, en arrière, à une dizaine de centimètres

des talons du sabot. — Si tout le membre est en avant de cette ligne, le cheval est *sous lui du derrière* (fig. 133); si le membre est en arrière, le cheval est *campé du derrière* (fig. 134). — Si les talons sont très rapprochés de cette ligne, le cheval est *court* ou *haut jointé*; s'ils sont très écartés, le cheval est *long* ou *bas jointé*.

Le membre postérieur, vu de *derrière* (fig. 120), est d'aplomb, lorsqu'une verticale, abaissée de la pointe de la fesse, divise la partie inférieure du membre, à compter de la pointe

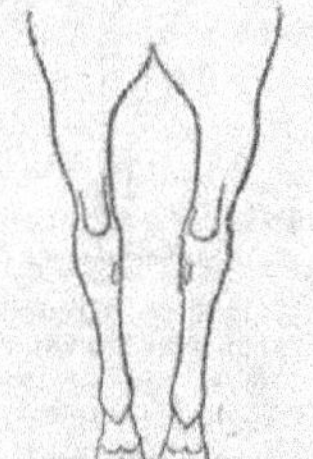

Fig. 135. — Serré du derrière. Fig. 136. — Trop ouvert du derrière.

du jarret, en deux parties égales; l'intervalle compris entre les deux sabots doit avoir la largeur d'un boulet. — Si cette largeur est trop forte, le cheval est *trop ouvert du derrière* (fig. 136); si elle est trop faible, le cheval est *serré du derrière* (fig. 135). — Si le jarret est en dehors de la verticale, il est dit *cambré*; s'il est en dedans, il est *clos*, *crochu* (fig. 137), et l'animal est dit *jarreté*. — Si la verticale coupe le pied en deux parties inégales, si la pince du

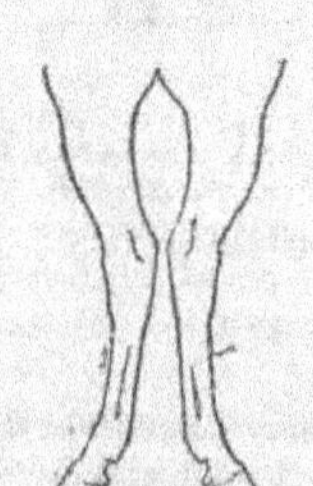
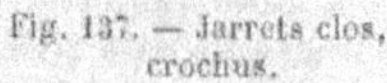
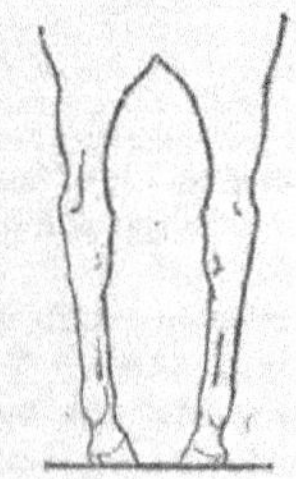

Fig. 137. — Jarrets clos, crochus. Fig. 138. — Jarrets trop ouverts et cagneux du derrière.

pied est tournée en dehors, le cheval est *panard*; si c'est l'inverse, il est *cagneux* (fig. 138).

Aplombs en marche. — Les aplombs sont réguliers, lorsque, en se plaçant exactement derrière un cheval qui marche ou qui trotte, les membres postérieurs cachent les membres antérieurs durant la progression ; dans le cas contraire, les aplombs sont défectueux [Voy. ALLURES (DÉFECTUOSITÉS DES)].

APNÉE. — Défaut de respiration, suspension de la respiration. On a proposé de substituer ce mot à celui d'*asphyxie*, comme beaucoup plus exact.

APONÉVROSE. — On donne ce nom à des expansions membraneuses, blanchés, très résistantes, à peu près inextensibles, formées de fibres connectives et de rares fibres élastiques entre-croisées, qui entourent et maintiennent les muscles. Leur face interne est en contact avec ces derniers entre lesquels elle envoie des prolongements membraneux, donnant attache aux fibres musculaires ; leur face externe est en contact direct ou indirect avec la peau ; l'une de leurs extrémités, la supérieure généralement, donne attache à un ou plusieurs muscles qui les tendent, tandis que par l'autre extrémité elles s'attachent sur les os ou sur les ligaments d'une articulation.

Parmi les *aponévroses d'enveloppe*, nous citerons : l'*aponévrose scapulaire externe*, qui recouvre les muscles de la face externe du scapulum ; l'*aponévrose antibrachiale*, sorte de manchon, très résistant, fixé solidement autour des muscles antibrachiaux par les insertions qu'il prend sur les os de l'avant-bras ; l'*aponévrose jambière*, qui entoure les muscles de la jambe, reçoit en haut l'insertion de différents muscles, et se fixe sur la face interne et la crête du tibia, ainsi que sur le sommet du calcanéum.

Les *aponévroses d'insertion* sont de véritables tendons aplatis.

Les aponévroses, résistantes, peu extensibles, s'opposent au gonflement des tissus enflammés qu'elles embrassent, ce qui rend les inflammations de ces derniers très douloureuses. Si du pus se forme dans leur intérieur, il se fait difficilement jour au dehors ; le plus souvent il fuse dans le tissu conjonctif sous-aponévrotique. Aussi est-il indiqué, dans ces cas, de donner le plus tôt possible une ouverture au pus en débridant largement l'aponévrose.

MALADIES DES APONÉVROSES. — 1° *Plaies*. — Elles se guérissent assez facilement. Le traitement consiste en débridement, drainage, injections antiseptiques.

2° *Rétraction*. — Elle a été invoquée dans la genèse de certains vices d'aplomb ou d'allure (arqûre, bouleture, éparvin sec).

3° *Nécrose*. — Le tissu des aponévroses, peu vasculaire, soumis longtemps à l'action du pus,

peut se nécroser ; la mortification se propage petit à petit et il est souvent très difficile de l'arrêter.

On observe assez souvent la nécrose des aponévroses du flanc à la suite de ponctions du cæcum mal exécutées ; on peut observer également la nécrose de l'aponévrose jambière à la suite de blessures profondes de la région (embarrure).

APOPHYSE (all. *Fortsatz* ; angl. *apophysis* ; it. *apófise*). — Éminence naturelle des os servant à leur articulation ou à des insertions musculaires. Les os se développant toujours par plusieurs points d'ossification, qui finissent par se réunir, la plupart des *apophyses* ne sont d'abord que contiguës à l'os ; et, tant qu'il reste, entre elles et le corps de l'os, une partie cartilagineuse, elles sont appelées *épiphyses*.

APOPLEXIE (all. *Schlagfluss* ; angl. *apoplexy* ; it. *colpo apoplectico*). — On désigne sous ce nom et sous celui de *coup de sang* une congestion violente se terminant par hémorragie (Voy. CONGESTION).

APPAREIL. — *Appareil contentif.* Voy. CONTENTION. — *Appareil d'Esmarch.* Bandage roulé, appliqué de bas en haut, sur un membre à opérer, pour le rendre exsangue, et pour éviter au malade toute perte de sang. On se sert d'une bande en caoutchouc ; celle-ci placée, un lien constricteur de même nature est appliqué au-dessus ; on enlève alors le bandage, et on opère sur le membre ainsi rendu exsangue. Un chirurgien, qui n'aurait pas à sa disposition l'appareil d'Esmarch, pourrait le remplacer par une longue bande de sparadrap, roulée autour du membre, et destinée à faire la compression, et par un tourniquet qu'il fixerait sur l'artère principale du segment du membre situé immédiatement au-dessus. — *Appareil instrumental.* En chirurgie, assemblage méthodique de tous les instruments et objets nécessaires pour pratiquer une opération ou faire un pansement. — *Appareil à pansement.* Charpie, compresses, bandes, liqueurs hémostatiques, cérat, etc., disposés pour le pansement consécutif à telle ou telle opération.

APPAREILLEMENT ou APPATRONNEMENT. — Choix raisonné, selon le but qu'on se propose, de deux animaux domestiques reproducteurs, de même race ou de race différente, qu'on associe entre eux par l'acte de la génération. Celle-ci est dite *en dedans*, si les parents sont de même race ; elle est *croisée*, si les parents sont de race différente. On dirige l'appareillement en supposant que les qualités des parents se complètent et s'ajoutent dans le produit, et que les vices se corrigent.

APPÉTIT (*appetere*, désirer; all. *Appetit*; angl. *appetite*; it. *appetito*; esp. *apetito*). — Sentiment intérieur qui avertit les animaux du besoin d'exercer certaines fonctions, particulièrement celle de la génération (*appétit vénérien*) et celle de la digestion (*appétit proprement dit*). Si ce désir de prendre des aliments solides est poussé à un certain degré, il prend le nom de *faim*.

L'appétit peut être provoqué ou excité; il se prononce pour tel aliment de préférence à tel autre.

L'appétit peut éprouver des aberrations que l'on appelle *pica*, *malacie* (Voy. ces mots).

APROCTIE ou APROCTOSE (de ἀ priv., et προκτός, anus). — Manque d'anus, imperforation de l'anus; anomalie assez commune, à laquelle on remédie par une incision dans l'endroit où devait se trouver l'orifice, par une ponction, ou, lorsque le rectum manque, par l'opération de l'anus artificiel.

APTITUDE (all. *Anlage*; angl. *aptness*; it. *attitudine*). — Disposition naturelle d'un animal à l'exécution d'actes déterminés, et aussi à subir l'influence des causes morbides : telle est la disposition de certains animaux à prendre facilement la graisse, à donner beaucoup de lait, à courir très vite, etc. — Les aptitudes sont innées ou acquises; une fois créées, elles sont transmissibles par l'hérédité. — Les aptitudes prononcées s'excluent presque toujours: le bœuf qui a de la disposition à engraisser est mauvais travailleur ; les races de travail s'engraissent presque toujours mal, etc.

AQUAPUNCTURE. — Moyen de révulsion, consistant à faire pénétrer sous la peau, à l'aide d'une pompe foulante, par une petite piqûre, quelques grammes d'eau qui soulèvent le tissu cellulaire sous-cutané.

AQUITAIN (BOEUF). — Le *Bos Taurus Aquitanicus* est du type dolichocéphale à profil droit, il fournit plusieurs variétés : *Agenaise*, *Garonnaise*, *Limousine*, *de Lourdes* et *d'Urth*.

La taille est généralement élevée (1 mètre à $1^m,50$), le squelette est fort et souvent grossier, les masses musculaires épaisses; le corps est long et gros; la peau également épaisse, non pigmentée, a une teinte rosée dans les endroits dépourvus de poils; le fanon est très développé. Le pelage est jaune plus ou moins foncé (froment).

Les bœufs et même les vaches sont robustes et peuvent être utilisés pour le travail; les femelles, dont la mamelle est peu développée, ne sont pas utilisées pour la laiterie; car les bovidés aquitains sont d'un engraissement facile et fournissent une viande renommée pour sa saveur et la finesse de son grain.

L'aire géographique actuelle de la race comprend toute l'ancienne Aquitaine, sauf les départements du Gers et des Landes.

ARABE (CHEVAL). — C'est une variété du cheval asiatique (*Equus Caballus asiaticus*) de Sanson. Cette race asiatique (fig. 139), qui a eu son berceau dans le plateau central de l'Asie, a depuis rayonné dans le monde entier, où, en s'alliant avec les races indigènes et subissant l'influence du climat, elle a formé des populations nombreuses et plus ou moins distinctes.

Sanson fait remonter à une époque peu antérieure à l'ère chrétienne l'introduction des chevaux de race asiatique dans la péninsule

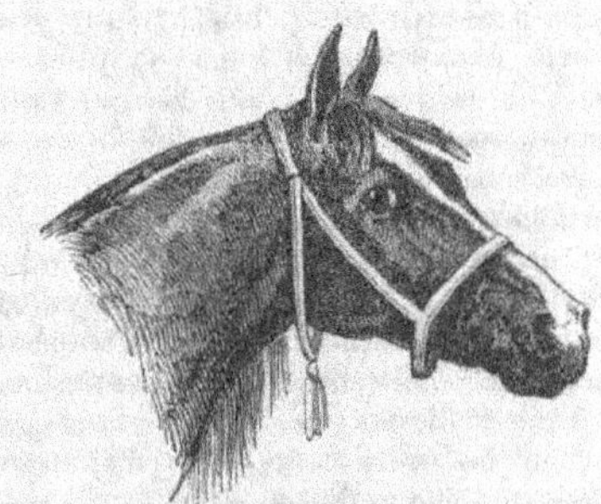

Fig. 139. — *Emir*, étalon syrien.

arabique, où les guerriers arabes et sémites ont développé leurs aptitudes et leurs qualités par une sélection rigoureuse et par des soins constants. Depuis, la variété s'est répandue, suivant le mouvement des grandes invasions arabes, dans tous les pays musulmans du nord de l'Afrique et de l'Europe occidentale.

Maintenant, les principaux centres de production des beaux chevaux arabes se trouvent en Syrie et en Perse. C'est en Syrie que se rendent les commissions d'achat, nommées de temps à autre par le gouvernement français, pour recruter les beaux étalons arabes.

La taille de l'arabe varie entre $1^m,45$ et $1^m,55$; la tête est expressive, petite et belle ; les yeux sont à fleur de tête, le chanfrein est droit ou légèrement concave, les oreilles sont petites et bien dirigées; l'encolure est longue, nouée, pourvue d'une crinière soyeuse et abondante; le corps est svelte, élégant; les membres sont forts, secs et dépourvus de crins. La robe prédominante est le gris.

« Le cheval arabe, pur de toute alliance hétérogène, est le type achevé de la beauté artistique ou idéale dans son espèce. Nulle part ailleurs ne se trouve mieux réalisé l'ensemble harmonique de toutes les régions du corps. Le physique et le moral, tout est supérieur en lui ; il a la noblesse et la grâce unies à la vigueur. Il réalise souvent le modèle achevé du cheval de selle. Sa physionomie est la plus noble et la plus belle de toutes (1). »

Le cheval arabe fait partie intégrante de la famille de l'Arabe ; son régime, son entraînement à la fatigue et aux privations, son éducation sont l'objet de la constante sollicitude de ce dernier. — On conçoit aisément qu'avec un tel mode d'élevage, les aptitudes de ce cheval soient portées à leur plus haut degré.

Le cheval arabe est assez vite et très endurant ; il fournit fréquemment de très longues courses et supporte très bien les privations. Il a été de tout temps l'agent principal de la puissance du guerrier arabe.

En France, on élève le cheval arabe dans le Sud-Ouest et particulièrement au haras de Pompadour. On s'en sert pour la conservation de la race et pour l'amélioration directe des chevaux de selle indigènes.

Autrefois il constituait la remonte d'une grande partie de la cavalerie légère ; aujourd'hui il remonte la cavalerie d'Algérie.

ARBITRAGE, ARBITRE. — L'arbitrage est une juridiction privée, que les particuliers peuvent constituer pour juger leurs différends ; les arbitres sont les personnes que les parties choisissent pour juges, ou que le tribunal nomme pour donner leur avis dans une contestation pendante.

En matière de procédure, l'*expert* doit précéder l'arbitre ; car le magistrat, avant de conférer le pouvoir de juger, doit avoir reconnu l'état de la question et s'être éclairé sur le point de fait.

Les règles de procédure relatives à l'arbitrage sont tracées par le livre II de la 2e partie du Code de procédure civile, art. 1003 à 1028.

Dans le premier cas, l'arbitre juge en vertu de la convention des parties, qui, par un *compromis*, lui ont déféré le pouvoir de juger leur différend, suivant la loi ;

Dans le second cas, l'arbitre décide, prononce entre les parties, en vertu du pouvoir qu'il a reçu du tribunal qui l'a nommé.

Supposons que le vendeur et l'acheteur d'un animal soient en difficulté au sujet d'un cas

rédhibitoire, admis par l'un et nié par l'autre ; que doit faire le vétérinaire, si les parties se présentent devant lui dans l'intention de se concilier ? Il doit leur demander quel est leur véritable dessein, et si elles conviennent de s'en rapporter à lui comme arbitre, sans se réserver l'appel. Dans la réponse affirmative, il doit leur faire rédiger sur papier timbré un acte, ou *compromis*, par lequel elles le reconnaissent pour juge unique, sans aucune réserve ; mais, si l'une des parties ou toutes deux refusent le compromis, le vétérinaire ne doit plus leur donner que son avis, sauf à elles à s'arranger ensuite comme elles l'entendront. Chacune des parties peut choisir son vétérinaire arbitre, et autoriser les deux à en désigner un troisième, en cas de partage. Nous regardons le compromis préalable comme un acte essentiel, non seulement pour la sûreté commune des parties, mais encore pour assurer l'exécution du jugement arbitral sur lequel la partie perdante pourrait peut-être chercher à revenir, cas rendu impossible par un pareil écrit. En supposant que cet écrit ait été fait, le vétérinaire ou les vétérinaires arbitres procèdent à la visite de l'animal, en constatent l'état, et rédigent du tout un procès-verbal, si les parties ne s'en tiennent pas à une déclaration simple. Dans le cas où l'une d'elles élèverait des difficultés, le procès-verbal serait remis à celle en faveur de laquelle le jugement est prononcé, ou déposé au greffe du tribunal devant lequel les parties se seraient retirées, et cela, au moment seulement où le juge en fera la demande. Il doit en être de même du compromis.

Dans certaines circonstances, l'arbitrage est ordonné par le juge ou par le tribunal qui nomme les arbitres, ou un tiers arbitre, si la faculté est laissée à chaque partie de choisir son vétérinaire. Ces arbitres doivent prononcer dans un délai, convenu ou déterminé par le juge, sans aucune formalité, et la sentence est rendue exécutoire par le président du tribunal. Que l'arbitrage soit volontaire ou forcé, les arbitres vétérinaires procèdent de la même manière. Les fonctions du tiers arbitre, dans l'accomplissement de sa mission, sont les mêmes que celles qui ont été précédemment indiquées ; mais, en outre, il doit motiver non seulement son propre avis, s'il est différent de celui des arbitres qui l'ont précédé, ou de l'un d'eux, mais il doit encore motiver les raisons déterminantes du rejet des motifs qui lui auront été présentés, tant sur le fond de la contestation que sur les moyens employés par les parties.

___

(1) A. Sanson, *Traité de zootechnie*, 3e édition.

Il y a aussi des *arbitres rapporteurs*, c'est-à-dire des arbitres chargés de donner leur avis dans une cause en instance. Dans ce cas, ce n'est plus une simple ordonnance qui renvoie les parties devant un ou plusieurs vétérinaires, c'est un jugement qui confère à ceux-ci le droit de prononcer. On peut nommer un ou trois arbitres rapporteurs ; ils sont choisis par les parties, ou nommés par le tribunal. Leur mission est d'examiner les pièces, d'entendre les parties, et d'essayer de les concilier. S'ils ne peuvent y parvenir, ils doivent faire un rapport détaillé et circonstancié, contenant les dires respectifs des parties, faisant connaître tout ce qui s'est passé, relatant toutes les circonstances qui militent en faveur soit de la demande, soit de la défense, et terminé par leurs conclusions ou leur avis motivé sur chacun des chefs de la contestation. Si l'arbitre rapporteur a la conviction intime que telle chose est, et que cependant les preuves lui manquent, il doit exposer son opinion, et laisser à la sagesse des juges à infirmer ou à confirmer sa manière de voir (Voy. EXPERT, EXPERTISE).

ARDENNAIS (CHEVAL). — D'après Sanson, c'est une variété de la race belge (*Equus Caballus belgicus*) (fig. 140). Autrefois, c'était un petit che-

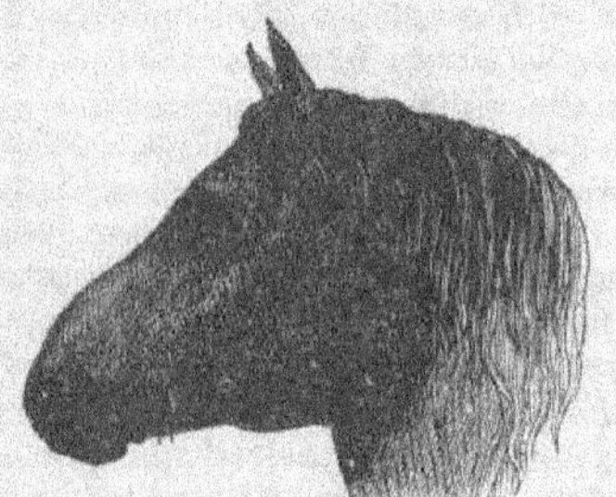

Fig. 140. — Type de la race belge.

val de 1ᵐ,42 à 1ᵐ,52, court, ramassé, à tête un peu camuse et expressive, à encolure droite, à poitrine haute mais un peu étroite, à croupe avalée, à membres forts, à jarrets souvent faibles et clos. — C'était un cheval rustique, pas élégant, mais possédant un fonds extraordinaire et beaucoup d'énergie. C'était un excellent cheval de cavalerie légère.

On rencontre encore ce type dans la Haute-Marne et dans la vallée de la Meuse.

On a croisé cet ancien cheval ardennais avec des chevaux belges, et on a obtenu un type analogue, mais plus fort, moins énergique, moins résistant, à robe rouanne, noir mal teint ou d'une nuance éteinte, employé surtout pour les travaux de culture et de gros trait.

ARÊTES. — En pathologie vétérinaire, *arêtes* ou *queues-de-rat*, croûtes dures, écailleuses, qui viennent aux jambes des chevaux, et s'étendent ordinairement depuis le jarret jusqu'au boulet, avec ou sans écoulement de matières purulentes.

ARIÉGEOIS (BOEUF). — La population bovine de l'Ariège constitue en grande partie une variété de la *race des Alpes*, qui est surtout nombreuse dans l'arrondissement de Saint-Girons.

Les bovins ariégeois ne mesurent guère plus de 1ᵐ,30 ; ils ont une poitrine haute à côtes bien arquées, des lombes larges, des hanches écartées. Le poids moyen après l'engraissement est de 600 kilogrammes pour les bœufs et 400 kilogrammes pour les vaches.

Le pelage est brun foncé, allant jusqu'au noir dans les parties antérieures du corps.

Les vaches, sans être fortes laitières, peuvent être utilisées pour la laiterie. Les bœufs sont forts et courageux au travail. Au point de vue de la boucherie, ils sont médiocres, leur rendement est faible (45 p. 100 de viande nette, rarement 50 p. 100) ; leur viande, d'un grain grossier, est peu savoureuse.

ARMAND. — Tout remède populaire destiné à rendre à un cheval malade l'appétit et les forces.

ARQURE. — C'est la déviation du genou en avant de sa ligne d'aplomb ; si elle est le fait de la fatigue, de l'usure, le cheval est dit *arqué* (fig. 141) ; si ce vice d'aplomb est congénital ou

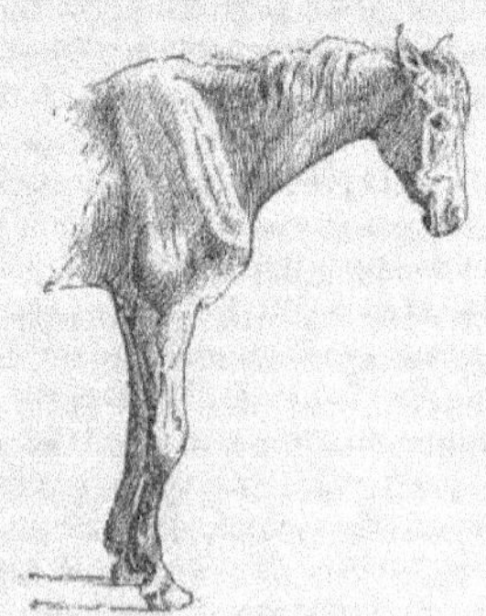

Fig. 141. — Cheval arqué.

apparaît quelque temps après la naissance, l'animal est dit *brassicourt* (Voy. APLOMBS).

ÉTIOLOGIE. — L'arqure reconnaît pour cause la rétraction de la bride du coraco-brachial, et, avec plus d'apparence de raison, le raccourcissement des fléchisseurs externe et oblique du métacarpe.

SYMPTOMATOLOGIE. — L'arqûre rend les mouvements locomoteurs moins libres ; le cheval arqué butte facilement, se couronne, s'abat ; l'arqûre rend les chevaux inutilisables pour le service de la selle ; cependant, nous avons vu des chevaux de pur sang très arqués, qui faisaient un excellent service de selle sans jamais butter. Le cheval brassicourt est souvent très solide.

TRAITEMENT. — Le seul donnant quelques chances de réussite, surtout sur des animaux jeunes, est la *ténotomie* (Voy. ce mot) : on sectionne soit la bride du biceps, soit et surtout les tendons des fléchisseurs externe et oblique du métacarpe.

Chez le chien, on observe parfois une arqûre congénitale analogue à celle du cheval ; on la guérit facilement par la ténotomie des fléchisseurs des métatarses et du perforé.

ARRACHEMENT (de *arracher*, de *a*, et *radix*, racine ; *avulsio*, *evulsio* ; all. *Ausreissung* ; esp. *arrancamiento*). — Action d'arracher, d'enlever avec effort. — *Arrachement de l'ongle*, *castration par arrachement*, etc. Opération de chirurgie vétérinaire (Voy. CASTRATION et ONGLE).

ARS (de *arc*, qui, dans l'ancien français, s'écrivait au pluriel *ars* ; ainsi dit, par comparaison des deux membres de devant du cheval avec un *arc*, une *arcade* ; all. *Bug*). — En vétérinaire, le pli qui se remarque à la réunion de la poitrine et du membre antérieur du cheval, et où l'on pratique quelquefois la saignée. — *Se frayer aux ars*. Voy. FRAYER.

ARSÉNIEUX (ACIDE) (Arsenic blanc, mort-aux-rats). — MODE D'EMPLOI. — En bains, en poudre, ou en solution. Sous forme de *liqueur de Fowler*, son action est dix fois plus forte qu'à l'état solide.

DOSES :

	Poudre.	Liqueur de Fowler
Grands animaux...	1 à 3 gr.	10 à 40 gr.
Petits ruminants...	1 à 2 —	0,60 à 1 —
Porcs............	15 à 25 cent.	1 à 2 —
Petits animaux.....	1 à 3 gr.	5 à 20 cent.

L'administration journalière de la poudre sur les ruminants peut déterminer des fistules du rumen.

EFFETS ET USAGES. — Stimulant digestif, tonique, antipsorique et antivermineux ; sert de topique contre les affections de la peau, les engorgements glandulaires.

Poudre caustique du frère Côme.

Acide arsénieux............	10 grammes.
Bisulfure de mercure........	60 —
Sang-dragon................	1gr,20

Bain de Tessier modifié.

Acide arsénieux en poudre.	1000 grammes.
Sulfate de zinc ordinaire....	5000 —
Eau...................	100 litres.

Contre la gale du mouton.

ARTÈRES. — ANATOMIE DES ARTÈRES, Voy. CIRCULATION.

MALADIES DES ARTÈRES. — 1° **Anévrysme**. — Dilatation artérielle (Voy. ANÉVRYSME).

2° **Blessures des artères**. — ÉTIOLOGIE. — Les blessures des artères reconnaissent des causes variées : corps étrangers déglutis, abouts osseux fracturés, etc.

Le plus souvent, elles sont accompagnées de solutions de continuité du tégument ; alors elles sont accidentelles ou opératoires (saignée, ovariotomie).

L'action des corps contondants peut avoir pour effets soit la division nette de l'artère, soit sa rupture complète par arrachement, soit la dilacération incomplète de ses tuniques.

Parmi les autres causes, il faut citer le tiraillement, l'arrachement et la torsion, qui à des degrés divers ont un même mode d'action. Sous leur influence, il y a allongement des tuniques artérielles ; mais comme elles ne sont pas douées de la même extensibilité, ni de la même élasticité, les extrémités rompues de l'artère présentent une disposition irrégulièrement frangée ; les points où les trois tuniques se sont rompues ne se correspondent pas ; la moyenne déborde l'interne, et se trouve à son tour débordée par l'externe qui s'est beaucoup allongée avant de se rompre et constitue une sorte de bouchon, suffisant pour arrêter le cours du sang.

L'inflammation de l'artère ou l'anévrysme sont des modes de terminaison assez fréquents des plaies d'artères dues à l'arrachement ou à la contusion.

SYMPTOMATOLOGIE. — Les plaies faites aux artères doivent être distinguées en *pénétrantes* et *non pénétrantes*.

I. *Plaies non pénétrantes*. — Les plaies qui n'ont entamé qu'une partie du vaisseau sont rares en vétérinaire ; généralement, l'artère se répare facilement et totalement, sans anévrysme.

II. *Plaies pénétrantes*. — La plaie pénétrante peut être complète ou incomplète, le vaisseau pouvant être tout à fait coupé en travers, ou bien intéressé seulement dans une partie de sa circonférence ; la plaie peut être parallèle à la longueur, ou transversale, ou oblique ; elle peut être plus ou moins grande, avec ou sans perte de substance.

Dès qu'il y a plaie pénétrante d'une artère, le sang s'élance par l'ouverture en jets saccadés, isochrones aux battements du pouls ; l'hémorragie cesse par la compression exercée sur le vaisseau en amont. Dans les solutions de continuité étroites et décrivant un long trajet, et dans celles où il n'existe pas de plaies aux téguments, le sang s'épanche dans les tissus, en suivant d'abord le trajet du vaisseau ouvert.

Lorsqu'une artère est complétement coupée par une section transversale, ou bien la mort arrive par hémorragie, d'autant plus vite que le vaisseau est d'un plus gros diamètre ; ou bien l'hémorragie s'arrête d'elle-même. Dans ce dernier cas, on constate un retrait des deux parties de l'artère, qui remontent dans l'intérieur de la gaine cellulaire du vaisseau, en vertu de l'élasticité propre à ses parois ; le sang s'échappe par le canal de cette gaine ouverte, s'infiltre dans le tissu cellulaire, où il ne tarde pas à se coaguler ; en même temps, on constate une diminution du calibre du vaisseau qui, dans les petites artères, peut aller jusqu'à leur complète occlusion ; souvent on voit se former un caillot dans l'intérieur du vaisseau ; ce caillot s'arrête d'une part à la première collatérale, de l'autre se continue avec le caillot extérieur ; il complète l'oblitération de l'artère. Ces phénomènes hémostatiques sont d'autant plus prompts à se produire que les animaux ont un sang plus plastique ; sous ce rapport, le chien occupe le premier rang ; viennent ensuite le bœuf et le mouton. L'hémostase s'établit d'autant plus vite que l'artère blessée est située plus profondément au milieu des masses musculaires.

Les plaies transversales qui intéressent moins du quart de la circonférence de l'artère peuvent guérir, si le vaisseau a conservé sa tunique celluleuse et n'a pas éprouvé de changement dans ses rapports ; mais s'il est dépouillé de sa tunique externe, ou s'il est divisé dans les trois quarts de sa circonférence, l'hémorragie peut être mortelle.

En outre, lorsque l'artère est intéressée dans une partie seulement de sa circonférence, les conditions à la continuation de l'hémorragie sont bien plus favorables, parce que la partie des parois artérielles qui relie le vaisseau s'oppose à ce que les deux tronçons se retirent dans la profondeur des tissus.

Les plaies faites aux artères par des instruments tranchants, et allongées suivant le trajet de l'artère, sont peu graves, si l'on peut borner l'afflux sanguin par la compression ; ici encore, le sang s'échappe à travers la plaie, s'infiltre dans la gaine cellulaire du vaisseau, s'y coagule et forme un caillot qui bouche provisoirement l'ouverture ; peu après, les bords de la solution de continuité adhèrent l'un à l'autre ; le caillot finit par disparaître et le calibre du vaisseau est généralement conservé. Ce genre de plaie se rencontre assez souvent, lors de la piqûre de la carotide pendant l'opération de la saignée ; de nombreux faits prouvent que cet accident peut être conjuré par une simple compression extérieure (Favre, Bareyre, Rainard, Renault).

TRAITEMENT. — Voy. HÉMOSTASE.

3° *Inflammation des artères. — Artérite.* — ÉTIOLOGIE. — Les causes de l'artérite sont : les traumatismes (mouvements violents, glissades, chutes), les parasites (sclérostomes armés), les maladies générales (gourme, rhumatisme, morve aiguë, tuberculose), la propagation d'une inflammation du voisinage ; c'est ainsi que l'on a vu l'aortite succéder à un abcès des piliers du diaphragme et à l'endocardite.

SYMPTOMATOLOGIE. — On n'a guère observé jusqu'ici que l'*aortite* : celle-ci est généralement localisée à un segment du vaisseau ; la tunique interne en cet endroit est épaissie, recouverte de bourgeons charnus pouvant oblitérer l'ouverture des artères qui viennent s'aboucher sur le tronc principal (Cadéac).

En général, l'artérite, et, en particulier, l'aortite s'accompagnent de *thromboses*, d'*embolie*, d'*anévrysme* (Voy. ces mots), et ne peuvent être soupçonnées du vivant de l'animal que par l'une ou l'autre de ces complications.

4° *Artério-sclérose.* — C'est une complication ultime d'une artérite ; son évolution est très lente ; elle aboutit à la sclérose des parois de l'artère aux points enflammés.

5° *Ruptures.* — On a signalé un certain nombre de cas de déchirures sous-cutanées des artères. Les ruptures les plus fréquentes sont celles de l'aorte. Elles sont amenées par des causes variées : traumatismes, efforts musculaires (abatage), vomissement, etc. Parfois la cause déterminante est inconnue. En général, ces ruptures sont facilitées par une altération préexistante des parois de l'artère, l'animal présente tous les symptômes de l'hémorragie interne et meurt.

ARTHRITE. — Voy. ARTICULATIONS (MALADIES DES).

ARTHROPATHIE. — Elle est sous la dépendance d'une cause locale, amenant des désordres plus ou moins graves dans l'articulation, entorse, luxation, arthrite, etc. Elle peut être aussi déterminée par une affection générale ; nous avons dit que l'arthrite déformante polyarticulaire était une manifestation d'une maladie générale. Il est établi en médecine humaine que certaines affections du cerveau ou de la moelle peuvent déterminer des arthropathies ; rien de semblable n'a été signalé en vétérinaire.

ARTHROPHYTES. — Corps étrangers développés à l'intérieur de l'articulation. Ce sont en général des trouvailles d'autopsie. Ils sont de nature osseuse, cartilagineuse, fibreuse ou graisseuse, et ont un volume variable, mais ne dépassant pas celui d'une noisette. — Ils résultent presque toujours d'une arthrite sèche ; cependant ils peuvent provenir d'un cartilage d'encroûtement ou d'une épiphyse osseuse, dont un fragment s'est détaché sous l'influence d'un traumatisme, d'une luxation. — En général l'arthrophyte ne gêne pas l'articulation ; mais s'il se place entre les deux surfaces cartilagineuses ou sous un ligament, ou un tendon, il y a une gêne mécanique et une boiterie consécutive dont le diagnostic exact est difficile.

ARTICULAIRE (RHUMATISME). — Voy. RHUMATISME.

ARTICULATIONS. — ANATOMIE. — Les différentes pièces osseuses qui constituent le squelette de l'animal peuvent se mouvoir les unes sur les autres, et sont maintenues entre elles par des liens variés. De cette union résultent les *articulations*.

Dans une articulation, les os se correspondent par des points déterminés de leur périphérie, auxquels on a donné le nom de *surfaces articulaires*. Dans les *diarthroses*, les surfaces articulaires sont recouvertes d'un cartilage dit *d'encroûtement* ; parfois elles sont séparées par une plaque fibro-cartilagineuse ou *ménisque*.

Des *ligaments* maintiennent en contact les surfaces osseuses ; ils sont constitués par du tissu fibreux *blanc* ou *jaune* ; ils sont *intra-articulaires* ou *interosseux*, ou *périphériques* ; ils sont formés de fibres rassemblées en faisceaux (*funiculaires*) ou s'étalent en membranes (*capsulaires*).

Des membranes séreuses, ou *capsules synoviales*, fixées à la périphérie de la surface diarthrodiale, tapissent la face interne des ligaments et sécrètent la *synovie*, sorte d'huile

animale facilitant le glissement des surfaces articulaires.

On distingue : 1° Des *articulations diarthrodiales* ou *diarthroses* dans lesquelles les rayons osseux sont très mobiles les uns sur les autres (articulations des membres).

Les mouvements dont les diarthroses sont le siège sont : le *glissement simple*, la *flexion*, l'*extension*, l'*adduction*, qui rapproche de la ligne médiane le rayon osseux mobile, l'*abduction*, qui l'éloigne, la *circumduction* ou mouvement en arc de cercle, et la *rotation*.

D'après la configuration des surfaces articulaires et la nature des mouvements qu'elles permettent, on a divisé les diarthroses en :

Énarthroses, caractérisées par la réception d'une tête articulaire dans une cavité appropriée ; elles permettent les mouvements dans tous les sens (articulation coxo-fémorale) ;

Trochléennes qui agissent comme une charnière parfaite (articulation tibio-tarsienne) ;

Condyliennes, ou charnières imparfaites, qui permettent, en plus de la flexion et de l'extension, certains mouvements d'abduction, d'adduction et de rotation (articulations temporo-maxillaire et atloïdo-occipitale) ;

Pivotantes ou *trochoïdes*, formées par un pivot tournant dans une cavité demi-cylindrique et permettant la rotation (articulation axoïdo-atloïdienne) ;

Arthrodies ou *diarthroses planiformes*, constituées par des facettes planes permettant le glissement (articulation carpo-métacarpienne).

2° Des *articulations synarthrodiales* ou *synarthroses*, dans lesquelles les rayons osseux sont presque fixes (articulations des os de la tête) ;

Les *synarthroses* n'existent que dans le jeune âge, car le tissu fibreux qui les unit s'ossifie. Elles ne permettent alors qu'un mouvement d'écartement peu sensible.

3° Des *articulations mixtes* ou *amphiarthroses*, dans lesquelles les mouvements des os sont bornés, réduits à la bascule des surfaces articulaires, en contact (articulation des vertèbres entre elles).

Les *amphiarthroses* présentent un fibro-cartilage et des ligaments intermédiaires qui unissent les surfaces articulaires.

Maladies des articulations. — Voy. ENTORSE, HYDARTHROSE, LUXATION.

Contusions. — Elles sont fréquentes ; leur gravité dépend surtout de la nature du corps contondant, de l'intensité d'action de celui-ci et de l'articulation atteinte.

SYMPTOMATOLOGIE. — La jointure est le siège

d'une tuméfaction chaude, douloureuse, œdémateuse, qui se manifeste ordinairement par une boiterie plus ou moins intense ; puis, les jours suivants, les symptômes locaux s'atténuent peu à peu, ainsi que la claudication, et il ne persiste plus qu'un léger empâtement de la région ; ou bien, l'inflammation persistant, des complications diverses peuvent survenir : entorse, hydarthrose, et, plus souvent, arthrite close.

Traitement. — Réfrigération par les pansements humides, l'irrigation continue ou les douches, ou bien frictions vésicantes.

Plaies. — Elles sont *pénétrantes* ou *non pénétrantes*.

Plaies pénétrantes. — Étiologie. — Les causes les plus fréquentes sont : les coups de fourche, les coups de pied, les embarrures, les chutes sur des cailloux pointus, etc.

L'ouverture d'une synoviale est parfois produite accidentellement au cours d'une opération (clou de rue), ou volontairement (cautérisation en aiguille).

Symptomatologie. — Les plaies articulaires se reconnaissent à la direction et à la profondeur de la plaie et à l'écoulement de la synovie. Il ne faudra pas confondre avec un écoulement articulaire l'écoulement de synovie provenant d'une gaine tendineuse voisine ou d'une bourse muqueuse. Parfois la synovie peut faire défaut, lorsqu'il y a un changement de rapport, la peau ou un tendon se plaçant sur la blessure synoviale. En thèse générale, il ne faudra pas sonder pour établir le diagnostic, car, même avec des précautions, on peut infecter la gaine et transformer une plaie simple en une arthrite purulente. La synovie, claire au début, devient plus jaunâtre et plus consistante ; elle se coagule à l'air en formant un bouchon gélatineux.

Au début, l'articulation est tuméfiée, un peu chaude ; la claudication du membre est peu accusée.

La plaie bourgeonne, se ferme peu à peu, l'écoulement synovial cesse, la tuméfaction diminue, l'articulation reprend son fonctionnement normal et la boiterie disparaît. Il persiste souvent une cicatrice indurée, assez sensible, qui peut être le siège d'une boiterie consécutive.

Souvent l'évolution de ces plaies se complique de l'inflammation de l'articulation : lorsque la plaie est infectée par le corps vulnérant, ou postérieurement à l'accident, au bout de quelques jours, l'écoulement synovial devient purulent, l'articulation se gonfle, devient chaude, douloureuse, très sensible, l'appui est nul, la fièvre très forte, l'arthrite est déclarée.

Parfois la plaie articulaire se complique de fracture d'un os, de rupture des ligaments ou des tendons, etc. ; les os déviés peuvent traverser la peau et ouvrir l'articulation.

Pronostic. — Toujours grave en raison des complications possibles d'arthrite.

En général, la gravité des plaies articulaires varie avec leur siège (elles sont plus graves aux jointures que l'on immobilise difficilement), avec leur nature, leur étendue, etc.

Traitement. — L'indication essentielle est de prévenir l'arthrite ; pour cela, il faut : 1° désinfecter la plaie et l'occlure ; 2° immobiliser l'articulation.

Si un corps étranger est resté, on devra l'enlever. On désinfectera suivant les règles de l'antisepsie la plus minutieuse ; on utilisera autant que possible les bains antiseptiques tièdes. On saupoudrera la plaie d'iodoforme ; puis on y appliquera, si c'est nécessaire, quelques points de suture, en laissant toutefois un espace vide par lequel le pus pourra s'écouler ; parfois il sera nécessaire de fixer un drain. Le trauma sera mis à l'abri de l'infection extérieure, et l'articulation sera immobilisée par un fort pansement ouaté. Si on ne peut appliquer un pansement, on occlura la plaie à l'aide d'ouate hydrophile ou de collodion, et on immobilisera la jointure par une friction vésicante. Il sera nécessaire de lever le pansement tous les deux ou trois jours au début, de désinfecter la plaie à nouveau, et d'appliquer un nouveau pansement.

Certains auteurs prétendent qu'il est préférable de laisser le premier pansement en place durant huit ou dix jours, et de ne le lever plus tôt que s'il survient des symptômes réactionnels graves.

Dès que l'écoulement synovial aura cessé, la plaie articulaire sera traitée comme une plaie simple.

On a aussi obtenu de bons résultats avec l'eau froide sous forme d'irrigation continue ; l'écoulement en nappe est préférable au courant fort ou à l'écoulement en jet.

Un autre procédé, indiqué surtout pour les plaies étroites et placées aux régions supérieures des membres, consiste à introduire dans la plaie du sublimé en poudre, ou mieux, un crayon de nitrate d'argent, qui coagule la synovie et forme un bouchon obturateur ; d'autres praticiens préfèrent la cautérisation par le cautère actuel : on applique ensuite sur l'articulation un fort vésicatoire qui l'immobilise et produit de la dérivation.

Si l'arthrite survient, elle sera traitée comme il est indiqué plus loin.

Plaies non pénétrantes. — SYMPTOMATOLOGIE. — Elles intéressent seulement les parties extérieures des articulations et généralement elles ne diffèrent pas des plaies qui se montrent dans les autres régions du corps. Cependant elles peuvent se compliquer d'arthrite et devenir pénétrantes, par suite du travail inflammatoire ultérieur. La mobilité des surfaces articulaires n'est pas étrangère à cette complication ; souvent la cicatrisation est lente et défectueuse.

TRAITEMENT. — C'est celui des plaies ordinaires ; on devra désinfecter la plaie, réunir les deux lèvres par une suture, si celle-ci est possible, mettre un pansement protecteur et immobiliser le sujet.

Arthrite traumatique. — C'est l'inflammation suppurative d'une articulation déterminée par un trauma qui a déchiré la peau, les tissus sous-jacents, et ouvert la gaine synoviale articulaire ; l'arthrite traumatique est donc toujours une complication d'une plaie articulaire pénétrante.

ÉTIOLOGIE. — Ses causes sont celles des plaies articulaires pénétrantes ; c'est une complication, malheureuse et rare, d'une cautérisation, trop intense et trop profonde, ayant amené la chute d'une escarre volumineuse, ou bien la conséquence de l'emploi d'un caustique introduit trop profondément dans les tissus ; enfin, elle peut survenir à la suite d'une injection modificatrice mal faite dans le cas d'hydarthrose. La pathogénie de l'arthrite traumatique est simple ; l'infection est le résultat du corps vulnérant, ou d'une exploration non aseptique, ou bien enfin du contact d'une plaie avec la litière.

SYMPTOMATOLOGIE. — Au début, c'est-à-dire au bout de trois à cinq jours, l'articulation se tuméfie, devient chaude, sensible, douloureuse ; l'appui du membre est presque nul ; on observe des lancinations ; la synovie, d'abord claire, limpide, devient trouble ; l'appétit est diminué. Bientôt ces symptômes s'accentuent, l'engorgement gagne en surface, devient plus tendu, plus sensible ; la douleur est intense ; le blessé évite de se déplacer ; de la plaie s'écoule abondamment une synovie purulente contenant des flocons albumineux ; l'appétit du malade est nul, sa fièvre est grande et sa température atteint parfois 40° ; il maigrit rapidement, ne tarde pas à se coucher et meurt d'infection purulente ; parfois, s'il résiste, l'articulation

s'ankylose. — Si l'arthrite est bien soignée à temps, les symptômes s'amendent, la douleur et la sensibilité locale diminuent, l'appui se fait progressivement, la synovie s'écoule moins abondamment et devient plus claire, l'appétit renaît, la réaction fébrile disparaît, la guérison peut survenir.

ANATOMIE PATHOLOGIQUE. — Au début, la synoviale est hyperémiée, la synovie rougeâtre contient des globules sanguins. Lorsque l'arthrite est établie, le tissu conjonctif sous-cutané et les ligaments sont infiltrés, la synoviale est épaissie, sa face interne desquamée est recouverte de fausses membranes ; à un degré plus avancé, elle peut être tapissée de bourgeons charnus et transformée en membrane pyogénique ; la synovie purulente qu'elle renferme est blanc jaunâtre, mal liée, d'odeur désagréable ; les cartilages d'encroûtement des épiphyses osseuses sont foncés en couleur, dépolis ; ils peuvent être décollés et laisser à nu le tissu spongieux des os, ramolli et couvert de granulations bourgeonneuses ; plus tard, les deux abouts osseux prennent contact par leur tissu spongieux et se soudent : il s'ensuit l'ankylose de l'articulation. Parfois, le périoste est enflammé, ainsi que les ligaments ; le premier forme des exostoses, les deuxièmes s'ossifient, ou bien, macérés, ramollis, se rupturent.

PRONOSTIC. — Il est toujours grave. L'arthrite a une marche rapide dans les périodes de congestion et d'exsudation, plus lente dans la phase de suppuration. Elle se termine par la résolution ou l'ankylose ; elle entraîne souvent la mort du sujet par excès de douleur et surtout par infection purulente. La résolution survient lorsque le traitement est appliqué de bonne heure ; l'ankylose est la terminaison presque constante d'une arthrite suppurante ancienne.

TRAITEMENT. — Celui des plaies articulaires pénétrantes. On a recours aux injections antiseptiques, à l'irrigation continue ou aux applications vésicantes. Il faudra immobiliser l'articulation enflammée, soit avec un pansement ouaté, soit avec une forte friction vésicante. Ici encore, les bains antiseptiques, tièdes et prolongés, donneront d'excellents résultats dans le traitement des arthrites des jointures inférieures ; aussitôt après le bain, on saupoudrera la plaie d'iodoforme et on la recouvrira d'un fort pansement ouaté. Contre l'arthrite des articulations supérieures, on aura recours à l'irrigation continue, ou bien on appliquera sur toute la région un fort vésicatoire et on fera dans la synoviale des injections antiseptiques répétées ; ou bien, on placera dans la plaie du sublimé en poudre, ou un bâton de nitrate d'argent, moyen qui nous a donné d'excellents résultats, surtout au début de l'arthrite.

On laissera le malade en liberté dans un box avec une bonne litière, ou bien on le suspendra pour éviter les accidents de fourbure du pied sur lequel l'appui s'effectue.

Dans le cas d'arthrite suppurante ancienne, il faut débrider les fistules, ponctionner les abcès, placer des drains et faire des injections antiseptiques fortes. L'alimentation sera variée, abondante et rafraîchissante.

Arthrite close. — L'arthrite close est à l'arthrite traumatique ce que la contusion est à la plaie contuse (Cadiot et Almy).

ÉTIOLOGIE. — Les causes sont : les contusions violentes, avec ou sans déchirure du tégument, l'intégrité de la synoviale étant conservée ; les entorses, les luxations, les fractures épiphysaires, etc.

SYMPTOMATOLOGIE. — L'articulation lésée est tuméfiée, chaude, douloureuse et très sensible à la pression ; la synovie, sécrétée en quantité anormale, distend la gaine synoviale ; mais la dilatation de celle-ci est généralement marquée par l'œdème de la peau et l'inflammation des tissus périarticulaires. La boiterie est accusée, l'articulation est immobilisée durant la marche. Souvent, l'inflammation s'atténue peu à peu, la synovie sécrétée en excès se résorbe et l'articulation reprend son fonctionnement normal ; parfois, il persiste une hydarthrose ; enfin, si l'inflammation a été intense, la synovie peut devenir purulente ; il se forme un abcès intra-articulaire qui s'ouvre à l'extérieur ; les symptômes locaux et fonctionnels s'exacerbent ; on est en présence d'une arthrite traumatique.

TRAITEMENT. — Atténuer les phénomènes inflammatoires par l'irrigation continue, les douches, les bains froids ou tièdes, les compresses d'eau blanche, renouvelées fréquemment. Puis immobiliser l'articulation par un pansement, un bandage, et laisser le sujet au repos complet. — Lorsque les symptômes aigus ont disparu, on peut recourir aux vésicants ou à la cautérisation, surtout si l'articulation est encore raide, et s'il persiste de l'hydarthrose. Enfin, travail lent et progressif.

Arthrites infectieuses. — Elles constituent des accidents ultimes des maladies infectieuses de l'organisme. — On peut observer des arthrites consécutives à l'infection morveuse, à la pneumonie, la péripneumonie, la clavelée, l'infection purulente, la gourme, la tuberculose, etc... Leur apparition est favorisée par les contusions articulaires qui diminuent la résistance locale des tissus. — Tantôt s'établissant lentement en des articulations différentes du corps, elles affectent la forme rhumatismale et constituent ce que l'on appelle chez l'homme les *pseudo-rhumatismes infectieux* ; tantôt l'arthrite évolue rapidement et aboutit à la suppuration.

Arthrite sèche. — *Arthrite déformante.* — Elle est caractérisée par l'usure progressive des cartilages épiphysaires et par la formation d'exostoses qui entourent plus ou moins complètement l'articulation.

ÉTIOLOGIE. — Les causes sont encore peu connues ; en général, si l'arthrite sèche est localisée à une articulation, elle est consécutive à un traumatisme, ou est la terminaison de l'arthrite chronique ; si elle attaque plusieurs jointures, elle est le résultat d'une maladie générale, rhumatisme, affection du système nerveux, mauvaise nutrition générale du sujet, etc.

SYMPTOMATOLOGIE. — L'arthrite sèche se rencontre assez fréquemment chez le cheval, le chien, plus rarement chez les bovidés. Elle peut évoluer dans une seule jointure ou être poly-articulaire. Les jointures le plus souvent atteintes sont le jarret, le genou, le boulet, la couronne, le grasset. Au jarret, l'arthrite sèche amène l'éparvin ; au genou, elle détermine la formation d'osselets ; à la couronne, elle engendre la plus grande partie des formes osseuses.

Les symptômes sont locaux et fonctionnels.

Les premiers se manifestent par une tuméfaction peu douloureuse de l'articulation ; avec la main, on sent nettement les exostoses ou ostéophytes, développés sur les extrémités osseuses ; si l'articulation est profonde, il est difficile de les constater. — Les symptômes fonctionnels consistent en raideur, en impotence fonctionnelle de l'articulation et en une boiterie assez accusée.

ANATOMIE PATHOLOGIQUE. — Les cartilages d'encroûtement ont presque disparu, les surfaces osseuses en contact sont polies, lisses ou rayées ; des exostoses, parfois volumineuses, apparaissent sur les épiphyses osseuses ; la synovie est rougeâtre, peu abondante et contient parfois des corps étrangers ; la gaine synoviale est épaissie, et sa face interne injectée est tapissée de villosités ; les ligaments sont infiltrés et parfois ossifiés ; les muscles voisins peuvent participer à l'ossification de la jointure.

DIAGNOSTIC. — Au début, il est assez difficile ; il devient facile dès que les végétations osseuses apparaissent.

PRONOSTIC. — Très grave : la lésion est incurable.

TRAITEMENT. — La cautérisation en aiguilles de l'articulation atteinte a parfois donné quelques résultats. Si l'arthrite déformante siège aux jointures inférieures des membres, on peut recourir à la névrotomie. En général, il est plus économique de ne pas traiter et de mettre le cheval au trait lent (Cadiot et Almy).

Arthrite des vaches laitières. — **Arthrite post partum.** — ÉTIOLOGIE. — Elle n'a pas encore été établie d'une façon certaine ; l'arthrite survient à la suite de la parturition, de l'avortement, de métrite, de mammite ; elle peut être consécutive à la fièvre aphteuse, aux entérites. Il est très probable qu'elle est déterminée par des toxines élaborées soit dans les voies génitales, soit dans l'articulation elle-même ; elle peut aussi être une des formes de la tuberculose.

SYMPTOMATOLOGIE. — Elle apparaît presque toujours au grasset, rarement au jarret : elle se manifeste par une tuméfaction, plus ou moins dure, de l'articulation ; l'hydropisie synoviale est très nette ; à la longue, la synoviale s'indure et peut se calcifier ; la boiterie est accusée.

PRONOSTIC. — L'affection a une marche chronique ; les animaux maigrissent beaucoup. Aussi le pronostic est-il grave.

TRAITEMENT. — Prévenir l'apparition de l'arthrite par des injections antiseptiques tièdes dans les voies génitales après la parturition ou l'avortement. Traiter les lésions par la cautérisation en pointes fines ou en aiguilles, ou par une application vésicante à base de bichromate de potasse. — Pauleau a obtenu de nombreux succès en faisant une application d'acide sulfurique du commerce sur les tumeurs apparentes ; on aura soin, dans ce cas, de protéger les mamelles en les enduisant de vaseline.

Arthrite des nouveau-nés. — C'est une affection presque toujours mortelle, qui cause à l'élevage des pertes considérables ; les rares sujets qui résistent restent faibles, débilités et tarés par des arthrites chroniques ou des hydropisies synoviales très longues et très difficiles à faire disparaître.

ÉTIOLOGIE. — Aujourd'hui, il est à peu près prouvé que l'arthrite des nouveau-nés est une maladie infectieuse, consécutive à l'infection du cordon ombilical par le streptocoque.

SYMPTOMATOLOGIE. — L'affection apparaît brusquement sur les poulains, les veaux, les agneaux, les porcelets encore à la mamelle ; elle est généralement polyarticulaire ; les articulations le plus souvent frappées sont celles du jarret, du genou, du grasset. Elles sont le siège d'une tuméfaction chaude, sensible, qui augmente progressivement ; ces symptômes locaux s'accompagnent d'une boiterie et d'une fièvre intenses. Des tumeurs synoviales apparaissent ; parfois elles s'ouvrent et donnent écoulement à de la synovie purulente ; la mort survient plus ou moins rapidement.

TRAITEMENT. — *Préventif* : Avant tout, éviter l'infection du cordon ombilical par des soins antiseptiques, un pansement protecteur et une litière très propre. — *Curatif* : Désinfection du cordon ombilical, application d'un pansement ou de vaseline boriquée, et administration à l'intérieur d'excitants généraux, tels que café, vin sucré, alcool, etc. Si l'arthrite devient purulente, il est préférable de sacrifier les malades.

Contre les hydropisies synoviales consécutives, on emploiera les vésicants et la cautérisation, mais on obtient ainsi peu de résultats.

ARYTÉNOÏDECTOMIE. — Opération consistant à exciser complètement un des cartilages aryténoïdes (gauche le plus souvent), plus rarement les deux, dans le but de faire disparaître le *cornage* (Voy. ce mot).

ANATOMIE DE LA RÉGION. — Le larynx est formé de cinq cartilages, recouverts à l'extérieur de muscles, et tapissés à leur face intérieure par une muqueuse. Le cartilage postérieur (le larynx étant envisagé horizontalement) est le *cricoïde*, sorte d'anneau qui répond par son bord postérieur au premier cerceau de la trachée (fig. 142). Le cartilage *thyroïde* est formé d'un corps inférieur et deux plaques latérales qui s'articulent par leur extrémité libre avec le cricoïde. L'*épiglotte* est un appendice flexible et mou, qui circonscrit en bas l'entrée du larynx, et dont la base s'insère sur la partie moyenne du thyroïde. Les deux cartilages *aryténoïdes* sont situés en avant du cricoïde, au-dessus de l'entrée du pharynx ; leur bord antérieur circonscrit en haut l'entrée du larynx ; leur bord inférieur donne attache aux cordes vocales.

INSTRUMENTS. — Ciseaux droits, courbes et à branches coudées ; bistouris convexe et boutonné ; érigne dilatatrice ; pinces à dents de souris, canule coudée spéciale analogue au tube à trachéotomie et entourée de couches de gaze iodoformée, aiguilles à sutures, catgut.

TECHNIQUE. — L'animal est couché sur le dos et maintenu en cette position par une traverse, passée sous les membres rassemblés, et que soutiennent des aides.

La technique comprend quatre temps :

Premier temps : Incision de la peau et des muscles qui recouvrent la trachée. — Les poils sont coupés sur la face inférieure du larynx et la partie supéro-antérieure de la trachée, la région est

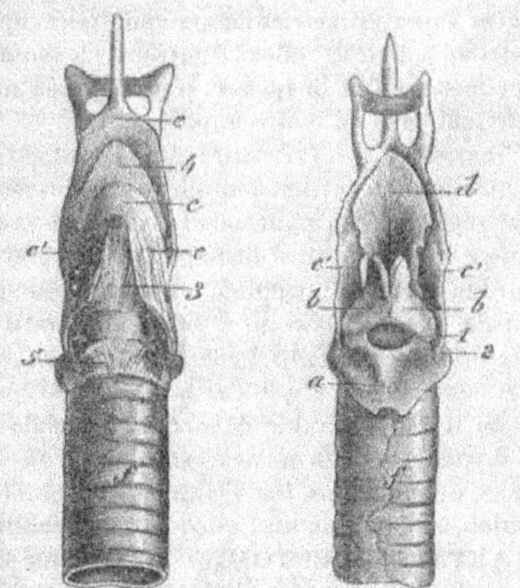

(Face inférieure du larynx.)   (Face supérieure du larynx.)

Fig. 142. — Pièces cartilagineuses du larynx du cheval, maintenues par les ligaments articulaires.

a, cartilage cricoïde. — *b*, *b*, cartilages aryténoïdes. — *c*, corps du thyroïde. — *c'*, *c'*, plaques latérales du thyroïde. — *d*, épiglotte. — *e*, corps de l'hyoïde. — *f*, trachée. — 1, articulation crico-aryténoïdienne. — 2, capsule de l'articulation crico-thyroïdienne. — 3, membrane thyro-cricoïdienne. — 4, membrane thyro-hyoïdienne. — 5, ligament crico-trachéen.

rasée; avec le bistouri convexe, on incise sur la ligne médiane, du corps du thyroïde au troisième cerceau de la trachée, la peau, les muscles et le tissu conjonctif périlaryngien.

Deuxième temps : Incision du larynx et des premiers cerceaux de la trachée. — Introduction et fixation de la canule. — On implante dans le ligament crico-thyroïdien, sur la ligne médiane et en avant du cricoïde, le bistouri convexe, tenu verticalement, tranchant en arrière; on coupe sur la ligne médiane, d'avant en arrière, le cartilage cricoïde et les deux premiers cerceaux de la trachée; puis, on achève, d'arrière en avant, la section du ligament cricothyroïdien, en évitant les cordes vocales ; on applique l'érigne dilatatrice, les mors placés au niveau du ligament crico-trachéal; on place ensuite la canule (fig. 143), et on fait tirer sur elle en arrière, à l'aide d'une anse de bande passée sous le pavillon.

Troisième temps : Ablation du cartilage aryténoïde gauche. — On incise la muqueuse laryngienne le long des bords supérieur et postérieur de l'aryténoïde ; avec les ciseaux droits, on coupe la corde vocale à son insertion sur ce dernier, puis on dissèque le cartilage, d'arrière en avant, en sectionnant la muqueuse le long de son bord inférieur et les muscles insérés sur sa face externe ; puis on divise, de bas en haut, à l'aide des ciseaux tenus verticalement, la muqueuse qui garnit son bord antérieur. L'aryténoïde étant immobilisé avec les pinces, on le sectionne, de dehors en dedans, près de son angle articulaire, avec le bistouri boutonné, tenu dans une direction légèrement oblique en bas et en avant ; on soulève ensuite le cartilage, en engageant sous la partie postérieure les ciseaux courbes tenus verticalement, et, rasant

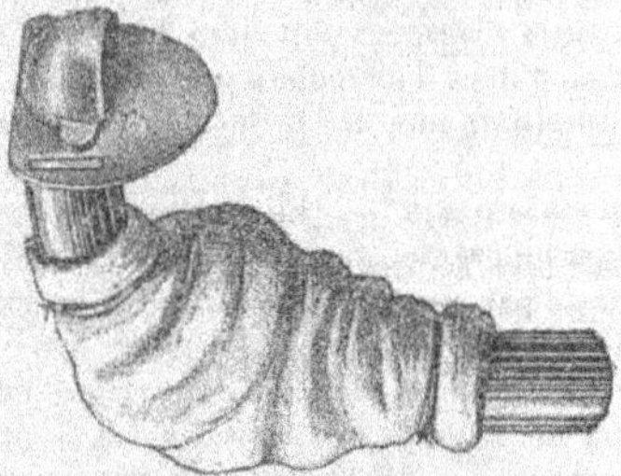

Fig. 143. — Tube garni de la soupape et de la soufflerie.

la face supérieure, on détache les fibres insérées sur elle ; enfin, on coupe la muqueuse au niveau du bec de l'aryténoïde.

Quatrième temps : Suture et pansement. — On applique deux ou trois points de suture qui réunissent les lèvres de la plaie muqueuse, puis on place dans le larynx deux tampons de gaze ; on enlève l'érigne et on suture les muscles prélaryngiens, en ayant soin de passer quelques-uns des fils dans les tampons afin de fixer ceux-ci ; enfin on suture la peau (1).

Le cheval est relevé, placé en box et mis à la diète absolue ; le lendemain, on coupe les sutures cutanées et musculaires, on retire les tampons et la canule. Les jours suivants, on lave la plaie plusieurs fois par jour, et on met l'opéré à la demi-ration, en ayant soin de placer les aliments à une certaine hauteur. Promenades au bout de quatre à cinq semaines.

Résultats. — Cette opération a donné une amé-

(1) Cadiot, *Exercices de chirurgie hippique.*

lioration sur certains chevaux corneurs ; rarement on a eu à enregistrer une guérison complète ; les insuccès de la méthode sont nombreux. — L'opération peut se compliquer de pneumonie mortelle, par suite du passage des aliments dans la trachée, et parfois de cicatrisation vicieuse de la muqueuse, augmentant le cornage. — En résumé, c'est une opération que l'on ne devra tenter que sur des chevaux de prix.

ASCARIDES (all. *Spulwürmer*). — Vers ronds, de l'ordre des Nématodes, habitant l'intestin de l'homme et des animaux, et pouvant, par leur grand nombre, entraver la circulation des matières alimentaires ; en général, leur présence passe inaperçue.

Ascaride à grande tête (*ascaris megalocephala* de Cloquet), encore dit *ascaride du cheval*. — Il est très commun dans l'intestin grêle du cheval, de l'âne et du mulet ; on l'a quelquefois appelé *lombric*, mais à tort, parce qu'on risque de le confondre avec une autre espèce, l'ascaride lombricoïde. Ces vers sont rarement solitaires et se rencontrent sur le même animal en nombreuses sociétés : on en a même compté jusqu'à 1000 sur un seul cheval.

C'est le plus grand des nématodes de nos animaux domestiques ; le mâle a de 18 à 21 centimètres de long, la femelle 30 à 35 centimètres ; le corps est d'un blanc jaunâtre, un peu transparent, il est uniformément aminci, presque droit, présentant des sillons larges et bien évidents ; la tête est assez large et un peu détachée ; l'extrémité caudale du mâle est presque droite ou recourbée, celle de la femelle est droite et présente la forme d'un cône tronqué.

Les œufs des ascarides n'éclosent jamais dans l'intestin de l'animal chez lequel ils ont été pondus ; ils sont expulsés avec les matières fécales. Quelquefois leur vitellus se segmente presque immédiatement ; d'autres fois, au contraire, il demeure fort longtemps sans donner aucun signe de vitalité, puis, tout à coup, on les voit passer par les différentes phases qui caractérisent l'évolution de l'embryon. En été, le travail se fait vite, tandis que, quand la température est basse, l'évolution se fait lentement, ou même ne se fait pas du tout. En tous cas, le nombre d'œufs que produit chaque femelle est énorme : Eschricht admet qu'un ascaride fournit 60 millions d'œufs par an et par suite 16 000 par jour.

PATHOLOGIE. — En général, le cheval ne souffre pas de la présence de ces ascarides, si ce n'est quand ils se multiplient outre mesure. Cependant, on constate souvent, chez les chevaux qui en sont porteurs, un certain état catarrhal : les chevaux sont dits *vidards*, et rendent souvent par l'anus, avant les crottins, un liquide albumineux diarrhéique. Il y a quelquefois une si grande quantité de ces parasites que leur agglomération obstrue la lumière de l'intestin grêle, et détermine des coliques qui peuvent devenir mortelles, et qui parfois ont pour cause une perforation des parois intestinales.

TRAITEMENT. — Le traitement des coliques vermineuses est celui des coliques en général, mais on peut très bien guérir le cheval atteint d'ascarides.

On a quelquefois recommandé le traitement arsenical, en donnant, pendant des semaines, 2 grammes environ d'acide arsénieux par jour ; on donne en même temps des carottes ou des betteraves. — Zundel s'est très bien trouvé de l'usage des baies de genièvre avec de la crème de tartre, dans du son un peu mouillé, donné pendant une quinzaine de jours ; au bout de ce temps, il faisait prendre au cheval un bol d'aloès.

Il est prudent, au point de vue de la prophylaxie, de bien tuer, de détruire même par le feu, les ascarides mêlés aux crottins : comme le corps des femelles renferme des œufs, ceux-ci, mêlés au fumier et portés aux champs, peuvent encore être vivants au bout de six mois, et être ainsi le germe d'une nouvelle infection.

Ascaride lombricoïde (*Ascaris lumbricoïdes*, fig. 144). — Un des vers les plus communs chez l'homme ; s'observe également sur le porc et le bœuf, où on le rencontre dans l'intestin grêle ; chez le bœuf, il devient quelquefois tellement fréquent qu'il a provoqué des épizooties, tandis que d'autres fois il est assez rare. On a voulu séparer l'ascaride du bœuf et celui du porc de l'ascaride humain, mais les différences sont bien faibles.

L'ascaride lombricoïde est blanc rose, son corps est raide et élastique. Le mâle mesure de 10 à 15 centimètres, la femelle de 18 à 25 centimètres.

L'œuf de l'ascaride lombricoïde ne se développe pas dans l'intestin : il est toujours expulsé avec les excréments avant que la segmentation se manifeste en lui ; l'œuf peut traverser l'automne et l'hiver avant que la segmentation commence ; il peut même rester un an dans son état d'inertie ; en été, le développement commence plus tôt, quoiqu'il soit toujours très lent.

PATHOLOGIE. — Ces lombrics sont de peu de gravité, tant que leur nombre ne devient pas trop considérable. On constate alors des irritations du tube digestif, et, chez le porc surtout, on a souvent signalé une constipation opiniâtre.

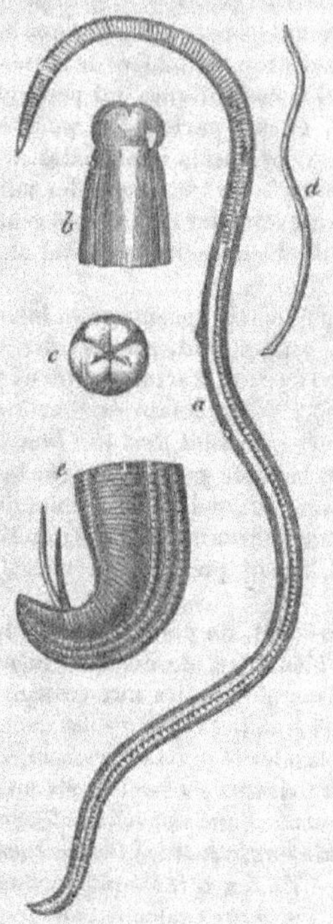

Fig. 144. — Ascaride lombricoïde.

a, ascaride lombricoïde femelle. — b, son extrémité antérieure grossie, vue de côté. — c, la même vue de face, montrant la bouche au centre, entourée de trois mamelons ayant chacun un sillon qui empiète sur leur angle interne. — e, l'extrémité postérieure grossie. — d, un individu mâle de grandeur naturelle.

TRAITEMENT. — Les anthelminthiques ordinaires, le semen-contra, l'essence de térébenthine, la benzine sont très utiles, si l'animal ne doit pas, peu de temps après, être livré à la boucherie. Zurn recommande les graines du ricin.

Comme pour l'ascaride du cheval, il serait rationnel de détruire les germes qui s'en vont avec les excréments, et qui, mêlés aux fumiers, infectent sans doute certains fourrages.

Ascaride bordé (*Ascaris marginata* de Rudolphi, fig. 145), encore appelé *ascaride du chien*. — Il est commun dans l'intestin grêle du chien.

Ce ver se distingue par son corps blanc, légèrement brunâtre, par sa taille, qui chez le mâle a 50 à 75 millimètres de long sur 1 millimètre à 1,5 millimètre de large, et chez la femelle 10 à 15 centimètres de long.

L'œuf ne se développe pas dans l'intestin de l'hôte de l'animal adulte. Les œufs d'ascarides, administrés aux chiens, paraissent être digérés en partie; l'embryon ne s'y développe pas.

PATHOLOGIE. — Il ne devient nuisible à son porteur que s'il est en grand nombre; on a signalé des constipations dues à ces helminthes roulés en pelote et obstruant la lumière de l'intestin. Les ascarides, qui pénètrent dans l'estomac, y produisent des vomissements.

TRAITEMENT. — On s'en débarrasse par les anthelminthiques ordinaires.

Ascaride moustache (*Ascaris mystax*, de Rudolphi, fig. 146), encore appelé *ascaride du chat*. — Il est commun dans l'intestin grêle du chat.

Ce ver a la forme ordinaire des nématodes, mais il se distingue par les deux ailes membraneuses qui lui donnent l'aspect d'une pointe de flèche; il est un peu plus petit que le précédent.

Il rend rarement son porteur sérieusement malade.

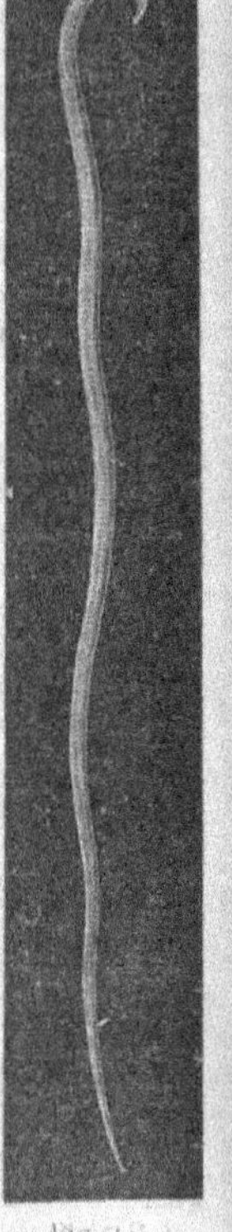

Fig. 145. Ascaride bordé.

Ascaride tacheté (*Ascaris maculosa*), encore appelé *ascaride du pigeon*. — Ce ver se trouve dans l'intestin grêle des pigeons.

PATHOLOGIE. — Ces ascarides produisent souvent une mortalité extraordinaire dans le pigeonnier; Unterberger a trouvé 441 de ces parasites dans un seul pigeon; non seulement l'intestin s'en trouvait surrempli, mais la muqueuse elle-même était malade, ulcéreuse. Les pigeons ne tombent malades qu'au moment où les helminthes, arrivés à maturité, commencent à se féconder; leur simple présence n'est pas pernicieuse.

Ce n'est qu'au moment où les excréments commencent à renfermer des œufs d'ascarides qu'on constate la maladie; alors il y a diarrhée muqueuse, abattement, perte d'appétit, émaciation, sensible surtout dans les muscles pectoraux. La maladie, toujours mortelle, se complique d'épuisement et de convulsions.

TRAITEMENT. — Les divers traitements anthelminthiques, le Kamala peut-être excepté, restent sans effet.

Ascaride du mouton. — Très rare.

Ascaride du veau. — On le rencontre dans l'intestin grêle des bêtes bovines, surtout des veaux, chez lesquels il détermine une inflammation parfois assez vive.

Ascarides des volailles. — On a trouvé dans un grand nombre de gallinacés, et notamment chez la poule, l'*ascaride vésiculaire*; on y a aussi rencontré l'*Ascaris inflexa*. Chez l'oie, on a signalé l'*Ascaris dispar*; chez le dindon, l'*Ascaris perspicillium*; chez le canard, l'*Ascaris crassa*, etc. Diesing comptait 190 espèces d'ascarides.

Ces divers ascarides produisent souvent, chez les oiseaux de basse-cour, une maladie vermineuse parfois mortelle.

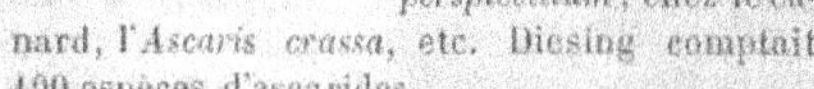

Fig. 146. — Ascaride mystax.

a, le mâle. — *b*, la femelle. — *c* et *d*, les expansions oliformes de sa partie antérieure, de face et de profil.

ASCITE (all. *Bauchwassersucht*; angl. *dropsy of the belly*). — L'*hydropisie du péritoine* est une collection de sérosité dans la cavité abdominale. L'ascite n'est pas une maladie, mais un symptôme commun à diverses altérations organiques.

ÉTIOLOGIE. — Elle peut être due soit à l'inflammation chronique, soit à d'autres altérations du péritoine, soit à tous les obstacles apportés à la circulation de retour : affections chroniques du cœur, dilatation du cœur droit, altérations anciennes du poumon, thrombose de la veine porte ou sa compression amenée par des tumeurs, tuméfaction des ganglions mésentériques, cirrhose du foie, qui détermine l'atrophie des réseaux de la veine porte, affections chroniques du rein, de la rate, de l'utérus. Rarement, elle est la conséquence de l'hydrémie extrême; le plus souvent, elle est le symptôme

d'une maladie générale, notamment la tuberculose. Sur beaucoup de chiens atteints de tuberculose abdominale, l'épanchement est lié à la gêne apportée à la circulation de retour par les lésions tuberculeuses.

SYMPTOMATOLOGIE. — L'ascite se forme ordinairement peu à peu, et se décèle par l'augmentation de volume du ventre, surtout à la région la plus déclive; les veines sous-cutanées, thoraciques et abdominales sont dilatées et la percussion du ventre fait entendre un son obscur. Plus tard, le liquide comprime les viscères abdominaux et rend la respiration difficile. A la dernière période, les muqueuses sont pâles et infiltrées; les membres s'atrophient, le thorax se resserre, et le malade succombe.

ANATOMIE PATHOLOGIQUE. — L'abdomen contient une quantité variable d'un liquide clair, transparent, légèrement jaunâtre, toujours albumineux. Le péritoine, très pâle, est rarement altéré; il présente parfois un peu d'épaississement en certains endroits. La paroi abdominale est généralement infiltrée. On rencontre alors les lésions causales : altérations du cœur, du foie, des ganglions, etc., et, si l'affection est ancienne, les lésions de l'anémie.

DIAGNOSTIC. — Facile : on ne peut guère confondre l'ascite qu'avec un excès d'embonpoint ou chez les femelles avec une gestation avancée. La percussion de l'abdomen, l'exploration rectale donneront des indices précieux. Le diagnostic de la lésion causale pourra être établi par l'examen du cœur, du poumon ; l'exploration rectale pourra faire reconnaître des tumeurs, etc. Chez le chien, l'injection de tuberculine pourra donner de précieuses indications.

PRONOSTIC. — Lié à l'affection primitive. Il est toujours grave.

TRAITEMENT. — Traiter la cause primitive et faciliter la résorption de l'exsudat par les purgatifs drastiques : 15 grammes d'aloès par jour, durant cinq ou six jours; pour les diurétiques, essence de térébenthine, scille, azotate de potasse. La digitale pourra rendre des services dans les affections du cœur. La *paracentèse* (Voy. ce mot) est indiquée si la quantité de liquide épanché rend la respiration difficile.

ASEPSIE. — Emploi de moyens et de substances rigoureusement débarrassés des agents infectieux. L'eau bouillie par exemple, et devenue ainsi aseptique, peut être utilisée pour le lavage des plaies.

Les antiseptiques ont tous plus ou moins une action nocive sur les cellules de l'organisme, aussi bien que sur celles des microbes; ils di minuent donc la résistance naturelle de l'organisme. Pour éviter cet inconvénient, on a préconisé la *chirurgie aseptique*, basée sur l'emploi d'agents n'ayant pas d'action nocive sur l'organisme et rendus aseptiques. Théoriquement, c'est parfait ; mais dans la pratique le véritable moyen de réaliser l'asepsie, c'est d'employer les antiseptiques (Voy. ANTISEPSIE).

ASIATIQUE. — Les espèces chevaline, bovine, ovine, caprine et porcine possèdent chacune une race asiatique.

1° *Cheval asiatique*. — Voy. ARABE (CHEVAL).

2° *Bœuf asiatique*. — Constitue la *race grise des steppes*. C'est un brachycéphale à profil droit ; il a le front plat, très légèrement déprimé entre les orbites, portant des chevilles osseuses, dirigées en haut et en dehors en forme de lyre ; les individus de cette race sont remarquables par leurs cornes longues et aiguës, rondes à la base, droites ou en spirales très allongées, ainsi que par leur garrot très élevé contrastant avec le train postérieur faible et bas. Le bœuf asiatique est généralement d'assez grande taille. Le pelage est gris-souris plus ou moins nuancé de jaune ou de brun.

Elevés à l'état demi-sauvage, ces animaux sont très robustes ; ils sont dans quelques con-

trées utilisés comme moteurs, mais, le plus souvent, ils ne sont exploités que pour la boucherie.

L'aire géographique de la race s'étend depuis le Cambodge jusqu'à l'embouchure du Rhône, comprenant les bords de la mer Caspienne, les steppes de la Russie méridionale et de la Hongrie, le bassin du Danube, la Roumanie, la Dalmatie, l'Italie centrale et la Camargue ; on la retrouve également en Égypte.

Comme la peste bovine existe en Orient, c'étaient les bœufs russes et hongrois, voyageant à la suite des armées, qui autrefois importaient cette maladie en Europe.

Variété de la Russie méridionale. — Comprend des sujets de grande et de petite taille et a reçu divers noms : race Russe (de petite taille), race de l'Ukraine, de Kalmouks, Kirghise (de taille plus élevée) ; enfin race de Lithuanie (de petite taille), la seule qui puisse être exploitée pour le lait.

Variété de la Hongrie et de la Roumanie. — Utilisés pour le travail, les jeunes animaux donnent une viande savoureuse, mais l'aptitude à l'engraissement est faible et la chair est toujours maigre.

Variété de l'Italie. — Comprend les races *Bellunaise* et *Romagnole*.

Variété de la Camargue. — Représentée par une population sauvage très vigoureuse, de taille petite (1^m,30). Elle est élevée, suivant le système pastoral, dans les terrains marécageux du delta du Rhône.

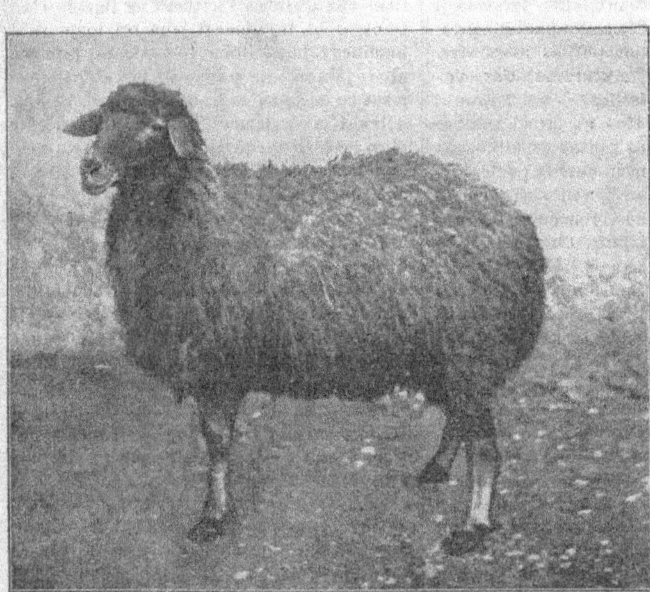

Fig. 147. — Brebis Barbarine.

3° *Mouton asiatique* ou race de Syrie. *Mouton à grosse queue*. — Fait partie des races dolichocéphales de Sanson. Ses caractères principaux sont les suivants : front plat avec arcades orbitaires saillantes, les chevilles osseuses qui portent les cornes sont elliptiques et dirigées en arrière, les cornes décrivent des spirales allongées, elles sont parfois divisées ; le nez est peu arqué ; les larmiers sont peu profonds ; la queue, assez longue, est entourée à sa base de masses adipeuses plus ou moins développées ; la toison est formée de laine grossière, blanche, rousse ou noire, souvent cachée sous des poils rudes.

Ces moutons fournissent une viande assez estimée, mais leur toison n'est employée que pour faire des étoffes grossières.

L'aire géographique s'étend depuis la mer de Chine jusque sur les bords de la Méditerranée et le sud-est de la France d'une part, d'autre part jusqu'en Égypte et en Algérie.

Cette race a de nombreuses variétés (variétés chinoise, de la Perse, de l'Asie Mineure, de la Grèce, variétés russe, hongroise, danubienne, barbarine) ; une seule, la *variété barbarine*, nous intéresse.

En Chine, la race a perdu ses cornes, et la variété dite *Yungti* ne garde que des oreilles rudimentaires.

Variété barbarine (fig. 147). — Elle habite la côte méditerranéenne de la France ainsi que le littoral algérien, d'où elle est importée par le port de Marseille.

Dans le sud algérien, on en trouve souvent à cornes divisées.

En France, on trouve le mouton barbarin jusqu'en Savoie ; dans la Drôme et le département de Vaucluse, il est représenté par une race ayant des qualités prolifiques et laitières (race de Sahune).

La toison a des qualités variables selon les régions et selon les soins ; dans certains cas, elle n'est formée que de poils.

La viande est de saveur agréable.

4° *Chèvre asiatique.* — Voy. Chèvre.

5° *Porc asiatique.* — Voy. Porc.

ASPERGILLOSE. — Affection du cheval, du bœuf, du lapin, beaucoup plus fréquemment des oiseaux, et déterminée par le développement dans l'appareil respiratoire de champignons du genre *Aspergillus*.

Botanique. — Ces champignons, doués d'une grande puissance végétative, sont formés de fi-

laments ramifiés, constituant un feutrage épais, duquel partent des filaments renflés à leur sommet ; ces renflements portent les spores. Les espèces les plus connues sont l'*A. fumigatus* et l'*A. niger*. Elles cultivent sur gélose et, par inoculation intraveineuse ou par inhalation, peuvent transmettre la maladie au lapin, au pigeon.

Étiologie. — L'aspergillose est donc semblable aux maladies microbiennes ; mais il semble qu'une maladie antérieure du poumon

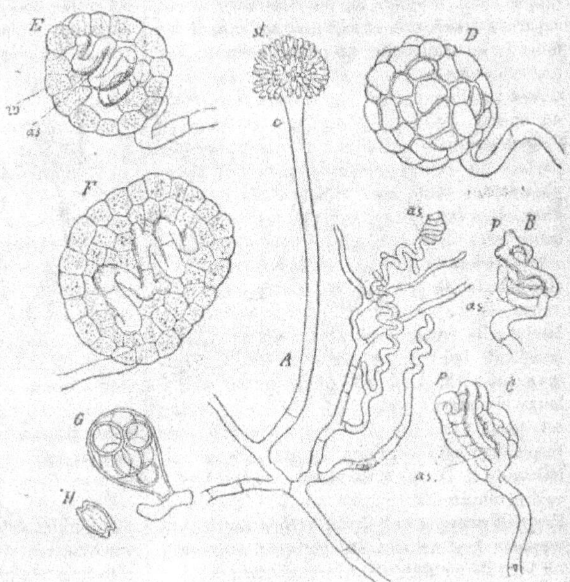

Fig. 148. — Aspergillus repens.

A, portion de thalle, avec un jeune appareil conidien *st*, et plusieurs branches en tire-bouchon *as*. — BC, formation de rameaux *p*, qui enveloppent la spire *as*. — D, spire recouverte d'une assise cellulaire continue. — E, cellules pariétales poussant vers l'intérieur en dissociant la spire. — F, formation du tubercule massif *f*, dans lequel la spire étalée, *as*, commence à bourgeonner. — G, un asque octospore. — H, une ascospore lenticulaire (d'après de Bary).

est nécessaire pour que l'*Aspergillus* puisse végéter dans le poumon des mammifères.

Symptomatologie. — 1° *Cheval.* — *Forme aiguë.* — Symptômes analogues à ceux des affections typhoïdes ; fièvre, jetage et tous les signes stéthoscopiques de la pneumonie.

A l'autopsie, on rencontre une hémorragie interstitielle généralisée (cœur, plèvre, poumon) et des noyaux d'hépatisation dans le poumon renfermant des champignons.

Forme chronique. — Les animaux perdent l'appétit et maigrissent rapidement.

A l'autopsie, on trouve, dans le poumon et sur la plèvre, des nodules jaunâtres à foyer central généralement purulent avec une zone inflammatoire réactionnelle à la périphérie, et au microscope on découvre le mycélium au centre des nodules.

2° *Ruminants*. — La *forme aiguë* évolue comme la pneumonie catarrhale ; dans la *forme chronique*, l'aspergillose, évoluant lentement, est parfois confondue avec la tuberculose.

L'*Aspergillus* se rencontre à l'autopsie, parfois à l'état saprophyte, au voisinage d'une caverne, d'un foyer de nécrose ; si l'animal est mort de cette affection, on peut rencontrer des nodosités identiques à celles du cheval, de l'hépatisation, parfois de la pleurésie, et des ulcères des bronches.

3° Les *Oiseaux* atteints sont somnolents, faibles ; ils se couchent fréquemment ; leur plumage est terne. La respiration est haletante ; la soif est intense, l'appétit presque nul. Une diarrhée survient et emporte les malades en quelques semaines, ou bien ils meurent dans le marasme.

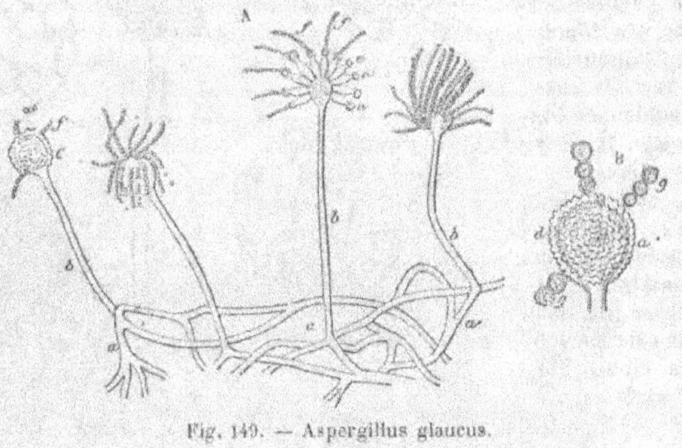

A l'autopsie, on trouve des tubercules jaunâtres dans la trachée, les poumons, les sacs aériens et les cavités aériennes des os, l'intestin, le foie, le plancher de la bouche (chez le pigeon).

Diagnostic. — Il ne peut être assuré que par l'examen microscopique du jetage.

Traitement. — Il est en général sans résultats. Dans l'affection chronique, on utilisera toutes les ressources de l'hygiène ; on pourra essayer des injections intratrachéales d'acide phénique, des inhalations de goudron, de crésyl.

Chez les oiseaux, le traitement doit être surtout prophylactique : il faut désinfecter les poulaillers (Cadéac).

ASPHYXIE (de ἀ priv. et σφύζω, frapper, battre [en parlant du pouls] ; ἄσφυκτος, sans pouls ; all. *Erstickung, Pulslosigkeit* ; angl. *asphyxy* ; it. *asfixia*). — On est convenu d'appeler asphyxie la suspension des principales fonctions vitales par suite de la cessation plus ou moins brusque de la respiration et de l'hématose.

L'asphyxie résulte tantôt d'un cas fortuit ; tantôt elle est l'effet d'une action malveillante ; c'est pour cela que nous serons obligé d'examiner l'asphyxie au point de vue de la médecine légale.

Étiologie. — Les causes d'asphyxie dépendent, les unes de l'animal lui-même, les autres du milieu dans lequel il se trouve placé.

Les premières sont les obstacles mécaniques à l'entrée de l'air dans les voies respiratoires : certaines maladies, telles que l'angine croupale, les abcès du pharynx et du larynx ; les corps étrangers, une pomme, une racine, arrêtées dans l'œsophage et comprimant la trachée ; citons encore la compression des parois thoraciques, la dyspnée dans l'hydrothorax, la gêne respiratoire extrême, qu'on observe dans les cas de pneumonie double, de pleurésie, etc., ou sur des chevaux corneurs ou poussifs soumis à un exercice trop pénible.

La strangulation produit l'asphyxie ; elle peut avoir lieu à dessein de tuer l'animal, ou bien elle est accidentelle et produite par une sousgorge ou un collier trop serré.

Les causes dépendantes du milieu sont : la raréfaction de l'air dans les régions élevées de l'atmosphère ou celle produite par le vide, la submersion dans l'eau, l'introduction dans les poumons d'un gaz impropre à l'hématose, la respiration d'un air confiné, la fumée d'incendie, les anesthésiques à forte dose. Quelques gaz font mourir les animaux, non seulement parce qu'ils sont impropres à l'hématose, mais encore parce qu'ils exercent une action toxique sur l'économie : hydrogène sulfuré ou arsénié, chlore, acide sulfureux, etc.

Symptomatologie. — Les animaux éprouvent un sentiment d'inquiétude et de malaise ; les naseaux sont dilatés, les mouvements respira-

Fig. 149. — Aspergillus glaucus.

A, *aa*, mycélium. — *bb*, tiges. — *cc*, supports de spores. — *f*, spores en chapelet. — B, tête grossie. — *gg*, spores vert bleuâtre.

toires sont accélérés et prolongés; les yeux sont fixes, proéminents; les muqueuses apparentes rouge foncé ou violacé; les battements du cœur sont forts et tumultueux; le pouls est petit et vite, les veines sont gonflées; la face est grippée. Quelquefois, les animaux s'agitent, se couchent, se relèvent, frappent le sol du pied. Ces efforts les épuisent; ils tombent, s'agitent convulsivement, s'étendent, se raidissent; les mouvements des flancs et des côtes s'arrêtent; les battements du cœur, devenus intermittents, sont faibles; les sensations s'émoussent; la sensibilité disparaît; enfin, la vie s'éteint au milieu d'un calme qui contraste avec l'agitation qui l'a précédé. — L'intensité de ces symptômes généraux est subordonnée à l'intensité même de la cause qui leur a donné naissance.

ANATOMIE PATHOLOGIQUE. — Le sang est noir et fluide, puis devient rouge au contact de l'air; les cavités droites du cœur et le système veineux en général sont distendus; le système artériel est vide. Les organes parenchymateux, poumons, foie, rate, reins, sont gorgés d'un sang noir et fluide; sur les séreuses, les enveloppes du cerveau et de la moelle épinière, on trouve des taches ecchymotiques.

Dans l'asphyxie par strangulation, on constate, à côté de la distension et de l'engorgement du système veineux, une raideur extrême du cadavre. La tête est œdématiée, la pupille très dilatée; autour du cou, il y a des ecchymoses, qu'on retrouve sous la peau; les muscles sont quelquefois déchirés et meurtris, toujours infiltrés de sang et de sérosité; la langue est allongée, bleuâtre et pincée entre les incisives.

Dans l'asphyxie par submersion, le corps des animaux est froid, sans trop de raideur; le ventre est ballonné. Les naseaux et la bouche contiennent une mousse fine; les poumons sont gonflés, distendus, et présentent à leur surface un pointillé ou des marbrures rouges ou noires.

TRAITEMENT. — Supprimer les causes, et chercher ensuite à rétablir la respiration.

On place les animaux dans un air pur, on extrait les corps étrangers gênant la respiration, s'il y en a, et on remédie aux divers autres accidents.

Pour ranimer le mouvement respiratoire, on a conseillé les insufflations d'air à l'aide d'une seringue ou d'un soufflet, dont la douille est dirigée dans les cavités nasales; on doit les continuer assez longtemps, mais doucement. On cherchera à imiter les mouvements respiratoires, en exerçant avec les mains des pressions douces, lentes et alternatives sur la poitrine (respiration artificielle). On essayera les injections sous-cutanées de vératrine.

Pour ranimer la circulation, il faut frictionner longtemps et vigoureusement les animaux, soit avec la brosse rude, soit avec un bouchon de paille, soit avec une flanelle imprégnée d'essence de térébenthine.

Dans l'asphyxie par submersion dans l'eau, qui se présente assez fréquemment, surtout dans nos régiments de cavalerie où on exécute des exercices de passage de rivière, les complications de congestion pulmonaire et de pneumonie par corps étranger sont à craindre. Il est bon, lorsque l'asphyxié revient à la vie, de lui appliquer un large sinapisme sous la poitrine, et de lui faire une ou deux injections sous-cutanées de vératrine.

MÉDECINE LÉGALE. — L'asphyxie est parfois l'effet d'une action malveillante.

Il faut alors que le vétérinaire puisse, par l'examen du cadavre, déterminer si la mort de l'animal a été occasionnée par l'asphyxie.

L'anatomie pathologique fournit le plus souvent des données suffisantes pour établir cette preuve: l'état du sang noir et liquide, la distension du système veineux, les taches ecchymotiques, donnent de très grandes présomptions.

Mais quelquefois, il faut déterminer, par la nature des lésions, l'espèce d'asphyxie qui a occasionné la mort. — La mort par strangulation se reconnaît à l'état extérieur du cadavre, à sa raideur, à la turgescence de la tête, à la dilatation extrême de la pupille. Les ecchymoses autour du cou, les meurtrissures et infiltrations des tissus de cette région, et enfin la présence, sous la peau et dans son épaisseur, de taches noires, entourées d'une auréole, sont des lésions locales spéciales. — Dans l'asphyxie par submersion, on observe la froideur du cadavre, sa moindre rigidité, l'humidité de la peau, et surtout la rareté du sang dans le système veineux de la peau; en outre on constate une mousse écumeuse, fine, plus ou moins colorée, obstruant tout le canal respiratoire: le poumon est imprégné d'eau, d'air et de sang. — Dans l'asphyxie par compression, il y a engouement des poumons, du sang dans les voies respiratoires, et parfois des fractures des côtes. — Dans l'asphyxie par la vapeur de charbon, le sang est moins noir; il n'y a pas d'écume dans les voies respiratoires et pas de taches sur les poumons.

Il est des cas où le vétérinaire doit reconnaître si les lésions qu'il a observées sont antérieures ou postérieures à la mort; si l'animal trouvé noyé n'a pas été au préalable suffoqué, empoisonné ou blessé; si l'on n'a pas voulu donner le change sur la nature de la mort.

ASPHYXIE DES NOUVEAU-NÉS. — Étiologie. — Lorsque les femelles sont soumises pendant la gestation à une mauvaise alimentation, à un excès de travail, que le part a été long et laborieux, les jeunes sujets naissent en état de faiblesse; il y a souvent mort apparente par asphyxie de l'animal, qui repose à plat sur le sol sans manifester aucun signe de vie. Cette asphyxie est souvent la conséquence de l'atélectasie du poumon.

Symptomatologie. — Cet état est caractérisé par la pâleur et la flaccidité des tissus, l'abaissement de la température, l'absence ou la petitesse des battements du cœur et des mouvements respiratoires.

Traitement. — On emploie les insufflations d'air, les tractions rythmées de la langue et les injections sous-cutanées de vératrine.

ASPIRATEUR. — Instrument destiné à tirer les liquides ou les gaz, contenus dans les cavités naturelles ou accidentelles, à l'aide d'une seringue ou d'une poche de caoutchouc, dans laquelle on fait le vide, et qui communique avec les cavités à vider à l'aide d'une canule capillaire (Laugier, Dieulafoy), ou plate (J. Guérin). Le meilleur est celui de Potain : la canule capillaire communique avec un ballon dans lequel on fait le vide.

ASSAINISSEMENT. — Emploi méthodique des moyens propres à faire disparaître les causes d'insalubrité existant d'une manière fixe ou accidentelle : c'est une des parties essentielles de l'hygiène publique.

Beaucoup de maladies : la cachexie aqueuse, l'ostéomalacie, etc., sont dues à des conditions géologiques ou climatologiques.

C'est à entretenir la pureté de l'air, de l'eau et du sol que doivent concourir les méthodes rationnelles d'assainissement. S'adressant aux conditions géographiques, géologiques et climatologiques d'un lieu, elles peuvent consister dans les grands travaux de colonisation, de défrichement, de desséchement et de culture.

ASSIMILATION. — Action commune aux végétaux et aux animaux, qui leur permet de transformer en leur propre substance les matières venues du dehors, le plus souvent sous forme d'aliments ou de boissons. C'est donc une des phases de la *nutrition* (Voy. ce mot).

Assimilation médicamenteuse. — Phénomène par lequel un médicament introduit dans l'organisme s'unit à certains de ses éléments organiques en vertu d'une action élective

dont la raison est généralement inconnue.

ASSOMMEMENT. — Moyen d'abatage (Voy. Abatage), qui s'opère à l'aide du marteau ou de la massue, et qui est généralement employé pour éviter l'effusion de sang.

ASSUJETTIR ou ASSUJETTISSEMENT (all. *Halten und Befestigen der Thiere*). — Voy. Contention (Moyens de).

ASSURANCE. — Les vétérinaires ont à intervenir dans les questions d'assurances, soit pour l'admission des animaux, soit pour l'évaluation des dommages causés aux animaux assurés, soit enfin pour la constatation de la mort d'un animal et l'estimation de sa valeur, etc.

1º **Assurances contre la mortalité du bétail et des chevaux.** — Les diverses sociétés d'assurances peuvent être rangées sous deux chefs principaux : 1º *assurances à primes et à capital fixes*, peu répandues et qui nécessitent des frais généraux considérables ; 2º *assurances mutuelles*, qui assurent mutuellement leurs membres contre la perte de leurs animaux ; elles comportent divers modes et notamment les *assurances mutuelles à cotisations fixes*, qui, n'ayant pas de capital à rémunérer, n'engagent leurs sociétaires qu'à une cotisation, mais qui ne remboursent au maximum que les quatre cinquièmes de la valeur des animaux morts.

Le vétérinaire peut être appelé à donner son avis sur l'état de santé des animaux avant leur inscription, mais surtout, après le sinistre, il peut être délégué par la compagnie ou le sociétaire, pour faire une expertise contradictoire. Il doit alors rédiger un procès-verbal portant le signalement de l'animal, sa valeur avant l'accident, les causes de la mort.

2º **Assurances contre les accidents.** — Chaque compagnie s'attache le concours d'un vétérinaire qui doit visiter, aussitôt que possible, l'animal victime de l'accident, et faire un rapport sur la nature et la gravité des blessures, leurs conséquences, la durée de la maladie et de l'incapacité de travail, la valeur de l'animal, sa dépréciation, les frais qu'occasionne le traitement. Ce mode d'assurances est pratiqué dans les grandes villes.

3º **Assurances contre l'incendie.** — Le vétérinaire peut être appelé pour constater les brûlures déterminées par des incendies, la valeur des animaux morts, établir un pronostic sur l'état des animaux qui ont survécu au sinistre et la valeur de leur dépréciation ; dans ce dernier cas, il devra garder une prudente réserve et attendre la guérison complète.

ASTHME (ᾰσθμα, de ἀάζω, haleter, respirer avec peine ; all. *Engbrüstigkeit* ; angl. *asthma*). — Voy. Pousse.

ASTICOT. — Nom vulgaire des larves de mouches, surtout des *Musca vivipara*, *carnaria* et *Cæsar*. Les volailles, qui s'en nourrissent, pondent beaucoup, mais peu de temps, parce qu'elles engraissent rapidement. Associées au grain, ces larves constituent une bonne nourriture de basse-cour.

ASTRINGENTS. — On donnait autrefois le nom d'*astringents* à toutes les substances qui, diminuant la vitalité, faisaient disparaître ou atténuaient les phénomènes inflammatoires. Si l'on veut conserver cette définition, la liste des astringents doit être modifiée : il ne faut y maintenir que les substances qui ralentissent la circulation locale, soit par une action sur les vaisseaux, soit par la coagulation de l'albumine, et reporter dans la classe des antiseptiques les médicaments qui calment l'inflammation en détruisant sa cause persistante (microbes) ; des expériences de Unna ont prouvé que les applications de substances ou de mélanges, qui forment un dépôt pulvérulent sur la peau, comme la craie et l'eau, font baisser la température locale. C'est à ces mélanges que devrait être réservée la désignation d'*astringents*.

Division des astringents. — Les *astringents* se divisent en :

1° *Astringents végétaux*. — Tannin, noix de galle, chêne, cachou, brou de noix, tormentille, quinquina, *Uva ursi*, feuilles de noyer, de ronces (*Rubes puticosus*), pétales de roses (*Rosa centifolia, damascena, gallica*), etc.

2° *Astringents minéraux*. — Alun, chlorate de potasse, sels de cuivre, de plomb, de zinc, etc.

Emploi des astringents. — On emploie les astringents à l'*extérieur* ou à l'*intérieur*.

1° *Médication externe*.

1° Sulfate de fer............. 120 grammes.
Vinaigre.............. } Q. S.
Terre argileuse........... }

2° Eau blanche................ 100 grammes.
Argile................ Q. S.
Blanc d'œuf................ N° 1

3° Onguent égyptiac :
Acétate neutre de cuivre ...... 500 grammes
Vinaigre................ 500 —
Miel................ 1 000 —

Mêler et faire chauffer dans un grand récipient, agiter avant l'emploi ; si l'onguent est trop sec, ajouter du vinaigre.

4° Poudre de Knaup :
Sulfate de fer............. } āā 500 grammes.
Alun............. }
Chlorhydrate d'ammoniaque. }
Sulfate de zinc............. } āā 30 —
Sulfate de cuivre .... }

Mêler ; faire fondre à une douce chaleur ; couler la masse et pulvériser (60 grammes par litre).

5° Eau blanche :
Extrait de Saturne............. 32 grammes.
Eau................ 1 litre.

6° Glycérine saturnée :
Glycérine.............. 2 grammes.
Extrait de saturne............. 1 gramme.

7° Glycérine iodée :
Glycérine.............. 4 grammes.
Teinture d'iode................ 1 gramme.

2° *Médication interne*.

1° Écorce de chêne. — Doses :
Grands herbivores............. 5-6 grammes.
Petits herbivores............. 4-8 —
Carnivores................ 1-4 —
Bol astringent.

Alun................ 5 grammes.
Poudre d'écorce de chêne..... 30 —
Miel................ Q. S.

Renouveler cette dose matin et soir dans la dysenterie du cheval et l'hématurie du bœuf.

2° Tannin................ 50 centigr.
Conserve de roses............. 5 grammes.
Laudanum................ V gouttes.

Contre la diarrhée du chien, par pilules.

3° Sulfate de fer. — Doses :
Grands herbivores............. 8-16 grammes.
Petits herbivores............. 2-4 —
Chien................ 0,50-2 — (1).

ASYSTOLIE. — Affaiblissement de la systole cardiaque ; elle est consécutive à une affection du cœur ou des poumons.

ATAVISME. — C'est la ressemblance avec les ancêtres ; l'*hérédité atavique* consiste dans la répétition chez les descendants des qualités, des prédispositions, des maladies des aïeux ; elle est *directe*, lorsqu'elle remonte directement aux aïeux, et *collatérale*, quand elle remonte aux aïeux par l'intermédiaire d'oncles, de grands-oncles, etc.

ATAXIE LOCOMOTRICE. — Symptôme, commun à diverses maladies, consistant en une incoordination des mouvements, sans paralysie musculaire. Elle a été observée parfois sur le chien, le cheval. On la rencontre dans le *tournis*,

(1) P. Cagny, *loc. cit.*

la myélite *interstitielle chronique*, l'épilepsie du *chien*. — Elle paraît due à un retard dans l'excitation motrice. Si le réflexe sensitivo-moteur ne se produit pas dans le temps normal pour chaque muscle, il y a irrégularité de la marche. Cela peut être la conséquence d'une altération d'un nerf sensitif, ou au contraire d'un nerf moteur, ou enfin d'une altération d'un centre nerveux.

ATÉLECTASIE. — Distension incomplète des alvéoles pulmonaires ; elle est une cause fréquente de l'asphyxie des nouveau-nés. Elle peut s'observer dans certaines portions du poumon dans le cas de broncho-pneumonie : le pus obstruant une bronchiole, l'air ne pénètre plus dans les alvéoles correspondants qui s'affaissent.

ATHÉROME (de ἀθήρα, bouillie). — Kyste formé par l'accumulation de la matière sébacée dans une glande dilatée. — On trouve dans l'intérieur : des cellules épithéliales, des gouttes de graisse, du carbonate de chaux, de la cholestérine, des globules de pus et de la sérosité. — Siège le plus fréquent : la tête du cheval.

ATONIE (de ἀ priv. et τόνος, ton, ressort). — Diminution de la vitalité d'un organe contractile.

ATROPHIE (de ἀ priv. et τροφή, nourriture ; all. *Schwund* ; angl. *atrophy* ; it. et esp. *atrofia*). — Défaut de nutrition, dans lequel l'acte de désassimilation l'emporte sur celui d'assimilation ; c'est l'inverse du développement.

Il y a des atrophies *normales*, comme la disparition des appareils transitoires : corps de Wolff, thymus, etc. ; ordinairement l'atrophie est un phénomène *pathologique*. L'atrophie peut être *générale* ou *locale* : la première attaque un ou plusieurs systèmes histologiques ; l'atrophie locale se borne à des organes ou à des appareils organiques isolés.

ÉTIOLOGIE. — Les principales causes sont : l'*anémie locale*, par suite de compression, d'oblitérations artérielles (ligatures, thromboses, embolies); les *altérations nerveuses* : en général, la section d'un nerf détermine l'atrophie de la région correspondante ; cependant les physiologistes ne sont pas absolument d'accord sur l'influence et le rôle des *nerfs trophiques* dans la nutrition des tissus.

L'arrêt du fonctionnement, le repos absolu d'un organe, en déterminent l'atrophie : les boiteries chroniques d'un membre amènent toujours l'atrophie de ses muscles ; le séjour prolongé à l'écurie détermine l'atrophie du coussinet plantaire, et par suite l'encastelure, etc.

L'atrophie générale est amenée par une affection chronique des grandes fonctions : maladies de cœur, emphysème, entérite chronique, etc. ; elle est aussi le résultat d'un état fébrile persistant, qui augmente les combustions, d'une intoxication lente, ou même de la fatigue musculaire poussée à l'excès. On la constate sur les chevaux de courses parfois en trois ou quatre jours, dans les cas de blessures très douloureuses du membre.

SYMPTOMATOLOGIE. — 1° Diminution de volume et de masse ; 2° Décoloration des organes ; 3° Formation de dépôts calcaires et pigmentaires ; 4° Suppression des fonctions organiques : les muscles atrophiés ne fonctionnent plus, le foie ne retient plus les poisons, etc.

ATROPINE. — Voy. BELLADONE.

ATTEINTE (all. *Kronentritt*). — Contusion, avec ou sans plaie, des régions inférieures des membres du cheval ou du bœuf.

On distingue : des atteintes en *talons*, *encornées*, au *paturon*, au *boulet*, aux *tendons*, etc.

ÉTIOLOGIE. — Accident fréquent sur les chevaux jeunes, faibles, à allures irrégulières, travaillant en terrain accidenté ou à des allures vives ; on l'observe sur les chevaux dont les fers portent trop de garniture ou des crampons ; c'est un accident commun chez les trotteurs (c'est pourquoi on leur garantit la couronne, le genou, avec des protecteurs spéciaux, généralement en caoutchouc), chez les chevaux de chasse, les steeple-chasers ; c'est aussi une blessure fréquente sur les chevaux travaillant en groupe : chevaux de cavalerie, chevaux de manège ;

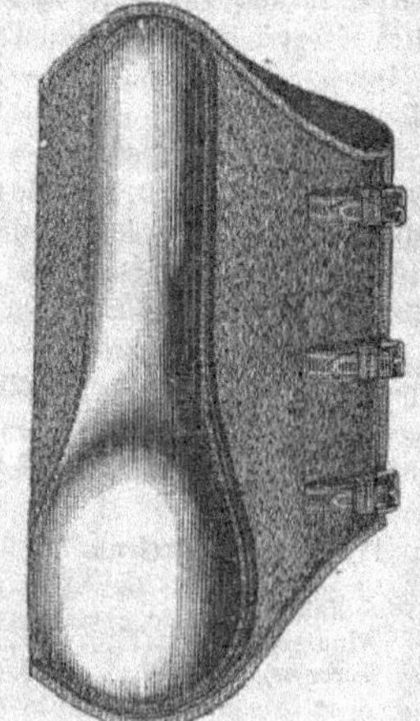

Fig. 150. — Guêtre à boucles (H. Hauptner).

dans ce cas, l'atteinte est produite par le cheval voisin ou suivant.

SYMPTOMATOLOGIE. — Parfois, il existe une simple contusion, peu sensible ; les poils sont à peine touchés ou la corne éraflée. Le plus généralement, la peau est coupée obliquement ;

une légère hémorragie se déclare ; le bourrelet peut être intéressé, surtout en talons.

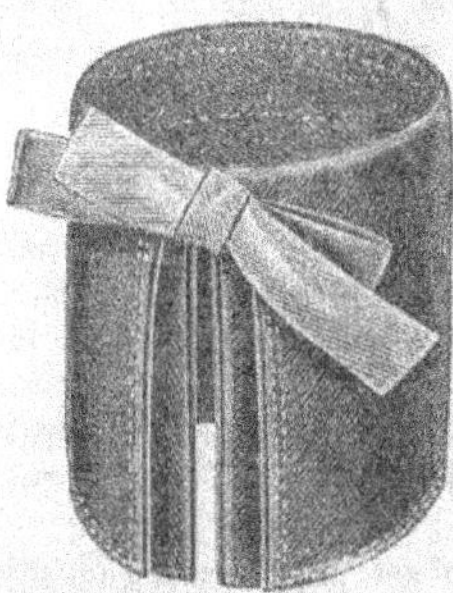

Fig. 151. — Guêtre hongroise à nœud (H. Hauptner).

Dans certains cas, les lésions sont plus graves : un large lambeau cutané peut être presque entièrement détaché, les tendons peuvent être lésés, la paroi du sabot séparée du bourrelet sur une étendue plus ou moins longue ; une des branches de la fourchette est parfois arrachée. Bientôt l'hémorragie s'arrête, l'inflammation commence, et la blessure est le siège d'une tuméfaction chaude, douloureuse, très sensible,

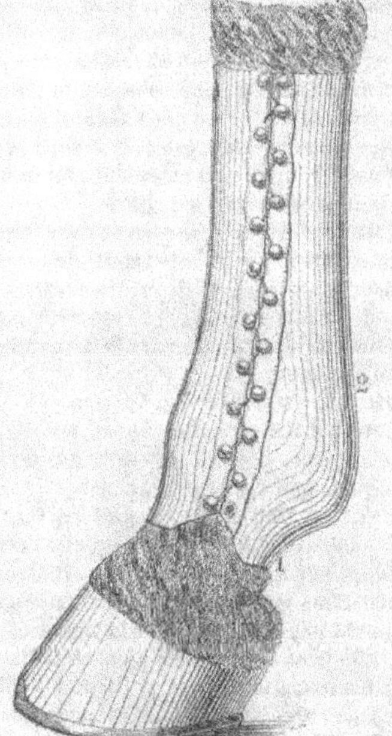

Fig. 152. — Bas élastique en caoutchouc à lacer (H. Hauptner).

dont il détermine la gangrène (*atteinte gangreneuse*), forme un abcès (*atteinte phlegmoneuse*) ; ou décolle la paroi du tissu podophylleux, macère les tendons et les cartilages du pied, et détermine un *javart tendineux* ou *cartilagineux*.

Une complication possible de l'atteinte du bourrelet est la *seime*. Il n'est pas rare d'observer un *effort* de tendons, consécutif à une forte atteinte de la région, ou bien une *forme*, une *exostose*, à la suite d'une contusion d'un cartilage complémentaire ou de l'os du canon.

TRAITEMENT. — *Préventif*. — Modifier la ferrure, réduire la garniture, mettre des fers à *pince tronquée* aux membres postérieurs des chevaux de chasse, supprimer les crampons ; les entraîneurs rendent volontairement leurs chevaux d'obstacles cagneux en parant davantage le côté externe du pied, afin d'éviter les atteintes. Protéger le bas des membres au moyen de guêtres (fig. 150 et 151), de bandes, de bas élastiques (fig. 152), d'anneaux en caoutchouc (fig. 153), d'anneaux en cuir avec lamelles (fig. 154), etc.

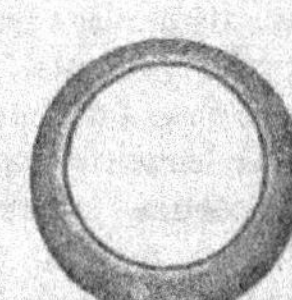

Fig. 153. — Anneau en caoutchouc (H. Hauptner).

Curatif. — Irrigations et douches sur la contusion. Les plaies contuses seront soigneusement désinfectées, les poils seront coupés, la blessure sera lavée avec une solution de sublimé ou crésylée, puis recouverte d'iodoforme, et, si possible, les lèvres en seront réunies par une suture. On protégera ensuite l'atteinte par un pansement ouaté, maintenu à l'aide d'une bande ou d'une flanelle. Si la sensibilité persiste au niveau de l'atteinte, on mettra quelques pointes de feu.

Pour les atteintes du bourrelet, accompagnées de décollement de la paroi (*atteintes*

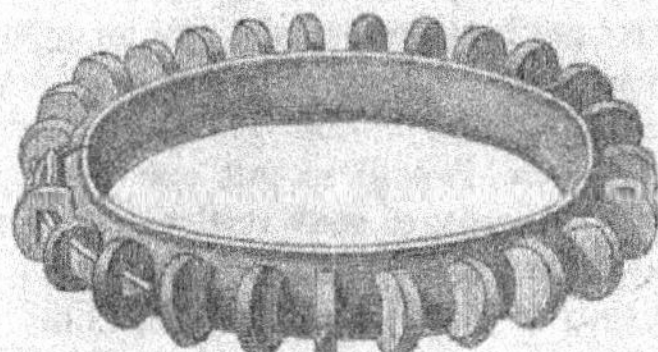

Fig. 154. — Anneau en cuir avec lamelles (H. Hauptner).

surtout lorsque la lésion intéresse le bourrelet. La boiterie, faible d'abord, augmente. La plaie infectée suppure ; le pus fuse sous la peau,

Dict. vétérinaire.

arrachées), il est nécessaire d'amincir toute la partie décollée jusqu'à pellicule pour faciliter l'intumescence du tissu podophylleux et la

7

réunion de la paroi décollée et du bourrelet.

Les complications possibles de forme, exostose, effort de tendons, pourront être arrêtées dans leur développement par une friction vésicante ou la cautérisation.

ATTENTATS AUX MŒURS. — On désigne sous ce nom les attentats contre nature, commis par des hommes sur des animaux.

Ces actes, quelque honteux qu'ils soient, ne figurent plus dans nos lois. Pour qu'ils tombent sous l'application de la loi, il faut qu'il y ait eu outrage public à la pudeur, c'est-à-dire un acte, un fait, un geste attentatoire à la pudeur, commis dans un lieu public ou accessible au public.

Ces attentats sont la plupart du temps commis par des bergers, des garçons de ferme, sur des juments, des vaches, voire même des chèvres. — Le plus souvent, ils consistent soit en attouchements, soit dans l'introduction, dans les parties génitales, de corps étrangers de diverses formes. Dans ces cas, le vétérinaire expert peut avoir à constater ou bien des érosions, des blessures de la vulve ou du vagin, des déchirures de la matrice, ou bien une irritation plus ou moins forte de la muqueuse, un écoulement muco-purulent plus ou moins abondant. — D'autres fois, il y a introduction du membre viril dans le vagin de la femelle, coït et écoulement de sperme, dont on peut parfois retrouver les traces sur les parties postérieures de l'animal et le différencier par l'examen microscopique (1).

ATTITUDES. — Différentes positions que prennent les animaux au repos, soit debout, soit couchés.

Station. — C'est l'attitude debout; elle est *libre*, *forcée* ou *artificielle*.

Dans la station libre, l'appui peut se faire sur deux membres diagonaux, ou bien sur trois; l'un des membres postérieurs est fléchi, reposant sur le sol par la pince; parfois, c'est un membre antérieur qui se soulage et est porté en avant. — La station forcée présente plusieurs variétés : dans le *placer*, l'appui se fait sur les quatre membres et ceux-ci sont verticaux; dans le *rassembler*, les membres postérieurs sont engagés sous le corps et plus ou moins rapprochés des antérieurs; dans le *camper*, les membres postérieurs sont obliques en arrière, et les membres antérieurs obliques en avant : c'est une position vicieuse, fatiguant les articulations (Voy. Aplomb).

Décubitus. — Position de l'animal couché. Tous les animaux, s'ils sont libres et tranquilles, se couchent en général, après leur repas, pendant la digestion. Ils se couchent aussi pour se reposer.

Dans le *décubitus sterno-costal*, l'animal est appuyé sur le sternum et les côtes droites ou gauches; le cheval et le bœuf se couchent ainsi. Pour se coucher, le cheval rassemble ses quatre membres, les fléchit et se laisse tomber; le bœuf fléchit les genoux, puis ramène les membres postérieurs en avant et tombe. Le cheval se relève du devant d'abord; c'est l'inverse qui existe pour le bœuf.

Le *décubitus sternal* est propre aux carnassiers.

Le *décubitus latéral* est celui que prennent les animaux très fatigués ou malades dans les écuries nombreuses. Mais il est fréquent pour les jeunes et pour les animaux libres.

AUBÈRE. — Robe du cheval formée d'un mélange de poils rouges et de poils blancs en proportions variables, dans laquelle les crins, rouges ou blancs, mais jamais noirs, sont mélangés; c'est en somme l'alezan envahi par le blanc. L'aubère est *clair*, *ordinaire* ou *foncé*; il est à *mille fleurs*, si les poils blancs sont rassemblés en mèches distinctes, et *fleur de pêcher*, si les poils rouges sont rassemblés en mèches, et si le fond de la robe est clair.

AUBIN. — Allure défectueuse dans laquelle le cheval galope du devant et trotte du derrière, ou inversement. C'est l'allure des chevaux fatigués ou surchargés; on peut l'observer cependant sur des chevaux trop ardents ou qui souffrent d'un membre.

AUBRAC (BŒUF). Voy. Vendéen.

AUMAILLES (*almalia*, basse latinité, de *animalia*, plur. de *animal*). — Se dit des animaux qu'on nourrit pour l'engrais.

AUSCULTATION (de *auscultare*, écouter). — Méthode d'exploration, par laquelle l'oreille, appliquée sur une partie du corps, indique les modifications éprouvées par certains organes, échappant par leur position à la vue et au toucher. Elle peut être *médiate* ou *immédiate*.

L'*auscultation médiate* se pratique à l'aide de *stéthoscopes* (fig. 155); ce sont des cornets acoustiques en bois, en corne, en ivoire, etc., pleins ou creux, dont une extrémité évasée se place sur la région à ausculter et dont l'autre est destinée à recevoir l'oreille. On a multiplié à l'infini, surtout en médecine humaine, le dispositif de ces appareils : on a fait des stéthoscopes avec deux tuyaux en caoutchouc vulcanisé (fig. 156);

____

(1) Conte, *Médecine légale* (*Encyclopédie Cadéac*).

on leur a appliqué le principe du téléphone (phonendoscope (fig. 157).

L'*auscultation immédiate*, la plus usitée,

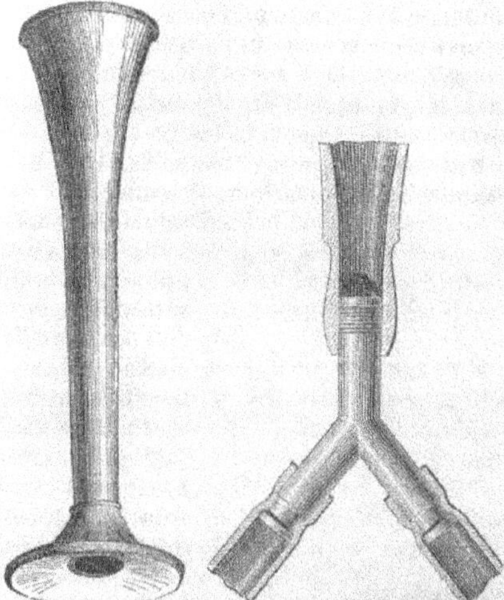

Fig. 155. — Stétho-
scope de Louis.

Fig. 156. — Stéthoscope de
Constantin-Paul.

s'opère en appliquant l'oreille directement sur les parois des cavités thoraciques et abdominales. On recouvre le plus souvent la partie

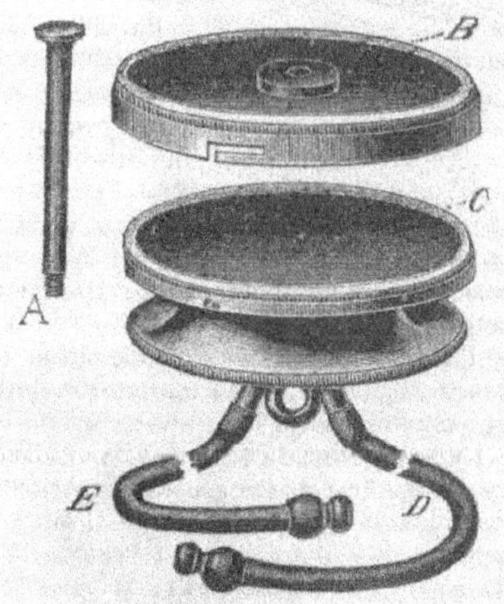

Fig. 157. — Phonendoscope (H. Hauptner).

avec un linge. Le silence de la nuit, le repos prolongé et la tranquillité de l'animal sont favorables à l'auscultation ; si les bruits s'entendent

faiblement, il est bon de faire exercer l'animal avant de l'ausculter.

La poitrine, les cavités nasales, le larynx, la trachée, l'abdomen peuvent être auscultés.

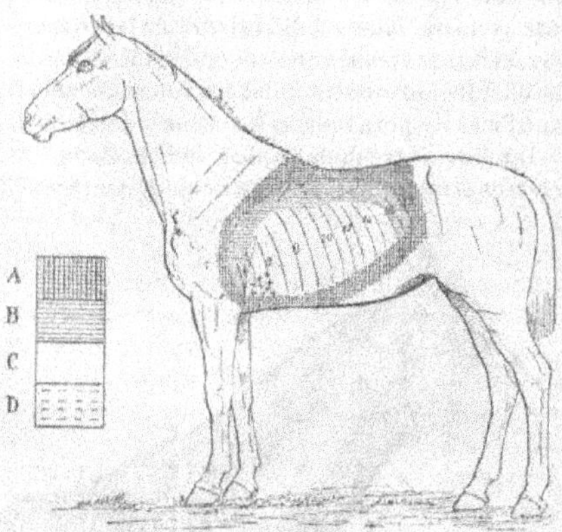

Fig. 158. — Respiration du cheval, d'après Saint-Cyr.

A, respiration silencieuse. — B, respiration faible. — C, respiration forte. — D, bruit du cœur.

A. Auscultation des organes de la respiration. — I. *Auscultation des voies respiratoires.* — Pour les narines, le larynx et la

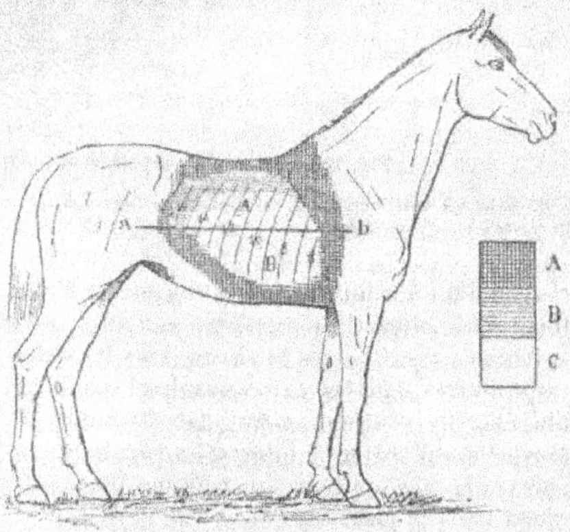

Fig. 159. — Respiration du cheval, d'après Saint-Cyr.

A, respiration silencieuse. — B, respiration faible. — C, respiration forte.

trachée, elle est facile jusqu'au voisinage de la bifurcation de celle-ci.

1° *Bruits normaux.* — L'entrée et la sortie alternatives de l'air produisent dans ces voies un *bruit de souffle*, qui est le bruit normal, et augmente si la respiration est accélérée : c'est alors le *souffle fort*.

2° *Bruits anormaux.* — S'il y a des obstacles au passage de l'air, il se produit un *sifflement, sec, humide* ou *muqueux.*

On entend un bruit de *ronflement* lorsqu'il y a tuméfaction de la muqueuse, comme dans la paralysie des muscles dilatateurs du larynx. Ces divers bruits viennent résonner dans les sinus de la tête; ils fournissent ainsi des renseignements sur l'état de plénitude et de vacuité de ceux-ci.

On perçoit fréquemment, à la base de la trachée et près des naseaux, un *bruit de gouttelette,*

terminée; pendant l'expiration, ce n'est qu'une sorte de souffle léger et prolongé, s'éloignant progressivement de l'oreille. En général, on l'entend plus distinctement après l'exercice. Le murmure respiratoire est plus sensible sur les jeunes chevaux; c'est la *respiration puérile* ou *juvénile.* Il s'entend mieux sur les sujets maigres. Il est plus rude sur le bœuf et plus clair sur le mouton, le porc, la chèvre, le chien.

Diverses théories ont été émises sur le mécanisme de sa production; il semble qu'il résulte du fusionnement de deux bruits : 1° un bruit vésiculaire, produit dans les dernières ramifications bronchiques et dû à ce que, l'air débouchant d'un canal très étroit, la bronchiole, dans une cavité plus grande, l'alvéole pulmonaire, il s'ensuit une *veine fluide vibrante* et un souffle; 2° un bruit de retentissement laryngien.

En auscultant la poitrine, on entend parfois certains bruits qui doivent être bien

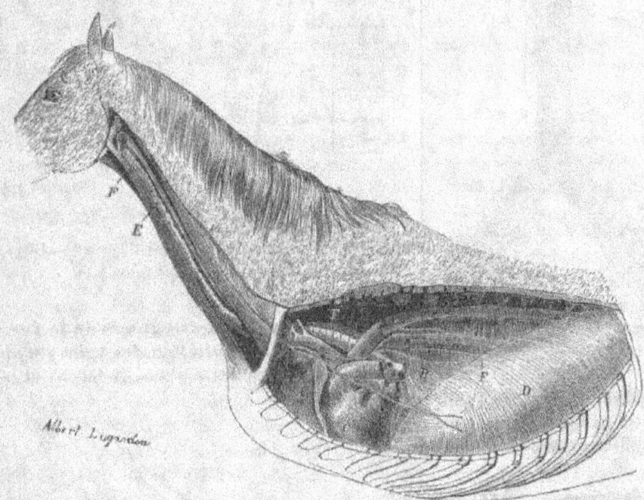

Fig. 160. — Cavité pectorale et médiastin du cheval.

A, médiastin antérieur. — B, médiastin postérieur. — C, cœur et péricarde. — D, diaphragme. — E, trachée. — F, œsophage.

ressemblant à celui que ferait une goutte d'eau tombant à intervalles réguliers sur un corps solide ; ce bruit doit se produire dans les voies respiratoires, dans les cavités nasales, le pharynx ou le larynx, et être provoqué par des bulles de mucosité qui crèvent à intervalles réguliers; sa valeur diagnostique est peu connue. Il est fréquent dans la pleurésie.

II. *Auscultation du thorax.* — 1° *Bruits normaux.* — Lorsqu'on applique l'oreille sur la poitrine d'un animal en état de santé, on entend un bruit léger, doux, égal, comparable à celui d'un soufflet dont la soupape ne ferait aucun bruit : c'est le *murmure respiratoire* ou *bruit vésiculaire* (fig. 158 et 159).

Ce bruit, pendant l'inspiration, est doux et s'approche insensiblement de l'oreille, jusqu'à ce que l'expansion du tissu pulmonaire soit

connus, afin d'éviter des causes d'erreur; ce sont : la *crépitation du tissu conjonctif,* due à la pression de l'oreille sur la peau; les *borborygmes*; et, chez les ruminants, le *frottement* et la *crépitation du rumen.*

2° *Bruits anormaux.* — a. *Modifications du murmure respiratoire.* — Le murmure respiratoire peut être modifié dans son intensité.

1° L'*affaiblissement* ou la *diminution* du murmure respiratoire peut être générale ou partielle.

— La diminution générale se montre, soit à la suite d'une difficulté apportée à l'entrée libre de l'air dans les poumons, soit à la suite d'un état général de l'organisme; on l'observe dans les maladies intestinales très douloureuses, qui s'accompagnent d'une respiration petite et courte, dans certaines affections cérébrales, dans l'anémie. — La diminution partielle du murmure respiratoire indique la congestion pulmonaire; elle s'accompagne, dans les parties où le poumon est sain, d'un murmure respiratoire exagéré ou *supplémentaire*.

2° L'*absence* de murmure respiratoire se constate dans l'obstruction ou la compression des bronches par un corps étranger, sang, pus, mucus, caillots fibrineux; dans l'hépatisation partielle d'un ou des deux poumons; dans l'épanchement pleural. Les productions pathologiques accidentelles, vieilles indurations circonscrites, masses tuberculeuses, cavernes, ne communiquant pas avec les bronches, gangrène pulmonaire, abolissent le murmure respiratoire.

3° L'*exagération du murmure respiratoire* s'observe dans toutes les maladies accompagnées de la fréquence et de la grandeur de la respiration, et pendant le cours des fièvres de réaction ou symptomatiques; elle se fait alors remarquer dans les deux poumons avec la même intensité et souvent le murmure respiratoire est *rude*. — Dans le cas où le murmure respiratoire est augmenté dans toute l'étendue d'un seul poumon, ou dans divers endroits des deux poumons, il reconnaît pour cause un état maladif des poumons ou des plèvres; c'est ce qu'on a appelé *respiration supplémentaire* : la portion saine du poumon remplace la portion malade dans ses fonctions, en se laissant pénétrer par une plus grande quantité d'air, afin de suffire à l'hématose. La respiration est encore supplémentaire, à la région supérieure des côtes, dans la pleurésie avec épanchement.

b. *Râles.* — Un râle est un bruit résultant de la dessiccation de la muqueuse ou de l'agitation de mucosités par l'air expiré ou inspiré. Il en est un certain nombre qui se produisent dans les *bronches* : râles sonore bronchique, bronchique humide et gargouillement bronchique; d'autres dans le parenchyme pulmonaire : râles crépitant sec, crépitant humide, sibilant sec, sibilant humide, caverneux. Il en est un qui se produit dans le poumon et qui a son retentissement dans les bronches : c'est le bruit tubaire pleural. Nous allons examiner ces divers bruits successivement.

1° *Souffle tubaire* ou *bruit de souffle*. — Il est comparable au bruit de l'air se dégageant de la douille d'un soufflet. Il s'entend toutes les fois que la perméabilité du poumon a disparu, que, pour une cause quelconque, les vésicules sont obstruées, et que par conséquent le bruit vésiculaire ne s'entend plus. Ce souffle est le retentissement du bruit laryngien qui se propage mieux dans le tissu hépatisé, solide.

2° *Râle bronchique sonore*. — Le râle sonore peut être comparé au son que rend une corde de basse sous le doigt, ou le frottement du doigt sur une peau tendue. Ce râle se fait entendre dans l'inspiration et l'expiration, mais il est moins fort dans cette dernière; il s'entend des deux côtés de la poitrine, notamment en arrière de l'épaule. Il indique la sécheresse des bronches recouvertes par une mucosité visqueuse, et dénote le début de la bronchite aiguë.

3° Le *râle bronchique humide*, ou *râle muqueux* ou *bulleux*, peut être comparé au bruit que l'on produit en soufflant avec un chalumeau dans de l'eau savonneuse. Il se produit quand les bronches contiennent du mucus bronchique que l'air traverse; ce râle est temporaire ou permanent; la toux fait quelquefois disparaître ce bruit par le déplacement ou l'expectoration du mucus; d'autres fois, elle le produit. Le râle se manifeste dans la bronchite déclarée et dans le catarrhe bronchique.

4° Le *gargouillement bronchique* est une exagération du précédent.

5° *Râle crépitant sec*. — On peut l'imiter en jetant du sel sur un charbon ardent. Il se fait entendre dans l'emphysème pulmonaire, lorsque l'air passe dans le tissu conjonctif interlobulaire déchiré.

6° Le *râle crépitant humide* est comparable à celui d'une mèche de cheveux froissée entre les doigts au niveau de l'oreille, à celui d'un poumon dilaté que l'on comprime rapidement entre les doigts. Ce râle crépitant ne se fait entendre que pendant l'inspiration, et parfois à la fin ou au commencement de l'expiration : il est dû à la distension des vésicules pulmonaires au milieu d'une sérosité visqueuse et abondante dont le tissu pulmonaire est pénétré.

Le râle crépitant humide est le signe univoque du début de l'inflammation pulmonaire : le même râle est aussi pathognomonique de la résolution de la pneumonie; c'est le râle crépitant *de retour*.

7° *Râle sibilant sec*. — Analogue au bruit que font les jeunes chats; il s'entend, comme le râle crépitant sec, dans l'emphysème pulmonaire.

8° *Râle sibilant humide*. — Il s'entend, comme le râle muqueux, dans la bronchite capillaire; il résulte du passage de l'air à travers l'orifice rétréci des dernières divisions bronchiques; il est comparable au bruit que font les jeunes poussins.

9° Le *râle caverneux* se produit quand une excavation pulmonaire plus ou moins étendue communique avec les bronches ; il se distingue du bruit bronchique par un souffle plus prolongé et par un timbre moins rude ; le timbre produit varie, suivant que la caverne se trouve entourée de parois membraneuses ou de parois dures, résistantes. Le bruit caverneux est tout à fait comparable au bruit que l'on détermine en inspirant et en expirant fortement dans ses deux mains réunies et disposées en cavité ; il ressemble quelquefois à celui que l'on obtient en soufflant dans une amphore ou grande cruche vide ; il s'appelle alors *bruit amphorique*.

En général, sa présence indique un abcès gangreneux, un abcès pulmonaire ordinaire ou un abcès tuberculeux ; cependant plusieurs cavernes peuvent exister sans que le souffle caverneux se produise ; elles sont alors situées au centre du poumon ou bien remplies d'un pus très épais.

c. *Bruits se produisant dans la cavité pleurale.*

1° *Bruit de frottement.* — Difficile à entendre ; il dure peu ; il annonce le début de la pleurésie, lorsque les deux feuillets pleuraux desséchés glissent l'un sur l'autre.

2° *Bruit de clapotement.* — Encore appelé bruit d'agitation de liquide. Il est caractéristique de la pleurésie et est produit par l'exsudat pleurétique, qui, en oscillant, vient frapper les fausses membranes.

3° *Bruit amphorique.* — Déterminé par l'arrivée de l'air des bronches dans la cavité pleurétique. Il annonce qu'un abcès pulmonaire s'est ouvert dans cette dernière. — Si la brèche pulmonaire se trouve placée au-dessous du liquide pleural, l'air, en passant dans cet exsudat, produit un bruit de *glouglou*, analogue à celui obtenu en soufflant dans un liquide à l'aide d'un chalumeau.

III. *Auscultation de la toux.* — Étant accompagnée d'une expiration plus rapide et suivie d'une inspiration plus énergique, la toux manifeste ou exagère certains bruits, qui sans elle seraient moins distincts. Cependant, ce mode d'exploration ne doit être utilisé que pour confirmer les données de l'auscultation ordinaire.

La toux exagère le bruit tubaire, c'est la *toux tubaire* ; il en est de même du bruit caverneux, et elle prend le nom de *toux caverneuse* ; la *toux amphorique* indique la communication de la plèvre avec l'air extérieur par les bronches.

B. **Auscultation des organes de la circulation.** — L'auscultation peut servir à diagnostiquer les maladies du cœur et des artères.

I. *Auscultation du cœur.* — Lorsqu'on applique la main à plat sur la région du cœur, sous le coude gauche, on ressent un léger choc à chaque révolution cardiaque : c'est le *choc du cœur*, ou *pulsation précordiale*, dû au changement de forme de l'organe, qui d'elliptique devient circulaire, et au durcissement du muscle cardiaque, au moment où les ventricules se contractent.

En appliquant l'oreille au même endroit, on entend, sur le cheval sain, les *bruits normaux* du cœur ; sur l'animal atteint d'une affection cardiaque, ces bruits peuvent être altérés ou remplacés par des *bruits anormaux*.

1° *Bruits normaux.* — Ils sont au nombre de deux ; un *premier bruit* ou *grand bruit*, un peu sourd, qui dure assez longtemps, et un *second bruit* ou *petit bruit*, clair, métallique, de durée moindre.

Le *premier* se produit au moment de la systole ventriculaire, mais cesse avant le maximum de celle-ci ; il est dû aux vibrations des valvules auriculo-ventriculaires et à la contraction du muscle cardiaque (on sait que les muscles en se contractant brusquement produisent un bruit).

Le *second* coïncide avec la fermeture des valvules sigmoïdes, et est dû à leurs vibrations.

La révolution cardiaque chez un animal sain comprend donc : un *premier* ou *grand bruit*, suivi d'un petit silence, puis un *deuxième* ou *petit bruit*, qui précède un grand silence.

2° *Bruits anormaux.* — Les uns sont de simples *altérations* ou *modifications des bruits normaux* du cœur, et les autres sont des *bruits nouveaux*.

1° *Modifications des bruits normaux.* — Elles peuvent dépendre de leur siège, de leur étendue, de leur intensité, de leur timbre et de leur rythme.

Siège. — Le cœur peut être déplacé par un épanchement pleural, par une tumeur ; il y a alors nécessairement déplacement des bruits et du choc ; il n'est pas rare de mieux entendre le bruit du cœur à droite qu'à gauche, dans le cas d'hépatisation ou d'emphysème bien développé du lobe droit (Delafond).

Étendue. — L'étendue dans laquelle on perçoit les bruits du cœur peut considérablement être augmentée par le contact avec des corps solides ou liquides, transmettant ces bruits à des points éloignés du thorax ; sur les vaches phtisiques, le poumon induré transmet facilement le son à la paroi thoracique ; cette transmission se fait de même par un épanchement pleurétique, une hépatisation. L'emphysème pulmonaire a une influence contraire.

Intensité. — Elle est augmentée dans l'endocardite, dans certaines altérations septiques du sang, dans l'anémie et l'hydrohémie.

Elle peut être diminuée par un épanchement du péricarde, qui fait paraître le bruit moins distinct.

Timbre et caractères des bruits. — Le bruit peut être *sourd, étouffé, gras et enroué* : c'est ce qu'on observe dans l'hypertrophie du cœur, dans la péricardite commençante. Les bruits sont *secs, éclatants*, lorsqu'il y a dilatation des cavités avec amincissement des parois.

Rythme. — Le nombre des battements du cœur dans un temps donné, et l'ordre régulier suivant lequel se succèdent les mouvements constituent le rythme des battements. Ce rythme peut être troublé, soit parce que les battements sont plus fréquents ou plus lents, soit parce qu'ils ne se succèdent pas à des intervalles égaux, ou qu'ils ne sont pas de même force, soit enfin, parce qu'il y a altération dans le nombre de bruits d'une révolution du cœur.

Le *nombre des battements* est augmenté pendant le cours de toutes les maladies aiguës ; cette *fréquence* est toujours en rapport avec l'intensité de la douleur. Les battements se montrent ralentis et mous dans les maladies qui ont leur siège dans le système cérébro-spinal, dans l'empoisonnement par l'acétate de plomb.

L'*altération dans l'ordre de succession des battements du cœur*, c'est-à-dire l'*intermittence* vraie, est le résultat d'un désordre nerveux ou d'une altération organique ; durant un temps variable, mais toujours très court, le cœur cesse de battre, puis reprend son mouvement.

L'*altération du nombre des bruits d'une révolution du cœur* peut s'observer sur l'animal sain ; les deux cœurs, droit et gauche, se contractent en même temps : il y a parfait isochronisme entre eux ; mais, dans certaines affections, en particulier dans la pneumonie, où la circulation capillaire du poumon est très difficile, le cœur droit doit fournir un excès de travail et se fatigue ; peu à peu, il se trouve en retard sur son congénère, le soulèvement des valvules auriculo-ventriculaires se fait successivement au lieu de se faire simultanément, et la contraction du cœur droit, commençant plus tard, peut se prolonger plus longtemps : le premier bruit est donc *dédoublé*.

Le deuxième bruit se dédouble également et on peut entendre quatre bruits à chaque révolution cardiaque : c'est le *bruit de galop* de Trousseau.

2° *Bruits anormaux nouveaux.* — On les distingue en : *bruits internes, cardiaques*, ou *endocardiques*, et *bruits externes* ou *péricardiques*.

Bruits cardiaques. — Le *bruit de souffle*, encore appelé simplement le *souffle*, ressemble au bruit du vent qui sort d'un soufflet. Les bruits de souffle offrent de très nombreuses différences sous le rapport de leur intensité et de leur durée. Ils précèdent, accompagnent, suivent ou remplacent les bruits anormaux du cœur. Ce qu'on a nommé bruit de *râpe*, de *scie*, de *lime*, est un bruit de souffle plus rude, plus grave ou plus aigu ; et le bruit de *piaulement* ou de *sifflement* est le degré le plus élevé, le ton le plus aigu du bruit de souffle.

Pour qu'un bruit de souffle se produise, il est nécessaire que les conditions essentielles de l'apparition d'une *veine fluide vibrante* soient réalisées. Les lois physiques nous apprennent qu'un fluide quelconque, liquide ou gazeux, passant, à travers un orifice étroit, d'une cavité où il est à une certaine pression dans une autre cavité où la pression est moindre, produit une veine fluide vibrante et fait entendre un son. Ces conditions sont réalisées lorsque le sang, chassé dans le ventricule, passe à travers l'orifice auriculo-ventriculaire, incomplètement fermé par les valvules altérées.

Le bruit de souffle peut se produire à trois moments : 1° durant la systole ventriculaire, c'est le *souffle systolique* ; 2° pendant la diastole ventriculaire, c'est le *souffle diastolique* ; 3° durant la systole auriculaire précédant le premier bruit, c'est le *souffle présystolique*.

Le *souffle systolique* est dû à l'*insuffisance* des valvules mitrale ou tricuspide, parfois des deux, qui ne ferment plus complètement l'orifice auriculo-ventriculaire. Si l'une des deux valvules est seule altérée, on perçoit encore le premier bruit du cœur, plus ou moins masqué par le souffle. Le *rétrécissement des valvules sigmoïdes* peut également donner naissance à un souffle systolique. — Le *souffle diastolique* se produit dans le cas d'*insuffisance des valvules sigmoïdes* droites ou gauches ; ici encore, on peut juger si le souffle est simple ou double, suivant que le second bruit persiste atténué et masqué par le souffle, ou a disparu. — Le *souffle présystolique* se fait entendre à la fin du grand silence, au moment où les oreillettes se contractent ; il est symptomatique du rétrécissement de l'orifice auriculo-ventriculaire (endocardite chronique) ; la valvule mitrale est alors presque toujours indurée et épaissie à sa base.

Il est plus délicat de déterminer le point précis où ces divers souffles se font le mieux entendre : les souffles systoliques d'origine artérielle sont plus prononcés à la base du cœur et au-dessus ; les souffles diastoliques et présystoliques s'entendent sur toute la hauteur de la masse ventriculaire jusqu'à sa pointe.

Bruits péricardiques. — Le *bruit péricardique* ou *de frottement* est pathognomonique de la péricardite commençante. Il est dû au frottement des deux feuillets desséchés de la séreuse.

Lorsque l'exsudat s'est épanché dans la cavité du péricarde, on peut entendre un *bruit de clapotement* ou d'*agitation de liquide.*

II. *Auscultation des artères.* — L'auscultation médiate se fait à l'aide du stéthoscope ; dans le rectum, pour ausculter l'aorte, il faudra éviter de comprimer ce vaisseau, ce qui pourrait donner naissance à un souffle.

Lorsqu'on ausculte une artère normale, on entend un bruit sourd, prolongé, peu perceptible : c'est la propagation du premier bruit du cœur. Son timbre est plus rude si les sigmoïdes sont le siège de végétations. On peut diagnostiquer un anévrysme par l'auscultation de l'artère : là encore il y a formation d'une veine fluide vibrante et production d'un bruit de roulement, de timbre variable.

C. **Auscultation des organes abdominaux de la digestion** (Voy. ABDOMEN, *Anatomie*). — On reconnaît des *bruits normaux* et des *bruits anormaux.*

En appliquant l'oreille contre l'abdomen d'un cheval en bonne santé, on entend des *borborygmes,* c'est-à-dire le bruit des gaz intestinaux traversant les liquides ; ces bruits varient d'intensité et de nature, suivant le moment de la digestion. Les borborygmes deviennent quelquefois plus fréquents, lors de diarrhée ou de dysenterie. D'autres fois, il y a diminution ou absence totale de ces bruits : cela dénote de la constipation, une atonie du tube digestif. — En même temps, on peut entendre le bruit de *frottement,* dû au mouvement vermiculaire des intestins ; ce bruit est surtout perceptible sur le côté gauche des ruminants, quand le rumen se déplace. — Sur les ruminants, on entend des *bruits de déglutition et de réjection,* qui se produisent durant la déglutition et la rumination, des *bruits de crépitation,* perceptibles des deux côtés de l'abdomen, et qui ont leur siège dans le rumen et le feuillet, très accusés au début de la tympanite, et nuls dans le cas d'indigestion du rumen ; des *bruits bulleux,* produits par les gaz qui traversent les liquides ou les matières fluides, très accusés lors d'alimentation aqueuse ou herbacée, ainsi que dans les cas de tympanite, d'entérite diarrhéique, etc., et

nuls dans le cas d'obstruction intestinale, etc.

Malgré l'avantage qu'on pourrait retirer de l'auscultation de l'abdomen, dans les cas de coliques, il est souvent difficile de l'employer, à cause de l'agitation continuelle du malade.

D. **Auscultation des organes génitaux.** — L'auscultation de l'utérus gravide, effectuée à gauche chez la jument, et à droite chez les ruminants, peut donner des indications sur la durée de la gestation et l'état de vie du fœtus (Voy. GESTATION).

AUTÉE. — Expression employée jadis pour désigner la phtisie pulmonaire dans l'espèce bovine.

AUTOPSIE (all. *Leichenbeschauen*). — L'*autopsie cadavérique* est l'examen de toutes les parties du cadavre, et, par extension, la description de l'état de ces différentes parties. Elle est pratiquée pour reconnaître les altérations morbides, et, en médecine légale, pour déterminer la cause de la mort.

On la fait généralement où l'on peut : si l'animal est mort d'une affection contagieuse, ou infectieuse, il est nécessaire de la pratiquer au clos d'équarrissage ou à l'endroit même où sera enterré le cadavre, afin d'éviter la propagation de la maladie par les matières virulentes qui seraient répandues sur le sol.

TECHNIQUE. — L'autopsie doit être faite très méthodiquement : l'examen portera d'abord et principalement sur le siège de l'affection qui a déterminé la mort, puis on examinera les différentes parties du corps en détail ; un examen attentif permet souvent de faire des *trouvailles* heureuses pour l'étiologie d'affections dont la cause avait passé inaperçue ou était restée obscure du vivant de l'animal ; cet examen confirme ou non le diagnostic, établit les relations entre les lésions existantes et les symptômes observés, et constitue ainsi un élément important pour l'instruction pratique du vétérinaire.

Le cadavre est couché sur le dos ; on dispose à côté un seau contenant de l'eau, et, dans un autre récipient, une solution antiseptique ; le vétérinaire, revêtu d'un sarrau, aura les bras nus.

La peau est incisée sur la ligne médiane, depuis la lèvre inférieure jusqu'aux organes génitaux externes ; cette incision se prolonge sur la face interne des membres postérieurs jusqu'au pied ; une incision perpendiculaire à l'incision médiane, sépare de même la peau des membres antérieurs à leur face interne. — Puis le cadavre est dépouillé ; on peut déjà se rendre compte de l'état de la peau, du tissu conjonctif sous-cutané et des peauciers ; l'attention peut se porter également sur les membres, les muscles, les tendons, les os, les articulations, les pieds, etc. — On pénètre dans la cavité abdominale par une incision sur la ligne blanche, ou mieux, en sectionnant la paroi ventrale le long de l'hypocondre et en la rabattant en arrière ; dans ces diverses manœuvres il faudra éviter de blesser le gros intestin, d'autant plus distendu que la mort est plus ancienne ; l'examen porte alors sur le péritoine et les organes de la cavité abdominale, estomac, intestin, foie, rate, reins, organes génito-urinaires internes, artères, etc. : on voit leurs rapports entre eux, puis on les enlève et on examine leurs changements de forme, de consistance, de couleur, de texture, on les incise de façon à reconnaître l'état de la coupe ; au besoin, on en prélève une portion, ou bien des lésions intéressantes, que l'on place dans des flacons contenant de l'alcool dénaturé. — Ceci fait, on passe à l'examen de la cavité thoracique : sur les petits animaux, on enlève le sternum par une section au couteau de l'insertion cartilagineuse des côtes ; sur les grands animaux, on incise les muscles intercostaux, on coupe, d'un seul côté, l'insertion sternale des côtes au couteau, avec le costotome, ou à l'aide d'un rogne-pied, puis on les désarticule une à une, au niveau de leur union avec les vertèbres, en leur faisant exécuter un mouvement de rotation en avant ou en arrière ; on examine, comme il a été dit plus haut, l'état des plèvres, les poumons, le cœur, les vaisseaux, les nerfs, les ganglions, etc. ; puis on passe à l'examen de la trachée, de l'œsophage, du larynx, du pharynx, des poches gutturales, des fosses nasales, etc. ; il est parfois nécessaire de mettre à nu le cerveau et la moelle.

Durant le cours de ces manœuvres, l'opérateur doit se laver les mains fréquemment ; il doit éviter, avec le plus grand soin, de se bles-

ser avec le couteau ou une esquille osseuse, surtout si l'animal était atteint de maladie contagieuse ; en cas de blessure, il devra aussitôt désinfecter celle-ci et la protéger avec un pansement. Enfin, dès que l'autopsie est terminée, l'opérateur nettoiera ses mains et ses bras par des savonnages à l'eau tiède, puis les lavera avec une solution antiseptique ; en général, il devra éviter de pratiquer une opération quelque

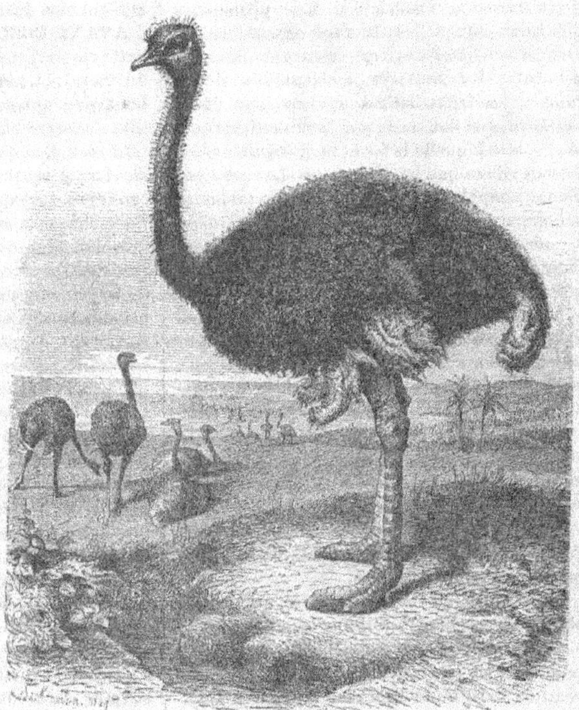

Fig. 161. — Autruche.

peu importante après avoir fait une autopsie.

Médecine légale. — On pratique l'autopsie pour déterminer la cause de la mort ; il est alors indispensable d'ouvrir toutes les cavités et de constater l'état de chaque organe. Souvent, il est nécessaire de faire précéder l'autopsie d'un procès-verbal constatant la *levée* du cadavre, c'est-à-dire son état extérieur et les circonstances extérieures.

AUTRUCHE. — Oiseau coureur, à ailes rudimentaires, impropres au vol, ayant deux doigts à chaque pied.

Nous citerons l'*autruche-chameau* (*struthio ca-*

melus) (fig. 101), parce que les indigènes de l'Afrique consomment sa chair, sa graisse et ses œufs, et récoltent ses plumes. Depuis quelques années, au Cap et en Algérie, on essaye de la domestiquer et de l'élever à cause de la valeur de ses plumes. Son nom d'autruche-chameau vient de ce qu'elle peut être utilisée comme bête de trait, ou comme monture. — L'élevage se fait dans des parcs. Les jeunes sont élevés dans des couveuses artificielles. Les principales affections auxquelles ils sont exposés sont : *l'obstruction de l'œsophage* (escargot ou autre aliment); les *fractures* accidentelles de la jambe; les *inflammations* de l'estomac et de l'intestin, que l'on traite par la rhubarbe; *l'anémie*, contre laquelle le fer et le quinquina réussissent mieux que les phosphates. Le *rachitisme* a pour symptômes : le gonflement des talons, le déboîtement du jarret, les fractures de la jambe. Le remède le plus efficace est l'huile phosphorée à la dose d'un milligramme de phosphore par jour, pendant un mois.

AVALE. Synonyme d'*avalure*. — Nom donné à la face postérieure des incisives du bœuf et du chien; chez le premier, elle présente deux cannelures séparées par une saillie pyramidale.

AVALÉ, ÉE. — Descendu, abaissé. — *Croupe avalée*. Croupe qui va en s'abaissant de la partie antérieure à la partie postérieure. C'est un défaut commun dans certaines races. — *Ventre avalé*. Ventre volumineux tendant à s'abaisser. Cette conformation indique un cheval peu propre aux allures rapides.

AVALURE (du vieux mot *avaler*, qui signifie aller en descendant; all. *Hufwulst*; angl. *seams*). — En hippiatrique, accroissement apparent et accidentel de la corne dans une partie seulement ou dans toute l'étendue de la muraille.

Cet accroissement commence à l'endroit où le sabot s'unit à la peau, la paroi croît également partout, lorsque les pressions sur le bourrelet sont uniformes; les couches de corne nouvelle poussent les anciennes qui descendent vers le sol : la corne s'accroît donc dans le sens de sa hauteur; la sole et la fourchette poussent dans le sens de leur épaisseur. Effet naturel du renouvellement de l'ongle, cet accroissement est constamment marqué par des irrégularités, des bourrelets, qui finissent par disparaître à mesure que l'avalure marche de la couronne vers l'extrémité inférieure du pied.

Le sabot met en général neuf à dix mois pour se renouveler entièrement. La pousse de la corne varie avec les individus, les circonstances

et le milieu, elle est plus active sur les animaux de race distinguée (Jacoulet et Chomel). On dit qu'un cheval fait *pied neuf* ou *quartier neuf*, suivant que l'avalure est générale ou n'intéresse qu'un des quartiers (Voy. CORNE et PIED).

AVANT-BRAS. — En extérieur, c'est le rayon compris entre le bras et le genou et qui a pour base le radius et le cubitus. L'avant-bras doit être long, fort, c'est-à-dire bien musclé, et bien dirigé, c'est-à-dire vertical.

AVANT-CŒUR ou ANTICŒUR (angl. *anticor*). — Toute tumeur qui naît au poitrail du cheval; et, plus généralement, tumeur charbonneuse, qui occupe la pointe du sternum. Elle s'observe chez les chevaux qui ont le poitrail *chargé*, et qu'on emploie au trait. Elle devient dangereuse quand le sternum est attaqué; car cet os, très spongieux, se carie aisément. — En vétérinaire, *avant-cœur*, *anticœur*, ou *veine*, maniement pair ou double, commun aux deux sexes de l'espèce bovine. Il est très rapproché de la *poitrine*; mais il doit en être distingué, principalement à cause de sa situation et de ses rapports, qui justifient pleinement le nom qu'il a reçu. Il entoure l'angle de l'épaule ou correspond à la partie antérieure de l'articulation scapulo-humérale. Il s'étend, de haut en bas, du tiers inférieur environ de la longueur du bord antérieur de l'épaule jusque vers la partie moyenne de la face interne du bras. Dans la région de l'épaule proprement dite, l'amas graisseux est recouvert par la portion scapulaire et par la portion humérale du muscle mastoïdo-huméral; et, dans la région du bras, il est séparé de la face interne de la peau par un mince feuillet aponévrotique. Dans sa longueur, et de haut en bas, il enveloppe la terminaison de la veine jugulaire, la terminaison de la veine sous-cutanée du bras, et la portion sternale du muscle mastoïdo-huméral.

AVANT-LAIT. — Maniement pair ou double, particulier à la vache, placé à la face interne de la cuisse, à peu près à égale distance du *grasset* (en avant) et du *cordon* ou de *l'entrefesson* (en arrière), à la partie supérieure du pis, et en avant des vaisseaux sanguins qui se rendent aux mamelles ou qui en émanent. Pour découvrir les parties qui en forment la base, il faut inciser un feuillet aponévrotique qui, de la face interne de la cuisse, où il prend naissance, se répand sur la face correspondante de la glande mammaire. Au-dessus de cette aponévrose, on trouve un amas graisseux, peu abondant sur les animaux maigres, qui décrit une courbe d'arrière en avant, et tend à se rapprocher de la ligne médiane, et, par conséquent, de celui du côté opposé, en passant en avant du pis. Cet amas graisseux présente à son centre, dans la région inguinale proprement dite, et précisément à l'endroit où il offre le plus d'épaisseur, un *gros ganglion lymphatique.*

AVANT-MAIN (all. *Vorhand*; it. *incollatura*). — En hippiatrique, toute la partie antérieure du cheval, celle qui est en avant du cavalier.

AVERTIN. — Démonstration vulgaire des maladies des moutons, analogues au *Tournis* et attribuées à l'ardeur du soleil au printemps.

AVEUGLE. — Voy. Cécité.

AVIVES (all. *Feifeln*; angl. *vives*; it. *vivole*; esp. *aviva*). — Nom populaire de la glande parotide du cheval et de l'engorgement dont elle peut être affectée. Cette affection a été ainsi appelée, de *aqua viva*, parce qu'on croyait que les chevaux la contractaient en buvant des eaux vives. — *Battre les avives.* Opération barbare des empiriques, qui consistait à contondre la parotide malade, afin d'en obtenir la guérison.

AVOINE. — Voy. Aliments en particulier.

AVORTEMENT (*abortus*, de *ab*, de loin, et *oriri*, naître : naître avant le temps; all. *Fehlgeburt*, *Frühgeburt*, *Verwerfen*; ang. *miscariage*; it. et esp. *aborto*). — C'est l'expulsion du fœtus avant qu'il ne soit viable.

Chez les solipèdes, on peut considérer comme avortement l'expulsion du fœtus quarante jours avant le terme normal; chez la vache, l'on peut admettre trente-cinq jours, chez les petits ruminants vingt jours, chez le porc quinze jours, et chez le chien et le chat une semaine.

Étiologie. — On a distingué des causes *directes* et des causes *indirectes.* — Se placent en première ligne les fortes contusions portées sur les parois de l'abdomen, les fortes pressions exercées sur l'utérus, les violentes secousses imprimées aux viscères abdominaux; les mauvaises conditions hygiéniques, telles que la trop forte inclinaison du sol des écuries et des étables, une alimentation insuffisante ou de mauvaise qualité; les substances toxiques (cantharides). — Les aliments, qui provoquent facilement des indigestions, agissent indirectement sur le fœtus en le comprimant. L'eau trop froide en boisson, la préhension d'herbe gelée, un travail excessif, le repos absolu, qui succède à un travail continu, l'excitation, la frayeur, les opérations, saignées intempestives et trop abondantes, abatage, castration (H. Bouley), l'administration de médicaments énergiques, purgatifs, émétique, digitale, opium, l'excitation génitale provoquée par la présence d'un mâle et surtout par le coït, toutes les maladies graves qui retentissent sur l'économie entière et déterminent un trouble général des fonctions, peuvent provoquer l'avortement. Les maladies de la matrice, telles que la congestion ou l'inflammation, la métrorragie, les indurations et les tumeurs diverses sont des causes fréquentes. Quelquefois l'avortement est l'effet des constitutions lymphatiques ou pléthoriques. Rychner admet que l'avortement peut être un effet de l'hérédité. Souvent ces accidents proviennent de l'influence du mâle trop faible. Diverses maladies du fœtus ou de ses enveloppes (hydropisie, chlorose), ses fausses positions, son volume exagéré peuvent occasionner l'avortement; chez les femelles unipares, il est très souvent dû à la présence de plusieurs fœtus.

Symptomatologie. — Généralement l'avortement survient sans prodromes. Il varie dans ses symptômes suivant le développement du fœtus.

L'*avortement facile* de H. Bouley consiste dans l'expulsion de l'œuf tout entier, les enveloppes, les eaux, l'embryon formant une masse unique. Dans l'*avortement compliqué*, les eaux s'écoulent généralement avant l'expulsion du fœtus, lequel peut être vivant ou mort.

L'avortement facile est très fréquent chez les juments et s'effectue avec soudaineté et sans effort. La physionomie et les attitudes de la bête qui a avorté n'expriment aucun malaise; toutes ses fonctions s'exécutent avec une parfaite régularité.

L'avortement compliqué est généralement précédé par un état d'inquiétude et de malaise; les femelles ont perdu l'appétit, ont une marche difficile, leur ventre est bombé; de la vulve tuméfiée s'écoulent des matières muqueuses. La sécrétion mammaire diminue sans se tarir chez les femelles laitières; chez celles qui ne le sont pas, il y a turgescence des mamelles. Viennent ensuite des symptômes assez semblables à ceux qui caractérisent la parturition normale, des efforts expulsifs, plus ou moins énergiques. Dès que le col utérin est ouvert, la vulve devient proéminente, et bientôt la poche des eaux fait hernie entre ses lèvres; les eaux s'écoulent et le fœtus vient au monde soit nu, soit enveloppé de ses membranes. Quand la femelle est très faible, le travail se fait très lentement : il faut l'intervention de l'homme.

Complications. — Les *complications* sont nombreuses. — Une des plus fréquentes est l'hémorragie; elle peut avoir la même cause que l'avortement. — Il peut y avoir déchirure de la matrice, dans les efforts que fait l'animal pour vaincre la résistance du col utérin; quelquefois, la déchirure est la conséquence de manœuvres inhabiles. — Le renversement de l'utérus et du vagin, quelquefois du rectum, résultant de l'intensité des efforts des femelles, est assez fréquent; quelquefois, il est la conséquence de la persistance des douleurs utérines. — Une complication très fréquente, surtout chez les bêtes bovines, est la non-délivrance (Voy. NON-DÉLIVRANCE).

TERMINAISON. — Les *terminaisons* de l'avortement sont quelquefois heureuses, les femelles reviennent rapidement à la santé. Généralement, cependant, la sécrétion lactée éprouve une perturbation. — Une conséquence, qui n'est peut-être qu'une cause de l'avortement, est une certaine perturbation des fonctions génitales, telle que les femelles avortent après une nouvelle conception.

TRAITEMENT. — 1° *Préventif.* — Il s'agit d'éviter les causes si variées de l'avortement.

Si l'on est appelé, alors que le fœtus est encore vivant et que la poche des eaux est encore intacte, on peut arrêter l'accident par des narcotiques, tels que le chloroforme, donné à la vache à la dose de 5 grammes, le chloral, le camphre. Il faut dans tous les cas soumettre l'animal à un régime diététique, n'accorder que des aliments de facile digestion et le laisser se coucher sur une bonne litière.

2° *Curatif.* — Si l'on ne peut arrêter l'expulsion du fœtus, il faut la faciliter par tous les moyens habituels.

Si le col de l'utérus n'est pas assez ouvert, on en provoquera la dilatation par l'application de pommade belladonée, on fera des injections antiseptiques faibles; si le vagin est trop sec, la poche des eaux rompue depuis longtemps, on l'enduira de glycérine; si l'animal est trop épuisé, on lui donnera du bouillon, du vin, de la cannelle, une infusion de camomille, de café. — Souvent il faut agir avec des aides et des cordes comme dans la mise-bas ordinaire.

Après l'expulsion, il faut immédiatement s'occuper de la délivrance. On peut enlever le délivre à la main, en dénucléant l'un après l'autre, et avec soin, les cotylédons. On peut également recourir aux médicaments légèrement utérins et diurétiques : les baies de laurier en poudre, à raison de 40 grammes trois fois par jour avec 30 grammes de bicarbonate de soude dans un demi-litre d'infusion de fenouil.

La délivrance a souvent lieu du second au troisième jour.

La bête qui a avorté exige de bons soins hygiéniques. Une vache qui vient d'avorter demande le taureau après trois ou quatre semaines; il faut laisser passer ces chaleurs et même celles qui suivront, un mois après, pour permettre le rétablissement complet de l'appareil génital troublé. — Quelquefois, il est préférable de retirer de la reproduction les bêtes qui ont avorté.

MÉDECINE LÉGALE. — Pour nos animaux, au point de vue judiciaire, l'avortement n'est pas l'occasion d'affaires aussi graves que pour l'espèce humaine; il est rare qu'il soit provoqué par une main criminelle.

Mais, s'il est la suite d'accidents, il peut donner lieu à des demandes en dommages-intérêts. Souvent, ce sont des coups que les animaux se donnent à l'abreuvoir commun, au pâturage, qui sont cause de l'avortement ; et le vétérinaire peut être appelé à examiner à qui incombe la faute et à apprécier le dommage; sous ce dernier rapport, il s'agit d'apprécier non seulement la perte du produit, mais encore les modifications qui peuvent survenir dans la sécrétion lactée et les probabilités rendant plus difficile une prochaine conception.

Un autre genre de difficulté peut se présenter: un propriétaire confie une ou plusieurs bêtes pleines à un fermier, à un herbager qui loue ses pâturages, ou bien il les place en cheptel; un avortement survient; il s'agit d'examiner s'il est attribuable à un cas fortuit, ou si la faute est à imputer au preneur. Ce que nous avons dit dans l'étiologie pourra guider l'expert; il doit aussi se rappeler que dans quelques localités l'avortement est une maladie enzootique.

AVORTEMENT ARTIFICIEL. — L'avortement est quelquefois provoqué artificiellement par le vétérinaire pour conserver la vie de la mère, lors d'un rétrécissement du bassin qui ne permettrait pas le passage du fœtus arrivé à terme (chiennes petites, fécondées par un mâle à grosse tête), lors de métrorragie, de renversement vaginal grave, d'hydramnios, de trop grand épuisement de la femelle, etc.

TECHNIQUE. — L'avortement artificiel peut être provoqué de diverses manières, il réussit plus sûrement sur la jument que sur la vache.

Des divers procédés essayés sur nos animaux nous examinerons : *l'irritation du col utérin avec la main*, *la ponction des enveloppes* et les *irrigations vaginales*; chacun de ces procédés a ses avantages et ses inconvénients, suivant l'espèce animale à laquelle on l'applique.

1° *Irritation du col utérin avec la main.* — La main, introduite dans le vagin, pénètre d'abord avec un doigt, puis tout entière, dans le col de l'utérus, en y opérant des mouvements continus de rotation. Ce procédé, recommandable pour la jument, est peu applicable aux bêtes bovines. Dans les cas ordinaires, l'expulsion du fœtus survient au bout de sept ou douze heures.

2° *Ponction des enveloppes.* — Ce procédé, surtout recommandable pour les bêtes bovines, consiste à introduire par le col de l'utérus une sonde plus ou moins pointue, et à ouvrir la poche des eaux; celles-ci ne tardent pas à s'écouler, et bientôt commencent les contractions pour l'expulsion du fœtus, qui a lieu au bout de douze à quarante-huit heures.

3° *Irrigations vaginales.* — Les irrigations continues d'eau chaude, pendant environ un quart d'heure, et répétées de trois heures en trois heures, provoquent les douleurs de la parturition vers la quatrième injection, et amènent l'expulsion du fœtus vers le troisième jour. Ce procédé est seul applicable aux petits animaux.

AVORTEMENT ÉPIZOOTIQUE. — On observe fréquemment l'avortement infectieux sur les femelles qui vivent en troupes. Fréquent sur la vache, observé parfois sur la jument, plus rare sur la brebis, il est exceptionnel chez la truie et la chienne.

Les épizooties et enzooties d'avortement sont signalées à toutes les époques et dans tous les centres d'élevage, où elles causent à l'agriculture des pertes incalculables.

Étiologie. — L'avortement peut paraître enzootique lorsqu'il relève d'une alimentation spéciale. L'avortement épizootique proprement dit et l'avortement infectieux, bien étudié par Nocard, Bang, Lignières, nous intéressent seuls ici.

Il a été établi de tout temps que l'infection joue un grand rôle dans l'apparition de la maladie.

Parmi les avortements infectieux, il en est un certain nombre qui procèdent d'une maladie générale, elle-même contagieuse (clavelée), et l'avortement n'est qu'un épisode dans la marche de celle-ci : une des preuves de la généralisation de la tuberculose dans une étable, c'est l'avortement de toutes les vaches.

Certains microbes vulgaires peuvent souiller les voies génitales et déterminer l'avortement.

Quant au virus, il est répandu dans le fumier, la litière, le sol : il parvient alors aisément dans les voies génitales, s'y multiplie et y pullule généralement avant que l'avortement se produise; le taureau peut aussi être accidentellement le véhicule du contage, après avoir sailli une vache malade : son pénis se souille des agents pathogènes recueillis dans le vagin et peut inoculer des vaches saines.

Il résulte des recherches de Nocard et de Bang que l'agent spécifique, le microbe de l'avortement, est un bacille qui détermine un catarrhe utérin spécifique et l'avortement consécutif : c'est donc une maladie microbienne du fœtus et de ses enveloppes, à laquelle la mère reste étrangère. Le germe conserve sa vitalité durant plusieurs mois dans l'utérus, ce qui explique pourquoi une vache qui a avorté, avortera de nouveau. — D'après Lignières, l'avortement serait dû à l'infection de la mère par un microbe spécial, que l'on rencontre toujours dans l'intestin, rarement dans les viscères, de la mère ou du fœtus : l'infection se ferait dans le tube digestif par l'intermédiaire des excréments virulents qui souilleraient les aliments.

Symptomatologie. — Les symptômes sont analogues dans toutes les espèces. Chez la vache, l'avortement se produit rarement avant le quatrième mois de la gestation; l'animal conserve toutes les apparences de la santé, puis expulse son fœtus sans difficulté, avec ou sans les enveloppes; c'est à peine si l'avortement est précédé de la tuméfaction de la vulve et de la formation du pis chez les primipares. Si les membranes fœtales sont retenues, ce qui arrive lors de gestation avancée, il faut recourir à la délivrance artificielle qui est alors très difficile.

Dans certaines épizooties, le veau avorté est vivant; mais il ne tarde pas à succomber.

Anatomie pathologique. — Les lésions ont leur siège dans l'utérus : la surface de la muqueuse utérine est recouverte d'un exsudat abondant, formé de mucus et de petits grumeaux gris, blanchâtres; cet exsudat est très riche en bactéries spécifiques. Les cotylédons sont fermes et roses, et contiennent des gouttelettes purulentes que l'on fait sourdre à la pression. Les villosités placentaires sont épaissies, comme macérées, et portent à leur base des grumeaux purulents, renfermant, comme le pus des cotylédons, des bactéries.

Traitement. — 1° *Préventif.* — Il consiste à éviter l'introduction de la maladie dans une étable saine, et à empêcher la contagion dans une étable infectée.

La première condition sera réalisée, en isolant les vaches nouvellement achetées, ou, si l'isolement est impossible, en les mettant à part dans l'étable, et en les surveillant jusqu'après une parturition régulière.

Si une vache avorte, elle sera séquestrée ; le fœtus et les enveloppes seront détruits ; on désinfectera soigneusement les objets souillés ainsi que le sol, après enlèvement et enfouissement du fumier ; l'utérus de la vache qui a avorté sera irrigué largement avec une solution crésylée tiède à 2 p. 100 (8-10 litres). — Les voisines seront surveillées attentivement : dans une étable infectée (1), pour éviter la transmission de la maladie, on lavera soigneusement tous les jours la queue, l'anus, la vulve, le périnée de chaque vache à l'aide d'une solution crésylée à 4 p. 100 ou du sublimé à 1 p. 1000 ; une fois par semaine, on fera dans le vagin une injection avec un litre environ d'une de ces solutions, préalablement tiédie. Chaque semaine, le sol de l'étable sera gratté, nettoyé à fond et arrosé à l'aide de la solution de crésyl ou de sulfate de cuivre à 4 p. 100 ; les animaux auront toujours une litière très propre et les déjections seront enlevées matin et soir. Dans la pratique ce traitement n'a pas, jusqu'à présent, donné de résultats très satisfaisants. Les insuccès rendent plus vraisemblable la théorie de Lignières : infection de la mère par les voies digestives, et non par les organes génitaux.

2° *Curatif.* — Celui de l'avortement sporadique.

AXONGE (all. *Schmalz* ; angl. *axunge* ; it. *sugna* ; esp. *mantesa*, *unto*). — Graisse de porc préparée. — Le tissu adipeux qui la fournit se trouve en abondance sous la peau de l'animal, particulièrement vers la région des reins ; mais elle est mêlée de portions de membranes et de tissu lamineux. Pour la purifier, on la lave en la malaxant dans l'eau ; on la fond au bain-marie ; on la passe, et on la tient quelque temps fondue, à la chaleur du même bain. — Dans cet état, l'axonge est un corps gras, blanc, mou et demi-transparent, quand il n'y a pas d'eau interposée. Si, au contraire, elle contient de l'eau, elle est opaque et très blanche, mais elle s'altère beaucoup plus facilement. La saveur de l'axonge doit être douce et sans aucune âcreté ; l'odeur fade et presque nulle. — Elle entre dans la composition de beaucoup de pommades et d'onguents.

AYR (RACE BOVINE D'). — Encore appelée race d'Ayrshire. « Ce n'est, dit M. Sanson, qu'une population en variation désordonnée, comme toutes les populations métisses du reste ». Les seuls caractères constants, obtenus par sélection, sont la robe blanche et rouge et les aptitudes laitières.

Ce métissage a pour origine l'introduction du Durham dans le comté d'Ayr pour améliorer la population bovine primitive, qui n'était qu'une variété chétive de la *race irlandaise*.

Relativement à leur poids vif, les vaches d'Ayr sont de fortes laitières, mais leur lait est peu riche en beurre, et il n'y aurait aucun intérêt à en importer en France, où nous possédons des races supérieures au point de vue laitier et beurrier.

AZOTATE D'ARGENT. — Effets et usages. — A l'extérieur, sous forme de *pierre infernale*, ou en solution au 1 1000, cautérise les plaies de l'œil, des oreilles, les fistules, les plaies bourgeonneuses. A l'intérieur, agit comme antiseptique intestinal, dans les diarrhées anciennes.

Doses :

Grands animaux.	0,50 à 1 gr.	dans 200 gr. d'eau.
Moyens.........	0,10 à 0,20	—	50 gr.	—
Petits	0,05 à 0,10	—	25 gr.	—

Pommade ophtalmique.

Azotate d'argent...................... 0,05
Vaseline............................ 4 grammes.

AZOTIQUE (ACIDE) ou EAU FORTE. — Astringent et caustique.

Effets et usages. — A l'extérieur, est utilisé, à l'aide d'un pinceau, contre les verrues, les exomphales, le piétin. A l'intérieur, se donne en breuvages, à la dose de 5 à 10 grammes par litre, contre l'hématurie, la jaunisse, la fièvre aphteuse.

B

BABINES ou **BABOUINES**. — Nom vulgaire des lèvres, chez les chiens, les ruminants, etc.

BACILLE. — BACTÉRIDIE. — BACTÉRIE. — Voy. Microbes.

BACTÉRIOTHÉRAPIE. — Utilisation thérapeutique des microbes. Elle se fait de deux façons :

(1) Nocard et Leclainche, *loc. cit.*

1° Certains microbes sont *nuisibles pour l'existence d'autres microbes*. En médecine humaine, par exemple, la vaccine peut atténuer ou même empêcher la variole; on sait qu'il y a antagonisme entre la suppuration et la pustule maligne. En vétérinaire, cette méthode n'a pas encore pu être utilisée pour la pratique. Mais on sait que le microbe pyocyanique, le streptocoque, le pneumocoque, sont antagonistes de la bactéridie charbonneuse. Le microbe de l'érysipèle préserve le lapin, et celui du rouget préserve le cobaye du charbon.

2° On a remarqué aussi que certains microbes *exercent une action heureuse sur des tumeurs*, probablement microbiennes. D'après Fehleisen, le microbe de l'érysipèle facilite la guérison du lupus de l'homme. D'après Spronck, on peut, sur le chien, déterminer un commencement de ramollissement des carcinomes, sarcomes, lipomes, en lui injectant les toxines secrétées par le streptocoque de l'érysipèle.

BAI. — Robe du cheval, formée de poils rouges sur le corps, avec les crins et les extrémités noirs; parfois ces dernières sont lavées.

On distingue le *bai clair*, qui a une teinte rouge claire et souvent des zébrures avec la raie de mulet, le *bai ordinaire*, le *bai cerise* ou *acajou*, le *bai chatain*, d'un brun clair avec des reflets, le *bai marron*, de la couleur du marron d'Inde, le *bai foncé*, d'un brun sombre, le *bai brun*, ne se distinguant du noir que par des reflets roux aux naseaux, au ventre, aux flancs, etc.

BÂILLEMENT (all. *Gähnen*; angl. *yawning*; it. *sbadigliamento*). — Inspiration grande, forte et longue, avec écartement plus ou moins considérable des mâchoires, et suivie d'une expiration prolongée. Il précède le sommeil, il a lieu quand la faim se fait sentir, ou quand les animaux sont fatigués, ou dans certaines affections des organes digestifs (gastrite, météorisation).

BÂILLON (all. *Knebel*; angl. *gag*; it. *mordacchia*; esp. *mordaza*). — Morceau de liège ou de bois, tampon de linge ou de charpie, que l'on met entre les dents molaires de l'une ou de l'autre mâchoire, pour tenir la bouche ouverte pendant que l'on y pratique une opération.

BAIN. — Séjour, plus ou moins prolongé, d'un animal (*bains généraux*) ou d'une de ses parties (*bains locaux*) dans un milieu liquide, demi-solide, vaporeux ou gazeux. — Les bains sont d'excellents auxiliaires de l'hygiène, et de plus ils constituent un moyen de traitement dans nombre d'affections, d'où la division en *bains hygiéniques* et *bains médicinaux*.

I. Bains hygiéniques. — 1° Bains d'eau. — Bains généraux. — Le plus généralement on immerge complètement les animaux dans l'eau (sauf la tête), c'est le *bain ordinaire* ou *général*. Il est très en usage dans les campagnes.

Le bain ne doit être donné que durant la saison chaude, vers sept ou huit heures du matin ou vers quatre heures du soir. On choisira de préférence une rivière, peu profonde et dont le courant ne sera pas trop fort. Il faudra éviter de conduire au bain des animaux en sueur ou venant de manger. Quand on le pourra, les animaux seront libres, mais il est préférable de ne pas les laisser trop longtemps dans l'eau, dix à quinze minutes en moyenne suffiront. Si un animal manifestait de la souffrance, il faudrait le retirer immédiatement. — Autant que possible les animaux seront à leur sortie du bain, promenés au soleil jusqu'à ce qu'ils soient secs; si on est obligé de les rentrer immédiatement à l'écurie, il sera nécessaire de les bouchonner vigoureusement et de les essuyer à leur rentrée; il sera bon de les couvrir et de leur donner leur repas peu après.

Si un animal est pris de syncope en entrant dans l'eau, ou au bout d'un court moment, ce qui a été observé parfois, il faudra le retirer au plus vite, le bouchonner vigoureusement, et, si la respiration est arrêtée, effectuer des tractions rythmées de la langue ou la respiration artificielle, ou mieux, faire des injections sous-cutanées de vératrine. — Pour le traitement des accidents par immersion dans l'eau: Voy. Asphyxie.

Le bain nettoie la surface du corps, modère les effets d'une température excessive, tonifie les tissus et rend de la vigueur aux animaux épuisés par le travail. On a parfois utilisé les bains en eau profonde pour les chevaux de courses, à tendons délicats, que l'on entraînait en les faisant nager un certain temps. Dans l'armée, les bains généraux sont prescrits lors de la chaleur excessive, mais ils sont aussi la conséquence forcée des exercices de passage de rivière.

Bains locaux. — Les *bains locaux* portent généralement sur les parties inférieures des membres des grands animaux; ils sont très souvent employés.

En général, on conduit les animaux à la rivière ou dans un étang, dont le fond est, autant que possible, sableux, non vaseux et dépourvu de corps comme les éclats de verre, etc.; on doit choisir un endroit protégé contre le vent ou le soleil ; et il faut que ni l'eau ni la température extérieure ne soient trop froides. — On attache l'animal à un obstacle fixe, un arbre par exemple, et on le laisse au bain un temps variable ; en rentrant on sèche les extrémités et notamment le pli des paturons.

Dans l'armée et dans les grandes administrations, les chevaux sont conduits au bain, soit à la rivière, soit dans un pédiluve spécial, généralement placé à l'infirmerie vétérinaire : c'est une excavation assez profonde, pavée de briques sur champ, en son fond, et cimentée sur ses côtés, à laquelle on accède par une pente douce ; l'eau y arrive et s'en écoule à volonté, de façon que l'on puisse faire varier le niveau facilement. Ce pédiluve est abrité et muni d'une rampe horizontale, à laquelle on attache les chevaux, laissés sous la surveillance d'un homme.

Parfois le bain est donné à l'écurie ou à l'étable : on place le membre malade dans un seau ou dans un baquet, dont le fond repose sur une bonne couche de paille, ou bien dans une sorte de grande botte spéciale (fig. 162), maintenue en place par une courroie passant sur le garrot.

Fig. 162. — Botte à bains.

Les bains locaux constituent un moyen thérapeutique très populaire ; indépendamment des affections nombreuses des extrémités pour lesquelles elle exerce un effet salutaire, l'eau, donnée sous forme de bain local, convient admirablement pour les chevaux fatigués par une longue course, menacés de fourbure, d'efforts de tendons, etc.

Bains spéciaux. — Les bains peuvent être donnés suivant d'autres procédés.

Dans l'*affusion*, l'eau est versée en nappe, sur la totalité ou sur une partie du corps.

La *douche* est une colonne d'eau dirigée avec force sur une partie plus ou moins grande du corps. Elle est donnée à l'aide d'une *pompe à douches* (fig. 163) ou une forte seringue, ou mieux à l'aide d'une canule, dans laquelle l'eau sous pression arrive par l'intermédiaire d'un tuyau de caoutchouc. La douche peut être donnée de différentes façons : ou bien la colonne d'eau entière frappe une partie du corps, c'est la *douche en jet* ; ou bien la colonne s'étale (pour cela, il suffit de mettre le doigt au bout de la canule et de boucher à demi l'orifice de sortie), c'est la *douche en nappe* ; ou bien encore la colonne d'eau se divise comme au sortir d'une pomme d'arrosoir (en éloignant l'animal), c'est la *douche en pluie*.

La douche produit les mêmes effets que les

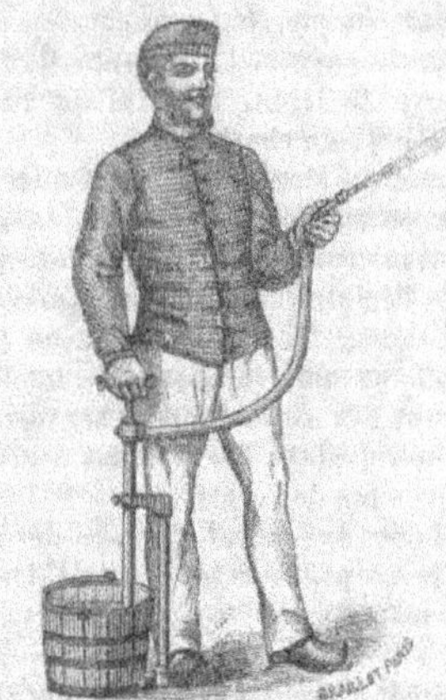

Fig. 163. — Pompe à douches pour chevaux (Gasselin).

bains, mais, en outre, elle exerce une sorte de massage en arrivant avec force sur la peau, produit une vascularisation plus grande de celle-ci, et tonifie les tissus. Elle est un adjuvant précieux de la cautérisation et des frictions vésicantes, et constitue un traitement préventif excellent des efforts de tendons, etc.

Dans l'*irrigation continue*, l'eau arrive d'une façon lente et permanente en une partie de la surface du corps. On place un réservoir d'eau (tonneau, baquet, etc.) à une certaine hauteur et un tube de caoutchouc amène l'eau de ce récipient à l'endroit malade, sur lequel elle s'écoule en nappe, en jet, ou en pluie, suivant le dispositif employé : c'est en somme une douche peu forte et de longue durée.

L'*enveloppement humide* consiste à recouvrir la surface du corps avec une couverture ou un drap humide, et à disposer par-dessus d'autres couvertures sèches, de façon à provoquer la réaction.

La *lotion* est un lavage total ou partiel de la surface du corps. Elle est dite *hygiénique* ou *simple*, lorsqu'elle a pour effet de nettoyer la surface du corps, et *médicamenteuse*, lorsqu'elle constitue un moyen de traitement d'une affection cutanée.

Les bains *demi-solides* sont rarement employés et sont toujours locaux. On a conseillé cependant des bains de boue pour les affections des pieds et des tendons : des essais ont été faits avec les boues de Saint-Amand ; il est préférable de creuser tout le sol de la stalle ou seulement celui de la partie antérieure, et de remplir le trou, peu profond, ainsi fait, avec de l'argile additionnée d'eau ; les pieds du cheval reposent dans cette argile.

2° **Bains de vapeur d'eau** et bains *d'air chaud*. Ils ont été essayés, sans avantage, dans l'entraînement des chevaux de courses.

II.**Bains médicinaux.**—Ils se font avec l'eau additionnée d'une substance antiseptique (Voy. Plaies), ou d'une substance antiparasitaire (Voy. Gale), ou encore d'une substance à action spéciale, par exemple bains sulfureux dans les affections de la peau des chiens.

BAJOUE (all. *Schweinskinnbacken* ; angl. *hog's cheek* ; it. *grifo, ceffo*). — Terme de boucherie, désignant la partie qui s'étend de l'œil aux mâchoires.

BALANITE (de βάλανος, gland ; all. *Eichelentzündung*). — On ne peut séparer l'*acrobustite*, ou inflammation du prépuce, de la *balanite*, ou inflammation de la tête du pénis. Le *phimosis*, rétrécissement de l'ouverture du fourreau empêchant la sortie du pénis, et le *paraphimosis*, c'est-à-dire rétrécissement, avec pénis pendant hors du fourreau, ne paraissent être que des symptômes de la balanite et de l'acrobustite.

La balanite s'observe sur tous nos animaux domestiques ; chez le bœuf, l'étroitesse de l'orifice du fourreau rend la maladie plus grave que chez le cheval ; la longue durée de la copulation la rend plus fréquente chez le chien.

Étiologie. — La cause la plus ordinaire de la balanite et de l'acrobustite, est l'introduction dans le fourreau d'une substance irritante : médicament caustique, introduit dans le prépuce des animaux, qui ne peuvent uriner, fumier provenant d'une litière sale et rarement renouvelée, accumulation de matière sébacée (particulièrement chez les chevaux hongres qui ont de la tendance à uriner dans leur fourreau), irritation du pénis par l'abus du coït, violences extérieures, coups de fouet ou de bâton sur le pénis en érection, violences faites à des chiens en copulation, etc. On peut l'observer à la suite de l'infiltration séreuse, qui survient après l'opération de la castration, après celle de la hernie inguinale ; elle accompagne l'anasarque et la maladie calculeuse du mouton ; elle est une conséquence

naturelle des polypes, végétations carcinomateuses, tumeurs mélaniques, ulcérations et plaies de la région. Sur le bœuf, elle peut être la conséquence du froissement de la région par la sangle du *Travail* pendant la ferrure.

La balanite est un symptôme assez ordinaire de la *maladie du coït* ou *dourine*.

Symptomatologie. — Au début, simple infiltration de la partie déclive du fourreau ; puis l'œdème envahit, en avant, la partie inférieure du ventre, et, en arrière, la région testiculaire. Chez le mouton, on constate du phimosis ou paraphimosis. — Quand la maladie est un peu ancienne, il y a écoulement, par l'orifice du fourreau, d'une matière muco-purulente plus ou moins fétide. Chez le chien, cet écoulement est constant ; quand il est puriforme, de couleur blanche ou jaune, ou verdâtre, il constitue ce qu'on a appelé à tort la *gonorrhée* ou la *blennorrhée*. Chez le bœuf, cet écoulement agglutine le bouquet de poils qui entoure l'orifice urétral.

L'exploration du fourreau avec la main est très douloureuse ; on trouve, sur le cheval, une grande quantité de matière sébacée, noire, plus ou moins desséchée et fétide ; sur le bœuf, on trouve des adhérences anormales, formées par de fausses membranes, nageant au milieu d'une mucosité purulente ; sur le chien, la muqueuse préputiale est rouge, enveloppée de mucus puriforme, et couverte de végétations polypeuses.

La sortie du pénis est généralement difficile ; la tête du pénis est chaude, luisante, rouge chez tous les animaux autres que le cheval, violacée chez le chien, si elle a subi le contact de l'air. Chez le cheval, le pénis prend, dans le paraphimosis, des dimensions extraordinaires : il est quelquefois gros comme le bras d'un homme, contourné en forme d'arc et entrecoupé d'étranglements ; il est alors froid au toucher, si la compression circulaire est forte ; au milieu du gland du cheval se voit le méat urinaire, rétréci et faisant saillie. Chez le bœuf, l'inflammation se propage facilement à tout le pénis, qui est gonflé jusqu'à l'S ; la douleur est extrême dans les parties correspondantes ; souvent il y a chez cet animal inflammation de l'urètre.

L'érection est surtout douloureuse. — L'émission de l'urine est également difficile, quelquefois impossible, ce qui détermine des coliques. — Sur le gland, ainsi que sur le fourreau, on rencontre fréquemment des gerçures ou des plaies.

Marche. Terminaison. Complications. — Chez

le cheval, la marche de la maladie est généralement lente ; elle va plus vite chez le bœuf.

Peu grave, s'il n'y a pas de complications, elle se guérit souvent par résolution simple ; l'écoulement catarrhal, qui est constant chez le chien, et assez fréquent chez le bœuf, est une terminaison favorable.

Les complications sont surtout fréquentes sur l'espèce bovine, où l'exsudation plastique dans la cavité préputiale se prolonge quelquefois dans l'urètre et y produit une rétention d'urine très grave ; souvent ce liquide s'infiltre dans le tissu cellulaire, y provoque des abcès avec pus fétide. La gangrène est, chez cet animal, une terminaison fréquente ; elle peut n'intéresser que la muqueuse du pénis et du fourreau, ou bien envahir le tissu érectile, le canal de l'urètre et les tissus voisins : la mort en est presque toujours la conséquence inévitable. Si l'émission de l'urine est complètement arrêtée, il peut y avoir rupture de la vessie, puis péritonite et mort. Les abcès chez le cheval sont généralement moins graves. — Le phimosis et le paraphimosis sont des complications graves quand ils sont très développés.

Traitement. — Nettoyer la cavité préputiale. Chez le cheval, on enlève d'abord la matière sébacée avec la main huilée, puis par des lotions avec l'eau de savon ou une solution de carbonate de soude ; il faut quelquefois écraser les concrétions de la fossette naviculaire. — Chez le bœuf il est urgent d'enlever les fausses membranes ; on introduit dans le fourreau la main huilée ou un bâton, muni à son extrémité d'un tampon de linge solidement fixé ; on ramone en divers sens, de manière à détacher les fausses membranes, et, lorsque l'on sent que les adhérences sont à peu près rompues, on fait des injections antiseptiques, tièdes et légères, de solution de permanganate de potasse. — Souvent, il faut, chez le chien, exciser des végétations plus ou moins profondes.

Contre la tuméfaction, il faut des lotions réfrigérantes ou astringentes ; nous préférons les douches tièdes aussi continues que possible, et mieux, lors de paraphimosis, l'application de la glace par un suspensoir. — Lors de très fort rétrécissement du fourreau, de phimosis ou de paraphimosis, si le taxis ne réussit pas, il faut des mouchetures, d'abondantes scarifications, ou l'application de sangsues à la tête du pénis ou autour du fourreau, que l'on fait suivre de bains de vapeur ou de cataplasmes ; quelquefois, il faut un débridement avec le bistouri boutonné. — Chez les moutons, quand la balanite a

pour cause des concrétions calculeuses autour du filet, il faut exciser celui-ci. D'autres fois, il faut recourir au sondage pour faciliter l'écoulement de l'urine. — Enfin, dans les cas d'urgence, pour éviter la rupture de la vessie, on pratiquera *l'urétrotomie* dans la région périnéale.

A l'intérieur, on administrera des boissons mucilagineuses abondantes, du nitre ou autres diurétiques.

Les diverses complications exigent un traitement conforme à leur nature.

BALBIANIDÉS. — Cette famille de parasites comprend un seul genre, dont une espèce, la *Balbianie géante* (fig. 164), se développe, chez le mouton, sous forme de nodosités ovoïdes, blanchâtres, du volume d'un pois, dans l'œsophage, les muscles de la langue et du pharynx ;

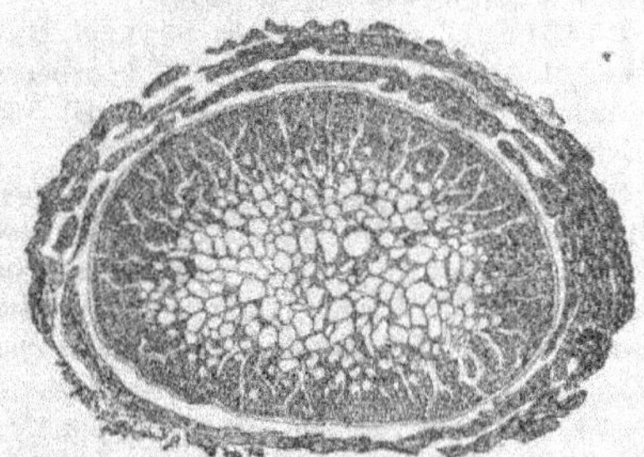

Fig. 164. — Balbianie géante.

lorsqu'ils sont en grand nombre, ces parasites peuvent déterminer des troubles graves, et rendre la viande impropre à la consommation.

BALLONNEMENT. — Voy. Météorisation.

BALZANES. — Marques blanches de la partie inférieure des membres du cheval. Elles servent dans la rédaction du *signalement*.

On indique leur *nombre*, leur *siège*.

S'il n'en existe qu'une, on dit balzane antérieure droite ou postérieure droite, par exemple. S'il en existe deux, on désigne le bipède qui les porte : balzanes antérieures ou bien encore latérales droites ou enfin diagonales ; pour distinguer ces divisions, on indique le membre antérieur : balzanes diagonales gauches signifie qu'elles existent au membre antérieur gauche et au membre postérieur droit, etc. S'il en existe trois, deux d'entre elles sont toujours sur un même bipède, et une est isolée : c'est celle-ci que l'on désigne ; par exemple, on dit trois balzanes dont une antérieure droite : les deux autres sont alors aux deux membres postérieurs. Enfin, si cela existe, on indique quatre balzanes.

Les balzanes doivent être également examinées au point de vue de leur *hauteur* : *petites* lorsqu'elles n'atteignent pas le boulet, elles sont dites *grandes* quand elles dépassent le boulet, *chaussées* quand elles arrivent au genou ou au jarret, *haut chaussées* si elles montent au-dessus ; il y a *trace de balzane*, si la couronne n'est pas entièrement entourée, et *principe de balzane*, si elle est entourée sans être dépassée.

La *forme* des balzanes doit être également envisagée : on les dit *incomplètes* ou *interrompues*, lorsqu'elles sont traversées par une bande de peau pigmentée, recouverte de poils, ayant la nuance du fond de la robe ; *irrégulières*, lorsqu'elles n'ont pas la même hauteur sur tout le pourtour des membres ; *dentées*, lorsqu'elles se terminent irrégulièrement par des dentelures ; *bordées*, lorsqu'elles sont délimitées par une bande de poils blancs et de couleur mélangés ; *mouchetées*, lorsqu'elles sont parsemées de petites touffes de poils noirs ; *truitées*, lorsque ces touffes sont formées de poils rouges ; *herminées*, si les bouquets de poils noirs sont étendus, etc.

BANDAGE, BANDE. — Voy. Pansement.

BARBARIN (MOUTON). — Voy. Asiatique.

BARBE. — En extérieur, c'est la partie de la mâchoire inférieure qui sert d'appui à la gourmette. Elle doit être sèche et arrondie.

BARBE (CHEVAL). — Il habite les contrées

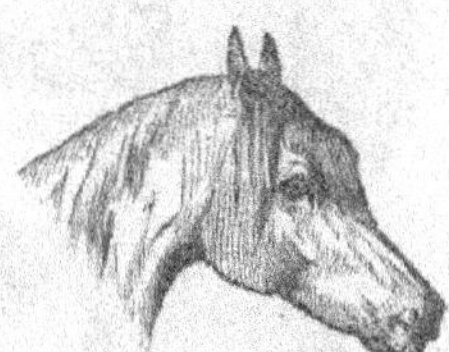

Fig. 165. — Cheval barbe.

de l'Afrique du Nord, où il forme, avec les chevaux asiatiques ou syriens, l'ensemble des chevaux que l'on appelle *Arabes*. Importé dans le midi de l'Europe, lors de l'invasion des Arabes, il fut la souche des chevaux Andalous en Espagne et des diverses races du midi de la France. C'est l'*Equus Caballus africanus* de Sanson.

Il est de taille peu élevée, sa tête est expressive, un peu forte, son encolure est forte et rouée, son garrot est élevé, son dos est court, large, sa croupe, souvent tranchante, est mince et courte, ses membres sont forts et secs, les jarrets sont souvent clos. Certains barbes du littoral algérien sont plus grands, plus forts, moins distingués.

Le barbe diffère du cheval asiatique par le nombre de ses vertèbres lombaires (5 au lieu de 6) ; mais comme lui, il est très beau en action, très solide, résistant et sobre et ne s'en différencie aucunement au point de vue des aptitudes.

Autrefois il était en usage dans la cavalerie française ; puis il servit à remonter les officiers d'infanterie. Il est surtout utilisé en Algérie et dans quelques colonies.

BARBES, BARBILLONS. — Les chevaux, et la plupart des quadrupèdes, ont, à la base de la langue, un peu en avant du frein, deux mamelons, un de chaque côté : ce sont les ouvertures des conduits excréteurs des glandes salivaires maxillaires.

Les empiriques, considérant les *barbillons* comme une maladie empêchant les chevaux de boire et de manger, préconisent leur ablation. — Ainsi agrandis par une opération inutile, ces organes laissent passer les grains de céréales, les épillets de graminées, qui peuvent déterminer l'inflammation du canal de Wharton et des abcès.

BARBET, ETTE (all. *Pudel*; angl. *barbet*; it. *barbone*).— Chien à longs poils frisés, généralement de couleur blanche ou noire. Son nom vient de ce que, d'après Buffon, il serait originaire de Barbarie.

BARBOUQUET (suivant les pays, *bique*, *bouquet*, *bouquin*, *charbon*, *faux-museau*, *faux-nez*, *feu sacré*, *givrogne*, *noir-museau*, *poère*, *verceine*, etc.). — Maladie cutanée vésiculeuse, puis croûteuse, qui affecte ordinairement le museau des brebis, et qui s'étend quelquefois jusqu'aux tempes, au-dessous de l'oreille.

On la traite par l'onguent soufré. De Gasparin prétend qu'elle guérit complètement par une seule application d'huile de cade. Le fait est probable ; car une variété de cette affection est due à la présence du *sarcopte* de la gale.

BARDOT (et non BARDEAU). — Produit de l'accouplement du cheval et de l'ânesse. Il a une petite taille, la tête longue, l'encolure mince, la croupe et le dos étroits.

BARRER. — *Barrer le farcin*. Tracer avec le cautère des raies de feu autour des cordes et tumeurs farcineuses, pour en empêcher le développement. Cette opération, très préconisée autrefois, n'a aucune valeur pratique. — *Barrer la seime*. River les deux bords de la seime à l'aide de tiges de fer passées en travers. — *Barrer la veine.* Pratiquer la section et l'extirpation d'une veine superficielle, et lier les deux bouts du vaisseau pour remédier à quelques engorgements des extrémités du cheval et du bœuf. C'est une opération ancienne et inutile.

BARRES (BLESSURES DES). — Étiologie. — Elles sont en général déterminées par des tractions violentes exercées sur le mors, par l'application d'un pas d'âne non protégé, etc.

Symptomatologie. — D'abord, la muqueuse buccale, déchirée ou écrasée, est le siège d'une hémorragie peu abondante; la salive est sanguinolente; puis, le cheval devient très sensible à l'action du mors et mange lentement. Si la cause déterminante continue à agir, l'os peut être intéressé, écrasé sur son bord tranchant; une petite plaque osseuse peut se nécroser; l'animal devient alors très difficile à conduire : la moindre pression du mors lui fait éprouver une forte douleur qu'il manifeste en tenant sa tête horizontale et en s'emballant; il mange difficilement et très lentement; une salive visqueuse, striée de sang, s'écoule des commissures des lèvres; si on ouvre la bouche, on voit la muqueuse des barres enflammée en son milieu, le maxillaire mortifié apparaît d'un noir grisâtre.

Traitement. — Supprimer l'emploi du mors, donner une alimentation de mastication facile (avoine concassée, barbotages), laver la bouche avec une solution crésylée faible, et toucher légèrement la partie atteinte avec un tampon imbibé de teinture d'iode. — Lorsqu'une portion d'os est nécrosée, il faut l'enlever avec des pinces ou à l'aide de la rugine, et traiter la plaie antiseptiquement. — Les chevaux ne seront remis en service qu'après guérison complète qui est toujours longue et souvent difficile à obtenir. — Lorsque la plaie se cicatrise, ses bords se soudent, se réunissent par un tissu fibreux qui recouvre l'os reformé; ce tissu cicatriciel, peu nerveux, rend les chevaux presque insensibles à l'action du mors et de conduite très difficile. (Voy. Fractures des barres.)

BASQUAIS (BŒUF). — Variété de la race bovine *ibérique*, on l'appelle encore *béarnaise* ou *barétoune*, elle a été beaucoup améliorée dans le sens de la production de la viande.

La taille moyenne ne dépasse guère 1 m. 30 pour les mâles et 1 m. 20 pour les femelles.

Les individus de cette race ont la poitrine haute et ample, les lombes larges et les hanches écartées, mais on leur reproche le manque de développement des cuisses et des fesses. Le pelage est fauve clair, souvent plus foncé à la tête et au cou. La peau, fine et souple, forme, sous l'encolure, un fanon pendant entre les membres antérieurs.

Les mâles sont utilisés pour le travail; les femelles, médiocres laitières, ne sont exploitées que pour la reproduction.

BASSE-COUR. — Cour où vivent, librement ou attachés en plein air, les animaux domestiques. — Par extension, dépendances de cette cour, comme porcherie, poulailler, colombier, écuries, granges, greniers, etc.

BASSET (all. *Dachshund, Teckel*; angl. *terrier*; it. *bassatto*). — Chien de chasse à poil ras, au nez souvent fendu, et très bas sur pattes. Les bassets sont à *jambes droites* ou à *jambes torses*.

BASSIN (all. *Becken*; angl. *Pelvis*). — Conduit formé par les deux *coxaux*, qui le ferment latéralement et en bas, par le *sacrum* et quel-

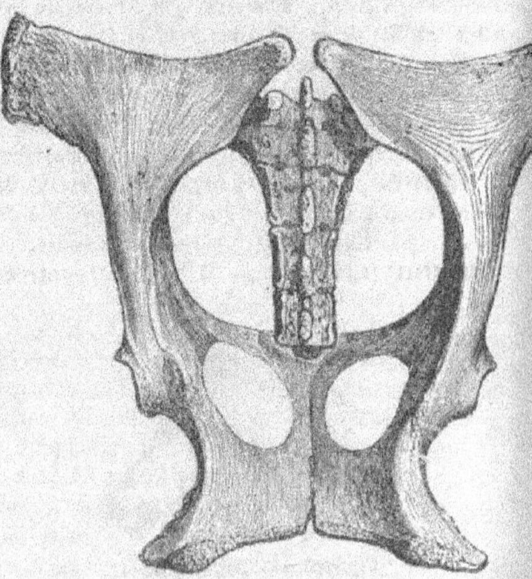

Fig. 166. —Bassin de jument (Chauveau et Arloing).

ques *os coccygiens*, qui en forment la voûte, et par le *ligament sacro-sciatique*, qui en constitue la partie postéro-latérale. — Les articulations du bassin sont au nombre de cinq : l'articulation *sacro-lombaire*; les deux articulations *sacro-iliaques*; la symphyse *ischio-pubienne*; l'articulation *sacro-coccygienne*.

Dans son ensemble, le bassin constitue un véritable canal, le *canal pelvien*, que le produit de la gestation doit parcourir dans toute sa longueur. Le bassin représente un tronc de cône, rétréci d'un côté à l'autre chez les grandes femelles, et dont l'axe longitudinal est incurvé

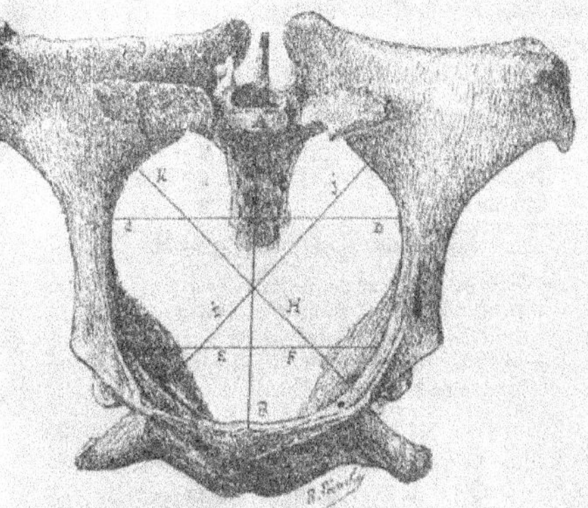

Fig. 167. — Détroit antérieur du bassin de la jument.

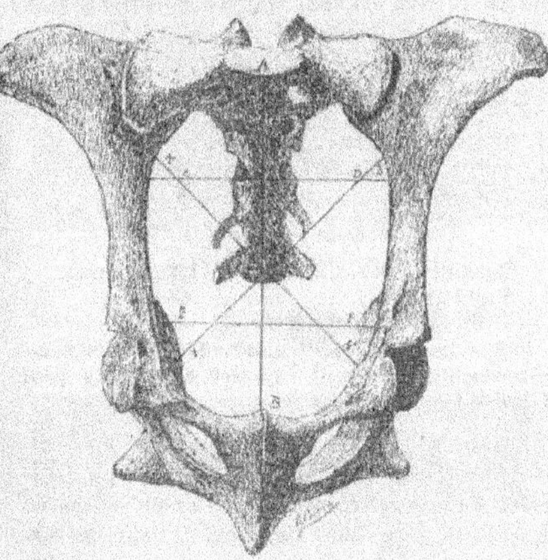

Fig. 168. — Détroit antérieur du bassin de la vache.

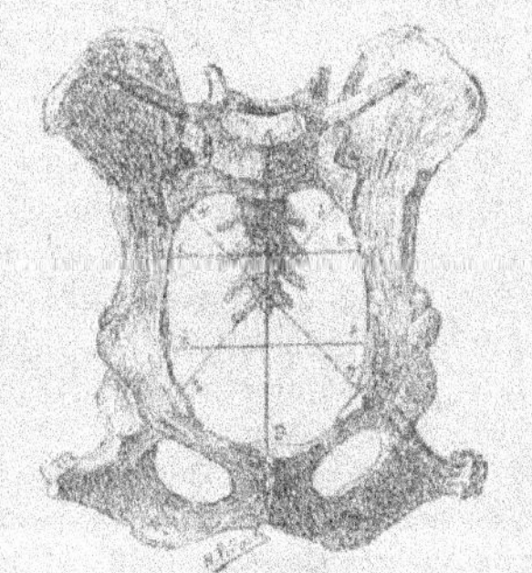

Fig. 169. — Détroit antérieur du bassin de la truie.

en voûte (fig. 165); sa grande base correspond

à la cavité abdominale, sa petite base à la vulve. On distingue un diamètre supéro-inférieur,

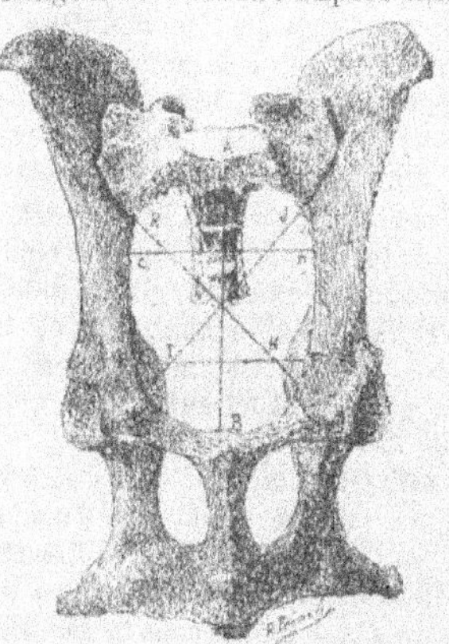

Fig. 170. — Détroit antérieur du bassin de la chienne.

deux diamètres transverses et deux diamètres obliques.

Le bassin diffère selon les espèces, comme le montrent les figures 166 à 170, d'après Bournay (1).

BÂTARD, ARDE. — *Vache bâtarde*. — Vache dont le rendement en lait diminue au moment où elle a conçu de nouveau : on en trouve dans chaque classe (Guénon).

BÂTONNAGE. — Opération pratiquée dans le cas de météorisation des ruminants. On introduit dans la bouche un bâton, avec lequel on titille le voile du palais, ce qui détermine les éructations, et soulage les animaux, s'il n'y a pas de corps étranger dans l'œsophage.

BATTRE. — *Battre les avives*. Voy. Avives. — *Battre du flanc*. Se dit d'un animal, qui, atteint de la pousse, ou seulement fatigué, a une respiration forte et fréquente. — *Battre à la main*. Se dit du cheval monté, qui relève et abaisse la tête continuellement.

BAUDET. — L'âne mâle, employé à la reproduction de l'espèce ou à la reproduction du mulet.

BAUME (all. *Balsam*; angl. *balsam*; it. et esp. *balsamo*). — Substance résineuse, qui contient de l'acide benzoïque ou de l'acide cinnamique. On trouve aussi, dans tous les baumes, une essence liquide, odorante, volatile, et une ou plusieurs résines solides ou demi-solides. Tels sont : le *benjoin*, le *liquidambar*, le *styrax*, le *baume du Pérou* et le *baume de Tolu*. — Ceux

(1) Bournay, *Obstétrique vétérinaire* (*Encyclopédie Cadéac*), Paris, 1900.

qui contiennent de l'acide benzoïque sont : le benjoin et le liquidambar; ce dernier renferme en outre de l'acide cinnamique. Ceux qui contiennent de l'acide cinnamique sont : le liquidambar, le styrax, les baumes du Pérou et de Tolu. — Les baumes possèdent une odeur suave, sont solubles dans l'éther et l'alcool, d'où l'eau les précipite, et cèdent à l'eau bouillante leur acide benzoïque ou cinnamique, qu'on peut aussi en retirer par la sublimation.

BAVE (all. *Geifer*; angl. *slaver*; it. *bava*; esp. *baba*). — Liquide spumeux, formé de salive mélangée à l'air et faisant écume, qui sort de la gueule des chiens enragés.

BAZADAIS (BOEUF). — Il s'agit ici d'une population métisse plutôt que d'une race. On trouve, en effet, dans l'arrondissement de Bazas (Gironde) les deux types bien différents de la *race d'Aquitaine* et de la *race des Alpes*, habitant l'une le nord, l'autre le sud de l'arrondissement. La sélection est intervenue pour fixer le seul caractère constant : la couleur du pelage qui rappelle celle du café torréfié. Mais, tantôt on rencontre des animaux à mufle et à cornes dépigmentées, tantôt on en rencontre dont le mufle et la pointe des cornes sont noirs.

De même, on trouve dans certains cas le cornage et les caractères crâniens des Aquitains, et dans d'autres ceux de la race des Alpes. Mais le type aquitain ou garonnais reparaît le plus souvent.

Les bœufs bazadais sont utilisés comme moteurs; quant aux vaches, leur mamelle est peu développée, et elles sont utilisées pour le travail et la reproduction. Ces animaux fournissent une viande savoureuse, leur rendement au point de vue de la boucherie est excellent.

BÉARNAIS (BOEUF). — Voy. Basquais.

BEC (all. *Schnabel*; angl. *bill* ou *beak*; it. *becco*; esp. *pico*). — Organe, de structure cornée, de formes très variées, qui recouvre les os des mâchoires des oiseaux, par l'intermédiaire d'une muqueuse très vasculaire chargée de longues papilles; la plupart de celles-ci renferment des nerfs se terminant dans de nombreux *corpuscules du tact*.

BÉGU. — Voy. Age.

BELGE (CHEVAL). — Variété du *Boulonnais*. Voy. Boulonnais.

BÉLIER (*aries*, κριός; all. *Widder*; angl. *wether*; it. et esp. *ariete*). — Mâle de la brebis, qui, châtré, devient le *mouton*. Il n'est plus nécessaire d'attendre qu'il ait deux ans pour l'utiliser comme reproducteur.

BELLADONE. — Plante indigène, dont on emploie les feuilles et les racines. La partie active est l'*atropine*.

Doses :

	Poudre.
Grands animaux	16 à 32 grammes.
Petits animaux	4 à 8 —
Porcs	2 à 6 —
Chiens	1 à 2 —

Injections trachéales (G. Lévi).

La dose de l'extrait varie de 0,05 à 1 gramme en dissolution dans l'eau. Pour les sels d'atropine, principalement le sulfate, la dose oscille pour chaque injection de 5 milligrammes à 3 centigrammes, dissous dans 5 grammes d'eau distillée.

Effets et usages. — L'atropine dilate les muscles annulaires et principalement la pupille; à forte dose, elle agit sur la moelle épinière. On l'emploie pour dilater les sphincters de l'œil, de la vessie, de l'anus. Elle est antidiarrhéique et est encore usitée contre les toux nerveuses, la chorée, l'épilepsie, les affections typhoïdes.

BENZINE, BENZOL. — Doses :

Grands animaux	64 à 96 grammes.
Petits animaux	16 à 32 —
Chiens	4 à 8 —

Benzine cantharidée.

Benzine	125 grammes.
Huile grasse	64 —
Cantharides pulvérisées	16 —

Faites macérer et décanter. Très actif comme antipsorique. On peut l'ajouter aux bains pour détruire les ectozoaires.

Effets et usages. — A l'extérieur, on l'emploie en frictions sur la peau comme parasiticide. A l'intérieur, on peut l'utiliser contre les diarrhées, les pelotes stercorales et comme vermifuge.

BERGERIE. — Habitation des moutons. Voy. Habitation.

BERKSHIRE. — Voy. Porc.

BERNOIS (BOEUF). — Variété de la race *jurassique*, dénommée aujourd'hui *variété Simmenthal*. On en avait fait autrefois une race spéciale, mais il est reconnu aujourd'hui que le bétail du canton de Berne et de l'Oberland bernois ne diffère du bétail fribourgeois que par la robe, qui est pie-rouge chez les premiers et pie-noire chez les seconds.

Outre les caractères généraux de la race *jurassique*, les Simmenthal ont généralement le front et le nez blanc, le mufle et les paupières rosées, les cornes blanc jaunâtre sont rousses à leur pointe.

Cette variété est surtout apte à l'engraissement, mais elle fournit de vigoureux bœufs de travail, et les vaches sont exploitées pour leur lait.

BERRICHON (BŒUF). — C'est une variété de la race *vendéenne* (Voy. ce mot).

BERRICHON (MOUTON). — Les variétés, au nombre de quatre, appartiennent à la race du

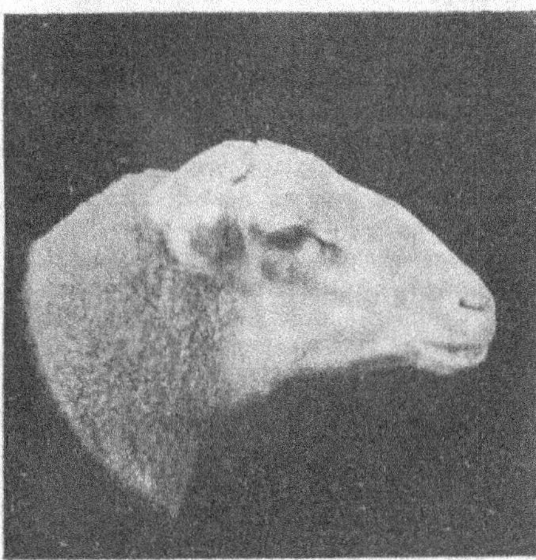

Fig. 171. — Mouton berrichon.

bassin de la Loire, qui ne comprend en dehors d'elles que la variété *solognote*. Ces moutons

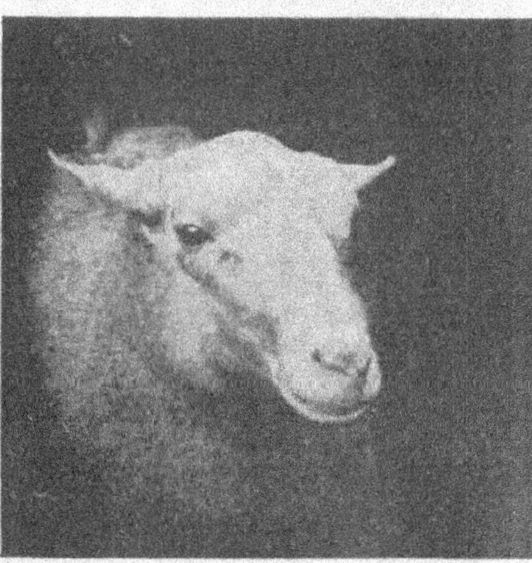

Fig. 172. — Brebis berrichonne.

sont des dolichocéphales, leur front étroit avec des arcades orbitaires effacées leur donne une face allongée, tranchante (fig. 171 et 172). Leur viande est excellente, et ils fournissent souvent des toisons recherchées.

a. *Variété de Crevant.* — Elle habite l'arrondissement de La Châtre et les meilleurs sujets se trouvent dans le canton de Crevant.

C'est une variété améliorée tant au point de vue de la conformation qu'au point de vue de la qualité de la laine qui est très fine et très blanche. Les béliers de Crevant sont recherchés comme reproducteurs pour améliorer les autres variétés du Berry.

b. *Variété de Champagne.* — Se trouve dans les arrondissements d'Issoudun et de Châteauroux (Champagne du Berri).

Elle fournit des toisons très estimées, car on y retrouve certains caractères des laines mérinos, traces de croisements opérés au siècle dernier.

c. *Variété de Boichaud.* — Son aire géographique comprend la partie de l'arrondissement de Châteauroux qui avoisine le Cher.

De conformation moins bonne que les précédentes, elle est aussi un peu plus petite et fournit des toisons assez médiocres, mais elle comprend une population nombreuse qui fournit un fort contingent à la boucherie parisienne.

d. *Variété de Brenne.* — Cette variété chétive marque le passage entre les variétés berrichonnes et solognotes.

On trouve très fréquemment des taches rousses sur la face et les membres.

Les moutons brennous de petite taille sont souvent cachectiques.

BESTIALITÉ ou SODOMIE. — Attentat contre nature commis sur un animal. D'après Casper, les preuves ne peuvent en être fournies par l'examen médico-légal seul.

BESTIAUX. — Quadrupèdes de ferme, qu'on mène paître, tels que bœufs, vaches, moutons, etc.

BÊTE (*bestia,* θηρίον; all. *Thier*; angl. *beast*; it. et esp. *bestia*). — Se dit des animaux autres que l'homme et les quadrumanes. — *Bêtes bovines.* Les diverses races de bœufs. — *Bêtes à cornes.* Les bœufs et les moutons. — *Bêtes fauves.* Les cerfs, daims et chevreuils. — *Bêtes à laine* ou *ovines.* Les races de moutons. — *Bêtes noires.* Les sangliers, les blaireaux.

BÊTE (LA). — Nom vulgaire de la *clavelée* dans certaines contrées.

BÉTON (*protogala*). — Nom vulgaire du *colostrum* des vaches.

BEURRE (all. et angl. *Butter*; it. *butirro*; esp. *manteca*). — Un des principes constituants du lait de vache et de quelques autres quadrupèdes mammifères, comme la brebis, la chèvre, etc. — Pour l'obtenir, on agite ou on bat la crème, qu'on a laissée se séparer spontanément. — Le beurre est d'une consistance plus ou moins solide, d'un blanc jaunâtre, d'une saveur douce. Il est composé d'un mélange de corps gras (oléine, margarine, stéarine, palmitine, butyrine) et d'acides gras (caprique, caproïque, butyrique); il contient, en outre, du *lait de beurre*, et souvent aussi, par fraude, de la caséine coagulée.

BÉZOARD. — Voy. Calculs.

BICARBONATE DE SOUDE. — Doses :

Grands ruminants........	20 à 40 grammes.
Petits ruminants et porcs.	2 à 6	—
Chevaux.................	8 à 12	—
Chiens..................	0,50 à 2	—

Effets et usages. — Facilite les combustions organiques et, par suite, l'expulsion des produits de déchet. Se donne en boissons ou en lavements, dans tous les états fébriles.

BICHLORURE DE MERCURE. — Voy. Mercure.

BIDETS. — Variétés chevalines, créées et élevées autrefois dans le but de fournir des montures pour les longs voyages sur routes. Elles n'ont plus d'utilité aujourd'hui, grâce à l'amélioration des routes et à la création des chemins de fer.

Les *bidets de Corlay* étaient de petits chevaux employés en Bretagne.

Les *bidets Normands* ou *bidets d'allure* étaient remarquables par leur allure, qui était celle de l'amble ou du pas accéléré; de cette façon le cavalier pouvait voyager vite sans subir les fatigues du trot.

Ces bidets, élevés dans le pays de Caux, descendaient de la race britannienne; ils ont été croisés avec des Anglo-Normands, et l'atavisme fait encore apparaître chez les produits ainsi obtenus la tendance à prendre l'allure des anciens bidets.

BIIODURE DE MERCURE. — Voy. Mercure.

BILE (*bilis*, χολή; all. *Galle*; angl. *bile*; it. *bile*; esp. *bilis*). — Liquide d'odeur nauséeuse, de saveur amère avec un arrière-goût douceâtre, qui est sécrété par le foie, d'où il s'écoule dans le duodénum, soit immédiatement (*bile hépatique*), soit après avoir séjourné dans la vésicule du fiel (*bile cystique*).

BILLOT. — En vétérinaire, mors en bois, autour duquel on attache un sac renfermant le médicament à faire prendre au cheval et nommé alors *mastigadour*.

BIPÈDE (*bipes*; all. *zweifüssig*; angl. *biped*; it. et esp. *bipède*). — Qui a deux pieds. — Se dit aussi, substantivement, de deux pieds du cheval, considérés ensemble : le *bipède antérieur*.

BIQUE. — Voy. Barbouquet.

BISTOURI (*scalpellus*, σμίλη, μαχαίριον; all. *Bisturi*; angl. *bistoury*; it. *bistori*; esp. *bisturi*). — Instrument de chirurgie, ayant la forme d'un couteau, et fait de deux parties principales, la lame et le manche (ou *châsse*).

BISTOURNAGE. — Voy. Castration.

BISULCE (*bisulcus*, de *bis*, deux fois, et *sulcus*, fente). — Se dit, en zoologie, d'un quadrupède à pied fourchu, comme le bœuf.

BLACK-FACED (**MOUTON**) (mot anglais, qui signifie *face-noire*). — C'est le nom donné à une variété de la *race irlandaise*, dite *des dunes* ou *downs*, qui habite les montagnes d'Écosse.

Ces animaux vivent en plein air et sont exposés aux intempéries; aussi cette variété comprend des individus rustiques, robustes, mais non améliorés. — Ils sont de taille plus faible que ceux des autres variétés (*south down*, *hampshire down*, etc.); la face et les membres sont de couleur noire; la toison est grisâtre; les cornes sont fortes et enroulées en spirales à tours rapprochés. — La chair des black-faced, du moins celle des individus élevés dans les highlands d'Écosse, est recherchée pour sa saveur.

BLANC. — La robe blanche est très rare sur les jeunes chevaux; on distingue : le *blanc mat*, sans reflet, le *blanc sale*, un peu jaunâtre, le *blanc-porcelaine*, le *blanc rosé*, avec des plaques rosées, le *blanc argenté*.

BLATTE. — Insecte nocturne, vulgairement appelé *cafard*, *cancrelat*, *mange-pain*, etc., qui se nourrit de la plupart de nos denrées alimentaires, auxquelles il communique une odeur très désagréable; il abonde dans les cuisines, les boulangeries et sur les navires. On a signalé, chez le cheval, des cas d'*œsophagisme*, attribués à l'ingestion de ces insectes avec les aliments.

BLEIME. — On sait que les parties internes du pied du cheval sont entourées de deux enveloppes, l'une intérieure, de chair, l'autre extérieure, de corne, intimement soudées entre elles; la bleime est la meurtrissure de l'enveloppe de chair sous-cornée, dans le pli des arcs-boutants. On réserve aux contusions des autres parties de la chair sous-solaire (tissu velouté) le nom de *foulures de la sole*.

On a divisé les bleimes, d'après leur étiologie, en *naturelles* ou *essentielles*, et en *accidentelles*; — d'après le siège des lésions, on a distingué des *bleimes podophylliennes*, développées dans le tissu podophylleux des talons et correspondant aux bleimes essentielles, et des *bleimes veloutées*, qui intéressent le tissu velouté et qui correspondent aux bleimes accidentelles; — d'après la nature des lésions qu'elles déterminent, on a distingué également des *bleimes sèche, humide, suppurée, compliquée*.

La bleime est la conséquence des fonctions du pied, de son rôle de soutien du corps et d'amortissement des réactions.

Étiologie. — Les bleimes sont plus fréquentes aux pieds antérieurs qu'aux postérieurs, au

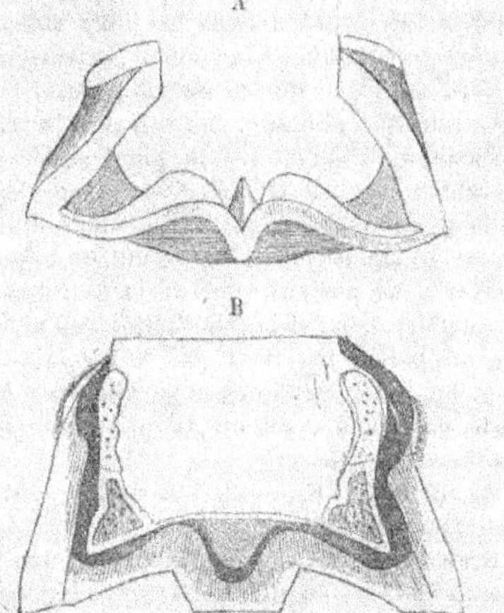

Fig. 173. — Coupe transversale de sabots.

Dans le premier sabot, A, le maréchal n'a pas su ménager la sole, la fourchette et les arcs-boutants, et a ainsi prédisposé aux bleimes; cet accident n'est pas à craindre pour le sabot B.

talon interne qu'à l'externe; elles sont plus fréquentes en été, par une température élevée qui dessèche l'ongle et lui permet de se rétracter. — Elles se rencontrent fréquemment dans les pieds encastelés, à talons hauts, comme dans les pieds plats (fig. 173), à talons bas fuyants, écrasés, à corne mince.

Elles sont communes sur les chevaux travaillant aux *allures rapides*, sur un terrain dur, pavé ou cailloutoux. — On a accusé également l'*émigration* comme contribuant à la genèse des bleimes. — Mais le grand facteur étiologique est la *mauvaise ferrure* : les bleimes se rencontrent sur les pieds dont on a affaibli les talons en parant outre mesure les barres, la fourchette;

les fers mal posés, ceux à ajusture renversée ou prolongée en éponges, les crampons volumineux sont des causes prédisposantes fréquentes. — Enfin, il faut citer le séjour de *corps durs*, cailloux, terre desséchée, entre la fourchette et une éponge du fer.

Symptomatologie. — La corne profonde des régions postérieures de la sole est infiltrée de sang dans une étendue variable. Parfois, cette tache ecchymotique est limitée à la commissure et au kéraphylle des quartiers ou des barres : c'est la *bleime sèche*. Il n'est pas rare de rencontrer ces taches hémorragiques disposées par étages, preuve de l'intermittence d'action de la cause. L'infiltration sanguine provient de l'hémorragie des tissus velouté ou podophylleux sous-cornés déchirés ou meurtris. En général, cette sorte de bleime ne s'accompagne d'aucune boiterie et passe inaperçue.

Si la meurtrissure a été intense, le tissu podophylleux ou velouté s'enflamme, mais, comprimé par la corne, il ne peut se tuméfier : il en résulte pour l'animal une douleur vive et une boiterie intense; la sérosité infiltre la corne ou se dépose dans le vide produit par le désengrènement de celle-ci et la membrane tégumentaire : c'est la *bleime humide*.

Si l'infection du foyer inflammatoire se produit, et ce sera, le plus souvent, par une fissure de la corne, la suppuration s'établit, et la *bleime* devient *suppurée*. Le liquide purulent décolle de proche en proche le tissu podophylleux ou velouté de son revêtement corné, et sort au niveau de la lacune ou au bourrelet, où il *souffle aux poils*. Plus tard, le pus finit par macérer et nécroser la membrane tégumentaire, le coussinet plantaire, les cartilages, la phalange, et détermine la *bleime compliquée*.

Dans ces derniers cas, la boiterie est toujours intense, le pied est chaud et sensible, particulièrement au talon.

Diagnostic. — Il est toujours facile à poser; le siège de la boiterie se détermine facilement par la chaleur anormale et la sensibilité du pied; après amincissement de la corne en talons, on se rend un compte exact des désordres produits.

Pronostic. — Il varie avec l'étendue des lésions et la nature des complications. La *bleime sèche* et l'*humide* sont peu graves, mais sujettes à récidive. La *bleime suppurée* ou *compliquée* exige souvent un long traitement.

Traitement. — *Préventif*. — On attachera une grande importance à la ferrure : les pieds plats, à talons bas, surchargés, seront ferrés long, à éponges couvertes, ou mieux à l'aide du fer à planche ou à traverse ; aux pieds encastelés, à talons hauts, à corne épaisse, on adaptera des fers Poret, fers à lunette, fers Charlier, etc.; la ferrure, dite des omnibus, est un bon moyen préventif pour tous les pieds.

Curatif. — Il comporte l'amincissement de la sole et de l'angle de la paroi, ou bien l'amincissement « à la marchande », c'est-à-dire en parant la barre et la sole et en respectant le quartier et l'arc-boutant ; on parera la corne jusqu'à ce qu'elle cède sous la pression du doigt ; il faudra pratiquer cet amincissement avec beaucoup de précautions.

Puis, on prescrit les cataplasmes émollients, ou bien les bains dans l'eau ou mieux dans une solution de sulfate de cuivre à 4 p. 100 ; l'animal sera laissé au repos durant quelques jours.

Si la bleime est *sèche* ou *humide*, la boiterie nulle ou peu accusée, le cheval peut être remis aussitôt en service, en recouvrant la région amincie de goudron, d'onguent de pied ou d'un pansement à l'ouate de tourbe imbibée de crésyl, maintenu par la traverse d'un fer à planche.

Si la bleime est *suppurée*, il faut étendre l'amincissement sur toute la région de corne décollée pour diminuer la compression, et par la suite la claudication ; puis on donne issue au pus au niveau de la zone commissurale ; la cavité purulente est détergée à l'aide d'une solution crésylée à 2 p. 100 ou de sulfate de cuivre à

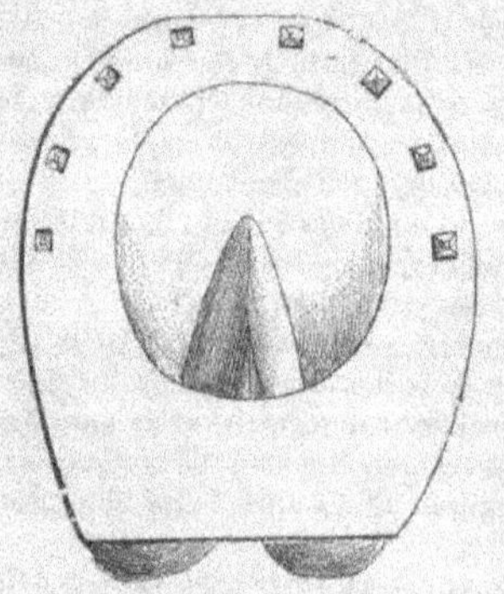

Fig. 174. — Fer à planche.

4 p. 100, et on applique un pansement à l'ouate de tourbe imbibée d'une de ces solutions, maintenu en place par des éclisses. Le cheval est laissé au repos, autant que possible, dans un box, et, durant les jours suivants, on lui

fera prendre des bains locaux avec une solution de sulfate de cuivre à 4 p. 100. Généralement, la guérison survient au bout de peu de jours.

Si la bleime est *compliquée*, le cheval sera couché et le pied malade entravé en position convenable ; il sera nécessaire de faire un amincissement étendu de la corne solaire ou des talons, ou des quartiers ; on devra enlever toutes les portions mortifiées, débrider les fistules, donner un large écoulement au pus ; l'opération de la bleime se complique alors de celle du *javart cartilagineux* ou de celle du *clou de rue* (Voy. ces mots). Toute l'étendue de la plaie sera soigneusement désinfectée, saupoudrée d'iodoforme ou de pâte de Socin et recouverte d'un pansement. Le cheval sera relevé, mis en box, et des bains de pieds antiseptiques répétés lui seront donnés les jours suivants. Sauf augmentation de la douleur, le pansement restera en place quatre ou cinq jours.

La guérison obtenue, on protégera la région amincie à l'aide d'un pansement goudronné, maintenu en place à l'aide d'une plaque de tôle et de quelques tours de bande, et on appliquera un fer à planche (fig. 174) ou un fer à éponge couverte, ne portant que sur la fourchette et le quartier sain ; si la fourchette, trop amincie ou atrophiée, ne vient pas à l'appui de la planche, on interposera entre elles une étoupade goudronnée ou on adaptera une fourchette artificielle.

BLÉPHARITE. — Inflammation *générale* ou *localisée* des paupières.

Étiologie. — La cause ordinaire est une contusion violente ou des frottements répétés du licol mal ajusté.

Symptomatologie. — Les paupières gonflées, chaudes, tendues, douloureuses, recouvrent plus ou moins complètement le globe oculaire ; elles portent généralement la trace du trauma sur leur face externe. — Parfois, le bord libre des paupières est seul enflammé et les glandes de Meibomius participent alors à l'inflammation ; cette forme se rencontre principalement sur les chiens et les chats, âgés ou mal tenus ; le bord libre des paupières est épaissi, injecté, et laisse écouler un exsudat muco-purulent s'accumulant vers l'angle interne de l'œil et agglutinant les cils. — Parfois, le tissu cellulaire épitarsien ou le derme cutané est le siège, vers le bord libre de la paupière, d'un petit abcès de la grosseur et de la consistance d'un grain d'orge (*orgelet*).

Traitement. — *Blépharite générale.* — Lotions fréquentes avec une solution boriquée tiède à 2 p. 100, ou avec de l'eau blanche tiède très légère; application de vaseline boriquée. On peut aussi

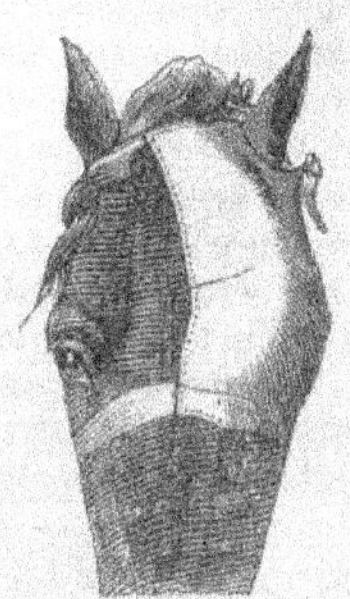

Fig. 175. — Bandage monocle.

placer un pansement humide sur l'œil malade : un tampon d'ouate hydrophile est cousu sur un carré de toile ordinaire, assez grand, ayant deux ouvertures correspondantes aux oreilles, et muni de cordons pour le fixer en les nouant, deux à deux, sous la gorge et sous les ganaches, c'est le *bandage monocle* (fig. 175); on arrose toutes les deux heures le pansement avec une solution d'eau blanche légère froide ou tiède.

Blépharite ciliaire. — Soins de propreté, lavages de l'œil et des paupières avec une solution boriquée légère et tiède ; il sera bon de modifier la nourriture et de donner, à l'intérieur, de la liqueur de Fowler ou de l'huile de foie de morue.

Orgelet. — Ouverture de l'abcès et soins antiseptiques.

BLESSURE (de πλώσσαν, frapper ; all. *Verletzung, Wunde* ; angl. *wound*). — Nom générique de toute lésion locale, produite par une cause extérieure, avec ou sans solution de continuité des tissus; telles sont : les plaies, les contusions, les luxations, les entorses, les fractures, les hernies, les brûlures, etc. (Voy. ces mots).

MÉDECINE LÉGALE. — L'acception large n'est bien usitée qu'en médecine légale.

Pour faciliter l'étude des blessures, pour les décrire dans un rapport, et mettre ainsi le magistrat à même d'en apprécier la gravité, on est convenu de les examiner sous divers points de vue, et d'établir autant de classifications suivant leur gravité, leur cause, leur nature, la région atteinte, etc.

Suivant leur *gravité*, on distingue : 1° des *blessures très légères*, qui n'entraînent pas d'incapacité de travail, et par lesquelles l'animal n'est pas taré ; 2° des *blessures légères*, qui entraînent une incapacité de travail de quelques jours ; elles affectent généralement les parties superficielles et immédiatement sous-jacentes, telles sont les compressions par les harnais, les meurtrissures et contusions qui se guérissent par résolution, par première intention ou par un faible travail

de suppuration ; 3° des *blessures graves*, entraînant une maladie ou une interruption de plus de dix jours dans le travail ; la gravité de ces maladies est variable : les unes arrivent à la guérison sans déterminer un dérangement dans les fonctions ; d'autres, incomplètement curables, sont suivies de lésions organiques, temporaires ou permanentes, gênant l'exercice d'une ou de plusieurs fonctions, causant ainsi des infirmités, des difformités, des tares, de l'atrophie, etc. ; en vétérinaire, une blessure qui ne permet pas à l'animal de reprendre l'intégrité de ses fonctions est souvent aussi grave qu'une blessure mortelle ; on pourrait en former une catégorie spéciale sous le titre d'*incurables* ; 4° les *blessures mortelles*.

Suivant la *cause*, les blessures sont distinguées en : 1° blessures par instrument tranchant; 2° blessures par instrument piquant; 3° blessures par arrachement, par déchirure ou par contusion, dont les caractères varient à l'infini, et qui sont généralement plus graves; 4° blessures par armes à feu, d'une gravité variable ; 5° blessures par une contraction musculaire énergique; 6° blessures par brûlures (Voy. BRÛLURES); 7° blessures par morsures, simples ou envenimées.

Suivant leur *nature*, elles sont : 1° des commotions; 2° des contusions ; 3° des distensions ; 4° des luxations; 5° des fractures ; 6° des plaies (Voy. ces mots).

Il faut tenir compte de la *région* dans l'étude des blessures ; chez le cheval, une blessure légère du genou (*cheval couronné*) diminue sa valeur vénale.

Suivant l'*intention*, on distingue les blessures en *volontaires* ou en *accidentelles*.

Diverses *circonstances* doivent être prises en considération pour le diagnostic médico-légal; elles dépendent de la constitution de l'animal, de son état sanitaire, des conditions hygiéniques auxquelles il est soumis, etc.

Les blessures faites aux animaux peuvent donner lieu à une action civile ou à des poursuites correctionnelles. La législation applicable aux blessures pour l'action civile est déterminée par les articles 1382, 1383, 1384 et surtout 1385 du Code civil, qui traitent de la responsabilité en cas de dommage causé; quelquefois, il faut encore prendre en considération les articles 1952 et 1953, traitant de la responsabilité spéciale des aubergistes, ou ceux traitant du louage. — On trouve dans le Code pénal, aux articles 452, 453, 454, 479, 480, ainsi que dans la loi des 28 septembre et 6 octobre 1791, titre II, aux articles 39 et 42, dans la loi du 21 juillet 1881, aux articles 30, 31, 32, 33, 34, 35, la législation qui, sans exclure l'action civile, détermine des poursuites correctionnelles. — La loi du 2 juillet 1850, dite de Grammont, peut également être invoquée, quand les blessures proviennent de mauvais traitements envers les animaux domestiques.

BŒUF (*bos taurus*, βοῦς; all. *Ochs*, *Rind*; angl. *beef*, *cattle*). — Rigoureusement, le mot bœuf sert à désigner le mâle castré. — Le bœuf domestique appartient au genre *bœuf*, de la famille des ruminants. Parmi les genres domes-

Au point de vue *physiologique*, la préhension des aliments se faisant sans une mastication suivante, ceux-ci, après avoir macéré dans le rumen, sont renvoyés dans la bouche pour subir la mastication, et redescendent ensuite dans le feuillet, le réseau et la caillette. — Vers douze à quatorze mois, le mâle ou *Taureau* est apte à la reproduction. La *Vache* n'est généralement pas fécondée avant l'âge de dix-huit mois; elle ne produit généralement qu'un veau à chacune de ses gestations dont la durée moyenne est de deux cent quatre-vingt jours. — La durée normale

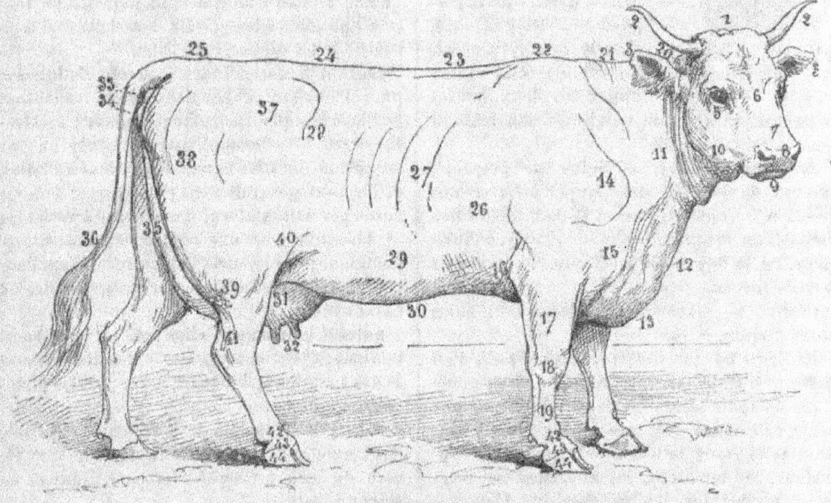

Fig. 176. — Vache avec l'indication des régions du corps.

1, la tête. — 2, les cornes. — 3, les oreilles. — 4, le front. — 5, les yeux. — 6, la face ou chanfrein. — 7, le mufle. — 8, les naseaux avec le miroir. — 9, la bouche et les lèvres. — 10, la ganache. — 11, le cou. — 12, le fanon. — 13, le poitrail. — 14, l'épaule. — 15, l'articulation de l'épaule. — 16, le coude. — 17, l'avant-bras. — 18, le genou. — 19, le canon de devant. — 20, la nuque. — 21, le chignon. — 22, le garrot. — 23, le dos. — 24, les reins. — 25, la croupe. — 26, le thorax. — 27, les côtes. — 28, le flanc. — 29, le ventre. — 30, l'ombilic. — 31, le pis. — 32, les trayons. — 33, l'anus. — 34, la vulve. — 35, le périnée entre la vulve et le pis. — 36, la queue. — 37, la hanche. — 38, la fesse. — 39, la cuisse. — 40, la rotule. — 41, le jarret. — 42, le boulet. — 43, le paturon. — 44, le sabot.

tiques de cette famille nous citerons : le buffle, l'yack et le zébu; l'aurochs, le bison, etc., sont restés sauvages.

On admet que la domestication des bovins remonte à l'époque de la pierre polie et qu'elle a commencé en Orient.

CARACTÈRES. — Au point de vue *anatomique*, les ruminants sont caractérisés par un tube digestif composé d'un grand réservoir d'attente (*rumen*), d'un appareil qui dispose les aliments en gâteaux (*feuillet*), et de deux autres compartiments qui servent plus réellement à la digestion (*réseau*, ou *bonnet*, et *caillette*).

de la vie paraît être de quinze à dix-huit ans.

RACES DE BŒUFS. — D'après Sanson, les animaux actuels descendent de douze types distincts, différents surtout par la longueur et la largeur relatives du crâne (*races brachycéphales* et *races dolichocéphales*).

Les races dolichocéphales sont celles :

1° *Des Pays-Bas*, avec ses variétés : Durham, hollandaise, flamande, etc.

2° *Germanique*, avec ses variétés : allemande, normandes, etc.

3° *Irlandaise*, avec ses variétés : de Kerry, d'Ayr, des îles de la Manche, bretonne, etc.

4° *Britannique*, avec ses variétés : de Galloway, d'Angers, etc.

5° *Des Alpes*, avec ses variétés : de Suisse, de Gascogne, de l'Ariège, etc.

6° *De l'Aquitaine*, avec ses variétés : agennaise, garonnaise, limousine, etc.

Les races brachycéphales sont celles :

1° *De la Russie*, avec ses variétés : d'Autriche, d'Italie, de la Camargue, etc.

2° *Ibérique*, avec ses variétés : algérienne, landaise, etc.

3° *Vendéenne*, avec ses variétés : maraichaine, nantaise, de l'Aubrac, etc.

4° *Auvergnate*, avec ses variétés : du Cantal, du Puy-de-Dôme, etc.

5° *Jurassique*, avec ses variétés : bernoise, fribourgeoise, comtoise, fémeline, charolaise, nivernaise, etc.

6° *Écossaise*, avec ses variétés : de West Highland et de Kiloë.

Ils sont exposés à tous les accidents du travail, et aussi aux inconvénients d'une stabulation forcée, avec alimentation excessive (production du lait, engraissement).

Nous indiquons, d'après Beugnot, le siège des principales maladies (fig. 177).

BŒUVONNAGE. — Castration de la vache (Charlier). Le bœuvonnage, même associé à l'ablation totale du clitoris, n'empêche pas les

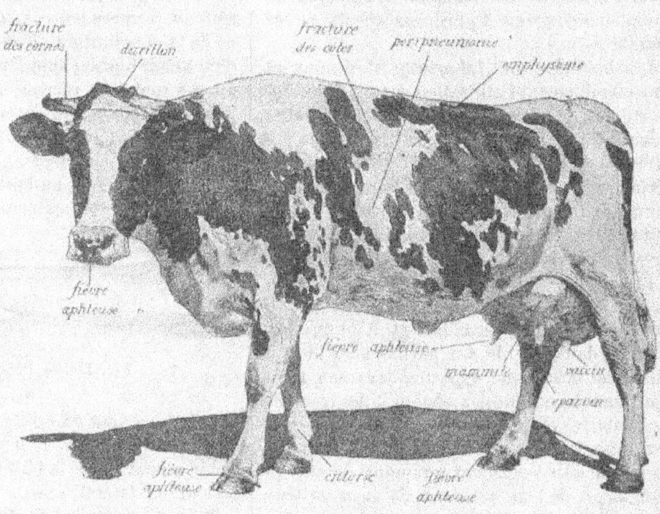

Fig. 177. — Siége des principales maladies du bœuf.

Parmi les populations métisses (*races du pays*), nous citerons, toujours d'après Sanson, les Mancelles, les Bazadaises, les Villard de Lans, etc. (Voy. ces mots).

Dans la pratique, on distingue souvent les races en petites, moyennes et grandes.

UTILISATION. — On les distingue, au point de vue pratique, suivant leur spécialisation, pour le *travail*, la *boucherie*, la production du *lait*, du *beurre* ou du *fromage* (Voy. ces mots).

MALADIES. — Les Bovins, comme conséquence de leur appareil digestif, sont exposés à des fermentations anormales des aliments (*météorisation*), à des *indigestions avec surcharge*, et aussi à des *obstructions* par dessiccation de la pâte du feuillet.

Leur tempérament étant surtout lymphatique, les traumatismes, les inflammations en général s'accompagnent d'indurations, consécutives à l'infiltration abondante du tissu cellulaire.

vaches d'entrer en rut aux époques ordinaires, ce qui se manifeste par les efforts qu'elles font pour saillir les vaches non bœuvonnées ; il faut alors séparer celles-là du troupeau. Pendant ce temps, elles ne cessent pas de donner du lait, mais elles maigrissent. Les conséquences du bœuvonnage, pour les animaux non améliorés seulement, sont : production plus abondante d'un lait plus riche en beurre et en caséum ; engraissement plus facile. (Voy. CASTRATION.)

BŒUVONNE. — Vache qui a subi l'ablation des ovaires ; elle conserve son lait de dix-huit mois à deux ans, selon son aptitude lactifère, les soins et l'alimentation qu'on lui donne.

BOIS (all. *Geweih* ; angl. *horn, head* ; it. *corna del cervo* ; esp. *astas*). — Un des noms des cornes rameuses et caduques des animaux du genre *Cerf* (Voy. CORNE).

BOISSON. — La boisson habituelle de nos animaux est l'eau ordinaire (Voy. EAU), telle que l'offre la nature. En y ajoutant de la farine, du son, quelquefois des substances médicamenteuses, on en fait des breuvages, des barbotages ou des potions.

BOITERIE ou CLAUDICATION (all. *Hinken, Lahmgehen*; angl. *to go lame, limp, lameness*; ital. *zoppicamento*). — Irrégularité dans les allures, déterminée par l'inégalité ou l'impuissance d'action d'un ou de plusieurs membres locomoteurs. C'est donc un symptôme commun à plusieurs affections des membres.

Les boiteries sont fréquentes et diminuent considérablement l'utilisation des animaux domestiques, et en particulier du cheval : elles ralentissent les allures, rendent la marche pénible ; mais aussi elles attirent l'attention du vétérinaire sur des affections, qui, sans elles, évolueraient insidieusement et auraient le temps, avant d'être reconnues, de produire des désordres irréparables.

Étiologie. — Elle est très variée. En général, la claudication d'un membre est consécutive à une inflammation, sensible et douloureuse, existant dans une de ses parties ; ou bien à une gêne mécanique apportée dans son libre fonctionnement ; ou bien encore à des troubles circulatoires ou nerveux.

Symptomatologie. — Les boiteries sont très variables non seulement au point de vue de leur siège, de leur nature, mais aussi de leur intensité. Parfois elles ne se manifestent qu'au trot, ou bien elles n'apparaissent que durant le travail (*boiteries à chaud*) ; d'autres fois elles sont très accentuées au commencement de la marche et s'atténuent peu à peu (*boiteries à froid*). — Si la claudication est peu accentuée, on dit que le cheval *feint* ; si elle est très apparente, le cheval *boite* ou *boite bas* ; enfin, si l'appui sur le membre malade est presque nul, on dit que le cheval est ou marche à *trois jambes*.

Diagnostic. — Il a une très grande importance. Il comporte la détermination du membre boiteux, puis la nature et le siège de la lésion.

1° Le *diagnostic du membre boiteux* est en général facile. On examine le cheval au pas, au trot, rarement le cheval boite au galop. Le plus souvent, on fait trotter le cheval, devant soi d'abord, en travers ensuite, en recommandant au conducteur de laisser les rênes longues : l'animal soulage le membre boiteux en portant le poids du corps sur le congénère sain ; ce mouvement se caractérise par un lever plus vite, un soutien plus long, un poser plus tardif et un appui plus court du membre malade.

Si le cheval boite d'un membre antérieur, au moment où celui-ci effectue son appui, la tête et l'encolure s'élèvent, pour retomber plus ou moins bas dès que le membre sain arrive au contact du sol. — Si la boiterie siège à un membre postérieur, celui-ci s'affaisse au moment de l'appui : ce mouvement est très visible sur la croupe et la hanche qui s'abaissent fortement du côté du membre boiteux, au poser de celui-ci. — Si la claudication siège aux deux membres d'un même bipède, antérieur ou postérieur, les allures sont très raccourcies, la marche est pénible, hésitante, le cheval engage fortement sous le corps le bipède sain, de façon à soulager les membres malades ; on peut parfois accentuer la boiterie, en faisant trotter le cheval sur un terrain dur, ou bien sur un terrain mou,

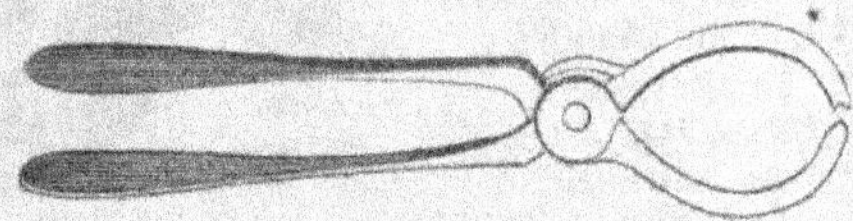

Fig. 178. — Pince-sonde.

ou en le mettant en cercle ou bien encore sur un terrain en pente, de façon à augmenter le poids supporté par le bipède antérieur ou postérieur ou latéral.

2° La *détermination du siège et de la nature* de la claudication est souvent une des grosses difficultés de la médecine vétérinaire.

Il faut tenir compte des commémoratifs et savoir, en même temps, apprécier à leur juste valeur tous les renseignements qui peuvent être le résultat d'une observation superficielle. Les commémoratifs donnent une indication, jamais une certitude, et on ne devra jamais négliger d'examiner avec attention le membre tout entier ; souvent, par exemple, on est consulté pour un cheval, qui, d'après le conducteur, boite de l'épaule à la suite d'une chute ou d'un écart, alors qu'un examen attentif fait trouver une blessure ou un clou de rue.

La détermination du siège et de la nature de la claudication nécessite donc un examen très attentif et renouvelé, au repos, en marche et après le travail : au repos, l'attitude du membre boiteux pourra donner des indications, puis pendant la marche on se rendra compte de l'intensité de la boiterie, de sa nature, de la mobilité des rayons articulaires.

Détermination du siège. — Se plaçant devant

le membre boiteux, derrière, en travers, on le
comparera au congénère pour se rendre compte
des changements de forme ou de volume. La
main appréciera la chaleur, la sensibilité, le
degré de consistance des tumeurs qui peuvent
exister. L'examen portera depuis le haut jusqu'en bas sur chaque rayon et sur chaque articulation en particulier.

Pour reconnaître la sensibilité du pied, on
fera usage des tricoises, ou du brochoir, ou
bien encore de la pince-sonde (fig. 178) ; si la
chaleur et la sensibilité sont anormales, le pied
sera déferré, la corne sera parée à fond à l'endroit sensible avec le ro-
gne-pied d'abord et la rénette ensuite.

On a proposé de faire le
diagnostic des boiteries par
une injection de chlorhy-
drate de cocaïne, faite sur
le trajet des nerfs plantaires
et à diverses hauteurs. Ce
moyen est parfois employé
par les vendeurs, pour faire
disparaître momentanément
une boiterie du pied.

D'après Pader, pour re-
connaître si une boiterie
est due à une lésion du
pied ou du paturon, il faut
deux injections sous-cu-
tanées d'une solution de
cocaïne faites simultané-
ment au-dessus du boulet,
l'une en dedans, l'autre
en dehors, et sur le tra-
jet des nerfs plantaires. Dose de chlorhydrate
de cocaïne pour les deux injections : 25 centigrammes en solution neutralisée par un peu
de bicarbonate de soude, dans 5 grammes
d'eau. Préférer les solutions chaudes à 40° ou
50°. La boiterie disparaît dix minutes après
l'injection, et reparaît au bout d'une vingtaine
de minutes.

Détermination de la nature. — Si on trouve
sur le membre boiteux diverses affections, il
faut savoir éliminer les lésions secondaires
et établir la cause déterminante de la claudication.

Enfin, si un examen approfondi et répété
ne donne aucun résultat, il faudra songer à
certaines maladies, à siège variable et ambula-
toire, à symptômes peu nets, telles que le rhumatisme, les lésions nerveuses ; ou bien encore
à certaines affections des tissus osseux ou ten-

dineux, évoluant insidieusement et dont les
signes cliniques sont peu marqués.

TRAITEMENT. — Il varie évidemment avec la
cause.

JURISPRUDENCE. — La loi du 2 août 1839, modifiée
par la loi du 31 juillet 1895, répute vice rédhibitoire chez le cheval, l'âne et le mulet, la
boiterie ancienne intermittente avec un délai
de garantie de *neuf jours*. — La *boiterie intermittente* est celle qui ne se montre pas d'une
manière continue : *elle n'est pas toujours visible.*
On distingue : la *boiterie à froid*, visible après
le repos, disparaissant après un exercice plus

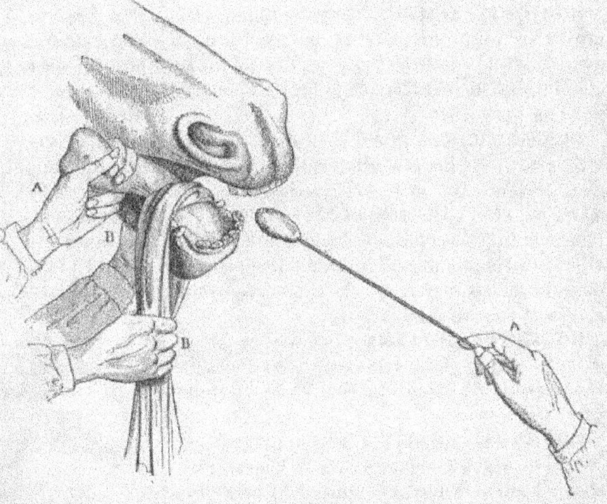

Fig. 179. — Administration d'un bol purgatif avec la baguette.

ou moins prolongé, et la *boiterie à chaud*, qui
n'existe pas après le repos, et se montre pendant
le travail. — Une autre condition exigée par la loi,
c'est que la boiterie soit *ancienne, chronique*, et
ne résulte pas d'un mal récent. — La mission de
l'expert consiste donc à constater trois choses :
1° reconnaître la boiterie ; 2° décider si elle est
intermittente ; 3° établir qu'elle est ancienne.

BOL. — Masse arrondie du volume d'une
noix en général, de consistance assez ferme,
composée de miel ou mélasse, d'extraits et de
poudres dont le poids est de 20 à 40 grammes
au plus.

Pour administrer le bol, on maintient la
langue en dehors de la bouche avec la main
gauche ; on porte le bol sur la base de la
langue près du voile du palais, soit directement
avec la main libre, ce qui est préférable, soit en
se servant d'une baguette dont une extrémité

pointue est piquée dans le bol, soit au moyen du lance-bol; puis on abandonne la langue pour que la déglutition puisse s'opérer (fig. 179).

Les Anglais et les Américains emploient beaucoup les bols; ils les préfèrent aux électuaires. En France, on utilise les bols purgatifs.

BONNET. — Second estomac des ruminants.

BORBORYGMES. — Bruits produits dans l'intestin par les gaz se dégageant des matières alimentaires. Rares et faibles sur l'animal en santé, ils deviennent fréquents et forts dans certaines formes de coliques, dans l'entérite, etc.

BORIQUE (ACIDE). — Antiseptique, très utilisé en solutions pour le lavage des muqueuses (celles de l'œil surtout). Les solutions concentrées dans l'eau sont de 40 grammes pour un litre à 20°.

BOSSE (all. *Höcker*; angl. *hump*; it. *gobba*; esp. *giba*). — En zoologie, saillie naturelle que présente le dos de certains animaux (*chameau*, etc.) : elle résulte de l'énorme développement des apophyses épineuses des premières vertèbres dorsales, et de la présence dans la même région de deux masses graisseuses et charnues latérales.

BOTHRIOCÉPHALES (de βόθριον, fosse, cavité). — Vers plats, assez rares, habitant l'intestin grêle du chien, du chat et de la poule (Voy. Helminthes).

BOTRYOMYCOSE (de βότρυς, grappe). — Affection assez commune chez le cheval, rare chez le bœuf et le porc, inconnue dans les autres espèces, et caractérisée par la présence de tumeurs, cutanées ou sous-cutanées, de nature parasitaire, analogues à des fibromes, avec lesquels elles ont été longtemps confondues.

Étiologie. — La cause est un champignon, le *Botryomyces* ou *Discomyces equi*, qui, examiné au microscope, a un aspect mûriforme, et paraît formé de micrococques associés en zooglées.

La pathogénie de la botryomycose est encore obscure; on ne sait rien de l'habitat du *Discomyces*, ni de son mode de pénétration dans l'organisme; il semblerait qu'il existe dans la litière, sur les harnais malpropres, et que l'inoculation se produise par une plaie occasionnée par le frottement de ceux-ci.

Symptomatologie. — Les tumeurs se trouvent en des endroits variables du corps, généralement là où les frottements des harnais sont accusés, à la pointe de l'épaule par exemple; on les a rencontrées au boulet, à la queue, aux mamelles, sur le dos; la présence du *Botryomyces*

a été décelée dans les ganglions de l'auge, dans des portions de poumon sclérosées et dans une foule d'autres organes; il est la cause principale du *champignon* (Voy. ce mot) de castration.

Les tumeurs, cutanées ou sous-cutanées, sont dures, résistantes, un peu élastiques, indolores, mobiles sur les parties sous-jacentes et de volume variable; elles ne s'accompagnent d'aucune inflammation aiguë du voisinage, mais elles peuvent gêner beaucoup le cheval par le frottement des harnais. Elles sont parfois creusées de fistules plus ou moins sinueuses, donnant écoulement à du pus, peu abondant et renfermant de petites granulations gris jaunâtre, qui, examinées au microscope, après coloration au picro-carmin, se montrent formées d'amas parasitaires.

Traitement. — Débridement des fistules, cautérisation, ou mieux, ablation des tumeurs lorsqu'elle est possible. Thomassen a préconisé le traitement ioduré, iodure de potassium à l'intérieur, et badigeonnages des botryomycomes avec la teinture d'iode : résultat peu satisfaisant.

BOTTINE. — Pièce de cuir, fixée au fer du cheval (fig. 180), pour maintenir des applications

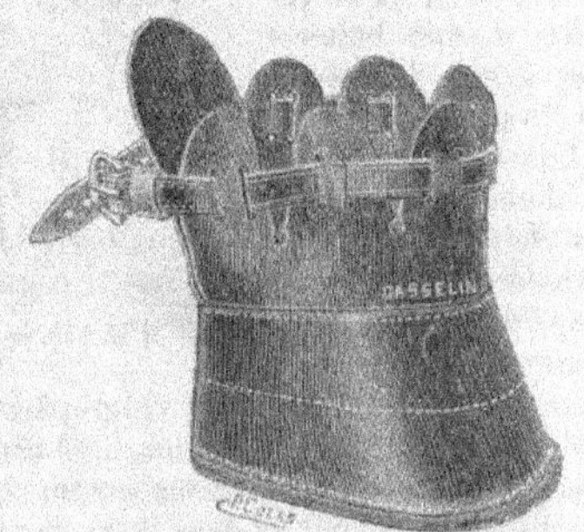

Fig. 180. — Bottine.

médicamenteuses, ou préserver de contacts douloureux les parties en voie de guérison.

BOUC (all. *Bock*; angl. *hegoat*; it. *becco*; esp. *cabron*). — Mâle de la chèvre, qui a une forte odeur d'acide hircique; il n'est propre qu'à la reproduction. D'après un préjugé populaire, la présence d'un bouc, dans une étable, bergerie ou écurie, constitue un préservatif certain contre les maladies contagieuses. Malheureusement ce moyen très simple ne réussit jamais. (Voy. Chèvre).

BOUCHE. — L'examen de la bouche se fait à l'aide du *spéculum* (Voy. ce mot). — En *hippo-*

logie, ce terme désigne la plus ou moins grande sensibilité du cheval à l'action du mors : on dit qu'un cheval a *bonne bouche*, la bouche *fraîche*, ou bien qu'il a la bouche *dure* ou *égarée*, suivant qu'il ressent ou non toutes les indications du mors.

MALADIES DE LA BOUCHE. — Les affections de la bouche seront étudiées en détail avec celles des différentes parties qui la constituent (Voy. DENTS, JOUES, LANGUE, LÈVRES, PALAIS, etc.) Pour l'inflammation de la muqueuse de la bouche, Voy. STOMATITE.

BOUCHER. — En extérieur, *boucher un cheval* signifie examiner sa bouche pour voir son âge.

On peut simplement écarter les deux lèvres, ou bien prendre la langue, ou mieux encore introduire l'index d'une main dans la bouche, au niveau de l'espace interdentaire, et l'insinuer sous la langue.

BOUCHE-RIE (all. *Metzgerci*, *Fleischbanck*, angl. *butchery; shambles*). — A. **Garantie dans le commerce des animaux de boucherie.** — En règle générale, ce sont les articles 1641 et suivants du Code civil qui règlent le commerce des animaux destinés à la boucherie : la garantie est en effet due pour les *défauts cachés, rendant la chose vendue impropre à l'usage auquel on la destine;* elle est due, quand même le vendeur ignorerait le défaut.

On a quelquefois dit que la loi sur les vices rédhibitoires est applicable aux animaux de boucherie ou à la viande sur pied. Il n'en est rien, ainsi que cela résulte des explications données à la Chambre des députés dans la discussion de cette loi, et de divers jugements.

Dans les villes et les localités qui ont des règlements spéciaux pour la boucherie, on trouve ordinairement des articles spéciaux réglant ce point de jurisprudence.

B. **Inspection des boucheries.** — Aujourd'hui, l'inspection des viandes et des bou-

cheries doit, chez tout peuple civilisé, former une partie essentielle de l'hygiène publique; elle doit être l'objet d'un service régulièrement organisé, non seulement dans les villes, mais encore dans les campagnes, et c'est aux vétérinaires qu'incombe tout naturellement cette fonction, ou au moins la direction du service.

L'inspection vétérinaire des viandes de boucherie doit porter plus particulièrement sur quatre points : 1° reconnaître la qualité de la viande ; 2° constater son bon état de conservation ; 3° constater son état sanitaire ; 4° savoir à quelle espèce animale appartient la viande (Voy. VIANDE).

BOUCLE. — Dénomination vulgaire de la stomatite aphteuse du bœuf et du cochon, lorsqu'elle se complique de gangrène.

BOUCLEMENT. — Application d'anneaux, de boucles ou d'appareils analogues, sur quelques parties du corps: par exemple, pour les femelles, c'est l'opération par laquelle on rapproche les lèvres de la vulve; pour les mâles, c'est l'application d'un anneau au bout du nez pour les maîtriser; on boucle aussi le porc, pour l'empêcher de fouiller la terre avec son groin.

Bouclement des Femelles. — Aujourd'hui cette opération n'est plus guère pratiquée. — Tantôt on réunit les grandes lèvres de la vulve avec des anneaux métalliques ou des boucles, tantôt avec des fils de laiton, traversant les deux lèvres et fixés à chaque extrémité sur une plaque métallique; quelquefois, on fait la suture en X avec une mèche de chanvre. — Cette opération, faite pour éviter la fécondation dans les herbages, présente de nombreux inconvénients.

Bouclement du porc et du taureau. — Voy. CONTENTION.

BOULEDOGUE (all. *Bullenbeisser*; angl. *bull-dog*). — Race de chiens, trapus, à mâchoires proéminentes, à temporaux volumineux situés dans une profonde fosse temporale, ce qui rend

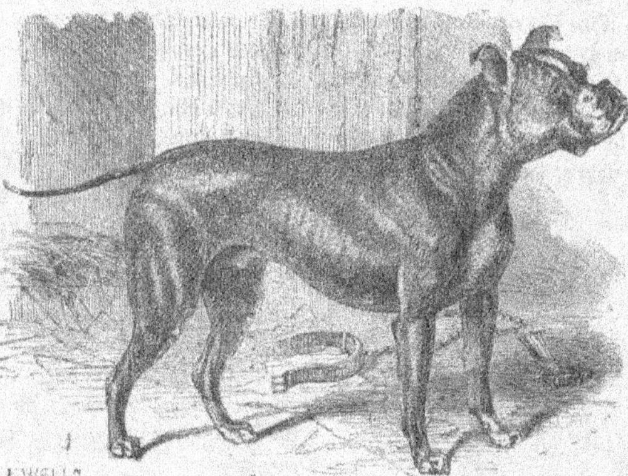

Fig. 181. — Bouledogue pur sang.

petite la boîte du crâne. Ils sont très carnassiers, et meilleurs pour le combat que pour la garde (fig. 181).

BOULET. — En *extérieur*, le boulet a pour base l'articulation du métacarpien et de la première phalange. Le boulet remplit le rôle de soutènement du corps, d'amortissement des réactions et d'impulsion de la masse. Il doit être sec, net, sans tares, large, épais et bien dirigé, de façon qu'il soit dans l'axe du membre, que le canon soit vertical et que le paturon fasse un angle d'au moins 55° avec le sol. — *Effort du boulet*. Entorse ou tiraillement violent de cette articulation.

BOULETÉ, ÉE, ou BOUTÉ, ÉE (all. *überköthet*). — Se dit d'un cheval dont le boulet est fortement porté en avant.

BOULETURE. — C'est le redressement et la déviation en avant des rayons osseux de l'articulation du boulet; le cheval est dit alors *bouleté*. Dans le *premier degré*, l'angle du boulet a

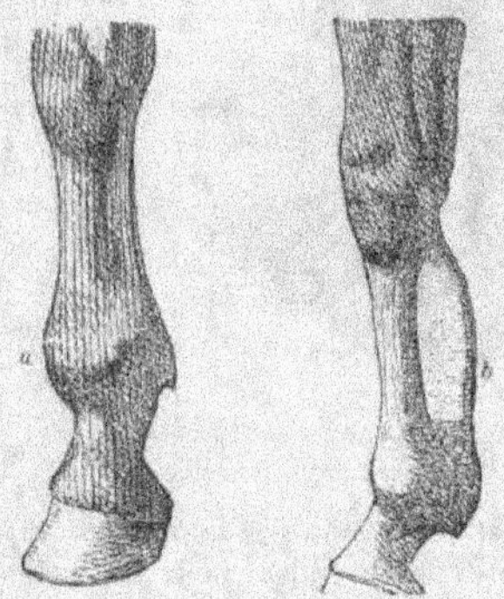

Fig. 182.

a, bouleture. — *b*, engorgement tendineux, improprement appelé nerf-férure.

disparu, le paturon se trouve dans la direction du canon; la bouleture au *second degré* existe lorsque la première phalange forme avec le canon un angle obtus dont le sommet est dirigé en avant; la bouleture au *troisième degré* est l'exagération de la précédente : l'angle métacarpo-phalangien devient de moins en moins obtus, et une perpendiculaire, abaissée de la face antérieure du boulet, tombe sur la pince, parfois en avant.

Étiologie. — La bouleture peut être *congénitale* (il n'est pas rare de voir des poulains bouletés), ou *acquise*. On la dit aussi *essentielle*, quand elle est liée à une lésion des tendons, ou *symptomatique*, c'est-à-dire consécutive à une

affection douloureuse des membres antérieurs, lésion du pied, formes, etc. En général, la bouleture est essentielle, c'est-à-dire déterminée par la rétraction des cordes tendineuses longeant le canon en arrière.

Les principales causes prédisposantes sont : les paturons trop courts ou trop longs, les tendons faibles, faillis, la ferrure défectueuse protégeant trop les talons aux dépens de la pince.

Les causes occasionnelles ou déterminantes sont : le travail accéléré et prolongé sur un terrain dur, qui amène la déchirure progressive des fibres tendineuses, une inflammation lente des tendons et consécutivement leur rétraction ; il en est de même des efforts tendineux aigus, de la nerf-férure proprement dite, de l'inflammation des gaines synoviales du genou et du boulet ; les maladies du pied, clou de rue, javart, bleimes, seimes, la maladie naviculaire, l'encastelure, les formes, rendent l'appui douloureux, et, la rétractilité des cordes tendineuses n'étant plus contre-balancée par la distension qu'elles éprouvent normalement, les tendons se rétractent, diminuent de longueur et reportent le boulet en avant (fig. 182).

Traitement. — La *bouleture des poulains* est relativement peu grave et guérit facilement.

Si elle est peu accusée, il suffit généralement de raccourcir les talons, de placer sous les pieds un fer à pince prolongée, et de mettre le poulain au pré.

Si la déviation du boulet est plus accusée, il est nécessaire de maintenir les rayons métacarpo-phalangiens en bonne position à l'aide de bandages ou de ferrements spéciaux.

L'orthosome de Brogniez (Voy. fig. 183) peut être avantageux. Il en est de même de l'appareil de Brunet : fer à branches prolongées, desquelles s'élève, jusqu'au genou, une planchette verticale concave, rembourrée en avant, et munie de courroies; celles-ci, placées en haut du canon et au boulet, permettent de fixer le rayon métacarpo-phalangien à la planchette et de le ramener peu à peu en bonne position. On peut également étendre fortement les phalanges sur le canon et les maintenir en cette position à l'aide d'éclisses spéciales ou d'un pansement plâtré ; il est nécessaire de renouveler le pansement plusieurs fois.

Pour une bouleture acquise, on devra guérir d'abord la nerf-férure, l'encastelure, la maladie naviculaire, etc., et, si la déviation est peu accentuée, le sujet pourra être utilisé sur un bon terrain.

Si la bouleture est très marquée, on essayera

la *ténotomie* (Voy. ce mot) du perforant ou bien du perforant et du perforé. Mais le tissu cicatriciel soude, non seulement les abouts coupés, mais aussi les deux tendons qui, devenus solidaires l'un de l'autre, n'ont plus la même action; de plus, le *cal tendineux*, plus sensible et moins résistant que les tendons, rend les animaux inutilisables aux allures vives; aussi est-il recommandé de les faire travailler au pas, sur un bon terrain. Il sera en général préférable d'utiliser le cheval pour les travaux de culture sans l'opérer ou de le sacrifier pour la boucherie.

BOULIMIE. — Exagération de la faim, portant les animaux à prendre les aliments en quantité beaucoup plus grande que d'ordinaire; on l'appelle aussi *faim de loup*.

BOULONNAIS (CHEVAL). — On l'élève dans les départements de la Somme, du Nord, de la Seine-Inférieure et surtout dans le Pas-de-Calais.

CARACTÈRES. — Sa taille varie entre 1m,60 et 1m,70. Sa tête, assez forte, a les ganaches épaisses et le chanfrein droit; les yeux et les oreilles sont petits; l'encolure est courte, épaisse, massive; le garrot est peu sorti, le dos est court, souvent plongé, le rein est court et fort; la croupe est arrondie, très musclée, courte, et souvent double; la poitrine est ample, large; les côtes sont rondes; les membres sont courts, forts, bien musclés, pourvus de bonnes articulations; les sabots sont bons; le Boulonnais.

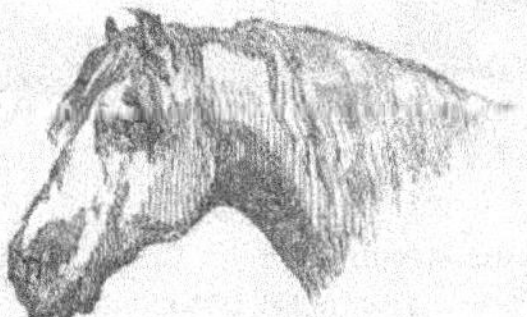

Fig. 184. — Cheval boulonnais.

généralement bas sur jambes, est remarquable par sa conformation athlétique. La robe prédominante est le gris. Il a généralement un tempérament doux, docile, peut-être un peu mou.

VARIÉTÉS. — On distingue : le *Boulonnais proprement dit*, qui a les caractères que nous venons d'indiquer, et la *variété du Bourbourg*, élevée dans les contrées voisines de la Belgique,

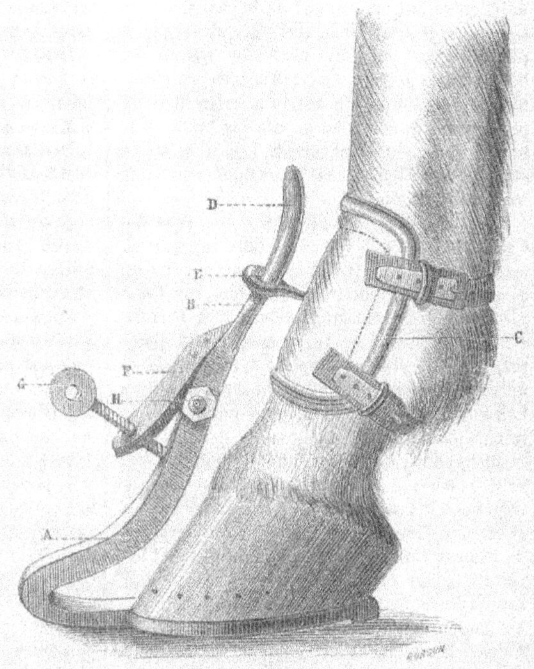

Fig. 183. — Orthosome de Brogniez (d'après Cadiot et Almy).

A. B. D. tige métallique fixée à la pince du fer. — C, plaque métallique fixée sur le boulet. — E, épaulement. — F, prolongement rivé à la branche mobile. — G, vis de pression. — H, tige brisée (Gasselin).

et qui résulte du croisement du Boulonnais avec les chevaux flamands. Les chevaux de cette seconde variété sont plus gros, plus forts, plus mous.

UTILISATION. — Le Boulonnais est utilisé au service du gros trait. Il rend de grands services, et Sanson dit qu'il n'a pas son pareil au monde (fig. 184).

BOUQUET, BOUQUIN. — Voy. BARBOUQUET.

BOURBILLON. — Escarre formée par le tissu cellulaire mortifié, et qui se rencontre surtout aux plaies gangreneuses des membres. Il a une teinte verdâtre et se trouve séparé des parties environnantes par un pus abondant; son élimination entraîne la chute de la surface cutanée adhérente, et laisse une plaie, d'abord fistuleuse, qui se couvre bientôt de bourgeons charnus.

BOURDONNET (all. *Wicke*, *Bourdonnet* ; angl. *dossil* ; it. *stuello*). — Petit rouleau de charpie, ovoïde ou sphéroïde, du volume d'une noix, qu'on fait en roulant de la charpie entre les mains, et dont on se sert pour absterger le pus ou panser une plaie profonde. Quand les bourdonnets doivent être introduits profondément, on les lie par le milieu avec un fil qu'on laisse pendre au dehors, afin de retirer le bourdonnet plus facilement. Les *boulettes* de charpie ne diffèrent des bourdonnets que par leur volume moindre.

BOURGEONS CHARNUS. — BOUR-GEONNEMENT. — Granulations rougeâtres, arrondies, qui tapissent les plaies en voie de cicatrisation par deuxième intention (Voy. Cica-trisation) ou la face interne des abcès chauds.

Symptomatologie et Traitement. — En général, ils sont plus développés à la périphérie qu'au centre des plaies ; ils sont plus mous à la surface, plus organisés, plus denses, moins rouges dans les profondeurs.

Quelquefois, ils sont très développés et s'élèvent au-dessus de la surface cutanée environnante : on dit alors que le bourgeonnement est *exubérant*. Si ces bourgeons sont mous, friables, de couleur foncée, et sécrètent du pus mal lié, on dit qu'ils sont *fongueux*. On les modifie avantageusement par une cautérisation légère au moyen de l'alun ou du nitrate d'argent. — Le bourgeonnement est *atonique* si les bourgeons charnus se développent très lentement. Les lavages avec une solution légère de chlorure de chaux (5 à 7 p. 1 000) donnent de bons résultats. — Lorsque les granulations sont très sensibles, on les dit *éréthiques*. Les lavages avec les solutions chaudes d'acide picrique à 12 p. 1 000 diminuent la sensibilité. — Enfin on peut observer un enduit gris jaunâtre recouvrant des bourgeons mollasses, friables, qui se désagrègent facilement ; c'est la *diphtérie des granulations*, contre laquelle on emploie les lavages et pansements antiseptiques.

Anatomie pathologique. — Constitués par des éléments cellulaires jeunes, en voie de prolifération, et par un riche réseau vasculaire, les bourgeons charnus forment une sorte de tumeur inflammatoire qui favorise la réunion des deux lèvres de la plaie. Leur degré de développement, leur forme, leur couleur, la rapidité du bourgeonnement, varient suivant la nature du tissu altéré et les diverses circonstances qui président à sa réparation.

BOURRELET. — *Bourrelet périoplique*, ou simplement *bourrelet* (*cutidure* de Bracy-Clark). Renflement cutané, demi-cylindrique de l'extrémité inférieure du membre, qui est la matrice de la corne unguéale et qui s'insinue dans la dépression que présente le bord supérieur de la muraille.

BOURSES (all. *Schleimbeutel* ; angl. *purse* ; it. *borsa* ; esp. *bolsa*). — Nom donné vulgairement au *scrotum*.

Maladies des bourses. — Voy. Scrotum.

BOURSES SÉREUSES. — Cavités, souvent accidentelles, placées en divers endroits du corps, pour favoriser le glissement de la peau sur des organes résistants, comme les os et ligaments : on en rencontre à la nuque, au garrot, à la pointe du coude, à la face antérieure du genou et du boulet, à la pointe du jarret, etc.

Elles sont formées aux dépens des aréoles distendues du tissu conjonctif sous-cutané, et renferment une faible quantité de sérosité jaune brun.

Par leurs *plaies*, coule un liquide coloré qu'il ne faut pas confondre avec la synovie articulaire ou tendineuse ; ces plaies ne diffèrent pas des plaies ordinaires et réclament le même traitement. — Il en est de même des *contusions séreuses*. — L'inflammation des bourses séreuses, la *bursite*, donne naissance aux *hygromas* (Voy. ce mot).

BOUTE-EN-TRAIN (all. *Probirhengst*). — En vétérinaire, mâle placé au voisinage des femelles, à l'effet de les mettre en chaleur et de les disposer à l'accouplement.

BOUTEILLE. — Un des symptômes de la *Cachexie aqueuse* (Voy. ce mot).

BOUTOIR (all. *Rüssel* ; angl. *snout* ; it. *grifo* ; esp. *hocico*). — Nez prolongé, tronqué au bout, et mobile, du cochon ; il renferme un osselet, *os du boutoir*, qui le rend solide et

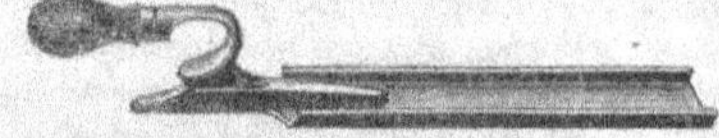

Fig. 185. — Boutoir (Gasselin).

propre à fouiller la terre. — Instrument dont se servent les maréchaux pour couper la corne du pied des chevaux (fig. 185).

BOUTONS HÉMORRAGIQUES. — Cette bizarre affection, qui paraît spéciale aux chevaux hongrois, est attribuée par Condamine et Drouin à la présence sous la peau de la *plaie hémorragique*.

Des boutons, de la grosseur d'une noix, apparaissent sur les côtés, le dos, le garrot, les épaules, l'encolure : si on les ouvre à ce moment, on trouve la filaire ; au bout de quelques heures, ils s'ouvrent spontanément, déterminant une hémorragie : la filaire a disparu ; mais d'autres boutons apparaissent à côté des premiers.

La maladie ne s'observe pas pendant l'hiver. Sous notre climat, la guérison définitive arrive au bout de trois à quatre ans.

BOUVERIE (all. *Ochsenstall* ; angl. *oxstable* ; it. *bovile*). — Habitation destinée aux bœufs (Voy. HABITATIONS).

BOVIN, INE. — *Bêtes bovines* (Voy. BŒUF).

BOYAU (all. *Darm* ; angl. *gut* ; it. *budello* ; esp. *tripa*). — Mot populaire, synonyme d'*intestin*. — *Boyau violet*. Dénomination vulgaire du *typhus contagieux* des animaux domestiques, dont on trouve l'intestin violacé à l'autopsie.

BRACHYCÉPHALIE. — Crâne pour lequel la longueur excède la largeur de 1/5 à 1/8 (Retzius) (Voy. CRANE).

BRAQUE (all. *Bracke* ; angl. *brack* ; it. *bracco* ; esp. *braco*). — *Chien braque* (fig. 186). Race propre à la chasse, ayant le poil ras et les oreilles pendantes. Cette race a pour variétés : le *chien courant* et le *basset*.

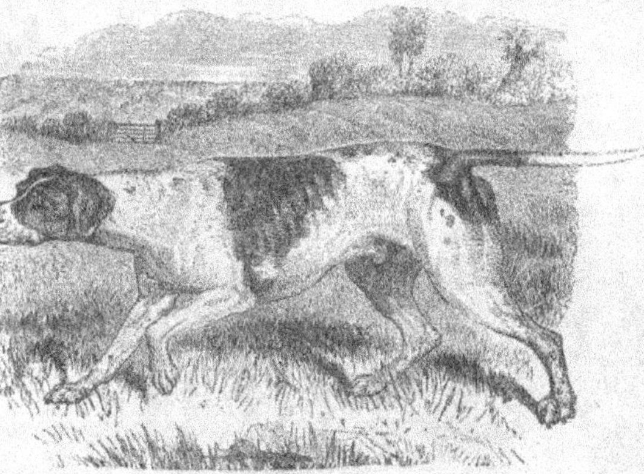

Fig. 186. — Chien braque.

BRAS. — En extérieur, c'est le rayon compris entre la pointe de l'épaule et le coude ; il a pour base l'humérus. Le bras doit avoir une bonne longueur, une bonne inclinaison et surtout être bien musclé.

BRASSICOUR. — Voy. ARQURE.

BRÉCHET (all. *Herzgrube* ; angl. *breastbone* ; it. *sternum, osso del petto*). — Nom vulgaire de l'appendice xiphoïde du sternum, et quelquefois du *sternum* lui-même. — En zoologie, apophyse aplatie, en forme de lame quadrilatère, située sur la ligne médiane antérieure du sternum des oiseaux, où elle donne insertion aux muscles pectoraux. Elle est d'autant plus développée que ces muscles sont plus puissants.

BRETON (BOEUF). — Cette race est,

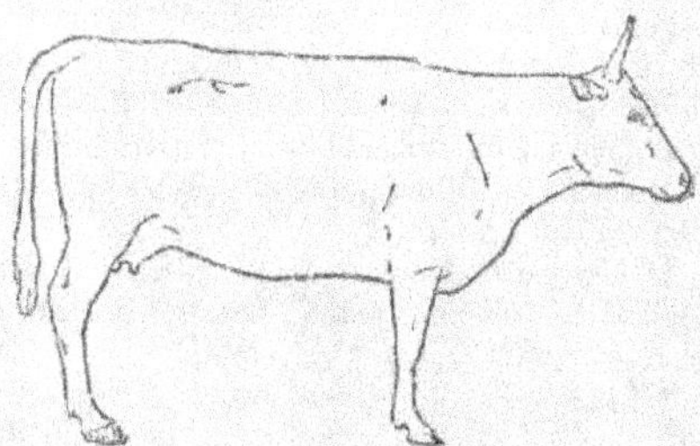

Fig. 187. — Vache bretonne.

d'après Sanson, une variété de la race irlandaise (fig. 187 et 188).

Utiles aux riches, providence du pauvre, dit Bellamy, les bêtes bretonnes ont l'abondance du lait, la qualité du beurre et celle de la viande. La couleur de la robe est pie-noire, mais, sur le versant nord des collines de Bretagne, elle est souvent pie-rouge.

Les bonnes vaches donnent annuellement de 1 400 à 1 800 litres de lait avec 15 p. 100 de matière sèche.

La quantité de beurre fourni est de 2 kilogrammes à 3 kg,500 par semaine.

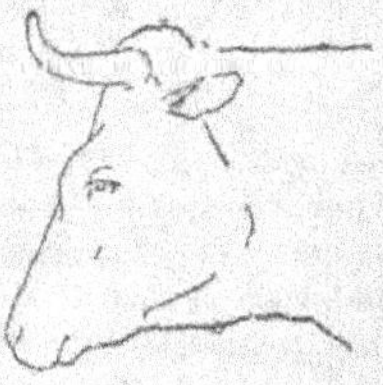

Le meilleur moyen d'améliorer la race bretonne serait de lui fournir une meilleure alimentation.

Une variété de petite taille, 0 m,95 à 1 m,07, dont le poids est de 150 à 200 kilogrammes, habite le Morbihan, pays des landes pauvres en fourrage. Dans les

Fig. 188. — Tête de vache bretonne.

Côtes-du-Nord, la taille est plus haute, le poids plus élevé.

BRETON (CHEVAL). — Au point de vue de l'élevage, la Bretagne peut se diviser en trois régions : 1° la région du *littoral*, la plus fertile ; 2° la région des *plaines* de l'intérieur ; 3° enfin la région des *montagnes*. D'après Sanson, la race Bretonne est une variété de la race Irlandaise.

Variétés. — On distingue différentes variétés de chevaux bretons :

1° Les petits chevaux de l'*intérieur* ou des *landes de Bretagne*, petits, légers, résistants et très estimés, surtout autrefois.

2° Les chevaux du *littoral*, grands et robustes, qui forment deux sous-variétés : la *variété du Léon* ou de *gros trait* et la *variété du Conquet*, de la *Cornouaille*, de *Corlay* ou des *doubles bidets*.

Les chevaux du *Léon* sont élevés au nord de Brest dans les départements du Finistère et des Côtes-du-Nord, surtout aux environs de Saint-Pol-de-Léon. Leur taille varie entre 1^m,50 et 1^m,66. Ils ont la tête carrée, lourde,

larges. Les robes ordinaires sont baies ou alezanes.

3° Les chevaux de *montagne* ont une taille qui dépasse rarement 1^m,48. Ils ont, en plus petit, la conformation des chevaux du Léon. On distinguait autrefois les variétés de *Guingamp*, de *Loudéac* et de *Carhaix*.

Depuis une vingtaine d'années, ces variétés ont été croisées avec le pur sang, le demi-sang et surtout l'anglo-normand, les chevaux du Norfolk, les percherons, etc. Aussi ont-elles perdu leurs caractères propres ; néanmoins on retrouve toujours, dans les produits actuels, le type de leur origine dans la forme de la tête et de la croupe et la conformation des membres.

Élevage. — Les conditions hygiéniques des poulains laissent généralement à désirer : ils se nourrissent d'ajoncs, de bruyères, de genêts, d'herbe ; on ne leur donne de l'avoine que vers l'âge de deux à trois ans ; ils sont souvent placés dans de mauvaises écuries, ou bien ils

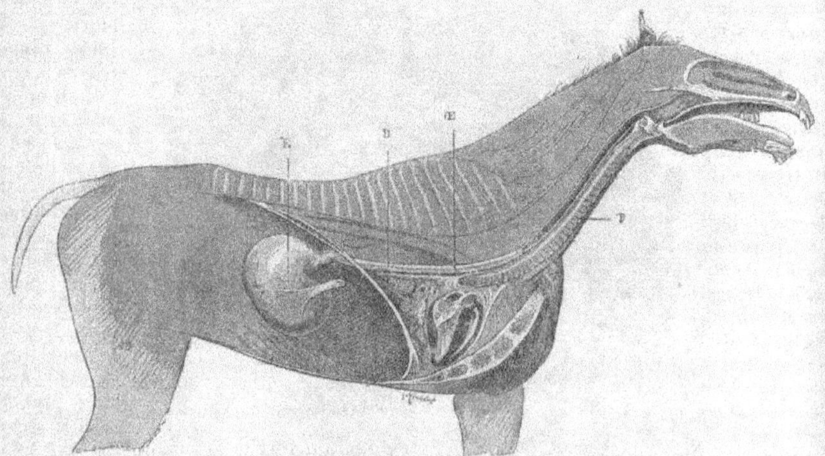

Fig. 189. — Administration des breuvages chez le cheval, pour montrer le vrai trajet du liquide.

T, trachée, trajet défendu. — Œ, œsophage, conduit le breuvage dans l'estomac. — D, diaphragme. — E, estomac.

un peu camuse et expressive, l'encolure épaisse, la crinière double, le dos horizontal, le corps court et cylindrique, la croupe musculeuse, double et avalée, la queue attachée bas, les membres secs et vigoureux aux articulations bien développées, les sabots forts et larges. La couleur ordinaire de la robe est le gris, parfois le bai ou le rouan, rarement le noir.

Les chevaux du *Conquet*, élevés dans le sud-ouest de Brest, ont moins de taille et sont plus

paissent en liberté dans les landes ou les prairies. Néanmoins l'élevage est prospère. Un grand nombre de poulains sont vendus surtout dans la Beauce, en Normandie, dans le Perche ; on en a exporté au Canada.

Utilisation. — Ce sont d'excellents chevaux, durs, résistants, ayant partout une bonne réputation, et utilisés surtout pour les travaux agricoles, les services des grandes villes et ceux de l'armée.

BREUVAGES. — Préparations médicinales liquides, que l'on fait *boire de force* aux animaux, ce qui les distingue des *boissons*. Ils doivent être chauds de préférence, ne pas dépasser 2 à 3 décilitres pour les petits animaux et 1 litre pour les grands.

Leur administration exige certaines précautions ; beaucoup de chevaux et de chiens sont morts d'une pneumonie double, venant compliquer la maladie primitive, et causée par un breuvage mal administré. — D'après les recherches de Bouley et Goubaux, s'ils sont versés dans les cavités nasales du cheval, dont la tête est maintenue relevée, les breuvages sont dangereux huit fois sur dix : ils font fausse route et tombent dans la trachée (fig. 189). Cet accident est moins fréquent pour les bœufs. — Versés dans la bouche avec une *bouteille* de métal, de corne ou de verre, dont le goulot est entouré de chanvre, la tête étant relevée au-dessus du râtelier, à l'aide d'une anse de corde entourant la mâchoire supérieure seule et passant dans une poulie, ou encore relevée à l'aide d'une fourche en bois, les breuvages sont beaucoup moins dangereux. Mais tous ceux contenant des substances astringentes ou irritantes peuvent *faire fausse route* ; en effet, diminuant la sensibilité de la muqueuse pharyngienne, ils paralysent la couche musculaire sous-jacente : le pharynx forme alors une sorte d'entonnoir dans lequel les liquides tombent suivant les lois de la pesanteur, c'est-à-dire dans la trachée. Dans tous les cas de diminution de la sensibilité pharyngienne : animaux sur lesquels on a pratiqué l'anesthésie générale, ou incomplète, et cela même plusieurs heures après le réveil, ou animaux atteints

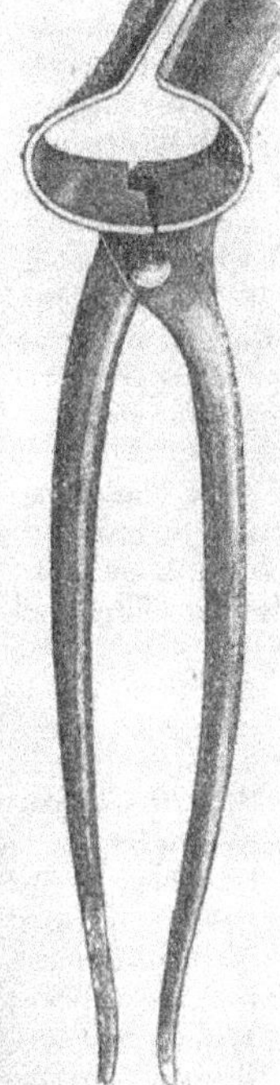

Fig. 190. — Pince pour clore les lèvres du cheval.

d'affections adynamiques comme les maladies typhoïdes, tous les breuvages sans exception peuvent être dangereux.

Grands animaux. — Pour empêcher le liquide de retomber, on a préconisé l'emploi d'un *licol à breuvages* pouvant à l'aide de boucles être serré sur le chanfrein et sous la ganache. On utilise aussi une pince large qui réunit les deux lèvres en avant des dents (fig. 189).

Pour bien faire, il faut se mettre dans les conditions naturelles de la préhension des boissons. La tête maintenue dans sa position normale, les lèvres sont rapprochées, mais les mouvements de la mâchoire inférieure et surtout ceux de la langue restent à peu près libres.

On peut se servir d'une courroie serrée

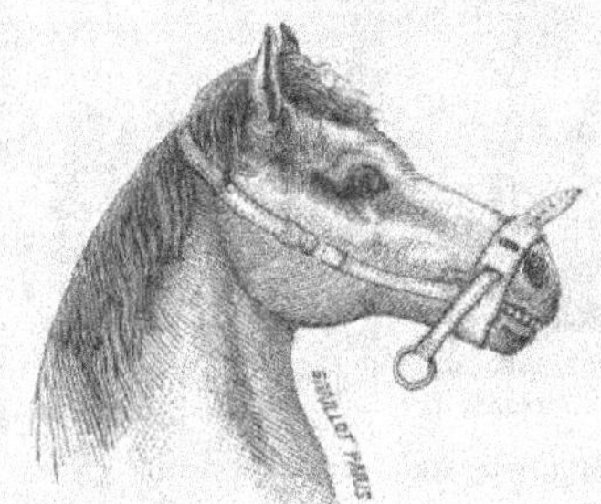

Fig. 191. — Muserolle de Famens pour l'administration des liquides avec la seringue.

(fig. 191) : le breuvage est alors projeté par petites quantités dans la bouche au moyen d'une seringue ou d'un injecteur dont la canule est

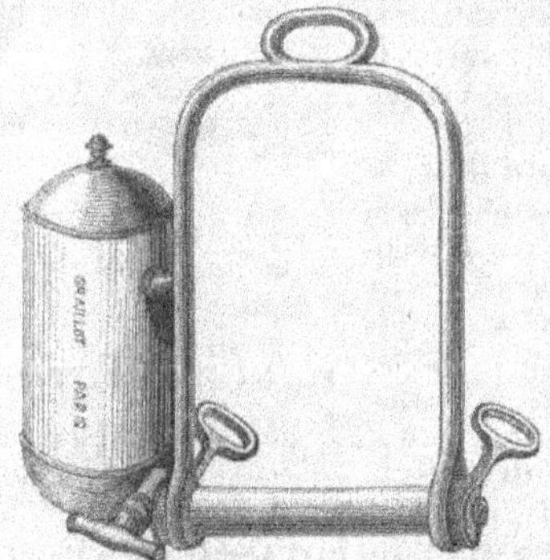

Fig. 192. — Bridon à breuvage.

introduite par l'une des commissures des lèvres. Une partie du breuvage est déglutie ; l'autre, rejetée, tombe dans un vase tenu par un aide ; elle est reprise avec la seringue, etc. On peut ainsi, avec beaucoup de patience, faire prendre plusieurs litres.

On a inventé des *bridons à breuvages*. Sur l'un des montants est adapté un réservoir dont le liquide vient se déverser dans la bouche, soit au moyen d'un mors creux et troué, soit au moyen d'une canule recourbée. Un robinet permet de régler le débit du réservoir (fig. 192 et 193).

Petits animaux. — Pour eux, et surtout pour le chien, la liberté de la mâchoire inférieure est indispensable. L'animal assis a le corps maintenu entre les jambes d'un aide. La tête est un peu relevée, le nez en l'air, maintenue par la main droite de l'aide qui place les doigts sous la mâchoire, le pouce étant sur le maxillaire supérieur, pendant que la main gauche, écartant la commissure gauche des lèvres, forme une sorte d'entonnoir dans lequel le liquide est versé lentement et par petite quantité par une autre personne avec une

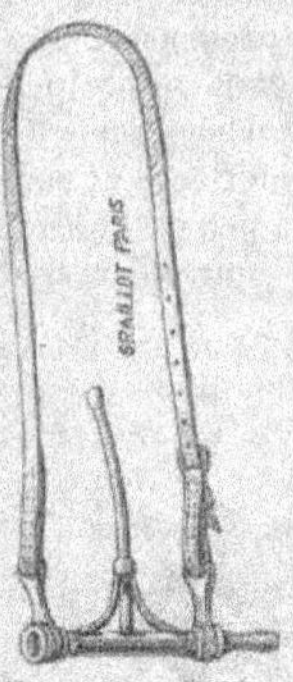

Fig. 193. — Bridon à breuvage.

cuiller ou une bouteille. Immédiatement, le premier aide desserre un peu la main droite, au besoin même le second aide utilise l'ouverture en entonnoir pour introduire l'extrémité de la cuiller entre les dents et obliger le chien à ouvrir la bouche et à déglutir (fig. 194).

BROCHER. — En maréchalerie, enfoncer à coups de brochoir les clous à travers les trous du fer et de la corne, pour fixer le fer du cheval ou celui du bœuf.

BROCHOIR. — Marteau qui sert à ferrer un cheval ou un bœuf (fig. 195).

BROMURE DE POTASSIUM. — Doses :

Grands animaux...	8	à 16	grammes.
Moyens animaux ..	2	à 4	—
Petits animaux.....	0,25	à 1	gramme.

Effets et usages. — Diminue la sensibilité

du système nerveux. On l'utilise en breuvages

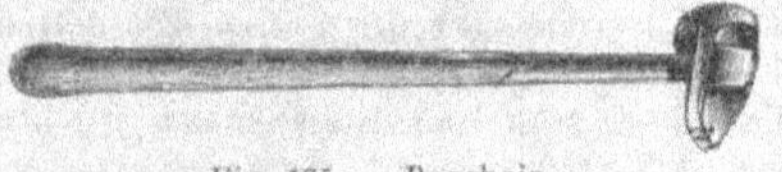

Fig. 195. — Brochoir.

contre la chorée, l'épilepsie, le tétanos, la surexcitation génitale, etc.

Breuvage pour cheval (Tabourin).

Bromure de potassium..	5 à 15 grammes.
Eau....................	1 litre.

BRONCHES (all. *Bronchien*; angl. *bronchia*; it. *bronchi*; esp. *bronquios*). — Divisions de la trachée-artère, c'est-à-dire les deux conduits membraneux pourvus d'anneaux incomplets, cartilagineux, qui, à partir de la bifurcation, s'introduisent chacun dans l'un des poumons.

BRONCHITE (all. *Luftræhrenentzündung, bronchitis*; angl. *bronchitis*; it. *bronchite*; esp. *bronquitis*). — Inflammation de la muqueuse des bronches. Suivant la rapidité de leur évolution, on distingue des *Bronchites aiguës* et des *Bronchites chroniques*.

I. Bronchites aiguës. — Si l'inflammation s'étend à la trachée et aux grosses bronches, c'est la *trachéobronchite* ou *bronchite ordinaire*; si elle est localisée aux fines bronchioles, c'est la *bronchite capillaire*; entre ces deux formes extrêmes, il y a une série intermédiaire.

1° Bronchite ordinaire . — Étiologie. — Le *froid*, agissant particulièrement sur les animaux jeunes, le *refroidissement* brusque de la peau par une pluie d'orage, l'irrigation continue, l'évaporation de

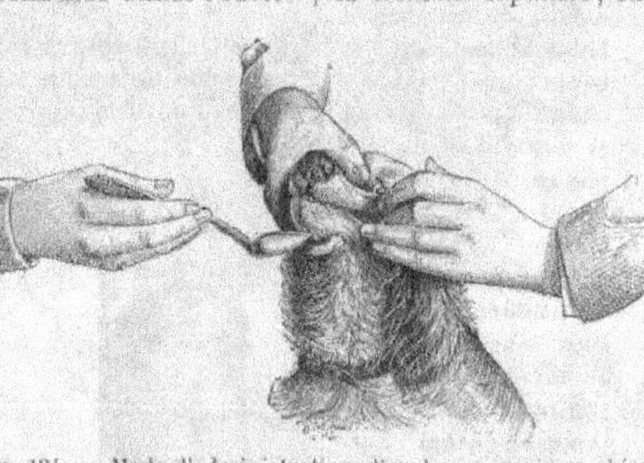

Fig. 194. — Mode d'administration d'un breuvage à un chien.

la sueur, l'*inhalation* de gaz délétères, de poussières de fourrages, de fumées d'incendie, l'*anesthésie* pratiquée avec du chloroforme impur, les *liquides irritants* tombés accidentellement dans la trachée, les *intoxications* par le mercure ou les alcalis qui s'éliminent par les bronches, la *propagation* d'une inflammation du voisinage, angine, coryza, sont les principales *causes occasionnelles*. Des bronchites secondaires accompagnent certaines formes de pneumonie, ou diverses maladies générales, gourme, morve, tuberculose.

La *cause déterminante* est la pullulation de microbes divers sur la muqueuse affaiblie par les causes occasionnelles.

Symptomatologie. — Il y a d'abord une réaction fébrile assez intense : le malade est triste, abattu, refuse toute nourriture et recherche les boissons froides ; sa température s'élève de un degré en moyenne ; les mouvements respiratoires et circulatoires s'accélèrent ; les muqueuses s'injectent. On ne tarde pas à observer une toux quinteuse, forte, sonore, suivie de rappel. L'auscultation de la poitrine indique un murmure respiratoire à timbre rude.

Parfois la résolution survient, les symptômes s'amendent et l'appétit renaît. — En général, au bout de deux à quatre jours, la maladie est à la période d'état, la toux devient grasse, humide, et s'accompagne d'un jetage muqueux, puis muco-purulent. L'auscultation indique des râles muqueux à siège variable. La température s'abaisse, l'appétit revient peu à peu.

A une dernière période, la réaction fébrile a disparu ; la toux, grasse, devient plus rare ; le jetage est de plus en plus clair, les râles disparaissent ; la convalescence est toujours longue et demande une hygiène rigoureuse, une rechute étant possible.

La maladie se termine par la résolution ou le passage à l'état chronique ; mais elle peut se compliquer de pneumonie, d'anasarque ou d'hémiplégie laryngienne.

Diagnostic. — Il est assez difficile au début, mais, dès que la toux et le jetage apparaissent, on ne peut guère confondre la bronchite qu'avec la *laryngite* ou la *pneumonie* ; cette dernière se différencie par un jetage peu abondant qui disparaît rapidement, par une toux moins fréquente et par des signes stéthoscopiques particuliers. La *laryngite* s'accompagne d'un jetage plus mousseux, d'une sensibilité assez grande et d'une tuméfaction de la gorge.

Pronostic. — Peu grave en général ; mais c'est une maladie à récidives.

Anatomie pathologique. — On trouve des lésions inflammatoires des grosses et moyennes bronches ; parfois la muqueuse est desquamée, ulcérée par places. Les ganglions bronchiques sont hypertrophiés et indurés si la maladie a évolué lentement.

Traitement. — Au début, on emploie les révulsifs, sinapisme sur la poitrine ; à l'intérieur, on donne, contre la toux, 4 à 6 grammes d'extrait aqueux de belladone en électuaires ; on peut également employer les fumigations, les inhalations de vapeur d'eau de goudron, de crésyl, d'eau phéniquée. Dès que le jetage apparaît, on emploie la belladone, le kermès (10-12 grammes), pour faciliter l'expectoration. A la fin on recommande l'iodure de potassium (10-15 grammes) pour éviter l'induration des ganglions bronchiques ; on a préconisé l'émétique (5-15 grammes), les injections intratrachéales d'essence de térébenthine (5 grammes) additionnée d'huile, etc. Si la toux persiste, on administrera l'essence de térébenthine (20-30 grammes) en électuaires et l'eau de goudron en boisson.

Le malade sera dans de bonnes conditions hygiéniques ; on lui donnera des boissons tièdes, des barbotages contenant 50-100 grammes de sulfate de soude, et des aliments de facile digestion (Leclainche).

2° **Bronchite capillaire**. — Rare chez le cheval, elle ne s'observe que sur les animaux jeunes ; elle est plus fréquente chez le chien, dont les bronches ont un très petit calibre et sont en réalité des bronchioles.

Étiologie. — Elle est parfois consécutive à la trachéobronchite ; elle peut survenir à la suite d'inhalations de gaz irritants, de la fumée d'incendie.

Symptomatologie. — Au début, jetage muqueux peu abondant et toux assez rare. Bientôt on observe une dyspnée intense et un soubresaut du flanc. L'inspiration et l'expiration très accélérées se font chacune en deux temps ; les naseaux sont dilatés et laissent écouler un jetage mousseux, parfois strié de sang ; chez le chien, la respiration devient buccale, les joues se gonflent à chaque expiration (*souffle labial*), les narines sont obstruées par un jetage muco-purulent. La percussion de la poitrine montre une diminution de la résonance et, à l'auscultation, on constate des râles sibilants avec un affaiblissement du murmure respiratoire. Le pouls est vite ; les muqueuses sont injectées.

La maladie peut se terminer en deux à six jours par la résolution ou par asphyxie si la dyspnée augmente. Elle se complique fréquemment d'emphysème interlobulaire, qui peut devenir sous-cutané en se propageant par le médiastin à l'encolure, à la poitrine.

Diagnostic. — On la distinguera facilement de la pneumonie ou de la congestion pulmonaire par la toux, le jetage, l'auscultation ; elle ne se différencie des broncho-pneumonies à localisation antérieure ou inférieure que par une réaction fébrile moins intense.

PRONOSTIC. — Toujours grave, la mort par asphyxie étant fréquente.

ANATOMIE PATHOLOGIQUE. — On constate sur le poumon les lésions d'emphysème et d'atélectasie ; la muqueuse des petites bronches est tuméfiée, recouverte d'un exsudat fibrineux solide ou muqueux ; les grosses bronches sont intactes, sauf dans le cas où la bronchite capillaire est consécutive à leur inflammation ; elles contiennent des mucosités sanguinolentes avec des caillots fibrineux.

TRAITEMENT. — Pour les grands animaux, sinapismes sous la poitrine, frictions sinapisées sur les membres, inhalations de vapeur d'eau phéniquée ou crésylée ou fumigations de goudron ; à l'intérieur, on donnera de l'essence de térébenthine, de l'iodure de potassium (15-20 grammes), des excitants diffusibles pour ranimer les forces du malade (café, vin, alcool) ; on peut également recourir aux injections sous-cutanées de pilocarpine ou de caféine.

Chez le chien, on ordonnera les frictions sinapisées, les fumigations ; à l'intérieur, on administrera des infusions de café, de thé, ou, plusieurs fois dans la journée, une cuillerée à bouche de la potion suivante :

Acétate d'ammoniaque........ 0,50 à 1 gramme.
Sirop de codéine............ 10 à 20 grammes.
Alcoolature de racine d'aconit. 10 gouttes.
Potion gommeuse............ 100 grammes.

On modifiera la sécrétion bronchique avec la solution suivante :

Terpine.................... 2 grammes.
Alcool..................... 60 —
Glycérine.................. 60 —

Une cuillerée matin et soir.

Pour essayer de dégager les bronches encombrées, on donnera toutes les trois heures une cuillerée de la potion suivante :

Chlorhydrate de morphine........ 2 centigr.
— d'apomorphine...... 3 —
Acide chlorhydrique............. Quelq. gouttes.
Eau distillée...... .... 150 grammes.

On peut également employer un mélange à parties égales de sirop diacode et de sirop de tolu : deux cuillerées à café par jour.

Enfin on combattra la fièvre par les injections sous-cutanées de caféine, l'antipyrine (Cadéac). Le sirop Dessessartz (5 à 10 cuillerées dans la journée) donne de bons résultats.

Il sera nécessaire de suivre les prescriptions hygiéniques données à propos de la trachéobronchite.

3° **Bronchites infectieuses.** — Comme les angines et les pneumonies infectieuses, ce sont des localisations d'une infection des voies respiratoires. Elles se distinguent par leur caractère enzootique et même épizootique. Elles sont fréquentes dans les dépôts de remonte et ont été longtemps confondues avec d'autres maladies sous le nom d'*influenza* ou *grippe*. Se propageant par infection et surtout par contagion, elles atteignent indifféremment les chevaux de tout âge d'une même écurie ; mais la transmission d'une écurie à une autre est plus rare.

ÉTIOLOGIE. — Elles peuvent être consécutives à une angine, à une pneumonie infectieuse, ou inversement. On a essayé d'établir un rapprochement avec l'influenza de l'homme ; mais on n'a jamais observé un cas de contamination directe.

SYMPTOMATOLOGIE. — Au début, il y a diminution de l'appétit, avec ébrouement. Puis la température atteint d'emblée 39-40° ; la respiration plus ou moins accélérée est douloureuse ; l'auscultation indique des râles muqueux et sibilants, la toux est forte, quinteuse, avec un jetage muqueux ou muco-purulent ; le pouls est plein ; les muqueuses sont infiltrées et jaunâtres ; les ganglions sous-glossiens sont infiltrés. La faiblesse est grande, la dépression nerveuse assez marquée. On peut observer les symptômes de l'angine si la bronchite est secondaire.

Ces symptômes s'amendent rapidement, la fièvre diminue, l'appétit reparaît, la toux rare reste douloureuse, la guérison survient du huitième au quatorzième jour ; ou bien, par sa propagation, la maladie se complique de pleuropneumonie souvent mortelle ou d'angine infectieuse.

DIAGNOSTIC. — La nature infectieuse de la maladie est dénotée par la réaction fébrile et par la contagion ; les *bronchites gourmeuses* s'accompagnent de jetage purulent et d'engorgements ganglionnaires considérables.

PRONOSTIC. — Grave en général, en raison des complications possibles ; la réaction fébrile du début donnera de précieuses indications.

TRAITEMENT. — *Préventif.* — Isoler les malades et désinfecter l'écurie.

Curatif. — C'est celui des bronchites ordinaires : révulsifs, fumigations ; à l'intérieur, essence de térébenthine, extrait aqueux de belladone, kermès ; on soutiendra les forces du malade par des excitants diffusibles (vin, alcool, café, thé), les injections de caféine, une nourriture alibile, des boissons tièdes et de bons soins hygiéniques.

4° **Bronchites vermineuses.** — ÉTIOLOGIE.

— Elles sont dues à la présence de parasites dans la trachée ou les bronches.

La *broncho-pneumonie vermineuse des faisans* (angl. *game*), qui a été bien étudiée par Megnin, est causée par le *Syngamus trachealis, ver rouge* ou *ver fourchu* (fig. 196).

Les *broncho-pneumonies vermineuses* du bœuf, du mouton, du porc sont la conséquence de divers *Strongles* et *Échinocoques*.

TRAITEMENT. — *Préventif.* — Désinfection des locaux.

Curatif. — Contre la broncho-pneumonie des faisans, ail et asa fœtida dans la pâtée des faisandeaux.

Contre la broncho-pneumonie vermineuse du bœuf, injections trachéales analogues à celle d'Eloire :

Essence de térébenthine..	} āā 100 grammes.
Huile.....................	
Acide phénique............	} āā 2 grammes.
Huile de cade.............	

Dose pour le veau : 10 grammes tous les jours pendant trois jours.

II. Bronchite chronique. — Aussi appelée *catarrhe bronchique, rhume de poitrine*.

ÉTIOLOGIE. — C'est une des terminaisons de la *bronchite aiguë*; elle peut survenir à la suite de refroidissements répétés ou d'inhalations prolongées de poussières irritantes. Fréquente sur les chevaux âgés, débilités, elle est une conséquence d'altérations du poumon et du cœur qui retentissent sur la circulation des bronches et amènent une hyperémie chronique et une inflammation lente. Sur le bœuf, une cause fréquente est la tuberculose. Sur le chien, c'est souvent une conséquence de la diathèse dartreuse ou *herpétisme*.

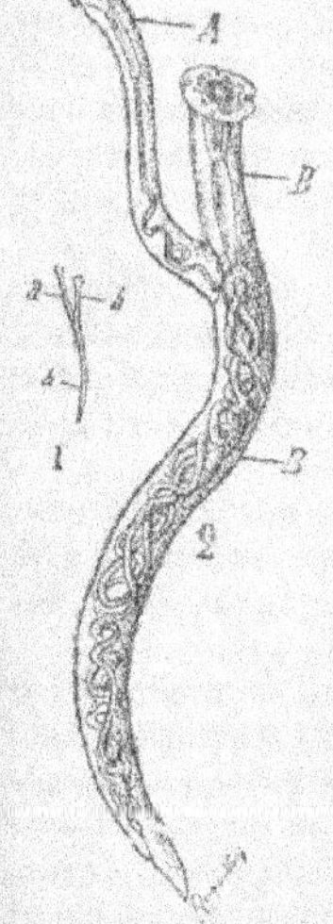

Fig. 196. — *Syngamus trachealis.*
1, grandeur naturelle ; 2, grossie.

SYMPTOMATOLOGIE. — La toux est grasse, quinteuse et s'accompagne d'un jetage muco-purulent; pendant le travail, la respiration s'accélère, devient irrégulière, l'expiration se fait en deux temps séparés par un soubresaut ; à l'auscultation, on entend des râles muqueux à siège mobile et en certains points une atténuation du murmure respiratoire ; l'animal est mou, s'essouffle rapidement, mange peu et lentement; les symptômes peuvent varier d'intensité.

La guérison peut encore survenir; mais souvent les altérations gagnent les petites bronches : la respiration devient dyspnéique; après un travail peu pénible, les battements du cœur s'accélèrent, l'animal devient impropre à tout service; à l'auscultation de la poitrine, le murmure respiratoire est diminué ou a disparu dans les régions inférieures du poumon et on note la présence de râles sibilants humides.

DIAGNOSTIC. — On peut confondre avec l'*emphysème pulmonaire*; mais la diminution du murmure respiratoire et la submatité correspondante n'existent pas dans l'emphysème.

PRONOSTIC. — La maladie est d'autant plus grave qu'elle est plus ancienne; elle s'accompagne alors d'emphysème pulmonaire ou de pneumonie interstitielle.

ANATOMIE PATHOLOGIQUE. — Au début, la muqueuse des grosses bronches seule est épaissie et recouverte d'un exsudat muco-purulent (*endobronchite*). Plus tard, l'inflammation gagne les moyennes et les petites bronches; les parties antéro-inférieures du poumon sont pâles et avec des nodules arrondis, grisâtres, fermes. Sur la coupe, ces nodules, de la grosseur d'une lentille ou d'un pois, ont un aspect brillant; la pression en fait sourdre un pus blanc, visqueux; ils sont formés par l'exsudat, riche en éléments embryonnaires, qui obstrue et distend la bronchiole; les parois de celle-ci se sclérosent et se confondent avec le parenchyme pulmonaire voisin : en vieillissant, les parois subissent les dégénérescences graisseuse et calcaire (*mésobronchite et péribronchite*). Ces pseudo-tubercules, que l'on peut prendre pour des tubercules morveux, s'en différencient par la non-délimitation des parois, l'absence de capsule fibreuse périphérique et d'altérations ganglionnaires. On peut observer des *dilatations bronchiques* cylindriques ou ampullaires. L'*atélectasie* du poumon est consécutive à l'obstruction des bronches. Enfin l'*emphysème pulmonaire* coïncide presque toujours avec la bronchite chronique.

Sur le bœuf, la *péribronchite noduleuse* de Diekeshoff peut être confondue avec la péripneumonie sur l'animal vivant et avec la tuberculose à l'autopsie.

TRAITEMENT. — On facilitera l'expectoration

au début avec les électuaires au kermès (15 à 20 grammes), l'essence de térébenthine (40 à 60 grammes). — On modifiera les sécrétions bronchiques avec le goudron, la créosote, la terpine, l'iodure de potassium ; on peut également administrer l'arsenic (1 à 2 grammes) ; les injections trachéales ne donnent pas ou peu de résultats ; il sera bon d'employer des fumigations de goudron, d'eau phéniquée. — Si la toux est fréquente et douloureuse, on ordonnera des électuaires à l'extrait aqueux de belladone, à l'opium, ou des granules d'aconitine (5 milligrammes pour les grands animaux ; 1/2 milligramme pour les petits).

Le travail des malades sera ralenti ; ils seront placés dans de bonnes conditions hygiéniques ; la nourriture consistera en aliments alibiles, vert, bon fourrage, carottes, paille hachée additionnée de mélasse, mashs ; l'eau goudronneuse sera donnée comme boisson.

Sur le cheval, on obtiendra de bons résultats par l'emploi journalier du mélange suivant :

Vératrine..................	10 centigr.
Poudre d'ergot de seigle...	5 grammes.
Sulfure d'antimoine........	20 —
Poudre de réglisse.........	50 —

dans du son mouillé ou des grains cuits.

Voici quelques formules que l'on pourra employer avantageusement pour le chien :

1° Alcoolature d'aconit......	2 grammes.
Sirop diacode.............	30 —
Kermès minéral...........	10 centigr.
Tisane d'orge.............	120 grammes.

Une cuillerée à bouche toutes les deux ou trois heures ; cesser deux heures avant les repas, reprendre deux heures après.

2° Sirop thébaïque..........	ãã
Sirop de Tolu.............	

Une cuillerée à soupe ou à café suivant la taille.

3° Chlorhydrate de codéine...	1 gramme.
Eau distillée	100 grammes.

1 à 2 grammes de cette solution en injection sous-cutanée (Cadéac).

III. Bronchite pseudo-membraneuse. — On observe parfois sur les animaux de l'espèce bovine des enzooties de *bronchite pseudo-membraneuse*. Celle-ci se manifeste par une dyspnée intense, une toux violente, quinteuse, et par l'expulsion de fausses membranes caractéristiques, moulées sur les grosses et moyennes bronches, épaisses d'un demi-centimètre, formées de couches concentriques et striées de sang. L'évolution est rapide ;

la mort survient généralement par asphyxie.

BRONCHO-PNEUMONIE. — C'est l'inflammation du tissu pulmonaire, la *pneumonie lobulaire* ou *catarrhale*, consécutive à une altération bronchique. — Les broncho-pneumonies *infectieuses* ou *vermineuses* seront étudiées après la *pneumonie franche* ou *lobaire* (Voy. PNEUMONIE).

BROWNIEN(MOUVEMENT).—Nom donné à une agitation plus ou moins vive que présentent, dans les liquides placés sous le microscope, les granulations moléculaires, ayant 3 ou 4 millièmes de millimètre ou au-dessous. C'est le botaniste Robert Brown qui le premier montra que les fines poussières des pierres, des métaux, du charbon même, traitées par les acides et la chaleur, présentent cette agitation ; elle est surtout sensible dans les grains de la fovilla du pollen, dans les granulations des cryptogames provenant de la décomposition des leucocytes et des infusoires (Hallier), dans ce qu'on a appelé les *organites* dans certaines maladies contagieuses (Chauveau). Ces granulations ont ordinairement des mouvements de toupie et peuvent se déplacer de quatre ou cinq fois leur diamètre dans un sens, puis dans l'autre, sans qu'il y ait progression. Ce mouvement a été parfois considéré comme caractéristique de l'animalité.

BRUCHIDÉS. — Ce sont des insectes dont les larves se développent dans les graines des légumineuses ; on connait la *bruche des pois*, la *bruche commune* (fèves), etc...

BRÛLE-QUEUE (all. *Schwanzglüheisen* ; angl. *seton-iron*). — Cautère en forme d'anneau, utilisé pour arrêter l'hémorragie après l'amputation de la queue des chevaux (Voy. AMPUTATION).

BRÛLURES (all. *Brennwunde* ; angl. *burns* ; it. *abbruciamento*). — Lésions produites sur les tissus vivants par l'action de la chaleur ou des substances caustiques.

ÉTIOLOGIE. — Elles peuvent être produites par des solides, des liquides ou des gaz, et peuvent s'observer sur nos animaux lors d'incendies de leurs habitations ou lorsqu'ils passent à travers les feux allumés dans les champs ; parfois elles sont produites par les liquides chauds, eau et huile bouillantes, notamment chez le chien et le chat ; il en est d'autres qui sont produites par des cataplasmes, des lavements, des breuvages, des fumigations, des bains de vapeur trop chauds. L'habitude de brûler de la paille sous le ventre d'un cheval qui refuse d'avancer est une cause possible. Les brûlures s'observent à la suite de la cautérisation mal exécutée ou au cours de la ferrure, lorsque la sole subit trop longtemps l'action du fer chaud [Voy. SOLE (BRÛLURES DE LA)]. L'habitude de brûler les poils des chevaux pour faire la toilette peut être aussi une cause. Enfin les brûlures peuvent être produites par divers caustiques, chaux vive, acide sulfurique, etc...

DIVISION. — Leur gravité est très variable ; elle dépend surtout de leur étendue ainsi que de leur profondeur. En général, la brûlure est d'autant plus grave que la cause était plus chaude et a agi pendant plus longtemps.

Cadiot et Almy les divisent au point de vue thérapeutique en : *brûlures au premier degré* lorsqu'il y a seulement combustion des poils et des crins et inflammation légère de la peau ; *brûlures au deuxième degré* lorsqu'il y a inflammation plus intense de celle-ci et formation de vésicules ou de pustules ; *brûlures au troisième degré*, qui s'accompagnent de carbonisation de la peau ou bien de son inflammation intense, parfois de celle des tissus sous-jacents et de gangrène consécutive.

SYMPTOMATOLOGIE. — 1° *Symptômes locaux*. — Ils dépendent essentiellement du degré de la brûlure. — L'inflammation légère se traduit sur nos animaux par une rougeur plus ou moins forte de la peau, si elle est blanche, et par la destruction de l'extrémité terminale des poils qui sont ou brûlés, ou ont perdu leur brillant, mais dont le bulbe n'est pas entamé, de sorte que, s'ils tombent dans la suite, ils repoussent ; à ce degré, la sensibilité de la peau est augmentée, et il y a une légère infiltration consécutive. — Si l'action du calorique a été plus forte, il y a de l'inflammation proprement dite : alors les poils sont détruits et souvent altérés dans le bulbe ; la peau se tuméfie, l'épiderme est mortifié et se sépare ordinairement du derme par la sécrétion d'une sérosité limpide qui constitue les phlyctènes ; cette sécrétion est plus ou moins rapide suivant l'intensité d'action du calorique ; elle s'accompagne d'une très vive sensibilité de la peau et d'une infiltration des tissus environnants et sous-jacents ; ces phlyctènes sont plus ou moins grandes, isolées ou multiples ; souvent elles s'ouvrent sous l'action du calorique et alors la surface du derme se dessèche ; d'autres fois, en peu de jours, la sérosité devient purulente, et la surface devient un véritable ulcère, les poils sont alors complètement détruits. — L'action prolongée du calorique sur une même partie du corps en entraîne la *mortification* : celle-ci se produit : tantôt par *dessiccation simple*, c'est l'enlèvement de l'eau

qui imprègne normalement les tissus ; tantôt par combustion complète des tissus, c'est la *carbonisation*. La brûlure peut s'étendre de la peau aux muscles, aux vaisseaux, aux nerfs, aux tendons, aux os voisins. Ordinairement les tissus avoisinant une brûlure grave ne sont entamés qu'à un degré moindre.

2° *Symptômes généraux*. — Ce sont : réaction fébrile, tristesse, inappétence ; lorsque les brûlures sont étendues, elles peuvent être suivies de congestions viscérales ou bien d'asphyxie par suite de la suppression de la respiration cutanée ; on peut observer également l'infection purulente, des *bronchites* consécutives à l'inhalation de la fumée d'incendie.

Les complications sont variables suivant la nature des organes atteints : pleurésie, pneumonie, péritonite, gastro-entérite, etc...

TRAITEMENT. — Au premier degré, on fera usage de l'eau froide et des liquides astringents : eau blanche, solution de sulfate de fer ou de zinc à 1 p. 100 ; on saupoudrera ensuite la région brûlée de poudre d'amidon. — On traitera les brûlures du second degré en donnant écoulement au liquide des phlyctènes, sans détruire leurs parois, puis on lotionnera les parties avec l'eau froide, ou mieux avec une solution antiseptique quelconque ; on fera ensuite une application de pommade à l'iodoforme (iodoforme, 5 grammes ; acide phénique, 10 gouttes ; vaseline, 30 grammes), ou bien d'une poudre absorbante (amidon et acide borique, tannin et iodoforme). Si la douleur est très forte, on emploiera le liniment oléo-calcaire, la pommade de Reclus (vaseline, 50 grammes ; acide borique, 5 grammes ; antipyrine, 5 grammes ; iodoforme, 1 gramme). Si les brûlures sont aux extrémités, on s'en tiendra aux bains antiseptiques tièdes et prolongés, on recouvrira ensuite les plaies d'une poudre isolante et d'un pansement ouaté. — Il sera nécessaire de prendre des précautions pour empêcher les animaux de mordre les plaies, qui sont toujours très prurigineuses. Les lotions avec une solution d'acide picrique à 12 p. 1000 calment bien les démangeaisons. — Au troisième degré, on favorisera l'élimination des tissus carbonisés ou mortifiés, puis on préviendra les complications par des lavages antiseptiques des plaies et par l'application de poudres absorbantes ou de pommade boriquée, iodoformée ; si la douleur est grande, on fera usage des préparations cocaïnées. Si les brûlures sont trop étendues, il est préférable de sacrifier l'animal, surtout si la viande peut être consommée.

Les diverses complications viscérales et les accidents septiques seront combattus par l'administration à l'intérieur d'excitants diffusibles (vin, alcool, café, acétate d'ammoniaque), par les injections sous-cutanées de caféine ou d'eau salée. — On donnera aux animaux des aliments de facile digestion, du lait, des barbotages souvent renouvelés et contenant du bicarbonate de soude, de l'azotate de potasse.

Les brûlures déterminées par des substances chimiques comportent parfois, mais seulement au début, un traitement spécial : on neutralisera les acides par les alcalis et inversement (Cadiot et Almy).

BUFFLE (*Bos bubalus* ; all. *Büffel* ; angl. *buffalo* ; it. et esp. *bufalo*). — Espèce du genre *bœuf* (Voy. ce mot), docile, robuste, facile à conduire au moyen de l'anneau nasal. Le buffle vit dans les contrées pauvres et marécageuses ; il se plaît dans l'humidité ; le froid et la chaleur sèche lui sont contraires ; il est domestiqué en Lombardie et en Afrique (fig. 197). On en connaît plusieurs variétés.

D'après Sanson, la femelle donne de petites quantités d'un lait réputé riche en matière grasse. La chair est assez bonne ; le poids vif varie de 500 à 600 kilogrammes, mais la viande,

analogue à celle du bœuf, a souvent une odeur de musc assez désagréable.

Sur des animaux de Hongrie et d'Italie, on a trouvé les mesures suivantes : hauteur au

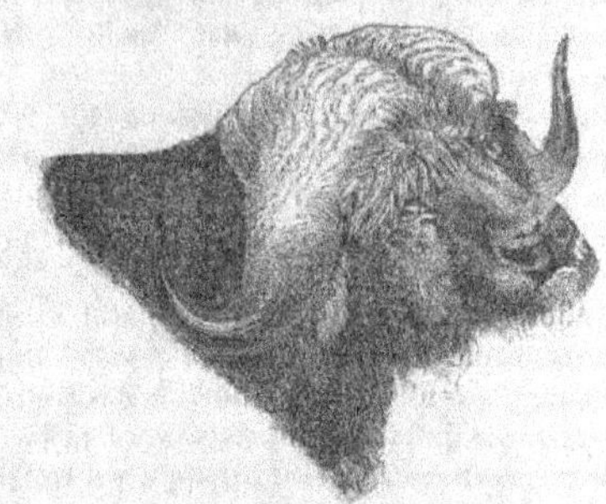

Fig. 197. — Buffle de la Cafrerie.

garrot, 1ᵐ,45 ; distance du coude au sol, 0ᵐ,66 ; tour de poitrine, 2 mètres ; longueur du mufle à la fesse, 2ᵐ,65.

BUPHTALMIE. — Accroissement excessif du globe de l'œil (Voy. HYDROPHTALMIE).

BUTURE ou BUTTURE. — Nom vulgaire d'une tumeur qui vient à la jointure des pieds chez le chien.

C

CACHEXIE (*cachexia*, de κακός, mauvais, et ἕξις, disposition, habitude du corps ; all. *Kachexie, Uebelsaftigkeit* ; angl. *cachexia* ; it. *cachessia* ; esp. *caquexia*). — Ce mot peut être conservé pour indiquer un état général, dans lequel il y a altération profonde de la nutrition, ralentissement de la circulation, abaissement de la température du corps, anémie et tendance aux hydropisies. C'est un état commun à divers états maladifs, avec une épithète servant à établir la distinction : il y a une *cachexie cancéreuse*, une *cachexie mercurielle*, une *cachexie paludéenne*, une *cachexie saturnée*, etc.

CACHEXIE AQUEUSE (all. *Fæule, Egelkrankheit* ; angl. *rot dropsy* ; it. *biscinola*). — Maladie grave du mouton, affectant parfois le bœuf, sévissant souvent à l'état enzootique et déterminée par la présence des *douves* dans les canaux hépatiques. — On l'a encore appelée *distomatose, douve, bouteille, boule, phtisie vermineuse du foie, cachexie ictéro-vermineuse, pourriture*, etc.

ÉTIOLOGIE. — La cause *essentielle* de la maladie est le développement des *douves* ou *distomes* dans les canaux biliaires (Voy. DISTOMES).

Les œufs de distome sont rejetés avec les excréments, principalement pendant l'été ; l'embryon sort de l'œuf sous l'influence de l'humidité et d'une température modérée. — S'il rencontre son hôte de prédilection, la *Limnea truncatula* ou un mollusque d'un genre voisin, il pénètre dans ses tissus et subit diverses transformations : *sporacystorédie* ; celle-ci se transforme en *cercaire* (fig. 198), et sort du corps de

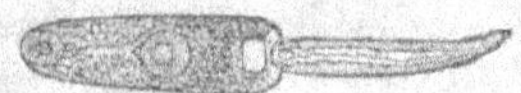

Fig. 198. — Cercaire.

son hôte. — Elle tombe dans l'eau et peut se répandre dans les prairies où elle s'arrête sur les feuilles inférieures des diverses plantes submergées (*pissenlit, rumex, cresson*, etc.), et les moutons, pâturant l'herbe de plus près que les bœufs, sont plus souvent infectés. — La cercaire s'enkyste, mais, dès qu'elle est ingérée par un ruminant, le kyste se dissout au contact des sucs de l'estomac et la cercaire pénètre dans le foie, probablement par le canal cholédoque, puis dans les canalicules biliaires où elle s'enroule ; elle suce le sang des petits vaisseaux et détermine une irritation des canalicules biliaires, qui amène des hémorragies et des troubles profonds de la nutrition.

Diverses *causes prédisposantes* influent sur le développement de la maladie. Les *privations* endurées par les animaux pendant l'hiver rendent l'infection plus facile, d'abord parce que les animaux mangent volontiers toutes les herbes, même vasées, d'un pâturage, et aussi parce que le distome se développe plus facilement dans un organisme débilité. — Le développement des parasites est favorisé par les *inondations des pâturages* marécageux : le drainage des herbages et la substitution de la stabulation aux pâturages ont fait diminuer la fréquence de la maladie.

SYMPTOMATOLOGIE. — Le début de la maladie passe généralement inaperçu, et pour quelques animaux, ce n'est souvent qu'après l'autopsie qu'on reconnaît la nature du mal. Cependant un œil exercé reconnaît les prodromes.

Les animaux sont abattus, faibles. Cette première période, qui coïncide avec l'immigration des distomes dans le foie, paraît commencer par un léger état inflammatoire, signalé par Girard, d'Arboval, contesté par d'autres auteurs ; on constate en effet de la rougeur dans les yeux ; les vaisseaux des oreilles sont même injectés, le bout du nez plus chaud, surtout chez les agneaux ; la bouche est plus rouge et un peu enflammée, et la soif plus forte qu'à l'ordinaire, quoique l'appétit reste normal. Cette irritation est peu intense et de courte durée ; mais sur des moutons bien nourris, elle provoque quelquefois la mort par apoplexie (Gerlach).

Bientôt cet état fait place à la chlorose, au commencement de l'état cachectique. La paresse, la nonchalance, l'abattement sont plus forts ; l'appétit est réduit, la soif est intense. La maigreur du corps n'est pas apparente : un embonpoint factice, dû à la boursouflure, la masque ; le ventre est saillant dans la région du foie. Les muqueuses sont pâles, quelquefois jaunâtres, mais non comme dans l'ictère ; la muqueuse buccale pâle et pâteuse est un peu fétide ; les dents sont branlantes ; les conjonctives sont tuméfiées, les yeux larmoyants et enfoncés dans les orbites, la sclérotique est bleuâtre,

l'œil gras ; le pouls est faible, les battements du cœur sont forts, la respiration devient difficile : avec les progrès de la cachexie, il y a même de l'essoufflement et une diminution sensible du calorique.

A mesure que l'anémie fait des progrès, on voit des infiltrations œdémateuses de la peau, notamment dans l'auge, d'où elles s'étendent vers le cou et le poitrail ; l'infiltration spéciale vers la tête a reçu le nom de *bouteille* : elle est plus marquée pendant que les animaux baissent la tête pour pâturer.

Sur les moutons à face blanche, on constate au-dessous de chaque œil une teinte jaune caractéristique de la peau. Dès le commencement de la cachexie, on voit, chez le mouton, la laine perdre son élasticité et devenir cassante ; elle s'arrache facilement, et même, quand la maladie est ancienne, elle tombe par plaques. Chez les moutons, les excréments sont géné-

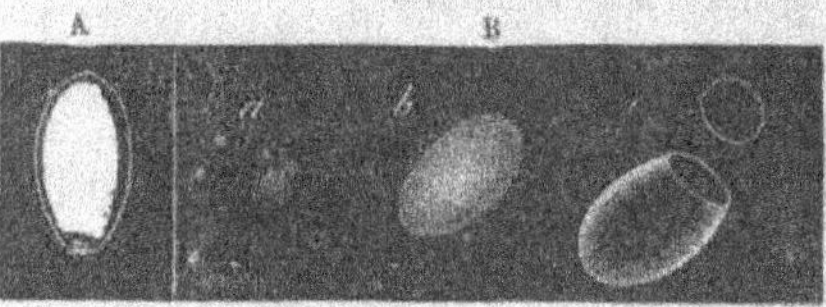

Fig. 199. — Œufs de distomes.

A, œuf du distome hépatique, grossi 107 fois et traité par la potasse caustique pour séparer l'opercule. — B, œufs du distome lancéolé. — *a*, grossi 107 fois (même grossissement que fig. A). — *b*, grossi 340 fois. — *c*, le même traité par la potasse caustique pour en séparer l'opercule.

ralement peu consistants, souvent il y a de la diarrhée ; tandis que chez les bêtes bovines il y a généralement de la constipation au début.

Dans les excréments, surtout dans les mois de mai et de juin, on peut, avec le microscope, reconnaître les œufs de distomes, ovales et munis d'un opercule (fig. 199). C'est là un excellent moyen de diagnostic de la maladie.

Les avortements sont fréquents chez les vaches vers le septième ou huitième mois ; la sécrétion du lait est toujours diminuée ; celui-ci est très aqueux.

MARCHE, TERMINAISON, PRONOSTIC. — La *marche* de la maladie est généralement lente. On reconnaît quatre périodes. — La première coïncide avec les mois d'août, septembre et octobre : c'est la période latente de l'entrée des distomes dans les canaux biliaires. — La seconde période coïncide avec l'épaississement des canaux biliaires et appartient aux mois de septembre, octobre et novembre ; elle est de six à douze semaines, et se dénote par l'anémie et la cachexie commençante. — La troisième, coïncidant avec l'atrophie du foie, est à son summum dans les mois de janvier à mai ; la chlorose et la cachexie sont alors au plus haut degré. — Enfin, aux mois de mai, juin et juillet, arrive la quatrième époque, où les distomes passent dans l'intestin ; alors il y a de l'amélioration dans l'état général de l'animal, s'il n'est pas arrivé au dépérissement complet.

L'infection ne se faisant pas toujours le même jour, on voit la maladie atteindre parfois d'emblée tout un troupeau et faire en peu de temps de nombreuses victimes ; d'autres fois, sévir lentement sur un petit nombre de bêtes, et en enlever, pendant plusieurs mois, quelques-unes par jour.

La *terminaison* de la maladie est généralement mortelle, surtout chez les jeunes ; ordinairement, la faiblesse devient telle que les animaux ne peuvent plus se tenir debout et qu'ils meurent dans le marasme.

Le *pronostic* est toujours grave ; dans les cas les plus heureux, les pertes sur un troupeau infecté sont de 50 p. 100 ; la maladie doit être considérée comme incurable, car, même guéris, les animaux restent chétifs et malingres, en raison des altérations organiques du foie.

ANATOMIE PATHOLOGIQUE. — Le foie renferme un grand nombre de parasites qui, au début, obstruent et irritent plus ou moins les canalicules biliaires ; l'inflammation ne tarde pas à se propager au tissu propre du foie ; celui-ci est hypertrophié, rouge et friable ; on peut observer quelques lésions de péritonite localisée. — Plus tard le foie est recouvert d'exsudat fibrineux ; son tissu est mou, de couleur gris sale, creusé de cavités renfermant des distomes enveloppés dans un caillot sanguin ; les canalicules biliaires sont dilatés et épaissis ; les cellules hépatiques sont granuleuses et subissent la dégénérescence graisseuse ; le péritoine pariétal est épaissi ; les ganglions sont hypertrophiés. — Puis le tissu hépatique s'indure ; le foie s'atrophie ; les canalicules biliaires à parois épaissies et calcifiées sont très dilatés et renferment une bouillie vert brun contenant des douves en grande quantité ; la maigreur est extrême ; on constate des œdèmes sous-cutanés et de l'exsudation dans les cavités splanchniques. — Enfin, à une dernière période (émigration des parasites), le foie atrophié renferme peu de douves ; la bile contient beaucoup d'eau ; le sang est aqueux et contient peu de globules rouges ; l'exsudat séreux est très abondant ; des infiltrations séreuses ont envahi les parties déclives ; les muscles sont décolorés, friables ; tous les organes internes sont mous, flasques.

TRAITEMENT. — Le traitement *prophylactique* consiste à drainer les terrains marécageux, à ne pas conduire les animaux dans des herbages humides ; si on est forcé de conduire les animaux dans ces herbages, on leur donne des boissons salées, des feuilles de noyer, des branches de sapin, de pin, de saule, de genévrier, des déchets de cacao, en supplément.

Les moutons malades seront gardés à la bergerie et isolés, ou bien on ne les mènera paître que dans des pâturages secs ; leur fumier ne devra pas être répandu sur les herbages.

Le *traitement curatif* n'est efficace qu'au début ; or, on sait combien cette période est difficile à saisir. Aussi, dès que la maladie fait son apparition, il est préférable de livrer les animaux à la boucherie.

On a recommandé les plantes aromatiques, absinthe, armoise, tanaisie, etc., les branches et feuilles de noyer, de sapin, des baies de genévrier, l'écorce de saule, de la chicorée sauvage, etc. ; le pétrole, l'huile empyreumatique, la benzine qui réussit parfois (50 grammes en breuvage aux grands animaux ; répéter plusieurs fois), l'arsenic, le picrate de potasse, etc. Il est préférable d'additionner les aliments de sel marin, de sels de fer, de naphtaline ($0^{gr},70$ à 1 gramme) (Gadéac, *loc. cit.*).

La viande des animaux atteints de cachexie aqueuse peut être consommée, si la maigreur est peu accusée.

CACHEXIE MERCURIELLE. — Intoxication de l'organisme par l'usage prolongé des mercuriaux, donnés à doses exagérées, ou par le fait d'une susceptibilité individuelle. Cet état est observé souvent sur les ruminants, qui sont extrêmement sensibles à l'action des mercuriaux, quelquefois sur les chiens, plus rarement sur les solipèdes.

SYMPTOMATOLOGIE. — Les animaux perdent l'appétit et ne peuvent plus déglutir par suite du gonflement de la langue et du pharynx ; ils salivent abondamment ; les dents se déchaussent (*gingivite mercurielle*) ; la station est chancelante, les mouvements difficiles ; les membres sont parfois agités de tremblements musculaires et de convulsions ; des œdèmes et des infiltrations se montrent bientôt à la tête, aux membres, au fanon, sous le ventre, etc., et dissimulent très imparfaitement la maigreur des animaux ; le cœur bat tumultueusement, le pouls reste petit, mou, misérable ; la respiration est accélérée, difficile, accompagnée d'une toux quinteuse, faible et avortée; un écoulement muco-purulent s'établit souvent par les narines; les yeux sont caves et larmoyants; les urines fétides et jaunâtres; leurs excréments sont ramollis, diarrhéiques; les femelles pleines avortent souvent; les plaies prennent une teinte plombée, puis noire, et se dessèchent bientôt; toutes les solutions de continuité saignent au moindre contact, et ont de la tendance à se gangrener; des éruptions graves se montrent souvent sur la peau.

Enfin, les animaux perdent graduellement leurs forces, la station devient impossible, ils tombent sur le sol; leur respiration s'embarrasse, la chaleur du corps baisse, le pouls devient inexplorable, et la mort survient plus ou moins rapidement.

TRAITEMENT. — Supprimer tout médicament mercuriel. Ensuite, on soumettra les animaux à un régime analeptique; on donnera aux chiens de la viande crue hachée, du laitage; aux herbivores des grains, des mucilagineux, de la graine de lin ou de chanvre. Quand le traitement mercuriel a été cessé depuis quelque temps, on peut administrer l'iodure de potassium, voire même le sel marin à forte dose. Les accidents de la bouche sont efficacement combattus par le chlorate de potasse. Le grand air, un exercice modéré, sont d'excellents adjuvants du traitement.

CACHEXIE OSSIFRAGE. — Voy. OSTÉO-CLASIE.

CADUQUE (all. *Hunter'sche Haut*; it. *caduca*; esp. *membrana caduca, membrane caduque*). — Portion de muqueuse utérine, molle, d'aspect réticulé, dont l'une des faces est lisse et l'autre tomenteuse, et qui relie l'œuf à la matrice. Hunter, à qui l'on en doit la première description exacte, l'a appelée *caduque*, parce qu'elle est expulsée du corps à chaque grossesse.

Chez divers animaux, tels que la jument et la vache, il y a une caduque utérine, bien que son existence ait été niée à cause de son extrême ténuité.

Elle possède des vaisseaux sanguins, dont l'existence a été niée à tort, ce qui lui avait fait donner le nom de *membrane anhiste*.

Elle a pour origine la couche épithéliale utérine, qui concourt à la former aussi dans l'espèce humaine; mais elle est très mince, et de bonne heure elle s'accole au chorion fœtal (Ercolani).

CAFÉ. — Graine d'une Rubiacée, *Coffea arabica*.

EMPLOI. — Est administré à l'intérieur, na-turel ou torréfié, en infusion ou en décoction.

EFFETS ET USAGES. — Excitant du système nerveux, ce qui le rend précieux contre le narcotisme. On l'emploie surtout dans la maladie des chiens, contre l'anémie et contre l'anasarque.

CAFÉINE. — Principe actif du *café*.

EFFETS ET USAGES. — Est surtout utilisée comme tonique du cœur et diurétique.

Doses :

Cheval..............	2 à 8 grammes.
Chien..............	0,20 à 2 —

En solution dans l'eau.

Solution pour injection sous-cutanée.

Benzoate de soude..........	3gr,10
Caféine..................	4 grammes.
Eau distillée, environ.......	6 —

pour obtenir 10 centimètres cubes.

Chaque centimètre cube renferme 0gr,25 de caféine.

CAGNEUX, EUSE (de l'anc. franç. *cagne*, chienne, parce que cet animal, et surtout le basset, est naturellement cagneux; all. *hundsbeinig*). — Se dit de l'individu mal conformé, dont le genou est en dedans et le pied écarté en dehors (Voy. APLOMBS).

CAILLETTE (*abomasum*; all. *Labmagen*; angl. *rennet-bag*). — Quatrième estomac des ruminants. Le liquide acide qui humecte sa surface interne est employé pour faire cailler le lait, sous le nom de *présure* (*coagulum*) (Voy. ESTOMAC et PRÉSURE).

CAL (*callus, callum*; πώρος; all. *Knochennarbe*; angl. *callus*; it. et esp. *callo*). — Cicatrice des os à la suite d'une fracture.

D'après Miescher, il y a d'abord épanchement de sérosité rougeâtre dans le tissu cellulaire sous-cutané, et de sang entre les muscles voisins des deux bouts de la fracture. La moelle se vascularise, devient noirâtre dans l'étendue de quelques millimètres, et engendre de nombreux *ostéoblastes* qui élaborent un tissu osseux nouveau. Ce tissu vient former autour des abouts fracturés un épais manchon qui les maintient immobiles: c'est à cette formation qu'on donne le nom de *cal*. Il subit ultérieurement certaines modifications (Voy. FRACTURE).

CALCAIRE (DÉGÉNÉRESCENCE) ou *Infiltration calcaire* ou *Calcification* ou *Crétification*. — Elle consiste en l'apparition, dans la trame des tissus morts, à vitalité obscure ou à nutrition languissante, de granulations calcaires (carbonate et phosphate de chaux) (fig. 197).

ÉTIOLOGIE. — Elle est due surtout à un ralentissement ou à un défaut de la nutrition.

SYMPTOMATOLOGIE. — Elle s'observe dans les tissus privés de vaisseaux (abcès anciens, tubercules morveux, fœtus mort, testicules après le bistournage), ou lors d'infiltration chronique de certains tissus et séreuses (endocarde, péri-

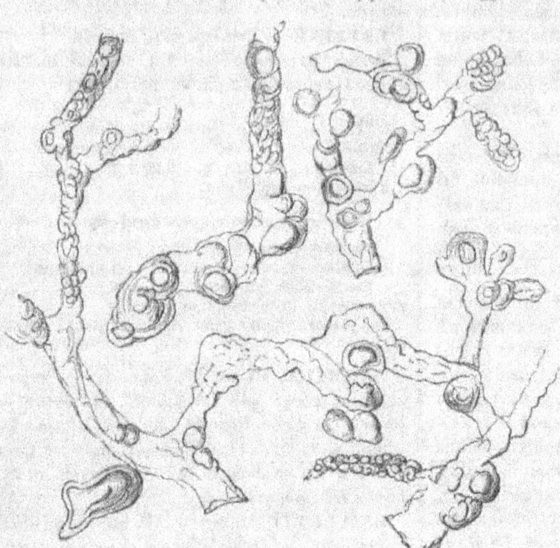

Fig. 200. — Capillaire calcifié.

carde, endartère, plèvre, bronches, etc.); elle est fréquente dans les tumeurs.

Le tissu calcifié, granuleux, se broie facilement; les éléments anatomiques ont perdu leur forme primitive et contiennent des granulations de forme variable, réfringentes ou opaques; parfois les éléments anatomiques ont entièrement disparu.

CALCULS (*calculus*, de *calx*, chaux; all. *Stein*; angl. *stone*; it. *calcolo*). — Concrétions qui se forment dans le corps des animaux, par la précipitation des éléments salins en solution dans les liquides de l'économie. On fait une distinction entre les *calculs* et les *concrétions proprement dites*, en réservant le premier nom aux corps étrangers inorganiques qui se développent dans les canaux et réservoirs tapissés par une membrane muqueuse, et le second à ceux qui se produisent dans les autres voies ou dans l'épaisseur des organes.

CARACTÈRES PHYSIQUES. — Leur dimension et leur poids sont variables, depuis le simple sédiment, le gravier, jusqu'au gros calcul intestinal qui a 2 décimètres de diamètre et au delà.

Leur forme est variable, souvent très irrégu-

lière : quelquefois assez régulièrement arrondie, d'autres fois polyédrique.

Leur structure est variable : quelquefois le précipité s'est fait subitement, et il en est résulté un agglomérat amorphe; d'autres fois c'est une cristallisation régulière autour d'un axe; le plus souvent, on reconnaît des couches superposées, amorphes ou cristallines, plus ou moins épaisses, indiquant que le calcul s'est formé par périodes. Dans ce cas, ordinairement, on reconnaît un noyau comme base de ces calculs formés par couches; quelquefois, ce noyau est un corps étranger venu du dehors, un brin de fourrage arrêté sur une muqueuse, un clou, un fragment de pierre ou d'os, un cryptogame; quelquefois une matière de l'organisme qui s'est déposée, un sédiment, une molécule saline qui s'est solidifiée (fig. 201).

FORMATION. — La formation des calculs est assez facile à expliquer. Les liquides de l'économie sont saturés de substances à un faible degré de solubilité; alors, comme dans les phénomènes ordinaires de cristallisation, il suffit qu'il y ait une base, un axe qui attire les molécules, pour engager ces sels à se déposer autour du noyau. Quelquefois, par suite de certaines altérations organiques ou fonctionnelles des organes, ces principes sont excrétés en quantité plus considérable qu'à l'ordinaire, et se déposent d'eux-mêmes, dès qu'ils se trouvent dans un réservoir où l'absorption fonctionnelle de l'eau

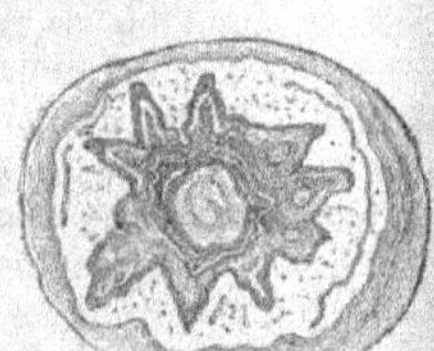

Fig. 201. — Calcul avec noyau.

continue, et où ils sont alors en état de saturation. Quelquefois, la rencontre d'un autre liquide fait faire un précipité par la formation d'un composé nouveau insoluble : c'est ainsi qu'un phosphate soluble, en présence de sels ammoniacaux, donne du phosphate ammoniaco-magnésien insoluble.

PATHOLOGIE. — Les effets mécaniques des calculs varient en raison de leur siège, de leur volume, de leur poids, de leur forme, comme aussi de leur nombre. Se développant avec lenteur, quelques-uns acquièrent une dimension assez considérable, sans provoquer de symptômes. D'autres, au contraire, et ils constituent la majorité, agissent comme corps étrangers et deviennent nuisibles, en irritant les parois des canaux et des réservoirs qui les contiennent: ils y provoquent l'inflammation, la suppuration, la gangrène, l'hypertrophie, l'atrophie ou une obstruction grave, souvent mortelle.

Division des calculs. — On trouve des calculs chez tous nos animaux domestiques et dans les organes les plus variés : 1° dans les organes de la digestion : *calculs salivaires, intestinaux, biliaires* et *pancréatiques*; 2° dans les organes de la sécrétion urinaire : *calculs rénaux, urétéraux, vésicaux, urétraux, préputiaux*; 3° dans les organes génitaux : *calculs mammaires, calculs spermatiques*; 4° dans les vaisseaux sanguins et lymphatiques : *vasculaires*; 5° les calculs *arthritiques, cérébraux* et *pulmonaires* qui se rencontrent moins fréquemment.

A. Calculs des organes de la digestion. — a. *Calculs salivaires.* — Ils s'observent particulièrement sur l'âne, le cheval et le bœuf; ils peuvent occuper les glandes parotides, sous-maxillaires et sub-linguales; mais c'est surtout dans les conduits excréteurs, et le plus souvent dans le canal parotidien, qu'on les rencontre.

Caractères physico-chimiques. — Ils sont solitaires ou multiples; souvent il y en a un volumineux accompagné de plusieurs petits; quelquefois il y en a plusieurs soudés ensemble.

Ils sont d'un blanc mat, de forme oblongue et semblable à celle du canal, très durs, très pesants, insipides, sans odeur, ayant souvent pour noyau un grain d'avoine, un brin de fourrage ou un gravier qui s'est introduit dans le canal par la bouche.

Leur dimension est quelquefois considérable, beaucoup plus que le diamètre du canal où on les rencontre ne permet de le supposer : on en observe qui ont plus de 70 millimètres dans leur petit diamètre et 1 décimètre dans leur grand axe. Le musée de Berlin en conserve un qui pèse 600 grammes.

Ces calculs sont composés en général de carbonate de chaux (environ 80 p. 100), de phosphate de chaux et de matières organiques.

Pathologie. — Les calculs salivaires constituent de véritables corps étrangers.

Quand ils se trouvent placés sur le trajet sous-cutané du canal parotidien, leur présence est facile à reconnaître : il y a une élévation, une résistance mobile. Quand le calcul est situé à l'orifice du canal excréteur, à moins qu'il ne soit d'un volume très considérable, il est très difficile à découvrir, parce qu'il n'offre pas de saillie apparente; mais on peut le sentir en explorant la cavité buccale avec soin.

Ils ne deviennent préjudiciables que s'ils gênent le cours de la salive; comme ces corps étrangers croissent lentement, cet effet ne se produit qu'à la longue. Mais alors le calcul forme une tumeur très dure : toute la portion du conduit excréteur comprise en arrière est gonflée par l'accumulation de la salive, et la parotide elle-même éprouve un gonflement dû à un état de turgescence salivaire ; d'autre part, les aliments n'étant plus suffisamment imprégnés par ce liquide, la digestion se fait mal. Quelquefois il s'établit une fistule salivaire par rupture du canal; il est fréquent d'observer une tuméfaction de la joue par infiltration de la salive.

Traitement. — On ne connaît pas de procédé pour dissoudre les calculs salivaires.

Il est quelques cas où on parvient à les extraire, même sans ouvrir le canal : le calcul se trouvant à l'orifice buccal, on peut l'extraire sans incision en écartant la joue, et en ébranlant le calcul pour le détacher.

Mais si le calcul est retenu par un étranglement du canal, il faut débrider celui-ci : la bouche étant tenue ouverte au moyen du pas-d'âne, on saisit la langue de la main gauche et on la tire hors de la bouche, le long de la commissure des lèvres opposée à celle qui répond au calcul; avec la main droite, on engage le bistouri boutonné dans le canal, le tranchant dirigé vers l'entrée de la bouche, et on tire à soi; ce débridement suffit ordinairement. — Pendant les premiers jours qui suivent l'opération, on prive l'animal de tout aliment solide, car des parcelles alimentaires s'introduiraient dans le conduit, dont l'orifice est dilaté, et pourraient l'obstruer de nouveau; au bout de quelques jours, l'ouverture se rétrécit, la plaie se cicatrise, et l'on peut sans inconvénient remettre l'animal à son régime habituel.

Le calcul est-il placé dans la portion sous-cutanée du canal parotidien ? S'il n'est pas volumineux, il n'est pas encore impossible de le faire glisser et de le conduire jusqu'à l'orifice; mais cela est rarement praticable, par suite de la négligence que l'on met à appeler à temps le vétérinaire. Presque toujours celui-ci, en arrivant, trouve le calcul déjà gros, obstruant le canal ; il n'a d'autre ressource alors que de tenter de retirer ce corps, en pratiquant une incision sur le canal lui-même, mais cette dernière opération est très souvent suivie d'une fistule salivaire : le procédé opératoire consiste à faire une incision sur la peau recouvrant la tumeur formée par le calcul ; cette incision, parallèle à l'axe du canal, intéresse également les parois de celui-ci ; on ébranle le calcul, et on le saisit avec des pinces. — Le traitement est ensuite celui de l'ouverture accidentelle d'un conduit excréteur de la salive (Voy. FISTULE SALIVAIRE).

b. Calculs gastro-intestinaux. — On leur a donné des noms divers : *bézoards* ou *entérolithes*, lorsqu'ils sont formés par un noyau central qui est un grain d'avoine, un fragment de pierre, de la terre, un morceau de drap, de linge, etc., entouré de couches concentriques de sels calcaires et ammoniaco-magnésiens ; *égagropiles*, pour désigner les calculs formés par un assemblage, un feutrage de poils d'animaux ou de fibres ligneuses, parfois déposés autour d'un corps étranger et quelquefois entourés d'une couche de sels calcaires et magnésiens (*égagropiles incrustés*).

Ces calculs s'observent plus particulièrement sur les solipèdes, où on les rencontre généralement dans le renflement gastro-diaphragmatique du gros côlon ; ils se forment relativement très vite. Chez les ruminants, où dominent surtout les égagropiles, on les trouve chez les jeunes animaux, dans le bonnet, dans le rumen, rarement dans les intestins. Chez le chien, les calculs sont rares.

CARACTÈRES PHYSICO-CHIMIQUES. — Ils sont plus ou moins gros, solitaires ou multiples. Les gros calculs sont généralement solitaires, tandis que les petits sont quelquefois fort nombreux : on en a compté sur un même cheval plus de quatre cents pesant ensemble près de 6 kilogrammes.

Les uns sont arrondis, sphériques ou ovoïdes, les autres ont des facettes et sont anguleux ; dans ce dernier cas, c'est la forme de pyramide triangulaire qu'on voit dominer, surtout dans les calculs intestinaux du cheval. Ils sont de couleur grise, rougeâtres ou bleuâtres, quelquefois jaunes ou bruns, quelquefois d'un blanc mat. Leur surface est lisse, à reflets brillants, parsemée de pores et, fort souvent, de légères dépressions ; ils sont très durs.

Ils peuvent avoir un poids énorme, surtout chez les solipèdes : on en a cité qui pesaient plus de 12 kilogrammes (Morton) ;

ceux de 2, 3 et 4 kilogrammes ne sont pas rares.

Suivant leur structure, leur mode de formation, on distingue plusieurs espèces de calculs intestinaux.

Il y en a qui sont presque complètement formés de matière minérale, de phosphate ammoniaco-magnésien, déposé en couches concentriques autour d'un noyau que constitue toujours un corps étranger, fragment de métal, de pierre, terre, etc. ; les couches les plus rapprochées affectent alors la forme cristalline, tandis que les suivantes sont ordinairement fort nombreuses, minces, serrées et très denses.

On peut rencontrer de ces calculs ayant un noyau creux, c'est-à-dire formés autour d'une matière organique qui s'est desséchée plus tard.

Souvent il y en a qui ont pour noyau des pelotes de poils ou de fibres ligneuses, et qui sont des *égagropiles* incrustés. — La matière minérale qui recouvre ces égagropiles est la même que celle qui forme les entérolithes proprement dits. L'analyse chimique y trouve du phosphate ammoniaco-magnésien (70 à 90 p. 100), de la silice, des chlorures de sodium et de potassium, et de la matière organique ; quelquefois, un peu de carbonate et de phosphate de chaux, et des traces d'oxydes de fer. Ce phosphate ammoniaco-magnésien paraît provenir des plantes et surtout des écorces de céréales, du son, dont se nourrissent les animaux (les calculs sont surtout fréquents sur les chevaux de meuniers). Ce sel, peu soluble en général, se trouve dans les liquides de l'intestin à l'état de saturation, et cristallise facilement dès qu'il trouve un corps étranger qui lui sert d'axe de cristallisation. Il peut aussi se former, par la réaction mutuelle des phosphates solubles et des sels ammoniacaux. — Les égagropiles formés de poils d'animaux se développent sur l'animal à la mamelle, alors qu'il lèche souvent sa mère, et ne peuvent plus se former sur l'adulte (Colin) ; ces égagropiles sont très communs sur les veaux de boucherie, où on les trouve dans la panse et où ils ne sont pas encore recouverts de mucus ni de matière minérale ; sur l'animal adulte, ils se montrent encroûtés, et séjournent dans le gros estomac, exceptionnellement dans la caillette. — Les égagropiles formés de fibres ligneuses, appelés aussi *qobbes*, se développent à toutes les époques de la vie ; ils ont une forme irrégulière et sont généralement enveloppés d'une croûte noirâtre luisante ; ils sont communs chez les bêtes à laine et se trouvent alors dans la caillette. Chez le mouton, l'éga-gropile est le plus souvent dû à la fibre ligneuse de graminées ou de *cypéracées*, qui résiste au travail de la digestion, et il est feutré par les mouvements péristaltiques. Chez le cheval, il faut l'attribuer tantôt aux poils fins et soyeux qui recouvrent le caryopse du grain de l'avoine, tantôt aux poils recouvrant le calice de la fleur du trèfle incarnat (Verrier).

Pathologie. — Les symptômes sont très difficiles à saisir ; les calculs gastro-intestinaux n'incommodent pas les animaux s'ils n'ont pas acquis un certain volume ; il arrive même que des calculs considérables, dont on ne soupçonnait pas la présence, restent inoffensifs, ou provoquent un seul accès de colique mortel. L'appétit est dépravé ; on observe des indigestions fréquentes, des coliques qui se reproduisent à des époques plus ou moins rapprochées, le dépérissement progressif, avec tension de l'abdomen. Il arrive quelquefois au calcul d'obstruer l'intestin, qui alors s'enflamme fortement, quelquefois se gangrène, ou se rupture ; cette obstruction se dénote par des symptômes de coliques, par une forte constipation. Cependant il n'est, ici encore, aucun signe qui puisse conduire au diagnostic de la cause, à moins qu'en fouillant l'animal, on ne sente le calcul, ou que des concrétions ne soient expulsées avec des matières fécales (Voy. Coliques).

Traitement. — Les calculs, parvenus à un certain degré de développement, ne peuvent être ni dissous ni évacués.

S'il y avait quelque espérance de les détruire, ce ne serait jamais qu'à leur formation. On pourrait tenter d'en favoriser l'expulsion à l'aide de purgatifs ; les breuvages à l'essence de térébenthine, si avantageux contre les pelotes stercorales, se montrent également utiles ici, si le calcul n'a pas de trop grandes dimensions. Colin conseille d'essayer, par des manipulations exercées par la voie du rectum, de refouler le calcul dans la dilatation qu'il a abandonnée, et où il peut rester longtemps sans gêner l'animal.

c. Calculs pancréatiques. — Ces concrétions n'ont été rencontrées, dans les canaux excréteurs du pancréas, qu'à l'autopsie des animaux de l'espèce bovine. Elles sont habituellement multiples, blanches, à surface lisse et à facettes ; leur diamètre ne dépasse pas celui d'une noisette, et leur poids est de 3 grammes.

d. Calculs biliaires. — Des calculs, dont la bile fournit les éléments, se forment quelquefois dans la vésicule et les conduits biliaires. Si les concrétions biliaires se trouvent habituellement dans la vésicule, il s'en trouve aussi dans le canal cystique, dans le canal cholédoque dilatés, et même dans les conduits hépatiques. On en observe chez le cheval, le bœuf, le mouton, le chien, le porc et le chat ; ils sont surtout fréquents sur les animaux de l'espèce bovine condamnés à une stabulation permanente.

Caractères physico-chimiques. — Ces concrétions, arrivées à un grand volume, offrent toujours une disposition ramifiée comme une branche de corail, et représentant le moule des conduits où elles se sont formées.

Quand il n'existe qu'un seul calcul dans la vésicule, ce qui est rare, il est ovale. Mais il y en a ordinairement un très grand nombre, quelquefois plusieurs centaines, assez volumineux, pressés les uns contre les autres, et polyédriques. Ordinairement ces calculs sont à l'état de granulations libres dans la bile, d'autres fois incrustés dans les parois de la vésicule.

Les uns sont durs, très pesants, difficiles à briser ; les autres au contraire, très friables, ont peu de consistance ; leur volume devient quelquefois considérable.

Les calculs biliaires sont formés de cholestérine unie à du mucus et à une plus ou moins grande quantité de matière colorante de la bile. Un noyau de matière colorante biliaire existe au milieu de chaque calcul.

Leur formation est sous la dépendance de certaines causes : *l'infection* des canaux biliaires par des parasites (douves) ou des microbes qui modifient la sécrétion et la composition de la bile ; la *stabulation* permanente de l'animal ; *l'âge avancé* de celui-ci ; *l'acidité de la bile*, etc. ; *l'excès d'embonpoint* (chiens d'appartement).

Pathologie. — Les concrétions de la vésicule n'empêchent pas la bile d'arriver dans l'intestin et ne déterminent aucun trouble apparent ; mais celles qui obstruent le canal cholédoque ou les conduits hépatiques font toujours plus ou moins obstacle au cours de la sécrétion.

L'animal perd l'appétit, est mou au travail, sue facilement ; puis on observe des coliques sourdes qui persistent durant deux ou trois jours, de la constipation, bientôt suivie de diarrhée fétide ; les muqueuses ont une teinte ictérique ; les urines sont rouges et abondantes ; la respiration et la circulation sont accélérées ; le malade est dans un état de prostration extrême ; parfois on observe des troubles nerveux, accusés par une tendance à pousser au mur. Dès que la désobstruction se produit, ces symptômes se dissipent peu à peu.

A la longue, la répétition de ces accès congestifs détermine l'hypertrophie du foie et sa cirrhose ; l'animal maigrit de plus en plus, tombe dans le marasme, et meurt.

TRAITEMENT. — Les alcalins se sont parfois montrés utiles, ainsi que l'essence de térébenthine ; ce dernier médicament est recommandé lors de coliques. L'huile d'olive et la glycérine facilitent l'expulsion des calculs (chien).

C'est à l'hygiène qu'il convient surtout de s'adresser : le vert en liberté, le mouvement au grand air, les racines pendant la période de la stabulation, l'interdiction de tout aliment lourd et indigeste, celle des eaux chargées de sels calcaires, sont des moyens préventifs.

B. **Calculs des organes de la sécrétion urinaire.** — Ce sont les plus communs. C'est par l'urine que s'en vont les principes azotés sous forme d'urée, d'acide urique, d'acide hippurique, de créatine, etc., les sels dissous dans l'eau et diverses substances accidentelles. Ce liquide est facilement modifié : par le mode d'alimentation ; par différents états pathologiques et même par les simples conditions hygiéniques dans lesquelles se trouvent placés les animaux.

Des boissons, des aliments qui surchargent l'économie d'éléments inorganiques, imprimeront aux urines une tendance à déposer ; un régime trop nutritif, disproportionné avec l'exercice, augmentera la proportion des matières azotées chez les carnivores, de l'acide oxalique chez les herbivores ; ces principes se déposeront ou agiront sur les autres éléments de l'urine, provoqueront des sédiments, etc.

Certaines affections pulmonaires, les maladies des centres nerveux, peuvent également agir sur la genèse des calculs, soit en s'accompagnant d'albuminurie, soit en provoquant de l'oxalurie, soit par d'autres circonstances ; des affections locales, s'accompagnant d'une plus forte production de mucus, d'hémorragie ou de suppuration, peuvent également amener à leur suite une affection calculeuse, en provoquant, par la matière organique, la précipitation des éléments inorganiques ; enfin quelquefois des corps étrangers, des cryptogames, peuvent pénétrer dans les voies urinaires et provoquer la sédimentation.

On distingue les calculs urinaires en *rénaux*, *urétéraux*, *vésicaux*, *urétraux* et *préputiaux*.

a. *Calculs rénaux.* — On en a observé chez tous nos animaux domestiques, notamment chez le cheval, où ils prennent d'assez fortes dimensions. On les trouve généralement dans le bassinet.

CARACTÈRES PHYSICO-CHIMIQUES. — Ils ont sou-

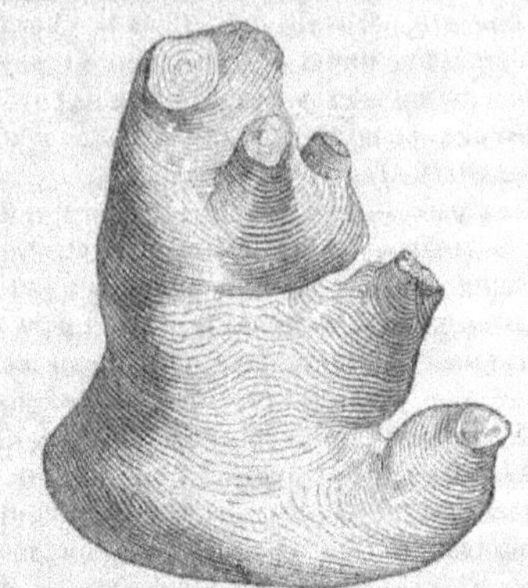

Fig. 202. — Calcul rénal.

vent la forme du bassinet, et se composent d'un corps cylindrique, dont les deux extrémités allongées se courbent et représentent un croissant ; ils sont plus ou moins irréguliers, avec un nombre variable de prolongements ;

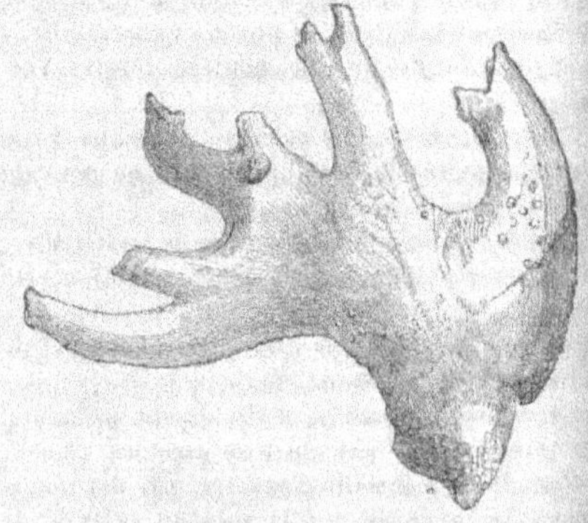

Fig. 203. — Autre calcul rénal avec rugosités d'oxalate de chaux.

souvent ils sont rugueux à cause des cristaux d'oxalate de chaux déposés à leur surface (fig. 202 et 203).

Ils sont généralement composés de couches concentriques déposées autour d'un noyau (fig. 204) ; ce noyau est de composition bien différente de celle des couches : il y en a dont le centre est de l'oxalate de chaux, tandis que les couches sont du carbonate de la même base et *vice versa*. — On peut rencontrer des calculs sédimenteux, grisâtres, amorphes, où l'on ne distingue pas de couches, quoiqu'ils soient pourvus d'un noyau ; ces calculs sont peu consistants, très friables et déteignent comme la craie. — Quelquefois la matière sédimenteuse est mélangée d'un mucus abondant. — Les *calculs müraux* (fig. 205) ressemblent un peu au fruit du mûrier.

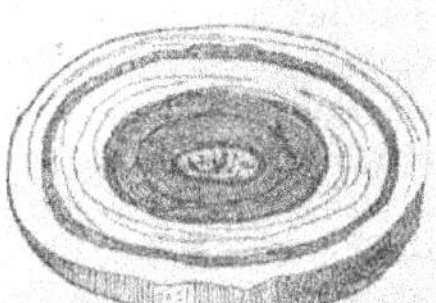

Fig. 204. — Calcul de phosphate, noyau d'acide urique.

Il y a des calculs rénaux pesant plus de 750 grammes, mais généralement ils sont plus petits, surtout s'ils sont multiples (1 à 60 grammes).

Leur composition est très variable : tandis que, chez les carnivores, les calculs rénaux sont composés le plus ordinairement d'acide urique (fig. 204 et 206).

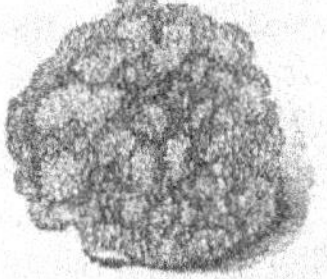

Fig. 205. — Calcul mûral.

On trouve, en outre, dans les calculs rénaux des carnivores, de l'urate d'ammoniaque, de

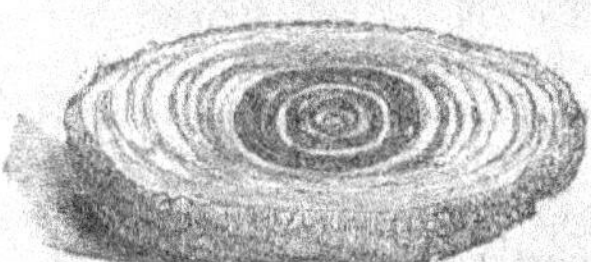

Fig. 206. — Calcul d'acide urique, noyau d'oxalate de chaux.

l'urate de soude, de chaux, de magnésie, de la cystine, de la xanthine (fig. 208).

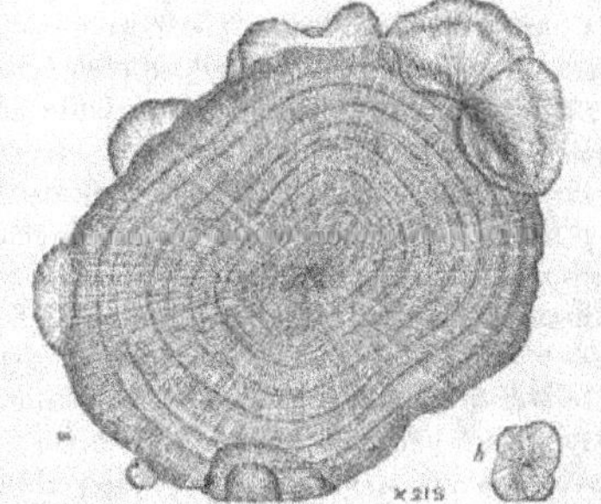

Fig. 207. — Calcul d'oxalate de chaux grossi.

Les calculs des herbivores sont composés surtout de carbonate de chaux, de carbonate

de magnésie et de matière organique ; souvent il y a de l'oxalate de chaux, non pas mêlé à la matière des calculs, mais formant des

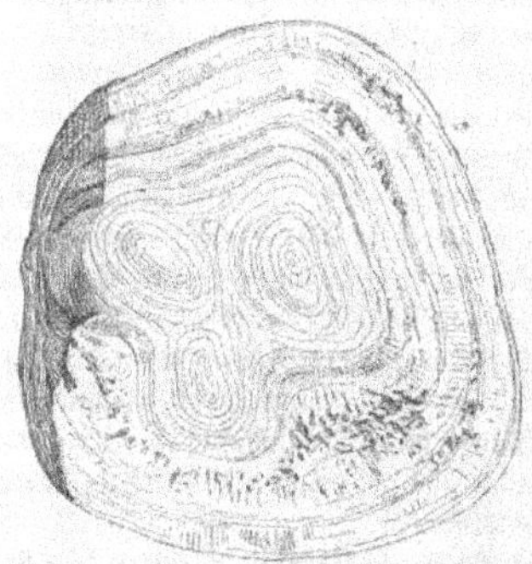

Fig. 208. — Calcul à noyaux multiples, pris dans une gangue d'urate, disposée par couches concentriques.

cristaux interposés (fig. 207) ; l'acide urique ne s'observe que très rarement dans les calculs des herbivores.

PATHOLOGIE. — Les calculs rénaux peuvent exister pendant longtemps, et acquérir un volume considérable, avant de troubler la santé de l'animal ; mais à la longue ils déterminent une inflammation, rarement de l'urémie.

La néphrite calculeuse se manifeste par des coliques intermittentes, survenant surtout après un travail pénible, durant lesquelles l'animal se campe fréquemment pour uriner, et rejette une urine claire ou sanguinolente ou purulente, souvent sédimenteuse ; puis ces coliques disparaissent peu à peu.

A la longue, les calculs déterminent l'inflammation du bassinet, l'hydronéphrose, ou la suppuration du tissu rénal, et la mort survient par rupture du rein ou par anurie. La suppuration et la désorganisation des reins sont décelées par le dépérissement progressif du sujet, la douleur lombaire, la présence du pus et du sang dans l'urine, et la sortie de quelques calculs par l'urètre.

TRAITEMENT. — Celui des symptômes : calmer l'inflammation rénale par l'application de cataplasmes sur la région lombaire, les boissons rafraîchissantes, les lavements émollients, etc. (Voy. NÉPHRITE).

Lorsque les accidents aigus se seront atténués, donner des boissons contenant du bicarbonate de soude (20 à 30 grammes), du sel de nitre (10 à 15 grammes) et une alimentation aqueuse : vert, carottes, betteraves, etc. ; supprimer le son et les farines diverses.

b. **Calculs urétéraux.** — I. Pathologie. — Ils viennent constamment des reins, et produisent des effets variés selon leur volume, leurs aspérités, et les obstacles qu'ils apportent au cours de l'urine.

Les calculs urétéraux peuvent être sentis par la main introduite dans le rectum. Le principal symptôme est le ralentissement et même la suspension du cours de l'urine : elle est complète ou incomplète, selon que les calculs occupent les deux uretères ou un seul.

Le diagnostic est toujours obscur, et le pronostic grave. Généralement, si le calcul ne peut s'éliminer, la mort survient par rétention d'urine ou par infection à la suite de la rupture de l'uretère.

Traitement. — On peut essayer, par le massage à travers les parois du rectum, de faire descendre le calcul dans la vessie. On donnera aux animaux des alcalins et une nourriture aqueuse.

c. **Calculs vésicaux.** — On en trouve sur tous nos animaux domestiques, mais surtout chez les bœufs. Un corps solide quelconque, formé dans la vessie, ou venu du dehors, devient inévitablement, s'il y séjourne, le noyau d'un calcul. Des calculs détachés des reins peuvent encore augmenter de dimensions dans la vessie. Des globules mucoso-purulents ou sanguins sont souvent les noyaux de calculs vésicaux ; d'autres fois ce sont des sédiments.

Les cas ne sont pas rares où la matière calculeuse reste à l'état de sédiment et constitue ce qu'on a appelé les *graviers* ou le *sable vésical*, ou plutôt la *gravelle*, c'est-à-dire la matière sédimenteuse non agglomérée ; on l'observe plus particulièrement chez le mouton (H. Bouley), où le sable fin de la vessie est formé de phosphate ammoniaco-magnésien, et n'a plus la forme de calculs ; et chez le bœuf, où il est formé de carbonate de chaux et de magnésie, avec de la silice et des traces de fer : ce sont de petites perles nacrées, qui deviennent parfois volumineuses. Chez le cheval, cette matière reste pulvérulente, crayeuse.

Caractères physico-chimiques. — Ils sont presque toujours assez nombreux, et régulièrement arrondis. Tantôt leur surface est lisse, quelquefois elle est mamelonnée ou rugueuse. Ordinairement libres, on en trouve cependant qui sont comme enchatonnés dans la vessie. Ils sont généralement composés de couches nombreuses très dures, avec un noyau sédimenteux au centre. — La dimension est très variable ; souvent, ils sont comme une graine de pavot, ou un grain de millet, et forment un amas de sable fin ; d'autres fois, ils ont la dimension d'un gros pois, d'une noisette ; les calculs solitaires arrivent facilement à 300 ou 500 grammes et les amas sédimenteux au poids de quelques kilogrammes. — La composition est variable et analogue à celle des calculs rénaux.

Pathologie. — L'émission d'urine sanguinolente *seulement après la marche* doit faire soupçonner la présence d'un calcul dans la vessie. On peut, en introduisant la main dans le rectum, comprimer la vessie et sentir les calculs. Mais souvent ils s'arrêtent dans le canal de l'urètre, et l'on observe alors les symptômes que nous décrirons en parlant des calculs urétraux.

Les dépôts sédimenteux déterminent l'incontinence d'urine, le liquide s'écoule par petites quantités, est toujours épais et fortement chargé de sédiments ; la gravelle ne produit d'accident chez le mouton que par la présence de sédiments dans le prépuce et dans la pointe de l'urètre, qui rendent la miction difficile, parfois impossible.

Traitement. — On a essayé sans succès de les dissoudre en administrant aux animaux du sel de cuisine, de l'acide chlorhydrique, du vinaigre, des alcalins, en leur donnant une alimentation aqueuse, vert et racines, et en supprimant le son et les farines. — Cadiot et Desoubry ont pratiqué, sur un étalon, le broiement du calcul dans la vessie, et l'ont expulsé ensuite au moyen d'injections d'eau chaude.

d. **Calculs urétraux.** — Ils ne se forment pas dans le canal de l'urètre, mais descendent des reins et de la vessie, et viennent s'engager dans le conduit ; tous les animaux sujets aux calculs rénaux et vésicaux sont donc sujets aux calculs urétraux.

Ils sont surtout fréquents sur les mâles de l'espèce bovine : ce qui contribue chez le bœuf à rendre fréquent l'arrêt de calculs dans l'urètre, c'est la courbure en S que décrit le pénis (fig. 206), et avec lui l'urètre, au-dessous du pubis et de l'ischion ; c'est dans une des courbures de l'S qu'on trouve presque constamment le calcul.

L'extrémité libre de l'urètre du mouton, qui est très effilée, facilite le dépôt des sédiments.

Caractères physico-chimiques. — On n'en trouve pas qui aient un très grand volume ; ils varient entre la dimension d'un gros pois à celui d'une noisette (chez le bœuf), jusqu'à celui d'un œuf de pigeon (chez le cheval) ; plus grands, ils ne pourraient pas quitter les reins.

ou traverser le col de la vessie ; plus petits, ils ne s'arrêteraient pas dans l'urètre. Mais, quand ils peuvent s'y fixer, ils y augmentent de volume.

PATHOLOGIE.. — Efforts fréquents et vains pour uriner ; mais d'une façon générale, chez le bœuf en particulier, on ne constate souvent l'effet de la rétention d'urine qu'au bout de quelque temps, de quelques jours même ; souvent l'animal conserve l'appétit, et le trouble du côté de la vessie est peu évident.

Cependant celle-ci, ne cessant de recevoir de l'urine, et ne pouvant se vider, tout au plus que par gouttes qui transsudent entre le calcul

Cet état peut durer plus ou moins long-temps, mais bientôt s'aggrave ; le malade a la tête basse, l'œil hagard ; des sueurs partielles se manifestent ; l'animal se laisse tomber comme une masse, puis se relève et recommence.

Si l'obstacle n'est pas enlevé, le sujet recouvre un calme trompeur après la rupture de la vessie. L'urine épanchée dans la cavité abdominale détermine bientôt une péritonite, qui se manifeste par les symptômes habituels ; les tremblements sont fréquents, les coliques assez fortes ; la peau, ordinairement en transpiration, répand une odeur spéciale, urineuse,

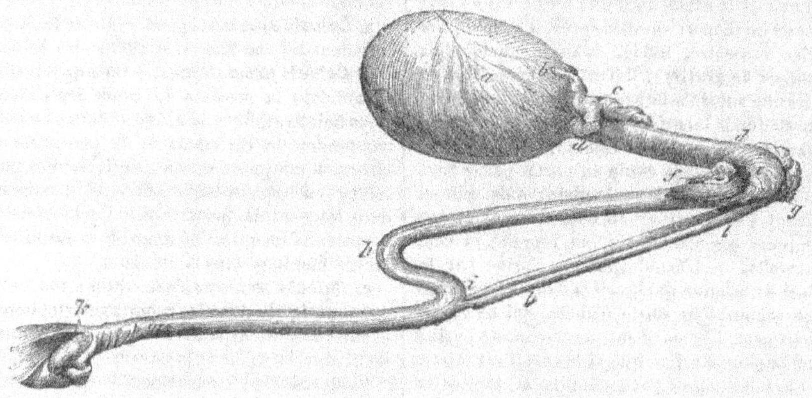

Fig. 209. — Appareil urinaire du bœuf.

a, vessie. — *b*, uretère coupé. — *c*, vésicule spermatique et prostate. — *dd*, portion pelvienne de l'urètre. — *e*, muscle accélérateur. — *f*, commencement du corps caverneux coupé. — *g*, courbure ischiale. — *h*, première courbure de l'S du pénis. — *i*, seconde courbure du pénis. — *k*, extrémité antérieure et gland du pénis. — *l*, ligaments suspenseurs.

et les parois de l'urètre, se distend et des coliques apparaissent. Alors le malade se couche, se relève, trépigne, gratte le sol de ses pieds antérieurs et se campe fréquemment pour uriner. On aperçoit, sur l'arcade ischiale, le *battement urétral* provoqué par l'ondulation de l'urine dans le canal à chaque contraction des muscles accélérateurs. Le passage des doigts le long de l'urètre ne fait pas toujours découvrir le calcul ; mais, en exerçant une certaine pression, la douleur devient plus vive. En introduisant la main dans le rectum, on trouve que la vessie distendue ne se laisse point comprimer ; si l'on continue la pression, il arrive parfois que quelques gouttes d'urine s'écoulent. On peut aussi introduire une sonde dans l'urètre, et l'obstacle qu'elle éprouve donne des renseignements assez précis sur le point où est fixé le calcul.

dite de souris ; l'air aspiré a la même odeur.

Si l'animal n'est pas sacrifié, le marasme et l'intoxication par urémie surviennent et la mort arrive au bout d'un temps variable, six à huit jours chez le bœuf, plus tôt chez le cheval.

TRAITEMENT. — Si les animaux ont une valeur pour la boucherie, il y a généralement avantage, au point de vue économique, à les vendre dès les premiers symptômes. Sinon, l'*urétrotomie*, c'est-à-dire l'incision de l'urètre, vis-à-vis du calcul, peut permettre l'expulsion de ces corps étrangers, à moins qu'ils ne paraissent au bout du pénis, et qu'il soit possible de les extraire en les saisissant avec une pince. On parvient quelquefois à repousser le calcul dans un point favorable à son extraction. On a quelquefois trouvé avantageux, avant de faire l'incision de l'urètre vis-à-vis du calcul, de l'inciser immédiatement à l'arcade ischiale, afin de vider la vessie, et d'empêcher que ce réservoir, trop dilaté, ne se déchire au moment de coucher l'animal; on opère ensuite l'urétrotomie au point indiqué.

Si le calcul est retenu dans l'urètre, s'il se trouve dans la région scrotale, dans une des courbes de l'S que le pénis décrit chez le bœuf, on pratique l'*urétrotomie scrotale*. L'animal étant couché doucement et assujetti, le pouce et l'indicateur de la main gauche tendant la peau de chaque côté de l'éminence formée par le calcul, on fait sur le milieu de l'urètre une incision assez grande et suivant la direction de ce canal; on extrait le calcul avec une pince, s'il ne sort pas de lui-même; aussitôt après, il s'écoule une urine roussâtre, fétide, épaisse, quelquefois chargée de graviers; il n'est pas nécessaire de faire une suture à la peau. On met l'animal en liberté, on le laisse en repos, on lui donne de l'eau blanche et des lavements; pendant quelques jours, l'urine coule en partie par le bout du pénis et en partie par la plaie; mais, celle-ci venant à se cicatriser au bout d'une quinzaine de jours environ, le liquide reprend sa voie naturelle. — L'écoulement de l'urine par la plaie occasionne quelquefois dans le voisinage une suppuration suivie d'abcès, qui se guérit facilement. L'écoulement permanent de l'urine par la plaie n'arrive que si le calcul est laissé.

Chez le mouton particulièrement, lors de la gravelle, on a conseillé de pratiquer l'urétrotomie ischiale et de vider, à l'aide de curettes appropriées, la vessie du dépôt terreux qu'elle contient (Voy. Urétrotomie).

e. *Calculs préputiaux*. — Ces concrétions se forment dans la cavité du fourreau ou du prépuce du cheval et du porc; chez le bœuf et le mouton, les sels se concrètent autour des poils qui surmontent cet organe.

Caractères physico-chimiques. — Chez le cheval et le porc, ce sont des corps arrondis, à surface rugueuse, formés de couches plus ou moins régulières entourant un noyau sédimenteux. Les concrétions des poils du prépuce du bœuf ressemblent à des perles enfilées, du volume d'une tête d'épingle, ou à une couche de mortier recouvrant les poils. Chez le mouton, lors de gravelle, on constate parfois des concrétions salines sur les brins de laine qui garnissent la peau au pourtour de l'ouverture du fourreau. Quelquefois ces dépôts à l'orifice préputial deviennent très abondants au point de gêner l'écoulement de l'urine.

Pathologie. — Les calculs préputiaux de la paroi supérieure du fourreau du cheval, et de la poche de celui du porc, ne fixent l'attention que si, par leur développement, ils gênent la sortie de l'urine. L'excrétion urinaire peut même être complètement empêchée. L'exploration de la verge permet de trouver la cause.

Traitement. — Si les calculs ne se détachent pas à l'aide du doigt, il faut inciser le bord du fourreau ou même, sur le mouton, en couper l'extrémité; cette opération permet le décollement du calcul; la plaie se cicatrise facilement.

C. **Calculs des organes génitaux**. — Ce sont les *calculs spermatiques, prostatiques* et *mammaires*.

a. *Calculs spermatiques*. — On ne les a vus que dans les conduits séminifères des béliers.

b. *Calculs prostatiques*. — On a quelquefois trouvé dans la prostate du chien des concrétions noirâtres, fines ou grosses comme un pois, composées de carbonate et de phosphate de chaux, développées autour de corpuscules amyloïdes et d'une substance protéique, et naissant dans les conduits prostatiques. Quelquefois on a rencontré un calcul né dans la vessie qui s'est creusé une loge dans la prostate.

c. *Calculs mammaires*. — On a rencontré des concrétions dans les canaux galactophores, et surtout dans les sinus des mamelles, notamment chez la vache et la chèvre.

Caractères physico-chimiques. — Ce sont ordinairement des corps arrondis, un peu ovoïdes, de la dimension d'un grain de millet à celle d'un haricot; quelquefois solitaires, d'autres fois multiples, ils sont à surface ordinairement lisse et brillante, de couleur blanche, jaunâtre ou grise, très durs.

Pathologie. — Le trayon, siège du calcul, est obstrué, tuméfié, sensible; à la traite, le mamelon donne peu ou point de lait; on sent le corps étranger sous forme de tumeur dure; la traction occasionne de vives douleurs; une sonde introduite dans le canal rencontre le corps étranger et le différencie des tumeurs occupant parfois les sinus.

Traitement. — Les petits calculs peuvent être évacués avec le lait ou à la suite d'injections chaudes et antiseptiques. Mais pour une grosse concrétion, déterminant une rétention laiteuse complète, l'extraction est indispensable. Elle se pratique par une incision longitudinale proportionnée au volume du calcul et pénétrant dans le sinus; on enlève le corps avec une pince, et on applique quelques points de suture. Pour que la mulsion ne soit pas douloureuse, on introduira un tube trayeur.

D. **Calculs vasculaires.** — On a signalé dans les vaisseaux sanguins, surtout dans le système de la veine porte, des concrétions, encore appelées *phlébolithes*, fixées sur la tunique interne; ce sont ordinairement des caillots de fibrine, incrustés à la périphérie, mous à l'intérieur. — On en a aussi trouvé dans les vaisseaux lymphatiques, dans le canal thoracique par exemple.

E. **Calculs arthritiques.** — On a trouvé dans les articulations du porc, dans une maladie simulant la goutte de l'homme, des calculs formés de guanine; ces concrétions, qui existent aussi dans les chairs de l'animal, correspondent aux concrétions tophacées d'urate de soude qui forment la lésion à peu près unique de la goutte de l'homme (Voy. ARTICULATIONS, *Arthrite sèche*).

CALORIFICATION. — Voy. CHALEUR ANIMALE.

CAMARGUE. — Les terrains compris dans le delta du Rhône nourrissent des troupeaux de chevaux, de bœufs et de moutons élevés à l'état demi-sauvage.

1° *Chevaux de la Camargue.* — Ils appartiennent, d'après M. Sanson, à trois types différents: le belge, l'asiatique et l'africain (Voy. ces mots). Il s'agit donc, non pas d'une race ou d'une variété, mais d'une population métisse fournissant au hasard les trois types que nous venons de citer ou leur mélange dans des proportions quelconques.

2° *Bovins de la Camargue.* — Ils se rapportent à un seul type qui est le type asiatique (Voy. ce mot). Ils sont exploités pour la production du taureau de combat ainsi que pour la boucherie.

3° *Moutons de la Camargue.* — Ce sont des mérinos plus ou moins purs.

CAMBOUIS. — Vieux oing. — Par analogie, matière sébacée qui s'accumule souvent en quantité considérable à l'intérieur du fourreau du cheval.

CAMOMILLE (*Anthemis nobilis, C. romaine*). — Plante indigène.

EMPLOI. — En infusions; quelquefois, mais rarement, en électuaires.

DOSES.

Grands animaux.......	16 à 32 grammes.
Moyens animaux......	4 à 8 —
Petits animaux........	2 à 4 —

EFFETS ET USAGES. — Stimulant, tonique. A l'extérieur, on l'emploie en frictions sous forme

d'huile. A l'intérieur, on en fait un usage fréquent dans les indigestions gazeuses.

Breuvage de camomille.

℞ Têtes de camomille........	10 grammes.
Eau.....................	1 litre.

Infusez.

Huile de camomille.

℞ Fleurs sèches de camomille.	50 grammes.
Huile d'olive...............	400 —

Préparez par digestion.

CAMPHRE. — Produit concret obtenu par distillation du *Laurus camphora*; soluble dans l'alcool, les éthers, les huiles; insoluble dans l'eau.

EMPLOI. — A l'extérieur, en huile, en alcoolat; à l'intérieur, on le donne en électuaire, en breuvages ou en lavements.

DOSES.

Grands animaux...	8 gr.	16 gr.	32 gr.
Petits animaux....	2	4	8
Porcs	1	2	4
Chiens...........	0,25	0,50	2

EFFETS ET USAGES. — Il est sédatif et anthelminthique. On l'utilise à l'extérieur contre les engorgements des membres, les douleurs articulaires et les plaies. A l'intérieur, comme vermifuge et antispasmodique.

Camphre en poudre.

℞ Camphre......................	Q. S.
Alcool..... Quelques gouttes qui ont pour but	

de diminuer l'élasticité du camphre, et on triture.

Alcool camphré.

℞ Camphre....................	1 partie.
Alcool rectifié..............	7 parties.

Eau-de-vie camphrée.

℞ Camphre....................	1 partie.
Alcool à 22°.................	50 parties.

Contre les contusions et les entorses.

Huile camphrée.

℞ Camphre....................	1 partie.
Huile d'olive................	7 parties.

En frictions, contre les douleurs articulaires.

Pommade camphrée.

℞ Camphre....................	1 partie.
Axonge.....................	4 parties.

CANARD (*Anas boschas*, L.; νῆσσα; all. *Ente*; angl. *duck*; it. *anitra*; esp. *anade*). — Oiseau palmipède lamellirostre, vivant à l'état sauvage et domestique, recherché pour sa chair.

Les variétés en sont nombreuses, et donnent des métis avec le *canard musqué* (*Anas moschatus*) d'Amérique, appelé à tort *canard de Barbarie.*

appartiennent, sont ceux qui blanchissent davantage et le plus tôt.

CANON (all. *Röhre*). — ANATOMIE. — Os de la jambe du cheval, qui répond, dans les membres antérieurs, au métacarpe, et, dans

Synopsis des canards domestiques (Cornevin).

Bec caronculé. Queue très mobile, à 18 rectrices, sans plumes sexuelles.					Canard barbarin, muet, musqué, etc. (*A. moschata*).
Bec non caronculé.	Port ordinaire. Pas de huppe.	Bec normal.	Taille moyenne		Canard commun ou barboteur (*A. boschas vulgaris*).
			Taille au-dessus de la moyenne.	Plumage, bec et tarses du canard ordinaire	C. de Rouen ou normand (*A. b. crassissima*).
				Plumage blanc, bec et pattes jaune très clair, q. q. f. roses.	C. d'Aylesbury (*A. b. alba*).
				Plumage noir, bec ardoisé, pattes brunes	C. Cayuga (*A. b. cayuga*).
			Taille au-dessous de la moyenne.	Bavette sur le devant du cou.	C. Duclair (*A. b. maculata*).
				Plumage varié, surtout blanc, bec et pattes jaunes	C. mignon (*A. b. exigua*).
				Plumage noir, bec gris verdâtre, large	C. noir de l'Inde ou du Labrador (*A. b. nigra*).
			Bec court et petite taille		C. chanterelle (*A. b. brevirostrum*).
			Bec courbé		C. polonais (*A. b. rostrocurvatum*).
		Avec une huppe			C. à huppe (*A. b. spicifer*).
	Port semi-dressé, forte taille, bec et tarses jaune soufre				C. de Pékin (*A. b. pedesulfurata*).
	Port redressé				C. Pingouin (*A. b. Alcæformis*).
Bec caronculé ou non.	Formes tenant du canard barbarin et de l'une des races du canard barboteur				Mulard (*A. b. sterilis*).

CANCER (de καρκίνος, *crabe*; all. *Krebs*; angl. *cancer*; ital. *cancro*). — Ce nom désignait autrefois des tumeurs malignes, pourvues de prolongements analogues aux pattes de crabe : *sarcomes*, *carcinomes*, *épithéliomes* ; d'autres auteurs ont groupé sous ce mot toutes les tumeurs capables de déterminer la mort, et notamment les tumeurs du pylore. Aujourd'hui l'expression de *cancer* est employée quelquefois comme synonyme de *carcinome* (Voy. ce nom).

CANCROÏDE. — Expression autrefois employée pour désigner les *épithéliomes* (Voy. ce mot). On appelle parfois improprement cancroïde un *ulcère labial* du chat, affection parasitaire et contagieuse.

CANITIE (de *canus*, blanc; all. *Grauwerden*). — Blancheur des poils, résultat d'un changement dans la nature de la substance qui remplit l'intérieur des poils. — Elle s'effectue graduellement sur les animaux, et principalement sur le cheval; il est rare cependant de rencontrer des chevaux entièrement blancs. — La couleur blanche d'une partie des poils et des crins est chez eux le résultat et le signe de la vieillesse. Les chevaux gris, et ceux dont la robe est mélangée de blanc, à quelque nuance qu'ils

les postérieurs, au métatarse du squelette humain. Cet os unique est situé immédiatement au-dessous du genou ou du jarret et au-dessus du paturon. — *Péroné du canon.* Voy. PÉRONÉ.

EXTÉRIEUR. — Région inférieure des membres antérieurs et postérieurs ayant pour base les os métacarpiens ou métatarsiens et les tendons extenseurs antérieurs des phalanges. La région des *tendons* se trouve en arrière. — Le canon doit être *vertical*, sans quoi l'aplomb serait défectueux; *court*, ce qui implique généralement un avant-bras long, des allures allongées et rasantes; *bien développé*, de façon à pouvoir supporter le poids du corps et les réactions; *sec, compact*, ce qui indique la finesse de la peau; enfin *net* sans tares. Les principales *tares* sont: les *suros*, les *kystes*, les *hygromas*, les *soreshins*, les *indurations* de la peau et du tissu conjonctif, etc. (Voy. ces mots).

HARNACHEMENT. — Partie du mors de bride du cheval.

CANONNIERS (*canon*). — Les deux muscles lombricaux supérieurs, chez le cheval (Lafosse).

CANTAL (**Variété bovine du**). — Voy. SALERS.

CANTHARIDES. — Coléoptères vivant sur

le frêne et le troène. Leur action est due à la *cantharidine*.

EMPLOI. — Presque exclusivement à l'extérieur sous forme de teinture, de pommade, d'huile ; elles entrent dans la composition des préparations désignées sous le nom de *feux*.

EFFETS ET USAGES. — Sur la peau elles produisent la vésication ; leur agent actif étant absorbé détermine du côté des voies génito-urinaires une irritation qui peut aller jusqu'à l'hématurie. — On emploie les préparations comme révulsifs ou dérivatifs dans les affections inflammatoires ; comme fondants sur les tumeurs et les engorgements ; enfin comme antipsoriques.

Onguent vésicatoire.

♃ Poudre de cantharides....	600 grammes.	
Poudre d'euphorbe.......	200	—
Résine.................. ⟩ ⁂ 400		—
Poix noire............. ⟩		
Cire jaune..............	300	—
Huile grasse...........	1200	—

Faites fondre les résines et la cire, ajoutez l'huile et les poudres en agitant jusqu'à refroidissement.

Teinture de cantharides.

♃ Poudre de cantharides....	100 grammes.	
Alcool à 80°............	1 000	—

Se prépare par digestion.

Huile cantharidée.

♃ Poudre de cantharides....	100 grammes.	
Huile d'olive............	1 000	—

CAPELET ou **PASSE-CAMPANE** (all. *Piephacken*). — Tumeur molle de différentes grandeurs située à la pointe du jarret du cheval : c'est l'*hygroma de la pointe du jarret*, c'est-à-dire l'hydropisie de sa bourse séreuse sous-cutanée (fig. 210).

ÉTIOLOGIE. — Le capelet est généralement la conséquence de coups sur la pointe du jarret : ruades contre les parois du box ou contre le bat-flanc, frottements répétés contre un corps dur ; parfois il survient à la suite d'un travail excessif ou prématuré, de sauts, des glissades sur le pavé ; enfin, dans quelques cas il vient sans cause apparente sur des poulains lymphatiques.

SYMPTOMATOLOGIE. — Au début, la pointe du jarret est tuméfiée, chaude, sensible. Puis les phénomènes inflammatoires disparaissent et il persiste une tumeur de dimensions variant entre celles d'une petite noix et celles du poing, molle, fluctuante ou indurée, indolente et très mobile sur les parties sous-jacentes. Puis au bout d'un temps variable, la tumeur dimi-

nue de volume et disparaît ; ou elle augmente considérablement et même s'abcède.

PRONOSTIC. — Tare insignifiante au point de vue de l'utilisation du cheval, qu'elle ne fait jamais boiter, elle diminue sa valeur marchande.

TRAITEMENT. — Il est souvent très difficile à faire disparaître.

Supprimer d'abord la cause, si elle est connue, en matelassant les parois du box, en empêchant les chevaux de ruer au

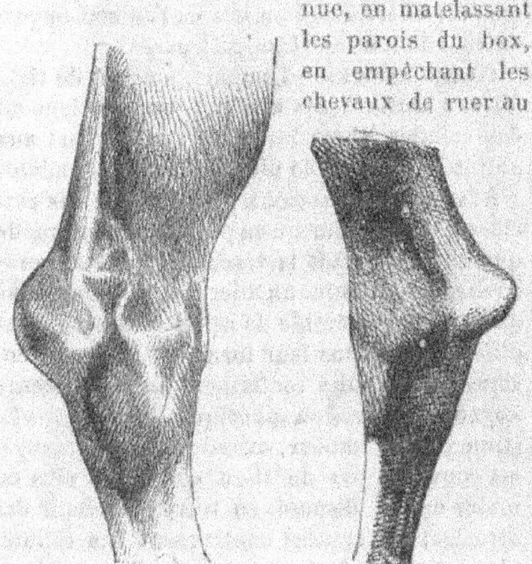

Fig. 210. — Capelets.

moyen d'entraves aux membres postérieurs, etc.

Au début, atténuer l'inflammation par les douches, les applications astringentes, vinaigre et blanc d'Espagne, mélange d'argile et d'eau blanche auquel on ajoute un blanc d'œuf, mélange d'argile, de vinaigre et de sulfate de fer.

Lorsque le capelet est formé, on peut utiliser les frictions vésicantes, ou mieux les applications répétées de pommade iodo-iodurée ou de topique Weber : goudron de Norvège, 450 grammes ; savon vert, 450 grammes ; poudre de tan, 100 grammes. — Si cela ne réussit pas, il faut recourir à la cautérisation en pointes pénétrantes.

Si le capelet est kystique, on peut le ponctionner avec un trocart et faire dans la poche une injection iodée ; on devra opérer aseptiquement, sans quoi la suppuration pourrait se propager à l'articulation du jarret. — Si la tumeur s'abcède, il faut la ponctionner et traiter comme un abcès simple. — Nous avons obtenu la guérison presque complète d'un volumineux capelet kystique par l'incision de la poche, l'ablation d'un faible lambeau cutané et la suture des lèvres de la plaie. Ce moyen doit être réservé pour les capeletskystiques et très développés, en opérant suivant les règles de l'antisepsie.

CAPILLAIRE. — Se dit d'un vaisseau qui a la ténuité d'un cheveu (Voy. Circulation capillaire).

CAPOTE. — Bandage de toile matelassé dont on recouvre la tête d'un cheval assujetti pour une opération. — *Capote fumigatoire*. Long conduit de toile fixé au nez de l'animal auquel on veut donner une fumigation.

CARCINOME. — Tumeurs, formées de tissu fibreux limitant des alvéoles, qui contiennent des cellules libres les unes par rapport aux autres et un liquide plus ou moins abondant.

Anatomie pathologique. — La coupe des carcinomes laisse sourdre en plus ou moins grande quantité un liquide lactescent, appelé *suc cancéreux*, qui, examiné au microscope, montre une quantité considérable de cellules extrêmement différenciées dans leur forme et leurs dimensions ; ces cellules renferment un ou plusieurs noyaux ovalaires ou sphériques (fig. 212). — Le stroma de la tumeur, examiné au microscope, est constitué par du tissu conjonctif plus ou moins dense, disposé en travées limitant des alvéoles ; ces travées contiennent des cellules plasmatiques, des vaisseaux sanguins et lymphatiques ; ces derniers communiquent avec les alvéoles (fig. 211).

Pathogénie. — Les carcinomes primitifs se développent dans les organes glandulaires ou dans les téguments ; plus tard ils se généralisent et on en rencontre dans les lymphatiques, les viscères, parfois les tissus musculaire et osseux où ils forment des masses arrondies, de volume et de consistance variables.

La tumeur débute dans un cul-de-sac glandulaire par la prolifération des cellules épithéliales, l'épaississement du tissu conjonctif interstitiel qui obstrue le canal glandulaire et creuse de nouvelles cavités toutes communicantes. La tumeur gagne de proche en proche et envahit toute la glande. La généralisation se fait par la voie lymphatique ou veineuse ; lorsque les animaux sont affaiblis, ce développement se précipite.

Les carcinomes peuvent s'enflammer, s'abcéder, s'ulcérer, subir des dégénérescences variées, être le siège d'hémorragies, etc.

Symptomatologie. — Celle de la gêne apportée au fonctionnement des organes atteints.

Diagnostic. — Pour les carcinomes des téguments, le diagnostic ne peut être établi définitivement que par l'examen microscopique. Quant à ceux des organes internes, leur *pré-*

sence peut être soupçonnée par le trouble de certaines fonctions et la palpation externe, ou l'exploration interne, et leur *nature* par l'existence de tumeurs extérieures.

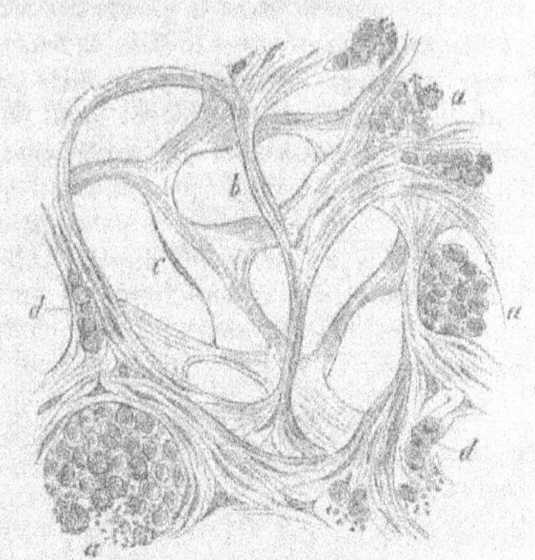

Fig. 211. — Stroma d'un carcinome glandulaire mou.

a, coupe de cylindres cellulo-cancéreux. — *b*, faisceaux de stroma. — *c*, cellule fusiforme étendue transversalement d'un faisceau à l'autre, le long de laquelle se dépose la substance fondamentale servant à la formation d'un nouveau faisceau de stroma. — *d*, infiltration de cellules globuleuses, dans l'intérieur des faisceaux du stroma. (Grossissement 300.)

Pronostic. — Toujours grave, à cause de l'extension possible à des organes importants.

Traitement. — Le traitement spécifique n'existe pas. On pourra traiter les complications comme des plaies. L'ablation donnera une amélioration passagère, mais n'empêchera pas la généralisation de se produire.

Divisions. — Ils se divisent en *carcinome fibreux* ou *squirre* ; *carcinome encéphaloïde* ou *médullaire* ; *carcinome colloïde*.

Carcinome fibreux ou squirre. — Se développant dans les glandes à tissu conjonctif dense et abondant (mamelles, parotides), il donne naissance à des tumeurs irrégulières, denses, dures, compactes, peu délimitées ; à une période ultérieure, les ganglions lymphatiques voisins se tuméfient et s'indurent ; c'est le signal de la généralisation. — Les néoplasies secondaires peuvent apparaître dans tous les tissus.

Une coupe de squirre examinée au microscope montre des travées fibreuses, denses, épaisses, et des cavités alvéolaires de dimensions réduites ; le liquide alvéolaire est peu abondant et contient des cellules de dimensions variées.

Ses variétés sont : le *squirre commun*, le *squirre ossifiant* et le *squirre colloïde* par places.

Carcinome encéphaloïde ou médul-

laire. — Il se développe primitivement dans le testicule et secondairement dans le poumon, le foie, la rate, les reins, sous forme de tumeurs

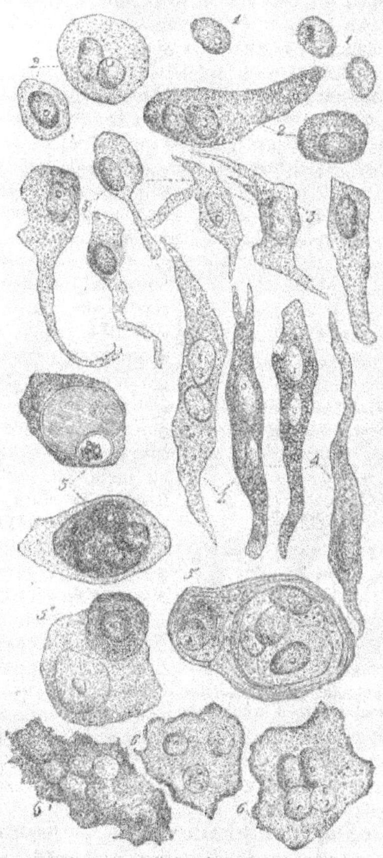

Fig. 212. — Cellules du suc cancéreux.

1, noyaux cancéreux. — 2, cellules types. — 3, cellules en raquette. — 4, cellules fusiformes. — 5, cellules excavées. — 6, plaques en lamelles à noyaux multiples.

molles, dépressibles, de couleur blanc grisâtre, à suc cancéreux abondant.

Au microscope, une coupe se montre formée d'une trame fibreuse mince, vasculaire, limitant des alvéoles de grandes dimensions ; les alvéoles peuvent manquer dans certaines parties récentes, ou bien être vides de leur contenu ; les éléments embryonnaires ont une tendance à prendre la forme globuleuse.

Les variétés du carcinome encéphaloïde sont : le *carcinome encéphaloïde commun*, *hému-*

tode (foyers hémorragiques), *télangiectode* (dilatations vasculaires), *colloïde* par places, *pigmenté* (envahi par la mélanine) (fig. 212).

Carcinome colloïde. — On le rencontre dans l'estomac, l'utérus, le foie, les reins. Il forme des tumeurs molles, dépressibles, ayant l'aspect de la gelée. Elles se développent parfois très rapidement.

L'étude histologique de ces tumeurs les montre formées d'une trame conjonctive très

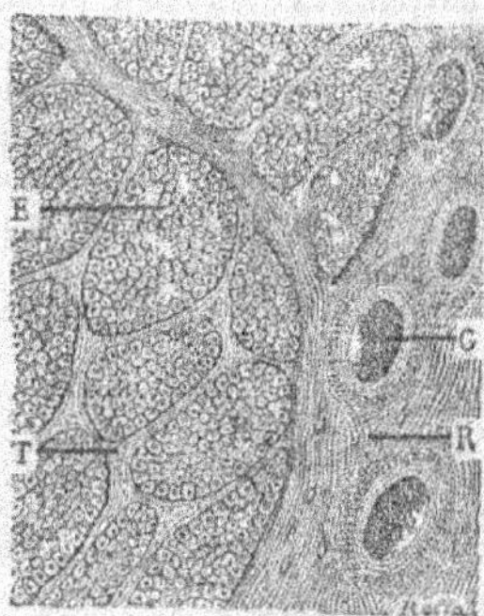

Fig. 213. — Carcinome du rein d'un chien.

E, cellules épithéliales. — T, stroma. — G, corpuscules de Malpighi. — R, tissu scléreux. (Cadéac.)

déliée contenant, dans des alvéoles, des éléments cellulaires arrondis, de dimensions variables ; quelques-uns sont hydropiques et renferment de la mucine (fig. 213).

CARDITE. — Inflammation du cœur (Voy. Cœur).

CARIE (*caries*, de χχρσσίν, ronger ; all. *Beinfrass*, *Knochenfrass* ; angl. *bone-rotenness* ; it. *carie*). — Caractérisée par la suppuration du tissu osseux amenant peu à peu sa destruction, elle s'observe particulièrement sur les os spongieux.

Étiologie. — Terminaison ordinaire d'une ostéite intense, elle peut être consécutive à la propagation d'une inflammation des tissus périosseux (mal de garrot) ; elle s'observe à la suite de plaies osseuses occasionnées par des corps contondants ou des instruments souillés ; il n'est pas rare de la voir survenir à la suite de clou de rue, d'un coup de pied, d'une chute sur des cailloux pointus ; enfin dans certains cas, particulièrement chez le chien, la carie est liée à une diathèse générale et apparaît sans cause locale, ou bien elle est un épisode d'une maladie infectieuse (tuberculose, morve) ou parasitaire (actinomycose).

Pathogénie. — La carie est déterminée par la pullulation dans le tissu osseux enflammé d'agents pathogènes divers et notamment des *staphylocoques*.

Symptomatologie. — La région est tuméfiée, chaude, dure et très sensible ; pour un os d'un membre, l'appui est douloureux et la boiterie accusée. — La plaie ne se cicatrise pas, elle laisse écouler d'une façon constante un pus grisâtre, sanieux, mal lié, contenant de fines parcelles de tissu osseux mortifié; la sonde introduite dans la fistule pénètre aisément dans l'os. — Si la partie cariée est visible, elle apparaît avec une teinte rouge brun, hérissée de petites aspérités osseuses séparées les unes des autres par des bourgeons charnus, mollasses, friables, baignant dans le pus.

Si l'intervention est hâtive, l'inflammation réactionnelle du tissu osseux élimine les parcelles mortifiées, la plaie se cicatrise, la suppuration cesse, la fistule se ferme.

Parfois, sur les os profonds, la suppuration gagne peu à peu en surface et en profondeur : il se forme des abcès intra-osseux ou sous-périostiques, l'os peut se fracturer aisément; ou bien l'inflammation se propage à une articulation et se complique d'arthrite traumatique ; généralement le sujet meurt d'infection purulente (fig. 214).

Diagnostic. — Facile ; il est basé sur la tuméfaction, la nature et la persistance de la suppuration et les symptômes donnés par le sondage.

Pronostic. — Il est très variable, suivant l'ancienneté de la carie, son siège, son étendue, sa cause, etc. Il est grave en général.

Traitement. — Il comporte l'élimination totale et hâtive du tissu osseux suppurant. On y arrive parfois par des agents produisant une inflammation réactionnelle du tissu osseux sain : cautérisation actuelle qui escarrifie les parties cariées, elle sera modérée et répétée plusieurs jours de suite; ou bien par l'emploi des caustiques chimiques : acides minéraux étendus, surtout l'acide sulfurique en solution à 50 p. 100, chlorure de zinc, azotate d'argent, teinture d'iode. Ce traitement ne réussit pas toujours.

Toutes les fois que l'opération sera possible, on devra tenter d'enlever avec la rugine ou la

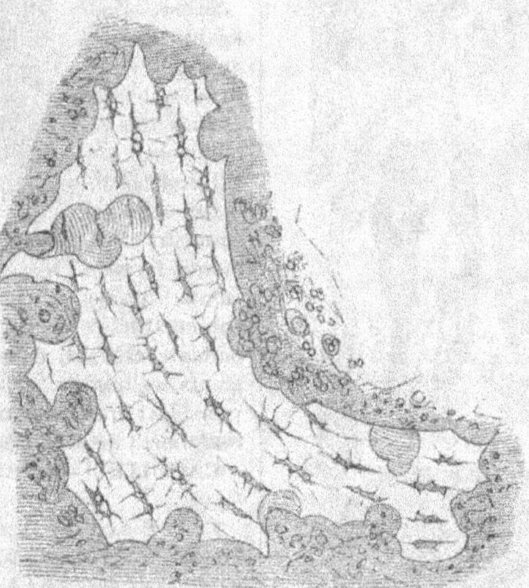

Fig. 214. — Carie fongueuse ; fragment osseux avec lacunes de Howship et corpuscules osseux infiltrés de graisse. (Grossissement 300.)

rénette, les portions d'os cariées, après débridement de la fistule ou élargissement de la plaie ; un écoulement de sang rutilant indique qu'on est parvenu en tissu sain. L'opération devra toujours être complète, et ne laissera aucun îlot mortifié. La plaie désinfectée soigneusement sera protégée par un pansement antiseptique ouaté qu'on renouvellera.

CARNIVORES (*carnivorus*, de *caro*, chair, et de *vorare*, dévorer, manger; κρεοφάγος ; all. *reissend*, *fleischfressend*; angl. *carnivorous*; it. et esp. *carnivoro*). — Qui se nourrit de chair. — Animaux de la classe des mammifères, qui se nourrissent de matières animales et qui se distinguent par des pattes ou doigts bien distincts, à ongles aigus, des molaires à couronne tranchante, au moins en partie (chien, chat, ours).

CARNIVORITÉ. — Condition d'un animal qui vit exclusivement de chair.

CAROLAISE. — Nom d'une population bovine peu nombreuse habitant le plateau de Cerdagne. C'est une variété de la race ibérique se distinguant des autres seulement par son pelage analogue à celui du blaireau.

CARONCULE LACRYMALE. — Repli de la conjonctive, situé dans l'angle interne de l'œil et recouvrant des follicules glandulaires et quelques bulbes pileux.

Elle peut s'hypertrophier par suite d'une lésion inflammatoire ou du développement d'une tumeur cancéreuse : *encanthis*. On traite l'encanthis par l'excision totale avec les ciseaux courbes suivie de lavages antiseptiques.

CARPIEN, IENNE (*carpius*, *carpianus*). — Qui appartient au carpe. — *Articulations carpiennes*. On distingue : 1° celles des os de la première rangée du carpe avec l'avant-bras; 2° celles des os de la seconde rangée du carpe avec le métacarpe ; 3° celles des deux rangées du carpe entre elles. — *Os carpiens*. Voy. Pied du cheval.

CARRÉSINES (*Vaches*). — Huitième classe des vaches laitières (Guenon). Les vaches de cette classe sont les moins bonnes comme laitières.

Elle se distingue par un écusson coupé carrément en haut, et dont l'étendue et la hauteur diminuent du premier ordre au dernier.

Chaque ordre présente des particularités indiquant les différences de faculté lactifère. La quantité de lait est, pour le premier, selon la taille, 10 litres, 9 litres et 6 litres par jour, et, pour le huitième, 3 litres, 2 litres et 1 litre.

CARTILAGE. — ANATOMIE. — Le tissu cartilagineux constitue, chez l'embryon, la substance fondamentale de presque tous les os; peu à peu il s'ossifie ; cependant il persiste sur quelques pièces du squelette, là où celui-ci doit avoir une certaine flexibilité, et aux surfaces articulaires.

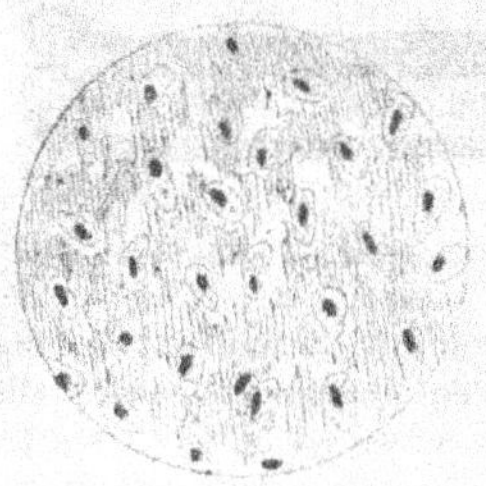

Fig. 215. — Cartilage hyalin.

Les principaux cartilages permanents sont : le cartilage de prolongement du scapulum, les cartilages costaux, les cartilages complémentaires de l'os du pied des solipèdes, les ménisques intervertébraux, les cartilages épiphysaires des os au niveau des articulations,

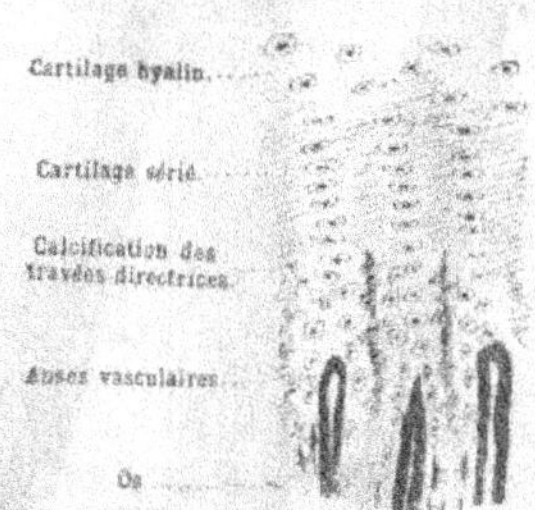

Fig. 216. — Cartilage de conjugaison et de la partie voisine de l'os.

la cloison nasale et les cartilages de l'appareil respiratoire, etc.

Le tissu cartilagineux est blanc plus ou moins rosé, dur, flexible, élastique et se laisse entamer par l'instrument tranchant.

Il est constitué par une substance fondamentale amorphe *hyaline* (fig. 215), creusée de cavités contenant une ou plusieurs cellules arrondies à un ou plusieurs noyaux (*chondroplastes*) et est entouré par une capsule fibreuse analogue au périoste de l'os : le *périchondre*.

Le tissu cartilagineux ne renferme pas de vaisseaux propres : ceux-ci s'arrêtent sur le *périchondre*. Il se nourrit par imbibition (fig. 216).

Tableau des différentes sortes de cartilage (Lefert).

I. **Hyalin.** — Cellules ovalaires séparées par une substance transparente amorphe non pénétrée par les vaisseaux sanguins. Dérive du tissu conjonctif en passant par trois stades :

Embryonnaire. { Cellules *rondes*, séparées par une substance hyaline peu dense.

Fœtal .... { Cellules *allongées*, parce que la substance hyaline est plus dense et plus abondante.

Adulte........ { Les cellules se multiplient dans leurs cavités ou *chondroplastes*, donnant lieu à des familles de cellules dont chacune a une coque hyaline.

L'accroissement du cartilage adulte se fait surtout par le *périchondre*, tassement du tissu conjonctif dont les cellules s'entourent d'une capsule.

II. **Élastique.** — Se distingue aisément du précédent, en ce que sa substance fondamentale présente les réactions des *fibres élastiques* (granulations réfringentes placées bout à bout, colorées en jaune par l'acide picrique, en rose par l'éosine; très résistantes).

III. **Fibreux.** — Sa substance fondamentale est formée de *faisceaux conjonctifs*.

PATHOLOGIE. — Les affections des cartilages ont beaucoup d'analogie avec celles des os.

Les *blessures* aseptiques se cicatrisent rapidement. Elles se réparent par suite de la formation de tissu fibreux qui réunit les lèvres de la plaie.

Lorsqu'elles sont infectées, le tissu cartilagineux, peu vasculaire, dont la nutrition est languissante, réagit mal contre l'infection.

Aussi la suppuration s'établit rapidement, gagne de proche en proche le tissu sain et est très difficile à enrayer; c'est pourquoi la suppuration du cartilage complémentaire de l'os du pied des solipèdes (*javart cartilagineux*), celle du cartilage de revêtement des apophyses vertébrales du garrot (*mal de garrot*) sont si graves. La suppuration peut également se produire à la suite du contact prolongé avec le pus provenant des tissus voisins. Le pus des cartilages est toujours liquide, grisâtre, sanieux, parfois sanguinolent, toujours de mauvaise nature.

Souvent, à la suite de l'inflammation provoquée par des violences extérieures, par des frottements répétés, le tissu cartilagineux s'ossifie en certains endroits et, dans ce cas, se vascularise; cette transformation osseuse s'effectue souvent sous l'influence de l'âge avancé; lorsque cette ossification siège sur le cartilage du pied, elle donne naissance à une *forme cartilagineuse.*

Dans l'*infiltration calcaire*, les sels calcaires sont déposés en îlots et, traitée par l'acide chlorhydrique, la gangue ne présente pas du tout la structure du tissu osseux (fig. 217).

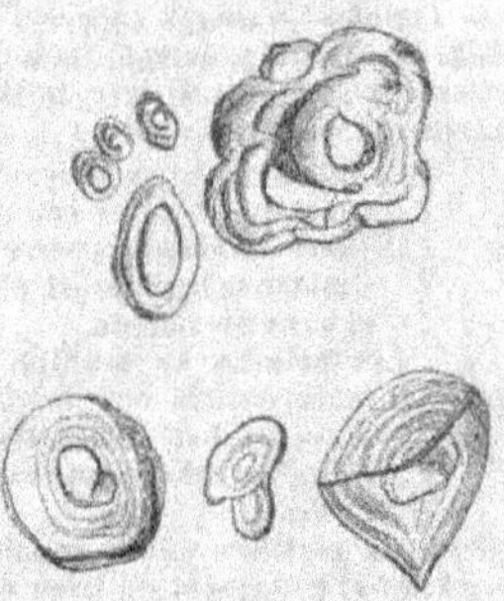

Fig. 217. — Infiltration calcaire d'un cartilage.

Les *fractures* se voient lors de luxation grave d'une articulation, de fracture vertébrale, etc.

Les cartilages épiphysaires peuvent *s'user* par suite de frottements prolongés.

CAS RÉDHIBITOIRES. — Voy. Vices rédhibitoires.

CASSEAUX (de *casser*). — Cylindres de bois

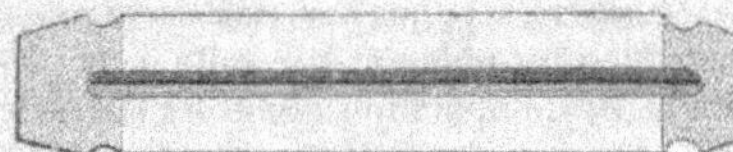

Fig. 218. — Casseau vu par sa face interne.

résistants, divisés, selon leur axe, en deux moi-

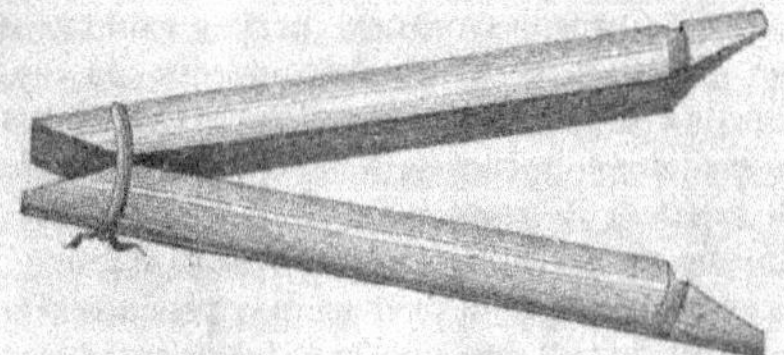

Fig. 219. — Casseaux ordinaires (au 1/3).

tiés semblables et souvent creusées, dans leur partie plane, d'une rigole longitudinale qui reçoit des substances caustiques.

Ils servent à exercer une forte et durable compression, et sont employés sur les animaux

pour la *castration* et pour la cure de l'omphalocèle. Suivant la grosseur des testicules, on

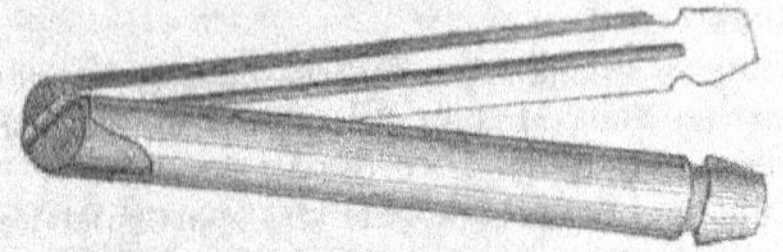

Fig. 220. — Casseaux à charnières.

emploie des casseaux plus longs ou plus courts. Ils forment par leur réunion un cylindre ou

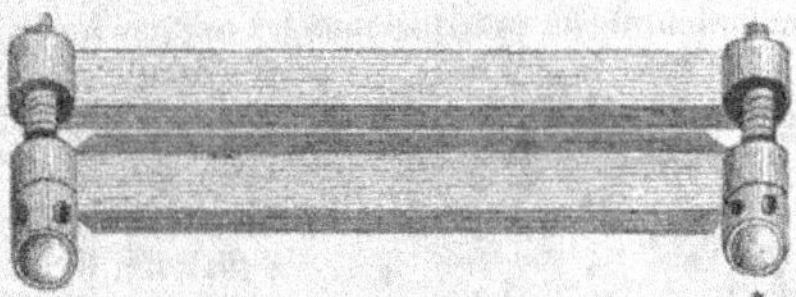

Fig. 221. — Casseaux à vis.

un tronc de cône de 15 centimètres de long sur 2 centimètres de diamètre environ. Ces

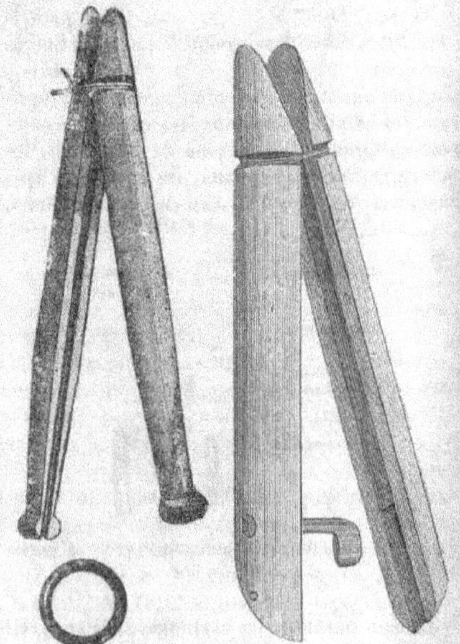

Fig. 222. — Casseaux avec bague en fer ou à anneau (Gasselin).   Fig. 223. — Casseaux à touret, de Brault.

pièces sont taillées en biseau à une de leurs extrémités qui sont réunies par de la ficelle et forment ainsi un V entre les branches duquel on engage le cordon (fig. 215 à 220).

CASTRATION (de *castrare*, couper ; all. *Verschneiden*, *Castration* ; angl. *castration*). — Opération ayant pour objet de supprimer la faculté de reproduction chez les animaux en enlevant les organes générateurs, testicules ou ovaires, ou en modifiant leur structure, de telle façon qu'ils perdent leur faculté fonctionnelle.

Elle est de *nécessité* ou de *convenance*, suivant qu'on se propose d'obtenir un résultat thérapeutique, ou de modifier l'organisme.

EFFETS. — La castration rend les animaux plus dociles ; faite sur un animal jeune, elle modifie la physionomie et la conformation du mâle. — Pour les bêtes de rente et d'engraissement la faculté d'assimilation se trouve poussée au plus haut point. Pour les femelles laitières, la qualité du lait ainsi que sa quantité n'est plus modifiée par l'époque des chaleurs et la lactation dure plus longtemps. — Enfin, par la castration on cherche à remédier à des maladies propres au testicule, à l'ovaire, ou à ses annexes : orchite, sarcocèle, hydrocèle, hernies inguinales ; on l'a conseillée pour les vaches taurelières, etc.

Comme inconvénients, la castration ôte aux animaux beaucoup d'ardeur et de fierté. Les complications ont été considérablement atténuées depuis l'emploi des méthodes antiseptiques.

CIRCONSTANCES POUVANT INFLUENCER L'OPÉRATION. — Diverses circonstances peuvent concourir au succès de la castration.

En première ligne se place l'*âge des animaux*. Il est important de remarquer que, lorsqu'on pratique la castration sur les mâles qui n'ont pas encore acquis tout leur accroissement, elle influe d'une manière spéciale sur le développement de certaines parties de leur corps, en rapprochant leurs formes de celles des femelles : on obtient la légèreté de l'avant-main ; on laisse aux animaux les qualités transmises par les ascendants, et l'élevage est rendu plus facile, moins dispendieux. Après deux ans, si le sujet n'est pas castré, le train de devant tend à se développer aux dépens de celui de derrière ; la tête devient forte et osseuse, l'encolure grasse et ronde, les épaules sont plaquées de chair ; les sujets deviennent moins maniables.

La castration doit être pratiquée sur le cheval avant l'âge de deux ans. L'opération fatigue plus les animaux âgés et les expose davantage aux complications. — Pour le mulet, dont le

caractère est très irritable, et qui devient facilement méchant, la castration devrait même être pratiquée plus tôt. — La castration des juments est exceptionnelle. — Pour les bovins, des faits nombreux prouvent que la castration, faite dans les premiers quinze à trente jours de la vie, est favorable à l'accroissement : les veaux prennent plus de taille, plus de volume, plus de graisse. Ces qualités précieuses pour des animaux destinés à la consommation s'acquièrent au détriment de la vigueur, de la force, de la résistance à la fatigue : en effet, chez les animaux châtrés jeunes, les muscles de la région postérieure du corps sont beaucoup plus développés ; chez eux aussi la viande est plus fine, plus délicate ; mais ces mêmes animaux sont promptement fatigués par le travail, ils s'usent vite et maigrissent facilement. Pour les bêtes dont on veut exiger un fort travail, il faut les castrer vers dix-huit mois ; mais plus ces animaux seront améliorés au point de vue de la précocité, de la facilité d'engraissement, tout en conservant à un degré assez élevé l'aptitude au travail, plus il faudra les châtrer jeunes. — La castration des génisses n'est pas recommandable, et les vaches ne devraient être châtrées que quand elles ont donné trois ou quatre veaux ; si l'opération est faite à l'époque où la sécrétion lactée est à son maximum, celle-ci se continue pendant quinze à dix-huit mois, et pendant ce temps l'animal prend de l'embonpoint.

On a beaucoup discuté sur les avantages de la castration des vaches laitières. Très appréciée dans les Vosges (M. Mansuy), aux environs de Genève (Flocard), elle l'est beaucoup moins dans les grandes laiteries des environs de Paris (Weber, Butel). Au point de vue pratique, on peut dire qu'elle améliore les vaches de race commune, mais qu'elle ne peut avoir d'action bien efficace sur les flamandes et hollandaises, pour lesquelles, par suite de l'hérédité et de l'hygiène, la sécrétion lactée a atteint le maximum comme quantité, comme qualité et comme durée.

Dans l'espèce ovine, la castration hâtive favorise la précocité, le développement général du corps et surtout des parties postérieures ; le tissu osseux est alors moins développé, la viande est meilleure, plus tendre ; la laine est plus tassée, moins longue, mais plus fine ; Serres a constaté que la toison des animaux châtrés de bonne heure pesait jusqu'à 750 grammes de plus que celle des autres. Chez l'agneau la castration doit donc être pratiquée hâtivement

On châtre les porcs mâles ou femelles à l'âge de un mois et demi à trois mois. — La castration des chiens et des chats est presque toujours une opération de nécessité. — Pour le lapin et les volailles, la castration hâtive est surtout à recommander.

Il est des précautions que l'on ne doit pas négliger avant de procéder à la castration. — L'une des plus générales dans les pays d'élevage consiste à faire choix de la *saison* durant laquelle la température de l'atmosphère est à peu près constante et modérée : ainsi on préfère généralement l'automne et le printemps. — Il ne faut pas la pratiquer en temps d'épizootie, lorsqu'on a constaté dans la région des cas de tétanos, de charbon ou de maladie typhoïde. — En résumé l'animal doit avoir une *santé* parfaite et être *acclimaté*.

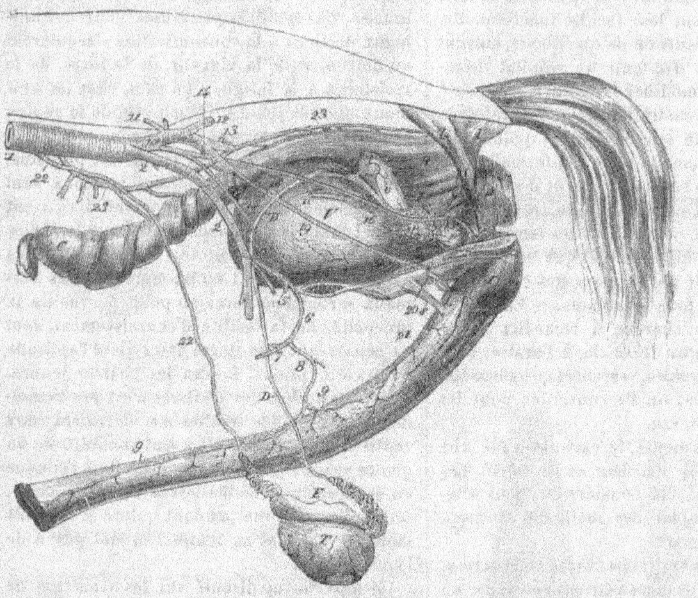

PRÉPARATION DE L'ANIMAL. — Pour le cheval, pendant les quatre à cinq jours précédant celui de l'opération, le sujet sera mis à un régime diététique, barbotages et demi-ration de fourrage ; l'avant-veille au soir on ne lui donnera qu'un barbotage contenant 500 grammes de sulfate de soude.

La préparation du cheval de pur sang demande un temps généralement plus long, notamment lorsqu'il sort de l'entrainement.

Durant un temps variable suivant la vigueur et l'état de travail du sujet, généralement dix à quinze jours, on ne lui donne comme nourriture que des barbotages, des mashes, de l'avoine cuite et un peu de fourrage ; trois jours avant on le purge avec un bol d'aloès.

Tout cela pour diminuer la vigueur du sujet, l'affaiblir, pour prévenir les dangers de l'abatage et atténuer la douleur et la violence des réactions.

Castration des mâles. — CONSIDÉRATIONS ANATOMIQUES. — *Cheval*. — Les deux testicules sont les organes sécréteurs du sperme ; ils sont pourvus chacun d'un conduit excréteur, replié sur lui-même un très grand nombre de fois à son origine : *épididyme*, et dépourvu de sinuosités dans le reste de son trajet : *canal déférent*.

Le *cordon* est formé par le canal déférent et les vaisseaux sanguins entourés par le feuillet viscéral de la gaine vaginale.

Fig. 224. — Organes génitaux internes du cheval (vue latérale) (Chauveau et Arloing).

1, aorte abdominale. — 2, artère iliaque externe. — 3, origine commune de la prépubienne et de la grande musculaire postérieure de la cuisse. — 4, artère prépubienne. — 5, artère abdominale postérieure. — 6, artère honteuse externe. — 7, artère sous-cutanée abdominale. — 8, artère dorsale antérieure de la verge. — 3, 9, rameaux antérieur et postérieur de cette artère. — 10, artère iliaque interne. — 11, dernière artère lombaire. — 12, artère sous-sacrée. — 13, artère fessière. — 14, artère iliaco-musculaire. — 15, artère ombilicale. — 16, artère honteuse interne. — 17, sa branche vésico-prostatique. — 18, artère iliaco-fémorale. — 19, artère obturatrice. — 20, artère caverneuse. — 21, artère dorsale postérieure de la verge (branche caverneuse). — 22, artère grande testiculaire. — 23, artère mésentérique postérieure. — C, Terminaison du côlon flottant. — D, canal déférent. — E, épididyme. — P, prostate. — R, rectum. — S, sphincter de l'anus. — T, testicule. — V, vessie. — *l*, ligament suspenseur de la verge. — *l'*, ligament suspenseur du rectum. — *p*, glande de Cowper. — *r*, racine du pénis. — *z*, ligament du corps caverneux. — *u*, urètre. — *v*, vésicule séminale.

Les testicules sont renfermés dans une poche séreuse particulière, la *gaine* ou *tunique vaginale*. Cette dernière est un diverticule de la cavité abdominale dont la séreuse ou péritoine a fait hernie dans le trajet inguinal, en passant par l'anneau inguinal supérieur, et s'est prolongée au-dessous de l'anneau inférieur, de manière à former un sac enveloppé de parois membraneuses (Chauveau et Arloing) (Voy. CRYPTORCHIDIE. *Considérations anatomiques*). Le péritoine du sac vaginal se divise en deux feuillets, le *pariétal* qui tapisse la plus interne des membranes d'enveloppe de la gaine, et le *viscéral* qui recouvre le testicule et le cordon testiculaire ; ces deux feuillets sont réunis entre eux par un frein séreux allant du cordon à la paroi postérieure de la gaine (fig. 224).

Les membranes enveloppantes de la gaine vaginale sont, en allant de dedans en dehors : la *tunique fibreuse* qui revêt complètement le feuillet pariétal de la gaine ; — le *crémaster*, muscle rouge qui s'attache en haut à l'aponévrose lombo-iliaque, recouvre le cordon en dehors seulement, et s'insère à la face externe de la tunique fibreuse ; — le *dartos*, tunique contractile formée de fibres élastiques et de fibres musculaires lisses, qui forme une poche au-dessous de l'anneau inguinal seulement ; les deux poches dartoïques sont indépendantes l'une de l'autre ; le dartos est séparé de la tunique fibreuse et du crémaster par le *tissu conjonctif sous-dartosien* ; — le *scrotum* est la portion de peau formant une poche unique pour recouvrir les deux testicules à la fois.

Taureau. — Mêmes dispositions anatomiques, mais les testicules sont ovoïdes et allongés verticalement. La tête de l'épididyme est large,

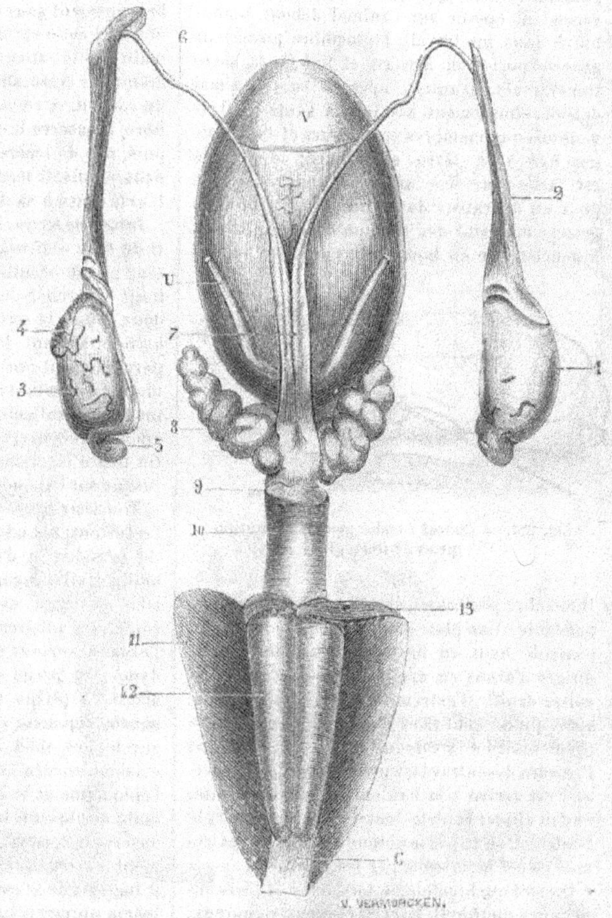

Fig. 225. — Organes génitaux internes d'un jeune taureau, vus par leur face supérieure.

V, vessie. — U, uretère. — C, pénis enveloppé par le corps caverneux. — 1, testicule dans son enveloppe fibreuse. — 2, crémaster. — 3, testicule mis à nu. — 4, tête de l'épididyme. — 5, queue de l'épididyme. — 6, canal déférent. — 7, renflement des canaux déférents. — 8, vésicule séminale. — 9, prostate. — 10, portion intrapelvienne de l'urètre entourée par le sphincter urétral. — 11, muscle ischio-caverneux. — 12, muscle bulbo-caverneux. — 13, muscle transverse du périnée (Chauveau et Arloing).

aplatie, et recouvre une partie du bord antérieur du testicule (fig. 222).

Bélier. — Rien de particulier à signaler.

Porc. — Testicules arrondis, situés dans la région périnéale. Bourses peu saillantes.

Chien et chat. — Rien de particulier.

Modes opératoires. — I. *Castration du cheval.* — Elle se pratique le plus souvent sur l'animal couché. Quelques praticiens préfèrent cependant opérer sur l'animal debout, immobilisé dans un travail, le membre postérieur gauche porté en arrière et fixé à la barre transversale. D'autres opèrent sur l'animal debout, simplement assujetti à l'aide d'entravons mis aux membres postérieurs et d'un tordnez fixé à la lèvre supérieure; ce procédé est facile sur des animaux peu vigoureux pour un opérateur de petite taille. — Dans la grande majorité des cas, on couche le cheval à gauche, sur un bon lit de paille, et on fixe

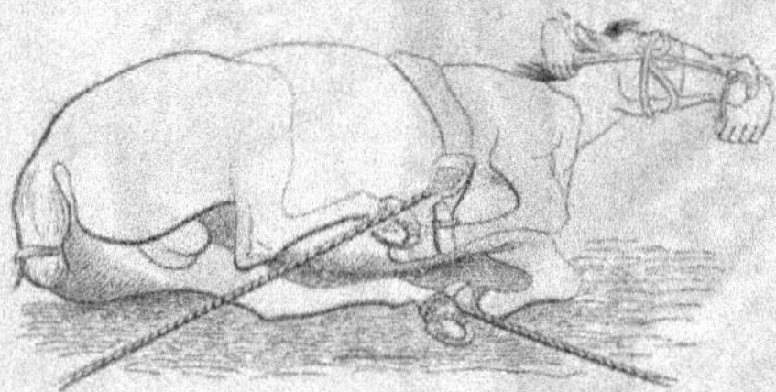

Fig. 226. — Cheval couché pour la castration
(procédé Hering).

le membre postérieur droit sur l'épaule correspondante. Une plate-longe, fixée sur le canon, passe de haut en bas sous l'encolure, et est dirigée d'avant en arrière en passant sous la cuisse droite; l'extrémité en est confiée à deux aides qui devront tirer dans une direction perpendiculaire à la colonne vertébrale, après que l'on aura désentravé le membre. Dès que ce dernier est arrivé à la hauteur de l'épaule droite, on fait glisser la plate-longe sur le jarret, vers le boulet, et on la passe autour du canon; l'extrémité en est maintenue par les aides.

On met quelquefois un tord-nez à la lèvre supérieure du cheval. Mais les chevaux vigoureux, très nerveux, seront légèrement anesthésiés.

Quel que soit le procédé employé, on commencera toujours par le testicule inférieur.

A. *Castration par les casseaux.* — *Instruments.* — Bistouri convexe, ciseaux, casseaux, ficelle ou anneaux métalliques, pinces (fig. 227 à 234).

Technique de l'opération. — Elle se pratique à *testicules couverts*, ou à *testicules découverts*, ou à *testicules découverts et cordons couverts.*

1° Castration a testicules couverts. — *Premier temps : Préhension du testicule.* — L'opéra-teur s'agenouille vers la queue et s'appuie sur la croupe du cheval. Plaçant ses deux mains, l'une en avant, l'autre en arrière de la saillie formée par le testicule inférieur, il les engage brusquement sous la glande, puis les rapproche et saisit celle-ci; il la maintient ensuite de la main droite, attendant que la contraction du crémaster cesse, afin de permettre l'allongement du cordon. A ce moment, avec la main gauche libre, il enserre le cordon à sa partie inférieure, puis, par de légers mouvements des doigts des deux mains, il tend le scrotum sur le testicule. L'aide placé à sa droite passe les instruments.

Deuxième temps : Incision du scrotum, du dartos et du tissu conjonctif sous-dartosien. — L'opéra-teur prend ensuite de la main droite le bistouri en archet de violon; il incise, en un ou deux coups, le scrotum et le dartos, d'avant en arrière, suivant le grand axe de l'organe, et parallèlement au raphé à 25 millimètres au moins de celui-ci. Le scrotum et le dartos incisés, le testicule, pressé par la main gauche, apparaît recouvert par les enveloppes profondes. On incise légèrement les lamelles conjonctives jusque sur l'aponévrose crémastérienne.

Troisième temps : Énucléation du testicule. — Le bistouri abandonné, un double mouvement de pression et d'écartement des doigts de la main droite engagés entre le tissu conjonctif sous-dartosien et les enveloppes profondes, rompt les adhérences et dégage complètement l'organe, surtout du côté de la tête de l'épididyme; on prend alors le testicule de la main droite, à pleine main, tandis que la main gauche repousse en haut, sur le cordon, les enveloppes déjà incisées. Si des adhérences existent encore en arrière, entre la queue de l'épididyme et le dartos, on les déchire avec la main droite ou le bistouri, tandis que la gauche enserre le cordon. Si l'animal contracte violemment le crémaster, au lieu de tirailler le cordon, il importe de le contenir simplement, en cédant même un peu à la rétraction, et d'attendre.

Quatrième temps : Application du casseau (fig. 235). — Le testicule étant tenu de la main droite, la main gauche prend le casseau présenté ouvert par l'aide et enduit de vaseline saupoudrée de sublimé ou de sulfate de cuivre. On place le casseau en avant de l'organe et on l'enfonce d'avant en arrière, de manière à ce qu'il embrasse le cordon au-dessus de l'épididyme, sur la face plane des branches. La main gauche vient ensuite rapprocher les deux branches du casseau, en arrière du cordon, tandis qu'un aide glisse sur ces branches, d'arrière en avant, une

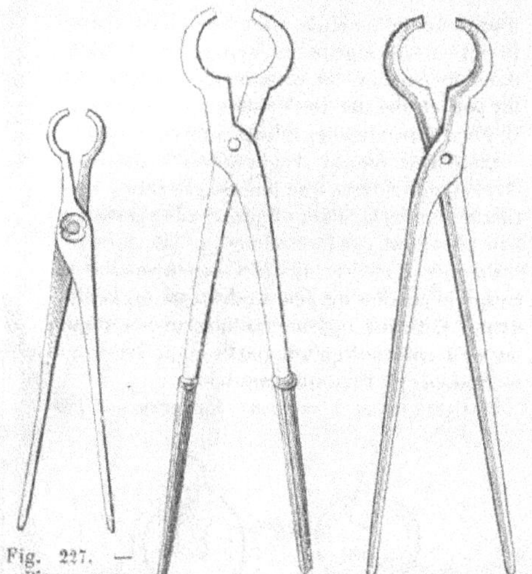

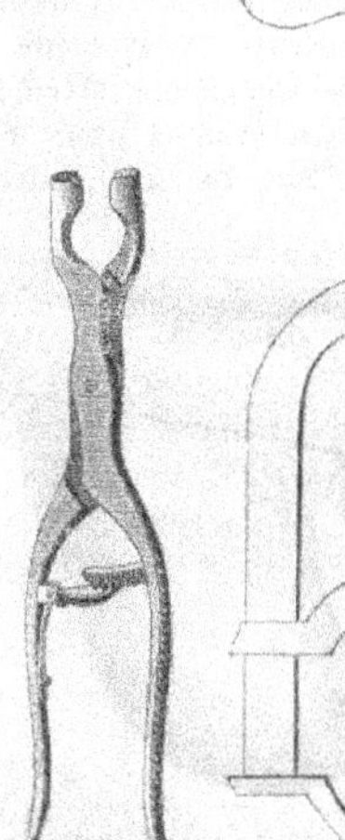

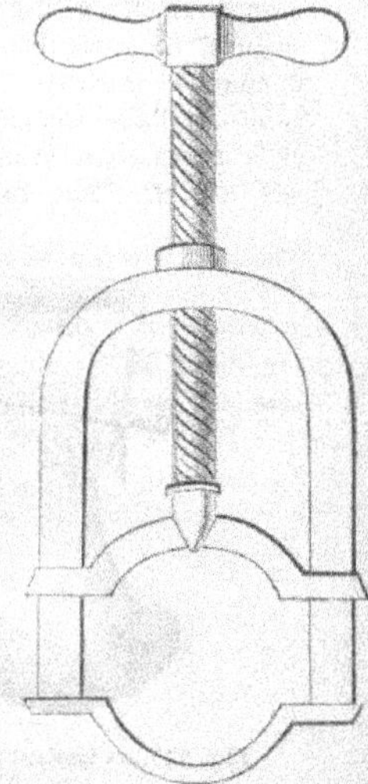

Fig. 227. — Pince pour la castration à découvert (au 1/5).

Fig. 228. — Pince pour la castration à couvert (au 1/5).

Fig. 229. — Pince pour castration debout.

Fig. 230. — Etau pour les casseaux (1/2 grandeur).

Fig. 231. — Pince en fer.

Fig. 232. — Pince en fer nickelé de M. Vinsot.

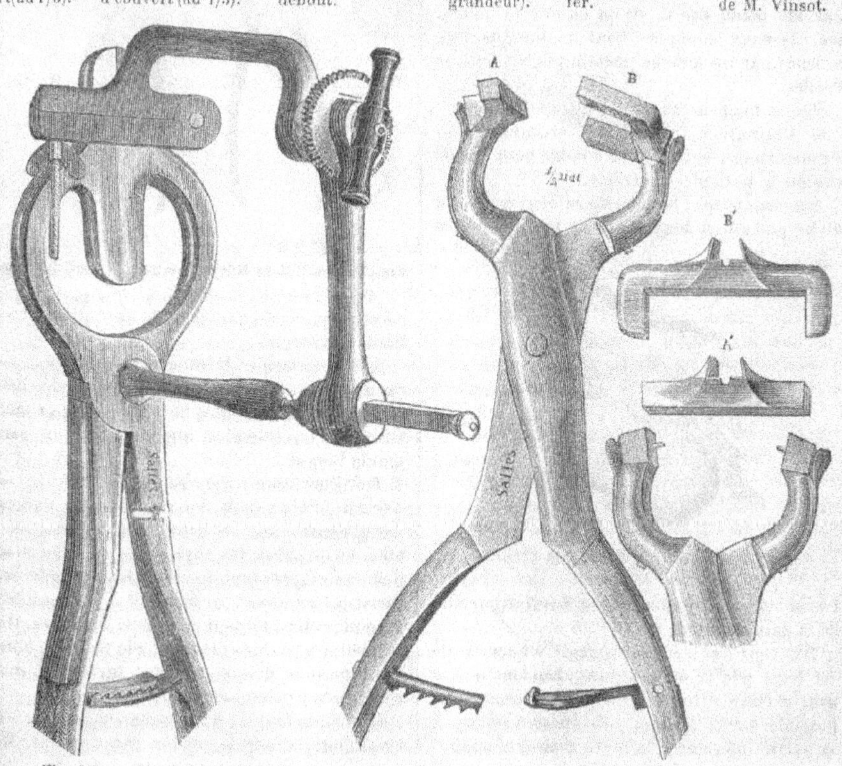

Fig. 233. — Pince de M. Beaufils.

Fig. 234. — Pince de M. Brault (Gasselin).

anse de ficelle de fouet, disposée en nœud de saignée. La main droite de l'opérateur, abandonnant le testicule, vient saisir les chefs de celui-ci ; l'aide rapproche fortement les branches du casseau avec la *pince* (fig. 227, 228, 229, 230, 231, 232, 233, 234), sans tirer sur le

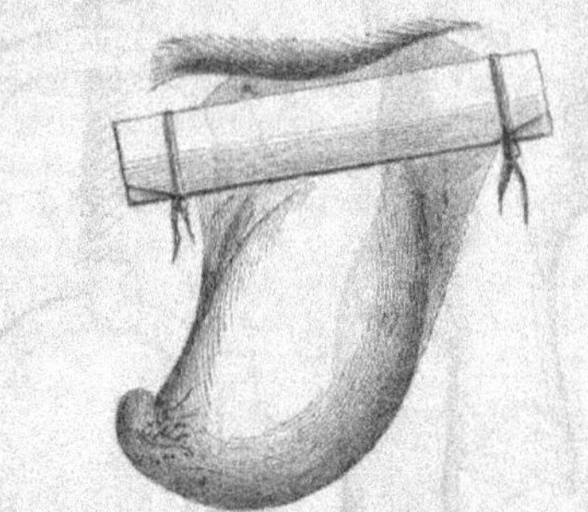

Fig. 235. — Castration à testicule couvert.

cordon. On serre la ficelle, qui est fixée ensuite par un nœud droit, et on enlève la pince ; les casseaux coniques sont maintenus rapprochés par un anneau métallique au lieu de ficelles.

Mêmes manœuvres pour l'autre testicule.

2° CASTRATION A TESTICULES DÉCOUVERTS. — *Premier temps*. — S'effectue comme pour la castration à testicules couverts.

Deuxième temps : Incision des enveloppes. — On divise par un ou deux coups de bistouri toutes

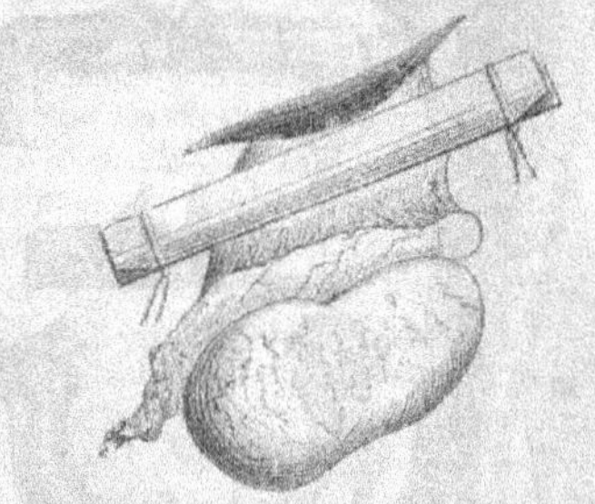

Fig. 236. — Castration à testicule découvert.

les enveloppes, y compris le feuillet pariétal de la gaine vaginale.

Troisième temps : Énucléation. — Le testicule est tenu par la main droite, pendant que la gauche relève les enveloppes le plus haut possible sur le cordon, puis enserre celui-ci à sa partie inférieure ; la main droite, abandon-

nant alors le testicule, prend le bistouri droit, le tranchant tourné en arrière, et l'enfonce dans le cordon, au niveau du muscle blanc, un peu au-dessus de l'épididyme, pour en sectionner d'un coup la partie postérieure (Cadiot).

Quatrième temps : Application du casseau. — Mêmes manœuvres que pour la castration à testicules couverts, mais on placera le casseau un peu plus haut sur le cordon (fig. 236).

Cinquième temps : Ablation du testicule. — On coupe le cordon un peu au-dessous de l'épididyme. Certains opérateurs laissent le testicule ou n'en enlèvent qu'une partie pour éviter que le casseau ne remonte trop haut.

3° CASTRATION A CORDONS COUVERTS. — *Pre-*

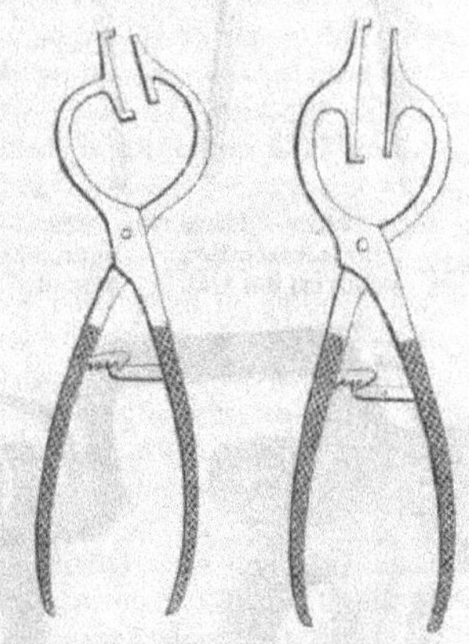

Fig. 237. — Pinces Reynal pour la torsion bornée.

mier temps. — Comme pour la castration à testicules couverts.

Deuxième temps : Incision des enveloppes. — On divise d'abord les enveloppes superficielles comme il a été dit plus haut, puis on fait aux enveloppes profondes une incision un peu moins longue.

Troisième temps : Énucléation du testicule. — Avec les doigts de la main gauche, on exerce des pressions sur les deux faces du testicule, afin de détacher les enveloppes superficielles des enveloppes profondes ; les premières, incisées largement, se séparent facilement des secondes et remontent haut sur le cordon. De nouvelles pressions font saillir le testicule hors de l'incision des enveloppes profondes qui remontent peu haut sur le cordon.

Quatrième temps : Application du casseau. — On l'applique sur le cordon recouvert par la partie inférieure des enveloppes profondes (séreuse, tunique fibreuse et crémaster).

Cinquième temps : Excision du testicule. — Comme dans le procédé à testicules découverts.

B. *Castration par torsion bornée du cordon.* — *Instruments.* — Bistouris convexe et droit ; pinces de différents modèles : les plus usitées sont celles de Reynal (fig. 237) ; la *pince fixe* ou *limitatrice* a ses mors dans l'axe de l'instrument et s'applique sur le cordon pour le serrer et l'immobiliser ; les mors de la *pince mobile* ont une direction perpendiculaire à

maillère (fig. 238). On tord lentement le cordon, en faisant pivoter cette pince mobile sur son axe. — Dès que le cordon est rupturé, on enlève la pince fixe. — Si une légère hémorragie se produit, on l'arrête par des affusions froides ou par l'application d'une pince hémostatique ou par une ligature.

2° TORSION PAR UNE SEULE INCISION. PROCÉDÉ DE JACOULET. — *Premier temps : Préhension du testicule.* — Il s'effectue comme dans le procédé par les casseaux à testicules couverts ; seulement, lorsque la main gauche est parvenue à enser-

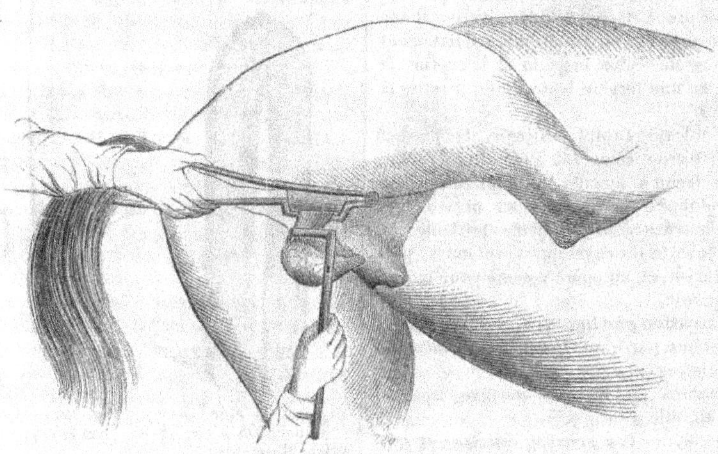

Fig. 238. — Opération de la torsion bornée.

l'axe quand ils sont fixés sur le cordon ; on imprime aux branches un mouvement de torsion, qui, se transmettant aux mors, déchire lentement le cordon.

Technique. — 1° TORSION PAR DEUX INCISIONS. — *Premier, deuxième et troisième temps.* — Comme dans le procédé par les casseaux à testicules découverts.

Quatrième temps. — La main gauche soutenant le testicule et au besoin tirant légèrement pour bien dégager le cordon, la main droite place la pince fixe, branche femelle en dessous, à 4 ou 5 centimètres au-dessus de l'épididyme ; les mors de la pince sont maintenus bien serrés à l'aide de la crémaillère à ressort des branches ; celle-ci est confiée à un aide, qui ne doit pas tirer sur le cordon. Les mors de la pince mobile sont alors placés sur le cordon à un centimètre au-dessous de ceux de la pince fixe. On les serre ensuite et on les arrête avec la cré-

rer le cordon, on déplace les enveloppes superficielles par de légers mouvements des doigts de cette main gauche, de façon à amener le raphé médian qui sépare les deux poches scrotales, au niveau de la grande convexité du testicule.

Deuxième temps : Incision du scrotum et du dartos. — Cette incision se fait sur le raphé médian et dans la partie postérieure des bourses ; elle devra être aussi petite que possible.

Troisième temps : Incision des enveloppes profondes. — On imprime aux enveloppes profondes un léger déplacement à l'aide de mouvements combinés des doigts de la main gauche et de la main droite ; on incise ensuite ces enveloppes profondes en arrière, vers l'extrémité postérieure du testicule, sur une petite étendue. Le déplacement imprimé à ces enveloppes fait que leur incision ne correspond pas à celle des enveloppes superficielles ; on diminue ainsi les chances d'infection de la gaine. — Puis on dépose le bistouri ; on comprime le testicule avec la main droite et il finit par saillir hors des enveloppes ; on le saisit de la main droite et on l'attire au dehors par une traction lente, tandis que la main gauche remonte les enveloppes le plus haut possible sur le cordon. Un aide place la pince fixe sur le cordon qu'elle enserre. — L'opérateur saisit le testicule de la main gauche, et, avec la main droite armée du bistouri droit, il sectionne la partie postérieure du cordon, un peu au-dessous des mors de la pince fixe, comme il a été dit dans le procédé par casseaux à testicules découverts. Il applique ensuite la pince mobile immédiatement au-dessous de cette incision et il rupture le cordon par une torsion lente. Enfin il retire la pince fixe.

Pour enlever l'autre testicule, le *premier temps* s'effectue comme il a été dit plus haut, mais de façon à amener la première incision des enveloppes superficielles au niveau de la grande convexité du deuxième testicule ; on déplace ensuite les enveloppes profondes, puis on les incise et on opère comme pour le premier testicule.

C. *Castration par ligature.* — Elle est aussi dite *aseptique,* parce que les chances d'infection sont moindres.

Instruments. — Bistouri convexe, soie ou catgut, aiguille à suture.

Technique. — Les *premier, deuxième* et *troisième temps* s'effectuent comme dans le procédé par casseaux à testicules couverts ou à testicules découverts.

Quatrième temps. — On lie le cordon couvert ou découvert à 2 ou 3 centimètres au-dessus de l'épididyme, en ayant soin de serrer très fortement.

Cinquième temps. — Section du cordon à 1 ou 2 centimètres au-dessous de la ligature.

Sixième temps. — Suture des lèvres de l'incision scrotale.

D. *Castration par torsion et ligature.* — L'un de nous a utilisé la torsion et la ligature combinées de la manière suivante. Une seule incision est faite à la peau sur la ligne médiane ; toutes les enveloppes sont largement fendues à la face interne de chaque testicule ; on les amène tous deux au dehors, afin de tordre les deux cordons l'un sur l'autre deux ou trois fois. Une ligature double ou triple (au catgut de préférence) est placée sur le nœud ainsi formé. Les testicules sont ensuite coupés au-dessous, la plaie est lavée avec une solution hémostatique et antiseptique, puis la peau suturée.

E. *Castration par écrasement ou par le feu.* — Dans le procédé par *écrasement*, on sectionne le cordon, couvert ou découvert, à l'aide de l'écraseur de Chassaignac ; pour éviter l'hémorragie, la section sera faite très lentement.

Dans le procédé par *cautérisation*, une pince spéciale (fig. 239 et 240) est appliquée sur le

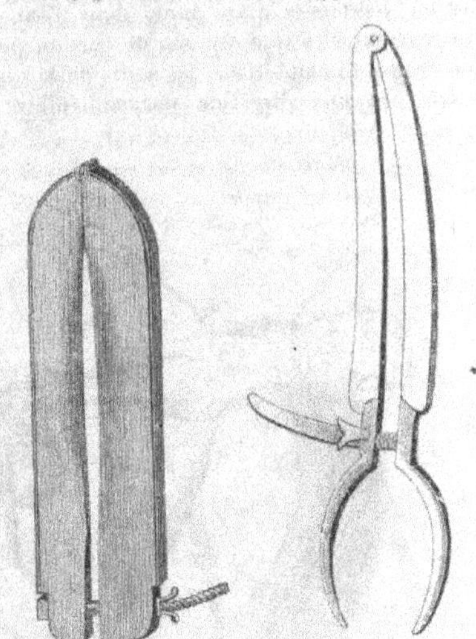

Fig. 239. — Pince à deux branches et à vis, à volant (Gasselin).

Fig. 240. — Castration par la cautérisation.

cordon, couvert ou découvert, à 2 ou 3 centimètres au-dessus de l'épididyme, et est confiée à un aide. Le cordon est coupé à 1 centimètre au-dessous de la pince, à l'aide d'un cautère cultellaire, chauffé au rouge. On desserre ensuite un peu la pince pour s'assurer que l'hémorragie n'est plus à craindre. — S'il est nécessaire de cautériser de nouveau le cordon, on protège le scrotum et la face interne des cuisses avec des linges mouillés pour éviter le rayonnement.

F. *Castration par excision simple.* — Elle consiste à amputer le cordon testiculaire, après avoir mis l'organe à découvert, et sans employer aucun moyen pour arrêter l'hémorragie. L'animal étant assujetti, on ouvre le scrotum et la tunique péritonéale, on saisit le testicule, on allonge le cordon, et on le coupe en travers.

Il est vrai que les animaux perdent beaucoup de sang ; mais l'hémorragie n'est pas mortelle, ou du moins Lafosse dit en avoir la preuve. Mathieu, à Turin, en présence de Toggia, Fromage de Feugré, Gohier, Barthélemy,

Renault, Hertwig, Goubaux ont répété l'expérience et toujours avec succès. Cependant, malgré cela, l'excision simple n'est pas à recommander, au moins chez le cheval.

C. *Castration par bistournage.*. — Procédé non sanglant de castration, qui consiste en une torsion sous-cutanée des cordons testiculaires, pour oblitérer les vaisseaux spermatiques et par suite atrophier les testicules. C'est le procédé des châtreurs du Midi, que certaines familles se transmettent comme un héritage de père en fils ; il n'a été admis dans l'enseignement que vers 1860. Il n'est possible que sur des animaux à cordons longs et à tissu cellulaire épais ; son principal avantage étant d'éviter les plaies de castration et toutes leurs complications, il n'a plus de raison d'être aujourd'hui que l'on sait opérer avec antisepsie. Nous nous contenterons de le résumer d'après Serres.

Technique. — L'animal abattu sur le lit de paille est maintenu en position dorsale, le derrière un peu plus élevé, les quatre membres fléchis sur le ventre. Deux aides le maintiennent et portent au besoin les membres postérieurs en avant et en dehors.

Les manipulations à effectuer sont nombreuses, difficiles et fatigantes. Elles consistent : 1° à séparer entièrement le dartos de la tunique érythroïde, de manière à former une poche, où le testicule, suspendu par son cordon et entouré des membranes fibreuse et érythroïde laissées intactes, est libre de toute adhérence ; on y parvient en dilacérant le tissu cellulaire péri-érythroïdien, c'est ce que les empiriques appellent la rupture des bâtiments ; 2° à tordre suffisamment le cordon pour obtenir l'oblitération des vaisseaux de la glande spermatique et l'atrophie complète de cet organe ; 3° à remonter les testicules vers les anneaux inguinaux, à éviter qu'ils ne tombent au fond des bourses, et que les cordons ne se détordent. Il importe beaucoup, durant les manœuvres faites dans tous les temps de l'opération, de presser le moins fort possible sur les testicules, et de ne pas tirailler les cordons ; la douceur de la main est une qualité précieuse de l'opérateur.

Premier temps : Assouplissement des bourses. — La plupart des châtreurs ont l'habitude, avant de rompre les adhérences, de faire le *savonnage*, l'*assouplissement des bourses*. L'opérateur, placé à genoux près de la queue, saisit les bourses avec ses deux mains, pousse les testicules vers l'abdomen, de manière à faire former au scrotum une espèce de godet (fig. 241) où il

verse un peu de vinaigre ou d'eau alcoolisée ; lorsque le scrotum est bien imbibé, il le frotte,

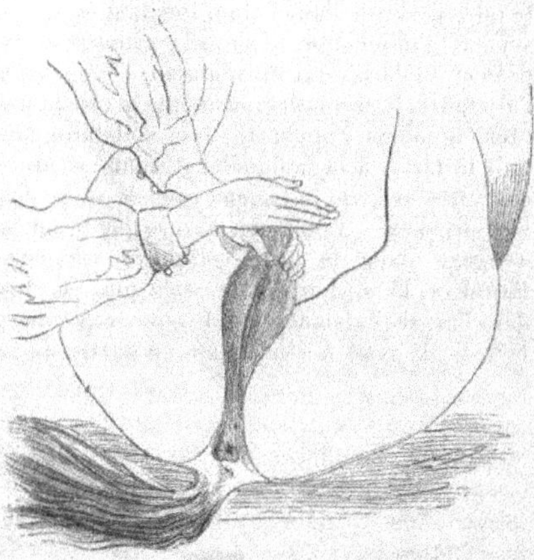

Fig. 241. — Assouplissement des bourses.

entre les deux mains, puis il élargit les bourses et les étend, en ayant soin de ne pas comprendre les testicules dans ces frottements.

Séparation du dartos de la tunique érythroïde. — Les testicules étant attirés au fond de leur poche, l'opérateur (supposons qu'il commence à agir sur le testicule gauche), placé un peu plus à gauche (côté droit de l'animal) que pour l'assouplissement des bourses, saisit le fond du scrotum avec sa main gauche, le tire en arrière et l'applique sur le périnée. La ligne médiane, qui sépare les deux testicules, est ainsi bien déterminée. Il faut alors placer le pouce de la main droite, l'ongle au contact avec la peau, à l'extrémité des bourses, à droite de la ligne médiane ; les autres doigts, un peu relevés, sont dans l'extension et se dirigent vers le testicule gauche ; la main gauche abandonne les bourses, et le pouce de la main droite est dirigé en avant, en suivant le côté droit de la verge, par rapport à la position de l'opérateur ; il arrive ainsi, en poussant le scrotum devant lui, jusqu'à la partie inférieure (supérieure si l'animal était debout) de l'épididyme.

Alors le pouce, qui n'a pas changé par rapport à la partie du scrotum où il s'est d'abord appliqué, se trouve inférieur et postérieur au cordon ; l'indicateur de la même main est supérieur et antérieur à ce même cordon ; le testicule se trouve placé sous la face palmaire, qui le maintient sans le comprimer. — Le pouce doit être dirigé, avec force, un peu obliquement de dedans en dehors, d'arrière en avant et de haut en bas, comme si on voulait le faire pénétrer dans l'aine. Pendant ce mouvement d'impulsion, le pouce, recouvert de la peau et du dartos qui s'invaginent, côtoie, sans l'atteindre, le crémaster, surmonte la résistance plus ou moins grande du tissu cellulaire qui unit le dartos à la tunique érythroïde, et ainsi se trouve exécuté le fameux *coup de pouce* des bistourneurs. — Enfin, et à mesure que le pouce s'engage dans le tissu cellulaire péri-érythroïdien, le cordon s'enfonce de plus en plus dans l'espace existant, entre le pouce et l'index; le testicule tend à s'échapper en partie de la

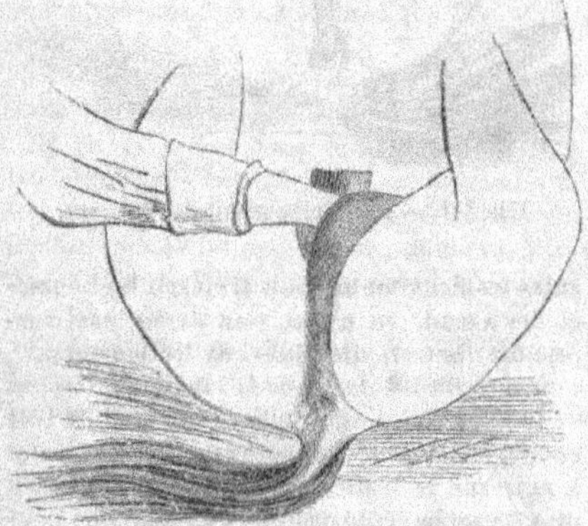

Fig. 242. — Coup de pouce.

face palmaire pour gagner la face dorsale, et vient former un relief entre le poignet de l'opérateur et la cuisse de l'opéré (fig. 242).

Alors, le pouce, toujours maintenu dans sa position, se fléchit de dehors en dedans, comme s'il voulait embrasser le cordon; puis il se dirige vivement de bas en haut et d'avant en arrière, se porte du côté de la tête de l'épididyme, qu'il contourne; à l'instant où ce mouvement de force s'accomplit, la main se soulève, abandonne le testicule, et tend à se renverser de dehors en dedans, de sorte que la face dorsale devient presque inférieure, et la palmaire supérieure; le bras de l'opérateur s'incline aussi de dehors en dedans et de droite à gauche. — Dès que le pouce a contourné l'extrémité antérieure du testicule, la main reprend la position qu'elle avait avant de se renverser, avec cette différence qu'au lieu d'abriter le testicule, elle est placée en arrière et en dessous de lui. — Le doigt, continuant son mouvement, côtoie la

face externe du testicule, en remontant vers son bord supérieur, et se dirige, à son extrémité postérieure, vers la queue de l'épididyme; c'est en ce point que le tissu cellulaire offre le plus de densité et de résistance. — Une fois l'extrémité postérieure du testicule contournée, le pouce glisse le long de son bord inférieur et se porte de nouveau à l'extrémité antérieure de l'organe.

En somme, dans ces diverses manœuvres, le pouce, pour séparer la membrane érythroïde du dartos, doit contourner entièrement le testicule et la partie inférieure du cordon (supérieure dans la position où est le sujet). La main gauche est parfois obligée de faire un contre-appui au pouce, en appuyant légèrement sur la partie opposée à celle où il agit.

Le testicule est alors libre dans le dartos. On s'en assure en tirant les bourses en haut: alors, le testicule droit est entraîné, et non le gauche; si on pousse celui-ci au fond de la poche, il tombe dès qu'on l'abandonne. Il n'en est pas ainsi lorsque des brides celluleuses le retiennent encore; dans ce cas, il faut recommencer les mêmes manipulations jusqu'à ce que toutes les adhérences soient détruites.

Deuxième temps. — Il comprend la *torsion du cordon*. Le testicule sur lequel on doit opérer est ramené au fond des bourses, et la ligne du raphé bien déterminée. La paume et les doigts de la main droite sont appuyés sur le testicule, qu'ils recouvrent presque entièrement; le cordon est placé entre le pouce et l'index, le pouce en dessous et en arrière, l'index en dessus et en avant; le pouce, allongé contre l'épididyme, immédiatement au-dessous de lui (au-dessus si l'animal était debout), est dirigé vers la partie antérieure du testicule. — Ceci fait (fig. 241), le pouce se relève et tire le cordon d'avant en arrière et de droite à gauche; le testicule se trouve ainsi soulevé. La main qui l'abrite glisse vers le bord inférieur libre, le lève et le pousse doucement en avant, puis le dirige de dehors en dedans, ou de droite à gauche, et le fait parvenir au-dessus du cordon; pendant ce mouvement, l'extrémité postérieure du testicule est devenue peu à peu antérieure, puis postérieure, et passe la première par-dessus le cordon; lorsque le testicule se trouve superposé à l'extrémité inférieure du cordon, mais sans lui être parallèle, puisque les deux extrémités du testicule ne le franchissent que l'une après l'autre, le cordon a subi une torsion. Alors le pouce abandonne sa position, et, par une petite traction, d'avant en arrière et de haut en bas, exercée sur la glande, on remet les extrémités de cet organe dans leurs rapports normaux. Pour produire cet effet, on a vu quel mouvement devait opérer le pouce : la main,

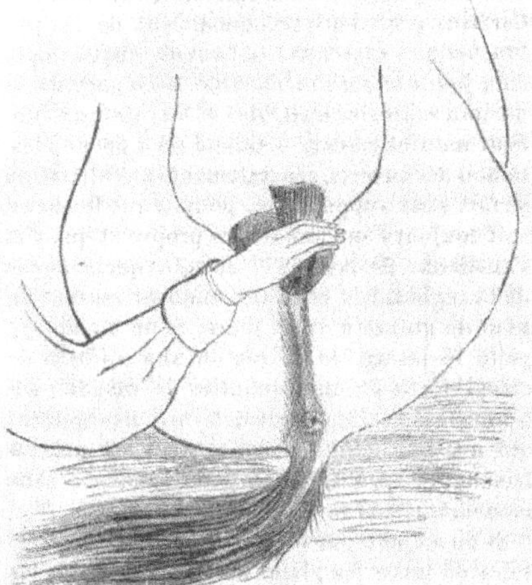

Fig. 243. — Commencement de la torsion.

qui d'abord a glissé vers le bord libre de la glande, se renverse insensiblement d'avant en arrière et de bas en haut ; puis elle se dirige, en

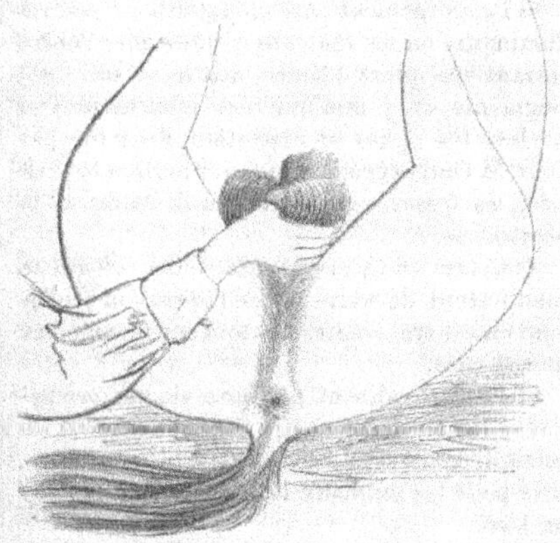

Fig. 244. — Torsion.

maintenant toujours le testicule et en lui imprimant l'impulsion qui a été indiquée, d'arrière en avant et de dehors en dedans (fig. 244) ; les doigts de la main droite, en agissant sur l'extrémité postérieure de la glande devenue anté-

rieure, ont, dans cette manœuvre, la principale action. — Il ne reste plus, pour terminer l'opération de ce côté, qu'à recommencer les mêmes manœuvres jusqu'à ce que le cordon ait acquis une assez grande rigidité : trois à quatre tours suffisent.

Pour le testicule droit, ce sont les mêmes manœuvres faites avec la main droite.

Troisième temps. — C'est celui de la *ligature des enveloppes*. Pour placer le lien, l'opérateur prend d'une main (la droite) les enveloppes et les tire en haut : cette seule tension des bourses fait parvenir les testicules, dirigés d'ailleurs par la main gauche, vers les anneaux ; puis il saisit les bourses à pleine main, les comprime avec force, et maintient ainsi les testicules dans les régions où ils sont placés. — L'un des bouts de la ligature est attaché au poignet gauche ou à l'un des doigts de la main qui tient les enveloppes, et on circonscrit, avec la main restée libre, quatre à cinq fois les bourses, entre la main gauche et les testicules, en ayant soin de serrer fortement chaque tour. — On termine en faisant un nœud, auquel on laisse une anse pour pouvoir enlever la ligature avec facilité.

Le lien est enlevé dès que l'engorgement des bourses paraît suffisant pour maintenir les testicules en place, soit après vingt-quatre à trente heures.

L'opérateur quelquefois fait tenir les enveloppes par un aide, et se sert des deux mains pour fixer le lien.

Comparaison des divers procédés. — Des divers modes de castration, les procédés par casseaux sont les plus employés. Ils exigent une seconde intervention du vétérinaire pour enlever les casseaux. En outre, ceux-ci passent pour entretenir la suppuration et prédisposer à l'inflammation du cordon.

Aussi, depuis les progrès de l'antisepsie, on préfère généralement dans les écoles les procédés par torsion bornée. L'opération est rarement suivie de coliques, les plaies se cicatrisent rapidement, il n'y a pas de casseaux à enlever. Mais il y a souvent un engorgement assez considérable de la région des bourses et du fourreau ; l'opération prend plus de temps ; enfin, si la torsion a été exécutée trop rapidement, une hémorragie est à craindre.

La castration aseptique est peu employée, car elle demande une asepsie qu'il est presque impossible d'obtenir dans la pratique.

La castration par écrasement, par cautérisation ou par bistournage n'est presque plus employée aujourd'hui.

Soins a prendre pendant l'opération. — Quoiqu'un grand nombre de praticiens castrent avec succès par la méthode des casseaux, sans aucun souci des règles antiseptiques, il est indiqué d'opérer avec la plus grande propreté. C'est surtout dans le procédé par torsion, et notamment dans la torsion bornée par une seule incision, qu'on devra opérer avec la plus grande propreté, si on veut avoir une cicatrisation hâtive des plaies et éviter l'engorgement.

La pince, la ficelle ou les anneaux et les casseaux devront être désinfectés par une immersion d'une demi-heure dans l'eau bouillante ; les bistouris seront désinfectés dans une solution d'eau phéniquée à 2-3 p. 100. L'opérateur s'aseptisera les mains et les bras. La région des bourses sera savonnée à l'eau tiède, puis lavée avec une solution de sublimé au millième ; le fourreau sera nettoyé. Pendant l'opération, un aide fera tomber sur le cordon et les testicules mis à nu, un mince filet d'une solution de sublimé à 1 p. 100 ou d'acide phénique à 2-3 p. 100. Après l'application des casseaux, on lavera soigneusement les testicules et les cordons avec la même solution de sublimé. Après l'ablation des testicules, on saupoudrera les plaies avec de l'iodoforme ; on évitera les souillures du lit de paille.

L'un de nous opère toujours à testicules découverts. Les casseaux sont immergés pendant quarante-huit heures dans une solution crésylée ; on les laisse sécher avant l'opération, et leurs faces internes sont garnies avec un mélange de vaseline, et d'une pâte semifluide formée par l'action de l'essence de térébenthine sur la poudre de sublimé corrosif. Les ficelles sont trempées dans l'essence de térébenthine. Puis les faces externes des casseaux et les ficelles sont légèrement imprégnées de ce mélange de vaseline. Les testicules sont coupés au-dessous des casseaux. Avant et après l'opération, la région (surtout la face interne du fourreau) est bien lavée avec une solution chaude de crésyl.

Soins post-opératoires. — Le cheval reconduit à son écurie et attaché au râtelier, on lui tressera la queue et on en attachera l'extrémité au surfaix ou au montant du licol. L'un de nous laisse toujours les opérés en liberté dans un box, sur une litière propre, en mettant seulement pendant quarante-huit heures un collier à chapelet.

Quand on a opéré par le procédé des casseaux, ceux-ci doivent être enlevés au bout de cinq à six jours : on assujettit l'animal debout en faisant lever un membre postérieur ou un membre antérieur ; avec les ciseaux on excise les cordons au-dessous et au ras des casseaux ; on coupe la ficelle qui réunit les branches des casseaux ; ceux-ci se détachent et tombent. — Certains praticiens recommandent de ne pas toucher aux casseaux : au bout de vingt à vingt-cinq jours le cordon mortifié se sépare de sa portion saine, les testicules et les casseaux tombent naturellement. — Quand on a opéré à testicules découverts, généralement la cicatrisation se fait sans suppuration, pourvu que le cheval soit toujours sur une litière propre et que l'on s'abstienne de lavages et de soins quelconques de la région. Les casseaux tombent souvent au bout de quinze à vingt jours. Si on a employé pour le lavage de la région une solution de crésyl forte ou une quantité de vaseline sublimée en excès, on constate un engorgement qui n'a rien d'inquiétant, et qu'il est généralement préférable de laisser résorber, sans mouchetures ni lavages.

Si on a opéré par torsion bornée, il est nécessaire de laver les plaies de castration tous les jours avec une solution antiseptique : pour cela, un membre antérieur étant levé, on se place derrière l'animal et on asperge les plaies avec cette solution contenue dans une cuvette propre ; on évitera d'employer une seringue malpropre, ou de porter sur les plaies les doigts ou des étoupes souillés.

Si l'engorgement post-opératoire est peu volumineux, on se contente de promener l'opéré durant un quart d'heure matin et soir ; s'il augmente, on y pratique des mouchetures et on lave les plaies de castration deux fois par jour. Si l'engorgement gagne en arrière le périnée, les fesses, cela peut être le début de la septicémie.

Accidents de la castration. — Les *coliques* se manifestent de suite après l'opération ; elles sont en général légères, surtout sur les animaux anesthésiés.

Elles disparaissent par une simple promenade, des frictions sèches sur l'abdomen et les reins. L'opéré sera couvert. Ces soins sont inutiles pour les animaux laissés en liberté dans un box.

L'*hémorragie* se produit souvent lorsque la torsion a été exécutée trop rapidement ; parfois il y a une hémorragie *secondaire* lorsqu'on enlève les casseaux, s'ils ont été incomplètement serrés, ou enlevés trop tôt ; on la voit également, après la castration par torsion, au cours de mouvements brusques exécutés par l'opéré. Elle peut provenir seulement de l'incision des enveloppes testiculaires ; ou être fournie par l'artère petite testiculaire, ou par l'artère grande testiculaire ; c'est cette dernière hémorragie qui est le plus à craindre, quoique, comme l'a prouvé Lafosse père, elle soit rarement mortelle.

L'hémorragie faible est arrêtée par des affusions froides et le tamponnement ; si elle est abondante, il est parfois nécessaire de ligaturer le cordon.

La *hernie de l'épiploon* ou celle *de l'intestin* sont des complications possibles, surtout dans le procédé par torsion bornée. Elles se produisent un temps variable après l'opération.

Il est nécessaire de coucher le sujet et de l'anesthésier. Si c'est l'épiploon qui est prolabé, on le sectionnera après ligature en partie saine, et on rentrera celle-ci après l'avoir désinfectée ; pour la hernie de l'épiploon il est parfois suffisant de couper sur l'animal debout la partie herniée avec des ciseaux. Si l'intestin est hernié, on le désinfectera soigneusement et on réduira la hernie. Dans ces deux cas on appliquera un casseau sur les enveloppes profondes afin d'éviter le retour de l'accident.

Les *abcès des bourses* se produisent généralement lorsqu'on a fait aux enveloppes superficielles une incision trop étroite : le pus, ne pouvant s'écouler au dehors, séjourne dans les bourses ; cet accident complique fréquemment la torsion bornée par une seule incision, faite sans précautions antiseptiques.

Les abcès seront traités par le débridement et les injections antiseptiques.

La *péritonite* est consécutive à l'infection de la gaine vaginale ou à l'inflammation du cordon (Voy. PÉRITONITE).

Le *champignon* est une complication assez fréquente, et presque toujours grave de l'opération (Voy. CHAMPIGNON).

Enfin la *septicémie*, le *tétanos* (Voy. ces mots) sont des complications possibles de la castration.

HYGIÈNE DU CHEVAL CASTRÉ. — Aussitôt rentré à l'écurie, l'opéré sera bien couvert. Une heure après l'opération, il sera promené au moins durant une demi-heure ; les jours suivants, si le temps est beau, il sera promené un quart d'heure le matin, un quart d'heure le soir ; en outre, durant les trois ou quatre jours qui suivront l'opération, on lui donnera des barbotages, des mashes et un peu de fourrage ; il pourra ensuite être mis à une demi-ration. Dès que la suppuration a cessé et que les plaies sont à peu près cicatrisées, il sera bon de mettre l'opéré quelque temps au pré.

La question de savoir au bout de combien de temps un cheval castré peut être remis au travail est assez controversée, tout au moins en ce qui concerne le cheval de selle.

Les chevaux de trait sont remis progressivement en service, un mois en général après l'opération ; il faudra éviter de les employer, au début, comme limoniers ou comme porteurs.

Pour la plupart des hommes de cheval, les chevaux de selle castrés ne doivent être remis en service qu'au bout de quatre à six mois, et plus l'animal castré est vieux, plus la durée de la convalescence doit être longue ; à leur avis, si on néglige ces prescriptions on risque d'avoir un animal « faible du rein » ; certains chevaux remontés trop tôt seraient affectés de « tour de bateau ». Ces craintes sont exagérées : on attribue ainsi à la castration une défectuosité d'allure reconnaissant une autre cause ; il est probable que cette opinion vient des faits observés autrefois sur des chevaux en général mal élevés, et dont la croissance (anciens normands) n'était pas terminée avant l'âge de sept ans ; aussi, après avoir vu ce qui se passe dans la clientèle civile, comme à l'École de cavalerie, nous pensons que, sauf exception, le cheval castré peut être monté au pas un mois environ après l'opération et remis en plein service au bout de trois mois.

II. *Castration de l'âne et du mulet*. — Les procédés les plus employés sont la torsion et les casseaux. Il faut savoir qu'une complication fréquente sur l'âne, c'est l'apparition fréquente d'hémorragies qui peuvent l'affaiblir au point de devenir mortelles. Du reste, la castration paraît enlever à l'âne plus qu'au cheval sa rusticité.

III. *Castration du taureau*. — Outre les procédés déjà décrits pour le cheval, il y en a quelques-uns de spéciaux. Ils varient suivant l'âge auquel on pratique cette opération.

a. CASTRATION PAR CASSEAUX. — Rarement employée sur l'espèce bovine ; elle ne pourrait se faire que sur les animaux âgés d'un an environ. La disposition anatomique des organes du bœuf fait préférer les autres procédés : la très grande longueur du cordon, la forme des testicules, qui est celle d'un œuf, ainsi que leur mode d'attache, tel que leur grand axe est perpendiculaire au sol, se prêtent peu à l'application des casseaux, rendent nécessaire une forte incision du scrotum et par suite des délabrements inutiles.

La castration à l'aide des casseaux se pratique de la même manière que sur le cheval.

b. Castration par torsion. — Procédé préféré par les praticiens non initiés au bistournage. C'est la torsion bornée qui est surtout recommandable ; Hering est grand partisan de ce procédé pour les taureaux qui ont sailli ; elle se fait de la même manière que chez le cheval ; il faut ligaturer le cordon afin d'éviter l'hémorragie consécutive.

c. Castration par bistournage. — Procédé très utilisé et applicable à tous les animaux jeunes ou vieux. La grande longueur du cordon testiculaire, la laxité du tissu cellulaire, rendent cette opération plus facile sur le taureau que sur le cheval.

On opère le taureau debout sans autre préparation qu'une diète de quelques heures. L'animal est fixé solidement par les cornes soit à un poteau, soit au râtelier même, ce qui évite la peine de le déplacer ; un membre postérieur est porté en avant, et maintenu par un lacs comprimant autant que possible la corde du jarret pour éviter l'appui. Pour les animaux non turbulents, la tête est saisie par un ou deux aides, un anneau pince les naseaux et on peut laisser les jambes libres.

Serres divise le manuel opératoire en quatre temps :

Premier temps : Assouplissement des bourses et déchirure du tissu cellulaire sous-dartosien. — L'opérateur, placé derrière les jarrets de l'animal, saisit avec les deux mains les testicules et les entraîne rapidement au fond des bourses ; la main droite seule les tient dans cette position ; la main gauche prend la partie inférieure du scrotum et la tire fortement de haut en bas et légèrement d'avant en arrière. La main droite, portée à son tour audessus de la main gauche, embrasse les enveloppes et pousse les testicules de bas en haut, de manière à les faire remonter vers l'anneau inguinal. Les adhérences rompues, la moindre impulsion donnée par la main fait monter et descendre facilement les testicules, sans entraîner avec eux le scrotum ; si les adhérences ne sont pas bien détruites, les testicules, en remontant, font suivre les bourses. Il importe que ce premier temps de l'opération soit complet.

Deuxième temps : Bascule des testicules. — Les testicules ayant été remontés, la main gauche ramène le testicule gauche au fond des bourses, et saisit ensuite le cordon testiculaire

à son point d'union avec l'épididyme ; cette main est dirigée de manière à appliquer le

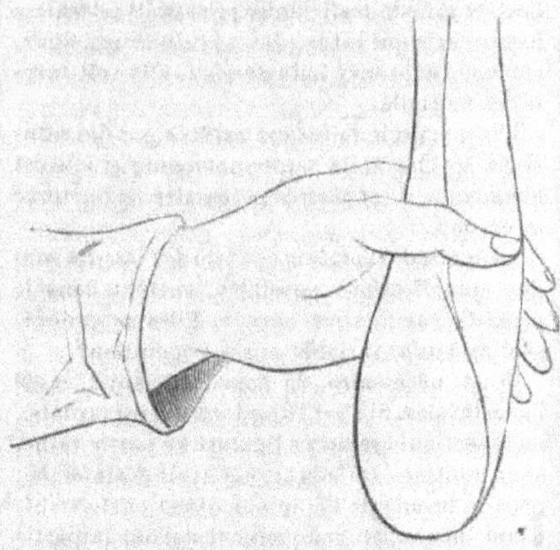

Fig. 245. — Position de la main gauche pour faire basculer le testicule.

pouce sur la partie postérieure du cordon, et l'index et le médius sur la partie antérieure

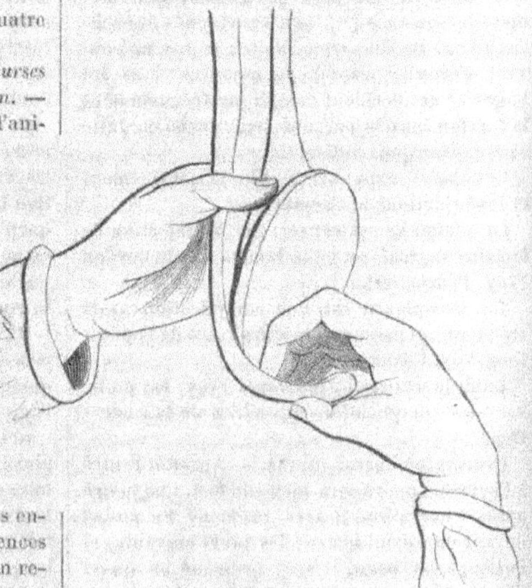

Fig. 246. — Culbute du testicule.

(fig. 245). La partie inférieure du scrotum, correspondant au testicule gauche, est pincée avec la main droite, les doigts dirigés en bas et en arrière. Ces positions prises, pour faire basculer le testicule, la main gauche pousse le cordon de haut en bas et d'avant en arrière, de façon à imprimer à la partie inférieure du testicule un mouvement d'avant en arrière, et de bas en haut; la main droite tire sur les enveloppes, et, en même temps, la face externe des doigts de cette main, à l'exception du pouce, appuyant fortement contre la face antérieure du testicule, qui tend à devenir postérieure, continue le mouvement d'impulsion donné tout d'abord au testicule; de cette façon, le scrotum, uni au dartos, entraîné de haut en bas, glisse sur la pointe, et la face antérieure du testicule devient postérieure. Au moment où le testicule forme avec le cordon un angle aigu, le pouce de la main gauche, qui comprimait le cordon, se déplace, et vient appuyer sur la face externe et près de l'extrémité inférieure du testicule, devenue supérieure, pour aider à terminer la culbute du testicule (fig. 246).

Troisième temps : Torsion des cordons. — Le testicule basculé est ramené à sa place. Pour cela,

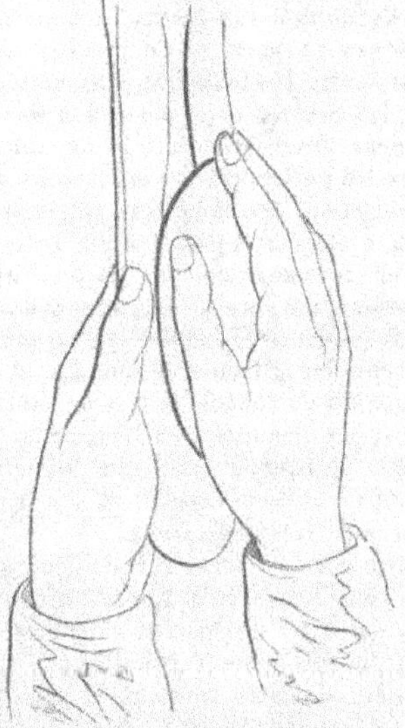

Fig. 247. — Torsion du testicule.

les deux mains saisissent le testicule et le cordon : les doigts de la main droite (fig. 247), allongés le long du grand axe du testicule, lui impriment un mouvement de gauche à droite et de dehors en dedans, en ayant soin d'incliner un peu sa pointe de haut en bas; les doigts de

l'autre main (à l'exception du pouce) attirent le cordon de droite à gauche et de dedans en dehors; ces manipulations suffisent pour faire exécuter

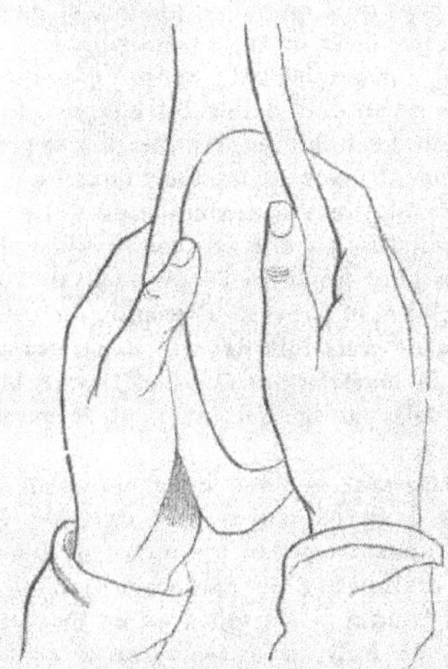

Fig. 248. — Fin de la torsion du testicule.

au testicule un demi-tour, alors le cordon se trouve postérieur au testicule. Dans cette position le rôle des mains change (fig. 248) : le pouce de la main droite appuie sur le cordon, et le pousse de gauche à droite et de dehors en dedans; l'index et le médius de la même main viennent bientôt le remplacer pour continuer l'impulsion; les doigts de la main gauche entraînent le testicule de droite à gauche et de dedans en dehors; le pouce de la main droite, qui a abandonné le cordon, devient ici (en agissant pour le testicule comme il l'a fait pour le cordon) d'un utile concours pour aider à compléter le mouvement de torsion que le testicule doit effectuer autour de son cordon. — Les autres tours se font de la même manière et plus facilement; on ne doit pas en faire moins de deux, ni plus de quatre à cinq : lorsque le cordon est fortement tendu et offre beaucoup de résistance à la pression, on est assuré que les tours sont assez nombreux.

Le testicule droit est opéré de même, mais le rôle des mains est changé.

Quatrième temps : Fixation des testicules. — On fait remonter les testicules aussi haut que possible; il importe de bien les mettre de niveau, afin que le plus haut remonté ne se renverse pas. Pour faire la ligature, le scrotum est saisi avec la main gauche, l'une des extrémités du lien est enroulée autour d'un des doigts, et la main droite contourne trois à quatre fois ce même lien autour du scrotum et immédiatement au-dessous des testicules; on serre suffisamment pour qu'il ne puisse glisser, et on arrête le lien par deux ou trois nœuds.

C'est généralement après quarante-huit heures qu'on doit délier les bourses; lorsque la ligature est enlevée, l'infiltration se propage rapidement jusqu'au fond des bourses.

d. CASTRATION PAR MARTELAGE. — Cette opération consiste en une contusion suffisante du cordon pour produire l'écrasement de l'artère testiculaire, et par suite l'atrophie du testicule. Très usité autrefois dans le département de l'Ain, le martelage a été décrit pour la première fois par Chanel (1826), et recommandé par Rey.

Instruments. — Pour cette opération on se sert de deux bâtons de bois dur, de forme cylindrique, mesurant un mètre de longueur sur 5 centimètres de diamètre, et d'un marteau à bouche large, fait avec un morceau de racine de buis, dans lequel on a coulé du plomb pour le rendre plus pesant; à son défaut, on peut se servir du brochoir du maréchal.

Technique. — Le taureau étant assujetti en position debout, l'opérateur dispose ses deux

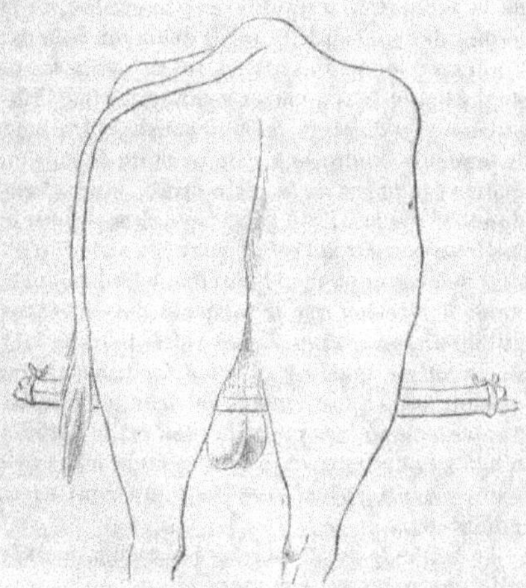

Fig. 249. — Castration par martelage.

bâtons, l'un en arrière, l'autre en avant du sac scrotal, au-dessus des testicules, et les fait ensuite rapprocher par deux aides placés l'un à droite, l'autre à gauche de l'animal, de manière à serrer les cordons interposés entre eux

deux. Ces bâtons étant ensuite réunis par des cordes, l'opérateur leur fait imprimer un mouvement de rotation sur leur axe, qui a pour résultat de les superposer l'un à l'autre, l'antérieur devenant supérieur et le postérieur inférieur (fig. 249); dans cette position, les cordons, fortement tendus, décrivent la double courbe d'un S, en se moulant sur les contours des cylindres de bois qui les compriment. L'opérateur commande alors à ses aides d'en appuyer les extrémités sur leurs genoux, pour les maintenir immobiles; puis il se place en arrière de l'animal, saisit le fond du sac scrotal de sa main gauche, de manière à le fixer, et avec la main droite, armée du marteau, il frappe l'un après l'autre chaque cordon, au point où il s'appuie sur le bâton inférieur, c'est-à-dire immédiatement au-dessus des testicules.

Chanel estime que le nombre des coups nécessaires varie selon la force du sujet et l'habitude de l'opérateur; ils doivent toujours être donnés bien à plat et sans précipitation, afin de prévenir le dérangement du cordon; Rey porte à une minute la durée de l'opération.

e. CASTRATION PAR CASSEAU A TESTICULES COUVERTS PAR LA PEAU. — Ce procédé consiste à placer, entre les branches d'un casseau assez long, les cordons et la peau, et à serrer suffisamment pour déterminer la mortification de toutes les parties placées en dessous. Ce mode de castration, autrefois assez employé en Lorraine, a été décrit par Mangin, Dehau, Villeroy et recommandé par Magne. Ce mode opératoire ne serait, au dire des auteurs, jamais suivi d'accidents, et serait applicable chez les animaux de tout âge et à toutes les époques de l'année. Il a cependant l'inconvénient de demander un temps très long, et d'exiger un bouvier intelligent, pour graisser de temps à autre le casseau et serrer la vis; il est en outre très douloureux.

Instruments. — On se sert de deux pièces de bois, chacune de 20 à 25 centimètres de longueur sur 2 à 3 d'épaisseur et de largeur, réunies à l'une de leurs extrémités par une forte charnière, dont les montants se prolongent et sont solidement fixés sur toute leur face extérieure, et présentant à l'autre extrémité une vis que l'on serre à l'aide d'un écrou (fig. 250). Les faces internes de ces pièces sont taillées en biseau obtus pour limiter la surface de compression; on les enduit d'un corps gras.

Technique. — Le taureau assujetti debout, l'opérateur refoule les testicules au fond des bourses et place les cordons entre les branches de l'instrument, dont l'une est antérieure et l'autre postérieure au sac scrotal. Il ne reste plus qu'à rapprocher les branches avec les doigts d'abord, puis avec la vis. Pendant les cinq ou six premiers jours qui suivent l'opération, on augmente la pression en serrant l'écrou : si la pression est suffisante, la masse scrotale est froide au bout de huit à dix minutes. Après huit ou dix jours, on fait l'excision de la

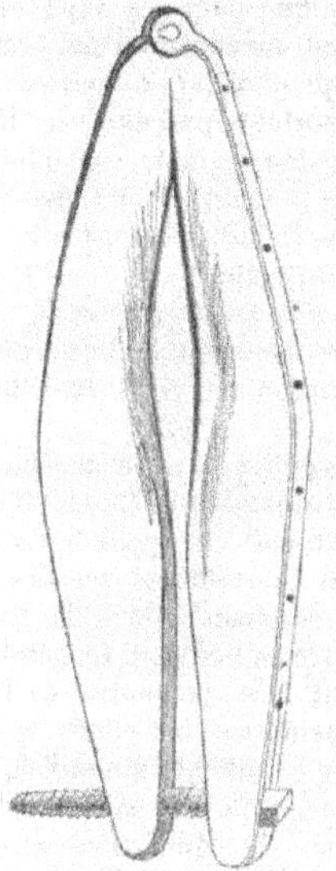

Fig. 250. — Casseau pour taureau (le sac scrotal restant intact).

masse scrotale en dessous du casseau que l'on détache immédiatement après.

ғ. Castration par arrachement. — La seule différence qui existe avec les procédés par torsion, c'est que, après quelques torsions, on fait une traction assez forte pour produire la rupture : l'effet de la traction exercée sur l'artère comme moyen hémostatique s'explique par la différence de résistance qu'offrent les tuniques artérielles. Ce procédé, très usité dans la Haute-Savoie, en Suisse, et dans une partie de l'Allemagne méridionale, ne s'applique qu'aux jeunes animaux. Il prédispose à la hernie interne du bœuf ; l'opérateur, en tiraillant le cordon, déchire le tissu cellulaire qui fait adhérer le cordon à la voûte du bassin, dilacère plus ou moins le sac péritonéal, et produit ainsi le sac où tôt ou tard pourra s'enclaver une anse intestinale.

Technique. — Deisinger a décrit un procédé de castration par arrachement recommandé par Grad pour les taurillons ; il consiste à faire sortir le testicule des bourses par une courte incision faite à la pointe du scrotum fortement tendu ; on déchire le tissu cellulaire qui unit l'organe, vers la tête de l'épididyme, à la tunique vaginale, et on a alors le testicule pendant, retenu seulement par le canal déférent et les vaisseaux ; le canal est coupé ; l'artère, saisie et enroulée deux ou trois fois autour de l'index, est facilement déchirée par arrachement. Ce procédé n'expose pas à la hernie interne si l'arrachement n'est pas trop brusque, et si la déchirure se fait dans le corps pampiniforme de l'artère testiculaire.

ɢ. Castration a l'aiguille. — Méthode qui consiste à comprendre, par le procédé sous-cutané, le cordon spermatique dans l'anse d'une ligature, afin de le serrer assez pour déterminer l'oblitération des vaisseaux et l'atrophie des testicules. Indiqué par Serres, Chicot-Fontenille, Martini et Festal Philippe. Ce procédé expose à divers accidents ; il provoque quelquefois une forte suppuration et oblige à des contre-ouvertures (Rueff).

Instruments. — Ce procédé exige une aiguille courbe de fort calibre, un bout de fil ciré de 80 centimètres de long, et deux petits bâtonnets longs de 10 à 12 centimètres.

Technique. — L'animal est assujetti en position debout, le membre correspondant au testicule sur lequel on veut agir porté en avant à l'aide d'une plate-longe. L'opérateur se place en arrière, fléchit ses genoux comme pour le bistournage, et fait tendre le cordon gauche par un aide qui repousse le testicule dans le fond du scrotum. Il saisit le cordon testiculaire entre le pouce et l'index de sa main gauche, à quelques centimètres au-dessus de l'épididyme, rassemble le cordon sous ses doigts, et plonge l'aiguille dans la peau, au niveau du point où le pouce est appliqué ; la pointe arrivée dans le sac vaginal, il la guide avec l'index opposé au pouce, pour lui faire circonscrire le cordon sous la peau, et la sortir par l'ouverture qu'elle s'est frayée en entrant ; le cordon est ainsi enlacé dans l'anse du lien, aux extrémités duquel on ajoute les deux bâtonnets. Cela fait, le cordon est étreint dans un premier nœud, serré très étroitement et assuré par un second. Même mode de faire pour le côté opposé.

ʜ. Castration par excision simple. — Quoique très applicable sur les très jeunes animaux, ce procédé n'est cependant pas recommandable, n'y aurait-il qu'une fois sur cent un accident mortel par hémorragie.

i. CASTRATION PAR RATISSEMENT. — Ce procédé, souvent préféré pour les jeunes, est recommandable, si on a fait quelques tours de torsion.

j. CASTRATION PAR L'ÉCRASEUR LINÉAIRE. — Ce procédé a été préconisé pour tous les jeunes sujets de prix.

k. CASTRATION PAR LIGATURE. — Ce procédé, qui consiste à appliquer un lien sur le cordon mis à nu, n'est guère à recommander, a cause des fistules qui persistent souvent après l'opération.

l. CASTRATION PAR LIGATURE ÉLASTIQUE. — Ce procédé, imité du fouettage du bélier, consiste à faire bien descendre, sur l'animal debout, les deux testicules au fond du scrotum ; deux ou trois tours d'un lien élastique, suffisamment solide et bien tendu, sont appliqués immédiatement au-dessus d'eux; au bout de cinq minutes, le scrotum est froid. On coupe la masse au-dessous de la ligature après deux ou trois jours, et on applique un peu de goudron dans le sillon qu'elle trace. Le moignon tombe vers la quatrième semaine. Si on enlève la ligature une heure après son application, la mortification et la chute des testicules ont lieu quand même.

COMPARAISON DES DIVERS PROCÉDÉS. — De tous les moyens connus, le plus simple, le plus rapide, celui qui expose le moins aux accidents, est aujourd'hui le *fouettage avec le lien élastique*. Il faut que le lien soit fortement allongé lors de son application.

PATHOLOGIE DU TAUREAU CASTRÉ. — La castration sur le taureau entraîne les mêmes suites que sur le cheval, au point de vue du travail cicatriciel, sauf quelques différences qui dépendent de la différence d'organisation.

HYGIÈNE DU TAUREAU CASTRÉ. — Les soins qu'exigent ces animaux consistent seulement dans le repos et dans un régime alimentaire modéré.

IV. *Castration des petits ruminants mâles.* — **a.** CASTRATION PAR TORSION. — Procédé autrefois recommandé pour les béliers d'un certain âge, qui se fait par torsion bornée, comme pour les grands animaux.

On place l'animal sur le dos, retenu par un aide qui maintient ses deux membres postérieurs portés en avant et rapprochés du ventre, de manière à mettre bien à nu la région testiculaire. L'opérateur repousse les testicules dans le fond, pratique, sur le scrotum tendu, une incision transversale commune aux deux testicules et intéressant toutes les enveloppes jusqu'à la tunique albuginée. D'autres fois, il saisit le fond des bourses, entre le pouce et l'index de sa main gauche, en refoulant les testicules vers les anneaux, et d'un seul coup de bistouri il en excise le fond par une section circulaire. Cette manière de mettre les testicules à nu, que Daubenton appelle *châtrer en agneau*, n'est cependant recommandable que pour les très jeunes agneaux ; dès que l'animal a plus de six mois, il convient, au lieu de ne faire qu'une incision unique pour les deux organes, d'en pratiquer une sur chacun d'eux (*châtrer en veau*, d'après Daubenton). Les bourses incisées, les testicules sortent, par une véritable énucléation, de la gaine vaginale, sous l'influence de la pression de la main gauche placée au-dessous d'eux. Alors, il suffit de tordre le cordon à la manière habituelle.

b. CASTRATION PAR ARRACHEMENT. — Ce procédé n'est pas recommandable. Le procédé Deisinger pour le taureau convient également pour le bélier.

c. CASTRATION PAR BISTOURNAGE. — L'animal, au lieu d'être maintenu debout, est renversé sur le dos par un aide chargé de le fixer dans cette position, en lui relevant ses deux membres antérieurs de chaque côté de la tête, qu'il appuie contre sa poitrine. L'opérateur, de son côté, faisant face au ventre de l'animal, lui étend les membres postérieurs en arrière, les écarte et les maintient immobiles, soit sous la pointe de ses pieds, soit sous les genoux. Quelquefois, pour la commodité de l'opérateur, l'animal est assis sur une table, l'aide qui lui tient les membres antérieurs étant derrière ; deux aides sont nécessaires pour tenir les membres postérieurs. La position donnée à l'animal oblige à faire subir au manuel opératoire un changement de main et de direction dans la culbute du testicule.

d. CASTRATION PAR FOUETTAGE. — Le *fouettage* ou *billonnage* était autrefois un procédé, spécial pour le bélier, consistant dans la constriction en bloc du cordon par un lien appliqué sur le sac des bourses. Conseillé par Daubenton, Schreger, Renault, il est préféré par quelques praticiens qui le croient plus sûr et plus facile à exécuter. Il est souvent suivi d'accidents.

1° FOUETTAGE AVEC FICELLE. — Le fouettage s'opère au moyen de la ficelle de *fouet*, ce qui lui a valu son nom.

On fouette les béliers le matin, avant le repas; il convient aussi qu'ils ne soient point mouillés. Après avoir assujetti le sujet (fig. 251), on arrache la laine qui se trouve au-dessus des testicules ; on prend ensuite un bout de ficelle de 70 centimètres et on attache à chaque extrémité un morceau de bois de 12 à 16 centimètres de longueur, sur 4 centimètres de tour. L'opérateur, ayant disposé le nœud de saignée,

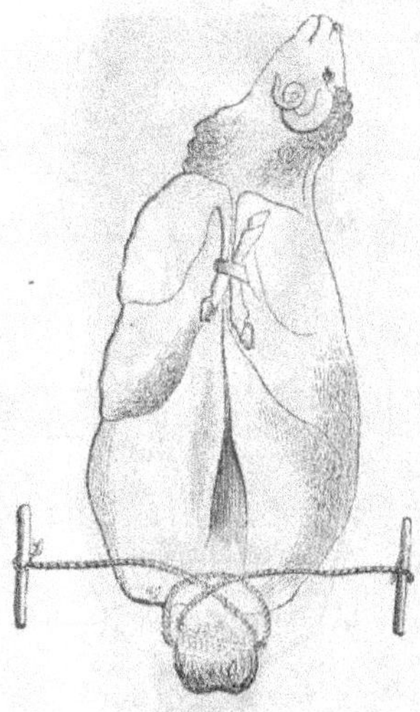

Fig. 251. — Castration par fouettage.

saisit les testicules descendus dans les bourses, et les fait passer dans le nœud, qu'il place au-dessus des épididymes. Il faut bien descendre les testicules au fond des bourses, de façon à ne pas avoir d'éventration sur les jeunes, quand on coupe les testicules. Deux hommes qui tiennent le bélier, tandis qu'un troisième l'empêche de remuer, tirent également la ligature, chacun par un bout, en tenant le morceau de bois à pleines mains, et en se plaçant pied contre pied pour avoir plus de force ; il faut serrer le plus possible, à condition toutefois de ne pas couper les cordons testiculaires, sans secousses, et de manière à arrêter complètement la circulation au-dessous de la ligature. Ensuite, sur le premier nœud on en fait un second, simple et droit, que l'on serre également bien, et l'on coupe la corde à 4 centimètres environ du nœud ; on délie l'animal, et l'on remet le bélier sur les pieds. Trois jours après, on peut couper les testicules à 3 centimètres au-dessous du nœud de la corde et on goudronne le sillon tracé par le lien. Quand il survient de l'inflammation, on traite la plaie antiseptiquement.

2° Fouettage avec lien élastique. — Il est bien préférable de se servir d'un lien élastique, comme pour le taureau.

Comparaison des divers procédés. — Aujourd'hui, comme pour le taureau, c'est le fouettage avec ligature élastique qui doit être préféré. Il s'applique aux animaux de tout âge.

Pathologie du bélier castré. — Les phénomènes consécutifs de la castration du bélier sont ceux qu'on observe chez les autres animaux. Après le fouettage, on constate les phénomènes qui caractérisent l'inflammation dite éliminatrice ; après la séparation des parties mortifiées, les plaies se cicatrisent par deuxième intention. Chez le bouc et le bélier, on constate souvent des accidents nerveux et même des épizooties de tétanos.

Hygiène du bélier castré. — Les bergers ont l'habitude de faire sortir mécaniquement de son fourreau la verge, qui s'y est retirée pendant l'opération. Un régime alimentaire modéré et le repos sont très utiles ; il ne faut pas conduire les opérés à un pâturage trop éloigné, ni dans des champs, où les animaux pourraient trouver des chaumes ou d'autres corps, qui blesseraient les parties vives.

La castration du *Cerf* se fait par ligature élastique ou par torsion.

V. *Castration du verrat*. — Sur de jeunes porcs de six semaines, il suffit d'*inciser* les bourses sur chaque testicule, que l'on fait sortir au dehors, et dont on coupe le cordon, sans prendre d'autres précautions.

Cependant la *torsion*, surtout combinée au *raclement*, est préférable à l'incision simple.

L'*arrachement*, adopté par certains châtreurs, n'est pas à recommander.

Toutes les fois que l'animal est un peu âgé, d'une certaine stature, et qu'on a une hémorragie à craindre, il est nécessaire de lier les cordons testiculaires, ou de les comprimer par l'*application des casseaux*. Cependant, ici encore, on arrive à un meilleur résultat par la torsion bornée. — Lorsque l'on opère sur des verrats un peu forts et susceptibles de mordre, on doit, après les avoir couchés sur le côté gauche, les museler assez fortement. On fait tenir les deux membres postérieurs portés en avant, et l'on pratique la castration comme sur le cheval. Dans ces circonstances, il est important de laisser l'animal à la diète pendant le jour précédent et celui de l'opération, comme aussi de le tenir au régime pendant les dix ou douze jours qui suivent la castration.

La *ligature* ne présente aucun danger quand on en a bien serré le nœud. On procède ainsi que nous l'avons indiqué pour le cheval.

La *torsion* combinée avec la *ligature des cordons*, indiquée par l'un de nous pour le cheval, lui paraît être ici le procédé de choix. Après un lavage au crésyl, on fait sortir les deux testicules par une seule incision faite au scrotum. Leurs deux cordons sont tordus l'un sur l'autre, un lien aseptique est placé sur leur entrecroisement, les deux testicules sont coupés au-dessous, la plaie est lavée et la peau suturée.

Quel que soit le procédé, les opérés doivent être tenus très proprement.

VI. *Castration du chien*. — Le procédé de choix est la *ligature* aseptique du cordon couvert. On assujettit convenablement l'animal et on désinfecte la région des bourses. On incise les enveloppes superficielles, et on énuclée le plus haut possible le cordon couvert; on le lie avec un fort fil aseptique et on le sectionne au-dessous de la ligature. On lave au sublimé, on saupoudre d'iodoforme, on suture la plaie, puis on la recouvre d'un pansement ouaté.

On peut également opérer par *torsion bornée*.

L'un de nous préfère son procédé de *torsion* des deux cordons combinée avec leur *ligature*.

VII. *Castration du chat*. — Dans la castration par *arrachement*, un aide saisit l'animal par la peau du cou et par celle des reins et le comprime fortement sur une table, de façon à ce que le train de derrière du patient arrive au niveau d'un des bords de la table. Les quatre membres étant bien serrés entre le corps du chat et la table, l'opérateur incise les enveloppes, énuclée les testicules et rompt les cordons par arrachement. L'hémorragie n'est pas à craindre.

On peut encore combiner la *torsion* à l'*arrachement*.

L'un de nous n'emploie plus que la *torsion* des deux cordons combinée avec leur *ligature*.

VIII. *Castration du lapin*. — Elle se pratique vers l'âge de deux à trois mois.

Un aide tient l'animal par les oreilles et les pattes de derrière. L'opérateur saisit les testicules avec deux doigts de la main gauche, et, avec la main droite armée d'un bistouri, incise les enveloppes et énuclée les testicules qu'il enlève ensuite par *torsion* ou par *excision simple*.

On ne doit pas opérer par *arrachement*, car le lapin, ayant l'anneau inguinal très ouvert, les hernies intestinales sont à redouter en employant ce procédé.

Ici encore la *torsion* des deux cordons combinée avec leur *ligature* est bien préférable.

IX. *Castration du coq*. — *Précautions*. — La castration du coq exige certaines précautions. Il faut : agir avant que le testicule soit gros, sinon il est friable et il peut survenir des hémorragies mortelles ; laisser l'animal à la diète

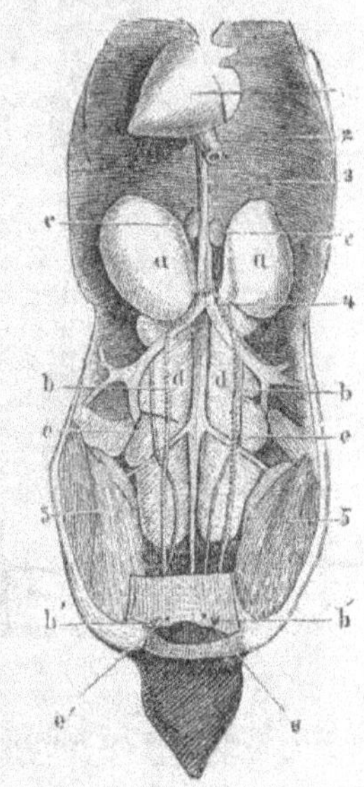

Fig. 252. — Organes sexuels du coq.

a, testicules. — *d*, reins. — *e*, uretères. — *e'*, cloaque.

depuis la veille; après l'opération ne pas le mettre avec les autres coqs ou poules qui le battraient; user de la plus stricte propreté :

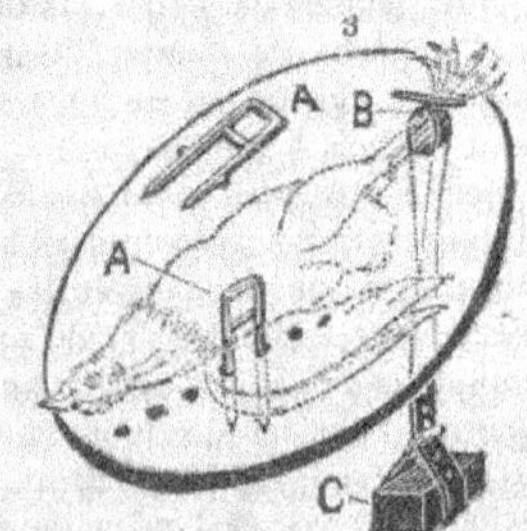

Fig. 253. — Castration du coq.

il y a une petite trousse spéciale pour les instruments.

Technique. — Chez les oiseaux, les testicules sont attachés d'une manière assez fixe à la région sous-lombaire de l'abdomen (fig. 252).

1° PROCÉDÉ ANCIEN. — Le jeune coq étant

sain et à jeun, âgé de trois mois environ, un aide l'assujettit sur le dos, le ventre en haut,

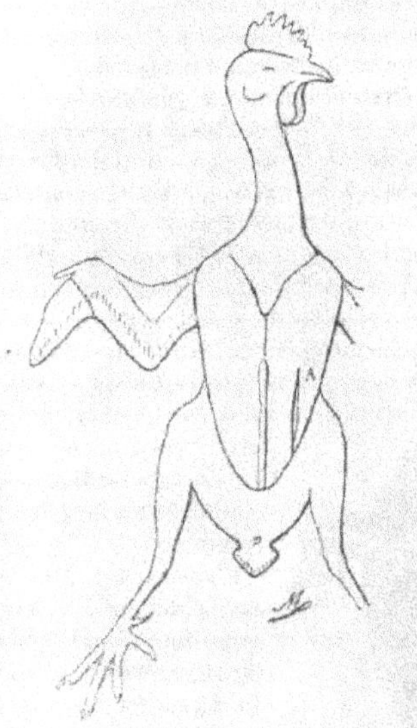

Fig. 254. — Castration du coq (d'après Mégnin).

la tête en bas, pour que les viscères abdominaux soient refoulés vers le thorax, le croupion tourné vers l'opérateur, la cuisse droite tenue le long du corps, et la cuisse gauche portée en arrière pour découvrir le flanc gauche qui est le lieu où l'on doit faire l'incision ; on a inventé une table pour maintenir sans aide l'animal (fig. 253). Après avoir arraché les plumes en cet endroit, on incise d'avant en arrière, transversalement à la longueur du corps, sur le milieu du flanc et un peu sur le côté, entre le sternum et l'anus (fig. 254, A); le bistouri fend la peau, les muscles abdominaux et le péritoine en un ou deux temps, en évitant l'intestin ; par l'incision, assez grande pour passer le doigt, on introduit l'indicateur dans l'abdomen, on dérange légèrement l'intestin, et l'on porte le doigt vers la région lombaire, où l'on trouve les testicules ; on arrive d'abord à celui du côté gauche, on le

détache avec l'ongle ou avec le doigt courbé en crochet ; on parvient ensuite au testicule droit, on le détache et on le tire au dehors comme le premier ; puis on fait rentrer la portion d'intestin qui a pu sortir, et, après un lavage antiseptique, on réunit la plaie par une suture modérément serrée.

L'opération de la castration étant terminée, on place le nouveau chapon dans un lieu tempéré, où il ne puisse pas faire d'efforts pour se percher ; on lui donne pour aliments, pendant huit jours, de la farine et du son délayés dans l'eau, avec de l'eau pure à discrétion.

2° PROCÉDÉ DE NOCARD. — Le coq, âgé de deux à trois mois, est couché sur le côté, les pattes étendues en arrière, l'aile renversée en avant. On plume soigneusement l'hypocondre, puis on lave à l'eau phéniquée ; on incise alors avec un bistouri étroit, piquant et bien tranchant, sur une longueur de 4 à 5 centimètres, le dernier espace intercostal ; à l'aide de l'écarteur, on élargit la fente et on voit nettement à l'intérieur de l'abdomen. — Souvent on est obligé d'inciser le péritoine, qui n'adhère pas aux côtes et qui forme un voile semi-transparent fortement tendu au-dessus des organes : ce n'est pas une difficulté. — Alors apparaît le testicule ; on le saisit délicatement entre les mors de la pince à torsion, et l'on tourne trois ou quatre fois en tirant légère-

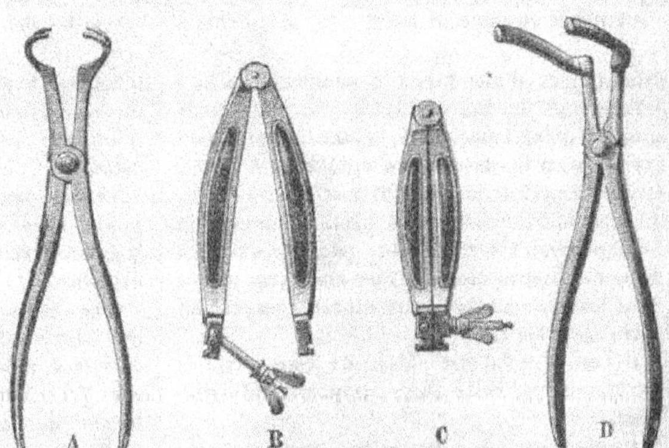

Fig. 255. — Castration par compression en masse par le casseau E. Julié.

A, pince à compression. — B, casseau grand modèle pour les animaux de grande taille : chevaux, mulets, taureaux, etc. — C, casseau petit modèle pour les animaux de moyenne taille : petits chevaux, ânes, taurillons, etc., etc. — D, pince dite tire-testicules.

région lombaire, où l'on trouve les testicules ; on arrive d'abord à celui du côté gauche, on le

ment : si le pédicule ne se rupture pas, il faut, avec une pince à mors plats, le saisir près de la pince à torsion et, par un brusque mouvement de celle-ci, le rupturer entre les deux; on enlève l'écarteur, on ramène l'aile en arrière, la cuisse en avant, les côtes se rapprochent, la plaie se ferme d'elle-même et l'on retourne la bête pour agir de même de l'autre côté.

L'opération terminée, on remet l'animal sur pied, et il guérit en quelques jours, sans qu'il soit besoin de suture, de pansement ou de lavage.

X. *Castration d'un mâle quelconque.* — CAS-TRATION PAR COMPRESSION EN MASSE. — Elle a été préconisée par E. Julié, médecin vétérinaire à Castres (Tarn), et peut s'appliquer à tous les mâles.

Instruments (fig. 255). — Elle se fait au moyen de casseaux de grandeur variant suivant l'animal à opérer (B et C), d'une pince dite tire-testi-

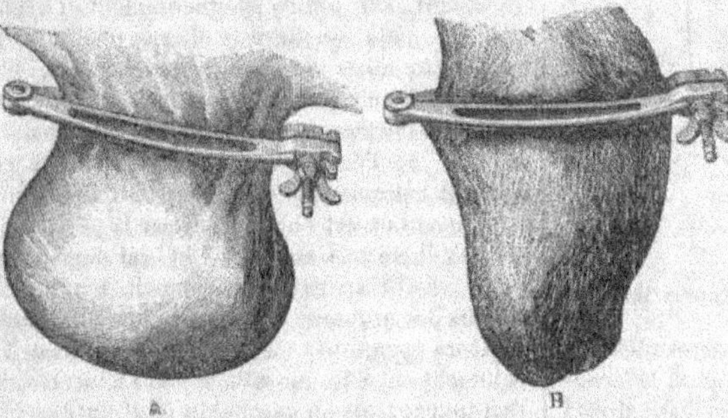

Fig. 256 — Appareil en place sur le testicule du cheval (E. Julié).

Fig. 257. — Appareil en place sur le testicule du taureau (E. Julié).

cules (D) et d'une pince à compression (A).

Technique (fig. 256 et 257). — Le mâle étant assujetti debout ou couché, la pince D, appliquée sur la peau au-dessus des épididymes, sert à attirer et maintenir les deux testicules au fond du scrotum; le casseau est placé au-dessus de cette pince, et serré le plus possible avec les pinces à compression dont les mors sont placés dans les rainures de l'extrémité du casseau; on serre alors les vis.

Il faut éviter d'être obligé de les reserrer le lendemain par suite d'une compression insuffisante.

Castration des femelles ou **Ovariotomie.** — Les organes génitaux femelles, contenus dans les cavités abdominale et pelvienne, se composent de : 1° deux *ovaires*, organes essentiels de la génération, chargés de la production du germe ou *ovule*; 2° deux *trompes utérines*, canaux flexueux qui font suite à l'ovaire, et dans lesquels s'engage l'ovule à sa sortie; 3° l'*utérus*, réservoir impair dans lequel se développe

l'ovule fécondé; 4° le *vagin*, canal membraneux dont l'ouverture extérieure s'appelle la *vulve*.

La castration des femelles consiste essentiellement dans l'extirpation des ovaires, d'où le nom qu'on lui donne d'*ovariotomie*.

I. *Castration de la jument.* — ANATOMIE (fig. 258, 259). — Les *ovaires*, suspendus à la voûte sous-lombaire, un peu en arrière des reins, flottent au bord antérieur des ligaments larges et sont en rapport avec les circonvolutions intestinales. Un peu plus petits que les testicules, ils ont à peu près la même forme; tantôt lisses, tantôt bosselés à leur surface, ils présentent sur leur plan inférieur une scissure profonde ou *hile*.

Les *trompes utérines* sont deux petits canaux flexueux, assez durs au toucher, du volume d'un crayon, et qui sont logés dans les ligaments larges, près de leur bord antérieur.

L'*utérus* est situé dans la cavité abdominale, à la région sous-lombaire. La partie postérieure est un réservoir aplati de dessus en dessous, légèrement engagé dans la cavité pelvienne et qui répond par sa face supérieure au rectum, par sa face inférieure à la vessie et aux circonvolutions intestinales. En arrière, il se rétrécit et communique avec le vagin par le *col de l'utérus*. Dans sa partie antérieure, il est bifide et divisé en deux *cornes* mêlées aux circonvolutions intestinales; elles ont une forme cylindro-conique et décrivent un arc de cercle à concavité supérieure. L'utérus est maintenu à la voûte sous-lombaire par deux liens lamelleux ou *ligaments larges*, dont le bord antérieur est libre.

INDICATIONS. — L'ovariotomie ne se pratique que sur les juments nymphomanes, irritables, vicieuses, méchantes et que l'on ne peut utiliser. Après l'opération, elles deviennent généralement dociles et peuvent rendre d'excellents services. Cependant l'ovariotomie n'étant pas sans dangers, on ne devra y recourir qu'à la dernière extrémité.

PRÉPARATION DU SUJET. — Durant une dizaine de jours, la jument sera soumise à un régime diététique. Trois jours avant l'opération, on lui administrera un bol d'aloès et on ne lui donnera que des barbotages clairs. Le jour de l'opération, elle sera à jeun.

Technique. — Deux méthodes peuvent être employées: dans l'une, on pénètre dans la cavité abdominale par une incision du flanc: c'est la *castration par le flanc*, méthode ancienne et *ratoires*. — La jument sera entravée en position debout, dans un travail, les membres postérieurs fixés solidement. Il sera bon, avant de l'entraver, de l'anesthésier avec une injection

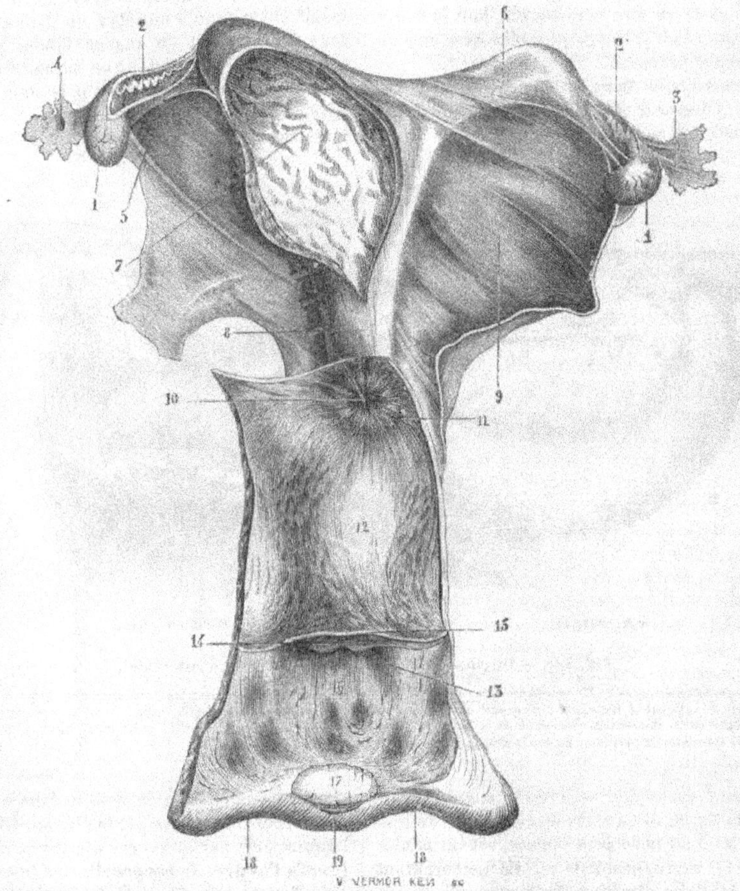

Fig. 258. — Organes génitaux de la jument, isolés et ouverts en partie.

1, 1, ovaires. — 2, 2, trompes de Fallope. — 3, pavillon de la trompe (face externe). — 4, pavillon de la trompe (face interne, avec l'orifice au milieu). — 5, ligament de l'ovaire. — 6, corne utérine intacte. — 7, corne utérine ouverte. — 8, corps de l'utérus (face supérieure). — 9, ligament large. — 10, col de l'utérus avec les plis muqueux qui forment la fleur épanouie. — 11, cul-de-sac du vagin. — 12, intérieur du vagin avec les plis de la membrane muqueuse. — 13, méat urinaire. — 14, valvule du méat urinaire. — 15, pli muqueux, trace de l'hymen. — 16, intérieur de la vulve. — 17, clitoris. — 18, 18, lèvres de la vulve. — 19, commissure inférieure de la vulve.

aujourd'hui presque abandonnée. Dans l'autre, on atteint les ovaires par une incision faite au plancher du vagin : c'est la *castration par le vagin*, qui donne plus de chances de réussite.

a. Castration par le vagin. — *Soins préopé-* de chlorhydrate de morphine et un lavement de chloral, ou bien de lui administrer 15 grammes de sulfonal dans un peu d'avoine cuite.

Le rectum sera vidé. Le vagin sera irrigué

d'abord avec de l'eau tiède, puis avec une solution antiseptique légère. La vulve et les parties environnantes seront désinfectées. Ces manipulations seront faites par un aide.

L'opérateur s'aseptisera les mains et le bras droit qui devra être nu. Durant tout le cours de l'opération, il devra procéder avec la plus rigoureuse propreté.

Instruments. — Deux instruments sont nécessaires : l'écraseur et le bistouri à lame cachée (fig. 260), qui seront désinfectés.

le doigt, mais, dans ce cas, on s'expose au décollement du péritoine.

Dès que le vagin et le péritoine sont traversés, on rentre la lame du bistouri, puis on retire le bras et on dépose l'instrument. On se désinfecte la main à nouveau, on la réintroduit dans le vagin, et on engage l'index puis le pouce dans la perforation ; on agrandit celle-ci en écartant les doigts, pour que la main puisse pénétrer dans la cavité abdominale.

Deuxième temps : Préhension et ablation de

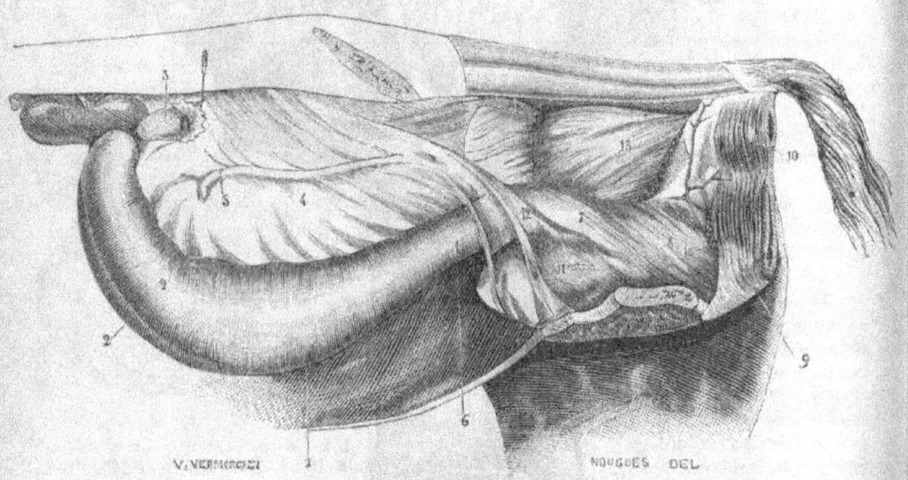

Fig. 259. — Organes génitaux de la jument (vue d'ensemble).

1, corps de l'utérus. — 2, 2, cornes utérines. — 3, ovaires avec le pavillon de la trompe (on a retourné ces organes à l'aide de l'érigne). — 4, ligament large. — 5, rudiment du ligament rond. — 6, col de l'utérus. — 7, vagin. — 8, constricteur antérieur de la vulve. — 9, constricteur postérieur de la vulve. — 10, sphincter de l'anus. — 11, vessie. — 12, uretère. — 13, rectum. — 14, repli circulaire du péritoine embrassant le rectum. — 15, rein. — 16, bulbe de vagin.

Manuel opératoire. — *Premier temps : Ponction du vagin.* — La main droite, munie du bistouri dont la lame sera rentrée, est introduite dans le vagin, jusqu'au col. Le bistouri étant tenu dans une direction horizontale ou légèrement oblique en avant et en haut, le pouce de la main en fait sortir la lame ; par un mouvement brusque du bras, celle-ci est portée en avant et perfore le plafond du vagin, à un ou deux travers de doigt au-dessus du col. — Ce temps de l'opération est assez dangereux, et il faudra avoir bien soin de tenir le bistouri dans une direction à peu près horizontale afin d'éviter les blessures de l'aorte, de ses divisions, ou du rectum. Si le vagin n'est pas divisé dans toute son épaisseur, on peut donner un second coup de bistouri ou bien achever la perforation avec

l'ovaire. — La main, introduite dans la cavité péritonéale, est guidée par le plan supérieur de l'utérus, puis par une corne utérine qu'elle suit jusqu'à l'ovaire. *Ne pas prendre une bosselure du côlon flottant pour l'ovaire* : la description donnée permet d'éviter toute méprise ; d'ailleurs, la bosselure intestinale est moins dure que la glande ovarique, elle se laisse déprimer et conserve l'empreinte du doigt ; de plus, elle est toujours précédée ou suivie d'autres bosselures. Dès que l'on est bien en possession de l'ovaire, on ramène la main jusqu'au niveau de l'incision vaginale ; la main libre engage l'écraseur le long du bras jusqu'à ce que la chaîne, passant dans la perforation du vagin, atteigne l'ovaire ; puis on confie l'instrument à un aide. La main qui maintient l'ovaire ouvre l'anse de la chaîne et y engage la glande; à ce moment l'aide rétrécit rapidement l'anse qui enserre étroitement le pédicule ovarien. L'opérateur maintient l'ovaire et la chaîne, tandis que l'aide manœuvre lentement l'écraseur. Au bout de quelques minutes, le pédicule est sectionné, et

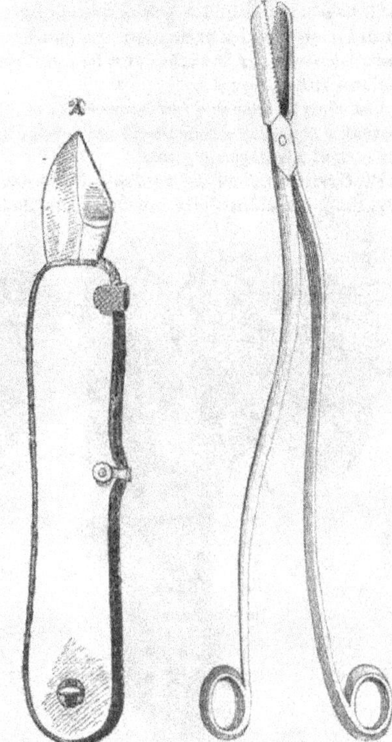

Fig. 260. — Bistouri à lame cachée (Gasselin).

Fig. 261.—Pince limitative de Dietweiler pour la castration de la vache.

la main ramène au dehors l'ovaire et l'instrument. On pourrait aussi faire la torsion avec la main, le pédicule de l'ovaire étant fixé avec la pince de Dietweiler (fig. 261).

Mêmes manœuvres pour l'autre.

On irrigue ensuite le vagin avec une solution antiseptique légère, on désentrave la jument, on la promène un quart d'heure puis on la reconduit à l'écurie.

b. CASTRATION PAR LE FLANC. — Ce procédé présente de sérieux dangers d'infection du péritoine; il est rarement suivi de réussite : aussi est-il à peu près abandonné.

Soins préopératoires. — La jument couchée sur le côté droit et anesthésiée, la région du flanc gauche sera désinfectée ; les poils seront coupés ou mieux rasés ; la région, savonnée à l'eau tiède puis avec une solution antiseptique, sera recouverte d'une serviette fenêtrée ayant été plongée durant une demi-heure dans l'eau bouillante. L'opérateur se désinfectera les mains.

Instruments. — Bistouris, ciseaux, pinces à forcipressure, sonde cannelée, aiguilles et fil à suture. Le tout doit être parfaitement aseptique.

Manuel opératoire. — On fait, au-dessous de l'angle externe de l'ilion, une incision cutanée, oblique de haut en bas et d'avant en arrière suivant les fibres du petit oblique, et longue d'environ 10 centimètres. Avec le doigt ou à l'aide de la spatule de la sonde, on perfore les couches musculaires sous-cutanées et le péritoine ; on agrandit l'ouverture pour que la main puisse pénétrer dans la cavité abdominale ; elle va à la recherche des ovaires en se servant comme point de repère des cornes ou des trompes utérines. Dès que l'ovaire est saisi, on engage l'écraseur le long du bras, dans l'abdomen ; la main qui tient l'ovaire introduit celui-ci dans l'anse de la chaîne de l'instrument, et un aide manœuvre l'écraseur comme il a été dit plus haut, jusqu'à division complète du pédicule. La main retire instrument et ovaire de la cavité abdominale. L'opérateur s'aseptise à nouveau le bras et la main, puis celle-ci, réintroduite dans la cavité abdominale, va à la recherche de l'autre ovaire que l'on enlève de la même manière. On suture d'abord la plaie musculaire, ensuite la plaie cutanée, après les avoir désinfectées et saupoudrées d'iodoforme.

SOINS POST-OPÉRATOIRES. — L'opérée sera placée autant que possible dans un box dont le sol sera recouvert d'une litière propre ; on la garantira du froid par des couvertures. Durant deux ou trois jours, on la laissera au régime des barbotages, du lait, puis on la remettra progressivement au régime ordinaire. Si elle n'est pas trop irritable, il sera bon de prendre sa température matin et soir, durant quelques jours.

Souvent, après l'opération, la jument manifeste de légères coliques que l'on traite par la promenade et des frictions sèches sur l'abdomen.

ACCIDENTS POUVANT SE PRODUIRE PENDANT L'OPÉRATION. — Il est rare d'observer le *renversement du rectum* ; on le prévient en appliquant sur l'anus un tampon ou une serviette.

Si la ponction du vagin est exécutée sur la

ligne médiane, la blessure de *l'artère vaginale* n'est pas à craindre.

La blessure de *l'aorte* ou de ses divisions, lors de la ponction du vagin, est suivie d'une hémorragie mortelle.

Nous n'insistons pas sur les dangers de l'ablation d'une bosselure intestinale prise pour l'ovaire.

L'hémorragie résultant d'une section trop rapide du pédicule ovarien peut être mortelle.

COMPLICATIONS POST-OPÉRATOIRES. — On observe rarement la hernie de l'intestin dans le vagin par la plaie : dans ce cas de *hernie vaginale*, on nettoiera le plus possible l'anse intestinale,

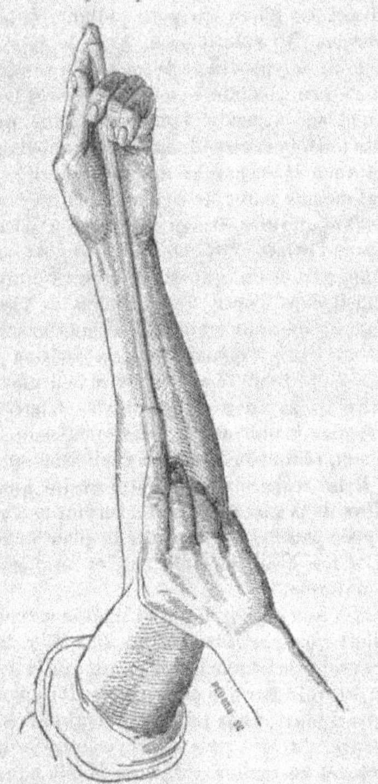

Fig. 262. — Trocart plat en action.

on la rentrera dans la cavité abdominale et on suturera la plaie vaginale avec une aiguille courbe et un fil de soie ou du catgut, ou bien on tamponnera le fond du vagin avec de l'ouate hydrophile.

La *péritonite* est une complication assez fréquente de l'ovariotomie : on la préviendra en opérant avec une asepsie rigoureuse. Elle est annoncée par de l'inappétence, de l'hyper-

thermie, la sensibilité des parois abdominales, etc... (Voy. PÉRITONITE).

Les *abcès paravaginaux* résultent le plus souvent du décollement du péritoine : les parois de l'abcès sont formées, en haut par le péritoine décollé et épaissi, en bas par le vagin. Les symptômes sont assez vagues : difficulté de la défécation, sensibilité à l'exploration intra-vaginale ou rectale, fluctuation. On ponctionnera les abcès par le vagin et on fera des irrigations antiseptiques.

Les *abcès de la cloison recto-vaginale* se manifestent à peu près de même et comportent un traitement identique (fig. 262).

II. *Castration de la vache.* — ANATOMIE (fig. 263). — L'utérus, plus court que celui de la

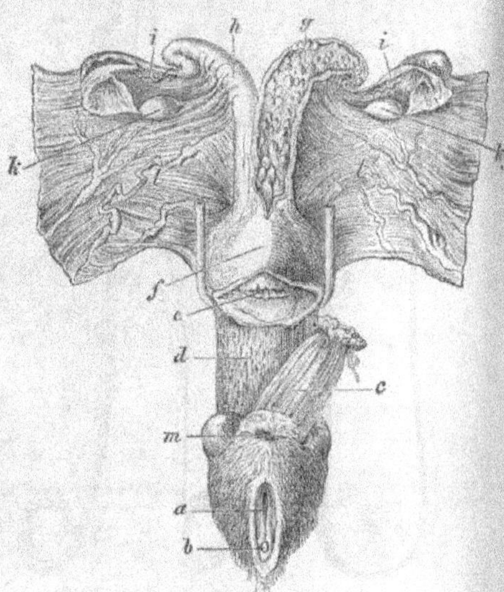

Fig. 263. — Organes génitaux de la vache.

a, vulve. — *b*, clitoris. — *c*, rectum. — *d*, vagin. — *e*, col de l'utérus. — *f*, corps de l'utérus. — *g*, corne droite de l'utérus ouverte. — *h*, corne gauche de l'utérus. — *i*, oviducte. — *k*, ovaire. — *l*, ligament large. — *m*, anus.

jument, s'avance relativement peu dans la cavité abdominale. Les *cornes utérines*, incurvées en arc de cercle à concavité inférieure, sont suspendues aux ligaments larges, de telle sorte que les ovaires sont placés de chaque côté du corps de l'utérus, à 3 ou 4 centimètres du fond du vagin.

Ces *ovaires* sont plus petits que ceux de la jument ; ils ont normalement la forme d'un haricot ou d'une amande, mais ils peuvent être déformés par des kystes ; ils sont attachés à la face interne des ligaments larges près de leur bord antérieur.

INDICATIONS. — *Avantages et inconvénients de la castration.* — La castration chez la vache a une influence sur la sécrétion lactée et sur l'engraissement.

PRÉPARATION DU SUJET. — Identique à celle de la jument.

TECHNIQUE. — Comme pour la jument, deux

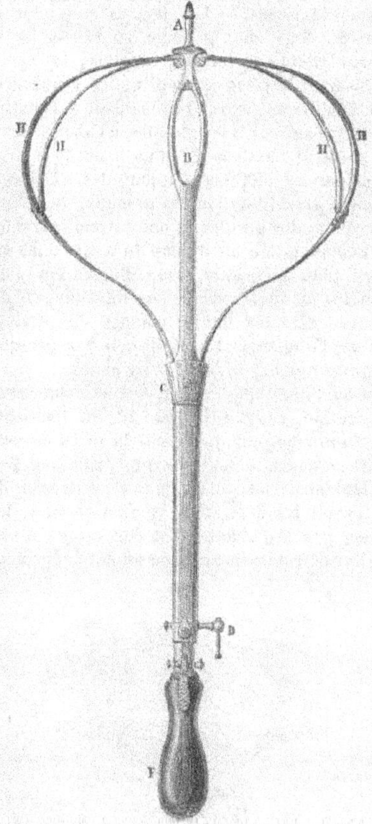

GUIGUET.

Fig. 264. — Dilatateur vaginal tendu dans toute son ampleur, vu de face.

méthodes très différentes ont été préconisées : *castration par le flanc* et *castration par le vagin*.

a. CASTRATION PAR LE VAGIN. — *Soins préopératoires.* — La vache sera entravée en position debout; deux aides maintiendront la tête; deux autres, placés de chaque côté de l'animal, l'empêcheront de se déplacer latéralement, et, à

l'aide d'un bâton dont ils tiendront les extrémités, ils s'opposeront à la voussure de la colonne vertébrale en contre-haut; les membres postérieurs seront entravés; le vagin sera irrigué avec une solution antiseptique, et la vulve lavée ainsi que les parties environnantes; le rectum sera vidé. L'anesthésie n'est pas nécessaire.

Instruments. — Les mêmes que pour la jument.

Charlier avait imaginé d'abord un *dilatateur vaginal* (fig. 264), puis un *tenseur vaginal* pour vaincre la résistance apportée par la contraction des parois vaginales, qui met obstacle aux mouvements de la main de l'opérateur. Il avait un *doigtier* (fig. 265) pour fixer le pédicule et une *pince à torsion spéciale* (fig. 266). Ces instruments ne sont plus employés.

Manuel opératoire. — A peu près identique à celui décrit pour la jument. Les quelques différences dépendent des différences anatomiques de l'ap-

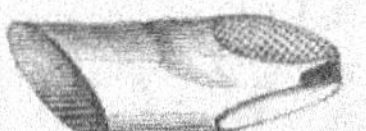

Fig. 265. — Pouce d'acier destiné à inciser le ligament pour limiter la torsion.

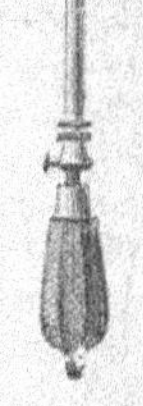

Fig. 266. — Pince à torsion, vue ouverte.

pareil génital de la jument et de la vache.

Premier temps : Ponction du vagin. — La perforation vaginale faite avec le bistouri (fig. 267

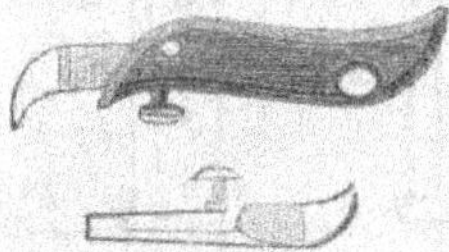

Fig. 267. — Bistouri à serpette avec sa lame sortie, pour opérer l'incision du vagin.

à 269) est suffisante quand l'index et le médius s'y meuvent librement. Pour la faciliter, on peut utiliser le fixateur du vagin de Walther (fig. 270).

Deuxième temps : Préhension et ablation de l'ovaire. — L'index et le médius, introduits dans la cavité abdominale, explorent les faces latérales de l'utérus et la face interne des ligaments

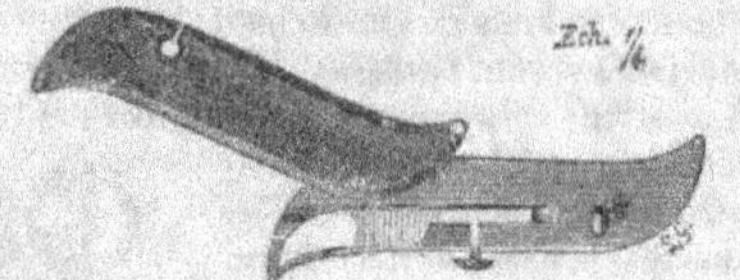

Fig. 268. — Bistouri à serpette ouvert pour le nettoyage.

larges. L'ovaire trouvé est saisi entre les deux

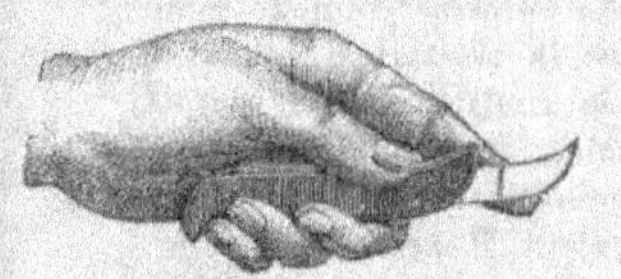

Fig. 269. — Bistouri-serpette dans la main de l'opérateur afin de pratiquer l'incision.

doigts et amené dans le vagin, où il est sec-

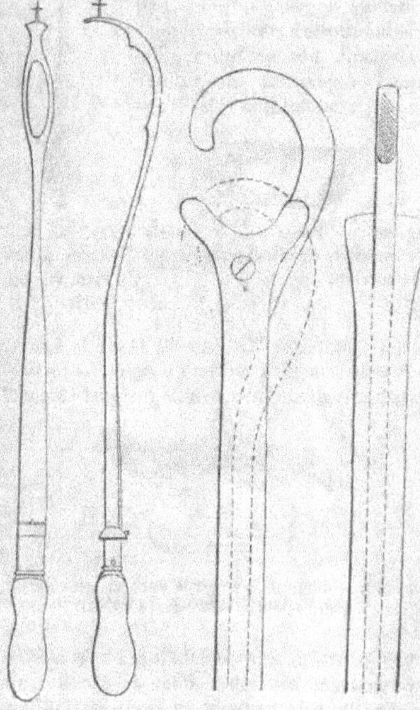

Fig. 270. — Fixateur Walther.　　Fig. 271. — Écraseur Weber.

tionné à l'aide de l'écraseur (fig. 271) ou de la *pince*.

b. CASTRATION PAR LE FLANC. — On opère comme dans la castration par le flanc de la jument. Mais, pour la vache, l'incision se fait dans le flanc droit.

SOINS POST-OPÉRATOIRES. — Identiques à ceux exposés pour la jument. Généralement on observe durant quelques jours une hyperthermie légère et une diminution de la sécrétion lactée.

ACCIDENTS DURANT L'OPÉRATION ET COMPLICATIONS POST-OPÉRATOIRES. — Les mêmes que pour la jument. Mais chez la vache, en raison de la moins grande ouverture vaginale, la *hernie vaginale* et la *péritonite* sont moins à craindre.

L'*hémorragie interne* se reconnaît à l'abattement de l'animal, à ses plaintes, à l'abaissement du pouls, aux battements tumultueux du cœur, à la pâleur des muqueuses apparentes, à l'essoufflement avec dilatation des naseaux, au refroidissement des oreilles et des extrémités, enfin à l'augmentation du volume du ventre dans ses deux tiers inférieurs, avec fluctuation d'un liquide et soulèvement des intestins et du rumen, vers les flancs, comme s'ils étaient pleins d'aliments. En réalité, il y a presque toujours une hémorragie, mais petite.

Si quelque complication doit survenir après l'opération, c'est ordinairement du troisième au cinquième jour qu'on voit la vache devenir triste, manger nonchalamment, ruminer peu et lentement ou point du tout, diminuer de lait, avoir les défécations sèches et rares, les urines peu abondantes. Cet état est dû à une péritonite commençante, ou au développement

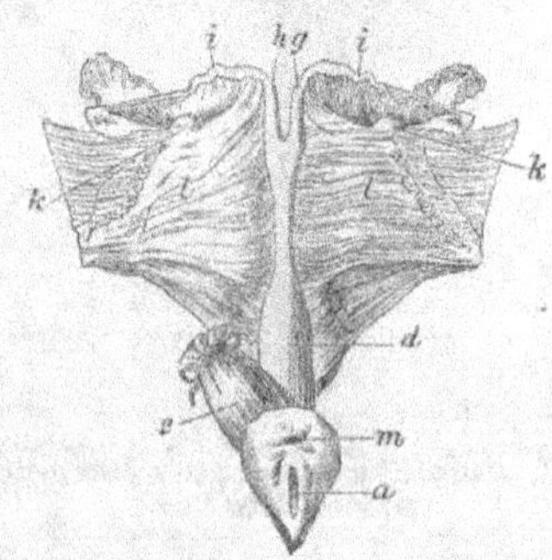

Fig. 272. — Organes génitaux de la brebis.

a, vulve. — *c*, rectum. — *d*, vagin. — *g*, corne droite ouverte de l'utérus. — *h*, corne gauche de l'utérus. — *i*, oviducte. — *k*, ovaires. — *l*, ligament large. — *m*, anus.

d'un abcès phlegmoneux dans le tissu cellulaire recto-vaginal.

III. *Castration de la brebis.* — La castration des brebis, fort en usage en Angleterre, n'est que peu pratiquée en France et en Allemagne, malgré la recommandation de Daubenton, qui pensait augmenter ainsi la toison et rendre la laine plus fine et plus douce, ce qui n'était pas admis par Tessier. C'est à l'âge d'environ six semaines qu'on châtre les brebis ; alors les ovaires ont à peu près le volume d'un haricot.

Le manuel opératoire est à peu près celui que nous allons décrire pour la truie : la brebis doit être couchée sur le côté gauche, puisque l'opération se fait par le flanc droit (fig. 272).

IV. *Castration de la truie.* — On châtre généralement les truies à l'âge de six semaines, pour en faciliter l'engraissement ; et on les met à l'engrais à l'âge de six à neuf mois.

Quand la truie à châtrer est très jeune, il suffit qu'elle soit mise à la diète la veille de l'opération ; plus vieille, elle doit y être mise deux jours avant.

ANATOMIE (fig. 273). — Le corps de l'*utérus*

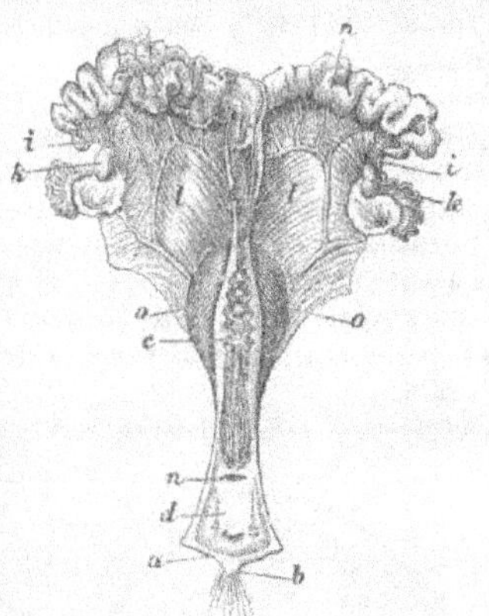

Fig. 273. — Organes génitaux de la truie.

a, vulve. — *b*, clitoris. — *c*, rectum. — *d*, vagin. — *i*, oviducte. — *k*, ovaires. — *l*, ligament large. — *n*, urètre. — *o*, vessie.

est très court ; les *cornes utérines* sont très longues, repliées sur elles-mêmes, et rappellent un peu l'aspect des circonvolutions intestinales ; elles diffèrent de celles-ci en ce qu'elles sont plus petites et plus dures ; ces cornes sont suspendues à des ligaments larges très lâches ; elles forment entre elles un angle très aigu, de sorte que les ovaires sont rapprochés l'un de l'autre et de la ligne médiane.

TECHNIQUE. — *Instruments.* — Bistouri convexe ; pinces ; ciseaux ; aiguille à suture et fil ; pinces à forcipressure.

Manuel opératoire. — On couche la bête sur une table sur le côté gauche et on la muselle comme le mâle de son espèce. Un aide lui tient la tête ; un second aide porte les deux membres postérieurs en arrière, en les tirant de manière que le ventre reste bien tendu. L'animal étant maintenu en cet état, l'opérateur coupe les soies dans le lieu où doit être faite l'incision, au milieu du flanc, c'est-à-dire à égale distance de la hanche, de la dernière côte et des apophyses transverses des lombes. Il fait ensuite une incision verticale assez profonde pour comprendre la peau et les muscles, et pénétrer dans la cavité abdominale. A la faveur de cette ouverture, qui doit être assez grande pour qu'on puisse y introduire facilement l'index et même le médius, il porte l'index de la main droite vers l'entrée de la cavité pelvienne, refoule les intestins vers le nombril, sans les offenser, et, tournant et retournant doucement le doigt, il cherche vers le sacrum jusqu'à ce qu'il rencontre l'ovaire droit, qu'il amène au dehors, au moyen du doigt plié en crochet. L'organe arrivé à l'ouverture, on tire sa corne en dehors, autant qu'il faut pour que la corne opposée soit aussi à l'ouverture, et on fait approcher l'autre ovaire, on fait l'ablation des ovaires par torsion à l'aide des pinces à forcipressure, après quoi l'on fait rentrer l'utérus et ses dépendances ; puis les membres postérieurs étant ramenés en position naturelle, on ferme l'ouverture de la peau par une suture à points continus.

Ce procédé réussit mieux : on déchire les muscles avec les doigts, au lieu de les couper. En faisant l'incision superficielle, l'hémorragie est moins grande, et l'on ne court pas le risque de blesser les intestins.

SOINS POST-OPÉRATOIRES. — On doit avoir soin, les premiers jours qui suivent, de distribuer la nourriture avec ménagement, en donnant de préférence un peu de lait mêlé de son, de farine et de seigle.

V. *Castration de la chienne.* — Les particularités anatomiques, les ligaments larges qui ont un très grand développement, et les ovaires qui sont plus fixes, obligent à faire chez la chienne une incision de chaque côté du flanc, tout près de la dernière côte et vers le tiers inférieur de cette région.

VI. *Castration des volailles.* — L'opération que l'on fait subir aux poules, *n'est pas une castration* : c'est l'ablation des *glandes uropygiennes*, situées auprès de l'anus, et non pas celle des ovaires. Elle n'a aucune influence au point de vue de la génération et de l'engraissement.

CATALEPSIE (de καταλαμβάνειν, surprendre, saisir; all. *Starrsucht*; angl. *catalepsy*; ital. *catalessia*). — Suspension temporaire de l'action des muscles soumis à la volonté, avec aptitude de la tête et des membres à conserver toutes les positions qu'on leur fait prendre; dans cet état, toutes les fonctions de la vie intérieure continuent de s'exercer. Cette maladie est très rare chez les animaux; les quelques observations connues ne sont pas concluantes; on croit surtout l'avoir observée sur le chien (Hertwig).

CATAPLASME (l'S se prononce) (*cataplasma*, de καταπλάσσειν, enduire, appliquer dessus; all. *Breiumschlag*; angl. *poultice*; it. et esp. *cataplasma*). — Topique de la consistance d'une bouillie épaisse, que l'on compose de pulpes, de poudres ou de farines diluées dans de l'eau pure, dans des décoctions de plantes, ou dans du lait.

Le plus souvent, les cataplasmes sont employés comme simples réservoirs d'humidité : ce sont des bains locaux qu'on applique à la surface des plaies, des parties douloureuses, et dont on peut modifier l'action par les changements de température qu'on leur fait subir; mais quelquefois, au moment de les appliquer, on y ajoute quelques substances médicamenteuses, anesthésiques ou astringentes ou antiseptiques, pour en modifier l'action.

CATARACTE (all. *der graue Staar, Linsenstaar, Catarhacta*; angl. *cataract*; it. *cataratta*). — La cataracte est l'opacité du cristallin.

On distingue : une *cataracte capsulaire* ou *fausse cataracte*, due à des lésions de la capsule; une *cataracte lenticulaire* ou *cataracte vraie*, consécutive à une altération du cristallin lui-même; et enfin une *cataracte capsulo-lenticulaire* ou *mixte*, produite par des lésions de la capsule et de la lentille. L'opacité du cristallin peut être *complète* ou *incomplète*, et dans ce cas elle est *périphérique* ou *centrale*.

Elle est assez fréquente chez le chien, plus rare chez le cheval.

ÉTIOLOGIE. — La cataracte reconnaît des causes variées : parfois elle est congénitale; en général elle est acquise et procède de traumatismes de l'œil, de l'hérédité, de la vieillesse (*cataracte sénile*), de l'arthritisme, du diabète, de l'action de diverses substances toxiques; elle est souvent la terminaison ultime de la fluxion périodique. Elle paraît due à la dessiccation du cristallin (Cadiot et Almy).

SYMPTOMATOLOGIE. — On peut voir en arrière de la pupille, surtout après atropinisation de l'œil, des taches blanches, grisâtres, bleuâtres ou jaunâtres, de dimensions très variées et diversement configurées, les unes linéaires, striées, les autres étoilées, circulaires, etc., embrassant une partie ou la totalité du cristallin; l'opacité est d'autant plus forte que la cataracte est plus ancienne; parfois c'est un simple nuage opalin, d'autres fois c'est une tache très brillante.

La cataracte diminue la vision de l'œil lorsqu'elle est récente et périphérique, ou bien l'abolit complètement; le cheval devient aveugle si les deux yeux sont atteints.

TRAITEMENT. — Le traitement médical par les saignées, les vésicants autour de l'œil, les purgatifs, etc., ne donne aucun résultat. Essentiellement chirurgical, il consiste à déplacer, modifier ou extraire le cristallin de façon à permettre aux rayons lumineux de venir impressionner la rétine.

Indications. — L'opération ne devra pas être tentée chez le cheval : même si elle réussit, l'opéré, voyant mal les objets, devient peureux; mais sur le chien elle a donné quelques cures heureuses.

Technique. — Le chien est couché; l'œil est insensibilisé par des instillations de cocaïne ou par une injection intraoculaire de cocaïne faite aseptiquement; la pupille est dilatée par des instillations d'atropine faites une demi-heure avant l'opération.

Le traitement chirurgical comporte trois modes opératoires : le *déplacement*, la *discision*, l'*extraction*.

1° *Déplacement*. — Le cristallin peut être sim-

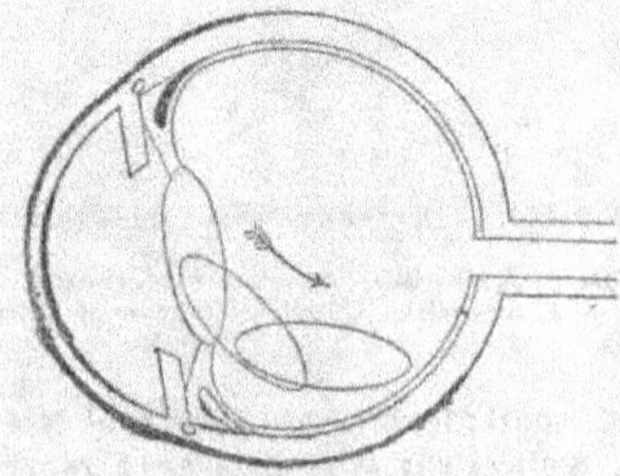

Fig. 274. — Abaissement du cristallin.

plement *abaissé* (fig. 274) sur le plancher de la chambre postérieure, ou bien *récliné* en arrière par un mouvement de rotation autour de son pôle inférieur (fig. 275).

a. *Méthode d'abaissement.* — Il faut déplacer en masse la cataracte et la fixer dans la partie déclive de l'œil, derrière l'iris ; cette opération est pratiquée par une piqûre à travers la sclérotique (*scléroticonyxis*) ou à travers la cornée (*kératomyxis*) ; ce dernier procédé est défectueux.

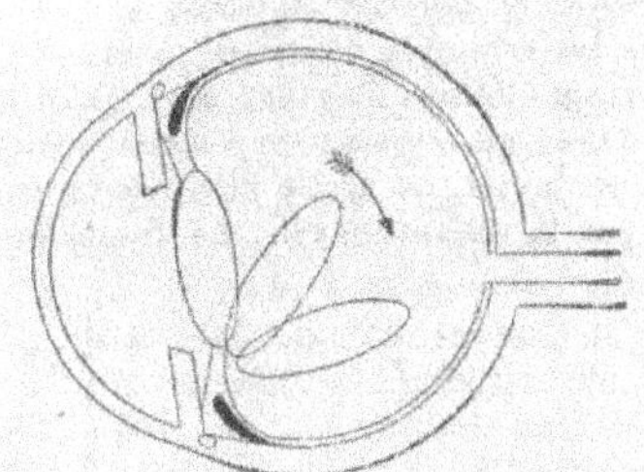

Fig. 275. — Réclinaison.

— On emploie habituellement une *aiguille à cataracte* (fig. 276) ; celle de Beer est droite, tandis que celles de Scarpa, Dupuytren, Lan-

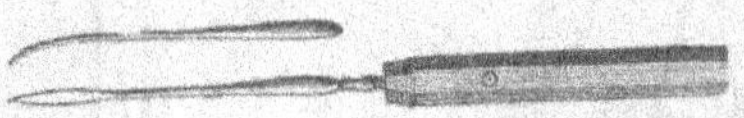

Fig. 276. — Aiguille à cataracte.

genbeck ont une légère courbure sur le plat, et sont préférables.

Le globe oculaire étant fixé, l'opérateur prend l'aiguille comme une plume à écrire,

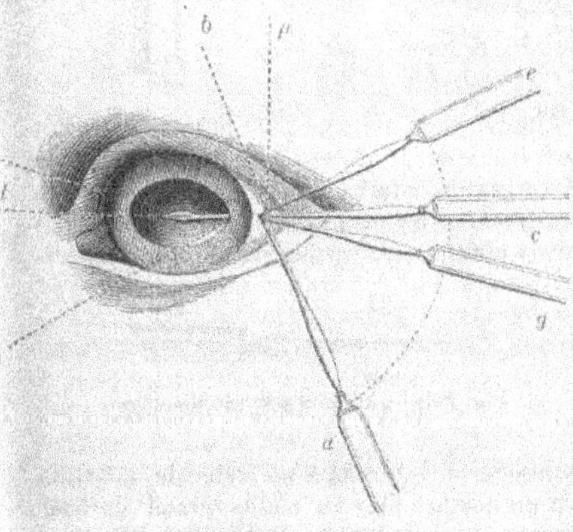

Fig. 277. — Opération de la cataracte par abaissement.

p, point de sélection pour la piqûre. — *a b*, *c d*, *e f*, *g h* indiquent les diverses directions à donner à l'aiguille.

l'applique sur la sclérotique à la partie externe et inférieure du globe, à environ 5 millimètres du bord de la cornée (fig. 277), l'enfonce dans

l'œil en la dirigeant d'abord obliquement de bas en haut suivant *ab*, puis horizontalement suivant *cd*. L'aiguille pénètre entre les procès ciliaires et le bord du cristallin ; en poussant très doucement, elle dépasse le bord interne de la pupille et devient visible pour l'opérateur. Celui-ci alors cherche à ouvrir la capsule par un mouvement de va-et-vient, en faisant alternativement les mouvements indiqués par *ef* et *gh*, exécute l'abaissement en déprimant le cristallin d'abord d'avant en arrière, puis verticalement en bas, et le couche à plat dans la région inférieure externe du corps vitré. Une fois le cristallin abaissé et la pupille devenue noire, on maintient le cristallin quelques instants en place, puis on imprime à l'aiguille quelques mouvements de rotation sur son axe, pour la dégager de la substance cristallinienne dans laquelle la pointe a pu pénétrer, et l'on ramène l'instrument vers le champ pupillaire, puis on le retire en faisant suivre à la lame la même direction qu'elle avait en pénétrant dans la lésion de l'œil à peu près insignifiante, et il n'y a pas de conséquences fâcheuses à craindre ; les soins consécutifs se réduisent à des compresses détersives.

2° *Méthode d'extraction*. — L'extraction à lambeau est la seule employée sur nos animaux. — On taille dans la cornée un large lambeau, qui doit s'étendre au moins à la moitié de la circonférence de la cornée, pour que le cristallin puisse sortir par la plaie. L'œil étant fixé, la pupille dilatée, les deux paupières écartées, on fait l'incision avec le couteau à cataracte (fig. 278), dit de Beer, en faisant la première ponction près du bord sclérotical, un peu au-dessus de son diamètre horizontal, le tranchant étant dirigé en haut ; dès que la pointe a pénétré dans la chambre antérieure, l'instrument est poussé régulièrement dans la direction horizontale et, après avoir traversé la chambre antérieure (fig. 279), on fait une contre-ponction au bord interne de la cornée, dans la même ligne horizontale, et à 2 millimètres du bord sclérotical ; sans s'arrêter, on pousse le couteau plus loin, en inclinant légèrement le tranchant en arrière, et on fait l'incision. Quelquefois, on fait la plaie en bas

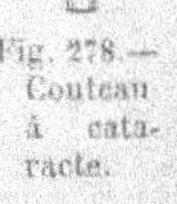

Fig. 278. — Couteau à cataracte.

13

ou sur le côté. Après ce premier temps, l'humeur aqueuse s'écoule, et le globe, qu'il faut avoir bien soin de ne pas comprimer, s'affaisse. On cherche à déchirer la paroi antérieure de la capsule cristalline, en introduisant dans la chambre de l'œil le *kystitome* (fig. 280), fine lame munie d'un crochet; pour cela, arrivé au bord inférieur de la pupille, on tourne le crochet en arrière et on appuie très doucement sur le cristallin; la déchirure se fait faci-

3° *Méthode de discision et fragmentation.* — Elle est basée sur l'action liquéfiante exercée par l'humeur aqueuse sur le cristallin : on peut faire une simple discision de la capsule, ou broyer et morceler en même temps le cristallin lui-même; la discision se fait à l'aide d'une aiguille très fine (fig. 281), qu'on introduit dans l'œil comme pour l'abaissement; par la kératonyxis, on arrive mieux à la capsule que par la scléroticonyxis. La fragmentation

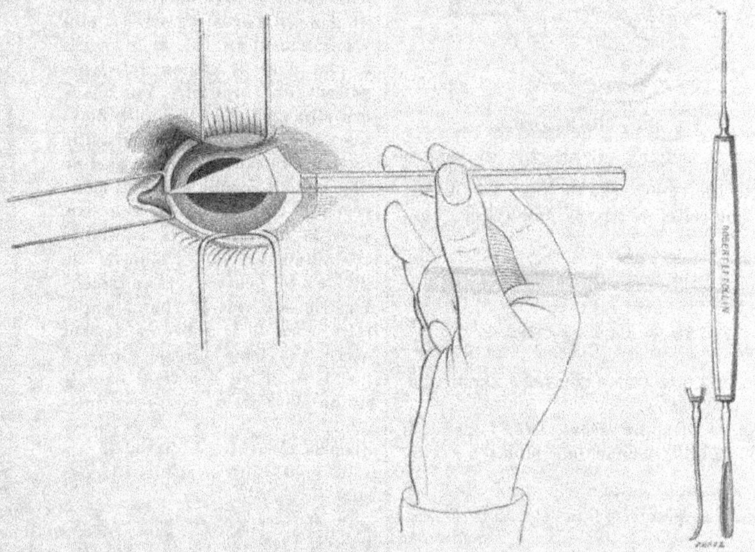

Fig. 279. — Extraction à lambeau.

Fig. 280. — Kystitome.

lement en donnant à l'instrument une direction oblique de bas en haut et de dedans en dehors; on ne soutient plus que la paupière supérieure, on relève la conjonctive avec une pince, et on presse légèrement sur le globe de l'œil; aussitôt le cristallin s'engage dans la plaie et s'échappe au dehors; s'il reste beaucoup de débris des couches corticales dans la pupille, on les fait sortir au moyen de la curette. — Les bords de la plaie cornéenne sont ensuite exactement superposés; les paupières sont rabattues, et un bandage avec compresses astringentes est appliqué pour que les paupières restent collées. Il faut attacher l'animal de manière qu'il ne puisse se frotter les yeux, et on le met au repos absolu. Les bords de la cornée se soudent en six jours, mais la cicatrisation n'est complète qu'après trois semaines (Brogniez).

du cristallin se fait avec une aiguille à cataracte qu'on enfonce dans le cristallin; par des incisions multipliées, verticales, obliques et hori-

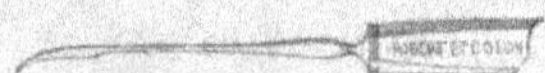

Fig. 281. — Aiguille pour la discision.

zontales, on cherche à morceler le cristallin en un nombre plus ou moins grand de fragments. La multiplicité des sections provoque des inflammations consécutives fréquentes; l'opération est difficile si le cristallin a une forte consistance.

Les suites de l'opération sont variables; il y a les différents degrés de l'ophtalmie, la suppuration, la gangrène, des accidents divers (hernie de l'iris, écoulement du corps vitré, hémorragies, etc.) pouvant entraîner la perte de la vue.

CATARRHE (de χατα, en bas, et ῥέω, je coule : proprement *écoulement*; all. *Katarrh*, *Schleimfluss*; angl. *catarrh*). — Ce mot, d'après son étymologie, désignant un symptôme, l'augmentation de la sécrétion des muqueuses, a fini par être employé pour indiquer l'état morbide d'une partie siège d'un écoulement muqueux, séreux ou puriforme, l'écoulement qui constitue le catarrhe n'a lieu qu'après la première période de cette phlegmasie. Le catarrhe reconnaît pour causes toutes celles des inflammations. La douleur, la chaleur et la rougeur des parties enflammées en sont les signes ordinaires. Le

cavité suffisante pour pouvoir y passer la main (fig. 282).

La sonde œsophagienne est un tube creux en gutta-percha de 1m,50 de long, du diamètre d'un centimètre environ pour le cheval et d'un centimètre et demi pour le bœuf; elle est terminée par un renflement olivaire percé de trous, et traversée par un mandrin en bois flexible (fig. 282, 283, 284 et 285); on peut se servir du *poussoir œsophagien*, tige en baleine ou en bois flexible de dimensions indiquées pour la sonde et renflée à une de ses extrémités. Au besoin, on peut encore employer une tige de bois flexible ordinaire, un long manche de fouet en « perpignan » par exemple.

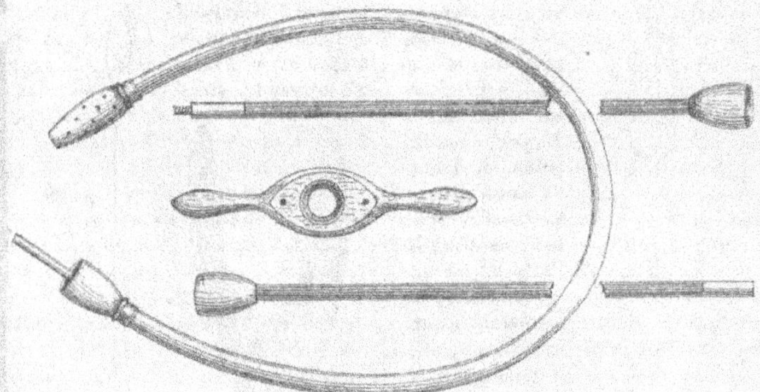

Fig. 282. — Sonde œsophagienne de M. Tisserand (Gasselin).

liquide sécrété est quelquefois filant, ténu, et dans ce cas il est très abondant; souvent il est épais, visqueux; quelquefois blanc, opaque, et dans quelques cas il présente tous les caractères du pus. Il peut prendre successivement toutes ces apparences dans le cours de la même affection. Le premier état caractérise les affections aiguës, tandis qu'on observe les autres à mesure que la maladie devient chronique.

CATARRHE AURICULAIRE. — Voy. OREILLES (MALADIES DES).

CATARRHE DES CORNES. — Voy. MAL DE TÊTE DE CONTAGION.

CATHÉTÉRISME. — Exploration d'un conduit muqueux à l'aide d'une sonde.

Cathétérisme de l'œsophage. — Les instruments nécessaires sont un *spéculum* et une *sonde* ou *cathéter*. Le spéculum employé peut être un pas d'âne ordinaire ou bien, chez les bêtes bovines, une planchette de bois à bords arrondis et percée en son milieu d'une

On assujettit l'animal debout, et on porte la tête dans l'extension; il est parfois nécessaire de coucher le cheval. — On place le spéculum; un aide saisit la langue et la tire hors de la cavité buccale; on tient à deux mains la sonde préalablement enduite de vaseline et on engage son extrémité renflée d'abord dans la bouche, puis dans le pharynx, en ayant bien soin de la maintenir sur la ligne médiane et de lui faire suivre le plafond; à l'entrée de l'œsophage, on éprouve une légère résistance qui est vaincue par une pression méthodique et lente; la sonde glisse dans l'œsophage et arrive au cardia, où elle subit un nouvel arrêt; une pression un peu plus forte la fait pénétrer dans l'estomac.

Chez le *chien*, il faudra se servir de sondes beaucoup plus petites; on pourra employer celle destinée au cathétérisme de l'urètre chez le cheval.

Cathétérisme de l'urètre. — 1° *Chez le cheval*. — L'instrument nécessaire est une sonde creuse en gutta-percha ou en caoutchouc, longue d'environ 1ᵐ,10 et épaisse d'un demi-centimètre environ, bien calibrée, évasée à une de ses extrémités, mousse et perforée sur le côté à l'autre; elle est traversée par un mandrin de métal ou de bois flexible (fig. 285).

On assujettit le cheval debout, on place un tord-nez à la lèvre supérieure et on vide le rectum. On saisit la tête du pénis, on l'amène en dehors du fourreau et on la confie à un aide; on introduit l'extrémité arrondie de la sonde préalablement enduite de vaseline dans l'extrémité de l'urètre et on pousse lentement jusqu'à ce que l'extrémité du cathéter arrive à la courbure ischiale; alors on retire le mandrin d'une quinzaine de centimètres, on pousse la sonde et avec la main libre on exerce de légères pressions à travers le périnée sur l'extrémité; celle-ci s'incurve, franchit la courbure; on enfonce le mandrin et on pousse la sonde jusqu'à ce qu'elle pénètre dans la vessie; l'urine s'écoule dès qu'on retire le mandrin.

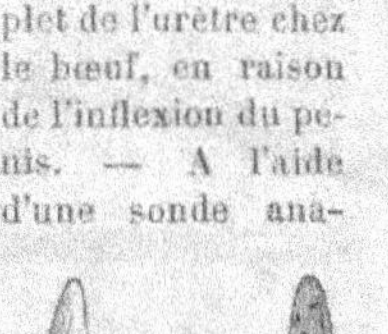

Fig. 283. — Appareil Wegerer pour l'extraction des corps étrangers dans l'œsophage.

2° *Chez la jument.* — La sonde, analogue à celle du cheval, doit avoir une longueur de 20 à 30 centimètres; l'orifice du canal de l'urètre placé sur le plancher du vagin, à 10 à 15 centimètres de l'entrée de la vulve, est presque recouvert par une large valvule tendue transversalement. On introduit l'extrémité arrondie de la sonde sous la valvule, dans le canal de l'urètre, et avec la main libre on pousse l'autre extrémité.

3° *Chez le bœuf.* — On ne peut pratiquer le cathétérisme complet de l'urètre chez le bœuf, en raison de l'inflexion du pénis. — A l'aide d'une sonde ana-

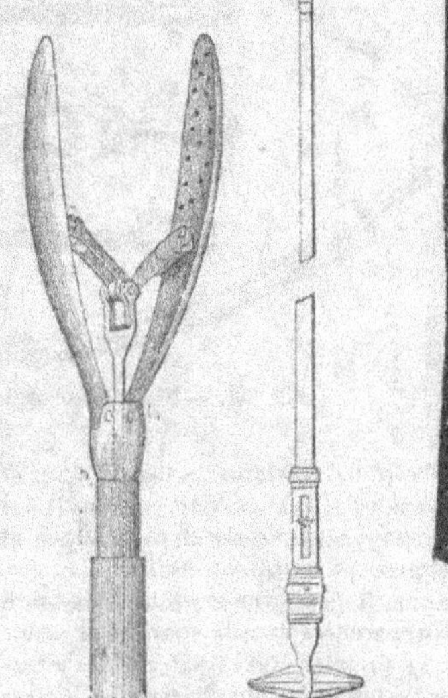

Fig. 284.   Fig. 285.   Fig. 286. — Sonde
Appareils pour l'extraction des   pour le cathété-
corps étrangers dans l'œso-   risme de la ves-
phage.   sie (Gasselin).

logue à celle du cheval, mais moins longue, on peut explorer le canal depuis son extrémité jusqu'à l'S pénien; ou bien on pratique l'*uré-trotomie* (Voy. ce mot) et on introduit la sonde dans le canal de l'urètre par la plaie ainsi faite, jusqu'à la vessie d'une part, ou bien en bas jusqu'à l'S pénien.

4° *Chez la vache.* — La disposition anatomique

du canal de l'urètre est analogue à celle de la jument; cependant, à quelques centimètres de son extrémité vaginale, sur sa paroi inférieure il existe une valvule tendue transversalement, qui forme une sorte de cul-de-sac. — Pour éviter d'engager la sonde dans ce cul-de-sac, on poussera l'extrémité de la sonde en la tenant constamment le long de la paroi supérieure du canal.

5° *Chez le mouton.* — L'orifice du canal de l'urètre étant trop étroit pour pouvoir engager une sonde si petite qu'elle fût, on ouvre le canal au-dessous de la tête du pénis; on tire sur celui-ci de façon à l'allonger et à effacer l'S pénien; on engage une sonde fine dans l'urètre par la plaie primitivement faite et on pratique comme pour le cheval.

6° *Chez le chien.* — Le cathétérisme se pratique comme chez le cheval. On se sert d'une sonde ayant 25 centimètres de long environ sur 1 à 2 millimètres de diamètre.

7° *Chez la chienne.* — On opère comme pour la jument; mais il est souvent difficile de trouver l'ouverture du canal de l'urètre.

Cathétérisme du trayon. — On se sert d'une sonde métallique ou en gomme élastique, perforée près d'une extrémité qui est mousse et dont l'autre extrémité évasée livre passage à un mandrin; elle a une largeur de 10 à 15 centimètres et un diamètre d'un millimètre environ. Le cathétérisme n'offre aucune difficulté; il suffit d'introduire la sonde (on le *tube trayeur*), préalablement aseptisée, dans le canal du trayon.

CAUCHOIS. — Variété chevaline et variété ovine qui habitent le *pays de Caux* situé le long de la Manche entre l'embouchure de la Somme et l'estuaire de la Seine.

1° *Variété chevaline.* — C'était autrefois une variété de la race britannique fournissant les *bidets* (Voy. Biders) qui ne sont plus utilisés aujourd'hui; aussi a-t-on cherché à la croiser avec les anglo-normands; on a obtenu ainsi des métis chez lesquels on retrouve les caractères de trois types différents : britannique, asiatique, germanique. Le cheval cauchois, classé actuellement dans la catégorie des grands carrossiers, est moins élégant mais plus robuste que les autres carrossiers normands.

2° *Variété ovine.* — Formée par les importations de moutons du comté de Kent, elle appartient à la race des Pays-Bas. Ces moutons, tout en conservant les caractères de leurs ascendants, sont cependant devenus plus corpulents grâce à la fertilité du sol; leur viande est excellente,

ils sont consommés à Paris sous le nom de *prés-salés.*

CAUSES. — L'étude des causes des maladies est du domaine de la Pathologie générale; on lui donne le nom d'*étiologie.* On les a divisées en *locales* et *générales,* ou bien en *physiques, chimiques* et *mécaniques.* La classification la plus suivie est celle qui reconnaît des causes *prédisposantes, occasionnelles* et *déterminantes.*

Les *causes prédisposantes* diminuent la résistance de l'organisme et le rendent apte à contracter certaines maladies : les unes, *générales,* appartiennent au monde extérieur et se font sentir sur un grand nombre d'individus : elles se rattachent aux climats, aux localités, aux boissons, à l'alimentation, au travail, etc.; les autres, *individuelles,* inhérentes à l'individu, agissent exclusivement sur les sujets qui les portent; ce sont le tempérament, la constitution, l'âge, le sexe, la conformation, etc.

Les *causes occasionnelles* déterminent l'apparition des maladies sur les individus prédisposés. Certaines causes prédisposantes, agissant brusquement et d'une façon intense, peuvent devenir occasionnelles comme l'alimentation, le travail. Les principales causes occasionnelles sont le froid, la chaleur et certains microbes, qui ne se développent que sur des individus prédisposés (tuberculose, pneumonie, etc.).

Les *causes déterminantes* déterminent les maladies sur des sujets non prédisposés : l'effet suit immédiatement la cause et est proportionnel à l'intensité de celle-ci. — Nous citerons les actions physiques, c'est-à-dire les traumatismes portant sur les tissus, les agents chimiques, caustiques, poisons, etc., les parasites et les microbes. Les poisons, parasites et microbes constituent une catégorie de causes que l'on a appelées *causes spécifiques,* parce que les maladies qu'elles déterminent portent l'empreinte, le cachet de la cause.

CAUSSENARDS. — Nom des moutons qui vivent dans les plateaux calcaires du Tarn et de la Lozère appelés *causses.* Ils appartiennent à la race des Pyrénées, ou ibérique et se distinguent des *moutons du Larzac* de même origine, en ce qu'ils sont grands, hauts sur pattes, avec une longue encolure et une poitrine allongée et étroite. Leur toison est grossière, peu étendue et quelquefois tachetée (fig. 287). A l'âge adulte, ils sont engraissés dans le Cantal ou le Languedoc, et sont consommés dans les grandes villes.

CAUSTIQUES (de καίω, je brûle; all. *Aertzmittel*; angl. *caustic*), encore appelés *cau-*

tères potentiels, escarrotiques. — Agents irritants qui, doués de propriétés chimiques puissantes, détruisent les solides et les liquides du corps animal avec lesquels ils sont mis en contact, en s'y combinant chimiquement ; la partie morti-

Caustiques alcalins. — Ils ont les mêmes modes d'action, moins le 4°; ce sont : la potasse, soude, chaux, ammoniaque.

Caustiques salins. — Ils agissent surtout en coagulant les albumines ; exemple : nitrate

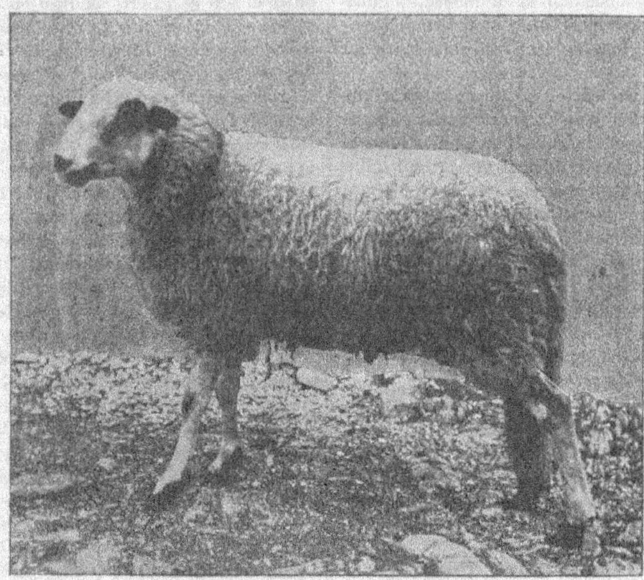

Fig. 287. — Brebis caussenarde du Lot.

fiée prend le nom d'*escarre*. Ces médicaments agissent d'une manière toute spéciale, qui les distingue des autres agents ; ils détruisent, désorganisent les parties qu'ils touchent, et ce n'est qu'après qu'on voit une inflammation plus ou moins grave se manifester dans les points avoisinant l'escarre ; ils agissent presque comme le feu.

Caustiques physiques. — Ce sont les *métaux portés à une température élevée* (cautérisation en raies, en pointes), et les *liquides chauds* (pulvérisations d'eau bouillante).

Caustiques chimiques. — Ils sont *acides, alcalins ou salins.*

Caustiques acides. — Ils agissent :

1° En s'emparant de l'eau des tissus ;

2° En coagulant les albumines ;

3° En détruisant les graisses ;

4° En s'emparant des bases.

Ce sont : les acides chromique, arsénieux, acétique, azotique, chlorhydrique, sulfurique.

d'argent, chlorure d'antimoine, chlorure de zinc (10 p. 100), nitrate acide de mercure, sublimé corrosif, sulfate et acétate de cuivre.

Tous les caustiques peuvent être utilisés comme *révulsifs* et *dérivatifs* ; ils sont *antiseptiques* à divers degrés.

Caustique de Vienne.

Potasse caustique à la chaux.   50 grammes.
Chaux vive.................   60   —

Charge de Lebas.

Goudron.......................   10 parties.
Axonge   5   —
Essence de térébenthine.... ⎱ āā 4   —
Teinture de cantharides.... ⎰

Pâte de Plasse.

Alun calciné................   100 grammes.
Acide sulfurique............   Q. S.

Pâte de Canquoin.

Chlorure de zinc................. 16 grammes.
Farine de froment............... 32 —
Eau.............................. Q. S.

Pommade d'Autenrieth.

Émétique........................ 10 grammes.
Axonge.......................... 30 —

Caustique de Vivier.

Chlorure d'antimoine........... 1 gramme.
Acide chlorhydrique............ 10 grammes.

Liqueur de Cherry.

Sublimé corrosif............... 4 grammes.
Alcool......................... 32 —

Liqueur de Mercier.

Acide sulfurique................ 1 partie.
Essence de térébenthine......... 4 parties.

CAUTÉRISATION (all. *Brennen*). — C'est l'action de cautériser, de détruire un tissu vivant, sain ou malade, dans un but thérapeutique ; généralement on l'emploie pour irriter les tissus sans les désorganiser, afin de hâter l'évolution d'une inflammation chronique.

La cautérisation *actuelle* est déterminée par l'action d'un fer rouge porté sur les tissus ; on la dit *potentielle*, lorsqu'elle provient de l'action de substances *caustiques* portées sous la peau ou dans l'intérieur des tissus. Cette dernière méthode est peu employée aujourd'hui ; son action douloureuse, incertaine, cause souvent des désordres graves. Nous n'envisagerons donc que la *cautérisation proprement dite ou actuelle*.

INDICATIONS ET ACTION THÉRAPEUTIQUE. — Elle est souvent employée dans le traitement des plaies, des ulcères, des fistules, de la carie, de la nécrose, des arthrites traumatiques, etc. ; elle brûle et détruit les tissus mortifiés, elle tue les microbes, et surtout elle détermine une inflammation réactionnelle intense des portions saines qui expulse les tissus malades. Elle est encore utilisée dans la ponction des collections purulentes placées en des régions vasculaires, nerveuses, dangereuses pour le bistouri.

Mais l'indication principale du *feu* réside surtout dans le traitement des affections chroniques des articulations, des gaines tendineuses, des os, des tendons, des indurations conjonctives, lymphangitiques, phlébitiques, etc... Le calorique détermine une inflammation vive de la peau et des tissus sous-cutanés ; il transforme la phlegmasie chronique en une inflammation aiguë à marche et à guérison rapides. Plus tard la peau se rétracte et forme un bandage contentif qui, exerçant une compression permanente sur les tissus, les soutient, hâte la résorption des exsudats et fait disparaître le gonflement.

On distingue :

La *cautérisation superficielle*, en *raies* ou en *pointes*, qui n'intéresse que la peau.

La *cautérisation en pointes pénétrantes*, dans laquelle la peau est traversée en un ou plusieurs coups de cautère.

La *cautérisation en aiguilles*, exécutée avec une pointe très fine et acérée, une aiguille qui pénètre d'emblée dans les tendons, les synoviales, etc.

La *cautérisation sous-cutanée*, peu suivie, faite après incision de la peau.

Les règles de la cautérisation varient peu chez nos différents animaux ; nous allons exposer la technique pour le cheval et nous noterons à la fin les quelques précautions à prendre pour les autres animaux.

TECHNIQUE. — L'opération est contre-indiquée par les temps très chauds ; la température élevée rend les phénomènes post-opératoires extrêmement intenses et entraîne souvent des chutes de peau.

Le cheval est soumis pendant un temps plus ou moins long, suivant son état, à un régime diététique. Il est couché de façon à ce que la région à cautériser soit superficielle ; si le feu doit être mis sur les deux côtés d'un même membre, on couchera l'animal sur ce membre, de façon à commencer l'opération par le côté interne ; on retournera le cheval et on continuera la cautérisation sur le côté externe. — On entrave l'animal en position convenable ; si l'opération doit porter sur les régions inférieures du membre, à partir du genou ou du jarret, le mieux est de faire à l'aide d'une plate-longe un huit de chiffre au-dessus des genoux ou des jarrets, de désentraver et de porter le membre à cautériser en avant (membre antérieur) ou en arrière (membre postérieur) à l'aide d'une plate-longe fixée au sabot. — Si le feu doit être appliqué aux régions supérieures des membres, on découvrira leur face interne en portant en avant ou en arrière le membre superficiel.

La cautérisation se fait rarement sur l'animal debout ; cependant, lorsqu'on n'a que quelques pointes de feu à mettre à un cheval peu irritable, pour un suros, un cor du dos, un kyste au garrot, etc., on peut éviter les dangers de l'abatage et abréger la durée de l'opération en fixant le cheval dans un *travail*, ou bien en lui faisant lever un membre antérieur après application d'un tord-nez à la lèvre supérieure.

Les poils sont tondus sur toute la région, en empiétant même sur les parties voisines.

Le calorique est appliqué au moyen de *cautères*; la cautérisation en raie s'effectue avec le cautère dit en *raie*, ou *cultellaire* (fig. 288, B), sorte de prisme triangulaire dont la partie active est une arête mousse, légèrement con-

une température suffisante (rouge sombre), un aide donne le cautère à l'opérateur après avoir débarrassé par un coup de lime la partie rouge de la crasse qui la recouvre. Il est nécessaire d'avoir quatre à six instruments « en chantier », de façon à ce que, dès que l'un d'eux est refroidi, il puisse être remplacé immédiatement dans les mains de l'opérateur par un cautère ayant une température convenable.

On peut se servir également, pour la chauffe du cautère, d'appareils spéciaux appelés *éolipyles* : l'éolipyle de Lagriffoul est une sorte de lampe à essence minérale, fixée sur une planchette et munie d'une cheminée supportant les cautères. On emplit la lampe d'essence au degré voulu, on en verse un peu sur le couvercle et on y met le feu : la flamme sort par la cheminée et chauffe les cautères (fig. 289 et 290).

On a reproché au cautère ordinaire de n'avoir pas une température constante, de se refroidir vite, d'exiger deux aides et une installation spéciale (forge ou réchaud) ; enfin il est d'un emploi long, surtout pour la cautérisation superficielle où on est forcé de passer plusieurs fois au même point.

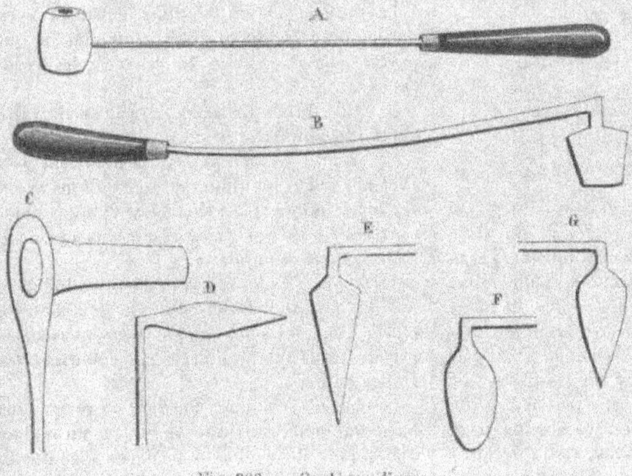

Fig. 288. — Cautères divers.

A, cautère pour la cautérisation objective. — B, cautère cultellaire. — C, canule pour la cautérisation inhérente. — D, cautère à points pénétrants. — E, cautère conique. — F, cautère à olive. — G, cautère à bouton.

vexe ; on pratique la cautérisation en pointes avec le cautère dit en *pointe* (fig. 288, D, E, F, G) ayant une forme conique et dont le sommet est plus ou moins effilé, suivant que les pointes doivent être superficielles ou pénétrantes ; enfin on se sert de pointes très fines et effilées pour la cautérisation en *aiguilles*.

Les principaux cautères employés sont : le cautère ordinaire, le zoocautère, le cautère Paquelin, le cautère Paquelin-de Place et le cautère Bourguet.

Le *cautère ordinaire* est en fer ; sa partie active, ayant la forme d'un prisme triangulaire (cautère en raie) ou d'un cône plus ou moins allongé (en pointe ou en pointe fine), est supportée par une tige de fer légèrement incurvée, emmanchée dans une poignée en bois; on place l'extrémité active du cautère sur un feu de coke ou de charbon de bois; dès qu'elle a

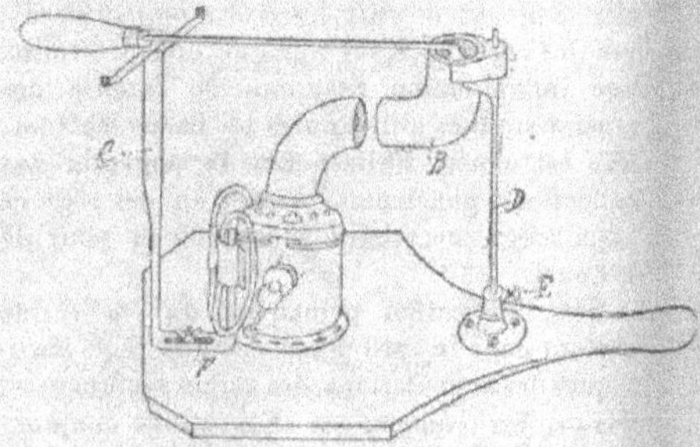

Fig. 289. — Éolipyle de Lagriffoul (Gasselin).

Mais il a l'immense avantage d'être pratique, d'un prix très modique; de plus, pour la cautérisation en raies, son arête, aussi peu tranchante que l'on veut, permet de les rapprocher

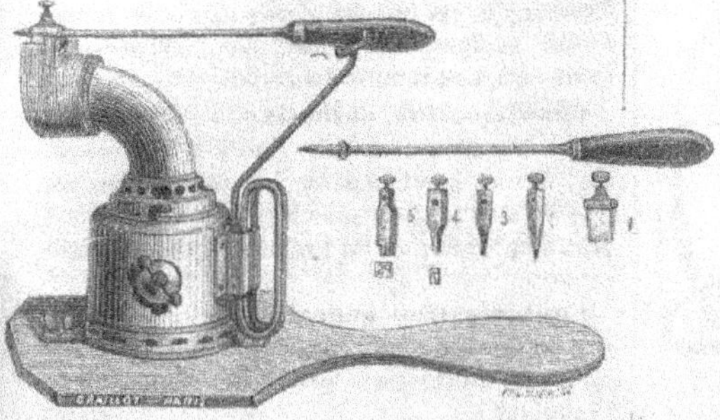

Fig. 290. — Éolipyle du Dr Paquelin (Gasselin).

et d'appliquer un feu qui tare très peu les chevaux de luxe.

Le *zoocautère* (fig. 291, 292, 293) est basé sur la propriété que possède le platine de demeurer incandescent sous l'action des vapeurs d'essence minérale.

Il se compose d'un réservoir contenant une éponge imbibée d'essence minérale, auquel s'adaptent, à une des extrémités, une soufflerie de Richardson, et, à l'autre, un tube creux supportant un cautère en raie ou en pointe ; il est percé de trous et renferme une tige de platine. L'air chassé de la soufflerie passe dans le réservoir, entraîne dans le tube des vapeurs d'essence qui, au contact du platine chauffé au rouge, maintiennent son incandescence ; l'excès des vapeurs s'échappe par les trous du cautère ; on peut régler leur passage à l'aide d'une vis.

Ce cautère a l'immense avantage d'avoir une température constante, d'être léger, rapide dans son action, et de permettre à l'opérateur de se passer d'un aide. On lui reproche d'être d'un prix assez élevé, d'un entretien difficile et de se « détraquer » facilement ; il nous est arrivé souvent, en appliquant un feu avec ce cautère, de le voir s'arrêter au milieu de l'opération et d'être obligé d'achever avec un cautère ordinaire.

Le *cautère Paquelin* (fig. 294) est basé sur le même principe que le précédent, mais les vapeurs inflammables sont fournies par l'alcool placé dans un récipient. — Ce cautère, surtout employé chez l'homme, est remplacé pour nos animaux par le *cautère Paquelin* (fig. 295).

Le *cautère Paquelin-de Place* (fig. 296) repose également sur l'incandescence permanente

du métal sous l'action des vapeurs hydrocarbonées.

L'air, chassé d'une soufflerie, passe dans un

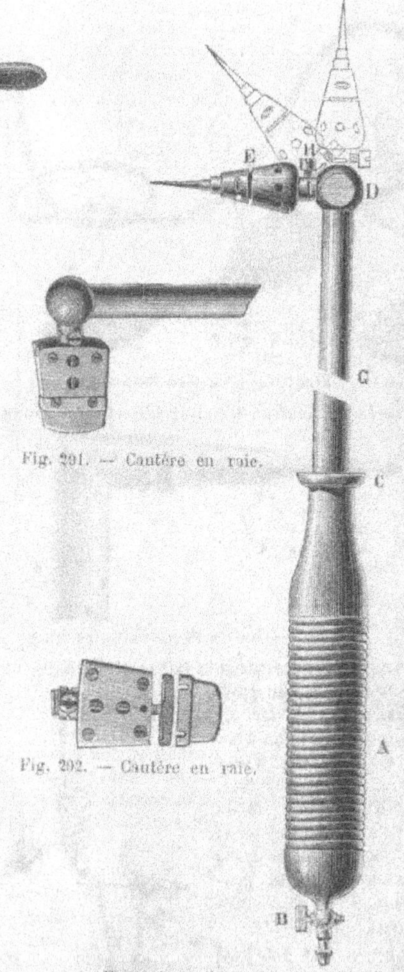

Fig. 291. — Cautère en raie.

Fig. 292. — Cautère en raie.

Fig. 293. — Zoocautère.

A, réservoir. — B, robinet. — C, tige creuse. — E, foyer pointe. — H, vis de réglage (Gasselin).

récipient où il se sature de vapeurs d'essence minérale ; celles-ci sont entraînées par un tube de caoutchouc dans un tube de métal creux et arrivent jusqu'au cautère. — On peut utiliser l'appareil Paquelin-de Place pour la cautérisation en aiguilles : à cet effet le tube de métal creux supporte une olive de métal tra-

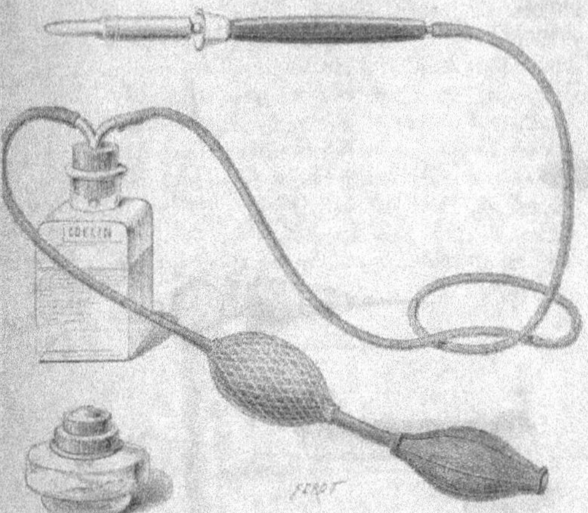

Fig. 294. — Cautère Paquelin.

versée par une fine aiguille ; celle-ci rougit dans

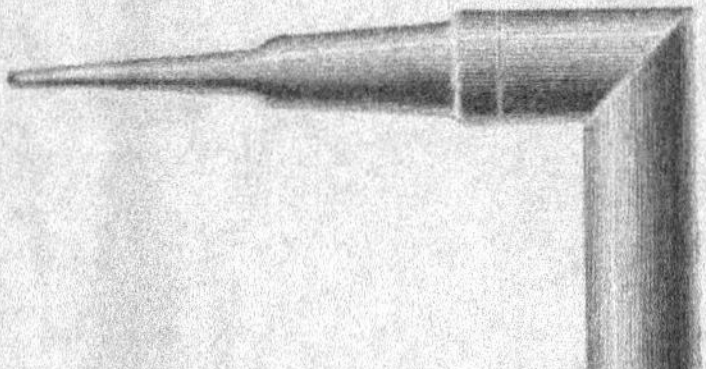

Fig. 295. — Cautère Paquelin (Gasselin).

sa cavité et l'opérateur la fait sortir au moment voulu, par l'intermédiaire d'un levier du second genre (fig. 296).

Ce cautère est à une température constante, d'un entretien facile et d'un fonctionnement régulier. Il a le grave inconvénient de provoquer un rayonnement considérable.

Le *cautère Bourguet* est exclusivement employé pour la cautérisation en aiguilles.

C'est un cylindre de métal que traverse aisément une fine aiguille ; elle peut sortir et entrer par l'intermédiaire d'une tige, agissant comme levier du premier genre, que fait mouvoir l'opérateur. Le cylindre de métal, préalablement porté au rouge blanc sur une forge ou dans un éolipyle, est mis en place ; l'aiguille rougit à son contact, et en sort par une pression exercée à l'extrémité du levier.

Cautérisation objective. — Se pratique avec une masse de fer, portée au rouge, (fig. 288 A), que l'on passe à plusieurs reprises très près de la peau sans la toucher. Elle n'est plus employée : on lui préfère l'action des *vésicatoires*.

Cautérisation superficielle. — Dans le *feu en raies*, on leur donne généralement une direction transversale à l'axe du membre ou de la région.

Les raies seront absolument droites, parallèles entre elles, équidistantes les unes des autres ; leur écartement variera d'un demi-centimètre à un centimètre, suivant la finesse de la peau et le service du cheval : sur les chevaux de luxe il est préférable de rapprocher les raies et de les faire moins profondes, l'effet utile est suffisant et le feu tare moins qu'une cautérisation à raies profondes et espacées.

On tracera d'abord le feu en passant légèrement le cautère sur la peau et en le tirant à soi ; on commencera à une extrémité et on finira à l'autre, de façon à aller toujours de gauche à droite, sans quoi le cautère, ordinairement tenu de la main droite dans le tracé d'une raie, masquerait la vue de la précédente, l'opérateur ne pourrait les rendre parallèles.

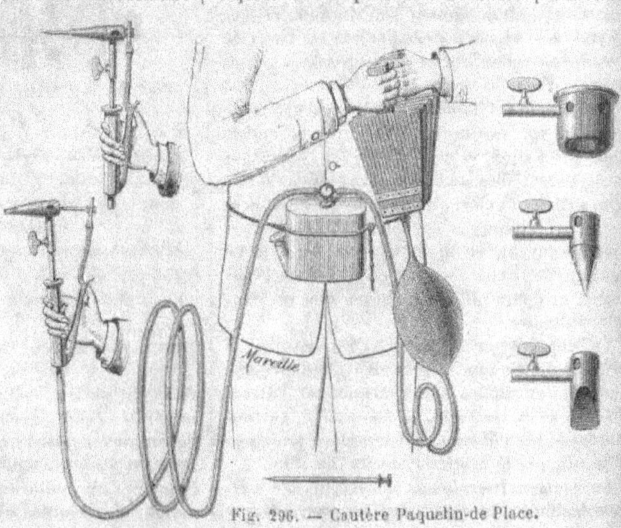

Fig. 296. — Cautère Paquelin-de Place.

L'instrument ne doit pas agir par son propre poids, non-seulement on ne devra pas appuyer sur le manche, il faudra même le porter un peu. — Le feu tracé, il faut cautériser au degré convenable; pour cela, on replacera le cautère dans la première raie et on continuera ainsi jusqu'à ce qu'on ait obtenu un effet suffisant. Il sera nécessaire de passer le cautère chauffé au rouge-cerise un nombre de fois variable suivant l'état de la peau, la race du cheval, le degré d'écartement des raies et l'effet que l'on veut obtenir : en général, sur les chevaux fins,

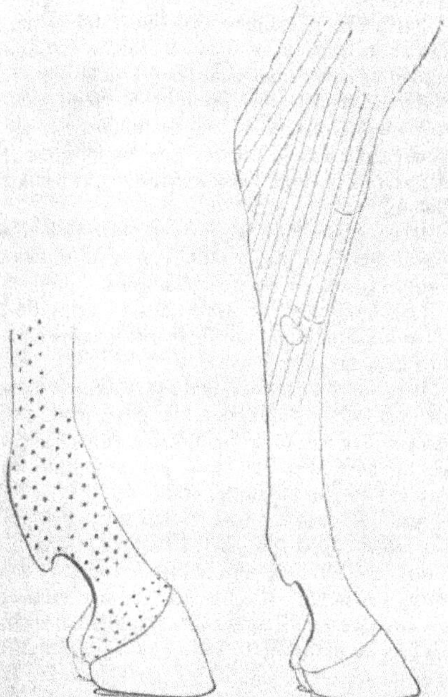

Fig. 297. — Feu en pointes.   Fig. 298. — Feu en raies.

une, deux ou trois fois suffisent ; sur les chevaux à peau épaisse, on peut passer le cautère six à dix fois (fig. 298).

On distingue trois degrés dans la cautérisation : dans le premier, le fond des raies est jaune doré, l'épiderme est encore adhérent ; à un deuxième degré, le fond des raies est jaune clair, elles sont plus profondes et laissent suinter de la sérosité, l'épiderme est décollé ; enfin, à un troisième degré, le fond des raies est jaune-paille, la peau est presque coupée.

Les *feux en lyre*, en *feuille de fougère*, etc., ne sont plus employés.

Dans le *feu en pointes* (fig. 297), elles sont disposées en quinconce, à une distance plus ou

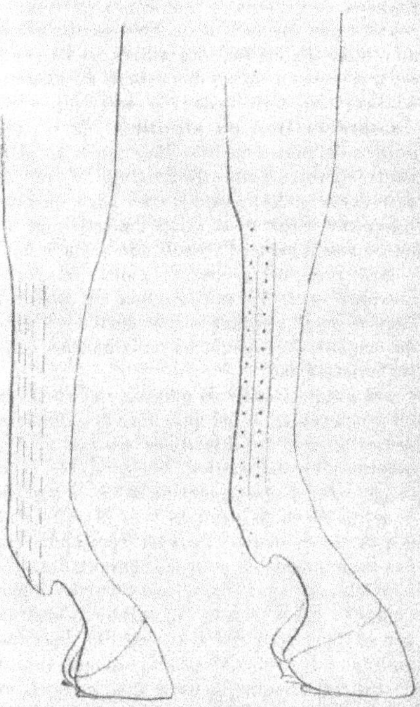

Fig. 299. — Feu Prangé.   Fig. 300. — Feu mixte.

moins grande les unes des autres, un centimètre généralement. — Comme pour la cautérisation en raies, il est nécessaire de passer le cautère un nombre de fois variable dans les mêmes trous, deux à trois fois chez les chevaux fins, six à huit fois chez les chevaux de trait à peau épaisse. — L'état des trous et de la peau indique le degré de la cautérisation obtenue.

Dans le *feu Prangé*, à peu près abandonné, les raies sont interrompues. — Le cautère en raie est appliqué dans toute sa longueur, soulevé et replacé plus loin (fig. 299).

Dans le *feu mixte* (fig. 300), on fait alterner les lignes de raies et de pointes.

Le feu dit « *à la Chantilly* » comporte : 1° des raies ou des pointes, rapprochées et peu profondes, pratiquées avec un cautère, effilé ou à bord très mince, passé une seule fois sur la peau ; 2° une application vésicante sur la région, aussitôt après l'opération. Cette méthode a l'immense avantage de tarer très peu les chevaux.

Cautérisation en pointes fines pénétrantes. — Les pointes sont disposées en quinconce à une distance d'un demi-centimètre à un centimètre les unes des autres. — La peau est traversée en un ou deux coups du cautère dont la pointe s'arrête dans le tissu conjonctif.

Cautérisation en aiguilles. — Les aiguilles devront être très fines. — D'un seul coup de cautère, elles traverseront la peau et pénétreront dans les gaines synoviales, ou dans les autres tissus. Pour éviter l'infection on ne devra jamais passer l'aiguille une seconde fois.

Indications de ces différents modes de cautérisation. — 1° La cautérisation en raies est surtout employée dans le traitement des efforts de tendons, de l'épaule ou de la hanche, dans les boiteries, etc.

2° La cautérisation en pointes, superficielles ou pénétrantes, est indiquée dans le traitement des exostoses, des dilatations synoviales, des indurations cicatricielles, des cors, etc. ; on emploie encore fréquemment le feu en pointes pénétrantes ou en aiguilles dans le traitement des efforts de tendons, mais cette pratique n'est pas recommandable pour les chevaux destinés aux allures vives : chaque cavité, creusée par l'aiguille ou la pointe du cautère, s'obstrue par un tissu cicatriciel ; il se constitue donc une multitude de brides fibreuses, formant autant de liens réunissant la peau aux tendons, et enrayant leur déplacement l'un sur l'autre pendant la marche, déplacement toujours considérable sur le membre sain.

3° La cautérisation en aiguilles est presque exclusivement réservée aux dilatations synoviales ; celles-ci peuvent être également traitées par la *cautérisation mixte*, qui consiste à appliquer un feu en pointes superficielles ou pénétrantes et ensuite à perforer la gaine distendue en un ou plusieurs points à l'aide d'une aiguille très fine.

Phénomènes consécutifs a la cautérisation. — Dès le lendemain, la région cautérisée est tuméfiée, chaude, sensible, douloureuse ; certains chevaux très nerveux souffrent beaucoup et ne mangent plus. Puis, au bout d'un certain temps, variable suivant l'intensité du feu et le mode de cautérisation, généralement de trois à cinq jours, les pointes ou les raies laissent écouler une certaine quantité d'exsudat jaunâtre qui se concrète et forme des croûtes adhérentes à la surface de la peau ; cette der-

nière est le siège d'un prurit assez intense qui porte les animaux à se gratter, à se mordre ; tout le membre opéré s'engorge, son appui est douloureux, la boiterie est accusée. — Au bout de quatre ou cinq jours, la tuméfaction de la région et l'engorgement du membre diminuent et, quinze à vingt jours après l'opération, les croûtes commencent à se détacher en entraînant l'épiderme et les poils, qui ne repoussent jamais là où l'action du cautère a été forte.

Avec la cautérisation en aiguilles, les effets sont plus rapides et plus accusés.

Accidents de la cautérisation. — Ils sont multiples.

Parfois les phénomènes post-opératoires sont intenses, la peau se sphacèle, tombe et laisse une plaie bourgeonneuse, lente à se fermer ; le tissu cicatriciel ainsi produit, de même celui qui comble des raies trop profondes, est dépourvu de bulbes pileux, tare les chevaux et est parfois le siège d'une sensibilité qui les fait boiter.

Il n'est pas rare d'observer l'infection des tissus traversés par le cautère, à la suite d'une cautérisation en pointes pénétrantes poussée un peu loin, ou d'une cautérisation en aiguilles, dans laquelle la pointe effilée a été passée deux fois dans les mêmes trous.

D'autres fois, les accidents surviennent dans le courant de l'opération : la peau peut être coupée par le cautère cultellaire ; un vaisseau ou un nerf peut être lésé par la pointe du cautère ou par l'aiguille, etc.

Soins post-opératoires. — Dès que le cheval est relevé, il est reconduit à l'écurie et attaché court au râtelier, afin d'éviter l'action des dents sur le feu ; si ce dernier est aux tendons ou aux jarrets, on enduira de vaseline boriquée les plis du paturon, du genou ou du jarret afin d'éviter les crevasses. Si, les jours suivants, le cheval cherche à atteindre la région cautérisée avec le pied opposé, il faudra recouvrir celle-ci d'une flanelle.

Si l'exsudation ne se produit pas, si les croûtes sont lentes à se former, on peut, vers le cinquième ou le dixième jour, faire une application vésicante (et non une friction) sur le feu, pommade mercurielle, pommade rouge, onguent Méré, etc. — Si, au contraire, les phénomènes sont trop intenses, s'il y a imminence de chute de peau, il faut donner sur la région des douches froides en pluie, fréquemment répétées, ou bien faire des lotions astringentes (eau blanche) ou antiseptiques tièdes ; on saupoudrera de poudre d'amidon ; on a proposé aussi de recouvrir le feu d'un pansement ouaté non serré.

Si la peau est tombée, on traitera la plaie comme une plaie simple et on atténuera le bourgeonnement avec la poudre d'alun calciné.

Lorsque l'inflammation sera atténuée, que le prurit aura disparu, on pourra détacher le cheval, le mettre, si possible, en liberté dans un box ; il sera prudent de lui mettre un collier à chapelet ou un bâton à surfaix ; on pourra commencer à le promener en main.

Dès que les croûtes commencent à tomber, on hâte leur élimination par des lotions et des savonnages à l'eau tiède sans les arracher.

Le cheval sera remis au travail, progressivement, au bout d'un temps variable suivant le service et la nature des lésions qui ont nécessité la cautérisation, quatre à six semaines en général ; le cheval de selle ne devra être remis en service qu'au bout de deux à trois mois. — Pour certaines affections, les efforts de tendons, l'éparvin, etc., il ne faudra pas oublier que le temps est une des grandes conditions du succès : plus on attendra et plus les chances de guérison seront grandes.

L'un de nous, tout en continuant pendant une huitaine de jours le régime rafraîchissant, préfère laisser de suite les opérés en liberté, dans un box, avec un collier à chapelet. Tous les jours, une onction d'onguent populeum (pas une friction) est faite sur la région. Si le prurit est très fort, le populeum est remplacé par une solution de gaiacol dans l'huile de ricin à 10 p. 100. Au bout de quatre semaines environ, les opérés peuvent être mis à l'herbage, les chevaux de trait seront utilisés, vers la cinquième semaine, pour le travail des champs : labour, hersage dans des terres légères.

Cautérisation sous-cutanée ou inhérente. — Employée rarement dans le traitement de boiteries anciennes de l'épaule ou de l'articulation coxo-fémorale. — Avec le bistouri, on fait à la peau, dans le sens des poils, une incision d'une dizaine de centimètres ; on sépare, sur une certaine étendue, la peau des muscles sous-jacents, puis on écarte avec des érignes les lèvres de la plaie et on applique le cautère directement sur les tissus ou bien on place dans la plaie une *canule* (fig. 288, C) qui la protège contre l'action du cautère à aiguille. Celui-ci n'agit alors que sur le fond de la plaie.

Cautérisation des bovidés. — Elle ne diffère pas sensiblement de celle du cheval ; les mêmes règles doivent être observées. — On devra tenir le bœuf à la diète, douze heures au moins avant l'opération, afin d'éviter la météorisation lorsqu'il est couché ; il est vrai qu'on opère fréquemment sur l'animal debout.

La peau du bœuf étant beaucoup plus épaisse que celle du cheval, il sera nécessaire de la cautériser davantage ; d'ailleurs, les dangers de chute de peau sont bien moins à craindre.

Cautérisation du chien. — La cautérisation superficielle se fera à l'aide de cautères à bord mince ou à pointe effilée ; on passera légèrement l'instrument trois ou quatre fois seulement au même endroit ; si on applique un feu pénétrant, on espacera suffisamment les pointes et on traversera la peau d'un seul coup de cautère. — Il sera nécessaire de recouvrir la région d'un fort pansement afin de la soustraire à l'action des dents et des pattes du malade.

CÉCITÉ (de *cœcus*, aveugle ; all. *Blindheit* ; angl. *blindness* ; it. *cecità* ; esp. *cequedad*). — Privation de la vue. Elle est le résultat de divers états pathologiques des yeux qui s'opposent à l'entrée des rayons lumineux, ou qui privent la rétine de la faculté d'en recevoir l'impression.

Les causes les plus ordinaires sont la fluxion périodique, l'amaurose, les taies de la cornée, accidents, etc. — Voy. Œil (*Maladies de l'*).

CELLULAIRE (TISSU) ou *tissu conjonctif*.

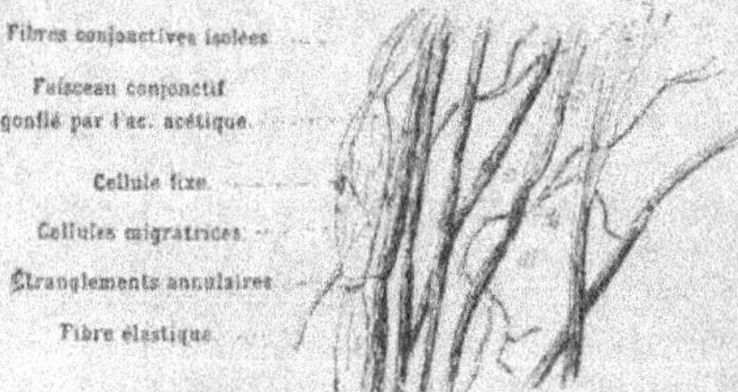

Fig. 301. — Éléments du tissu conjonctif.

— C'est le tissu fondamental de l'organisme : il constitue la trame de tous les autres tissus, unit la peau avec les parties sous-jacentes.

Il est plus ou moins lâche et plus ou moins abondant suivant les régions, suivant les individus.

Il est constitué par des fibres conjonctives, des fibres élastiques et des cellules.

Tableau des éléments du tissu conjonctif.

Fibres conjonctives, disposées en faisceaux qu'entoure une membrane amorphe avec des épaississements annulaires colorables par le carmin. Chaque fibre a un diamètre très petit, une longueur indéterminée, pas d'anastomoses, mais est agglutinée avec les fibres voisines par une substance collagène. Acide acétique gonfle le noyau, met en évidence les épaississements inextensibles de la membrane. Fibres colorées par carmin, éosine ; pas de noyau.

fibres élastiques, isolées, anastomosées par leur prolongement, bifurquées, grosseur variant de 4-10 μ. Formées de grains collés bout à bout, pas de noyau. Résistance aux agents physico-chimiques. Colorées en jaune par : acide picrique, iode ; en rose par l'éosine.

Cellules de plusieurs sortes :

a. **Cellules fixes** à prolongements membraniformes ou filiformes, anastomosés avec ceux des cellules voisines. Ce sont des cellules migratrices devenues sédentaires ;

b. **Cellules migratrices** ;

c. **Clasmatocytes** ou gros leucocytes avec de longs prolongements qui se fragmentent en boules destinées à assurer la nutrition. Remarquables par leurs grandes dimensions, leurs longues arborisations, leur indépendance les unes des autres, leur nombre.

CELLULE. — C'est l'élément anatomique qui forme la base des organismes vivants (animaux ou végétaux).

ANATOMIE. — La cellule est un petit corps dont les dimensions sont éminemment variables (généralement de 2 à 5 millièmes de millimètre) ; primitivement, elle est toujours sphérique, mais elle peut prendre les formes les plus diverses (polyédrique, cylindrique, étalée, fibrillaire).

Une cellule à l'*état parfait* se compose de trois éléments principaux :

1° L'*enveloppe*, formée d'une matière azotée, amorphe, transparente et facilement perméable aux liquides.

2° Le *protoplasma*, renfermé dans l'enveloppe ; c'est une matière protéique, semée de granulations et qui constitue un réseau extrêmement fin. Les mailles de ce réseau (vacuoles) renferment un liquide où se collectent les produits de sécrétion et d'excrétion de la cellule (acide carbonique, urée, acide urique, diastases, graisses, etc.), qui sont ensuite chassés au dehors, grâce aux mouvements incessants dont le protoplasma est le siège.

Les granulations sont capables de fixer ou de produire différentes substances (granulations chlorophylliennes des feuilles, granulations produisant la graisse, etc.).

3° Le *noyau*, unique ou multiple ; il existe soit au centre, soit sur les parties latérales de la cellule ; son organisation est complexe et il se compose essentiellement d'un filament (filament chromatique), formé d'une chaîne de segments, baignant dans un suc transparent (suc nucléaire) qui contient une ou plusieurs granulations (nucléoles).

La cellule type est susceptible de *se modifier* dans sa constitution : c'est ainsi que l'enveloppe et même le noyau peuvent faire défaut ; les êtres inférieurs surtout en présentent des exemples (amibes, algues, etc.).

La *cellule animale* et la *cellule végétale*, quoique se rapportant à la description qui précède, diffèrent cependant : la cellule animale possède une enveloppe mince et de nature protéique ; la cellule végétale, au contraire, a une enveloppe beaucoup plus épaisse et pouvant s'imprégner de diverses matières (cellules ou fibres ligneuses).

PHYSIOLOGIE. — Chaque cellule possède une vie propre indépendante, qu'elle manifeste par les mutations d'assimilation et de désassimilation ; par les mouvements contractiles ou vibratiles de son protoplasma ; par les métamorphoses qu'elle subit en se transformant par exemple en fibres, en canaux, etc. ; par sa dégénérescence (graisseuse ou granuleuse) ; ou par sa mort qui n'entraîne pas nécessairement celle de l'organisme.

On admet aujourd'hui que la reproduction des cellules se fait soit par division directe, soit par karyokinèse (fig. 302).

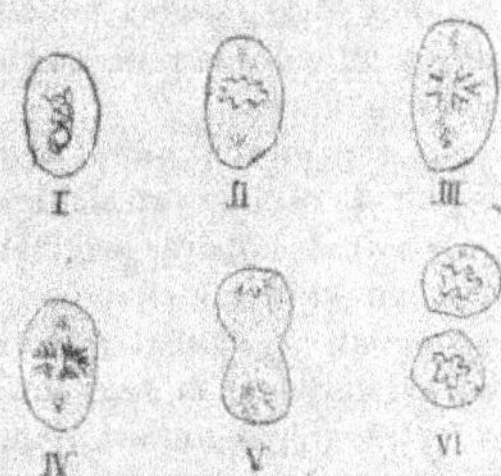

Fig. 302. — Schéma de la karyokinèse.

Noyau. — I, stade du spirème. — II, plaque équatoriale. — III, formation des V chromatiques. — IV, dédoublement des V chromatiques, point essentiel de la division du noyau, puisqu'il assure à chaque noyau fille la même teneur en chromatine. — V, amphiaster chromatique. — VI, soudure des V chromatiques des noyaux filles. — *Protoplasma.* — En II, sphères attractives. — III, fuseau achromatique, il disparaît en V ; les fils qui le forment se rétractent vers les sphères attractives en entraînant les V chromatiques. — VI, division du corps cellulaire.

CELTIQUE. — Voy. PORC.

CÉPHALALGIE. — Douleur de tête ; s'accompagne généralement chez les animaux d'un état de prostration, d'abattement, symptomatique des maladies de l'encéphale.

CÉRÉBRITE. — Voy. ENCÉPHALE (*Maladies de l'*).

CERF (MAL DE). — Voy. TÉTANOS.

CERISES. — Excroissances charnues et vasculaires, hémisphériques, qui s'élèvent de la surface d'une plaie, plus spécialement à la chair du pied du cheval, et que leur couleur d'un rouge très vif, jointe à leur forme arrondie, a fait comparer au fruit dont elles portent le nom.

Elles sont formées par des bourgeons charnus, ou cellulo-vasculaires, conséquences de pansements mal faits, de compressions inégales, de pincements exercés par la corne au pourtour des plaies.

La première indication est de faire disparaître la cause. Puis on applique un pansement compressif à l'alun calciné; parfois il est nécessaire de les enlever avec l'instrument tranchant; si elles s'étendent sous la corne ou si leur base est étranglée par celle-ci, il faut amincir ou enlever la corne qui les environne afin de diminuer la douleur.

CÉSARIENNE (OPÉRATION), *Gastro-hystérotomie*. — Incision pratiquée aux parois de l'abdomen et à celles de l'utérus pour extraire le fœtus. Elle se pratique rarement en vétérinaire. — Voy. PARTURITION.

CHABIN. — Métis obtenu par le croisement de la brebis avec le bouc, ou celui de la chèvre avec le bélier; c'est, paraît-il, ce dernier le plus usité (fig. 303). Les produits de ce croisement sont connus au Chili sous le nom de *Corneros linudos*.

Ils sont exploités en vue de leur peau désignée sous le nom de *pellones*. Les meilleures peaux sont celles du second croisement, c'est-à-dire des animaux résultant de l'accouplement d'un chabin avec une brebis. Si on continue le croisement, au bout de trois ou quatre générations, le poil, en vertu de la loi de reversion, se rapproche de plus en plus de celui de la chèvre, et les peaux n'ont plus la même valeur commerciale.

CHAFF. — Nom anglais donné au mélange de foin et de paille hachés que l'on donne aux chevaux à l'entraînement pour les mettre en état. — On ajoute un litre environ de ce mélange au repas d'avoine du soir. — Cela excite l'appétit des animaux et facilite la salivation.

CHAIR (*caro*; οαρξ; all. *Fleisch*; angl. *flesh*; it. et esp. *carne*). — Ensemble des parties molles des animaux : c'est dans ce sens qu'on dit une *excroissance de chair*. Plus particulièrement, la partie rouge des muscles, qu'on nomme aussi *chair musculaire*, etc. — En pathologie, *chairs*, substance molle qui se voit dans les solutions de continuité, et qui est formée par les bourgeons vasculaires. — En anatomie, *chair du pied*. V. RÉTICULAIRE et SOLE. — En hygiène, la *chair* des animaux malades, employée en aliments, ne paraît pas malfaisante à condition d'être *très bien cuite*. Des chevaux morveux, des bœufs attaqués de maladies épidémiques, ont pu être mangés sans inconvénient : la cuisson et la digestion suffisent souvent pour décomposer les principes nuisibles et en détruire tous les effets. On a proposé de faire servir à la nourriture et à l'engraissement des porcs la chair du cheval, et en particulier celle des chevaux abattus : c'est ainsi que, autrefois, étaient nourris les porcs d'Alfort. Malgré les affirmations et la propagande de Decroix, il est préférable de

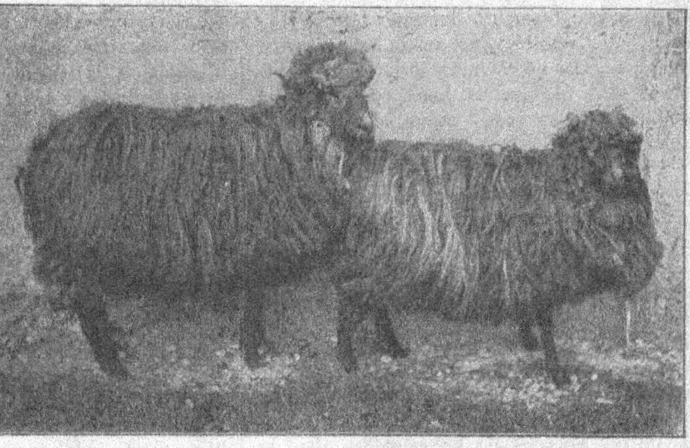

Fig. 303. — Chabins (mâle et femelle) de l'Amérique (Chili).

ne pas utiliser pour l'alimentation de l'homme, les viandes provenant d'animaux fiévreux ou gravement atteints de maladies microbiennes.

CHALEUR (COUP DE) ou ANHÉMATOSIE. — Asphyxie rapide due à une auto-intoxication déterminée par l'accumulation des produits de déchet dans l'organisme et par leur non-élimination.

ÉTIOLOGIE. — La température est la cause principale. La maladie survient ordinairement lorsque, par les fortes chaleurs de l'été, les animaux sont mis hors d'haleine dans une atmosphère raréfiée et sous les rayons d'un soleil ardent. Cette maladie est surtout fréquente dans les pays chauds, quand viennent s'ajouter les effets des vents secs, tels que le sirocco et le simoun; dans nos climats, d'ailleurs, on constate également une influence de l'état hygrométrique et électrique de l'atmosphère. Dans les pays chauds, on constate souvent des mortalités désastreuses, surtout sous l'influence de certains vents.

Certains services prédisposent à cet accident; c'est ainsi qu'il était très fréquent sur les chevaux de malle-poste, de diligence; on l'observe encore quelquefois sur les chevaux d'omnibus, ainsi que sur les chevaux de course, de chasse, sur les chevaux en campagne; — la maladie s'observe, sur l'espèce bovine, particulièrement dans les troupeaux qu'on conduit aux marchés d'approvisionnement; — cet accident n'est pas rare sur le mouton, et on l'observe sur le chien qui se fatigue à la chasse, sur le porc qu'on conduit au marché.

Les animaux peuvent même être frappés au repos, dans leur écurie, lorsqu'ils sont réunis en trop grand nombre dans des locaux trop étroits, mal ventilés; c'est un accident fréquent dans les gares de chemins de fer, où les animaux sont quelquefois logés en trop grand nombre dans un wagon exposé aux rayons du soleil.

SYMPTOMATOLOGIE. — Au début, si l'animal est en mouvement, il ralentit son allure et se montre moins sensible aux excitations; son corps est couvert de sueur; sa tête pèse à la main du conducteur; il butte facilement de devant, et vacille de derrière. Bientôt il s'arrête, reste immobile sur ses quatre membres tendus et comme fichés en terre, la tête basse et un peu allongée sur l'encolure. Ses yeux fixes, grandis par la dilatation des paupières, ses narines convulsivement dilatées, sa face grippée par la contraction permanente des muscles des lèvres et des ailes du nez, indiquent une gêne excessive de la respiration. Les mouvements des flancs sont tumultueux et précipités; l'air, en traversant les voies respiratoires, provoque un bruit de sifflement. — Chez le chien et les animaux qui respirent par la bouche, elle est largement ouverte et remplie de salive spumeuse. — Les muqueuses ont une teinte bleuâtre. Les battements du cœur sont tumultueux; l'artère est pleine, ses pulsations sont précipitées; les veines superficielles sont gonflées; le sang a une teinte foncée.

Si le cheval est arrêté à temps, tous ces symptômes peuvent disparaître graduellement dans l'espace de quinze à vingt minutes.

Mais souvent les conditions de l'asphyxie sont complètes au moment où l'animal s'arrête; alors il vacille sur les membres, et bientôt il se laisse tomber sur le sol; la respiration devient de plus en plus difficile, tumultueuse; les battements du cœur sont précipités; le pouls, d'abord plein, s'efface peu à peu; le sang des veines ne coule que difficilement; la peau se couvre de sueur froide, et l'animal essaye en vain de se relever; il meurt au bout de trente à trente-cinq minutes, en se livrant à quelques mouvements convulsifs, quelquefois du sang s'écoule par le nez.

ANATOMIE PATHOLOGIQUE. — Les lésions sont celles de l'asphyxie: teinte noire uniforme et fluidité du sang; les poumons, noirs, s'affaissent à l'ouverture du thorax et sont engoués de sang; les cavités du cœur, notamment les droites, sont remplies d'un sang noir et incoagulé; il en est de même de tout l'appareil veineux; partout la trame des organes présente une teinte plus foncée.

TRAITEMENT. — Le traitement *préventif* ressort de la connaissance des causes.

Quant au traitement *curatif*, il faut, autant que possible, au début mettre les animaux à l'abri de la chaleur sous un arbre, près d'un mur, sous un hangar, mais non pas dans un endroit clos, car l'air doit circuler librement autour d'eux. On fait des affusions d'eau froide, à larges ondées, sur toute la surface du corps pendant trois ou quatre minutes; puis, on exprime avec un couteau de chaleur le liquide qui imprègne le poil, et on sèche la peau avec des éponges et des linges.

Si l'état comateux se prolonge, il faut réveiller la sensibilité par de vigoureuses frictions de la peau avec l'essence de térébenthine, par des lavements irritants, et, si la déglutition est encore libre, par l'administration, en breuvages, d'excitants diffusibles, tels que le vin, les infusions aromatiques alcoolisées, l'acétate d'ammoniaque, l'éther à petite dose, etc.; la saignée est bien indiquée au début, mais elle ne doit pas trop affaiblir l'animal; quelquefois, il y a lieu de la renouveler, quand la réaction s'établit. On peut pratiquer la respiration artificielle, si ces divers moyens échouent; les injections sous-cutanées de vératrine, celles d'éther, de caféine peuvent être utiles.

CHALEUR ANIMALE. — C'est la chaleur produite par l'économie.

On a évalué pour l'homme la moyenne de la production de chaleur à 3 000 calories environ par vingt-quatre heures.

Elle résulte des actions chimiques qui ont lieu à l'intérieur des cellules, et en particulier des réactions désassimilatrices ; une très petite quantité provient d'actions physiques (frottement du sang dans les vaisseaux, etc.). Les divers tissus ne concourent pas également à fournir de la chaleur : le foie et le rein, où se produisent des déshydratations et des dédoublements, sont les foyers les plus puissants.

La chaleur qui naît ainsi dans tous les points de l'économie se trouve répartie uniformément par l'intermédiaire du sang ; mais elle ne peut s'accumuler dans l'organisme par suite des déperditions continuelles (rayonnement à la surface de la peau, vaporisation de l'eau dans le poumon et sur la peau, etc.) ; d'autre part, cette déperdition ne peut se faire trop rapidement, grâce à la structure du tégument (enveloppe cornée et poils) et de la couche adipeuse qui le double ; enfin le système nerveux, le grand sympathique en particulier, qui a une action sur la distribution et la production de chaleur, agit également sur la déperdition en modifiant la circulation de la peau, la sudation, la respiration, et joue ainsi le rôle de régulateur. Il se produit donc un certain équilibre entre la production et la déperdition de la chaleur chez les animaux dits *à sang chaud* ; cet équilibre est tel que la température du corps est à peu près constante (Voy. TEMPÉRATURE) : elle varie entre 37° et 39° chez nos animaux domestiques. Au contraire, chez les animaux dits *à sang froid*, la température du corps varie avec celle du milieu ambiant.

La production de chaleur dans l'organisme est variable. — Les causes qui activent les combustions intimes des tissus et surtout la désassimilation l'augmentent : citons la contraction musculaire (travail), la suractivité des glandes (digestion, élimination de toxines), le travail cérébral chez l'homme ; c'est par le même mécanisme que certains processus morbides augmentent la calorification : l'inflammation en est l'exemple le plus frappant : elle exagère les combustions dans le tissu enflammé, et la production anormale de chaleur qui en résulte ne peut être absolument compensée par la déperdition ; d'où l'élévation thermique qui caractérise la fièvre. — Enfin l'âge est un des facteurs de la variation : chez les vieux, en effet, l'activité des tissus est moindre que chez les jeunes et les adultes.

CHALEURS. — Appétit vénérien temporaire, périodique, éprouvé par les animaux non privés des organes essentiels de la génération ;

il est surtout apparent chez les femelles, où il correspond avec l'évolution des vésicules de Graaf et la sortie de l'ovule.

Ce moment de chaleurs est le plus favorable à la conception ; d'ailleurs la présence du mâle hâte leur retour et est même capable d'amener leur apparition sur une femelle chez laquelle elles font défaut ; l'emploi des emménagogues est inutile.

Les chaleurs se manifestent par la surexcitation des fonctions, une inquiétude vague, une agitation qui porte les animaux à rechercher des animaux de leur espèce, par des signes non équivoques d'ardeur vénérienne. Chez les femelles, les organes génitaux extérieurs sont rouges et chauds, il s'écoule par la vulve un liquide filant, glaireux, blanchâtre ou même sanguinolent.

La domestication hâte l'apparition des chaleurs. — Leur durée est variable suivant les espèces : deux jours sur les ruminants, dix à treize jours chez la chienne ; les chaleurs disparaissent ordinairement si la femelle a été fécondée et ne reparaissent qu'après la parturition. — La fréquence des chaleurs est variable chez les femelles non fécondées : chez la jument elles apparaissent une, deux, trois, quatre fois dans un an, mais surtout d'avril à la fin de juin ; chez les vaches, tous les vingt-deux jours en moyenne ; chez les truies, brebis, chèvres, tous les dix-huit jours en moyenne. La jument demande le mâle neuf jours après le part ; la vache, cinquante jours ; la brebis, quatre mois ; la truie, deux mois ; la chienne, six mois.

CHAMEAU (*camelus* ; all. *Kameel* ; angl. *camel*). — Genre de ruminants sans cornes, de la famille des camélidés. On en distingue deux espèces : l'une africaine, le *dromadaire* ; l'autre asiatique, le *chameau à deux bosses* ou *de la Bactriane*. C'est du premier seulement que nous voulons parler ; c'est l'animal le plus utile qu'il y ait en Afrique.

I. CARACTÈRES DISTINCTIFS. — Le *djemmel* des Arabes est de forte taille : il a de 1ᵐ,50 à 2ᵐ,20 de haut ; de 2ᵐ,20 à 3 mètres de long, depuis le museau jusqu'au bout de la queue ; il pèse de 300 à 400 kilogrammes. Le corps du chameau est trapu, ses flancs sont rentrés ; au milieu du dos se trouve une éminence formée par du tissu adipeux. La bosse est d'autant plus grosse que le chameau est mieux nourri, et diminue à mesure que son régime devient insuffisant : elle croît pendant la saison des pluies, époque où les fourrages sont abondants, et arrive à peser jusqu'à 15 kilogrammes ;

Si le champignon est volumineux et haut placé, il peut s'accompagner de symptômes assez graves : boiterie, coliques, amaigrissement et parfois péritonite.

ANATOMIE PATHOLOGIQUE. — Pour Poncet et Dor, le champignon a toujours une origine épi-

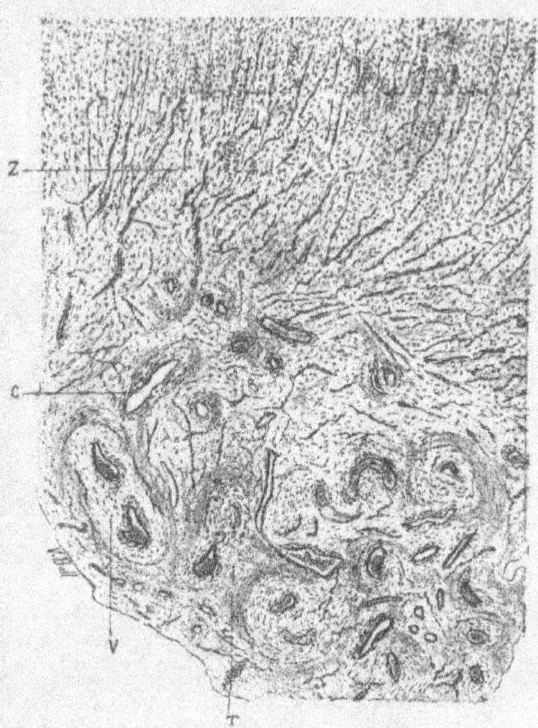

Fig. 305. — Coupe transversale d'un champignon de castration.

Dans la zone T (partie inférieure du dessin), on voit des vaisseaux sanguins à parois sclérosées; quelques lumières vasculaires ont perdu leurs globules sanguins au cours des manipulations de la coupe. — Dans la zone Z, on aperçoit du tissu conjonctif jaune parcouru par des vaisseaux sanguins néoformés. — La partie tout à fait périphérique a été supprimée. Elle a une structure analogue à la dernière avec une richesse considérable en cellules lymphatiques (N. Ball).

didymaire ; pour Ball, il a son origine dans le tissu conjonctivo-musculaire du cordon testiculaire. C'est l'inflammation de l'adventice des vaisseaux et du canal déférent, qui gagne ensuite le tissu conjonctif ambiant (fig. 305 et 306).

DIAGNOSTIC. — La suppuration persistante attire l'attention; on établit le diagnostic par l'exploration du cordon, soit directement, soit par le rectum; l'examen microscopique du pus permet souvent de déceler la présence de *botryomyces*. — Il ne faudra pas confondre avec le champignon la légère tuméfaction de l'extrémité du cordon qui survient après la castration, durant les deux ou trois premières semaines.

PRONOSTIC. — Variable suivant le siège et l'étendue de la tumeur; en général il est grave.

TRAITEMENT. — Le *traitement préventif* consiste à éviter l'infection de la plaie : l'opération sera faite aussi proprement que possible; on empêchera l'opéré de se coucher pendant les premiers jours qui suivent l'opération.

Le *traitement curatif* a varié beaucoup suivant les époques.

On a traité le champignon par la cautérisation actuelle ou potentielle des fistules, mais ce moyen échoue généralement. Il en est de même du traitement interne [ioduré.]

Au début, lorsque la tuméfaction est peu accusée, on peut la traiter par les injections de teinture d'iode, l'application de quelques pointes de feu sur l'engorgement et l'administration d'iodure de potassium à l'intérieur.

Si le champignon est ancien, il faut l'enlever.

Technique. — 1° *Instruments.* — Bistouris droit et convexe, ciseaux droits et courbes, pinces à dents de souris et à forcipressure, sondes cannelées et en S, écraseur de Chassaignac.

2° *Mode opératoire.* — Le cheval est couché sur le côté opposé au champignon et entravé comme pour la castration; la région est désinfectée. On introduit une sonde dans les fistules et on les débride.

On fait au niveau de la cicatrice de castration une incision elliptique de l'étendue de la tumeur; puis on délimite celle-ci des tissus voisins en séparant les adhérences à l'aide des ciseaux ou du bistouri. On évitera les échappées vers la cuisse ou le fourreau; l'hémorragie parfois abondante sera arrêtée par des affusions froides, la cautérisation, ou mieux, en appliquant des pinces à forcipressure sur les vaisseaux sectionnés. — Dès que l'on atteint la partie supérieure de la tumeur, l'énucléation se fait facilement avec la main.

Le champignon étant isolé, il faut sectionner le cordon : si cela est possible, on applique un

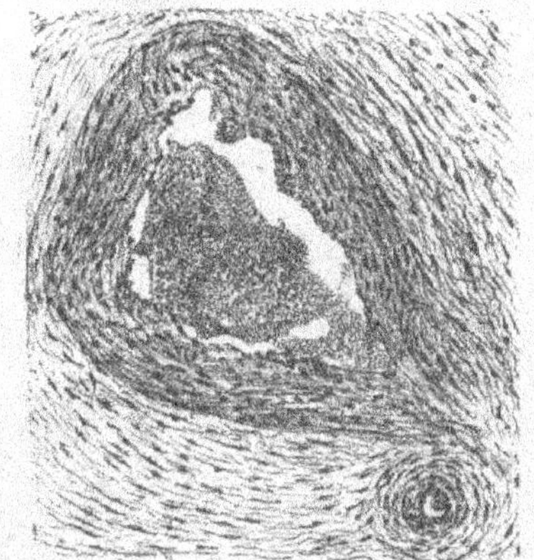

Fig. 306. — Un des canaux, visibles à l'œil nu sur la section du champignon, vu à un fort grossissement, montre qu'il s'agit d'un vaisseau. A droite et en bas de la figure, un vaisseau de faible calibre, dont la paroi est sclérosée (N. Ball, *Pathogénie du champignon de castration, Société des sciences vétérinaires de Lyon*, t. III, 1900).

lien élastique et on fait la section au-dessous ; ou bien, on applique la chaîne de l'écraseur Chassaignac, au-dessus de la tumeur, sur le cordon sain, et on sectionne lentement ; on peut aussi combiner la torsion et l'écrasement linéaire ; si l'écraseur Chassaignac fait défaut, on peut se servir d'un casseau très courbe

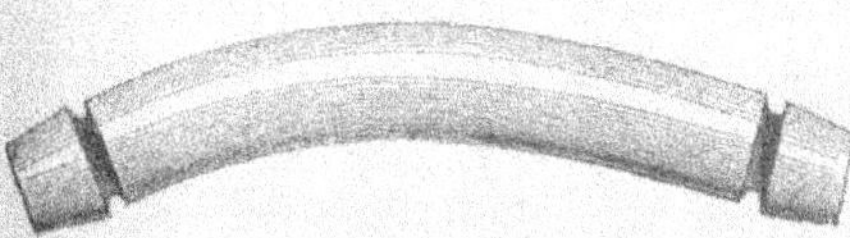

Fig. 307. — Casseau courbe.

(fig. 307), placé sur le cordon sain, mais ce procédé n'est guère applicable que pour le champignon extra-scrotal ou extra-inguinal. — Si le moignon du cordon saigne abondamment, on appliquera une pince hémostatique ou une ligature au catgut. — On désinfectera la plaie soigneusement.

Si le champignon remonte très haut, on pourra débrider le trajet inguinal et appliquer l'écraseur au-dessus de la tumeur, mais il est préférable de pratiquer la division du cordon sur le

tissu malade et de cautériser la portion restante avec le cautère actuel ou les injections de teinture d'iode (Cadiot et Almy).

Si le champignon est haut placé, on peut ligaturer le cordon ; pour ce faire, on se sert généralement d'un tube creux (fig. 306), en bois ou en métal, assez long, dans lequel on passe un lien plié en deux (ficelle aseptique ou ligature élastique) ; l'anse du lien dépasse à une extrémité et les deux bouts à l'autre ; on engage la tumeur dans l'anse et on pousse celle-ci sur le cordon sain ; puis on lie les deux bouts du lien constricteur sur un bâtonnet placé sur l'extrémité extérieure du tube ; les jours suivants, on imprime un mouvement de torsion lent au bâtonnet et au tube afin de hâter la section du cordon.

Si le champignon est volumineux et intra-abdominal, il est inopérable ; on pourra essayer le traitement ioduré : administration d'iodure de potassium à l'intérieur et injections de teinture d'iode dans la fistule.

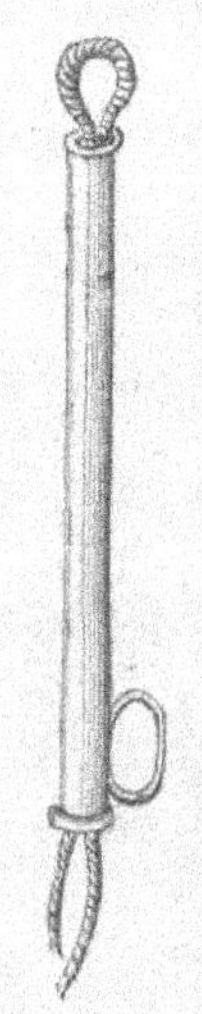

Fig. 308. — Tube de renvoi pour la ligature du champignon profond.

CHANCRE. — On désigne sous ce nom divers ulcères : ulcérations de la pituitaire du cheval morveux, aphtes de la bouche du bœuf, ulcères de la conque de l'oreille du chien, etc.

CHANCRE AURICULAIRE. — C'est l'*ulcère de la conque*. Cette affection, spéciale au chien, s'observe surtout sur les animaux à oreilles longues et rabattues.

ÉTIOLOGIE. — La cause prédisposante est la diathèse arthritique. La cause déterminante est ordinairement une lésion traumatique quelconque du bord de l'oreille externe : souvent le chancre est la conséquence des blessures que le chien, atteint de catarrhe auriculaire, se fait aux deux oreilles en secouant la tête.

SYMPTOMATOLOGIE. — Le bord libre de l'oreille externe est divisé, généralement vers la pointe de la conque, par une plaie peu étendue, d'apparence rougeâtre, saignant au moindre attouchement et recouverte par un pus jaunâtre qui se concrète à la surface et sur les poils environnants ; la plaie est le siège d'un vif prurit : l'animal se gratte, se frotte l'oreille

vingt-quatre heures après l'apparition des premiers symptômes.

La *forme subaiguë* débute par des symptômes peu caractéristiques : faiblesse, abattement, diarrhée, coliques, oscillations de la température, boiteries ; ces signes peuvent s'amender et la guérison survenir ; le plus généralement, les symptômes de la forme aiguë apparaissent, et le malade succombe en deux à cinq jours.

b. *Charbon externe.* — Encore appelé *anthrax charbonneux.* Il est rare, et provient d'une inoculation à la suite de lésion cutanée. Il se manifeste par une tumeur, placée au niveau de la gorge, de l'encolure, de l'avant-bras, de l'abdomen, etc., qui grossit rapidement et devient chaude, douloureuse ; puis on note les symptômes du charbon interne aigu ou subaigu ; une intervention hâtive peut amener la guérison, qui survient en huit à douze jours.

3° *Mouton.* — Dans la forme ordinaire, le mouton cesse de manger ou de ruminer ; il s'agite, paraît inquiet ; l'artère est dure, les pulsations sont imperceptibles ; les battements du cœur sont violents ; la respiration s'accélère ; les muqueuses se cyanosent ; la température s'élève rapidement à 41-42° ; l'urine rejetée est sanguinolente ; les excréments sont ramollis et striés de sang. Puis le malade tombe sur le sol, se débat, rejette par les naseaux une mousse rougeâtre, et meurt en une à quatre heures.

Souvent la marche de la maladie est beaucoup plus rapide, et la mort survient presque subitement en cinq à dix minutes.

Parfois le charbon évolue plus lentement : le mouton paraît triste, reste isolé ; son ventre est ballonné et douloureux ; des coliques surviennent, puis, après quelques heures, les signes de la forme aiguë apparaissent, et le malade meurt en six à dix heures.

D'autres fois le malade est constamment couché et meurt dans le coma.

4° *Porc.* — La fièvre charbonneuse débute par une tuméfaction œdémateuse de la gorge, qui augmente peu à peu, envahit la face et gêne la déglutition ; le porc est triste et ne mange plus ; la respiration et la circulation sont très accélérées ; les muqueuses et la peau recouvrant la tuméfaction sont violacées ; la température atteint 41° et plus. La mort survient en vingt-quatre à trente-six heures, parfois en quatre à six jours. Dans certains cas moins graves la guérison peut survenir.

ANATOMIE PATHOLOGIQUE. — Les lésions sont semblables chez toutes les espèces.

Le cadavre est ballonné et se putréfie rapidement.

Les vaisseaux sont gorgés d'un sang noir, incoagulé ; les ganglions sont hypertrophiés, ramollis, et leur coupe présente une couleur foncée avec des foyers hémorragiques ; les muscles sont friables, cuits ; le tissu conjonctif est infiltré, rougeâtre.

L'examen de la cavité abdominale montre le péritoine injecté, les vaisseaux gorgés de sang, les parois de l'intestin épaissies et injectées, la muqueuse intestinale congestionnée et couverte d'ecchymoses ; le foie est friable, hyperémié ; la rate est ramollie, bosselée à sa surface et considérablement augmentée de volume ; les reins sont gorgés de sang ; l'urine a une teinte rouge brun.

La cavité thoracique contient un exsudat séreux ; les plèvres et le péricarde sont ecchymosés à leur surface ; les poumons sont congestionnés par place ; le cœur, très friable, renferme un sang noir visqueux, incoagulé et est tapissé par l'endocarde congestionné.

Les centres nerveux sont hyperémiés.

Les tumeurs débutent au niveau d'un amas ganglionnaire, soit dans une cavité splanchnique, soit dans les muscles du tronc ou des membres ; elles forment des masses friables, foncées, qui envahissent les organes (intestin, mésentère) ou les muscles.

DIAGNOSTIC. — a. *Diagnostic sur l'animal vivant.* — 1° *Cheval.* — En général, le diagnostic d'un cas isolé est difficile à poser : il devient plus simple lorsque plusieurs animaux sont atteints ; on devra faire une enquête minutieuse afin de savoir si des animaux n'ont pas été atteints antérieurement, et si leurs cadavres n'ont pas été enfouis en des endroits fréquentés par le malade, etc...

La forme aiguë du charbon *interne* peut être confondue avec la fièvre typhoïde, la morve aiguë, l'anasarque, diverses intoxications. — La forme lente est difficile à diagnostiquer au début ; ce n'est que lorsque apparaissent les signes de l'infection généralisée que la maladie peut être soupçonnée.

La tumeur du charbon *externe* se différenciera aisément des tumeurs sanguines et de la gangrène traumatique.

2° *Bœuf.* — La rapidité d'évolution de la forme aiguë fait soupçonner l'existence du charbon ; il ne faudra pas confondre celui-ci avec la forme thoracique de la *septicémie hémorragique* ou avec le *charbon symptomatique* à évolution rapide sans tumeurs extérieures.

La phase de début de la forme subaiguë est peu caractéristique et peut faire songer à une maladie inflammatoire quelconque : la maladie ne pourra être soupçonnée que dans les régions où le charbon sévit en permanence.

3° *Mouton.* — La tristesse du malade, l'émission d'urine sanguinolente font soupçonner l'existence de la maladie dès le début ; sa marche foudroyante confirme le diagnostic.

4° *Porc.* — La présence d'une tumeur non emphysémateuse de la gorge et la gravité des symptômes rendent le diagnostic facile.

b. *Diagnostic sur le cadavre.* — Il est *basé* sur l'état du sang noir, poisseux, incoagulé ; sur les taches hémorragiques, généralisées sur les séreuses, l'intestin, les ganglions ; sur l'aspect des muscles, du foie, de la rate ; enfin sur la présence de tumeurs noirâtres et friables.

On *confirme* le diagnostic par l'examen microscopique, l'inoculation ou la culture, pratiqués le plus tôt possible après la mort.

Le sang examiné à un grossissement de 500 diamètres montre un grand nombre de bactéridies (fig. 311).

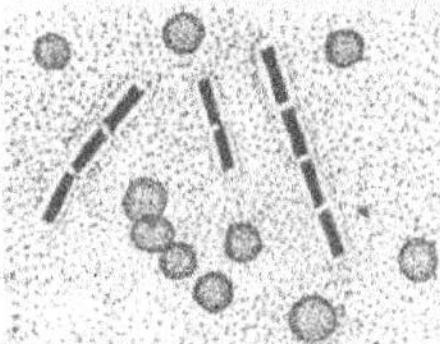

Fig. 311. — Sang de cobaye mort du charbon.

L'inoculation se pratique sur le mouton, le lapin ou le cobaye : on recueille du sang du cœur ou bien de la pulpe de la rate, du rein, des ganglions en opérant aussitôt après la mort et aussi purement que possible, car si les matières virulentes ont été prélevées quelques heures après la mort, elles renferment, outre la bactéridie, le *vibrion septique* qui peut être une cause d'erreur dans l'inoculation consécutive ; on injecte une faible quantité de ce sang, à l'aide d'une seringue de Pravaz, dans l'abdomen du sujet, ou, si la matière virulente n'est pas pure, on la filtre sur un linge fin, et on l'injecte dans la veine de l'oreille du lapin ; l'animal inoculé succombe en trente à soixante heures, à moins que les matières virulentes injectées ne soient pas pures. — Il présente au niveau de l'inoculation un œdème gélatineux blanchâtre ; la rate est hypertrophiée et bosselée ; l'urine est sanguinolente ; l'examen du sang montre la présence de bactéridies charbonneuses.

La bactéridie charbonneuse se développe rapidement, au contact de l'air, dans un bouillon ou sur des plaques de gélatine ensemencées avec du sang, purement et rapidement recueilli.

ÉTIOLOGIE. — La fièvre charbonneuse est déterminée par l'introduction et la pullulation dans l'organisme d'un microbe spécial.

BACTÉRIOLOGIE. — Le microbe de la fièvre charbonneuse ou *Bacillus anthracis* (fig. 312) se rencontre, dans le sang et dans les tissus, sous la forme d'un bâtonnet immobile, cloisonné, et de dimensions variables ; chaque segment représente un microbe unicellulaire. La bactéridie peut être vue dans le sang à l'état frais examiné à un grossissement de 400 à 500 diamètres, ou mieux après coloration par les méthodes de Gram ou de Weigert (Voy. MICROBES, *Méthodes de coloration*).

La bactéridie vit au contact de l'air (*aérobie*) et se cultive facilement à une température moyenne de 30 à 35°. Dans les bouillons de viande, elle donne, au bout de quelques heures, un nuage floconneux au milieu du liquide limpide. Ensemencée à la surface des plaques de

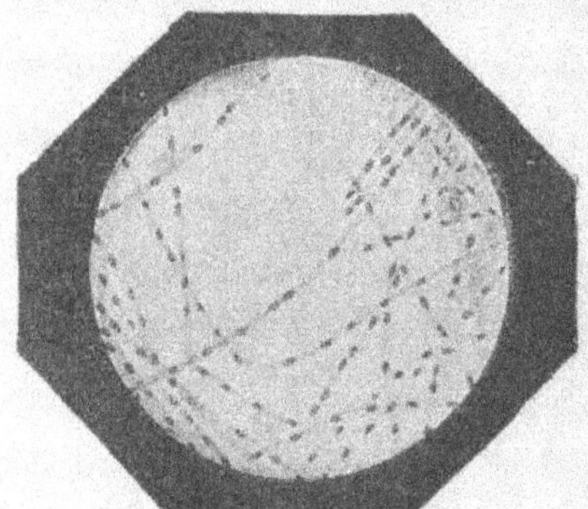

Fig. 312. — Formation des spores chez le *Bacillus anthracis.*

gélatine, elle donne des colonies blanchâtres. Sur pomme de terre, elle cultive en une couche épaisse d'un gris sale.

La bactéridie se reproduit en se segmentant ou en donnant des *spores* (fig. 312). La sporulation n'est possible qu'au contact de l'air et à une température de 16 à 42° : elle ne se produit pas à une température supérieure ; mais si on ramène à 35-37° une culture sans spores (*asporogène*) portée au-dessus de 42°, elle produira à nouveau des spores. On peut abolir définitivement la propriété sporogène de la bacté-

l'efficacité des vaccinations charbonneuses, leur nombre a été toujours en croissant, et, en ce moment, le nombre des vaccinations annuelles est d'environ 250 000 à 350 000 pour les moutons, et de 30 000 à 50 000 pour les bovidés et les chevaux : dans tous les pays la vaccination est de pratique courante. La maladie disparaît peu à peu.

Technique de la vaccination. — Les vaccinations se font de préférence au printemps. L'Institut Pasteur envoie les vaccins en tubes; il est nécessaire de les employer peu après leur réception; en outre tout tube ouvert doit être utilisé immédiatement en raison de l'altération rapide du liquide au contact de l'air.

Les inoculations se font avec deux vaccins à virulence différente, en commençant par le plus atténué. Chez le mouton, on injecte à l'aide d'une seringue de Pravaz spéciale (elle a une contenance d'un centimètre cube, et la tige du piston est divisée en huit portions égales) un huitième de centimètre cube du vaccin le moins fort sous la peau interne de la cuisse; chez le bœuf et chez le cheval, on injecte deux huitièmes de centimètre cube, en arrière de l'épaule chez le premier et sous la peau de l'encolure chez le second. Douze jours après, on opère de même avec le vaccin le plus fort.

Suites de la vaccination. — Elles sont très simples en général : parfois, à la suite de la première ou de la deuxième inoculation, on voit survenir un engorgement local ou bien un mouvement fébrile qui disparaissent rapidement; rarement on voit survenir des accidents mortels.

Immunité. — Elle est conférée quinze jours environ après la seconde vaccination, et dure en général un an; d'où l'indication de renouveler les vaccinations chaque année.

2° *Mesures sanitaires.* — Les malades seront isolés; les locaux seront désinfectés; la litière et les fourrages contaminés seront brûlés.

Les troupeaux évacueront les herbages infectés; les fourrages provenant des endroits infectés seront réservés aux sujets vaccinés.

L'assainissement des sols par le drainage diminue la fréquence du charbon.

Les cadavres étant les principaux agents de la contagion, il serait nécessaire qu'ils fussent détruits entièrement et non enfouis. On pourrait avoir recours à l'*incinération*, à la *cuisson*, à la *solubilisation dans l'acide sulfurique*; malheureusement ces procédés exigent un outillage spécial et ne peuvent être réalisables en pratique : on s'en tient à l'*équarrissage* ou à l'*en-*

fouissement. — L'*équarrissage* est fait souvent en dehors du contrôle des autorités, les prescriptions administratives ne sont pas suivies, et les peaux, les laines, les crins, etc., peuvent être livrés au commerce sans avoir été désinfectés. — L'*enfouissement* devrait se faire dans des endroits déterminés, dans des *cimetières d'animaux*, éloignés des herbages et entourés de murs. Les cadavres ne devront jamais être dépouillés. Ils devraient être transportés dans des voitures étanches lavées et désinfectées ensuite.

POLICE SANITAIRE. — En *France* elle est régie par les articles 8 et 14 de la loi de 1881, par le règlement d'administration publique de 1882, et par les articles 1 à 8, 21 et 22 de l'arrêté ministériel du 28 juillet 1888. Dès qu'un cas de charbon est constaté, les propriétaires, conducteurs d'animaux, vétérinaires, etc., doivent en faire la déclaration prescrite par l'article 3 de la loi.

I. — Les animaux *malades* ou *suspects* doivent être immédiatement isolés.

Le maire requiert, dans le plus bref délai possible, le vétérinaire sanitaire de la circonscription à l'effet de visiter les animaux malades et ceux qui ont été exposés à la contagion; si le vétérinaire conclut à l'existence du charbon, il adresse sans retard son rapport au préfet. S'il y a contestation sur la nature de l'affection entre le vétérinaire sanitaire et le vétérinaire du propriétaire, le maire avise le préfet, qui nomme un troisième vétérinaire; c'est d'après le rapport de celui-ci qu'il sera statué.

A la réception du rapport, le préfet prend un arrêté pour mettre les animaux, ainsi que les locaux, cours, enclos, herbages et pâtures où ils se trouvent, sous la surveillance du vétérinaire sanitaire. Comme conséquences de cet arrêté préfectoral : les animaux malades sont isolés et séquestrés; il est défendu de saigner les malades dans un but thérapeutique, et de les utiliser pour l'alimentation de l'homme et des porcs; si le propriétaire veut faire abattre les malades, il doit en avertir préalablement le maire de sa commune, l'abatage doit avoir lieu sur place et il est interdit de hâter par effusion de sang la mort des animaux malades.

Les cadavres seront enfouis avec la peau tailladée, à moins qu'ils ne soient envoyés à un atelier d'équarrissage régulièrement autorisé.

Le transport des cadavres à l'atelier d'équarrissage ou aux fosses d'enfouissement devra s'exécuter avec de grandes précautions : les cadavres seront arrosés d'essence de térébenthine, les ouvertures naturelles seront lavées, désinfectées, et on prendra les précautions nécessaires pour qu'il ne s'en échappe rien durant le transport; les voitures seront étanches, et suivies d'un homme, muni d'une pelle et d'un balai, qui ramassera toutes les matières qui pourraient s'en échapper durant le trajet; ces matières seront ensuite mises en tas, brûlées ou arrosées avec un liquide désinfectant ; après le déchargement, les voitures seront désinfectées ainsi que tout ce qui aura été en contact avec le cadavre ou ses déjections.

Immédiatement après la mort ou l'abatage des animaux malades, le maire prescrit d'urgence : 1º la destruction des parties de litière, de fourrages, etc., qui ont été souillées par le malade ; 2º la désinfection des locaux et tous emplacements où ont séjourné les animaux malades ainsi que les objets qu'ils ont pu souiller.

II. — Les mesures sanitaires applicables aux animaux qui ont été *exposés à la contagion* comprennent : 1º la surveillance des animaux parmi lesquels la maladie a été constatée ; elle est faite par le vétérinaire sanitaire ; 2º l'interdiction de vendre les animaux suspects, si ce n'est pour la boucherie ; dans ce dernier cas, il est délivré un laissez-passer, qui est rapporté au maire dans un délai de cinq jours avec un certificat attestant que les animaux ont été abattus ; 3º la défense d'introduire, dans les locaux, herbages, etc., infectés, des animaux, à l'exception de ceux qui ont été vaccinés ; 4º la vaccination ne peut se faire que sous certaines conditions : les propriétaires devront faire la déclaration préalable au maire de la commune ; un certificat du vétérinaire opérateur, indiquant le nombre et l'espèce des animaux inoculés et la date de l'opération, doit être remis au maire de la commune, qui en informe le préfet et le vétérinaire sanitaire ; ce dernier aura les animaux inoculés sous sa surveillance, et le propriétaire ne pourra se dessaisir des animaux inoculés pour aucune destination.

Ces prescriptions sont applicables en tout temps, même avant l'arrivée de l'arrêté préfectoral. L'arrêté de surveillance est levé quinze jours après la disparition du dernier cas de maladie; si les animaux exposés à la contagion ont été vaccinés, il est rapporté quinze jours après la deuxième vaccination.

Si la fièvre charbonneuse est constatée sur une *foire* ou un *marché*, les malades sont mis en fourrière et séquestrés ; le maire de la commune d'où ils proviennent est informé par un avis mentionnant le nom du propriétaire ; pendant la séquestration, celui-ci peut faire abattre les malades. Les animaux qui ont été en contact avec les malades sont signalés aux maires des communes où ils sont envoyés.

A la *frontière*, les malades sont abattus sur place, sans effusion de sang ; les cadavres sont enfouis ou livrés à l'équarrissage. Les animaux qui ont été exposés à la contagion sont marqués et repoussés, à moins que le propriétaire ne consente à les livrer sur place à la boucherie.

En *Algérie*, mêmes mesures sanitaires qu'en France ; mais les dispositions des articles 4 et 8 prescrits en France par le maire, le sont en Algérie par le maire ou l'administrateur de la commune.

En *Allemagne*, les mesures sanitaires ordonnées sont analogues aux précédentes.

En *Saxe*, une indemnité est accordée.

En *Autriche*, la loi prescrit des mesures générales d'isolement et de désinfection.

En *Belgique*, mêmes mesures sanitaires, et une indemnité est accordée sous condition que les cadavres seront détruits par certains procédés et que les animaux suspects seront vaccinés.

En *Suisse*, mesures générales ordinaires ; un terrain infecté ne devra pas être utilisé durant trois ans, ni pour la culture fourragère, ni comme pâturage.

Charbon symptomatique ou emphysémateux ou bactérien. — C'est une maladie infectieuse, inoculable, déterminée par un microorganisme spécial, le *Bacterium Chauvæi*, et caractérisée par le développement de tumeurs emphysémateuses dans les muscles.

HISTORIQUE. — Chabert distingue une *fièvre charbonneuse* et un *charbon à tumeurs*, mais il le confond avec le charbon bactéridien externe. En 1878, Perroncito signale la présence du microbe dans les tumeurs. De 1879 à 1884, Arloing, Cornevin et Thomas étudient le charbon symptomatique, le différencient du charbon bactéridien, indiquent la biologie de la bactérie spécifique, et créent la vaccination préventive.

DISTRIBUTION GÉOGRAPHIQUE. — Le charbon symptomatique est répandu un peu partout à la surface du globe, mais il existe surtout dans les pays de montagne, et il a peu de tendance à s'étendre. On le constate en France dans les Cévennes, les Pyrénées, l'Auvergne, le

C'est un bâtonnet droit, court, épais, mobile, de longueur variable, en général 8 à 10 μ; il peut se présenter sous plusieurs formes par suite de son allongement, et surtout grâce au développement de la spore. Il peut se multiplier par segmentation et par sporulation : les bâtonnets qui vont produire des spores se renflent en un point, parfois sur toute leur longueur, d'autres fois en leur milieu, le plus souvent à l'une de leurs extrémités, ce qui les fait ressembler à un fuseau, une raquette, une massue, un battant de cloche, etc... ; ces formes sont très fréquentes dans les muscles envahis. — La bactérie se colore aisément par les couleurs d'aniline, le bleu de Löffler ; elle prend le Gram et le Weigert. — Elle est *anaérobie*, se cultive dans le vide ou en présence de gaz inertes, à la température ordinaire (15 à 20°). — Les cultures sont faciles dans le sérum liquide, les bouillons, la gélatine, la gélose, etc. : le liquide se trouble, devient lactescent, la gélatine se liquéfie, des gaz se dégagent.

L'*inoculation* donne le charbon au bœuf, au mouton, à la chèvre, au cobaye ; elle ne donne pas de résultat sur les autres espèces.

Matières virulentes. — La virulence, localisée au début dans les tumeurs, se généralise au moment de la mort.

Réceptivité. — Elle est variable suivant l'espèce, la race, l'âge et certaines prédispositions naturelles.

Les *bovidés* contractent facilement la maladie ; le *chameau*, le *mouton*, la *chèvre*, le *porc* sont rarement atteints ; le *cheval* est à peu près réfractaire ; les autres espèces animales et l'*homme* sont à l'abri de la contagion.

Le charbon est rarement observé sur les animaux âgés de moins de six mois, ou sur les sujets âgés dans les pays à charbon. La maladie est rare sur le bétail algérien.

Modes de l'infection naturelle. — On suppose qu'ils sont les mêmes que pour la fièvre charbonneuse : la contamination des sols se fait par les cadavres enfouis, et les bovidés s'infectent en pâturant sur ces sols ou en mangeant des fourrages qui en proviennent ; il semble que la localisation des tumeurs est déterminée par une inoculation accidentelle ou est favorisée par un traumatisme.

Pathogénie. — Si les bactéries pénètrent dans l'organisme par inoculation à travers la peau, elles cultivent directement dans le tissu conjonctif et déterminent la production d'une tumeur qui précède l'apparition des symptômes généraux. Si elles pénètrent par les voies digestives ou respiratoires altérées en quelque endroit, elles sont entraînées dans le sang. Elles peuvent alors être détruites par la phagocytose. Mais, si les microbes sont nombreux ou si l'endothélium des vaisseaux est détruit en un endroit quelconque, par suite d'un traumatisme par exemple, ils sortent des vaisseaux, arrivent dans le tissu musculaire, cultivent et se multiplient en déterminant un afflux de leucocytes et d'hématies, une exsudation séreuse et une véritable fermentation : la bactérie emprunte aux éléments organiques l'oxygène nécessaire à sa vie et détermine un dégagement gazeux ; sa culture se fait alors d'autant plus facilement que sa virulence est plus grande ou que les milieux organiques sont moins résistants. Les bactéries se répandent ensuite dans tout l'organisme.

Résistance du virus. — La *dessiccation* et la *putréfaction* ne détruisent pas la virulence. — L'action de la *chaleur* est différente sur le *virus frais* et sur le *virus desséché* : le premier est à peine altéré par des températures inférieures à 68° ; sa virulence est détruite au bout de vingt minutes à 100° ; le virus desséché est plus résistant encore : il n'est tué qu'au bout de six heures si on le chauffe à sec à 110° ; entre 90° et 105°, sa virulence s'atténue. — Le *froid* n'a aucune action. — Les *antiseptiques* détruisent plus facilement le virus frais que le virus desséché ; les plus efficaces sont le sublimé corrosif à 1 p. 5000, et l'acide phénique à 2 p. 100.

Modifications expérimentales de la virulence. — On peut atténuer expérimentalement la virulence par l'action des *antiseptiques*, par les *cultures successives*, par l'action de la *chaleur sur le virus frais* ou *sur le virus desséché* ; c'est ce dernier procédé qui est employé pour préparer les vaccins.

Immunisation. — Elle peut être obtenue par divers procédés : 1° par l'*inoculation de matières virulentes* dans la jugulaire ou dans la trachée ; 2° par l'*inoculation de virus atténués* ; c'est le procédé employé dans la pratique : on obtient deux vaccins en portant durant sept heures à des températures de 100-104° pour le plus faible, et de 98-94° pour le plus fort, une portion de tumeur préalablement broyée et desséchée ; 3° par les *produits solubles*, les *toxines*, sécrétées par le microbe ; 4° par la *sérothérapie*, en inoculant du sérum provenant d'un animal vacciné.

Traitement. — Le *traitement curatif* est sans effet ; on a conseillé la cautérisation des tumeurs, les incisions suivies d'injections d'acide phénique à 5 p. 100, l'administration des toniques à l'intérieur, etc.

Le *traitement prophylactique*, le seul efficace, comporte la *vaccination* et la stricte observation des *mesures sanitaires* pour éviter la contamination.

1° *Vaccination*. — Il y a différents procédés de vaccination contre le charbon symptomatique; le plus suivi est le *procédé Arloing, Cornevin et Thomas*.

Technique de la vaccination. — La vaccination comporte deux inoculations successives à dix jours d'intervalle : la première se fait avec un virus très atténué (*premier vaccin*), et la seconde avec un virus moins atténué (*deuxième vaccin*). Ces deux vaccins sont envoyés sous forme de poudre, par paquets de dix doses au minimum.

On prépare tout d'abord le liquide vaccinal. — On dépose le contenu d'un paquet de vaccin au fond d'un mortier (verre ou porcelaine) passé préalablement à l'eau bouillante. On laisse tomber d'abord deux à trois gouttes d'eau, et, avec le pilon, on triture la poudre vaccinale jusqu'à ce qu'on ait fait une pâte homogène, puis on ajoute peu à peu l'eau nécessaire pour arriver à 10 centimètres cubes, tout en continuant à triturer et à délayer le vaccin. On obtient alors un liquide brunâtre qu'on jette sur un filtre en toile (batiste stérilisée à l'eau bouillante), afin d'arrêter les particules grossières, échappées à la trituration. Le filtre ayant été mouillé à l'avance, on doit obtenir environ 10 centimètres cubes de liquide vaccinal, quantité nécessaire pour charger deux fois la seringue.

Quant à l'inoculation proprement dite, on peut la faire d'après plusieurs procédés. — On a préconisé l'inoculation d'un seul vaccin à l'épaule, sur les côtés du thorax, etc. ; mais ces procédés sont bien inférieurs à la méthode de vaccination double à la queue. — Pour faire l'inoculation à la queue, l'opérateur s'approche de l'animal, saisit la queue de la main gauche, coupe à l'aide de ciseaux, sur une étendue de 7 à 8 centimètres, les crins qui garnissent la face inférieure de la partie terminale ou *toupillon*, et lave la peau avec soin. Puis, enfonçant sur la ligne médiane la tige de trocart, annexée à la seringue, il creuse, de bas en haut, une galerie qu'il élargit à son fond en imprimant à la tige des mouvements de latéralité et de bascule. Il retire l'instrument et infléchit l'extrémité de la queue de manière

à placer en haut l'orifice de la galerie souscutanée. Alors, il engage la canule mousse de la seringue dans cet orifice, et pousse 1 centimètre cube (ou 20 gouttes) du liquide vaccinal, s'il s'agit d'un animal de dix-huit mois et audessus, et seulement 10 à 15 gouttes, selon le poids des sujets, s'ils sont âgés de six à dix-huit mois : on a le soin de régler ces quantités à l'avance à l'aide du curseur de la tige du piston. On retire ensuite la canule et l'on exerce une légère pression sur l'orifice de la galerie pour prévenir la sortie du liquide introduit. On peut, aussitôt après avoir retiré la canule, appliquer un fil modérément serré sur l'orifice du conduit sous-cutané, pour éviter la sortie du liquide ; on fait enlever le fil quelques heures après. L'inoculation du deuxième vaccin se fait huit à dix jours après celle du premier, dans une galerie creusée à côté de la première, et en observant les mêmes règles (Arloing, Cornevin et Thomas).

Les *suites de la vaccination* sont rarement mortelles (4 à 5 p. 1 000). Parfois, à la suite de l'inoculation à la queue, on voit survenir des accidents locaux de suppuration, de gangrène qui seront combattus par des affusions antiseptiques froides, l'enveloppement de l'organe; et, si l'engorgement progresse, par la section de la queue au-dessus. Il peut arriver aussi que des tumeurs apparaissent sur la croupe, l'épaule, etc., consécutivement à l'inoculation.

L'*immunité* conférée aux animaux dure seize à dix-huit mois.

2° *Mesures sanitaires*. — Elles sont, à peu près, celles édictées pour la fièvre charbonneuse. Les étables seront évacuées et désinfectées avec la solution acide de sublimé ou la solution phéniquée à 2 p. 100; les animaux pourront réintégrer l'étable aussitôt après. Les excréments, litières, seront brûlés ou enfouis après désinfection. Les cadavres seront enfouis ou brûlés. Les peaux pourront être utilisées après désinfection. Les viandes seront rigoureusement rejetées de la consommation : quoique le charbon symptomatique ne soit pas transmissible à l'homme, elles peuvent déterminer des accidents d'intoxication.

Police sanitaire. — Les prescriptions sanitaires sont identiques à celles de la fièvre charbonneuse (Voy. Fièvre charbonneuse. — Législation. — Police sanitaire).

CHARCUTERIE (de *char*, ancien français, pour *chair*, et *cuit*; all. *Wurstwaare*; angl. *hog's flesh*; esp. *tocineria*). — Les viandes de charcuterie, altérées ou prises en excès, peuvent déter-

miner des accidents très graves et même
mortels : *botulisme*; c'est surtout en Allemagne
que des faits de ce genre ont été observés.

Elles peuvent être le siège de putréfaction
avec production de vibrions et de moisissures,
reconnaissables à l'aide du microscope. Ces
viandes doivent être retirées de la consommation quand elles renferment des cysticerques
(V. LADRERIE). Des
accidents d'autre
sorte sont dus à la
trichine.

CHARMOISE.—
On a donné ce nom
à une famille ovine
créée à la ferme de
la Charmoise (Loir-
et-Cher). D'après
M. Sanson, il s'a-
girait simplement
d'un croisement
entre la race berri-
chonne et la variété
anglaise du Kent,
encore appelée New-
Kent. Il est possible en effet de retrouver ces
deux types plus ou moins bien mélangés dans
un lot de moutons de la Charmoise. Ces moutons, d'ailleurs peu nombreux, sont de petite
taille, le squelette est mince, la poitrine ample,
les membres sont courts et musclés; la toison,
toujours blanche, est assez fine et un peu frisée.
Ils sont exploi-
tés avec avantage
pour la produc-
tion de la laine
et pour la bou-
cherie.

CHAROLAISE
(variété bovine).
— Elle appartient
à la race juras-
sique et tire son
nom de l'arrondis-
sement de Char-
rolles (Saône-et-Loire) où elle s'est formée. La
caractéristique de cette variété est le pelage,
blanc, quelquefois parsemé de taches café au
lait très claires. Les vaches charolaises sont des
laitières médiocres; les bœufs, très appréciés
comme travailleurs, sont utilisés dans les
fermes des départements du nord de la France,
et engraissés ensuite avec les résidus de distilleries, sucreries ou brasseries : ils engraissent facilement et donnent un bon rendement

en viande nette, peu succulente et d'un grain
grossier.

CHAT (*catus*; all. *die Katze*; angl. *the cat*).
— Le chat domestique est une espèce du genre
chat, de l'ordre des carnivores, de la famille
des félidés.

I. CARACTÈRES ANATOMIQUES. — Le chat est
remarquable par sa tête arrondie (fig. 315), à
mâchoires courtes
garnies de 30 dents;
12 incisives, 4 cani-
nes et 14 molaires
(8 en haut, et 6 en
bas). Il a 5 doigts
aux pieds de de-
vant, 4 à ceux de
derrière, armés
d'ongles crochus,
pointus, rétractiles,
plus forts aux pieds
antérieurs; les jam-
bes sont fortes,
celles de derrière
plus longues et flé-
chies.

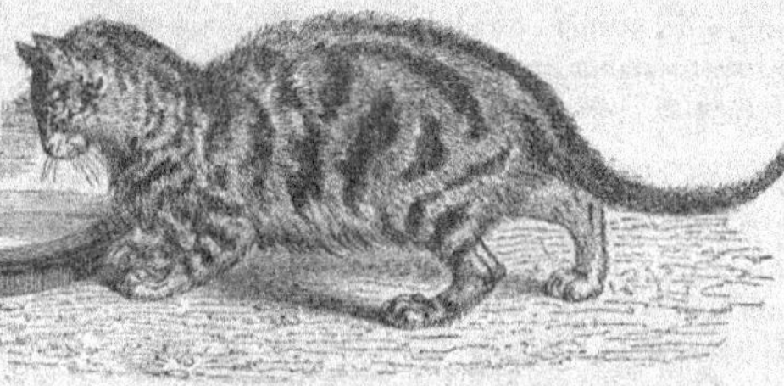

Fig. 315. — Crâne du chat domestique.

A, B, C, angle facial.

Les couleurs les plus habituelles de la fourrure du chat dans nos contrées sont : le noir
uniforme avec une étoile blanche à la poitrine, le blanc absolu, le fauve pâle, le fauve
roux, le gris foncé tigré de la même couleur,
le gris bleu uniforme, le gris clair avec rayures
foncées; la couleur n'est pas héréditaire, et
parfois, dans une
seule portée, il se
trouve autant de
sujets de couleur
différente qu'il y
a de petits. — Ses
flexions ne se font
pas à angles ai-
gus, et tout son
corps paraît n'être
qu'une masse
molle et flexible.
Ses sens sont très
développés, et parfaitement en rapport avec
ses formes corporelles.

Fig. 316. — Chat domestique.

II. CARACTÈRES PHYSIOLOGIQUES. — Le chat est
fécond généralement à la deuxième année. La
femelle entre en chaleur deux à trois fois par
an; plus ardente que le mâle, elle l'appelle;
cependant la copulation la fait souffrir, parce
que le mâle se cramponne à elle avec ses
griffes et aussi parce que sa verge est hérissée
de papilles cornées; la durée de la gestation

est de cinquante à cinquante-six jours; la mère sèvre ses petits au bout de trois semaines à un mois.

III. Origine et races. — Le chat domestique (fig. 316), que l'immigration des rats a beaucoup contribué à répandre, paraît venir de l'Égypte : tous les monuments de l'ancienne Égypte, ainsi que les momies qu'on y a découvertes, témoignent de la vénération dont il était l'objet ; les Grecs et les Latins en parlent peu, d'où on peut conclure que le chat s'est répandu lentement de l'Égypte en Europe; dans l'Europe occidentale on ne le connaissait pour ainsi dire pas avant le xe siècle.

De nos jours, le chat se trouve dans presque toutes les contrées où l'homme s'est fixé : il existe partout en Europe, et il s'est considérablement répandu en Amérique; on le rencontre assez fréquemment en Asie et en Australie ; il est plus rare dans l'Afrique centrale.

On distingue un petit groupe mal défini de races de chats : celui des Chartreux, de Man, d'Espagne, d'Angora, etc. Le chat de Siam est d'importation récente en Europe.

Synopsis des Races de Chats (Cornevin).

Section I. — Races a queue normale.

Catégorie	Pelage	Peau ou robe	Race	Nom scientifique
Première catégorie. Oreilles petites et dressées.	Pelage court.	Peau blanche ou pie avec robe variée. — Grise	Commune	*Felis catus vulgaris.*
		Fauve	Espagnole.	
		Gris clair avec le dessous des pattes noir	Cypriote.	
		Robe présentant un mélange de rouge et de bleuâtre	Du Cap.	
		Robe rappelant celle de l'Isatis	Islandaise.	
		Peau noire	Nègre ou de Gambie.	*F. C. nigritia.*
	Pelage long.	Robe grise avec reflets bleuâtres	Des Chartreux	*F. C. carthusianorum.*
		Robe uniformément rougeâtre.	De Tobolsk. Du Korassan.	
		Robe brunâtre	Caucasienne.	
	Pelage long et soyeux		Angora	*F. C. setigera.*
Deuxième catégorie. Oreilles tombantes.			A oreilles pendantes ou chinoise	*F. C. auriculosa.*

Section II. — Race a queue courte, parfois déjetée de côté ou terminée par une nodosité........ Malaise............ *F. C. torquata.*

Section III. — Race anoure........................... De l'île de Man..... *F. C. anura.*

IV. Fonctions économiques. — Le chat vit volontairement dans nos maisons ; mais il y conserve toujours une certaine indépendance et ne se soumet à l'homme qu'autant que cela lui plaît.

Quoique domestiques infidèles, les chats sont utiles : par instinct, ils délivrent nos maisons des rats et des souris, et nos champs des mulots et des campagnols ; il suffit souvent de leur odeur pour écarter ces animaux ; la quantité de rats et de souris qu'un bon chat peut détruire est considérable; mais souvent il joint à ces qualités le défaut d'être voleur, d'étrangler les poules et les oiseaux. Les meilleurs chats, dans les fermes, sont ceux qui se rapprochent le plus du chat sauvage, supposé à tort être le représentant de la race primitive.

Après la mort, la peau du chat n'est ni tannée ni corroyée; on la prépare avec le poil pour faire des fourrures, des articles de pelleteries, etc. En thérapeutique on l'utilise, mais rarement, contre les douleurs rhumatismales.

CHÂTAIGNE. — Petite plaque de corne située, chez le cheval, à la partie inférieure et interne de l'avant-bras, et, sur les membres postérieurs, à la partie supérieure et interne du canon; les postérieures n'existent pas sur le *cheval africain* (Sanson). Sur l'âne, elle se trouve aux avant-bras seulement. Chez le mulet, les châtaignes postérieures sont fort petites. Elle est d'autant moins développée que la peau est plus fine.

CHAUX. — Anhydre (*chaux vive*) ou hydratée (*délitée*). — Poudre blanche, saveur âcre, plus soluble dans l'eau froide ou sucrée que dans l'eau chaude.

EMPLOI. — A l'extérieur et à l'intérieur, sous forme de lait et d'eau de chaux.

Eau de chaux.

℞ Chaux éteinte .... 25 grammes.
 Eau ordinaire................ 1 litre.

Lait de chaux.

℞ Chaux éteinte .... 100 grammes.
 Eau ordinaire .... 1 litre.

Liniment oléo-calcaire.

℞ Eau de chaux................. 2 parties.
 Huile d'olive................. 1 partie.

DOSES.

Eau de chaux.

Grands animaux .... 1 litre.
Moyens animaux.................. 0,5 —
Petits animaux.................. 0,1 —

EFFETS ET USAGES. — S'emploie comme anti-acide et comme astringent dans les affections intestinales. Comme caustique, on s'en sert contre le piétin, le crapaud, les plaies et les fistules.

CHEMIN DE SAINT-JACQUES (MONTER LE) (angl. *to point*). — Se dit du cheval, qui, au repos, porte l'un des membres antérieurs très en avant de la ligne d'aplomb, de façon que l'appui se fait sur la pince, et que le talon ne repose pas sur le sol. C'est l'indice de souffrance dans les parties postérieures des membres, de la *maladie naviculaire* principalement.

CHÉMOSIS (de χήμη, fente, trou). — OEdème du tissu lamineux sous-muqueux de la conjonctive, formant un bourrelet circulaire très saillant et rouge qui cache en partie la cornée (Voy. CONJONCTIVITE).

CHÊNE (ÉCORCE DE). — Pulvérisée et tamisée, on la vend sous les noms de *tan* et *fleur de tan.*

EMPLOI. — En lotions, en breuvages, en injections, en lavements, en poudre ; elle se donne en électuaires, et sert à recouvrir les plaies et les ulcères.

Quinquina françois.

℞ Fleur de tan............. }
 Poudre de gentiane ..... } ãã
 Camomille pulvérisée... }

Mêlez.

DOSES.

Grands animaux......... 16 à 64 grammes.
Moyens animaux........ 4 à 12 —
Petits animaux.......... 1 à 4 —

EFFETS ET USAGES. — Agit à l'extérieur et à l'intérieur comme astringent ; on l'emploie contre les diarrhées.

CHENILLES. — Larves des papillons. Elles se nourrissent de végétaux et causent de grands dégâts en mangeant les bourgeons, les feuilles, les fleurs ; certaines chenilles sont utiles à l'homme ; la chenille du *Bombyx* et le *ver à soie* ; d'autres détruisent les grains (*alucite*), ou vivent dans la graisse, le lard (*grande teigne*).

La destruction des chenilles est l'objet de dispositions légales : loi sur l'échenillage du 26 ventôse an IV ; on les détruit généralement par l'*échaudage.*

CHEVAL (*Equus* ; all. *Pferd, Ross* ; angl. *horse* ; ital. *cavallo* ; esp. *caballo*). — Mammifère qui a donné son nom au genre *cheval*, de la famille des équidés, de l'ordre des jumentés ; c'est l'*equus caballus* de Linné.

EXTÉRIEUR. — L'*extérieur* est la partie de l'hippologie qui permet de reconnaître, par l'examen de la conformation extérieure du cheval (fig. 317), sa beauté, ses bonnes ou ses mauvaises qualités, les maladies qui diminuent sa valeur (fig. 318), et les particularités de sa conformation qui le rendent plus ou moins apte à tel ou tel service. C'est donc une science essentiellement appliquée nécessitant, non seulement la connaissance générale de la structure et des fonctions physiologiques du cheval, mais encore quelques éléments de mécanique et de pathologie.

L'avantage incontestable que donne la possession sérieuse de ces notions préliminaires n'empêche pas l'étude de la conformation extérieure du cheval d'être un sujet hérissé de difficultés, qu'on ne peut réellement bien posséder qu'après une longue pratique. Si les données théoriques diminuent cet apprentissage par lequel doit passer tout homme de cheval, si elles permettent d'acquérir plus vite ce jugement, ce *coup d'œil*, qui distingue le véritable connaisseur du routinier ou de l'ignorant, il n'en est pas moins vrai que, pour approcher de la perfection, il faut, en outre, avoir vu beaucoup, avoir exercé ce sens qui permet de reconnaître immédiatement, dans un cheval, le point faible, la défectuosité, la tare de telle ou telle région, ce sens enfin qui fait l'artiste. Et il faut non seulement l'exercer souvent, toujours, mais encore intelligemment, sans idée fixe, sans parti pris. Il faut se garder, en somme, d'adopter un type, une race, en dehors desquels on ne trouve rien de bien. A ce propos, qu'on n'oublie jamais qu'il y a de bons chevaux dans tous les pays, dans toutes les races (1).

Origines du cheval. — Sans nous arrêter aux diverses opinions émises par les auteurs, nous croyons devoir nous borner à résumer celles indiquées par Piétrement dans son travail sur les origines du cheval domestique.

que l'homme y existait en même temps que le cheval, dès l'époque tertiaire. Elles deviennent incontestables, sur les rapports de l'homme avec diverses espèces de chevaux, pendant toute la durée de la période quaternaire. Le cheval, du moins en Europe, a été chassé, tué et mangé par l'homme avant d'être

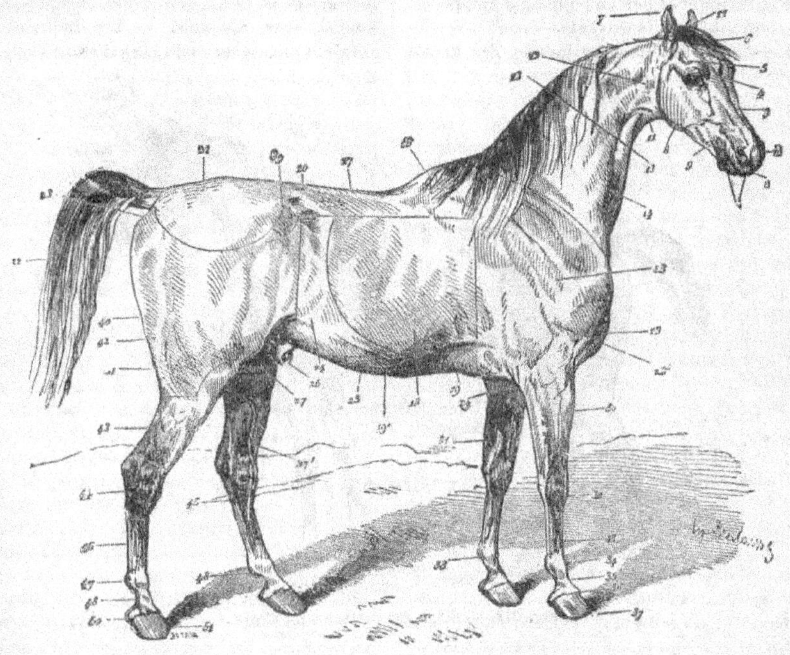

Fig. 317. — Formes extérieures du cheval, et nomenclature des diverses régions.

1, lèvres. — 2, bout du nez. — 3, chanfrein. — 4, front. — 5, salière. — 6, toupet. — 7, oreilles. — 8, ganache et auge. — 9, joue. — 10, naseau. — 11, nuque. — 11', gorge. — 12, parotides. — 13, encolure. — 13', crinière. — 14, gouttière de la jugulaire. — 15, poitrail. — 16, garrot. — 17, dos. — 18, côtes. — 19, passage des sangles. — 19', veine de l'éperon. — 20, rein. — 21, croupe. — 22, queue. — 23, anus. — 24, flanc. — 25, ventre. — 26, fourreau. — 27, testicules. — 27', veine saphène — 28, épaule et bras. — 29, coude. — 30, avant-bras. — 31, châtaigne. — 32, genou. — 33, canon. — 34, boulet. — 35, paturon. — 36, couronne. — 37, pied antérieur. — 38, ergot et fanon. — 39, hanche. — 40, cuisse. — 41, grasset. — 42, fesse. — 43, jambe. — 44, jarret. — 45, châtaigne. — 46, canon. — 47, boulet. — 48, ergot et fanon. — 49, paturon. — 50, couronne. — 51, pied postérieur.

Dans les temps paléontologiques, il existait déjà plusieurs *races naturelles de l'espèce cheval*, vivant en liberté; on en retrouve des traces nombreuses en Amérique aussi bien qu'en Europe, aux époques des mastodontes.

On sait de plus aujourd'hui que le cheval n'avait pas disparu de l'Europe à l'époque où l'homme y apparut; on a même des preuves

(1) Cuyer et Alix, *Le Cheval : extérieur, régions, pied, proportions, aplomb, allures, âges, aptitudes, robes, tares, vices, etc.* Paris, 1886.

réduit en domesticité, depuis le commencement de la période quaternaire jusqu'à l'époque de l'âge de bronze, c'est-à-dire pendant près de trois cent mille ans : dès l'âge de la pierre polie, dit Rutimeyer, alors que l'aurochs était encore commun en Suisse, les habitants de cette contrée avaient domestiqué les races de chien, de porc, de bœuf, de chèvre et de mouton, naturelles à leur pays, mais ils continuaient à ne considérer le cheval que comme un gibier.

Mais si, au point de vue de la paléontologie,

l'Europe est actuellement la mieux connue pour l'origine des êtres, il n'en est plus de même pour la domestication. Dans l'état actuel des connaissances, on ne peut essayer de reconstruire l'histoire des premiers âges du cheval domestique que chez les anciens peuples de l'Orient. Les documents fournis par l'histoire, par la zoologie et par la philologie comparée, démontrent les faits suivants.

Les Aryas, ancêtres des Indous, des Perses

— Le cheval n'existait pas encore dans la vallée du Nil sous le règne de Sésostris (3433-3396 av. J.-C.) ; il y fut introduit et naturalisé lors de l'invasion et de l'occupation de ce pays par les Hyksos (2898-1549) ; aussi figure-t-il un grand nombre de chars et de chevaux dans les armées de Ramsès II et de son père Seti Ier (XVIe siècle av. J.-C.), souverains longtemps confondus avec Sésostris. — Les Hébreux ne s'étaient jamais servis du cheval avant l'époque

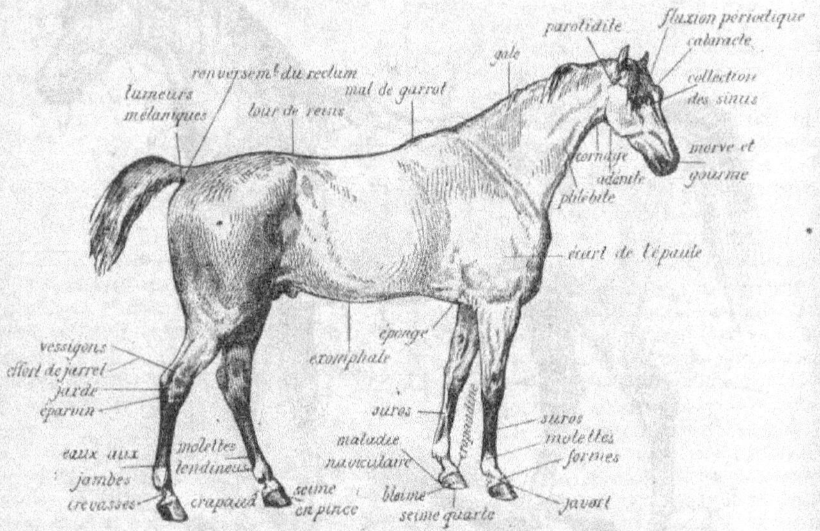

Fig. 318. — Siège des maladies du cheval.

ou Iraniens, de la plupart des anciennes populations de l'Asie Mineure et de l'immense majorité des peuples de l'Europe actuelle, ont originairement soumis et utilisé une race de chevaux indigènes dans l'Asie centrale, à une époque antérieure à l'an 19000 av. J.-C.

De ces peuples de l'Orient, les plus éloignés de l'Asie centrale ne possédaient pas de chevaux à l'origine, et ils n'en ont eu que par les nombreuses migrations de leurs voisins. — Les Scythes ou Touraniens ont très anciennement possédé le cheval ; il est très probable qu'eux aussi l'ont originairement réduit en domesticité à une époque aussi reculée. — Les Chinois, et quelques-uns des peuples sémitiques ou syro-arabes, ont reçu le cheval tout domestiqué, à diverses époques. La Chine avait des chevaux sous le règne de Yao, vers l'an 2350 avant l'ère chrétienne ; elle paraît même en avoir possédé longtemps auparavant.

des rois. Ce fut David qui introduisit, et Salomon qui généralisa l'usage du cheval chez les Israélites dans le Xe siècle avant notre ère. Le cheval n'a été définitivement introduit dans la péninsule arabique que vers le commencement de l'ère chrétienne. — Quant aux Assyriens et aux Phéniciens, ils ont possédé le cheval dès la plus haute antiquité. La date ne peut en être donnée aujourd'hui ; mais elle est antérieure à celle de l'utilisation du cheval par les Arabes péninsulaires, par les Hébreux et même les Égyptiens.

On voit, par là, que les hippologues qui tiennent le cheval arabe pour le cheval primitif, et qui le croient originaire de l'Arabie Heureuse, étaient assez loin de la vérité, puisque cette partie de l'Asie ne reçut le cheval que 180 siècles après qu'il était déjà domestiqué sur le plateau central de l'Asie : ce sont les chevaux de la Perse et de l'Irak, tous descendants des chevaux de l'Asie centrale, ou fortement imprégnés de leur sang, qui ont donné naissance à ces admirables chevaux arabes, dont la race acheva d'acquérir toute sa perfection sous l'influence protectrice des préceptes de Mahomet, et qui depuis s'est répandue sur le monde entier.

Pour nos races de l'Europe occidentale, on peut admettre qu'il y a aussi une origine distincte et primitive, et que ce sont les races autochtones, dont on a trouvé de très anciens débris, qui ont été domestiquées sur place, à une époque qu'il n'est pas possible de fixer. — Ce qui prouve en faveur de l'idée d'origines distinctes, ce sont les différences anatomiques, par exemple celles relatives au nombre des vertèbres lombaires, constatées par Sanson et Piètrement, entre le cheval d'Orient et le cheval d'Occident. On peut en outre montrer que les races chevalines actuelles descendent des anciennes races autochtones ; en effet, parmi les chevaux fossiles d'Europe, on constate diverses races caractérisées par des différences de taille et de proportion assez comparables à celles que nous observons aujourd'hui parmi les chevaux domestiques : des squelettes de ces anciens animaux nous montrent les lourdes formes des chevaux boulonnais, ce qui semble les rapprocher beaucoup des chevaux du moyen âge, connus sous le nom de *palefrois* et de *destriers* ; d'autres ont l'ossature fine des chevaux de sang qu'on trouve dans le nord-ouest de l'Europe ; il y en a qui sont assez petits pour rappeler les chevaux nains des Shetlands, de l'île d'Ouessant et de la Corse.

Mais à côté de ces races de chevaux nées sur place d'animaux autochtones, il y en a eu d'importation. — C'est ce qu'on peut admettre pour la Grèce. Les Proto-Grecs n'y ont pas trouvé de chevaux quand ils vinrent s'y établir, et ces animaux ont dû leur venir de l'Asie Mineure, mais à une époque antérieure aux temps héroïques, car Homère parle de nombreux haras possédés par Priam. La fable de Neptune produisant du sein des eaux le cheval, lors de la fondation d'Athènes, pour disputer à Minerve l'honneur de donner son nom à cette ville, témoigne de l'origine étrangère du cheval pour la Grèce : ceci a dû se passer environ 9600 ans avant J.-C. La Thrace en fut la première dotée : en voyant les Scythes montés à cheval, les Grecs en furent si effrayés, qu'ils crurent que l'homme et l'animal ne formaient qu'un seul corps ; on assure même que ce fut là l'origine de la fable des centaures. On sait, d'ailleurs, que les Mexicains eurent les mêmes

craintes lorsqu'ils virent pour la première fois les cavaliers espagnols de Cortès. — D'autres peuples de l'Europe paraissent avoir reçu leur cheval directement de l'Asie centrale, par les populations aryennes qui quittèrent le haut Indus antérieurement à l'an 19000 avant notre ère ; ces populations arrivèrent dans l'Europe occidentale par la voie de terre, mais mirent plusieurs siècles à franchir les nombreuses étapes qui les séparaient de l'océan Atlantique ; il est certain qu'elles parvinrent de très bonne heure dans le sud-ouest de l'Europe, en France, en Italie, en Espagne et en Irlande. Comme nous l'avons déjà dit, la date de la première utilisation du cheval domestique, dans l'Europe occidentale, paraît avoir été celle du bronze, métal qu'on attribue aussi aux Aryas ; cependant il est possible que les Aryas eussent déjà trouvé le cheval en usage chez les peuplades qui les avaient précédés. Il est possible que, familiarisés déjà en Asie avec le cheval, ils aient dompté et croisé avec leurs chevaux asiatiques ceux qui étaient naturels à l'Europe, et qui paraissent n'avoir jamais cessé de l'habiter depuis l'âge du grand ours des cavernes. — A des époques plus rapprochées de nous, nos races européennes ont encore dû être influencées par les grands mouvements des peuples, non pas peut-être tant par l'immigration des barbares que par l'influence de l'islamisme et par les croisades.

Les chevaux du nord de l'Afrique ont une origine antérieure aux chevaux arabes. On admet généralement qu'il existait des chevaux au nord du Sahara, au moins 2000 ans av. J.-C., à l'époque où les Sémites y fondèrent des établissements, et même peut-être antérieurement, du temps des Berbères. Il est même possible qu'il y eut là une race aborigène ; car les découvertes paléontologiques prouvent que, dès l'époque quaternaire, ce pays nourrissait une race caractérisée par la finesse des extrémités, indice d'une grande vélocité.

Quoiqu'il y ait en Amérique des traces incontestables de l'existence ancienne de chevaux, il est presque hors de doute que la présence des chevaux domestiques dans les deux Amériques n'est pas antérieure à la conquête par les Européens.

C'est à une date moins ancienne encore qu'ils ont été introduits en Australie.

Races de chevaux. — I. — Une distinction à établir est celle en *chevaux sauvages* ou *errants*, et en *chevaux domestiques*.

1° A l'*état sauvage*, les chevaux sont moins

beaux que ceux qui vivent en domesticité, leurs têtes sont plus grosses, les oreilles longues, et leurs éminences osseuses plus saillantes. Ils forment des troupes conduites par un mâle, qui s'offre le premier à tous les dangers ; ils se défendent si bien des carnassiers que rarement on les voit périr par leur dent ; ces troupes n'ont pas un refuge fixe pour le repos. Encore aujourd'hui, on trouve dans les steppes de la haute Asie des troupeaux nombreux de chevaux, assez peu différents de ceux que nous possédons, sans que l'on sache s'ils descendent des chevaux domestiques, ou s'ils en sont la

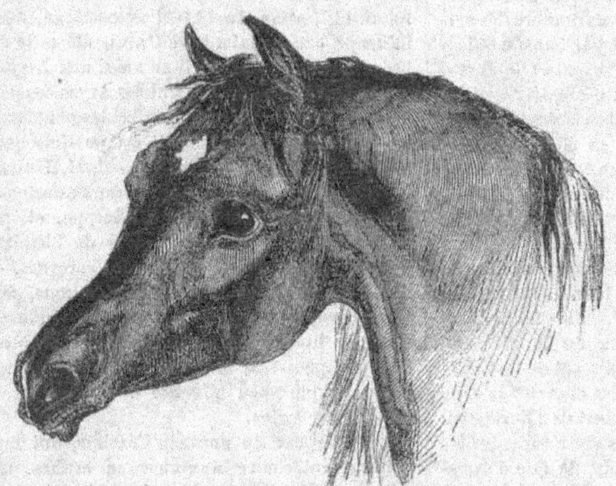

Fig. 319. — Cheval arabe.

souche ; les uns ressemblent tout à fait à des animaux sauvages ; les autres ne sont que des chevaux redevenus sauvages, comme ceux des llanos de l'Amérique du Sud.

On distingue, dans les races asiatiques, le *tarpan* de la Mongolie, généralement considéré comme réellement sauvage ; le *muzin* du même pays, qui n'est que l'animal domestique redevenu libre ; le *cheval des steppes* de la Tartarie, qui est surtout fort et vigoureux, et rend aux Tartares les plus grands services, comme auxiliaire d'abord, comme animal de boucherie ensuite ; la jument fournit son lait tout comme la vache chez nous ; le *cheval nu* du Caboul est rare et encore assez peu connu. — Dans les races errantes d'Afrique, nous nommerons le *kumrah* des bords du Niger. — Enfin, dans celles de l'Amérique du Sud : les *cimarrones* des pampas de Buénos-Aires, les *mustangs* du Paraguay.

— On a quelquefois considéré, comme chevaux errants d'Europe, les chevaux de la Camargue, des dunes de la Gascogne, les chevaux de la Russie méridionale, le poney du Shetland, et même les chevaux de la Norvège, de la Laponie et de l'Islande, qui n'ont cependant pas l'indépendance du cheval sauvage.

2° Les races de *chevaux domestiques* sont très nombreuses. D'après Sanson, le cheval domestique des auteurs comprend huit espèces ou races distinctes qui seraient des types primitifs. Il les classe d'après la forme de la tête en races *brachycéphales* et *dolichocéphales* : dans les premières la tête paraît carrée, elle est presque aussi large que longue ; dans les secondes la tête est allongée et sa grande longueur dépasse de beaucoup sa largeur.

Races brachycéphales. — *Race asiatique ou orientale* (E. *caballus asiaticus*). — Variétés : Persane, Arabe (fig. 319), Syrienne, Hongroise, Prusse orientale, Trakehnen, pur-sang anglais, Camargue, Corse, Andalousie, etc.

Race africaine (E. C. *africanus*). — Variétés : Nubienne ou Dangolâvi, Berbère ou Barbe.

Race irlandaise (E. C. *hibernicus*). — Variétés : Poney irlandais et du pays de Galles, de Shetland, Bretonne du littoral.

Race britannique (E. C. *britannicus*). — Variétés : Suffolk, Norfolk, Black-Horse, Boulonnaise, Cauchoise.

Races dolichocéphales. — *Race germanique* (E. C. *germanicus*). — Variétés : Danoise, du Jutland, Mecklembourgeoise, Oldembourgeoise, Hanovrienne, Comtoise, Marocaine, etc.

Race frisonne (E. C. *frisius*). — Variétés : Frisonne, Clydesdale, Flamande, Picarde, Poitevine (dite mulassière).

Race belge (E. C. *belgicus*). — Variétés : du Brabant, du Hainaut, de Namur, Ardennaise, Meusienne, Suisse, etc.

Race séquanaise (E. C. *sequanius*). — Variétés : petite Percheronne (dite postière), grosse Percheronne.

II. — De Simonoff et de Moerder (1) envisagent tous les chevaux existants comme appartenant aux deux types : *type oriental* ou *petit* et *type occidental*, *grand* ou *norique*. Les représentants du type oriental pur sont encore en grand nombre, notamment en Asie, en Afrique et dans l'Europe orientale (Russie), tandis que les chevaux du type occidental deviennent de plus en plus rares, disparaissent peu à peu par suite du mélange continuel avec le type oriental qui se répand de l'est vers l'ouest. Comme a besoin d'adresse, d'agilité, de rapidité ; ce sont les chevaux de selle par excellence (fig. 319).

Les représentants du type oriental sont, en première ligne, le cheval *arabe*, puis le *persan*, le *barbe*, les chevaux *russes*, le cheval de *Dongola*. Le *pur-sang anglais* a tous les caractères du vrai cheval oriental ; il en diffère cependant par sa taille, ce qui est dû à l'infusion du sang occidental effectuée au commencement de sa création et surtout à la nourriture. Les produits du croisement du pur-sang, c'est-à-dire

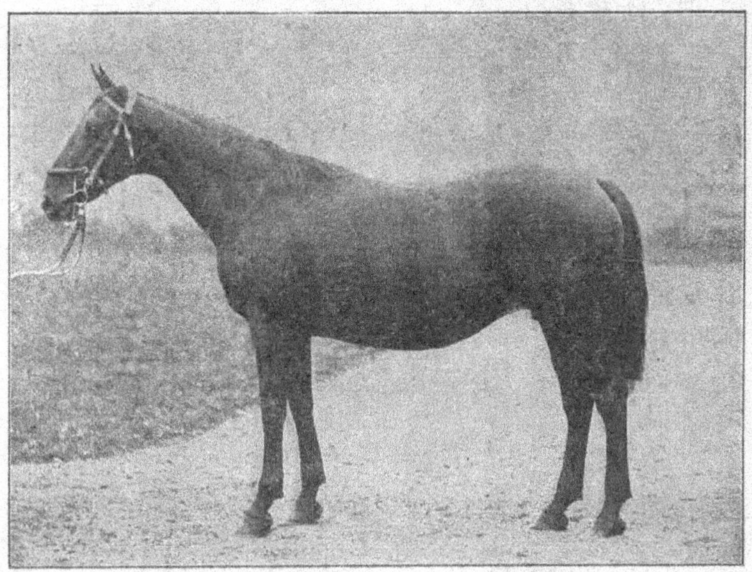

Fig. 320. — *Hémine :* Poulinière alezane, née en 1885, par *Reynolds* et *Modestie*, par *Heir-of-Liune*, entraînée par M. P. Bastard, gagnante de 107 127 francs (Gallier).

le font très justement remarquer de Simonoff et de Moerder, « la plus grande partie des chevaux européens sont le produit de ce mélange. Dans les races légères prédomine le sang oriental, et dans les races lourdes le sang occidental ».

1° Les chevaux du *type oriental* ont la tête sèche, relativement petite, presque carrée ; ils ont le dos et le rein courts, la croupe simple et horizontale, la queue attachée haut ; leurs os sont durs, compacts. Ils conviennent là où on

du type oriental, avec les chevaux du type occidental, sont des *demi-sang* (fig. 320 à 322). Le cheval oriental transmet à sa postérité, avec le plus de constance, la forme de sa tête, la finesse de ses tissus ; tandis que le cheval occidental transmet surtout la conformation générale de son corps et notamment de sa croupe.

2° Les chevaux du *type occidental* ont la tête grossière, charnue, massive, allongée, avec une grande prédominance de la face sur le crâne ; la croupe est double, plus ou moins avalée, et la queue est attachée bas ; leurs os sont gros, poreux. Ce sont en général des chevaux de trait ou de somme (fig. 323).

(1) Dr de Simonoff et J. de Moerder, *Les races chevalines, avec une étude spéciale sur les chevaux russes.* Paris, Librairie agricole de la Maison rustique.

Le représentant le plus pur de la race occidentale est le *cheval de Pinzgau*, à robe tigrée, reconnaît encore la caractéristique du type occidental, mais déjà influencé par

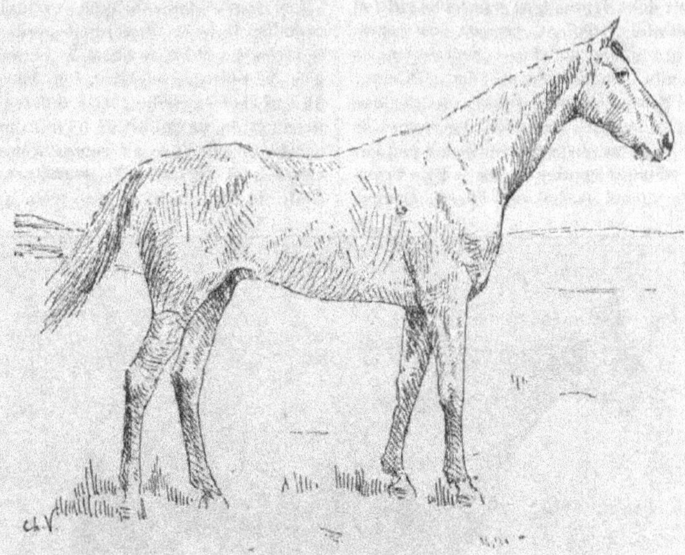

Fig. 321. — Cheval d'armes (Ligne tête) (Gallier, *Le cheval anglo-normand*).

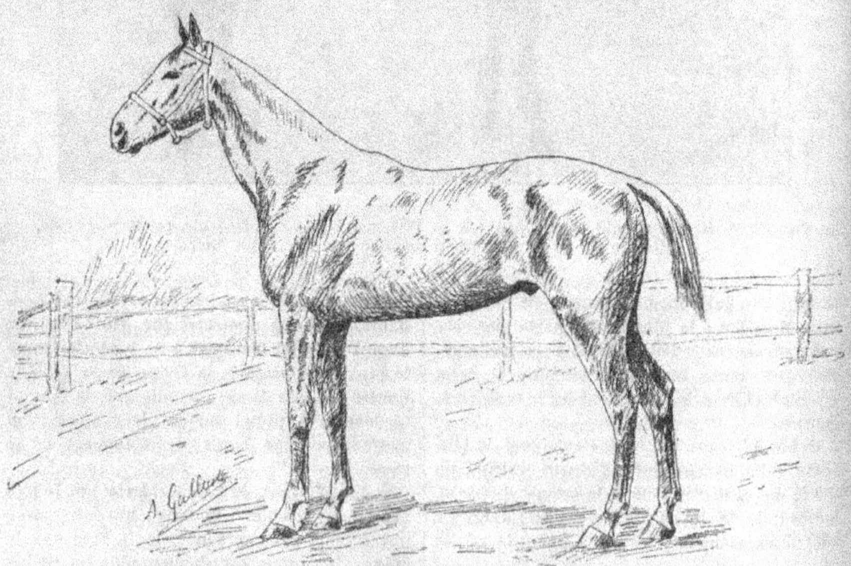

Fig. 322. — Carrossier demi-sang normand (Gallier).

ou pie noir ou bai. Chez les chevaux belges, flamands, ardennais, boulonnais, etc., on suite de croisements avec le type oriental. PRODUCTION DES CHEVAUX EN FRANCE. — La

France produit beaucoup de beaux et bons chevaux. — Les chevaux de trait : *Boulonnais, Percherons, Bretons*, etc., sont supérieurs à ceux des autres nations. Les chevaux d'attelage demi-sang sont remarquables. Sans égaler l'Angleterre pour la production du cheval de selle, elle produit de bons chevaux de cavalerie : *Tarbes, Normands, Bretons*, etc. — La population chevaline comprend environ 3 millions de chevaux ; ce nombre est à peu près stationnaire depuis une dizaine d'années ; il correspond à près de 9 chevaux par 100 habitants. La valeur

pleine prospérité et rivalise heureusement avec l'élevage anglais (Voy. Pur-sang).

Organisation et influence du contrôle de l'État sur la race chevaline en France. — L'État encourage la production du cheval, directement par l'institution des *Haras* (Voy. Haras), et indirectement par des encouragements distribués sous forme de primes, de prix, de subvention aux courses dans les départements et aux écoles de dressage, et par la publication d'un *stud-book.*

Prix et primes. — Ils proviennent en général

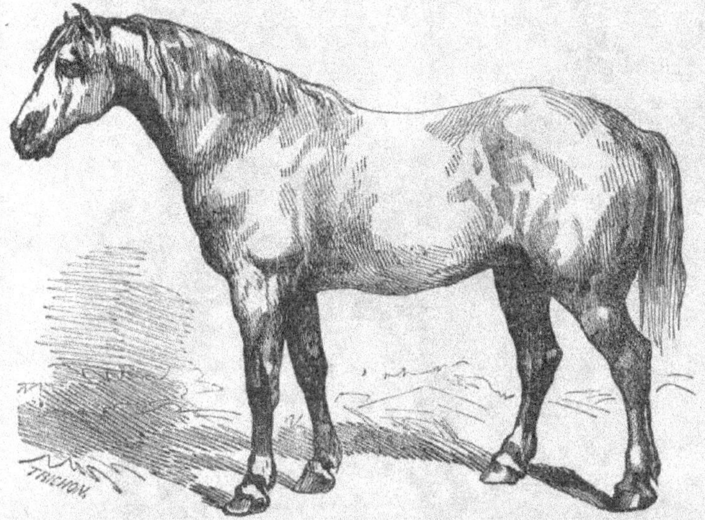

Fig. 323. — Cheval boulonnais, étalon.

de la population chevaline, asine et mulassière atteint près de 1 milliard et demi.

La valeur totale des chevaux exportés est sensiblement supérieure à celle des chevaux importés. Nous exportons des chevaux en Allemagne, Belgique, Italie, Espagne, États-Unis, Amérique du Sud. Nous importons des chevaux de luxe de l'Angleterre, d'Autriche-Hongrie, des États-Unis, et des chevaux de trait de Belgique et de Hollande.

L'élevage du cheval de trait et du carrossier est prospère ; l'élevage du cheval de selle est en grand progrès, surtout dans le Midi, en Nivernais, dans les Charentes, etc. ; en Normandie, les éleveurs préfèrent produire des carrossiers, d'écoulement plus facile et de rendement meilleur, et ce n'est qu'accessoirement qu'ils font le cheval de selle ; l'élevage du pur-sang est en

des fonds de l'État, des départements, des villes, des sociétés, des souscriptions volontaires, de simples particuliers, etc. La totalité des sommes distribuées ainsi atteint près de 10 millions chaque année.

Les *primes nationales* distribuées lors des concours régionaux hippiques sont réservées aux poulinières, pouliches et poulains dressés, issus d'étalons nationaux approuvés ou autorisés.

Les primes aux étalons approuvés ne sont données qu'autant que ceux-ci ont sailli un certain nombre de juments : trente pour les pur-sang, quarante pour les demi-sang, cinquante pour les chevaux de trait.

Subventions aux courses. — La dotation annuelle de l'État pour les diverses courses de chevaux atteint près de 1 million. De plus, l'administration des Haras donne des *prix* classés, dits *nationaux*, *principaux*, *spéciaux*, aux courses plates, et des prix *non classés*.

Écoles de dressage. — Subventionnées par les villes et les départements, elles sont au nombre de onze : Airel (Manche), Amiens, Bordeaux, Caen, Cercy-la-Tour (Nièvre), La Grand-Maison (Cher), La Roche-sur-Yon, Nancy, Rennes, Rochefort, Sée (Orne). Elles mettent à la portée des éleveurs les moyens de dresser leurs chevaux pour la vente ; elles contribuent à développer le goût du cheval en donnant des leçons

par la loi de l'*hérédité* (Voy. ce mot) et qui comprennent la *sélection*, le *croisement*, le *métissage*, etc.

Enfin ils reposent encore et surtout sur les modes d'*élevage*, d'*éducation* et d'*entraînement* (Jacoulet et Chomel, *loc. cit.*).

L'amélioration progressive des chevaux en France est en grand progrès et, de tous les États d'Europe, la France arrive après l'Angleterre pour le plus grand nombre de chevaux améliorés. — Le pur-sang anglais a été primi-

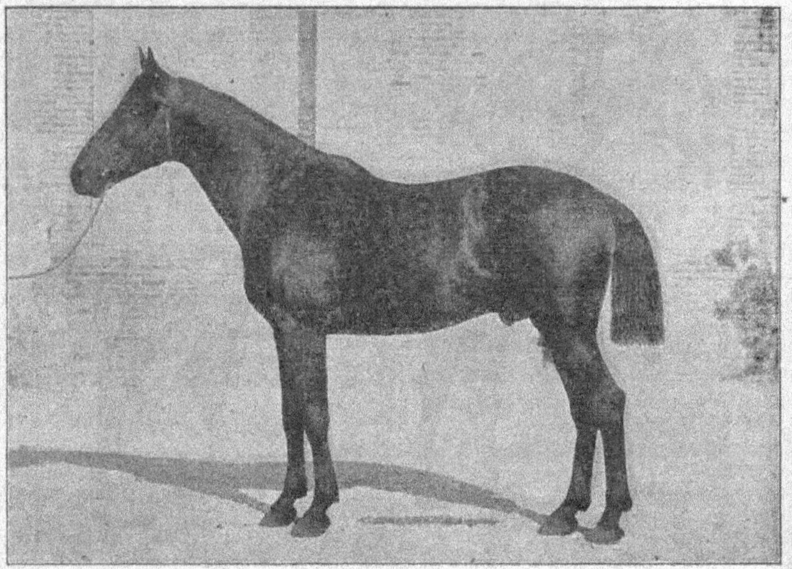

Fig. 324. — *Portici* : Étalon bai, né en 1893, par *Fuschia* et *Faustine*, par *Niger* (Gallier).

d'équitation ; elles forment des hommes d'écurie, etc. Des *primes de dressage* sont distribuées dans des concours publics qui ont lieu dans chaque ville où se trouve une école de dressage.

Stud-book français. — C'est en quelque sorte le registre de l'état civil des chevaux. Un arrêté ministériel en fixe la publication tous les deux ans. Il existe un stud-book de pur-sang anglais, un autre de pur-sang arabe, un troisième de pur-sang anglo-arabe ; on a également créé un stud-book pour chevaux de demi-sang et un stud-book pour chevaux de trait.

PROCÉDÉS D'AMÉLIORATION. — Ils reposent sur les *influences locales*, conditions climatériques de la contrée, nature du sol, état des cultures, etc., les *méthodes de reproduction*, qui sont régies

tivement employé comme améliorateur ; il donna d'excellents résultats en Normandie et dans les Charentes, mais il n'en fut pas de même partout et son abus abîma plusieurs races en donnant des sujets décousus. — Aujourd'hui la régénération de la population chevaline en France se fait sous l'influence des étalons de demi-sang (fig. 324), l'anglo-normand, dans le Nord, l'Ouest, le Centre et l'Est, et l'anglo-arabe, dans le Sud-Ouest.

PRODUCTION DES CHEVAUX A L'ÉTRANGER. — Nous allons examiner les principales races chevalines des pays étrangers, d'après le livre de MM. de Simonoff et de Moerder.

Angleterre. — La population chevaline de la Grande-Bretagne est environ de 3 millions ;

c'est-à-dire plus de 8,5 pour 100 habitants.

Les chevaux de l'Angleterre peuvent être classés en : 1° *cheval pur sang*, 2° *cheval demi-sang*, 3° *chevaux de gros trait*, 4° quelques chevaux de *races primitives*.

1° **Pur-sang.** — Le cheval de pur sang anglais est décrit à part (Voy. Pur-sang).

2° **Demi-sang.** — Les *chevaux d'attelage* ont en général de beaux mouvements sans rien de particulier dans leur conformation.

Les *trotteurs Norfolk* sont élevés surtout dans les comités de Norfolk et de Lincoln ; leur taille dépasse rarement 1ᵐ,60 ; la tête est assez forte, l'encolure épaisse, la ligne de dessus belle, la croupe large, longue, arrondie, très musclée ; la poitrine, un peu étroite, est haute et profonde ; les membres sont bons, assez courts, les articulations fortes ; la robe ordinaire est le rouan, le bai ou l'alezan. Parmi les ancêtres célèbres de cette variété de trotteurs, on cite *Pheno-menon* et *Marshland Shales*. La vitesse du trot est de 22 à 27 kilomètres à l'heure sur de courtes distances.

Quant aux *chevaux de selle*, les Anglais ont créé un cheval propre à chaque service. Ils ont des chevaux de course, de chasse, de promenade, etc.

Le *hunter* ou *cheval de chasse* (fig. 325) a la tête un peu forte, l'encolure courte et charnue, un beau garrot, une superbe ligne du dessus, courte, bien suivie, une croupe longue, haute et oblique, une poitrine très développée, large, haute, profonde, un flanc très court, une épaule longue et oblique, des membres très forts, des articulations, et particulièrement les jarrets, extrêmement développées ; la taille varie entre 1ᵐ,58 et 1ᵐ,70. Ces chevaux sont d'un bon tempérament, dociles, et sautent bien ; ils ont un bon galop. Le pays de production par excellence est l'Irlande. On en exporte un grand nombre. — Le *hack* est un cheval de promenade

(*park hack*) ou de voyage (*roadster*) ; ce dernier a presque disparu. — Le *cob* est un cheval à deux fins. Sa taille ne dépasse pas 1ᵐ,56 ; il est fortement bâti, bas sur membres, d'un caractère doux et tranquille. — Le *poney* est un cheval de petite taille que l'on attelle aux voitures légères ou que l'on fait monter aux enfants.

3° **Chevaux de gros trait.** — Les races primitives étaient de petite taille ; au début du xvmᵉ siècle, les Anglais importèrent de gros chevaux de Hollande et, par des croisements

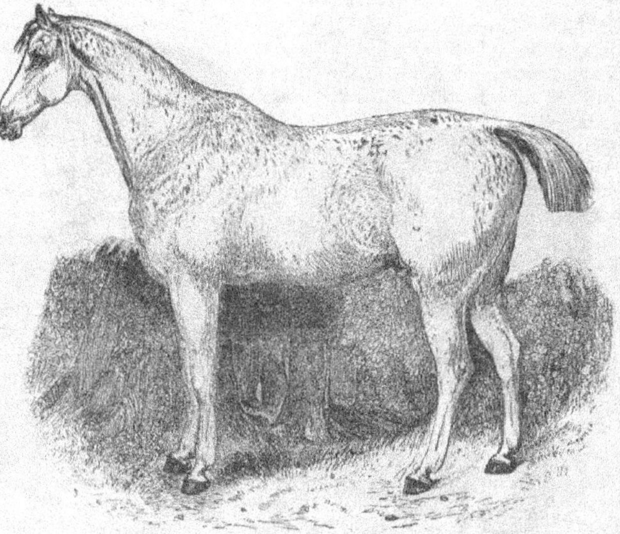

Fig. 325. — Cheval de chasse anglais.

intelligents, le climat et le régime hygiénique aidant, ils créèrent leurs races de gros trait qui sont devenues si célèbres.

On distingue : les *Drag-horses*, les *Suffolks*, les *Clydesdales* et les *Shirehorses* ; chaque jour ces races se fusionnent ensemble davantage, et, dans un temps peu éloigné, les signes distinctifs qui les séparent disparaîtront à leur tour, car, à l'exception du pur-sang, les Anglais croisent n'importe quelles races de chevaux, pourvu qu'ils trouvent dans ce croisement le moyen d'atteindre un but utile ou une source de profits.

Le *drag-horse* est le cheval des brasseurs de Londres ; sa taille est en moyenne de 1ᵐ,82, quelques-uns atteignent 1ᵐ,93 ; la couleur ordinaire est le noir ; ces chevaux mangent beaucoup, sont lourds au travail et peuvent être avantageusement remplacés par des chevaux moins massifs, aussi la race tend-elle à disparaître.

Le *suffolk* est surtout un cheval de culture; sa taille est de 1ᵐ,52; il est trapu, robuste et possède de bons membres. Le croisement avec le demi-sang du Yorkshire en a fait un cheval plus grand, plus rapide, mais moins résistant.

Le *clydesdale* est un des meilleurs chevaux de gros trait; son berceau est le comté de Clyde ou de Linark en Écosse; sa taille varie entre 1ᵐ,64 et 1ᵐ,72; sa robe ordinaire est le bai ou le noir; son poil est brillant et sa confor-

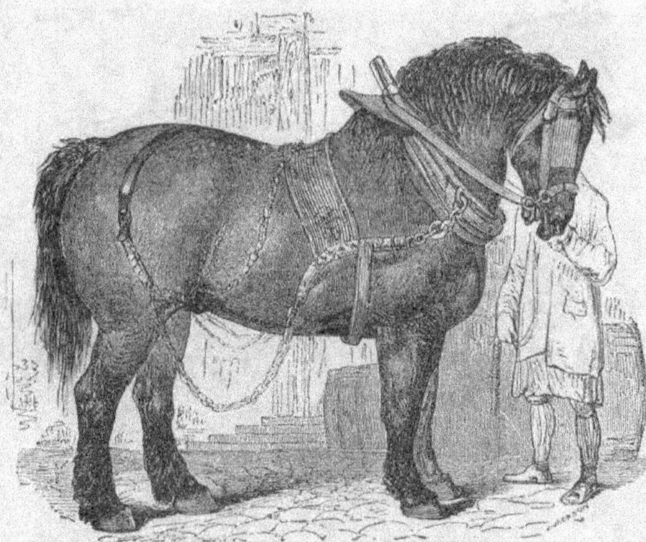

Fig. 326. — Cheval du Lincolnshire.

mation est assez distinguée; on considère comme signes caractéristiques de la race des fanons longs et soyeux, s'étendant du boulet jusqu'au genou. Les Anglais le trouvent trop léger de corps et trop long de membres; aussi essaient-ils de le croiser avec des chevaux plus massifs.

Le *shire-horse* est le véritable cheval « d'agriculture »; sa taille dépasse généralement 1ᵐ,65; il est fortement charpenté et possède des membres puissants garnis de fanons abondants. Il a remplacé le *black-horse* ou *cheval noir* du Lincolnshire (fig. 326) qui a à peu près disparu.

Allemagne. — La population chevaline de l'Allemagne est de près de 4 millions de chevaux, c'est-à-dire environ 8 chevaux pour 100 habitants. La Prusse possède les deux tiers de la population chevaline de l'empire allemand; aussi son influence se fait-elle sentir sur l'élève

des chevaux dans les autres États. On élève en Prusse des pur-sang anglais, arabes et anglo-arabes; ces chevaux ne présentent aucun caractère particulier à signaler. — L'élève du pur-sang anglais se fait surtout au haras de Graditz.

Le gouvernement allemand exerce son influence sur l'élevage à peu près de la même façon qu'en France; mais l'initiative privée y prend beaucoup plus de part qu'en France.

En Prusse, l'État possède trois grands haras: ceux de Trakehnen, de Graditz et de Beberbeck, où on élève des chevaux de demi-sang produits de pur-sang arabe et surtout de pur-sang anglais.

La régénération de la population chevaline en Prusse, comme en France d'ailleurs, s'accomplit avec les reproducteurs de demi-sang: c'est ainsi qu'en Prusse, le cheval de *Trakehnen* ou *est-prussien* joue le même rôle que les métis anglo-normand et anglo-arabe en France.

Examinons les divers chevaux allemands. Il existe en Allemagne très peu de chevaux de gros trait; on en importe de France, de Belgique, d'Angleterre.

1° *Cheval est-prussien (Ost-Preussen)*. — Les chevaux est-prussien proviennent de métissage et ont à la fois du sang anglais, du sang arabe et du sang indigène (lithuanien). Les premiers créés de ce type sont les chevaux de *Trakehnen*; leur taille varie de 1ᵐ,60 à 1ᵐ,70; ils sont bien conformés, assez élégants et doués d'un tempérament docile; ce sont d'excellents chevaux de cavalerie de ligne et de réserve. Les trakehnens sont généralement marqués au fer rouge d'une branche de corne d'élan ou d'une couronne arrondie en bas, sur la cuisse droite.

2° *Cheval hanovrien*. — C'est actuellement un cheval d'attelage, de grande taille, élégant, bien charpenté et assez suivi dans ses formes; on lui reproche d'être mou et peu résistant; sa croissance est tardive. Il existe en Hanovre un haras de l'État, celui de *Herrenhausen*, où on élève encore de grands carrossiers noirs ou blancs qui faisaient autrefois la renommée du Hanovre. Le dépôt d'étalons de *Cellé* exerce une influence heureuse sur la production chevaline du pays. A l'ouest du Hanovre, dans la Frise orientale, on élève des chevaux de gros trait.

3° *Cheval oldenbourgeois*. — Le cheval actuel est le produit du croisement des chevaux indigènes avec les reproducteurs de demi-sang. Il est plus rustique que le cheval hanovrien, et plus fort et plus grand ; sa taille varie entre 1ᵐ,75 et 1ᵐ,85 ; il a la tête généralement droite ou un peu busquée, l'encolure large et portée haut, un garrot bas, un dos long et mou, la croupe arrondie, la queue attachée haut, une poitrine profonde, une belle épaule, de bons membres, mais des pieds longs, évasés, à corne friable ; la robe prédominante est le bai ; les allures sont belles, et assez vites sur de courtes distances; sa croissance est assez rapide. — Ce sont surtout des chevaux d'attelage.

4° *Cheval du Sleswig-Holstein*. — Ne diffère pas du cheval danois de gros trait. On élève aussi, à l'ouest du Holstein, d'assez bons carrossiers.

5° *Cheval mecklembourgeois*. — Il a à peu près complètement disparu, par suite de croisements de la race indigène avec les étalons de pur sang anglais.

Belgique. — L'intervention du gouvernement se limite à la surveillance des étalons et à des encouragements pécuniaires aux éleveurs.

1° *Cheval flamand*. — C'est le plus gros et le plus lourd cheval de trait. Sa taille varie entre 1ᵐ,75 et 1ᵐ,82 ; sa tête est droite et petite, son encolure épaisse, massive, courte, son garrot noyé, sa ligne de dessus ensellée, sa croupe est large, double, avalée, sa poitrine bien développée, son épaule droite, plaquée, très charnue, ses membres de derrière sont bons, ceux de devant un peu faibles, ses pieds sont larges, évasés, à corne mince. C'est un cheval mou, propre au service du gros trait lent.

2° *Cheval ardennais*. — Il est de taille plus petite, 1ᵐ,62 en moyenne ; sa conformation est assez analogue à celle du cheval flamand, mais plus harmonieuse; il est plus énergique et trotte assez facilement. On exporte un grand nombre de chevaux ardennais. Dans les régions de Namur et de Liége, on élève des chevaux belges intermédiaires entre ces deux variétés.

Hollande. — Comme en Belgique, l'élevage est entre les mains des propriétaires. En 1889, le nombre des chevaux s'élevait à 276 245.

Au sud de la Hollande, on élève des chevaux de gros trait ayant les caractères du cheval belge. — Dans le nord on élève de grands chevaux carrossiers de la taille de 1ᵐ,69 à 1ᵐ,75, à tête longue, étroite, un peu busquée, à belle encolure, à dos ensellé, à croupe arrondie et courte, aux membres longs et grêles terminés par des pieds plats à corne mince et friable. Ces chevaux, élevés dans des polders herbeux ou cultivés, sont mous, tardifs, peu résistants ; ils ont cependant les mouvements libres et rapides. — En ces dernières années on a réussi à produire des carrossiers de luxe ; beaucoup de produits ont encore des formes incorrectes avec une tête disgracieuse, des membres gros, un corps sans ampleur.

Danemark. — L'élevage des chevaux était très prospère autrefois avec le haras de *Frederiksborg* et le Danemark fournissait la plupart des chevaux de fiacre de Paris. Il a aujourd'hui périclité. Cependant la population chevaline est encore de près de 400 000 individus.

Dans le Jutland on élève des chevaux de trait assez bien conformés et vigoureux. — Dans les îles, on élève des chevaux de petite taille, de constitution robuste, de conformation ramassée et trapue.

Italie. — La population chevaline y est très clairsemée, à peine 2 chevaux pour 100 habitants. L'élevage y est naturellement très peu florissant. L'État a vainement essayé d'améliorer l'élevage en introduisant des étalons de demi-sang et de pur sang anglais. Les Italiens préfèrent employer les bœufs et les mulets pour les gros travaux et les ânes pour les travaux légers. Les chevaux italiens, en général de petite taille, ne présentent aucun caractère particulier.

Espagne. — Les anciens chevaux espagnols, produits du croisement de la race barbe et de la race indigène du nord, si célèbres au xvıı° siècle, sont bien dégénérés, et la production chevaline en Espagne est médiocre; cela tient à l'indifférence du gouvernement et des habitants, car il y a tout ce qu'il faut pour produire de très bons chevaux. Le nombre des mulets et des ânes est quadruple du nombre des chevaux.

Cependant, dans le midi, on trouve encore des chevaux du type barbe; ce sont les *genettes*. — Plus au nord, on rencontre des chevaux de 1ᵐ,52 à 1ᵐ,60 à tête busquée, à encolure épaisse, à avant-main très développé, à arrière-main étroit ; ce sont des chevaux étoffés, robustes, connus sous le nom de *el carnero*.

Autriche-Hongrie. — Le nombre des chevaux en Autriche-Hongrie s'élève à plus de 3 500 000, c'est-à-dire près de 10 pour 100 habitants. Sur ce nombre, 2 millions appartiennent à la Hongrie. L'élevage est assez prospère, surtout en Hongrie.

Il est heureusement influencé par le gouvernement, qui s'efforce de l'orienter vers la production de chevaux aptes au service militaire. L'État possède six haras, quatre en Hongrie et

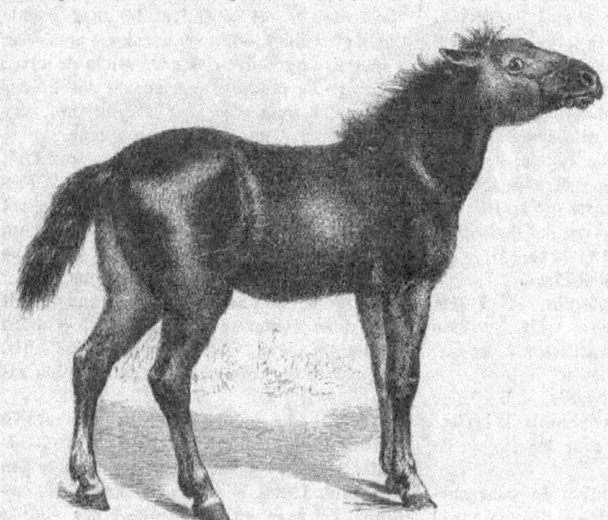

Fig. 327. — Tarpan (robe d'été).

deux en Autriche ; il existe en outre un grand nombre de haras privés où on élève principalement le pur-sang et le demi-sang anglais ou arabe.

L'amélioration et la transformation de la population chevaline en Autriche-Hongrie se fait surtout dans le sens du demi-sang, avec des étalons de pur sang anglais, de demi-sang notamment d'anglo-normand, et des norfolks. Les reproducteurs de sang oriental sont encore assez nombreux en Hongrie ; c'est pourquoi les demi-sang austro-hongrois ont presque tous les signes extérieurs du cheval oriental.

La plupart des chevaux indigènes de l'Autriche-Hongrie sont de petite taille (1ᵐ,40 en moyenne), ils ont des formes anguleuses, ils sont très énergiques et sont analogues aux chevaux des paysans russes.

En Bohême, les chevaux du haras de *Kladrub* ont la conformation des anciens chevaux espagnols ; leur taille varie entre 1ᵐ,70 et 1ᵐ,80 ; ils ont une tête longue, busquée, une belle encolure, un dos long, une croupe courte et avalée, une poitrine étroite, de bons membres, mais des genoux loin de terre et des jarrets coudés ; ils ont la crinière et la queue longues et touffues. La robe ordinaire est le noir ou le gris. Ce sont des chevaux d'attelage aux allures hautes, enlevées, mais lentes. Les meilleurs proviennent de l'arrondissement de *Chrudim*.

Dans l'archiduché d'Autriche on élève les chevaux de trait de *Marchfeld*, grands, et d'allures rapides. Les chevaux du haras de *Lippiza*, près de Trieste, ou *lippizons*, sont du type oriental ; leur taille dépasse rarement 1ᵐ,60 ; ils ont de belles formes, de bons membres, et sont vites et résistants ; on s'en sert comme postiers et comme chevaux de selle.

Dans la région de Salzbourg, en Styrie, Carinthie, Tyrol, et dans presque toute l'Autriche supérieure, on élève les chevaux de gros trait de la race de *Pinzgau* ; leur taille est de 1ᵐ,65 à 1ᵐ,70 ; ils ont la tête lourde, l'encolure courte, épaisse, le garrot noyé, le dos long, ensellé, le croupe avalée, de bons membres ; leur robe ordinaire est pie noir ou bai. En Dalmatie, on élève des *poneys*. Dans les Carpathes on élève de petits chevaux de montagne trapus et résistants, appelés *huzules*. Dans le Tyrol, on élève des chevaux analogues mais un peu plus grands, ce sont les chevaux de *Hafling*.

Russie. — C'est le pays du monde le plus riche en chevaux ; la seule Russie d'Europe possède plus de 22 millions de chevaux, c'est-à-dire en moyenne 26 chevaux pour 100 habitants.

Les races chevalines y sont très variées ; elles ont cependant entre elles des traits communs, car toutes appartiennent au type oriental.

1° *Chevaux des steppes*. — Outre les animaux

sauvages, le *tarpan* (fig. 327), le *cheval de Przevalski* et même l'*hémione*, il existe des chevaux demi-sauvages qui vivent dans les steppes kirghizes et kalmouks. — Le cheval *kirghize* est de petite taille, dépassant rarement 1^m,62 ; sa tête est assez expressive ; il a l'encolure de cerf, sa ligne de dessus est bien soutenue, souvent convexe, sa croupe est avalée, ses membres sont courts mais bons ; c'est un cheval vigoureux, agile, très résistant, qui fait aisément 75 à 100 kilomètres en une étape. — Le *cheval kalmouk* est plus grand, sa tête est plus grosse, son dos est droit et sa croupe est moins avalée ; il a les mêmes qualités. — Dans les steppes, le *cheval bachkir* est élevé, avec plus de soin, dans un pays montagneux et en partie couvert de prairies ; sa taille varie entre 1^m,42 et 1^m,56 ; sa robe est généralement de couleur claire. Il a en général la conformation du cheval kirghize, mais il est moins sec, son squelette est plus développé et il est plus flegmatique ; il est cependant très résistant aux privations et à la fatigue. Comme le kirghize et le kalmouk, il remonte les régiments de cosaques. — Les *chevaux des cosaques de l'Oural*, les *chevaux du Don*, les *nogaïs* ou *chevaux de Tartares de Crimée*, etc., ont à peu près la conformation et les qualités du kirghize. — Le *cheval turcoman* possède de nombreux points de ressemblance avec le persan et l'arabe ; il est plus gros, mais de taille plus élevée, souvent 1^m,60. C'est un excellent cheval de selle.

2° *Chevaux du type rustique*. — Utilisés pour les travaux de culture, ils forment la majorité de la population chevaline de la Russie d'Europe (19 millions sur 22). Ils n'offrent pas de caractères spécifiques bien accentués ; d'ailleurs, leur mode d'élevage est tout primitif. Le *bitugue* se remarque par sa taille relativement élevée, 1^m,60 à 1^m,70 ; c'est l'unique cheval russe de gros trait.

3° *Chevaux des haras*. — Ils sont élevés dans les six haras de l'État et dans un grand nombre de haras privés. Dans les haras de l'État on élève des trotteurs, des chevaux de selle de demi-sang, des pur-sang anglais, des pur-sang arabes et des chevaux de gros trait. Dans les haras privés on élève surtout des trotteurs, peu de chevaux de selle et peu de chevaux de trait.

4° *Trotteurs russes*. — Ils doivent leur origine au comte Orlow-Tchesmenski qui fit venir d'Orient pour son haras l'étalon arabe *Smetanka*, qui, croisé avec une jument danoise, donna l'étalon *Polkan* ; celui-ci, accouplé avec une jument hollandaise, donna naissance à

l'étalon *Bars I*, dans lequel s'étaient harmonieusement fondues les qualités dominantes des trois races arabe, danoise et hollandaise, et qui fut la souche de la race des trotteurs russes ; on l'accoupla avec des juments anglaises, puis plus tard le croisement avec le sang anglais se répéta en même temps qu'on renouvelait le sang hollandais et oriental. Le trotteur russe est de taille moyenne, 1^m,55 à 1^m,70 ; il a la tête de l'arabe, une belle encolure, un garrot empâté, un dos droit mais long, une croupe arrondie souvent un peu avalée, une belle poitrine, de beaux et bons membres, de bons pieds ; son geste est libre et large ; ses mouvements sont hauts, mais réguliers ; les couleurs ordinaires de la robe sont le gris pommelé, le noir, le bai, rarement l'alezan.

États-Unis. — En 1894, le nombre des chevaux aux États-Unis s'élevait à près de 16 millions, c'est-à-dire plus de 25 chevaux par 100 habitants.

La population chevaline actuelle des États-Unis est composée : de chevaux sauvages ou demi-sauvages, vivant en troupeaux dans les savanes ; d'un nombre considérable de chevaux de demi-sang, et d'une faible quantité de chevaux de pur sang anglais.

1° Les premiers, *mustangs*, sont d'origine espagnole ;

2° Les seconds sont des métis d'origines diverses. Parmi ces chevaux de demi-sang, il en est une catégorie spéciale qui est justement célèbre par la rapidité de l'allure ; nous voulons parler des *trotteurs* et des *ambleurs*.

Les *ambleurs* (*pacers*) descendent des *ambleurs de Narragansett* qui résultent du croisement des chevaux anglais de l'ancienne race avec des chevaux hollandais et peut-être danois ; plus tard, on croisa le type narragansett avec les pur-sang et les demi-sang anglais, de sorte que ces ambleurs sont des demi-sang d'origines variées. Les ambleurs ressemblent aux trotteurs ; d'ailleurs, il n'est pas rare de voir des ambleurs naître de parents trotteurs ; certains chevaux sont à la fois ambleurs et trotteurs. Certains d'entre eux arrivent à parcourir le mille en deux minutes quatre secondes.

Les *trotteurs* américains doivent avoir la même origine que les ambleurs de Narragansett ; il faut donc rechercher dans cette origine commune les rechutes si fréquentes des trotteurs dans l'amble. En 1783, on introduisit l'étalon de pur sang *Messenger*, qui laissa dans sa postérité deux fils célèbres : *Bishop's Hambletonian* et *Mambrino* ; de ces deux étalons descendent les familles les plus célèbres de trotteurs américains ; un autre étalon célèbre fut *Henry Clay*. Les trotteurs américains n'ont pas une conformation homogène et uniforme. En général, ils ont la tête forte, droite ou un peu busquée, l'œil petit, l'encolure épaisse et un peu courte, une ligne de dessus bien soutenue, une croupe longue, osseuse, un peu inclinée, une belle poitrine, une épaule longue, de très bons membres ; leur taille varie entre 1ᵐ,60 et 1ᵐ,68. Actuellement le type se rapproche beaucoup de celui du pur-sang anglais. La robe prédominante est le bai ou l'alezan généralement à crins lavés. Leur trot est rasant ; ils plient peu le genou et projettent leurs membres très loin en avant ; leur allure diffère donc totalement de celle des trotteurs russes. La rapidité de leur trot est très grande : *Nancy Hanks* a couvert le kilomètre en une minute dix-sept secondes. Les courses au trot sont très en honneur en Amérique, où il existe près de deux mille hippodromes de trot. En 1871, on a établi un *stud-book* spécial aux trotteurs.

Fonctions économiques. — Le cheval est un auxiliaire que l'homme utilise surtout comme moteur. Par sa taille, par son volume ou son poids, par la vitesse de ses allures, il est propre à porter un cavalier ou à traîner un fardeau plus ou moins lourd. Il sert à l'agriculture, au commerce, à l'industrie, à l'art militaire, aux commodités de la vie et aux jouissances du luxe. — Son service se divise en quatre fonctions : la selle, qui consiste à porter le cavalier à toutes les allures ; l'attelage de luxe, qui consiste à traîner, à des allures vives, un véhicule léger ; le trait léger, qui consiste à traîner au trot, plus ou moins rapide, un véhicule plus lourd et chargé ; enfin, le gros trait, où le véhicule, chargé lourdement, est traîné avec lenteur ; le gros trait comprend le travail de la culture des terres. Certains chevaux peuvent être utilisés à la fois pour la selle et pour l'attelage ; on les dit à *deux fins*. Tous les individus de l'espèce se prêtent indifféremment, dans une certaine mesure, à ces divers modes d'emploi de leur force motrice, mais en général on admet qu'il y a une conformation particulière pour chaque service ; en réalité la différence de ces types ne porte que sur des caractères secondaires.

Le fumier de cheval est très estimé par l'agriculture, et surtout par l'horticulture.

Les Tartares font fermenter le lait de la jument pour obtenir une liqueur alcoolique, le *koumiss*, dont ils sont fort avides.

Depuis quelque temps, on utilise la viande de cheval pour la boucherie ; on a désigné cette consommation sous le nom d'*hippophagie*.

Pour l'utilisation du cadavre, Voy. Équarrissage.

Anatomie. — L'appareil locomoteur est disposé pour favoriser la vitesse des mouvements ; l'appareil digestif comprend un estomac petit et un intestin volumineux.

Physiologie. — Les dimensions respectives de l'estomac et de l'intestin nécessitent des repas peu volumineux et fréquents.

Pathologie. — L'utilisation du cheval expose son appareil locomoteur à des causes nombreuses de fatigue qui déterminent des bleimes, des fourbures, des efforts tendineux, ligamenteux, testiculaires ; les déplacements rapides amènent la fatigue des vésicules pulmonaires qui se dilatent ou se rupturent (emphysème) ; les repas, souvent trop volumineux et trop espacés, déterminent des indigestions ; le cheval a ses parasites spéciaux sur la peau, dans l'estomac et dans l'intestin ; il est rarement tuberculeux, mais résiste mal au bacille morveux, à celui de la septicémie, de la gourme ; les affections rhumatismales des yeux (fluxion périodique) sont fréquentes.

CHEVIOT (MOUTON). — Variété de la race britannique, originaire des montagnes d'Écosse (fig. 328). Dépourvue de cornes, elle est pastorale. Son poids vif est de 35 à 40 kilogrammes et sa viande est estimée. La toison pèse un peu plus de 1 kilogramme et la laine est bonne.

CHÈVRE (*Capra hircus* ; αἴξ ; all. *Ziege* ; angl. *the goat* ; ital. *capra* ; esp. *cabra*). — Mammifère du groupe des Ruminants à cornes creuses, formant, avec les bouquetins, un genre spécial, celui des capridés, voisin du genre mouton. Le mâle s'appelle *bouc*, et le jeune *chevreau*.

Caractères spécifiques. — Les chèvres ont 32 dents, dont 8 incisives à la mâchoire inférieure, et 24 molaires divisées en quatre séries de six. Les cornes, dirigées en haut et en arrière, comprimées transversalement, peuvent exister dans les deux sexes, et même se doublent dans certaines variétés. Le chanfrein est droit ou même un peu concave ; point de mufle ; intervalle des narines nu ; oreilles droites et petites quelquefois, d'autres fois au contraire longues et pendantes ; point de larmiers, ni de sillons sous-orbitaires ; la langue est douce. Le corps est assez svelte ; les jambes, nerveuses ; point de poils inguinaux, pas plus que de brosses aux poignets ; mamelles au nombre de deux, terminées par des mamelons volumineux; queue courte. Le pelage est composé de poils de deux sortes : les uns très fins et très doux, cachés par les autres qui sont plus longs et lisses. Le menton est le plus souvent garni d'une barbe; il y a quelquefois aussi deux appendices cutanés, pendant au-dessous du cou (*pendeloques*).

Les chèvres, ayant autour du sabot un bourrelet corné qui leur donne une grande sûreté,

lique que le bélier, il peut couvrir vingt chèvres en un jour. Il exhale, surtout pendant le rut, une odeur *sui generis* fort désagréable dont les chèvres ne sont pas toujours exemptes ; cette odeur est peu sensible chez les boucs du Thibet et de Cachemire. La chèvre porte cinq mois ; et, plus souvent que chez la brebis, ses portées sont doubles ou même triples; la parturition est plus pénible que chez les brebis. Les chevreaux sont faciles à élever; ils tètent en-

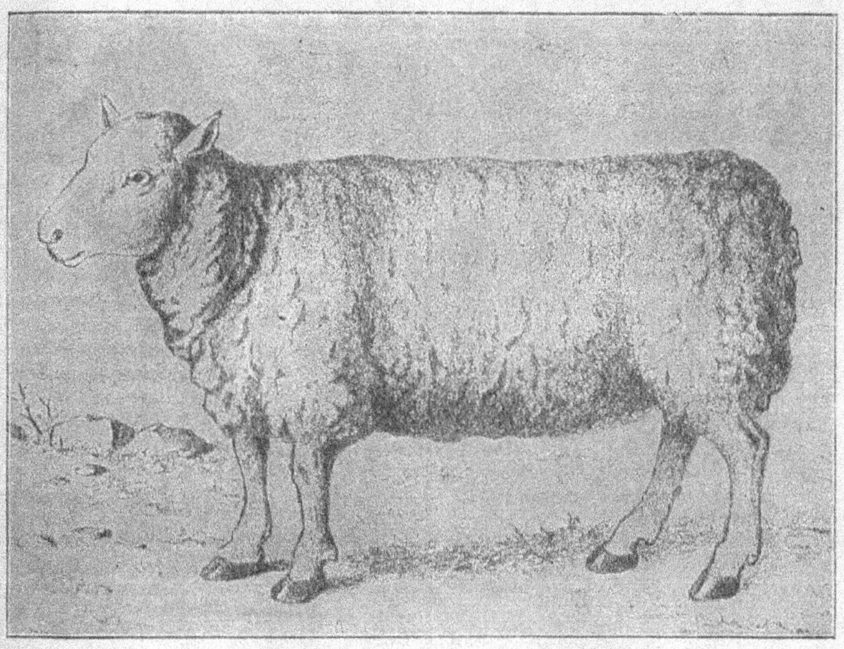

Fig. 328. — Mouton Cheviot.

gravissent facilement les endroits élevés et montagneux; elles vivent en troupes, sont fort gaies, alertes, et ont des facultés intellectuelles développées; leur vue, leur ouïe, leur odorat sont parfaits. Elles conservent toujours beaucoup d'indépendance, ce qui les distingue des moutons; on ne peut les agglomérer en troupeaux dociles; elles aiment à s'écarter, et, quand on les joint à des moutons, on les voit en tête.

L'époque de la puberté est un peu plus précoce que pour les bêtes ovines; la chèvre peut recevoir le mâle en toutes saisons, mais plus souvent en automne. Le bouc est plus proli-

viron un mois; la mère en a grand soin et témoigne beaucoup de tristesse en les perdant. La durée de la vie est à peu près de quinze à dix-huit ans.

La chèvre résiste assez bien aux influences morbides ; mais, quand elle est atteinte d'une affection quelconque, on voit les symptômes s'accuser, la marche devenir rapide, et la mort arriver. La race caprine est excessivement nerveuse; chez elle, chaque indisposition est accompagnée de mouvements fébriles, très accusés, et de troubles nerveux, se traduisant par des tremblements généraux et par l'exaltation de la sensibilité (Bénion).

ORIGINE DE LA CHÈVRE. — La chèvre existait presque partout dans les habitations de l'âge de pierre, et était, d'après Rutimeyer, plus nombreuse que le mouton dans les établissements les plus anciens; ce rapport s'est interverti plus tard. L'espèce retrouvée chez les populations lacustres est la même que celle qui existe encore aujourd'hui en Suisse. Ces animaux sont, à une seule espèce près, tous originaires de l'ancien monde, d'où ils ont été

remarquable par son chanfrein busqué, sa mâchoire inférieure proéminente, ses mamelles profondément divisées en lobes et très riches en lait, et la *chèvre naine* de l'intérieur de l'Afrique, où elle vit le long du Niger dans la même indépendance que la chèvre des Alpes.

2° La race d'Asie ayant comme variétés : la *chèvre d'Angora*, connue seulement depuis le XVIe siècle et dont la toison est fine comme la soie, blanche comme la neige, et très estimée;

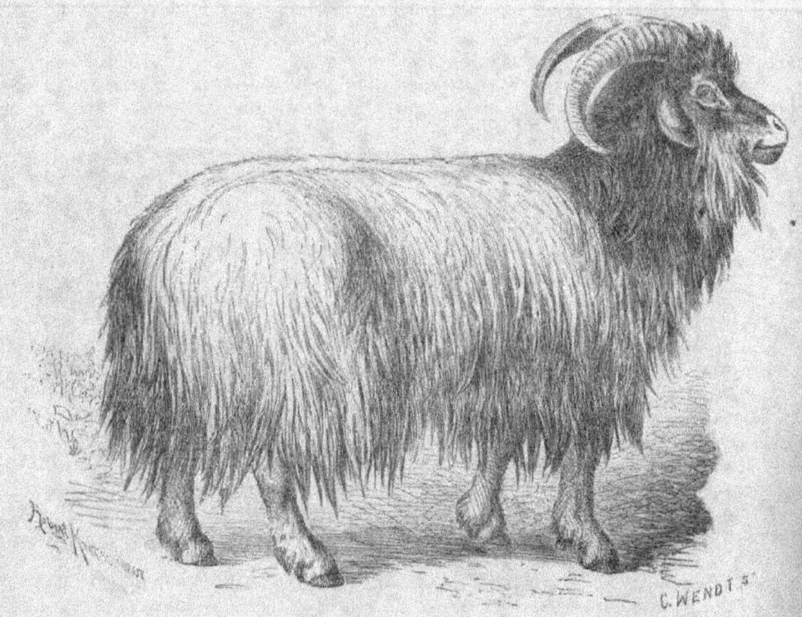

Fig. 329. — Chèvre de Cachemire (Brehm).

transportés dans le nouveau. Les chèvres domestiques se trouvent répandues maintenant partout.

RACES DE CHÈVRES. — On reconnaît des *chèvres sauvages* et des *chèvres domestiques*.

I. — Parmi les espèces sauvages, nommons le *bouquetin des Alpes* devenu très rare, celui d'Espagne, l'*égagre* ou *chèvre à bézoard*, qu'on a souvent considérée comme la souche de nos chèvres domestiques, et qu'on rencontre surtout en Perse.

II. — Pour Sanson, il y a actuellement trois races :

1° La race d'*Afrique* à poil ras, ressemblant beaucoup au mouton du Soudan, avec ses variétés d'*Egypte*, *de la Thébaïde* ou *de Nubie*,

originaire de l'Anatolie, on l'a quelquefois introduite en Europe, mais sans grand succès; la *chèvre de Cachemire* (fig. 329), qui a une valeur presque égale à celle de la chèvre d'Angora, et dont la laine sert à faire des châles; la *chèvre du Thibet*; la *chèvre mambrine* de la Tartarie, dont la laine est plus ordinaire;

3° Celle d'*Europe* ou *chèvre commune*, avec ses variétés des *Alpes*, des *Pyrénées* et du *Poitou* (fig. 330, 331 et 332).

FONCTIONS ÉCONOMIQUES. — Dans les lieux arides, tapissés d'une herbe trop courte, trop peu succulente pour la vache, la chèvre trouve assez d'aliments pour donner encore abondamment du lait. Aussi peut-on dire que la chèvre est la *vache du pauvre*. Chaque jour une chèvre donne de 1 à 4 litres de lait; il y en a qui, bien nourries, à l'étable, arrivent à 6 litres; les chèvres de Nubie en donnent jusqu'à 10 et 12 litres par jour. Moins gras que le lait de vache, celui de chèvre est plus riche en caséum, ce qui le rend plus aisé à digérer, et l'a souvent fait préférer pour les malades. On fait, avec ce lait, des fromages très recherchés dans certains pays; 100 litres de lait fournissent 10 à 20 kilogrammes de fromage. Le beurre de chèvre se conserve plus longtemps frais, mais est peu abondant : 100 litres de lait n'en donnent que 3 à 4 kilogr.

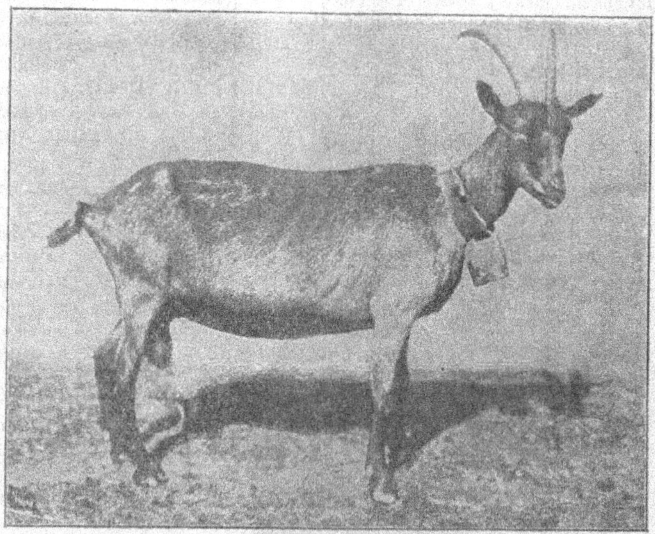

Fig. 330. — Chèvre de la race chamoisée des Alpes.

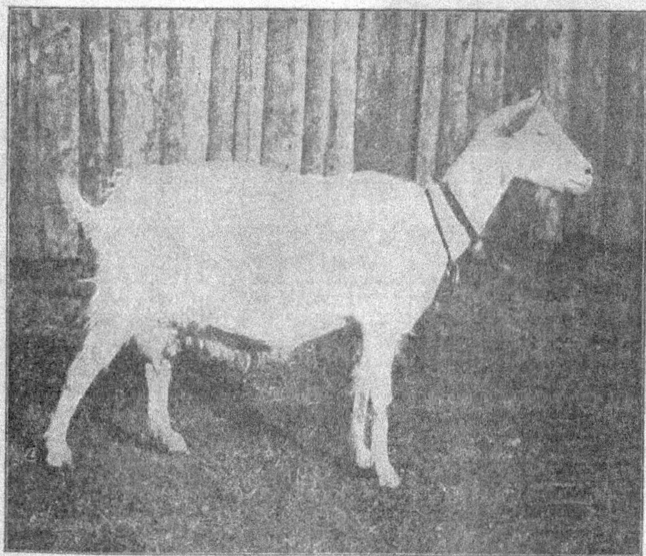

Fig. 331. — Chèvre blanche de Suisse.

poil soyeux qu'on ne file pas on fait des feutres, on en remplit les coussins et autres meubles; mais ce qu'on recherche surtout, c'est le poil fin ou duvet, qui tient à peine à la peau et ne paraît qu'en automne pour tomber au printemps; le plus abondant et le plus précieux est fourni par les chèvres d'Angora, de Cachemire et du Thibet. Une chèvre donne environ 2 kilogrammes de laine, le bouc de 3 à 4; cette laine vaut, brute, six francs le kilogramme. Le duvet d'Angora n'a pas la souplesse de celui de Cachemire, et sert à confectionner les tissus

En certains pays, on tond les chèvres; du légers dits poils de chèvre : ces étoffes sont inusables, brillantes et très recherchées pour les ameublements ; associé à la laine ou à la soie, l'angora donne un tissu excellent. La laine du Thibet et de Cachemire sert à fabriquer les châles cachemires.

La chair des chèvres adultes, lorsqu'elles sont grasses, est bonne, quoique un peu coriace ; elle se vend ordinairement avec l'étiquette du mou-

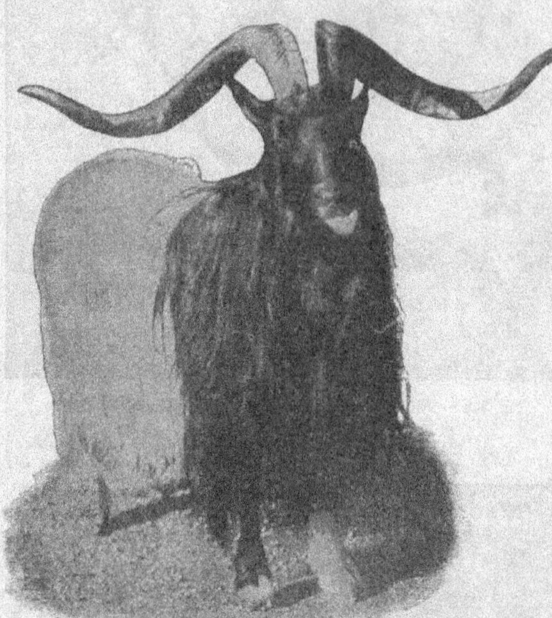

Fig. 332. — Bouc de la race à col noir du Valais.

ton ; celle des chevreaux est excellente et très recherchée en Savoie et aux environs de Lyon.

Chaque chèvre grasse fournit de 6 à 8 kilogrammes de suif. Dans les Provinces Danubiennes, on abat chaque année des milliers de chèvres, uniquement pour en avoir la graisse et la peau, qui sert à confectionner des maroquins et des cuirs légers : c'est avec la peau des chevreaux qu'on fabrique les gants glacés, mais il faut pour cela qu'ils soient encore à la mamelle, car, dès qu'ils ont mangé de l'herbe, leur peau s'incruste de sels calcaires qui la rendent impropre à cet usage.

Chaque chèvre tenue à l'étable fournit annuellement 9 à 10 quintaux métriques de fumier consommé, aussi bon que celui de brebis ; en Provence, on fait parquer des chèvres pour fumer les oliviers.

Un préjugé populaire attribue à l'odeur spéciale du bouc (*acide hircinique*) le privilège de préserver de toutes maladies contagieuses les animaux, chevaux, bœufs, etc., logés avec lui. Ce mode de préservation ne réussit pas.

CHEVREUIL (*Cervus capreolus*, L. ; all. *Reh* ; angl. *roe-buck* ; it. *cavriolo*). — Espèce de cerf commune en Europe, vivant généralement par couple ; bois court, cylindrique, ne portant qu'un andouiller ; la femelle met bas deux petits.

CHEYNE-STOKES (RESPIRATION DE). — Trouble grave de la respiration attribué à un défaut de quantité (maladies de cœur) ou de qualité (urémie) du sang irriguant le bulbe rachidien. Il y a pendant vingt à trente secondes arrêt complet des mouvements respiratoires, qui reparaissent ensuite, faibles d'abord, puis plus forts quoique lents, et deviennent bruyants ; ils diminuent ensuite progressivement pour cesser complétement, et ainsi de suite. Cette forme de respiration a été constatée dans la fièvre vitulaire.

CHIEN (*canis* ; χυών ; all. *Hund* ; angl. *dog* ; it. *cane* ; esp. *perro*). — Mammifère de l'ordre des carnassiers, de la famille des Canidés, dans laquelle se trouvent aussi le loup et le chacal.

CARACTÈRES SPÉCIFIQUES. — Le chien a 42 dents (fig. 333), dont 12 incisives, 4 canines,

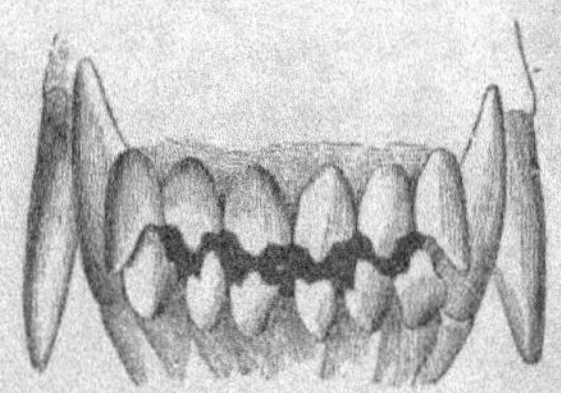

Fig. 333. — Vue antérieure des incisives et des crochets d'un chien d'un an (Chauveau et Arloing).

26 molaires ; de ces dernières, 12 sont à la mâchoire supérieure, 14 à l'inférieure ; plusieurs molaires sont aiguës, carnassières. Il a 5 doigts

aux pieds antérieurs, seulement 4 à ceux de derrière, avec le rudiment d'un cinquième ; ils sont pourvus d'ongles allongés, obtus, non rétractiles. Le pelage est très varié pour la nature des poils ou pour ses teintes ; toutes les fois que la queue offre une couleur quelconque et du blanc, ce blanc est terminal Desmarets), et c'est à cet organe recourbé en

mation de l'organe génital du mâle (*os pénien*) à la base du pénis ; la gestation est d'environ soixante-trois jours, et les portées varient depuis cinq jusqu'à quatorze petits, naissant les yeux et les oreilles fermés et ne les ouvrant qu'après dix à douze jours.

ORIGINE DU CHIEN. — Certains naturalistes font descendre le chien du chacal, d'autres le font

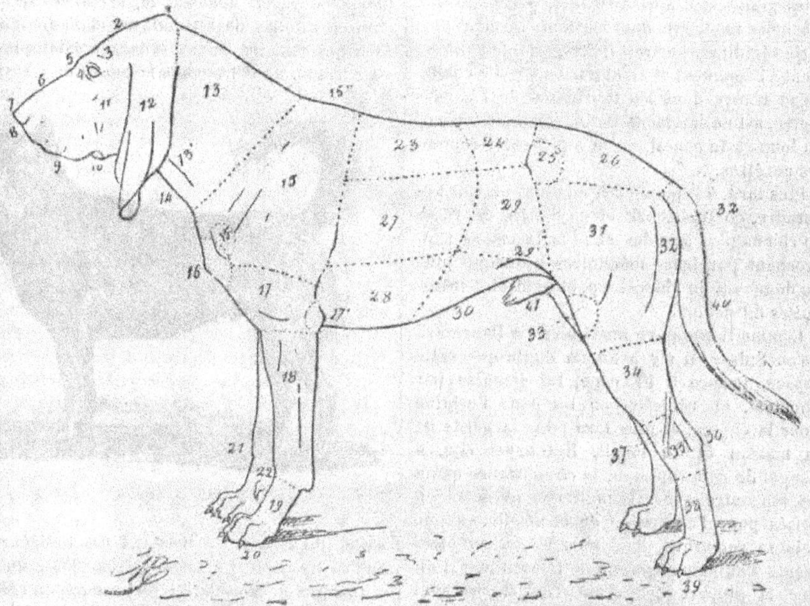

Fig. 334. — Nom des diverses parties du corps du chien (d'après Mégnin).

1, Nuque ou saillie occipitale. — 2, front. — 3, sourcils. — 4, œil et paupières. — 5, dépression frontale ou cassure du nez. — 6, chanfrein. — 7, nez ou truffe. — 8, narines. — 9, lèvres ou babines. — 10, commissure des lèvres. — 11, joue. — 12, oreille. — 13, cou. — 13', gouttière des jugulaires. — 14, bord inférieur du cou, fanon. — 15, pointe de l'épaule. — 16, pointe du sternum, poitrail. — 17, bras. — 17', coude. — 18, avant-bras. — 19, paturon ou métacarpe, uni à l'avant-bras par le poignet. — 20, doigts. — 21, poignet. — 22, ergot de devant ou pouce. — 23, dos. — 24, reins. — 25, pointe de la hanche. — 26, croupe. — 27, côtes. — 28, poitrine. — 29, flanc. — 29', pli du flanc. — 30, ventre. — 31, cuisse. — 32, fesse. — 32', pointe de la fesse. — 33, grasset qui a pour base la rotule. — 34, jambe. — 35, jarret. — 36, pointe du jarret. — 37, veine du chasseur. — 38, tarse. — 39, doigts. — 40, queue. — 41, fourreau.

arc qu'on voit le plus généralement du blanc ainsi que vers le sternum (fig. 334).

Nos chiens, en général, sont omnivores. L'âge pubère arrive à dix ou douze mois dans les deux sexes ; le mâle entre en chaleur presque en tout temps ; la femelle, d'ordinaire, au commencement de l'hiver et du printemps, quelquefois plus souvent, et alors à des périodes régulières ; les chaleurs durent dix, douze et quelquefois quinze jours. Le tempérament des chiens est lascif, et l'accouplement est forcément prolongé à cause de la confor-

provenir du loup ; quelques-uns le regardent comme provenant à la fois du chacal, du loup, du renard, peut-être même de l'hyène. Comme pour les autres espèces domestiques, nous croyons inutile de chercher un ancêtre vivant actuellement : l'origine du chien a dû être multiple, et quoique, par la domesticité, ses formes aient éprouvé des modifications profondes, on ne saurait rapporter à un même type les nombreuses races actuelles.

Constatons, avec Rutimeyer, que le plus ancien animal domestique connu jusqu'à ce jour est le chien, dont on a trouvé des restes dans les débris de cuisine antéhistoriques du Danemark, et dans les habitations lacustres de l'âge de pierre. Ce chien ancien appartient, d'après Rutimeyer, à une race constante jusqu'en ses moindres détails, de taille moyenne, d'une conformation légère et élégante, à boîte crânienne spacieuse et arrondie, à orbites grandes, à museau court, peu pointu, à mâchoire médiocre, dont les dents forment une série régulière, portrait qui ressemble entièrement à l'épagneul et au chien d'arrêt. Ce chien, qu'on trouve dans les tourbières de l'âge de pierre, est entièrement distinct, comme espèce, du loup et du chacal, qu'on a présentés comme ses ancêtres.

Plus tard, à l'époque des métaux, on voit apparaître, en Danemark et en Suisse, des races de chiens plus grandes et plus fortes, se rapprochant par leurs mâchoires beaucoup plus du dogue ou du chien-loup, et peut-être introduites du dehors.

Comme il a apparu aussi bien en Danemark qu'en Suisse, il n'y a aucun doute que cette espèce, propre à l'Europe, fut soumise par l'homme, et utilisée par lui dans l'origine pour la chasse, et plus tard pour la garde de la maison et du bétail. Rutimeyer cite, à l'appui de cette opinion, la circonstance qu'on ne rencontre que rarement des os de chien brisés pour l'extraction de la moelle, comme cela se remarque pour tous les autres ossements d'animaux servant de nourriture ; il dit que la plupart des crânes de chiens sont bien conservés et appartiennent à de vieux animaux, d'où il conclut que le chien a pu servir de nourriture seulement dans les cas de besoin, et qu'on lui laissait atteindre un âge avancé. D'autre part, dès le principe, le chien a été domestiqué en Orient : le *Zend-Avesta* dit que « le monde ne subsiste que par l'intelligence du chien ».

Cette domestication précoce donne raison à Toussenel : « Le chien est la plus belle conquête que l'homme ait jamais faite ; il est le premier élément du progrès de l'humanité... C'est le chien qui a fait passer la société humaine de l'état sauvage à l'état patriarcal, en lui donnant le troupeau. »

RACES DE CHIENS. — I. — Au point de vue anatomique, en se basant sur la forme de l'articulation temporo-maxillaire, on peut distinguer trois races différentes : 1° celle dont les mâchoires inférieure et supérieure se correspondent exactement en avant (*épagneul*) ; 2° celle dont la mâchoire inférieure dépasse la supérieure (*dogue*) ; 3° celle dont la mâchoire supérieure dépasse l'inférieure (*lévrier*).

II. — Mais habituellement on distingue les *races sauvages* ou *redevenues sauvages*, et les *races domestiques*.

Parmi les premières, nous citerons le *dhole* de l'Inde, qu'on considère comme le plus éloigné de l'état domestique, le *buansa* de la contrée du bas de l'Himalaya, et l'*adjack* de Java qui sont les chiens sauvages asiatiques ; en Afrique, nous trouvons le *caberu* de l'Abys-

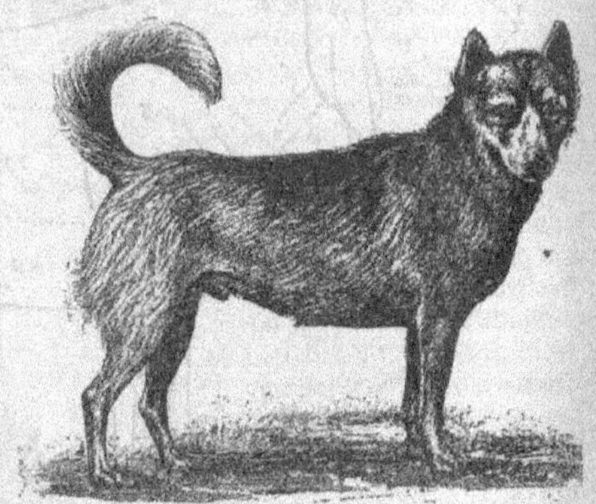

Fig. 335. — Dingo.

sinie, qui détruit les bestiaux des indigènes ; en Australie, il y a le *dingo* (fig. 335), qu'on a quelquefois considéré à tort comme un chien redevenu sauvage, et qui dévaste les troupeaux ; dans l'Amérique du Sud, on trouve les grandes troupes de *chiens des pampas* ou *aguaris*, qui font la chasse aux jeunes animaux des troupeaux, et qui paraissent être une race indigène de ces pays ; dans l'Amérique du Nord, il y a le *chien des Hares Indiens*, dont les Indiens se servent pour chasser le lièvre (fig. 336) ; ils n'aboient pas et sont très précieux pour les Peaux-Rouges qui vivent de la chasse.

Comme intermédiaire entre les chiens sauvages et les chiens domestiques, se trouvent les *chiens marrons*, redevenus sauvages, qui sont particuliers à l'Orient. En Turquie et en Grèce, ainsi qu'en Égypte, les villes et les villages sont entourés de bandes de chiens errants, qui entrent dans les rues, sans pénétrer jamais dans les cours ; ils se nourrissent de charogne, des animaux abandonnés sur la voie publique, et au besoin de petits animaux, de rats et de souris ; ils remédient à l'imprévoyance de la police urbaine, purgent les rues d'une grande quantité de matières dont la corruption répandrait dans l'air des germes pestilentiels. On trouve des chiens du même genre dans la Russie méridionale et chez les Tartares.

Avec Pertus(1), nous diviserons les chiens domestiques, suivant leurs fonctions économiques, en *chiens de chasse*, *chiens de garde*, *chiens d'appartement*.

1° *Chiens de chasse*. — *a*. Les *lévriers* se distinguent par leur taille élancée, leur tête et leur museau allongés, leur ventre retroussé, leurs membres longs et grêles ; leur pelage est généralement gris, noir ou blanc ; leurs poils sont tantôt courts, tantôt longs et bouclés. Il y a des variétés dans tous les pays.

Les lévriers de *Bretagne*, d'*Irlande*, d'*Écosse* étaient utilisés autrefois pour chasser le sanglier, le loup, le lièvre, le lapin.

Le *lévrier de Russie* se caractérise par sa robe gris foncé et par sa queue munie de longs poils.

Le *lévrier d'Algérie*, ou *sloughi*, est un des plus beaux types : il est à poils ras et luisants, de couleur généralement bringée ; sa vitesse est très grande et les Arabes l'utilisent pour chasser la gazelle, le chacal, le lièvre.

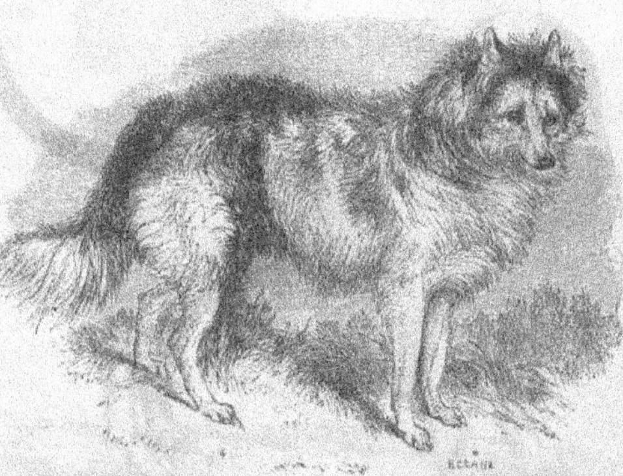

Fig. 336. — Chien des Hares Indiens.

Le *lévrier d'Italie*, ou *terrette*, présente un crâne bombé, des poils ras et très luisants, un pelage foncé, généralement noir. Des croisements successifs en ont diminué la taille, et l'ont transformé en chien d'appartement.

On a croisé autrefois le lévrier et le chien courant, de façon à donner des produits appelés *charnègres* ou *charnaigues*, qui, tout en conservant la vitesse des premiers, possédaient la finesse d'odorat des seconds. Il reste encore quelques charnègres dans la Camargue.

b) Les *chiens courants* sont caractérisés : par leur tête plus longue que grosse, pourvue de lèvres pendantes, de naseaux largement ouverts, d'oreilles longues pendantes, cassées ras de tête ; par leurs membres assez courts, gros, très musclés ; enfin par leur queue en fouet, très forte, surtout à la base, et dont l'extrémité est légèrement relevée. Les variétés les plus célèbres sont :

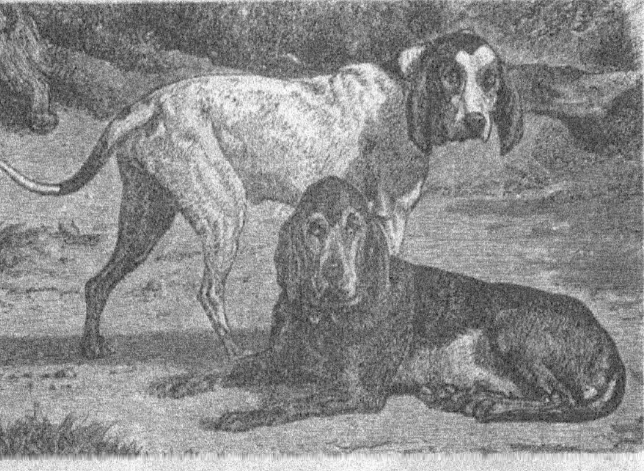

Fig. 337. — Chien de Saint-Hubert.

Le *limier* ou *chien de Saint-Hubert* (fig. 337), qui atteint 0m,75 à l'épaule, de pelage noir tirant sur le roux, avec les pattes et les sourcils feu (les caractères de la race persistent dans les *bloodhounds noirs*) ;

Le *chien de Saintonge*, à poil blanc marqué de noir, à tête fine, à cou long, à pattes allongées ;

Le *chien du Poitou*, sous poil tricolore et de taille moyenne ;

(1) J. Pertus, *Le chien*, Races, hygiène et maladies, Paris, 1893.

Les *chiens normands*, noirs marqués de feu, à tête longue, à babines et paupières tombantes;

Les *chiens d'Artois*, au pelage blanc taché de noir ou tricolore;

Le *chien de Vendée* à poil court, à fouet effilé; il possède beaucoup de nez, ne redoute pas le froid, mais est sensible à la chaleur;

Le *beagle*, de petite taille dépassant rarement 0m,38, à poils tantôt ras, tantôt rudes; il possède une belle voix;

Le *briquet*, qui est de petite taille et de robe variable;

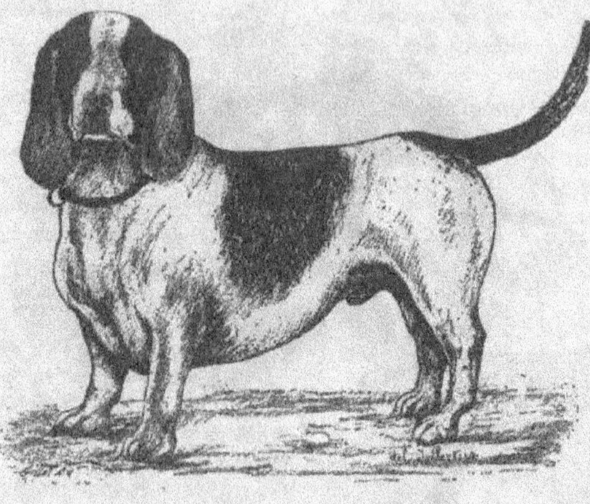

Fig. 338. — Chien basset à jambes torses.

Les *bassets*, qui se distinguent par la brièveté de leurs membres, par de longues oreilles pendantes, un pelage ras taché de noir ou de feu sur fond blanc ou noir; ils ont une voix forte et sont résistants à la fatigue; on reconnaît le *basset à jambes droites*, le *basset à jambes torses* (fig. 338), le *basset tourne-broche*, le *basset de loutre*, le *skye-terrier*, etc.

c. Les *chiens d'arrêt* se divisent en *braques*, *épagneuls* et *setters*.

Les *braques* sont d'excellents chiens d'arrêt; on en fait beaucoup de cas en France, où ils sont très répandus. Ils ont des formes régulières, des membres forts et bien musclés; leur taille est d'environ 0m,50; leur robe est blanche avec des taches brunes

disposées irrégulièrement sur le corps, mais généralement symétriques; leur poil est ras et brillant. Le *pointer* est un braque anglais; son pelage est blanc et noir ou blanc et orange.

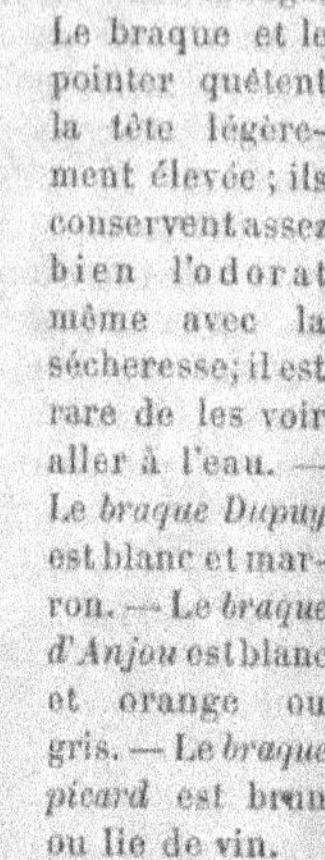

Le braque et le pointer quêtent la tête légèrement élevée; ils conservent assez bien l'odorat même avec la sécheresse; il est rare de les voir aller à l'eau. — Le *braque Dupuy* est blanc et marron. — Le *braque d'Anjou* est blanc et orange ou gris. — Le *braque picard* est brun ou lie de vin.

Les *épagneuls* ont des formes régulières, une taille très variable, des oreilles larges, pendantes, recouvertes comme tout le corps de poils longs, soyeux, lisses ou frisés; leur robe est ordinairement blanche avec des taches jaunes, brunes ou noires. Ils craignent la chaleur, mais ils sont d'excellents chiens pour la chasse sur l'eau. — L'*épagneul d'eau* a de longues oreilles et un pelage brun uniforme (fig. 339). — Le *springer* est un chien petit de taille, mais robuste et doué d'un excellent odorat. — Le *cocker* a la tête assez ronde, des membres courts.

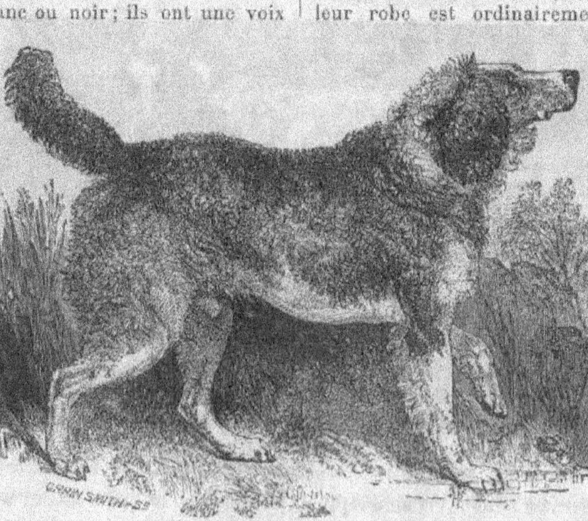

Fig. 339. — Épagneul d'eau.

Le *retriever* est le produit du croisement de l'épagneul d'eau et du terre-neuve noir. Il chasse très bien et rapporte le gibier.

Les *setters* sont des épagneuls anglais, de formes harmonieuses, au museau assez allongé, à longues oreilles, de robe variable. Ils chassent très bien, vont à l'eau, mais craignent la chaleur ; ils sont assez délicats à élever. On distingue : le *Gordon*, de couleur noir et feu, l'*irlandais*, au pelage rouge-brique ; — le *Lavrack*, blanc avec des taches ardoisées.

Le *griffon d'arrêt* a le pelage fauve mélangé de noir, de gris ou de blanc sale, aux poils longs et rudes.

Les *terriers* établissent la transition entre les chiens de chasse et les chiens de garde. On connaît le *terrier anglais* ; le *ratier*, etc.

2° *Chiens de garde et d'attelage.* — Le *chien des Pyrénées* a une taille de 0ᵐ,55 à 0ᵐ,65, un poil dur, de couleur blanche avec des taches de teinte orange,

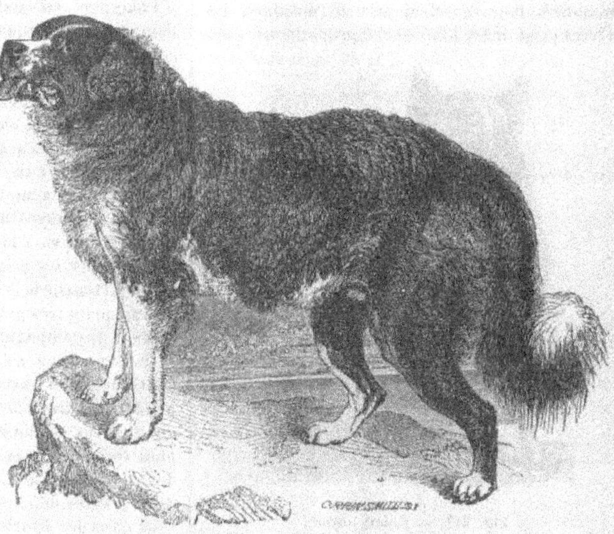

Fig. 340. — Chien du mont Saint-Bernard.

Le *chien du mont Saint-Bernard* (fig. 340) est un des plus gros chiens ; il a des pattes fortes, une tête énorme avec des babines pendantes ; le pelage est jaune d'ocre plus ou moins foncé.

Le *chien de berger* (fig. 341) et de *bouvier* a une taille moyenne, un poil rude, disposé en mèches longues sauf sur la tête et les pattes, un pelage d'ordinaire noir marqué de feu. — En France on distingue : le *chien de la Brie* et celui de la *Beauce*.

Les *chiens de berger anglais* sont un peu plus petits et ont les oreilles droites un peu cassées, le museau allongé, un pelage noir ou tanné, parfois blanc et fauve ; les poils sont longs, soyeux et très fournis : ils forment un véritable collet autour du cou.

Le *Terre-Neuve* est très gros ; il a la tête très développée, les membres forts, le pelage blanc à

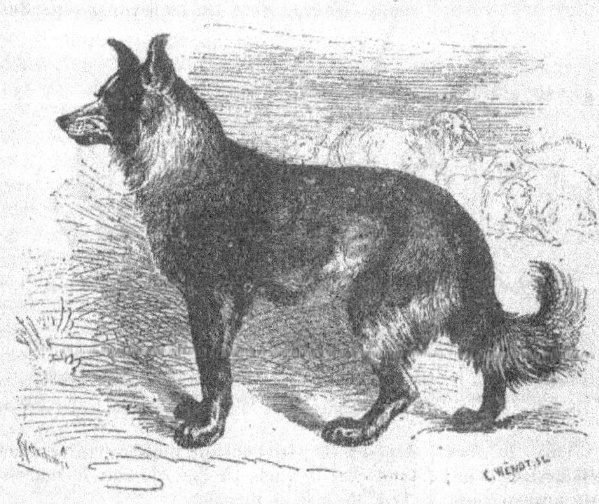

Fig. 341. — Chien de berger.

ocre ou grise, un museau pointu, des oreilles tombantes ; sa démarche est lente et souple.

taches noires, et les pieds palmés.

Le *danois* a les poils ras, la robe blanche à

reflets bleuâtres, tachetée ou pointillée de noir, parfois fauve avec des raies foncées.

Le *dogue* a une tête énorme, le cou fort, les membres très musclés, le nez retroussé, les lèvres pendantes, l'inférieure proéminente ; son

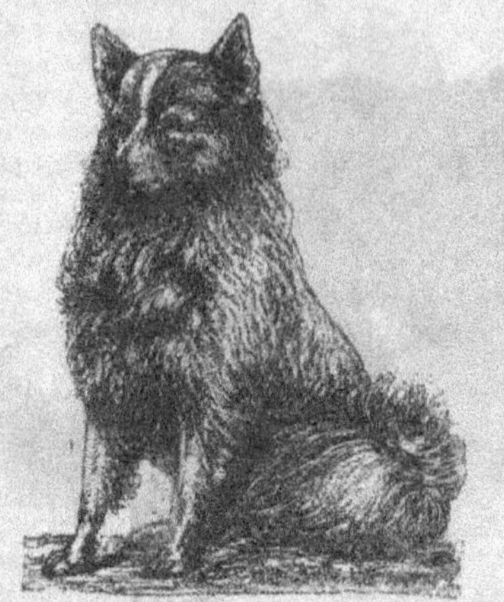

Fig. 342. — Chien loulou.

pelage est fauve, sauf sur les lèvres, le museau et les oreilles qui sont noirs. — Le *dogue d'Ulm* a le pelage d'un gris bleuté. — Le *bouledogue* est plus petit, plus trapu.

museau pointu, à oreilles droites, à poils longs et droits de teinte brune ou blanche (fig. 342) ; le *caniche*, à poils noirs ou blancs et frisés, etc.

Fonctions économiques. — Chacun connaît l'emploi domestique de ces animaux pour la conduite des troupeaux et la garde des maisons. — Le chien sert aussi à l'attelage, non seulement dans les régions boréales, mais en Belgique. — C'est la chasse qui est la fonction la plus conforme au naturel du chien. — Sans nous arrêter aux services particuliers que rendent, par exemple, le Terre-neuve, quand il cherche les noyés au fond des eaux, le Saint-Bernard, qui va à la découverte des voyageurs perdus dans les neiges, le chien de l'aveugle, celui qui tourne la broche ou la roue du cloutier, disons qu'un très grand nombre de ces animaux servent de compagnie et d'amusement.

Dangers pour l'homme. — Le chien, vivant continuellement avec l'homme et les animaux, peut être indirectement un agent de transmission de diverses maladies. — Par ses morsures il peut transmettre la *rage* : en France, 93 p. 100 des cas de rage humaine constatés proviennent de morsures de chiens enragés. — S'introduisant dans des écuries, étables, bergeries infectées, il peut recueillir sur ses poils des produits virulents qu'il transporte ensuite dans des locaux sains. — Son tube digestif renferme souvent de nombreux ténias, parmi lesquels le ténia cœnure, dont les embryons, répandus

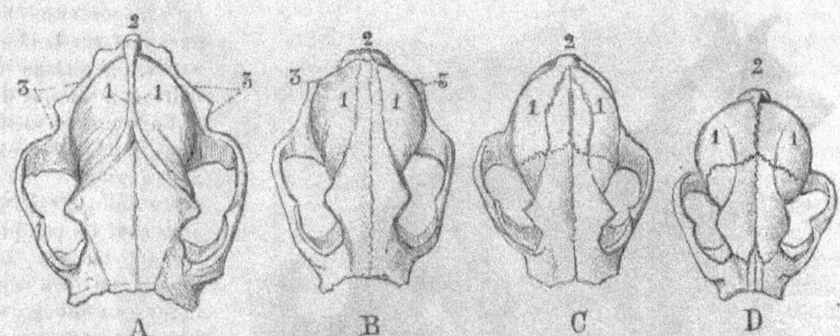

Fig. 343. — Crânes de chiens.

A, crâne du mâtin. — B et C, crânes intermédiaires. — D, crâne de chien d'appartement. — 1, 1, crêtes fronto-pariétales. — 2, protubérance occipitale externe. — 3, racine supérieure de l'apophyse zygomatique du temporal.

3° *Chiens d'appartement.* — Citons : le *chien nu de Chine*, dont le corps est dépourvu de poils ; le *King-Charles*, très petit, avec un museau court, une tête ronde, un corps couvert de longs poils soyeux de teinte noir et feu ou noir et blanc ; le *bichon* ou *chien de Malte*, à poils très longs de couleur blanche ou jaunâtre ; le *loulou*, à

dans l'herbe, sont ensuite ingérés par les moutons chez lesquels ils déterminent le tournis (Voy. Cœnure et Tournis).

Anatomie. — Les carnivores sont construits pour courir à la recherche de leur nourriture, tuer les animaux dont ils se nourrissent et défendre leur proie ; ils ont un système musculaire puissant, un appareil digestif réduit.

Il semble que le développement de l'intelligence entraine des modifications dans la conformation du crâne, caractérisées par le bombement du pariétal et le rétrécissement du temporal (fig. 343).

PHYSIOLOGIE. — Les chiens ont une capacité digestive très forte, leur permettant d'absorber des aliments très concentrés. L'estomac a le rôle le plus important dans la digestion et, pour le débarrasser, ils peuvent vomir.

PATHOLOGIE. — Ils sont exposés à tous les parasites intestinaux dont ils trouvent les germes dans leurs aliments naturels. A l'état domestique, ils n'ont pas assez d'exercice, leur alimentation est généralement trop riche et trop volumineuse, ce qui les prédispose à toutes les affections dues aux surcharges alimentaires ; ils ont une désassimilation insuffisante : d'où des indigestions variées et affections cutanées (fig. 344).

CHILOMA (de χεῖλος, λευξ, lèvres). — Nom scientifique du *mufle* des animaux, qui semble être produit par une extension des lèvres.

CHIMIOTAXIE. — La cellule vivante recherche l'oxygène dont elle se nourrit : elle est donc attirée par certaines substances, elle en fuit d'autres. Cette affinité s'appelle la *chimiotaxie* : elle est *positive* quand la cellule est attirée, elle est *négative* quand celle-ci est repoussée, par le nitrate d'argent par exemple.

CHLORAL. — Produit de l'action du chlore sec en excès sur l'alcool. A l'état d'hydrate forme un composé solide, cristallisé, incolore, d'odeur pénétrante, soluble dans l'eau et l'alcool.

EMPLOI. — Se donne dans des solutions mucilagineuses, en breuvages, en lavements.

DOSES.

Grands animaux........	24 à 48 grammes.
Moyens animaux.......	8 à 12 —
Petits animaux.........	2 à 4 —

EFFETS ET USAGES. — Produit une irritation locale, détermine le vomissement. Absorbé, il provoque le sommeil. Les injections intraveineuses sont à éviter.

Se donne contre le tétanos, la chorée. C'est le contrepoison des strychnées (Peuch et Horand). En solution à 1 p. 50 ou à 1 p. 25, il est employé contre la douleur et le prurit de la peau.

Injections trachéales (G. Lévy).

De 50 centigrammes à 10 grammes dissous dans l'eau distillée.

CHLORATE DE POTASSE. — Peu soluble

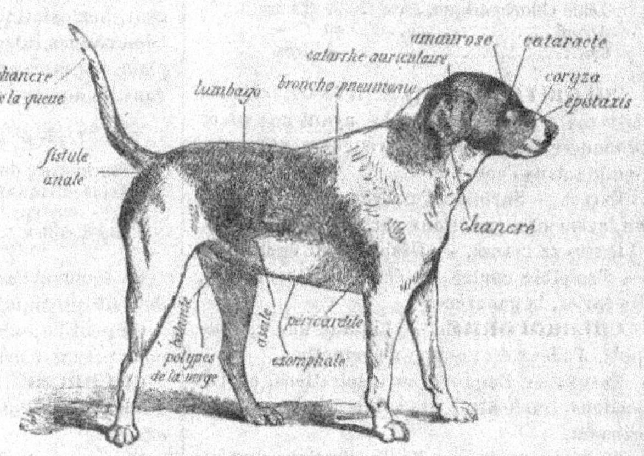

Fig. 344. — Siège des principales maladies du chien.

dans l'eau froide, plus dans l'eau chaude. Uni à certaines substances, comme le soufre ou le phosphore, il peut détoner sous un choc.

EMPLOI. — En solution, *intus et extra*.

DOSES.

Grands animaux......	8 gr.	16 gr.	32 gr.
Moyens animaux......	2	4	8
Petits animaux.......	1	2	3

EFFETS ET USAGES. — Légèrement irritant localement, fortement diurétique à l'intérieur. En gargarisme, c'est un spécifique des inflammations de la gorge et de la bouche. — Employé avec succès contre le coryza chronique.

CHLORE. — Gaz de couleur jaune, d'odeur forte.

Il sert surtout à la désinfection des locaux.

Fumigations de Guyton de Morveau.

℞ Sel marin	240	grammes.
Bioxyde de manganèse.....	100	—
Acide sulfurique...........	200	—
Eau ordinaire.............	200	—

Mêlez le sel et l'oxyde, ajoutez l'eau et l'acide, agitez et fermez l'habitation.

Hydrochlore extemporané.

℣ Chlorure de chaux..................... Q. S.
  Eau ordinaire........................... —
Ajoutez peu à peu de l'acide sulfurique étendu.

CHLORHYDRIQUE (ACIDE) (*esprit de sel, acide muriatique*).

EFFETS ET USAGES. — Est utilisé dans les affections typhoïdes et surtout les indigestions chroniques des ruminants, sous forme de :

Breuvage de Herrig.

Acide chlorhydrique........ 30 grammes.
Alcool..................... 60   —
Eau........................ 4 litres.

CHLORITE DE CHAUX (HYPO-) (*chlorure de chaux*). — Poudre blanche, ayant une odeur prononcée de chlore, une saveur âcre, piquante; soluble dans l'eau.

EMPLOI. — Surtout à l'extérieur, en injections, en lavements, en lotions variables.

EFFETS ET USAGES. — Désinfectant énergique. — S'emploie contre les écoulements anciens, les caries, la gangrène.

CHLOROFORME. — Liquide dense, limpide, d'odeur de pomme de reinette.

EMPLOI. — Employé en inspirations, en injections trachéales, et, à l'intérieur, comme calmant.

EFFETS ET USAGES. — En inspiration, c'est un anesthésique puissant.

Électuaire antispasmodique (Saunier).

℣ Chloroforme............. 10 à 15 grammes.
  Poudre de guimauve.... 25   —
  Miel.................... Q. S.

S'emploie sous forme d'électuaire contre les affections nerveuses et le vertige.

Injections trachéales (G. Lévi).

Chloroforme................ 2 grammes.
Alcool rectifié............. 20   —
Eau distillée............... 30   —

CHLORURE D'ANTIMOINE (*beurre d'antimoine*). — Sel d'aspect visqueux, caustique.

EMPLOI. — S'applique en nature ou sous forme de pâte.

EFFETS ET USAGES. — Caustique énergique, d'action limitée, servant à cautériser les plaies virulentes ou de mauvaise nature.

Caustique Vivier.

℣ Acide chlorhydrique.............. 1 litre.
  Sulfure d'antimoine en poudre fine. Q. S.

La saturation de l'acide est indiquée par la cessation du dégagement gazeux; boucher à l'émeri. S'emploie contre le crapaud.

CHLORURE DE FER (PER-). — Liquide épais, couleur de rouille, saveur astringente.

EMPLOI. — A l'intérieur ou à l'extérieur, concentré ou étendu.

DOSES.

Grands animaux.......... 8 à 16 grammes.
Moyens animaux......... 2 à 4   —
Petits animaux........... 1 à 2   —

EFFETS ET USAGES. — Localement, il est astringent, hémostatique. — On l'emploie contre les hémorragies internes et externes, l'anémie, les plaies par morsures virulentes, et, en injections, dans les anévrysmes.

Liqueur antivirulente (Dr Rodet).

℣ Perchlorure de fer.......... 16 grammes.
  Acide citrique.............. 5   —
  —   chlorhydrique........ 5   —
  Eau distillée............... 32   —

En doublant l'acide chlorhydrique, la liqueur devient caustique.

On peut l'ajouter à des poudres et à la farine pour préparer des pilules toniques.

CHLORURE DE MERCURE (PROTO-) (*calomel*). — Poudre blanche, sans saveur ni odeur.

EMPLOI. — A l'intérieur en bol et en électuaire comme altérant.

DOSES.

Solipèdes............. 4   à 8 grammes.
Grands ruminants.... 2   à 4   —
Petits ruminants..... 20   à 30 centigr.
Porcs................. 1   à 2 grammes.
Carnivores........... 0,25 à 1 gramme.

Tripler les doses pour obtenir la purgation.

EFFETS ET USAGES. — A l'intérieur il est purgatif, vermifuge. — Très efficace contre l'ictère du chien (Weber de Paris).

Purgatif huileux au calomel.

℣ Calomel................... 8 grammes.
  Huile de lin.............. 120   —
Administrez en une fois pour le cheval.

Mélange contre la jaunisse pour le bœuf.

℣ Calomel................... ⎱ ãã 1 gramme.
  Opium .... ⎰
Donner dans une mâche.

Poudre purgative pour le chien.

℣ Calomel préparé à la vapeur. 60 centigr.
  Jalap pulvérisé............. 10 grammes.

CHLORURE DE MERCURE (DEUTO-) (*sublimé corrosif*). — Solide, blanc, inodore, saveur caustique, soluble dans l'eau et l'alcool.

EMPLOI. — A l'extérieur, en poudre, en solution, sous forme d'onguent ou de pommade.

EFFETS ET USAGES. — A l'extérieur, caustique énergique, pouvant être absorbé et donner lieu à des accidents, surtout chez les ruminants; antipsorique et insecticide. — Il est employé contre les plaies articulaires, les tumeurs charbonneuses; on l'applique comme fondant sur les engorgements, et en lotions sur la peau pour éteindre les prurits violents; le sublimé est un des antiseptiques les plus efficaces: il est la base de toutes les solutions mercurielles employées en chirurgie, pour aseptiser les instruments, ou faire des pansements antiseptiques.

Eau phagédénique.

℞ Sublimé corrosif........... 1ᵍʳ,50
  Eau de chaux............. 500 grammes.
Agiter avant l'emploi.

Contre les dartres.

Topique de Girard.

℞ Sublimé corrosif en poudre. 32 grammes.
  Térébenthine de Bordeaux. 380   —
S'emploie comme caustique.

Trochisques escarrotiques.

℞ Sublimé corrosif.......... 5 grammes.
  Amidon................... 10   —
  Mucilage de gomme..... ⎫ āā Q. S.
  Adragante............. ⎭
Faites une pâte et moulez en trochisques de 0ᵍʳ,5 environ.

Solution mercurielle.

℞ Sublimé corrosif........... 1 gramme.
  Eau distillée.............. 1 litre.

Contre le prurit violent qui excite les animaux à se déchirer la peau.

Liqueur de Van Swieten.

℞ Sublimé corrosif........... 1 gramme.
  Eau distillée............. 900 grammes.
  Alcool rectifié............ 100   —

Dissolvez dans l'alcool, ajoutez l'eau. S'emploie à la dose de 20 à 50 grammes dans 6 centilitres d'eau.

Injection de sublimé.

℞ Sublimé corrosif.......... 4 grammes.
  Alcool rectifié............ 45   —

En injections dans les fistules.

CHLORURE DE SODIUM (*sel marin*). — Solide, ayant une saveur salée; soluble dans l'eau.

EMPLOI. — A l'extérieur, en breuvages et en lavements; à l'intérieur, dans les provendes.

EFFETS ET USAGES. — Excitant, tonique, favorisant la digestion.

Provende tonique (Delafond).

℞ Farine d'orge............. 500 grammes.
  Sel marin................. 30   —
  Avoine concassée.......... 500   —

Lavement au sel.

℞ Sel...................... 120 grammes.
  Décoction de lin.......... 2 litres.

Dans le cas de coliques.

CHLORURE DE ZINC (*beurre de zinc*). — Sel blanc, caustique, déliquescent, soluble.

EMPLOI. — A l'extérieur, sous forme de pâte, de mixture ou de solution.

EFFETS ET USAGES. — Caustique, formant une escarre dure. — Employé pour détruire progressivement les tumeurs indolentes. C'est un antiseptique de premier ordre recommandable par son prix peu élevé. Utiliser de préférence le chlorure liquide du commerce qui contient 33 p. 100, l'étendre d'eau pour faire des solutions variant de 2 à 10 p. 100.

Pâte de Canquoin.

℞ Chlorure de zinc............... 1 partie.
  Farine de froment............. 2 parties.

Mêlez le chlorure avec la farine, ajoutez assez d'eau pour faire une pâte très solide, qu'on applique sur la partie dénudée de son épiderme. L'escarre tombe au bout de huit à dix jours.

Mixture contre les verrues (Bouchardat).

℞ Chlorure de zinc............ 1ᵍʳ,30
  Eau distillée................ 2 grammes.

CHOLÉRA DES POULES. — Maladie contagieuse, à marche rapide, due à un microbe spécial et sévissant sur les poules, les oiseaux de basse-cour, et accidentellement sur les lapins.

ÉTIOLOGIE. — La maladie est déterminée par la pullulation dans l'organisme d'un microbe spécifique.

Celui-ci a l'aspect d'une courte bactérie ovoïde, parfois d'un microcoque ou d'un diplocoque (fig. 345); il est aérobie, se colore facilement par les couleurs d'aniline (bleu de Löffler), cultive aisément dans les bouillons, sur gélatine et gélose, et, inoculé aux oiseaux, au lapin, à la souris, les tue rapidement, mais est sans action sur les autres animaux ; il résiste peu aux diverses causes de destruction.

Lucet a étudié un *choléra* des dindons dû à un autre bacille.

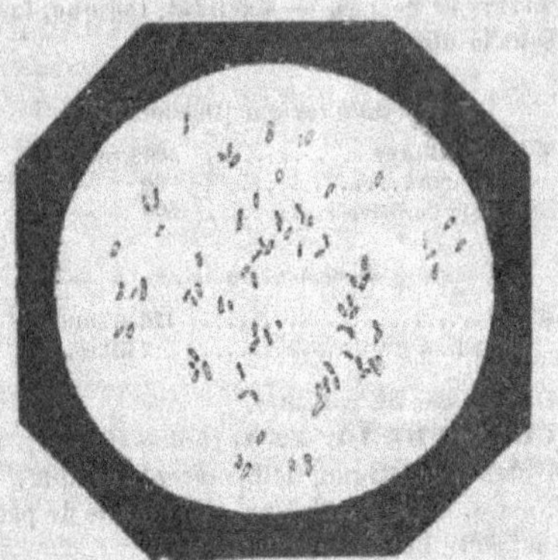

Fig. 345. — Microbe du choléra des poules (Macé).

MATIÈRES VIRULENTES. — Il existe dans le sang, les excréments, les exsudats muqueux et séreux, et notamment dans la salive, le jetage nasal, etc.

MODE DE L'INFECTION. — La contagion s'opère par l'introduction d'un oiseau malade dans la basse-cour ; ses déjections souillent les aliments, les boissons ingérées par les oiseaux sains, qui contractent la maladie. Parfois, la contagion s'opère par l'intermédiaire de l'homme et des divers animaux (chiens, chats, souris), qui apportent dans une volière saine des poussières, des excréments provenant d'une basse-cour infectée. Enfin, la maladie apparaît sur les oiseaux sains que l'on place dans un local souillé, non désinfecté. Il semble que le microbe puisse exister, sans causer d'accident, dans l'intestin des oiseaux, dans le sol, peut-être dans les eaux, et que, sous certaines conditions sa virulence augmentant, il devienne pathogène : c'est ainsi que l'on peut expliquer l'apparition subite d'une épizootie de choléra en des endroits limités.

Le virus pénètre dans l'organisme par les muqueuses digestives et respiratoires : sa pénétration est beaucoup plus rapide et plus efficace si elle s'effectue par inoculation ou au niveau d'une érosion, toujours possible, de la muqueuse ; il cultive au point de pénétration en donnant un œdème inflammatoire abondant, puis passe dans le système lymphatique et le sang.

Le microbe agit par l'intermédiaire des toxines qu'il sécrète.

SYMPTOMATOLOGIE. — L'animal est triste et somnolent ; ses plumes sont hérissées ; il recherche l'eau et refuse de manger ; parfois il semble se réveiller mais retombe bientôt dans le coma ; la crête, flasque, prend une teinte violacée ; les ailes sont tombantes ; l'oiseau a des frissons ; puis apparaît une diarrhée d'abord fétide, bientôt sanguinolente, mousseuse et mêlée d'exsudats blanchâtres, qui affaiblit considérablement les animaux ; le malade tombe ; sa peau se couvre de marbrures rougeâtres ; la crête devient noire, la respiration suffocante ; ses extrémités se refroidissent ; il meurt en douze à soixante heures. La résolution de la maladie est rare. Généralement en trois, quatre ou cinq jours tous les oiseaux d'une basse-cour infectée sont atteints et succombent.

Dans une forme suraiguë, la maladie évolue avec une rapidité foudroyante et tue les animaux en deux à cinq heures.

Dans une forme chronique, la maladie se prolonge durant une à deux semaines ; certains animaux peuvent revenir à la santé ; d'autres mangent peu, maigrissent, sont épuisés par une diarrhée persistante, et meurent au bout d'un temps variable.

ANATOMIE PATHOLOGIQUE. — La peau est congestionnée et infiltrée au niveau des marbrures ; le bec et les narines contiennent des mucosités sanguinolentes ; la muqueuse de l'intestin est enflammée et ecchymosée ; le foie est friable, congestionné ; les poumons, engoués de sang, sont enflammés par places ; le péricarde renferme de la sérosité ; le cœur est ramolli, friable ; les méninges sont injectées ; le sang et les divers tissus renferment les bactéries.

DIAGNOSTIC. — Les symptômes et les lésions observées à l'autopsie de quelques sujets sont suffisamment nets pour permettre de différencier le choléra : des empoisonnements, de la dysenterie épizootique, de la septicémie colibacillaire, de la diphtérie aiguë, de la tuberculose, etc. En cas de doute, on pourrait procéder à l'examen microscopique ou aux inoculations sur la poule, le pigeon, le lapin.

TRAITEMENT. — Le *traitement curatif* ne peut donner des résultats que dans la maladie à évolution lente. On donnera comme boisson une solution d'acide phénique ou d'acide sulfurique à 2 grammes par litre.

Le *traitement préventif* comporte la *vaccination* et l'observation de *mesures sanitaires*.

1° *Vaccination.* — Pasteur, en 1880, a établi que dans les cultures en bouillons, en présence de l'air, la virulence de la bactérie s'atténuait graduellement, et que cette diminution de la virulence était héréditaire; on peut donc inoculer la poule avec un virus très faible d'abord, puis, douze jours après, avec un virus plus fort et lui conférer l'immunité. Mais la vaccination n'a été que rarement employée.

2° *Mesures sanitaires.* — Elles sont multiples. — Si une basse-cour du voisinage est infectée, en séquestrera rigoureusement les oiseaux dans des endroits clos et couverts ; des personnes spéciales pourront seules les approcher et devront éviter d'entrer dans les endroits contaminés; on donnera aux oiseaux de l'eau bouillie comme boisson. — Si une basse-cour est infectée, il est préférable de sacrifier immédiatement tous les sujets. Si le propriétaire s'y refuse, on isolera autant que possible les oiseaux par petits groupes placés en dehors des locaux infectés ; ceux-ci seront nettoyés, lavés à grande eau, puis désinfectés avec une solution de sublimé à 1 p. 1000 ou d'acide phénique à 2 p. 100, ou d'acide sulfurique à 5 p. 100.

POLICE SANITAIRE. — Aucune prescription sanitaire légale n'existant en France, il appartient aux maires d'interdire la circulation des volailles en dehors des basses-cours et des pigeons en dehors des colombiers pendant toute la durée de la maladie et même deux mois après sa disparition (Nocard et Leclainche, *loc. cit.*).

CHOLESTÉATOME (χολή, bile, στέαρ, suif). — Tumeurs riches en cholestérine, et qu'on trouve surtout autour des plexus du cerveau et du cervelet, où elles constituent des concrétions.

ANATOMIE PATHOLOGIQUE. — Quelquefois elles sont multiples; elles présentent une forme allongée, aplatie, irrégulièrement bosselée ; leur volume varie de celui d'une noisette à celui d'un œuf de poule, et même au delà. Elles ont le tissu cellulaire pour base et sont formées par le tissu organique, de la cholestérine, du phosphate et un peu de carbonate de chaux, l'enveloppe extérieure est fournie par la pie-mère.

SYMPTOMATOLOGIE. — Le cholestéatome a une évolution lente. Sa présence n'est pas incompatible avec l'intégrité des fonctions de l'encéphale; mais quelquefois son développement progressif provoque des accidents mortels. Dans ce cas, il est presque toujours accompagné d'une transsudation liquide ; et, soit directement, soit par l'intermédiaire du liquide, la

Dict. vétérinaire.

tumeur exerce une compression sur les hémisphères, et produit les symptômes de l'immobilité aiguë, de la congestion de l'encéphale, de l'apoplexie, plus rarement de l'encéphalite ; rarement la maladie produite dure plus de quelques jours.

CHOLURIE (de χολή, bile, et οὐρεῖν, uriner) — Passage dans l'urine des principes colorants ou des sels de la bile.

L'urine des animaux atteints d'*hématurie* prend une teinte verdâtre, due à la dissolution des pigments biliaires, lorsque la maladie traîne en longueur (Voy. HÉMATURIE).

CHONDRITE (de χόνδρος, cartilage). — Inflammation du cartilage (Voy. CARTILAGE).

CHONDROME (de χόνδρος, cartilage). — Les chondromes ont été observés sur les os, où ils se développent sous le périoste ou dans l'épaisseur du tissu osseux ; on désigne sous le nom d'*enchondromes* ces tumeurs cartilagineuses qui se développent dans l'épaisseur d'un os dont la substance les entoure; on en a également rencontré dans la parotide, dans les mamelles et dans la glande thyroïde du chien. Les chondromes, ou tumeurs cartilagineuses, sont constitués par des éléments analogues à ceux du tissu cartilagineux; quelquefois on y trouve du tissu fibreux. Ils forment des masses assez fermes, peu vasculaires, faciles à entamer, quelquefois ramollies à leur centre, indolentes, du volume d'une noix ou d'un œuf de poule. A la longue, le chondrome se creuse dans son centre, se remplit d'une matière mucilagineuse, visqueuse; quelquefois il s'ossifie, ou plutôt il se transforme en une masse calcaire, granuleuse; quelquefois il éprouve la dégénérescence graisseuse.

Le chondrome est une tumeur généralement bénigne, qui récidive rarement après l'ablation complète.

CHORÉE (de χορεία, danse; all. *Veitstanz*; angl. *choreomania*; it. et esp. *corea*), encore appelée *danse de Saint-Guy.* — Maladie caractérisée par des contractions irrégulières et involontaires d'un ou de plusieurs groupes musculaires du système locomoteur. On ne l'observe guère que sur le chien, où elle est une suite assez fréquente de la maladie du jeune âge; on en cite quelques cas sur le cheval.

ÉTIOLOGIE. — Les causes réelles sont inconnues : le plus souvent elle vient à la suite de certaines maladies des centres nerveux; elle survient dans la convalescence des pneumonies, des fièvres éruptives, après la diarrhée accompagnée de symptômes nerveux, ce qui

17

peut expliquer pourquoi elle est fréquemment une terminaison de la maladie des jeunes chiens ; elle apparaît surtout sur les sujets nerveux et débilités.

Symptomatologie. — Les symptômes dominants sont des contractions musculaires involontaires, véritables convulsions cloniques, qui peuvent être générales ou locales. — Dans le premier cas, les mouvements convulsifs s'étendent à tous les muscles de la vie animale. Dans le second, ils atteignent des groupes musculaires de la partie antérieure ou postérieure : quelquefois d'une moitié latérale du corps, et cette dernière forme hémiplégique n'est pas rare ; quelquefois le mal se borne à une région, même à un seul muscle. — La maladie est ordinairement continue, et les secousses se montrent à intervalles égaux ; d'autres fois, on a constaté de la rémittence ou de l'intermittence. Pendant le sommeil, les contractions cessent ou diminuent d'intensité.

Souvent la marche est embarrassée. Les fonctions végétatives sont normales, la sensibilité est conservée.

Dans les cas ordinaires, les malades conservent longtemps les signes extérieurs de la santé ; puis ils maigrissent, perdent l'appétit et meurent ; souvent on les sacrifie avant. La maladie dure des mois et même des années, et résiste aux divers traitements.

Pronostic. — Très grave.

Traitement. — En l'absence d'indications rationnelles, le traitement est forcément empirique, et, jusqu'ici, il n'a guère donné de résultats.

La saignée, les purgatifs, les mercuriaux ont été essayés le plus souvent sans le moindre résultat ; les révulsifs le long de la colonne vertébrale, notamment le séton, sont plutôt nuisibles qu'utiles. — Les médicaments dynamiques se sont montrés utiles : parmi eux nous citerons la noix vomique donnée à fortes doses. Les antispasmodiques, et notamment l'asa fœtida, ont été utiles dans quelques cas. Il en est de même de l'oxyde de zinc, du nitrate d'argent, de l'arsenic. L'usage des bains froids, l'exercice et un régime tonique seront toujours utiles.

CHORIOPTE. — Acare qui vit sur le corps ou les extrémités des animaux (cheval, bœuf, mouton, chèvre), et détermine une variété de gale (Voy. Gale).

CHOROÏDE. — Membrane du fond de l'œil, essentiellement vasculaire. — Elle est placée entre la rétine et la sclérotique dont elle a la forme ; elle est percée, à son fond, d'une ouverture qui donne passage au *nerf optique* ; elle se continue en avant avec le *corps ciliaire* (Voy. Œil). — Sa face interne ou antérieure, que l'on peut mettre à nu en enlevant la rétine, présente une teinte différente suivant la région : dans sa moitié supérieure, il existe une zone de teinte bleu verdâtre à forme triangulaire, c'est le *tapis clair* ; partout ailleurs, la choroïde a une couleur brune, c'est le *tapis sombre*. — Elle comprend trois couches : la *lamina fusca* formée de fibres conjonctives et élastiques avec pigment ; la *couche des gros vaisseaux* avec muscles, tissu conjonctif muqueux pigmenté ; et la *membrane de Ruysch* ayant un réseau capillaire très riche.

CHOROÏDITE. — Inflammation de la choroïde. On peut l'observer fréquemment sur le cheval.

Étiologie. — Elle est déterminée par toutes les causes qui troublent la nutrition ; on l'a vue survenir à la suite de l'omphalo-phlébite des jeunes animaux, de l'arthrite purulente, de la pleuro-pneumonie ; elle est parfois de nature tuberculeuse chez les bovidés ; plus rarement, elle est consécutive à l'inflammation de la rétine ou de la sclérotique.

Symptomatologie. — **Choroïdite diffuse**. — En examinant l'œil à l'ophtalmoscope, on constate qu'au début le fond de l'œil a une teinte jaune sale, due à l'exsudat ; plus tard on peut observer des plaques de dimensions variables, de couleur grisâtre ou blanchâtre, dues à l'atrophie de la choroïde. Souvent l'inflammation se propage à la rétine, qui s'atrophie ainsi que la pupille ; son pigment disparaît. Le corps vitré peut se troubler et empêcher l'examen de l'œil. Enfin l'inflammation peut gagner les parties antérieures, l'iris, et on observe les symptômes de l'*irido-choroïdite*, qui sont ceux de la *fluxion périodique*. — Dès que l'accès a disparu, les lésions (opacité du cristallin, décollement de la rétine, rétraction du corps vitré, etc.) peuvent être telles que l'organe perd sa fonction ; ou bien, il persiste des lésions et des troubles visuels rendant les animaux très peureux. La cécité est la terminaison.

Choroïdite disséminée. — Au début il y a, en quelques points limités, une exsudation manifestée par des taches blanchâtres presque toutes dans le tapis sombre ; puis l'exsudat disparaît, la choroïde s'atrophie en ces points qui prennent alors une teinte uniforme blanchâtre, grise, bleuâtre ou rougeâtre ; souvent il persiste au centre un peu de pigment ; enfin, ces taches à bord régulier peuvent se réunir et former de larges plaques, dont le fond, de couleur variable, est parsemé de pigments, et qui peuvent embrasser le bord de la papille. — La choroïdite disséminée est fréquente; elle se généralise rarement et n'apporte que peu de troubles dans la vue.

Traitement. — Il est nul. Dans le cas d'iridochoroïdite, on pourra avoir recours aux instillations d'atropine à 1 p. 100 (Nicolas et Fromaget, *Ophtal. vétér.*).

CHROMATE DE POTASSE. — Le chromate rouge orangé est le seul usité.

Emploi. — A l'extérieur, en pommade.

Effets et usages. — Utilisé contre les tumeurs osseuses : formes, suros, etc.

Pommade simple de bichromate (Peuch).

℞ Bichromate de potasse...   āā 2gr,60
   Iodure de potassium.....
   Pommade mercurielle....... 32 grammes.

Mélanger à froid.

CHRONIQUE (de χρόνος, temps; all. *chronisch*; angl. *chronic*; it. et esp. *chronico*).— Se dit d'une maladie qui évolue lentement; c'est l'opposé d'*aigu*.

CICATRICE. — Tissu de nouvelle formation qui s'interpose entre les lèvres d'une plaie et la comble.

Elle est constituée au début par des bourgeons charnus qui se réunissent, puis se densifient; des fibres connectives apparaissent dans leur tissu; des éléments cellulaires disparaissent; des vaisseaux s'oblitèrent et se transforment en tissu fibreux, d'un blanc jaunâtre, dense, élastique.

Cicatrices de la peau.—Elles sont généralement dépourvues de poils à leur surface, rugueuses, dures, indolentes, de formes variables et légèrement en saillie sur la peau environnante. En certaines régions, elles peuvent gêner l'application des harnais. Quelquefois, elles sont le siège d'une sensibilité particulière, et déterminent une botterie. Dans certains cas elles peuvent réunir la peau aux tissus sous-jacents et gêner le jeu de ces diverses parties (cautérisation en pointes pénétrantes). On peut observer à la surface de la peau des cicatrices très saillantes, dures, mamelonnées, recouvertes d'un épiderme épais ou de couches cornées; ce sont des *chéloïdes cicatricielles*. Au niveau des articulations, les cicatrices peuvent gêner leurs mouvements; celles du niveau du bourrelet peuvent entraîner des seimes, etc.

Les cicatrices défectueuses de la peau peuvent être évitées par un traitement rationnel des diverses plaies : dans le cas de solution de continuité étendue de la peau, on a tenté les *greffes cutanées*. — Les cicatrices défectueuses seront traitées par l'excision ou la cautérisation. Si les cicatrices sont sensibles, on aura recours à la cautérisation ou à la névrotomie. Si elles gênent le jeu des membres, on détruira les adhérences. Si elles tarent l'animal, on pourra tenter leur excision et la suture des lèvres de la plaie (Voy. Couronné (Genou)).

Cicatrices muqueuses. — Elles entraînent généralement une rétraction des lèvres de la plaie et une diminution du calibre du conduit muqueux (œsophage, rectum, urètre).

Cicatrices des divers tissus. — Étant d'une texture différente de ceux-ci, elles diminuent leurs propriétés : c'est ainsi que les cicatrices musculaires rendent les muscles atteints moins contractiles, et que les cicatrices tendineuses entraînent une diminution dans l'élasticité des tendons, etc.

CICATRISATION. — La cicatrisation des plaies peut se faire de diverses façons.

Si la plaie est récente, si ses lèvres sont peu endommagées et bien rapprochées, s'il n'existe aucun corps étranger à son niveau, si l'hémorragie est nulle ou peu accusée, les lèvres s'accolent et se soudent sans suppuration : c'est la cicatrisation par *première intention*.

Si ces conditions ne sont pas réalisées, la plaie se couvre de bourgeons charnus qui finissent peu à peu par combler la solution de continuité et suppurent, tant que le *tissu de cicatrice* n'est pas définitivement formé : c'est la cicatrisation par *deuxième intention* ou par *suppuration*.

La cicatrisation *mixte* procède des deux précédentes : certains points de la plaie se réunissent par première intention, les autres par deuxième. Dans la cicatrisation *sous-crustacée*, il existe sur la plaie une croûte qui résulte de la dessication du sang et de l'exsudat épanché au début, et sous laquelle la plaie se comble par de petits bourgeons charnus suppurant peu.

CIGUË MACULÉE (*Conium maculatum*). — Plante ombellifère, indigène; croît dans les lieux incultes; les feuilles et les graines sont employées. L'alcaloïde de la ciguë est la *conicine*.

Emploi. — A l'extérieur, en cataplasmes ou en extrait.

EFFETS ET USAGES. — Stupéfiante et fondante.

Les cataplasmes sont employés dans le traitement des phlegmons, surtout ceux de la mamelle.

Cataplasmes de ciguë.

℞ Poudre de ciguë................. } āā Q. S.
　Farine de lin.................. }

CIRCULATION. — Les divers tissus du corps sont constamment parcourus par deux liquides : le *sang* et la *lymphe*. Le *sang* est rouge et constitue le milieu dans lequel les tissus puisent les matériaux nécessaires à leur nutrition, rejettent les déchets qu'ils ont élaborés. La *lymphe* ou *sang blanc* est un liquide transparent, de couleur citrine, qui provient de

charge d'oxygène, puis revient dans l'oreillette gauche du cœur C par les *veines pulmonaires* H. Cette circulation du cœur au poumon et *vice versa* s'appelle la *petite circulation*. — De l'oreillette gauche du cœur C, le sang est chassé dans le ventricule gauche D, puis de là dans l'*artère aorte*, se répand dans les diverses artères du corps, passe dans les capillaires où s'établissent les échanges nutritifs avec les tissus, et revient à l'oreillette droite par la *veine cave antérieure*. Cette circulation constitue la *grande circulation*.

Circulation artérielle. — Le sang chassé du cœur par jets intermittents passe dans les artères, dont le calibre total augmente à mesure qu'on s'éloigne du cœur et dont les parois compressibles et élastiques rendent le courant sanguin continu et le régularisent.

Le sang contenu dans les premières artères est sous une forte pression ; mais, au fur et à mesure que l'on s'éloigne du cœur, la pression diminue. Cette pression peut être modifiée sous l'influence des contractions du cœur plus ou moins fréquentes ou énergiques, et par suite des modifications que les nerfs impriment dans les petits vaisseaux de la périphérie. Lorsque la pression du sang est augmentée, les artères explorables au doigt sont dures et roulantes. — Ces nerfs rampent dans les parois des petites artères et agissent de deux façons : les uns, *vaso-dilatateurs*, agrandissent le calibre des vaisseaux, par conséquent diminuent la pression du sang ; les autres, *vaso-constricteurs*, diminuent le calibre des vaisseaux et augmentent la pression sanguine. — En outre la pression constante, qui existe normalement dans les artères, est augmentée à chaque systole cardiaque qui envoie une ondée sanguine nouvelle du cœur dans les artères ; cette pression intermittente est l'origine du pouls (Voy. POULS) Cette pulsation est d'autant moins énergique, d'autant moins sensible pour la main qui explore une artère que les mouvements du cœur sont accélérés et que la pression constante du sang dans les artères est plus forte.

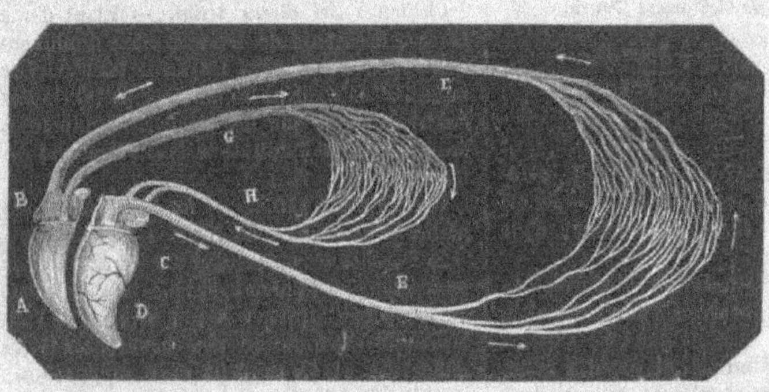

Fig. 346. — Idée théorique du système circulatoire.

la trame des organes ; celle qui vient de l'intestin, pendant la digestion se charge de matériaux nutritifs et a un aspect blanchâtre : c'est le *chyle*.

Le sang et la lymphe cheminent dans des *vaisseaux*, conduits ramifiés continus les uns avec les autres. Le sang se collecte et est mis en mouvement par le *cœur* ; de là il est poussé vers toutes les parties de l'organisme à travers les *artères* : c'est la circulation centrifuge ; il est ramené vers le cœur par les *veines* : c'est la circulation centripète ; les artères sont réunies aux veines par des canaux à calibre extrêmement réduit qui se répandent dans la trame de tous les tissus : ce sont les *capillaires*.

Le sang (fig. 346) revenant des diverses parties du corps passe dans l'oreillette droite du cœur B ; de là, il passe dans le ventricule droit A qui le pousse dans le poumon par les *artères pulmonaires* G ; il se revivifie dans le poumon, se débarrasse de ses produits de déchet et se

Le sang s'écoule suivant une certaine vitesse qui diminue du centre à la périphérie, et qui augmente à chaque contraction du cœur. On distingue donc là aussi une *vitesse constante* et une *vitesse variable* ou *intermittente*.

Circulation veineuse. — Les veines ont une paroi peu épaisse, non contractile, et elles sont pourvues de valvules qui permettent le passage du sang vers le cœur et empêchent son retour en arrière.

Le sang sortant des artères et des capillaires est encore doué d'une certaine force qui le pousse vers le cœur; en outre, les veines passant dans les masses musculaires, la contraction de celles-ci pousse le sang veineux vers le cœur; de plus, lors de l'inspiration, le vide qui existe dans la poitrine appelle le sang veineux vers le cœur; si une veine proche du cœur est ouverte (saignée), l'air est aspiré avec le sang et il se produit une *embolie veineuse*.

Circulation capillaire. — Les capillaires

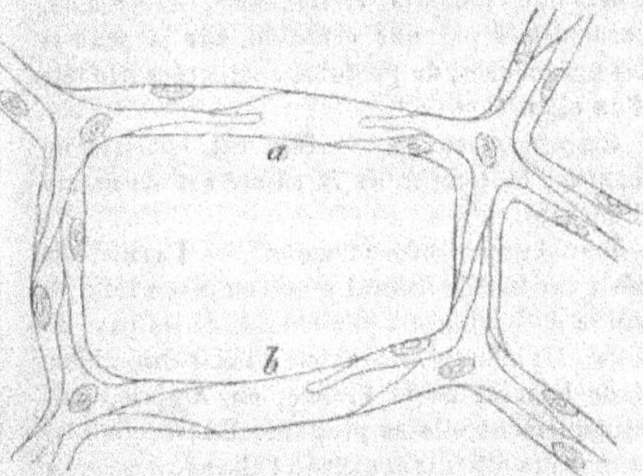

Fig. 347. — Capillaires.

sont constitués par des cellules accolées les unes aux autres et que l'on peut considérer comme le prolongement de l'endothélium des artères (fig. 347). Ils enveloppent tous les éléments anatomiques des tissus. Le réseau capillaire est d'autant plus serré que les tissus ont une nutrition plus active : muscles, glandes, foie, rein, etc.

Le cours du sang dans les capillaires est très régulier : au centre du vaisseau, les globules rouges du sang passent vite ; les globules blancs sont accolés contre les parois, forment une sorte de manchon et se meuvent plus lentement ; parfois ils traversent la paroi du capillaire en s'insinuant entre deux cellules et se répandent dans les tissus : c'est la *diapédèse*.

La pression et la vitesse du sang dans les capillaires sont plus petites que dans les artères

et plus grandes que dans les veines. Cependant la vitesse du sang est variable suivant les organes, les espèces, etc. ; elle est augmentée par le travail musculaire, elle est très active ou complètement arrêtée en certains points dans le cas de congestion ou d'inflammation.

Circulation lymphatique. — Les lymphatiques prennent naissance dans les espaces, les lacunes, du tissu conjonctif ; la lymphe se collecte dans de petits vaisseaux à parois faibles, puis va se déverser dans des *ganglions lymphatiques* collecteurs ; de là elle peut gagner d'autres ganglions plus centraux par les canaux efférents des premiers ; finalement toute la lymphe se réunit soit dans le *canal thoracique*, soit dans la *grande veine lymphatique* qui déversent leur contenu dans la *veine cave antérieure*.

CIREUSE (DÉGÉNÉRESCENCE), ou *vitreuse* ou *granulo-graisseuse* ou *lardacée*. — Elle affecte les muscles et s'observe autour des tumeurs, dans le tétanos, la fièvre typhoïde, la paraplégie, etc. — Sa cause exacte n'est pas connue : dans les maladies infectieuses elle est peut-être déterminée par l'élévation de la température ou par des toxines (?). — La fibre musculaire grossit, perd sa striation, devient granuleuse et se décolore ; puis sa substance devient transparente, cireuse, vitreuse, se divise en granulations réfringentes et enfin finit par disparaître.

CIRRHOSE. — La *cirrhose du foie* consiste en la prolifération du tissu conjonctif interlobulaire, suivie de l'atrophie et de la dégénérescence de l'élément glandulaire ou épithélial constituant le tissu propre de l'organe. On peut l'observer chez tous les animaux. On la dit *vasculaire*, si la prolifération part des vaisseaux ; *biliaire*, si elle a son point de départ dans la paroi des canalicules biliaires.

Étiologie. — Elle est mal connue. La cirrhose peut être déterminée par des agents irritants, microbes ou ptomaïnes, apportés dans le foie par le courant circulatoire ; ou bien elle est consécutive à la sclérose de tous les vaisseaux (*artériosclérose*), à des troubles circulatoires (*foie cardiaque*), à des troubles de la circulation biliaire : rétention de la bile, inflammation des canalicules biliaires, etc. (Cadéac) ; elle est parfois consécutive à une alimentation défectueuse avec certains fourrages : ainsi, chez le cheval, la cirrhose hépatique sévit à l'état enzootique en certaines contrées, dans le Schweinsberg, où les animaux sont nourris avec des fourrages irritants (*maladie de Schweinsberg*).

Symptomatologie. — Les symptômes ne deviennent apparents que si les altérations sont très accusées : on observe des troubles de la fonction digestive : appétit capricieux, pica, alternatives de constipation et de diarrhée, légères coliques ; les muqueuses sont pâles, ou ictériques lorsque le canal cholédoque est obstrué ; l'amaigrissement est rapide ; le poil est piqué ; l'essoufflement et des sueurs apparaissent au moindre travail ; chez le bœuf, l'urine est jaune, rougeâtre, bilieuse et albumineuse, puis elle devient sanguinolente ; la peau prend une teinte ictérique. Plus tard l'anémie est extrême ; on constate de l'ascite ; les battements du cœur sont violents, le pouls est faible ; souvent, à cette période, on observe des accidents cérébraux : immobilité, vertige. La mort arrive lentement par inanition.

DIAGNOSTIC. — Difficile : on peut confondre la maladie avec les affections chroniques de l'intestin et avec les tumeurs de la cavité abdominale ; mais l'ictère, l'ascite, la cholurie, peuvent donner des renseignements précieux.

PRONOSTIC. — Très grave ; lorsque les lésions sont étendues, il est préférable de sacrifier les animaux.

ANATOMIE PATHOLOGIQUE. — Le foie est généralement hypertrophié ; sa surface est épaissie, rayée de sillons blanchâtres, granuleuse ; le

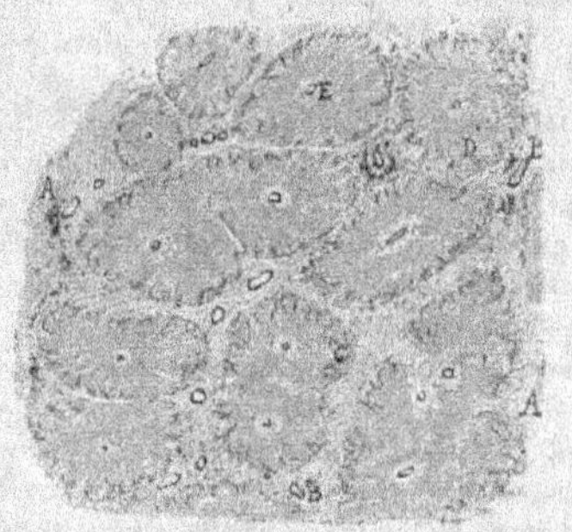

Fig. 348. — Coupe à travers le foie, vue à un faible grossissement (L. Blanc).

A, tissu conjonctif périlobulaire. — B, veinules portes. — C, zone périphérique des lobules, avec canalicules biliaires. — D, zone moyenne des lobules. — E, zone centrale, avec la veine sus-hépatique entourée du conjonctif.

tissu hépatique dur crie sous le bistouri. — Sur la coupe on voit de nombreux points rouge foncé, entourés de tissu fibreux blanchâtre. Au microscope, on voit des bandes fibreuses, rosées, entourant les veines du système porte et du système sus-hépatique, avec dissociation des lobules et dégénérescence graisseuse des cellules hépatiques, ou bien une hypertrophie des

lobules tous enchâssés dans un anneau de tissu conjonctif ; ce dernier envoie des prolongements qui dissocient les lobules (*cirrhose intralobulaire*) ou même isolent chaque cellule (*cirrhose monocellulaire*). On peut constater en outre des lésions accessoires d'ascite, de péritonite chronique localisée.

TRAITEMENT. — Il est à peu près nul. On a conseillé une alimentation de facile digestion et variée, de bons soins hygiéniques, les purgatifs salins, le bicarbonate de soude.

CLAPIERS. — Nom vulgaire des culs-de-sac qui se forment le long du trajet principal des fistules. — On empêchera le pus de s'y amasser par la compression, ou mieux en faisant une contre-ouverture et en drainant le clapier. On fera ensuite des injections antiseptiques.

CLAUDICATION. — Voy. BOITERIE.

CLAVELÉE (all. *Schafpoken* ; angl. *scabrot* ; it. *vajinolo* ; esp. *morrina*). — Encore appelée *clavelade, rougeole, picotte, variole du mouton*, etc. C'est une maladie contagieuse, inoculable, caractérisée par une éruption, sur la peau et les muqueuses, de pustules comparées à la tête d'un clou (1).

ESPÈCES AFFECTÉES. — Elle est spéciale au *mouton* ; la *clavelée de la chèvre* est de nature différente.

DISTRIBUTION GÉOGRAPHIQUE. — La maladie sévit sur tout le littoral méditerranéen ; elle n'a guère de tendance à persister dans les pays du nord. En général, elle existe à l'état enzootique, dans le midi de la France, en Algérie, puis brusquement elle se propage. Elle décime les troupeaux atteints et cause à l'élevage des pertes considérables.

SYMPTOMATOLOGIE. — On distingue une clavelée *régulière*, qui se manifeste par une éruption pustuleuse sur la peau et les muqueuses extérieures ; et une clavelée *irrégulière*, qui se complique d'accidents plus ou moins graves.

a. *Clavelée régulière*. — La maladie débute par des symptômes généraux assez alarmants : tristesse, inappétence, soif intense, accélération de la respiration et de la circulation, muqueuses injectées, hyperthermie, marche hésitante, sensibilité anormale de toutes les régions.

Au bout de quatre jours en moyenne, ces symptômes s'amendent, et on voit apparaître, aux endroits où la peau est dépourvue de laine (face interne des cuisses, ventre, mamelles, ars, face, etc.), des taches ecchymo-

(1) Nous avons rédigé cet article d'après les *Maladies microbiennes des animaux*, par MM. Nocard et Leclainche.

tiques, arrondies, de dimensions variant entre celles d'une lentille et d'une pièce de cinquante centimes ; le derme s'épaissit et forme des saillies dures, arrondies, de couleur rouge foncé ; les plus petits boutons sont hémisphériques, les plus grands, ayant parfois le diamètre d'une pièce d'un franc, sont aplatis ; ils sont isolés ou confluents, et, dans ce cas, la peau est chaude, infiltrée (fig. 349). L'éruption se fait également

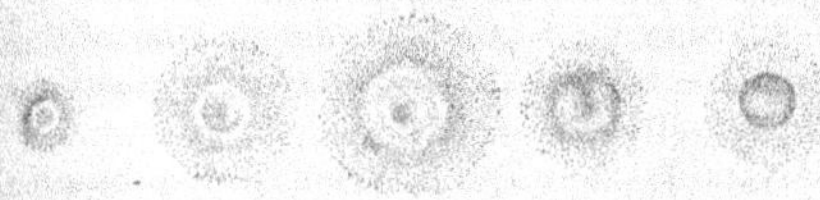

Fig. 349. — Boutons claveleux.

sur les muqueuses et détermine une conjonctivite intense, ou bien un jetage muqueux et des épistaxis, si elle siège sur la pituitaire, ou bien encore la salivation et la difficulté dans la préhension et la mastication des aliments, si elle existe sur la muqueuse buccale. Parfois l'éruption se fait par poussées successives. Cette période éruptive dure environ quatre à cinq jours.

Puis le liquide exsudé des vaisseaux du derme au niveau des boutons gagne les couches supérieures, infiltre l'épiderme et le ramollit : parfois la sérosité s'accumule sous l'épiderme et forme une vésico-pustule ; le revêtement épidermique de la pustule se dessèche et tombe, tandis que le liquide transsudé, ou *claveau*, se concrète en croûte jaune foncé sur la pustule ; la sécrétion du claveau persiste un ou deux jours accompagnée d'un nouvel accès fébrile ; puis la pustule s'affaisse et se recouvre de croûtes brunes irrégulières. Cette phase de *sécrétion* dure environ quatre à cinq jours.

Puis survient la période de *dessiccation* : les croûtes augmentent d'épaisseur, se dessèchent et finissent par se détacher en laissant une petite plaie plus ou moins profonde qui se recouvre d'une nouvelle croûte et se cicatrise.

L'évolution totale a lieu en vingt à trente jours.

b. *Clavelée irrégulière.* — Dès le début, les symptômes généraux sont graves et très accusés. Puis on voit un jetage muco-purulent, strié de sang, d'odeur fétide ; la respiration est dyspnéique ; la toux est fréquente ; on peut observer une conjonctivite intense. Puis les membres, la partie inférieure de la tête, les oreilles, etc., se tuméfient, s'engorgent ; la peau qui les recouvre est épaissie, chaude, rouge, sensible :

généralement on ne voit pas d'éruption cutanée. La mort survient par asphyxie.

Dans certains cas, l'éruption cutanée est confluente en certains endroits (nez, thorax, etc.) ; la peau se tuméfie considérablement ; les ganglions s'engorgent ; les symptômes généraux sont intenses ; l'amaigrissement est rapide.

Parfois, l'éruption se fait sur les muqueuses bronchique et pulmonaire : la réaction fébrile persiste, un jetage sanguinolent apparaît, la toux est fréquente et quinteuse, la respiration dyspnéique ; l'auscultation de la poitrine dénonce l'existence d'une broncho-pneumonie ; les pustules qui apparaissent sur la peau ont une teinte noire (*clavelée noire*). La mort survient rapidement par asphyxie.

Si l'éruption se fait sur la muqueuse digestive, on voit des symptômes généraux alarmants, et une diarrhée sanguinolente ; le ventre est ballonné et sensible. La mort arrive en peu de temps.

On peut observer des accidents nerveux (méningite, vertige) ou métastatiques (caractérisés par la teinte noire des pustules et le défaut d'exsudation, avec localisations pulmonaires ou respiratoires) au cours de la clavelée.

COMPLICATIONS. — Des complications dues à une *altération profonde du derme* peuvent survenir pendant la cicatrisation ; les plaies se cicatrisent difficilement ; le pus nécrose des tendons, des ligaments, atteint une articulation, ou provoque la chute des onglons ; les éruptions muqueuses peuvent entraîner la nécrose, la perforation de l'œil, etc.

L'éruption laisse souvent des petites *cicatrices* indurées visibles surtout sur la face (*picotte*).

L'*avortement* complique ordinairement la clavelée.

ANATOMIE PATHOLOGIQUE. — Lorsque les animaux ont succombé, on trouve généralement la muqueuse digestive ou respiratoire enflammée ; en certains endroits, on rencontre une pustulation abondante ; parfois, la muqueuse est ulcérée et recouverte d'un exsudat purulent, lorsque la mort est survenue tardivement ; tantôt le péritoine est infiltré et renferme de la sérosité rosée et les ganglions de la cavité abdominale sont hypertrophiés et infiltrés ; tantôt les poumons sont congestionnés et présentent certains points d'hépatisation ou de gangrène tandis que la plèvre est infiltrée et que les ganglions de la cavité thoracique sont engorgés et volumineux ; le cœur est friable ; le péricarde renferme un exsudat séreux de couleur rosée ;

parfois on trouve les centres nerveux congestionnés et un épanchement dans les ventricules.

DIAGNOSTIC. — Il n'offre aucune difficulté.

PRONOSTIC. — Grave en général en raison des pertes que la clavelée occasionne à l'élevage et en raison de la longue durée de l'épizootie. Cependant la gravité de l'affection varie suivant les régions : elle est relativement bénigne sur le littoral méditerranéen et surtout en Algérie, mais elle est très grave dans les pays du nord; la clavelée est plus maligne lorsqu'elle s'étend rapidement, ou lorsqu'elle affecte les sujets de race améliorée; elle est plus grave au début de l'épizootie qu'à la fin ; elle est plus grave sur les animaux soumis à de mauvaises conditions hygiéniques, etc.

MATIÈRES VIRULENTES. — Ce sont les pustules et leur contenu ; celui-ci peut souiller les larmes, la salive, le jetage, les excréments, etc.

RÉCEPTIVITÉ. — Le mouton peut seul la contracter; certaines races ne contractent qu'une clavelée bénigne (moutons algériens), d'autres sont presque réfractaires (moutons bretons). Une atteinte antérieure confère l'immunité.

MODES DE CONTAGION. — La maladie apparaît dans le troupeau par l'introduction de moutons malades, par le transport dans des véhicules contaminés, par le passage sur des terrains antérieurement parcourus par les malades, par des fourrages souillés, par les poussières virulentes amenées par le vent ou introduites dans les bergeries par des chiens, des bouchers, etc. La contagion s'opère au moment de la dessiccation des pustules et du claveau : lorsque la maladie éclate dans un troupeau, elle atteint un tiers, un quart, un cinquième de l'effectif, tandis que les autres animaux restent indemnes; puis au bout d'un mois environ, dès que les croûtes desséchées sont éliminées, elles infectent une autre portion du troupeau et ainsi de suite, de sorte que la clavelée persiste parfois trois à quatre mois dans une bergerie.

MODES DE PÉNÉTRATION DU VIRUS. — L'infection naturelle se produit généralement par les voies respiratoires : les poussières virulentes sont inhalées par les moutons qui contractent la maladie. Accidentellement l'infection peut se faire par une plaie ou une érosion cutanée.

PATHOGÉNIE. — Elle est mal connue. Si le virus pénètre dans l'organisme par inoculation à travers la peau, il se produit, quatre à six jours après, une volumineuse pustule à ce point. Si l'infection se fait par les voies respiratoires, le virus diffuse dans l'organisme et on voit survenir, de six à vingt jours après, une éruption cutanée et pulmonaire. On peut observer le passage du virus de la mère au fœtus.

RÉSISTANCE DU VIRUS. — La *chaleur*, le *froid*, les *antiseptiques* détruisent facilement la virulence.

MODIFICATIONS DE LA VIRULENCE. — Le claveau a une virulence extrême ; on a essayé de l'atténuer par la chaleur (Duclert) ou par la culture dans les organismes en voie d'immunisation (Pourquier) pour obtenir des vaccins.

IMMUNISATION. — On peut obtenir l'immunisation par des inoculations de *virus ordinaire* ou *atténué* et par la *sérothérapie*.

Avec le *virus ordinaire*, on peut pratiquer l'inoculation dans la *veine de l'oreille* : elle n'est suivie d'aucune éruption, et confère l'immunité si on a soin d'amputer au thermocautère la région située au-dessous du lieu de l'injection, pour éviter la pénétration du virus dans le tissu conjonctif et une éruption généralisée.

On peut encore injecter le claveau dans l'épaisseur du *derme* : il se produit, au niveau de la piqûre, des matières vaccinantes, sécrétées par le virus, qui se répandent peu à peu dans l'organisme et qui font que l'immunité locale est déjà complète vers le sixième ou le septième jour; ces matières vaccinantes imprègnent tous les tissus de l'organisme et les rendent impropres à la pullulation du virus dès que celui-ci a diffusé à son tour.

Les *virus atténués* agissent de même, mais avec une intensité moindre.

Les expériences entreprises pour conférer l'immunité par la *sérothérapie*, en utilisant le sérum des moutons ayant résisté à une clavelée grave, ne sont pas probantes.

TRAITEMENT. — Le *traitement curatif* consiste surtout en une thérapeutique de symptômes pour les animaux gravement atteints ; en outre on les soutiendra par des toniques, des excitants, et on leur administrera des antiseptiques en breuvages ou en inhalations; les malades seront placés dans d'excellentes conditions hygiéniques : bergeries bien aérées, litières propres, alimentation de facile digestion, etc.

Le *traitement préventif* comporte la stricte observation des *mesures sanitaires* et la *clavelisation*.

1° *Mesures sanitaires*. — On évitera l'envahissement d'un pays indemne en interdisant son accès aux moutons provenant d'un pays infecté ou suspect, ou bien par une inspection minutieuse des animaux importés à la frontière.

On arrêtera la marche de la contagion dans une région infectée en séquestrant les malades, en interdisant l'accès de cette région aux troupeaux ; on nourrira les moutons à la bergerie, ou bien ils seront conduits aux pâturages en évitant les chemins suivis par les autres troupeaux et en les écartant de ceux-ci ; on interdira l'accès des bergeries ou des troupeaux sains aux personnes étrangères ; on n'introduira de moutons nouvellement achetés qu'après une quarantaine de vingt à trente jours.

Il est rare que l'on puisse enrayer la marche de la maladie dans un troupeau lorsqu'elle y a fait son apparition ; au début on peut isoler les moutons sains ; il est préférable d'abréger la durée de la maladie en inoculant tous les animaux.

2° *Clavelisation.* — Opération qui consiste à inoculer le virus à des moutons sains, pour leur donner une clavelée bénigne, qui les préservera dans l'avenir. Suivant les circonstances, on distingue l'*inoculation de nécessité* ou *forcée*, qui se pratique dans le troupeau infecté, et l'*inoculation de précaution* ou *prophylactique*, qui se pratique quand la clavelée règne dans les environs.

La clavelisation est le meilleur procédé pour arrêter la clavelée dans un troupeau. La maladie produite a généralement une marche régulière et bénigne ; la mortalité, variable, est bien inférieure : généralement elle n'est que de 1 à 2 p. 100 ; la laine ne subit pour ainsi dire pas de dépréciation.

La clavelisation de précaution n'est indiquée que dans les régions où la maladie existe en permanence ; elle doit être proscrite dans les pays indemnes, car elle peut entraîner des pertes quand l'évolution est irrégulière ; de plus elle crée un foyer de contagion dangereux pour le voisinage.

Récolte du virus claveleux. — On doit prendre le *claveau* sur une bête jeune et vigoureuse atteinte de clavelée régulière et bénigne. Il faut que les pustules soient nombreuses, petites, isolées les unes des autres, en relief au-dessus du niveau de la peau et en pleine sécrétion. La matière virulente qu'on doit toujours choisir est la sérosité claire, limpide, roussâtre, qui suinte à la surface de la pustule dépouillée de son épiderme, ou qui s'écoule des incisions pratiquées dans son épaisseur ; le sang qui s'en échappe, et qui se trouve mêlé à cette sérosité, ne nuit pas au succès de l'opération ; mais il ne faut pas en prendre qui soit mêlé de pus.

On peut aussi se servir du claveau des grosses pustules provenant de l'inoculation à la lancette. Soulié indique de prendre un jeune

mouton vigoureux, que l'on rase sur un côté du thorax ; on inocule, à l'aide de la seringue de Pravaz, une goutte de virus dans le derme ; on fait environ seize inoculations suivant quatre rangées parallèles ; on obtient de grosses pustules fournissant chacune en moyenne 3 centimètres cubes de claveau.

Brémond, d'Oran, recommande de tuer un mouton atteint de clavelée généralisée et de le dépouiller avec soin ; on énuclée les pustules par leur face interne, on les broie dans un mortier, et la pulpe est additionnée d'eau boriquée et de glycérine (pulpe 3 parties, eau 6, glycérine 14) ; on filtre après sept jours et on répartit dans des flacons.

Conservation du virus claveleux. — Nécessaire pour qu'on puisse le transporter sans altérer ses propriétés, elle est assez facile. Au procédé de conservation du virus entre deux plaques de verre, dont on lute les bords avec du mastic, on préfère généralement aujourd'hui le procédé de conservation dans les tubes capillaires : on fait, à l'aide d'un tube de verre à

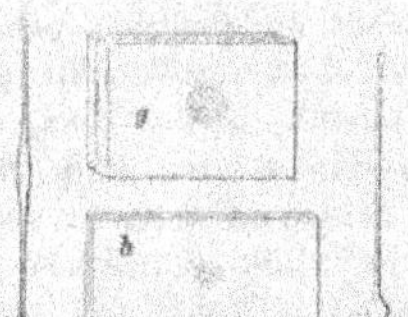

Fig. 350. — Conservation du claveau.

extrémité capillaire, plusieurs piqûres aux pustules claveleuses ; on approche successivement des gouttelettes de claveau l'extrémité la plus effilée du tube, dans lequel l'humeur s'introduit par capillarité ; lorsqu'il n'y a plus que 2 millimètres, on soude les deux ouvertures et on les enduit de cire à cacheter ; les tubes sont ensuite placés dans un flacon rempli d'eau, qu'on conserve à l'abri de l'air et de la lumière.

Manuel opératoire. — L'inoculation se pratique ordinairement à la queue ou à l'extrémité de l'oreille ; elle se fait généralement par piqûres sous-épidermiques. Les animaux étant fixés et maintenus, on tend d'une main la peau de la région, de l'autre main on tient l'aiguille cannelée ou la lancette chargée de virus ; on l'introduit obliquement sous l'épiderme et on l'enfonce de 2 à 3 millimètres ; puis on la retire après quelques secondes, en la relevant presque verticalement, de manière à essuyer l'aiguille et à déposer le virus dans la piqûre. Pour assurer le succès, il est nécessaire de faire au moins trois ou quatre piqûres. Une seule pustule fournit assez de claveau pour inoculer trois à quatre cents moutons.

En Algérie, on pratique généralement l'inoculation intradermique à l'aide de la seringue de Pravaz; la généralisation n'est pas à craindre sur les moutons algériens.

Suites de la clavelisation. — Généralement, du troisième au quatrième jour, apparaît, au point inoculé, une tache rouge qui se change en une nodosité dure et d'un rouge foncé; l'épiderme est soulevé par l'exsudat séreux qui transforme la nodosité en une pustule de dimension variable, de structure aréolaire et pourvue d'un ombilic. Du neuvième au onzième jour, la pustule acquiert son maximum de développement : elle a 1 à 2 centimètres de diamètre à la base de la queue; elle présente alors une coloration d'un blanc jaunâtre, et laisse écouler, si on la ponctionne, un liquide clair, incolore ou rosé; la vésicule reste dans cet état pendant un ou deux jours, mais, pendant l'été, elle se modifie souvent en quelques heures : le contenu devient alors rapidement purulent, et bientôt la pustule se dessèche, en donnant naissance à une escarre d'un brun foncé ou noirâtre, se détachant à partir des bords, du vingtième au vingt-cinquième jour après l'inoculation, et laissant une cicatrice étoilée.

La réaction générale qui précède et accompagne l'éruption de l'inoculation est ordinairement peu intense. Il ne se développe en général qu'une pustule, et elle se trouve au point inoculé. Quelquefois aucune éruption ne se produit en ce point; mais il apparaît à son pourtour plusieurs pustules, ordinairement de moindre dimension et ressemblant davantage à celles de l'éruption naturelle. Dans d'autres cas, une éruption générale se déclare et s'accompagne de symptômes généraux graves; la mort survient ordinairement en dix-huit à vingt-cinq jours.

La mort peut survenir par septicémie, si l'inoculation a été faite avec un claveau septique, ou par l'infection des plaies après l'élimination des croûtes.

POLICE SANITAIRE. — En France, les moutons claveleux sont séquestrés et soumis à la surveillance sanitaire. D'après l'article 11 de la loi de 1881, « dans les épizooties de clavelée, le préfet peut, par arrêté pris sur l'avis du comité consultatif des épizooties, ordonner la clavelisation des troupeaux infectés. La clave-

lisation ne devra pas être exécutée sans l'autorisation du préfet ».

A la frontière, d'après l'article 70 (§ 2) du règlement de 1881, les animaux claveleux sont abattus sur place; les moutons contaminés sont repoussés et marqués, ou abattus pour la boucherie; les moutons qui présentent les cicatrices caractéristiques de l'inoculation sont admis librement. (Cette dernière prescription comporte divers inconvénients : les cicatrices ne sont pas caractéristiques de l'inoculation : de plus, ces moutons peuvent faire partie d'un troupeau contaminé et importer par leur laine des produits virulents.)

En Algérie, d'après l'article 12 du décret de 1887, la clavelisation des troupeaux sains est autorisée par le maire; le préfet ordonne la clavelisation des troupeaux infectés lors des épizooties. Elle va être rendue obligatoire pour les animaux destinés à l'exportation.

CLIGNOTANT (CORPS) ou *troisième paupière.* — Son inflammation est une localisation de la conjonctivite; elle reconnaît les mêmes causes et demande le même traitement que celle-ci. — Parfois le corps clignotant, à la suite d'inflammation chronique, est hypertrophié; il suffit d'en faire l'ablation, la guérison est complète et rapide. — L'ablation est également indiquée lors de nécrose du cartilage ou de tumeur (sarcome, épithéliome, etc.).

CLIMAT (all. *Klima*; angl. *climate*; it. *clima*). — Ensemble des conditions topographiques et atmosphériques d'un pays.

INFLUENCE DU CLIMAT. — Le climat d'un pays exerce une grande influence sur les animaux ou les végétaux qui y vivent, ainsi que sur la nature et le développement des diverses maladies dont ils peuvent être atteints : chaque climat possède ses animaux, ses plantes, ses maladies propres.

ÉLÉMENTS DÉTERMINANTS DES CLIMATS. — De tous les éléments qui déterminent le climat, aucun n'exerce une action plus puissante que la *latitude* et par conséquent la *température*. C'est sur cette dernière que l'on a basé la climatologie du globe en le divisant en climats *chauds, tempérés et froids*; J. Rochard reconnaît cinq sortes de climats entre l'équateur et le pôle : les climats *torrides, chauds, tempérés, froids, polaires.*

Certaines autres conditions influent sur les climats : les *saisons*, l'*altitude*, les *propriétés du sol*, le *voisinage des mers*, ce qui les fait distinguer en maritimes et continentaux, la *qualité des vents*, etc.

CARACTÈRES DES DIFFÉRENTS CLIMATS. — Les climats *torrides* sont caractérisés par de longues périodes de sécheresse auxquelles succèdent des pluies torrentielles ; la végétation y est abondante, mais les céréales et les fourrages sont de mauvaise qualité ; ils sont funestes pour les Européens, ainsi que pour les animaux et les plantes de nos pays.

Les climats *chauds* procèdent des climats torrides et des climats tempérés ; la faune et la flore sont très variées ; les maladies y sont assez fréquentes (fièvres intermittentes, diarrhée, dysenterie, affections cutanées, dourine, clavelée, etc.) ; c'est le climat du littoral méditerranéen.

Les climats *tempérés* sont caractérisés par la succession régulière des saisons et par des écarts modérés de la température ; ce sont des climats en général très sains ; tel est le climat d'une grande partie de l'Europe.

Les climats *froids* ne comportent que deux saisons, l'été, qui est court, et l'hiver ; le sol est peu habité ; la végétation n'est active que pendant la belle saison ; les animaux sont de petite taille mais trapus, robustes et pourvus d'une épaisse fourrure ; les maladies y sont rares, mais, en été, les insectes sont nombreux et incommodent fort les animaux.

Les climats *polaires* ne possèdent qu'une flore primitive et peu variée ; ils sont habités par des populations nomades.

CARACTÈRES DU CLIMAT FRANÇAIS. — Le *climat de la France* est tempéré. On y distingue : le climat *séquanien* (température moyenne 10°,9), compris entre Dunkerque et Montluçon d'une part, Alençon et les chaînes de l'Argonne et des Cévennes d'autre part ; le climat *vosgien* (température moyenne 9°,6), qui s'étend de l'Argonne aux Vosges ; le climat *rhodanien* (température moyenne 11°), compris entre les Alpes et le Jura d'une part, et les Cévennes d'autre part ; le climat *central* (température moyenne 18°,8), qui s'étend sur l'Auvergne, le Limousin, la Marche ; le climat *armoricain* (température 11°,7), qui se fait sentir sur la Picardie, la Normandie, la Bretagne, le Maine, l'Anjou ; le climat *girondin* (température 12°,7), compris entre l'Océan, les Pyrénées, les Corbières et le plateau central ; enfin le climat *méditerranéen*, qui s'étend sur le Roussillon, le Languedoc, le sud du Dauphiné, le comté de Vaucluse, le Provence (température 14°,8.). — On peut également distinguer en France : le climat méditerranéen ou de l'olivier ; le climat océanique ou des pâturages ; le climat des plateaux ou des céréales ; le climat des coteaux ou

des vignes ; le climat des montagnes ou des pelouses et des forêts.

CLOAQUE (*cloaca* ; all. *Kloake* ; angl. *cloaca* ; it. et esp. *cloaca*). — Poche que forme, chez les oiseaux et les reptiles, l'extrémité de l'intestin, et dans laquelle s'ouvrent les uretères et les oviductes. Les urines et les excréments s'y mélangent, sans y séjourner.

CLOCHE. — Synonyme populaire d'*ampoule*. Tumeur formée par l'épiderme soulevé, et remplie de sérosité. — Nom vulgaire de la *cachexie aqueuse* des bêtes à laine.

CLOPÉE (de l'ancien français *cloper*, boiter). — Nom vulgaire de l'arthrite du genou chez le mouton.

CLOU DE RUE (all. *Nageltritt* ; angl. *a nail in the foot*). — Blessure de la sole ou de la fourchette du pied du cheval, déterminée par des corps aigus ou tranchants ; la forme de ces corps, la direction qu'ils prennent, la force avec laquelle ils pénètrent, la nature des tissus qu'ils intéressent, entraînent des lésions différentes, d'autant plus graves qu'elles sont plus anciennes.

ÉTIOLOGIE. — Le corps vulnérant est variable : c'est un clou ordinaire, une pointe, un boulon, etc., un morceau de verre, un tesson de bouteille, ou bien un morceau de bois pointu (*chicot* ou *tacot*), etc. — Certaines causes prédisposantes interviennent dans la fréquence ; tel est, par exemple, le *service* : le clou de rue s'observe fréquemment sur les chevaux travaillant dans les chantiers de construction ou de démolition, sur les chevaux des vidangeurs, des boueurs, sur les chevaux de chasse qui galopent dans les landes recouvertes de bruyères, sur les chevaux de l'armée.

Le corps vulnérant ne pénètre pas avec une égale facilité en tous les points de la surface plantaire : en raison de son inclinaison et de l'épaisseur et de la dureté de sa corne, la sole est rarement atteinte, car le clou, à moins qu'il ne soit fixé verticalement, se replie, glisse à sa surface et va buter contre la fourchette, où il pénètre obliquement ; en général, il s'introduit au niveau de la fourchette ou des lacunes.

SYMPTOMATOLOGIE. — *Considérations anatomiques.* — Quelques considérations anatomiques préliminaires sont nécessaires. A la face plantaire du pied, deux os, la troisième phalange et le petit os sésamoïde, sont réunis par un petit ligament interosseux que tapisse inférieurement la gaine synoviale de l'articulation. Au-dessous de ces deux os, on trouve la portion épanouie du tendon perforant venant s'insérer sur la crête semi-lunaire qui sépare les faces postérieure et inférieure du troisième phalangien ; ce tendon glisse sur le petit os sésamoïde par l'intermédiaire d'une synoviale, la *petite gaine sésamoïdienne* interposée entre eux. Au-dessous, on rencontre le coussinet plantaire, sorte de coin charnu, qui remplit l'excavation de la face inférieure de la troisième phalange et qui est soudé latéralement avec les fibro-cartilages latéraux. Enfin, au-dessous, tapissant toute la face inférieure du pied, se trouve le tissu velouté, membrane de chair, qui

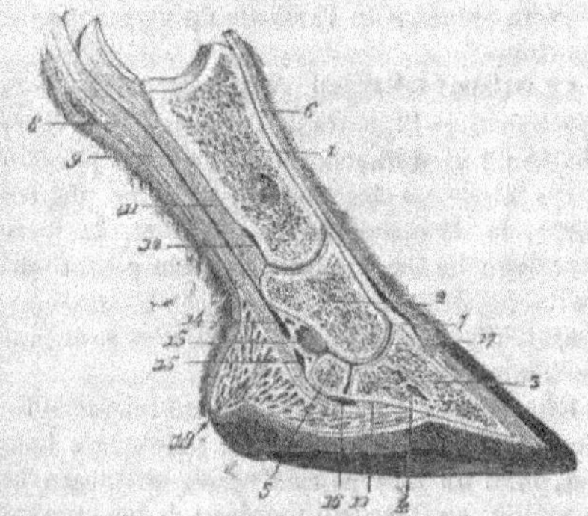

Fig. 351. — Coupe longitudinale et verticale de la région digitée du cheval, montrant la disposition des synoviales articulaires et tendineuses.

1, 2, 3, première, deuxième et troisième phalanges. — 4, sinus semi-lunaire de cette dernière. — 5, petit sésamoïde. — 6, tendon de l'extenseur antérieur des phalanges. — 7, son insertion à la troisième phalange. — 8, tendon du perforé. — 9, tendon du perforant. — 10, son insertion à la troisième phalange. — 11, ligaments sésamoïdiens inférieurs. — 12, cul-de-sac postérieur de la première synoviale interphalangienne. — 13, id., de la deuxième. — 14, cul-de-sac inférieur de la grande gaine sésamoïdienne. — 15, cul-de-sac supérieur de la petite gaine sésamoïdienne. — 16, cul-de-sac inférieur de la même. — 17, coupe du bourrelet — 18, coupe du coussinet plantaire. (Chauveau et Arloing.)

est elle-même recouverte par la corne de la sole et de la fourchette (fig. 351).

Symptômes du clou de rue en général. — Les symptômes du clou de rue sont *locaux* et *fonctionnels*.

Les symptômes fonctionnels consistent : 1° en une claudication plus ou moins intense, suivant l'ancienneté, la gravité des lésions, la sensibilité du cheval : c'est cette boiterie qui, en général, attire l'attention ; elle peut apparaître aussitôt que l'animal prend le clou, ou bien elle s'établit lentement, à mesure que les altérations plantaires progressent ; 2° en une position particulière du membre malade, dont l'appui se fait en pince, l'animal étant au repos.

Si on examine le pied, on peut se rendre compte des symptômes locaux : parfois on peut encore trouver le corps étranger implanté dans les tissus ; souvent il a disparu, est tombé, ou bien, entièrement enfoncé dans le pied, il échappe à la vue ; mais d'autres signes mettent sur la voie de la lésion : si l'accident remonte à plusieurs jours, le pied est chaud, sensible ; en parant légèrement la corne, on trouve facilement le trajet duquel s'écoule souvent un liquide purulent, grisâtre, de mauvaise odeur ; le sondage de la plaie, fait avec précaution, indique la direction et la profondeur du trajet.

Symptômes des différentes sortes de clou de rue. — Par les données anatomiques, on peut se rendre compte de la gravité variable des lésions suivant l'endroit où le clou a pénétré. C'est ce qui fait la distinction en blessure de la *zone antérieure*, en avant d'une ligne transversale passant par la pointe de la fourchette ; blessure de la *zone moyenne*, qui intéresse les tissus compris entre cette ligne et une autre parallèle passant à la limite du tiers postérieur du pied ; enfin blessure de la *zone postérieure*.

1° Le clou dans la zone antérieure a pu blesser le tissu velouté et la troisième phalange. L'accident, peu grave, s'accompagne de symptômes peu accusés ; souvent la cicatrisation s'opère sans aucune intervention. Mais si le corps vulnérant était souillé, il se produit une inflammation de la chair veloutée, avec nécrose ou ostéite purulente localisée ; la boiterie est accusée ; il s'écoule de la fistule un pus noirâtre ou sanguinolent, d'odeur fétide ; la sonde, introduite dans le trajet, aboutit à une surface osseuse dénudée, dure, rugueuse, ou pénètre dans le tissu osseux ramolli ; la sole est décollée sur une étendue plus ou moins grande. Un traitement approprié a vite raison de ces complications.

2° Dans la zone moyenne, les blessures du tissu velouté et du coussinet plantaire n'offrent pas de gravité en général : parfois la plaie se cicatrise rapidement ; ordinairement la suppuration est peu accusée, la boiterie peu intense ; si la nécrose de la portion vulnérée du coussinet plantaire se produit, la sonde, introduite dans la fistule, d'ailleurs peu profonde, arrive sur une escarre molle ; si on n'intervient pas, la suppuration peut s'étendre de proche en proche, envahir les fibro-cartilages, gagner le perforant, décoller la fourchette, etc. — Si le corps vulnérant souillé atteint l'expansion terminale du perforant ou *aponévrose plantaire*, celle-ci s'enflamme et la suppuration s'établit, bientôt suivie de nécrose du tendon : dans ce cas, la boiterie est très accusée, le pied est chaud, très sensible, le pus s'écoule abondamment, la fistule est profonde. — Si la petite gaine sésamoïdienne est ouverte et infectée, il y a écoulement de synovie purulente, grumeleuse, et on peut voir une tuméfaction chaude, sensible, du creux du paturon, formée par la distension du cul-de-sac postérieur de la gaine enflammée ; la suppuration peut gagner les parties environnantes, intéresser le petit os sésamoïde et s'accompagner de carie ou de nécrose, ou bien elle peut macérer le ligament interosseux, pénétrer dans l'articulation du pied et déterminer une arthrite suppurée ; les symptômes fonctionnels sont accusés ; le malade souffre beaucoup, perd l'appétit et maigrit. — Le clou peut, après avoir traversé le ligament interosseux, pénétrer dans l'articulation du pied et déterminer rapidement une arthrite traumatique se manifestant par une forte tuméfaction péricoronaire, sur laquelle apparaissent des points fluctuants, qui s'ouvrent et donnent écoulement à du pus synovial ; l'appui du pied malade est supprimé ; le membre est agité par des lancinations continuelles ; on constate une réaction fébrile, de la tristesse, de l'inappétence, un amaigrissement rapide chez le sujet atteint. L'évolution de l'arthrite du pied est celle des arthrites (Voy. ARTHRITE) ; la guérison est rare ; elle est incomplète et l'animal reste boiteux ; généralement, il est abattu avant que des désordres graves ou l'infection purulente aient déterminé la mort.

3° Le clou de rue de la zone postérieure peut intéresser le tissu velouté, le coussinet plantaire, le perforant, les fibro-cartilages, la deuxième phalange. Les lésions de ces divers tissus sont annoncées par les mêmes symptômes que pour les zones antérieure et moyenne.

DIAGNOSTIC. — Il est toujours facile. On peut se rendre compte de la nature des tissus lésés par l'intensité des symptômes, la suppuration, le siège de la lésion et par le sondage. Celui-ci devra être exécuté avec un instrument propre, il exige en outre beaucoup de précaution, pour ne pas blesser les tissus, lors d'un mouvement de défense de l'animal.

PRONOSTIC. — Il varie ; 1° suivant le *siège* de la lésion : le clou de rue des zones antérieure et postérieure est moins grave que celui de la zone moyenne ; le clou de rue est plus grave sur les pieds plats et combles que sur les pieds ordinaires, sur les pieds de devant que sur ceux de derrière ; 2° suivant la *nature* des tissus lésés ; 3° suivant les *qualités* du corps vulnérant ; 4° suivant l'*ancienneté* de l'accident ; 5° suivant les *individus* : le clou de rue est plus grave sur les chevaux de luxe que sur les chevaux de trait.

TRAITEMENT. — I. — Si le clou est superficiel et ne s'accompagne que d'une claudication légère, on se contente de le retirer, d'introduire dans le trajet un peu de liqueur de Villate, de teinture d'iode, d'essence de térébenthine, ou de mettre le cheval au bain ; la cicatrisation s'opère ordinairement sans complication.

II. — Mais si la suppuration s'est établie, lors de clou de rue de la zone antérieure ou postérieure ou des couches superficielles de la zone moyenne (tissu velouté, coussinet plantaire), il est nécessaire d'intervenir.

La sole sera amincie sur toute l'étendue des lésions et on empiétera même sur les parties saines ; puis on débridera la fistule largement, on excisera les lambeaux de tissus mortifiés, ou raginera l'os nécrosé ou carié ; on désinfectera la plaie le plus soigneusement possible et on la saupoudrera d'iodoforme ; puis on la recouvrira d'étoupades crésylées maintenues à l'aide d'éclisses. Cette opération pourra être faite sur l'animal debout.

Les jours suivants, on traitera par des bains antiseptiques, en maintenant chaque jour, pendant une heure, le pied malade dans une solution crésylée à 3 p. 100 ou de sulfate de cuivre à 4 p. 100 ; le pansement sera renouvelé au bout de trois à quatre jours, ou tous les jours, si les bains ne peuvent être donnés. On pourra remettre le cheval en service sitôt que la cicatrisation sera obtenue, en ayant soin de protéger la corne amincie par un fer à plaque.

III. — Lorsque le clou de rue intéresse les couches profondes de la zone moyenne du pied, on peut opérer de même si l'accident est récent, les symptômes peu accusés, la boiterie légère.

La corne est amincie, la fistule est débridée le plus profondément possible, puis on fait dans celle-ci des injections antiseptiques quelconques, ou escarrotiques (liqueur de Villate, chlorure de zinc à 4 p. 10) ; certains auteurs préconisent de laisser à demeure dans la fistule un bâton de nitrate d'argent ou du sublimé en poudre ; on recouvre la plaie d'étoupades crésylées maintenues par des éclisses.

IV. — Mais si le clou de rue est compliqué de nécrose du perforant, de synovite de la petite gaine sésamoïdienne, de nécrose ou de carie du petit os sésamoïde, si l'articulation du pied est atteinte, ces moyens ne réussissent pas en général. On a conseillé également dans ce cas les injections escarrotiques dans la fistule débridée, sa cautérisation potentielle ou actuelle. Il est préférable de recourir immédiatement à l'*opération du clou de rue*.

Il est nécessaire de coucher le malade sur le côté du membre atteint, et d'entraver celui-ci en position croisée au-dessus du jarret ou du genou. On amincit jusqu'à pellicule tout le plancher du sabot, sole, fourchette, barres ; parfois on l'extirpe complètement. — Pour ce faire, on incise la sole, après amincissement, sur tout son pourtour au niveau de la zone commissurale, on introduit la feuille de sauge double, à plat, dans cette incision et on la manœuvre parallèlement à la sole de façon à la décoller du tissu velouté ; on engage ensuite la partie antérieure de la sole dans les mors des tricoises et on tire fortement en arrière tandis qu'un aide avec un instrument mousse favorise la séparation de la corne et de

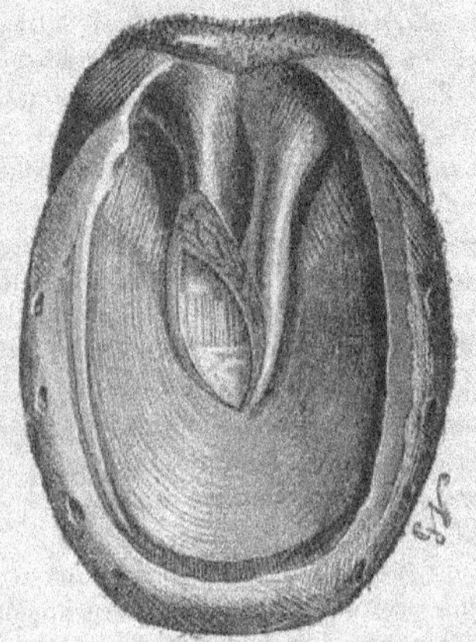

Fig. 352. — Opération partielle du clou de rue.

la chair ; ce mode opératoire permet d'agir plus facilement ensuite, mais il n'est pas recommandable : on cause au patient un excès de douleur inutile ; la corne est longue à se régénérer et il persiste parfois au niveau du tissu velouté une sensibilité siège d'une boiterie. Il est donc préférable de s'en tenir à l'amincissement à fond du plancher du sabot.

Dans l'*opération partielle* (fig. 352), on débride la fistule ; puis, à l'aide des pinces et de la feuille de sauge, on excise en côte de melon les deux bords de la plaie ; on pénètre ainsi jusqu'au

fond du trajet fistuleux ; on enlève les portions de tissu nécrosé ; on excise les îlots mortifiés du perforant ; on rugine la face inférieure du petit sésamoïde, si celle-ci est atteinte, ou bien la face inférieure de la phalange ; on déterge la plaie soigneusement ; on la soupoudre d'iodoforme, on la comble avec de l'ouate hydrophile et on applique un pansement crésylé maintenu par des éclisses. Il est nécessaire d'opérer avec l'antisepsie la plus rigoureuse, sans quoi les complications sont à craindre : synovite suppurée, abcès du creux du paturon, nécrose de l'aponévrose plantaire, arthrite, etc.

L'*opération complète* (fig. 354) comprend, outre l'amincissement ou la dessolure, trois temps principaux, dont nous empruntons la descrip-

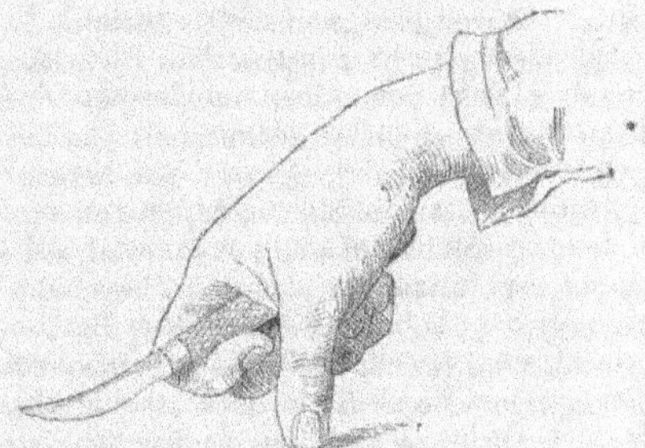

Fig. 353. — Emploi de la feuille de sauge.

tion à la *Thérapeutique chirurgicale* de MM. Cadiot et Almy :

Premier temps : Excision du coussinet plantaire. — Le pied tenu dans l'extension par un aide, sectionnez transversalement le coussinet plantaire près de sa base, avec la feuille de sauge double ; faites la section oblique d'arrière en avant, de la surface du coussinet vers l'aponévrose, en un point tel que cette incision, prolongée dans l'aponévrose, aboutisse sur le bord postérieur de l'os naviculaire ; saisissez avec des pinces ou avec une érigne aiguë la portion antérieure du coussinet et détachez-la en donnant à plat deux coups de feuille de sauge dans les lacunes du pied (fig. 353). Ordinairement la couche profonde du coussinet reste à la surface de l'aponévrose ; excisez-la avec la feuille de sauge et les pinces.

Deuxième temps : Ablation de l'aponévrose plantaire. — Toujours avec la feuille de sauge et en prenant un solide point d'appui, sectionnez transversalement l'aponévrose d'une lacune à l'autre. Profondément, l'instrument doit arriver sur l'os naviculaire, près de son bord postérieur. Divisez ensuite, sur la ligne médiane et en arrière, le lambeau antérieur de l'aponévrose au niveau du sésamoïde ; excisez successivement chaque portion, en la soulevant avec l'érigne aiguë ou des pinces et en la coupant avec la feuille de sauge : la main ayant un point d'appui, achevez d'abord d'un côté la section transversale de l'aponévrose en y

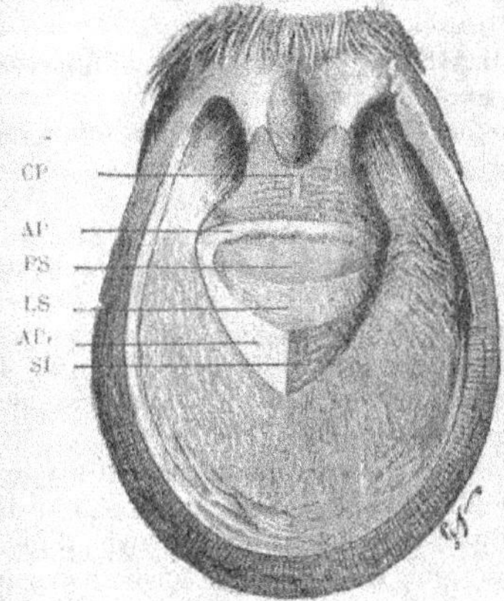

Fig. 354. — Opération complète du clou de rue.

CP, coussinet plantaire. — AP, coupe transversale de l'aponévrose plantaire. — PS, petit sésamoïde. — LS, ligament sésamoïdo-phalangien. — AP', coupe oblique de l'aponévrose plantaire près de son insertion. — SI, surface d'insertion de cette aponévrose.

faisant, vers la crête semi-lunaire, une incision courbe, puis détachez-la de la phalange en rasant la crête semi-lunaire. Mêmes manœuvres pour l'autre portion.

Troisième temps : Rugination des surfaces osseuses. — Avec la curette ou une rénette à gorge étroite manœuvrée à plat, enlevez la couche cartilagineuse qui garnit la face inférieure de l'os naviculaire. Si l'escarre occupe l'insertion de l'aponévrose plantaire, enlevez également les fibres terminales de la portion nécrosée et ruginez la crête semi-lunaire en évitant de blesser le ligament interosseux. — Lorsque les fibres de l'aponévrose sont indemnes à leur insertion, abstenez-vous de ruginer cette crête ; conservez la couche fibreuse qui la recouvre : à l'abri de l'infection, elle se vascularise et granule rapidement (fig. 354).

Pansement. — Irriguez la plaie avec un liquide antiseptique chaud, saupoudrez-la avec de la gaze. Recouvrez ensuite de couches d'ouate la région digitée ; faites l'emmaillotement du pied, en ayant soin de passer sur sa face inférieure des renversés assez nombreux pour exercer là une compression suffisante.

Si vous appliquez un fer, une fois celui-ci fixé et la plaie pansée, disposez sur la région plantaire des couches d'ouate superposées, en commençant par combler les lacunes du pied. Placez ensuite les éclisses longitudinales et la traverse (fig. 355) ; recouvrez les talons d'un plumasseau, puis fixez le pansement par des tours de bande, passant en arrière sur les éclisses et soutenus par les éponges du fer.

Soins post-opératoires. — Les jours suivant l'opération, on fait prendre au pied malade un bain antiseptique. Si la boiterie est peu accusée et les symptômes peu intenses, on peut renouveler le pansement au bout de quatre à cinq jours ; mais si le membre est agité par des lancinations continuelles, si l'appétit est nul, la

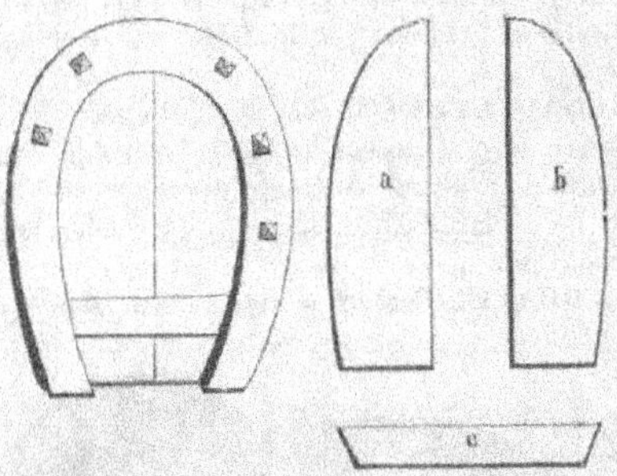

Fig. 355. — Fer à dessolure avec éclisses.

a et b, éclisses longitudinales en tôle. — c, traverse.

claudication intense, des complications sont à craindre et il est indiqué de lever le pansement ; parfois une seconde opération est nécessaire : on peut voir survenir un abcès du paturon qui sera traité par la ponction et le drainage, ou une nouvelle nécrose du perforant, ou bien l'arthrite du pied.

Si l'opération complète a réussi, la plaie est comblée vers la cinquième ou la sixième semaine. Les chevaux de gros trait peuvent être remis en service au bout de deux mois ; il est nécessaire d'attendre plus longtemps pour les chevaux de selle et d'attelage ; ils restent souvent boiteux par suite d'une sensibilité de la cicatrice, du développement de formes coronaires, etc. ; on atténue cette claudication en amincissant la corne et en appliquant un fer à plaque maintenant une étoupade goudronnée, parfois il faut recourir à la névrotomie plantaire.

En général, lors d'opération particlle, les chevaux peuvent être remis en service dès que la plaie est comblée et recouverte de corne; on protège la sole par une plaque de tôle maintenant une étoupade goudronnée.

COALTAR (prononcez *kôl-tar*; de l'angl. *coaltar*, de *coal*, charbon, et *tar*, goudron). — Goudron noir, demi-liquide, d'odeur forte, qui se trouve parmi les produits de la distillation de la houille.

Emploi. — Ce goudron a été expérimenté pour la première fois en 1859 dans le pansement des plaies, mêlé au plâtre.

Mélange désinfectant (Corne et Demeaux).

℞ Plâtre de mouleur......... 100 parties.
  Goudron de houille........ 1, 2, 3 —
Mêlez.

Effets et usages. — S'emploie dans les suppurations, comme antiputride et désinfectant.

COAPTATION (de *cum*, avec, et *aptare*, ajuster). — Moyen qui consiste à replacer dans leur position première les fragments d'un os brisé, ou les surfaces d'une articulation luxée (Voy. Fracture).

COBAYE, *Cochon d'Inde, Cavia porcellus*

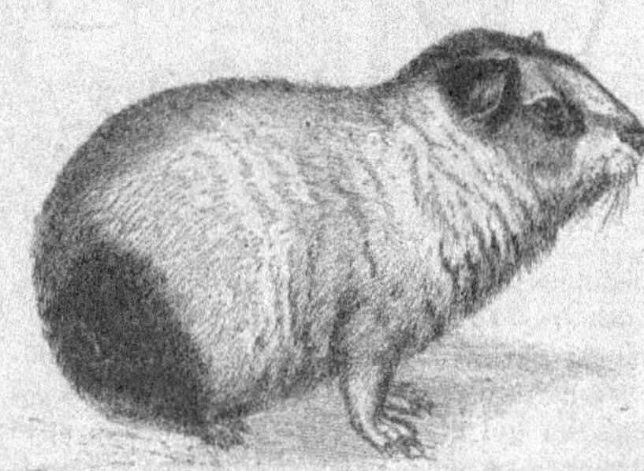

Fig. 356. — Cobaye.

(Linné). — Rongeur de la famille des Cavidés, originaire d'Amérique. — Ses formes sont lourdes et massives; il a vingt dents, quatre doigts aux membres antérieurs et trois aux postérieurs, un petit tubercule en place de queue. — Il a des mœurs douces.

On distingue deux variétés, toutes deux blanches avec des taches brun roux et noir: dans la *variété ordinaire*, les poils sont couchés en arrière; dans la *variété angora*, les poils sont longs et soyeux (fig. 356).

Sa chair est saine et peut servir à l'alimentation. Sa peau est quelquefois employée pour recouvrir des gants ou des chaussures. Ses poils servent pour la fabrication des bourres et des pinceaux. Souvent on l'élève dans l'idée que son odeur chasse les souris, ce qui est une erreur. A cause de sa petite taille, de sa reproduction nombreuse, il est utilisé surtout pour les expériences de physiologie et de pathologie (étude des maladies infectieuses).

COCAÏNE. — Alcaloïde de l'*Erythroxylon coca*, anesthésique local.

Emploi. — S'emploie en lotions, ou en injections hypodermiques.

℞ Solution de chlorhydrate de
    cocaïne.................. 20 parties.
  Eau distillée.............. 100 —

Effets et usages. — Peut être utilisée dans les affections des yeux, de la bouche, de la gorge, de l'urètre.

Dassonville l'a préconisée pour le diagnostic des boiteries à siège inconnu. Il se sert d'une solution à 1 p. 50 stérilisée et chaude. Il fait des injections de 15 centimètres cubes en une seule piqûre, *sur le trajet des nerfs*. Il fait une injection de chaque côté du membre pour les nerfs plantaires. Il résume ainsi ses observations :

1re injection au niveau du médian.

La boiterie *disparaît* : 2e injection de chaque côté du boulet.
— La boiterie *disparaît* : 3e injection (double) au point d'élection de la névrotomie basse.
—— La boiterie *disparaît* : le siège est le pied.
—— La boiterie ne *disparaît pas* : le siège est la 1re phalange.
— La boiterie ne *disparaît pas* : 3e injection (double) au niveau de l'anastomose des plantaires.
—— La boiterie *disparaît* : le siège est la partie inférieure du canon.
—— La boiterie ne *disparaît pas* : la boiterie est entre le tiers supérieur du canon et le tiers supérieur de l'avant-bras. Pour préciser, il y aurait lieu de tenter, dans ce cas, des injections sur le trajet du cubital.

La boiterie ne *disparaît pas* : la boiterie a son siège
  1° Soit à l'épaule.
  2° Soit dans le territoire innervé par le cubital.

COCCIDIES. — Protozoaires se développant par spores (Sporozoaires), et dont le principal type est la *coccidie oviforme* (fig. 357).

Ils se développent en pénétrant dans les cellules épithéliales du foie, des canaux biliaires et de l'intestin des mammifères, en s'enkystant sous forme de masses blanchâtres qui dilatent les conduits biliaires, surtout ceux du lapin, et en donnant naissance à des spores.

Ils déterminent la *coccidiose* ou *psorospermose hépatique*. Les animaux maigrissent et peuvent mourir.

COCHER. — Se dit des oiseaux en général, et surtout du coq, fécondant leurs femelles.

CŒNURE. — Les *cœnures* sont des *cystiques* (Voy. ce mot) dont la *vésicule caudale* donne naissance à des corps multiples, chacun d'eux ne produisant qu'une seule tête; ce sont donc des cystiques polysomatiques et monocéphales.

Ils constituent un groupe secondaire du genre *Ténia*. Dans ce groupe, on trouve le *Ténia cœnure* (*T. cœnurus*), qui vit dans l'intestin grêle du chien et dont la forme cystique est le *Cœnure cérébral* (*Cœnurus cerebralis*), qui se développe dans l'encéphale du mouton et détermine une maladie particulière, le *tournis*.

Les chiens porteurs du ténia cœnure, notamment les chiens de berger, parcourent les pâturages et répandent leurs excréments un peu partout sur l'herbe ; avec ces excréments se trouvent souvent des anneaux de ténia qui renferment des œufs contenant eux-mêmes un embryon ; ces œufs, pourvus d'une coque résistante, peuvent séjourner longtemps dans l'herbe. S'ils sont introduits dans le tube digestif du mouton qui vient brouter, le suc gastrique dissout la coque, et l'embryon est mis en liberté ; à l'aide des crochets dont il est pourvu, il se fraie un passage à travers les parois de l'intestin et gagne, peut-être par la voie des vaisseaux, l'encéphale et parfois la moelle épinière du mouton. Là, il se modifie, perd ses crochets

Dict. vétérinaire.

et se transforme en une vésicule qui s'invagine en de nombreux points, et chaque invagination porte, au bout de trois mois environ, une tête plus ou moins bien développée : le cœnure offre alors l'aspect d'une vésicule membraneuse remplie de liquide et portant

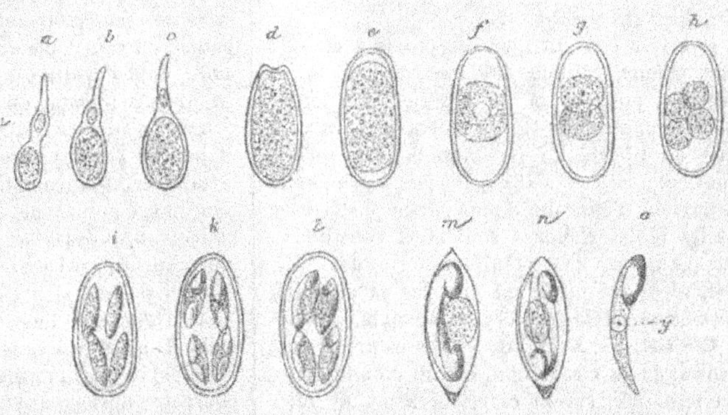

Fig. 357. — *Coccidium oviforme* du foie du Lapin, d'après Balbiani.

a, b, c, jeunes coccidies renfermées dans les cellules épithéliales des canaux biliaires — *a*, noyau de la cellule épithéliale. — *d, e, f*, coccidies adultes enkystées. — *g, h, i, k, l*, développement des spores. — *m*, spore mûre isolée, montrant les deux corpuscules falciformes dans leur position naturelle, avec le noyau de reliquat. — *n*, spore dans laquelle les deux corpuscules sont écartés l'un de l'autre. — *o*, corpuscule falciforme isolé. — *y*, son noyau.

sur la face interne de son enveloppe de nom-

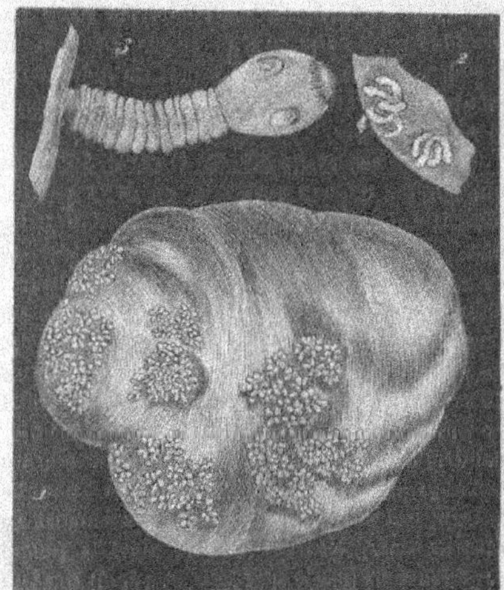

Fig. 358. — Cœnure du mouton.

1, vésicules portant des groupes de têtes ou scolex, grandeur naturelle. — 2, deux groupes de têtes grossis quatre fois. — 3, tête fortement grossie.

breuses têtes de ténia invaginées (fig. 358).

18

Il siège ordinairement au niveau de la séreuse, soit vers les ventricules, soit au niveau de l'encéphale. Les Cœnures existent ordinairement en petit nombre et déterminent l'affection désignée sous le nom de *Tournis* (Voy. ce nom); s'ils sont très nombreux, ils se développent peu et déterminent un tournis aigu qui emporte rapidement les animaux.

Il arrive souvent que l'on donne à manger aux chiens, la tête des moutons morts ou sacrifiés pour cause de tournis; la vésicule pénètre dans l'intestin du chien, disparaît, et met en liberté les nombreuses têtes qu'elle contient; celles-ci s'allongent peu à peu par la formation d'anneaux à leur partie postérieure et les ténias cœnures sont ainsi constitués : chaque anneau de ces ténias renferme des œufs, qui, répandus sur le sol avec les excréments, recommencent le cycle et perpétuent la maladie.

CŒUR. — ANATOMIE. — Le cœur, organe central de la circulation, est un muscle creux ou *myocarde*, revêtu extérieurement et intérieurement par une séreuse (*péricarde, endocarde*). Nous n'étudierons ici que la partie musculaire du cœur.

Configuration extérieure et rapports. — Le cœur a la forme d'un conoïde renversé, aplati d'un côté à l'autre, et dont le grand axe, dirigé obliquement de haut en bas et d'avant en arrière, est légèrement dévié à droite à son extrémité supérieure. — Renfermé dans un sac fibreux, *péricarde*, il se trouve placé dans la poitrine entre les deux lames du médiastin, au niveau des troisième, quatrième, cinquième et sixième côtes.

Configuration intérieure. — Il est divisé, par une épaisse cloison verticale, en deux cavités indépendantes : le *cœur droit*, contient du sang noir, veineux, qu'il reçoit de toutes les parties du corps et qu'il envoie dans les poumons; le *cœur gauche* reçoit ce sang, transformé en sang rouge artériel par son passage à travers les poumons, et l'envoie dans toutes les parties du corps. Chaque cavité est subdivisée en deux poches superposées par un étranglement circulaire, sur lequel s'insère une membrane ou *valvule*, appelée à droite *tricuspide*, et à gauche *mitrale*, qui se soulève à certains moments et obstrue complètement l'ouverture : la poche supérieure s'appelle *oreillette* et reçoit le sang venant au cœur; la poche inférieure est le *ventricule*, qui envoie le sang partant du cœur; la première constitue donc le réservoir de la circulation centripète, et la seconde celui de la circulation centrifuge. Les cavités présentent

sur leur paroi des colonnes charnues ou *piliers*; sur celles des ventricules s'implantent des cordages tendineux qui s'attachent aux valvules et les empêchent de se retourner dans les oreillettes.

Dans le cœur viennent s'aboucher divers gros vaisseaux : dans l'oreillette droite la *veine cave postérieure*, et la *veine coronaire* plus petite; du ventricule droit part l'*artère pulmonaire*, dont l'orifice est garni de trois valvules en nid de pigeon, ou *valvules sigmoïdes*, qui peuvent s'adosser contre la paroi du vaisseau et laisser l'orifice libre, ou bien s'abaisser et fermer celui-ci complètement ; — l'oreillette gauche est percée de quatre à huit orifices, embouchures des *veines pulmonaires* ; du ventricule gauche part l'*artère aorte*, pourvue de trois *valvules sigmoïdes*.

Constitution. — Le cœur est un muscle strié, mais il n'est pas sous la dépendance de la volonté ; son tissu musculaire s'appuie sur une charpente fibreuse disposée en anneaux autour des orifices auriculo-ventriculaires et artériels. Il reçoit des vaisseaux (artères et veines coronaires).

PHYSIOLOGIE. — Le cœur est animé de deux sortes de mouvements, qui s'opèrent suivant un rythme particulier : il se contracte, c'est la *systole*; se relâche, c'est la *diastole*.

On donne le nom de *révolution cardiaque* à tous les phénomènes qui s'accomplissent dans le cœur entre deux positions identiques.

Elle comprend trois *périodes* : 1° *systole auriculaire* ; 2° *systole ventriculaire*, qui coïncide avec la *diastole auriculaire* ; 3° *diastole générale*. Si on examine la marche du sang dans le cœur, on voit que, arrivant dans les oreillettes, il est chassé par leur contraction dans les ventricules ; puis les ventricules entrent en systole : le sang tend à refluer dans les oreillettes qui sont vides, mais il pousse en même temps les valvules auriculo-ventriculaires qui se ferment à la façon d'une soupape; et il est alors chassé dans les artères ; dès que le ventricule entre en diastole, le sang tend à y revenir, mais il en est empêché par les valvules sigmoïdes qui ferment les orifices artériels.

Le nombre des révolutions cardiaques par minute est variable suivant les espèces :

Cheval	36 à 40
Bœuf	35 à 50
Mouton	70 à 80
Chien	100 à 120

Il varie également suivant l'âge des individus:

plus l'animal est jeune, plus les mouvements sont accélérés ; suivant le sexe, suivant l'état de travail ou de repos, suivant la température extérieure, l'état de réplétion des organes digestifs, la tension artérielle, le nombre des mouvements respiratoires (un mouvement respiratoire en général pour quatre révolutions cardiaques), etc. Le nombre et l'intensité des battements du cœur sont surtout modifiés par l'état de santé ou de maladie de l'animal : en général, toutes les affections fébriles s'accompagnent d'une augmentation dans le nombre et la force des mouvements du cœur, et l'intensité de la fièvre est proportionnelle à cette augmentation ; dans les affections chroniques ou les maladies du système nerveux, au contraire, on constate une diminution dans le nombre et la force des battements cardiaques (Voy. Auscultation).

Pathologie. — Nous n'étudierons que les affections du cœur proprement dit (myocarde): l'étude de l'inflammation des séreuses sera faite à leur ordre alphabétique (Voy. Endocardite et Péricardite).

Myocardite ou **Cardite**. — Inflammation du muscle cardiaque.

1° *Myocardite aiguë*. — Étiologie. — Sauf de rares exemples où on a pu l'attribuer à un traumatisme, elle est consécutive à la gourme, à la fièvre typhoïde, aux bronchites et pneumonies infectieuses, à l'infection purulente, à la septicémie, à l'hémoglobinémie, à la morve, à la péricardite, etc.; chez le bœuf, la tuberculose en est la principale cause.

Symptomatologie. — Au début, les symptômes sont masqués par ceux de l'affection causale.

La myocardite aiguë se manifeste par des battements du cœur violents, un pouls fort, irrégulier. Puis les battements s'affaiblissent, se précipitent, deviennent irréguliers : la systole est longue ; les bruits sont atténués : parfois on entend un léger souffle systolique ; le pouls est filant, irrégulier, à peine perceptible. Le cœur ne fonctionnant plus normalement, il se produit de la stase sanguine dans les poumons, le foie, les reins, le système nerveux, et on voit survenir diverses complications : le poumon peut être engoué à un point tel que la dyspnée est extrême et que l'asphyxie survient. La mort arrive par arrêt du cœur. Si la maladie tend vers la résolution, les symptômes s'amendent au bout de six à huit jours : les battements deviennent plus forts, le pouls est plus régulier et devient perceptible.

Anatomie pathologique. — Le cœur est hypertrophié, de couleur jaunâtre ; il est mou, friable et infiltré. Sa coupe présente de nombreuses taches ecchymotiques ; les fibres musculaires sont gonflées, quelques-unes sont dégénérées. — Parfois des abcès du volume d'une noix sont rencontrés dans les parois du cœur ; d'autres fois la suppuration est disséminée.

2° *Myocardite chronique* ou *scléreuse* ou *Cirrhose cardiaque*. — Étiologie. — Elle est consécutive à l'intoxication lente de l'organisme par les toxines élaborées dans le cours d'une maladie infectieuse (gourme): Cadiot l'a vue se produire à la suite d'une thrombose parasitaire de l'artère coronaire ; elle peut être déterminée par la propagation d'une endocardite valvulaire ou par une périartérite des vaisseaux du cœur.

Symptomatologie. — Très peu accusés, les symptômes passent inaperçus : les battements sont faibles ; le pouls est irrégulier et peu accusé ; la dyspnée survient sous l'influence du moindre travail ; à la suite d'un effort violent, les malades peuvent succomber par asphyxie ou par syncope cardiaque.

Anatomie pathologique. — Le cœur est hypertrophié, ses cavités sont réduites ; le tissu musculaire est noyé dans un tissu fibreux abondant qui forme sur la coupe des taches blanchâtres ; on rencontre souvent des plaques fibreuses sur l'endocarde, les valvules et le péricarde pariétal ; ces plaques envoient des prolongements dans le myocarde ; la plupart des fibres musculaires ont subi la dégénérescence graisseuse.

Diagnostic. — La myocardite doit être soupçonnée dans toutes les maladies infectieuses. On la diagnostiquera par l'arythmie cardiaque et les caractères du pouls. On la différenciera de l'endocardite par l'absence des souffles caractéristiques de cette affection; il est plus difficile de la distinguer de la péricardite.

Traitement. — On stimule le cœur par les excitants diffusibles : vin, alcool, acétate d'ammoniaque ; on le régularise par la caféine, la digitale ; on administre des diurétiques pour éliminer les toxines de l'organisme.

Hypertrophie du cœur. — Augmentation de dimension des cavités avec épaississement des parois.

Étiologie et pathogénie. — C'est une lésion secondaire, consécutive à un ralentissement dans l'écoulement sanguin par suite d'un obstacle siégeant en un endroit quelconque du système vasculaire : le sang ainsi arrêté s'accumule dans les oreillettes et ventricules qui se dilatent, et le myocarde, devant faire un effort plus considérable pour chasser cette masse sanguine plus grande, s'hypertrophie.

L'hypertrophie s'observe à la suite d'altérations de l'organe lui-même, rétrécissement ou insuffisance valvulaires, endocardite chronique, etc.; à la suite de lésions artérielles et particulièrement de l'aorte; consécutivement à des efforts musculaires violents et prolongés (chevaux de courses), à la néphrite chronique; aux affections du poumon, particulièrement à la bronchite chronique, à l'emphysème; aux affections des plèvres; à la gestation (dans ce cas le cœur revient à son état normal après la parturition); parfois elle est due à des troubles de l'innervation du cœur (palpitations nerveuses); chez le bœuf, on constate l'hypertrophie dans la tuberculose; chez les chiens de meute, où elle est fréquente, l'affection peut être déterminée par des excitations génésiques répétées.

Symptomatologie. — Les symptômes dépendent surtout de la *dilatation* de l'organe (Voy. ce mot); cependant on peut constater à la palpation des battements du cœur violents; les bruits sont forts, parfois dédoublés et peuvent s'accompagner de bruits de souffle, lorsque les valvules sont altérées; le pouls est plein et dur; la zone de matité cordiale a augmenté.

Anatomie pathologique. — Le cœur est hypertrophié : chez le cheval de taille moyenne, son poids est supérieur à 4 kilos ; tantôt l'hypertrophie siège sur tout le cœur, tantôt sur un des ventricules. Le tissu musculaire peut présenter les signes de la dégénérescence graisseuse ou ceux de la sclérose interstitielle.

Traitement. — Le traitement doit être surtout hygiénique : on empêchera le surmenage du cœur, en évitant les courses prolongées à allures vives, en traitant l'affection causale ; on donnera une bonne nourriture et on administrera de la digitale, à doses modérées et espacées, ou bien de l'acide arsénieux.

Dilatation du cœur. — Augmentation de volume des cavités du cœur avec amincissement des parois.

Étiologie. — Elle reconnaît à peu près les mêmes causes que l'hypertrophie : elle est consécutive à la myocardite chronique, l'endocardite, l'emphysème, la bronchite chronique, les pneumonies aiguës et chroniques, les lésions de l'aorte, les modifications dans la circulation intestinale, les affections du foie, etc. Dans diverses maladies infectieuses, elle se produit par une diminution de tonicité du myocarde qui se laisse dilater par une pression sanguine normale.

Chez le bœuf et le chien, elle est une complication fréquente de la tuberculose ; chez ce dernier, elle est consécutive à la strongylose du cœur droit et des artères pulmonaires (Cadéac).

Symptomatologie. — Les symptômes consistent en une augmentation de la zone de matité ; les battements sont faibles, à peine perceptibles ; les bruits ont un tintement métallique, sont parfois dédoublés et peuvent s'accompagner d'un souffle systolique dû à l'insuffisance d'une valvule auriculo-ventriculaire ; le pouls est faible, quelquefois intermittent, on peut constater un pouls veineux sur les jugulaires ; en outre, on voit l'hydropisie des séreuses, et l'infiltration des parties déclives.

Les troubles fonctionnels résultent de ce que, le cœur étant trop faible pour pousser le sang dans les artères, ce liquide s'accumule dans les veines. Ils consistent en une congestion des divers organes et une inflammation chronique consécutive : la stase sanguine dans le poumon détermine de la dyspnée, un essoufflement rapide ; la congestion du foie produit le *foie cardiaque* ; celle des vaisseaux de l'intestin un catarrhe intestinal chronique ; celle des reins amène la néphrite interstitielle, de l'anurie et de l'albuminurie.

Ce n'est qu'à la longue et par la persistance de la cause que l'on voit survenir ces complications qui amènent la mort.

Anatomie pathologique. — Les parois sont amincies et les orifices valvulaires agrandis; souvent la dilatation ne porte que sur le ventricule droit.

Traitement. — On recommandera un travail modéré ou le repos complet et une bonne alimentation; on administrera des purgatifs et des diurétiques, ainsi que des toniques et de la digitale à dose modérée.

Dégénérescence graisseuse. — Étiologie. — Elle est secondaire à une maladie : endocardite, péricardite, myocardite, altérations des artères coronaires ; elle est particulièrement fréquente dans les maladies infectieuses : gourme, fièvre typhoïde, tuberculose, et dans l'intoxication par l'arsenic, l'émétique.

Symptomatologie. — Les symptômes, peu significatifs, sont ceux de la dilatation cardiaque et de la myocardite : augmentation de la zone de matité cordiale; affaiblissement des battements ; bruits peu distincts ; pouls petit, irrégulier, intermittent; pouls veineux aux jugulaires; œdèmes aux parties déclives; dyspnée, essoufflement et faiblesse; on a signalé quelques cas d'étourdissement et d'immobilité dus à l'anémie cérébrale.

ANATOMIE PATHOLOGIQUE. — Parfois la graisse est accumulée à la base du cœur et dans les sillons coronaires; le plus souvent, la surface du cœur est parsemée de taches de couleur jaune ou orangée qui s'étendent plus ou moins dans l'épaisseur du myocarde, qui est friable. Les fibres musculaires, infiltrées de granulations graisseuses, ont perdu leur striation.

TRAITEMENT. — Il est nul.

Ossification des oreillettes. — Elle a pour causes la vieillesse, l'endocardite chronique, la morve, etc. Elle ne s'accuse par aucun signe clinique et est compatible avec la santé. Elle consiste en des noyaux osseux répartis ordinairement sur l'oreillette droite.

Angine de poitrine. — « Comparée à la claudication qui résulte de la thrombose des *artères iliaques*, *l'angine de poitrine* est caractérisée par des *crises paroxystiques* soudaines, accompagnées d'angoisse, d'affaiblissement du cœur, déterminées par la *sténose des coronaires* et l'*ischémie du myocarde* (1). »

Cette affection est excessivement rare sur les animaux domestiques, et, si elle existe, elle est toujours mortelle. Nous n'en connaissons pas d'exemples bien circonstanciés.

Rupture du cœur. — Elle se produit sur un organe, affaibli par la dégénérescence graisseuse, ou la dilatation des cavités avec amincissement des parois; on l'observe à la suite d'efforts violents, après des sauts, des chutes, des traumatismes de la région ou consécutivement à l'accouplement; chez le bœuf, la rupture se produit à la suite d'échinococcose du cœur ou de péricardite traumatique.

L'animal, pris de tremblements convulsifs, s'arrête, chancelle et tombe en poussant un cri aigu; la respiration devient longue, profonde; les yeux pirouettent; les muqueuses pâlissent; les membres s'agitent; la mort survient.

À l'autopsie on trouve du sang épanché dans le péricarde; la déchirure siège généralement sur un ventricule.

Anomalies du cœur. — Les *changements de position* du cœur sont congénitaux (*ectopie*) ou dus soit à l'augmentation de son volume, soit à sa compression par des liquides épanchés dans la poitrine ou par des tumeurs, etc.

On peut constater des *défectuosités* congénitales graves : *l'atrophie du cœur tout entier*, *l'atrophie de certaines valvules*, les *modifications des dimensions des orifices*, etc ; une défectuosité intéressante est la *persistance du trou de Botal*, coïncidant souvent avec la *persistance du canal artériel*. — Elle est due à la *formation incomplète de la cloison ventriculaire*. Au repos on ne constate qu'une légère coloration des muqueuses et un bruit anormal de souffle, surtout au premier temps; mais, après le plus petit exercice, elle occasionne de la cyanose, les battements du cœur sont très accélérés et irréguliers, les bruits deviennent plus intenses, la respiration est difficile et gênée, il se produit de la dyspnée, et parfois de la syncope, souvent l'arrière-train est pris d'un tremblement nerveux. Cette lésion, incurable mais pouvant persister plusieurs années après la naissance, rend l'animal impropre à tout service.

Les *monstruosités* sont en général incompatibles avec la vie : telles sont l'*acardie*, la *bicardie*, le *cœur à un ou trois ventricules*, l'*absence de péricarde*, etc.

Tumeurs. — Leur nature est variable : sarcomes, sarcomélanomes, carcinomes, épithéliomes, myxomes, etc. Elles siègent en un endroit quelconque du myocarde, ou sur la cloison interauriculo-ventriculaire; elles font saillie dans le péricarde ou dans les cavités; parfois elles existent dans l'épaisseur même du muscle. Elles déterminent la gêne de la circulation, l'hydropisie des séreuses, des infiltrations cutanées, de la dyspnée.

Parasites. — Les *cysticerques* du bœuf et du mouton vivent dans le myocarde comme dans les autres muscles; il en est de même de la *trichine* du porc; des *strongles*, *filaires*, peuvent être rencontrés dans les vaisseaux coronaires; on a signalé l'*échinococcose* du cœur chez le cheval et surtout chez les ruminants. Ces parasites, s'ils ne sont pas nombreux, ne sont généralement pas soupçonnés sur l'animal vivant.

CŒUR (LE). — Maniement pair, commun aux deux sexes, situé à peu près à la place qu'occupe le cœur. Il est au-dessous et à quelque distance du *paleron*, en arrière du contre-cœur, en arrière et vers le milieu de la masse musculaire olécrânienne. Il ne renferme pas de ganglion lymphatique (Goubaux).

COINS (all. *Eckzahn*). — Les plus externes et les plus courtes des dents incisives du

---

(1) Cadéac, *Pathologie interne des animaux domestiques*, 1 vol., Paris, 1897, p. 311.

cheval. Elles sont au nombre de deux à chaque mâchoire (Voy. AGE).

COÏT (MALADIE DU). — Voy. DOURINE.

COLCHIQUE D'AUTOMNE (*tue-chien, tue-loup*). — Colchicacée indigène. Les parties actives sont la *vératrine* et la *colchicine*.

EMPLOI. — A l'extérieur, en frictions sous forme de teintures ; à l'intérieur, en breuvages ou à l'état d'oxymel.

DOSES.

Grands animaux.......	4 à 12 grammes.
Moyens animaux......	1 à 3 —
Petits animaux........	10 à 25 centigr.

EFFETS ET USAGES. — Irritant, diurétique. Ses préparations sont employées contre les engorgements, les hydropisies, les affections rhumatismales.

COLIQUES (all. *Colik, Kolik, Darmgicht, Darmschmerz* ; angl. *colic* ; ital. *colica* ; esp. *colico*). — On désigne sous le nom de *coliques* une douleur vive ayant son siège dans la cavité abdominale et se traduisant par des mouvements anormaux et désordonnés de l'animal.

Les coliques ne constituent pas une maladie ; elles sont la manifestation extérieure d'altérations diverses du tube digestif (*coliques vraies*) ou bien des autres organes de l'abdomen, foie, reins, utérus, vessie (*coliques fausses*) ; dans le langage courant, on confond la maladie avec le symptôme et on donne le nom de coliques à toutes les affections des organes abdominaux et pelviens.

Les coliques vraies sont extrêmement fréquentes sur le cheval : sur 100 chevaux affectés de maladies internes, 30 à 40 sont atteints de coliques. Leur gravité, variable suivant les cas, est toujours grande, puisque 10 à 15 p. 100 des chevaux atteints succombent (1).

Coliques vraies du cheval en général. — ÉTIOLOGIE. — *Causes prédisposantes.* — La disposition anatomique de l'estomac et de l'intestin du cheval rend les coliques plus fréquentes et plus graves chez lui que chez les autres animaux : la faible capacité de l'estomac fait que les aliments n'y séjournent pas et passent rapidement dans l'intestin, long, étroit, flexueux, à parois faibles, qui accomplit presque en entier l'acte de la digestion ; l'insertion particulière de l'œsophage sur l'estomac rend le vomissement impossible et empêche l'évacuation du trop-plein gastrique.

Les chevaux de gros trait, qui mangent beaucoup en peu de temps, sont prédisposés aux coliques.

Elles sont plus fréquentes par les temps chauds, orageux, qui favorisent l'atonie du tube digestif.

Les jeunes chevaux sont généralement atteints de coliques vermineuses ; les adultes, de coliques par congestion ou indigestion ; les vieux, de coliques par obstruction intestinale.

Causes occasionnelles et déterminantes. — Le *refroidissement* joue un rôle, soit que son action s'exerce directement sur l'intestin par suite de l'ingestion d'aliments couverts de rosée, de givre, de neige, ou par suite d'ingestion d'eau froide ; soit que son action indirecte se fasse sentir sur la peau, en refoulant le sang vers l'intestin.

L'*alimentation* a un rôle prépondérant : les chevaux qui mangent trop, ceux qui sont nourris d'aliments de digestion difficile (son sec, seigle, fourrages hachés trop menu, trèfle incarnat), d'aliments altérés ou renfermant des plantes toxiques (renoncule, colchique, euphorbe) ou narcotiques (morelle, douce-amère), de fourrages verts humectés par la rosée et distribués en abondance surtout par des temps chauds (dans ce cas il se produit dans l'intestin un dégagement gazeux abondant et un ballonnement considérable), d'aliments trop excitants (avoine nouvelle, blé nouveau) sont sujets aux coliques ; le tic, avec déglutition d'air, produit également le ballonnement et des coliques ; l'abstinence prolongée détermine des *coliques de faim*.

L'*ingestion de sable*, de terre, contenus dans les aliments ou ingérés entre les repas par suite de pica, détermine des *coliques de sable*, fréquentes sur les chevaux en campagne ou sur les poulains aux pâturages.

Le *travail* exagéré aussitôt après le repas est une cause de coliques : la circulation très active dans les muscles y appelle le sang de l'intestin, et la digestion s'arrête.

L'*atonie du tube digestif*, sur les chevaux âgés ou nourris avec des aliments indigestes, rend la digestion lente, les matières s'accumulent dans l'intestin, le durcissent et l'obstruent.

Les *obstacles mécaniques* au libre cours des aliments sont une cause assez fréquente : corps étrangers (calculs, égagropiles, sable, gravier, terre), changements de forme et de rapport de l'intestin (rétrécissement, invagination, hernie, volvulus), tumeurs et altérations de la muqueuse (sécheresse, entérite, ulcérations).

(1) Cette étude est faite d'après les *Maladies de l'appareil digestif chez les animaux*, par G. Butel.

Enfin les *parasites* (gastrophiles, ascarides, ténias, oxyures, sclérostome armé) agissent soit en obstruant la lumière de l'intestin, soit en altérant la muqueuse, soit en provoquant des troubles circulatoires (anévrysme de la grande mésentérique).

SYMPTOMATOLOGIE. — Les coliques débutent soudainement : au travail, le cheval paraît indolent, puis s'arrête et cherche à se coucher ; s'il est à l'écurie, il cesse de manger, est triste, inquiet, à bout de longe. Puis il s'agite, gratte le sol de ses membres antérieurs, se frappe le ventre avec un membre postérieur, regarde son flanc, agite la queue ; il fléchit ses membres, se couche avec précaution puis se relève : si la douleur est plus vive, il tombe sur le sol en faisant entendre un gémissement, reste étendu, les membres raides, semble somnoler, puis tout d'un coup il se roule violemment, se relève, se couche de nouveau, se relève sans cesse. — Les mouvements qu'il exécute ainsi coïncident avec une exacerbation de la douleur, avec les *accès* ; ceux-ci ont une durée variable ; parfois ils sont très rapprochés ; leur intensité dépend d'un grand nombre de causes, du tempérament du malade, de la nature de l'affection : dans certains cas ils sont très violents (*coliques violentes*), dans d'autres ils sont peu accusés (*coliques sourdes*). — Le cheval peut prendre des positions particulières, surtout dans les coliques provoquées par un déplacement de l'intestin : il se couche en *sphinx*, les membres antérieurs allongés ; ou bien il se met *à genoux*.

L'appétit a disparu : quelquefois, lors de coliques intermittentes, le cheval mange un peu dans l'intervalle des accès ; la digestion est arrêtée ; les gaz s'accumulent dans l'intestin (*météorisation*) ; la constipation survient ; on peut observer des nausées ou de violents efforts de vomissement.

Le cheval se campe fréquemment, sans uriner. La circulation et la respiration sont accélérées ; les oreilles et les extrémités sont froides ; la peau est couverte de sueurs en certains endroits ; les reins sont insensibles.

Ces symptômes persistent rarement plus de douze heures ; cependant les coliques intermittentes peuvent persister plusieurs jours.

La guérison est annoncée par la disparition subite des douleurs ; le cheval reste plus longtemps couché sans remuer, puis se relève, urine abondamment, expulse des crottins et des gaz par l'anus et se remet à manger ; les reins deviennent sensibles, la peau et les extrémités récupèrent leur chaleur normale.

La terminaison mortelle est précédée de mouvements désordonnés extrêmement violents, la physionomie prend un aspect caractéristique, les naseaux sont largement dilatés, la peau de l'extrémité du chanfrein se fronce, les lèvres se rétractent, les yeux agrandis montrent une pupille largement dilatée, le pouls est petit, filant, les battements du cœur sont tumultueux, la respiration est haletante ou irrégulière, les muqueuses sont décolorées, les extrémités sont froides, la peau est couverte de sueurs. Puis l'animal se couche, reste un certain temps sans remuer, et meurt dans le coma. — La mort survient par déchirure de l'estomac, par rupture ou gangrène des parois de l'intestin, par hémorragie, par épuisement nerveux, par intoxication de l'organisme due aux matières solubles (toxines) sécrétées par les microbes au niveau de la muqueuse congestionnée, etc.

COMPLICATIONS. — La *météorisation* ou *ballonnement* est causée par la production exagérée de gaz et l'atonie des parois intestinales qui se laissent dilater, ou par l'obstruction de l'intestin.

La *surcharge alimentaire* est aussi une conséquence de l'arrêt de la digestion.

La *rupture de l'estomac* s'accompagne de vomissements s'il y a déchirure des fibres du *cardia* ; elle se produit tout le long de la grande courbure de l'organe, lorsque l'estomac est énormément distendu par les matières alimentaires dures qu'il renferme ; elle est favorisée par les altérations des parois : gastrite, tumeurs, ulcères, abcès ; elle est annoncée par la disparition subite de la douleur et par l'état de prostration extrême du malade, le pouls est filant, la respiration haletante, bruyante aux naseaux ; la mort survient à brève échéance (douze à trente-six heures). — Parfois la déchirure est incomplète et la muqueuse reste intacte ; elle s'annonce par la tristesse, l'inappétence, la constipation et des éructations fréquentes.

L'*étranglement de l'intestin* est produit par une invagination, un volvulus, un étranglement proprement dit ou une hernie.

DIAGNOSTIC DIFFÉRENTIEL DES DIVERSES COLIQUES. — Les coliques par *congestion intestinale*, ou *coliques de sang*, ou *apoplexie intestinale*, se manifestent subitement par des mouvements désordonnés du malade, qui a perdu tout instinct de la conservation : il fléchit sur ses jarrets durant la marche et jette sa croupe en avant et à droite ; le pouls fort et accéléré au début, devient petit, puis imperceptible lors d'hémorragie; les muqueuses sont d'abord pâles, puis s'injectent et pâlissent à nouveau si l'entérorragie se produit. La mort arrive parfois très rapidement.

Les coliques dues à un *étranglement*, ou coliques du *miserere* chez l'homme, s'accusent au début par une douleur modérée, qui bientôt augmente, devient très intense et prend les caractères de la congestion intestinale; les accès sont souvent rémittents. Puis le malade exécute avec sa tête et son encolure des *mouvements d'encensoir*, et il prend de temps à autre des poses particulières qui semblent diminuer la douleur : il se place dans la position du *chien assis*, ou bien il se *met à genoux*, ou bien il se couche en *sphinx*; le ventre est douloureux à la palpation; l'exploration rectale permet parfois de reconnaître le siège et la nature de l'étranglement. La mortification de l'intestin est annoncée par un mieux apparent, par la suppression des douleurs, et la mort arrive en douze à trente-six heures.

Les *coliques par indigestion stomacale* apparaissent après un repas copieux et souvent pendant le travail; peu violentes elles s'accompagnent d'un léger ballonnement du flanc gauche, et de dyspnée plus ou moins intense; on observe des bâillements, des éructations, des nausées; le vomissement indique presque toujours une rupture de l'estomac.

L'*indigestion intestinale* ou *indigestion gazeuse*, ou *tympanite*, ou *météorisme*, se manifeste quelques heures après le repas par des coliques peu intenses, par un ballonnement rapide du flanc droit et par une dyspnée très accusée.

Les *coliques d'indigestion intestinale chronique* sont toujours intermittentes ; les accès espacés et peu accusés, se produisent à la suite d'ingestion d'aliments solides : les aliments durcis s'accumulent peu à peu en un point de l'intestin et on voit apparaître le *météorisme*, le ballonnement du flanc droit, et la constipation; l'exploration rectale permet parfois de reconnaître le siège de l'obstruction ; la mort arrive souvent en quatre à huit jours.

Les *coliques par corps étrangers* de l'intestin ont une symptomatologie analogue : accès intermittents, peu intenses; puis ballonnement, constipation et violents efforts expulsifs.

Les *parasites* de l'intestin, lorsqu'ils sont en grand nombre, occasionnent des coliques intermittentes modérées ; l'animal est maigre et son appétit est capricieux; ses excréments renferment souvent des vers.

Les coliques dues à l'*inflammation de la muqueuse intestinale* (*entérite*), apparaissent aussitôt après les repas ou au moment de la défécation; elles sont sourdes, intermittentes, et s'accompagnent des symptômes ordinaires de l'entérite.

Les *coliques de faim* s'observent sur les chevaux de l'armée surmenés, qui n'ont pas mangé depuis longtemps ; le cheval est abattu, son ventre est levretté; elles disparaissent rapidement après l'administration de barbotages clairs.

Enfin les coliques de *péritonite*, de *pleurésie*, d'*hépatite*, de *néphrite*, de *cystite*, de *métrite* sont facilement diagnostiquées par les signes cliniques de ces diverses affections.

Nous ne ferons que mentionner les coliques qui précèdent la *parturition* ou sont consécutives aux opérations chirurgicales douloureuses (castration).

PRONOSTIC. — Les coliques du cheval sont en général graves; la gravité varie cependant avec la nature de la cause, l'étendue des lésions, le service et le tempérament du cheval, etc. La mortalité atteint 8 p. 100 sur les malades soumis à une bonne hygiène; elle peut s'élever à 40 p. 100 sur les gros chevaux, utilisés pour un travail pénible, auxquels on ne laisse que peu de temps pour digérer de grandes quantités d'avoine.

TRAITEMENT. — Le *traitement prophylactique* réside dans la stricte observation des règles d'une bonne hygiène, ou tout au moins en l'atténuation des diverses causes de coliques.

Le *traitement curatif* est variable suivant la nature, d'où l'indication de poser le plus tôt possible le diagnostic différentiel.

1° Lorsque les coliques sont *légères*, elles disparaissent facilement par des moyens simples : promenade, bouchonnage du malade, lavements et breuvages.

2° Si elles sont *intenses*, on interviendra de diverses façons.

La *saignée* doit être réservée pour la congestion intestinale intense.

La *révulsion* externe donne de bons effets : elle est obtenue par des frictions sèches (avec un bouchon de paille), sinapisées (farine de moutarde, un demi-litre ; eau, 2 à 3 litres), par le vinaigre chaud, l'alcool, l'essence de térébenthine (celle-ci devra être réservée pour les chevaux peu nerveux et à peau épaisse), ou bien par application d'un sinapisme sous le ventre et la poitrine.

Les *lavements* conviennent surtout au début;

avant d'administrer un lavement, on fera la vidange du rectum, soit avec la main, soit en injectant 3 à 5 grammes de glycérine. La composition des lavements est variable : eau de son, de graine de lin, de mauve, eau contenant en dissolution du savon vert, du sulfate de soude ; les lavements excitants sont obtenus en délayant une poignée de farine de moutarde dans 1 ou 2 litres d'eau ; les narcotiques en ajoutant une cuillerée à soupe d'éther à un litre de lait. Les lavements tièdes sont mieux gardés que les froids. On donne ces lavements en nombre variable (trois à quatre) à dix ou quinze minutes d'intervalle. — On peut également calmer les douleurs en volatilisant 30 à 50 grammes d'éther dans le rectum.

On a préconisé les *douches rectales* avec l'eau froide (15 à 20 litres) pour combattre l'atonie de l'intestin.

Comme *breuvages calmants*, on donne : laudanum de Rousseau (20 à 30 grammes), ou teinture d'opium (10 à 15 grammes), ou asa fœtida, camphre, éther sulfurique (15 à 20 grammes de chaque), ou élixir calmant de Lebas (100 à 200 grammes) ; on administre ces divers médicaments dans un litre d'eau ou mieux dans un litre d'une infusion de tilleul ou de camomille.

Les *excitants* sont : café noir (125 grammes), ou alcool (250 grammes), administrés dans un litre d'eau chaude ou d'infusion de tilleul ; essence de térébenthine (40 à 50 grammes), donnée dans l'huile ou le mucilage.

Pour les *injections hypodermiques* on emploie : l'*azotate de pilocarpine* (10 à 20 centigrammes) en dissolution dans 5 à 10 centimètres cubes d'eau ; le *sulfate d'ésérine* (3 à 6 centigrammes) dans 5 à 10 centimètres cubes (faire plusieurs injections à une heure d'intervalle, éviter de faire une injection forte avec 10 à 15 centigrammes d'ésérine) ; l'*azotate de pilocarpine et sulfate d'ésérine* (5 centigrammes de chaque) ; le *chlorhydrate d'arécoline* (5 à 10 centigrammes) ; le *sulfate de vératrine* (5 à 10 centigrammes). — On utilise surtout la *pilocarpine*, qui convient particulièrement dans les coliques d'indigestion, et l'*ésérine*, qui réussit bien dans les coliques de congestion. Malheureusement celle-ci, ainsi que la vératrine et l'arécoline, déterminent souvent des contractions violentes de l'estomac et de l'intestin et leur déchirure consécutive : on évitera cette complication en faisant des injections de doses faibles et répétées.

On administre en *injections intraveineuses* le *chlorure de baryum* (30 à 50 centigrammes) dans 10 centimètres cubes d'eau, en injection dans la jugulaire ; il provoque des évacuations rapides, mais c'est un médicament dangereux qui peut provoquer la mort presque subite des animaux et qui ne doit être employé que rarement.

Les malades seront promenés au pas, bien couverts, jusqu'à ce qu'ils n'aient plus de tendance à se rouler violemment ; cependant, lorsque les coliques sont très intenses et que le cheval refuse de marcher, il est préférable de le laisser en liberté dans un box pourvu d'une abondante litière, ou bien sur un tas de paille ou de fumier.

Les deux ou trois jours suivant la guérison, on mettra les convalescents à une demi-diète, et on leur donnera des barbotages contenant 100 grammes de sulfate de soude.

COLLAPSUS. — Diminution de l'excitabilité du cerveau. Le *collapsus* ne diffère de l'*adynamie* que par la promptitude avec laquelle il survient.

COLLECTION. — Accumulation de pus, de sérosité ou de sang, dans un abcès, un kyste, ou la cavité d'une séreuse ou d'une muqueuse.

Collection des sinus. — Voy. Sinus.

Collection des poches gutturales. — Voy. Poches gutturales.

COLLIER (LE). — Maniement pair, qui répond aux trois quarts supérieurs de l'étendue du bord antérieur de l'épaule. Il est placé en avant de l'épaule, et séparé de la face interne de la peau par le muscle trapèze cervical. En arrière, il est limité par le bord antérieur du muscle sus-épineux, et repose de haut en bas sur la terminaison et sur la face externe du releveur propre de l'épaule et de l'angulaire de l'omoplate. — *Talon de collier*. V. Talon.

COLLIER A CHAPELET. — Voy. Contention.

COLLODION. — Solution de fulmicoton dans l'éther alcoolisé. Produit de consistance sirupeuse, très adhésif.

Mélangé à quelques gouttes d'huile de ricin ou à la térébenthine, il constitue le collodion élastique.

Effets et usages. — Il s'emploie pour la réunion des plaies, les crevasses, les affections cutanées, les brûlures, les hémorragies.

Collodion au perchlorure de fer.

℞ Collodion...................... 6 parties.
  Perchlorure de fer............. 1 partie.
Mélangez progressivement.

Collodion hémostatique.

℞ Collodion......................
  Acide phénique................. } āā Q. S.
  Acide benzoïque...............

Coagule le sang instantanément.

COLLOÏDE. — Qui a l'apparence de la colle; on désigne ainsi diverses productions morbides, consistant en une trame aréolaire remplie d'une sorte de gelée peu vasculaire, amorphe, demi-transparente, tremblotante, qu'on observe dans des tumeurs de natures très diverses, mais notamment dans le carcinome (Voy. CARCINOME).

COLLUTOIRE (de *colluere*, de *cum*, avec, et *luere*, laver; all. et angl. *Collutorium*; esp. *collutorio*). — Gargarisme de consistance de miel ou de sirop, dont on badigeonne les gencives et les parois internes des joues.

COLLYRE (*collyrium*; κολλύριον; all. et angl. *Collyrium*; it. *collirio*; esp. *colirio*). — Médicament solide, de forme allongée et cylindrique, qui était destiné à être introduit dans le vagin, l'anus, les oreilles, les narines, comme une espèce de trochisque (Hippocrate et Galien). — Toute espèce de médicament topique appliqué sur l'œil ou plutôt sur la conjonctive.

COMA (κῶμα, sommeil continuel; all. *Schlafsucht*). — Assoupissement dans lequel tombe le malade dès qu'il cesse d'être excité. C'est ordinairement le symptôme d'une compression du cerveau par une congestion sanguine ou un épanchement.

COMBLE (PIED) (all. *Vollhuf*). — Sabot dont la sole est fortement convexe et dépasse ainsi le bord plantaire de la paroi. Cette exagération du pied plat accompagne presque toujours la fourbure chronique. La sole porte sur le sol, et la marche est tellement difficile que l'animal est incapable d'un service réellement utile. Une ferrure spéciale peut atténuer la boiterie qui en résulte.

COMMÉMORATIF. — On entend par signes commémoratifs toutes les circonstances antérieures à l'apparition de la maladie, pouvant renseigner le praticien sur sa nature et sa cause probable. Ils ont trait à la constitution de l'animal, à son régime, son genre de travail, à ses maladies antérieures, aux circonstances qui ont paru amener l'apparition de la maladie, etc. Ils permettent d'établir le pronostic de l'affection et ils entraînent souvent un traitement spécial. Dans certains cas, ils sont très importants et on ne devra jamais les négliger; cependant ils ne peuvent donner que des indications, jamais une certitude.

COMMENSAL. — Parasite qui ne fait que partager la nourriture de son hôte; parfois il ne lui demande qu'un abri. Le commensal *libre* est celui qui change d'hôtes; le *commensal fixe* s'installe à demeure sur un seul hôte.

COMMINUTIF. — *Fractures comminutives*. — Fractures dans lesquelles les os, divisés en éclats, sont pour ainsi dire broyés (Voy. FRACTURES).

COMMOTION (de *commovere*, secouer; all. *Erschütterung*). — Effet qui résulte de l'ébranlement subit et violent d'une partie du corps, à l'occasion d'une chute, d'un coup, d'une percussion quelconque exercée sur cette partie ou dans son voisinage.

Commotion cérébrale. — Elle peut survenir chez tous les animaux à la suite de chutes ou de contusions portant sur le crâne, et produisant l'anémie cérébrale; de plus, le liquide céphalo-rachidien, brusquement chassé des ventricules latéraux dans le quatrième, le fait éclater.

L'animal tombe privé de mouvements et peut mourir presque instantanément : c'est la *commotion foudroyante*. — Si le choc est moins violent, l'animal reste étendu sur le sol, inanimé, les membres raides, respirant difficilement; parfois, on constate un arrêt passager de la respiration; le pouls est lent et intermittent; les sensibilités générale et spéciales sont abolies; au bout d'un certain temps, ces symptômes s'amendent, l'animal se relève et reste somnolent. Généralement on voit ensuite les symptômes de la *congestion cérébrale* due à la réaction qui suit l'anémie. — Dans sa forme *légère*, la commotion est caractérisée par l'hébétude, l'instabilité de l'équilibre, par le ralentissement des grandes fonctions.

On traitera la commotion par les frictions sinapisées ou d'essence de térébenthine sur les membres, les injections sous-cutanées d'éther, les inhalations d'ammoniaque. Si la respiration s'arrête, on pratiquera la respiration artificielle. On préviendra la congestion cérébrale par la saignée, la révulsion, l'application de sachets de glace ou l'irrigation continue d'eau froide sur la tête.

COMPLICATION. — Affection survenant dans le cours d'une maladie déjà déclarée; elles sont généralement dépendantes l'une de l'autre et s'aggravent réciproquement.

COMPRESSE (bas latin *compressa*, de *compressus*, proprement *chose serrée, pliée*; *penicillus*, *splenium*; σπλήνιον; all. *Compresse*; angl. *compress*; it. *compressa*; esp. *compresa*). — Pièce de linge fin, à demi usé, sans ourlets ni lisières, ordinairement repliée plusieurs fois sur elle-même, qu'on applique sur les plaies, et qui sert à diriger convenablement la compression. On fait des compresses de formes et de grandeurs différentes, suivant les circonstances et selon les parties sur lesquelles on les applique.

COMPRESSION. — Action mécanique qui tend à rapprocher les parties constituantes d'un corps. — La compression produit des effets variés sur les tissus vivants : elle y détermine des changements de texture et des modifications vitales, qui varient suivant sa force, sa durée, l'étendue des surfaces comprimées, et suivant que les organes sont normaux ou altérés. — La compression *immédiate* s'exerce directement sur les tissus ; la compression *médiate* s'effectue par l'interposition de parties molles.

En *chirurgie*, on entend par compression la pression méthodique exercée à l'aide de la main, de bandages ou d'instruments dans un but thérapeutique. Elle rend de grands services dans le traitement de la lymphangite, des tuméfactions anciennes, des indurations chroniques des membres ; associée au massage, elle facilite la résorption des exsudats : on l'effectue alors avec des flanelles ou des bandes de caoutchouc ; l'effet de la cautérisation ou des frictions vésicantes est une compression lente et méthodique exercée par la peau en se rétractant ; la compression constitue un excellent moyen pour arrêter les hémorragies ou dans le traitement des anévrysmes.

En *pathologie*, la compression amène un arrêt ou une perturbation de la nutrition, aboutissant au défaut de développement et à l'atrophie ; ou bien elle détermine une irritation lente, suivie d'inflammation chronique ou de dégénérescences diverses ; ou bien encore elle constitue un obstacle à la circulation du sang qui produit la mortification, la gangrène locale ; enfin, sur certains organes, elle arrête leur fonctionnement et entraîne des désordres graves (compression du cerveau).

COMTOISE (RACE BOVINE). — C'est une variété de la race jurassique qui habite la Franche-Comté.

On distingue habituellement les bovins qui habitent la montagne sous le nom de *Tauraches* ou *race montbéliarde*, tandis que ceux qui vivent dans la plaine sont appelés *fémelins*. L'un des caractères différentiels a trait à la robe, qui est tachetée blanc et rouge chez les tauraches et qui est d'un blond froment chez les fémelins.

Le bétail comtois est de taille assez forte (1ᵐ,60 pour les bœufs, 1ᵐ,50 pour les femelles), avec un squelette fort et grossier qu'on tend à améliorer.

Les femelles, qui fournissent le lait pour la production du fromage de gruyère, sont de médiocres laitières mais possèdent un tempérament robuste qui les fait rechercher de cer-

tains agriculteurs provençaux ; de plus le lait est riche en matières sèches. — Les bœufs sont employés comme moteurs et sont vendus pour les distilleries du nord de la France et de la Belgique où on les engraisse avec les résidus de fabrication. Leur rendement en viande nette est faible à cause de l'épaisseur du squelette, et leur chair, d'un grain grossier, est peu estimée.

CONCEPTION (*conceptio*, de *concipere*, concevoir, de *cum*, avec, et *capere*, prendre ; χύησις ; all. *Empfängniss* ; angl. *conception* ; it. *concezione* ; esp. *concepcion*). — Action, d'ordre organique ou vital, de laquelle résulte la production d'un nouvel être dans le corps d'une femelle, par l'arrivée des spermatozoïdes dans l'ovule. Physiologiquement, *conception* ne désigne pas un seul phénomène, mais à la fois le *coït*, la *fécondation*, le *fractionnement du vitellus* et la production du *blastoderme* qui en dérive.

CONDIMENTS (de *condire*, assaisonner ; all. *Würze*). — Substances qu'on ajoute aux aliments pour en relever la saveur et en favoriser la digestion ; souvent ils contiennent aussi des éléments nécessaires à la nutrition, que les aliments ne renferment pas en quantité suffisante. Ils sont surtout utiles pour les animaux domestiques dont le régime s'éloigne beaucoup de celui de la nature.

Condiments salins. — Le *sel marin* fait partie des tissus organiques ; mais généralement les aliments n'en contiennent pas suffisamment. Il leur donne une saveur agréable qui excite l'appétit, provoque la sécrétion de la salive et des autres fluides digestifs, et rend la digestion plus complète : il favorise l'assimilation et hâte l'engraissement.

On le donne sous forme de blocs ou *pierres de sel* ou *salignons*, que l'on place dans le râtelier. — Parfois, on arrose les mauvais fourrages avec une solution salée, avant de les donner aux animaux. — On ne doit pas donner le sel en *grains* à doses trop fortes : 60 à 80 grammes pour les grands ruminants et la moitié pour les petits suffisent largement.

Le sel est, en général, beaucoup plus avantageux pour les ruminants que pour les solipèdes.

Le sel solide ou en dissolution est aussi très utilement employé pour conserver les fourrages et prévenir leur altération, pour assaisonner la nourriture cuite.

Le *sulfate de soude* est un des meilleurs condiments qu'on puisse employer pour le cheval : à la dose de 30 à 60 grammes, il augmente l'appétit, favorise les fonctions nutritives.

Il n'en est pas de même du *nitre*, qui est un médicament, non un condiment.

L'*acide arsénieux* est un condiment quelquefois utile, mais à employer avec discernement.

Le *phosphate de chaux*, sous forme de *poudre d'os*, est utile dans les pays où règne l'ostéoclastie ou le pica ; il faut surtout le donner dans les années de sécheresse et lors de pénurie de fourrages, à la dose de 15 grammes environ par tête et par jour. Il ne faut pas user de la poudre d'os calcinée, sauf pour les carnivores.

Condiments tempérants ou acidules ou rafraîchissants. — Ils sont caractérisés par une saveur piquante, aigrelette.

Le *vinaigre* est le type de ces condiments ; on l'étend de plus ou moins d'eau. Dans quelques cas, on préfère les *acides sulfurique*, *nitrique*, *chlorhydrique* : 5 à 10 grammes de ces acides pour un litre d'eau forment la *limonade minérale* ; la *crème de tartre*, pouvant se donner avec le son, est préférée. On peut considérer comme tempérants, certaines plantes comme l'oseille, la patience, l'alléluia : on prépare avec elles le *bouillon d'herbes*.

Introduits dans le tube digestif, ils rafraîchissent la bouche, font couler la salive, étanchent la soif, stimulent l'estomac, accélèrent la digestion en augmentant la quantité et les qualités du suc gastrique. Arrivés dans l'intestin, les acidules augmentent les sécrétions, stimulent la muqueuse, accélèrent le mouvement péristaltique, activent l'absorption intestinale, hâtent la défécation et calment la circulation, la respiration et la calorification. Cependant, quand on en use trop longtemps, ou qu'on les donne trop concentrés, ils irritent la muqueuse, causent des coliques et de la diarrhée, amènent la débilité générale et provoquent l'amaigrissement.

Ces condiments ne conviennent pas aux jeunes animaux, pas plus qu'aux laitières et aux nourrices, dont le lait caillerait trop facilement ; il ne faut en donner que très modérément aux animaux à l'engrais.

Condiments toniques. — Ils ont généralement une certaine amertume agréable, quelquefois une bonne odeur, plaisant aux animaux.

Nous citerons les baies de genièvre, les baies de laurier, le fenu-grec, le houblon ; les amers comme la gentiane, la chicorée et les glands torréfiés, l'écorce de chêne ; les préparations de fer ; le vin et les autres alcooliques.

Ils ne fournissent pas d'éléments à la nutrition du corps, mais agissent en tonifiant les organes ; ils développent l'appétit, rendent les digestions plus promptes, plus complètes, la respiration et la circulation plus actives, l'assimilation plus rapide, et augmentent la chaleur animale.

On les donne aux sujets faibles et anémiques ou aux malades.

CONDITION. — On dit le cheval *en condition* ou *en forme* lorsque ses aptitudes sont arrivées à leur plus haut degré de développement, lorsqu'il est capable de fournir sans fatigue le travail en vue duquel il est préparé. La condition est corrélative de l'*état*. Le cheval en condition a le poil brillant, la peau souple, les muscles fermes, denses, bien dessinés sous la peau, il sue peu. On amène un cheval en condition par l'*entraînement* ; on arrive au *surmenage* lorsque l'entraînement a été mal réglé.

CONDYLOME (de κόνδυλος, articulation). — Tumeur arrondie semblable à une articulation (Voy. PAPILLOMES).

CONFORMATION (*conformatio*, de *conformare*, arranger, disposer, de *cum*, avec, et *formare*, former, de *forma*, forme ; διάπλασις ; all. *Bildung* ; angl. *conformation*, *accommodation* ; it. *conformazione* ; esp. *conformacion*). Synonyme de *configuration*. — C'est la forme générale du corps.

L'utilisation des animaux domestiques est basée précisément sur leur conformation naturelle : c'est elle qui fait que les chevaux ou les éléphants sont employés comme moyens de transport et de tirage rapide ou lent ; que les bœufs sont réservés pour le travail à allure lente ; que les chameaux sont réservés pour le travail dans le désert, etc.

Au point de vue utilitaire, la conformation naturelle présente en même temps des inconvénients ; la disposition des organes digestifs, par exemple, rend les coliques fréquentes sur les animaux de trait ; celle des membres ne les préserve pas suffisamment contre les causes de boiterie, etc.

Vice de conformation, synonyme de *Monstruosité* (Voy. ce mot).

CONGÉLATION ou GELURE (all. *Erfrieren* ; angl. *congelation*). — Altération des tissus déterminée par l'action du froid.

ÉTIOLOGIE. — Les gelures sont rares sur nos animaux. Il résulte des observations des vétérinaires militaires que les chevaux du Midi sont moins sensibles à l'action du froid que les chevaux du Nord (campagnes de Crimée et de 1870). Le froid sec, même intense, ne semble déterminer de gelures que sur les animaux débilités et en mauvais état. Le froid humide, agissant sous forme de neige, d'eau glacée, de boue froide, a un effet beaucoup plus marqué sur la peau de nos animaux. La tonte favorise l'apparition des gelures.

Symptomatologie. — Lorsque le froid intense agit sur des chevaux tondus, on peut observer des gelures de parties plus ou moins étendues de la peau ; les chevaux et les bœufs marchant dans la neige, la boue froide, présentent des gelures des extrémités ; le chien peut présenter des gelures des pattes, des oreilles.

On reconnaît trois degrés dans les gelures : à un *premier degré*, la peau est tuméfiée et congestionnée ; au *deuxième degré*, on constate aux endroits altérés une exsudation qui soulève et élimine l'épiderme ; le derme apparaît à nu, enflammé et crevassé ; au *troisième degré*, on observe la mortification de la peau, des tissus sous-jacents sur une épaisseur variable.

Les plaies, lentes à se cicatriser, sont toujours douloureuses et se compliquent souvent d'accidents emboliques, septiques et d'infection purulente.

Si les gelures sont étendues en surface, la mort en est la terminaison fréquente : elle arrive rapidement, précédée de l'engourdissement du malade.

Traitement. — Comme traitement *préventif*, on évitera les gelures des extrémités en y laissant les poils longs, en recouvrant la peau de vaseline, en la séchant après le travail ; on préviendra les gelures du corps en protégeant les animaux par des couvertures et en leur donnant une nourriture riche et abondante.

Le traitement *curatif* des gelures comporte d'abord des frictions des parties atteintes avec un linge sec ou de la neige ; on ne devra jamais exposer au feu la région congelée, ni placer les animaux dans une atmosphère chaude, sans quoi on verrait survenir des embolies et des congestions viscérales mortelles.

Pour les gelures au premier degré, dès que la peau est réchauffée, on la lotionne avec de l'eau-de-vie camphrée, du vin chaud, et on applique un pansement peu serré. — Contre les gelures au deuxième degré, on emploiera la glycérine iodée, la solution de nitrate d'argent à 1 p. 100, la vaseline boriquée ou iodoformée ; si elles siègent aux extrémités, il est préférable d'employer les bains antiseptiques tièdes (20°) ; puis on appliquera ensuite de la vaseline iodoformée et un pansement. — Pour les gelures au troisième degré, on essaiera de ramener la circulation par les frictions excitantes, les applications de teinture d'iode, les scarifications ;

si l'on ne peut conjurer la gangrène, on favorisera l'élimination des parties mortifiées, et ensuite on traitera la plaie antiseptiquement.

Lorsque les gelures sont graves et étendues, on soutiendra les animaux avec les excitants généraux (café, thé, vin, alcool), les frictions sèches sur tout le corps, une bonne alimentation.

CONGÉNITAL et non CONGÉNIAL. — Se dit des maladies, des infirmités, des vices de conformation, des difformités que les animaux apportent en naissant.

CONGESTION (all. *Stockung* ; angl. *congestion* ; it. *congestione*). — La *congestion* ou *hyperémie* consiste en la réplétion excessive des capillaires d'un tissu. La *congestion active* est due à un apport trop considérable du sang, et la *congestion passive* est déterminée par un obstacle à la circulation de retour, arrêtant ou diminuant l'écoulement du sang veineux.

Congestion active. — Étiologie et Pathogénie. — La congestion active est déterminée par une excitation, physique, chimique ou physiologique, agissant sur les tissus ; l'excitation agit en irritant les nerfs vaso-dilatateurs des vaisseaux, ou bien en détruisant ou paralysant les nerfs vaso-constricteurs, antagonistes des précédents. Elle se produit d'autant plus facilement que la tension sanguine est plus forte et que le sang est plus riche.

Symptomatologie. — Les symptômes locaux consistent en *rougeur, chaleur, tuméfaction* et *douleur*. — Les symptômes généraux résultent de l'impuissance des tissus congestionnés à remplir leur rôle physiologique.

Anatomie pathologique. — Les tissus congestionnés ont une couleur rouge foncé ; ils sont friables et se dilacèrent facilement ; on remarque par places de petites taches hémorragiques, parfois même une hémorragie plus considérable, et, dans ce cas, le tissu forme une bouillie noirâtre par suite de son mélange avec le sang épanché ; autour de l'endroit congestionné le tissu est généralement infiltré.

Si l'on examine au microscope un tissu congestionné, on voit que le sang circule rapidement dans les capillaires gonflés irrégulièrement et que certains globules, blancs d'abord, rouges ensuite, se collent le long des parois du vaisseau et en diminuent le calibre. Si l'irritation est faible, ils se désagrègent peu à peu, sont emportés par le courant sanguin, et le vaisseau reprend sa forme primitive : c'est la terminaison par *délitescence*. Mais si l'excitation persiste, d'autres globules rouges viennent s'agglutiner aux premiers et obstruer complètement le vaisseau, les capillaires voisins se gonflent et suppléent ce vaisseau obstrué ; ce dernier peut encore reprendre sa forme première : les globules se désagrègent, la terminaison par *résolution* survient. Quand la congestion est très intense, les capillaires, trop faibles, se dilatent, le sang s'épanche au dehors et détermine des *pétéchies* ou des *ecchymoses* ; le sang, arrêté dans son cours, laisse échapper son sérum qui infiltre les tissus : c'est la terminaison par *hémorragie*. Enfin les capillaires peuvent être obstrués en nombre plus ou moins considérable, et les tissus, n'étant plus irrigués, meurent : c'est la terminaison par *gangrène*.

TRAITEMENT. — On doit chercher d'abord à diminuer l'afflux sanguin par les saignées, la dérivation, effectuée en un point plus ou moins éloigné du tissu congestionné. Si l'on peut agir directement sur celui-ci, on appliquera des compresses froides ou astringentes. Si l'on ne peut agir directement, on administrera des médicaments vaso-constricteurs (ésérine). — Enfin, si la douleur est grande, on peut l'atténuer par les calmants, les narcotiques.

Congestion passive. — ÉTIOLOGIE ET PATHOGÉNIE. — Elle se produit quand il y a obstacle à la circulation de retour par suite de compression des veines, d'imperméabilité des capillaires dans un organe enflammé (poumon, foie, etc.), d'altération du cœur gauche ou de l'aorte (déterminant la congestion du poumon), etc. ; elle est consécutive à l'affaiblissement des mouvements du cœur au cours de la péricardite, de la myocardite, de la dégénérescence graisseuse du cœur, de la pneumonie infectieuse, d'une mauvaise alimentation, etc.

SYMPTOMATOLOGIE. — Les tissus congestionnés sont tuméfiés ; ils ne présentent pas d'augmentation de chaleur, ni d'exaltation de sensibilité ; ils ont une teinte rouge foncé ou bleuâtre (*cyanose*) résultant de la désoxydation rapide du sang ; le sang arrêté dans son cours laisse exsuder son sérum qui se répand dans les mailles conjonctives et détermine de l'œdème des tissus, ou bien l'hydropisie des séreuses, ou encore un catarrhe des muqueuses. A la longue, le ralentissement de la nutrition altère les tissus, les atrophie ; les vaisseaux se distendent considérablement ; la trame conjonctive s'épaissit.

TRAITEMENT. — Il consiste tout entier dans le traitement de la cause déterminante. Si l'on peut agir directement sur les tissus, on favorise la circulation par la compression, le massage, etc.

CONJONCTIVE. — ANATOMIE. — Membrane muqueuse qui unit le globe oculaire aux paupières, tapisse leurs faces internes et le globe de l'œil jusqu'à la cornée transparente, sur laquelle elle ne se prolonge que par son épithélium.

PATHOLOGIE GÉNÉRALE. — Elle est souvent examinée par le vétérinaire à qui elle donne des indications sur l'état général du corps. En particulier, la conjonctive participe fréquemment de l'état morbide de la muqueuse gastro-intestinale, et certaines conjonctivites ne sont guéries que si l'on traite la maladie intestinale. Sa couleur varie suivant la maladie : rose clair dans l'état normal, elle devient rouge vif dans la fièvre, violacée lors de dyspnée, safranée dans l'ictère, pâle dans l'anémie, blanche lors d'hémorragie interne. En outre, elle est diversement injectée suivant l'état morbide : elle présente des taches pétéchiales dans les affections putrides, lors de charbon, de typhus, etc.

PATHOLOGIE EXTERNE. — A. *Blessures.* — Les blessures de la conjonctive sont presque toujours réunies à celles des paupières. L'observation journalière démontre que les blessures situées du côté du globe oculaire se cicatrisent sans difficulté et que celles de la conjonctive palpébrale donnent lieu à une suppuration plus ou moins abondante. Pour les traiter, il suffit généralement de lotions aseptiques ; quelquefois il faut la suture. Les cicatrices peuvent entraîner des adhérences soit des paupières entre elles (*ankyloblépharon*), soit d'une paupière avec l'œil (*symblépharon*), ou la déformation des paupières.

B. *Brûlures.* — Elles peuvent être occasionnées par la flamme d'un incendie, par des corps incandescents, la vapeur d'eau, les explosions, etc. ; la chaux vive, entraînée par le vent, peut occasionner des brûlures de la conjonctive, des paupières et de la cornée ; il y a en outre des brûlures dues à l'emploi maladroit de caustiques.

Dans les brûlures simples, c'est-à-dire quand il n'y a pas de molécules caustiques infiltrées dans les tissus, les compresses froides seront efficaces ; on devra en outre faire souvent des injections d'eau froide entre les paupières en même temps que des instillations de glycérine ou d'huile, afin d'empêcher le contact des deux feuillets opposés de la conjonctive. — Pour combattre les effets des caustiques, on remplacera l'eau froide par des solutions appropriées : contre la chaux, on emploiera l'eau sucrée ; contre l'acide sulfurique, le lait de magnésie ;

contre le sublimé et le sulfate de cuivre, du blanc d'œuf.

C. *Corps étrangers*. — Ce sont ordinairement des grains de poussière, du sable, des insectes, des parcelles de bois, de végétaux, etc. qui se fixent habituellement sous la paupière supérieure. Quelques-uns sont enchâssés dans les plis de la conjonctive et restent fixes ; d'autres, mobiles et libres, se déplacent par le jeu des paupières.

Les mouvements des paupières deviennent alors douloureux ; l'animal cherche à frotter de tous côtés l'œil larmoyant et gêné, qui s'injecte ; la rougeur devient extrême ; quelquefois il y a de très fortes ecchymoses ; et, si les corps restent longtemps, il survient une suppuration abondante. — Les corps étrangers ne sont pas toujours visibles, par exemple les balles de graminées, qui tantôt pénètrent profondément dans les tissus de la conjonctive, tantôt s'attachent à la conjonctive et déterminent, dans ce dernier cas, une rougeur qui simule une phlyctène. Il est souvent nécessaire, pour découvrir ces corps, d'examiner avec une loupe toute la conjonctive.

On arrive souvent à la débarrasser du corps étranger, en maintenant, pendant quelques minutes, la paupière supérieure rabattue sur l'inférieure : les larmes se rassemblent alors en nappe et entraînent souvent le corps, qu'on trouve alors à l'angle interne de l'œil. On peut encore renverser la paupière supérieure et l'examiner attentivement à l'œil nu ou avec une loupe : quand on a découvert le corps, on cherche à l'enlever, soit avec un linge, soit avec une pince ou la pointe d'une aiguille.

Le malade se trouve immédiatement soulagé ; mais, pendant plusieurs heures encore, il faut l'empêcher de se frotter.

Les lotions cocaïnées suffisent pour faire disparaître l'inflammation ; il est rare qu'on soit obligé de recourir aux collyres astringents.

PATHOLOGIE INTERNE. — A. *Conjonctivite*. — C'est l'inflammation *aiguë* ou *chronique* de la conjonctive.

ÉTIOLOGIE. — Elle reconnaît pour causes ordinaires les traumatismes, les frottements répétés, les vapeurs et les gaz irritants, les corps étrangers introduits dans les culs-de-sac conjonctivaux (insectes, balles de graminées, etc.) ; elle est consécutive à l'entropion, à l'ectropion, à l'eczéma des paupières, à la gale folliculaire ; elle se produit au cours de maladies infectieuses telles que la fièvre typhoïde, la clavelée, etc. ; on l'observe parfois à l'état enzootique et on suppose qu'elle est alors due à l'action de spores dans les fourrages.

SYMPTOMATOLOGIE. — Il y a de la photophobie et du larmoiement. La conjonctive est rouge, sensible et infiltrée ; on peut observer à sa surface une éruption, spécifique de la maladie déterminante (clavelée, horse-pox); quelquefois on observe, dans les pays chauds, une *conjonctivite granuleuse* qui s'accompagne de granulations rougeâtres dans les replis de la conjonctive.

Généralement, au bout de quelques jours la maladie disparaît. Si la cause déterminante subsiste, la conjonctivite persiste à l'état chronique : l'œil pleure constamment, la conjonctive est rouge et épaissie ; d'autres fois, on voit survenir l'inflammation et l'ulcération de la cornée.

TRAITEMENT. — Faire cesser les frottements, enlever les corps étrangers, traiter l'entropion ou l'ectropion, etc. Faire des lavages répétés de la conjonctive avec une solution antiseptique tiède (eau boriquée 1 à 2 p. 100, sublimé à 1 p. 5000), ou bien avec une solution astringente (eau blanche tiède très légère) ; on peut également employer les pansements humides arrosés de temps à autre avec une solution légère de sublimé ou d'eau blanche (Voy. BLÉPHARITE). — On combattra la sécrétion purulente en touchant la conjonctive avec un tampon imbibé d'une solution de nitrate d'argent à 1 ou 2 p. 100, et, aussitôt après, on lavera l'œil avec une solution boriquée à 1 p. 100. Si la douleur est vive, on pourra faire des instillations de cocaïne ou d'atropine. — On détruira le bourgeonnement par la cautérisation avec le nitrate d'argent, et on lotionnera, aussitôt après, avec une solution antiseptique légère.

B. *Chémosis*. — Infiltration du tissu conjonctif sous-conjonctival. Il complique souvent la blépharite et disparaît avec celle-ci. S'il est très accusé, on peut pratiquer des mouchetures sur la conjonctive.

C. *Ptérygion*. — Épaississement de la conjonctive, qui empiète sur la cornée et peut gêner la vision. On en fait l'excision.

CONSANGUINITÉ (*consanguinitas*, de *cum*, avec, et *sanguis*, sang ; all. *Blutsverwandtschaft* ; angl. *consanguinity* ; it. *consanguinita* ; esp. *consanguinidad*). — Précaution que prend l'éleveur, dans la production des animaux domestiques, d'allier les individus provenant de mêmes parents.

C'est un puissant moyen pour fixer et perpétuer dans des familles, d'après les lois de l'*héré-*

dité (qu'il ne faut pas confondre avec le fait de la consanguinité), certains caractères que l'on recherche : de cette façon ont été produites, par Blackwell et les deux frères Colling, les races de New-Leicester et de Durham. Mais ce moyen paraît plus propre à produire des bêtes d'engrais que des bêtes de travail ; il doit en outre être employé en pleine connaissance de ce qu'on veut produire, car il tend à détériorer les races, lorsqu'il n'est pas subordonné à une parfaite *sélection*. L'alliance consanguine élève l'hérédité à sa plus haute puissance ; elle assure dans le produit la répétition des qualités et des vices des ascendants, dont elle transmet les mérites et les défauts ; en raison des causes de maladies, si nombreuses et si variées, auxquelles sont soumis l'homme et les animaux, les unions croisées sont toujours nécessaires pour éviter les tares héréditaires, et sont souvent utiles pour conserver sur les animaux les qualités produites par la domesticité.

Elle agit plus promptement et plus sensiblement sur l'homme que sur les animaux.

CONSÉCUTIF. — On donne cette épithète aux symptômes survenus après ceux qui sont immédiatement l'effet de la cause ; à ceux qui se développent dans un organe plus ou moins éloigné de celui sur lequel cette cause a exercé son action ; — aux maladies qui succèdent à une autre, et qui en sont la conséquence ; à celles qui coexistent avec une lésion dont elles dépendent entièrement.

CONSOMPTION (de *consumere*, consumer ; all. *Auszehrung, Schwindsucht* ; angl. *consumption* ; it. *consunzione*). Synonyme d'*émaciation* et d'*amaigrissement*. — Diminution lente et progressive des forces et du volume de toutes les parties molles du corps. Ce phénomène appartient à toutes les maladies organiques, et particulièrement à la phtisie, dont il est un des principaux symptômes ; il peut aussi être déterminé par un vice de nutrition ou de la digestion, indépendant de toute lésion organique.

CONSTIPATION (de *constipare*, resserrer ; all. *Verstopfung*). — Retard dans l'expulsion des excréments qui sont alors durs et petits.

Étiologie et pathogénie. — C'est un symptôme de maladie : on le constate lors de coliques, de tympanite, d'indigestion, d'ictère, de vertige, et dans toutes les maladies qui s'accompagnent de fièvre. La constipation survient à la suite d'une altération de la sécrétion muqueuse, d'un trouble de la sécrétion biliaire, de paresse de l'intestin, de l'atonie du rectum résultant de l'habitude de résister aux besoins de défécation (fréquente sur les chiens de salon) ; elle peut être occasionnée par des fourrages trop secs (les grains, la paille, surtout si elle est hachée, les balles de blé, etc.) ; par un changement brusque du régime (du vert au sec ; en outre, on voit survenir la constipation chez des animaux qui passent subitement au repos après avoir été longtemps fatigués) ; elle peut être due aux obstacles mécaniques (pelotes stercorales, bézoards, vers, tumeurs intestinales, étranglements des intestins).

Traitement. — Aux constipations par altération de la sécrétion muqueuse conviennent les lavements émollients et les laxatifs légers. Aux constipations par trouble de la sécrétion biliaire s'adressent les drastiques, l'aloès, le croton, le calomel, etc. Lors d'atonie de l'intestin, on peut avoir recours aux toniques : sulfate de fer mêlé à la crème de tartre, et donné à petites doses.

La constipation des grands animaux, qui n'est symptomatique d'aucune affection grave, disparaît ordinairement avec un régime aqueux : barbotages, mashes contenant 100 grammes de sulfate de soude, ou bien vert, carottes, betteraves, etc. ; chez le chien, on la combat par l'huile de ricin (15 à 30 grammes), ou même par l'huile d'olives (10 à 15 gr. toutes les heures).

CONSTITUTIONNEL. — Qui tient à la constitution, soit individuelle, soit atmosphérique : la *maladie constitutionnelle* est celle qui semble inhérente à la constitution, celle qui, après avoir attaqué un organe, a fini par affecter tous les systèmes organiques, la constitution tout entière : la tuberculose par exemple.

CONSTRICTION. — Synonyme de *resserrement*.

CONTAGE. — Synonyme de *virus, agent, produit virulent, humeur, matière virulente*. C'est la substance infectante qui contient le microbe spécifique de la maladie ; c'est en somme le véhicule du microbe, sans lequel ce dernier ne peut s'échapper du milieu où il a pris naissance.

CONTAGIEUSES (MALADIES) (All. *ansteckend* ; angl. *contagious* ; it. et esp. *contagiosa*). — Les maladies contagieuses sont celles qui peuvent être transmises d'un individu à un autre, de même espèce ou d'espèce différente, soit par contact immédiat ou direct, soit par contact médiat ou indirect : celles, par exemple, que les animaux sains peuvent contracter soit par la fréquentation ou la cohabitation avec des animaux qui en sont affectés, soit par des rapports avec les objets appartenant à ces derniers animaux, ou avec des foyers d'infection contagieuse.

Elles sont toutes déterminées par des microbes : chacune d'elles a un microbe qui lui est spécial, *microbe spécifique*, et qui, transporté d'un animal malade à un animal sain, reproduit la maladie en donnant toujours lieu aux mêmes effets dans des endroits déterminés et invariables ; pour quelques maladies le microbe spécifique n'est pas encore trouvé.

Considérées sous le rapport thérapeutique, les maladies contagieuses présentent toujours deux indications : l'une, commune avec les autres maladies, qui consiste à traiter les animaux qui en sont atteints ; l'autre, objet de la police sanitaire, consiste à prévenir ou à borner leur propagation.

CONTAGION (all. *Ansteckung* ; angl. *contagion* ; it. *contagio*).—C'est la transmission d'une maladie microbienne à un ou plusieurs individus sains.

Cette maladie microbienne se transmet par l'intermédiaire du virus ou contage renfermant le microbe qui l'a engendrée.

Le virus, sur l'animal malade, est renfermé souvent dans ses produits d'excrétion : larmes, salive, jetage, air expiré, mucus vaginal, excréments, urine, lait, sperme, sueur ; parfois, il est contenu dans le pus des abcès, dans le sang, ou bien existe dans les muscles. — Les produits d'excrétion virulents tombent sur le sol, dans la litière, sur les parois du local occupé par le malade, etc. ; ou bien le cadavre est enfoui et rend virulents le sol et les eaux. — Ces microbes, disséminés, arrivent au contact des animaux sains par des moyens divers : tantôt ce sont des personnes en contact avec des animaux malades, qui portent le contage dans leurs vêtements, sur leurs mains, et le transmettent involontairement aux animaux sains : il en est ainsi des équarrisseurs, bouchers, bergers, tanneurs, palefreniers, bouviers, vétérinaires, etc. ; tantôt ce sont des animaux, notamment les chiens, les poules, les rats, les souris, les vers de terre qui sont porteurs de germes infectieux et les propagent ; d'autres fois, ce sont les aliments d'origine animale (lait, beurre, fromage), les fourrages, les objets de pansement, les instruments, les vêtements, les couvertures qui transmettent le virus ; quelque-

fois, le microbe est contenu dans des croûtes épidermiques desséchées qui peuvent être charriées par l'air. — Le virus, transporté, pénètre dans l'organisme à la faveur d'une solution de continuité de la peau ou des muqueuses, et, secondé par diverses conditions, il engendre la maladie.

CONTENTION (MOYENS DE). — Ce sont

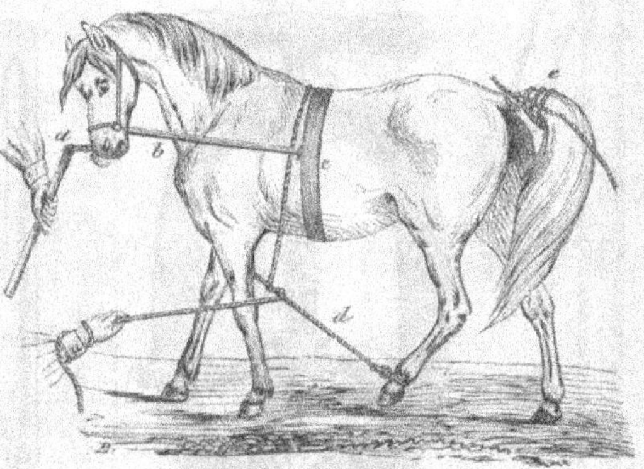

Fig. 359. — Ensemble des moyens de contention.

a, tord-nez. — *b*, bâton allant du licol au surfaix. — *c, d*, plate-longe. — *e*, corde fixée à la queue pour lever un pied de derrière.

tous les procédés employés, d'une part pour protéger les animaux malades et éviter les blessures qu'ils peuvent se faire, et d'autre part pour diminuer leurs mouvements de défense pendant les opérations et protéger l'opérateur et ses aides (fig. 359).

I. Contention des Solipèdes. — 1° CONTENTION DU CHEVAL DEBOUT. — Les petites opérations, peu douloureuses, doivent s'effectuer sur l'animal debout.

On opérera le moins possible à l'écurie, l'exiguité du local ne permettant pas à l'opérateur de se mettre hors de portée des atteintes du patient. L'animal bridonné sera amené par un aide à proximité de l'écurie, autant que possible sur un terrain meuble ; si le sol est trop glissant, on le recouvrira de paille.

Tord-nez. — Le plus souvent on se contente de placer un tord-nez (fig. 360 et 361) à la lèvre supérieure ou à une oreille, et de faire lever un pied.

Certains chevaux irritables ne veulent pas se laisser mettre le tord-nez : ils reculent ou se défendent violemment dès qu'on veut leur prendre la lèvre supérieure. — L'opérateur doit prendre lui-même les rênes du bridon, regarder fixement l'animal et le laisser reculer jusqu'à ce qu'il s'arrête de lui-même, ou bien l'acculer contre un mur ou dans un coin. Deux aides, solides, s'approchent de chaque côté du cheval et se placent à la hauteur des membres antérieurs; tout en le caressant, ils lui prennent la crinière, l'aide de gauche avec sa main

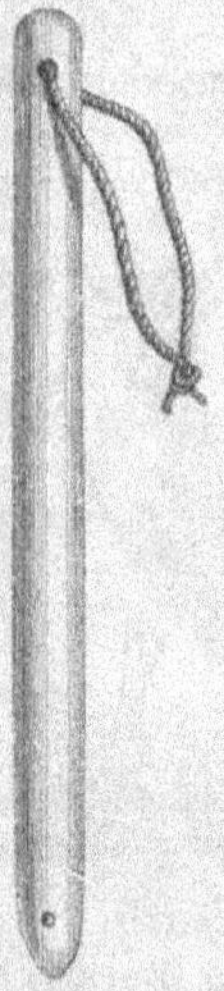

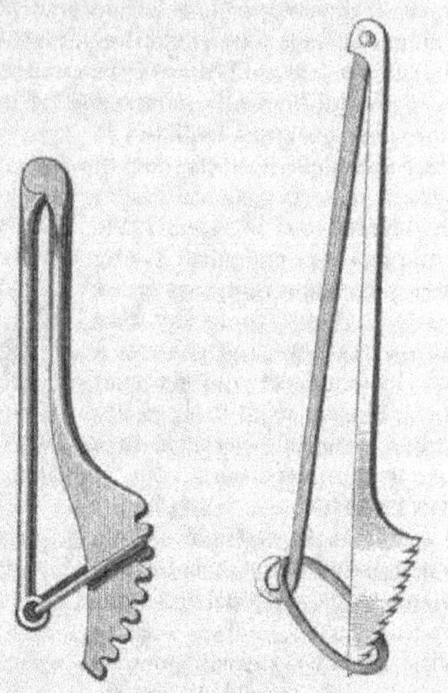

Fig. 360. — Tord-nez en bois. 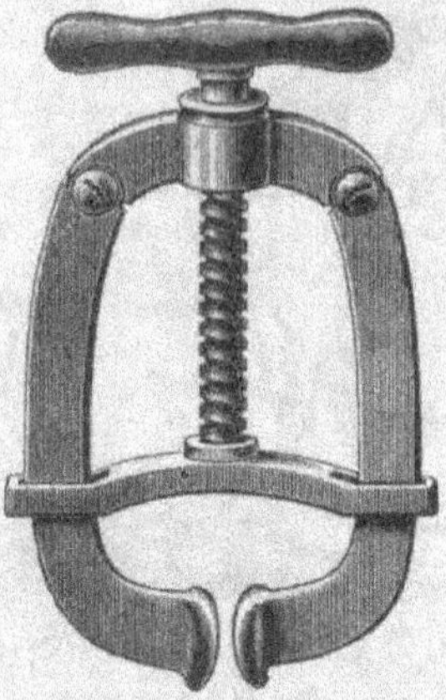 Fig. 361. — Tord-nez de Büttner (Hauptner).

Fig. 362. — Morailles (Hauptner). Fig. 363. — Moraille en acier étamé (Gasselin).

droite, l'aide de droite avec sa main gauche; puis ils promènent leur main libre sur les côtés de l'encolure jusqu'à proximité des oreilles. A un signal donné par l'opérateur, ils empoignent solidement les oreilles : le cheval essaie de se dégager, de se cabrer ; mais, si les aides sont solides, non peureux, s'ils ne lâchent pas la crinière et les oreilles, l'animal, après deux ou trois tentatives de résistance, s'abandonne sans défense. On peut alors lui placer le tord-nez et pratiquer l'opération. — Ce procédé nous a donné d'excellents résultats sur un grand nombre de chevaux de sang, très irritables et qu'il était impossible d'assujettir par les procédés ordinaires.

Quelquefois le tord-nez appliqué à des chevaux de pur sang les irrite au lieu de les calmer. Il faut renoncer à son emploi : on lui préférera le *caveçon*, qui réprimera par une saccade sur le chanfrein les défenses de l'animal.

Morailles. — On peut aussi placer des *morailles* à la lèvre supérieure (fig. 362 et 363).

Capote. — Certains chevaux deviennent très dociles dès qu'on les a aveuglés à l'aide de

la *capote* (fig. 364) de cuir ou d'un tablier jeté sur la tête.

De même que le tord-nez, la capote ne devra être employée qu'avec ménagement sur certains chevaux très irritables : nous avons vu un cheval de pur sang, auquel on avait appliqué la capote, devenir subitement furieux, ren-

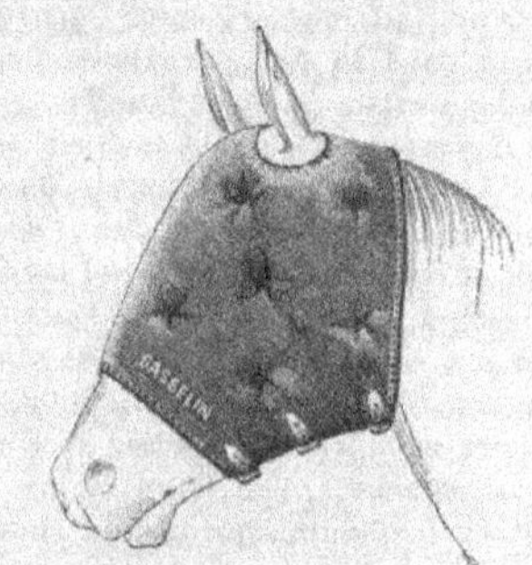

Fig. 364. — Capote d'abatage.

verser les hommes qui le tenaient, et aller se buter avec violence contre les murs du manège dans lequel on avait eu la précaution de l'amener.

Muselière. — Si le cheval mord, on lui mettra une muselière.

Licol. — S'il essaie de se jeter sur les aides qui le tiennent, on l'attachera à un anneau à l'aide d'un licol de force; ou bien deux aides le maintiendront en respect avec un long bâton dont une extrémité sera fixée à la muserolle du licol.

Balles de plomb. — Gobier cite le fait d'un cheval dangereux au ferrage qu'on approcha très facilement, dès qu'on lui eut introduit dans les oreilles deux balles de plomb réunies par une ficelle.

Élévation du pied. — On empêche le cheval de frapper du devant ou de ruer en lui faisant lever un pied qui sera tenu par un aide vigoureux.

1° *Membre antérieur*. — On peut tenir ce pied levé à l'aide d'une *plate-longe*. On fixe une plate-longe au milieu du canon ou du paturon, on la passe sur le garrot, autour du thorax, et on la ramène sous le canon du membre fléchi, ou on l'enroule autour de ce canon et l'extrémité est tenue horizontalement par un aide.

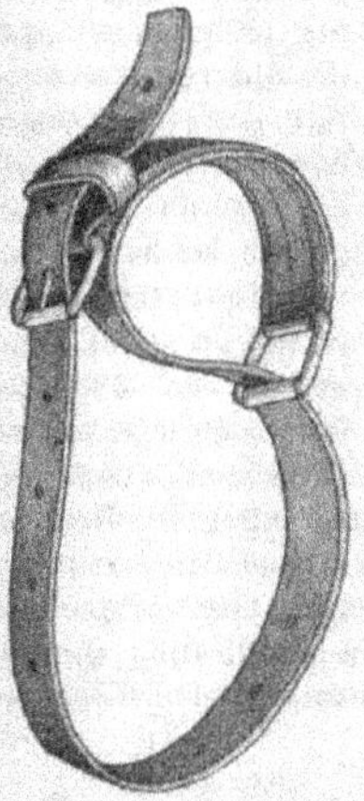

On peut également maintenir un membre antérieur fléchi à l'aide du *trousse-pied*. Celui de Trasbot (fig. 365) est une courroie de cuir longue de 1ᵐ,20, percée de trous à une extrémité, portant à l'autre une boucle simple, et pourvue sur l'une de ses faces, à 25 centimètres de cette dernière, d'une

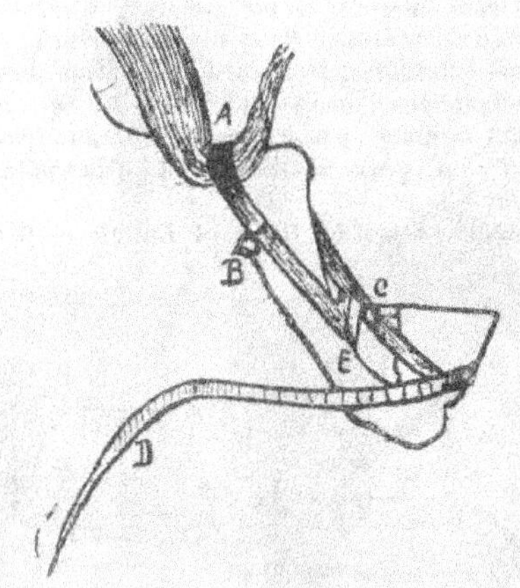

Fig. 365. — Trousse-pied Trasbot (Gasselin).

boucle avec ardillon; on passe la courroie dans la boucle simple de l'extrémité, en formant ainsi une anse qui enserre le paturon, on fait contourner à la courroie l'avant-bras de dedans en dehors, et on en ramène l'extrémité dans la boucle à ardillon où on la fixe.

2° *Membre postérieur*. — Il est souvent nécessaire de faire lever un membre postérieur. On utilisera la *bricole Peralo* (fig. 366).

Comme pour les membres antérieurs, on peut maintenir levé un membre postérieur à l'aide de la *plate-longe*. On la fixe sur le milieu du canon ou au paturon, puis on passe l'extrémité libre entre les membres antérieurs, on lui fait contourner l'épaule opposée, on la passe sur le garrot, les côtes, jusqu'au coude

où on la croise avec elle-même, et on en confie l'extrémité à un ou deux aides (fig. 367); quand on tire sur cette extrémité, le membre postérieur quitte le sol et se trouve porté et main-

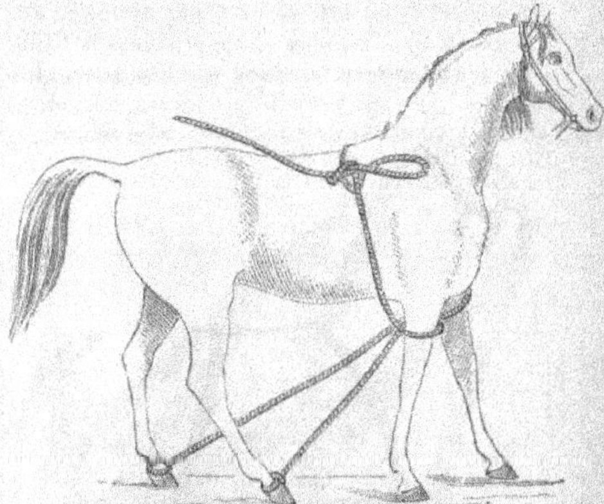

Fig. 366. — Bricole Peralo.

tenu en haut et en avant. — Si l'on veut immobiliser les deux membres postérieurs, on fixe à chaque paturon un entravon dont le porte-lacs, on passe l'extrémité du lacs dans la boucle de

Fig. 367. — Fixation des membres postérieurs.

l'entravon opposé, puis on la ramène entre les membres antérieurs, on lui fait contourner une des épaules, on la passe sur le garrot et les côtes, et on la croise au niveau de la côte opposée; on en confie l'extrémité à un ou deux aides. On peut nouer le lacs sur la boucle de l'entravon simple; ce procédé est peu recommandable, car si le cheval se débat trop brusquement, il peut tomber et se blesser. On peut aussi se servir de deux plate-longes (fig. 367).

Entrave Le Goff. — Elle permet d'immobiliser le train antérieur ou postérieur. — L'appareil est en corde assez forte et a la forme d'un Y : les trois extrémités de la corde portent un nœud coulant que l'on fixe aux paturons, soit des deux membres postérieurs et d'un antérieur, soit des deux antérieurs et d'un postérieur.

Hippo-lasso de Raab et Lunel. — Il se

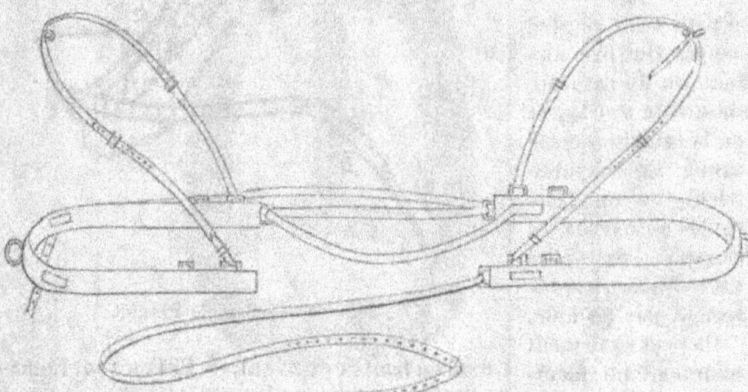

Fig. 368. — Hippo-lasso de Raab et Lunel.

compose d'une bricole et d'une avaloire, qui peuvent être réunies et rapprochées à l'aide de deux lanières latérales que l'on serre plus

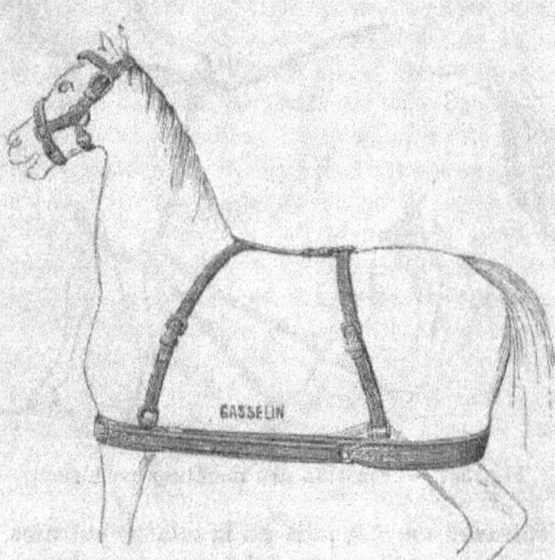

Fig. 369. — Hippo-lasso de Raab et Lunel.

ou moins de façon à diminuer la base de sustentation du cheval, et à limiter les mouvements des membres jusqu'au point de rendre

l'équilibre instable (fig. 368 et 369). On peut remplacer cet hippo-lasso par une plate-longe, disposée en anse à la hauteur des coudes et au-dessus des jarrets et soutenue par deux lanières placées à cheval, l'une sur le garrot, l'autre sur les reins (Butel).

Mors électrique de de Place. — Il peut être utilisé pour pratiquer une opération peu importante sur l'animal debout (Voy. ÉLECTROTHÉRAPIE).

Travail. — La meilleure méthode de contention de l'animal debout consiste dans l'emploi du *travail*.

Le *travail ordinaire* (fig. 370) se compose de quatre poteaux verticaux, solidement plantés en terre, réunis latéralement par des barres fixes ; on fait entrer le cheval dans cette sorte de couloir, un aide fait glisser les barres mobiles qui ferment le travail en avant et en arrière, on fixe haut la tête du cheval aux deux montants du travail à l'aide des deux longes du licol, et une large sous-ventrière et des entravons passés dans des anneaux fixés en terre permettent d'obtenir une complète immobilisation. On peut alors pratiquer des opérations même doulou-

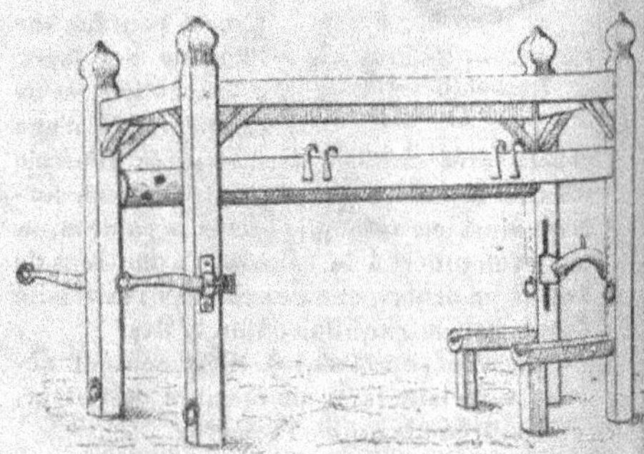

Fig. 370. — Travail pour cheval et bœuf.

reuses, sans danger de chute du patient sur le sol, ni d'atteinte de l'opérateur et de ses aides.

Le *travail-bascule de Vinsot*, l'*appareil Lang* ont été surtout imaginés en vue de coucher automatiquement le cheval, mais peuvent être également utilisés pour obtenir son assujettissement debout.

Appareils à suspendre. — Pour relever les chevaux tombés et les maintenir debout pendant des jours et des semaines, ou utilise les *appareils à suspendre* (fig. 371).

Pas-d'âne. — Les *pas-d'âne* sont utilisés pour les opérations à faire dans l'intérieur de la bouche (fig. 372, 373, 374 et 375).

Appareils contentifs pour l'écurie. — Pour empêcher les chevaux de ruer à l'écurie, les deux paturons postérieurs sont entravés par des cordes qui partent du licol (fig. 376). Si le cheval essaie de ruer, il ressent chaque fois un empêchement et une douleur qui l'arrêtent. Ou bien un sac (fig. 377) plein de sable est suspendu derrière le cheval de manière que c'est ce sac qui reçoit les coups de pied, et par son retour en avant le sac vient frapper chaque fois le jarret. Cette correction suivant chaque ruade finit par corriger le cheval.

2° CONTENTION DU CHEVAL COUCHÉ. — *Entra-*

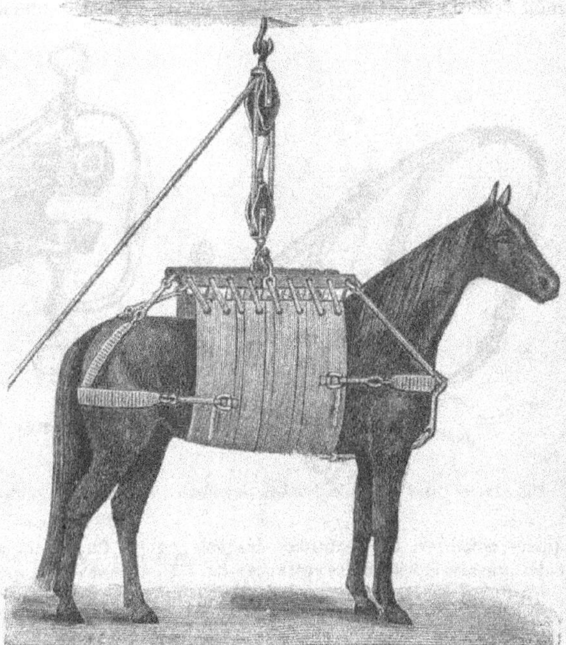

Fig. 371. — Appareil pour enlever les chevaux (Hauptner).

vons. — L'abatage du cheval se pratique le plus généralement à l'aide d'*entravons*.

DESCRIPTION. — Les entravons ordinaires

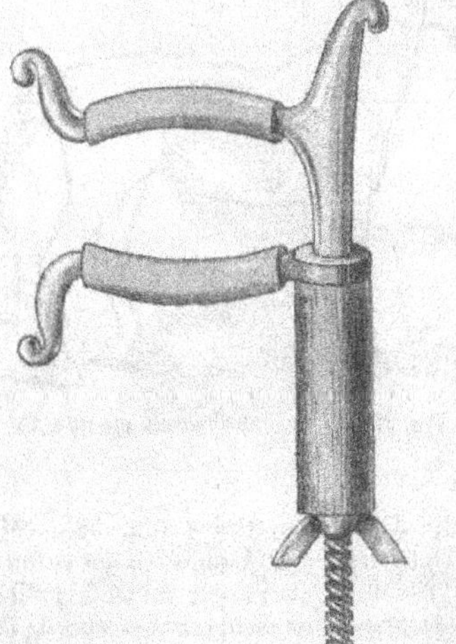

Fig. 372. — Pas-d'âne de M. Varnell (Hauptner).

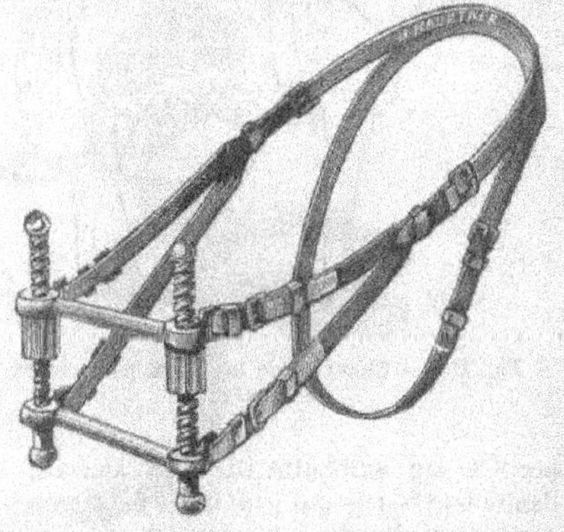

Fig. 373. — Pas-d'âne de M. Mackel (Hauptner).

portent à une de leurs extrémités une boucle avec ardillon et, sur une face, un anneau; l'un d'entre eux porte un *lacs*.

Dans le *système Bracy-Clark*, le lacs est fixé à l'anneau du porte-lacs, à l'aide d'une vis qu'il suffit d'enlever pour libérer immédiatement les lacs au porte-lacs : en effet, par cette manœuvre, le lacs est retiré des anneaux, ceux-ci sortent des boucles et les entravons se détachent (fig. 379).

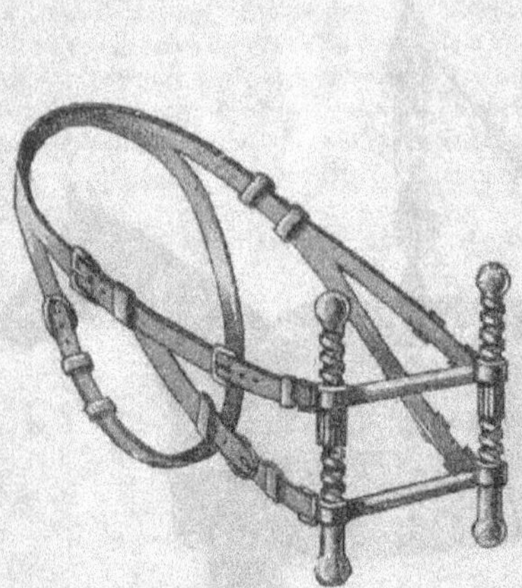

Fig. 374. — Pas-d'âne de M. Mackel (Gasselin).

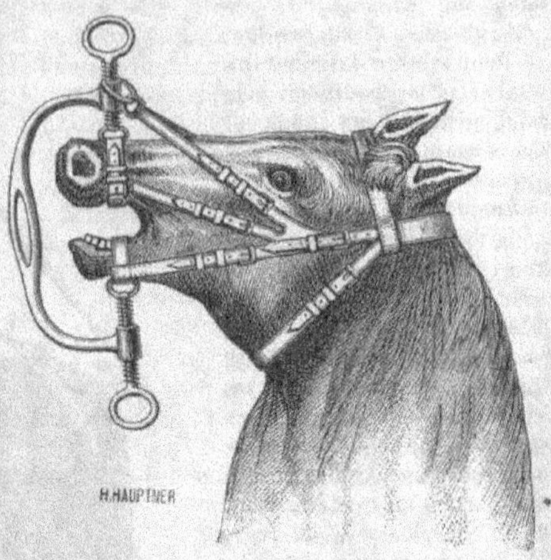

Fig. 375. — Pas-d'âne de Broguiez (Hauptner).

quatre membres, des paturons desquels on enlève ensuite isolément les entravons (fig. 378).

L'*entravon anglais* se compose de deux courroies réunies par une boucle à ardillon dont l'une porte à son extrémité libre un anneau, et l'autre une boucle qui peut livrer passage à cet anneau ; on place les entravons autour des paturons, on introduit les anneaux dans les boucles et on passe rapidement le lacs dans ces anneaux ; pour relever le cheval, l'entravon se détache du paturon dès que l'on a enlevé la vis qui relie le

On peut improviser des entravons avec quatre anneaux et quatre bouts de corde ; on enroule ceux-ci autour des paturons et on y fixe les anneaux (*entravons Deneubourg*). Il y a beaucoup d'autres systèmes (fig. 380, 381, 382).

TECHNIQUE. — 1° *Application des entravons.* — On couche le cheval sur un lit de paille assez épais, placé dans une prairie voisine de l'écurie, sous un hangar, etc. : pour éviter la souillure des plaies par les poussières, on arrose le lit de paille, ou on le recouvre d'une grande bâche ;

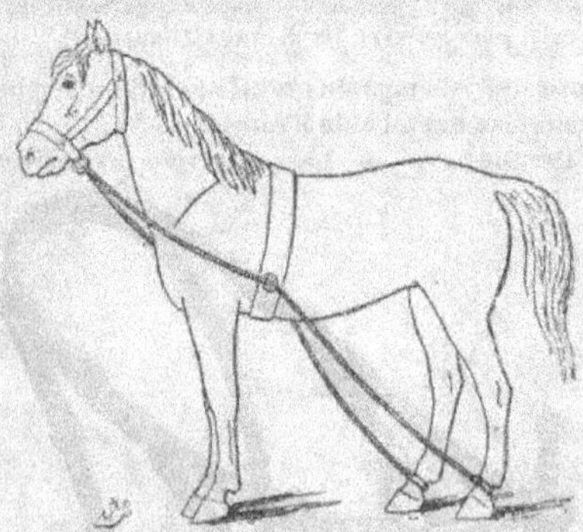

Fig. 376. — Cheval avec les deux postérieurs entravés.

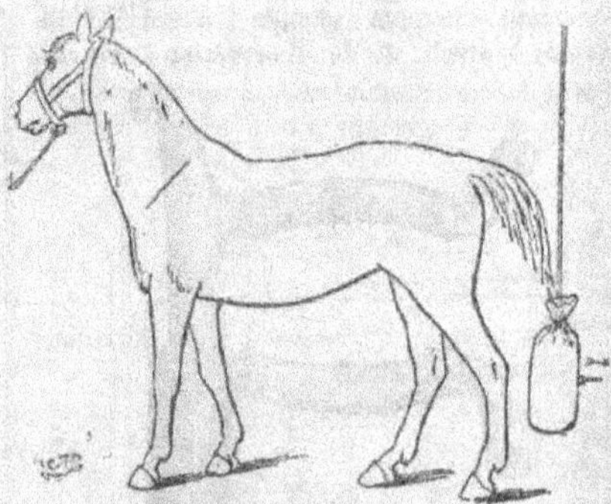

Fig. 377. — Cheval avec un sac de sable.

à la campagne, lorsqu'on veut pratiquer une opération non sanglante, la cautérisation par

cheval sur le bord du lit de paille, ou, si celui-ci est large, ce qui est préférable, on le met au

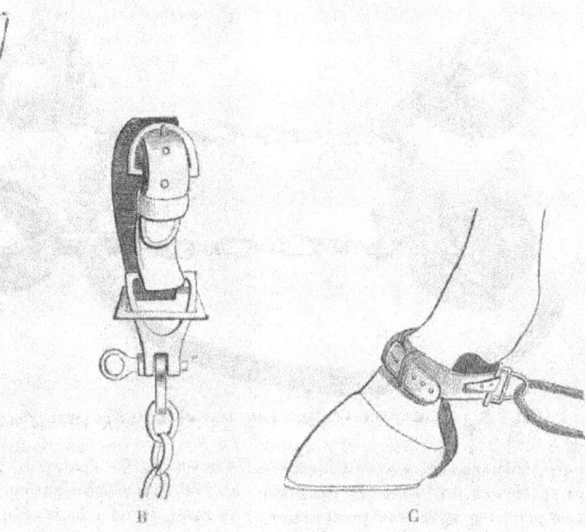

Fig. 378. — Entravons anglais.

A, entravon étalé (système Gloag) ; sur le pied entravé l'anneau rond doit passer dans l'anneau carré avant de donner passage au lacs (Voy. C). — B, entravon porte-lacs ; il est muni d'une vis qu'il suffit d'enlever pour désentraver les quatre membres à la fois, le lacs devient libre et ne retient plus les entraves. — C, pied entravé (système Bracy-Clark) ; l'anneau rond présente près de la courroie des prolongements-arrêts qui empêchent la courroie de passer dans l'anneau carré et de trop serrer le pied.

exemple, on couche le cheval sur un fumier. Le cheval à jeun, la tête garnie d'un bridon,

milieu, et un aide lève le pied antérieur opposé au lit.

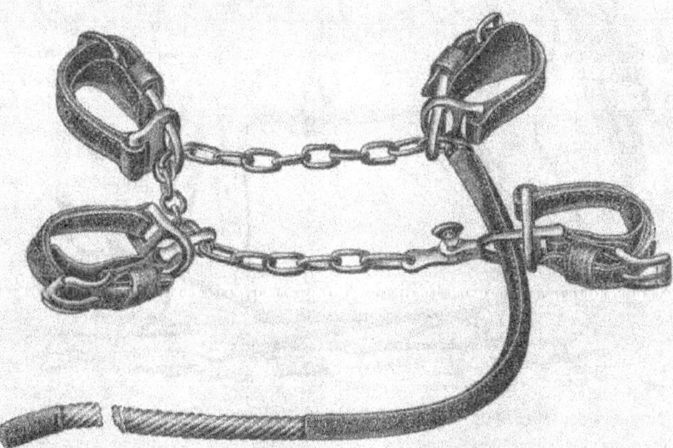

Fig. 379. — Entravons dits anglais, avec porte-mousqueton (Hauptner).

est amené par un aide ; on place la capote, ou on applique le tord-nez. Puis on amène le

Des aides fixent les entravons sur les paturons, autant que possible ensemble : de cette façon, le patient surpris ne se défend pas. — Pour les chevaux nerveux il ne faut entraver qu'un pied à la fois, soit en le levant comme

Dès que les entravons sont mis, on passe l'extrémité du lacs dans l'anneau de l'entravon postérieur correspondant au porte-lacs, puis

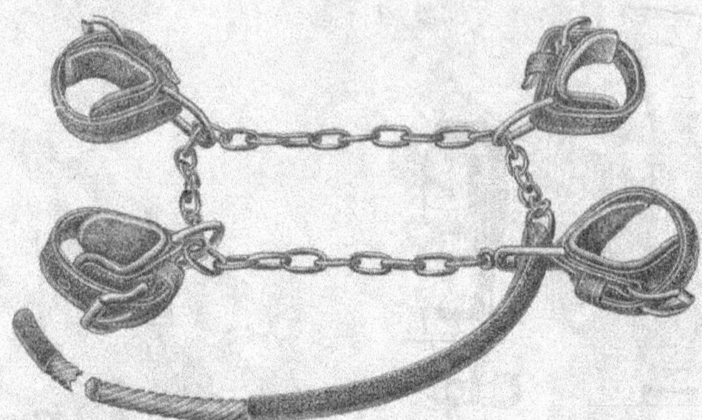

Fig. 380. — Entravons dits berlinois, avec chaîne et cadenas (Hauptner).

pour la ferrure, soit sans lever aucun pied. — On place les entravons de façon que l'anneau soit en avant pour les membres postérieurs,

dans ceux de l'entravon postérieur opposé et de l'entravon antérieur correspondant, enfin on la ramène dans la boucle de l'entravon porte-

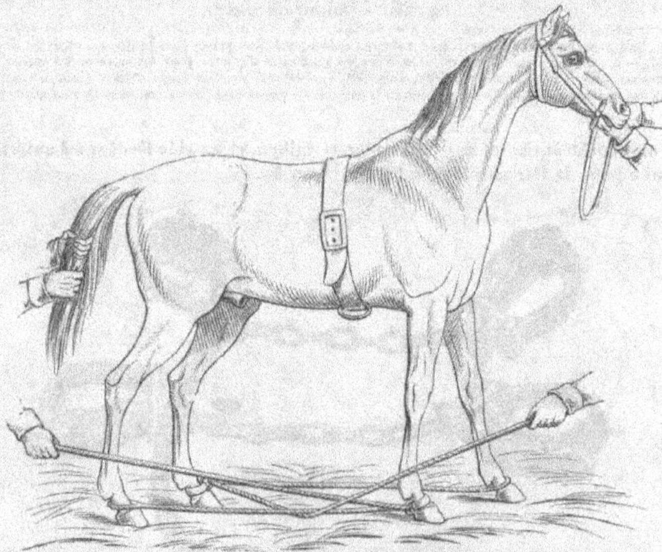

Fig. 381. — Entravons dits de Stuttgard (Hauptner).

en arrière pour les membres antérieurs, et la boucle avec ardillon toujours en dehors ; l'entravon porte-lacs est fixé sur le paturon du membre antérieur levé.

lacs et on la confie à des aides. Pendant ce temps, on a passé autour du tronc une plate-longe, dont les extrémités, placées du côté du lit de paille, sont tenues par deux ou trois aides.

— Pour les chevaux nerveux, on supprime cette plate-longe.

L'homme qui tenait le membre antérieur levé, le pose doucement à terre. On rapproche le plus possible les quatre membres, soit avec la main, soit en faisant reculer le cheval avec

2º *Précautions.* — Il est important, dans l'exécution de ces manœuvres, surtout si on veut abattre un cheval irritable, d'opérer vite, sans bruit, sans brusquerie ni violence et avec le moins d'aides possible; on parlera au cheval, on le flattera de la main.

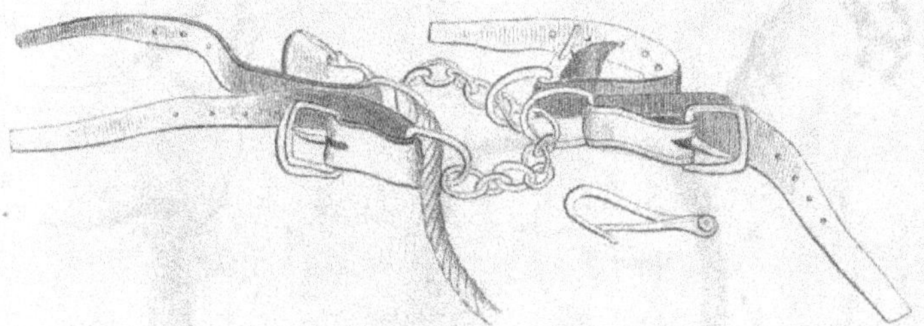

Fig. 382. — Entravons avec lacs et porte-mousqueton.

précaution, de façon à diminuer la base de sustentation et à rendre la chute moins brusque.

Deux aides, à la rigueur un, sont placés à la tête : l'un d'eux, placé du côté du lit de paille, tient d'une main le montant du licol ou du bridon et de l'autre une oreille ; un aide tient la queue. Au signal convenu, les aides qui tiennent le lacs et la plate-longe tirent brusquement chacun de leur côté; l'aide qui tient la queue tire celle-ci du côté du lit de paille; il en est de même des aides de la tête qui doivent porter brusquement la tête du côté du lit de paille et non pas se laisser entraîner par elle. Le sujet, perdant son point d'appui, fléchit sur ses membres et tombe doucement sur la paille. Il réagit durant quelques instants, puis une traction énergique opérée sur le lacs réunit les quatre pieds, qui sont maintenus en cette position par un porte-mousqueton ou un anneau fixé dans une des mailles de la chaîne du lacs (fig. 383). Les aides qui maintiennent la tête doivent l'étendre le plus possible sur l'encolure afin d'éviter la voussure en contre-haut de la colonne vertébrale, disposition favorable à la production d'une fracture. On peut encore faciliter leur tâche à l'aide de *l'appareil Bernadot et Butel* (fig. 384).

Pour certains sujets très irritables, Trasbot préconise le trousse-pied (fig. 385) appliqué au membre antérieur opposé au lit de paille : au début, le cheval bondit, réagit, puis se calme vite, et alors on applique les entravons aux trois

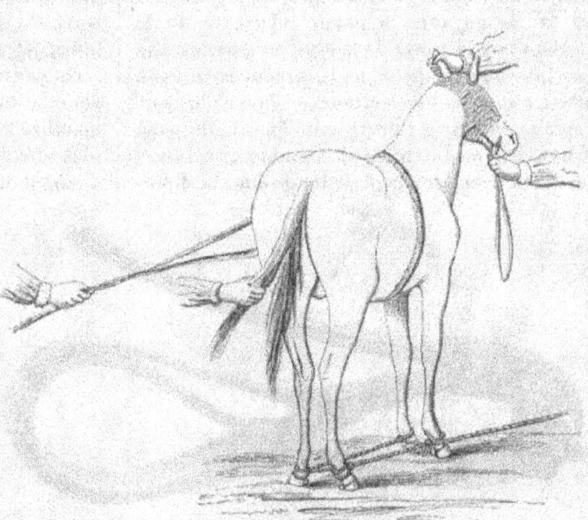

Fig. 383. — Abatage du cheval avec les entraves.

membres libres, le porte-lacs étant placé au membre postérieur correspondant au membre levé. Trasbot et Weber prétendent que ce procédé expose moins que les autres aux fractures par contraction musculaire.

3º *Déplacement d'un membre entravé.* — Le cheval étant couché, il est souvent nécessaire de déplacer un membre afin de placer la région à opérer dans une position favorable.

Pour porter un membre antérieur sur le postérieur superficiel, on fixe, à l'aide d'un nœud coulant fortement serré, une plate-longe sur le

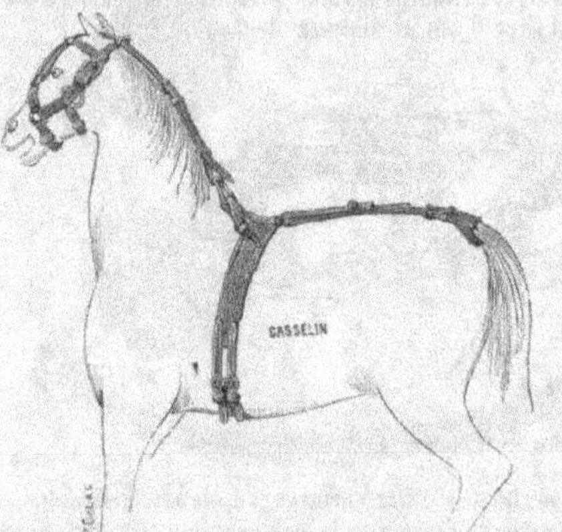

Fig. 384. — Appareil de M. Butel.

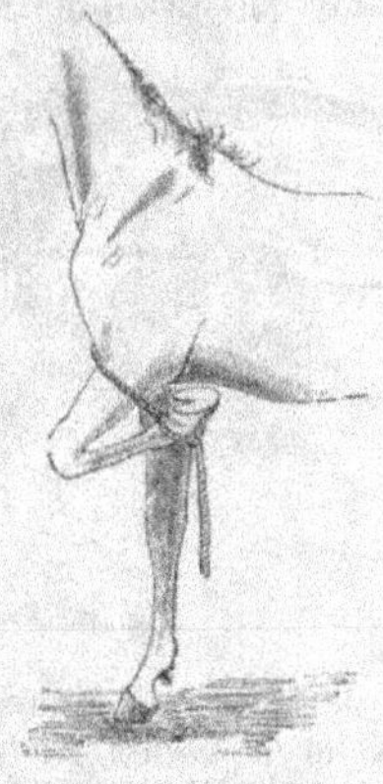

Fig. 385. — Trousse-pied.

milieu du canon du membre à déplacer ; puis on la dirige vers la partie inférieure de la jambe et on la passe de dessus en dessous à la face interne de celle-ci ; on la ramène ensuite en avant où on lui fait contourner l'avant-bras de dessous en dessus ; l'extrémité en est confiée à deux aides ; on désentrave le membre à déplacer ; les aides tirent sur la plate-longe dans la direc-

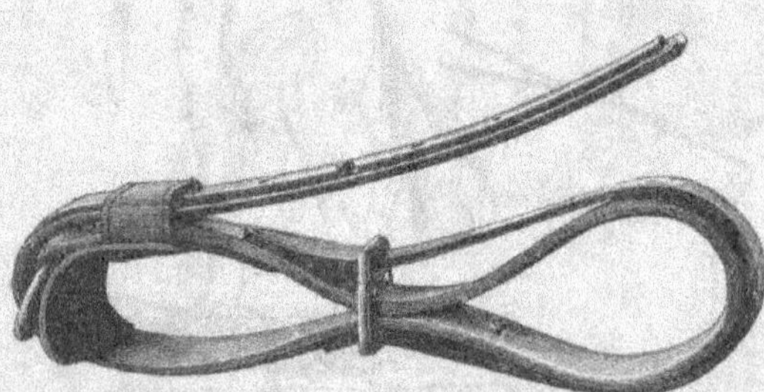

Fig. 386. — Entrave en huit de M. Julié.

tion du garrot et on aide le déplacement du membre en le poussant du genou. Lorsque le membre est en place, on le fixe par deux tours circulaires et un tour en croix.

Si on veut porter un membre postérieur sur l'antérieur superficiel, on fixe la plate-longe sur le milieu du canon du membre postérieur à déplacer ; on la passe sur la partie intérieure de l'avant-bras, de dessus en dessous ; puis on

la ramène en arrière sous la jambe qu'elle contourne de dessous en dessus ; l'extrémité est confiée à deux aides qui tirent dans la direction de la croupe. On empêche la plate-longe de

glisser sur le membre antérieur jusqu'au dessous du genou, en plaçant une autre plate-longe jetée en anse sur cette articulation.

On peut encore entraver en huit au-dessus des genoux ou des jarrets, puis désentraver le membre à déplacer, et le maintenir avec une plate-longe fixée au pied, arrêtée sur les éponges du fer et confiée à un aide ; on peut aussi se servir de l'entrave Julié (fig. 386).

Enfin on peut encore porter un membre en avant ou en arrière à l'aide d'un *bâton* muni à chaque extrémité d'une sorte d'entravon.

4° *Enlèvement des entravons.* — Pour *désentraver*, l'opérateur ou un aide se place au delà de l'extrémité des membres, mais dans leur direction ; il enlève la vis qui relie le lacs au porte-lacs, et les quatre membres se séparent : les entravons anglais tombent seuls ; quant aux entravons ordinaires, il est nécessaire de les déboucler, en ayant bien soin de se tenir dans la direction des membres, pour éviter leurs atteintes, et de commencer toujours par les membres sur lesquels est couché le cheval.

L'aide placé à la tête a débouclé la capote, et l'ôte dès que les entravons sont enlevés. On laisse le cheval se relever seul en tenant simplement l'extrémité des rênes du bridon, et en se plaçant hors de la portée de ses membres.

Procédés Rohard, Rarey, russe, etc. — Il est extrêmement rare que l'on soit obligé cheval tombe; on réunit les membres en rapprochant les cordes et en les tordant ensemble, comme dans l'entravon de Stuttgard (fig. 381).

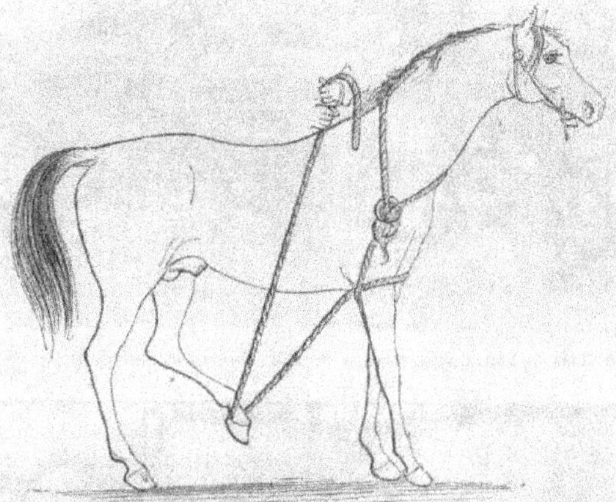

Fig. 387. — Procédé Rohard pour abattre les chevaux sans aide.

d'abattre le cheval sans le secours des entravons. On pourra utiliser le *procédé Rohard* (fig. 387), le procédé *Rarey* (fig. 388 et 389) ou le *procédé russe*, qui est analogue.

Appareils pour coucher les chevaux. — Les appareils pour coucher les chevaux sont aujourd'hui assez répandus. Ils permettent d'opérer aseptiquement, et d'exposer moins aux accidents de l'abatage; ils sont parfois nécessaires, lorsqu'on veut éviter au cheval les

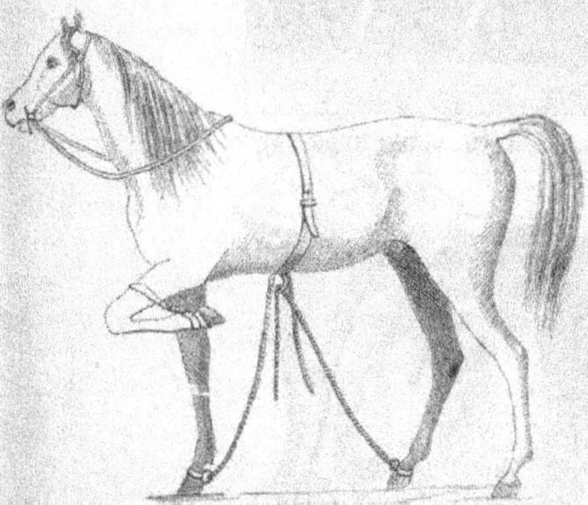

Fig. 388. — Cheval préparé pour le procédé Rarey.

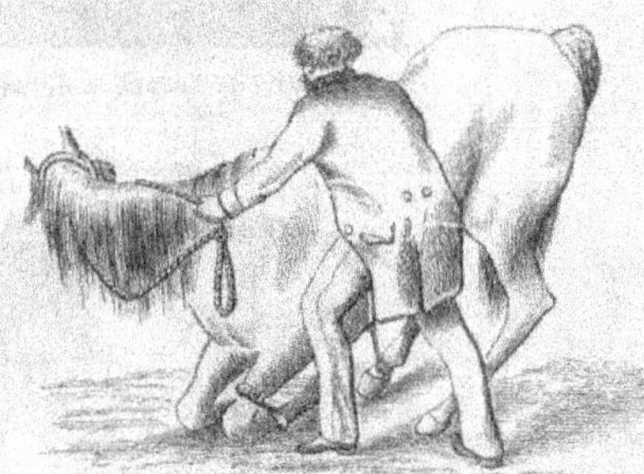

Fig. 389. — Cheval rendu et s'agenouillant (système Rarey).

Enfin, lorsqu'on a affaire à de très petits chevaux ou à des ânes, on réunit, à l'aide d'une plate-longe, les paturons des membres antérieurs, et, à l'aide d'une seconde plate-longe, les membres postérieurs; on passe la première longe entre les membres postérieurs, et la seconde entre les membres antérieurs; on tire sur ces cordes, sur la tête et la queue; le mouvements brusques du relever. Ils ont l'inconvénient de coûter assez cher, et, malgré leurs avantages, sauf indications spéciales, rien encore ne vaut le bon lit de paille.

L'appareil *Daviau* (fig. 390) est une sorte de table en bois, très solide et rembourrée. Au repos, elle est placée verticalement et on y fixe l'animal. A l'aide d'un mécanisme, on la fait

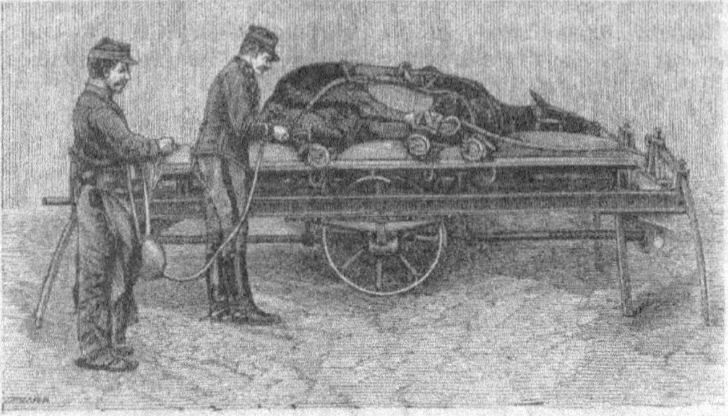

Fig. 390. — Table d'opérations de MM. Daviau et Sauvayre (Gasselin).

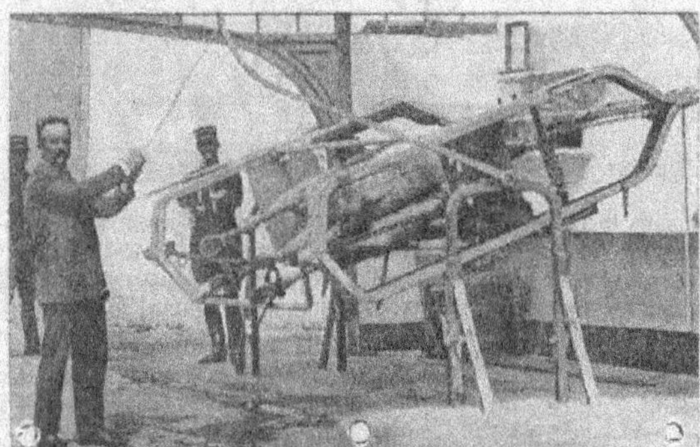

Fig. 391. — Travail à double bascule de M. Vinsot (Gasselin).

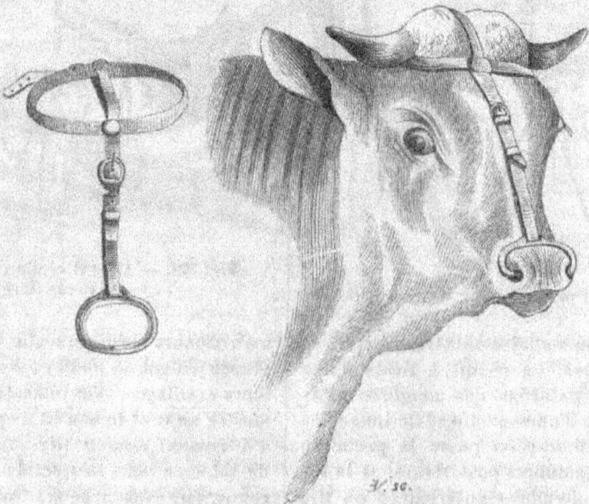

Fig. 392. — Anneau nasal de taureau.

basculer sur son grand axe de façon à la placer horizontalement.

Avec le *travail-bascule Vinsot* (fig. 391), on place le cheval comme pour les opérations debout; puis à la barre horizontale sur laquelle doit s'appuyer le corps du cheval, on fixe une table rembourrée; on fait ensuite fonctionner le grand treuil et le travail se place horizontalement en tournant autour d'un axe placé à quelque distance du sol.

Le *travail Lang* permet de coucher le cheval, de le retourner aisément et de le maintenir en position dorsale, les pieds dirigés en l'air.

II. **Contention du bœuf.** — 1° CONTENTION DU BŒUF DEBOUT. — *Immobilisation à l'aide d'une corde.* — Pour maintenir la tête de l'animal, on se place du côté gauche, et, prenant la corne droite de la main gauche, on lève le mufle avec le pouce et deux doigts de la main droite passés dans les naseaux. Le plus ordinairement, on attache la tête à un arbre ou à un pilier, au moyen de plusieurs tours de corde.

Anneau nasal. — Un excellent moyen de contention des bêtes bovines consiste dans l'usage de l'*anneau nasal* (fig. 392).

Pinces ou mouchettes. — Pour les animaux

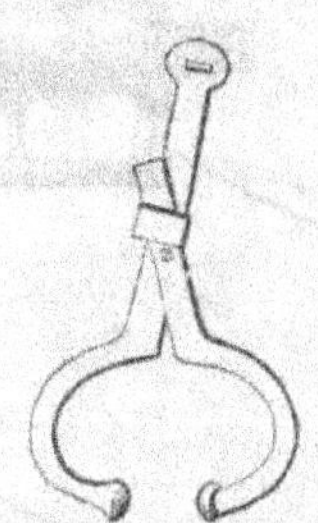

Fig. 393. — Pince pour conduire les taureaux.

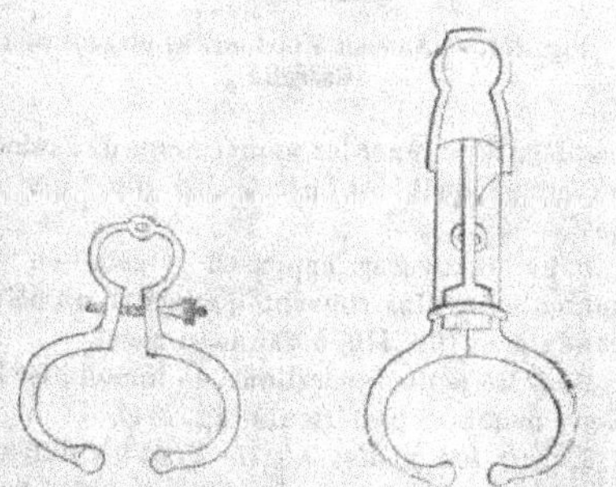

Fig. 394. — Pince à vis.　Fig. 395. — Pince à curseur.

qui ne portent pas l'anneau nasal à demeure,

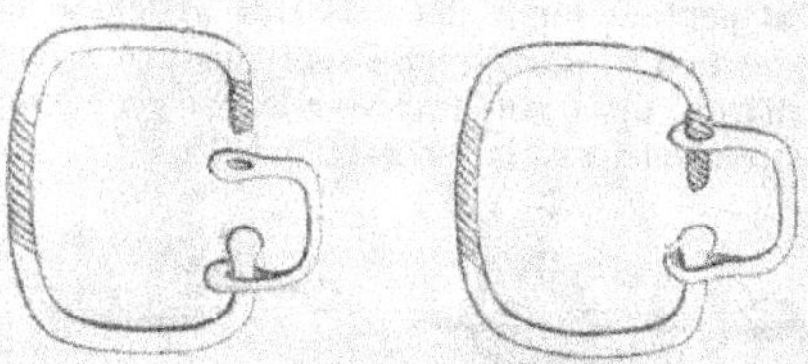

Fig. 396. — Anneau Rolland.

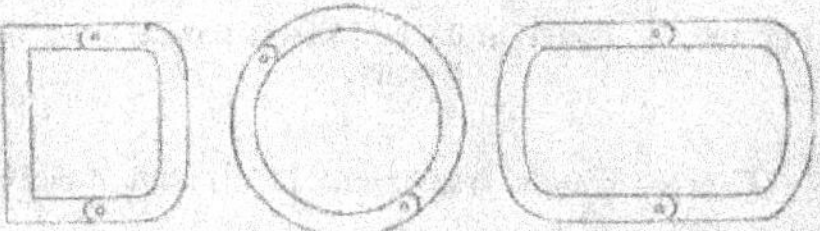

Fig. 397. — Anneau carré à charnière. — Anneau rond à charnière. — Anneau carré long à charnière.

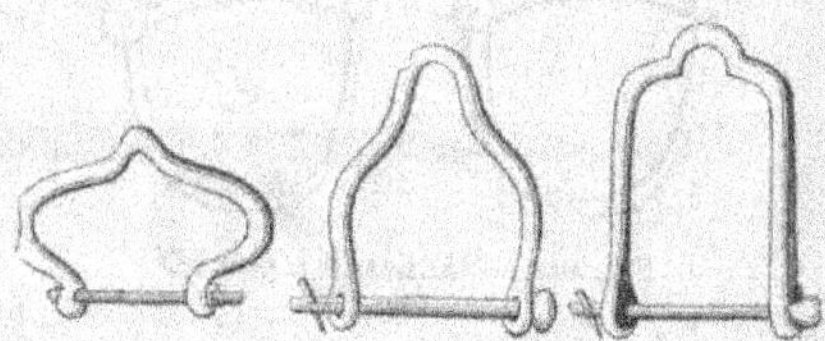

Fig. 398. — Anneaux en fer à cheval, à tige droite.

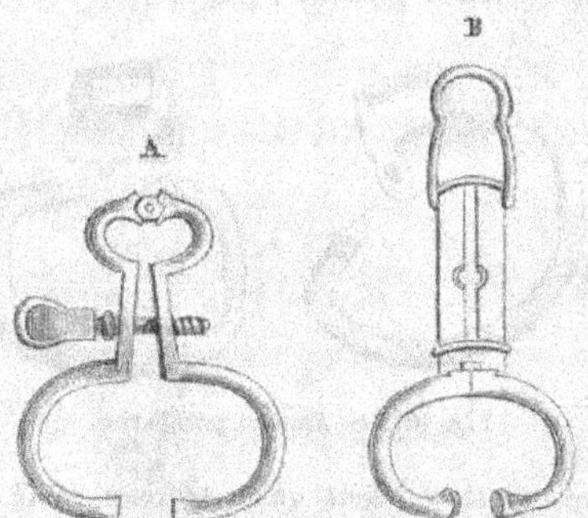

Fig. 399. — Anneau à mouchette à vis (Gasselin).　Fig. 400. — Anneau à mouchette à pression continue (Gasselin).

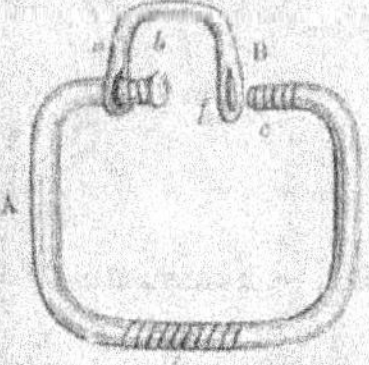

Fig. 401 — Anneau à demeure à cannelure (Gasselin).

on peut se servir des différents systèmes de *pinces* ou *mouchettes*, qui s'appliquent au même endroit, mais sans traverser la cloison nasale et seulement en la serrant (fig. 393 à 401).

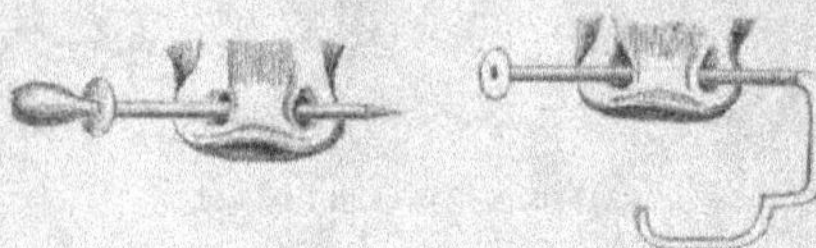

Fig. 402. — Ponction de la cloison nasale avec le trocart.

D'autres pinces traversent la cloison nasale (fig. 402 à 407).

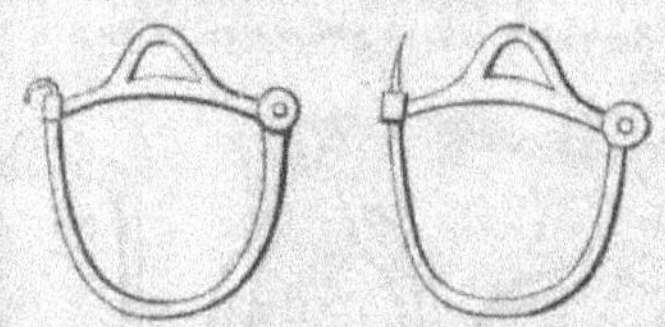

Fig. 403. — Anneaux à pointe.

Appareil Vigan. — Pour conduire les bêtes bovines indociles, Vigan a inventé un

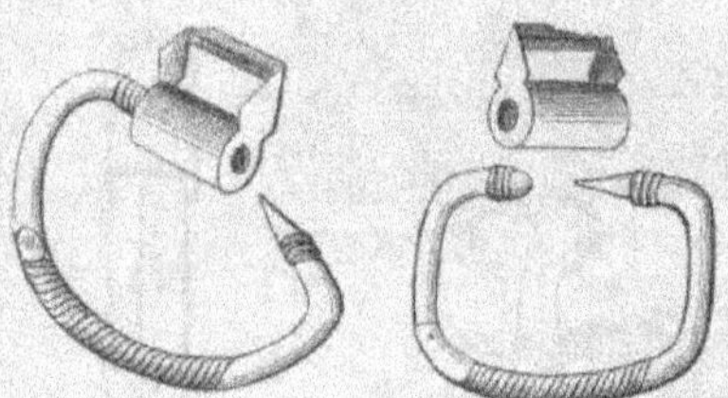

Fig. 404. — Anneau percheron.

appareil si puissant qu'un taureau coiffé de cet appareil, ne pouvant plus baisser la tête,

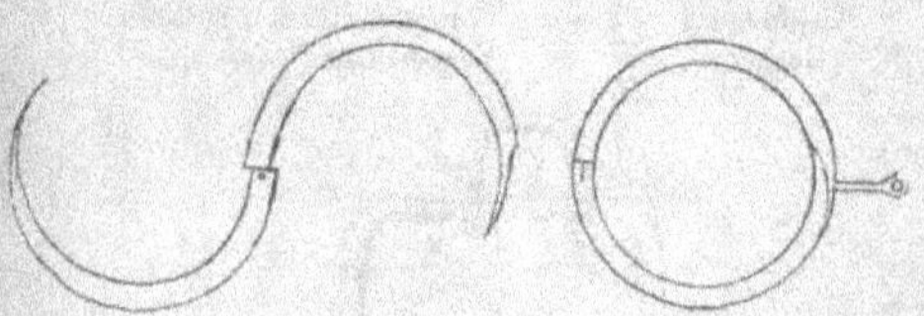

Fig. 405. — Anneau Ruell.

n'est plus en état de nuire et qu'un enfant peut le conduire. Il se compose d'une courte hampe emmanchée dans une douille, qui se prolonge

en s'amincissant et qui porte une poignée à son extrémité ; à 20 centimètres de la poignée, existe un crochet descendant à angle droit, fixé à queue d'aronde et brasé, lequel est passé dans l'anneau nasal ; plus en arrière, la hampe joue dans un anneau cousu sur une pièce de

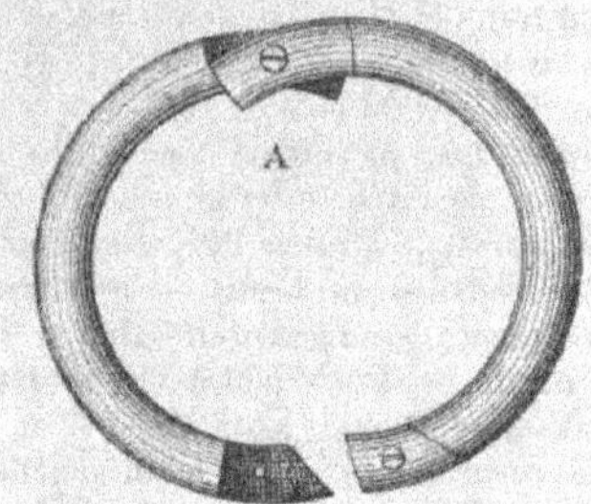

Fig. 406. — Anneau anglais (Gosselin).

cuir destinée à s'attacher aux deux cornes de l'animal ; à l'extrémité opposée de la douille se trouve un arrêt en fer dans lequel passe une sangle en cuir faisant le tour du thorax ; on peut graduer la longueur de la sangle de

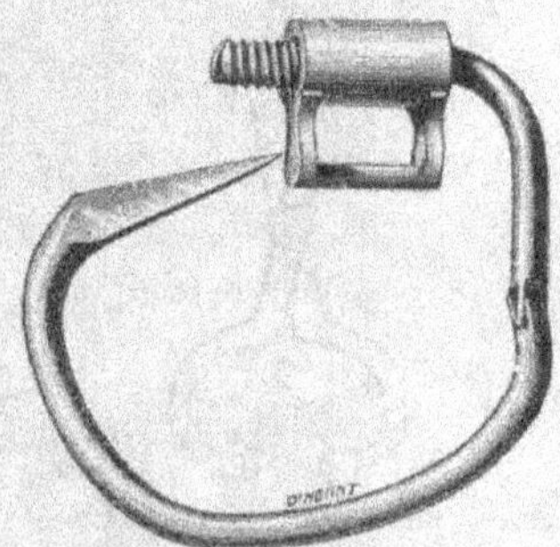

Fig. 407. — Anneau à bistouri se plaçant seul (Gosselin).

manière à ne gêner les mouvements de l'animal qu'autant qu'il est nécessaire (fig. 408 et 409).

Pour remplacer l'appareil Vigan, on se contente le plus souvent d'attacher un bâton conducteur (fig. 410) à l'anneau nasal.

Pour les petites opérations, on immobilise les deux membres postérieurs (fig. 411).

Lever les pieds. — De grandes difficultés se présentent chez les bêtes bovines pour faire une opération de la région des onglons.

Il est facile de lever les pieds de devant, sur-

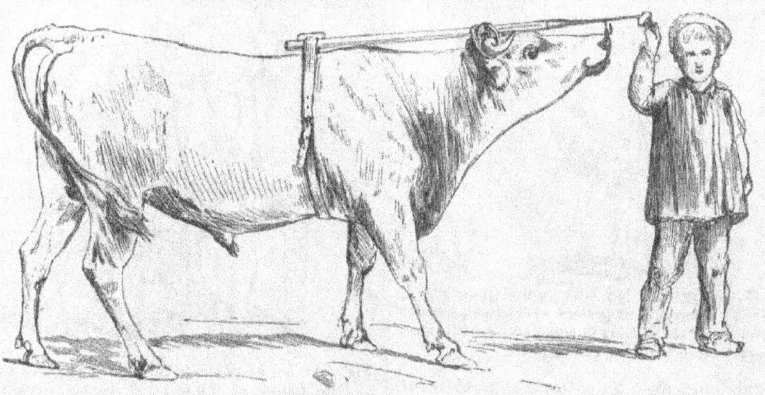

Fig. 408. — Appareil Vigan pour conduire les taureaux.

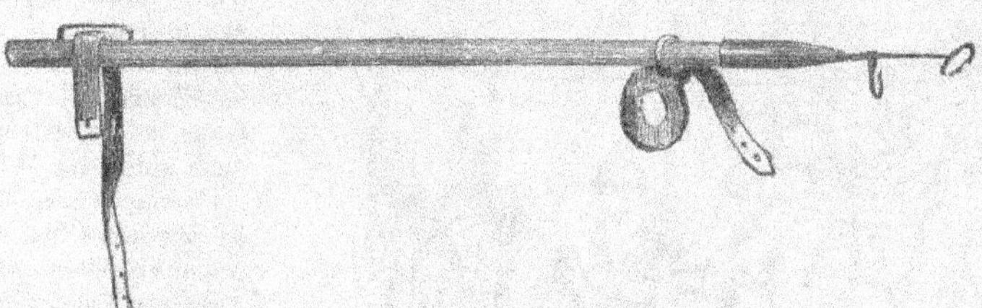

Fig. 409. — Appareil Vigan.

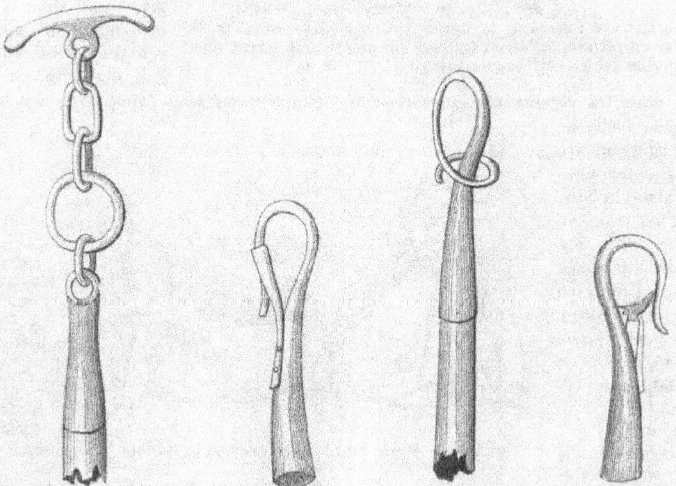

Fig. 410. — Bâton conducteur.

tout si un aide placé de l'autre côté y contribue

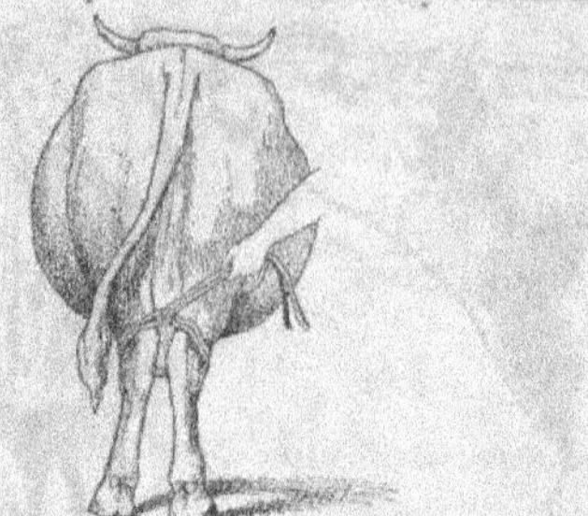

Fig. 411. — Ligature des deux jambes (pour procéder sans danger à de petites opérations, comme l'ouverture d'abcès dans la région du ventre, ainsi que pour empêcher les ruades) (1).

avec une longe fixée au paturon et passant sur le garrot de l'animal (fig. 412). Il n'en est pas

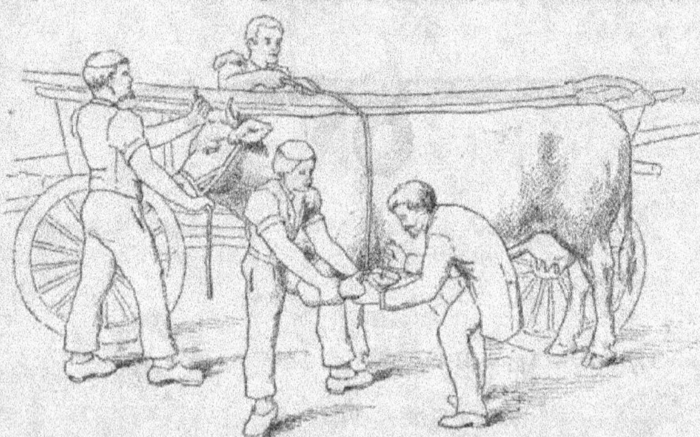

Fig. 412. — Entrave d'un pied de devant (si les bœufs sont rétifs, on fixe autour du paturon un nœud coulant qui passe sur le garrot pour être retenu de l'autre côté par un aide).

de même pour les membres postérieurs : la vache la plus docile se défend énergiquement.

Le plus communément, on place la bête le long d'un mur, et l'on passe entre les deux pieds un bâton qui s'appuie d'une part sur le sol, et de l'autre est retenu dans la main et qui sert de levier interrésistant pour lever le pied.

(1) Les figures 411 à 418 sont empruntées à F. Hess, *Die Krankheiten des Rindes und die Anwendung der Zwangsmittel*. Zurich, Orell, Füssli et Cie.

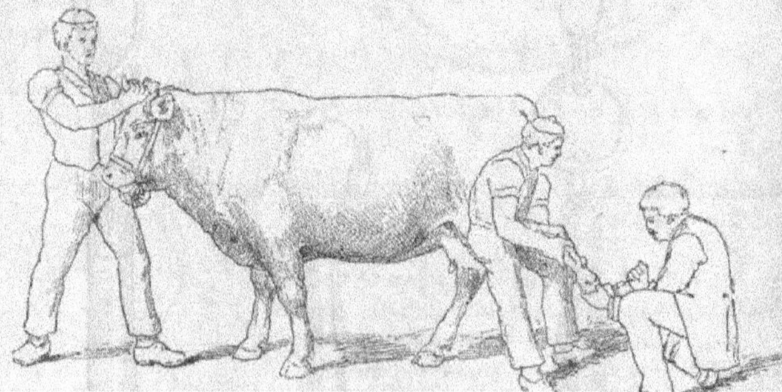

Fig. 413. — Façon de soulever un pied postérieur sans moyens violents.

D'autres fois on arrive à ce résultat à l'aide

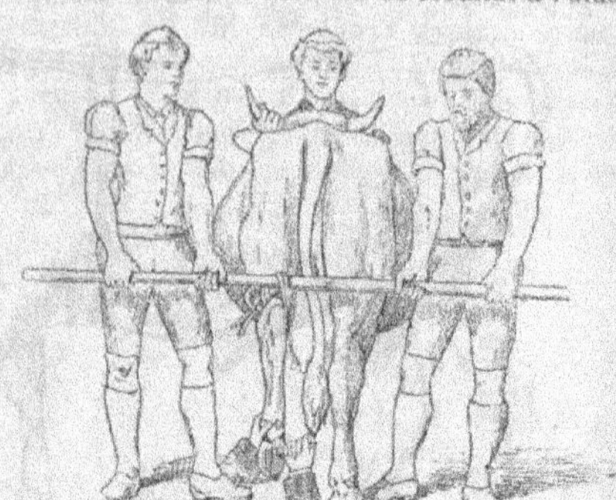

Fig. 414. — Soulever le pied postérieur au moyen d'un bâton et d'un nœud coulant autour de la corde du jarret.

d'une corde, appliquée par son milieu sur le tendon du canon, se croisant sur la face antérieure de la jambe et retenue à ses extrémités par deux aides (fig. 414).

Un moyen très simple est le *tourniquet* (fig. 415) : on prend un bâton solide, long d'environ 3 décimètres, et un bout de corde, de la grosseur du doigt environ ; on noue celle-ci de manière à former une anse autour de la jambe un peu au-dessus du jarret, sur le tendon d'Achille ; on engage le bâton jusque dans l'anse dans son milieu, et,

faisant faire la roue au bâton, on tortille la corde jusqu'à ce qu'elle soit assez serrée pour paralyser toute action musculaire sur

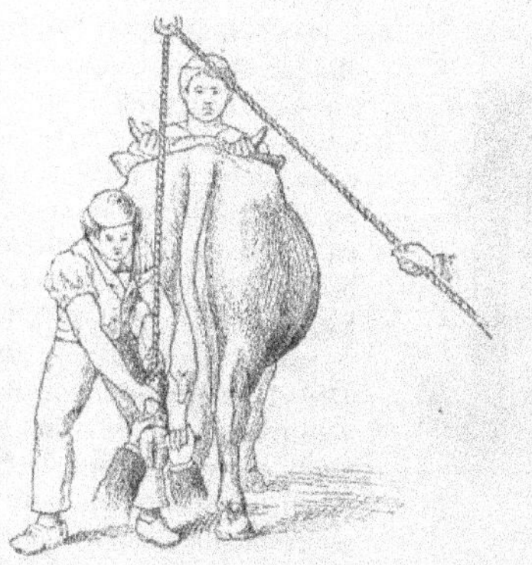

Fig. 415. — Fixation du pied postérieur au moyen d'une corde.

le tendon; le bâton est ensuite arrêté par une ficelle et le pied peut être levé.

Les figures 415 à 418 feront comprendre

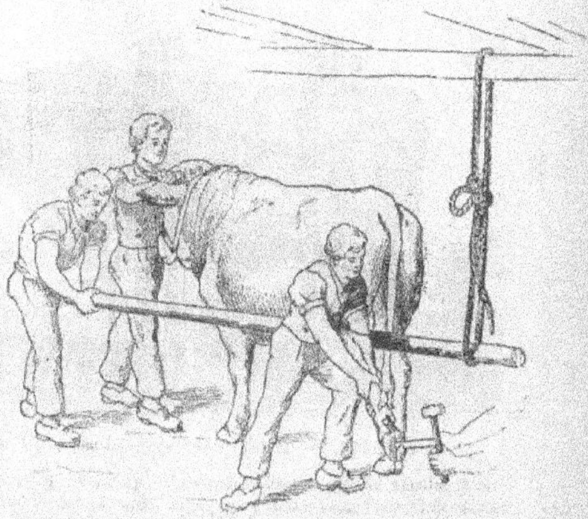

Fig. 418. — Levier passé entre les jambes et retenu par une corde. Quand on soulève le levier par devant, l'animal est forcé de lever le pied.

mieux que de longues descriptions, comment,

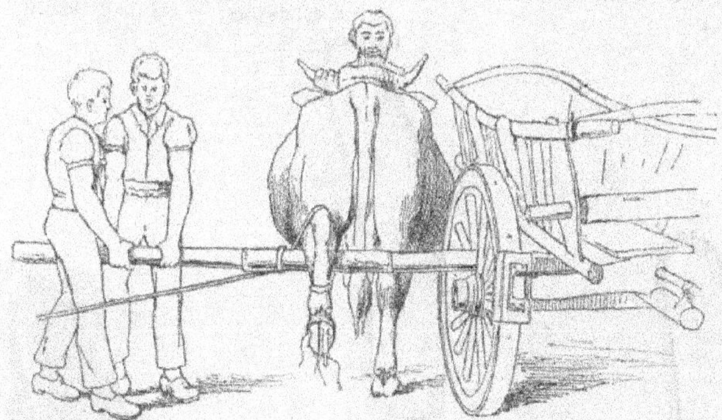

Fig. 416. — Soulever le pied postérieur au moyen d'une poutre intercalée dans l'axe d'une roue.

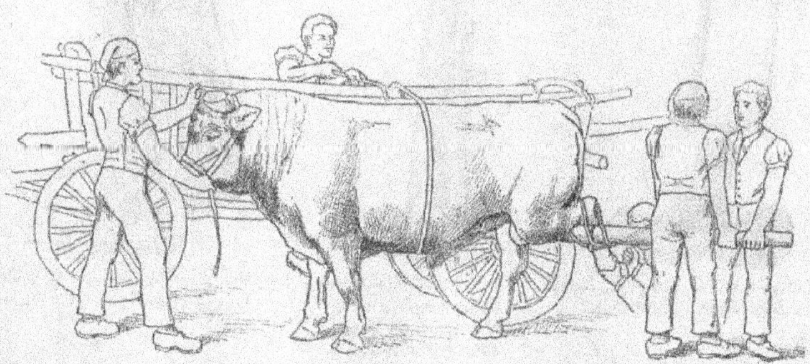

Fig. 417. — Modification qui consiste à fixer le bœuf à la voiture avec une corde retenue de l'autre côté par un aide.

avec une voiture, des cordes et un bâton, on peut

Le *travail à poteaux* (fig. 419) est assez répandu.

Prinz a indiqué le moyen d'improviser un *travail-muraille* (fig. 423). La tête étant attachée, une longue corde passe dans deux anneaux, fixés au mur ou à une voiture et placés, l'un en avant et à la hauteur du bras, l'autre en arrière et à la hauteur de la cuisse ; l'animal se trouve appuyé par un de ses côtés le long du mur ou de la voiture ; une pièce de bois, tenue en avant et en dehors du membre postérieur, limite les mouvements de ce membre.

Pas-d'âne et dépresseur. — Pour maintenir ouverte la bouche du bœuf on se sert de *pas-d'âne* (fig. 420 et 421) ou du dépresseur de Dayer (fig. 422).

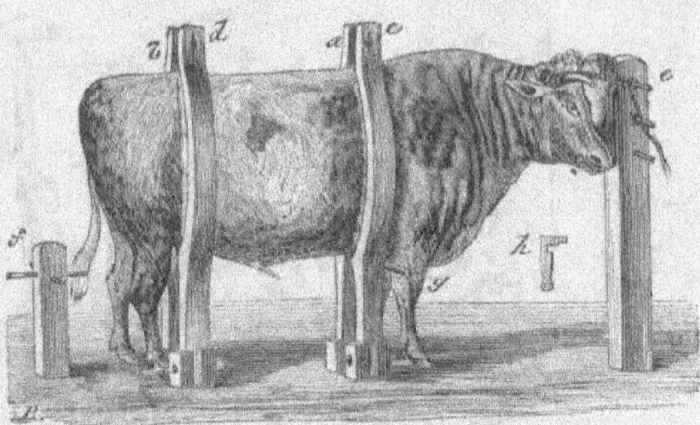

Fig. 419. — Bœuf placé dans le travail à poteaux.

a, b, poteaux principaux solidement scellés en terre : en leur milieu il y a une excavation rembourrée pour serrer le corps de l'animal ; *c* et *d* sont articulés en charnière à leur base. — *e*, poteau pour fixer la tête par les cornes. — *f*, poteau à supports pour les pieds postérieurs. — *g*, support pour le membre antérieur droit. — *h*, clavette pour réunir les poutres *ac* et *bd*.

improviser des moyens de contention très pratiques.

2° CONTENTION DU BŒUF EN POSITION COUCHÉE. — *Entravons.* — On peut abattre le bœuf en se

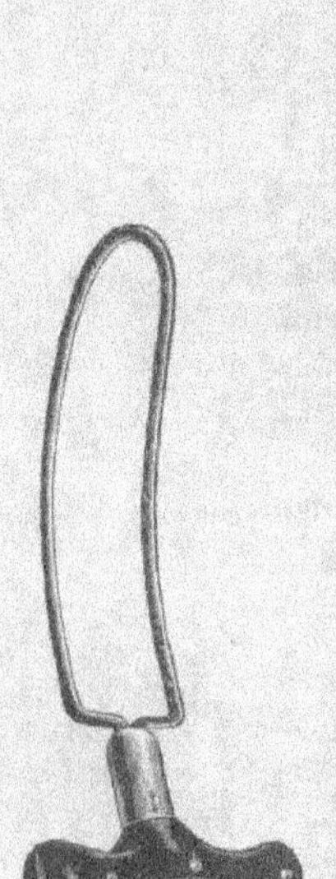

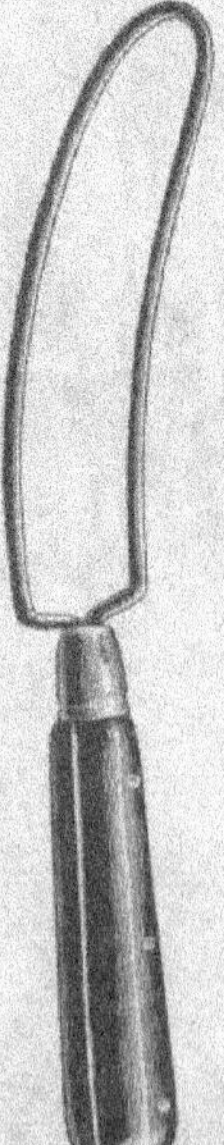

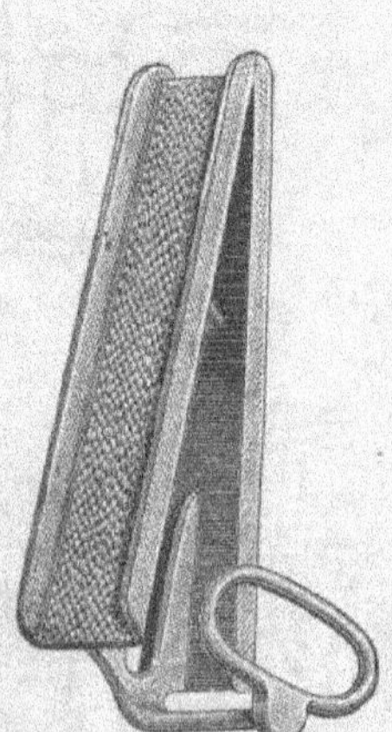

Fig. 420. — Pas-d'âne pour bœufs de Zagelmeier (Hauptner).

Fig. 421. — Pas-d'âne pour bœufs, à manche droit, de Zagelmeier (Hauptner).

Fig. 422. — Dépresseur de Dayer pour bœufs et chevaux (Hauptner).

Travail. — On peut utiliser, pour les bœufs, les *travails* employés pour les chevaux.

servant d'entravons et en opérant comme pour le cheval.

Si l'animal est peu vigoureux, on peut employer le procédé indiqué pour abattre les petits chevaux et les ânes.

Procédé Rueff. — On se sert d'une corde longue de 10 à 12 mètres, dont une extré-

à deux aides, tandis qu'un troisième tient l'animal par les cornes ; si on tire sur l'extrémité de la corde, le bœuf ne tarde pas à se coucher sur le côté, en allongeant les membres (fig. 424 et 425).

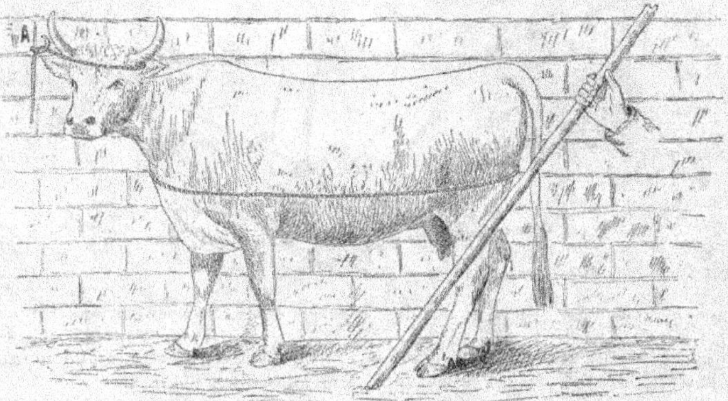

Fig. 423. — Travail-muraille de Prinz.

mité, disposée en nœud coulant, est arrêtée sur la base des cornes ; de là, la corde suit le bord supérieur de l'encolure, jusqu'à sa base où elle l'enlace ; puis elle est dirigée en

Procédé pour les vaches pleines. — Pour les vaches en état de gestation et les animaux peu lourds, le moyen suivant est préférable. On place un drap plié sous le ventre, en évitant de

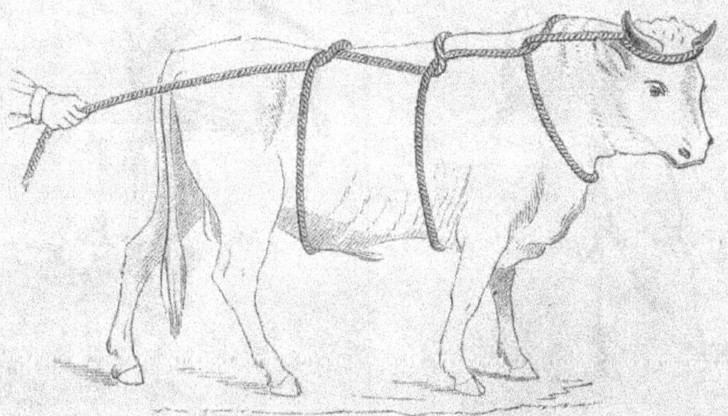

Fig. 424. — Abatage du bœuf (procédé Rueff).

arrière, passe sur le garrot et va former, en arrière des épaules, une seconde anse autour du thorax, puis une troisième autour des flancs en entourant le ventre ; l'extrémité libre est maintenue sur les côtés du sacrum, est dirigée en arrière, allant à droite si on veut abattre l'animal à gauche et *vice versa*, et est confiée

comprimer les mamelles ; deux ou trois aides, placés de chaque côté et tenant les bords du drap, essayent de soulever le corps de l'animal ; celui-ci, aussitôt que ses pieds ont quitté le sol, fléchit ses membres et se laisse porter ; en abaissant alors doucement le drap, on le couche sur le sol, sans qu'il reprenne pied, et on l'entrave.

III. **Contention du mouton**. — Le mouton est facile à assujétir.

pose l'animal sur une table, et l'opérateur a toutes les facilités pour agir.

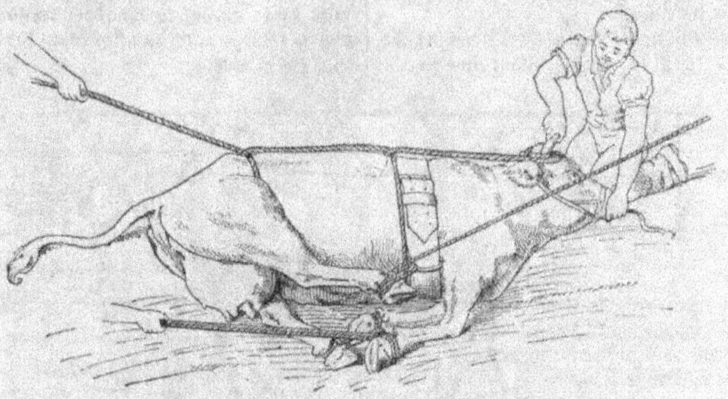

Fig. 425. — Façon de garrotter les bœufs et les renverser par terre.

La méthode la plus usitée, lorsqu'on doit opérer à la tête, consiste à placer l'animal entre les jambes d'un aide assis commodément : celui-ci doit tenir fortement entre ses mains les membres de devant, et entre ses cuisses et ses jambes le corps et le train de derrière ; la tête reste libre et à la disposition de l'opérateur.

On peut encore réunir les membres deux à

On peut aussi réunir ensemble les quatre membres (fig. 426).

Pour les maladies du pied, l'appareil Chatriet est très utile (fig. 427 et 428).

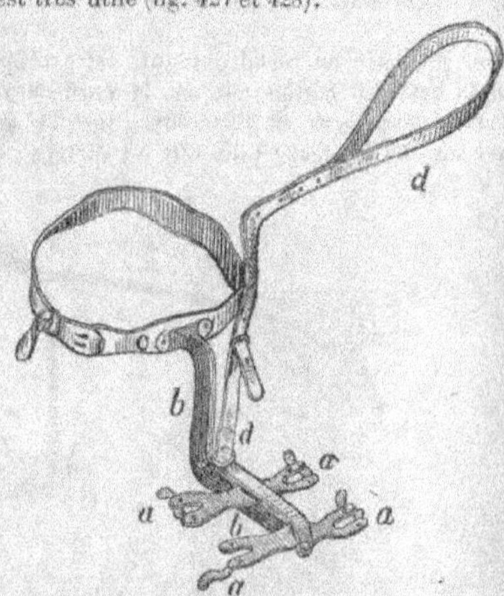

Fig. 427. — Appareil de M. Chatriet pour le pansement des moutons atteints du piétin.

IV. **Contention du porc**. — Il est assez difficile de saisir le porc. On cherche à prendre la mâchoire supérieure, et non pas l'inférieure, dans le nœud coulant d'une corde, et on l'attire, afin de le saisir par un pied postérieur ou le jarret au moyen d'une autre corde.

Pour coucher un porc, deux aides sont nécessaires : l'un s'empare d'un membre postérieur, en appliquant ses mains au-dessus du jarret, pour avoir une prise plus solide ; l'autre

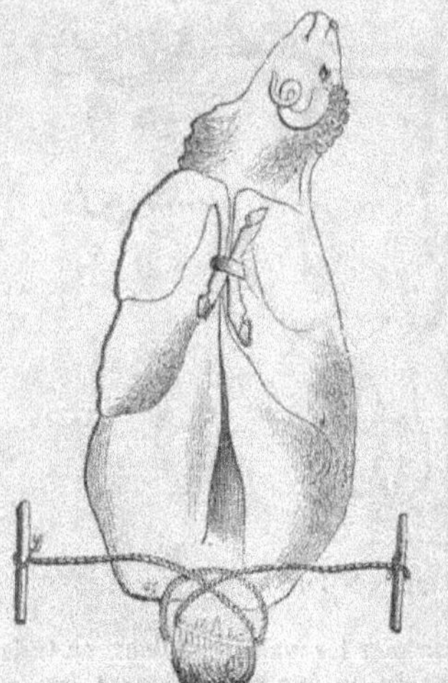

Fig. 426. — Contention du mouton.

deux, l'antérieur au postérieur correspondant, puis les deux paires de membres déjà liés ; on saisit les deux oreilles en se plaçant de côté,

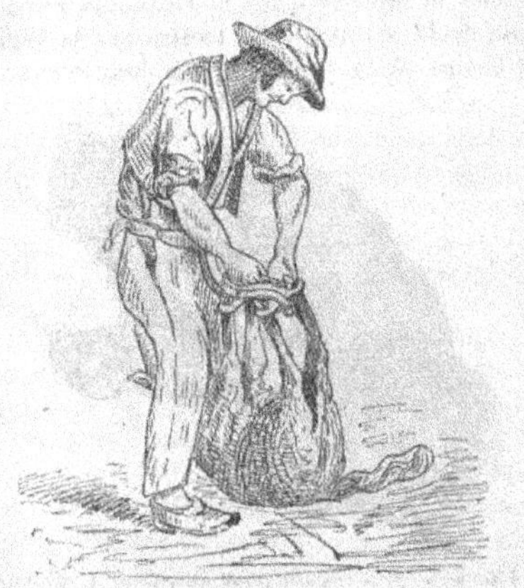

Fig. 428. — Pansement du mouton au moyen de l'appareil Chatriet.

pour éviter les coups de groin; puis, combinant leurs efforts, ils font perdre terre à l'animal et le renversent en imprimant à la croupe un mouvement brusque de côté. Quand le porc est couché, on l'assujétit dans cette position, en lui appliquant un genou sur le cou et en maintenant ses membres.

Pour ouvrir la bouche, on se sert quelquefois d'un bâton qu'on place entre les mâchoires afin de les écarter; mais il vaut mieux se servir du *bâillon* ; c'est une planchette percée en son milieu d'une large ouverture ovalaire qu'on place de champ entre les deux mâchoires et qu'on peut fixer avec des liens.

V. **Contention du chien et du chat.** — Il sera toujours prudent, quand on exécute une opération un peu douloureuse, même sur les chiens les plus dociles, de les museler, afin de les empêcher de mordre :

On fait usage soit d'une muselière (fig. 429),

soit de la bande enroulée autour des deux mâchoires et liée en arrière des oreilles (fig. 430).

Le chien est placé sur une table ; un ou deux aides lui tiennent les pattes, un autre maintient la tête.

On peut encore fixer le chien sur une gouttière à opérations (fig. 431).

Les chiens dangereux, d'une férocité exces-

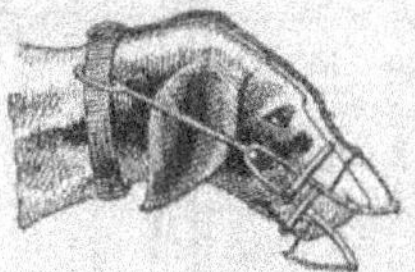

Fig. 429. — Muselière pour chien.

sive, suspects de rage ou enragés, sont mis hors d'état de nuire, quand on les saisit par le cou à l'aide d'une pince-collier (fig. 432), à mors concaves et à long manche.

Pour les opérations à faire dans la bouche, on est obligé d'employer un mors (fig. 433) ou des pas-d'âne (fig. 434 et 435).

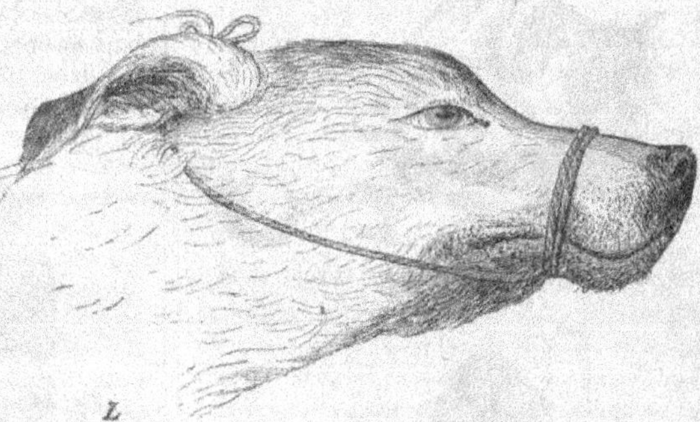

Fig. 430. — Manière de museler les chiens.

Le chat est, en général, difficile à assujétir, et

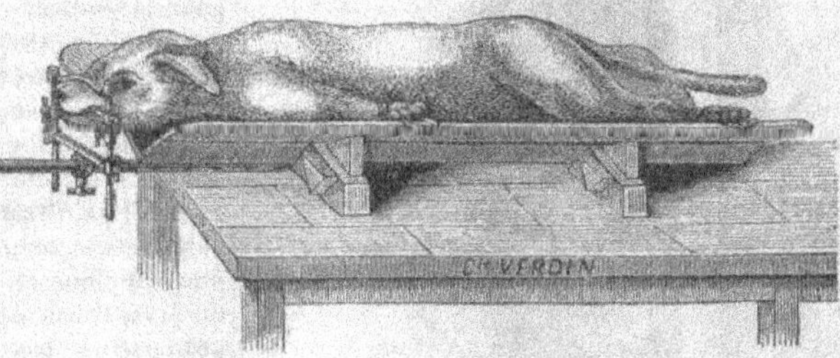

Fig. 431. — Appareil de contention à gouttière.

l'opérateur n'est pas toujours à l'abri de ses dents ou de ses griffes.

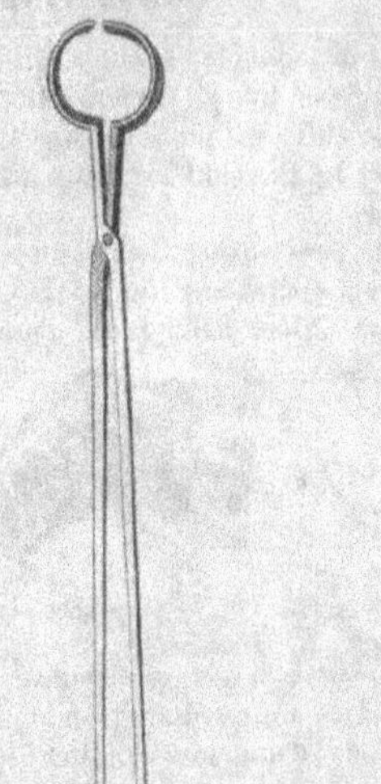

Fig. 432. — Pince-collier pour les chiens méchants.

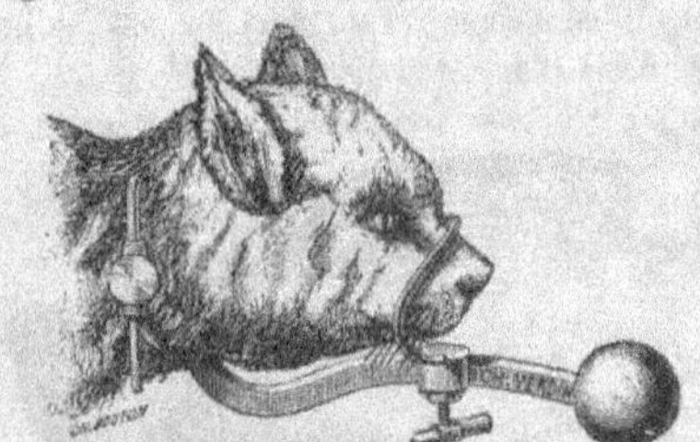

Fig. 433. — Nouveau mors pour la contention du chien ou du chat.

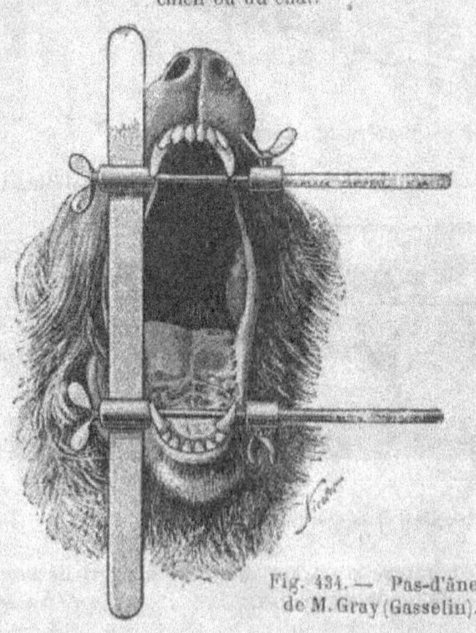

Fig. 434. — Pas-d'âne de M. Gray (Gasselin).

La meilleure façon de l'empêcher de nuire est de le prendre d'une main par la peau du cou, de le maintenir de l'autre par la région lombaire et de le comprimer doucement sur

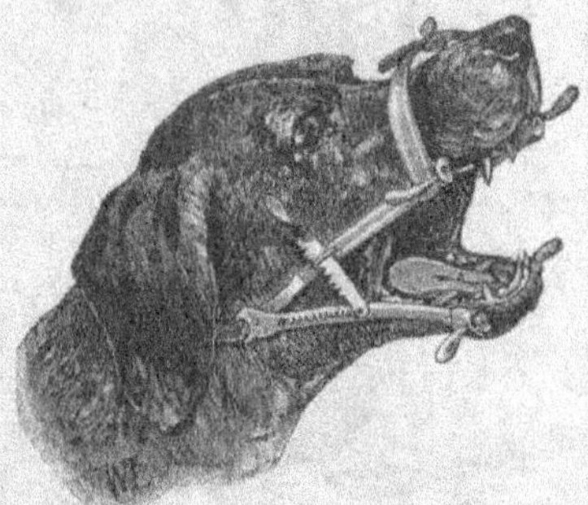

Fig. 435. — Pas-d'âne pour chiens de Hoffmann (Hauptner).

une table, en le tenant en quelque sorte aplati.

On peut encore l'introduire jusqu'au rein dans un sac, dans un vase à orifice assez étroit, dans une botte, etc., ou encore le fixer sur une gouttière.

VI. **Contention des petits animaux**. —

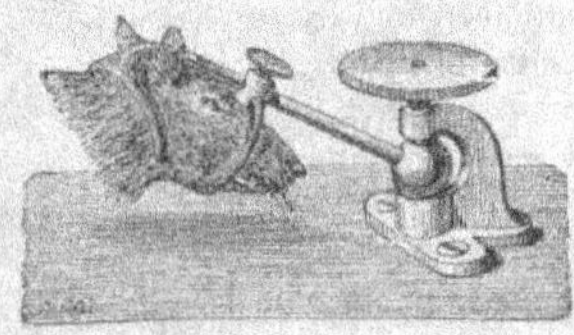

Fig. 436. — Appareil de contention du rat.

Dans les laboratoires, pour les expériences de physiologie, on a des appareils spéciaux pour la contention des rats et autres petits animaux (fig. 436).

CONTONDANT. — Nom désignant tous les corps qui meurtrissent les parties qu'ils frappent, sans les piquer ni les couper, et déterminent des contusions et des plaies contuses.

CONTRE-CŒUR. — Maniement pair, placé dans l'angle compris entre le bord postérieur du scapulum et la face postérieure de l'os du bras. Il est séparé de la face interne de la peau par une couche aponévrotique qui appartient au sous-cutané du thorax et de l'abdomen; il repose sur l'aponévrose du long abducteur du bras et sur la face interne du gros et du court extenseur de l'avant-bras. Il contient un tissu cellulaire lâche et abondant sans vaisseaux sanguins particuliers, ni ganglion lymphatique.

CONTRE-COUP. — Voy. Pousse.

CONTRE-EXTENSION. — Action par laquelle on retient une partie osseuse, luxée ou fracturée, dans une situation fixe, pendant la réduction d'une luxation ou d'une fracture. On l'exerce sur la partie supérieure à la lésion, afin de ne point gêner l'allongement des muscles.

CONTRE-INDICATION. — Circonstance qui met obstacle à l'emploi d'un moyen thérapeutique.

CONTRE-MARQUE. — Marque que les maquignons creusent avec un burin sur la table des incisives du cheval, pour imiter l'orifice du cornet dentaire (*germe de fève*), et faire paraître l'animal plus jeune. On la reconnaît à l'absence, autour de la cavité artificielle, du cercle d'émail qui borde l'orifice naturel du cornet.

CONTRE-OUVERTURE. — Incision que l'on pratique à l'opposé d'une ouverture déjà existante, ordinairement à la partie la plus déclive d'une plaie, d'un abcès, lorsque la première ouverture n'est pas située favorablement pour l'écoulement du pus, l'extraction des corps étrangers, etc.

On introduit dans la plaie ou dans la poche de l'abcès une sonde, dont l'extrémité, poussée vers le dehors à la partie déclive, fait saillir la peau au niveau du lieu d'élection de la contre-ouverture ; à l'aide du bistouri, on incise successivement la peau et les divers tissus qui recouvrent la sonde. On peut également introduire dans la plaie une aiguille à séton que l'on dirige de la même façon que la sonde ; on place un corps dur (ciseaux) près de l'endroit choisi pour la contre-ouverture, et on maintient la peau en appuyant sur les ciseaux ; d'un coup sec, on pousse l'aiguille dont l'extrémité vient sortir à l'extérieur. On place dans le trajet ainsi creusé un drain pour faciliter l'évacuation du pus.

CONTUSION. — Lésion sans perte de substance ni solution de continuité apparente, produite dans les tissus vivants par le choc d'un corps arrondi à large surface. Si la peau est blessée, on dit qu'il y a *plaie contuse*.

Étiologie. — Les causes les plus ordinaires sont les coups de pied, de bâton, de manche de fouet, les pressions continues des harnais et de la selle, les chutes, les heurts plus ou moins violents.

Symptomatologie. — La contusion se manifeste par les signes d'une inflammation locale plus ou moins vive : tuméfaction chaude, sensible, douloureuse ; sur un membre, on observe une claudication plus ou moins forte.

On distingue trois degrés. — Le *premier degré* se manifeste par des ecchymoses de la peau, avec un léger œdème périphérique. — Au *deuxième degré*, les vaisseaux capillaires sous-cutanés sont rupturés, le sang épanché refoule les lames conjonctives et les éléments des tissus affaiblis par le traumatisme, et se creuse une cavité dans laquelle il s'accumule : c'est la *poche sanguine*, qui se manifeste à l'extérieur par une tuméfaction hémisphérique molle, fluctuante, qui se densifie peu à peu et peut, par la coagulation du sang épanché, donner au doigt la sensation de la crépitation. — Dans la contusion au *troisième degré*, les lésions sont parfois considérables, le tissu musculaire est réduit en bouillie, les vaisseaux et les nerfs sont déchirés, les tendons sectionnés, les os fracturés : elle se manifeste par une tuméfaction dure ou molle, chaude ou froide, plus ou moins sensible ; la peau est violacée ou noirâtre.

Les contusions des premier et deuxième degrés se terminent fréquemment par résolution ; quelquefois la poche sanguine persiste à l'état de *kyste* ou bien la suppuration survient et un abcès se forme. La gangrène est une terminaison fréquente de la contusion au troisième degré.

Complications. — Des complications variables peuvent survenir aux contusions violentes ou étendues ou portant en certaines régions : les plus fréquentes sont les thromboses et les embolies veineuses ; une hernie ou une péritonite lorsque la contusion siège sur l'abdomen ; une pleurésie lorsqu'elle existe sur les parois thoraciques ; une exostose dans le cas de contusion des os, etc.

Traitement. — Contre la contusion au premier degré, on emploiera les douches froides, les bains tièdes, les compresses d'eau ou d'eau blanche froide ou tiède ; si la douleur est vive, on appliquera des cataplasmes émollients ou de la vaseline cocaïnée.

Ces moyens pourront être employés avantageusement au début de la contusion au second degré ; si la poche persiste, on aura recours au massage et à la compression, ou bien aux frictions vésicantes ; celles-ci sont indiquées dans tous les cas où la contusion a porté sur un os et en a diminué la résistance ; si les parois de la poche sont indurées, il faudra la traiter par la ponction ou plutôt par l'incision qui donnera écoulement aux caillots sanguins : on fera dans la cavité des injections antiseptiques fortes (teinture d'iode au tiers) ; enfin, si la tuméfaction de la région persiste, on traitera par les vésicants ou la cautérisation.

Au début des contusions au troisième degré, on aura recours aux antiphlogistiques, douches, compresses froides ou chaudes, bains tièdes, etc. ; si les tissus sont broyés et si le sang est épanché, on ouvrira largement, et on lavera la cavité fréquemment avec une solution antiseptique forte ; on opérera de même si la suppuration survient ; si la peau mortifiée tombe, on traite comme une plaie ordinaire ; si les désordres sont trop considérables ou si un os est fracturé, il est préférable d'abattre l'animal.

CONVALESCENCE (all. *Genesung*). — Retour de l'état de maladie à celui de santé. La convalescence commence à l'époque où les symptômes qui caractérisent la maladie ont disparu, et finit à celle où l'exercice libre et régulier des fonctions est pleinement rétabli. Sa durée varie suivant le sexe, l'âge, le service de l'animal ; suivant que les individus appartiennent à une espèce plus ou moins robuste ; suivant la nature, l'intensité et la durée de la maladie ; suivant l'état dans lequel elle laisse le malade ; enfin suivant la saison.

CONVULSION (de *convellere*, ébranler ; all. *Krampf, Zuckung*). — Contraction involontaire et instantanée des muscles, provoquant un mouvement irrégulier du tronc et des membres avec secousses plus ou moins violentes et brusques. Ces phénomènes se reproduisent à diverses reprises, après des intervalles de calme plus ou moins longs.

Elles ne constituent pas une entité morbide, mais sont le symptôme de maladies diverses, le plus souvent d'une lésion du système nerveux, directe ou sympathique.

Dans les *convulsions toniques*, la contraction musculaire est permanente ; dans les *convulsions cloniques*, les mouvements de contraction et de relâchement alternatifs : ce sont les convulsions proprement dites ; faibles, elles constituent le *tremblement* ; fortes et permanentes, elles constituent la *contraction tétanique*, la *contracture*.

COQ (*gallus* ; ἀλεκτρυών ; all. *Hahn* ; angl. *cock* ; it. et esp. *gallo*). — Oiseau de la famille des Gallinacés. La femelle est appelée *poule*, le jeune mâle, *poulet*, la jeune femelle, *poulette* ou *pillette*, les petits portent le nom de *poussins* et sont pourvus de crête, au moins chez le mâle, et de barbillons dans les deux sexes.

Les espèces sont : a. *Coq géant* ou *jago* (*Gallus giganteus*, Temm.), de Sumatra ; domestiqué par quelques peuplades de l'Inde, il paraît la souche de notre *coq de Caux*, ou *coq russe* ou de *Padoue*. — b. *Coq Bankiva* (*G. Bankiva*, Temm.), de Java, considéré comme souche des races suivantes : 1° *coq domestique* (*G. domesticus*, Brisson) ; 2° *coq huppé* (*G. cristatus*, Brisson) ; 3° *coq de Turquie* (*G. pusillus*, Temminck) ; 4° *coq de Bantam* (*G. banticus*, Brisson) ; 5° *coq pattu* ; 6° *coq du Cambodge* ; 7° *coq nain* (*G. pumilio*, Brisson), de Madagascar, aussi à pattes emplumées. — c. *Coq de Sonnerat* (*G. Sonneratii*, Temm.), de l'Inde, considéré longtemps comme souche du coq domestique, dont les femelles ressemblent beaucoup à nos poules. — d. *Coq nègre* ou *de Mozambique* (*G. morio*). — e. *Coq laineux* ou *à duvet* (*G. japonicus*, Brisson, *lanatus*, Temm.). — f. *Coq crépu* (*G. crispus*, Brisson). — g. *Coq sans queue* (*G. ecaudatus*, Temm.).

Toutes les espèces domestiquées donnent des métis féconds (Voy. VOLAILLES et ŒUF).

Les testicules de coq, desséchés et pulvérisés, ont été employés contre l'impuissance par les anciens.

COR (all. *Schwiele, Brandflecken* ; angl. *wars* ; it. *callo*). — Formation épidermique, appelée encore *durillon*, et analogue au cor de l'homme ; le plus souvent, on désigne sous ce nom une mortification cutanée.

Durillon. — Le durillon est un *papillome* en plaque, c'est-à-dire une tumeur déterminée par les papilles hypertrophiées et pourvues d'un revêtement épidermique. — Il se voit sur la peau des régions où se produisent des frottements répétés : celles qui supportent les harnais du cheval, le joug du bœuf, la face plantaire des doigts du chien. — A son niveau, la peau est sèche, rugueuse, dépourvue de poils. — Les durillons ne s'opposent pas à l'utilisation des animaux. — S'ils devenaient sensibles, il faudrait modifier les harnais, les rembourrer, creuser des fontaines, etc. ; on amincirait au bistouri le revêtement corné et on appliquerait sur la région de la vaseline ; on pourrait également recourir à l'extirpation ou à la cautérisation par l'acide azotique. Chez le chien, ils déterminent souvent une forte boiterie ; on les traitera par l'amincissement, les bains chauds, les cataplasmes émollients.

Cor proprement dit. — ÉTIOLOGIE. — Le cor proprement dit, ou gangrène sèche de la peau limitée en un point, est déterminé par la compression lente et prolongée des harnais mal ajustés ou mal rembourrés : collier, sellette, selle, etc. Ils sont fréquents sur les chevaux de selle, et particulièrement sur ceux de l'armée ; ils s'observent surtout sur les chevaux en mauvais état, montés par des cavaliers inhabiles, avec des selles défectueuses ou pesamment chargées (paquetage de campagne) ; on observe fréquemment les cors sur le dos des chevaux montés par les femmes.

PATHOGÉNIE. — La pathogénie est toujours la même : la compression prolongée en un point amène l'arrêt de la circulation et la mortification de la peau ; puis, l'effet devenant cause, si le cheval continue à être monté ou attelé, le cor transmettra les pressions de la selle ou du harnais aux parties sous-jacentes, qui se mortifieront à leur tour, et le cor augmentera en profondeur.

Les cors siègent en un endroit variable des régions du dos, des côtes, de l'encolure, etc., généralement là où le harnais porte davantage, où la peau repose sur un os peu profond ; ils sont plus ou moins étendus en surface et en profondeur.

Ils donnent à la main la sensation d'un corps dur enchâssé dans la peau.

PRONOSTIC. — Ils ont une certaine gravité chez les chevaux de selle, ou, lorsqu'ils sont très développés, chez les chevaux de trait, qui ne peuvent plus être utilisés.

TRAITEMENT. — Le traitement consiste en la suppression de la cause : le cheval de selle ne sera pas monté, le cheval de trait léger sera attelé avec une bricole. Si on veut utiliser les animaux, il faudra faire à la selle ou au harnais une fontaine ; on peut appliquer sous le harnachement un tapis de feutre ou de paille fenêtré au niveau du cor.

On favorise l'élimination par les frictions vésicantes ou la cautérisation en pointes ; ou bien, et c'est le procédé le plus rapide et le plus efficace, on extirpe le cor avec le bistouri : la cicatrisation de la plaie s'opère rapidement.

Cors miliaires. — On observe parfois au bord supérieur de l'encolure des chevaux mal pansés, un nombre plus ou moins considérable de *cors miliaires.* — Ceux-ci sont très sensibles à la pression, et, à leur niveau, la peau est sale et recouverte d'une matière grasse. — Le traitement consiste en un savonnage tiède, puis en une application de pommade mercurielle ou en une friction vésicante ; au bout de quelques jours, on fait un nouveau savonnage.

CORDÉ (FLANC). — Celui qui présente une espèce de cordé traversant obliquement la région et formée par le muscle ilio-abdominal, très apparent. C'est un indice de souffrances abdominales ou le résultat de la maigreur.

CORDON (LE). — Voy. ENTREFESSES.

CORNAGE (all. *Hartschnaufen, Pfeiferdampf* ; angl. *whister, roaring, halley*). — Bruit particulier anormal, de timbre variable, qui accompagne la respiration de certains chevaux dits *corneurs,* surtout pendant l'inspiration.

Il est symptomatique d'un obstacle au passage de l'air dans les voies respiratoires. — Le cornage *aigu* est lié à une affection aiguë des voies respiratoires : la muqueuse enflammée se tuméfie et rétrécit le conduit aérien ; ou bien il y a compression des organes par une adénite, un abcès, etc. ; il disparaît avec la maladie qui le produit. — Le cornage *chronique* est caractéristique d'une lésion sans symptômes aigus, et persiste généralement avec des caractères à peu près invariables ; il affecte certains chevaux, les déprécie considérablement et parfois les rend inutilisables ; c'est celui que nous allons étudier.

ÉTIOLOGIE. — Le cornage reconnaît certaines causes *prédisposantes* : il apparaît surtout dans le jeune âge ; il est plus fréquent sur les grands chevaux que sur les petits, sur les mâles que sur les juments, etc. ; les avis sont partagés au sujet de l'hérédité du cornage : il semble que celle-ci existe, et, en tout cas, les étalons corneurs sont rigoureusement exclus de la reproduction par l'administration des Haras.

Les causes *occasionnelles* et *déterminantes* sont nombreuses : les tumeurs et exostoses des cavités nasales, les lésions chroniques du voile du palais ou du pharynx, les collections purulentes des poches gutturales, l'œdème de la glotte, la fracture de l'hyoïde, mais le plus souvent, dans 95 p. 100 des cas environ, le cornage est dû à la *paralysie du larynx.*

Cette paralysie, qui existe presque toujours seulement du côté gauche, est due à un défaut d'innervation de l'organe par suite d'inflammation ou de compression des nerfs et en particulier du *nerf laryngé inférieur* ou *récurrent.*

Les deux nerfs récurrents (un de chaque côté du larynx) sont des divisions du *pneumogastrique,* sur lequel ils prennent naissance dans la cavité thoracique. Celui de droite s'en détache, plus en avant que l'autre, au-dessous de l'artère axillaire, au niveau du tronc artériel dorso-cervical ; il se réfléchit d'arrière en avant, en embrassant l'origine de ce tronc et en le croisant en dedans, pour se placer contre la trachée. Celui de gauche ne se sépare qu'au niveau de la racine du poumon ; il se réfléchit en avant, en contournant de gauche à droite la crosse de l'aorte, et arrive à la face inférieure de la trachée. Les deux nerfs rampent un certain temps à la face inférieure de la trachée puis se placent sur les côtés de celle-ci, en

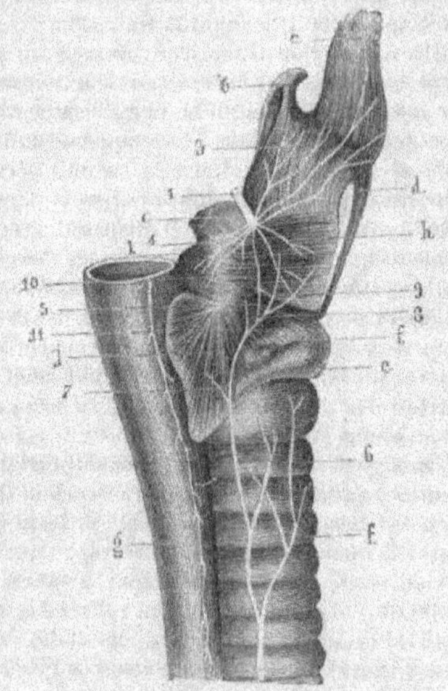

Fig. 437. — Distribution des nerfs dans le larynx du cheval.

a, base de la langue. — *b*, épiglotte. — *c*, aryténoïdes. — *d*, cartilage thyroïde coupé, pour montrer les parties qu'il recouvre. — *e*, cartilage cricoïde. — *f*, trachée. — *g*, œsophage. — *h*, muscle thyro-aryténoïdien. — *i*, muscle crico-aryténoïdien latéral. — *j*, muscle crico-aryténoïdien postérieur. — *k*, muscle aryténoïdien. — 1, nerf laryngé supérieur. — 2, laryngé inférieur. — 3, branches du laryngé supérieur allant à l'épiglotte et à la langue. — 4, branches du laryngé supérieur allant à l'œsophage. — 5, anastomose très fine et multiple entre les deux laryngés. — 6, rameaux trachéaux. — 7, branche du muscle crico-aryténoïdien postérieur. — 8, branche du muscle crico-aryténoïdien latéral. — 9, branche du muscle thyro-aryténoïdien ; une partie se tamise à travers les fibres du muscle et va à la muqueuse sous-jacente ; — 10, branche du muscle aryténoïdien. — 11, branche œsophagienne du nerf pharyngien ; elle vient quelquefois du laryngé externe (Chauveau, d'après la thèse de M. Toussaint).

dessous des carotides, le gauche étant, d'après Goubaux, un peu plus superficiel que le droit. Ils innervent tous les muscles du larynx sauf un (Chauveau et Arloing) (fig. 437).

Les causes de paralysie de ces nerfs sont variées. Elle peut être produite par l'inflammation, puis l'hypertrophie des ganglions trachéo-bronchiques et de l'entrée de la poitrine,

consécutive à la gourme, la leucocythémie, la tuberculose, les tumeurs cancéreuses, etc. ; les quelques données anatomiques exposées plus haut expliquent la fréquence plus grande de la paralysie du récurrent gauche, qui, se séparant du pneumogastrique au niveau du poumon, se trouve placé entre les ganglions lymphatiques et la trachée, et peut être comprimé et paralysé par leur tuméfaction.

La paralysie du récurrent peut être due à une pneumonie infectieuse ; à une inflammation intense des voies respiratoires supérieures ; aux tumeurs du médiastin ; à l'obstruction de l'œsophage qui comprime le récurrent contre la trachée ; à la blessure du nerf avec la flamme, au moment de la saignée, ou avec le bistouri, pendant l'œsophagotomie ; à la thrombose de la carotide ; à la ligature du nerf et de l'artère ; aux tumeurs de l'encolure, etc.

On l'explique sur les chevaux de sang par le grand développement de leur cœur et de l'aorte : le récurrent gauche, passant contre la crosse de l'aorte très développée, est continuellement tiraillé et irrité par les battements artériels, ceux-ci n'étant pas suffisamment amortis par le tissu conjonctif peu abondant qui sur eux sépare le nerf de l'artère.

Enfin, on peut observer le cornage à la suite d'ingestion prolongée de certaines plantes : la gesse chiche, la gesse cultivée, les vesces données en abondance, les lentilles.

PATHOGÉNIE. — La pathogénie du cornage étant expliquée par la physiologie pathologique du larynx, il faut, pour la bien comprendre, connaître l'anatomie et la physiologie normale de cet organe.

Nous avons vu, à propos de l'opération de l'aryténoïdectomie, la disposition des cartilages constituant le larynx ; nous ajouterons que le larynx est pourvu de deux sortes de muscles, les dilatateurs et les constricteurs. L'air entre dans le larynx en passant à travers son orifice supérieur, c'est-à-dire la *glotte* ; celle-ci a la forme d'un triangle isocèle dont la base serait formée par l'attache de l'épiglotte sur le thyroïde, dont les côtés seraient constitués par les *cordes vocales* et les aryténoïdes auxquels elles s'attachent, et dont le sommet serait formé par la soudure commune des deux aryténoïdes sur le cricoïde ; la face externe des aryténoïdes et des cordes vocales est recouverte de muscles qui peuvent les écarter de la ligne médiane.

Lorsque l'air inspiré entre dans un larynx normal, les aryténoïdes et les cordes vocales s'écartent de la ligne médiane, se portent en dehors et en haut sous l'action des muscles de leur face externe, et élargissent ainsi la glotte ; de plus, la contraction des muscles dilatateurs agrandit encore davantage l'ouverture supérieure du larynx. Durant l'expiration, ces muscles se relâchent et les constricteurs entrent en action.

Mais si les muscles qui font mouvoir l'aryténoïde et la corde vocale gauche sont paralysés, l'orifice supérieur du larynx est rendu asymétrique, et, lors du passage de l'air inspiré, l'aryténoïde et la corde vocale, rapprochés de la

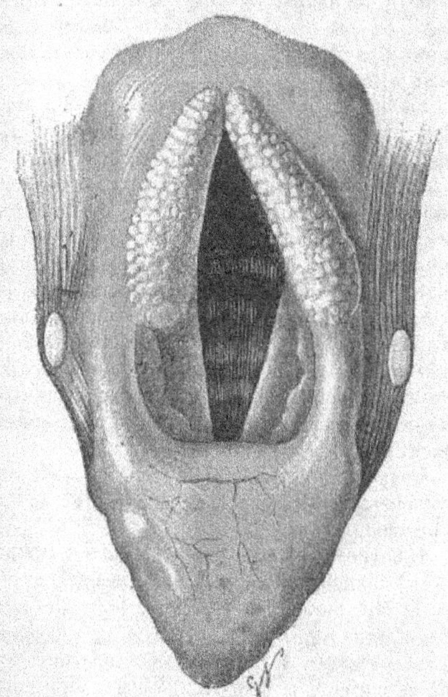

Fig. 438. — Orifice supérieur du larynx et glotte d'un cheval atteint de cornage chronique.

ligne médiane et inertes, sont refoulés dans le fond, diminuant ainsi la largeur de la glotte ; de plus les muscles dilatateurs paralysés ne peuvent plus agrandir l'ouverture laryngienne (fig. 438). Dans ce cas, si l'inspiration est calme, peu intense, l'air peut encore passer en suffisance à travers l'ouverture ; mais dès que le cheval travaille, l'inspiration s'accélère, la pression de l'air inspiré augmente, celui-ci vient frapper avec force contre l'aryténoïde inerte et produit un bruit ; si le travail augmente, le

conduit rétréci ne peut plus livrer passage à la quantité d'air nécessaire, la dyspnée devient alors intense et l'asphyxie peut survenir ; si le larynx est entièrement paralysé, le cornage acquiert son maximum d'intensité, et la dyspnée survient sous l'influence du moindre travail.

SYMPTOMATOLOGIE. — Le cornage peut apparaître au repos et disparaître pendant le travail : on a vu des chevaux qui cornaient seulement à l'écurie ou en mangeant l'avoine ; l'un de nous a observé sur deux chevaux exercés à des allures ralenties, un cornage qui disparaissait avec les allures vives. Généralement le cornage est insensible au repos et s'accuse de plus en plus par le travail. En outre, il peut se manifester au repos et augmenter avec l'exercice.

Le bruit du cornage est variable dans son timbre et dans son intensité : tantôt on n'entend qu'un bruit très léger en s'approchant des naseaux (*halley*), tantôt l'oreille perçoit un sifflement (chevaux *siffleurs*), tantôt le bruit, plus ou moins sonore, se fait entendre à l'inspiration ou à l'inspiration et à l'expiration.

Le cornage s'accompagne toujours d'une gêne respiratoire ; la dyspnée est d'autant plus grande que le cornage est plus intense et le travail plus pénible, et même, si celui-ci est exagéré, l'asphyxie peut survenir. Cependant sur certains chevaux le cornage ne s'exagère pas par le travail d'une manière sensible lorsqu'il est parvenu à un certain degré ; sur d'autres, il ne devient très accusé que sous l'influence d'une excitation vive, ce qui indiquerait à ce moment une contraction des muscles constricteurs qui diminuerait davantage l'ouverture laryngienne.

On reconnaît le cornage sur un cheval en le faisant trotter et galoper, en main ou en liberté d'abord, et monté ensuite ; on peut également lui faire tirer un lourd fardeau ; puis on arrête l'animal et on approche l'oreille des naseaux ; quelques pas de reculer provoquent ou exagèrent le bruit.

DIAGNOSTIC. — On ne confondra pas le cornage avec l'expiration bruyante, produite par le choc de l'air expiré contre les ailes du nez mobiles et vibrantes ; ou avec le bruit rauque, que font entendre certains chevaux nerveux au départ, par suite de contraction de la mâchoire et de la gorge (Jacoulet et Chomel).

TRAITEMENT. — Il est surtout *préventif* : on préviendra l'engorgement ganglionnaire, consécutif aux diverses affections des voies respiratoires, par l'administration d'iodure de potassium (8 à 12 grammes).

Le traitement *curatif* est en général inefficace : on a conseillé l'administration d'acide arsénieux, les injections de strychnine, la révulsion, la cautérisation en pointes fines du larynx, les sétons, la castration, l'extirpation de l'aryténoïde (Voy. ARYTÉNOÏDECTOMIE) ou de l'aryténoïde et de la corde vocale, la *cricoïdectomie*, etc. ; ces divers moyens ont souvent échoué, parfois même le cornage était plus intense qu'avant. — Il est donc préférable d'utiliser les animaux dans la limite de leurs moyens : si la dyspnée s'accentue et si l'asphyxie devient menaçante après le moindre exercice, il faut recourir à la *trachéotomie* (Voy. ce mot).

JURISPRUDENCE. — Le cornage chronique est un vice rédhibitoire indiqué dans la loi du 2 août 1884 (Voy. VICES RÉDHIBITOIRES). Le délai pour exercer l'action en garantie est de *neuf jours francs*, non compris le jour fixé pour la livraison.

EXPERTISE. — Les *difficultés de l'expertise* tiennent les unes aux conditions dans lesquelles le bruit se fait entendre, les autres proviennent de l'existence d'une maladie aiguë des voies respiratoires. L'expert devra en outre se mettre en garde contre les *fraudes* effectuées pour cacher ou provoquer le cornage : compression du larynx, emploi d'un mors trop dur ou à branches longues, d'un collier étroit, etc., inflammation des premières voies respiratoires provoquée par des fumigations irritantes, etc.

Avant l'expertise, l'expert doit s'assurer que le cheval n'est atteint d'aucune affection aiguë de l'appareil respiratoire, et s'il s'agit de jeunes chevaux, procéder à plusieurs visites, à quelques jours d'intervalle, afin de s'assurer que l'animal est complètement indemne ; il s'informe des commémoratifs, des conditions dans lesquelles le bruit de cornage se fait entendre : si c'est au repos, à l'écurie, lorsque le cheval mange son avoine, etc. ; et il examine le cheval dans les circonstances indiquées.

Il *procède a l'expertise* et doit alors : 1° entendre le bruit de cornage, 2° constater sa chronicité.

Généralement le bruit se fait entendre aux allures vives ; alors l'expert soumet l'animal suspect à diverses épreuves : après s'être assuré qu'aucune pièce du harnachement ne le gêne, il l'exerce monté, attelé ; il le fait mettre à la longe, en cercle, etc. ; il se place aussi près que possible de la piste, de manière à bien percevoir les bruits de la respiration au moment du passage du cheval ; dès qu'il juge l'exercice suffisant, il fait arrêter le cheval, fait abandonner les rênes ou la longe du caveçon et il approche vivement sa tête des naseaux, puis il fait reculer l'animal, la tête portée au vent. — Les chevaux de trait seront en outre examinés à l'attelage.

L'animal suspect doit être examiné dans toutes les conditions : si une épreuve est négative, on devra exercer le cheval suivant un autre procédé ; si le bruit est peu accusé ou mal caractérisé, l'expert doit prolonger l'épreuve, — mais avec prudence, de façon à ne pas mettre en danger la santé et la vie de l'animal, — ou bien soumettre le cheval à de nouvelles épreuves jusqu'à ce que sa conviction soit faite.

En thèse générale, les chevaux qui font seulement entendre un bruit de ronflement en mangeant leur avoine ne doivent pas être considérés comme corneurs ; mais ceux qui cornent véritablement dans ces conditions doivent être considérés comme corneurs. — Les chevaux qui ne cornent que pendant certains exercices doivent être déclarés, en principe, atteints de cornage rédhibitoire, car on a remarqué que l'animal, qui corne dans ces conditions, finit généralement par corner après tout exercice violent. Cependant cette question est assez discutée, lorsqu'il s'agit de chevaux cornant seulement au galop rassemblé.

L'expert ne doit pas rechercher la cause du cornage ; il doit simplement s'assurer de sa chronicité.

Si l'expert constate que le cheval est atteint d'une maladie aiguë des voies respiratoires, il le fait mettre en fourrière, le traite par les moyens appropriés et attend la guérison pour procéder à une nouvelle expertise. — Si le cornage a disparu, l'expert doit conclure à la non-rédhibition. — Si le cornage persiste, deux cas peuvent se présenter : 1° la maladie a été bénigne et n'est pas une cause ordinaire du cornage chronique ; dans ce cas il conclut à la rédhibition ; 2° la maladie a été grave et est une cause ordinaire du cornage chronique ; comme il ne peut prouver que l'animal était corneur avant la maladie, il ne peut conclure à la préexistence du cornage chronique ; dans son procès-verbal il relate les faits observés et laisse au tribunal le soin de conclure. — Si l'animal meurt au cours de la maladie aiguë dont il était atteint, l'expert doit en général se prononcer pour la non-rédhibition ; cependant, s'il constate des lésions chroniques (tumeurs, collections des poches gutturales, asymétrie de l'ouverture glottique, etc.) capables de déterminer le cornage chronique, il peut conclure à la rédhibition (1).

CORNARD ou mieux CORNEUR (*siffleur*). — Se dit du cheval qui est atteint de cornage.

CORNE (MALADIES DE LA). — Voy. Sabot (*Maladies du*).

CORNÉE. — Anatomie. — Membrane transparente ayant la forme d'une calotte ovoïde ou sphérique (fig. 439), enchâssée dans la sclérotique et constituant la paroi antérieure de l'œil. Elle se compose de trois couches superposées (fig. 440) : la *couche externe*, de nature épithéliale ; — la *couche moyenne*, formée par des faisceaux de tissu conjonctif aplatis en lamelles : celles-ci sont séparées par des lacunes et des vaisseaux

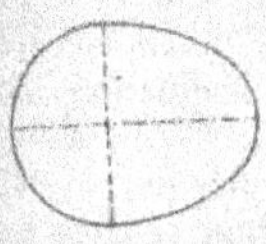

Fig. 439. — Forme de la cornée.

qui servent de réservoirs à la lymphe, et par des éléments cellulaires fixes ou mobiles ; ce qui fait que, si la pression de la lymphe augmente, la cornée perd sa transparence ; — la *couche interne*, de nature épithéliale comme

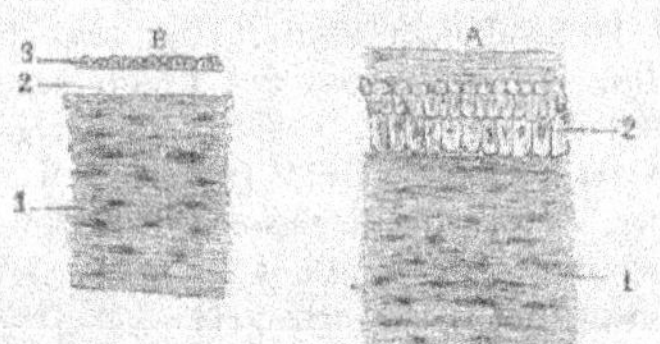

Fig. 440. — Coupes de la cornée.

A. 4, couche moyenne ou membrane propre cornéenne avec ses faisceaux ondulés de substance conjonctive. — 2, épithélium constituant la couche externe. — 3, les cellules profondes sont immédiatement appliquées sur la membrane propre. — B. 1, couche moyenne de la cornée. — 2, membrane anhiste de la couche interne ou de la membrane de l'humeur aqueuse (membrane limitante interne). — 3, épithélium simple de la couche interne (Chauveau).

la première, est constituée par la *membrane de Descemet*, qui tapisse la chambre antérieure de l'œil. La cornée ne contient pas de vaisseaux sanguins, mais, à l'état pathologique, ceux-ci peuvent l'envahir ; les nerfs sont nombreux.

Pathologie. — *Kératite.* — L'inflammation ou *kératite* peut siéger sur l'une ou l'autre des couches constituantes ; elle est *superficielle*, *parenchymateuse* ou *profonde*.

(1) A. Conte, *Jurisprudence vétérinaire* (Encyclopédie Cadéac), 1 vol., Paris, 1898.

Étiologie. — Les causes les plus ordinaires sont : les irritations de nature physique ou chimique, les blessures, les contusions, les corps étrangers (poussière, balles de graminée), les poussières de chaux, les médicaments solides ou liquides vésicants ou caustiques appliqués sur l'œil, les affections de la conjonctive (conjonctivite) ou des paupières (entropion) ; elle accompagne souvent diverses maladies infectieuses (clavelée, maladie des chiens), ou bien elle est une manifestation du lymphatisme ou du rhumatisme.

Symptomatologie. — Au début, l'œil, douloureux, recouvert par les paupières, pleure constamment ; si on écarte les paupières, on aperçoit des lésions variables : la kératite est localisée en un point de la surface ou généralisée.

Si l'inflammation est *superficielle*, la couche externe perd de son brillant et de sa transparence et devient trouble ; parfois elle se hérisse d'élevures, de phlyctènes ou de vésicules qui se déchirent et laissent à leur place de petites ulcérations ; quelquefois cette couche externe se vascularise et montre de fins vaisseaux venant de la sclérotique.

La *kératite parenchymateuse* est *interstitielle* ou *suppurée*. — La première est la kératite vraie ; elle s'accompagne du développement, dans la couche moyenne, de très fins vaisseaux, droits, rayonnés, provenant de la sclérotique et formant un cercle rouge ; la cornée a perdu sa transparence par suite de l'épanchement plus considérable de lymphe dans les lacunes de la couche moyenne ; parfois le réseau vasculaire s'organise par l'adjonction de fibres conjonctives et d'éléments fibro-plastiques ; la cornée revêt une teinte grise, bleuâtre ou nacrée sur laquelle ressort nettement l'injection (*pannus*), ou présente une tache hémorragique. — Quelquefois la *suppuration* survient dans la couche moyenne et un abcès peut se former ; la cornée revêt une teinte jaune ; les abcès peuvent s'ouvrir à l'extérieur et déterminer une ulcération profonde ou la perforation de la membrane ; le tissu cicatriciel qui comble les ulcérations a une teinte opaque blanche qui gêne la vision.

La *kératite profonde* est consécutive à l'inflammation de la couche moyenne, mais le plus souvent elle accompagne l'ophtalmie interne.

Traitement. — Lotions fréquemment répétées avec une solution antiseptique faible et chaude ; ou bien compresses humides imbibées de cette solution et maintenues en place à l'aide d'un bandage (Voy. Blépharite). — Si la douleur est vive, on pourra faire usage des instillations d'atropine ou de cocaïne. — Dès que l'inflammation est calmée, on insuffle de la poudre de calomel ou de sulfate de soude porphyrisé afin de hâter la résorption.

Si un abcès se forme, on le ponctionne avec une aiguille rougie au feu ou la pointe du bistouri.

Certains auteurs ont observé sur les ruminants, particulièrement en été, une *kératite épizootique*, avec du larmoiement, de la douleur de l'œil, et l'opacité de la cornée, qui présente en son centre une tache verticale grisâtre. Le plus souvent, au bout de huit à dix jours, l'œil reprend son aspect normal; quelquefois la tache persiste ou la cornée se perfore.

Ulcères de la cornée. — Ils constituent une complication de la kératite. Ils sont *phlegmasiques*, c'est-à-dire accompagnés d'inflammation, ou *atoniques*, sans réaction. — Ils sont plus ou moins étendus et intéressent la cornée sur une épaisseur variable: lorsque la couche moyenne est perforée, la membrane de Descemet, poussée par la pression du liquide intérieur, fait hernie à travers l'ulcération (*kératocèle*); dans certains cas, la cornée est entièrement perforée et alors la suppuration de la chambre antérieure peut survenir; si cette perforation existe à la périphérie de la membrane, l'iris peut adhérer à celle-ci (*synéchie antérieure*) ou faire hernie dans l'ulcération. — Contre ces ulcérations on emploie les lotions chaudes antiseptiques: eau boriquée 3 à 4 p. 100, sublimé à 1 p. 1000; les instillations d'atropine (lorsqu'il y a inflammation de l'iris) ou d'ésérine (dans le cas de kératocèle); les insufflations de poudre de calomel ou de sulfate de soude, ou d'iodoforme; la cautérisation légère.

Taches de la cornée. — La kératite ulcéreuse ou suppurée et les blessures laissent souvent sur la cornée des taches, blanchâtres et indélébiles; elles peuvent être aussi consécutives à l'entropion, à la conjonctivite; elles sont parfois congénitales. Si ces diverses taches sont placées en regard de la pupille, elles interceptent les rayons lumineux, en partie ou totalement, et diminuent ou suppriment la vision.

Ces taches sont variables de forme, de siège, de nuance. La *taie* ou *néphélion* consiste en une opacité légère, un nuage blanchâtre ou bleuâtre situé en un point de la périphérie ou au centre de la cornée et occupant la couche superficielle. — Si l'opacité est plus profonde, elle prend le nom d'*albugo*. — Les *leucomes* sont des taches blanches, opaques, d'aspect tendineux, s'étendant à une certaine profondeur ou à toute l'épaisseur de la cornée. — A la suite de la *fluxion périodique*, on constate souvent une sorte de leucome caractérisé par une opacification d'une bande circulaire à la périphérie de la cornée, opacité qui nous paraît correspondre à ce que les oculistes appellent le *gérontoxon* ou encore le *cercle sénile*; sa teinte est jaune grisâtre, et ses bords se perdent insensiblement dans le tissu sain.

Traitement. — Il est à peu près impossible de faire disparaître les taches de nature cicatricielle. Les taches de nature inflammatoire pourront être traitées par les insufflations de poudre de calomel seule ou associée au sucre, les insufflations de sulfate de soude porphyrisé et effleuré à l'air, la cautérisation répétée au crayon de nitrate d'argent suivie de lotion fraîche, la pommade au nitrate d'argent, la pommade à l'oxyde jaune de mercure (1 p. 10), etc. — On a proposé de faire disparaître la couleur blanche des taches en les tatouant à l'encre de Chine.

CORNES (MALADIES DES). — Anatomie. — Les cornes sont des prolongements, à base osseuse, de l'os frontal. Elles sont placées, une de chaque côté, sur la tête de certains animaux. Sur le bœuf domestique, elles sont persistantes, supportées par des protubérances en forme de chevilles, courbées et dirigées de diverses manières, tantôt très longues et très fortes, et d'autres fois comme rudimentaires; le mouton et le bouc ont les cornes creuses, permanentes, anguleuses, ridées transversalement. Sur ces ruminants, la base des cornes est creuse, et offre des anfractuosités ou *sinus des cornes*, communiquant avec les sinus frontaux, qui communiquent eux-mêmes avec les cavités nasales; une membrane muqueuse tapisse l'intérieur de ces anfractuosités.

Pathologie. — **Étonnement des cornes.** — C'est l'inflammation du tissu réticulaire qui unit l'étui corné à la cheville osseuse et qui se compose de trois couches successives: la couche papillaire ou la matrice de la corne, le derme, et le périoste.

Cette maladie, par sa nature, se rapproche de la fourbure du cheval.

Étiologie. — On l'observe à la suite de violences sur les cornes, de coups, de heurts ou de tiraillements produits par le joug, et aussi dans certaines maladies éruptives.

Symptomatologie. — L'animal a la tête lourde; la nuque est sensible, chaude ainsi que la corne malade; souvent il y a de la fièvre.

La maladie se termine le plus souvent par la résolution. Quelquefois cependant l'inflammation, très douloureuse, amène la suppuration et le décollement plus ou moins complet de la cheville osseuse ; la douleur diminue dès que le pus a trouvé quelque issue à la base des cornes.

PRONOSTIC. — Le pronostic est généralement assez grave.

TRAITEMENT. — Dans l'étonnement simple, les antiphlogistiques suffisent : compresses froides, affusions réfrigérantes. Quelquefois il faut recourir à la saignée locale, obtenue par un coup de scie dans la corne malade ; un vésicatoire à la base des cornes est souvent utile. — Si la douleur est intense, il faut recourir à l'amputation.

Le décollement de la corne et la gangrène de la membrane réticulaire seront traités suivant les procédés ordinaires.

Solutions de continuité ou de contiguïté des cornes. — Nous avons à examiner : 1° l'*évulsion des cornes* ; 2° la *fracture sans évulsion* ; 3° la *divulsion*.

1° *Évulsion*. — C'est l'arrachement de l'étui corné, la cheville osseuse restant intacte ou étant plus ou moins entamée ; l'évulsion simple est rare, et ordinairement il y a déchirure de la membrane réticulaire avec fracture du cornillon.

ÉTIOLOGIE. — L'évulsion est produite, plus par-

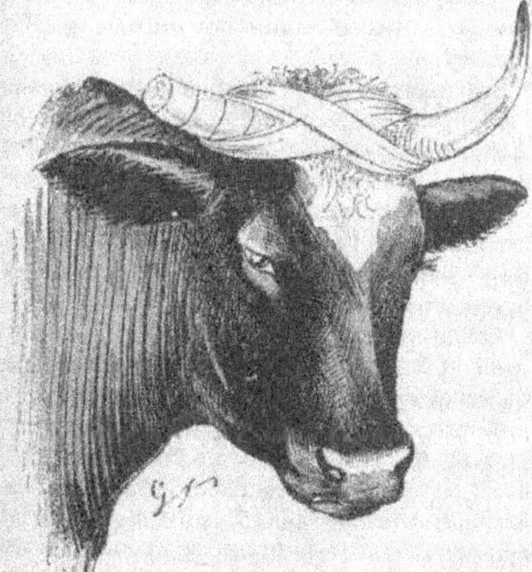

Fig. 441. — Pansement à la bande.

ticulièrement sur les jeunes animaux, par un mouvement brusque de l'animal, qui essaie de retirer sa corne engagée dans une fente.

SYMPTOMATOLOGIE. — L'étui corné est complè-

tement séparé ; la cheville osseuse est à découvert, et plus ou moins lésée : l'os peut être fêlé ou fracturé ; ordinairement une hémorragie se produit.

PRONOSTIC. — Cette lésion n'est pas très grave ; mais souvent elle rend l'animal disgracieux, et quelquefois elle empêche l'usage du joug.

TRAITEMENT. — Dans le cas d'évulsion simple, avec ou sans hémorragie, on applique sur la cheville un pansement imbibé d'une solution antiseptique quelconque, et on le maintient par quelques tours de bande allant passer sur la corne opposée (fig. 441). — S'il y a fêlure de l'os, on applique un pansement plus fort. — S'il y a fracture, on la régularise à la scie et on applique le même pansement, que l'on peut maintenir par un licol ou une capote.

Les animaux, fixés par un collier à un arbre ou à un poteau, sont maintenus par un trousse-pied placé au pied antérieur opposé, ou couchés.

2° *Fractures sans évulsion*. — Les fractures complètes de la corne, c'est-à-dire de l'étui corné et du cornillon, sont rares ; ordinairement la fracture est sous-cornée et se rapporte à la cheville osseuse ; il peut y avoir fêlure de l'os dans sa longueur. Le plus souvent la fracture a lieu vers la base de la corne, assez près de la tête, et quelquefois les os du crâne y participent plus ou moins.

SYMPTOMATOLOGIE. — Les animaux sont tristes, portent la tête basse, penchée latéralement ; la région est douloureuse et chaude ; il y a quelquefois du jetage sanguinolent par le naseau correspondant. On constate une mobilité plus ou moins grande de la corne avec crépitation osseuse : quelquefois la base de la corne est fissurée et de la fente s'échappe un liquide sanguinolent ; la corne peut être pendante, et ne tenir que par quelques lambeaux de peau ; parfois la fracture est complète. Ce n'est que dans les cas graves qu'il y a de la fièvre, arrêt de la rumination, etc.

PRONOSTIC. — Le pronostic est plus ou moins grave suivant l'importance de la lésion : quelquefois la fracture se remet complètement et ne gêne que pour quelque temps les services de l'animal ; mais souvent celui-ci ne peut plus travailler au joug.

Une complication est la propagation de l'inflammation de la muqueuse qui tapisse la cavité des cornes à celle du sinus correspondant ; celui-ci peut devenir le siège d'une collection purulente.

TRAITEMENT. — Il est variable suivant les cas.

Si on ne peut conserver la corne, on l'ampute (Voy. Amputation).

Si au contraire on peut la conserver dans sa longueur, on a recours à un appareil qui fixe solidement la corne malade à celle qui est saine : à cet effet on peut utiliser un pansement d'étoupades, imbibées d'une solution antiseptique et maintenues en place par des tours de bande comme il a été indiqué plus haut; ou bien on mélange aux étoupades diverses substances agglutinatives : dextrine, térébenthine, plâtre, solution d'alun dans l'alcool, etc. — Si la fracture intéresse la corne dans une grande partie de son épaisseur, il faut recourir à un appareil qui maintienne les abouts frac-

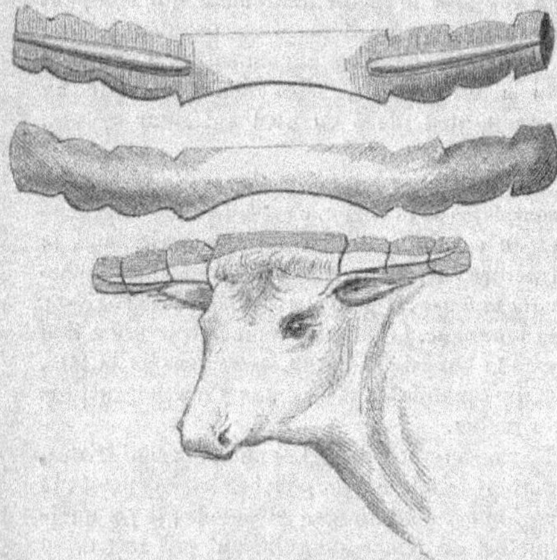

Fig. 442. — Appareil Coculet pour la fracture des cornes.

turés plus solidement : on emploie généralement l'appareil Coculet, sorte d'attelle en bois léger ayant la tournure des cornes (fig. 442). — Si la fracture se complique de collection purulente des sinus, on traitera comme il est indiqué à propos de cette affection (Voy. Sinus).

3° *Divulsion.* — La divulsion, c'est-à-dire l'arrachement de l'étui corné et du cornillon à plus ou moins de distance du front, est un accident rare. On ne l'observe que sur les jeunes animaux où le cornillon est encore uni aux os de la tête par du cartilage. On protège la plaie par un pansement antiseptique.

CORPS ÉTRANGERS. — On désigne sous ce nom tous les corps qui, ne faisant pas naturellement, ou ne faisant plus partie de l'organisme, pénètrent, se développent ou sont placés accidentellement, soit dans les organes, soit à leur surface : ce sont toutes les substances qui peuvent se rencontrer au sein des organes sans participer à la vie commune.

Classification des corps étrangers. — Ces corps, très nombreux, peuvent être divisés en deux grandes classes : les *organiques* et les *inorganiques.*

A la première classe appartiennent : 1° les animaux vivants qui peuvent s'introduire accidentellement par les ouvertures des membranes muqueuses (sangsues, insectes, etc.), ou qui se développent dans les organes (larves d'œstres, etc.); 2° les concrétions, transformations de tissus, fausses membranes, qui sont le résultat d'un travail organique; 3° les corps qui appartiennent ou ont appartenu aux individus (poils, crins, laine, graisse, esquilles, fragments de cartilage, séquestres d'os nécrosés, escarres gangreneuses, etc.).

La seconde classe comprend des corps apportés tous du dehors. Ces corps étrangers sont des aiguilles, des épingles, des fragments d'os, de bois, de pierre, de verre, des pièces de monnaie, des pièces d'étoffes, des fruits, des racines, etc.; considérés en général, ils s'introduisent par les ouvertures naturelles, ou bien pénètrent à travers les tissus, qu'ils divisent.

Nous ne nous occuperons que de ces derniers; il sera traité des autres, soit dans des articles particuliers, soit dans ceux qui seront consacrés aux affections des organes qui les recèlent.

Symptomatologie. — Une fois introduits dans l'organisme, ces corps inertes solides produisent d'abord une solution de continuité puis des douleurs vives, de la gêne dans les mouvements et une violente inflammation lorsque leur forme est anguleuse, lorsqu'ils sont composés de matières irritantes, ou lorsqu'ils siègent sur des organes très sensibles.

Volumineux, ils gênent les fonctions de l'organe, et sont surtout nuisibles dans les canaux qu'ils peuvent comprimer et obstruer; leur présence est alors révélée par différents symptômes dus aux troubles fonctionnels : ainsi, dans les voies respiratoires, ils amènent la dyspnée et la toux; dans les voies digestives, ils empêchent la déglutition; dans le canal de l'urètre, ils causent la rétention d'urine; dans le cœur, ils déterminent une péricardite. L'état de mobilité du corps étranger joue un assez grand rôle; mobile, il peut prendre telle position où il est sans danger, et telle autre où il porte obstacle absolu aux fonctions; il y a, dans ce cas, des phénomènes d'intermittence, ils peuvent déterminer sur les nerfs voisins une compression plus ou moins pénible, et quelquefois même provoquer des accidents nerveux.

Si l'inflammation produite est assez forte pour donner lieu à la suppuration, tous les phénomènes des inflammations phlegmoneuses et des collections purulentes peuvent survenir.

ÉLIMINATION ET DESTRUCTION DU CORPS ÉTRANGER. — L'inflammation et le pus marchant du centre à la périphérie de l'organe, entraînent le corps étranger, et finissent par l'amener au dehors, même en parcourant des trajets considérables : ils développent une irritation qui les précède, leur ouvre le chemin, et, à mesure qu'ils s'avancent, en respectant les vaisseaux, les nerfs volumineux et les autres organes importants situés sur leur route, les solutions de continuité guérissent derrière eux, de sorte que, lorsqu'ils paraissent au dehors, il semble que la peau seule ait été perforée. Mais souvent, le déplacement du corps étant empêché, il se produit simplement des abcès, des fistules qui exigent un traitement chirurgical approprié.

D'autres fois encore, ces corps peuvent séjourner inaperçus pendant un grand nombre d'années dans les parties vivantes ; mais, pendant ce temps, il se passe autour d'eux des changements remarquables : la lymphe plastique, sécrétée à la surface de la solution de continuité du tissu, s'épaissit, s'organise peu à peu, et forme enfin une espèce de membrane analogue aux membranes séreuses, un kyste, qui environne ces corps de toutes parts ; la membrane du kyste, humectée par de la sérosité, est lisse à sa face interne et adhérente par l'externe au tissu cellulaire ambiant ; il s'opère, à sa surface libre, un travail continuel d'exhalation et d'absorption : si le travail d'absorption est très actif, il détruit plus ou moins complètement le corps étranger et il peut même arriver que celui-ci soit peu à peu délayé et finisse par disparaître entièrement ; dans le cas contraire, il reste dans le kyste, sans porter aucun trouble dans l'économie : c'est ce qu'on voit pour les grains de plomb, les balles, etc.

Indépendamment des phénomènes généraux que détermine la présence de corps étrangers, il en est d'autres plus ou moins graves, variant suivant leur nature, leur volume, leur configuration, leur pesanteur, et selon les organes qui les recèlent.

TRAITEMENT. — Quand un corps étranger a pénétré au sein de l'organisme, la principale

indication à remplir est de l'extraire. Le procédé varie suivant que le corps est logé dans l'épaisseur des tissus, dans les cavités naturelles accessibles du dehors ou dans les cavités closes ou non accessibles. Les soins à donner ensuite ne diffèrent pas de ceux qui sont applicables aux solutions de continuité en général.

CORSES (*Animaux*). — Les *chèvres* forment en Corse la plus grande partie de la population animale, elles appartiennent à la race d'Europe.

Les *moutons* appartiennent à la race asiatique, mais ils sont petits et ne fournissent que des toisons de mauvaise qualité.

La population *bovine* se compose d'animaux de la race ibérique dont la taille ne dépasse guère 1 mètre et dont le poids moyen n'est que de 140 à 150 kilogrammes ; leur pelage est fauve foncé ; ils se reproduisent sans aucune surveillance.

Les *chevaux* corses sont des descendants de la race asiatique dont ils forment la plus petite variété. Leur taille ne dépasse pas 1 mètre et leur robe est généralement sombre ; leur conformation est celle du cheval asiatique qui leur a transmis ses qualités de rusticité, d'endurance et d'excitabilité.

CORYZA (all. *Schnupfen, Shengel* ; angl. *Hoarsenese*). — Le *coryza* ou *catarrhe nasal* est l'inflammation de la muqueuse pituitaire qui tapisse les fosses nasales. Cette affection peut évoluer sous la forme *aiguë* ou *chronique* ; elle est *essentielle* ou *secondaire*.

ÉTIOLOGIE. — Les causes ordinaires du coryza sont : le *refroidissement*, qui atteint les animaux jeunes, exposés dans les pâturages aux changements brusques de température du printemps et de l'automne, plus rarement les adultes ; l'*inhalation de poussières irritantes* (poussières des routes, poussières qui se dégagent des fourrages avariés), ou de *gaz irritants* (vapeurs ammoniacales produites par la fermentation du fumier dans les écuries basses, peu aérées et mal entretenues). — La maladie peut être consécutive à une éruption spécifique qui se produit sur la pituitaire dans le cours d'une maladie infectieuse (gourme, horse-pox, clavelée). Enfin le *coryza* peut survenir secondairement à une affection des voies respiratoires ou du pharynx, par continuité de tissus ou par le contact des exsudats éliminés avec la pituitaire.

SYMPTOMATOLOGIE. — Au début, la maladie se manifeste par une teinte rouge foncé de la pituitaire et par des ébrouements fréquents. Puis, après deux à trois jours, un jetage séreux clair, limpide, apparaît, surtout durant le travail ; la muqueuse est sensible et infiltrée. Ces symptômes peuvent s'atténuer et disparaître ; ou bien le jetage perd sa transparence, devient muqueux, puis muco-purulent ; les ganglions de l'auge s'engorgent ; l'inflammation peut gagner la muqueuse des sinus, du larynx, du pharynx, et même la conjonctive en se propageant par le canal lacrymal ; on peut observer à cette période, particulièrement sur les chevaux jeunes et irritables, une réaction fébrile avec une hyperthermie de un degré, une légère accélération du pouls et des mouvements respiratoires et une diminution de l'appétit. Peu à peu ces symptômes diminuent d'intensité : le jetage redevient muqueux, séreux, puis disparaît ; l'appétit renaît ; et, au bout de huit à douze jours, la guérison complète survient.

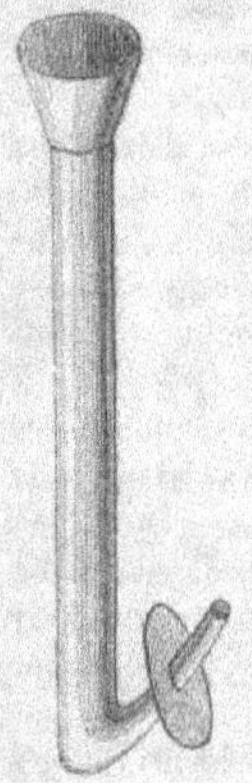

Fig. 443. — Tube Rey.

TRAITEMENT. — Au début, les fumigations de goudron ou mieux de vapeurs d'eau phéniquée ou crésylée sont indiquées. — Lorsque le jetage est abondant, on recommande les injections astringentes (solution d'alun cristallisé à 2 p. 100) ou antiseptiques (permanganate de potasse à 1 p. 1000, crésyl 1 p. 100) dans les naseaux avec le tube Rey (fig. 443).

À l'intérieur on administrera du kermès (10 à 32 gr.) ou de l'émétique (6 à 10 gr.) en deux fois.

CORYZA GANGRENEUX ou **Mal de tête de contagion** ou **Fièvre catarrhale.** — Maladie infectieuse, spéciale aux bovidés, caractérisée par l'existence de symptômes généraux graves et d'altérations inflammatoires sur la muqueuse des premières voies respiratoires. La maladie évolue généralement sous la forme sporadique ; parfois elle affecte les caractères d'une enzootie limitée (Nocard et Leclainche, *loc. cit.*).

ÉTIOLOGIE. — Depuis plus d'un siècle, la maladie est connue et étudiée ; on l'a attribuée à des causes nombreuses : refroidissement, insolation, mauvaise hygiène, etc. ; certains auteurs l'assimilent à la peste bovine, d'autres à la diphtérie, d'autres la croient de nature typhoïde. Ce n'est qu'en 1885 qu'Albert Frank décrit le coryza gangreneux comme une maladie générale à localisations variables. Enfin, en 1898,

Leclainche établit que l'affection est due à l'intoxication de l'organisme, par des produits solubles sécrétés par des microbes.

BACTÉRIOLOGIE. — Le microbe du coryza gangreneux est un bacille court, à extrémités arrondies. Il se colore aisément par les bleus de Kühne et de Löffler. Il cultive dans les *bouillons*, où il produit un trouble uniforme puis un dépôt blanchâtre ; sur *gélatine*, où il donne une couche transparente, bleuâtre, puis gris jaunâtre ; sur *gélose* ; sur *pomme de terre*. Les inoculations des cultures donnent la maladie au bœuf, au lapin, au cobaye, etc.

RÉPARTITION GÉOGRAPHIQUE. — Le coryza gangreneux est réparti en foyers disséminés un peu partout en Europe ; en France, il est fréquent dans le sud-est.

SYMPTOMATOLOGIE. — a. *Forme grave.* — Au début on constate des symptômes généraux : tristesse, inappétence, suspension de la rumination et de la sécrétion lactée, accélération de la respiration et de la circulation, élévation de la température qui peut dépasser 40°. Le mufle est sec et chaud, les muqueuses nasale et pituitaire sont tuméfiées, de couleur rouge foncé et ne tardent pas à se couvrir d'un exsudat muqueux.

Puis l'affection semble se localiser. Les paupières s'œdématient ; la conjonctive devient rouge, infiltrée ; la cornée perd sa transparence et prend une teinte blanchâtre ; les yeux larmoyants laissent écouler un exsudat jaunâtre. La tuméfaction des muqueuses du nez et de la bouche augmentant, on constate un cornage plus ou moins intense et un jetage séro-purulent. Les cornes sont parfois sensibles à leur base. — Les symptômes généraux s'accusent encore davantage et la température peut atteindre 41 à 42°.

De deux à cinq jours plus tard, la maladie est arrivée à la période d'état : la cornée, entièrement blanche, présente parfois à sa partie inférieure une large tache rouge due à une hémorragie dans la chambre antérieure de l'œil ; la muqueuse pituitaire est boursouflée, rouge foncé, et présente par places des ulcérations ; un jetage muco-purulent, strié de sang, et contenant des fausses membranes fibrineuses et des parcelles de tissus nécrosés obstrue les naseaux ; la muqueuse buccale est également tuméfiée, infiltrée, de teinte foncée et ulcérée par endroits ; la salive est visqueuse, sanguinolente et coule en longs jets par les commissures des lèvres ; la déglutition est devenue impossible, et d'ailleurs l'inappétence est absolue ; il survient de la constipation ; le pouls est petit et vite ; la respiration est accélérée, petite, sifflante ; le malade, dans le coma le plus absolu, marche avec peine et maigrit considérablement. — Souvent les animaux atteints présentent, outre les symptômes antérieurement décrits, une éruption de boutons durs ou de pustules rougeâtres à la base des cornes et des onglons, sur les lèvres, les mamelles, sur le cou, le dos et parfois sur tout le corps.

Parfois, à cette période, on voit la température baisser rapidement, tomber à 30° ; la mort survient peu d'instants après. — Dans certains cas, on observe des troubles digestifs : les excréments sont mous, diarrhéiques, striés de sang et d'odeur repoussante ; l'urine est sanguinolente ; les lésions oculaires sont accusées ; la mort survient précédée d'un abaissement brusque de la température. — La maladie peut se compliquer de troubles nerveux accessoires : les malades poussent au mur, se précipitent en avant brusquement et avec force ; la mort arrive rapidement au cours d'une crise nerveuse.

Le coryza gangreneux, évoluant sous la forme aiguë grave, se termine la plupart du temps par la mort, qui arrive en cinq ou sept jours en moyenne, quelquefois plus rapidement. — Cependant la guérison peut survenir ; elle est précédée d'une convalescence toujours longue.

b. *Formes atténuées.* — Au début, l'animal est triste, somnolent ; l'appétit est diminué et capricieux ; la constipation survient ; on peut observer des coliques légères et intermittentes ; la conjonctive et les paupières sont œdématiées ; les muqueuses buccale et pituitaire sont injectées ; il existe du larmoiement et un jetage séreux. Puis les symptômes inflammatoires des muqueuses apparentes s'exagèrent ; le jetage est muco-purulent ; la diarrhée survient ; on peut observer des troubles divers : paralysie de l'arrière-train, mammite, et éruption cutanée déjà décrite. En général la guérison survient en trois à cinq semaines ; quelquefois la maladie prend la forme grave, et les malades succombent.

Matières virulentes. — Les microbes se rencontrent dans l'intestin, dans les ganglions du bord concave de l'intestin grêle, et souvent sur la pituitaire, les cornets et les ganglions sousglossiens.

Réceptivité. — L'infection est favorisée par certaines causes prédisposantes : froid, mauvaise alimentation, conditions hygiéniques défectueuses, etc. La contagion est peu évidente ; la maladie est surtout sporadique et n'attaque, à intervalles éloignés, que certains animaux d'une étable.

Mode de pénétration du virus. — On ne connaît rien de précis sur le mode de pénétration du virus. L'ingestion d'une quantité considérable de culture ne donne pas la maladie. Les injections intraveineuses ou sous-cutanées d'une quantité variable de culture déterminent, chez le veau, des troubles généraux, de l'hyperthermie, des coliques, du jetage et du larmoiement ; mais, si l'on tue les microbes des cultures par une température de 60 à 65°, les inoculations produisent encore des symptômes analogues.

Pathogénie. — Il ressort de ces études expérimentales et de la présence constante des bactéries dans l'intestin et ses ganglions, que les microbes arrivés dans l'intestin s'y multiplient, puis, sous l'influence de causes encore indéterminées, envahissent les ganglions ; là, ils produisent des toxines qui intoxiquent l'organisme et s'éliminent au niveau des muqueuses buccale, pituitaire, conjonctive, etc., en produisant des lésions spécifiques.

Traitement. — *Traitement prophylactique.* — Il consiste : 1° à éviter l'infection en assainissant les étables : réfection, pavage, drainage, aération, etc. ; 2° à éviter la transmission de la maladie en isolant les malades et en désinfectant la place qu'ils occupaient.

Traitement curatif. — La guérison survient rarement (6 p. 100 d'après Frank), elle est longue et laisse les animaux considérablement amaigris ; de plus, la viande des animaux abattus au début de la maladie est propre à la consommation : il est donc préférable de conseiller leur abatage immédiat.

Les divers médicaments recommandés sont peu efficaces. On administrera à l'intérieur des antithermiques (antipyrine, salicylate de soude), des purgatifs doux (sulfate de soude) ; on préviendra les accidents intestinaux en donnant, de trois heures en trois heures, une décoction de gentiane ou d'écorce d'oranges contenant de l'acide chlorhydrique dilué (25 gr. par litre), et des lavements antiseptiques ; on peut également donner en boissons des excitants généraux (acétate d'ammoniaque, café, vin, alcool) ; localement, on agira par les fumigations de goudron, de vapeurs phéniquées, ou mieux par des injections antiseptiques dans les naseaux ; certains auteurs recommandent les affusions froides sur la nuque et la tête. Dieckerhoff recommande d'injecter chaque jour, en une ou deux fois, dans la trachée du malade, 15 à 25 grammes de la solution suivante :

Iode...................... 1 gramme.
Iodure de potassium....... 5 grammes.
Eau...................... 400 —

Les malades, placés dans de bonnes conditions hygiéniques, seront nourris avec des barbotages clairs, souvent renouvelés, des carottes, des betteraves et un peu de bon foin.

CÔTE (*costa* ; πλευρά ; all. *Rippe* ; angl. *rib* ; it. *costa* ; esp. *costilla*). — Os recourbé en forme d'arc, qui concourt à former les parois latérales de la poitrine. Elles sont placées les unes au-dessus des autres, et séparées par des *espaces intercostaux* que remplissent des muscles, des nerfs et des vaisseaux.

Chez le cheval, les côtes sont au nombre de trente-six, dix-huit droites et dix-huit gauches, et se distinguent en *côtes sternales* ou *antérieures*, au nombre de neuf, et *côtes asternales* ou *postérieures*. Chez les ruminants, il y a treize côtes de chaque côté, huit sternales et cinq asternales. Chez le porc, il y en a quatorze, six sternales et huit asternales. Chez le chien et le chat, il y a de chaque côté neuf côtes sternales et quatre asternales.

CÔTE (LA). — Maniement pair, commun aux deux sexes (bêtes bovines), qui repose sur les dernières côtes, particulièrement sur celle qui sépare le flanc et la poitrine. Il est séparé de la face interne de la peau par le muscle sous-cutané du thorax et de l'abdomen, qui, à cet endroit, est charnu en bas et aponévrotique vers la partie supérieure. Le tissu lamineux placé au-dessous de ce muscle est lâche et abondant ; il peut facilement se laisser pénétrer par la graisse (Goubaux).

COTTSWOLD (Mouton). — Voy. MOUTON.

COUARD (de *queue*, qui se disait, dans l'ancien français, *coe* ou *coue*). Encore appelé *bord du cimier, cimier, abords, bords du bassin.* — Maniement, commun aux deux sexes (bêtes bovines), qui comprend la base de la queue, la partie postérieure de la croupe, les parties latérales de l'anus (et de la vulve chez la femelle), et l'angle de la fesse. C'est à la base de la queue et sur le côté de l'anus, que l'amas graisseux est le plus considérable ; de là il se répand à la partie postérieure de la croupe et à l'angle de la fesse, à mesure qu'il devient plus volumineux ; il n'est jamais assez prononcé pour s'opposer à la défécation. On trouve, au milieu de la masse graisseuse, un *ganglion lymphatique*, situé à la partie postérieure du bassin, et un autre *ganglion*, beaucoup plus petit, à la partie superficielle et postérieure de la croupe (Goubaux).

COUCHER (SE) EN VACHE. — Le cheval *se couche en vache*, lorsque, dans le décubitus sternal, les talons de ses sabots et les extrémités des branches du fer viennent heurter la peau du sommet du coude, d'où résulte une tumeur désignée sous le nom d'*éponge*.

COUP DE CHALEUR. — Voy. CHALEUR.

COUP DE FOUET. — Voy. EMPHYSÈME PULMONAIRE.

COUP DE SANG. — Voy. POUMON (*Congestion*) et ENCÉPHALE (*Congestion cérébrale*).

COUPE-QUEUE (all. *Schwanzmesser*). — Instrument de chirurgie, employé pour l'amputation de la queue des grands animaux. Il est composé de deux branches : l'une, mâle, porte un tranchant demi-circulaire ; l'autre, femelle, est creusée d'une cavité correspondante (Voy. AMPUTATION).

COUPER (SE) (all. *streichen, sich hauen* ; angl. *to fret*). — On dit qu'un cheval *se coupe* lorsque, dans les allures, celui des membres du bipède antérieur ou postérieur qui est en action, atteint, avec son sabot, le membre du même bipède qui est à l'appui. — On dit qu'un cheval *se frise*, lorsque le membre qui se meut ne fait qu'effleurer, toujours dans le même point, la peau de celui qui est à l'appui. — Si ce défaut est plus accusé et que le contact détermine de la douleur, mais sans produire d'éraillement de la peau, on dit que l'animal *se touche*. — On dit qu'il *s'atteint* ou qu'il *se taille*, lorsque le heurt est assez intense pour faire plaie. — On dit qu'il *s'entretaille*, lorsque chaque membre du même bipède donne et reçoit alternativement un coup. — Quand les coups portent tantôt dans un endroit et tantôt dans un autre, on dit que l'animal *s'attrape*.

ÉTIOLOGIE. — Plusieurs causes font qu'un cheval *se coupe*. Nous citerons : la *faiblesse du sujet*, due à son âge jeune ou vieux, à son manque d'état, à une mauvaise alimentation, à un travail excessif, surtout par les chaleurs de l'été, à une maladie antérieure ou à une affection existante (effort de reins) ; le *service du cheval* : les chevaux de l'armée travaillant en rangs serrés se coupent souvent ; les chevaux trotteurs, dont les membres, dans leur projection, se déplacent très peu en dehors, se coupent très souvent ; une *conformation défectueuse* (étroitesse de la poitrine ou du bassin) ; de *mauvais aplombs* : les chevaux panards se coupent souvent, et les chevaux cagneux rarement ; les *engorgements de la partie inférieure et interne des membres* (lymphangite, suros, etc.) ; *l'excès de volume du sabot* ; et surtout une *fer-*

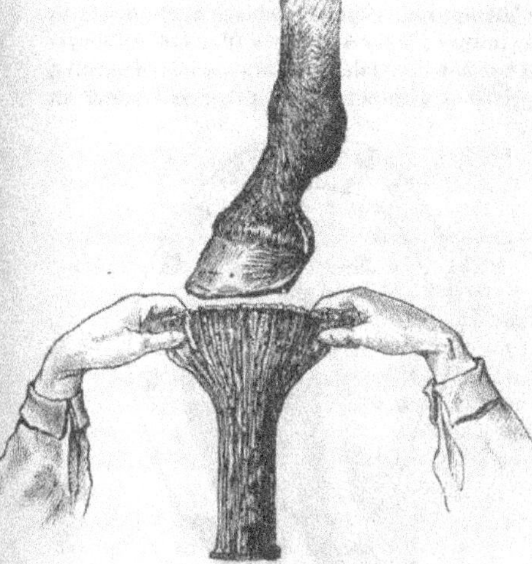

Fig. 444. — Introduction du pied dans le bas élastique pour tendons (Hauptner).

rure défectueuse (cheval vieux ferré, fer portant trop de garniture, pied trop paré du côté interne, etc.).

SYMPTOMATOLOGIE. — Les symptômes sont variables suivant que le cheval se frise, se touche, s'atteint ou s'entretaille. — Les chevaux se coupent à la couronne, au boulet, au canon, plus rarement au genou ou à l'extrémité inférieure de l'avant-bras (chevaux trotteurs) ou même au coude. Tantôt la peau ne présente aucune trace visible ; tantôt elle est simplement effleurée et les poils sont coupés ; tantôt elle porte une plaie variable, qui ne se cicatrise pas, si la cause continue à agir, et la lésion

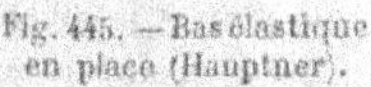

Fig. 445. — Bas élastique en place (Hauptner).

offre tous les symptômes des contusions ou des plaies contuses : la région atteinte est souvent légèrement tuméfiée, chaude, sensible, et est le siège d'une boiterie qui ne se manifeste parfois qu'au moment de l'accident.

DIAGNOSTIC. — Facile ; la peau porte la trace du fer ou du sabot : usure des poils ; empreinte de boue, de poussière, de cirage ; inflammation ou plaie locale.

PRONOSTIC. — Bénin, si on remédie tôt à la défectuosité d'allures ; parfois, la contusion par le fer est suffisante pour amener la production d'exostoses, de suros, d'une inflammation chronique du boulet, d'un kyste à la face interne du canon, d'un abcès, etc.

TRAITEMENT. — Supprimer d'abord la cause :

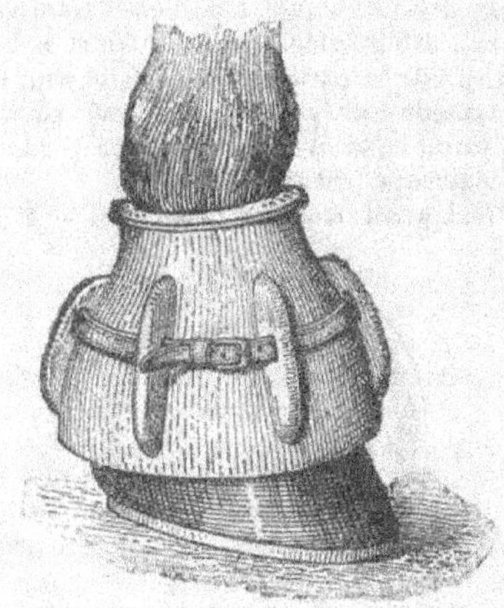

Fig. 446. — Protecteur pour paturon et couronne (Hauptner).

on soumettra les animaux à un bon régime, on leur donnera un travail modéré, on surveillera la ferrure, etc.

On atténuera l'effet du traumatisme en protégeant la région par divers appareils : flanelles ; bas élastiques (fig. 444 et 445) ; guêtres en cuir de diverses formes, constituées en général par un morceau de cuir ou d'étoffe, entourant le canon ou le paturon (fig. 446), rembourré au niveau de sa face interne et fixé à sa face externe par des boucles ou un lacet ou pouvant se prolonger à la face interne du boulet ou du genou ; ou simplement guêtres à la marchande faites avec un morceau de couverture plié en deux dans le sens de sa largeur, fixé sur le boulet par un cordon placé à plat entre les deux lames d'étoffe, au niveau du pli, et que l'on serre modérément au-dessus de l'articulation ; on peut protéger le boulet par un bracelet formé de boules de caoutchouc.

D'autres fois, le corps protecteur est appliqué sur le fer ou le pied contondant (Voy. Pied) sous forme de coussinet. Celui-ci est variable dans sa forme : le *protecteur Lacombe* (fig. 447)

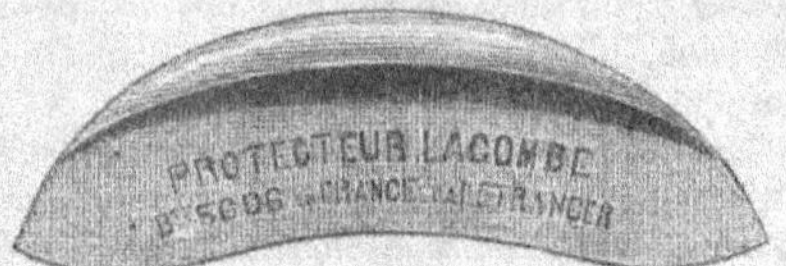

Fig. 447. — Protecteur Lacombe.

est un bourrelet en caoutchouc, que l'on fixe par un de ses bords amincis sous le fer, au niveau de sa partie percutante, tandis que l'autre bord, arrondi, déborde légèrement le fer et le bord inférieur de la paroi ; ce protecteur peut être une lame de cuir (*protecteur Ducasse*) ; enfin on peut garnir le sabot d'une enveloppe de cuir ou de caoutchouc (chevaux trotteurs).

Il faut aussi modifier la ferrure. — Il im-

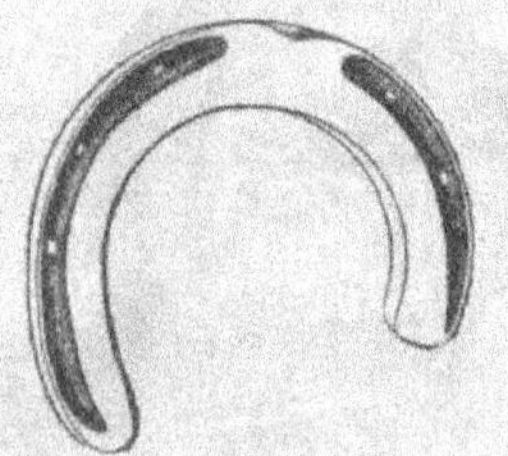

Fig. 448. — Fer à branche tronquée.

porte d'abord de savoir avec quelle partie du fer le cheval se coupe : pour cela, on enduit la région atteinte avec du blanc d'Espagne

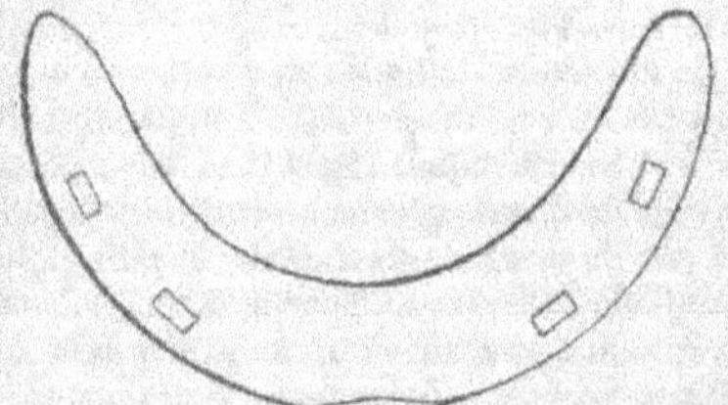

Fig. 449. — *Tip*, d'après Fitzwygram.

délayé dans l'eau, et on fait trotter le cheval : le fer porte une marque blanche à l'endroit percutant ; les chevaux cagneux se coupent généralement avec la mamelle interne, les chevaux panards avec le quartier interne. — On peut alors tronquer cette partie du fer : on appliquera un *fer à mamelle interne* ou à *branche tronquée* avec

ou sans protecteur (fig. 448 et 449) : la partie tronquée est privée d'étampures, on laisse toute la garniture à l'éponge ; ou bien le *fer à branche droite*, dont la branche interne droite est privée d'étampures ; l'éponge interne porte toute sa garniture ; le *fer à la turque* (fig. 450) est un *fer à branche droite* dont la branche interne droite, privée d'étampures, va progressivement en

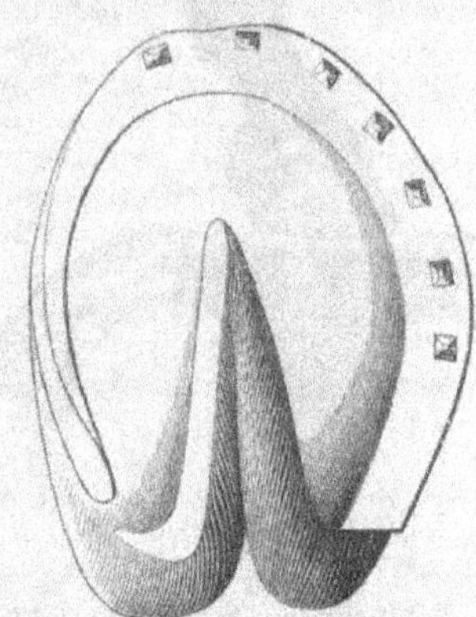

Fig. 450. — Fer à la turque.

s'épaississant et en se rétrécissant de la mamelle aux éponges ; il a l'immense inconvénient de fausser les aplombs. — Ces divers fers s'appliquent en laissant déborder la bran-

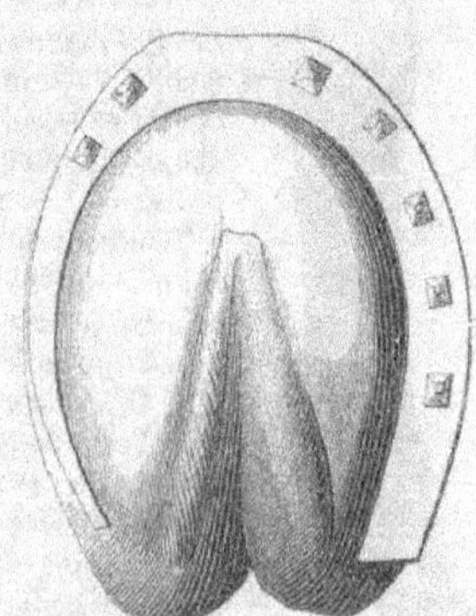

Fig. 451. — Fer à la turque renversé.

che interne ou sa partie tronquée par la paroi et en râpant celle-ci. — On emploie parfois le *fer à la turque renversé* (fig. 451), disposé inversement du précédent, c'est-à-dire ayant sa branche externe épaissie ; il force le cheval à porter son membre en dehors ; il fausse les aplombs, aussi il n'est pas recommandable.

Il sera préférable d'avoir recours aux ferrures sans garnitures, favorisant l'appui de la fourchette : ferrures *Poret*, *Lafosse*, *Charlier* (Voy. ENCASTELURE).

On traitera la plaie comme une plaie simple et on interrompra le travail.

COUPURE. — Nom donné vulgairement aux plaies simples par instrument tranchant.

COURBATURE (all. *Steifigkeit* ; angl. *foundering*). — Indisposition caractérisée par l'abattement des forces et une extrême lassitude.

Elle se manifeste particulièrement sur des chevaux peu entraînés auxquels on fait faire de longues courses. L'animal est raide, se meut avec peine et tout d'une pièce ; il est triste, abattu et ne mange pas ; parfois on constate un léger mouvement fébrile. — Un repos de quelques jours et un régime clair, barbotages, mashes additionnés de sulfate de soude, suffisent généralement pour le rétablir. Généralement, la courbature accompagne les diverses maladies inflammatoires des organes importants, ou la plupart des maladies infectieuses.

Autrefois, on donnait le nom de *vieilles courbatures* aux maladies anciennes de poitrine : pleurésie ou pneumonie chronique, endocardite chronique, etc.

COURBE (all. *Hasenhacke*). — Tumeur osseuse, dure, de forme oblongue, plus étroite à

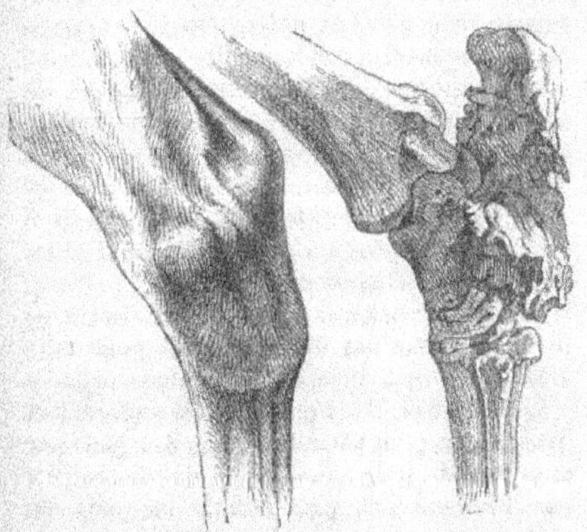

Fig. 452. — Courbe.

sa partie supérieure et à son origine qu'à sa partie inférieure, et plus ou moins volumineuse, qui se développe à la face interne du jarret du cheval, à l'endroit qui répond au condyle interne du tibia (fig. 452). — Des coups sur le jarret, un effort, un exercice trop vio-

lent, peuvent la causer. — La courbe est rare ; d'ailleurs elle passe presque toujours inaperçue, car elle ne gêne pas les allures ; lorsqu'elle est très développée, elle détermine une légère boiterie : dans ce cas, on peut avoir recours aux vésicants ou à la cautérisation.

COURBELIGNES (VACHES). — Troisième classe des vaches laitières dans le système de Guénon. — Elle se distingue par son écusson, qui, après avoir embrassé les mamelles et les parties internes des cuisses, s'étend vers la vulve et se termine par une pointe mousse, en formant deux courbes rentrantes. — Les courbelignes donnent pour le premier ordre, selon la taille, 18, 15 et 12 litres par jour ; pour le troisième ordre, 3 et 2 litres.

COURBETTE. — *Courbette en place* (Voy. PESADE).

COURONNÉ (all. *Glatzenknie, Verletzung vor dem Knie*). — Un cheval est dit *couronné*, lorsqu'il présente, en avant du genou, une blessure ou une cicatrice, résultant d'un traumatisme, le plus souvent d'une chute.

ÉTIOLOGIE. — L'accident se produit facilement sur les chevaux mous, lymphatiques, affaiblis par l'âge (jeune ou avancé), par une mauvaise alimentation, par un travail excessif ; il est fréquent sur les chevaux mal ferrés, présentant des défectuosités d'aplombs (arqûre) ou d'allures (chevaux qui rasent le tapis) on travaillant sur un terrain caillouteux.

L'accident est consécutif à une chute ou à un coup ; dans la cavalerie, il survient surtout pendant les marches de nuit : le cheval prédisposé butte d'un membre antérieur contre une aspérité du sol et tombe sur les genoux.

SYMPTOMATOLOGIE. — La blessure du genou a une gravité très variable, suivant la violence de la chute et la nature du terrain sur lequel elle s'est produite.

La gravité des blessures dépend plus de leur profondeur que de leur largeur. — En allant de dehors en dedans, on rencontre sur la face antérieure du genou : 1° la peau, 2° des tendons, 3° la gaine synoviale articulaire du genou, expansion membraneuse qui contient la synovie, 4° les articulations et les os (fig. 453).

Parfois l'épiderme seul est éraflé et les poils sont coupés. La blessure est légère et ne laissera pas de traces.

D'autres fois le derme est lésé. La plaie met plus longtemps à se cicatriser ; de plus, si quelques bulbes pileux sont détruits, il restera une petite surface dépilée ; si les bulbes sont simplement altérés, les poils repousseront d'une couleur différente de celle de la robe (blanche ou plus claire).

Dans certains cas, la peau est intéressée dans toute son épaisseur. — Elle est décollée

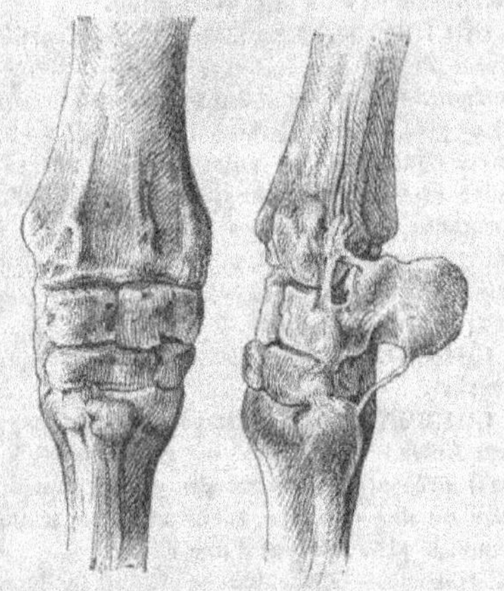

Fig. 153. — Articulations du genou du cheval.

et forme un godet au-dessous de la surface de section ; les tendons sont à nu et peuvent être lésés. Les jours suivant l'accident, le membre s'engorge considérablement ; la plaie, non compliquée, se recouvre de fins bourgeons charnus, qui peu à peu deviennent volumineux, rouges, exubérants et laissent écouler un pus crémeux, très abondant. — La guérison survient très lentement et une cicatrice indurée, en saillie sur les parties voisines, dépourvue de poils, de forme et d'étendue variables, persiste toujours.

Enfin, dans les cas graves, la blessure intéresse l'articulation. — Une synovie jaunâtre, huileuse, coule de la plaie ; les os du carpe apparaissent à nu. — Si la synoviale est infectée, il se déclare une arthrite (Voy. ARTHRITE TRAUMATIQUE) ; si la plaie est aseptique, elle bourgeonne, et guérit très lentement en laissant une cicatrice étendue qui gêne les mouvements de l'articulation, une tuméfaction indurée de la face antérieure du genou, et une faiblesse du membre lésé qui prédispose le cheval à se couronner de nouveau.

ANATOMIE PATHOLOGIQUE. — La plaie ou la cicatrice consécutive à une chute est généralement arrondie (d'où vient le nom de couronné) et placée au milieu de la face antérieure de l'articulation ; celle qui provient d'un coup, d'un heurt, n'a pas une forme circulaire et se trouve souvent placée au-dessus, au-dessous du milieu ou sur les côtés de cette face antérieure.

PRONOSTIC. — L'accident est toujours grave : la blessure elle-même offre la gravité propre à toutes les plaies péri-articulaires ou articulaires ; de plus, elle laisse après sa guérison une cicatrice indélébile, qui tare le cheval et diminue sa valeur marchande, parce qu'on peut supposer qu'il fait souvent des chutes.

TRAITEMENT. — La plaie sera soigneusement désinfectée à l'aide d'une solution antiseptique ; on la recouvrira d'iodoforme ou de naphtol camphré et d'une couche de ouate, maintenue par une large bande modérément serrée ; on aura soin de bien comprimer la peau décollée sur les parties sous-jacentes, afin d'en hâter la réunion et d'éviter la formation d'un cul-de-sac inférieur où se collecte le pus ; le pansement sera renouvelé tous les jours.

Si la blessure est superficielle, on se contentera de la doucher plusieurs fois par jour, et on la recouvrira de poudre de charbon.

Si la blessure, très profonde, suppure considérablement, on peut utiliser l'irrigation continue. Généralement, lorsque la plaie est profonde, elle se cicatrise irrégulièrement : le bourgeonnement, très actif à sa périphérie, est peu accusé au centre : on préviendra le bourgeonnement exubérant par la poudre d'alun calciné ou la cautérisation au nitrate d'argent ; s'il existe des îlots de tissu nécrosé, on les excisera avec les ciseaux ou on les cautérisera au nitrate d'argent.

Si l'arthrite survient, on traitera comme il a été indiqué pour les *plaies articulaires* et les *arthrites traumatiques* en général.

MOYENS DE FAIRE DISPARAÎTRE LES CICATRICES. — Divers moyens ont été préconisés pour faire disparaître les cicatrices des genoux couronnés.

Si les bulbes pileux n'ont pas été entièrement détruits, on peut hâter la pousse des poils par une friction irritante, alcoolé de cantharides par exemple ; on peut teindre les poils qui sont repoussés d'une couleur différente de celle de la robe ; mais si les racines des poils ont été détruites, quelles que soient les préparations employées, les poils ne repoussent pas.

Certains marchands collent avec de la dextrine des poils sur la cicatrice dépilée.

On peut encore recourir à l'*autoplastie du genou couronné*. Vers 1829, Cherry conseillait de la pratiquer en enlevant le tissu cicatriciel et en suturant les deux lèvres de la plaie ; dans ces dernières années, Delcambre et Vinsot rendirent l'opération pratique et en indiquèrent le

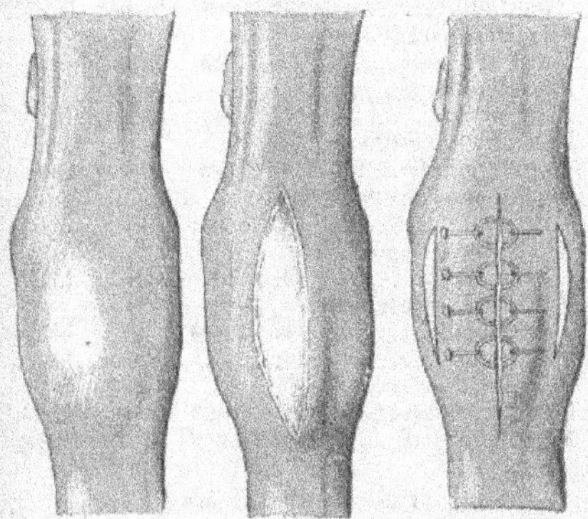

Fig. 454. — Autoplastie du genou couronné.

manuel opératoire, dont nous empruntons la description aux *Exercices de chirurgie hippique* par P.-J. Cadiot.

Instruments. — Bistouris, pinces, aiguilles à manche, crin de Florence.

Technique. — Le cheval devra être entravé dans un appareil (travail Vinsot ou Daviau) permettant de le placer en position transversale et de le relever sans aucun effort de sa part. Couchez l'animal sur le côté opposé à celui où vous devez opérer, et faites tenir le membre dans l'extension. La peau rasée sur la face antérieure du genou, faites deux incisions curvilignes délimitant un étroit lambeau elliptique à grand axe parallèle au membre et dans lequel sera comprise la cicatrice. Enlevez ce lambeau en ne dépassant pas la couche conjonctive sous-cutanée. Disséquez les lèvres de la plaie ; mobilisez-les à un degré suffisant pour permettre leur affrontement. Si la perte de substance est très large, faites une incision de chaque côté, assez loin de la plaie et parallèlement à son grand axe, pour favoriser le glissement de la peau. Réunissez les lèvres par des points isolés au crin de Florence.

Cette opération, toujours délicate à faire, ne devra être tentée que sur les chevaux de luxe portant des cicatrices peu étendues. L'opération devra être faite avec une asepsie rigoureuse, pour obtenir une cicatrisation par première intention.

Soins post-opératoires. — Dès que l'opération sera terminée et avant de relever le cheval,

on appliquera sur le genou un fort pansement ouaté ou plâtré empêchant la flexion ; le pansement sera levé au bout de dix à douze jours : on constatera l'état de la plaie, qui est souvent réunie par première intention ; on appliquera un second pansement que l'on enlèvera définitivement au bout de huit à dix jours ; l'opéré sera alors promené et remis progressivement à un léger service. — Il ne persiste que trois cicatrices linéaires peu visibles et cachées par les poils.

COURSES DE CHEVAUX. — Épreuves que l'on fait subir aux chevaux pour juger la vitesse de leurs allures et leur vigueur à franchir des obstacles.

CLASSIFICATION DES COURSES. — On distingue des courses au galop et des courses au trot. — Les premières se divisent en courses *plates* et courses d'*obstacles*. Ces dernières comportent elles-mêmes des courses de *haies*, où l'on ne saute que des haies et des claies, et des *steeple-chases* avec obstacles variés (mur, rivière, bullfinch, barre fixe, etc.). — Les courses au trot peuvent être au trot *monté* ou *attelé*.

SOCIÉTÉS SUBVENTIONNANT LES COURSES. — Les courses *plates* sont dirigées et subventionnées par la *Société d'encouragement pour l'amélioration des races de chevaux en France* ; les courses d'*obstacles*, par la *Société des steeple-chases de France* ; les courses au trot, par la *Société pour l'amélioration du cheval français de demi-sang*. Ces sociétés, en dehors des réunions qu'elles donnent sur leurs hippodromes, subventionnent dans une large part les hippodromes de province, régis par leurs codes et règlements, en disqualifiant pour ces mêmes hippodromes tout cheval ayant couru en France sur un champ de course n'ayant pas adopté ces codes et règlements. L'étude de la constitution de ces différentes sociétés donne donc la physionomie exacte de l'organisation des courses de chevaux en France.

Société d'encouragement. — Fondée en 1833, c'est la plus ancienne et la plus importante ; tous ses membres font partie du Jockey-Club.

Organisation. — Elle délègue ses pouvoirs au *Comité des courses*, composé de vingt membres *fondateurs* et de dix membres *adjoints*, ces derniers étant nommés pour un an. Le comité désigne un *sous-comité*, formé des trois commissaires et de trois membres du comité.

Une commission des finances, nommée pour un an et composée de trois membres, s'occupe de la comptabilité, du contentieux et de la trésorerie.

Hippodromes. — Les hippodromes de la Société sont Paris (bois de Boulogne) et Chantilly. Elle subventionne dans une large part les hippodromes de province soumis à ses règlements.

Sommes distribuées. — Les sommes distribuées par la Société d'encouragement pour l'année 1900 étaient ainsi réparties :

Paris et Chantilly :

215 prix représentant une somme de 2.642.000 fr.

Province :

9 prix de 1re série représentant....		90.000 fr.
15 — 2e — —		70.000 fr.
33 — 3e — —		99.000 fr.
13 — 4e — —		20.000 fr.
Prix hors série...................		321.000 fr.
Arabes et Anglo-arabes............		52.000 fr.
Total..............		3.294.000 fr.

La proportion des allocations par *âge* de chevaux est la suivante :

2 ans (20 prix)...............	219.000 fr.
2 ans et au-dessus (8 prix)...	50.000 fr.
3 ans (52 prix)...............	1.127.000 fr.
3 ans et au-dessus (31 prix)..	384.000 fr.

Courses internationales. — La Société d'encouragement a inscrit en tête de son code : « Ne sont admis à courir, sauf conditions contraires, que les chevaux entiers nés et élevés en France, etc. » Il n'y a donc qu'un nombre très limité de courses internationales. Les plus importantes sont :

Le *Grand Prix de Paris* (pour chevaux de 3 ans). 200.000 fr. couru sur 3.000 m. avec le poids de 56 kil.

Le *Critérium international* (pour chevaux de 2 ans). 25.000 fr. couru sur 1.100 m. avec le poids de 55 kil.

Le *Prix du Conseil municipal* (pour chev. de 3 et 4 ans). 100.000 fr. couru sur 2.400 m.

Différentes catégories de prix. — Les différentes catégories de prix pour chevaux français sont :

1º Prix sans exclusions ni surcharges.
2º Prix avec exclusions et surcharges.
3º Les *handicaps*.
4º Les prix à réclamer.

1º La première catégorie, de beaucoup la plus importante, comprend toutes les épreuves classiques :

Pour 2 ans.

	Kil.	Mèt.	Fr.
L'*Omnium*...........	56	1.100	10.000 (Vincennes).
Grand Critérium.....	56	1.600	25.000 (Paris).
Critérium international...............	55	1.100	25.000 Id.

Pour 3 ans.

	Kil.	Mèt.	Fr.
Prix de la Reine Marguerite.............	58	2.000	20.000 (Paris).
Prix Hocquart (Poule des Produits)......	56	2.500	30.000 Id.
Prix Noailles (ex-prix du Nabab).........	56	2.500	30.000 Id.
Prix Greffulhe (Poule des Produits)......	56	2.100	30.000 Id.
Poule d'essai des Pouliches.............	56	1.600	30.000 Id.
Poule d'essai des Poulains...............	Id.	Id.	Id. Id.
Prix Daru (Poule des Produits)...........	Id.	2.100	Id. Id.
Prix Lupin	Id.	Id.	40.000 Id.
Prix des Acacias.....	Id.	Id.	25.000 Id.
Prix du *Jockey-Club*..	Id.	2.400	100.000 (Chantilly).
Prix Royal-Oak......	Id.	3.000	50.000 (Paris).

Pour 4 ans et au-dessus.

	Kil.	Mèt.	Fr.
Prix *Rainbow*........	57	5.000	20.000 Id.
Prix *Gladiateur*......	Id.	6.200	30.000 Id.

Dans cette catégorie rentrent aussi les prix *biennaux* et *triennaux* dont le plus important est le *Prix Larochette.*

2 ans........	56 kil.	1.100 m.	20.000 fr.
3 ans........	56 kil.	2.200 m.	30.000 fr.
4 ans........	56 kil.	4.400 m.	40.000 fr.

2º Les *handicaps* ou courses avec échelle de poids ont pour but de rendre les courses accessibles à tous les chevaux en *égalisant* les chances. Cette échelle de poids est l'œuvre du *handicapeur* dont le jugement est sans appel.

Les plus importants sont :

Le prix du Lac......	2.200 m.	15.000 fr.
Le handicap limité...	3.000 m.	20.000 fr.

3º Les *prix à réclamer* ont été créés pour fournir aux propriétaires un débouché pour leurs chevaux. Dans ces prix le vainqueur est à vendre d'*office* pour la somme indiquée dans les conditions du prix.

Prospérité de la Société. — L'importance et la prospérité des courses ont été sans cesse croissant depuis la fondation. Il suffit, pour s'en rendre compte, de comparer la valeur des allocations actuelles de la Société d'encouragement à celles d'il y a vingt ans : en 1878 par exemple, le *prix Daru* se montait à 10000 francs ; la *Grande Poule des Produits*, actuellement *prix Lupin*, à 20000 francs, et le *Derby* de Chantilly à 50000 francs.

Société des steeple-chases de France. —

Organisation. — La Société des steeple-chases de France délègue, comme la précédente, ses pouvoirs à un *comité* de vingt membres et à un *sous-comité* de sept membres, dont font partie les trois commissaires.

Hippodrome. — Son hippodrome est *Auteuil.* Elle subventionne, elle aussi, des hippodromes de province.

Sommes distribuées. — Les allocations qu'elle leur fournit sont, en 1900 :

1° Des prix de :

5° série .... 4.600 fr.
6° série .... 2.600 fr.

2° Des prix *régionaux* de :

1re série...... 3.000 fr. (gentlemen handicap).
2° série....... 1.500 fr. (gentlemen et jockeys).

3° Des subventions pour courses de chevaux ayant au moins 25 p. 100 de sang *arabe.*

4° Des subventions pour courses militaires :

Steeple-chases de 1re série...... 1.000 fr.
—   2° série...... 800 fr.

5° Subventions au demi-sang (trot) :

Prix régionaux de............. 4.000 fr.
Et de......................... 2.000 fr.

Constituant un total de 776 940 francs.

Différentes catégories de prix. — A Auteuil se donnent des prix de :

1re série .... 15.000 fr.
2°   —   .... 8.000 fr.
3°   —   .... 6.000 fr.
4°   —   .... 5.000 fr.

des handicaps, prix à réclamer et à vendre aux enchères publiques. Les principales épreuves sont :

	Mètres.	Francs.
Le *Steeple-chase national* (4 ans)...	4.500	30.000
Le *Prix du Président de la République*.........................	4.300	50.000
Le *Grand Steeple-chase de Paris*...	6.500	120.000
La *Grande Course de haies*........	5.000	50.000
Le *Prix des Drags*.................	4.200	25.000

Société pour l'amélioration du cheval français de demi-sang. — Elle a ses hippodromes à Vincennes, et actuellement à Saint-Cloud ; elle subventionne de nombreux hippodromes en province. — Elle donne chaque année de nombreuses réunions de courses au trot ; l'épreuve principale de l'année est le *Prix du Président de la République* pour trotteurs, qui est de 100 000 francs. — Elle donne aussi des courses au galop, plates et d'obstacles.

Sociétés suburbaines et provinciales. — Il existe d'autres sociétés suburbaines donnant des réunions de courses plates et d'obstacles. Telles sont : la *Société sportive d'encouragement,* à Enghien, Saint-Ouen et Maisons-Laffitte ; la *Société du Sport de France,* à Colombes.

Il serait injuste d'omettre dans cette nomenclature les sociétés de province, qui font de louables efforts et s'imposent de gros sacrifices pour attirer sur leurs hippodromes les chevaux parisiens. Quelques-unes de ces réunions sont tout aussi suivies que les grandes épreuves de Longchamp ou d'Auteuil : telles sont celles de Caen, Deauville, Dieppe, Compiègne, Nice et Vichy, où vient d'être créé récemment un Grand Prix de 100 000 francs.

Depuis quelques années, dans beaucoup de Sociétés, pour certains prix, une partie de la somme est attribuée au producteur du cheval gagnant : c'est la *prime à l'éleveur.*

UTILITÉ DES COURSES. — I. — Les courses concourent-elles à l'amélioration de la race chevaline et le programme de la Société d'encouragement est-il rempli ? Cela revient à se demander si le cheval de pur sang, tel qu'on le produit et tel que l'achètent les commissions des haras pour la reproduction, améliore la race chevaline.

Tout d'abord, il est incontestable que le cheval de pur sang, très cher à produire et à élever, serait rare, si son propriétaire n'escomptait d'avance la possibilité de produire, sinon un gagnant de Derby, du moins un animal gagnant une somme au moins égale à celle qu'il coûte, et cela surtout depuis la fondation si judicieuse de la prime à l'éleveur.

Mais le cheval de pur sang, tel qu'on le produit en vue des courses, améliore-t-il la race ? — Le public a longtemps considéré, sur la foi des caricaturistes, le cheval de course comme une sorte de squelette, formé de côtes et de longues jambes. Il suffit de jeter un coup d'œil sur le lot des concurrents d'une de nos grandes épreuves pour se convaincre qu'en règle générale le meilleur est encore le plus beau, le mieux bâti, le plus étoffé. D'ailleurs, en favorisant la production, les courses, loin d'inonder le pays d'étalons médiocres ou défectueux, comme le prétendent leurs détracteurs, favorisent aussi la sélection parmi les reproducteurs ; car, en raison même du choix considérable qu'ont les éleveurs, soit dans les haras nationaux, soit dans les haras particuliers, le cheval de pur sang qui ne se recommande ni par sa structure, ni par ses performances, est délaissé.

II. — On prétend que les conditions des

courses plates, avec les poids ultra-légers et les distances courtes, ne donnent pas le critérium de la valeur du cheval. — Nous répondrons que ces conditions ont été établies sur des données basées sur l'expérience, et qu'il faut remarquer la très sage progression établie dans les efforts successifs demandés aux poulains de façon à ne pas atteindre la limite de leurs forces : la première fois qu'on leur demande de parcourir 3 000 mètres, c'est dans le *Grand Prix de Paris* au milieu de leur troisième année.

Mais, dira-t-on, si tant de précautions sont nécessaires, pourquoi astreindre si jeunes les poulains à ce dur métier ? — En vertu du principe qui veut que les athlètes et les acrobates commencent tout enfants à assouplir leurs membres et à durcir leurs muscles : c'est ainsi que l'exercice et la nourriture qui développent l'organisme permettent à un cheval de trois ans de pur sang de donner le même travail qu'un autre cheval à six ans.

III. — Si, comme nous l'avons dit, les courses plates, avec leurs conditions de poids et de distances, sont un critérium de la valeur respective des chevaux et même des générations l'une par rapport à l'autre, les *courses d'obstacles*, du moins telles qu'elles sont comprises en France, ne paraissent être que des débouchés au trop-plein de la production ; car, s'il est vrai qu'en théorie on veuille que le steeple-chaser ait une structure spéciale, plus compacte, plus soudée, en pratique, l'aptitude particulière au saut échappe à l'analyse, et ce que l'on recherche avant tout, c'est la classe qu'a montrée en plat le cheval destiné aux obstacles. Aussi, en France, les steeple-chases sont courus avec une vitesse plus grande qu'en Angleterre, mais les chevaux sont des sauteurs moins habiles. Ainsi donc nous n'employons comme steeple-chasers, à quelques exceptions près, que les chevaux qui ont mal réussi en plat. Un bon nombre d'entre eux sont hongres et la plupart continuent, à moins d'accident, jusqu'à un âge relativement avancé. Aussi le nombre des étalons pris parmi les steeple-chasers est-il très restreint, malgré la création récente du *Grand Prix de l'Élevage* qui attribue de droit à l'État l'achat du vainqueur de cette épreuve.

IV. — Quant aux *courses au trot*, leur institution sous la forme actuelle crée une race de demi-sang, à propos de laquelle s'est exercée une polémique ardente. L'innovation est trop récente pour qu'on puisse être encore fixé sur les résultats : tout ce qu'on peut dire, c'est que les meilleurs représentants du trotting se rap-prochent singulièrement du pur-sang, ce qui semblerait indiquer que là est encore le desideratum de vitesse et de fond. En France, la plupart de ces courses étant pour des chevaux montés et non attelés, il en résulte que nos chevaux de trot ont conservé, plus que ceux des autres pays, un rein court et fort (de Montal).

COURT ou *Court d'haleine*. — Se dit d'un cheval atteint de dyspnée, d'asthme.

COURTAUDER ou **COUTAUDER** (de *courtaud*, de *curtare*, écourter). — Couper la queue d'un cheval, qui alors est dit *courtaud*.

COURTILIÈRE. — Insecte coléoptère, qui creuse dans le sol de nos jardins des galeries peu profondes, ronge les racines et déchausse les plantes. On la détruit en versant dans ses nids un peu d'huile, et ensuite de l'eau en quantité.

COURT-JOINTÉ. — Cheval dont la région du paturon est trop courte.

COUSSIN ou COUSSINET (*pulvillus, pulvinar* ; ὑποκεφάλαιον ; all. *Kissen* ; angl. *cushion* ; it. *cuscino* ; esp. *cojin*). — *Coussinet oculaire.* Amas de tissu adipeux qui entoure la face postérieure de l'œil, s'y attache, s'interpose entre ses muscles, et se trouve contenu dans la gaine fibreuse de cet organe. Il semble faire partie du corps clignotant, dont il facilite les mouvements. — *Coussinet plantaire.* Partie du dessous du pied des monodactyles, qui compose la *fourchette* molle ou de chair. Il est formé de lobules adipeux, interposés entre de forts faisceaux fibreux.

COUSSO ou KOUSSO. — Panicules du *Brayera anthelmintica*. Ténifuge puissant. Se donne au chien, à jeun, en poudre, à la dose de 5 à 20 grammes dans une potion quelconque.

COUVEUSES ARTIFICIELLES. — Machines destinées à remplacer la femelle couveuse dans la production des jeunes oiseaux. Elles sont aujourd'hui d'un usage fréquent chez les éleveurs de races de volailles de luxe, dans les parcs où l'on produit beaucoup de faisans, de perdrix, etc., pour les chasses à tir.

En principe, les œufs sont enfermés dans une caisse dont la température doit toujours être maintenue aux environs de 40°.

Il y a bien des modèles différents ; on devra accorder la préférence à ceux pour lesquels la constance de la température est obtenue au moyen d'un *régulateur automatique*, comme la *houdanaise*, chauffée par un courant d'eau chaude, ou la *française*, chauffée par un courant d'air chaud.

Dans le modèle « La Française » (fig. 455) le courant d'air chaud est fourni par une lampe à pétrole ; un dispositif spécial empêche la

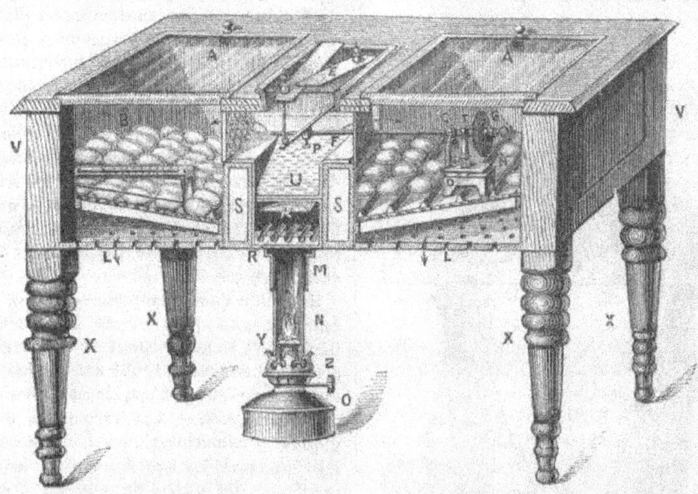

Fig. 455. — Couveuse « La Française » de M. Philippe (de Houdan).

A, étuves. — B, œufs. — C, arc avec pivot supportant la tige horizontale F. — D, socle en bois supportant les plaques dilatables H. — E, volets d'aération. — F, tige horizontale. — G, disque de réglage. — H, plaques dilatables. — K, récepteur de chaleur. — L, trous d'échappement d'air. — M, manchon en tôle. — N, cheminée de la lampe. — O, corps de la lampe. — P, vis de réglage. — R, cheminée d'échappement de gaz de la lampe. — S, isolateurs. — T, tige articulée servant à établir le contact avec les plaques dilatables H. — U, bac à eau. — V, côtés de la couveuse. — X, pieds de la couveuse. — Y, flamme de la lampe. — Z, tige molettée servant à monter la mèche.

fumée et l'air chargé des z fournis parla lampe à pétrole de pénétrer dans la chambre aux œufs ; un petit bassin fournit l'eau destinée à maintenir l'humidité nécessaire à l'éclosion.

Il est indispensable de retourner les œufs deux fois par jour. Ce résultat est obtenu, sans perte de temps et sans avaries, au moyen du *tourne-œufs* (fig. 456). Les œufs sont placés dans une boîte, sur un morceau de drap fixé sur des rouleaux mobiles, mais non tendus. Lorsque l'on tourne le rouleau de gauche, par exemple, au moyen du bouton extérieur, le drap qui était enroulé à droite se déroule, se déplace, et vient s'enrouler à gauche, en faisant tourner les œufs.

COUVRIR. — Terme employé pour désigner l'accouplement des quadrupèdes.

COWPOX (de *cow*, vache, et *pox*, variole ; all. *Kuhpocken*). — Nom anglais du vaccin (Voy. Vaccine).

CRAMPE (all. *Krampf* ; angl. *cramp* ; ital. *granchio* ; esp. *calambre*). — Boiterie d'un des membres postérieurs. — Elle est caractérisée par une raideur extrême et un allongement de tout le membre, qui ne peut

plus se ployer durant la marche. — On l'attribuait à des causes variées : contraction involontaire des muscles extenseurs, raideur du jarret, névrose, luxation coxo-fémorale, etc. Elle est déterminée par l'accrochement de la rotule sur la trochlée fémorale (Voy. Accrochement de la rotule).

CRÂNE. — Partie supérieure de la tête. Elle est formée par sept os plats, dont cinq sont impairs (*occipital, pariétal, frontal, sphénoïde, ethmoïde*) et un est pair (*temporal*) ; ces os constituent les parois de la *boîte crânienne* où est logé l'*encéphale*.

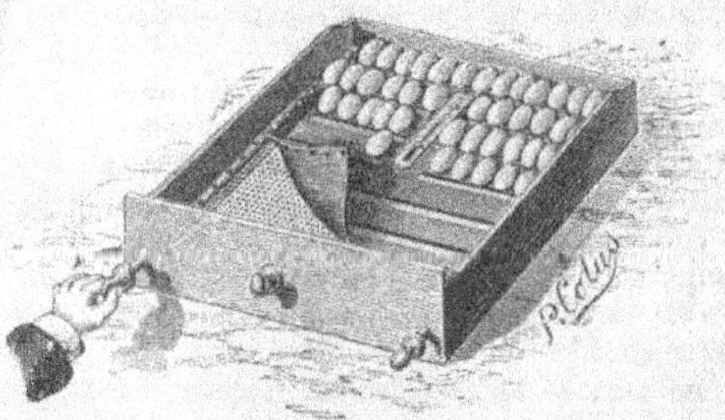

Fig. 456. — Tourne-œufs mécanique.

Les figures 457 et 458 montrent la délimitation

du crâne et de la face chez le cheval et le bœuf.

Les contusions, fêlures, fractures du crâne sont généralement graves.

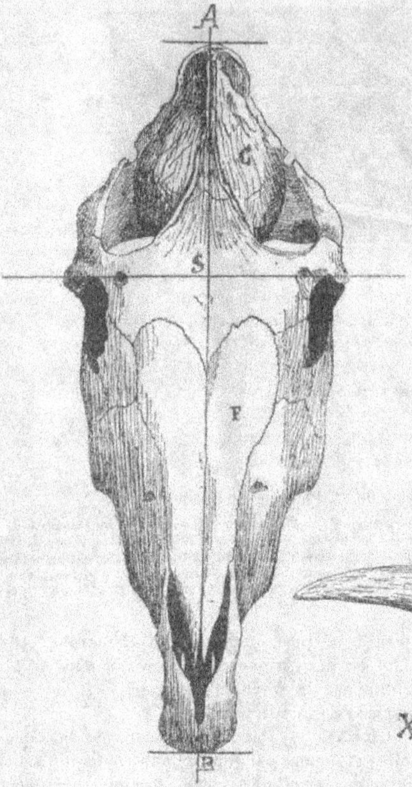

Fig. 457. — Délimitation de la face et du crâne sur la tête du cheval.

S, ligne de démarcation. — AS, portion crânienne. — SB, portion faciale.

CRAPAUD (all. *Strahlkrebs*, *Hufkrebs*; angl. *Frog*, *Canker*). — Maladie du pied des solipèdes, caractérisée par l'inflammation chronique et hypertrophique de l'enveloppe de chair du pied, et débutant toujours au niveau de la fourchette. C'est une *dermatite chronique végétante*. Elle est beaucoup moins commune aujourd'hui qu'autrefois.

ÉTIOLOGIE. — Le crapaud est fréquent sur les chevaux à tempérament lymphatique, entretenus dans des écuries, dont le sol défectueux permet la stagnation de l'urine dans une litière jamais renouvelée; sur les chevaux travaillant continuellement dans la boue ou placés dans des pâturages marécageux.

L'*humidité* joue un rôle dans l'étiologie du crapaud : c'est ce qui explique sa fréquence dans les marais du Poitou, dans les pâturages de Hollande, ou pendant les années pluvieuses; dans les contrées septentrionales plutôt que dans le Midi ; sur les pieds postérieurs, constamment au contact d'une litière souillée par l'urine et les excréments, plutôt que sur les pieds antérieurs, reposant sur une litière sèche. Cette donnée explique pourquoi le crapaud est devenu plus rare de nos jours, où les conditions hygiéniques sont meilleures, où le sol des rues et des écuries, mieux construit et plus entretenu, favorise l'écoulement des eaux et de l'urine.

Il semble que le crapaud soit lié à un *état constitutionnel* pouvant se transmettre par hérédité et se manifestant extérieurement par certaines affections ayant entre elles une parenté : eaux-aux-jambes, fluxion périodique.

BACTÉRIOLOGIE. — Les recherches microscopiques et bactériologiques n'ont décelé dans les tissus malades que des parasites vulgaires provenant des objets de pansement ou de la litière.

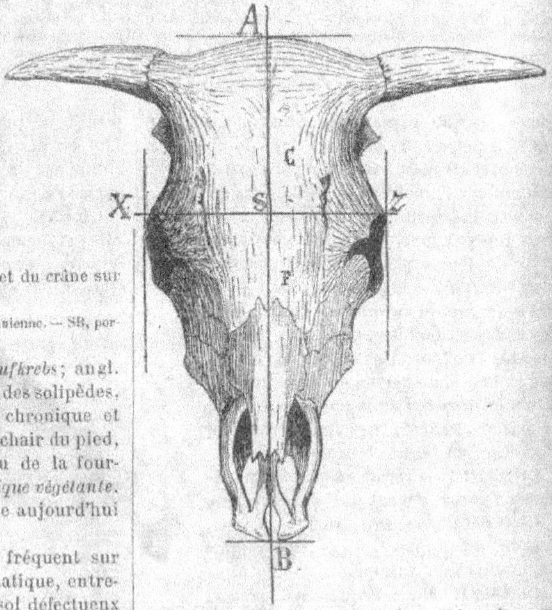

Fig. 458. — Délimitation de la face et du crâne sur la tête du bœuf.

MODE DE CONTAGION. — D'après Möller, Imminger, Malkom, le crapaud serait un état infectieux local, qui peut se transmettre par le séjour d'un sujet sain dans une stalle occupée primitivement par un malade, dont les excréments répandus sur la litière seraient très favorables à la pullulation de l'agent infectieux (Cadiot et Almy, *loc. cit.*).

PATHOGÉNIE. — En ne tenant compte que des données étiologiques bien établies, on doit considérer le crapaud comme le résultat d'une inflammation chronique et de l'hypertrophie consécutive des tissus velouté et podophylleux, survenant chez des individus prédisposés, qui séjournent sur une litière sale et imprégnée d'urine, qui travaillent sur un sol boueux, ou qui pâturent dans des herbages marécageux.

SYMPTOMATOLOGIE. — La maladie au début, ne se manifeste par aucun symptôme apparent, et passe inaperçue ; au moment où elle se révèle, elle a déjà produit sous la corne des désordres considérables, et, souvent, c'est en renouvelant la ferrure, qu'on voit dans les lacunes un suintement, plus ou moins abondant, produisant le ramollissement et un décollement de la corne. Le mal affecte un seul ou plusieurs pieds à la fois ; parfois, quand l'un guérit, l'autre tombe malade, et la maladie va en alternant d'un sabot à l'autre.

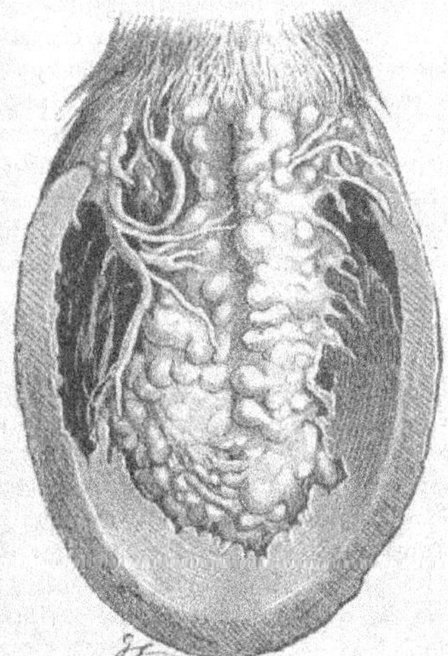

Fig. 459. — Pied atteint de crapaud.

On distingue plusieurs périodes dans le cour de la maladie.

1re période. — La maladie débute généralement par l'inflammation de la membrane kératogène qui tapisse la lacune médiane du cous-sinet plantaire ; la corne qui en forme le fond est ramollie, soulevée par un suintement séreux, et, une fois détachée, elle ne se régénère pas. — Quelquefois, la maladie débute par du suintement dans le creux du paturon ; la région phalangienne est œdématiée, chaude, un peu douloureuse ; la peau érythémateuse, dans le pli du paturon notamment, sécrète un liquide séreux d'abord, puis opalin, qui semble filtrer à travers l'épiderme ramolli ; cette inflammation, gagnant de proche en proche vers le sabot, se répand sur la membrane kératogène plantaire et y détermine une exhalation de même nature qui décolle la corne. — Quelquefois on constate de suite une excroissance fongueuse, des fics, constitués par une hypertrophie des tissus sous-jacents ; cette excroissance, humide et d'odeur fétide, passe à travers une brèche de la corne ramollie (fig. 459).

2e période. — Les lésions primitives aboutissent, le plus souvent, au décollement plus ou moins grand de la corne, et on peut voir sous celle-ci une matière caséeuse, grasse au toucher, d'odeur fétide ; on l'enlève facilement par le grattage, et, si l'on a bien nettoyé la surface, ainsi mise à nu, on trouve le tissu velouté du coussinet plantaire, lisse à sa surface, d'une teinte blanchâtre opaline ; la couche externe paraît alors formée d'un enduit épidermique pellucide, et laisse voir, grâce à sa transparence, la couleur rouge violacé des capillaires sous-jacents ; les fonctions du tissu velouté sont exagérées ; il produit la matière caséeuse dont nous avons parlé. — Souvent la brèche de la corne paraît de petite dimension, et cependant l'altération du tissu kératogène est avancée et il existe un vaste décollement caché : il faut donc se tenir en garde contre les apparences que peut présenter, dans les premiers temps, le sabot malade.

3e période. — Dès que l'altération caractéristique s'est manifestée dans un point des tissus sous-cornés, elle reste rarement circonscrite, et envahit le plus souvent toute l'étendue de l'appareil sécréteur en décollant toute la boîte cornée : partant de la lacune médiane ou des glomes de la fourchette, elle s'étend sur les branches et le corps du coussinet plantaire ; puis elle se répand sur ses côtés, dans les lacunes latérales ; de là, elle se propage périphériquement sur le tissu velouté ; puis, gagnant de proche en proche, elle envahit l'extrémité inférieure des lamelles podophylleuses et finit par monter jusqu'au bourrelet, dernier point où, dans les degrés extrêmes du mal, le sabot conserve ses adhérences normales; le travail sous la paroi se fait beaucoup plus lentement que sous la sole, et le mal semble rester quelque temps stationnaire.

4ᵉ période. — Souvent dès le début, mais surtout à mesure que le mal progresse, il se forme des excroissances ou *fics*, que l'on remarque surtout dans le voisinage des lacunes, sur la fourchette et au pourtour de la sole. Ces végétations, de couleur blanchâtre, opaline, constituent un mamelonnement irrégulier formé de fics tassés les uns contre les autres. Ceux-ci varient de volume et de forme : quelques-uns ont une large base, les autres sont plutôt pédonculés, quelquefois ce sont de simples tubercules à peine saillants, d'autres fois des corps allongés. Là où ces végétations sont confluentes, comme sur le bord tranchant de l'os et aux angles d'inflexion, elles sont séparées les unes des autres par des rigoles sinueuses et profondes, remplies de la matière caséeuse que sécrète le tissu kératogène malade. Les fics ne sont autre chose que les villosités du tissu kératogène qui sont hypertrophiées, et qu'on trouve surtout là où, à l'état normal, les villosités du tissu velouté sont elles-mêmes plus nombreuses et plus développées.

Outre ces végétations, la surface plantaire présente, dans les crapauds anciens, des faisceaux isolés de matière cornée solide, d'apparence filandreuse, mollasses, analogues dans leurs formes à des pinceaux grossiers dont les brins seraient agglutinés. Ces pinceaux de corne isolés, encore adhérents, s'observent sur la sole ; ils correspondent à des points du tissu velouté restés sains.

5ᵉ période. — A une période très avancée, le crapaud se caractérise par la déformation du sabot, dont la largeur et la longueur sont considérablement accrues. La première de ces anomalies est un signe certain que le crapaud s'est étendu au-dessous de la paroi des quartiers et des talons, et qu'il a déterminé la rupture complète des arcs-boutants ; dans ce cas, la corne vers les talons rend un son sourd quand on la percute.

Complications. — Le crapaud ne détermine presque jamais de boiterie ; mais celle-ci est quelquefois la conséquence de la contusion des tissus malades ou de l'emploi intempestif de caustiques énergiques, du cautère ou du bistouri.

Durée. — C'est une maladie chronique pouvant durer très longtemps : chez certains chevaux, la désorganisation du sabot est complète au bout de deux à trois mois ; chez d'autres, la maladie reste limitée pendant plus d'un an ; souvent le mal reste borné pendant des mois à une lacune, et prend tout à coup une marche rapide.

Diagnostic. — Le crapaud au début peut se confondre avec la *fourchette échauffée* ou la *fourchette pourrie.*

Pronostic. — Le pronostic est variable : il est assez favorable, quand l'animal est jeune, bien nourri et que le mal est récent, cependant il est toujours incertain, et le crapaud le plus bénin peut traîner en longueur ; si le crapaud est ancien et existe à plusieurs pieds, il est préférable de ne pas entreprendre le traitement, d'utiliser le malade comme on peut, ou bien de l'abattre.

Traitement. — Le crapaud est une affection très tenace, sujette aux récidives et exigeant un traitement long, dispendieux, aléatoire. Mais, avec un traitement hâtif et énergique, la chair du pied reprend progressivement son aspect normal et se recouvre peu à peu de bonne corne ; le sabot reste toujours plus ou moins déformé.

Technique. — Une foule de moyens ont été préconisés ; ils peuvent être rangés sous trois chefs principaux : 1° on enlève les végétations de la membrane tégumentaire, et on traite ensuite celle-ci par les caustiques, les astringents ou les antiseptiques ; 2° on détruit les végétations par les caustiques, puis on applique sur la région des astringents ou des antiseptiques ; 3° on excise entièrement la membrane tégumentaire malade, et on traite ensuite par les antiseptiques.

1ᵉʳ procédé. — Le plus généralement, on accorde la préférence au premier procédé.

A. Il faut *enlever* les *végétations.*

Instruments. — Rénettes, feuilles de sauge, pinces, bistouri, ciseaux.

Mode opératoire. — Le cheval est couché et entravé en position convenable ; on applique un garrot hémostatique au-dessus du boulet ; le pied est lavé et nettoyé à fond. On détache toutes les parties de corne qui ne sont plus adhérentes aux tissus. — Il faut éviter d'entamer les parties vives ; mais l'indication impérieuse est de poursuivre le mal partout où il existe, et de ne laisser nulle part un seul point où la corne soit désunie par un suintement morbide : mieux vaut empiéter sur les parties saines. — La corne doit être amincie ensuite dans une grande étendue et jusqu'à pellicule ; puis on rase, à l'aide de ciseaux ou d'une feuille de sauge bien tranchante, tous les fics du tissu velouté ; on coupe les pinceaux de corne qui sont restés, sans intéresser le tissu qui les supporte. — Lorsque le crapaud est très étendu et que la paroi se trouve désunie de chaque côté en quartiers ou sur toute la circonférence, il y a avantage à pratiquer l'opération en plusieurs fois. — Puis on déterge la plaie avec une solution antiseptique, on la saupoudre d'iodoforme ou de tannin, et on la recouvre d'un pansement ouaté, maintenu à l'aide de bandes ou par des éclisses glissées sous le fer, et qu'on devra renouveler tous les jours : c'est là une condition essentielle pour la réussite du traitement, quel que soit l'agent thérapeutique employé. Lorsqu'on enlève le premier pansement, les tissus mis à nu sont recouverts d'une matière blanchâtre, caséeuse, que l'on enlève par grattage en évitant de blesser la membrane tégumentaire.

Si le crapaud siège à trois ou quatre pieds, on fait l'opération aux deux pieds d'un bipède diagonal, puis au troisième ou aux deux autres ; on panse ensuite alternativement deux pieds à la fois.

B. Puis on *modifie la sécrétion* par des topiques divers, *caustiques, astringents, antiseptiques*.

Parmi les *caustiques* employés, nous citerons l'acide azotique, l'acide sulfurique, la pâte de Plasse (acide sulfurique et alun), l'eau de Rabel (acide sulfurique et alcool), la liqueur de Mercier (acide sulfurique et essence de térébenthine), l'acide chlorhydrique, le caustique Vivier (acide chlorhydrique et sulfure d'antimoine), le chlorure de chaux, le chlorure de zinc, le perchlorure de fer, l'acide phénique, le sulfate et l'acétate de cuivre, etc... On a conseillé la cautérisation par le fer rouge. — Le choix du caustique importe peu, et d'ailleurs il sera bon parfois d'alterner les agents thérapeutiques ; il est surtout important de bien appliquer le caustique. On badigeonnera légèrement la membrane de chair altérée avec un tampon imbibé de l'agent thérapeutique employé ; on recouvrira ensuite la plaie avec un pansement, modérément serré, surtout après l'application d'un caustique énergique. On renouvelle ce traitement et les pansements tous les deux, trois ou quatre jours ; dès que les plaies sont finement granuleuses, on remplace les caustiques par les astringents ou les antiseptiques. — Souvent, au bout d'une dizaine de jours, la plus grande partie de la surface plantaire est recouverte d'une couche de bonne corne adhérente, sauf au niveau des lacunes, où l'altération se cantonne et d'où elle peut envahir à nouveau les tissus velouté et podophylleux si

on ne la traite pas énergiquement. La guérison dépend surtout des soins de l'opérateur, de l'emploi des pansements continus et bien faits.

Si le crapaud est récent, la membrane tégumentaire peu modifiée et la sécrétion morbide peu abondante, il est préférable de recourir aux *astringents* : goudron, écorce de chêne, tannin, les sulfates métalliques, l'alun, le ciment de Portland, le plâtre, etc., ou bien aux *antiseptiques* : pulvérisations de liqueur de Van Swieten, d'éther iodoformé, iodoforme, crésyl, calomel, etc.; cependant ces antiseptiques n'ont donné jusqu'ici que de médiocres résultats.

2e procédé. — Certains auteurs ont préconisé la destruction des végétations par les caustiques divers. La corne décollée est enlevée ; celle de la périphérie des parties malades est amincie ; puis on cautérise les végétations avec l'acide azotique, l'azotate de plomb, la solution de formaldéhyde (35 p. 100), etc.; on recouvre d'un pansement.

3e procédé. — Imminger, Plösz, Eberlein, ont recommandé de traiter le crapaud par l'ablation de la membrane tégumentaire ; on applique un pansement antiseptique qu'on ne lève qu'au bout de deux semaines, si aucune complication ne survient; ensuite on le renouvelle chaque huit à dix jours. Dans le service de Frohner, sur 14 chevaux ainsi traités, 12 auraient guéri ; la durée moyenne du traitement aurait été de trente-sept jours.

Soins post-opératoires. — Le cheval atteint de crapaud sera placé dans de bonnes conditions hygiéniques, dans une écurie propre, aérée et sur une litière abondante et bien entretenue ; on lui donnera une bonne nourriture, et, à l'intérieur, on lui administrera 50 centigrammes à 1 gramme d'acide arsénieux ou bien des ferrugineux. Pendant le traitement, on surveillera les pieds sains, afin d'attaquer la maladie à son début, si elle y apparaît. Dès que la sécrétion de la membrane tégumentaire altérée se modifie, aussitôt que celle-ci commence à se couvrir de corne, il est indiqué de remettre le cheval en service : le travail hâte la guérison (Cadiot et Almy, *loc. cit.*).

CRAPAUDINE. — Inflammation chronique des bourrelets, qui s'observe sur certains chevaux, sur les mulets et assez communément sur les ânes (*mal d'âne*).

Étiologie. — La maladie est plus fréquente sur les chevaux de selle ou de trait léger et sur les sujets d'un tempérament nerveux (chevaux du Midi). Elle doit être sous la dépendance d'une diathèse générale (arthritisme), qui peut se transmettre par hérédité. Les causes occasionnelles ou déterminantes sont inconnues : on a incriminé les frottements, les pressions, les irritations du bourrelet.

SYMPTOMATOLOGIE. — La crapaudine est généralement méconnue au début. Son caractère le plus saillant consiste dans l'aspect irrégulièrement rugueux de la surface extérieure du sabot : celle-ci est creusée de petits sillons transversaux, profonds, très rapprochés les uns des autres, et disposés en étages, entre lesquels la

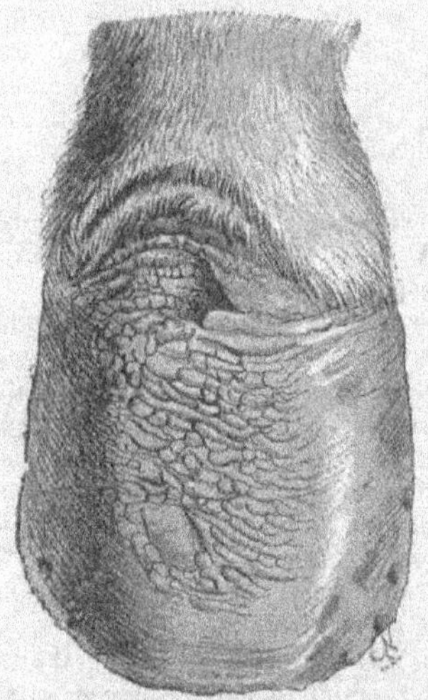

Fig. 460. — Pied atteint de crapaudine.

corne forme des reliefs inégaux et fendillés perpendiculairement ; sous cet état, dit H. Bouley, elle ne saurait être mieux comparée qu'à l'écorce rugueuse d'un vieil arbre. Cette altération existe ordinairement aux régions de la pince et de la mamelle ; rarement elle envahit les quartiers ; son étendue, dans le sens de la longueur, est proportionnelle à son ancienneté (fig. 457).

Au début, la crapaudine ne gêne en rien l'utilisation du cheval ; mais dès que le biseau est décollé ou que la peau de la couronne s'enflamme, on constate une boiterie.

COMPLICATIONS. — L'inflammation du bourrelet périoplique peut gagner la cutidure et la peau de la couronne : la paroi s'épaissit et prend une fausse direction, son bord supérieur se sépare du bourrelet altéré ; le tissu podophylleux sous-jacent s'enflamme ; — ou bien, la peau de la couronne avoisinant la lésion se crevasse, s'enflamme et des fissures s'écoule un liquide purulent.

PRONOSTIC. — Il est assez grave, car l'affection, étendue à la cutidure ou à la peau de la couronne, empêche l'utilisation du cheval.

TRAITEMENT. — Lorsque le bourrelet périoplique est seul atteint, on enlève les néoformations cornées avec la rénette, et on recouvre la région de goudron ou d'onguent de pied. Si la cutidure est atteinte profondément, on amincit la corne à pellicule, et on applique un pansement antiseptique, après avoir cautérisé la région avec l'acide azotique ou tiers, ou le chlorure de zinc au dixième, ou l'acide picrique en solution saturée ou sous forme de vaseline picriquée au dixième, ou le perchlorure de fer au tiers, ou à l'aide du fer rouge passé légèrement ; on renouvelle le pansement tous les trois ou quatre jours. Si la couronne est enflammée, on traite par les antiseptiques.

CRAVATE. — *Cravate œsophagienne.* Bande charnue disposée en cravate autour de l'orifice œsophagien de l'estomac du cheval.

CRÉMASTER (*cremaster* ; κρεμαστήρ, de κρεμάω, je suspens ; all. *Hodenmuskel* ; angl. *cremaster* ; it. *cremastere* ; esp. *cremaster*). Encore appelé *gubernaculum* ou *musculus testis* de Hunter. — Muscle de la vie animale formé de fibres musculaires striées. — Sur les animaux dont les testicules sont normalement hors de l'abdomen, ce n'est pas une dépendance des muscles de l'abdomen : c'est un muscle spécial du testicule, auquel on a longtemps attribué comme fonction de tirer cet organe hors de l'abdomen et de lui faire suivre le trajet inguinal.

CRÉOSOTE. — Produit tiré du goudron de bois.

EMPLOI. — A l'extérieur, en liniment, en teinture ou en onguent ; à l'intérieur, en breuvages.

DOSES :

Grands animaux........	2 à 8 grammes.
Moyens animaux.......	1 à 2 —
Petits animaux........	10 à 50 centigr.

EFFETS ET USAGES. — Astringente et même caustique ; coagulant l'albumine, elle sert à arrêter les hémorragies ; elle est antipsorique et antiseptique, et peut être utilisée contre les dartres, les ulcères, les caries osseuses et la gangrène.

Pour préparer *l'eau de créosote*, on ajoute goutte à goutte une solution alcoolique de créosote dans l'eau distillée, jusqu'à ce que le mélange perde sa transparence.

CRÉPITATION (de *crepitare*, craquer). — Bruit que produisent les fragments d'un os fracturé lorsqu'on les déplace. On appelle encore ainsi le bruit que produit l'air ou un gaz quelconque dans les canalicules pulmonaires ou dans les aréoles du tissu cellulaire des parties emphysémateuses, lorsqu'on comprime ces parties (charbon symptomatique).

CRÉTIFICATION (de *creta*, craie, et *facere*, faire). — Passage d'un tissu à l'état crayeux ou crétacé.

CREVASSES (all. *Schrunden*; angl. *cratches*). — Fissures de la peau du pli du paturon et du boulet accompagnées d'inflammation. Elles s'observent sur les chevaux et les bovidés.

Étiologie. — Elles sont généralement dues à l'irritation de la peau par l'eau et la boue froides, le purin, les excréments des bêtes bovines nourries avec les résidus de distillerie, les préparations vésicantes appliquées dans le pli du paturon, le contact de la sérosité qui s'écoule d'un feu ou d'une friction vésicante appliquée sur les tendons ou le canon, l'application d'axonge qui rancit facilement dans le pli du paturon, etc. — Parfois elles apparaissent sans cause appréciable et sont une manifestation de la diathèse eczémateuse.

D'après les recherches de Joly, il semble qu'elles sont déterminées par des microbes vulgaires contenus dans la boue, le sable, etc., qui irriteraient le derme à la faveur d'une érosion de l'épiderme produite par les graviers, etc.

Symptomatologie. — La peau tuméfiée, chaude, sensible, douloureuse, se crevasse, se fissure transversalement; les plaies sont ordinairement peu profondes et laissent écouler de la sérosité purulente qui se concrète sur les poils. Par la marche, les fentes de la peau s'ouvrent et deviennent sanguinolentes (fig. 461). Parfois tout le membre s'engorge, devient douloureux par suite de lymphangite; la boiterie est souvent très intense et l'appui du membre boiteux ne se fait qu'en pince; mais elle diminue beaucoup au bout de quelques mètres.

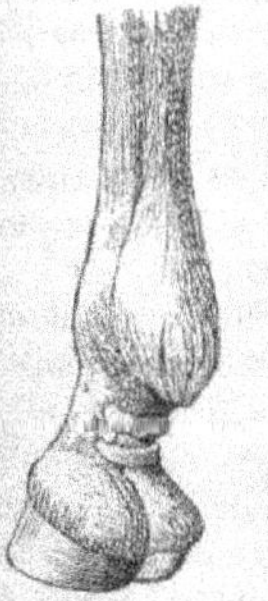

Fig. 461. — Crevasses.

Si les crevasses ne sont pas traitées dès le début, elles persistent indéfiniment; les plaies sont assez larges, finement bourgeonneuses et saignent facilement; la peau est épaisse, indurée.

Traitement. — On *préviendra* l'apparition des crevasses en soustrayant la peau du paturon aux causes irritantes : on laissera aux poils toute leur longueur; on séchera soigneusement la peau aussitôt après le travail avec un linge sec, mais sans frotter; ou bien, avant le travail, on enduira le paturon avec de la vaseline et on fera un savonnage tiède en rentrant; on fera également une application de vaseline dans le pli du paturon aussitôt après la cautérisation ou l'application d'une friction vésicante sur les tendons, etc.

On *traitera* les crevasses en faisant un savonnage tiède de la peau de la région; puis on lavera les plaies avec une solution antiseptique ; on enduira la région de glycérolé d'amidon, de glycérine saturnée, de glycérine iodée, de vaseline picriquée ou iodoformée, et on recouvrira d'un pansement maintenu avec une large bande prenant les talons. On arrêtera le cheval dans son travail, et on renouvellera le pansement tous les deux ou trois jours; ou bien, s'il doit être utilisé, on évitera de le faire marcher dans la boue, le sable humide, etc., et on refera le pansement tous les jours.

Si les crevasses sont anciennes, on aura recours aux pansements légèrement caustiques (chlorure de zinc au dixième ou pâte de Socin, liqueur de Villate, solution de nitrate d'argent au dixième). — On pourra cautériser légèrement les plaies à bords indurés avec le crayon de nitrate d'argent.

A l'intérieur on administrera 1 gramme d'acide arsénieux.

CRICOÏDECTOMIE. — Opération qui consiste à enlever une portion du cartilage cricoïde sur les chevaux corneurs; elle ne donne pas de meilleurs résultats que l'*aryténoïdectomie* (Voy. ce mot).

CRIN (*crinis*, poil ; θρίξ; all. *Rosshaar*; angl. *horse-hair*; it. *crine*; esp. *crin*). — Poil rude et long qui garnit le cou et la queue des chevaux et de quelques autres animaux. — Comme exemple de longueur anormale des crins sur le cheval nous citerons *Linus II*, cheval entier, métis percheron canadien, né en 1890, ayant une taille de 1ᵐ,60 et un poids de 600 kilos, de couleur alezan doré avec crins blancs : la crinière a 3ᵐ,34 de longueur, et la queue 4ᵐ,86.

CRIN DE FLORENCE. — Fil résistant, formé par un assemblage des tubes sérieifères du ver à soie. Il est employé pour les sutures chirurgicales.

CRINIÈRE. — Ensemble des crins qui garnissent le cou de certains animaux (aurochs, cheval, etc.)

CRISE (de κρίνειν, juger ; all. *Krise, Entscheidung* ; angl. *crisis* ; it. *crisi*). — Changement qui survient dans le cours d'une maladie, et s'annonce par quelques phénomènes particuliers, comme une excrétion abondante, une hémorragie considérable, des sueurs, un dépôt dans les urines, etc. La crise est *parfaite* quand elle amène aussitôt le malade à un état de convalescence ; elle est *imparfaite* quand elle produit seulement du soulagement ; — elle est *salutaire* ou *fatale* suivant le résultat.

CRISTALLIN.—Lentille biconvexe séparant l'humeur aqueuse de l'humeur vitrée et située derrière l'iris. Elle est plus convexe sur sa face postérieure que sur l'antérieure. Si tous les auteurs sont unanimes sur ce dernier point, il n'en est plus de même quant à l'appréciation des dimensions du cristallin et de ses rayons de courbure.

	Franch et Leisering. mm.	Chauveau et Arloing. mm.	Mallblessen. mm.	Berlin. mm.	Nicolas et Fromaget. mm.
Diamètre antéro-postérieur.....	12	14	»	»	12,5
Diam. vertical...	21	17	22	19,5	21,0
Rayon de courbure de la face antérieure.....	15	»	21	13,5	17,7
Rayon de courbure de la face postérieure....	10	»	13	9,5	11,3

L'indice de réfraction moyen a été trouvé chez le cheval égal à 1,5084 (Matthiesen). Il varierait suivant les couches.

Le cristallin est constitué par une membrane d'enveloppe et un tissu propre.

La *membrane d'enveloppe* comprend la *cristalloïde antérieure* et la *cristalloïde postérieure* ; « elle est sans adhérences avec le tissu propre du cristallin. Son épaisseur est uniforme, chez le cheval, et son tissu légèrement strié dans le sens transversal. Elle est tapissée intérieurement, dans la portion qui répond à la face antérieure, par une couche d'épithélium » (Chauveau et Arloing).

Quant au *tissu propre*, il est disposé en couches concentriques dont la consistance augmente de l'extérieur à l'intérieur. « Le microscope montre que ces couches sont composées de tubes denticulés sur les bords, pourvus d'un ou plusieurs noyaux (Chauveau et Arloing). »

Le cristallin ne possède ni nerfs, ni vaisseaux. Sa nutrition purement osmotique se fait par l'intermédiaire des tissus voisins. Aussi les ma-

ladies du tractus uvéal ont-elles une grande influence sur les affections de cette lentille, ainsi que le montrent les observations de fluxion périodique ou irido-cyclochoroïdite qui s'accompagnent presque toujours de cataracte.

CRITIQUE. — Qui a rapport aux crises.

CROCHET. — On appelle *crochets* ou *dents angulaires* quatre dents qui, chez le cheval et les espèces du même genre, sont placées (deux à chaque mâchoire, une de chaque côté) dans l'espace interdentaire, plus près de la dent du coin que de la première molaire. Ces dents, qui sont persistantes, sortent vers l'âge de quatre ans. — Leur partie libre a une forme pyramidale et se termine en une pointe, cannelée du côté interne, un peu rayée du côté externe ; leur racine est courbée en arc. — Les crochets n'existent que sur les mâles. Les femelles présentent quelquefois des rudiments de crochets semblables, et l'on a donné l'épithète de *bréhaignes* (stériles) aux juments chez lesquelles on rencontre cette disposition, parce qu'on les croyait stériles.

CROISEMENT. — C'est l'accouplement de deux animaux appartenant à deux races différentes de la même espèce ; les produits issus du croisement se nomment *métis*.

VALEUR DES CROISEMENTS. — Le croisement est une excellente méthode zootechnique. Cependant on devra éviter de croiser des races trop différentes l'une de l'autre au point de vue de leur conformation, de leur forme, de leur tempérament, de leurs conditions habituelles de régime, de milieu, etc. ; de plus, le croisement doit être exécuté en vue de compléter la conformation d'une race, de la renforcer, de la perfectionner dans le sens de son développement et non pas d'en prendre le contre-pied : on ne peut, sous peine de graves mécomptes, retoucher une conformation en lui opposant une conformation inverse (Cornevin).

BUT DES CROISEMENTS. — Il y a des races qui ont entre elles une certaine affinité de croisement, et qui, par suite de conditions, mal déterminées, donnent toujours ou à peu près des produits harmoniques. — Dans la pratique de l'élevage, on peut faire disparaître une race en la croisant sans discontinuer avec une autre jusqu'à ce qu'elle soit absorbée ; la première est la race *croisée*, la deuxième est la race *croisante*.

DIVERSES FORMES DE CROISEMENTS. — Le croisement est toujours une opération délicate, complexe, exigeant beaucoup d'expérience (1).

(1) Ch. Cornevin, *Zootechnie générale*, 1 vol. Paris, 1891.

On distingue plusieurs formes de croisement :

1° Le *croisement continu* ou *unilatéral* (d'absorption, de progression, de substitution), qui a pour objet d'arriver progressivement à absorber une race par une autre : on peut ainsi progressivement introduire une race supérieure à celle que l'on possède, sans faire les frais, toujours élevés, d'importation en bloc d'animaux améliorés ; c'est ce que Daubenton a fait avec les mérinos. Parfois, en vertu de l'atavisme, quelques types de la race croisée reparaissent ; l'effet ne persiste pas.

2° Le *croisement alternatif* ou *bilatéral*, dans lequel on cherche à produire des métis qui présentent les caractères des deux races, de façon que leur valeur individuelle soit supérieure à celle des sujets de race pure.

Tantôt à chaque génération on alterne la race du reproducteur : étalon anglais et jument normande croisés donnent un métis, qui sera uni à l'étalon normand, puis le produit sera uni à l'étalon anglais, etc. C'est le croisement *alternatif régulier*. Tantôt on débute par faire un croisement unilatéral, puis, après quelques générations, on reprend un reproducteur dans la race croisée, puis enfin, à la génération suivante ou un peu plus tard, on prend un reproducteur de la race croisante, etc., suivant que le produit penche trop d'un côté ou de l'autre. C'est le croisement *alternatif irrégulier* ou *brassage des sangs*.

3° Le *croisement de première génération*, dans lequel on ne dépasse pas la première génération et dans lequel on produit les métis pour les vendre sans les livrer à la reproduction.

CROISSANT. — Voy. Fourbure *chronique*.

CROTON TIGLIUM. — Graines d'une plante euphorbiacée. On en extrait l'huile.

Effets et usages. — Elles sont drastiques et constituent un purgatif très violent ; elles sont fortement vésicantes sur la peau.

Huile de croton tiglium.

♃ Graine de croton pulvérisée..... 1 partie.
    Huile d'olive.................. 8 parties.

Faites digérer pendant six heures au bain-marie, passez et conservez.

Doses.

Huile.

Grands ruminants.......	60 à 80 centigr.
Solipèdes..............	40 à 60 —
Moyens animaux........	10 à 20 —
Carnivores	5 à 10 —

Teinture vésicante.

♃ Huile de croton.............. 1 partie.
    Alcool .... } ãã 20 parties.
    Éther .... }

CROUPE. — En extérieur, c'est la partie du

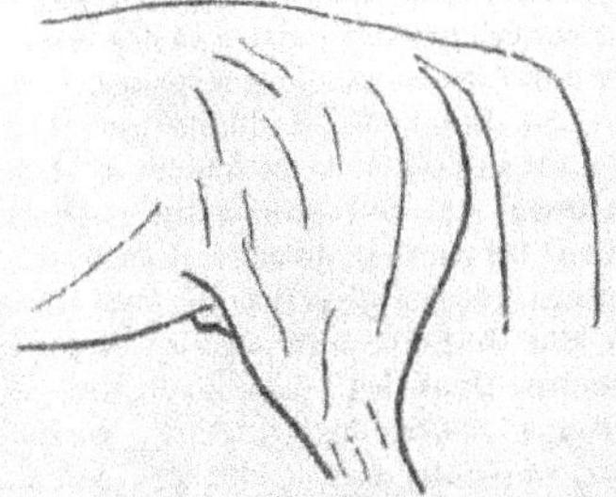

Fig. 462. — Croupe horizontale.

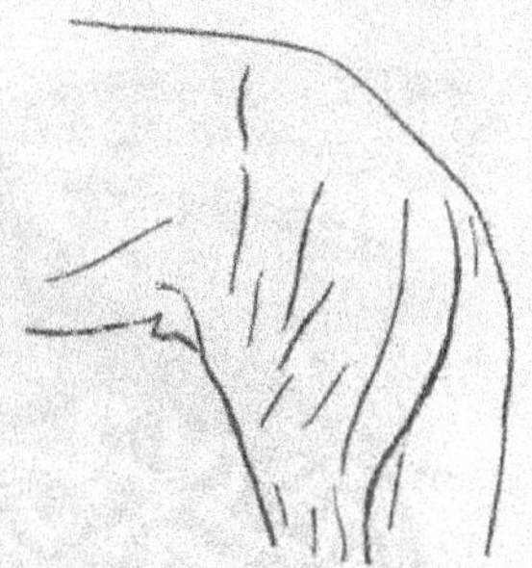

Fig. 463. — Croupe oblique.

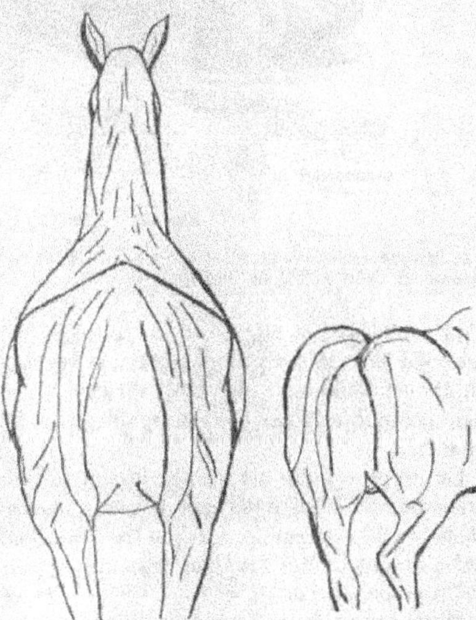

Fig. 464. — Croupe   Fig. 465. — Croupe
tranchante.   double.

(D'après E. Alix, *Le cheval*.)

corps du cheval qui a pour base les deux coxaux ;

elle est placée entre le rein et la queue, et est limitée latéralement par les hanches et la partie supérieure des cuisses et des fesses.

Elle doit être *longue, large, épaisse, bien dirigée.* — Sa direction est donnée par la ligne réunissant la pointe de la hanche à la pointe de la fesse, qui doit être inclinée de 30° environ sur les chevaux de selle et de trait léger, davantage sur les chevaux de gros trait. — Enfin elle doit être *bien musclée* et *fortement charpentée.* Dans les cas contraires, on dit la croupe *courte, double, plate, horizontale, oblique, en pointe, avalée,* etc. (fig. 462 à 465).

CRYPTORCHIDIE. — Anomalie résultant

postéro-latérale des parois de l'abdomen à la face interne de la cuisse. Elle est percée d'un conduit, le *canal inguinal,* renfermant le cordon testiculaire et présentant deux ouvertures : l'une, supérieure, ou *anneau inguinal supérieur,* simple fente dilatable, est comprise, comme le canal lui-même, entre *l'arcade crurale* (portion réfléchie de bas en haut et d'arrière en avant, appliquée sur la cuisse et dédoublée à son bord postérieur de l'aponévrose du grand oblique de l'abdomen), en arrière, et le muscle petit oblique de l'abdomen en avant; l'autre, inférieure, ou *anneau inguinal inférieur,* est percée dans l'aponévrose du grand oblique.

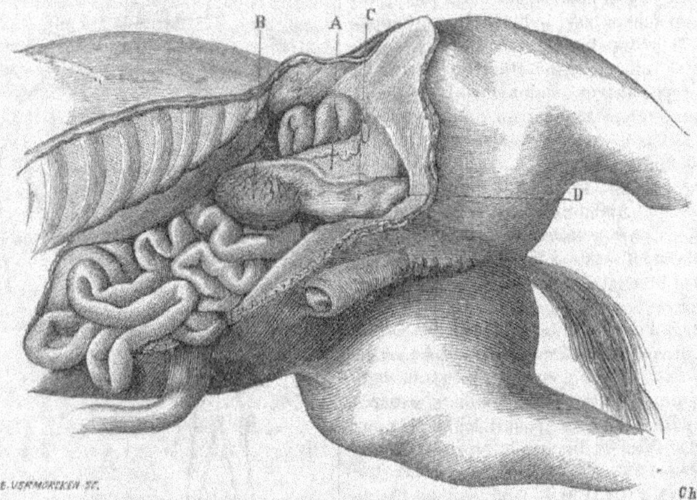

Fig. 466. — Testicule flottant dans l'abdomen.

A, ligament péritonéal du testicule venant de la région lombaire. — B, testicule. — C, gubernaculum testis. — D, anneau inguinal. (G. Colin, *Traité de physiologie comparée des animaux domestiques,* 3ᵉ édition.)

d'un arrêt dans la migration du testicule. S'il est resté dans la cavité abdominale, la cryptorchidie est *abdominale* (fig. 466); s'il s'est arrêté dans le canal inguinal, elle est *inguinale* (fig. 467 et 468).

La cryptorchidie est *simple,* lorsqu'un seul testicule est situé dans les bourses (*monorchidie*); elle est double, lorsque les deux testicules se sont arrêtés dans leur descente (*cryptorchidie proprement dite*).

Cette anomalie, relativement fréquente chez les solipèdes, le porc et le mouton, est rare chez le taureau et le chien.

CONSIDÉRATIONS ANATOMIQUES. — La région inguinale est formée par l'adossement de la partie

Le testicule, normalement placé dans les bourses, est contenu dans une poche séreuse particulière, la *gaine vaginale*; c'est un diverticule de la cavité abdominale, dont le péritoine a fait hernie dans le trajet inguinal, en passant par l'anneau supérieur, et s'est prolongé au-dessous de l'anneau inférieur, de manière à former un sac séreux pour le testicule (Chauveau et Arloing).

ANATOMIE PATHOLOGIQUE. — Les testicules qui restent flottants et suspendus dans la cavité abdominale (fig. 466), y sont fixés à l'extrémité d'un repli du péritoine, de la même manière que l'intestin grêle à l'extrémité du mésentère; ils sont plus mous, plus petits, ont moins de poids que ceux qui descendent dans les bourses. — L'épididyme a une longueur extraordinaire; flexuosités des trompes utérines ; sa condensation ne se fait que quand l'organe est descendu

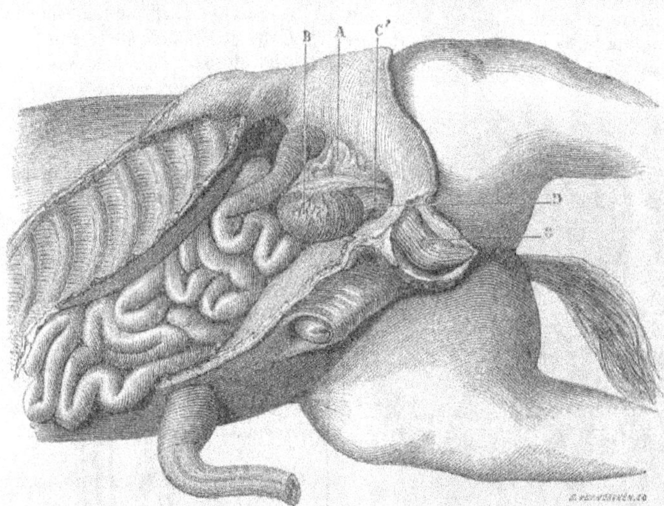

Fig. 467. — Testicule attiré près de l'anneau inguinal.

C', portion interne du gubernaculum testis. — C, portion du gubernaculum devenue externe en s'invaginant sur elle-même au-dessous de l'anneau inguinal. (Colin, *Traité de physiologie comparée des animaux domestiques*, 3e édition.)

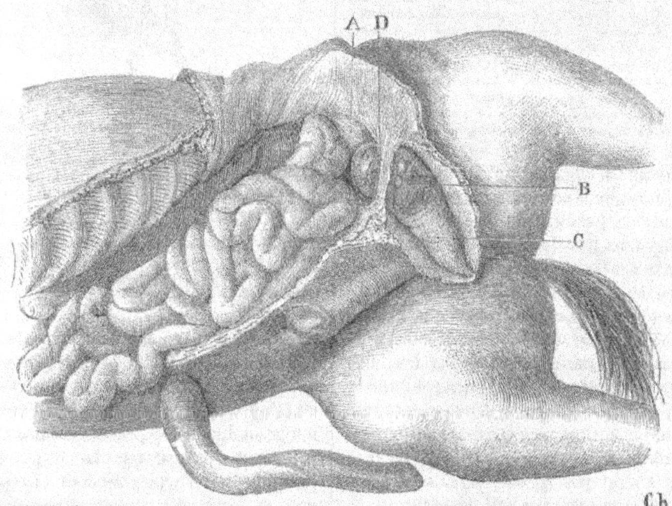

Fig. 468. — Testicule engagé dans l'anneau inguinal.

Le ligament du testicule n'est plus visible, la gaine vaginale s'est formée par le renversement du gubernaculum au-dessous du trajet inguinal. (Colin, *Traité de physiologie comparée des animaux domestiques*, 3e édition.)

sa tête touche le testicule tandis que sa queue est vers l'anneau inguinal; il a la forme des dans les bourses. — Quant à la gaine vaginale, on la reconnaît souvent dans les *cryptorchidies*

abdominales, entre le testicule et l'anneau inguinal, sous forme de tube assez étroit, tapissée
en dedans par un crémaster atrophié, et logeant
le gubernaculum testis ou ligament de Hunter
également atrophié (fig. 466, 467). Dans la *cryp-*

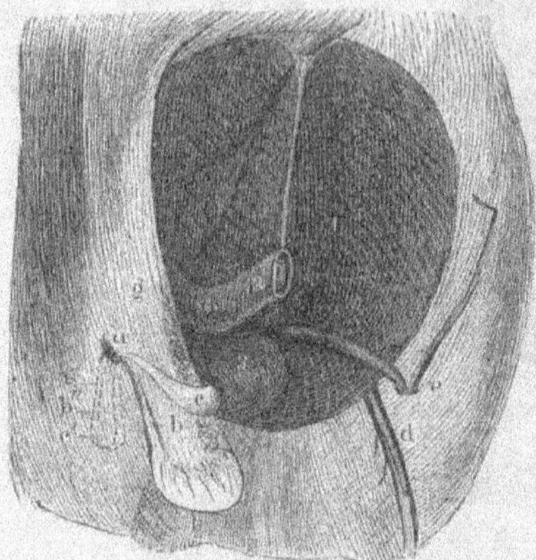

Fig. 469. — Bassin et anneau inguinal interne d'un
cheval cryptorchide.

1, bassin. — 2, rectum. — 3, vessie. — *a*, anneau inguinal
interne droit. — *b*, testicule ; *b'*, gubernaculum testis de Hunter
atrophié ; *b''*, point où le gubernaculum est fixé dans la gaine
vaginale. — *c*, épididyme ; *c'*, point où l'épididyme est fixé dans
la gaine vaginale. — *d, d*, vaisseaux de la tunique abdominale.
— *e*, anneau inguinal interne gauche. — *f*, gaine inguinale (ayant
135 millimètres de profondeur). — *g*, mésorchium ou mésentère
testiculaire (14 centimètres de long). — Le testicule lui-même
avait 6 centimètres de long et 45 millimètres de haut. (Franck.)

torchidie inguinale, la gaine vaginale renfermant
le testicule occupe une étendue variable du
trajet inguinal ; parfois elle descend jusqu'à
l'anneau inguinal inférieur (fig. 468 et 469).

La texture des testicules est modifiée, et la
matière qu'ils sécrètent ne renferme pas de
spermatozoïdes. — Les individus affectés de
cryptorchidie double sont seuls inféconds ; l'in-
fécondité n'existe pas non plus pour les chevaux dont les testicules sont engagés dans le
canal inguinal. — Parfois le testicule est
envahi par une tumeur, sarcome ou carcinome ; ou bien il subit la dégénérescence
kystique ; il n'est pas rare de rencontrer dans
son tissu des *sclérostomes* qui le creusent de
cavités et de galeries.

SYMPTOMATOLOGIE. — Les chevaux cryptor-
chides ou monorchides sont turbulents, difficiles à maîtriser ; leurs instincts génésiques
sont très développés ; ils sont dangereux à
conduire, surtout en compagnie d'autres che-

vaux ou de juments, et occasionnent souvent
des accidents.

DIAGNOSTIC. — Il est basé sur le caractère
indocile de l'animal, sur son ardeur génésique
très développée et sur l'absence permanente de
l'un ou des deux testicules dans les bourses.
Dans le cas de monorchidie sur un cheval cas-

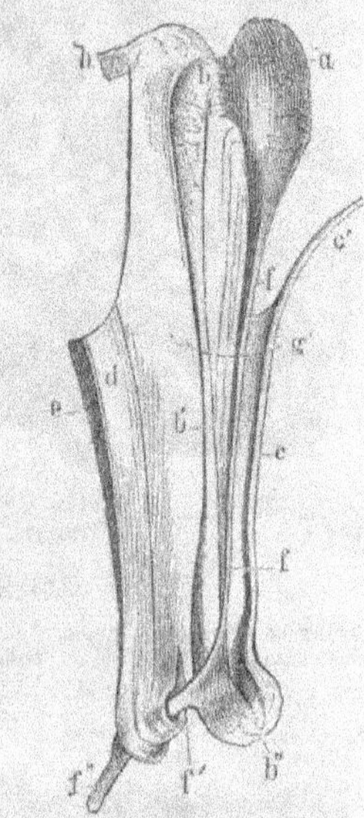

Fig. 470. — Testicule d'un cheval cryptorchide.

a, testicule. — *b*, tête de l'épididyme ; *b'*, queue de l'épididyme ; *b''*, portion de l'épididyme qui pénètre dans le tube vaginal. — *c*, canal efférent ; *c'*, portion de ce canal se dirigeant vers
le bassin. — *d*, tube vaginal commun ouvert ; il a le testicule à
son extrémité fermée et l'anneau inguinal à son extrémité béante ;
sa face externe est libre et sa face interne est tapissée par le
crémaster. — *f*, gubernaculum testis de Hunter ; *f'*, sa continuité
dans le sac vaginal ; *f''*, son adhérence aux enveloppes scrotales.
— *g*, niveau de l'anneau inguinal interne. — *h*, plexus pampiniforme coupé. (D'après Franck.)

tré, on ne trouve qu'une cicatrice de castration
sur les bourses ; parfois il existe une deuxième
cicatrice qui simule la castration complète,
mais on ne sent pas, comme de l'autre côté, le
moignon du cordon près de l'anneau inférieur.

On reconnaîtra que la cryptorchidie est
inguinale par l'exploration de la région inguinale externe, qui permet parfois de sentir le
testicule au-dessus de l'anneau inférieur, et par
l'exploration rectale, qui montre l'anneau inguinal interne traversé par le cordon. Si la cryptorchidie est abdominale, cet anneau est petit,
rétracté, ne contient pas le cordon, mais parfois
un rudiment de gaine vaginale ; quelquefois,

on peut sentir le testicule flottant dans l'abdomen sous forme d'un petit corps ovoïde, mou et mobile.

TRAITEMENT. — **Castration chez le cheval.** — La castration d'un cheval cryptorchide est toujours une opération délicate et demandant une certaine préparation du sujet.

a. *Soins pré-opératoires.* — L'animal sera soumis pendant six à huit jours à un régime diététique ; on ne lui donnera que des barbotages additionnés de sulfate de soude ; on le tiendra à jeun dès la veille de l'opération.

b. *Opération.* — *Cryptorchidie abdominale.* — Primitivement, on opérait la cryptorchidie en faisant, à la partie supérieure du flanc, une incision permettant à la main de l'opérateur de pénétrer dans la cavité abdominale et de rechercher le testicule ; dès que celui-ci était trouvé, il était amené à l'extérieur et enlevé soit à l'aide de l'écraseur, soit par une section au-dessous d'une ligature pratiquée sur le cordon.

Aujourd'hui on opère par la région inguinale.

α) *Préparation du sujet.* — L'animal est couché sur le côté opposé à celui de la cryptorchidie ; le membre postérieur superficiel est porté en avant comme pour la castration, ou bien tenu écarté à l'aide de deux plates-longes fixées au canon, dont l'une est tirée dans la direction de l'encolure et l'autre dans une direction perpendiculaire à l'axe du corps. Si le sujet est irritable, il est préférable de l'anesthésier. Le fourreau et la verge sont savonnés et lavés, les bourses et la région inguinale sont soigneusement désinfectées. L'opérateur devra opérer avec des mains et des instruments parfaitement aseptiques.

β) *Technique.* — L'opération se fait suivant deux procédés : le *procédé danois* et le *procédé belge.*

1° Le *procédé belge* est le plus suivi.

Instruments. — Les instruments nécessaires pour l'opération sont un bistouri et un écraseur ; on préparera également des pinces à forcipressure, des aiguilles et des fils à suture, de la gaze iodoformée ou de la ouate hydrophile.

Mode opératoire. — *Premier temps.* — On fait au niveau de l'anneau inguinal inférieur, et suivant son axe, une incision de 15 centimètres environ, intéressant le scrotum et le dartos, puis avec la main on découvre l'anneau inguinal inférieur en dilacérant le tissu conjonctif sous-dartoïque (fig. 471).

Deuxième temps. — A l'aide des doigts de la main réunis en cône, on décolle peu à peu et doucement le petit oblique de l'arcade, et on

creuse ainsi le trajet inguinal ; la main sera sans cesse appuyée, durant cette manœuvre, contre l'arcade crurale, et sera dirigée en dehors vers la voûte lombaire ou un peu en arrière. Dès que l'on perçoit le péritoine, on le perfore d'une brusque poussée de l'index ; il est indiqué

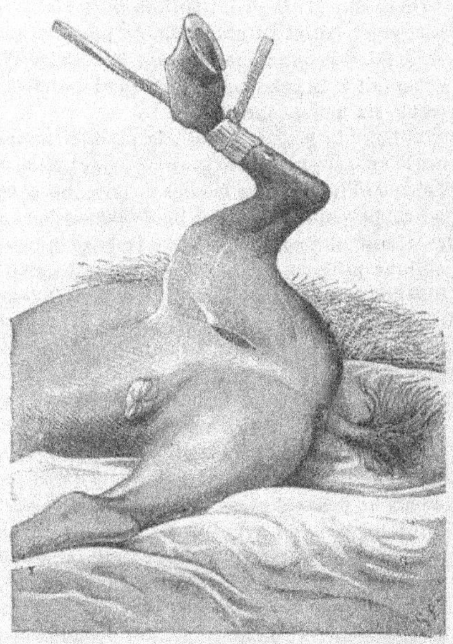

Fig. 471. — Castration du cheval cryptorchide.

de creuser le trajet et de pratiquer cette perforation aussi haut que possible pour éviter une éventration par la plaie, une fois le cheval relevé.

Troisième temps. — On introduit trois doigts, ou seulement l'index et le médius, dans la perforation, et généralement on trouve le testicule en avant et au-dessous de l'orifice, près de la branche montante de l'ilion. — Souvent on ne rencontre là que l'épididyme ou le ligament séreux qui relie le testicule et l'épididyme à la voûte sous-lombaire : on les attire dans le trajet et on arrive aisément au testicule. Parfois l'exploration la plus minutieuse ne donne aucun résultat : il faut alors agrandir l'ouverture, explorer la cavité abdominale avec la main entière et pénétrer entre les anses intestinales où le testicule est caché ; la recherche est souvent longue et laborieuse : on la simplifie en se faisant assister par un aide, dont la main, introduite dans le rectum, explore la région prépubienne et abaisse vers la main de l'opérateur les organes que celle-ci ne peut pas sentir. — Dès que le testicule est trouvé, on l'amène dans le trajet inguinal.

Quatrième temps. — On fait l'ablation par torsion, par section après ligature du cordon, ou bien à l'aide de l'écraseur.

On désinfecte la plaie, puis on relève le cheval ; si on craint l'éventration, on place, avant de le relever, un tampon de gaze dans le trajet, et on fait à la peau une suture que l'on enlève trente-six heures après.

2° Dans le *procédé danois*, le premier temps est le même que dans le procédé belge ; puis, à l'aide de l'index et du médius accolés, ou avec un coupe-papier spécial à bords mousses et à extrémité arrondie, on perfore le muscle petit oblique près de son bord postérieur et aussi loin que possible de la ligne médiane ; on engage ensuite à travers cet orifice l'index et le médius dans l'abdomen, et on explore l'anneau inguinal supérieur ; souvent on arrive sur le testicule, l'épididyme ou le cordon. — On simplifie les recherches en se faisant assister par un aide, dont la main, introduite dans le rectum, pousse vers la plaie les organes que les doigts ne peuvent sentir. Si les recherches sont infructueuses, on agrandit l'ouverture et on introduit toute la main dans la cavité abdominale. — Dès que le testicule est trouvé, on en fait l'ablation. On suture la plaie musculaire, on la désinfecte, on la saupoudre d'iodoforme, puis on fait une suture cutanée.

Si la cryptorchidie est double, on peut opérer en une seule séance, ou mieux en deux fois à quinze jours d'intervalle.

Cryptorchidie inguinale. — α) *Préparation du sujet.* — Le cheval est couché et entravé comme pour la cryptorchidie abdominale ; on désinfecte la région.

β) *Technique.* — On incise la peau et le dartos ; on dilacère le tissu conjonctif sous-dartosique ; on creuse le trajet inguinal, comme il a été indiqué dans le procédé belge, et on ne tarde pas à rencontrer dans ce trajet le testicule entouré de ses enveloppes ; on les isole des parois du canal inguinal ; puis on les attire le plus bas possible, et on les incise ; on fait l'ablation du testicule par torsion, par écrasement ou par section du cordon après ligature.

On désinfecte la plaie, on suture la peau et on relève le cheval.

c. *Soins post-opératoires.* — L'opéré est laissé, les jours suivants, à une demi-diète, puis remis progressivement à sa ration ordinaire. — Au bout d'une semaine, on le met au pré ou bien on le promène en main. — Les soins consistent en des aspersions ou des lavages antiseptiques de la plaie qui est généralement cicatrisée au bout d'un mois.

d. *Complications.* — Les *complications* possibles de l'opération sont : les accidents ordinaires des plaies, l'éventration, la septicémie et la péritonite. — La mortalité varie suivant l'habileté et la propreté avec lesquelles l'opération a été faite, et surtout avec le procédé employé : il semble, d'après les statistiques établies, que le procédé belge est, de tous, celui qui donne la mortalité la moins grande (1 p. 100 en moyenne).

Castration chez le porc. — La castration du *porc cryptorchide* se fait par une incision au flanc comme celle de la truie (Cadiot et Almy, *loc. cit.*).

CUBITUS. — Os qui occupe la partie interne de l'avant-bras. — Son extrémité supérieure, qui présente l'éminence *olécrâne*, s'articule avec l'os du bras ; l'extrémité inférieure, moins grosse, s'articule avec le radius. Chez les didactyles, l'olécrâne constitue un péroné parfait, et se prolonge jusqu'aux os du genou ; chez les tétradactyles, il existe un radius et un cubitus bien distincts.

CUIR (*corium* ; χόριον ; all. *Lederhaut* ; angl. *leather* ; it. *cuojo* ; esp. *cuero*). — Peau épaisse et dense de certains quadrupèdes, particulièrement lorsqu'elle a été tannée.

CUISSE. — Partie du corps du cheval qui

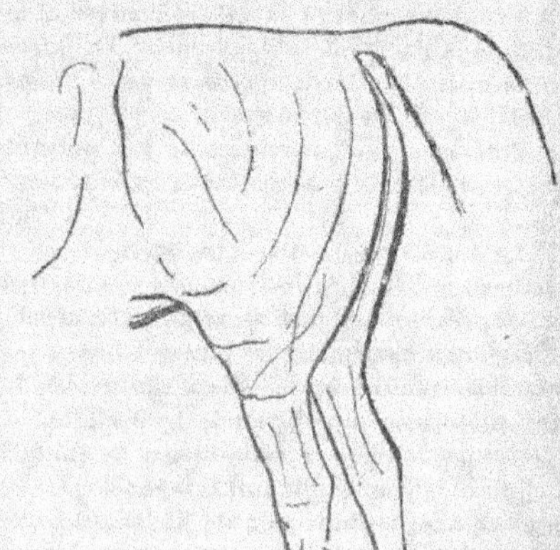

Fig. 472. — Fesse et cuisse longues.

a pour base le fémur et les muscles qui l'entourent. Les muscles situés en arrière (ischiotibiaux) constituent la *fesse* : sur les chevaux en *condition*, ces muscles sont extrêmement développés et très en saillie. La partie interne s'appelle le *plat de la cuisse*.

La cuisse doit être longue, large, épaisse, c'est-à-dire bien musclée, et inclinée de 80° environ (fig. 472). Dans les cas contraires, on la

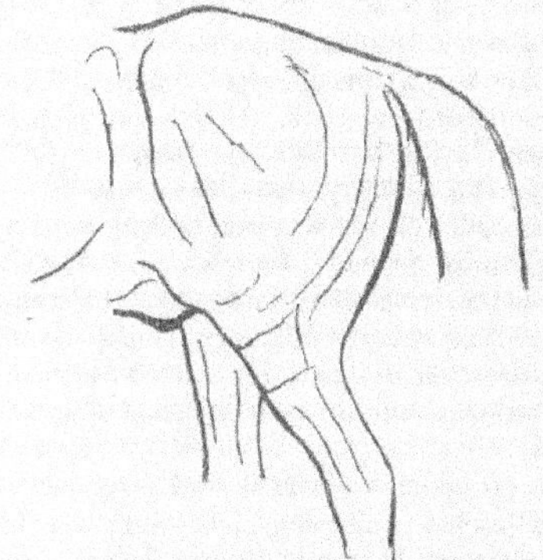

Fig. 473. — Fesse et cuisse courtes.

(D'après E. Alix, *Le cheval*.)

dit *courte*, de *grenouille*, *trop droite* (extension bornée et impulsion faible), *oblique* (flexion et extension bornées) (fig. 473).

CUL-DE-POULE. — Orifice d'un trajet fistuleux, dont les bords sont renversés en dehors; telle est la disposition qu'on observe souvent dans le farcin. — Saillie, plus ou moins prononcée, que la graisse forme près de la queue des chevaux qui ont trop d'embonpoint.

CULOT (all. *Nesthöcker*; angl. *bottom-nestling*; it. *l'ultimonato*). — Nom vulgaire donné au dernier expulsé des fœtus chez les mammifères qui font plusieurs petits (les chiennes, les lapines, les truies, etc.). Occupant le fond de la corne utérine, il est généralement plus petit et moins vigoureux que les autres : il en est de même pour l'oiseau sortant du dernier œuf pondu.

CUTANÉES (MALADIES). — Voy. PEAU (*Maladies de la*).

CYANOSE (du grec κύανος, bleu; all. *Blausucht*; angl. *the blue disease*; it. *cianosi*; esp. *cianosis*). — Coloration bleue, le plus souvent violacée, quelquefois noirâtre ou livide, de la peau et des muqueuses. Elle est due à une oxydation incomplète du sang, à un défaut d'hématose, qui s'observe, au cours des affections pulmonaires, par suite de la communication qui s'établit entre le cœur droit et le cœur gauche, c'est-à-dire par suite de la persistance du trou de Botal, etc. La cyanose des mu-

queuses précède l'asphyxie et accompagne certains empoisonnements; elle accompagne toujours la congestion active ou passive.

CYANURE DE POTASSIUM. — Poudre blanche, hygrométrique, d'odeur d'amandes, soluble dans l'eau et l'alcool.

EMPLOI. — A l'extérieur, en pommade ou en solution; à l'intérieur, en bols, breuvages, lavements.

DOSES.

Grands animaux......	0,50 à	1 gramme.
Moyens animaux......	10 à 20	centigr.
Petits animaux.......	5 à 10	—

EFFETS ET USAGES. — Narcotique très puissant. A été utilisé contre le tétanos, et contre les engorgements indolents anciens.

Pommade de cyanure de potassium.

♃ Cyanure de potassium......	1 gramme.
Axonge......................	20 grammes.

CYSTICERQUES. — Helminthes, appartenant au genre *tænia*, pourvus d'une vésicule caudale donnant naissance à un seul corps et contenant une tête unique; leurs cystiques

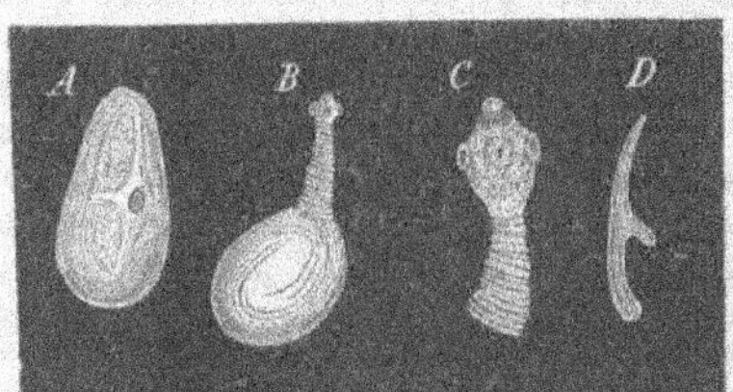

Fig. 474. — Cysticerque.

A, animal retiré dans son ampoule. — B, animal développé. — C, tête et cou isolés. — D, un des crochets.

sont donc monosomatiques et monocéphales par opposition aux *cœnures* et aux *échinocoques* (fig. 474).

Les principaux tænias de ce sous-genre sont:

Le *tænia en scie* (*Tænia serrata*), qui habite l'intestin grêle du chien, chez lequel il peut déterminer des accès épileptiformes, lorsqu'il existe en grand nombre; ce ver, à l'état cystique, habite le péritoine des lapins et des lièvres, sous la forme d'une ampoule du volume d'un pois, contenant du liquide, et entourée d'un kyste (*Cysticercus pisiformis*). — Le *tænia bordé* (*Tænia marginata*), qui habite aussi l'intestin grêle du chien; son cysticerque, ou *Cysticercus tenuicollis*, se rencontre dans le péritoine, et plus rarement dans la plèvre ou le péricarde des animaux, surtout des ruminants; ce cystique peut acquérir la grosseur d'un œuf de pigeon et renferme du liquide (c'est lui que les bouchers appellent la *boule d'eau*); il n'occasionne aucun trouble de la santé de son hôte. — Le *tænia armé de l'homme* (*Tænia solium*), qui habite l'intestin grêle de l'homme; son cysticerque, ou *Cysticercus cellulosa*, vit dans le tissu conjonctif des organes et principalement des muscles du porc, chez lequel il détermine la *ladrerie* (Voy. LADRERIE). — Le *tænia inerme de l'homme* (*Tænia vaginata*), qui habite l'intestin grêle de l'homme; son cysticerque, ou *Cysticercus bovis*, vit dans les muscles du bœuf, chez lequel il détermine la *ladrerie du bœuf* (Voy. LADRERIE).

Ces cysticerques se forment et se modifient pour devenir tænias en suivant une évolution analogue à celle qui a été indiquée pour le *cœnure* (Voy. CŒNURE) (1).

CYSTIQUE. — Phase larvaire des divers tænias. L'embryon, s'échappant de l'œuf mûr, donne naissance, en un milieu favorable, à une vésicule dite caudale, sorte d'ampoule pleine de liquide, qui ne tarde pas à s'enkyster; cette vésicule caudale, bourgeonnant en un ou plusieurs points, donne naissance à une autre forme larvaire (cystique), caractérisée par une ou plusieurs têtes invaginées, suivant que le cystique est un cysticerque, un cœnure ou un échinocoque; ce cystique, étant introduit dans le tube digestif d'un hôte convenable, donne naissance à un ou plusieurs tænias, suivant le nombre de têtes ou *scolex* qu'il renferme.

CYSTITE (all. *Blasenentzündung*; angl. *cystitis*). — Inflammation de la muqueuse de la vessie. — Elle est *aiguë* ou *chronique*.

Cystite aiguë. — ÉTIOLOGIE. — Elle est généralement due au séjour dans la vessie de l'urine contenant des produits irritants éliminés par le rein.

Elle est consécutive à la congestion et à l'inflammation des reins, dues à l'ingestion de végétaux toxiques ou irritants (renoncules, bourgeons de sapin, de genêt, de chêne, etc.), ou bien de résineux (asa fœtida), de cantharidine, d'essence de térébenthine, etc. Elle se manifeste durant les maladies infectieuses. Parfois elle est due à la rétention de l'urine par suite d'obstruction de l'urètre. Elle peut être déterminée par la propagation d'une inflammation du voisinage (péritonite, métrite). Enfin elle est souvent

consécutive aux traumatismes dus à des calculs ou effectués durant le cathétérisme.

SYMPTOMATOLOGIE. — L'animal est triste, inquiet, refuse de manger et gratte le sol; sa physionomie exprime la plus vive douleur, parfois il se plaint; il fouaille de la queue; de légères coliques persistantes apparaissent; le malade se campe fréquemment pour uriner, et, au bout de plusieurs minutes, il rejette quelques gouttes d'urine par jets interrompus : l'urine est épaisse, colorée, et contient des débris épithéliaux, des globules blancs et rouges, parfois des globules de pus et toujours un peu d'albumine; les reins sont insensibles; l'exploration rectale est très douloureuse et permet de constater la réplétion de la vessie; la défécation est toujours pénible et la constipation est la règle.

Les symptômes généraux sont assez accusés : hyperthermie d'un degré, accélération de la respiration et de la circulation; parfois, chez le bœuf, on note de la raideur de l'arrière-train et de la paraplégie.

La maladie se termine par la *rupture de la vessie*, annoncée par la disparition subite des coliques; rarement par *gangrène de l'organe*, qui est précédée de coliques violentes: dans ces cas la mort survient par péritonite ou par urémie; souvent la maladie se termine par le *résolution* ou bien passe à l'état chronique.

DIAGNOSTIC. — Facile. On l'établira par la coexistence des coliques et la difficulté de la miction; et par l'exploration rectale; l'examen de l'urine, permettant d'y découvrir des plaques d'épithélium vésical, la différenciera de l'obstruction de l'urètre ou du col de la vessie.

PRONOSTIC. — Grave en raison des complications possibles.

ANATOMIE PATHOLOGIQUE. — La vessie est pleine d'une urine épaisse, foncée en couleur, contenant des fausses membranes fibrineuses. La muqueuse vésicale est enflammée, d'un rouge foncé, épaissie; en certains endroits, elle est dénudée de son épithélium et elle apparaît bourgeonneuse; parfois elle est gangrenée par places.

TRAITEMENT. — On modifiera les qualités de l'urine avec les diurétiques, bicarbonate de soude (20 à 40 gr.), donnés dans des boissons mucilagineuses tièdes. — S'il y a rétention d'urine, on écartera les diurétiques et on donnera : les préparations de goudron, sous forme d'eau de goudron ou d'électuaires; le bromure de potassium (10 à 15 gr.); le bromure de camphre; on pourra également administrer à

---

(1) Raillet, *Eléments de zoologie*, Paris, 1886.

l'intérieur le salicylate de soude (15 gr. en quatre fois), le salol, le chlorate de potasse, etc. On aura recours au cathétérisme de l'urètre ou à l'urétrotomie ; on pourra donner écoulement à l'urine en comprimant légèrement, à plat, la vessie par la voie rectale.

Chez les femelles, on pourra recourir aux lavages de la vessie avec une solution antiseptique faible et tiède.

On donnera une alimentation aqueuse, barbotages, mashes, carottes, avec du sulfate de soude.

Cystite chronique ou **catarrhe vésical**. — Étiologie. — Elle est une terminaison de la cystite aiguë ; parfois, elle apparaît consécutivement à l'inflammation de l'urètre ou du vagin.

Symptomatologie. — Elle se manifeste par une raideur de l'arrière-train, des coliques intermittentes coexistant avec une difficulté d'uri-ner, l'inflammation de la vulve chez la femelle, un mauvais état général ; l'urine expulsée est foncée, parfois blanchâtre, jaunâtre, d'odeur fétide et contenant en suspension des mucosités abondantes et des globules de pus.

Anatomie pathologique. — A l'autopsie, on trouve les parois de la vessie hypertrophiées, sclérosées, et la muqueuse ulcérée par places.

Traitement. — On prescrira les résineux, l'essence de térébenthine, le camphre en électuaires, le goudron (45 gr. en trois bols ou bien l'eau de goudron en boisson) ; on a conseillé les lavages antiseptiques tièdes de la vessie, mais ils sont toujours difficiles à faire chez les mâles. On fera des lavages antiseptiques du vagin, lorsqu'il y a vaginite (Leclainche, Cadéac).

CYSTOTOMIE. — Voy. Urétrotomie.

D

DAGUET (*subulo*). — Jeune cerf qui pousse son premier bois ou ses dagues.

DAIM (*dama* ; all. *Dammhirsch* ; angl. *deer* ; it. *daino, damma*) (*Cervus dama*, L.). — Animal de l'ordre des ruminants et du genre cerf, habitant les régions froides et tempérées de l'Europe. Sa femelle se nomme *daine*. En Angleterre, on l'élève dans les parcs.

La peau de daim est estimée dans l'industrie et sert surtout à faire des gants.

DANSE DE SAINT-GUY. — Voy. Chorée.

DARTOS. — Enveloppe du *testicule* (Voy. ce mot), située sous le scrotum.

DARTRE. — Maladie de la peau ou des muqueuses, essentielle, non contagieuse, due à une prédisposition spéciale, héréditaire ou acquise, généralement de nature herpétique ou arthritique, à marche chronique, récidivant à intervalles irréguliers avec persistance du type initial.

Autrefois, on comprenait sous ce nom de *dartre*, toutes les affections chroniques de la peau et on distinguait des dartres *miliaire, pustuleuse, rongeante, sèche, humide*, etc. Peu à peu on restreignit la signification du mot dartre, pour en faire une individualité morbide, parfaitement caractérisée. Puis ce mot perdit toute valeur : en vétérinaire, il n'est plus que rarement employé pour désigner une inflammation du corps muqueux et de la couche papillaire du derme, accompagnée de dépilation, d'exfo-liation furfuracée et qui a de la tendance à s'étendre, à changer de siège, et à récidiver (Voy. Eczéma, Herpès, Pityriasis, Prurigo, Psoriasis, etc.)

DAVIER. — Ce sont des pinces droites ou

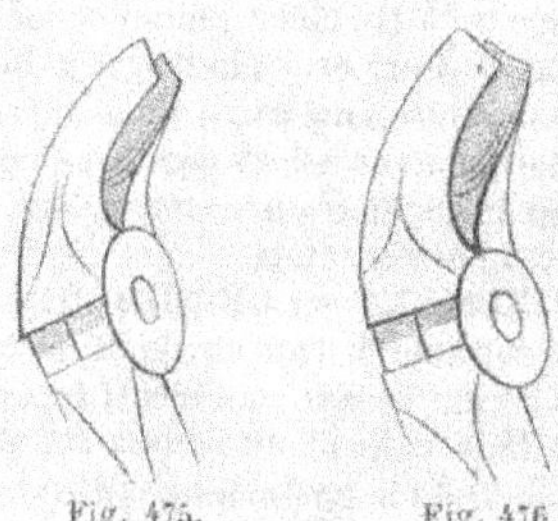

Fig. 475.   Fig. 476.

Daviers.

courbes (fig. 475 et 476) dont on se sert pour extraire les dents. Elles ont l'avantage de ne pas prendre d'appui sur les dents voisines ni sur l'os maxillaire. — *Davier à bascules de Plasse*. Fortes tenailles pour pratiquer l'avulsion des dents molaires du cheval.

DÉBILITÉ (all. *Entkraeftung*). — Diminution de l'énergie vitale ; synonyme de *faiblesse*, *d'asthénie*.

DÉBRIDEMENT. — Opération qui consiste, soit à agrandir une plaie de ponction ou une fistule de façon à favoriser la sortie du pus ou à faciliter les injections antiseptiques ; soit à couper un tissu membraneux (aponévrose) qui comprime ou étrangle les tissus sous-jacents enflammés ; soit à élargir un orifice naturel ou artificiel pour favoriser l'expulsion d'un corps étranger ou pour permettre la rentrée d'un organe hernié (hernie inguinale).

On le pratique en introduisant une sonde dont la cannelure est tournée du côté des tissus à inciser dans la fistule ou la plaie, ou dans une étroite boutonnière que l'on pratique au bistouri dans l'aponévrose ; puis, à l'aide d'un bistouri droit dont la pointe est guidée par la cannelure de la sonde, on incise les tissus, soit couche par couche, soit en bloc, sur une longueur variable, mais toujours dans la direction des fibres, en évitant de sectionner les vaisseaux ou les nerfs. — Lorsqu'on veut débrider une ouverture naturelle, par exemple le col de la vessie pour permettre la sortie d'un calcul, ou l'anneau inguinal supérieur dans le cas de hernie inguinale, on opère directement sans le secours de la sonde, en incisant les tissus avec précaution à l'aide du bistouri boutonné.

DÉBRIS CADAVÉRIQUES. — L'usage, encore trop répandu, de jeter à la voirie ou dans les rivières les cadavres des animaux morts ou abattus pour cause de maladie n'est pas seulement contraire à l'hygiène publique, mais nuisible à l'agriculture et à l'industrie : il expose à des émanations putrides, à l'infection, prive l'agriculture d'un excellent engrais, et enlève à l'industrie des matières premières d'une utilité réelle (Voy. ÉQUARRISSAGE).

DÉCHIREMENT ou DÉCHIRURE. — Solution de continuité d'un ou de plusieurs tissus dont les bords sont en général frangés. La *déchirure* de la *vulve* et du *périnée* est une des complications de la parturition sur les femelles domestiques.

DÉCLARATION (all. *Anzeigepflicht* ; angl. *declaration*). — La déclaration est la mesure de police sanitaire, qui oblige les propriétaires et détenteurs d'animaux à prévenir l'autorité locale de l'existence d'une maladie contagieuse frappant leurs animaux.

Déclarer l'existence d'une maladie contagieuse, c'est la porter à la connaissance de toute la commune, de toute la contrée, c'est prémunir ses habitants contre les dangers de la contagion, c'est provoquer, de la part de l'autorité, des mesures administratives qui auront presque toujours pour résultat, sinon d'étouffer la maladie à sa source, tout au moins de la circonscrire dans le lieu où elle s'est développée. La déclaration est donc une mesure de première nécessité qui domine toute la police sanitaire, et dont dépendent pour ainsi dire toutes les autres, car telle maladie contagieuse qu'on voit se propager et exercer de grands ravages, lorsqu'elle est cachée par la négligence ou le mauvais vouloir des propriétaires, ne fait souvent que des progrès insensibles ou est immédiatement étouffée quand, dans le principe, elle est étudiée ou traitée par des vétérinaires, avec le concours de l'administration ; dès lors, les autorités doivent chercher à l'obtenir, dès le début des épizooties, et alors même qu'on suspecte seulement une maladie contagieuse. D'ailleurs les propriétaires, tantôt dans l'intérêt même de la conservation de leurs animaux, tantôt pour avoir droit aux indemnités accordées, doivent constamment s'empresser de faire la déclaration prescrite par la loi. C'est en outre un devoir que le propriétaire a à remplir envers ses voisins et concitoyens, s'il ne veut pas, par la maladie contagieuse qu'il cache, leur occasionner un dommage, dont il serait responsable.

Elle est ordonnée par l'article 3 de la loi du 12 juillet 1881, qui stipule que : « Tout propriétaire, toute personne ayant, à quelque titre que ce soit, la charge des soins ou la garde d'un animal atteint ou soupçonné d'être atteint d'une maladie contagieuse, dans les cas prévus par les articles 1 et 2, est tenu d'en faire, sur-le-champ, la déclaration au maire de la commune où se trouve cet animal.

« Sont également tenus de faire cette déclaration, tous les vétérinaires qui sont appelés à les soigner. »

Si un animal atteint ou soupçonné d'être atteint d'une maladie contagieuse est abattu avant que la déclaration ait été faite, le maire nomme un vétérinaire, qui doit procéder sans retard à l'autopsie du cadavre afin de constater la nature de la maladie. Le procès-verbal de constatation est remis au maire, qui en transmet une copie au préfet. Le vétérinaire délégué, chef du service sanitaire du département, est envoyé sur place, s'il y a lieu (dans les cas de peste bovine et de péripneumonie contagieuse), pour vérifier les constatations.

Ainsi donc le propriétaire ou ses employés, les personnes étrangères préposées aux soins à donner à l'animal (aubergiste, palefrenier, vacher, conducteur, boucher, etc.) doivent faire la déclaration. Il en est de même des vétérinaires, des inspecteurs sanitaires des foires, marchés, abattoirs, ateliers d'équarrissage, etc., des directeurs de dépôts d'étalons, des directeurs des écoles vétérinaires, des présidents de commissions de recensement de chevaux, etc.

Quand plusieurs personnes ont pu constater la maladie, il suffit que la déclaration soit faite par l'une d'elles. Si la déclaration n'a pas été faite, toutes les personnes qui ont eu connaissance de la maladie doivent être impliquées dans la poursuite.

La déclaration se fait, en France, au maire de la commune où se trouve l'animal malade, et, en Algérie, au maire ou à l'administrateur de la commune. Elle se fait verbalement ou par écrit. Le maire la transcrit sur un registre spécial et remet un récépissé à la personne qui vient de faire la déclaration.

La loi punit les infractions à l'obligation de déclarer, d'un emprisonnement de six jours à deux mois et d'une amende de 16 à 400 francs. Si la récidive remonte à moins d'une année, ou si l'infraction est commise par un vétérinaire, un garde champêtre, un garde forestier, etc., les peines peuvent être portées au double du maximum.

DÉCLARATION D'INFECTION. — L'arrêté portant *déclaration d'infection* est pris par le préfet immédiatement après la réception du rapport du vétérinaire sanitaire, concluant à l'existence d'une maladie contagieuse, ou déclarant infecté un territoire ou une exploitation.

Il est régi par les articles 5-13, 30-34 de la loi du 12 juillet 1881, par les articles 1, 2, 3, 5, 6, 7 du règlement d'administration publique du 22 juin 1882, et par les articles 5, 43, 47 du décret du 12 novembre 1887, portant règlement d'administration publique pour l'exécution de la loi sanitaire en Algérie.

Il impose aux propriétaires l'exécution des mesures sanitaires nécessaires :

« 1° L'isolement, la séquestration, la visite, le recensement et la marque des animaux et troupeaux, dans les localités infectées ;

« 2° L'interdiction de ces localités ;

« 3° L'interdiction momentanée ou la réglementation des foires et marchés, du transport et de la circulation du bétail.

« 4° La désinfection des écuries, étables, voitures ou autres moyens de transport, la désinfection ou même la destruction des objets à l'usage des animaux malades ou qui ont été souillés par eux, et généralement des objets quelconques pouvant servir de véhicule à la contagion. » (Article 5 de la loi.)

De plus la loi interdit de conduire aux abreuvoirs communs les animaux atteints de maladies contagieuses. Elle défend de vendre les animaux atteints ou soupçonnés d'être atteints de maladies contagieuses.

Le règlement d'administration publique édicte des mesures spéciales pour chaque maladie contagieuse en particulier.

Toute infraction à un arrêté déclaratif d'infection est punie : 1° d'un emprisonnement de six jours à deux mois, et d'une amende de 16 à 400 francs ; 2° d'une amende de 1 à 200 francs, prononcée par le juge de paix du canton.

DÉCLIN. — On appelle *déclin d'une maladie*, la période durant laquelle, après avoir pris son plus haut degré d'accroissement, elle perd peu à peu de sa violence. — On dit de même *déclin d'une épizootie* quand le nombre des malades commence à diminuer.

DÉCOLLEMENT. — État d'un organe qui se trouve séparé des parties auxquelles il doit naturellement adhérer, par la destruction des tissus qui les unissaient.

DÉCOUSU, UE. — Se dit, en terme de haras, d'un animal dont les différentes parties ne sont pas régulièrement proportionnées entre elles, principalement quand il y a excès de la longueur des membres relativement au volume du corps. Les chevaux décousus sont les produits ordinaires d'accouplements mal entendus.

DÉCUBITUS. — Mot latin servant à désigner la position que prennent les animaux lorsqu'ils se couchent sur le sol, pour se reposer de leurs fatigues ou pour calmer leurs douleurs. Pour le repos, il est le plus souvent *sterno-costal*, il est parfois en *sphinx* pour les chiens. Les jeunes animaux, ceux qui vivent en liberté dans des boxes, conservent le décubitus *latéral*.

Au point de vue pathologique, le mode adopté peut donner des indications précieuses pour le diagnostic : ainsi le décubitus est supprimé dans les affections graves étendues des poumons et du cœur. Dans les coliques par exemple, les chevaux se mettent sur le dos ; dans le cas de hernie inguinale, en sphinx. Dans les étables et les écuries, où les animaux sont serrés, ils ne prennent le décubitus latéral que dans des maladies très graves.

DÉFAUT (*defectus*; ἔνδεια, ἔλλειψις; all. *Fehler*; angl. *defect*; it. *difetto*; esp. *defecto*). — *Anomalie par défaut, monstruosité par défaut,* ou *agénésie*. Voy. ANOMALIE. — En parlant d'un animal, on appelle *défaut*, un vice de caractère, comme la rétivité, la méchanceté ; ou l'imperfection et l'irrégularité des proportions : en ce dernier sens, on emploie plus souvent *défectuosité*.

DÉFENDRE (SE). — Se dit, en hippiatrique, d'un cheval qui se refuse à exécuter ce qu'on exige de lui, en sautant ou en reculant, ou qui se sert de ses pieds et de ses dents contre les personnes qui veulent le contenir.

DÉFENSES (all. *Hauzahn* ; angl. *tusks* ; it. *zanne* ; esp. *colmillos*). — Dents canines prolongées hors de la bouche de certains animaux (porc, babiroussa, etc.) et leur servant de moyen de défense ou d'attaque.

DÉGÉNÉRESCENCE (all. *Entartung* ; angl. *degeneration*). — En anatomie pathologique, on désigne sous ce nom les altérations puis la transformation du tissu d'un organe, soit en un autre, analogue à l'un des tissus organiques naturels (*transformation*), soit en une matière essentiellement morbide (*dégénérescence* proprement dite) ; parfois il se produit une substance qui se développe dans les interstices des organes sans que la texture de ceux-ci soit changée : c'est une *production accidentelle* (Voy. AMYLOÏDE, CALCAIRE, CIREUSE, COLLOÏDE, GRAISSEUSE, MUQUEUSE, etc.).

DÉHANCHÉ. — Se dit d'un cheval chez lequel la saillie de la hanche est effacée par suite de la fracture de l'angle externe de l'ilium.

DÉLITESCENCE. — Disparition subite d'une tumeur, d'une éruption, d'une collection purulente, avant qu'elle ait parcouru ses périodes, et sans qu'il résulte de cette disparition aucun accident, ni que la maladie se reproduise dans quelque autre partie du corps ; cette dernière circonstance distingue la délitescence de la métastase. C'est une des terminaisons de la congestion (Voy. CONGESTION), dans laquelle il ne persiste aucune altération du tissu, qui recouvre après la guérison toute son intégrité anatomique et physiologique.

DÉLIVRANCE (*partus secundarius* ; all. *Abgehen der Nachgeburt* ; angl. *delivery*). — Expulsion du *délivre* ou *arrière-faix* ou *annexes du fœtus*, c'est-à-dire des organes temporaires qui lui avaient été indispensables pendant le cours de la vie intra-utérine.

Le plus ordinairement elle s'effectue naturellement, quelques heures après la mise-bas, de la même manière et par les mêmes moyens que l'expulsion du fœtus. — La sortie spontanée des membranes du fœtus est constamment précédée du décollement de ces parties, que les contractions de la matrice amènent au dehors. Elles restent souvent pendantes pendant quelque temps, n'étant pas encore entièrement déta-

chées. Il convient d'attendre, pour exercer des tractions légères et continues, le moment où l'utérus se contracte et fait effort pour se débarrasser, et de ne point augmenter notablement les douleurs de la femelle en tirant le délivre. On peut aider la délivrance en injectant, dans le vagin et l'utérus, de l'eau tiède mucilagineuse. — Mais si la délivrance ne se produit pas, ou n'a lieu qu'incomplètement, les enveloppes fœtales restent quelques jours, quelques semaines dans la cavité utérine, et occasionnent des troubles graves (Voy. NON-DÉLIVRANCE).

Les femelles de tous les carnivores avalent le placenta aussitôt qu'il est expulsé. On voit des juments et des vaches le manger également, sans qu'il en résulte aucun inconvénient pour leur santé.

DÉLIVRE (*secundinæ* ; τὸ ὕστερον, τὰ ὕστερα ; all. *Nachgeburt* ; angl. *secundine, after-birth* ; it. *secondina*). — Nom vulgaire de l'*arrière-faix*.

DEMI-SANG. — Voy. CROISEMENT.

DEMODEX (de δημος, corps, et δηξ, ver du bois). — Nom donné aux acariens qui vivent dans les follicules pileux. Sur le chien, la *gale rouge* ou *folliculeuse* est causée par le *Demodex caninus* (Voy. GALE).

DENTITION (all. *Zahnen* ; angl. *cutting of teeth*). — Sortie naturelle des dents hors de leurs alvéoles et des gencives.

Nous avons vu, en parlant de l'*âge*, l'ordre que l'on observe dans l'éruption des dents incisives, de lait ou de *première dentition* d'abord et de *remplacement* ou de *seconde dentition* ensuite.

Les dents prennent naissance dans le *sac* ou *follicule dentaire* (fig. 477) placé dans le tissu sous-muqueux ; ce follicule dentaire renferme le *bulbe dentaire*, ou germe de l'ivoire, et le germe de l'émail, peut-être aussi le germe du cément. Au moment venu, le follicule de la dent de lait, comme de la dent de remplacement, se gonfle, la dent se forme, grossit, refoule les

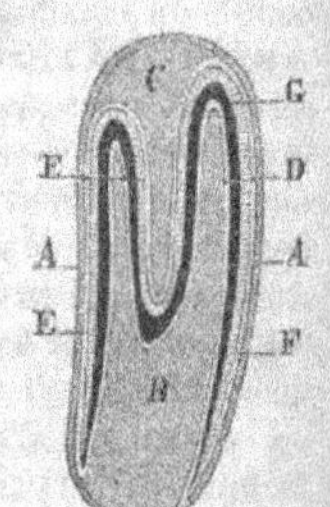

Fig. 477. — Coupe théorique du sac dentaire d'une incisive remplaçante chez le cheval.

A, membrane propre du sac. — B, pulpe dentaire. — C, papille du cornet extérieur de la dent, dépendance du germe de l'émail. — D, couche épithéliale du germe de l'ivoire. — E, cellules cylindriques du germe de l'émail. — F, ivoire. — G, émail. — La sécrétion du cément n'a point encore commencé.

tissus environnants, perce la gencive et apparaît dans l'intérieur de la bouche. — Elle continue à s'accroître; chez les herbivores, son accroissement est à peu près égal à l'usure de la table dentaire, de sorte que les dents ont toujours à peu près la même longueur; chez les carnivores, à un certain moment l'accroissement s'arrête et la dent, continuant à user, diminue de longueur (fig. 478, *1*).

L'éruption des dents est souvent suivie chez les animaux, particulièrement chez les chevaux de sang, d'un état inflammatoire de la bouche qui se manifeste par la rougeur de la muqueuse buccale, la salivation, la difficulté dans la mastication; parfois on observe un état fébrile, passager, accompagné d'inappétence et de tristesse: cet état pathologique, toujours peu accusé et fugace, s'observe particulièrement sur les chevaux un peu avant la troisième année par suite de l'éruption de quatre pinces et huit molaires de remplacement.

Le traitement consiste à nourrir les animaux avec des aliments de facile mastication, barbotages, avoine concassée, etc.; on fera des lavages de la bouche avec une solution antiseptique tiède et légère; on surveillera l'hygiène; il est parfois nécessaire de faciliter la chute des dents de lait.

On observe parfois des *anomalies dans la dentition*. Il n'est pas rare de voir des incisives, des crochets ou des molaires supplémentaires. — Il existe aussi des *anomalies de position et de direction des dents*. Parfois la chute des dents de lait se fait tardivement et les dents de remplacement, ne pouvant sortir normalement, prennent une fausse direction. D'autres fois les anomalies de position et de direction des dents tiennent à des causes indéterminées: les dents chevauchent les unes sur les autres ou bien prennent une direction oblique ou transversale et blessent la muqueuse. Ou bien encore les incisives ne sont pas en contact par suite de l'inégalité de longueur des maxillaires (*prognathisme, brachygnathisme*), ce qui gêne la préhension des aliments, etc.

Lorsque ces dents en surnombre, ou bien à direction défectueuse, gênent la mastication ou

blessent les joues, le palais, etc., il faut les raccourcir ou les extraire.

DENTS. — ANATOMIE. — Les dents sont des organes durs, fixés dans les mâchoires, faisant saillie dans la bouche pour broyer ou déchirer les aliments.

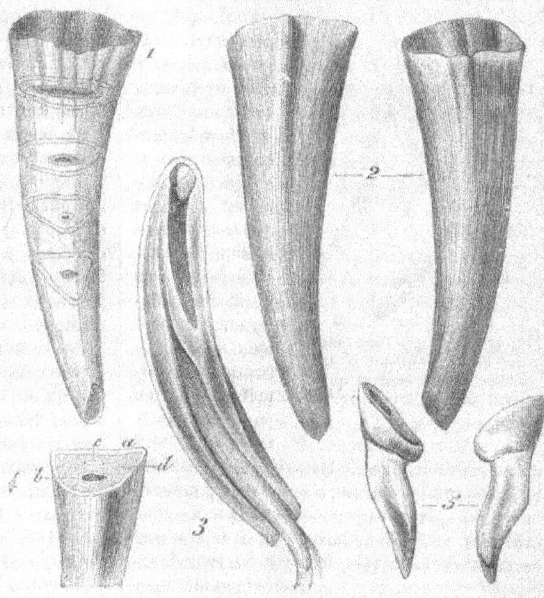

Fig. 478. — Dents incisives du cheval. — Détails d'organisation.

1, dent sur laquelle se trouvent indiquées la forme générale des incisives remplaçantes, et les formes particulières que prend successivement la table dentaire par suite de l'usure et de la pousse continuelles de ces dents. — *2*, dent vierge, faces antérieure et postérieure. — *3*, coupe longitudinale d'une dent vierge, destinée à montrer la conformation intérieure et la structure. Pour ne pas embrouiller la figure, on s'est abstenu de représenter le cément extérieur et celui qui est amassé dans le cul-de-sac externe. — *4*, coupe transversale ayant la même destination; *a*, émail d'encadrement; *b*, émail central; *c*, étoile dentaire; *d*, ivoire. — *5*, dent caduque.

STRUCTURE. — Elles sont composées par trois substances dures différentes: *l'ivoire, l'émail* et le *cément* (fig. 478, *3, 4*, 479, 480) et une substance molle, la *pulpe*, entourées par la *gencive* et le *périoste alvéolo-dentaire*.

DIVISION. — On les divise en: *incisives*, destinées à saisir et couper les aliments, *canines*, qui les déchirent, et *molaires* qui les broient.

Formule dentaire. — On appelle ainsi une disposition de chiffres employée pour indiquer chez les mammifères le nombre des dents de chaque espèce. Ex.: *Cheval*. Incisives $\frac{3-3}{3-3}$, ce qui signifie trois incisives à droite et à gauche, à la mâchoire supérieure et à l'inférieure.

Canines $\frac{1-1}{1-1}$, ce qui signifie une à droite et à gauche aux deux mâchoires. Prémolaires $\frac{3-3}{3-3}$. Molaires $\frac{3-3}{3-3}$. Total : 40.

PATHOLOGIE. — **Irrégularités dans l'usure des dents**. — Elles sont fréquentes sur le cheval. — I. On sait que la mâchoire inférieure des herbivores est moins large que la mâchoire supérieure, et que les dents molaires du haut dépassent légèrement les inférieures par leur bord inféro-externe. On sait aussi que la mastication des aliments s'effectue par un mouvement alternatif

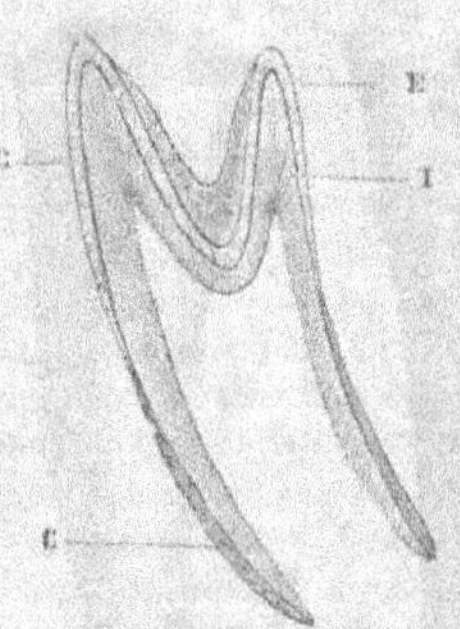

Fig. 479. — Coupe d'une incisive de cheval, montrant la disposition des substances qui entrent dans sa structure.

I, ivoire. — E, émail. — C, cément.

de rapprochement et de latéralité du maxillaire inférieur sur la mâchoire supérieure, mouvement qui aplanit par conséquent la table dentaire des arcades molaires. Or il arrive que certains chevaux très voraces ou pressés ne prennent pas le temps, en mangeant, de faire exécuter ce mouvement de déduction du maxillaire inférieur, et mâchent leurs aliments, surtout leur avoine, par un simple mouvement de rapprochement des mâchoires : les arcades molaires ne s'usant qu'au contact, il en résulte que le bord inféro-externe des molaires supérieures et le bord

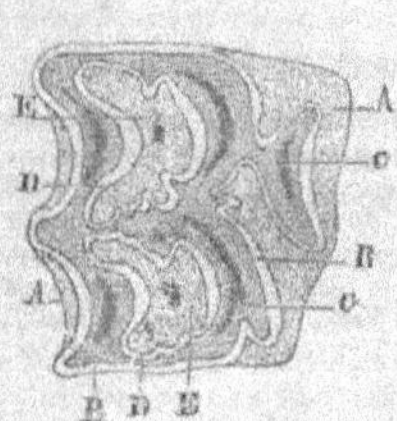

Fig. 480. — Coupe transversale d'une molaire supérieure du cheval.

A, cément extérieur. — B, émail extérieur. — C, ivoire. — D, émail intérieur. — E, cément intérieur.

supéro-interne des inférieures ne s'usent pas ; il se forme alors des *pointes* ou des arêtes tranchantes qui blessent les joues ou la langue.

Les chevaux mangent alors difficilement, lentement : ils arrivent à ingérer toute leur ration de fourrages, mais ils laissent généralement leur avoine ; ils maigrissent. Si on examine la bouche, on trouve les mo-

laires hérissées de pointes et des blessures multiples de la muqueuse buccale ou linguale.

Le traitement consiste à couper ces pointes, à niveler les arcades dentaires [Voy. DENTS (*Chirurgie opératoire*)]. — Après l'opération, on donne aux chevaux des aliments de facile mastication, barbotages et avoine concassée.

II. Quelquefois on observe des irrégularités d'un autre genre dans l'usure : l'arcade molaire inférieure est usée suivant une courbe concave et l'arcade molaire supérieure a une forme convexe. En général, cette anomalie ne gêne pas la mastication. — On peut également observer, au niveau d'une arcade molaire inférieure ou supérieure, une ou plusieurs dents qui ont pris un développement exagéré (*dents de loup*) par suite de la chute ou de la carie des dents correspondantes de l'arcade opposée. Si les dents présentant un excès de longueur gênent la mastication, on les sectionne, on les nivelle ou on les extirpe.

Carie dentaire. — C'est la destruction progressive de la dent accompagnée de l'inflammation de la *pulpe dentaire* contenue dans le cornet dentaire inférieur. Elle s'observe presque exclusivement sur les molaires.

ÉTIOLOGIE. — Son étiologie est assez obscure : on l'a attribuée à la nature de l'alimentation, à la qualité de l'eau de boisson, à la composition de la dent et, partant de cette dernière hypothèse, on a fait jouer un certain rôle étiologique à l'hérédité.

Quoi qu'il en soit, la carie est consécutive à la destruction de l'émail en un point de la surface dentaire ; l'ivoire, moins dur, ne résiste pas à la pression des aliments, se laisse imbiber par la salive, toujours très riche en microorganismes, et se désagrège ; le liquide irritant arrive au contact de la pulpe dentaire qui s'enflamme.

SYMPTOMATOLOGIE. — L'affection se manifeste par la gêne dans la mastication, la salivation abondante, l'odeur fétide de la bouche et l'amaigrissement de l'animal. — En explorant la bouche, on trouve, sur une des dents molaires, une cavité noirâtre contenant des parcelles de fourrage. — Parfois l'inflammation suppurative de la pulpe, la *pulpite*, s'est propagée à l'alvéole de la dent, au maxillaire, et il se produit alors de la périodontite, de la périostite, qui se manifeste par une tuméfaction chaude, sensible, douloureuse, de la portion du maxillaire correspondant à la racine de la dent cariée.

COMPLICATIONS. — Il n'est pas rare d'observer

une *fistule dentaire* consécutivement à la carie d'une dent.

Si la carie siège sur les deux premières molaires supérieures, elle peut se compliquer de lésions des cavités nasales. — Si elle siège sur les autres molaires supérieures, on peut observer consécutivement la collection purulente des sinus.

Traitement. — Le traitement consiste en l'extirpation de la dent cariée : dans l'alvéolite, la dent est séparée par le pus de son enveloppe osseuse et l'opération est facile ; le plus souvent l'extirpation est longue et pénible ; on devra agir avec prudence, de façon à ne pas briser la couronne, peu solide.

Si on ne peut extraire la dent, il faut recourir au *repoussement* [Voy. Dents (*Chirurgie opératoire*)].

On a recommandé de traiter la carie par la rugination, la cautérisation de la cavité dentaire, ou bien par l'antisepsie et l'occlusion avec de la gutta-percha, du ciment, de la résine, etc. Ces moyens échouent presque toujours.

Fractures des molaires. — Les fractures des molaires s'observent quelquefois. Les abouts fracturés peuvent blesser la joue, la langue. Il suffit de les couper. — Généralement la fracture d'une molaire se complique de carie de la dent.

Tartre. — Le tartre est une matière calcaire qui se dépose sur les dents des animaux et surtout des chiens d'appartement.

Étiologie. — Il est dû à des microorganismes divers qui provoquent la précipitation des sels terreux contenus dans la salive mélangée de matières alimentaires.

Symptomatologie. — Ce dépôt s'effectue au niveau du collet des dents et les microorganismes enflamment le bord libre de la gencive ; peu à peu le tartre s'insinue entre la dent et la gencive, pénètre dans l'alvéole dentaire qui s'enflamme ; les dents se déchaussent et tombent.

Traitement. — Il suffit d'enlever, à l'aide d'un instrument mousse, la couche de tartre déposée sur les dents et de faire des lavages de la bouche avec une solution boriquée à 1-2 p. 100. Si la gencive est enflammée, ulcérée, on la touchera avec la teinture d'iode. S'il y a alvéolite, on extirpera la dent déchaussée.

Inflammation de l'alvéole. — Étiologie. — L'inflammation de l'alvéole ou *périostite alvéolaire*, ou *périodontite*, est consécutive à la carie, à la fracture des dents, au dépôt de tartre, à l'introduction de parcelles alimentaires entre la gencive et la dent.

Symptomatologie. — Elle se manifeste par la difficulté de la mastication, le ptyalisme, l'odeur fétide de la bouche, et par une tuméfaction chaude et douloureuse de la région du maxillaire correspondante ; parfois une fistule dentaire s'établit ; ou bien on observe une périostite suppurée du maxillaire. Si on explore la bouche, on trouve la gencive rouge, tuméfiée, ulcérée parfois ; la dent est branlante.

Complications. — Comme la carie, la périostite alvéolaire des molaires supérieures s'accompagne de lésions des cavités nasales ou de collection purulente des sinus. — Lorsqu'elle est ancienne, la périodontite s'accompagne de végétations osseuses de la racine ou *odontomes*.

Traitement. — On enlèvera le tartre et les parcelles alimentaires ; on touchera la gencive enflammée avec un tampon imbibé de teinture d'iode ou de permanganate de potasse à 1-2 p. 100 ; on fera de fréquents lavages de la bouche avec une solution antiseptique faible. Si la dent est déchaussée ou si elle est cariée, on l'extirpera.

Fistules dentaires. — Étiologie. — Les fistules dentaires s'observent à la suite de carie ou de périostite alvéolaire.

Symptomatologie. — Le pus se fraie un passage à travers l'os enflammé, macère la peau et s'écoule au dehors ; la sonde introduite dans la fistule pénètre plus ou moins profondément dans la dent cariée, et son extrémité peut venir sortir dans la cavité buccale. — Parfois la fistule dentaire s'établit à la suite d'un traumatisme portant sur le maxillaire inférieur : l'os s'enflamme ainsi que l'alvéole, la suppuration s'établit et le pus se fait jour au dehors par un trajet fistuleux. La région est tuméfiée, très sensible ; le pus est grisâtre, sanieux et d'odeur fétide.

Traitement. — Lorsque la fistule est récente, on la traite par le débridement, le curettage et les injections antiseptiques, ou bien par la cautérisation au fer rouge, au nitrate d'argent ou au chlorure de zinc. — Si elle est ancienne et compliquée de périostite alvéolaire, il faut extirper la dent : le cheval est couché, la fistule débridée, l'os trépané ; on enlève la dent et la portion d'os carié.

Chez le chien, l'extirpation de la dent est toujours indiquée.

Tumeurs. — Les tumeurs d'origine dentaire s'observent parfois.

Étiologie et symptomatologie. — Les plus fréquentes sont :

1° Des *kystes* qui prennent naissance dans l'épaisseur des os maxillaires ;

2° Des *odontomes* ou *pseudo-odontomes*, sortes d'exostoses qui se développent sur les racines des molaires par suite de périodontite chronique. Elles gênent la mastication en transmettant à l'os maxillaire les pressions et les ébranlements de la dent ; l'animal ne mange

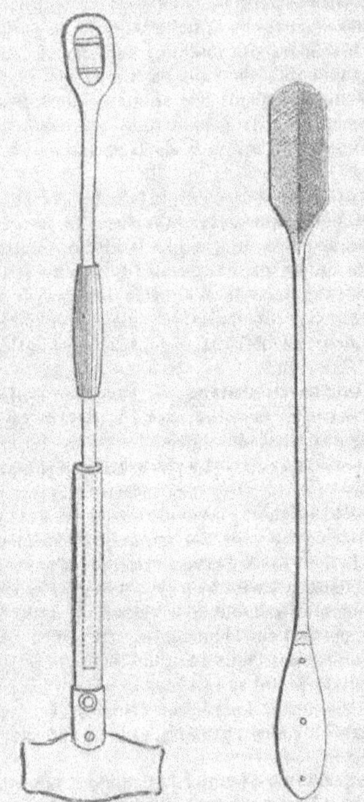

Fig. 481. — Rabot odontriteur de Brogniez, avec embase formant poignée.

Fig. 482. — Râpe à dents.

plus, maigrit, sa bouche exhale une odeur fétide, parfois on observe des lésions des cavités nasales ou des sinus.

TRAITEMENT. — Le traitement consiste à extraire la dent : l'opération est presque toujours difficile ; il faut souvent avoir recours au repoussement après avoir fracturé la molaire. On coupe la racine hypertrophiée.

CHIRURGIE OPÉRATOIRE. — I. **Nivellement des dents.** — INSTRUMENTS. — On l'opère à l'aide du *rabot odontriteur* (fig. 481) et de la *râpe* (fig. 482).

MANUEL OPÉRATOIRE. — On applique un tord-nez à la lèvre supérieure du cheval et on lui tient les mâchoires écartées à l'aide d'un *spéculum* ou *pas-d'âne* (Voy. SPÉCULUM) ; un aide tire la langue hors de la bouche, un autre écarte légèrement la joue des arcades molaires ; l'opérateur place la lame tranchante du rabot au niveau des pointes, puis il tire sur la poignée mobile, et ensuite, d'un coup sec, il la repousse brusquement : la percussion est transmise à la partie tranchante qui fait sauter les pointes. Avec cet instrument, il n'y a pas à craindre de blessure de la muqueuse buccale ni la luxation de la dent par un choc trop intense. — On complète l'opération en faisant usage de la râpe, qui doit être petite et ma-

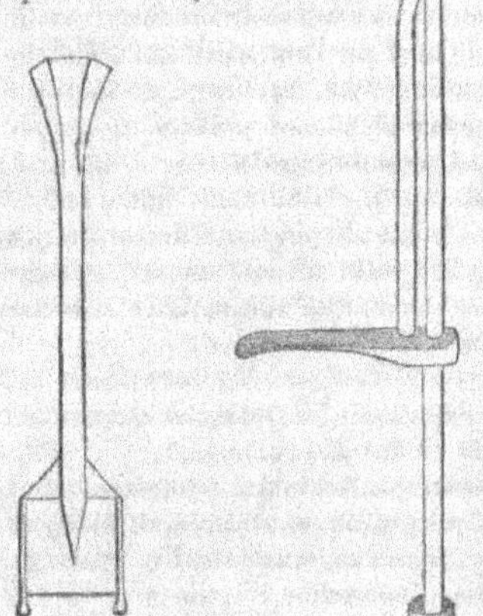

Fig. 483. — Gouge.

Fig. 484. — Ciseau odontriteur de Brogniez.

niée avec précaution de façon à éviter les blessures de la bouche.

Parfois la râpe suffit seule pour faire disparaître les petites aspérités dentaires, et l'usage du rabot est inutile ; d'ailleurs, avec les chevaux de sang, ce dernier provoque souvent de la part de l'animal des mouvements de défense qui rendent son usage impossible. Aussi certains spécialistes font-ils uniquement usage de très petites râpes qu'ils introduisent dans la bouche du cheval après avoir attiré la langue au dehors avec la main libre ; ils opèrent sans le secours d'aucun aide, sans tord-nez ni spéculum.

Parfois, lorsqu'on n'a pas de rabot à sa disposition, on se sert d'un ciseau à froid, d'une *gouge* (fig. 483) : c'est une pratique à rejeter, car elle expose à des blessures graves de la langue et des joues ; il est préférable de se servir d'une petite râpe de maréchal.

Dès que les dents sont nivelées, on enlève le pas-d'âne et, à l'aide d'une seringue, on injecte de l'eau dans la bouche du cheval de façon à évacuer à l'extérieur les morceaux de dent coupés.

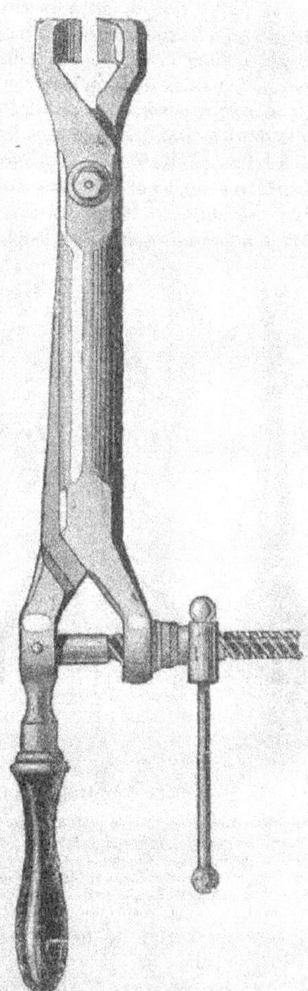

Fig. 485. — Coupe-dent (Gasselin).

II. Section des dents. — Lorsqu'une dent a acquis une longueur démesurée, par suite de la carie de la dent correspondante de l'arcade opposée, ou bien quand une dent a pris une mauvaise direction et blesse la joue, la langue, ou les lèvres (incisives), si on ne veut pas en

tenter l'extirpation, toujours difficile, il faut la sectionner.

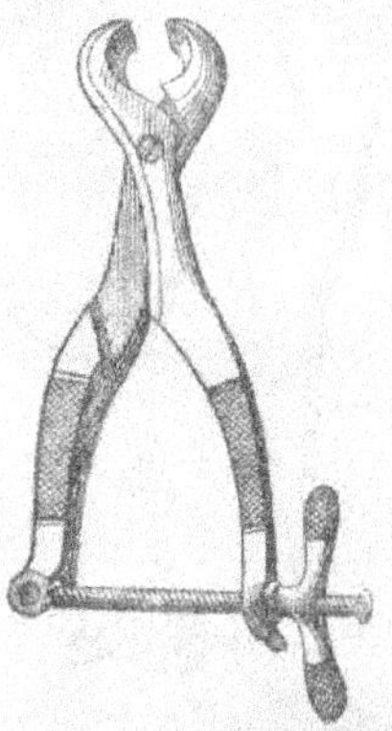

Fig. 486. — Pinces pour la résection des incisives (Gasselin).

INSTRUMENTS. — Ici encore on peut se servir de la gouge et du marteau, ou bien du ciseau

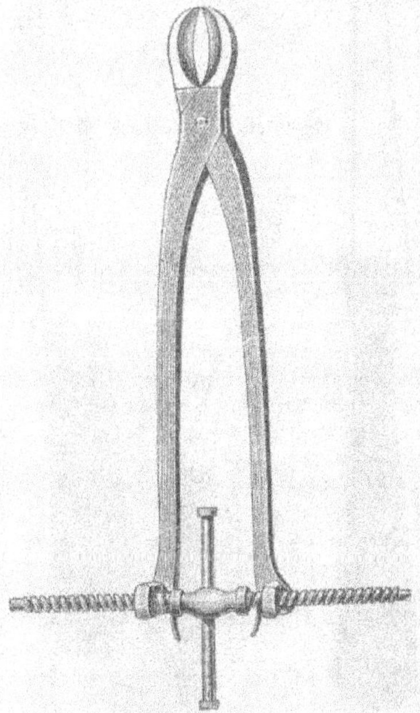

Fig. 487. — Ciseaux à dents de Müller, modifiés par Jöhne (Hauptner).

odontriteur de Brogniez (fig. 484) : on place la dent à sectionner entre le cadre fixé et la lame mobile ; cet instrument est en général trop faible.

On préfère se servir du *coupe-dent* (fig. 485),

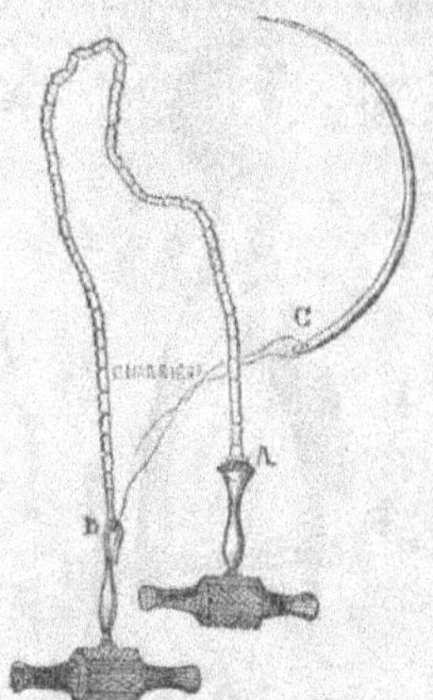

Fig. 488. — Scie en chaînette.

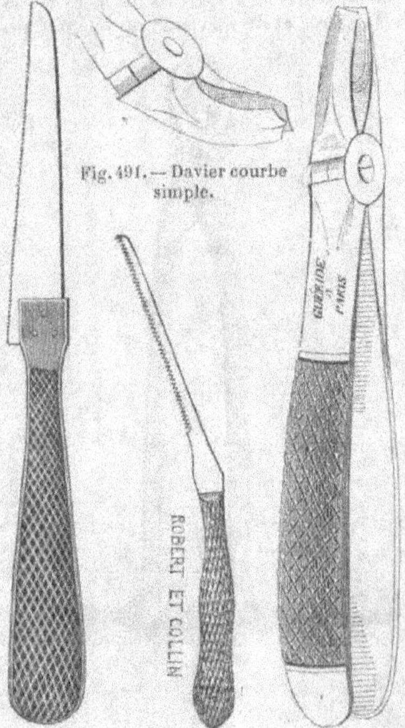

Fig. 491. — Davier courbe simple.

Fig. 489. — Scie de Larrey. Fig. 490. — Scie en couteau. Fig. 492. — Davier complet.

des pinces (fig. 486), ou des ciseaux (fig. 487). On peut encore faire usage de scies pour sec-

tionner les dents ; elles devront être maniées avec beaucoup de précaution afin d'éviter les blessures de la muqueuse, de la langue, des joues, etc. (fig. 488, 489, 490).

MANUEL OPÉRATOIRE. — L'animal est couché de façon que le côté de la dent à sectionner soit superficiel ; on applique un pas-d'âne, un aide tire la langue en avant, un autre écarte la joue ; on place la dent à couper entre les deux mors du coupe-dent (si les mors glissent, on creusera un léger sillon dans la dent à l'aide du ciseau et du maillet maniés avec précaution) et on serre la vis progressivement ; aussitôt l'extrémité de la dent sectionnée, il faudra la retirer de façon à éviter qu'elle ne soit déglutie.

III. **Évulsion ou avulsion des dents.** — L'évulsion est indiquée toutes les fois qu'une dent gêne la mastication ou blesse la muqueuse

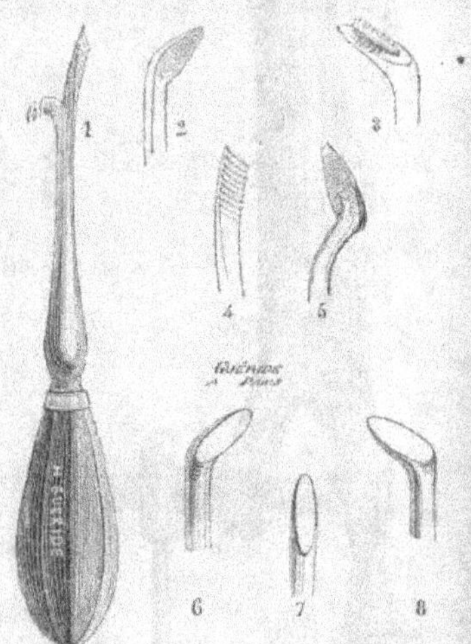

Fig. 493. — Leviers et pieds-de-biche.

1, pied-de-biche double. — 2, levier de Delestre, forme de langue-de-carpe, courbe. — 3, levier pied-de-biche, modèle Daran. — 4, levier pied-de-biche simple. — 5, levier langue-de-carpe. — 6, 7, 8, leviers américains : 6, creux en dedans ; 7, creux et droit ; 8, creux en dehors.

buccale, lors de carie, de fistule dentaire, de périodontite, etc.

1° *Évulsion des incisives.* — L'opération est assez facile pour les incisives du cheval : on couche l'animal et on arrache l'incisive avec les tricoises, ou mieux avec un *davier* (fig. 491, 492), un *pied-de-biche* (fig. 493, *1*), un *levier* de forme variable (fig. 493, *2* à *8*), la *clef de Garengeot* (fig. 494).

On peut également se servir de ces instruments pour extraire les *molaires du chien*,

2° *Évulsion des molaires.* — L'extraction des molaires du cheval est toujours, surtout chez les jeunes sujets, une opération laborieuse exigeant beaucoup de force et de patience : assez facile lors de périodontite, elle est presque impossible lors d'odontome ; elle est

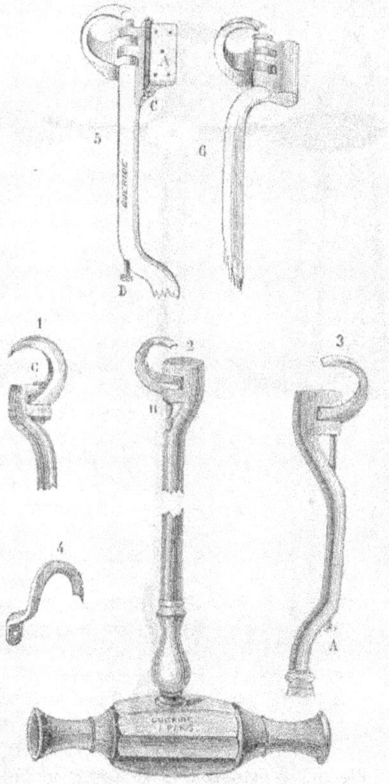

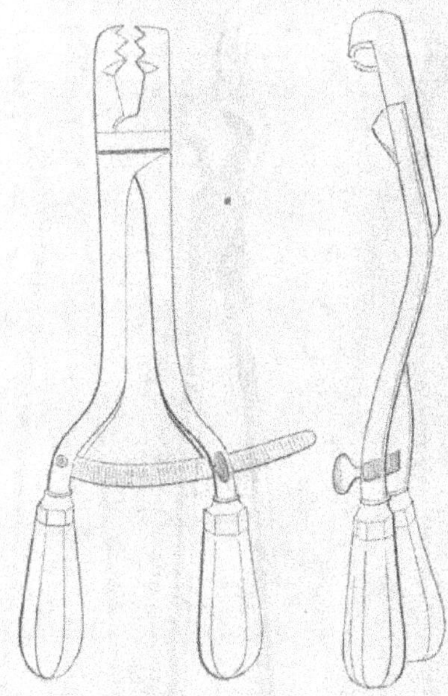

Fig. 494. — Clef de Garengeot et ses principales modifications.

1, 2, clef ordinaire. — 3, clef à tige contre-coudée. — 4, crochet contourné. — 5, clef de Delestre, le panneton à recouvert de caoutchouc et mobile au moyen de la charnière C. — 6, clef de Delabère.

plus difficile sur les dernières molaires que sur les premières, à la mâchoire supérieure qu'à l'inférieure.

INSTRUMENTS. — Les instruments le plus souvent employés sont : la *clef de Garengeot* (fig. 494), d'un modèle plus fort que celui employé pour l'extraction des incisives ; elle est composée d'une tige métallique épaisse, longue de 50 centimètres, portant à une de ses extrémités un levier trans-

versal long de 40 centimètres environ, et à son autre extrémité, aplatie en *panneton*, un crochet mobile, courbe et résistant ; le *davier de Plasse* (fig. 495), sorte de tenaille dont les mors, hérissés de pointes, s'implantent dans la dent ; la *pince de Wendenburg* (fig. 496), qui porte sur

Fig. 495. — Davier à bascule de Plasse.

l'un de ses mors un prolongement destiné à prendre un point d'appui sur l'arcade molaire en arrière de la dent à enlever ; la *pince de Gowing* (fig. 497), modifiée par Bouley, qui est peu employée ; les *pinces de Gunther* (fig. 498), sorte de compas agissant par un levier du second genre, l'appui se faisant sur l'arcade molaire en arrière de la dent malade.

MANUEL OPÉRATOIRE. — Le cheval est couché sur le lit de paille, la tête est maintenue renversée sur la nuque par deux aides ; on applique un pas-d'âne et la langue est tirée en dehors de la bouche.

Avec la *clef de Garengeot*, on incise la gencive au niveau du collet de la dent à extraire, et on applique le panneton de l'instrument sur une des faces latérales de la dent ; on rabat le crochet par-dessus de façon que son extrémité vienne mordre dans le collet de la face latérale opposée ; on appuie la tige de l'instrument

sur la rangée incisive correspondante, et on
imprime au levier transversal des mouvements
brusques de torsion, qui sont transmis au crochet et au panneton.

Si la dent n'est ébranlée que d'un seul côté,
on inverse la disposition de la partie active de

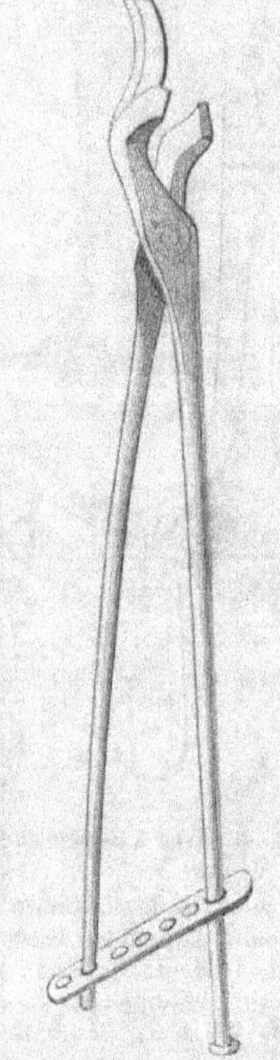

Fig. 496. — Pince de Wendenburg.

l'instrument, en plaçant le panneton là où était
le crochet et *vice versa*. — Si la dent est profondément enchâssée, Delafond conseille d'introduire sous le crochet une tige de fer assez
grosse, longue de 1 mètre environ, dont une
extrémité s'appuie sur l'arcade dentaire, en
arrière de la molaire malade, et dont l'autre
extrémité est soulevée par un aide lorsqu'on
imprime à la clef le mouvement de torsion; la
tige agit alors comme un levier du second
genre et arrache la dent.

Parfois, la dent se fracture lorsqu'on ma-

nœuvre trop brusquement la clef de Garengeot.
D'autres fois la dent arrachée est déglutie et
peut déterminer la mort par obstruction ou par
déchirure intestinale.

Lorsqu'on se sert du *davier de Plasse*, on
enserre fortement la dent entre les mors du
davier et on immobilise les branches; on ébranle

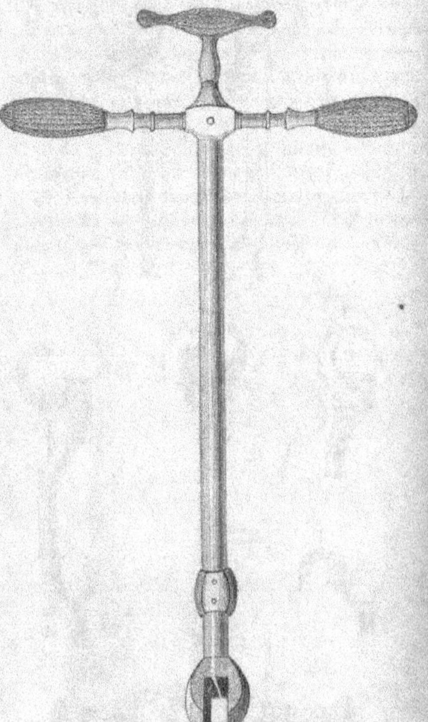

Fig. 497. — Pince-forceps de Gowing, modifiée
par Bouley.

la dent par des mouvements de latéralité, puis
on appuie ces branches sur l'arcade incisive
correspondante; en appuyant sur leur extrémité, elles agissent comme un levier du premier
genre et on arrache la dent; on augmente la
puissance du bras de levier en prenant le point
d'appui sur l'arcade molaire, en introduisant
entre celle-ci et les branches, en avant de la
dent à extraire, un billot de bois ou de fer, ou
un support quelconque.

Lorsqu'on se sert de la *pince de Wendenburg*,
on opère comme avec le *davier de Plasse*, mais,
lorsque la dent est ébranlée, on soulève l'extré-

mité libre des branches ; le prolongement fixé à un des mors vient prendre son appui sur l'arcade molaire en arrière de la dent malade, qui est ainsi arrachée.

La *pince de Gunther* agit et se manie de la même façon.

Soins post-opératoires. — Les jours suivant l'opération, on nourrira le sujet avec des aliments de facile mastication et on fera des lavages de la bouche avec une solution antiseptique.

Complications. — Les *accidents* de l'évulsion des dents sont : les *blessures* de la muqueuse et des gencives, qui se cicatrisent vite et que l'on prévient en garnissant les instruments de linges, d'étoupes, etc. ; l'*hémorragie*, qui s'arrête facilement par le tamponnement ; la *fracture de l'alvéole*, peu grave, qui se guérit facilement ; la *déglutition de la dent arrachée* ; la *fracture du maxillaire*, qui est très rare. — Les *complications ultimes* de l'évulsion des dents sont : la déviation des dents voisines, l'allongement de la dent opposée, la difficulté de la mastication.

IV. **Repoussement des molaires**. — On le pratique lorsque l'évulsion simple de la dent par arrachement ne peut être tentée, par suite de destruction de la couronne.

Technique. — On couche l'animal sur le côté opposé à celui de la dent à extraire ; il est préférable d'anesthésier le sujet, l'opération étant extrêmement douloureuse.

Premier temps : Incision et décollement de la peau. — On fait une large incision en V, intéressant la peau et les tissus qui la séparent de l'os, au niveau de la racine de la dent, en évitant les vaisseaux et les nerfs ; on sépare le lambeau ainsi délimité de l'os sous-jacent.

Deuxième temps : Trépanation du maxillaire. — On trépane le maxillaire supérieur en faisant

trois ouvertures tangentes ; on régularise, avec le rogne-pied ou la rénette, les bords de la cavité. Pour le maxillaire inférieur, on devra réduire les dimensions de la cavité de façon à ne pas trop diminuer la résistance de l'os.

Troisième temps : Ébranlement de la dent. — On maintient les mâchoires écartées à l'aide

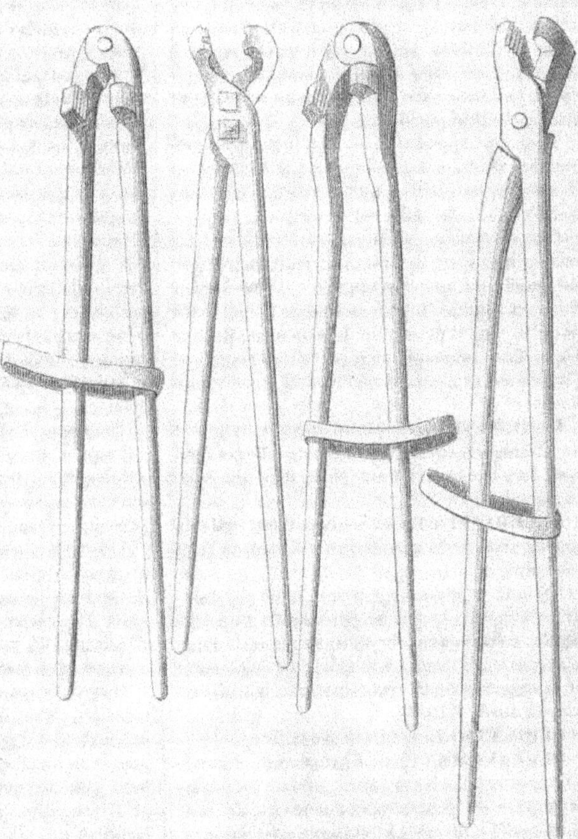

Fig. 498. — Pinces de Gunther.

d'un pas-d'âne ; on introduit un repoussoir, tige de fer épaisse à extrémité mousse et aplatie, dans la cavité osseuse ; on applique cette extrémité sur la racine de la dent en maintenant le repoussoir dans sa direction. — Il faudra se rappeler que les racines des trois premières molaires sont dirigées un peu en avant et que celles des trois autres sont inclinées en arrière. — Un aide frappe à très petits coups de marteau, surtout pour une molaire inférieure, sur l'autre extrémité du repoussoir. Avec la main libre on se rend compte de l'effet produit; dès que la dent est ébranlée et chassée de son alvéole, on l'enlève avec la main, une pince ou un davier.

Avant de relever le sujet, on nettoie l'alvéole avec une solution antiseptique, puis on la comble avec de la gaze ou de la ouate que l'on retire dès que la cicatrisation est opérée, ou bien avec de la gutta-percha qu'on laisse à demeure; on évite ainsi, au maxillaire supérieur, le passage des aliments dans les sinus et leur collection purulente.

Soins post-opératoires. — Les soins post-opératoires sont les mêmes que pour l'extraction des dents; en général, au bout de six semaines à deux mois, la plaie est cicatrisée.

Complications. — Les complications sont les mêmes que pour l'extraction; mais la fracture du maxillaire est plus fréquente. Il peut arriver que l'on refoule la dent voisine de la molaire à extraire : c'est pourquoi il est nécessaire que l'opérateur s'assure bien avec la main que l'action du repoussoir correspond à son refoulement.

DÉNUDATION. — État d'une partie qui est dépouillée de ses enveloppes naturelles, ce qui peut être le résultat d'une plaie, d'un abcès, de la gangrène, etc.

DÉPÉRISSEMENT. — État d'un individu qui dépérit; perte graduelle des forces, de l'embonpoint, etc.

Le mot *dépérissement* a un sens physiologique général; le mot *amaigrissement* a un sens plutôt anatomique; le mot *marasme* indique plus particulièrement à la fois le dépérissement et l'amaigrissement, causés par une maladie de longue durée (Littré).

DÉPILATION. — Chute des poils.

DÉPLACEMENT. — Changement de rapport éprouvé par les organes; parfois ces déplacements sont congénitaux; souvent ils sont consécutifs à diverses altérations anatomiques, à des traumatismes, etc.

DÉPRAVATION. — État dans lequel une sensation, par exemple celle de l'appétit (*pica*), se montre avec un caractère insolite.

DÉRIVATION (de *derivare*, détourner; all. *Ableitung*). — La dérivation est un mode de traitement destiné à combattre l'inflammation.

Elle est surtout un fait *hydraulique*; elle détourne mécaniquement le sang ou une humeur d'une partie quelconque du corps sur une autre.

Elle se fait au moyen de compressions vasculaires plus ou moins complètes (ligature d'un membre par exemple), de ventouses, de massages, de ponctions et mouchetures, de saignées (Voy. SAIGNÉE et RÉVULSION).

DERMANYSSE. — Le *dermanysse des volailles* est un petit acarien, grisâtre ou noirâtre, de moins de un millimètre de long; il est noctambule et se cache pendant le jour dans les fissures des poulaillers ou des colombiers, et, la nuit venue, se jette sur les oiseaux dont il suce le sang; ceux-ci s'agitent, se secouent et à la longue maigrissent. — Si les acariens sont très nombreux, ils peuvent se jeter sur les mammifères et même sur l'homme. Sur le cheval, ils déterminent une affection cutanée ayant beaucoup de rapport avec la gale sarcoptique et se manifestant par de petites dépilations (Voy. PITYRIASE).

On détruit ces parasites en nettoyant à fond les poulaillers et en les badigeonnant au lait de chaux; on insuffle entre les plumes des oiseaux atteints une poudre insecticide quelconque (Railliet).

DERMATITE. — C'est l'inflammation de la peau.

ÉTIOLOGIE. — Elle reconnaît des causes nombreuses et variées et se trouve localisée généralement en des régions peu étendues de la surface cutanée. Souvent elle est de nature *eczémateuse* (Voy. ECZÉMA).

Les dermatites de *nature parasitaire* sont dues en grande partie à des acares (Voy. GALE). Les dermatites de *nature toxique* s'observent à la suite d'ingestion d'aliments avariés, etc. Les dermatites de *nature traumatique* sont étudiées à propos des *contusions*, des *plaies*, etc.

SYMPTOMATOLOGIE. — Elle peut engendrer des *crevasses*, s'accompagner d'une tuméfaction œdémateuse de la région (*œdème chaud*), de gangrène localisée de la peau (*javart cutané*), ou bien d'une hypertrophie des papilles du derme et d'exsudation (*eaux-aux-jambes*), etc. — L'affection a une marche très lente et est très difficile à guérir.

TRAITEMENT. — On traitera les abcès par la ponction et l'antisepsie; on surveillera l'hygiène et à l'intérieur on donnera des toniques.

Chez le chien, on observe parfois une dermatite chronique localisée en certains points de la peau des lèvres, du coude, du jarret, du fourreau, etc.; de petits abcès se forment en ces régions enflammées puis s'ouvrent à l'extérieur et donnent écoulement à un pus sanguinolent.

Certaines dermatites du cheval s'accompagnent de la production de *pustules* et sont contagieuses : telle est la *dermatite pustuleuse contagieuse* du cheval, qui se transmet par les harnais, les couvertures, les objets de pansage.

Certains auteurs considèrent comme une dermatite spéciale les localisations cutanées du *horse-pox*.

DERMATODECTE. — Voy. GALE PSOROPTIQUE.

DERMATOL (*gallate de bismuth*). — Corps pulvérulent, jaune, inodore, inaltérable à l'air et à l'humidité, obtenu en faisant agir l'acide gallique sur le nitrate de bismuth. Antiseptique et astringent.

USAGES. — En poudre, sur les plaies; en potion, à la dose de 2 grammes, contre la diarrhée.

DERMATOSE. — Terme général employé pour désigner les maladies de la peau. Les plus fréquentes sont les *plaies* et les *affections parasitaires*.

DERME (*derma, corium*; all. *Lederhaut*; angl. *skin*; it. *cute*; *système dermoïde, chorion*). — Couche profonde de l'appareil tégumentaire. Il présente l'aspect d'une membrane blanchâtre, souple, mais très résistante, formée de faisceaux de fibres du tissu cellulaire, de fibres élastiques et de vaisseaux. Sa face interne est unie aux parties voisines par une couche de tissu lamineux; sa face externe, recouverte par l'épiderme, est parsemée de *papilles*. — C'est le derme de la peau de certains animaux, qui, préparé par le tannage, constitue le *cuir*.

DÉROBÉ (PIED). — Se dit d'un pied dont le bord inférieur de la paroi est déchiqueté et irrégulier par suite de la chute d'éclats de corne.

C'est un indice de la friabilité de la corne

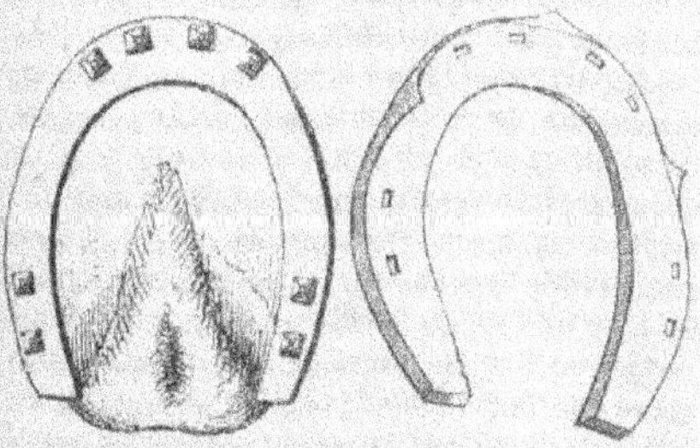

Fig. 499 et 500. — Fers à caractère.

qui est trop sèche; les pieds gras, maigres, à corne blanche, à fourmilière, sont souvent dé-

robés. Les bons pieds peuvent cependant être dérobés, lorsque leur fer a été arraché brusquement, ou lorsque le cheval a marché quelque temps déferré sur une route pavée ou empierrée, ou bien encore lorsqu'ils sont mal ferrés (clous brochés trop bas), ou que la ferrure est trop ancienne, etc.

On y remédie en faisant sauter au rognepied les éclats de corne qui se détachent, en arrondissant à la râpe le bord inférieur de la paroi, et en appliquant un fer couvert, léger, à étampures irrégulières correspondant à la bonne corne, avec des pinçons (*fer à caractère*) (fig. 499 et 500).

DÉSASSIMILATION. — Un des actes de la *nutrition*. C'est un phénomène chimique par lequel un composé faisant partie de l'organisme s'en sépare, en cessant de participer aux actes qu'il accomplit, et se transforme en d'autres composés qui n'existaient pas auparavant, pour être enfin plus ou moins directement expulsé par les sécrétions.

DÉSINFECTION. — Opération qui a pour but de détruire les microbes pathogènes et leurs germes.

Désinfection chirurgicale. — Elle est basée presque exclusivement sur l'emploi des méthodes antiseptiques. Elle comporte la désinfection des instruments, des objets de pansement, du champ opératoire, des mains de l'opérateur, etc., en un mot de tout ce qui peut être en contact, en un moment quelconque, avec la plaie opératoire. Elle permet au chirurgien, si elle a été rigoureuse, de faire des plaies absolument aseptiques, exemptes de microbes, et d'obtenir ainsi une cicatrisation par première intention (Voy. ANTISEPSIE ET ASEPSIE CHIRURGICALES).

Désinfection sanitaire. — Les animaux atteints de maladies contagieuses répandent dans les locaux où ils sont enfermés, sur les chemins qu'ils suivent, dans les abreuvoirs, les pâturages où ils sont conduits, etc., des produits virulents renfermés dans leur jetage, leur salive, leurs déjections et leurs excreta de toutes sortes. Ces produits virulents peuvent transmettre la maladie à des animaux sains et constituent un danger permanent de propagation de la maladie. Leur destruction constitue donc une des mesures les plus importantes de la police sanitaire.

1. *Réglementation de la désinfection*. — La désinfection est régie par les articles 4, 5, 16, 33 et 37 de la loi de 1881; les articles 5, 79, 88, 89, 93, 94, 95 du règlement d'adminis-

tration publique de 1882; les articles 4, 5, 18, 40, 46 du décret du 12 novembre 1887; enfin par les arrêtés ministériels du 30 avril et du 12 mai 1883.

La désinfection doit s'appliquer :

1° Aux locaux (écuries, étables, bergeries, etc.), qui ont été habités par les animaux malades et à tout ce qui peut en provenir (fumiers, purins, litières, pailles, fourrages, ustensiles et objets divers qui ont pu être souillés par ces animaux);

2° Aux ruisseaux, rigoles et conduits servant à l'écoulement des déjections liquides; aux fosses à purin et aux lieux de dépôt des fumiers;

3° Aux cours, enclos, herbages et pâtures où ont stationné les animaux malades;

4° Aux rues, routes et chemins parcourus par les malades ou par les véhicules chargés de leurs cadavres ou de leurs fumiers;

5° Aux véhicules qui ont servi au transport d'animaux atteints ou soupçonnés d'être atteints de maladies contagieuses ou de leurs cadavres ou de fumiers provenant des locaux, cours, enclos ou herbages déclarés infectés;

6° Aux cadavres et à leurs débris;

7° Aux fosses d'enfouissement;

8° Aux personnes qui, par leurs rapports avec les malades, leurs cadavres ou débris, leurs fumiers, peuvent devenir les agents de la transmission des maladies contagieuses;

9° Aux emplacements où ont stationné les animaux destinés à l'exportation, ainsi que tous appareils, passerelles, etc.;

10° Au sol des halles, étables, parcs de comptage, de tous autres emplacements où les animaux ont stationné et qu'ils ont pu souiller pendant la tenue des marchés;

11° Aux locaux qui, dans les abattoirs ou les tueries particulières, ont contenu des animaux atteints de maladies contagieuses;

12° Au matériel employé au transport des animaux sur les voies ferrées, ou par terre, ou par eau.

II. **Manuel général de la désinfection.** — *a.* TECHNIQUE. — La désinfection comporte généralement :

1° Le *nettoyage* (balayage, raclage, lavage à l'eau bouillante ou à l'eau potassique);

2° La *désinfection proprement dite*, qui consiste à arroser, laver, asperger les surfaces à désinfecter avec un liquide désinfectant; on peut également employer ce dernier sous forme de pulvérisations; les pulvérisateurs les plus généralement employés sont du système Geneste et Herscher ou du système Jappy, ce dernier analogue à celui employé pour combattre les maladies de la vigne;

3° On peut compléter la désinfection par les *fumigations*, le *flambage*, le *badigeonnage* à la chaux, etc.

b. AGENTS DÉSINFECTANTS. — 1° *Agents physiques*: lumière, air, froid, et surtout la chaleur.

L'action de la chaleur est variable suivant les microbes et suivant la forme adulte ou sporulée sous laquelle ils se présentent : les microcoques sont moins résistants à la chaleur que les bacilles, et ceux-ci le sont moins que les spores; mais, d'une façon générale, les microbes ne résistent pas longtemps à une température supérieure à 100° : les microcoques sont tués de 62 à 64°, les bacilles entre 70 et 100°, les microbes sporulés entre 110 et 125° (chaleur humide).

Les virus desséchés résistent mieux que les virus frais. La chaleur humide est beaucoup plus efficace que la chaleur sèche. La chaleur humide est employée comme désinfectant sous forme d'eau bouillante (dont l'action sera complétée par l'addition de substances antiseptiques), de vapeur d'eau sous pression ou surchauffée (procédé Koch et procédé Redard).

2° *Agents chimiques.* — Ce sont les antiseptiques ; certaines conditions augmentent ou diminuent leur action désinfectante (Voy. ANTISEPTIQUES); nous dirons simplement que la chaleur augmente leur pouvoir microbicide.

Parmi les principaux désinfectants chimiques employés en vétérinaire, nous citerons : le *chlore* employé sous forme de fumigations ; l'*acide sulfureux* (si on emploie l'un ou l'autre de ces désinfectants, on devra au préalable répandre dans le local une grande quantité de vapeur d'eau, qui se condense sur le plafond et les murs, et fixe ensuite le chlore ou l'acide sulfureux; on fermera hermétiquement les portes et les fenêtres) ; l'*acide sulfurique* ou l'*acide chlorhydrique*, en solution à 3-5 p. 100 sous forme de lavages ou de pulvérisations; l'*acide phénique*, en solution aqueuse à 3-5 p. 100 (on peut en augmenter l'efficacité en chauffant la solution à 75° et en ajoutant un peu de soude) ; l'*acide phénylsulfurique*, obtenu en mélangeant à froid et à parties égales l'acide phénique et l'acide sulfurique, a un pouvoir microbicide plus grand que le précédent; le *crésyl* ou *créoline*, en émulsion dans l'eau à raison de 30 à 50 grammes par litre d'eau; la *potasse* et la *soude*, en solution à 4 p. 100, sont utilisées pour les lavages; la *chaux*, sous forme de chaux vive ou de lait de chaux, constitue un médiocre désinfectant;

le *chlorure de chaux*, en solution au dixième ;
le *bichlorure de mercure* ou *sublimé corrosif*, en
solution acide dans l'eau :

    Bichlorure de mercure......   10 grammes.
    Acide chlorhydrique........   1 décilitre.
    Eau de rivière ou de pluie.. 10 litres.

On peut remplacer l'acide chlorhydrique par
5 grammes de sel marin.

Le *chlorure de zinc*, très peu efficace ; le *sulfate
de cuivre*, en solution à 10 p. 100 ; le *permanganate de potasse* en solution à 3-5 p. 400, etc.

En résumé, les désinfectants les plus efficaces
et les plus usités sont : le sublimé corrosif en
solution acide, le crésyl, l'acide phénique ou
phénylsulfurique et le chlorure de chaux.

III. *Manuels particuliers de la désinfection.*
— 1° **Désinfection des habitations.** — *Si
l'habitation est évacuée*, faire des fumigations
d'acide sulfureux, pendant douze heures, en
brûlant 1^{kg},5 de soufre par 330 mètres cubes,
puis en laver toute la surface avec une des solutions désinfectantes ci-dessous mentionnées,
puis avec du savon et de l'eau chaude.

Laisser les portes et les fenêtres ouvertes et
ventiler librement.

*Solutions à employer pour le lavage du sol ou des
parois* (en pulvérisations) :

    Sublimé corrosif..............   2 p. 1000
    Sulfate de cuivre.............   10 p. 100
    Acide phénique................   5 p.   —
    Phénate de soude..............   0,50 —
    Acide sulfurique ....   2 p. 1000
    Chlorure de zinc..............   10 p. 100
    Lait de chaux.................   4 p.   —

Si l'habitation est occupée, la désinfection est
faite, au choix, au moyen de l'un des désinfectants *chimiques* suivants :

Le bichlorure de mercure en solution à
1 p. 1000 additionnée d'acide chlorhydrique à
5 p. 1000. — La solution d'acide phénique à
2 p. 100. — L'hypochlorite de soude commercial
au dixième. — Le lait de chaux préparé au
moment de l'emploi avec de la chaux vive, dans
la proportion de 10 p. 100. — L'eau bouillante
projetée à l'aide de la vapeur sous pression.

On peut utiliser comme moyens *physiques* :
L'*aération*. — Action de la lumière solaire.
Séchage ;

Le *flambage et grattage des murs et du sol*. —
Destruction par le feu ;

Grattage des murs, suivi d'applications d'eau
de chaux, de goudron, de peinture à l'huile, de
vernis ;

Remplacement des couches superficielles du
sol par du sable, des cendres, de la poussière
de charbon. Les litières seront remplacées par
la sciure de bois ou la tourbe.

Les *fumigations*. — Celles-ci présentent
quelques inconvénients : 1° elles n'agissent que
sur les couches inférieures de l'atmosphère ;
2° elles agissent mieux dans un local saturé
d'humidité : 3° elles agissent peu sur le virus
charbonneux ; 4° elles exigent la fermeture
absolue de toutes les fissures de la pièce.

Fumigations sulfureuses. — Soufre, 30 grammes
pour 1 mètre cube de contenance.

Fumigations de chlore.

    1° Chlorure de chaux........ 180 grammes.
       Acide chlorhydrique..... 175   —

    2° Sel marin................   18 grammes.
       Peroxyde de manganèse..   12   —
       Acide sulfurique du com-
         merce.................   24   —
       Eau ordinaire...........   24   —

Faire une pâte avec l'eau, le manganèse et le sel
pulvérisé ; ajouter l'acide en agitant, et placer le
vase contenant le tout sur un réchaud.
Pour 110 mètres cubes.

3° Solution concentrée de *chlorure de chaux*, contenue dans un vase à large ouverture plongé dans
l'eau chaude.

Fumigations de Guyton de Morveau.

    4° Sel commun ,............ 300 grammes.
       Bioxyde de manganèse...   60   —
       Acide sulfurique........ 240   —

Par 550 mètres cubes d'air.

Fumigation lente de paraforme.

    Paraforme....................... }
    Chlorure de calcium............. } āā
    Eau.............................   Q. S.

Former une pâte, que l'on étend sur des bande-
lettes suspendues dans le local.

*Fumigations d'essence de térébenthine, de gou-
dron ou de vinaigre.* — Soit par évaporation
simple, soit en allumant l'essence, soit en plongeant un fer chaud dans le goudron ou le
vinaigre.

2° **Épuration économique de l'eau des
mares, des rivières, etc.** (Schipiloff). —
Dans un récipient plein d'eau, jeter 10 centigrammes de permanganate de potasse par litre ;
puis ajouter un peu de braise de boulanger
bien pulvérisée ; agiter et laisser déposer ou
filtrer sur un linge.

3° **Désinfection des déjections liquides.**
— Arrosage avec les solutions suivantes :

Eau bouillante potassique...... 20 p. 100
Sublimé corrosif.............. 2 p. 1000
Chlorure de zinc............. 10 p. 100
Sulfate de fer .... 3 —
Sulfate de cuivre .... 1 —
Chlorure de chaux............ 4 p. 1000

4° Désinfection des harnais et du mobilier d'écurie. — HARNAIS. — Immersion dans une solution de sublimé à 2 p. 1000, ou dans une solution phéniquée à 2 p. 100 pendant quatre heures.

Lavage des cuirs avec solutions chaudes de savon de crésyl ou de lessive. Ébullition pendant au moins une demi-heure.

Remplacement des toiles et des matières employées comme doublures et matelassures, ou destruction par le feu.

Flambage prolongé des mors et des ferrements.

Destruction totale par le feu, des objets de peu de valeur.

Si on craint la détérioration, étuve sèche à 110° pendant deux heures ou exposition aux vapeurs d'acide sulfureux dans une atmosphère en contenant au moins quatre volumes pour cent.

OBJETS EN BOIS, CUIR, PIERRE. — Lavages répétés avec des solutions de sublimé à 2 p. 1000, de chlorure de chaux à 1 p. 1000, d'acide phénique à 2 p. 100.

5° Désinfection du malade. — Lavages du corps avec savon de crésyl ; solutions de crésyl à 5 p. 100, d'acide phénique à 5 p. 1000, de lysol à 1 p. 100.

Pour toute la surface du corps des malades :

Solution d'hypochlorite de soude à 1 p. 10, d'acide phénique à 2 p. 100.

Solution de sublimé à 1 p. 1000, pour enlever les matières infectieuses sur une partie limitée du corps, mais non en lavages généraux.

6° Désinfection du vétérinaire et des aides. — Vêtements de toile ; changement de chaussures ; nettoyage des mains avec l'essence de térébenthine, puis avec des savons antiseptiques.

7° Désinfection des cours, enclos, herbages, pâtures. — Les déjections sont enlevées, mises en tas et arrosées avec un liquide désinfectant. Les places où se trouvaient ces déjections sont arrosées avec le même liquide. Les cours sont lavées à grande eau et arrosées ensuite avec l'antiseptique. Les objets ayant servi à ramasser les déjections sont lavés avec le liquide désinfectant. On opérera de même pour les *routes et chemins*.

8° Désinfection des foires et marchés. — Même manuel opératoire.

Au marché de La Villette, il est institué un service de désinfection spécial : deux fois par semaine, on nettoie et on désinfecte avec une émulsion de crésyl à 1/2 ou 1 p. 100, les emplacements du marché ; dans les locaux fermés, on combat les dégagements d'ammoniaque avec une solution de chlorure de zinc à 3 p. 100, additionnée de quelques gouttes d'essence de thym.

9° Désinfection des voitures, des wagons de chemin de fer et des navires. — Tout entrepreneur de transports par terre est tenu de désinfecter (nettoyage et désinfection), immédiatement après le déchargement, les véhicules ayant servi à transporter les bêtes bovines et autres espèces de ruminants et de porcs. — Pour cela, on racle le plancher et les parois du véhicule puis on lave à grande eau ; on badigeonne le véhicule avec l'une des solutions désinfectantes indiquées ou on y projette de l'eau bouillante comme il a été dit.

Les wagons ayant servi à transporter des ruminants, des porcs, des chevaux, des ânes ou des mulets, doivent être désinfectés à l'arrivée, au plus tard vingt-quatre heures après le débarquement des animaux. Aussitôt après le débarquement, il est collé sur chaque wagon une étiquette portant la mention « à désinfecter ». Après la désinfection, qui comporte le nettoyage et la désinfection proprement dite, cette étiquette est remplacée par une autre portant la mention « Désinfecté ».

A la frontière, toute voiture qui a renfermé des animaux atteints de maladies contagieuses ne peut pénétrer en France qu'après désinfection.

Tout bateau ou navire ayant servi à transporter des ruminants, des chevaux, ânes, mulets et porcs est désinfecté après le débarquement des animaux. La désinfection, qui ne s'applique qu'aux places occupées ou parcourues par les animaux, a lieu, dans les ports de mer, sous la surveillance du vétérinaire sanitaire. Les quais de débarquement sont également désinfectés.

DÉSORGANISATION. — Altération de la structure d'un organe, ou même destruction de son tissu. Elle a lieu par suite de l'action des corps contondants, dans les dégénérescences, dans la gangrène, et dans certains ulcères primitifs.

La désorganisation est quelquefois utilisée comme moyen extrême de traitement : on l'opère alors au moyen du feu, des caustiques, de la compression de la partie, ou de la ligature des artères qui y portent la nourriture.

DESQUAMATION. — Exfoliation ou séparation de l'épiderme sous forme d'écailles plus ou moins grandes. — Ce phénomène a surtout lieu à la suite ou dans le cours des maladies exanthémateuses ; il s'observe après toutes les irritations de la peau, et il en annonce même la terminaison heureuse, lorsqu'elles sont aiguës, comme dans la clavelée ; il se manifeste au contraire au début des irritations chroniques de la surface cutanée.

DESSOLURE (all. *Absohlen*). — Opération qui consiste à enlever complètement la corne de la sole et de la fourchette du pied des solipèdes en la désengrenant du tissu velouté sous-jacent.

Le manuel opératoire a été exposé à propos de l'opération complète du clou de rue (Voy. Clou de rue).

C'est une opération que l'on ne doit pratiquer que dans de rares cas et à laquelle on doit préférer l'amincissement à fond de la sole et de la fourchette : elle est extrêmement douloureuse pour l'opéré ; elle rend l'hémorragie post-opératoire abondante ; elle exige un traitement consécutif toujours long, parce que la corne se régénère très lentement ; de plus, le tissu velouté irrité est souvent ultérieurement le siège d'une boiterie.

DESSOUS. — *Le dessous*. Voy. Scrotum. — *Le dessous de langue*. Maniement qui, dans les espèces bovines, comprend les parties du *gros de langue*, étendues entre le larynx en bas et les ganaches en haut.

DÉSUNI, IE. — Manquant d'union. — *Galop désuni*. Galop dans lequel, la piste d'un pied antérieur étant la plus avancée, celle du pied postérieur du même côté reste en arrière de la piste du pied opposé. Le galop désuni ôte au cheval toute solidité. On dit aussi dans le même sens : *cheval désuni*.

DÉTENTE (all. *Abspannung*). — Cessation d'un spasme, retour à l'état normal après une surexcitation nerveuse.

DÉTRITION. — Usure des dents par l'action de ronger, de mâcher ou de ruminer.

DÉVIATION. — Direction vicieuse que prennent certaines parties du corps (os, muscles, tendons, utérus, etc.).

DEVON. — Variété bovine de la race irlandaise qui habite le sud-ouest de l'Angleterre, dans les comtés de Devon, de Dorset et de Sommerset. La population bovine de cette contrée comprend surtout des bœufs ne mesurant guère

plus de 1ᵐ,20, à pelage rouge vif. Ils sont utilisés pour le travail, où ils se montrent courageux et fort agiles ; les femelles n'ont que de médiocres aptitudes laitières.

DEXTRINE. — La dextrine est pour ainsi dire la gomme de l'amidon. Sa poudre sèche, jaunâtre à la façon du maïs mûr, de saveur fade, est très soluble dans l'eau froide ou chaude, mais non dans l'alcool fort. L'iode ne la colore pas en bleu.

Effets et usages. — On a tort, en vétérinaire, de ne pas employer davantage cet émollient, qui peut émulsionner les huiles grasses, les essences et la térébenthine. Elle peut remplacer la gomme, qui est trop chère, dans mainte préparation adoucissante. Contre les diarrhées, Zündel la trouvait préférable à l'amidon lui-même.

Emploi. — Comme agglutinatif et contentif, on s'en servira avec cette formule de Velpeau :

Dextrine....................	100 grammes.
Eau-de-vie camphrée.......	60 —
Eau chaude...............	40 —

Trempez dans ce mélange sirupeux les étoupes et les bandes qui maintiendront l'os fracturé.

DIABÈTE (de διά, βαίνειν, passer au travers ; all. *Harnruh* ; angl. *diabetes* ; ital. *diabete* ; ou pisse ou *polyurie*). — C'est la sécrétion exagérée de l'urine, qui a parfois une composition et des caractères spéciaux (Voy. Polyurie).

DIAGNOSTIC (all. *Diagnose* ; angl. *diagnostic* ; it. et esp. *diagnostico*). — Partie de la médecine qui s'occupe de la distinction des maladies et de la connaissance des signes pathognomoniques propres à chacune d'elles. Dans un sens plus restreint, on entend par *diagnostic* l'opération de l'esprit qu'accomplit le praticien, après l'observation des divers symptômes présentés par le malade, pour arriver à déterminer la nature et le siège de la maladie.

Il est d'une importance capitale, car c'est de lui que dépendent le pronostic et le traitement à instituer.

Pour établir le diagnostic on se renseignera très exactement sur les *commémoratifs* (Voy. ce mot) ; on étudiera les différents *symptômes* (Voy. ce mot), qui sont la manifestation extérieure des lésions produites par la maladie, en tenant compte principalement des symptômes primordiaux essentiels. — On arrivera ainsi à déterminer la nature et le siège de la maladie.

Parfois certains symptômes sont communs à diverses affections et l'on doit procéder par élimination, en mettant les signes observés sur le malade, successivement en parallèle avec les symptômes classiques de ces affections, et en tenant compte de la physionomie spéciale des symptômes, de leur intensité, pour ne retenir que la véritable maladie qui affecte l'animal. — On établit là un *diagnostic différentiel* entre ces diverses maladies, qui pouvaient, à première vue, être confondues.

Il faut attacher une grande importance à la *concordance de tous les symptômes* : si l'un d'eux manque, ou s'il est en opposition avec ceux de la maladie observée, c'est que le diagnostic supposé est *inexact*. Il faut chercher surtout du côté de ce symptôme. Ainsi, par exemple, sur un animal nerveux on constate l'injection de la conjonctive, la plénitude du pouls, avec l'exagération du murmure respiratoire dans les deux poumons et une élévation de 2 à 3 degrés de la température rectale : tout cela peut faire croire à une congestion pulmonaire ; mais, d'après les commémoratifs, la maladie dure déjà depuis plusieurs jours : on devrait alors constater des symptômes d'hépatisation pulmonaire plus ou moins étendue, caractérisée par l'atténuation ou la disparition du murmure respiratoire en certains endroits, par le jetage rouillé ; ou bien on constate des symptômes anormaux : le malade reste longtemps couché, ou sa marche est irrégulière. Il faut alors conclure qu'il n'y a pas de lésions pulmonaires, mais une dyspnée due à la douleur causée par une arthrite, une lésion musculaire, une lésion du pied, etc.

DIAPÉDÈSE. — Migration des globules blancs hors des vaisseaux. — Pour l'exécuter, le globule s'arrête contre la paroi, émet, entre deux cellules endothéliales, un prolongement, qui, d'abord très mince, s'allonge, traverse toute la paroi, et se renfle une fois arrivé dans le tissu cellulaire environnant ; le globule présente alors deux parties renflées, reliées par un pédicule mince ; puis tout le protoplasma passe dans le prolongement, entraînant avec lui le noyau, de sorte que le globule entier se trouve transporté en dehors du vaisseau.

DIAPHORÈSE (de διά, dehors, et φορεῖν, porter ; all. *Hautausdünstung* ; angl. *perspiration* ; ital. *diaforesi*). — En général, on désigne ainsi une augmentation d'activité de la peau et des muqueuses, avec transpiration exagérée mais moins considérable que la sudation. — On attribue un effet *diaphorétique* à divers médicaments, que scientifiquement on ne peut cependant pas séparer des sudorifiques : c'est pourquoi aujourd'hui les deux mots sont généralement synonymes.

DIAPHRAGMATOCÈLE (de διάφραγμα et κήλη, hernie ; all. *Zwerchfellbruch*). — Hernie des viscères abdominaux à travers le diaphragme (Voy. Hernie).

DIARRHÉE (all. *Durchfall* ; angl. *purging* ; it. et esp. *diarrea*). — Évacuation fréquente d'excréments liquides.

Étiologie. — Elle est, en général, occasionnée par une hypersécrétion des sucs digestifs due souvent à l'action des microbes de l'intestin ou de leurs toxines.

La diarrhée est, en général, symptomatique d'une affection de l'appareil digestif et en particulier de l'intestin (congestion, entérite, ulcération, etc.) ; elle survient dans certains empoisonnements ou dans le cours de diverses maladies contagieuses, etc. ; elle peut survenir par action réflexe consécutivement à un refroidissement ou à une grande frayeur ; elle alterne avec la constipation dans certains états cachectiques.

Symptomatologie. — Les diarrhées peuvent présenter des caractères variables : elles sont *séreuses*, lorsque les excréments sont très fluides et sans coloration, lors d'irritation faible de la muqueuse intestinale ; *muqueuses*, quand les matières excrémentitielles sont visqueuses et renferment de la mucine ; *albumineuses*, lorsqu'elles renferment de l'albumine ; *fibrineuses* ou *pseudo-membraneuses*, lorsqu'elles contiennent des plaques de fibrine coagulée (entérite) ; *bilieuses*, lorsque les excréments sont jaunâtres et fortement colorés par la bile ; *lientériques*, lorsque les aliments sont expulsés sans avoir subi de changements appréciables ; *colliquatives* ou *cholériformes*, lorsque les expulsions sont fréquentes et abondantes. — Lorsque l'expulsion des matières s'accompagne de douleur, provoquant des contractions violentes des muscles abdominaux et l'irritation de l'anus, on dit qu'il y a *ténesme rectal* et que l'animal a des *épreintes*.

Traitement. — Il varie avec la cause et la maladie dont la diarrhée est le symptôme.

DIARRHÉE DES JEUNES ANIMAUX. — Voy. Entérite diarrhéique des jeunes animaux.

DIASTASHÉMIE (de διάστασις, séparation, et αἷμα, sang). — Nom donné par Delafond à une altération du sang, caractérisée par une séparation rapide des globules et de la fibrine, et observée dans l'*anasarque*.

DIATHÈSE (all. *Krankheitsanlage*). — Tempérament morbide spécial, caractérisé par un trouble de la nutrition. Il modifie peu à peu l'organisme, diminue sa résistance, et le rend apte à contracter certaines maladies dites *diathésiques* se manifestant par des symptômes différents, mais ayant entre elles un lien causal et s'associant ou se remplaçant. L'état diathésique est héréditaire et cette hérédité explique comment des parents eczémateux engendrent des descendants eczémateux, etc.

PRINCIPALES DIATHÈSES. — Chez les animaux on peut observer deux diathèses principales : la *diathèse arthritique*, ou *arthritisme*; la *diathèse herpétique*, ou *eczémateuse*, ou *dartreuse*, ou *herpétisme*.

L'arthritisme se manifeste par la prédisposition à l'obésité, au diabète, au rhumatisme.

L'herpétisme donne une aptitude spéciale à contracter certaines maladies : obésité, eczéma, psoriasis, impetigo, crevasses, eaux-aux-jambes, crapaud ; peut-être la fluxion périodique, etc.

Dans ces derniers temps, Jacoulet et Joly ont admis chez le cheval un état diathésique spécial, qu'ils qualifient *d'ostéitisme* ou *d'ostéoarthritisme* : il se manifesterait par une fragilité particulière, une sensibilité réactionnelle excessive du tissu osseux aux effets du travail locomoteur.

CARACTÈRES DES DIATHÈSES. — Ces maladies, dues à un trouble permanent des mutations nutritives, existent simultanément ou se succèdent ou reviennent à intervalles plus ou moins éloignés, entre lesquels l'état de santé reparaît, mais elles ne disparaissent jamais : c'est ainsi que, chez le chien, on voit successivement l'eczéma, qui est la première manifestation de l'herpétisme, puis l'obésité, le catarrhe auriculaire, le chancre auriculaire, le catarrhe bronchique, l'emphysème, etc., qui sont des conséquences d'une altération de la nutrition générale ; ces maladies symptomatiques disparaissent momentanément sous l'influence de certaines conditions (changement d'air, de régime, de saison, travail, etc.), et reparaissent avec le retour des causes occasionnelles qui les ont déterminées une première fois.

INFLUENCES DE DIATHÈSES SUR L'ÉTAT GÉNÉRAL. — Cet état diathésique spécial explique pourquoi certaines causes extérieures (température, humidité, atmosphère, travail, etc.), se faisant sentir sur un grand nombre d'individus, déterminent l'apparition de diverses affections, seulement sur les individus prédisposés par cet état, et sont sans influence sur les autres.

DIÉRÈSE (de διαιρεῖν, diviser; all. *Trennung*). — Division, solution de continuité ; terme géné-

rique par lequel on désigne, en chirurgie, les divers procédés usités pour diviser les tissus.

DIÈTE (de δίαιτα, manière de vivre, régime). — Dans son sens le plus large et, en même temps, le plus exact, ce mot signifie régime de vie ; mais au point de vue médical, le mot *diète* signifie la privation plus ou moins absolue d'aliments.

Le *diète absolue*, c'est-à-dire la privation complète de nourriture, n'est que rarement ordonnée pour les animaux, sauf à la suite d'indigestion stomacale des bêtes bovines. — En général, dans les maladies inflammatoires, ou lors de surcharge ou de suractivité fonctionnelle des organes digestifs, on s'en tient à une *demi-diète*, et on nourrit les animaux avec très peu de fourrage, avec des barbotages clairs, des boissons blanchies avec la farine d'orge, du lait.

La diète est contre-indiquée dans les maladies adynamiques ou dans les affections chroniques, où on doit recourir à un régime approprié.

Les bêtes bovines, les porcs et même le chien supportent plus facilement l'abstinence que le cheval.

En résumé, lorsqu'un malade manifeste de l'appétit, à moins qu'il n'y ait une contre-indication locale évidente, il y a avantage à le satisfaire, à la condition, toutefois, que ce soit avec intelligence et mesure : une alimentation prudemment réglée, dès que les symptômes les plus graves ont disparu, abrège la convalescence.

DIFFLUENT. — Se dit des tissus qui, de l'état solide, passent à un état de mollesse voisin de la fluidité, comme on le voit pour la substance encéphalique dans le cas de ramollissement cérébral, etc. — On appelle *tumeur diffluente*, celle qui donne à la palpation la sensation d'un liquide épais qui change de place.

DIFFORMITÉ (all. *Missbildung*). — Vice de la conformation extérieure du corps, qui la rend contraire aux conditions de beauté propres à l'espèce. Les difformités sont congénitales ou acquises ; les unes sont curables, les autres incurables, et quelques-unes peuvent seulement être atténuées.

DIGESTION. — La digestion est la fonction par laquelle certaines substances, venues du dehors, et introduites dans les voies digestives (*aliments*), sont converties, par suite de modifications physico-chimiques, d'une part en *nutriments*, substances utilisées pour la nutrition de l'organisme par l'absorption, d'autre part en *matières excrémentitielles* que la défécation rejette au dehors. Son but est de fournir à l'organisme les matériaux nécessaires à son accroissement, à la réparation de ses pertes, à son fonctionnement.

Ces modifications résultent de phénomènes de deux ordres, mécaniques et chimiques, et se passent successivement dans les divers segments du tube digestif. L'étude de la digestion comprend donc celle des aliments, de la façon dont ils sont introduits dans la cavité buccale (*préhension*), conduits de cette cavité dans l'estomac (*déglutition*), modifiés par la bouche, l'estomac, l'intestin grêle, le gros intestin, et finalement absorbés ou évacués par la défécation.

ANATOMIE. — Les organes de la digestion forment un long tube replié plusieurs fois sur lui-même en certains points, renflé de distance en distance, et pourvu en divers endroits de glandes annexes. Il s'ouvre à l'extérieur par deux orifices : l'un (*bouche*), servant à l'introduction des aliments; l'autre (*anus*), destiné à l'expulsion des excréments. Il offre des variétés nombreuses en rapport avec le genre de vie et d'alimentation de l'espèce envisagée.

Description générale. — On distingue des *organes creux*, constitués par le tube digestif et ses dilatations, et des *organes pleins*, qui sont les glandes annexes.

Organes creux. — Les organes creux présentent une cavité variable, capable de s'agrandir ou de diminuer de volume.

Leurs parois sont constituées en allant de dedans en dehors : 1° par la *muqueuse digestive* qui prend des noms particuliers, suivant les cavités qu'elle tapisse (*muqueuse buccale, stomacale, intestinale*), et se continue au niveau des ouvertures naturelles avec la peau, dont elle a la structure; elle comprend : une couche superficielle, ou *épithélium*, constituée par des cellules de formes variables et parfois disposées suivant plusieurs couches superposées ; une membrane sous-épithéliale, ou *derme* ou *chorion muqueux*, formée de fibres conjonctives élastiques, sensibles, vasculaires, avec des fibres musculaires lisses, en certains endroits. — 2° par une *membrane musculeuse*, constituée par des fibres musculaires lisses, qui sont indépendantes de l'action de la volonté. — 3° par une *membrane séreuse*, dépendant des *plèvres* ou du *péritoine*, et ne tapissant extérieurement que la partie des organes digestifs contenue dans les cavités thoracique ou abdominale.

Organes pleins. — Les organes pleins sont des *glandes* qui ont une forme, un volume, une couleur, une consistance très variables, et qui

sécrètent un liquide, d'apparence et de nature différentes.

En général, ces glandes sont formées par un tube droit ou contourné, tapissé par une ou plusieurs couches de cellules ; parfois (*glandes simples*), elles figurent une cavité vésiculaire avec un conduit; parfois (*glandes conglomérées*), elles sont constituées par des amas de glandes simples et sont pourvues d'un canal excréteur commun.

Description particulière. — 1° *Bouche*. — La *bouche*, qui comprend les *lèvres*, les *joues*, le *palais*, la *langue*, les *dents*, offre peu de dissemblance chez nos différents animaux domestiques.

2° *Pharynx*. — Il en est de même du *pharynx* ou *arrière-bouche*.

3° *Voile du palais*. — Les deux cavités, bouche et pharynx, sont séparées l'une de l'autre par un voile membraneux ou *voile du palais*, attaché à la partie postérieure du palais et limitant en bas l'*isthme du gosier* ou ouverture postérieure de la bouche.

4° *Glandes salivaires*. — A la cavité buccale sont annexées des *glandes salivaires*. Ce sont en général des glandes conglomérées, formées d'un amas de glandes simples en forme de vésicule (*culs-de-sac glandulaires*).

a. La *glande parotide* est paire et située entre le bord postérieur du maxillaire inférieur et l'atlas. La salive qu'elle sécrète est déversée, par le *canal de Sténon*, dans la bouche, sur la joue, au niveau de la troisième molaire supérieure.

b. La *glande maxillaire* est paire et placée dans l'espace intramaxillaire, sur les faces latérales du larynx. Son canal excréteur est le *canal de Wharton*, qui vient s'ouvrir dans la bouche, à côté du frein de la langue, sur un tubercule saillant ou *barbillon*.

c. La *glande sublinguale* est située sous la langue. Elle a de chaque côté de la langue des canaux excréteurs multiples (*canaux de Rivinus*).

d. Enfin il existe d'autres glandes salivaires moins importantes (*glandes molaires, glandules linguales, labiales*, etc.), disséminées sous la muqueuse.

5° *Œsophage*. — Le pharynx est continué par l'*œsophage*, long canal cylindrique, membraneux, qui, situé en arrière de la trachée, dans la moitié supérieure du cou, se place dans la moitié inférieure à gauche de celle-ci, pénètre dans la poitrine, se replace à la face supérieure de la trachée, passe derrière la base du cœur, traverse le pilier droit du diaphragme, et s'ouvre dans l'estomac par un orifice appelé *cardia*.

6° **Estomac.** — Il nous faut étudier cette portion du tube digestif successivement chez les divers animaux domestiques.

a. **Estomac des solipèdes.** — L'estomac, chez les solipèdes, est un sac membraneux d'une contenance de 10 à 15 litres, légèrement aplati d'avant en arrière, allongé d'un côté à l'autre, incurvé sur lui-même.

Il offre à considérer une face antérieure et une face postérieure lisses, une *grande courbure* inférieure et convexe, une *petite courbure* supérieure et concave qui présente l'insertion de l'œsophage, une extrémité gauche, renflée, ou *cul-de-sac gauche*, et une extrémité droite ou *cul-de-sac droit* continué avec l'intestin (fig. 501).

Il est placé dans l'abdomen, contre le diaphragme. — Il est en rapport en avant avec le diaphragme et le foie ; en arrière avec une courbure du gros côlon ; en dessous avec la rate et les courbures du gros côlon.

A l'intérieur (fig. 502) l'estomac est tapissé par une *muqueuse* blanche, résistante, dans le cul-de-sac gauche, et rouge, épaisse, spongieuse dans le cul-de-sac droit. Cette muqueuse est doublée extérieurement par une membrane *musculeuse*, formée par des fibres musculaires nombreuses, surtout dans le cul-de-sac gauche, où elles enserrent le cardia à la façon d'une cravate (*cravate de Suisse*). Plus en dehors se trouve la *séreuse*, dépendant du péritoine.

b. **Estomac du porc et des carnassiers.** — L'estomac du *porc* et des *carnassiers* diffère peu de celui des solipèdes.

c. **Estomac des ruminants.** — Chez les *ruminants*, l'estomac est constitué par quatre réservoirs communiquant ensemble : le *rumen* ou *panse*, le *réseau* ou *bonnet*, le *feuillet*, et la *caillette* (fig. 503, 504) (Voy. ABDOMEN).

Le *rumen* occupe les neuf dixièmes de la masse totale de l'estomac. Il présente au niveau de ses extrémités antérieure et postérieure une échancrure qui le divise en deux sacs inégaux, dont le droit est plus court ; il reçoit l'insertion de l'œsophage.

Le rumen est en rapport par son bord gauche avec la rate, la partie la plus élevée du flanc et la région sous-lombaire ; par son bord droit,

il correspond à la caillette et à la partie déclive de l'hypocondre et du flanc droits ; en avant, il touche le bonnet, le feuillet et le diaphragme ;

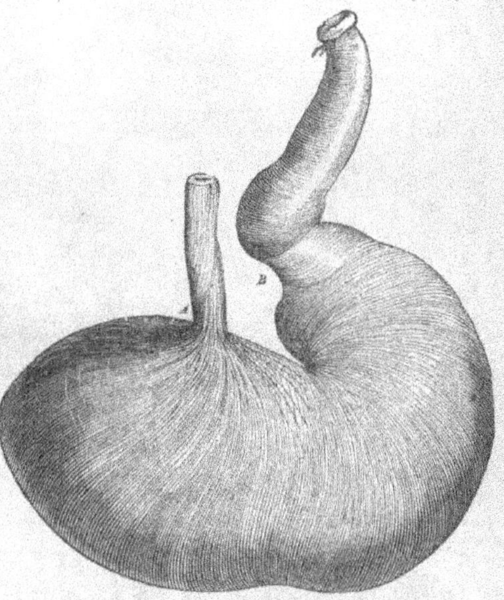

Fig. 501. — Estomac du cheval.

A, extrémité cardiaque de l'œsophage. — B, anneau pylorique (Colin).

en arrière, il occupe l'entrée de la cavité pelvienne, où il est en contact avec les organes génito-urinaires.

Sa surface intérieure est divisée en deux sacs

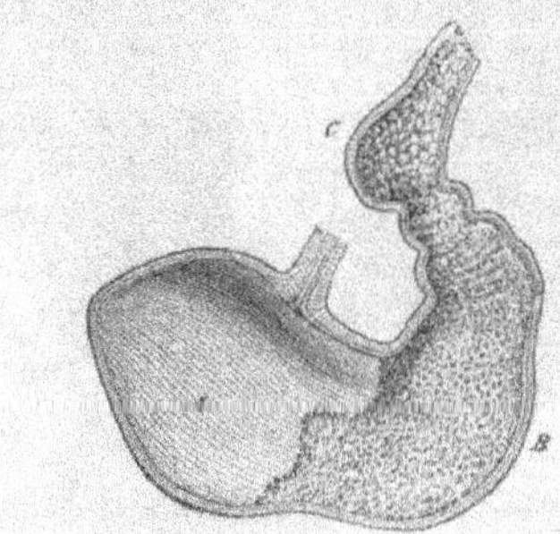

Fig. 502. — Vue intérieure de l'estomac du cheval

A, sac gauche. — B, sac droit. — C, renflement duodénal (Chauveau).

par le fond des échancrures, qui est tapissé par de gros *piliers* charnus. La muqueuse est hérissée d'un grand nombre de papilles, très développées à droite, petites et rares à gauche ;

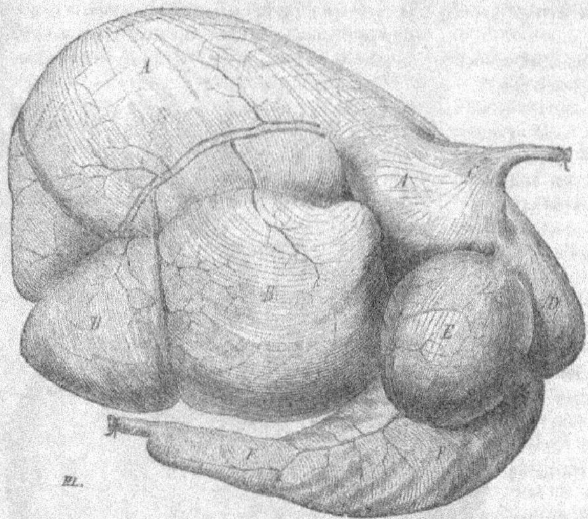

Fig. 503. — Estomacs du bœuf vus par leur face droite et supérieure, la caillette étant abaissée.

A, rumen (hémisphère gauche). — B, rumen (hémisphère droit). — C, terminaison de l'œsophage. — D, réseau. — E, feuillet. — F, caillette (Chauveau).

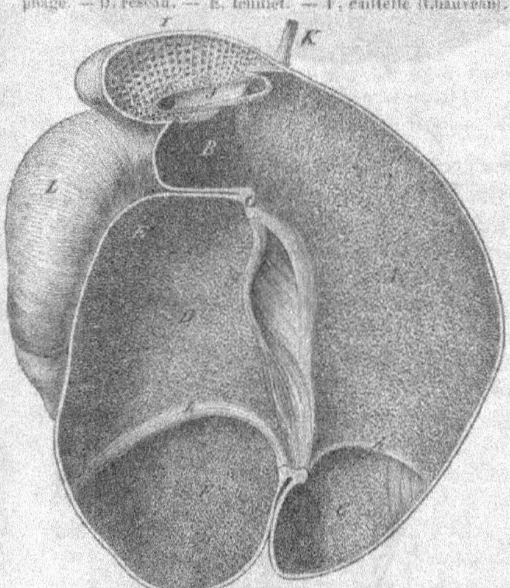

Fig. 504. — Intérieur des estomacs des ruminants (plan supérieur du rumen et du réseau avec la gouttière œsophagienne).

A, sac gauche du rumen. — B, extrémité antérieure de ce sac renversée sur le sac droit. — C, extrémité postérieure du même ou vessie conique gauche. — D, sac droit. — E, son extrémité antérieure. — F, la postérieure, ou vessie conique droite. — G, coupe du pilier antérieur du rumen. — gg, ses deux branches supérieures. — H, pilier postérieur du même. — hhh, ses trois branches inférieures. — I, cellules du réseau. — J, gouttière œsophagienne. — K, œsophage. — L, caillette. (Chauveau).

l'épithélium de la muqueuse est très épais. La cavité du rumen communique avec l'œsophage par une ouverture placée en avant du sac gauche, et avec le réseau par un orifice situé en dessous.

Le *bonnet* est le plus petit des quatre estomacs. Il est placé entre le diaphragme et l'extrémité antérieure du rumen. Sa face interne, tapissée par une muqueuse, est divisée par des élevures lamellaires en une multitude de cavités polyédriques, rappelant celles d'une ruche d'abeille; du fond de ces cavités s'élèvent des papilles coniques; l'épithélium de la muqueuse est très épais. Le bonnet communique avec le rumen d'une part; et d'autre part avec le feuillet par une ouverture placée au milieu de sa courbure supérieure : cet orifice est relié au cardia par une sorte de demi-canal, long de 15 à 20 centimètres, formé par des lèvres épaisses et mobiles, et appelé *gouttière œsophagienne*. Cette gouttière suit le bord supérieur du réseau auquel elle adhère; le bord libre de ses lèvres est dirigé en bas et à gauche (fig. 504, J).

Le *feuillet* est placé au-dessus et à droite du réseau et de l'extrémité antérieure du rumen; en avant il correspond au diaphragme. Sa cavité communique d'une part avec le réseau, d'autre part avec la caillette; elle est remplie par des lames de dimensions variables, épaisses, dures, résistantes, ayant un bord adhérant en haut à ses parois et un bord libre dirigé en bas.

La *caillette* est un réservoir en forme de poire, assez vaste, placé au-dessus du sac droit du rumen; à droite, elle correspond au diaphragme et à l'hypocondre droit. Sa cavité correspond, d'une part avec le feuillet, d'autre part avec l'intestin, par sa pointe dirigée en haut et en arrière. Elle est tapissée par une muqueuse ayant les caractères de celle du sac droit de l'estomac des solipèdes.

7° *Intestin.* — L'estomac se continue par l'*intestin*. Nous étudierons celui-ci successivement chez les solipèdes, les carnassiers et les ruminants.

partie postérieure (*gros intestin*), il est renflé et bosselé (fig. 505).

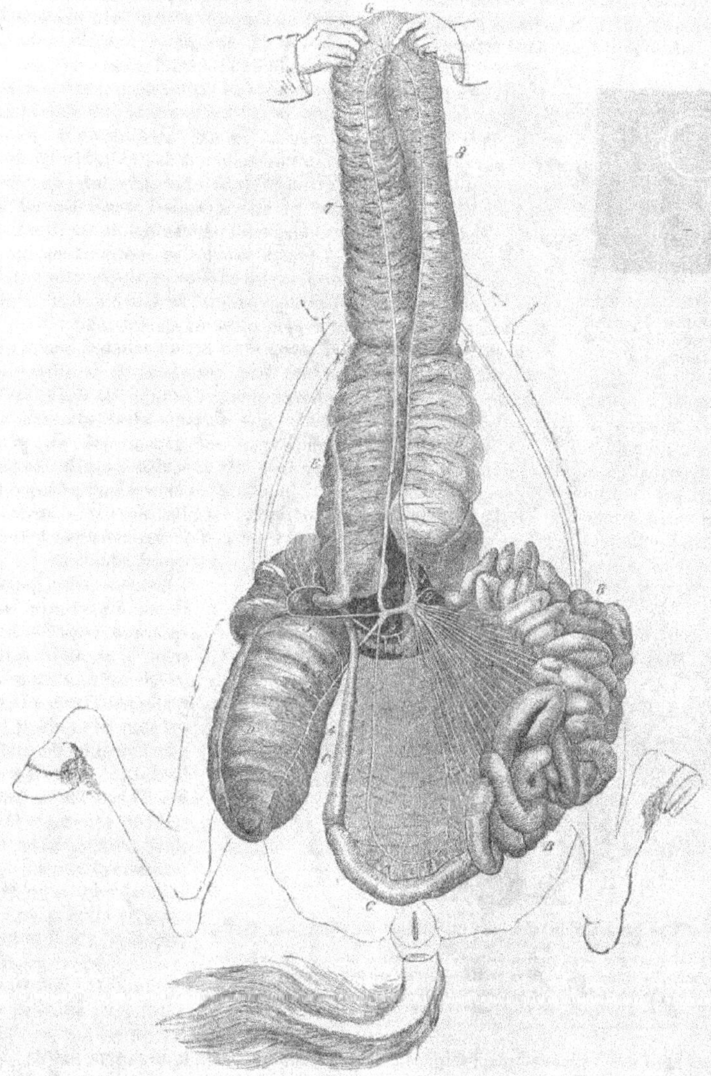

Fig. 505. — Vue générale des intestins du cheval (l'animal est sur le dos, et la masse intestinale est déployée).

A, duodénum à son passage derrière la grande mésentérique. — B, portion flottante de l'intestin grêle. — C, portion iléo-cæcale. — D, cæcum. — EFG, anse formée par le côlon replié. — G, courbure pelvienne. — FF, point où se recourbe l'anse colique pour constituer les courbures sus-sternale et diaphragmatique (Chauveau).

a. **Intestin des solipèdes**. — Dans sa partie antérieure (*intestin grêle*), il est étroit; dans sa

1° L'*intestin grêle* est un canal membraneux, de 22 mètres de long en moyenne, cylindrique et incurvé sur lui-même ; il présente une *courbure convexe* lisse, et une *courbure concave*, sur laquelle s'insère le *mésentère*, dépendance du péritoine, qui soutient l'intestin. Il prend naissance au cul-de-sac droit de l'estomac, par l'orifice *pylorique*, s'incurve en prenant le nom de *duodénum*, et se place dans le flanc gauche où il forme mille replis qui flottent dans la cavité abdominale : c'est le *jéjunum* ; enfin il revient à droite sous le nom d'*iléon* et s'insère dans la concavité du *cæcum*.

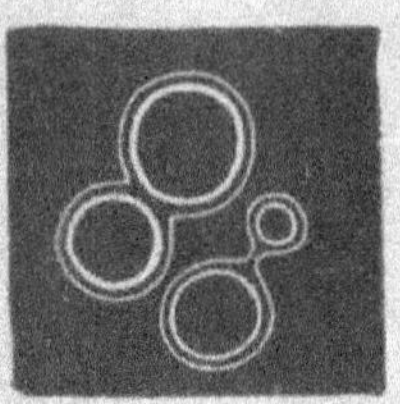

Fig. 506. — Coupe schématique des quatre portions du côlon du cheval (Chauveau).

Sa muqueuse est jaune rougeâtre, spongieuse et de texture délicate ; elle présente à sa surface : des saillies, ou *villosités*, qui renferment des vaisseaux sanguins et lymphatiques, et des dépressions, ou *follicules*, qui contiennent des *glandes* ; on trouve en outre, en saillie sur la muqueuse, des plaques ovalaires gaufrées, ou *plaques de*

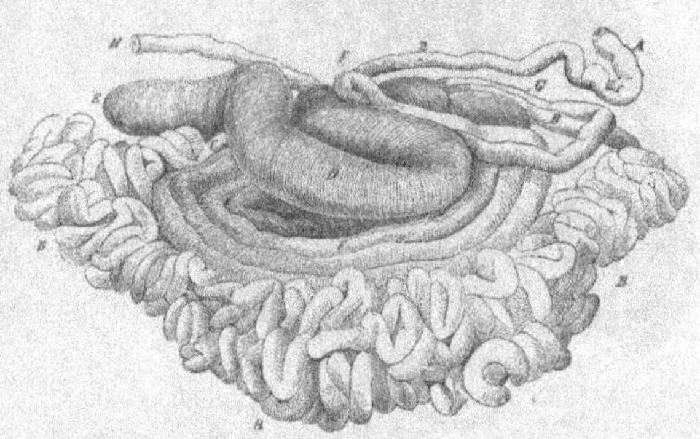

Fig. 507. — Vue générale de la masse intestinale du bœuf (face droite).

A, origine du duodénum. — B, portion flottante de l'intestin grêle. — C, terminaison de l'intestin grêle. — D, cæcum. — E, sa pointe dirigée en arrière. — F, anse décrite par le côlon replié à sa terminaison. — GH, portion terminale de l'intestin. — 1, insertion du canal cholédoque. — 2, insertion du canal pancréatique (Chauveau).

Peyer, qui sont des organes lymphatiques. — L'intestin grêle reçoit son sang de l'*artère grande mésentérique*.

2° Le *gros intestin* est formé d'abord par un vaste réservoir de forme conique ou *cæcum*.

Celui-ci occupe l'hypocondre droit suivant une direction oblique en bas et en avant. Il présente sur sa face extérieure de nombreux sil-

lons circulaires, qui correspondent à des saillies intérieures. Son *extrémité supérieure* ou *crosse* est placée dans la région sous-lombaire, et est en rapport avec le rein droit et le pancréas. C'est sur elle que s'insère la portion terminale de l'intestin grêle, par une ouverture placée au centre de la *valvule iléo-cæcale*, et que prend naissance le *gros côlon*. La crosse du cæcum est fixée au flanc droit et c'est elle qu'on ponctionne dans le cas de tympanisme. L'*extrémité inférieure* ou pointe du cæcum est libre et est en rapport généralement avec le prolongement abdominal du sternum.

Le *gros intestin* se continue ensuite par le *côlon*, divisé en deux parties suivant son volume et sa disposition : le *gros côlon* ou *côlon replié*, et le *petit côlon* ou *côlon flottant*.

Le *gros côlon* est un canal volumineux, présentant des bosselures à sa surface, plissé transversalement, replié en deux, de façon à former une anse dont les deux branches sont réunies par une dépendance du péritoine ; cette anse est à son tour repliée en deux, de sorte que le gros côlon, examiné dans la cavité abdominale, est constitué par quatre longs réservoirs accolés deux à deux par le frein péritonéal (fig. 506).

Le gros côlon part de la crosse du cæcum, se dirige en avant jusqu'à la pointe de celui-ci, et, arrivé à la partie inférieure du diaphragme, se replie pour former la *courbure sus-sternale* ; puis, il longe la paroi abdominale, arrive au bassin, où il se replie à nouveau à gauche en formant la *courbure pelvienne* ; il se continue ensuite par sa troisième portion, placée au-dessus et à gauche de la précédente à laquelle elle est unie par le péritoine, arrive vers le centre du foie et se replie en formant la *courbure gastrohépatique* ; enfin le côlon se continue par sa quatrième portion, reliée à la première par le péritoine et remonte en haut jusque vers la base du cæcum où il se rétrécit et se continue par le petit côlon.

Le *petit côlon* est un canal régulièrement bosselé, qui part de la portion terminale du gros côlon, passe dans le flanc gauche, où il est flottant et suspendu par le mésentère, comme l'intestin grêle, puis remonte dans le bassin où il se continue par le *rectum*.

Le gros intestin reçoit son sang de l'artère *petite mésentérique* et d'une branche de la *grande*.

3° Le *rectum* s'étend, au plafond du bassin, depuis l'entrée jusqu'à l'*anus*.

b. **Intestin des ruminants.** — L'*intestin grêle* est beaucoup plus long et plus étroit que celui du cheval. Il flotte à l'extrémité d'une large lame mésentérique, qui est plissée en festons multiples au niveau de son insertion sur l'intestin. — Le *cæcum* est cylindrique et sans bosselures ; son extrémité est dirigée en arrière (fig. 507). — Le *côlon* est soutenu entre les deux lames du prolongement péritonéal, à l'extrémité duquel est suspendu l'intestin grêle ; il s'enroule lui-même en formant un certain nombre de circonvolutions ellipsoïdes. Il se continue par le rectum.

c. **Intestin du porc.** — L'intestin du porc offre quelque ressemblance avec celui des carnassiers.

d. **Intestin des carnassiers.** — Il est court et étroit. L'*intestin grêle* est disposé comme celui du cheval. Le *cæcum* est très petit. Le *côlon* n'est guère plus gros que l'intestin grêle ; il se divise en *côlon ascendant*, *côlon transverse*, *côlon descendant*, qui se continue avec le *rectum* (fig. 508).

Organes annexes du tube digestif intra-abdominal. — 1° **Solipèdes.** — Le *foie* est un organe glanduleux, aplati d'avant en arrière, placé contre le diaphragme et en rapport par sa face postérieure avec l'estomac et le gros côlon (Voy. Foie).

Le *pancréas* est analogue à une glande salivaire. Il est aplati de dessus en dessous et est placé en haut et à droite de la cavité abdominale. Il est en rapport en haut avec l'aorte, la veine cave postérieure, le rein ; et en bas avec la base du cæcum. Il possède deux canaux excréteurs, *canal de Wirsung et canal accessoire*, qui vont s'ouvrir sur le duodénum.

La *rate* est une sorte de ganglion vasculaire sans canal excréteur. Elle a la forme d'une faux. Elle est placée près de l'hypocondre gauche, suspendue à la voûte sous-lombaire et à la grande courbure de l'estomac. Elle est

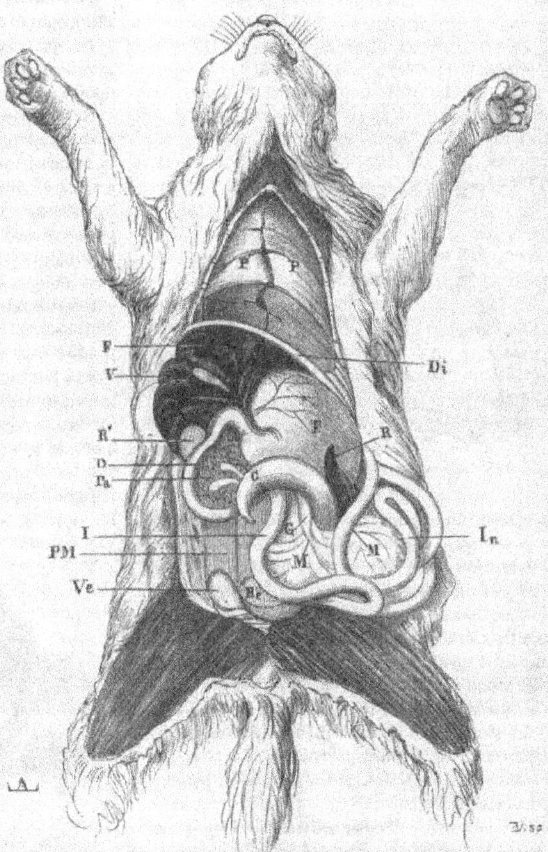

Fig. 508. — Appareil digestif du chat.

F, foie. — V, vésicule biliaire. — E, estomac. — R, rate. — R', rein droit. — D, duodénum. — Pa, pancréas. — C, cæcum. — In, intestin grêle (partie moyenne). — I, iléum. — MM, mésentère. — G, ganglions mésentriques. — Re, rectum. — Ve, vessie. — Di, diaphragme. — PM, muscles de la région sous-lombaire. — P, poumon gauche. — P', poumon droit (Chauveau).

constituée (fig. 509) par : 1° une *enveloppe séreuse* (péritoine) ; 2° une *enveloppe fibreuse*, qui envoie dans l'organe une multitude de prolongements entre-croisés ou *trabécules* ; ces trabécules limitent des cavités remplies par la *pulpe* ou *boue splénique*, formée de cellules, d'éléments lymphoïdes, de globules sanguins, etc. ; 3° les *corpuscules de Malpighi*, sortes de sacs clos se trouvant sur le trajet des petites artères. Ses vaisseaux proviennent de l'*artère* et de la *veine spléniques*.

2° **Ruminants, Porcs, Carnassiers**. — Le *foie* diffère de celui des solipèdes au point de vue de

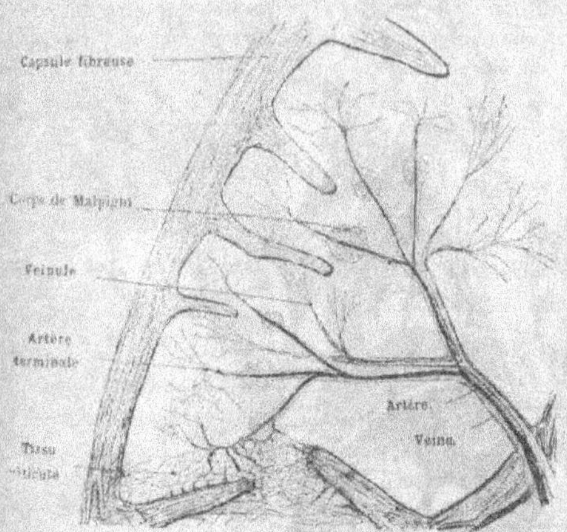

Fig. 509. — Schéma de la rate.

la forme, du volume, de la position ; il présente à peu près la même organisation. — L'appareil d'excrétion de la bile est très dissemblable : la bile s'écoule dans l'intestin par le canal cholédoque, comme chez le cheval, mais, sur ce canal, vient s'aboucher à angle aigu un autre conduit ou *canal cystique*, qui se termine dans un réservoir membraneux ou *vésicule biliaire*, où la bile s'accumule dans les intervalles de la digestion.

Le *pancréas* et la *rate* offrent également des différences de forme, de volume, de situation avec ceux du cheval. Mais elles sont peu importantes (1).

PHYSIOLOGIE. — **Préhension**. — L'acte par lequel les animaux prennent les aliments solides et liquides et les introduisent dans la bouche s'appelle la *préhension* des aliments. Elle s'effectue à l'aide des lèvres, des mâchoires et parfois de la langue.

Mastication. — L'acte par lequel les aliments solides introduits dans la bouche sont triturés, divisés, s'appelle la *mastication*. Elle s'effectue à l'aide des dents, par des mouvements alternatifs d'écartement, de rapprochement, de propulsion, de rétropulsion et de latéralité des mâchoires (chez les carnassiers, les mou-

(1) Chauveau et Arloing, *Anatomie comparée des animaux domestiques*, 1 vol. Paris, 1890.

vements d'écartement et de rapprochement existent seuls) ; en outre, la langue joue un rôle dans la mastication en promenant les aliments sous les dents, et en appréciant leur saveur et leur état de division.

Insalivation. — L'*insalivation* consiste dans l'imprégnation des aliments par la *salive*, liquide clair, plus ou moins visqueux, provenant des glandes salivaires. La sécrétion salivaire augmente considérablement avec la mastication et avec la sapidité des aliments. La salive favorise la mastication, la gustation, la déglutition, la rumination, en humectant les aliments ; elle a surtout une action chimique sur eux : elle transforme l'amidon en sucre et émulsionne les graisses ; cette action n'a pas le temps de s'accomplir dans la bouche, mais s'effectue dans l'estomac et l'intestin.

Déglutition. — Les matières alimentaires, divisées, et humectées par la salive, sont rassemblées en une masse ronde ou *bol alimentaire* sur la langue ; celle-ci s'applique sur le palais ; les mâchoires se ferment, et le bol, chassé en arrière, soulève le voile du palais pour passer dans le pharynx ; le larynx alors s'applique sur la base de la langue, la glotte se ferme, l'épiglotte se renverse ; et le bol, poussé par les muscles constricteurs du pharynx, passe, par le seul orifice libre, dans l'œsophage, et

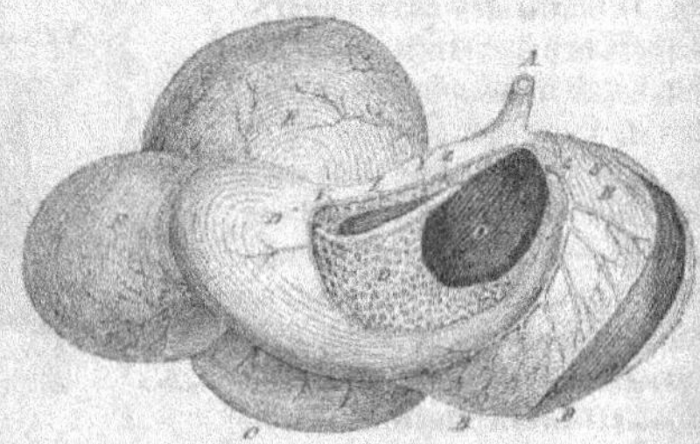

Fig. 510. — Estomac des ruminants.

A, œsophage. — B, sac gauche. — C, sac droit du rumen. — D et D', intérieur du réseau. — E, feuillet. — F, caillette. — Y, lèvre postérieure et Z, lèvre antérieure de la gouttière œsophagienne. — O, ouverture de communication entre le rumen et le réseau. — V, communication entre le réseau et le feuillet. — R, la rate (Chauveau).

arrive dans l'estomac. C'est ce qui constitue la *déglutition*.

Rumination. — La *rumination* est l'acte par lequel les ruminants font revenir dans la bouche les aliments déglutis une première fois, de façon à les soumettre à une deuxième mastication beaucoup plus complète que la première. Chez les ruminants, lors de la première déglutition, les bols volumineux et les liquides, écartant les lèvres de la gouttière œsophagienne, se rendent surtout dans le rumen et le réseau (fig. 510). Les matières contenues dans le rumen sont fluides : aussi, lors de l'inspiration, par suite du vide qui existe dans la poitrine, et grâce à la pression qu'exercent sur le rumen le diaphragme, qui se porte en arrière, et peut-être aussi les muscles abdominaux, les matières fluides du rumen sont en quelque sorte aspirées par la portion thoracique de l'œsophage qui est dilatée. L'entrée se ferme aussitôt, et le bol, séparé de la masse, est ramené jusque dans la bouche par les contractions antipéristaltiques de l'œsophage. Après la seconde mastication le bol, plus mou, n'écarte plus en descendant les lèvres de la gouttière et se rend surtout dans le feuillet.

D'après G. Colin, la ration journalière d'un bœuf est ruminée en 520 bols de 100 à 125 grammes exigeant chacun une mastication de 50 secondes. Un bœuf pour bien digérer doit pouvoir, en plusieurs fois, ruminer pendant environ six heures.

Pour que la rumination s'accomplisse bien, il faut que les animaux soient tranquilles, que le rumen soit bien rempli et qu'il contienne une quantité de liquide suffisante.

Digestion. — *Digestion stomacale.* — Les aliments, une fois arrivés dans l'estomac, subissent des modifications physiques et chimiques importantes, qui aboutissent à leur transformation en une bouillie ou *chyme*.

Mouvements de l'estomac. — L'estomac est le siège de mouvements allant du cardia vers le pylore (*contractions péristaltiques*) et du pylore vers le cardia (*contractions antipéristaltiques*) : sous l'influence de ces mouvements, les aliments sont brassés et mis en contact plus intime avec les liquides.

Suc gastrique. — De plus, le sac droit chez les solipèdes, la caillette chez les ruminants, et tout l'estomac chez les carnassiers, sécrètent le *suc gastrique.* Le suc gastrique a la propriété de transformer les albuminoïdes (nbrine, albumine, caséine, gluten, gélatine, etc.), en *peptones*, matières très diffusibles à travers les membranes organiques et facilement assimilables par l'économie. Pour que la *peptonisation* s'accomplisse, il faut que le suc gastrique soit acide, que les aliments soient à une certaine température (38°), enfin qu'ils soient en mouvement.

Caractères de la digestion stomacale suivant les espèces. — La digestion gastrique, en raison de la diversité de conformation de l'estomac, présente certaines différences suivant les espèces.

L'estomac du *cheval*, ayant une faible contenance, est obligé d'évacuer son contenu dans l'intestin, où la digestion gastrique se continue.

Chez les *ruminants*, la *panse* imprime aux aliments digérés des modifications physiques et chimiques : ils se mettent en équilibre de température avec le corps, macèrent plus ou moins, et sont triturés par suite des mouvements continuels de l'organe. Le liquide du *rumen* est alcalin et contient de nombreux microbes utiles à la digestion : l'amidon se transforme en sucre dans la panse, puis ce sucre se transforme en acides divers, sous l'influence de la salive et des microbes, car la sécrétion propre du rumen est nulle ; de plus les microbes transforment la cellulose et la fluidifient ; enfin, par suite des fermentations, les matières albuminoïdes peuvent se transformer en peptones. — Le *réseau* est le réservoir des liquides. — Le *feuillet*, en raison des lames qu'il contient, triture à nouveau les aliments solides en agissant à la façon d'une râpe. — Les aliments arrivent peu à peu, et extrêmement divisés, dans la *caillette* où ils subissent l'action du suc gastrique.

Chez les *carnassiers*, la digestion gastrique n'offre pas de particularité.

Chez les *oiseaux*, les aliments arrivent dans une dilatation de l'œsophage ou *jabot*, où ils se gonflent, passent dans le *ventricule succenturié*, qui sécrète le suc gastrique, puis dans le *gésier*, où ils sont broyés.

Digestion intestinale. — De l'estomac, le produit devenu le *chyme* passe par ondées dans l'intestin, où il subit l'action de la *bile*, du *suc pancréatique*, et du liquide sécrété par les glandes intestinales ou *suc entérique*.

Bile. — Liquide vert jaunâtre ou brunâtre à réaction alcaline ou neutre. Elle renferme des sels formés par des acides biliaires unis à la soude, des matières colorantes (*biliverdine, bilirubine*, etc.), des matières organiques (cholestérine, graisse, lécithine, etc.), des sels et des gaz. — La sécrétion biliaire est continue. — La bile saccharifie l'amidon ; elle émulsionne les graisses et en facilite l'absorption ; il semble qu'elle a une certaine action antiseptique et diminue la putréfaction des aliments.

Suc pancréatique. — Liquide incolore, visqueux, à réaction alcaline. Il renferme de l'eau, des albuminoïdes et des ferments. — Sa sécrétion est continue chez les herbivores, intermittente chez les carnivores. — Il transforme les matières albuminoïdes en peptones, dans un milieu alcalin ou neutre; il émulsionne les graisses; il transforme les féculents et l'amidon en sucre; il coagule le lait.

Suc entérique. — C'est le liquide sécrété par les glandes intestinales. — Il contribue à la digestion des aliments: il a une action faible sur les albuminoïdes et les graisses, plus intense sur les matières amylacées.

Les matières alimentaires sont en contact intime avec ces divers sucs et cheminent peu à peu dans l'intestin par suite des contractions péristaltiques de ses fibres musculaires.

Absorption et défécation. — Une partie des aliments transformés par la digestion en sels solubles, glucose, peptones, etc., pénètre par *imbibition* ou *capillarité*, ou mieux par *osmose*, dans les villosités intestinales; les graisses émulsionnées y pénètrent également par capillarité ou après transformation. Ces diverses substances sont *absorbées* dans les villosités et passent, les graisses de préférence dans les chylifères; les peptones, la glucose, les sels, de préférence dans les veines qui vont se jeter dans la veine porte. — L'autre partie des aliments, qui n'est pas absorbée, s'accumule dans les dernières portions de l'intestin, se durcit par la perte de l'eau pour former les *excréments*, qui sont évacués lors de la *défécation*.

DIGITALE POURPRÉE. — Plante indigène; ses feuilles sont surtout utilisées, et doivent leur action à la *digitaline*.

EMPLOI. — A l'extérieur, en teinture; à l'intérieur, en poudre, sous forme de bol ou d'électuaire.

DOSES :

Poudre.

Grands animaux.....	4 à 8 grammes.
Moyens animaux....	0,50 à 1 gramme.
Porcs...............	25 à 50 centigr.
Chiens.............	10 à 25 —

EFFETS ET USAGES. — A l'intérieur, diurétique et sédative, avec ralentissement des mouvements du cœur; à forte dose, elle provoque des syncopes. On l'emploie dans les affections du cœur et de ses enveloppes; son usage est recommandé comme diurétique dans les hydropisies des diverses séreuses; elle est antifébrile. A l'extérieur elle est irritante.

Teinture de digitale.

℞ Poudre de digitale..............	1 partie.
Alcool ordinaire.................	5 parties.

DIGITALINE. — Peut se donner chez le chien à la dose de 3 à 5 milligrammes.

Injections trochéales (G. Lévi).

La digitale se donne en teinture (1 p. 5) à la dose de 5 à 20 grammes; la digitaline, de 1 à 5 centigrammes dans 5 à 10 grammes d'alcool.

DILACÉRATION (all. *Zerreissung*). — Solution de continuité, accompagnée de froissement considérable, de l'attrition ou du broiement des parties molles : c'est un déchirement.

DILATATION (de *di*, indiquant en divers sens, et *latus*, large). — PATHOLOGIE (all. *Erweiterung*). — En pathologie, on désigne sous ce nom une augmentation de calibre d'une ouverture ou d'une cavité, par suite de l'accumulation de liquides, de gaz, rarement de corps solides. Dans nombre de cas, ces fluides, s'accumulant en amont d'un obstacle, finissent par distendre l'organe d'une manière permanente : c'est ce qui a lieu pour l'œsophage (jabot œsophagien), pour le cœur (hypertrophie), ainsi que pour les artères (anévrysmes). Quelquefois, les dilatations sont facilitées par un affaiblissement préalable des parois de la cavité (varices veineuses).

CHIRURGIE (all. *Ausdehnung*). — Action d'écarter, à l'aide d'une compression intérieure, les parois d'un canal, ou les bords d'une solution de continuité.

C'est le procédé opératoire qu'on emploie pour augmenter ou rétablir le calibre d'un canal, d'une cavité ou d'une ouverture, ou pour entretenir le trajet d'une fistule.

On utilise dans ce but des corps spongieux, ou résistants, qu'on introduit au milieu des parties resserrées. Ces corps sont : la charpie ou l'étoupe roulée en bourdonnets; l'éponge comprimée et façonnée en cylindres; les sondes en plomb, en gutta-percha ou en baleine; les bougies de gomme élastique, dont on augmente graduellement la grosseur; enfin les drains et les canules, qui permettent le passage des liquides. — Parfois on a recours à certains médicaments (atropine) qui dilatent les sphincters : pupille, col de l'utérus, etc.

DINDE (*poule d'Inde*). — Femelle du *dindon*.

DINDON (*meleagris*; μελεαγρίς, nom grec de la pintade, appliqué à tort au dindon par Linné; all. *Truthahn*; angl. *turkey-cock*; esp. *pavo*; it. *pollo d'India*). — Genre de l'ordre des gallinacés, dont une espèce, le *dindon commun* (coq d'Inde, *Meleagris gallo-pavo*, L.), peuple nos basses-cours.

DIPHTÉRIE. — Genre de maladies ayant

pour caractère commun la formation de *fausses membranes*, sur les muqueuses et les plaies.

Diphtérie des oiseaux. — Maladie contagieuse affectant tous les oiseaux de basse-cour.

Étiologie. — Elle est déterminée par une bactérie aérobie et anaérobie.

Symptomatologie. — Dans la *forme aiguë*, on constate au début de la tristesse, de l'inappétence et de la faiblesse. Les jours suivants, l'abattement augmente, l'oiseau reste isolé; ses plumes sont hérissées, sa respiration est vite et sifflante, la déglutition est difficile; si on lui ouvre le bec, on voit la muqueuse buccale enflammée, recouverte par places de petites taches gris jaunâtre; ces taches s'étendent, et, au bout de quelques jours, les muqueuses buccale et pharyngienne sont recouvertes d'un exsudat fibrineux jaunâtre; la déglutition est de plus en plus gênée; la diarrhée survient; l'inflammation peut gagner la muqueuse des cavités nasales, puis la conjonctive qui se remplissent de fausses membranes; alors les paupières sont collées par l'exsudat, l'œil s'ulcère. — Les oiseaux meurent en cinq à huit jours en moyenne.

Dans la *forme chronique*, l'évolution est plus lente et les symptômes généraux sont moins accusés. La maladie débute par l'apparition d'exsudats membraneux sur la muqueuse buccale, puis sur les muqueuses pharyngienne et nasale, et sur la conjonctive. La déglutition est gênée, la respiration difficile, les narines étant souvent obstruées par les fausses membranes. L'exsudat peut se former à la surface de l'œil et former des croûtes assez épaisses, parfois dans les profondeurs de l'orbite, et alors il repousse l'œil en dehors. — Les fausses membranes peuvent se dessécher (*forme sèche*) et se détacher par exfoliation; ou bien la suppuration, qui s'établit à la surface de la muqueuse enflammée, les entraîne (*forme catarrhale*). — Les malades peuvent vivre ainsi pendant plusieurs mois : ils meurent sous l'influence d'une poussée aiguë ou bien par inanition et par asphyxie ; mais la guérison peut s'obtenir.

Anatomie pathologique. — Les muqueuses buccale, pharyngienne, laryngienne, pituitaire, la conjonctive, et, dans certains cas, les muqueuses intestinale et bronchique et celle des sacs aériens sont enflammées, infiltrées, dépourvues de leur épithélium et offrent une surface granuleuse : elles sont recouvertes de dépôts fibrineux. Lorsque la mort est due à l'infection généralisée, et non à l'asphyxie, le foie renferme des foyers de dégénérescence blanc jaunâtre, les reins sont hyperémiés, friables, la rate est congestionnée, molle.

Matières virulentes. — Le microbe se trouve au niveau des altérations des muqueuses; le jetage et la salive sont virulents ainsi que les excréments. Dans la forme aiguë, le sang et les divers tissus sont virulents.

Diagnostic. — Facile. On différenciera la diphtérie de l'*aspergillose*.

Mode de contagion. — La transmission de la maladie s'opère, comme pour le choléra des poules, par l'introduction d'oiseaux malades dans le poulailler, par l'infection du sol, des eaux, des aliments, du fumier, des parois du poulailler, ou par les cadavres, etc. Elle se fait par les voies digestives en général.

La transmission à l'homme est possible : elle détermine une *angine pseudo-diphtéritique* très dangereuse sur les enfants, mais non pas la véritable *diphtérie*, différente de la diphtérie aviaire.

Traitement. — Il est préférable, au point de vue économique, de sacrifier tous les animaux de l'élevage.

Dans la forme chronique, on traitera en enlevant les fausses membranes et en badigeonnant la muqueuse avec un tampon imbibé d'acide phénique, de teinture d'iode, d'acide sulfurique à 1 p. 5 ou d'essence de térébenthine; on renouvellera ce traitement plusieurs fois.

Prophylaxie. — Si on ne sacrifie pas tous les animaux, on isolera les malades, on répartira les autres par lots, et on les surveillera; on désinfectera le poulailler.

On préviendra la contagion en soumettant à une quarantaine les oiseaux nouvellement achetés, ou bien, lorsque la maladie existe dans le voisinage, en parquant les volailles dans des endroits clos et couverts, en badigeonnant tous les jours la bouche ou le nez avec un pinceau trempé dans l'essence de térébenthine.

Diphtérie des veaux. — Maladie contagieuse qui affecte les veaux.

Étiologie. — Les recherches de Löffler et de Kitt sembleraient établir que l'agent spécifique est un long bacille (*bacille de la nécrose*).

Symptomatologie. — Les veaux sont atteints vers l'âge de une à quatre semaines; ils sont tristes, abattus, présentent une grande difficulté de la déglutition, qui peut même devenir impossible; parfois apparaissent une toux et un jetage muco-purulents; la respiration est sifflante, la température élevée; la muqueuse buccale enflammée est tapissée par des plaques d'exsudat fibrineux qui deviennent rapidement très épaisses; la gorge, l'auge sont tuméfiées; la salive, visqueuse, contenant des fausses membranes, s'écoule des commissures des lèvres; l'inflammation gagne quelquefois la muqueuse des cavités nasales, et se manifeste par du jetage; ou celle du larynx et de la trachée, et alors survient de la toux, du cornage et de la dyspnée; dans certains cas, le sabot est décollé par suite de l'inflammation exsudative du bourrelet. — Les animaux meurent parfois au bout de quatre à cinq jours; le plus souvent, au bout de deux à trois semaines, par suite de

tiers. On nourrira avec le lait sucré. — Les malades seront isolés et séquestrés; les étables seront désinfectées (Nocard et Leclainche).

DISCRET (opposé à *Confluent*). — Épithète donnée à certains exanthèmes, dont les pustules sont isolées ou séparées les unes des autres : on dit la clavelée *discrète* lorsque les boutons claveleux sont espacés et peu nombreux.

DISHLEY. — Variété ovine anglaise, actuellement désignée en Angleterre sous le nom de *New-Leicester* ou simplement de *Leicester* (fig. 511). Cette race, améliorée par Blackewell,

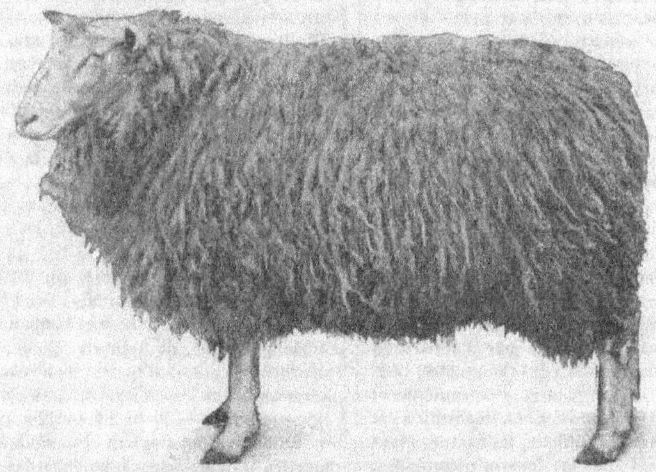

Fig. 511. — Bélier Dishley (Cornevin).

complication pulmonaire ou intestinale. La guérison peut survenir.

Anatomie pathologique. — Les muqueuses atteintes sont infiltrées, puis peu à peu se nécrosent; la muqueuse intestinale est infiltrée, congestionnée, ulcérée par places; les ganglions sont hypertrophiés; les poumons présentent des foyers de pneumonie gangreneuse.

Matières virulentes. — La salive, le jetage, les excréments, les lésions spécifiques sont virulents.

Mode de contagion. — La contagion s'opère par la cohabitation, par l'intermédiaire de la bave, du jetage, de l'eau de boisson, des aliments, des objets souillés, etc. L'infection s'effectue par l'ingestion de produits virulents.

Traitement. — Enlever les fausses membranes, en évitant de blesser la muqueuse, que l'on badigeonnera avec un tampon imbibé d'eau phéniquée à 2 p. 100, ou de teinture d'iode au

fournit des moutons à laine longue et grossière, donnant un poids relativement considérable de viande, d'assez médiocre qualité.

DISHLEY-MÉRINOS. — Il résulte du croisement de la race ovine de Dishley avec la race mérine. En effectuant ce croisement, on avait pour but de remplacer le mérinos, qui donne une toison de bonne qualité, mais, par contre, une faible quantité de viande, par des moutons à la fois producteurs de laine et de viande. D'après Sanson, le but n'a pas été atteint, car on n'est pas arrivé à fixer un type intermédiaire entre les deux races primitives, et on a simplement formé des troupeaux de métis en variations désordonnées, et présentant tantôt les caractères du dishley, tantôt ceux du mérinos : c'est ainsi que, dans ces troupeaux, on trouve des toisons à brins fins et des toisons grossières; pour la boucherie, il est évident que les métis fournissent une plus grande quantité de viande que les mérinos; mais il ne faut pas oublier qu'en croisant dishleys et mérinos, on visait également la production de laine de bonne qualité. Il serait préférable, dans ce double but, de remplacer les dishleys-mérinos par le mérinos précoce, qui commence à se répandre en Brie, en Bourgogne et surtout dans le Soissonnais, et qui donne un fort rendement en viande de bonne qualité.

DISSECTION (*dissectio*, de *dis*, particule disjonctive, et *secare*, couper ; ἀνατομή ; all. *Zergliederung* ; angl. *dissection* ; it. *dissecazione* ; esp. *diseccion*). — Opération par laquelle on divise méthodiquement et l'on met à découvert les différentes parties du corps, pour en étudier la disposition et la structure. Elle comprend : l'*ostéotomie*, la *syndesmotomie*, la *myotomie*, la *splanchnotomie*, l'*angiotomie*, qui se subdivise en *artériotomie*, *phlébotomie*, et *dissection des vaisseaux lymphatiques* ; enfin la *névrotomie*. Elle comprend aussi la préparation de tous ces organes réunis dans chaque *région* du corps, à l'effet de les atteindre ou de les ménager avec certitude dans la pratique des *opérations chirurgicales*.

La dissection qui a pour but de rechercher les causes et le siège de l'affection à laquelle un individu a succombé, ou de constater certains délits, tels que l'empoisonnement, etc., a reçu le nom d'*autopsie* (Voy. ce mot).

DISTENSION (all. *Ausdehnung*). — Tiraillement, tension considérable. Se dit, tantôt de l'extension forcée des muscles ou des ligaments d'une articulation, à la suite des mouvements des membres, tantôt de la dilatation des organes creux.

DISTOMATOSE. — Voy. CACHEXIE AQUEUSE.

DISTOME. — Les *distomes* ou *douves* sont des helminthes plats, foliacés, pourvus de deux ventouses, une antérieure ou buccale, et une ventrale (fig. 512, 513).

Le *distome hépatique* ou *douve du foie* mesure environ 3 centimètres de long sur 1 de large. Il vit dans les canaux biliaires du *mouton* et détermine des troubles graves constituant la *Cachexie aqueuse* ; il peut également exister, mais plus rarement, chez le *bœuf*, la *chèvre*, le *cheval*, le *porc*, etc.

Les œufs tombent avec les excréments dans les pâturages ; l'embryon de l'œuf s'échappe en soulevant l'opercule qui occupe l'un des pôles et présente l'aspect d'un corps allongé couvert de cils vibratiles (fig. 513, *b*) ; il nage dans l'eau, et, arrivé au contact d'un mollusque (*Limnée*), il pénètre dans la cavité respiratoire de celui-ci ; il se transforme en *sporocyste*, qui se segmente et produit des corps cylindriques pourvus d'une ventouse et de deux prolongements servant à la locomotion : ce sont des *rédies* ; ces rédies, qui peuvent acquérir 2 millimètres de long, se segmentent à leur tour et

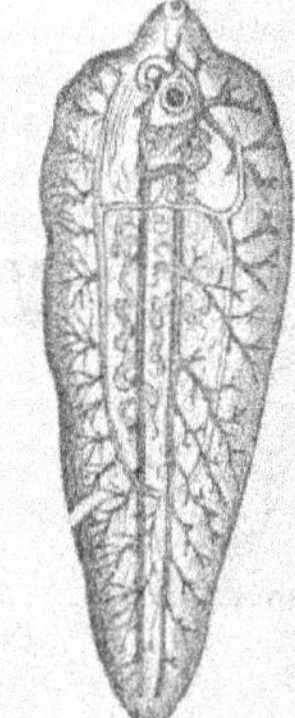
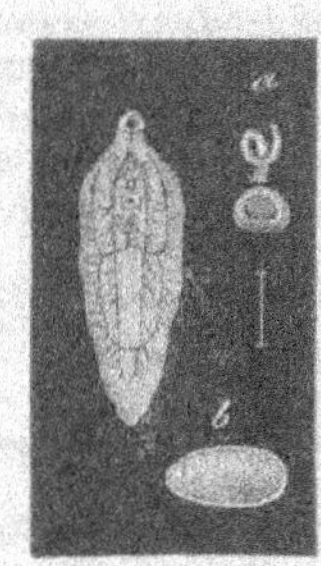

Fig. 512. — Distome hépatique.   Fig. 513. — Distome*.

* *a*, pénis subspiral et cupule abdominale subtriangulaire. — *b*, œuf.

donnent naissance à des *cercaires*, pourvus d'une queue et rappelant la douve par leur aspect extérieur et leur organisation ; ces cercaires, sortant des rédies, perdent leur queue, et se fixent sur les plantes aquatiques où ils s'enkystent. Les kystes ainsi formés sont ingérés par les moutons avec les plantes, et, parvenus dans l'estomac, ils se dissolvent et mettent le ver en liberté.

Le *distome lancéolé*, plus petit que le précédent, existe avec lui dans le foie des ruminants.

DIURÈSE. — Excrétion d'urine plus abondante, qu'à l'état normal, déterminée par l'exaltation vitale des reins.

DIURÉTIQUES. — Médicaments qui augmentent la sécrétion urinaire.

EFFETS ET USAGES. — Les maladies réclamant leur emploi sont nombreuses.

Dans les inflammations graves, ils rendent le sang moins coagulable et calment la fièvre, surtout si, en même temps, on donne des boissons en abondance. — Ils sont surtout utiles pour empêcher l'épanchement des séreuses enflammées et éviter l'hydropisie ; ils sont encore utiles dans les hydropisies déclarées. — Ils entravent même l'organisation des fausses membranes. — Lorsque l'économie est sous l'influence d'une maladie virulente, l'usage des diurétiques est très rationnel, puisque, agissant en dépurateurs, ils entraînent hors de l'économie les toxines qui s'y sont accidentellement introduites : c'est ainsi qu'ils sont encore utiles dans certains empoisonnements. — Ils sont également consacrés par l'usage dans les maladies de la peau, les engorgements de toutes les glandes et surtout des mamelles. — Enfin, dans un assez grand nombre d'affections génito-urinaires, aiguës ou chroniques, on fait usage des diverses espèces de diurétiques, quand toutefois aucun obstacle ne peut s'opposer au libre cours des urines ; dans le cas contraire, il faut s'en abstenir avec le plus grand soin.

EMPLOI. — 1° Poudres et bols.

Digitale.

Poudre de digitale....... 2 à 5 grammes.
Azotate de potasse....... 20 —

Hydropisies cardiaques. — Grands animaux.

Caféine.

Benzoate de caféine...... } āā 5 grammes.
Sucre.................... }

Pour 5 paquets. 1 paquet par jour.

Hydropisies. — Chien.

Azotate de potasse ou nitrate de potasse.
(Poudre de Dower.)

Sulfate de potasse...... } āā 125 grammes.
Nitrate de potasse...... }
Poudre d'ipéca........... 32 —
Poudre de réglisse...... } āā 32 —
 — d'extrait d'opium. }

Bronchite du chien à la dose de 0ᵍʳ,20 à 0ᵍʳ,60.

2° Injections sous-cutanées.

Solution de caféine-chloral.

Caféine-chloral.............. 1 gramme.
Eau distillée................ 5 grammes.

Tétanos.

Grands animaux...... 8 à 5 grammes.
Petits herbivores..... 0,50 à 1 gramme.

3° Breuvages.

Essence de térébenthine (en émulsions).

Cheval............... 5 à 10 grammes.
Bœuf................. 10 à 20 —
Mouton............... 1 à 5 —
Porc................. 0,50 à 3 —
Chien................ 0,10 à 1 gramme.

Bicarbonate de soude.

Grands ruminants... 20 à 40 grammes.
Cheval.............. 8 à 15 —
Mouton.............. 2 à 6 —
Chien............... 0,50 à 2 —

Teinture de scille.

Scille sèche.............. 1 gramme.
Alcool................... 5 grammes.

Petits animaux. — 5 à 15 gouttes.

4° Frictions.

Vinaigre scillitique.

Scille sèche.............. 100 grammes.
Vinaigre................. 1 000 —

DOLICOCÉPHALIE. — Caractère d'un crâne, dont la longueur excède la largeur d'un quart environ (Retzius) (Voy. CRANE).

DOMESTICATION (de *domesticus*, qui appartient à la maison ; all. *Zähmung* ; angl. *domestication* ; it. *domesticazione*). — Action d'amener, de réduire les animaux à l'état domestique.

La domestication n'est point un fait accidentel : elle découle de la sociabilité, laquelle est instinctive, et existe chez tous nos animaux domestiques. C'est chez les animaux supérieurs, les grands quadrupèdes, et surtout les herbivores, que l'on trouve le véritable état de domesticité.

Les effets de la domestication se manifestent dans les habitudes, les formes, les aptitudes, le caractère des animaux ; en outre, à l'état sauvage, les animaux d'une même espèce, vivant sous un même climat, se ressemblent et présentent même pelage, même conformation, mêmes goûts, etc., tandis que la variété est le signe de la domesticité : l'établissement des variétés, la transmissibilité, par voie de génération, des caractères acquis, est le signe constant de la domesticité, et l'on verrait bientôt les animaux perdre leurs caractères de variété, et prendre des caractères en harmonie avec le climat, s'ils s'affranchissaient du joug de l'homme.

Le nombre des espèces réduites en domesticité est peu considérable : il ne dépasse pas quarante ; on pourrait l'accroître en essayant la domestication de quelques animaux sociables, qui deviendraient auxiliaires ou alimentaires.

DORSET (RACE). — Race ovine du Dorsetshire, autrefois très répandue en Angleterre. Elle est remarquable par sa précocité, sa fécondité et l'aptitude des femelles à donner du lait ; sa toison est fine, courte et frisée, comme celle du mérinos. Cette race, rustique et docile, convient pour le parcage. Le dorset est généralement croisé avec le leicester et le southdown, et finira par disparaître.

DOS. — En hippologie, c'est la partie du corps du cheval qui a pour base les onze ou douze dernières vertèbres dorsales. Il est compris entre le garrot et le rein.

Il doit être moyennement long, avoir une direc-

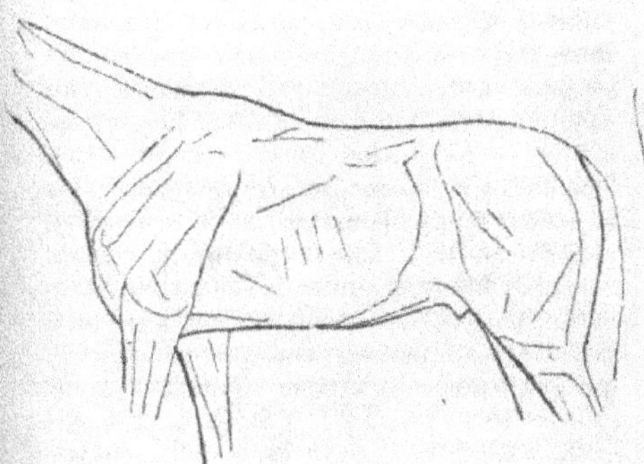

Fig. 514. — Dos bien conformé.

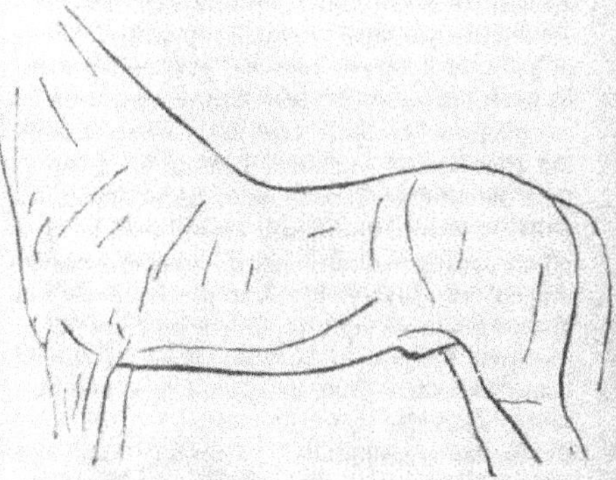

Fig. 515. — Dos plongé.

tion se rapprochant de l'horizontale et être assez large (fig. 514). Dans les cas contraires, on dit le dos *long, court, ensellé, plongé, en montant, convexe ou de mulet*, etc. (fig. 515).

DOSE (*præbium, dosis,* δόσις, de δίδωμι, je donne ; all. *Dosis, Gabe* ; angl. *dose* ; it. *dosa* ; esp. *dozis*). — Dans l'art de formuler, on appelle *dose* la quantité d'un médicament, simple ou composé, qui doit être administrée à un malade, et que l'on exprime par le poids ou la mesure (Voy. Formule).

DOUCHE (all. *Douche, Sturzbad* ; angl. *douche, showerbath* ; it. *doccia*). — Colonne de liquide, de gaz ou de vapeur, d'une hauteur et d'un diamètre déterminés, qu'on dirige sur une partie du corps, à laquelle elle communique une secousse proportionnée à sa force et à la distance entre cette partie et le réservoir (Voy. Affusion).

La *douche* est dite *descendante*, lorsque la colonne tombe verticalement ; *latérale*, lorsque la colonne est horizontale ; *ascendante*, lorsqu'elle arrive de bas en haut (Voy. Bain).

DOULEUR (all. *Schmerz* ; angl. *pain* ; it. *dolora*). — Sensation pénible, perçue par le cerveau, qui la rapporte à la partie impressionnée, et se rattachant à toutes les impressions produites sur une partie du corps par une cause irritante.

Elle est produite par des causes variées : physiques, chimiques, mécaniques. — Elle est un des symptômes de la congestion et de l'inflammation, etc. ; elle peut être produite par la non-satisfaction des besoins (faim, etc.). — Son intensité est variable suivant l'espèce, l'animal,

le tempérament, la nature de la cause, le siège et l'intensité des lésions : on reconnaît des douleurs sourdes, aiguës, cuisantes, lancinantes, tensives, prurigineuses. — On calme ou on atténue la douleur avec les antiphlogistiques, les anesthésiques généraux et locaux, etc.

DOURINE ou MAL DU COÏT. — C'est une maladie contagieuse, sévissant sur les équidés, qui se transmet par le coït, et détermine des troubles divers, principalement des altérations du système nerveux central. — La dourine sévit, mais rarement, dans le sud de la France ; elle est fréquente en Espagne et en Algérie.

Symptomatologie. — En général, l'évolution, très lente, peut être divisée en trois périodes.

Première période ou *période des œdèmes*. — I. *Mâle*. — Du onzième au vingtième jour après le coït infectant, on observe un engorgement œdémateux du fourreau, allant parfois aux bourses et au ventre ; l'extrémité libre du pénis est infiltrée et volumineuse durant l'érection ; les ganglions de l'aine sont engorgés. Plus tard, l'engorgement se résorbe peu à peu, n'existe plus qu'aux parties génitales, et se densifie ; la miction et l'érection sont douloureuses ; l'appétit est conservé, cependant l'animal maigrit ; le rein est très sensible à la pression.

II. *Femelle*. — Du cinquième au sixième jour après le coït, les lèvres de la vulve (parfois l'une d'elles seulement) sont tuméfiées ; l'engorgement gagne le périnée et les parties déclives ; souvent, de la vulve s'écoule un liquide visqueux abondant ; la muqueuse est enflammée, ulcérée par places, mais ce caractère n'est ni constant, ni spécifique ; l'œdème devient froid et indolore ; la jument est continuellement en chaleur, elle maigrit et son rein est sensible.

Deuxième période ou *période des plaques.* — Du quarantième au soixantième jour, des plaques cutanées, arrondies, en saillie, d'un diamètre variant de celui d'une pièce de deux francs à celui de la paume de la main, apparaissent sur la peau de diverses régions, particulièrement de la croupe, des côtes, des flancs. Au niveau de ces plaques, les poils sont hérissés et la peau est simplement épaissie. Parfois les plaques font défaut et il n'existe qu'un hérissement des poils. — Ces plaques, qui constituent le symptôme pathognomonique de la dourine, se développent en vingt-quatre à trente-six heures et disparaissent au bout de cinq à huit jours, en quelques heures, ou parfois après un simple temps de trot. — Les ganglions lymphatiques sont engorgés en toutes les régions. Parfois, il survient du catarrhe bronchique, qui détermine une toux sèche, quinteuse ; d'autres fois, il existe un prurit cutané très accusé ; on peut noter des paralysies locales fugaces ou persistantes ; l'affaiblissement du malade est grand ; les malades restent longtemps couchés et se relèvent avec peine ; l'amaigrissement s'accentue ; des boiteries postérieu-

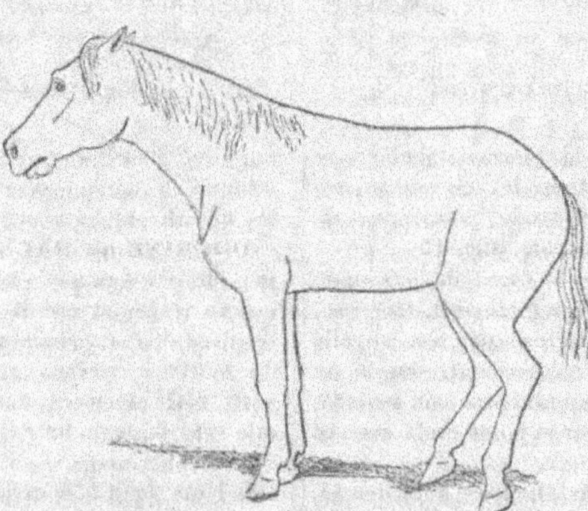

Fig. 516. — Cheval atteint de Dourine (d'après Mégnin).

res apparaissent, dues à l'inflammation des synoviales articulaires et tendineuses ; souvent, au trot, un boulet postérieur se fléchit brusquement. Les mâles ne peuvent plus effectuer le coït ; les femelles pleines avortent (fig. 516).

Troisième période. — L'amaigrissement est considérable ; la faiblesse est extrême ; l'appétit est nul ou irrégulier ; les muqueuses ont une teinte pâle ; la miction est difficile, l'urine épaisse. On peut observer des abcès superficiels, ou des troubles oculaires (kératite ulcéreuse). Les articulations sont le siège de craquements. Les fractures sont fréquentes. Enfin la paraplégie s'établit complètement, et, vingt à trente jours après, les animaux succombent.

La durée totale de l'évolution est variable : de huit mois à un ou deux ans ; la guérison est exceptionnelle. Chez l'âne et l'ânesse, l'évolution est extrêmement lente et les animaux ne succombent que rarement.

ANATOMIE PATHOLOGIQUE. — La peau est partout adhérente et présente des plaques gélatiniformes ; la graisse a disparu. — Les muscles sont pâles et émaciés ; les os sont fragiles ; les séreuses articulaires sont enflammées ; les ganglions lymphatiques sont tuméfiés et ramollis. — La portion libre de l'urètre chez l'étalon, et la muqueuse génito-urinaire chez la jument sont enflammées ; les testicules sont petits et mous. — Les altérations du système nerveux consistent en une inflammation exsudative parfois des méninges encéphaliques, mais le plus souvent des méninges rachidiennes, qui contiennent un liquide albumineux jaune rougeâtre. La moelle est ramollie en certains endroits, surtout au niveau des régions lombaire et sacrée ; elle peut être réduite en bouillie.

DIAGNOSTIC. — Il est difficile à porter au début, lorsque la dourine n'affecte qu'un individu en des pays où elle apparaît rarement.

Lors d'enzootie, les accidents de la première période seront facilement rapportés à leur cause ; cependant il ne faudra pas confondre avec la dourine les éruptions de *horse-pox* localisées aux organes génitaux (dans ce cas les pustules sont caractéristiques, et on peut pratiquer l'inoculation expérimentale), ou celles d'*exanthème coïtal* (dans ce cas les vésicules sont étendues et la maladie est inoculable au bœuf), ni les cas de *gourme coïtale*, qui sont du reste rares.

ÉTIOLOGIE. — D'après des recherches récentes de Schneider et Buffard, il résulte que la dourine est déterminée par un parasite spécial, un infusoire du genre *Trypanosome*, analogue à celui qui détermine la maladie, connue aux Indes sous le nom de *surra*. Il a la forme d'une anguillule mobile, longue de 25 à 30 µ. Il ne se cultive pas dans les différents milieux. Il se rencontre dans le sang prélevé au niveau des engorgements et des plaques ; il est surtout abondant à leur formation ou lors de poussée congestive. Le parasite agit en détruisant les globules sanguins (fig. 517).

MATIÈRES VIRULENTES. — Le mucus vaginal n'est virulent qu'à certaines périodes. L'inoculation du sperme, de l'urine, de la lymphe n'a pas donné de résultats. La moelle rachidienne est virulente. Le sang frais est virulent.

RÉCEPTIVITÉ. — Les solipèdes domestiques peuvent seuls contracter la maladie naturelle. La dourine est inoculable au chien, au lapin, à la souris. Schneider et Buffard ont réussi à reproduire la maladie en série, par inoculation du sang virulent, d'abord du cheval au chien, puis du chien au cheval.

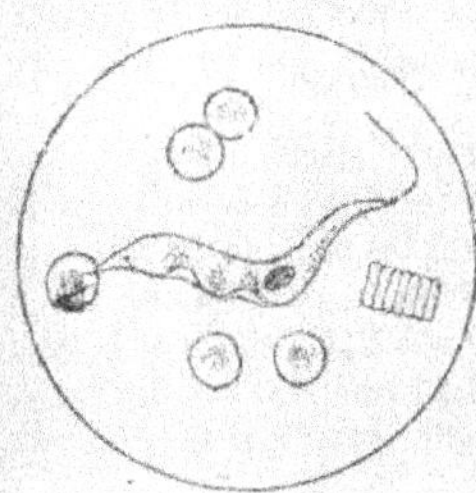

Fig. 517. — Trypanosome de la dourine au milieu de globules sanguins (d'après Mégnin).

MODES DE CONTAGION ET PATHOGÉNIE. — La contagion s'opère par le coït ; il est rare que l'on observe une inoculation accidentelle.

Les données que l'on possède sur la pathogénie de la maladie sont encore obscures. Il semble que les plaques et les engorgements du début de l'infection sont déterminés par des embolies parasitaires : le parasite cultiverait de préférence au niveau des méninges rachidiennes ; il déterminerait également des lésions mécaniques de la moelle par embolie et thrombose des vaisseaux ; enfin il agirait sur toute l'économie en détruisant les globules du sang.

TRAITEMENT. — Le *traitement curatif* consiste à soutenir les forces du malade par les toniques, l'essence de térébenthine, le sulfate de quinine (5 gr.), l'acide arsénieux (3 à 6 gr.), par une bonne hygiène. Il est souvent préférable d'abattre les malades.

Le *traitement préventif* se réduit à la *prophylaxie*. Elle est facile en France : elle consiste en des visites sanitaires au départ et à l'arrivée des animaux venant d'Algérie ; lorsqu'un foyer de dourine est déclaré, on observe les animaux exposés à la contagion. Mais la simple surveillance prescrite par la loi est insuffisante : il serait préférable d'abattre les juments, et de castrer les étalons, en indemnisant les propriétaires.

POLICE SANITAIRE. — En *France*, les malades

Dict. vétérinaire.

sont placés sous la surveillance du vétérinaire sanitaire, et marqués ; ils ne devront pas être livrés à la reproduction ni vendus pendant la durée de la surveillance. — A la frontière, les malades sont repoussés et marqués ; cependant les entiers suspects ou malades peuvent être importés, à la condition d'être castrés dans un délai de quinze jours.

En *Algérie*, les malades sont abattus sur l'ordre du maire ou de l'administrateur ; les mâles ne sont pas abattus, si le propriétaire s'engage à les faire châtrer (1).

DOUVE. — Voy. CACHEXIE AQUEUSE, DISTOME.

DRAGON. — Tache blanchâtre dans le cristallin du cheval, au début de la cataracte.

DRAIN. — Tube de caoutchouc, percé de trous latéraux, passant sous la peau, et sortant par deux ouvertures comme un séton. Il est destiné à faciliter la sortie des liquides d'un abcès, d'un kyste ou à permettre de faire des injections et lavages sous-cutanés.

DRASTIQUES (*drasticus*, δραστικός, efficace, formé de δράω, j'agis, j'opère ; all. *drastisch* ; angl. *drastic* ; it. et esp. *drastico*). — Purgatifs énergiques, tels que le jalap, le nerprun, la coloquinte, l'élatérium, l'ellébore, la scammonée, la gomme-gutte, l'euphorbe, divers sels métalliques ; on n'y a ordinairement recours que pour déterminer un effet général et une dérivation prompte.

DROMADAIRE (*dromedarius* ; δρόμας, de δρόμος, course ; all. *Dromedar*, *Trampellthier* ; angl. *dromedary* ; it. *dromedario*). — Voy. CHAMEAU.

DURE-MÈRE. — Voy. ENCÉPHALE.

DURHAM. — Race bovine anglaise, encore appelée *courtes-cornes*. Les bovins compris sous l'étiquette de durham appartiennent à la race des Pays-Bas ; ils ont été importés dans le comté de Durham, vers 1770, par les frères Charles et Rob. Colling, de Darlington, et, depuis lors, dans tous les districts de l'Angleterre ; ils sont répandus aujourd'hui un peu dans toute l'Europe et dans l'Amérique du Nord et celle du Sud.

Variété de Durham-Teeswater. — Pendant longtemps, ils ont été cantonnés dans les comtés de Durham et d'York en Angleterre, où la variété était désignée sous le nom de *Teeswater*.

Le bétail de Teeswater a été amélioré par les frères Colling au point de vue de la précocité et de l'aptitude à l'engraissement ; ainsi ont été créées des familles d'élite dont tous les

(1) Nocard et Leclainche, *loc. cit.* — Schneider et Buffard, *Dourine et Trypanosome* (*Recueil de médecine vétérinaire*, nᵒ du 15 février 1900).

membres sont inscrits sur un *heerdbook* spécial (*General shorthorned improved heerdbook*).

Les durhams sont remarquables par leur précocité, la finesse de leur squelette et leur aptitude à l'engraissement ; une variété est assez bonne laitière. Il n'est pas rare de rencontrer des sujets pourvus de leur dentition permanente à l'âge de trente-huit mois. La tête est fine, le cou peu long et sans fanon, les lombes et les hanches sont larges, le dessus du corps forme un plan horizontal qu'on appelle la table ; les membres sont fins au-dessous du genou, mais les cuisses sont plates (fig. 518).

Un seul caractère les distingue des autres

Pas-de-Calais, la Sarthe, la Mayenne, les Côtes-du-Nord, le Maine-et-Loire, et quelques départements du centre.

On a voulu en faire une variété distincte, mais en réalité, il n'y a pas lieu de la séparer du durham pur autrement que par son aire géographique.

Vers le milieu du XIXe siècle, on avait préconisé le croisement des courtes-cornes avec la race mancelle habitant les régions du Maine et de l'Anjou ; ce croisement, opéré d'une façon continue, a eu pour résultat d'éliminer le type manceau et de fixer les caractères des durhams.

A signaler seulement ce fait que le pelage du

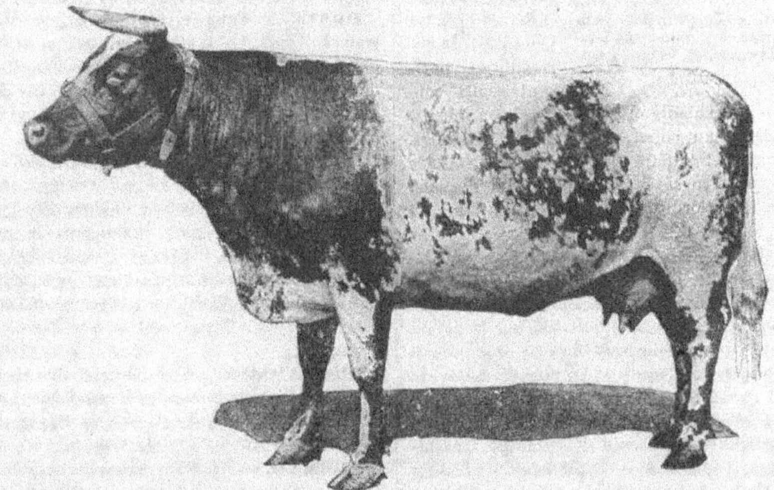

Fig. 518. — Vache Durham.

variétés de la race des Pays-Bas, c'est leur pelage dépourvu de taches noires : la robe est en effet composée de poils blancs et de poils rouges, mélangés en toutes proportions, soit par taches assez étendues, soit par petits pinceaux et constituant le pelage rouan.

Leurs aptitudes ont été un peu exagérées : leur rendement n'est satisfaisant que pour les Anglais qui, ne mangeant que des viandes rôties ou grillées, considèrent la viande de la culotte comme de deuxième ou de troisième catégorie ; leur engraissement donne d'ailleurs lieu à la formation d'une grande quantité de graisse de couverture qui n'est pas livrée à la consommation.

Variété Durham-Manceau. — En France, on rencontre maintenant les durhams dans le

bétail durham-manceau est toujours tacheté blanc et rouge, tandis que celui des courtes-cornes ne présente guère d'uniformité quant à la façon dont les poils rouges et blancs s'associent. Les animaux, uniquement utilisés pour l'engraissement, pèsent en moyenne 600 kilogrammes, et donnent 50 à 55 p. 100 d'une viande nette, tendre, mais dont la saveur est fade ; cependant ils sont encore bien supérieurs aux anciens manceaux.

DURILLON. — Éminence solide, formée par l'épaississement de la peau et du tissu lamineux sous-cutané, en des endroits du corps exposés à des pressions ou à des frottements répétés (Voy. Cor).

DUVET (all. *Flaum* ; angl. *dow* ; it. *perma matta, caluyine*). — Sorte de plume frisée qui garnit quelques parties du corps des oiseaux.

DYSCRASIE (de δύς, difficilement, et κρᾶσις, tempérament). — Mot qui signifie un mauvais état général des liquides, une mauvaise constitution.

DYSENTERIE (de δύς, difficilement, et ἔντερον, intestin; all. *Ruhr*; angl. *dysentery*; it. et esp. *disenteria*). — On désigne ainsi une diarrhée sanguinolente, accompagnée de coliques plus ou moins violentes, et provenant le plus souvent d'une inflammation du gros intestin.

La dysenterie est donc simplement une *entérite* intense (Voy. Entérite); mais il est des cas où la dysenterie existe à l'état épizootique ou enzootique et affecte tout le bétail.

Dysenterie simple. — Symptomatologie. — L'évolution de la maladie peut être divisée en trois périodes :

Première période. — Elle apparaît brusquement par de la tristesse, de l'inappétence, de l'abattement, de la parésie générale et une certaine réaction fébrile ; la bouche est chaude, mais la muqueuse buccale n'est ni enflammée ni ulcérée. Puis survient de la constipation opiniâtre accompagnée de ténesme rectal.

Parfois cette première période manque.

Deuxième période. — Elle est caractérisée par une aggravation des symptômes généraux et par l'existence d'une diarrhée fétide. Les excréments sont rejetés constamment par l'anus béant ; ils sont liquides, visqueux, renferment parfois des fausses membranes, voire même des caillots sanguins, et sont toujours, au bout d'un certain temps, striés de sang. Les efforts expulsifs pour rejeter les excréments sont souvent vains et la muqueuse rectale enflammée vient faire hernie à travers l'anus. On constate des coliques intenses ; la palpation du ventre est douloureuse. La réaction fébrile est accusée, mais la température monte très régulièrement.

Troisième période. — Si la maladie doit se terminer par la résolution, les douleurs diminuent, les coliques sont moins vives, les déjections plus faciles, les symptômes généraux s'amendent, les excréments reprennent peu à peu leur aspect normal. Les rechutes sont fréquentes durant la convalescence. — Souvent, au contraire, les symptômes s'exacerbent, puis les animaux tombent dans le coma et meurent ; parfois la mort arrive par complication septique, avec pneumonie gangreneuse ou gangrène de l'intestin.

Anatomie pathologique. — Les cadavres se putréfient rapidement. Le sang est noir et incomplètement coagulé. Toute la muqueuse du tube digestif est enflammée, ulcérée par places ;

dans l'intestin elle est souvent infiltrée, ramollie, détachée par places, et parfois réduite en bouillie. Les ganglions de la cavité abdominale sont tuméfiés et ramollis ; le foie est hypertrophié, friable ; la rate est gorgée de sang.

Diagnostic. — Il est généralement facile, la maladie n'attaquant qu'un malade.

Pronostic. — Grave en général, surtout si la dysenterie affecte des animaux affaiblis : la maladie laisse longtemps les animaux épuisés ; la mortalité est d'environ 50 à 80 p. 100 (Cadéac).

Traitement. — *Traitement prophylactique*. — Il comporte de bons soins hygiéniques, et la désinfection fréquente des locaux ; si un animal est atteint, il faut l'isoler ou le sacrifier et désinfecter la place qu'il occupait.

Traitement curatif. — On administrera le calomel (0 gr. 50), l'acide salicylique (5 gr.), le naphtol (15 à 30 gr.), le crésyl, comme désinfectants intestinaux. On atténuera les douleurs par les breuvages laudanisés (15 à 20 gr.) ou miellés, les lavements émollients ou à la glycérine (10 à 15 gr.). On traitera la diarrhée par la craie (40 gr.), le sous-nitrate de bismuth (20 gr.), l'écorce de chêne (25 gr.), les feuilles de noyer, le brou de noix, l'alun cristallisé (15 à 20 gr.), ces derniers médicaments employés en breuvages ou mieux en lavements laudanisés. On traitera la fièvre avec les antipyrétiques, acétanilide (15 à 25 gr.), la caféine en injections sous-cutanées (2 à 5 gr. par jour en plusieurs fois).

On administrera des toniques (quinquina, ferrugineux, noix vomique), des excitants (café, vin, alcool, essence de térébenthine, etc.).

On mettra les animaux dans les meilleures conditions hygiéniques possibles et on ne leur donnera que des boissons blanchies.

On surveillera attentivement l'hygiène durant la convalescence.

Dysenterie régnante, enzootique, épizootique. — Elle affecte rarement les chevaux, chez lesquels elle est d'ailleurs peu grave ; elle est fréquente chez les bêtes bovines, les moutons et le porc.

Étiologie. — *Causes prédisposantes*. — La maladie sévit sur les animaux soumis à une *mauvaise hygiène*, entassés dans des espaces trop étroits, d'où se dégagent des émanations gazeuses, ou laissés la nuit au pâturage : elle sévit surtout sur les animaux enfermés dans les parcs d'approvisionnement des armées en campagne, marchant beaucoup ; les *changements brusques de milieu, de température* prédisposent les animaux ; il en est de même de la *mauvaise alimentation* (betteraves gelées, pain gâté, etc.).

Causes déterminantes. — En raison du grand nombre d'animaux que la maladie affecte simultanément, on suppose qu'elle est déterminée par un microorganisme spécial, qui s'introduirait avec les aliments dans l'intestin des animaux prédisposés. On admet aussi qu'elle peut être due à l'action de colibacilles et autres microbes habitant normalement l'intestin et devenus toxiques pour des organismes débilités. L'affection serait contagieuse et la contagion serait favorisée par la dispersion des excréments.

SYMPTOMATOLOGIE. — Les symptômes sont ceux d'une entérite grave : coliques, fièvre, soif intense, sensibilité du ventre, qui détermine la voussure des reins, piétinements continuels, enfin ténesme rectal et diarrhée qui devient rapidement fétide.

DIAGNOSTIC. — On ne doit pas la confondre avec la dysenterie symptomatique de la *peste bovine*, de la *clavelée*, etc. : on différenciera la dysenterie de la *peste bovine* par une rapidité d'extension moindre, par l'absence de lésions buccales au début, par la réaction thermique qui est relativement faible et s'établit graduellement, enfin par les commémoratifs. Les *entérites toxiques* seront différenciées par l'absence de contagion et par les commémoratifs.

PRONOSTIC. — La terminaison la plus fréquente est la mort au bout de quelques jours, après un amaigrissement considérable et de vives souffrances.

Lorsque la guérison doit survenir, les symptômes s'amendent, la fièvre disparaît, l'appétit revient, mais la diarrhée persiste encore quelque temps, la muqueuse intestinale conserve, pendant longtemps, une grande sensibilité, et il faut de grands soins pour éviter les rechutes.

ANATOMIE PATHOLOGIQUE. — La désorganisation de la muqueuse est parfois très avancée, et on a signalé des cas où certains points de l'intestin étaient complètement mortifiés.

TRAITEMENT. — On administrera des breuvages, des lavements astringents et antiseptiques, et on fera une révulsion énergique à l'aide de frictions excitantes.

DYSPEPSIE (de δύς, difficile ; πέψις, digestion). — Difficulté des digestions, dépendant de l'irritation, de l'inflammation, d'une affection quelconque des organes digestifs (Voy. GASTRITE et INDIGESTION).

DYSPHAGIE. — Difficulté ou même impossibilité d'accomplir la déglutition ; d'où il résulte que les herbivores ne peuvent avaler les aliments solides, ni même l'eau froide, quoique aucune douleur ne soit appréciable à la gorge ni à l'œsophage.

DYSPNÉE (de δύς et πνεῖν, respirer ; all. *Engbrüstigkeit*). — Difficulté, brièveté de la respiration. Ce n'est jamais qu'un symptôme.

DYSTOCIE (de δύς et τόκος, accouchement). — Accouchement laborieux, parturition qui s'écarte des lois naturelles (Voy. PARTURITION).

DYSURIE (de δύς et οὐρεῖν, uriner). — Émission difficile, incomplète et douloureuse de l'urine. Elle est l'effet de beaucoup de maladies des voies urinaires et quelquefois de maladies générales.

E

EAU (*aqua*, ὕδωρ ; all. *Wasser* ; angl. *water* ; ital. *acqua* ; esp. *agua*). Liquide composé, en poids, de 11,111 d'oxygène et de 88,888 d'hydrogène.

1° HYGIÈNE. EAUX POTABLES. — L'eau constitue la boisson ordinaire de nos animaux domestiques : elle sert à étancher la soif, à favoriser la déglutition et la digestion ; elle entre dans la constitution des tissus ; enfin elle tient en dissolution différents sels qui sont nécessaires à la nutrition générale.

Caractères des eaux potables. — L'eau *potable* est celle qui est bonne à boire. L'*Annuaire des eaux de France* donne des eaux potables les caractères suivants : « Une eau peut être considérée comme bonne et potable quand elle est fraîche, limpide, sans odeur ; quand sa saveur est très faible, qu'elle n'est surtout ni désagréable, ni fade, ni salée, ni douceâtre ; quand elle renferme suffisamment d'air en dissolution ; quand elle dissout le savon sans former de grumeaux et qu'elle cuit bien les légumes. »

Nous allons dire un mot des principaux de ces caractères : l'eau doit être :

1° *Limpide.* — Toute eau bourbeuse doit être rejetée, car elle contient, en général, des matières organiques empruntées au sol, que la filtration ne lui enlève pas.

2° *Incolore.* — L'eau est, en grande masse, bleue ou bleu verdâtre. La couleur verte ou vert jaunâtre est due à des animaux microscopiques (H. Davy, Bory Saint-Vincent, Arago).

3° *Inodore.* — L'eau est inodore tout au moins au moment où on la puise à la source ou au fleuve; car, longtemps conservées en vase fermé, la plupart des eaux prennent une légère odeur d'enfermé due à la décomposition des matières organiques : cette odeur ne doit rappeler ni l'acide sulfhydrique, ni surtout les produits de putréfaction des matières animales.

4° *Fraîche.* — La température doit être de 8 à 15°. Les eaux trop froides irritent l'estomac et l'intestin, et peuvent provoquer l'avortement; trop tièdes, elles ont un effet débilitant, et sont instinctivement repoussées par les animaux.

5° *D'une saveur légère et agréable.* — Cette saveur est due à l'air en dissolution, comme aussi aux matières salines (l'eau distillée est désagréable au goût, fade); le bicarbonate de chaux, les sulfures et les chlorures alcalins ou alcalino-terreux, communiquent à l'eau sa saveur plus ou moins agréable; c'est surtout cette saveur, salée, qui est recherchée par les animaux. — L'eau doit donc contenir en dissolution une petite quantité de matières salines: elle doit renfermer par litre, de 0gr,13 à 0gr,50 de matières minérales, formées de 0gr,04 à 0gr,17 de carbonate de chaux, de 0gr,004 à 0gr,015 de chlorures alcalins ou alcalino-terreux, spécialement de sodium, de 0gr,003 à 0gr,027 de sulfates, de 0gr,020 à 0gr,050 de silice ou de silicates, un peu d'alumine, de peroxyde de fer, des traces d'iode, de brome et de fluor (Gautier). Toutes les fois que les eaux contiennent de plus grandes proportions de ces substances, elles sont dites *lourdes*, *crues*, si les sulfates et les carbonates alcalins dominent ; *salées*, si ce sont les chlorures; *minérales*, si ce sont tous les matériaux minéraux ensemble qui sont en excès ; *séléniteuses*, si c'est le sulfate de chaux ou de magnésie. — Une faible proportion d'acide carbonique donne une légère sapidité à l'eau et la rend plus agréable, en même temps qu'elle facilite les fonctions digestives par une légère excitation. On peut admettre que, toutes choses égales, moins une eau renferme de matières organiques, meilleure elle est, au point de vue de la salubrité. Les animaux s'habituent assez facilement à une certaine saveur désagréable de l'eau.

Analyse des eaux potables. — *Analyse quantitative.* — On évapore l'eau, additionnée de 1 p. 2 000 environ de carbonate de potasse, on dessèche à 100° pendant quelques heures, et on a le poids du résidu fixe (abstraction faite du poids du carbonate de potasse ajouté).

On calcine ce résidu au rouge, on l'additionne ensuite de carbonate d'ammoniaque, on recalcine légèrement ; la différence donne le poids des matières organiques.

Des recherches spéciales sont nécessaires, pour doser la quantité des sels de chaux et de magnésie, et pour doser les nitrates et les nitrites.

Analyse hydrotimétrique. — L'examen de la dureté de l'eau, de son degré hydrotimétrique, se fait par le procédé de Clark, modifié par Boutron et Boudet. Il est fondé sur la propriété qu'ont les sels de chaux ou de magnésie solubles de donner des composés insolubles avec le savon, qui ainsi ne peut communiquer à l'eau la propriété de mousser : si la dissolution alcoolique de savon versée dans de l'eau y produit des grumeaux, on en conclut que cette dernière tient des sels terreux en dissolution; le dosage est facile avec une liqueur typique.

Analyse qualitative. — La présence des nitrates et des nitrites se reconnaît si le résidu de l'eau évaporée en présence d'un peu de potasse, puis additionnée d'acide chlorhydrique, dissout une feuille d'or battu; ou si, ajouté à un peu de sulfate ferreux broyé dans de l'acide sulfurique monohydraté, il rougit ce mélange : on peut alors assurer la présence des composés oxygénés de l'azote, mais ce dosage est très délicat; Goppelsrœder croit que l'iodure de potassium avec de l'amidon mis dans de l'eau acidulée suffit pour reconnaître l'acide nitreux.

On a proposé plusieurs méthodes pour reconnaître les matières organiques ou les doser. A. Smith a proposé, pour comparer à ce point de vue les diverses eaux, l'emploi d'une liqueur titrée de permanganate de potasse, qui se décolore par les matières organiques, quand l'eau qui les contient a été primitivement acidulée; il admet que la décoloration produite pendant les cinq ou dix premières minutes est due aux matières plus éminemment oxydables et putrescibles; cette méthode n'indique rien sur la nature spéciale des matières organiques.

Une lame de fer permet de reconnaître les sels métalliques: elle devient rouge s'il y a du cuivre, et noircit s'il y a du plomb ou de l'arsenic.

On décèle la présence du fer par une dissolution alcoolique de tannin à 1 p. 20 dont on verse 3 ou 4 gouttes dans 250 grammes d'eau.

Origine et variétés des eaux potables.
— La qualité et les propriétés des eaux potables
varient avec leur origine. On distingue : les eaux
météoriques (de pluie et de neige), les eaux courantes (eaux de sources, de puits artésiens), les
eaux de lacs, les eaux d'étangs et de marais, les
eaux de mer, et enfin les eaux de puits.

Eaux météoriques. — 1° *Eau de pluie.* —
Ce n'est pas de l'eau distillée pure, et sa composition est assez variable. Elle est surtout
chargée de matières étrangères quand elle
tombe après une longue sécheresse : ayant
lavé l'atmosphère, les tuiles et les chéneaux,
elle est chargée de divers principes qui en
déterminent la corruption avec la plus grande
facilité. En temps d'orage, elle renferme, en
outre, de l'ammoniaque et de l'acide nitrique
combinés ensemble : la quantité d'ammoniaque
est surtout considérable dans les villes, tandis
qu'à la campagne ce sont les nitrates (ou
plutôt les nitrites) qui dominent. Dans l'eau de
pluie, on trouve à peu près constamment de
l'ammoniaque à l'état de carbonate, de nitrate ou
de nitrite, du chlorure de sodium, du sulfate de
soude et de chaux, de l'oxyde de fer et peut-
être une trace d'iode, enfin les gaz de l'atmosphère variant avec la pression, l'altitude et les
saisons; il y a aussi du pollen de fleurs et une
trace de matière organique azotée. Tombée
fraîchement, sans orage, l'eau de pluie renferme en solution 0,017 à 0,025 d'air à la température de 9° : cet air est formé de 130 volumes
d'azote, de 66 volumes d'oxygène et de 4 volumes
d'acide carbonique, il est donc très riche en
oxygène. Les matières salines que renferme l'eau
de pluie jouent un grand rôle en agriculture,
car les champs reçoivent ainsi une quantité
assez notable de ces principes.

Si l'eau de pluie est pure et fraîche, non
encore altérée, elle constitue une excellente
boisson, dont on se sert surtout à la campagne,
où les eaux de puits et de source sont souvent
rares. On la conserve alors dans des *citernes* :
celles-ci doivent être grandes, imperméables,
profondes, placées à l'ombre, dans un lieu frais,
être bien propres et avoir le fond garni de graviers, de sable ou de charbon; les eaux de
citernes mal faites peuvent être altérées,
par des infiltrations souterraines.

2° *Eaux de neige.* — Elles non plus ne sont
pas exemptes de matières minérales, quoiqu'elles en renferment moins que l'eau de
pluie ; elles sont généralement moins aérées et
moins exposées à la putréfaction.

3° *Eaux des glaciers.* — Elles sont consommées en Suisse, et constituent toujours une
bonne eau potable, passant pour tonique.

4° *Eau de drainage.* — Ce n'est que de l'eau
de pluie qui a traversé le sol et a été recueillie
par des tuyaux.

Elle est chargée de beaucoup de matières
organiques et inorganiques, surtout de substances en voie de décomposition, enlevées au
fumier des champs : souvent on y trouve des
cryptogames et des infusoires, quelquefois des
œufs, des germes d'helminthes, des graines de
plantes.

Les eaux de drainage ont alors un peu les
propriétés des eaux de marais ou de fossés et
ne conviennent guère comme boisson, à moins
qu'elles n'aient filtré dans des terrains très profonds.

Eaux courantes. — 1° *Eaux de sources.* — Ce
sont les eaux potables par excellence. Leur composition varie avec les terrains d'où elles proviennent. Celles des terrains granitiques ne renferment pas plus de matière minérale que l'eau
de pluie : elles contiennent à peine quelques
silicates, des traces de chlorure et de carbonate de chaux, de potasse et de magnésie.
Elles se prêtent très peu à la végétation. Celles
qui sortent des terrains secondaires ont en
général la composition des eaux potables. Les
eaux qui proviennent de la filtration des pluies
des terrains supérieurs couverts de plantes,
sont en général plus riches en bicarbonate
dissous à la faveur de l'acide carbonique,
emprunté au terrain.

Il n'y a que les sources qui sortent des
couches gypseuses, pyriteuses, anthraciteuses
qui soient, en général, trop crues et conséquemment non potables.

Certaines sources, passant par des couches
métalliques, sont chargées de sels d'arsenic,
de plomb, de cuivre et quelquefois de mercure,
et sont alors malsaines.

2° *Eau des puits artésiens.* — Elle présente les
qualités et les défauts de celle des sources.
Provenant presque toujours de grands courants
ou de vastes réservoirs souterrains, elle est, en
général, bonne ; de plus, se renouvelant continuellement, elle est toujours meilleure que
celle des puits ordinaires.

3° *Eaux des fontaines.* — Elles présentent à
peu près les qualités des sources qui les ali-
mentent.

4° *Eaux des fleuves, rivières et ruisseaux.* —
Elles proviennent des eaux de sources et des
eaux de la fonte des neiges et des glaciers.

L'eau des ruisseaux, qui a parcouru peu de chemin, ressemble à celle des sources qui l'ont fournie; elle est mauvaise, si elle provient d'un marais, d'une tourbière. Les torrents provenant de la fonte des neiges ont une eau peu aérée, peu riche en matières minérales solubles, mais ayant assez de matières en suspension, notamment du sable fin. Les petites rivières sortent, d'ordinaire, des terrains de transition, et leurs eaux sont généralement moins minéralisées que celles des grands fleuves; elles se chargent de sels peu à peu, aux dépens des terrains qu'elles traversent.

La composition des eaux de rivière varie du reste avec les pluies, les fontes des neiges, les grands changements de température, la longueur de leur trajet et la nature des couches traversées, enfin leur passage à travers les villes. Elles sont assez riches en matières minérales. A leur passage dans les diverses cités industrieuses qu'elles traversent, elles se chargent d'une quantité de substances organiques et minérales qui les rendent insalubres. Ce n'est qu'à une grande distance de ces foyers d'infection que l'eau de ces cours d'eau redevient potable par suite de l'oxydation des matières organiques.

Eaux des lacs. — Elles se rapprochent des eaux météoriques, surtout dans les hautes régions. Elles renferment des matières minérales et des matières organiques, mais en petite quantité. Elles sont en général peu aérées.

Eau des étangs, des pêcheries, etc. — 1° *Eau des étangs.* — L'eau des étangs est bonne, si ces réservoirs sont grands, profonds dans toute leur étendue.

Si les étangs sont peu profonds, l'eau s'échauffe, surtout dans une *mare*, où l'eau ne se remplace pas facilement; ordinairement elle provient de la pluie, des fontaines, des puits; quelquefois elle reçoit le purin des étables et des fumiers, alors elle est colorée et très riche en matières organiques, et ne tarde pas à se charger de gaz provenant de la décomposition putride. L'eau des mares, très sapide, est recherchée par les animaux qui la boivent avec plaisir, mais elle est une source fréquente de maladies et d'épizooties.

Parmi les organismes contenus dans l'eau des mares, quelques-uns deviennent parasites chez les animaux qui s'en abreuvent : de ce nombre sont surtout certains helminthes, les distomes de la cachexie, certains ascarides, des strongles, le bothriocéphale, etc.

2° *Eau des pêcheries.* — L'eau des pêcheries est le plus souvent de l'eau de source ayant séjourné au contact de l'air.

3° *Eau des marais et des tourbières.* — Elle ne doit servir qu'exceptionnellement de boisson aux animaux. Elle renferme une grande quantité de matières organiques qui se putréfient rapidement, surtout en été, ainsi que des germes, qui, absorbés par les animaux, déterminent des affections diverses : malaria, strongylose, cachexie aqueuse, etc.

Eau de mer. — L'*eau de mer* n'est pas potable à cause de la grande quantité de sel qu'elle contient. Sur les navires, on la distille en présence de permanganate de potasse qui détruit les matières organiques : elle peut ainsi être utilisée comme boisson.

Eaux de puits. — Primitivement, l'eau d'un puits peut être de l'eau de pluie, de source, d'infiltration de quelque cours d'eau; quelquefois elle provient du courant souterrain qui environne les rivières; mais cette eau est rapidement modifiée par les autres infiltrations souterraines.

L'eau des puits est la plus variable sous le rapport des qualités : quelquefois elle ne renferme pas plus de matières étrangères que l'eau de pluie; d'autres fois elle est trop riche en éléments minéraux, ou en matières organiques, surtout si le puits est près des habitations humaines.

Parmi les matières minérales d'une eau de puits, il y a des éléments dont la présence est plutôt utile, s'ils ne sont pas trop abondants : tels sont les bicarbonates de chaux et de magnésie, la silice, l'oxyde de fer, les chlorures de sodium, de calcium et de magnésium; mais souvent il y a beaucoup de sulfates de chaux et de magnésie, ce qui rend l'eau séléniteuse; en outre, ces derniers sels, au contact des matières organiques, se transforment en sulfures et dégagent de l'acide sulfhydrique. Quelquefois, il y a de l'alumine, et surtout de l'alun potassique, qui donne à l'eau un goût désagréable. Très souvent, dans les villes on trouve une forte proportion de nitrates et des nitrites, surtout à base d'ammoniaque, résultant de la décomposition des matières organiques.

Dans les villes, l'eau de puits est contaminée par l'eau provenant des fosses d'aisance, les eaux ménagères, celles des égouts; ailleurs, le puits reçoit l'eau qui s'est infiltrée à travers un cimetière, un clos d'équarrissage; d'autres fois c'est un abattoir, une tannerie, une teinturerie, ou une autre industrie, dont les eaux se perdent dans le sol et viennent se mêler aux eaux du puits; dans les villages, l'eau du puits peut être gâtée par l'eau des mares, par le purin qui s'écoule des fumiers ou des étables.

Si les eaux de puits contiennent au-dessous de 0^{gr},5 de matières fixes, elles peuvent servir de boisson; mais si elles en renferment 1 gramme par litre, elles sont alors dites *crues*; dans ce cas, elles ne doivent plus servir que pour la cuisson et les autres usages domestiques, car si elles renferment une trop forte proportion de principes minéraux, surtout de sels calcaires, elles sont indigestes et peuvent occasionner des coliques; d'ailleurs elles ne font plus mousser le savon et cuisent mal les légumes.

Les eaux de puits qui contiennent plus de 0^{gr},01 à 0^{gr},02 de matières organiques par litre doivent être rejetées.

Les eaux de puits sont parfois trop froides et peu aérées; dans ces conditions elles déterminent souvent des coliques violentes par congestion intestinale. — On devra les tirer du puits et les faire séjourner dans des auges quelque temps avant de les donner en boisson.

Moyens de remédier à l'altération des eaux potables. — *Correction de température et aération.* — Le *refroidissement* de l'eau trop chaude est rarement nécessaire. — L'*échauffement* est quelquefois indiqué lorsque l'eau est trop froide; il suffit de la tirer du puits ou de la source quelque temps avant de la donner en boisson. — L'*aération* de l'eau s'obtient en l'agitant, ou en la faisant tomber en cascade. — La *distillation* est usitée dans la marine.

Épuration. — On a proposé certains *traitements chimiques* pour corriger les eaux impures : l'alun ajouté précipite les matières minérales et organiques; la chaux en solution précipite les sels alcalins et terreux; le carbonate de soude précipite les sels de chaux, etc.

La *décantation* s'effectue dans des bassins communiquant les uns avec les autres et à niveau successivement décroissant : l'eau laisse déposer dans chaque bassin les principes qu'elle tient en dissolution ou en suspension.

L'*ébullition* est un excellent procédé qui tue sûrement les germes, mais qui est coûteux; il est nécessaire d'aérer l'eau bouillie.

L'*absorption* consiste à faire absorber les gaz par certaines substances qui retiennent également une partie des germes : charbon ou noir animal (4 kil. par hectolitre), coke, fer spongieux, etc.

La *filtration* consiste à faire traverser à de l'eau impure certains corps qui retiennent les matières organiques et inorganiques. — Généralement il s'agit d'eau de rivière : on la

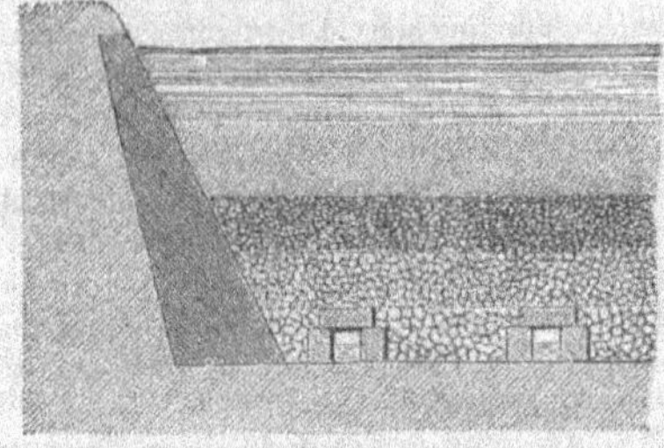

Fig. 519. — Filtre de la compagnie Lambersth.

prend en amont d'une ville, et on la fait filtrer à travers le sol; pour cela, on creuse au bord du

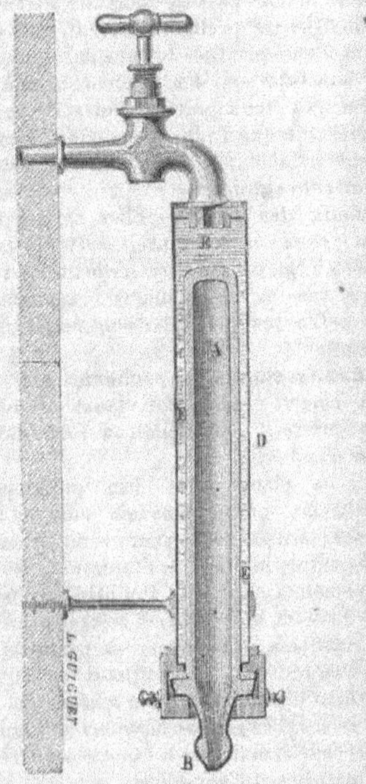

Fig. 520. — Filtre Chamberland.

cours d'eau des tranchées, dans lesquelles l'eau arrive par filtration à travers le terrain qui sépare la tranchée du courant; ou bien on amène l'eau de la rivière dans des bassins dont le fond est formé de couches superposées de béton, de cailloux, de gravier, de sable fin, au travers desquelles elle filtre, avant d'être recueillie par des drains (fig. 519). — La filtration peut également s'obtenir à domicile ou pour une collectivité peu étendue à l'aide d'appareils variés : *fontaine filtrante*, où l'eau traverse une pierre poreuse et tombe dans un réservoir, *filtre à éponge ou au charbon, filtre Chamberland* (fig. 520).

Épuration économique de l'eau des mares, etc. (Schipiloft). — Dans un vase plein d'eau, jeter 10 centigrammes de permanganate de potasse par litre, ajouter un peu de braise de boulanger bien pulvérisée, agiter et filtrer sur un linge, ou laisser déposer. — Ce procédé a été employé avec succès pour certains puits du camp de Châlons par des médecins militaires, qui évaluaient approximativement la quantité d'eau en tenant compte de la hauteur de la nappe et du diamètre du puits.

2° Thérapeutique. — Depuis que Prietsnitza mis cet agent à la mode dans la thérapeutique, il a bien fallu se rendre à l'évidence et proclamer les bienfaits de l'eau en bains et en douches surtout. — Pour les *bains*, voyez ce mot.

Eau froide. — Le traitement des plaies, après désinfection, par les irrigations continues est un assez bon moyen de faire de l'asepsie.

On peut employer des appareils qui consistent

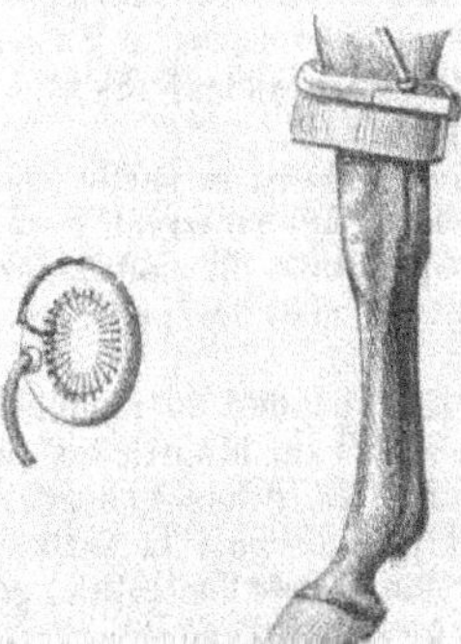

Fig. 521. — Appareil d'irrigation Martin. La pièce, placée sur l'avant-bras, peut être descendue sur la couronne.

en tubes de caoutchouc destinés à amener sur l'organe malade ou sur la plaie l'eau contenue dans un réservoir quelconque placé au-dessus de l'animal. On emploie l'appareil Martin, dont on peut faire varier le point d'application (fig. 521). Graillot a adopté un système complet d'appli-

cation chez le cheval (fig. 522) et chez la vache (fig. 523).

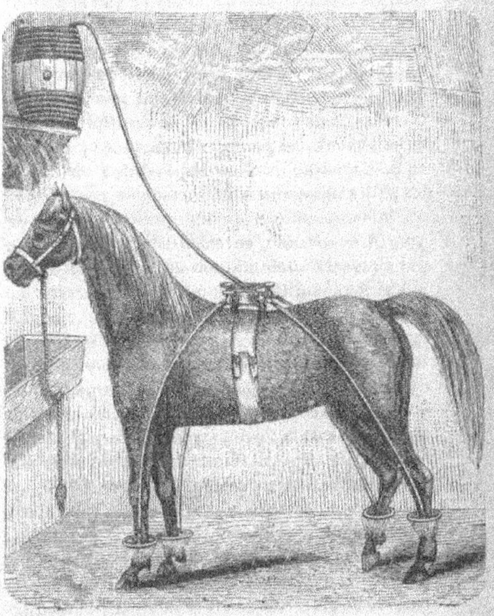

Fig. 522. — Appareil à irrigation pour les différentes régions du cheval (Graillot).

M. Kaufmann a décrit ainsi les effets thé-

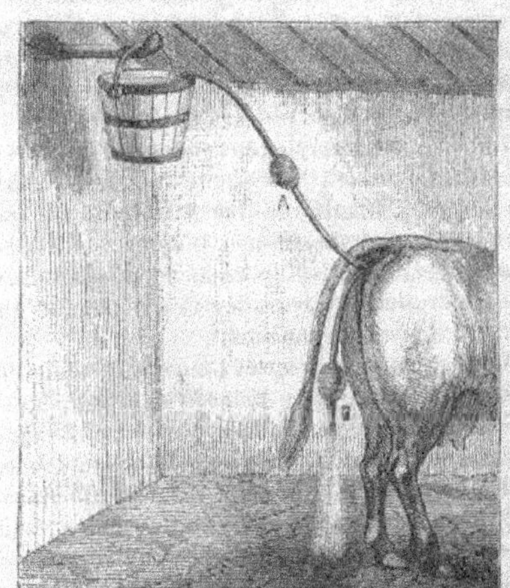

Fig. 523. — Appareil à irrigation pour les organes génitaux de la vache (Graillot).

rapeutiques de la glace et de l'eau froide :

« L'application de l'eau froide est rationnelle dans toutes les inflammations externes, surtout lorsque celles-ci sont étendues et que la chaleur est intense. Le froid que provoque la glace ou l'eau froide sur les tissus a pour effet de diminuer leur vitalité : les éléments anatomiques qui les constituent ralentissent leur nutrition et leurs fonctions ; ils ne se multiplient que difficilement, les globules blancs sont paralysés et la diapédèse devient impossible ; en outre, les petits vaisseaux sont fortement resserrés et ne laissent passer qu'une petite quantité de sang. L'eau froide, en ralentissant la nutrition des éléments anatomiques enflammés, en empêchant leur multiplication et en resserrant les petits vaisseaux, s'oppose très énergiquement à la formation du pus et au processus inflammatoire. La propriété réfrigérante et anémiante externe de l'eau glacée peut se propager par action réflexe à des organes éloignés. Tout le monde connaît la loi des symétries vaso-motrices établie par Brown-Séquard et Tholozan. En plongeant la main droite dans l'eau froide, on voit la température s'abaisser non seulement dans la main refroidie directement par l'eau, mais encore dans la main gauche. C'est ainsi qu'on peut expliquer les bons effets des applications de glace ou d'eau froide dans la méningite, le vertige, la congestion du cerveau et de la moelle épinière, etc. »

Eau tiède. — Sur les ruminants qui ont de l'embarras du feuillet, ou qui ne ruminent plus à cause d'une obstruction quelconque, l'eau tiède en breuvages est efficace. Même à haute dose, elle ne détermine pas de vomissements, comme elle fait chez les carnassiers.

L'eau tiède est employée souvent en *injections trachéales d'eau* (10 litres pour le cheval). C'est un moyen d'obtenir une diurèse abondante chez nos animaux domestiques. D'après les expériences de Signol, elles seraient avantageuses dans le traitement des affections typhoïdes en nettoyant tout l'organisme.

Lydtin, pour abaisser la température dans ce cas, avait employé la *Méthode de Brandt*, lavements fréquents d'eau douce, 15 à 18°, et lavages fréquents de tout le corps avec cette eau douce.

Eau chaude. — Elle peut servir de rubéfiant.

Elle est utile pour nettoyer les plaies, dont elle pénètre les anfractuosités, pour en chasser le pus.

Dans les affections des yeux, les lotions seront toujours chaudes, 20°.

Sur le rein, des affusions d'eau chaude amèneront une dérivation utile, dans les cas de tympanite, de néphrite, d'inflammation des organes internes.

A l'intérieur, seule, elle a une action débilitante, mais on l'associe à des substances excitantes et aromatiques.

En Allemagne, les vétérinaires ont préconisé de très abondantes injections d'eau chaude à la température de 35 à 40°, afin de combattre la non-délivrance des vaches.

Eau bouillante. — L'eau est considérée comme bouillante quand elle a dépassé 80° ; alors elle désorganise les tissus et produit l'escarrification.

Le *marteau de Mayor*, trempé dans l'eau bouillante jusqu'à ce qu'il ait pris une température égale, et appliqué sur la peau pour remplacer l'eau bouillante, a donné à M. Kaufmann les résultats suivants :

« 1° Les poils étant coupés, le marteau chauffé à 80° est appliqué sur le côté droit de l'abdomen d'un chien âgé d'un an. On maintient le marteau en contact avec la peau en exerçant une légère pression. L'application dure cinq minutes. Pendant l'opération, la peau est très blanche sous le marteau ; au pourtour, il se forme un bourrelet rouge qui fait saillie. Une heure après l'application, le point de la peau touché par le marteau conserve sa pâleur, le bourrelet périphérique est moins élevé, sa crête est rouge et de chaque côté à la base il y a une ligne blanche. Toute la partie chauffée proémine un peu sur les parties voisines ; il y a gonflement.

« Le lendemain, peau toujours pâle, engorgement plus prononcé.

« Deux jours après, la partie chauffée est éliminée comme une escarre. Il reste une plaie profonde suppurante. Un mois après, la plaie était cicatrisée, mais les poils n'avaient pas repoussé.

« 2° Marteau chauffé à 60° ; application pendant cinq minutes sur la partie inférieure de la poitrine d'un chien. Pendant l'application, rougeur très forte sur toute la surface touchée par le marteau. Après l'opération, gonflement rapide avec formation d'une phlyctène qui laisse suinter un liquide séreux transparent. Le lendemain, engorgement volumineux et rougeur très prononcée. Les jours suivants, il y a une plaie légèrement suppurante. Après un mois, cicatrisation complète, mais absence de poils.

« 3° Marteau chauffé à 65° ; application pendant une minute sur la partie latérale de la poitrine d'un chien. Les effets sont sensiblement les mêmes que ceux produits par le marteau chauffé à 60° et appliqué pendant cinq minutes.

« 4° Marteau chauffé à 55° ; application durant cinq minutes. Rougeur pendant l'opération. Pâleur quelques minutes après. Le lendemain légère rougeur, légère phlyctène. Les jours suivants l'épiderme s'exfolie et se régénère sans persistance d'aucune cicatrice.

« 5° Marteau chauffé à 50° ; application de cinq minutes. Rougeur de la peau pendant l'application, pâleur quelques minutes après. Les jours suivants léger soulèvement épidermique, suivi de régénération rapide.

« Des expériences faites sur l'âne m'ont donné des résultats semblables. Quand on veut se servir du marteau pour faire des applications de chaleur, il faut tenir compte du volume du marteau, de son degré de température, de la durée de l'application et de l'épaisseur de la peau. Dans mes expériences, je me suis servi d'un marteau de maréchal de volume ordinaire ; les applications ont été faites sur la partie inférieure ou latérale de l'abdomen et du thorax. »

Eaux minérales. — L'eau *minérale* est celle qui tient en dissolution des principes fixes ou volatils dont elle s'est chargée par filtration dans différents terrains.

Dans les contrées qui possèdent des eaux de cette nature, les vétérinaires y ont parfois trouvé une ressource précieuse pour la guérison de certaines maladies rebelles : c'est ainsi que les eaux sulfureuses ont été mises à profit pour le traitement de la bronchite chronique et des affections cutanées (Dulac) ; on a utilisé les eaux ferrugineuses comme toniques (Tabourin), et même les eaux chlorurées comme fondantes (Papin, Marist).

Quoiqu'on puisse remplacer à bas prix les eaux minérales par une solution facile faite dans les officines, il vaut mieux, même chez les animaux, les employer à l'état naturel : ces derniers ont assez de valeur maintenant, pour qu'on ne lésine pas sur le prix des médicaments actifs. Aussi, pour ceux de nos confrères qui ont à traiter des chevaux de luxe, des chiens d'appartement, des oiseaux, nous donnons le tableau suivant ;

TABLEAU DES DIVERSES EAUX MINÉRALES ET DE LEURS EFFETS ET USAGES. — *Alcalines.* — Vichy en est le type avec des variétés, ayant 5 à 6 grammes par litre de bicarbonate de soude. Vals en contient presque autant.

Bicarbonatées calciques. — Alet. — Contre les maladies des voies digestives.

Bicarbonatées mixtes. — Bussang, Condillac, Pougues, Saint-Galmier. — Contre l'anémie, la dyspepsie.

Bicarbonatées chlorurées. — Royat. — Contre les névroses, la dyspepsie, l'herpétisme.

Bicarbonatées sulfatées. — Contrexéville, Vittel. — Contre la gravelle, les maladies du foie, les coliques hépatiques, la dyspepsie.

Bicarbonatées sulfatées chlorurées. — Carlsbad et Marienbad en Autriche. — Contre les maladies des voies digestives.

Chlorurées sodiques. — Bourbon-Lancy, Bourbon-l'Archambault, Bourbonne-les-Bains, Salies-de-Béarn ; Hombourg, Kissingen, Nauheim, Pyrmont, Wiesbaden (Allemagne) ; Bex, Lavey (Suisse) (Voy. EAU DE MER). — Contre la scrofule, le lymphatisme, le rhumatisme.

Chlorurées sulfurées. — Uriage ; Aix-la-Chapelle (Allemagne). — Contre la scrofule, les dermatoses.

Chlorurées bicarbonatées. — La Bourboule (arsenicale), Saint-Nectaire. — Contre le lymphatisme, la scrofule, les rhumatismes, les dermatoses.

Chlorurées sulfatées. — Brides, Saint-Gervais. — Contre les congestions abdominales, l'obésité, la constipation.

Ferrugineuses. — Bussang, Forges-les-Eaux, Orezza, Vittel ; Pyrmont, Spa. — A recommander dans les anémies, les dyspepsies, les convalescences. Quoique chères, elles valent mieux que le carbonate de fer, pour la médecine de luxe.

Sulfatées calciques. — Bagnères-de-Bigorre. — Contre les maladies des voies respiratoires et de l'estomac.

Sulfatées mixtes. — Montmirail ; Hunyadi-Janos et Pullna (Autriche). — Purgatives.

Sulfatées magnésiques. — Sedlitz (Autriche) et Birmenstorf (Suisse). — Purgatives.

Sulfurées sodiques. — Amélie-les-Bains, Bagnères-de-Bigorre, Barèges, Cauterets, Eaux-Bonnes, Eaux-Chaudes, Luchon, Saint-Sauveur, le Vernet. — Contre les affections pulmonaires, les rhumatismes, les blessures, le lymphatisme.

Sulfurées calciques. — Aix-les-Bains, Allevard, Enghien, Montmirail, Saint-Honoré. — Contre la congestion pulmonaire, la bronchite chronique, les rhumatismes.

Sulfureuses. — Elles tiennent en dissolution l'hydrogène sulfuré, le sulfure de calcium ou de sodium. — Elles ont une action élective bienfaisante sur la muqueuse pulmonaire.

MODE D'EMPLOI ET DOSES. — Les eaux minérales seront données pures ou dans du lait, en général à la dose d'une cuillerée grande ou petite pour les chiens. Pour les oiseaux, on donnera de très petites cuillerées ou quelques gouttes, suivant la taille.

Eau de mer. — Effets et usages. — Son action est remarquable contre la fourbure.

Mode d'emploi. — On l'utilise sur le littoral, en douches ou bains.

EAU DE RABEL. — Eau composée de :

Acide sulfurique...................... 1 partie.
Alcool absolu......................... 3 parties.

Usages. — Elle s'emploie pure, pour arrêter les hémorragies.

EAU-DE-VIE. — Effets et usages. — Agit comme stimulant à petites doses (2 à 10 grammes pour les petits animaux, 100 à 200 grammes pour les grands animaux) dans les indigestions, l'anémie, les affections typhoïdes, la convalescence, etc. ; agit comme narcotique à hautes doses (1 à 2 litres pour les grands animaux), pour calmer les efforts expulsifs, dans la parturition et ses suites par exemple.

EAU OXYGÉNÉE. — Liquide très dense, à saveur piquante, contenant 10 à 12 volumes d'oxygène par litre.

Effets et usages. — Elle a des propriétés antiseptiques marquées. Aussi l'emploie-t-on contre les ulcères, les plaies ; elle est utile dans les injections vaginales ou utérines.

Mode d'emploi et doses. — En lavages ou injections sous-cutanées contre les abcès et les mammites. Le contenu de un à trois siphons peut être mélangé au barbotage et est bu volontiers dans la pneumonie infectieuse (Vasselin).

EAU SULFO-CARBONÉE. — On verse du sulfure de carbone dans un flacon de 700 grammes, dont on ne remplit qu'une petite partie, et on complète avec de l'eau ; on laisse déposer, et on remplace par de l'eau pure, à mesure qu'on soustrait de l'eau ainsi *sulfo-carbonée* (Dujardin-Beaumetz).

Effets et usages. — C'est un désinfectant externe et interne, dans le cas de fièvre typhoïde ; elle fait l'antisepsie intestinale.

Mode d'emploi. — En lavements ou dans les boissons.

Doses. — 40 à 60 grammes, en plusieurs fois par jour.

EAU VÉGÉTO-MINÉRALE DE GOULARD. — Obtenue avec :

Acétate basique de plomb
  liquide .... 20 grammes.
Eau commune............... 900 —
Alcoolat vulnéraire........ 80 —

Mode d'emploi. — En lotions, sur les plaies dont elle activera les bourgeons ; on en fait des collyres à 1 ou 2 p. 100. Elle est utilisée dans la médecine des chiens et des chevaux de prix.

EAUX-AUX-JAMBES (all. *Mauke* ; angl. *grease* ; it. *garpe*). — Les eaux-aux-jambes ont encore été désignées sous les noms de : *mauvaises eaux, eaux puantes, grappe, fic,* etc. C'est une maladie de la peau, particulière aux solipèdes, siégeant sur les parties inférieures des membres, principalement autour de la couronne, du paturon, du boulet, et s'étendant sur la région des canons ; la maladie est plus fréquente aux membres postérieurs qu'aux membres antérieurs ; elle consiste essentiellement en une inflammation obscure et lente de la peau, avec exsudation et hypertrophie des papilles cutanées.

Autrefois on décrivait sous le nom d'eaux-aux-jambes aiguës une des formes du *horse-pox* ou *variole équine* (Voy. ce mot).

Étiologie. — L'affection, commune autrefois, est devenue plus rare avec les progrès de l'hygiène. — Autrefois la mauvaise disposition des rues, dont les côtés étaient surélevés, rendait l'affection beaucoup plus fréquente, les chevaux ayant continuellement les pieds immergés dans la boue et les liquides réunis au milieu de la route.

Elle se manifeste encore particulièrement aux membres postérieurs des chevaux communs, à longs poils (races du Poitou, des Flandres, etc.), de ceux qui travaillent dans la boue (chevaux de carrière, de halage), ou qui habitent des écuries mal construites, dont le sol défectueux laisse séjourner l'urine et le purin.

Les faits de contagion que l'on a observés et décrits autrefois se rapportent aux éruptions varioliques et non aux eaux-aux-jambes. — Il semble que la maladie soit une manifestation eczémateuse, tout comme le crapaud, et qu'elle soit liée à une diathèse générale, lymphatisme ou arthritisme : le contact continuel de la boue, du purin, des liquides irritants sur la peau des extrémités des membres la ferait apparaître ainsi sur certains chevaux prédisposés par cet état morbide général. Cette hypothèse expliquerait également l'influence héréditaire admise par certains auteurs.

Symptomatologie. — Au début, on constate, en arrière du boulet ou au niveau de la couronne, un suintement séreux accompagné d'une active prolifération épidermique.

Puis, cette exsudation s'établit peu à peu sur tout le boulet et en arrière du canon ; ces régions sont légèrement engorgées ; le liquide séreux humecte les poils, imbibe et ramollit l'épiderme, qui se transforme en une matière gélatineuse, colloïde. L'affection peut alors rester stationnaire durant des années, l'exsudation diminuant par les temps secs et chauds et augmentant au moment de la saison froide et humide.

Au bout d'un temps variable le corps muqueux de Malpighi, mis à nu par l'élimination de l'épiderme, s'enflamme, la peau s'épaissit et s'indure, l'extrémité inférieure des membres s'empâte, les saillies et les creux disparaissent, enfin les papilles du derme, macérées par le liquide exsudé, irritées par la boue, l'urine, etc., s'enflamment, s'hypertrophient et se soudent : elles apparaissent alors comme des masses globuleuses, d'aspect mûriforme, auxquelles on a donné le nom de *grappes*, et peuvent acquérir les dimensions du petit doigt ; l'augmentation de volume des papilles amène la compression et l'atrophie des bulbes pileux : les poils tombent et ne repoussent plus. La sécrétion morbide augmente, le liquide s'accumule dans les sillons compris entre les végétations, y séjourne, se putréfie et dégage alors une odeur ammoniacale repoussante.

A aucun moment, on ne constate de réaction générale.

L'affection gêne peu la marche ; néanmoins, l'odeur dégagée par les membres malades est telle qu'on est forcé de sacrifier les chevaux lorsqu'ils n'ont plus qu'une faible valeur économique.

ANATOMIE PATHOLOGIQUE. — Les altérations anatomiques consistent en un épaississement et une induration de la peau ; celle-ci est recouverte de végétations formées par des papilles hypertrophiées et réunies par du tissu conjonctif.

TRAITEMENT. — Le *traitement prophylactique* consiste à faire les crins des membres aux chevaux travaillant dans la boue, à laver puis sécher l'extrémité inférieure de ces membres après le travail, à renouveler fréquemment la litière, et à éviter le séjour de l'urine sur le sol des écuries, etc.

Le *traitement curatif* est peu efficace en général. — Au début, lorsque la peau est enflammée, on coupera les poils, on savonnera et on donnera dans un seau ou une botte des bains fréquents formés d'une solution tiède de crésyl à 2 ou 3 p. 100 ou de sulfate de cuivre à 4 p. 100. — Puis on arrêtera l'exsudation avec les astringents ou les caustiques légers ; un grand nombre de préparations ont été recommandées : solutions de sulfate de fer ou de zinc, d'alun, glycérine saturée, perchlorure de fer associé à la glycérine, acétate de cuivre, mixture de Prangé (alun 125, sulfate de zinc 125, acide arsénieux 10, acide sulfurique 5, eau 1 000), liqueur de Véret (sulfate de cuivre 10, acide sulfurique 10, vinaigre 78), etc. On alternera les applications de ces préparations avec des bains de son ou des lotions alcalines.

ÉBROUEMENT (all. *Niesen* ; angl. *snorting* ; it. *sbuffo*). — Expiration forte et sonore, volontaire et sans caractère convulsif, avec secousse vive de la tête. L'ébrouement peut être provoqué par tout ce qui produit un certain degré d'irritation sur la membrane muqueuse nasale. Il est souvent le signe précurseur du *coryza*, de la *bronchite*, et, en général, de toutes les irritations des organes respiratoires.

ÉCART (all. *Buglahmheit, Schulterlæhmung*). — Voy. ENTORSE DE L'ÉPAULE.

ECCHYMOSES (de ἐκ, hors, et χυμός, suc ; all. *Blutergiessung im Zellgewebe* ; it. *ecchimosi*). — Taches rouges de petites dimensions apparaissant dans le tissu conjonctif aréolaire ou sous-cutané, ou dans l'épaisseur de la peau, à la suite de traumatismes quelconques : contusion, froissement, distension, tiraillement, etc.

Elles sont dues à la rupture des capillaires sanguins : une faible quantité de sang s'épanche dans les mailles du tissu conjonctif, et, au bout de peu de temps, laisse transsuder son sérum, ce qui donne une coloration jaunâtre à la périphérie de l'ecchymose. Si la rupture des capillaires est produite par une augmentation de la pression sanguine, la tache rouge, qui est due à la sortie du sang dans le tissu conjonctif, prend le nom de *pétéchie* (Voy. ce mot).

ÉCHAUBOULURE (all. *Hitzblattern, Nesselausschlag* ; angl. *rashblotches* ou *ébullition*). — Maladie exanthémateuse, particulière au cheval, au bœuf et peut-être au porc, analogue à l'*urticaire* ; elle consiste en une éruption, à la surface de la peau, dans toutes les régions du corps indistinctement, de petits boutons, circonscrits et arrondis, plus ou moins nombreux et rapprochés, qui, généralement, apparaissent subitement. Quelquefois ce sont des plaques très étendues, irrégulières dans leurs contours.

ÉTIOLOGIE. — Elle survient quand un accroissement de vitesse dans la circulation active les fonctions des organes, et, particulièrement, de la peau. On la voit survenir pendant le régime vert, après les fourrages nouveaux, sous l'influence d'un temps orageux ; quelquefois sans cause appréciable. L'échauboulure s'observe à toutes les époques de l'année, mais plus fréquémment au printemps, lors de la mue, et pendant la belle saison. Les chevaux jeunes, vigoureux et pléthoriques y sont plus particulièrement exposés. Le changement de nourriture, le passage subit d'une alimentation mauvaise ou épuisante à une alimentation variée, abondante et nutritive, font souvent naître l'échauboulure. C'est probablement une auto-infection par les microbes normaux de l'intestin.

Symptomatologie. — L'affection débute brusquement par une éruption de boutons aplatis. Ceux-ci ont le diamètre d'une pièce de un franc, parfois même, celui d'une pièce de cinq francs; ils sont ordinairement arrondis, mais présentent dans certains cas des formes variables; ils apparaissent indistinctement sur toutes les parties du corps, mais on les rencontre surtout sur les épaules, les côtes, la croupe, l'encolure; à leur surface, les poils sont secs, ternes et hérissés, ce qui donne à la peau un aspect particulier. Si on incise un de ces boutons, on voit une infiltration abondante du derme cutané; la lésion réside donc exclusivement dans l'épaisseur même de la peau et elle est due à une paralysie des petites artères où le sang détermine un afflux sanguin abondant. On n'observe aucune réaction générale ni prurit.

L'évolution est rapide: souvent en deux à trois heures les boutons ont disparu; mais les poils restent encore quelque temps ternes et hérissés. L'échauboulure a de la tendance à récidiver.

On voit rarement des phlyctènes ou vésicules se développer sur les boutons; dans ce

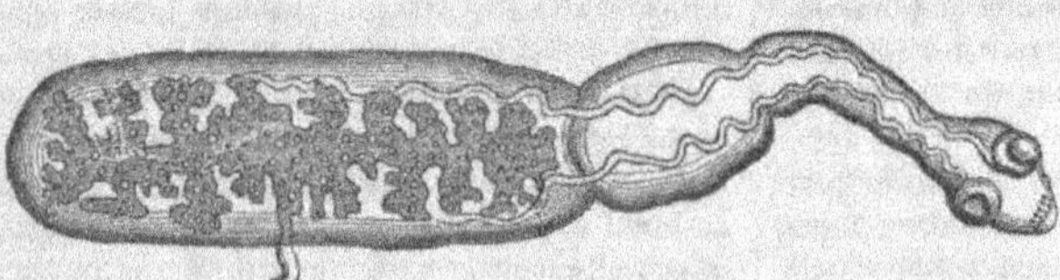

Fig. 524. — Ténia échinocoque du chien très grossi.

cas, il se produit une légère exsudation et une exfoliation épidermique avec chute des poils.

Les complications de prurit et de suppuration sont extrêmement rares; cette dernière est due à une infection secondaire.

Traitement. — Il est surtout hygiénique: on diminuera la ration; on donnera une alimentation rafraîchissante (mashes, barbotages contenant du sulfate de soude, du bicarbonate de soude, du sel de nitre); les animaux seront promenés. Les injections sous-cutanées d'un mélange de vératrine et de pilocarpine (5 centigr. de chaque) donnent de très bons résultats.

ÉCHAUDOIR. — Partie d'un abattoir destinée à l'abatage des porcs. C'est un bâtiment spécial, pourvu des appareils nécessaires pour échauder ces animaux, c'est-à-dire pour les épiler au moyen de l'eau bouillante.

ÉCHAUFFEMENT. — Synonyme vulgaire de constipation, d'irritation urétrale ou intestinale.

ÉCHINOCOQUES (de ἐχῖνος, hérisson, et κόκκος, grain; all. *Saugrüsselblasenwurm*; angl. *echinococcus*; it. *echinococco*). — Helminthes de la famille des Téniadés, appartenant, avec les *cysticerques* et les *cœnures*, au groupe des *cysto-tænia*, division du genre *Tænia*, et représentant une des phases de l'évolution du *Tænia echinococcus*. Ils se différencient des cysticerques et des cœnures en ce que leur vésicule caudale donne naissance à de nombreux corps, lesquels portent des têtes multiples: ce sont donc des cystiques polysomatiques et polycéphales.

Le *ténia échinocoque* (fig. 524) est long à peine de 3 à 4 millimètres, sa tête est pourvue d'une double couronne de crochets. Il habite l'intestin grêle du chien, chez lequel il détermine parfois une légère inflammation intestinale, et on le trouve dans les excréments sous forme de petits filaments rougeâtres; il vit vingt-quatre à quarante-huit heures après la mort de l'animal qui le portait.

Sa larve ou *hydatide* est l'*échinocoque des bêtes de somme*, qui vit surtout dans le foie et le poumon, mais qu'on a rencontré dans la plupart des tissus, même dans les muscles et les os, d'un grand nombre d'animaux: cheval, bœuf, mouton, chèvre, lapin, etc., et même de l'homme.

Les œufs du ténia, contenus dans les excréments du chien porteur du ténia échinocoque, sont répandus un peu partout, sur l'herbe, sur la litière, sur les fourrages, etc.; ils sont ingérés par les animaux qui mangent ces aliments contaminés, se transforment en embryons et pénètrent dans les divers tissus, notamment dans le foie et le poumon, probablement par la voie sanguine. L'embryon s'entoure d'un kyste conjonctif pris aux dépens de son hôte, et évolue très lentement. Lorsqu'il est arrivé à son complet développement, il constitue l'*hydatide*; il a alors l'aspect d'une sphère creuse dont la paroi épaisse et blanchâtre est formée de deux membranes bien distinctes: l'externe, ou *membrane hydatique*, homogène, blanche, opaline, épaisse, tremblotante, est formée de lames concentriques; l'interne, ou *membrane germinale*, analogue à la vésicule des cysticerques, est complète, ou plus souvent incomplète, et plus mince que l'externe ; cette vésicule renferme un liquide incolore.

Si l'évolution s'arrête, la vésicule persiste sous cette forme : elle est dite *acéphalocyste*.

Mais le plus souvent la face interne de la membrane germinale bourgeonne et donne naissance à de petites vésicules qui sont réunies à elle par un mince pédicule : ce sont les *vésicules proligères* ; ces dernières bourgeonnent à leur tour par leur face interne et donnent naissance à de jeunes ténias ou scolex, au nombre de cinq à dix dans chacune d'elles, et réunis à la vésicule proligère par un petit pédicule ;

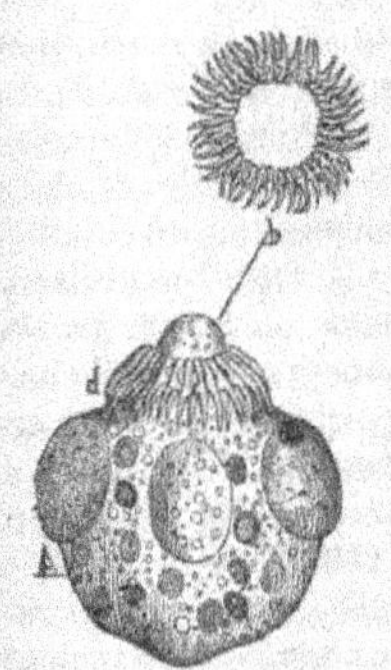

Fig. 525. — Echinocoque libre.

A, Corps sphéroïdal long de 0mm,2 à 0mm,25, quand la tête est rentrée ; 0mm,3, si elle est sortie. — A, ventouses de l'animal. — d, couronne de crochets autour de la tête. — b, la même vue à part.

à cet effet, au fond de la vésicule se montre une saillie claire, arrondie, qui est l'origine de la trompe imperforée (fig. 527), puis, simultanément, on voit grossir le mamelon, s'agrandir sa cavité (dont les parois s'amincissent), et apparaître derrière la trompe une zone claire sur laquelle naissent, de toutes pièces, les crochets, d'abord très pâles, transparents (fig. 525, b). Peu à peu, s'élèvent les ventouses (fig. 525, A) et le reste du corps, dans lequel apparaissent les corpuscules calcaires après le plein développement. L'animal est alors isolé dans un dédoublement de la membrane fertile. Mais bientôt, à la face externe de la poche, se développent, comme à la surface de la membrane fertile, d'autres mamelons donnant naissance, de la même manière, chacun à un animal dont la loge propre finit par communiquer avec celle du premier.

D'autres fois, la génération s'opère d'une façon différente : il naît, soit à la face externe, soit à la face interne de l'enveloppe de l'hydatide, des bourgeons ou mamelons arrondis, puis coniques ou en massue, dont chacun est l'origine d'un animal ; les crochets apparaissent après la trompe,

mais avant les ventouses (comme dans le premier cas). La forme de la figure 526 est la dernière phase de développement qui précède l'invagination. Ce mode de génération est plus répandu que l'autre, et se continue lors même que les masses sont devenues libres, ou sur les restes de membrane fertile portant plusieurs échinocoques qui s'en détachent en s'irradiant.

Les ténias peuvent se détacher de la membrane fertile par accident ou parce que celle-ci est détruite totalement ou en partie : devenus libres (fig. 525), ils ressemblent à de petits

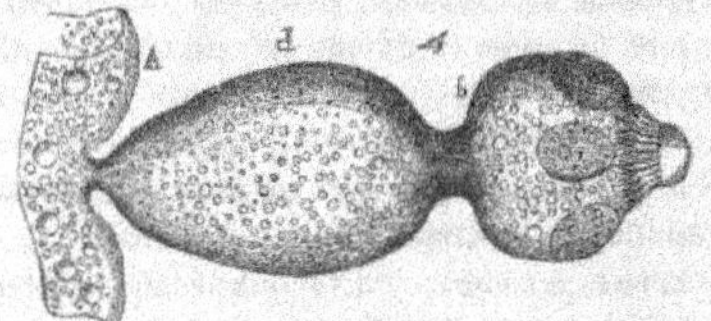

Fig. 526.
A, membrane mère. — d, corps de l'animal. — b, tête avant l'invagination.

grains de sable sphéroïdaux, d'un gris blanchâtre, de 1/4 à 1 millimètre de diamètre, flottant dans le liquide qui remplit la cavité de l'acéphalocyste ; ou bien ils adhèrent au nombre de deux à vingt, par un pédicule, à un reste de membrane fertile, grisâtre, granuleuse, duquel ils s'écartent en rayonnant (échinocoque du mouton et du bœuf) (fig. 527) : ils offrent

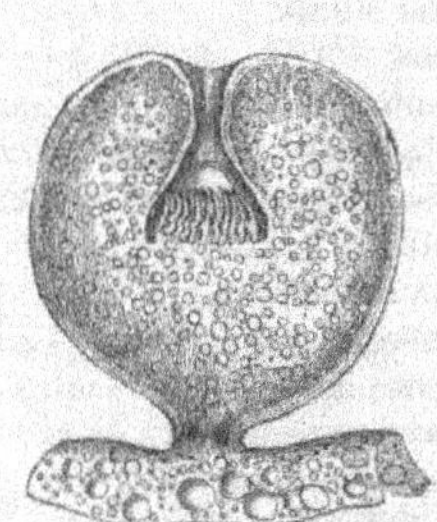

Fig. 527. — Echinocoque encore adhérent à la membrane hydatique.

alors aussi l'aspect de petits grains ou d'une fine poussière grisâtre qui, à l'œil nu, est quelquefois confondue avec les granulations graisseuses, isolées ou agglomérées, etc., que renferment certaines acéphalocystes stériles ; et cela souvent dans un kyste qui renferme en même temps une ou plusieurs poches pourvues d'échinocoques.

L'*échinocoque de l'homme* (*Echinococcus hominis*, Rudolphi) et l'*échinocoque des ruminants* (*Echinococcus veterinorum*, Rudolphi) ne sont pas des espèces distinctes. — Les figures sont dessinées de 50 à 280 diamètres, d'après l'échinocoque de l'homme (Ch. Robin).

ÉCHINOCOCCOSE. — Maladie assez fréquente en France et très commune en Irlande.

On l'observe surtout chez le bœuf, moins souvent chez le mouton et le cheval.

ANATOMIE PATHOLOGIQUE. — Les échinocoques, qui peuvent exister en nombre considérable, déterminent des troubles variés que nous étudierons à propos des maladies du poumon, du foie, de l'encéphale, etc.

D'une façon générale, les organes qui en sont porteurs ont augmenté de volume et de poids. Leur surface est bosselée et présente des vésicules hydatiques, d'aspect blanchâtre, et remplies de liquide. Dans l'épaisseur de l'organe ces mêmes vésicules se rencontrent en grand nombre et avec un volume variable : elles compriment le tissu qui s'atrophie ; au bout d'un certain temps, les vésicules subissent la dégénérescence graisseuse, ou bien leurs parois se calcifient ; la cavité interne disparaît.

SYMPTOMATOLOGIE. — Les symptômes sont en général peu caractéristiques.

TRAITEMENT. — Il est uniquement prophylactique ; tout traitement curatif est illusoire.

ÉCHINORRHYNQUE. — L'*échinorrhynque géant* est un ver rond, de l'ordre des *Acanthocéphales*. Il a une couleur blanchâtre ou bleuâtre ; sa tête est pourvue de crochets ; le mâle mesure 6 à 10 centimètres de long, et la femelle 20 à 32 centimètres. A l'état adulte, il habite l'intestin du porc, du sanglier et quelquefois du mouton, et se fixe aux parois à l'aide de la trompe dont sa tête est munie.

PATHOLOGIE. — Il suce le sang, et, si les vers existent en grand nombre, ils déterminent une entérite grave, quelquefois une obstruction intestinale, et parfois, perçant les parois de l'intestin, tombent dans la cavité péritonéale. En général, les animaux malades dépérissent rapidement ; si on examine leurs excréments au microscope, on y trouve des œufs en quantité.

TRAITEMENT. — Breuvages avec huile de cade ou essence de térébenthine, puis purgatifs.

ÉCLAMPSIE (all. *Eklampsie* ; it. *eclampsia*). — Maladie assez analogue à l'épilepsie, mais qui en diffère en ce qu'elle ne récidive pas, et affectant certaines femelles domestiques (la chienne, plus rarement la vache et la chèvre).

ÉTIOLOGIE. — L'éclampsie se montre surtout sur les chiennes de garde et d'appartement, et, le plus souvent, après la parturition. Elle paraît être une conséquence de l'embonpoint et de l'albuminurie.

La véritable fièvre vitulaire est probablement la forme d'éclampsie des vaches grasses et fortes laitières.

SYMPTOMATOLOGIE. — On reconnaît trois phases dans son évolution. — Dans la première, on observe, chez la chienne, de l'inquiétude et une certaine incoordination des mouvements durant la marche ; chez la vache, on constate des mouvements des lèvres et des mâchoires, du ptyalisme ; finalement les malades tombent sur le sol. — La deuxième phase est caractérisée par le décubitus latéral complet ; le regard est fixe ; durant les accès, les muscles sont contractés ; l'encolure est étendue ; les membres sont raides. — Dans la troisième phase, qui ne s'observe pas toujours, les membres sont agités par des secousses convulsives intermittentes.

DIAGNOSTIC. — La maladie ne peut se confondre qu'avec l'épilepsie ; mais dans celle-ci les accès sont moins fréquents et la maladie récidive.

PRONOSTIC. — Grave suivant certains auteurs, bénin suivant d'autres.

TRAITEMENT. — On instituera une médication de symptômes : on donnera des sédatifs du système nerveux ; chez la chienne, on recommandera les sirops de chloral, d'éther, de chloroforme (3 à 10 ou 15 grammes suivant la taille) et le régime lacté ; chez la vache, on utilisera les breuvages, les potions ou les lavements sudorifiques. On ne donnera comme alimentation que des barbotages clairs contenant du sulfate de soude. — Dans les cas graves, on aura recours à la saignée ou à la purgation.

ÉCOLES VÉTÉRINAIRES. — Établissements d'instruction où sont données les connaissances nécessaires aux hommes qui veulent devenir capables de soigner les animaux domestiques en cas de maladies, d'accidents, etc.

HISTORIQUE. — Elles sont de création récente. Jusqu'au milieu du XVIIIe siècle, des écuyers habiles, comme Solleysel, Garsault, La Guérinière, des maréchaux expérimentés, comme les Lafosse, formaient des élèves autour d'eux et publiaient des livres où était exposé l'ensemble de leurs idées sur les causes des maladies et le résultat de leur expérience en matière de traitement.

Ce fut en 1760 que Bourgelot, écuyer et avocat à Lyon, profitant de ses relations avec Bertin, contrôleur général des finances, fonda à Lyon la première école vétérinaire. Bertin avait été frappé des pertes causées par les épizooties et avait voulu en diminuer l'intensité.

L'importance des services rendus par les élèves de l'école de Lyon et de celle d'Alfort, fondée un peu plus tard, en 1766, amena peu à peu les gouvernements étrangers à créer des établissements analogues.

Aujourd'hui les écoles vétérinaires sont nombreuses dans le monde entier, et leur utilité est devenue tellement évidente que partout elles deviennent des établissements entretenus par les États : il en est, comme celle de New-York, par exemple, fondée de nos jours par le Français Liautard, qui, à l'origine, étaient entretenues par des sociétés particulières, et qui, maintenant, dépendent de l'État; dans certains pays, à Berne et à Berlin par exemple, les écoles sont des facultés délivrant des diplômes de docteur-vétérinaire.

ORGANISATION DES ÉTUDES. — La *durée des études* et les *conditions d'admission* varient un peu suivant les contrées.

Presque partout, aujourd'hui, on exige des candidats la production d'un diplôme à peu près analogue à celui du baccalauréat; de plus, dans les écoles où existe l'internat, tous les élèves doivent subir un examen d'entrée portant généralement sur des notions d'histoire naturelle, etc. En Allemagne, on demande aux étudiants vétérinaires les connaissances exigées pour les étudiants en médecine humaine.

Le nombre des examens pendant la durée des études n'est pas constant, mais il y a toujours un examen de sortie indispensable pour obtenir le diplôme de vétérinaire.

La *nature des cours*, le *nombre des professeurs* sont également très variables suivant les divers pays.

D'une façon générale, on peut dire qu'il y a toujours au moins un enseignement préparatoire pour l'anatomie et la physiologie, et un enseignement théorique spécial pour la pathologie, avec clinique alimentée au moyen d'animaux confiés à l'École par des propriétaires. En outre, dans la plupart des écoles, il y a des cours sur la jurisprudence concernant les ventes des animaux domestiques, sur la police sanitaire vétérinaire, sur l'inspection des viandes, sur la production, l'élevage des animaux, leur hygiène, etc.

Pendant longtemps, en Allemagne principalement, à Halle par exemple, il n'y avait qu'un ou deux professeurs vétérinaires, les autres cours étant communs avec les étudiants en médecine. Cette disposition tend à disparaître.

RÉGIME INTÉRIEUR. — Ce n'est guère qu'en France que le régime de l'internat pour le plus grand nombre des élèves a été conservé. Presque dans tous les États, les étudiants vétérinaires sont libres comme les étudiants en médecine.

EXERCICE DE LA MÉDECINE VÉTÉRINAIRE. — En Suisse, en Belgique, en Allemagne, en Angleterre, etc., l'exercice de la médecine vétérinaire est interdit aux personnes n'ayant pas le diplôme : en Angleterre, pour avoir le droit d'exercer la médecine vétérinaire, il faut d'abord obtenir le diplôme, puis faire un stage d'au moins six mois chez un vétérinaire exerçant, et enfin être inscrit sur le tableau professionnel; on est rayé de ce tableau et on perd le droit d'exercer à la suite de manquement à l'honorabilité, de condamnations pour crimes ou délits, etc.

En France, tout le monde peut s'occuper de traiter les animaux, à condition de ne pas prendre le titre de vétérinaire; ceux-ci n'ont de privilèges que pour les soins à donner aux animaux atteints de maladies contagieuses.

Pour certaines fonctions rétribuées, relatives à l'inspection des viandes, la lutte contre les épizooties, la surveillance sanitaire des foires et marchés, un examen spécial est souvent, mais pas toujours, exigé des vétérinaires qui recherchent ces emplois.

Enfin, pour entrer dans l'armée comme vétérinaires militaires, les étudiants diplômés, choisis après un examen, doivent faire un stage d'un an environ dans une école militaire où ils complètent leur instruction spéciale.

TABLEAU DES ÉCOLES VÉTÉRINAIRES. — Nous reproduisons ci-dessous une liste à peu près complète des écoles existantes, avec la date de leur fondation, etc.

Nom des écoles et date de fondation.	Durée des études.	Connaissances exigées à l'entrée.
Berlin (Faculté), 1790.	7 semestres. 2 examens.	Celles d'un baccalauréat français.
Hanovre, 1778.	Id.	Id.
Giessen, 1828.	Id.	Id.
Dresde, 1774...	Id.	Id.
Stuttgart, 1821.	Id.	Id.
Munich, 1790...	Id.	Id.
Lemberg, 1881.	8 semestres. 5 examens.	Id.
Vienne, 1777...	Id.	Id.
Budapest, 1786.	Id.	Id.
Berne, 1806....	8 semestres. 3 examens.	Id.
Zurich, 1820...	Id.	Id.
Cureghem-Bruxelles, 1835.	10 semestres. 2 examens.	Celles des étudiants en médecine français.
Utrecht, 1821...	8 semestres. 4 examens.	Celles d'un baccalauréat français ou examen d'admission.
Alfort, 1765....	Id.	Baccalauréat.
Lyon, 1761.....	Id.	Id.
Toulouse, 1828.	Id.	Id.
Londres, 1791..	Id.	Id.
Edimbourg (New-veterinary College), 1873.	Id.	Id.

Dict. vétérinaire.

Nom des écoles et date de fondation.	Durée des études.	Connaissances exigées à l'entrée.
Édimbourg (Roy. veterinary College), 1823.	8 semestres. 4 examens.	Baccalauréat.
Glasgow, 1863..	Id.	Id.
Stockholm, 1821.	8 semestres. 1 examen.	Id.
Copenhague, 1773.	3 semestres. 3 examens.	Examen d'école professionnelle.
Madrid, 1793...	10 semestres. 4 examens.	Baccalauréat.
Saragosse, 1848.	Id.	Id.
Lisbonne, 1833.	10 semestres. 17 examens.	Id.
Milan, 1791....	8 semestres. 20 examens.	Un peu moins que le baccalauréat.
Parme, 1844...	Id.	Id.
Turin, 1869....	8 semestres. 26 examens.	Id.
Pise, 1815......	Id.	Celles du baccalauréat.
Bologne, 1802..	8 semestres. 26 examens.	Baccalauréat.
Naples, 1815...	8 semestres. 25 examens.	Id.
Constantinople, 1889.	8 semestres. 12 examens.	Baccalauréat et langue française.
Bucarest, 1861.	10 semestres. 5 examens. 1 thèse.	Celles du baccalauréat.
Charkow, 1851.	8 semestres. 20 examens.	Id.
Kasan, 1874...	8 semestres. 22 examens.	Certificat d'une école professionnelle.
Dorpat, 1848...	8 semestres. 19 examens.	Baccalauréat.
Varsovie, 1840.	8 semestres. 4 examens.	Id.
Lahore, 1876...	3 années. 3 examens.	Certificat d'études primaires, les leçons sont faites en *langue hindoue.*
Bombay, 1893..	Id.	Id.
Calcutta, 1876..	Id.	Id.
Tokio, 1877....	3 années. 1 examen.	Baccalauréat.
New-York, 1875.	6 semestres. 3 examens.	Id.
Ithaca, 1894....	Id.	Id.
Cambridge, 1882.	6 semestres. 21 examens.	Id.
Philadelphie, 1884.	3 années. 3 examens.	Id.
Washington, 1894.	3 années. 6 examens.	Examen d'admission.
Toronto (Canada), 1862.	4 années. 4 examens.	Id.
Chicago, 1883..	3 années. 3 examens.	Id.
Chicago (collège Mc. Philipp), 1892.........	3 années. 11 examens.	Id.
Michigan, 1897.	2 années. 2 examens.	Id.

ÉCOURTER. — Couper la queue. Voy. AMPUTATION *de la queue.*

ÉCRASEMENT LINÉAIRE. — Voy. HÉMOSTASE.

ÉCREVISSE (*astacus fluviatilis*). — *Crustacé* de l'ordre des *Décapodes*, qui constitue pour l'homme un aliment agréable.

Depuis plusieurs années le nombre en a considérablement diminué dans tous les cours d'eau de l'Europe, par suite d'une maladie parasitaire très contagieuse.

Les concrétions calcaires que l'on trouve dans la poche digestive de l'écrevisse avant la mue, destinées à être dissoutes pour former le nouveau tégument, et nommées *yeux d'écrevisses*, étaient autrefois utilisées en thérapeutique comme absorbants et antiacides.

ECTHYMA (de ἐκθύειν, sortir avec impétuosité). — Maladie pustuleuse de la peau, aiguë ou chronique, qui a été signalée par Patté, Bouley et Lafosse, comme pouvant exister chez le chien, le cheval et le porc. Nous la décrirons dans l'article *Maladies de la peau* (Voy. PEAU).

ECTOPIE (de ἐκ, hors, et τόπος, lieu). — Synonyme de déplacement. — Anomalie de situation ou de rapports d'un organe.

ECTOZOAIRES (de ἐκτός, dehors, et ζῶον, animal). — Parasites animaux vivant à la surface extérieure du corps de nos animaux.

ECTROPION. — C'est le renversement en dehors du bord libre des paupières.

ÉTIOLOGIE. — Il s'observe généralement à la paupière inférieure. Il est partiel ou général.

Il est dû le plus souvent à l'inflammation, accompagnée de tuméfaction, de la conjonctive, ou bien à une plaie avec perte de substance qui siège sur le tégument palpébral ou dans la région périoculaire : la cicatrice qui en résulte rétracte les deux bords de la plaie, diminue l'étendue de la peau de la région, et par conséquent attire le bord libre des paupières en dehors.

TRAITEMENT. — S'il est dû au gonflement de la conjonctive, on pratique des scarifications ou bien on en enlève une portion ; des soins antiseptiques complètent l'opération.

S'il résulte d'une rétraction cicatricielle de la peau, on peut pratiquer l'opération de Dieffenbach et de Graefe : au niveau de la commissure externe de l'œil on excise un petit lambeau de peau de forme triangulaire, à base horizontale, à pointe tournée en bas ; on excise ensuite le bord libre de la paupière, depuis la commissure externe jusqu'au niveau de la pointe du triangle ; on réunit enfin par des sutures, d'une part le bord excisé de la paupière à la base du triangle, d'autre part les deux côtés du triangle adjacents au sommet. — On peut également pratiquer l'opération d'Adams : près de la commissure externe, on taille sur toute l'épaisseur de la paupière un lambeau en V dont la base est sur le bord libre (fig. 528) ; on réunit ensuite les deux lèvres par une suture. — Enfin une troisième méthode, ou procédé de Sanson Wharton-Jones, consiste à circonscrire le tissu

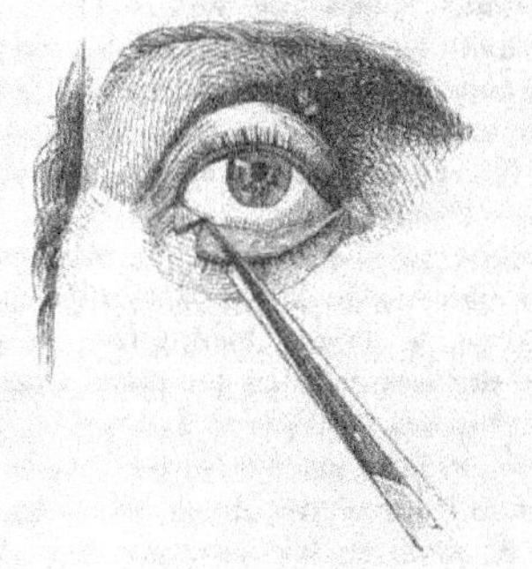

Fig. 528. — Excision d'un lambeau en V du bord de la paupière (procédé Adams).

cicatriciel dans deux incisions en V à base commune verticale, à disséquer le lambeau compris entre le bord libre des paupières et les lèvres supérieures des incisions, et à le mobiliser sur les parties sous-jacentes : le bord libre des paupières remonte, et on réunit les lèvres de la plaie par une suture en Y.

On traite ensuite la plaie antiseptiquement.

ÉCURIE. — Voy. Habitations.

ÉCUSSON ou GRAVURE. — Dans l'espèce bovine, surface de forme variable, ayant sa base sur les mamelles et s'élevant plus ou moins haut dans la région périnéale dont elle se distingue par la direction des poils. Elle sert à apprécier les facultés lactifères des vaches, et les qualités du taureau comme reproducteur (Guénon). — Voy. Lait.

ECZÉMA. — Affection particulière de la peau ou des muqueuses, aiguë ou chronique, se manifestant au début par du prurit, des vésicules ou des vésico-pustules qui crèvent et auxquelles succèdent soit une production abondante d'écailles épidermiques, soit de véritables croûtes avec chute des poils et généralement épaississement de la peau.

On donne parfois le nom d'eczéma à des dermatites qui sont symptomatiques d'une intoxi-cation par l'iode, le mercure, les drêches, etc. Ces dermatites disparaissent généralement avec les causes qui les ont produites et ne récidivent pas.

L'eczéma est d'ailleurs essentiellement polymorphe, c'est-à-dire qu'il offre une symptomatologie particulière et variable suivant l'espèce et l'animal envisagés, suivant la cause qui l'a engendré, etc. : chez certains chiens, il se présente sous la forme de catarrhe auriculaire ; chez d'autres, d'eczéma généralisé ou localisé en certaines régions du corps ; chez le cheval, il peut affecter la forme de crapaud, d'eaux-aux-jambes, etc.

Nous étudierons donc l'eczéma dans ses caractères généraux, puis successivement ses manifestations chez les différents animaux domestiques.

Eczéma en général. — Étiologie. — Elle est complexe et encore imparfaitement connue, mais il est un fait certain, c'est que l'eczéma reconnaît comme cause prédisposante essentielle la *diathèse eczémateuse* ou *herpétique* ou *herpétisme* (Voy. Diathèse) : c'est ce qui explique l'hérédité de l'affection.

Diverses causes occasionnelles peuvent déterminer l'apparition de la maladie sur les animaux prédisposés : elles sont physiques (froid, chaleur), ou mécaniques (frottements), ou chimiques (frictions irritantes). — L'eczéma apparaît surtout sur des animaux entretenus dans des conditions hygiéniques particulières ; sur les chevaux et les chiens de luxe trop bien nourris et qui travaillent peu. — Peut-être les troubles de la nutrition, les affections intestinales, du foie, des reins, qui modifient la constitution chimique du sang, influent-elles sur la genèse de l'eczéma.

Certains auteurs prétendent que le système nerveux joue un rôle dans l'étiologie de l'affection en déterminant un trouble de la nutrition.

Symptomatologie. — L'eczéma est aigu ou chronique.

1° *Eczéma aigu*. — L'eczéma cutané se manifeste au début par la tuméfaction de la peau, le hérissement des poils et la présence de petites papules, de vésicules ou de vésico-pustules, disséminées sur tout le corps ou localisées en certaines régions : c'est la *phase éruptive*. Ces vésicules crèvent et laissent écouler de la sérosité : c'est la *phase humide*. Puis la sérosité se concrète en croûtes adhérentes à l'épiderme : c'est la *phase croûteuse* ; ces croûtes et l'épiderme adhérent se dessèchent et tombent en entraînant les poils dans leur chute.

Cette évolution type n'est pas constante, et l'eczéma cutané revêt des formes multiples suivant l'espèce et le sujet. — Souvent il ne se manifeste que par la *phase érythémateuse* : tuméfaction de la peau, exsudation peu accentuée, chute des poils et élimination de petites écailles épidermiques : c'est l'*eczéma squameux*. D'autres fois on ne constate l'eczéma qu'à sa phase ultime ou *croûteuse*, au moment de l'élimination des squames.

Dans tous les cas l'eczéma cutané s'accompagne d'un prurit plus ou moins intense.

L'eczéma peut apparaître sur diverses muqueuses : auriculaire, pituitaire, bronchique, stomacale, etc., et se manifeste par une inflammation catarrhale avec érosions et ulcérations légères.

2° *Eczéma chronique*. — C'est une terminaison fréquente de l'eczéma aigu ; il s'accompagne d'épaississement de la peau, avec chute des poils, qui parfois ne repoussent plus, et élimination d'écailles épidermiques.

Eczéma du cheval. — *Eczéma aigu*. — Étiologie. — L'eczéma aigu est parfois consécutif à l'eczéma chronique et est déterminé par les frottements réitérés, par un **changement** de régime, etc. : l'élimination de matière furfuracée fait place à un suintement abondant avec ramollissement colloïde de l'épiderme.

Symptomatologie. — Il siège sur tout le corps, ou de préférence au niveau des parties qui suent facilement et qui supportent les pièces de harnachement. — Il est annoncé par le hérissement des poils et par la présence de petites papules dures, grosses comme une lentille et irrégulièrement disséminées ; à leur niveau, la peau est tuméfiée et sensible ; puis elles s'affaissent et il se forme des croûtes qui tombent en entraînant les poils. C'est à cette période que le prurit est le plus intense. L'éruption se produit par intermittences et peut s'étendre ; elle persiste longtemps, puis reprend la forme chronique.

Traitement. — On traite par des applications irritantes : huile de cade, friction légère de pommade mercurielle ; on hâte la chute des croûtes par des savonnages tièdes suivis d'applications de vaseline.

Dermite papuleuse des membres ou Maladie de la boue. — Étiologie. — Elle est fréquente pendant les saisons humides sur les chevaux marchant à allures vives, sur des chemins calcaires, ou dans la boue formée par le sel jeté pour faire fondre la neige.

Symptomatologie. — Elle siège surtout sur la partie inférieure des membres postérieurs et remonte rarement au-dessus du jarret. — Les membres sont chauds et engorgés, puis, de nombreuses papules apparaissent, suivies d'éliminations croûteuses avec chute des poils ; le prurit est très intense, surtout au début.

Traitement. — Tondre les poils, faire un savonnage tiède des régions enflammées, suivi d'une application de vaseline ou de glycérolé d'amidon ou de pommade à l'oxyde de zinc.

Eczéma chronique sec. — Étiologie. — Il se montre fréquemment sur les chevaux de demi-sang et sur les chevaux du Midi ; parfois il affecte un grand nombre de chevaux entretenus dans les mêmes conditions hygiéniques (chevaux de l'armée).

Symptomatologie. — Au début, on constate, en divers endroits du corps, particulièrement sur l'encolure, le garrot, le dos, les cuisses, de larges surfaces de peau dénudées. Quelquefois l'affection est localisée à la tête ; la peau est épaissie, rude au toucher, recouverte de croûtes dues aux frottements, ou de pellicules épidermiques ; d'autres fois elle est unie, lisse et glabre.

L'eczéma sec persiste souvent longtemps, disparaît ou s'atténue avec la saison froide et reparaît au printemps ou en été. Il peut devenir aigu sous l'influence des frottements, d'un changement d'hygiène, etc. La guérison est annoncée par les poils qui repoussent régulièrement aux surfaces dépilées.

Diagnostic. — On le différenciera de la gale, par l'examen microscopique, par la non-contagiosité de l'affection, par le prurit peu intense qui l'accompagne, par la non-efficacité du traitement antipsorique.

Pronostic. — Bénin au point de vue de la santé des animaux qui ne souffrent pas et restent en bon état ; assez grave en raison des dépilations qui déparent les chevaux de luxe, et des récidives fréquentes.

Traitement. — On fera de fréquents savonnages à l'eau tiède, et, chaque jour, des lotions avec une solution crésylée à 2 p. 100 ou de sublimé à 1 p. 1000. On donnera une nourriture rafraîchissante (barbotages, mashes, vert, carottes, etc.), à laquelle on ajoutera des alcalins (sulfate et bicarbonate de soude). A l'intérieur, on administrera de l'arsenic ou de l'iodure de potassium. Le froid active l'évolution de l'affection.

Eczéma chronique humide. — Étiologie. — Il s'observe sur les parties du corps pourvues de poils, à la crinière et à la base de la queue, chez les chevaux entiers, plus particulièrement, à encolure épaisse, à crinière touffue et malpropre.

SYMPTOMATOLOGIE. — Les crins tombent ; la peau du bord supérieur de l'encolure ou de la base de la queue est épaissie, enflammée, plissée transversalement et recouverte de croûtes.

TRAITEMENT. — Il consiste à nettoyer la crinière et la queue par des savonnages, après avoir coupé les crins ; on fera ensuite des lavages antiseptiques ou bien des applications de vaseline ou de pommade mercurielle.

Eczéma du bœuf. — *Eczéma aigu.* — SYMPTOMATOLOGIE. — La maladie débute, sur les différentes parties du corps, par une éruption de papules plus ou moins confluentes et peu apparentes : celles-ci laissent suinter de la sérosité peu abondante qui se concrète en croûtes et agglutine les poils ; la peau est tuméfiée et douloureuse et sa surface paraît crevassée, craquelée ; les croûtes ne tardent pas à se détacher en entraînant les poils dans leur chute et la poussée éruptive disparaît rapidement ou s'atténue et persiste sous la forme chronique.

DIAGNOSTIC. — On différenciera facilement l'eczéma des *gales* et *acariases* par la couleur des croûtes, qui sont jaunâtres et non brunâtres, et par l'examen microscopique. Il est plus difficile de le diagnostiquer de l'*eczéma des drèches* (Voy. ce mot) : toutefois, celui-ci siège sur les membres ; d'ailleurs on est renseigné par les données étiologiques.

PRONOSTIC. — Peu grave.

TRAITEMENT. — Identique à celui de l'eczéma du cheval. A l'intérieur, on s'en tiendra aux alcalins et diurétiques.

Eczéma chronique. — SYMPTOMATOLOGIE. — Il est rare, et est caractérisé par du prurit, de l'alopécie et une exfoliation épidermique siégeant sur le corps, particulièrement sur la région lombaire.

TRAITEMENT. — On donnera une nourriture rafraîchissante ; on évitera l'acide arsénieux, qui peut amener une perforation du rumen, et l'iodure de potassium, qui détermine l'eczéma iodique.

Eczéma des drèches. — Affection propre aux animaux de l'espèce bovine nourris avec des drèches.

ÉTIOLOGIE. — L'eczéma des drèches est fréquent sur les animaux à l'engrais et plus rare sur les bœufs de travail ou les vaches laitières ; en outre, il semble exister une prédisposi-

tion individuelle, peut-être due à la diathèse eczémateuse.

L'affection apparaît lorsqu'on donne aux animaux une trop forte quantité de drèches, résidus de fabrication de l'alcool de pommes de terre ; ou bien lorsque ces drèches, données en quantité normale, ont acquis des propriétés toxiques par suite de leur fermentation ; ou bien encore sous l'influence d'une alimentation avec des pommes de terre germées, des feuilles de pommes de terre, etc.

La pathogénie de l'affection n'est pas encore complètement établie.

L'eczéma des drèches est commun en Allemagne.

SYMPTOMATOLOGIE. — Elle est analogue à celle de l'eczéma proprement dit. L'eczéma des drèches n'est en effet que la manifestation extérieure d'une intoxication, au même titre que l'eczéma iodique est sous la dépendance de l'intoxication par l'iode.

La maladie débute au bout de deux à trois semaines de régime ; les animaux ont la démarche raide, hésitante ; la peau des membres est tuméfiée, chaude, douloureuse, puis se couvre, surtout au voisinage des plis articulaires, de vésicules très rapprochées les unes des autres ; ces vésicules se déchirent et laissent écouler une sérosité citrine, qui agglutine les poils et se dessèche en croûtes jaunâtres ; ces croûtes se desquament et tombent, dégageant une odeur fétide ; les lymphatiques s'enflamment ; des crevasses apparaissent ; les membres s'engorgent considérablement. Dans certains cas graves, on observe en outre une hypersécrétion des glandes salivaires et intestinales, qui se traduit par du ptyalisme et de la diarrhée. — Les malades maigrissent et peuvent mourir dans le marasme si la cause continue à agir.

DIAGNOSTIC. — Il est facile. On différenciera aisément la maladie d'avec la fièvre aphteuse, la maladie des pulpes, la gale des membres, en tenant compte des commémoratifs.

PRONOSTIC. — Variable. La maladie, reconnue et traitée de bonne heure, est facilement curable. Elle est grave, lorsqu'elle existe depuis longtemps sur des animaux âgés ou affaiblis. Elle peut réapparaître si l'on reprend l'alimentation avec les drèches.

TRAITEMENT. — Supprimer les drèches, augmenter la ration de foin et donner des farineux. A l'intérieur, donner des diurétiques salins et du sulfate de soude. Traiter les lésions locales par des savonnages tièdes et des lavages antiseptiques, et appliquer ensuite de la vaseline phéniquée ou au tannin.

Eczéma du porc. — Il est encore appelé *gale poisseuse*.

ÉTIOLOGIE. — On l'observe sur les animaux maintenus dans de mauvaises conditions hygiéniques.

SYMPTOMATOLOGIE. — Il se caractérise au début par une éruption locale ou générale de papules se transformant en vésicules ou en pustules ; celles-ci crèvent et laissent écouler un liquide qui se concrète en croûtes noirâtres, adhérentes à la peau.

TRAITEMENT. — Il consiste à modifier le régime alimentaire, à faire des savonnages à l'eau de son tiède et, ensuite, des lotions astringentes.

Eczéma du chien. — L'eczéma chez le chien se manifeste différemment suivant l'âge du sujet, sa constitution, sa race, son régime, etc. : il évolue plus ou moins rapidement, et se décèle soit par de la rougeur, soit par des vésicules, soit par des squames.

Il exige toujours un traitement long, et il arrive souvent que celui-ci ne donne aucun résultat. On distingue :

1° *Eczéma rubrum*, *érythème* ou *rouge*. — C'est une affection érythémateuse de la peau, caractérisée par la rougeur et la sensibilité de la peau, dans les endroits où elle est fine et à peu près dépourvue de poils (face interne des membres, ventre, etc.) (1).

ÉTIOLOGIE. — Il est fréquent sur les chiens des races perfectionnées (braques, saint-germains, lévriers, chiens courants, fox-terriers, etc.) ainsi que sur les animaux jeunes et abondamment nourris.

SYMPTOMATOLOGIE. — Il débute par la rougeur, la tuméfaction, la sensibilité de la peau des aines et de la face interne des cuisses ; le prurit est intense, les animaux se grattent continuellement ; quelques petites vésicules apparaissent, qui sont vite déchirées par le grattage. La rougeur et l'inflammation gagnent la peau du ventre, des ars, des coudes, du flanc.

L'affection peut persister longtemps, ou s'atténuer et disparaître sous l'influence d'un changement de régime, d'habitude ; elle disparaît ordinairement en été.

DIAGNOSTIC. — On différenciera le *rouge* d'avec les gales, dont le siège est différent et qui s'accompagnent de la formation de pustules ; d'avec la maladie du jeune âge, dont l'éruption cutanée est vésiculeuse, etc.

(1) Cadéac, *loc. cit.*

PRONOSTIC. — Peu grave.

TRAITEMENT. — Modifier le régime ; ordonner des soupes, du lait contenant 4 à 6 grammes de bicarbonate de soude, 6 à 10 gouttes de liqueur de Fowler ; on promènera les animaux. Localement on fera des lotions à l'eau crésylée ou phéniquée. Les bains sulfureux ou les lotions donnent de bons résultats.

2° *Eczéma aigu vésiculeux*. — ÉTIOLOGIE. — Il affecte les chiens, prédisposés et entretenus dans de mauvaises conditions hygiéniques, les animaux malpropres porteurs de puces, etc.

SYMPTOMATOLOGIE. — Au début, hyperémie et tuméfaction œdémateuse et sensible de la peau en divers endroits du corps. Puis la peau se hérisse de petites papules disséminées qui se transforment en vésicules ; le prurit est alors très intense ; les vésicules se déchirent naturellement ou sous l'influence des grattages, et l'exsudat se collecte en croûtes qui ne tardent pas à tomber en entraînant les poils ; parfois, plusieurs vésicules sont confluentes, leur déchirure met à nu le derme, dont la surface humide est recouverte d'un exsudat séro-purulent ; la peau est infiltrée, enflammée et très sensible ; des croûtes se forment, l'exsudation s'atténue, et la maladie guérit.

Quelquefois les lésions sont circonscrites et localisées en certains endroits du corps : sur les testicules chez le mâle, autour de l'anus et de la vulve chez les femelles, aux pattes chez les chiens de chasse, sur les paupières, à la face interne de la conque auriculaire et du conduit auditif, où il détermine le catarrhe auriculaire [Voy. OREILLES (*Maladies des*)].

TRAITEMENT. — On emploiera les astringents, solutions de sulfate de fer, de cuivre, de zinc, l'eau blanche, la glycérine iodée au quart ; s'il existe des endroits où le derme mis à nu est humide, suintant, on touchera légèrement ces régions avec un tampon imbibé d'une dilution d'acide azotique au dixième, ou bien on les saupoudrera avec un mélange à parties égales de tannin et d'iodoforme ou avec de la poudre d'amidon ou de bismuth. Essayer les bains et lavages sulfureux. — Au bout de peu de temps, on peut lotionner la peau avec une solution d'alun à 4 p. 100 ou de crésyl à 3-4 p. 100.

3° *Eczéma chronique*. — ÉTIOLOGIE. — C'est la terminaison ordinaire des diverses formes d'eczéma et particulièrement de l'eczéma vésiculeux.

SYMPTOMATOLOGIE. — Quelquefois, l'eczéma chronique est localisé en certaines régions du corps : sur le dos, les reins, la base de la queue, où il constitue le *rogne* ou *roux-vieux*, fréquent sur les chiens vieux et obèses ; au niveau des coudes et des jarrets ; sur la tête, le cou et les membres.

En certains endroits du corps, la peau est épaissie, chaude, sèche et rigide ; elle est recouverte de croûtes et de productions épidermiques grisâtres et abondantes ; parfois les papilles du derme sont hypertrophiées et deviennent proéminentes : la peau paraît alors chagrinée, les poils sont hérissés, ou bien ils tombent par places et ne repoussent plus. Les animaux se grattent continuellement et leur corps dégage une odeur fétide ; néanmoins ils conservent encore les apparences de la santé et restent en bon état.

La maladie évolue par poussées, suivies de rémissions durant lesquelles elle semble disparaître, puis se manifeste à nouveau. A la longue, les chiens s'épuisent, maigrissent et tombent dans le marasme.

DIAGNOSTIC. — L'examen microscopique permet seul de différencier l'eczéma d'avec la gale sarcoptique.

TRAITEMENT. — On emploiera les lotions avec une solution crésylée, ou mieux les applications de goudron ou d'huile de cade qui déterminent une inflammation substitutive : on fait deux ou trois applications semblables à une semaine d'intervalle, après savonnage tiède de la peau ; dans tous les cas, il est indiqué de modifier le régime : on nourrira les chiens avec des soupes, du lait ; on leur donnera de l'exercice, et, s'il est possible, on les changera d'air : on a souvent remarqué en effet que des chiens constamment enfermés et atteints d'eczéma depuis longtemps guérissaient naturellement au bout d'un certain séjour en liberté à la campagne. A l'intérieur, on administrera chaque jour dans un peu de lait 6 à 10 gouttes de liqueur de Fowler, 4 à 6 grammes de bicarbonate de soude, ou bien 50 centigrammes à 1 gramme d'iodure de potassium. — Les bains sulfureux sont très efficaces.

ÉDUCATION (*educatio*, παίδευσις ; all. *Erziehung* ; angl. *breeding*, *education* ; it. *educazione* ; esp. *educacion*). — En parlant des animaux domestiques, on désigne par ce mot l'ensemble des moyens auxquels on a recours pour les rendre, par le développement de leurs facultés intellectuelles et physiques, dociles à la volonté de l'homme et le plus possible utilisables. Tous les animaux supérieurs sont susceptibles d'éducation. Le problème de l'éducation dépend de la connaissance de la nature de l'homme et des animaux, et du but à atteindre.

EFFLANQUÉ, ÉE. — Se dit du cheval dont les flancs sont creux et relevés. Quand cette conformation est congénitale, elle indique un mauvais état des organes digestifs. Ces chevaux se ruinent très vite.

EFFLUVE (de *effluere*, s'écouler ; all. *Ausdünstung*). — Ce mot, rarement employé aujourd'hui comme synonyme d'exhalaison, désigne les émanations des substances organiques altérées, dissoutes ou en suspension dans la vapeur d'eau de l'air. On donne plus particulièrement le nom d'*effluves* aux émanations dues à des matières d'origine végétale, tandis que le mot *miasme* indique plutôt celles des substances animales, provenant par exemple des lieux encombrés d'hommes et d'animaux.

EFFORT. — Voy. ENTORSE. — *Effort du boulet*. Voy. BOULER. — *Effort de la couronne* (*entorse du paturon*). Entorse de l'articulation de la première avec la seconde phalange. — *Effort de la hanche*. Synonyme d'*allonge* (Voy. ces mots).

EFFORT DE REINS (all. *Kreuzlaehme*). — Sous ce nom, et ceux de *tour de reins, entorse dorso-lombaire, lombago*, on désigne plusieurs maladies différentes les unes des autres par la nature et le siège des lésions, mais très analogues entre elles par leur expression symptomatique. L'effort de reins n'est pas toujours une entorse, mais souvent une déchirure musculaire, une affection nerveuse, une arthrite, une affection de la moelle. Il peut s'observer sur le cheval, le mulet, le bœuf, le chien.

ÉTIOLOGIE. — L'affection survient généralement à la suite de pressions exercées sur la colonne vertébrale par des fardeaux trop lourds : c'est ainsi qu'on l'observe sur les bêtes de somme (chevaux, ânes, mulets), les chevaux de grosse cavalerie, les limoniers utilisés aux lourds charrois, les chevaux de halage qui tirent les bateaux ; parfois l'effort de reins est consécutif à une chute, à une glissade, à des efforts musculaires violents, ou bien survient au cours d'une maladie infectieuse (pneumonie, gourme). — Les poulains de pur sang à l'entraînement sont parfois atteints d'une affection appelée « maladie des chiens » ou « *mal de chien* », dont la symptomatologie est analogue à celle de l'effort de reins. — Enfin, sur les chiens, l'affection survient à la suite de chutes, de traumatismes de la région lombaire, ou au cours de la maladie du jeune âge.

SYMPTOMATOLOGIE. — La colonne dorso-lombaire a perdu sa rigidité normale, ce qui rompt l'harmonie entre l'impulsion des membres postérieurs et l'action des antérieurs.

Au repos, les membres postérieurs sont écartés, le train de derrière est vacillant, la colonne vertébrale est voussée en contre-haut ou fléchie latéralement. Quelquefois l'animal ne peut se tenir debout; d'autres fois, étant couché, il ne peut se relever qu'avec peine.

C'est surtout pendant la marche que le défaut de rigidité de la colonne vertébrale est manifeste : le train de derrière est vacillant et se balance d'un côté à l'autre; l'animal relève très peu les membres postérieurs et fléchit à peine les jarrets; une charge sur le dos augmente la difficulté de la marche. A l'allure du trot, les membres postérieurs se croisent, se heurtent, sont déjetés en dehors, et les chutes sont imminentes à chaque foulée; parfois le train postérieur s'affaisse et se relève immédiatement. Le travail en cercle et le reculer sont difficiles, parfois impossibles.

Dans certains cas on observe une certaine tuméfaction et de la sensibilité de la région lombaire.

ANATOMIE PATHOLOGIQUE. — Les lésions sont très variables. On peut observer des déchirures musculaires des psoas, de l'ilio-spinal ou des ligaments pubio-fémoraux, des tumeurs de la région lombaire.

On constate parfois des altérations du rachis, au niveau des articulations intervertébrales ou des vertèbres elles-mêmes : ce sont souvent les disques intervertébraux qui ont subi une forte distension et une usure de leurs surfaces articulaires; quelquefois, il y a rupture complète des disques, et, sur les surfaces articulaires, complètement désunies, la substance fibro-cartilagineuse a été résorbée en partie ou en totalité, l'os est entamé et rongé; plus rarement on trouve de l'ankylose ou une surface articulaire nouvelle due au frottement des parties contiguës. Goubaux a signalé des lésions analogues des articulations des côtes avec les vertèbres malades, ou des jointures de ces vertèbres entre elles par leurs facettes. Il a vu le canal médullaire déformé par suite de la tuméfaction de cette articulation malade, d'où une exostose comprimant la moelle. Parfois les articulations vertébrales sont soudées par une fausse ankylose. Ces lésions ne se rencontrent pas toujours dans la région lombaire, mais peuvent occuper tantôt la région dorsale, tantôt la région lombaire, et quelquefois les deux simultanément.

Les lésions de la moelle et de ses enveloppes n'ont été que rarement signalées ; il est très probable que ce sont les plus fréquentes et que nombre d'efforts de reins, surtout ceux consécutifs à une maladie infectieuse, sont dus à des myélites ou des méningo-myélites.

DIAGNOSTIC. — Il est facile à établir en général. Le diagnostic de l'altération causale est beaucoup plus difficile; les symptômes locaux ainsi que les commémoratifs pourront donner quelques indications.

PRONOSTIC. — Très grave en général. La guérison s'obtient rarement et elle est toujours incomplète : l'animal reste faible du rein et ne peut être utilisé qu'au pas et jamais pour la selle ou le bât.

TRAITEMENT. — Il varie suivant la nature de l'altération.

Si la maladie est sous la dépendance du rhumatisme lombaire, ce qui constitue le véritable lumbago, on recommande les frictions irritantes sur la région et l'administration de salicylate de soude à l'intérieur.

Contre le « mal de chien », certains auteurs préconisent, sans succès fréquent, la strychnine, d'autres l'iodure de potassium.

Contre l'entorse dorso-lombaire, on recommande l'immobilisation complète du sujet, les affusions d'eau froide sur les reins, ou mieux, les emplâtres appliqués sur toute la région dorso-lombaire. Plus tard, on a recours aux frictions vésicantes et à la cautérisation appliquée sur l'animal debout. Peut-être l'électrothérapie donnerait-elle des résultats (?).

ÉGAGROPILE. — Voy. CALCUL.

ÉGLANDER. — Opération, aujourd'hui abandonnée, qui consistait à extirper les glandes situées sous la ganache du cheval. Elle faisait partie du traitement de la morve.

ÉLECTRICITÉ. — Elle est utilisée comme modificateur général. Mais jusqu'à présent l'électricité n'est guère employée dans la thérapeutique vétérinaire courante.

MODES D'ÉLECTRICITÉ EMPLOYÉS. — On l'emploie sous la forme *statique* et sous la forme *dynamique*.

Électricité statique. — Action tonique et régularisatrice sur le système nerveux; diminution des phénomènes d'excitation nerveuse; augmentation de l'appétit; activité de la digestion; amélioration des fonctions de la peau et de la nutrition générale.

Électricité dynamique. — Les *courants induits*, c'est-à-dire courts (faradisation), produisent des effets *excitants* (paralysies) ou *sédatifs*

(douleurs rhumatismales). — Les *courants
continus* ont en plus des actions *trophique, destructive* et *électrolytique*.

PRODUCTION DE L'ÉLECTRICITÉ. — Les meilleurs
appareils sont ceux de Gaiffe.

Pile électrique économique (Dr Ebrard). —
Chauffer un fer à repasser, puis le recouvrir
d'un tissu de laine imbibé de vinaigre. — En
applications répétées sur les muscles dans les
douleurs nerveuses, dans les atrophies musculaires.

ADMINISTRATION DE L'ÉLECTRICITÉ. — On fait pénétrer l'électricité dans l'organisme vivant en
appliquant les électrodes de l'appareil sur la
peau ou les muqueuses, soit directement, soit
par l'intermédiaire *d'excitateurs*, de *bains* ou
d'aiguilles, qui sont en communication avec les
électrodes.

La forme des *excitateurs* dépend de la manière
dont on veut faire agir les courants, et de la

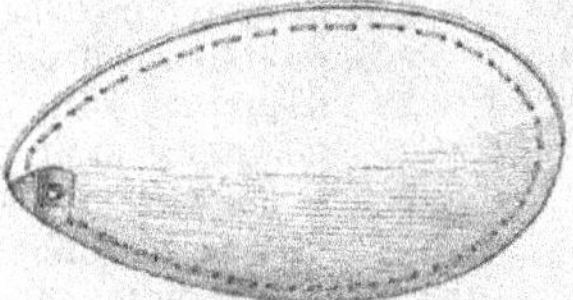

Fig. 529. — Plaque métallique doublée de peau.

forme des parties du corps sur lesquelles ils
doivent être appliqués. En vétérinaire, on se
sert surtout de plaques métalliques minces, de
formes variables, doublées de peau qu'on peut
humecter, et pouvant se mouler sur les différentes parties du corps (fig. 529) ; ou se sert
aussi de boutons olivaires pour localiser le courant. Dans les excitateurs urétral, rectal et utérin (fig. 530 et 531), l'olive terminale est vissée
sur une tige métallique entourée d'une sonde.

Pour compléter le courant, quand on a appliqué une plaque sur les reins par exemple, on
touche les membres, par exemple, avec un bâton
excitateur : celui-ci est terminé à l'un de ses
bouts par une virole en cuivre avec pas de vis
sur lequel on peut fixer un excitateur en olive,
en balai, en godet avec éponge ; ce bâton est
traversé dans toute sa longueur par un fil de
cuivre, qui part de la virole et va se terminer,
à l'autre extrémité du bâton, à un bouton où,
à l'aide d'une vis, se fixe l'un des fils conducteurs (fig. 532) ; de cette manière on peut suivre
le trajet des nerfs. — On peut aussi fixer l'un des
fils conducteurs au fer du cheval, si l'on veut
que le courant traverse bien tout le membre ;

le fer, les clous et la corne sont bons conducteurs de l'électricité, et l'on peut alors placer
l'autre fil à telle région que l'on veut. — L'application de l'électricité présente des difficultés

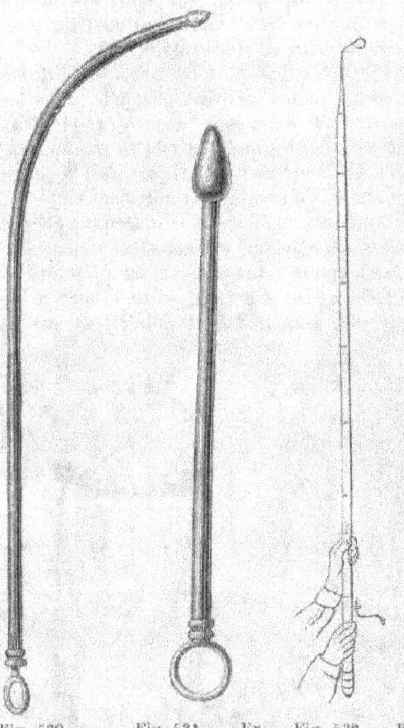

Fig. 530. —
Excitateur
urétral.

Fig. 531. — Ex-
citateur rec-
tal.

Fig. 532. — Bâ-
ton excita-
teur.

par un temps humide ; la soie qui enveloppe
les conducteurs, devenant humide, devient con-
ductrice du fluide.

Comme les applications de l'électricité sont
douloureuses, surtout chez le cheval, et que
ces animaux se défendent, même sous l'influence de courants que l'homme supporte
facilement, il faut que l'opérateur évite les
coups de pieds et les ruades. On laisse une
bonne distance entre l'animal et l'appareil, et
on se sert de fils conducteurs dont chacun a
6 mètres, au moins, de long ; en outre on peut
employer comme excitateur un jonc, long de
1 mètre et demi.

Les *bains électriques*, où l'animal reçoit l'électricité par l'eau renfermée dans un récipient,
sont utiles surtout chez nos petits animaux, si
l'on ne craint pas de les mouiller. L'animal est

mis en communication directe avec l'appareil par une plaque qu'on lui fixe sur le corps, tandis que l'autre électrode plonge dans le liquide du bain. Les bains conviennent surtout dans les cas où l'on tient à agir sur toute l'économie d'une manière lente, mais continue. On peut rendre le bain médicamenteux.

On peut également faire pénétrer le fluide électrique dans les tissus profonds, dans les muscles, en enfonçant dans ceux-ci deux longues aiguilles que l'on met en communication avec un appareil électrique : c'est la *galvanopuncture*. Ce procédé est rarement employé, car il est très douloureux et détermine chez le patient des réactions extrêmement violentes.

APPLICATIONS THÉRAPEUTIQUES DE L'ÉLECTRICITÉ. — L'électricité sous toutes les formes a été employée, surtout dans les différents cas de *paralysie*.

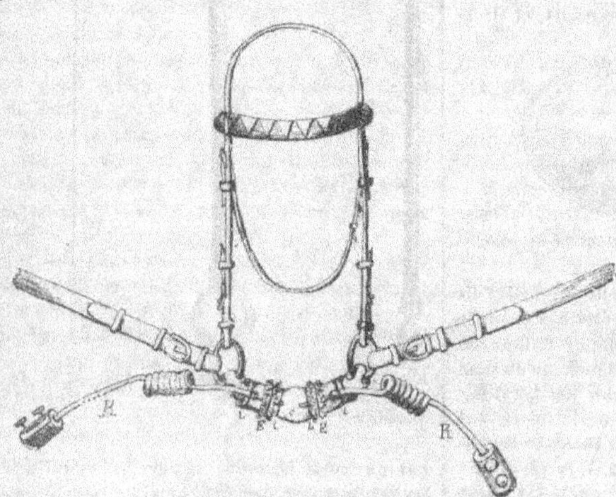

Fig. 533. — Bridon aménagé pour donner le courant.

On a essayé de rétablir la contractilité dans les muscles paralysés en faisant passer dans l'intérieur des faisceaux musculaires, ou mieux dans les filets nerveux qui s'y distribuent, des courants intermittents, à doses variables, ou bien, d'après Remak, un courant continu énergique ; le traitement doit durer quelques jours, ce qui est un inconvénient grave pour le cheval ; toutefois quelques résultats ont été obtenus par Lafosse, Bourrel, Mairemangin, Hering, Légier, Zündell, etc.

La faradisation est surtout utile pour fortifier les chevaux qui sont en voie de guérison d'une paralysie, et elle paraît avoir d'autant plus

de résultat qu'on s'éloigne davantage du début de l'affection.

Elle n'a donné que peu de résultats dans le traitement de la paralysie du nerf fémoral antérieur, complication assez fréquente de la congestion de la moelle.

Les tentatives de combattre les paralysies de la sensibilité organique, telles que celles de la vessie et des testicules, faites chez l'homme, n'ont eu que peu de résultat ; il en était autrement quand il y avait prompte atonie musculaire des organes. — Caussé a indiqué l'utilité de l'électricité pour provoquer les mouvements antipéristaltiques de l'intestin qu'une indigestion avait fait cesser ; il place l'une des électrodes à la bouche et l'autre à l'anus ; les contractions intestinales ne se montrent qu'assez tard, au bout de sept minutes, puis se font régulièrement. — L'action de l'électricité sur la vessie n'est pas moins remarquable ; cet organe se contracte très énergiquement sous l'influence électrique, de sorte qu'il ne faut pas y avoir recours, si l'obstacle à l'émission de l'urine est mécanique. — L'utérus entre lentement en contraction ; nous ne connaissons pas d'essai en ce sens chez nos animaux, dans les parts languissants.

L'emploi de l'électrisation contre les *rhumatismes* a donné des résultats très variables ; tandis qu'elle en a guéri quelquefois, elle est restée souvent sans effet, et quelquefois même a exagéré le mal. Les chiens de chasse atteints de rhumatismes sont généralement vite soulagés par quelques applications électriques faites dans un bain alcalin.

L'électrothérapie a été utilisée, mais sans succès, dans le traitement du *cornage chronique*.

Rodet a eu l'idée d'appliquer ce traitement sur les *tumeurs synoviales* des membres du cheval, et a eu quelques succès qui devraient engager à de nouvelles tentatives.

Laquerrière a traité les *coliques* du cheval par les courants induits.

Enfin Laquerrière et Apostoli ont cherché à atténuer les *virus*.

APPLICATION A LA FERRURE DU CHEVAL. — Simon a utilisé l'électricité statique pour dompter les chevaux inabordables ou difficiles à ferrer.

M. le capitaine de Place (1) a fait des expériences avec une pile de Grenet au bichromate de potasse. Cette pile était attelée à l'inducteur d'une bobine de Ruhmkorff, dont l'induit était relié au mors brisé du bridon placé dans la bouche du cheval. Ce mors était aménagé de la façon suivante (fig. 533) : les deux conducteurs, dénudés sur 3 centimètres environ à leur extrémité, étaient placés en regard sur les deux brisures du filet à 5 ou 6 centimètres l'un de l'autre. Les canons du filet avaient été préalablement renfermés dans un bout de tube de caoutchouc,

bobine assez près de l'oreille de cheval pour que celui-ci pût percevoir le ronflement de l'interrupteur, puis, les conducteurs ayant été détachés de l'induit, il se contenta de se placer en face du cheval, en imitant avec la bouche le ronflement de la bobine. L'animal prit de suite la position stupéfiée de tête que l'action du courant lui donnait dans la première expérience, et se laissa lever les pieds et ferrer sans même être tenu par le bridon.

Le cheval fut à jamais corrigé, et cependant sa méchanceté était telle qu'on ne pouvait le ferrer qu'à la plate-longe en lui entravant les pieds, avec chances d'accident pour les hommes et pour lui.

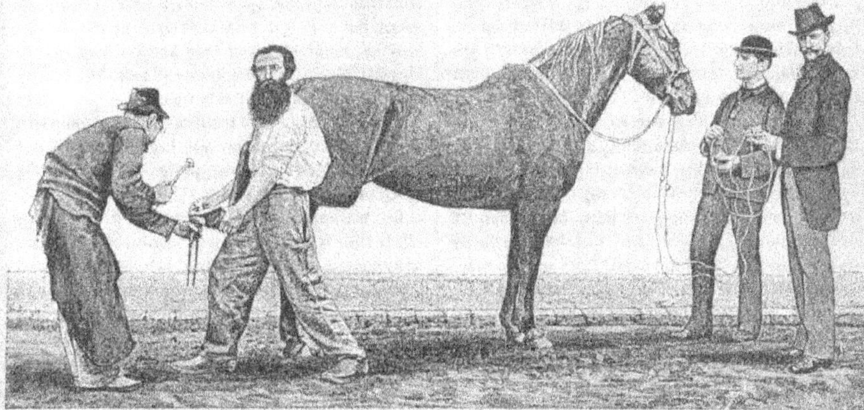

Fig. 534. — Ferrure électrique. Le cheval reçoit l'action du courant (d'après une photographie) (2).

fendu dans sa longueur pour l'introduire et ficelé sur les canons. Chacune des extrémités dénudées des conducteurs portait, sous une ligature circulaire terminale de laiton, une petite éponge humide qui, faisant le tour du canon, assurait un contact parfait de chaque extrémité du circuit avec la bouche du cheval.

Le cheval s'est défendu tant qu'on a cherché à lui lever les pieds par la méthode ordinaire : mais à peine le courant a-t-il agi pendant quelques secondes (une quinzaine environ), qu'il a été possible de lever les pieds et de frapper les fers avec le *brochoir*, etc. (fig. 534).

L'expérimentateur avait eu soin de placer la

GALVANOCAUSTIE. — Les appareils *galvanocaustiques* sont basés sur la propriété que possède un courant électrique suffisamment intense de porter au rouge des fils métalliques.

On a rarement utilisé ces appareils en vétérinaire, opérations chirurgicales, ablation de tumeurs, etc. ; ils ne présentent aucun avantage sur le cautère ordinaire.

CONTRE-INDICATIONS. — L'existence d'un état fébrile est une contre-indication de l'emploi de l'électricité.

ÉLÉPHANT. — Mammifère de l'ordre des Proboscidiens, ayant les doigts subongulés, un nez développé en *trompe préhensible*, et deux incisives supérieures, à croissance indéfinie, constituant les *défenses*.

La trompe forme deux canaux faisant suite aux fosses nasales et est terminée par un appendice digitiforme très sensible. C'est un moyen de défense, mais l'animal l'utilise sur-

(1) Colonel Gun, *Électricité appliquée à l'art militaire*, Paris, 1888.

(2) On peut voir l'aide qui tient la pile Grenet chercher à lire sur la physionomie du cheval l'action due à l'intensité du courant, de manière à régler celui-ci par la descente ou la montée du zinc.

tout pour saisir les aliments et boissons et les introduire dans sa bouche.

Les deux incisives, dépourvues de racine et d'émail, croissent indéfiniment comme les dents de remplacement.

La peau est épaisse avec des poils parsemés; les yeux sont petits, et le pavillon de l'oreille est grand et pendant. Les membres épais sont comme des piliers, les doigts sont soudés jusqu'au niveau des sabots qui entourent l'extrémité des phalanges.

On distingue deux espèces : l'*éléphant d'Afrique*, à front bombé et à oreilles très grandes, et l'*éléphant des Indes*, plus petit, à front un peu concave, à oreilles plus petites.

L'intelligence de l'éléphant, sa docilité sont bien connues. C'est un animal de trait et de bât très précieux en Asie. Dans ces dernières années quelques tentatives ont été faites pour utiliser celui d'Afrique.

Nos connaissances sur la pathologie et la thérapeutique de ces animaux sont peu avancées. On sait que les éléphants malades refusent de prendre les médicaments qui leur sont offerts. Cependant on peut leur faire prendre des alcaloïdes cachés dans des bananes; les doses doivent être énormes.

ÉLÉPHANTIASIS. — Éléphantiasis du cheval. — Affection de la peau et du tissu conjonctif sous-cutané des membres, particulièrement des membres postérieurs, consistant en une inflammation chronique avec sclérose du derme et du tissu conjonctif. Elle correspond à l'affection décrite chez l'homme sous le nom d'*éléphantiasis des Arabes*. (On n'observe pas chez les animaux la forme d'éléphantiasis décrite par les médecins de l'homme sous le nom *éléphantiasis des Grecs*, sévissant sous la forme enzootique en certaines contrées et se rattachant à la filariose.)

ÉTIOLOGIE. — Il est dû à des troubles de la circulation veineuse ou lymphatique. Il apparaît à la suite de crevasses, d'un abcès, d'un kyste des membres ou de lymphangites répétées; enfin, dans certains cas, il s'établit lentement, sans cause apparente, à la suite de l'engorgement d'un membre.

SYMPTOMATOLOGIE. — L'engorgement du membre est dur, froid, indolent. L'hypertrophie siège parfois à l'extrémité inférieure : paturon et boulet; d'autres fois elle intéresse le canon, atteint le jarret, le genou et peut remonter sur les régions supérieures : le membre offre alors la forme d'un poteau, d'un cylindre régulier, d'une patte d'*éléphant*, d'où vient le nom de l'affection; la peau qui le recouvre est tendue, dure, lisse et épaissie. Si l'affection est ancienne, il se forme des bourrelets saillants au niveau des articulations; parfois ces bourrelets font acquérir au boulet et au jarret des dimensions considérables. Pendant la marche, la flexion est gênée, néanmoins la boiterie est nulle ou peu accusée; les chevaux se coupent fréquemment.

De temps à autre, il survient des poussées inflammatoires aiguës : la peau est chaude et sensible, des abcès peuvent se former en certaines régions.

L'affection n'a aucune tendance à la résolution, et elle est d'autant plus grave qu'elle s'est constituée plus rapidement ; mais l'engorgement peut rester stationnaire pendant des années, ne gênant que très peu l'utilisation du cheval, diminuant légèrement pendant l'exercice, augmentant après le travail.

TRAITEMENT. — Le traitement *prophylactique* résulte des données étiologiques : traiter hâtivement les crevasses, plaies des extrémités, lymphangites, etc.; éviter l'infection des plaies.

Le traitement *curatif* est à peu près sans effet. On évitera tous les irritants, vésicatoire, cautérisation, etc., même les pommades à l'axonge, qui rancissent. On tiendra la peau dans le plus grand état de propreté, par l'hydrothérapie, le massage, la compression légère avec une flanelle ou une bande élastique modérément serrée que l'on enlèvera au bout de dix à douze heures.

Éléphantiasis du bœuf. — C'est une affection différant de celle du cheval, et sur la nature de laquelle les auteurs ne sont pas encore fixés : Cruzel lui donne le nom d'éléphantiasis; Zundel y voit une forme spéciale du mal de tête de contagion se compliquant de lymphangite ; Cadéac pense qu'il s'agit d'anasarque.

SYMPTOMATOLOGIE. — L'affection débute par de la tristesse, de l'inappétence et un certain état fébrile; des engorgements se montrent au fanon, sous le ventre, aux membres; plus tard, le mufle, les oreilles, les paupières s'œdématient; des ulcérations peuvent se montrer sur les muqueuses buccale ou pituitaire, et, dans ce cas, on observe un écoulement de salive filante ou un jetage sanguinolent; la peau se sphacèle en certains points des engorgements; des crevasses apparaissent. Quelques animaux succombent.

TRAITEMENT. — Au début, on traitera par la saignée; on frictionnera les engorgements avec l'essence de térébenthine, la charge

Lebas, etc. A l'intérieur, on administrera des excitants (vin, alcool) et des alcalins et diurétiques (sulfate de soude, sel de nitre).

ÉLEVAGE (all. *Zucht* ; angl. *breeding*). — Ensemble des opérations qui ont pour but la multiplication et l'éducation des animaux domestiques.

Pour rendre l'élevage le plus productif, il faut choisir l'espèce et la race la plus appropriée au climat, aux besoins de la consommation.

L'élevage complet, dans lequel on fait naître et l'on conserve les animaux jusqu'au jour où ils peuvent être livrés au consommateur, est rarement lucratif, au moins en ce qui concerne les grands herbivores : il y a bénéfice à répartir la tâche entre des éleveurs différents ; c'est ce qui existe aujourd'hui pour presque toutes les races chevalines et bovines françaises.

Voici le système adopté et justifié par la pratique. — Les poulains sont conservés jusqu'après le *sevrage* ; ils sont alors achetés par des herbagers qui les gardent jusqu'à l'âge de dix-huit mois environ ; ils sont alors achetés par des cultivateurs, qui les font travailler modérément, et les vendent ensuite lorsqu'ils sont adultes.

— Pour les bêtes bovines, il en est de même : les jeunes restent à l'herbage jusque vers dix-huit mois, changeant ou non de propriétaire au moment du sevrage. Les génisses sont ensuite achetées en état de gestation et consacrées à la production laitière ; puis les meilleures sont vendues, vers quatre à cinq ans, pour les laiteries des grandes villes. Quant aux bœufs destinés à l'engraissement, ils vont, à cet âge de dix-huit mois, chez de bons herbagers. Les bœufs de trait sont dressés à dix-huit mois, et utilisés d'une façon modérée dans le centre et l'ouest de la France ; puis ils sont achetés par les grandes fermes et distilleries du Nord.

Aujourd'hui l'élevage se fait, en France, aussi bien que possible, surtout au point de vue de l'hygiène ; le choix des reproducteurs laisse encore à désirer dans certains départements (Voy. Reproducteur et Zootechnie).

ÉLÈVE. — Jeune animal dont l'éducation et le développement ne sont point terminés (Voy. Jeune). — Synonyme d'*élevage*.

ÉLEVURE. — Autrefois synonyme d'*exanthème*, ce mot désigne aujourd'hui toute éruption ou saillie cutanée circonscrite, qui n'est ni vésiculaire ni pustuleuse.

ÉMASCULATION. — Voy. Castration.

EMBARRURE. — On appelle ainsi toutes les plaies de la face interne d'un des membres postérieurs du cheval.

Elles se produisent lorsque, à l'écurie, l'animal, après avoir passé l'une de ces jambes par-dessus la barre de séparation, se blesse en se débattant. Cet accident, fréquent sur les chevaux de cavalerie et ceux des Compagnies de transport, est rarement dangereux, à moins que l'engorgement ne soit considérable, avec foyers purulents sous l'aponévrose jambière.

Quand l'inflammation est forte et la boiterie très prononcée, il peut être nécessaire de faire des mouchetures ; en général, on s'en tient au traitement antiseptique astringent.

EMBOLIE (de ἔμβολον, bouchon). — Ce mot désigne le caillot fibrineux qui, formé dans une *artère*, et entraîné par le courant sanguin, va oblitérer une artère plus petite, à la manière d'un bouchon ; d'où des accidents variés selon les vaisseaux dont il s'agit. Des embolies peuvent aussi se former dans les *veines* ; elles traversent alors le cœur droit pour aller obstruer les artères pulmonaires.

Il y a des embolies *graisseuses*. D'autres fois, l'embolie est formée par des détritus de tissus, des plaques athéromateuses ou calcaires détachées des parois artérielles, des végétations endocardiques, des débris de tumeurs cancéreuses qui font irruption dans les veines, des globules de pus provenant d'un abcès ouvert dans une artère, parfois un corps étranger, du poussier de charbon, des fragments métalliques, etc., autour desquels s'est formé un caillot fibrineux.

Quelquefois ces corps étrangers ne sont retenus que dans les capillaires, d'où résulte l'*embolie capillaire* ou *infarctus*.

L'infarctus est l'imprégnation d'une portion d'organe ou de tissu par du sang extravasé ; on en rencontre dans le poumon, le foie, la rate ; il a la forme d'un cône à base périphérique ; il a une teinte rouge foncé et est granuleux. L'inflammation commence souvent à la périphérie de l'infarctus, qui se dissocie et se décolore, devient jaunâtre ou grisâtre ; ses éléments se nécrobiosent ou se calcifient.

Étiologie et pathogénie. — Le plus souvent, les éléments de l'embolie sont arrêtés dans une petite artère, généralement près d'une bifurcation, où ils provoquent une coagulation de la fibrine du sang, un thrombus, qui ou bien est déchiré par le courant sanguin et va former de nouvelles embolies capillaires, ou bien obstrue la lumière des deux vaisseaux formant la bifurcation où il s'est arrêté ; la branche même où l'embolie s'est arrêtée s'oblitère jusqu'à la plus proche collatérale.

Par suite de cette oblitération artérielle, les parties d'organes situées au delà de l'embolie ne reçoivent plus de sang, leurs vaisseaux se contractent et s'oblitèrent à leur tour jusque dans les capillaires. Quelquefois, l'embolie devient le centre d'un engorgement, et, plus tard, d'un ramollissement des tissus, par exemple dans l'encéphale (Schützenberger).

Anatomie pathologique. — Dans les premiers temps, l'embolie est constituée par un simple coagulum fibrineux autour de la première cause d'oblitération ; il n'y a pas d'adhérence avec les parois du vaisseau, et, s'il en résulte une artérite, celle-ci n'est que consécutive.

Symptomatologie. — Les suites, de l'embolie dépendent de sa dimension, de son lieu d'élection et aussi de sa composition chimique.

Si une embolie obstrue complètement la lumière d'un vaisseau, elle empêche l'arrivée du sang dans les organes que ce vaisseau desservait, et peut amener des accidents qui dépendent de la fonction physiologique de ceux-ci. — Si l'oblitération vasculaire est incomplète, l'organe intéressé reçoit encore du sang mais non en quantité suffisante, et l'on constate un arrêt de sa nutrition. — La circulation collatérale est, dans ces deux cas, d'un grand secours, et l'on voit souvent le sang, qu'une embolie empêche d'arriver dans un organe par l'artère principale, y parvenir par une branche très secondaire qui ne tarde pas à prendre des dimensions proportionnelles à ses nouvelles fonctions.

L'instantanéité du début des accidents appréciables est un caractère général important des signes révélant des migrations emboliques pendant la vie ; ils surviennent au moment même où s'arrête l'embolie.

L'embolie d'une artère de l'encéphale peut produire de l'apoplexie, de l'hémiplégie, ou de l'immobilité ; celle d'une branche de l'artère pulmonaire produit de la suffocation asphyxique, quelquefois la mort ; celle de l'artère coronaire paralyse le cœur ; celle de l'artère ophtalmique produit l'amaurose ; celle des artères crurales produit une boiterie intermittente ; enfin les embolies des ramifications de l'artère grande mésentérique occasionnent chez le cheval des coliques par congestion intestinale.

L'embolie formée par une matière inerte, comme des corpuscules de charbon, de métal, peut produire une tuberculisation spéciale des poumons ; mais, si elle est de nature animale, et en état de putréfaction, elle peut provoquer la gangrène à l'endroit où elle s'est arrêtée, et l'in-

fection purulente, la septicémie ; si ce sont des globules de pus, il peut en résulter la pyohémie.

Dans certaines maladies infectieuses, l'agent spécifique, pénétrant dans le courant sanguin, est transporté par embolie dans les différentes parties du corps où il détermine des troubles variés et des lésions spécifiques. Les organes, privés de circulation par thrombose ou embolie due aux agents spécifiques, réagissent mal contre l'action de ceux-ci.

Traitement. — On a proposé, pour faire fondre l'embolie, l'iodure de potassium à hautes doses en potions (20 grammes sur le cheval). Si elle a son siège dans un vaisseau que l'on peut atteindre, la ligature du vaisseau au-dessus et au-dessous pourrait donner des résultats.

EMBOUCHE. — *Pré d'embouche*. Synonyme d'*herbage*.

EMBOUCHER. — Mettre dans la bouche d'un cheval un mors approprié.

EMBOUCHURE (all. *Mundstück* ; it. *imboccatura*). — Synonyme de *canon*, partie du mors.

EMBRYOGÉNIE (de ἔμβρυον, embryon, et γεννᾶν, engendrer). — Partie de l'anatomie et de la physiologie qui étudie spécialement les êtres vivants et leurs parties, considérés depuis le moment de leur apparition dans l'ovule jusqu'à l'époque de la naissance, ainsi que les actes qu'ils manifestent durant cette période. Les connaissances de cet ordre sont assez avancées pour prendre leur place naturelle dans l'anatomie et la physiologie, dont elles ont été démembrées par suite d'un vice de méthode, et du besoin, à une certaine époque, de réunir toutes les notions spéciales qui manquaient à cet égard.

EMBRYON (*embryo*, ἔμβρυον, de ἐν, dans, et βρύειν, qui croît, qui pullule ; all. et angl. *embryo* ; it. *embrione* ; esp. *embrion*). — On appelle embryon l'ovule fécondé et ayant déjà pris un certain développement dans le sein de la mère.

La *segmentation* amène la production de cellules qui, chez les animaux, se pressent et se compriment à la face interne de la membrane vitelline qu'elles tapissent, et forment ainsi elles-mêmes une membrane circonscrivant un espace central plein d'un liquide granuleux et albumineux ; c'est cette membrane qui est la *membrane proligère*, ou *blastoderme*, devant former l'embryon et ses membranes (V. Amnios et Chorion). De même que, dans l'*ovule mâle*, la segmentation peut avoir lieu spontanément, de même, dans l'*ovule femelle*, elle peut avoir lieu sans fécondation, spontanément aussi, mais sans aller jusqu'à production du blastoderme.

Dans le cas de fécondation, le blastoderme étant formé, les cellules s'accumulent en un point de sa surface, qui s'appelle *tache embryonnaire*. Circulaire d'abord, elle devient bientôt elliptique (fig. 535, *a*). Les cellules, en s'accumulant, forment trois feuillets : 1° l'*exoderme*,

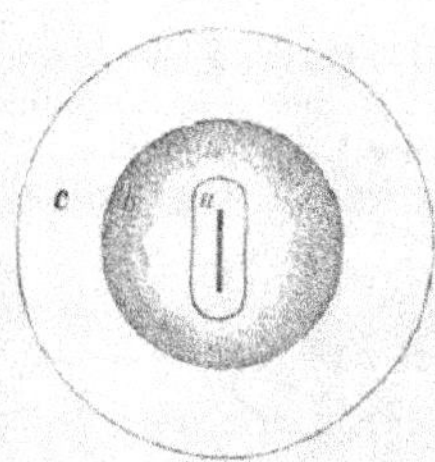

Fig. 535. — Aire embryonnaire.

ectoderme, *feuillet externe*, *séreux*, ou *animal*, duquel procèdent d'abord le névraxe, par *involution*, puis l'épiderme et ses dérivés glandulaires ; 2° l'*entoderme*, *feuillet interne*, *muqueux*, ou *végétatif*, qui donne naissance à l'épithélium intestinal et à la vésicule ombilicale, puis aux dérivés glandulaires du premier ; 3° le *feuillet moyen* ou *vasculaire*, ou *mésoderme*, le plus épais, qui se dédouble transversalement pour donner lieu à la production des cavités pleuro-péritonéales, et dont dérivent ensuite tous les systèmes d'organes non épithéliaux. Dès les premiers moments de leur délimitation, les cellules composant le feuillet externe ont le caractère de cellules épithéliales polyédriques, et celles du feuillet interne le caractère de cellules épithéliales prismatiques ou polyédriques ; celles du feuillet moyen, qui en diffèrent notablement, sont plus petites, molles, etc.

Une fois la *tache* devenue ovale (*aire embryonnaire*), elle se distingue en deux parties (fig. 535), l'une externe (*b*) obscure (*area obscura*), l'autre centrale (*a*) claire (*area pellicida*).

Elle change bientôt de forme, devient elliptique, puis le milieu de sa portion transparente se soulève en forme de bouclier, c'est l'embryon futur. Cette partie s'allonge rapidement et sa partie médiane se creuse d'un sillon marqué dans le feuillet séreux qui, en ce point, est d'une transparence et d'une ténuité extrêmes (fig. 535, *a*) : c'est la *ligne primitive* (*nota primitiva*), à l'extrémité antérieure de laquelle se dessine, indépendamment d'elle, un nouveau sillon, plus large, dit *sillon médullaire* (la ligne primitive et le sillon ou gouttière médullaire sont donc deux choses indépendantes).

La ligne primitive s'efface peu à peu, tandis que le second sillon s'accentue et va former le système nerveux central. En effet les deux bords de ce sillon médullaire se prononcent davantage et embrassent entre eux un sinus arrondi qui est l'*extrémité céphalique*, et, du côté opposé, un espace lancéolé qui est l'*extrémité caudale* de l'embryon. — Au-dessous de la ligne primitive, naît la *notocorde*. Sur les côtés de cette ligne s'élèvent deux renflements formés aux dépens du feuillet externe : ce sont les deux moitiés du dos (*lames dorsales*).

Le pourtour de l'*area pellicida*, soulevé en forme de bouclier, constitue des espèces de plaques qui s'inclinent en avant, et se recourbent en avant et en bas (*lames ventrales*), pour former la paroi antérieure de l'embryon : elles entourent les viscères qui sont au centre, comme les lames dorsales enferment le système nerveux central. L'embryon s'infléchit en avant et en arrière, de manière à former là un sillon et un repli du blastoderme, qui sont le *capuchon céphalique central* et le *capuchon caudal*.

Le *feuillet séreux* ou *externe*, par sa portion périphérique, s'élève de plus en plus à mesure que s'enfonce l'embryon, va rejoindre le pourtour du capuchon caudal, de manière à se fermer *en bourse* au-dessus de la portion dorsale du corps, et produit l'*amnios*.

Le germe prend le nom d'*embryon* dès que les formes du corps et des membres commencent à être visibles ; plus tard on lui donne le nom de *fœtus*.

EMBRYOTOMIE (de ἔμβρυον, embryon, et τομή, section ; all. *die künstliche Zerstückelung der Leibesfrucht im Fruchthälter*. — Opération qui consiste, au moment de la parturition, à diviser le fœtus en plusieurs parties, lorsqu'on ne peut l'extraire en entier. Elle se fait soit dans le corps de l'utérus même, soit le plus souvent quand le fœtus est déjà engagé dans le vagin.

INDICATIONS. — On ne doit y recourir que lors de circonstances graves, comme celles de difformité, de monstruosité, de volume disproportionné, de mauvaise position du fœtus, de sa mort avec obstacle à sa sortie, d'étroitesse ou de mauvaise conformation du bassin de la mère, etc., et toutes les fois qu'on ne saurait déterminer la parturition par d'autres moyens, sans compromettre la vie d'une femelle qu'on a intérêt à conserver.

TECHNIQUE. — *Instruments*. — On se sert d'un bistouri spécial à lame cachée dans le manche ou *embryotome* : la lame peut sortir et rentrer par glissement dans le manche, au gré de l'opérateur, à l'aide d'un conducteur que l'on déplace avec le pouce. On le connaît aussi sous le nom de *bistouri de Thibaudeau* (fig. 536). —

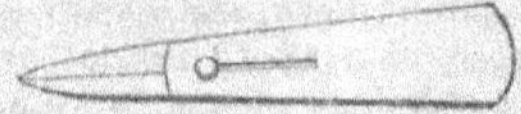

Fig. 536. — Bistouri Thibaudeau.

Le bistouri à serpette (fig. 537) est basé sur le même principe et ne diffère du précédent que

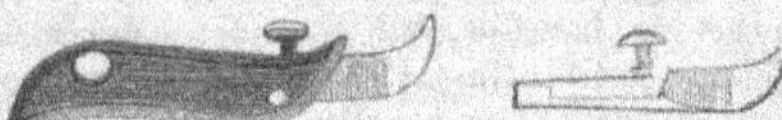

Fig. 537. — Bistouri-serpette.

par la forme de la lame. — Le bistouri Günther (fig. 538) est rarement employé.

Il sera en outre nécessaire de se munir de

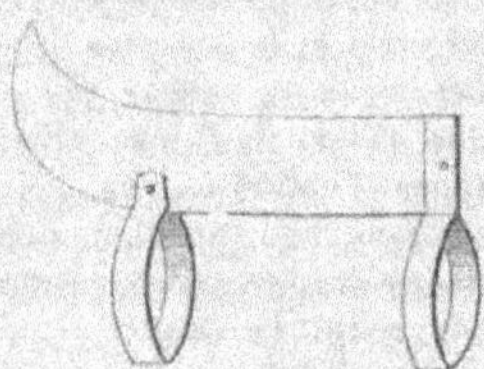

Fig. 538. — Bistouri Günther.

lacs, de crochets (fig. 539), du crochet tranchant de Günther (fig. 540), du sécateur du même auteur (fig. 541) et autres instruments qui servent à pratiquer des incisions et section-

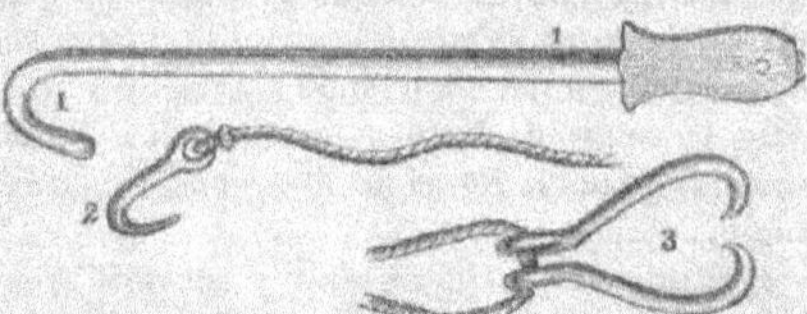

Fig. 539. — Crochets divers.

ner les organes, comme la spatule de Carsten Harms (fig. 542) pour déchirer le tissu cellulaire sous-cutané, de scies montées sur manche, de scies articulées.

Préparation. — L'opération étant résolue, on détache la mère, et, autant qu'on le peut, on la maintient debout, cette position aidant beaucoup l'opérateur ; on lui passe derrière les jarrets, et un peu au-dessus, un drap plié dans sa longueur, dont on confie les extrémités

à des aides vigoureux ; ceux-ci, en tirant chacun sur un des bouts vers la tête de la mère, font équilibre aux forces employées pour tirer sur le fœtus.

Mode opératoire. — Les parties à enlever sont la tête, les membres antérieurs, les membres postérieurs, plus rarement les viscères.

Amputation de la tête. — *a.* Quelquefois

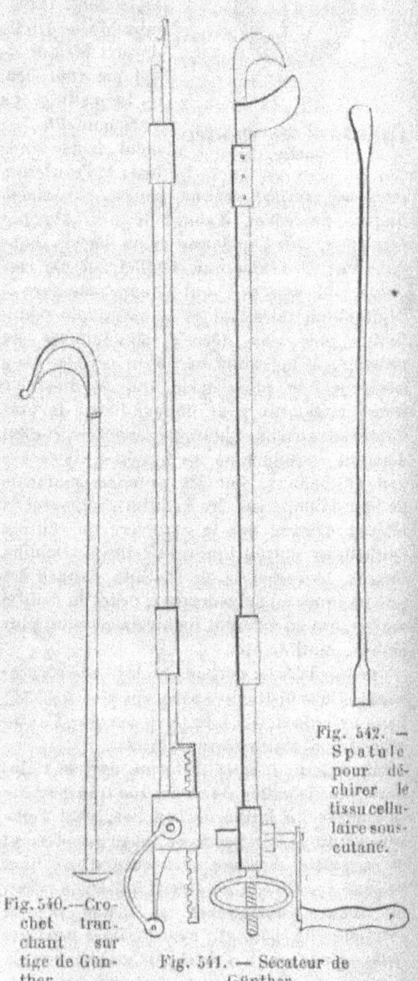

Fig. 540. — Crochet tranchant sur tige de Günther.

Fig. 541. — Sécateur de Günther.

Fig. 542. — Spatule pour déchirer le tissu cellulaire sous-cutané.

l'obstacle est constitué par l'*hydrocéphalie* (fig. 543 et 544). Il suffit de faire la *ponction* du crâne avec un trocart ou avec un instrument tranchant quelconque ; alors la sortie spontanée ou faiblement aidée du fœtus s'opère avec facilité.

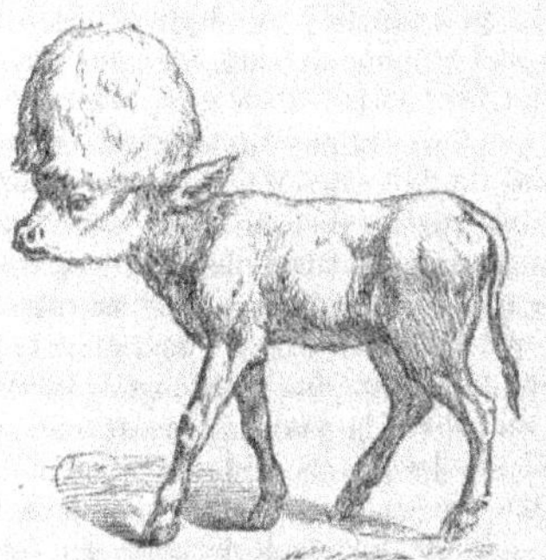

Fig. 543. — Monstre hydrocéphale.

b. Mais souvent cette ponction ne suffit pas,

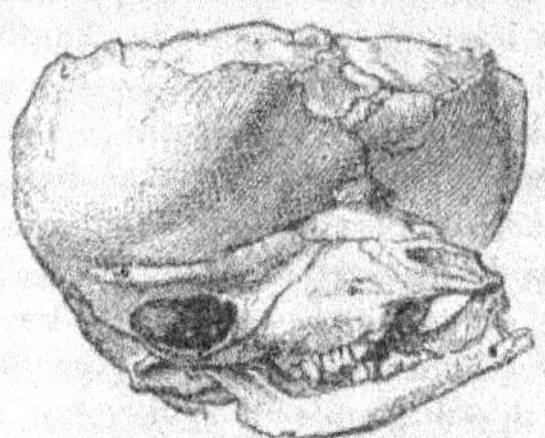

Fig. 544. — Os de la tête de l'hydrocéphale ci-dessus.

et il faut chercher à réduire autrement la dimension de la tête.

1° La *céphalotripsie*, exécutée avec un instrument spécial, *céphalotribe* (fig. 545), ne peut guère être employée que chez la chienne et la chatte.

2° Chez les grands animaux, il faut toujours essayer l'*écrasement* de la tête, briser les os sous la peau par un moyen quelconque. — Quelquefois il suffit de séparer le maxillaire inférieur : pour cela, après avoir fixé la mâchoire par une corde, on incise la peau de chaque côté depuis la commissure de la bouche jusque vers l'articulation temporo-maxillaire, on coupe les ligaments et le masséter, on fait une section transversale de la peau entre ces deux articulations, si c'est possible, et on fait tirer sur la corde par deux ou trois aides. — Si c'est le diamètre latéral de la tête qui fait obstacle, le vétérinaire arme sa main d'un bistouri, courbe sur tranchant et à pointe mousse, qu'il introduit dans la cavité utérine; il fend le crâne du petit sujet par le milieu de la tête, retire l'instru-

Dict. vétérinaire.

ment, comprime la tête entre les doigts, la rétrécit, et, la tirant ensuite à lui, effectue la parturition.

3° Quelquefois cependant il faut pratiquer l'amputation complète de la tête. Le manuel opératoire diffère suivant que la tête est enclavée dans l'excavation pelvienne, ou retenue dans l'abdomen en avant du détroit antérieur,

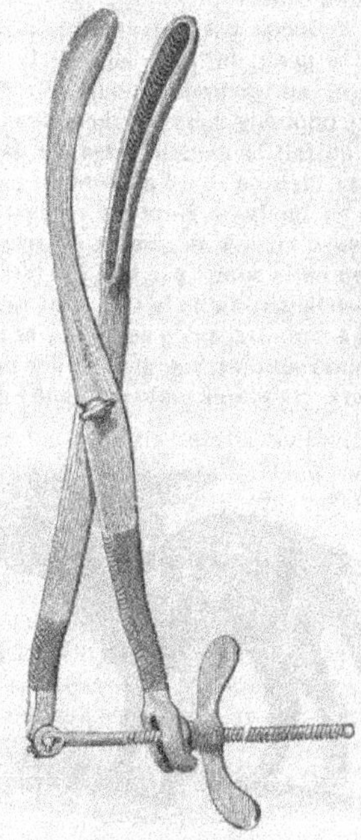

Fig. 545. — Céphalotribe.

dans lequel elle n'a point pénétré : pour le premier cas, la cause réside dans le volume exagéré de la tête, et pour le deuxième, dans une position telle de cette partie, que la main ne peut l'amener en position convenable.

Dans le premier cas, l'opérateur, muni d'un fort bistouri ou de la serpette, commence une incision circulaire vers la partie moyenne de la tête, en avant des oreilles ; il dissèque, décolle la peau avec les doigts ou avec la *spatule* en arrière de ce point, jusqu'à ce qu'il soit arrivé à l'articulation atloïdo-occipitale ; au moyen de l'instrument tranchant, il sépare cette jointure et, s'il se peut, toutes les parties moins résistantes qui unissent la tête au cou. — Pour empêcher que les vertèbres du cou, mises à découvert par la décollation, ne puissent blesser l'utérus ou le vagin, on aura soin de les recouvrir avec la peau que l'on a disséquée, et que l'on attache en avant par une ligature serrée. — Après que la tête a été enlevée, il faut placer des crochets sur les vertèbres, ou, si on peut, sur les côtes; on dirige le bout de l'encolure avec la main, tandis que les aides tirent sur les cordes et amènent le corps au dehors.

Dans le second cas, il faut inciser circulairement la peau du cou, séparer la tête de l'encolure, ou sectionner celle-ci : pour ce faire, on implante deux crochets dans l'encolure et on fait la section entre ces deux crochets; on incise d'abord un côté du cou, puis l'autre; on implante alors les crochets sur la tige osseuse mise à nu ; on la désarticule, on la scie ou on la rompt par traction forcée.

La désarticulation de la tête n'est pas facile, et il est à craindre qu'on ne blesse la mère; il vaut mieux, souvent, amputer un des membres antérieurs, opération toujours moins difficile;

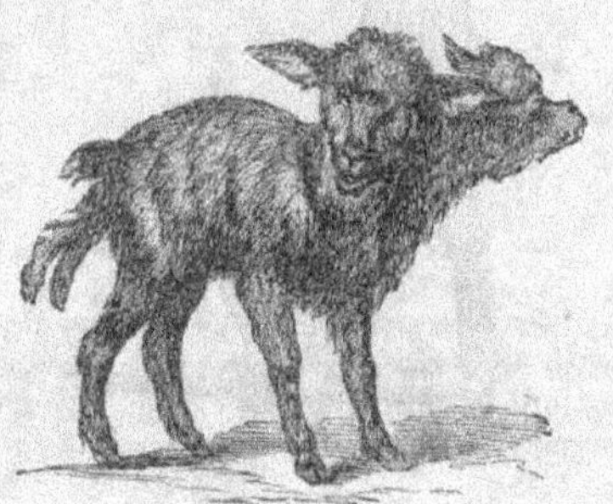

Fig. 546. — Monstre bicéphale.

la désarticulation est cependant nécessaire lorsque le monstre est bicéphale (fig. 546); elle est encore nécessaire lorsque la tête est retenue dans l'abdomen, en avant du détroit antérieur, dans lequel elle n'a point pénétré, ou lorsqu'elle est portée vers le flanc, et que l'encolure seule se présente.

Amputation des membres antérieurs. — Que la tête tienne au tronc, ou non, il peut être nécessaire d'enlever une des épaules ou les deux. On commence par mettre les membres antérieurs en position, après les avoir attachés séparément; on fait tirer sur le membre que l'on veut détacher pour le tendre ; les anciens praticiens se contentaient de faire tirer énergiquement sur le membre qu'ils voulaient enle-

ver, à l'aide du treuil ou du tourniquet, jusqu'à ce qu'il fût arraché.

1° Le procédé le plus employé aujourd'hui, et le plus recommandable, est celui qu'on peut appeler la *désarticulation sous-cutanée*. Supposons que l'un des membres apparaisse seul en dehors. On fixe dans le paturon une corde que trois ou quatre aides tiennent pour exécuter au commandement les efforts de traction; un autre aide écarte les parois de la vulve. Pendant que les aides tirent, l'opérateur fait, au-dessus du boulet, une incision circulaire divisant seulement la peau, et ensuite, le long de la partie du canon à découvert, une autre incision perpendiculaire à la première; on la prolonge, en détachant la peau au fur et à mesure; on rompt les adhérences du tissu cellulaire, soit avec les doigts, soit avec le bistouri ou la spatule; le membre cédant peu à peu aux efforts des aides, on prolonge l'incision sur les parties visibles, en allant toujours de haut en bas, afin de ne pas blesser les parois de la vulve ou du vagin. — Il est nécessaire de ménager les pourtours des articulations, parce que les ligaments endommagés par un coup de bistouri rendraient plus facile la rupture du membre. — On détache ainsi la peau de l'avant-bras jusqu'au coude ; on coupe les muscles qui unissent le membre au sternum; avec la main on sépare, autant que possible, la peau du bras et de l'épaule. Cela terminé, les aides tirent par petites saccades, et l'on entend aussitôt des craquements indiquant que l'arrachement s'effectue. Dès que le membre est sorti, l'opérateur peut facilement trouver la tête et l'autre membre antérieur, pour les attirer successivement et les fixer par des cordes ou des crochets : le plus souvent, l'arrachement d'un seul membre suffit pour terminer le part ; quelquefois cependant, lorsque, par exemple, la tête se trouve fortement recourbée en arrière, il est nécessaire d'enlever par le même procédé le second membre antérieur.

2° On peut également pratiquer une incision verticale commençant à l'ars et allant jusqu'au canon. Sur les animaux des petites espèces on est rarement obligé d'en venir à cette opération, qui est d'ailleurs moins pénible.

Amputation des membres postérieurs. — Cette opération, indiquée dans la présentation postérieure, varie suivant que les membres postérieurs se présentent les premiers, ou suivant qu'ils se trouvent étendus sous l'abdomen du fœtus.

Dans le premier cas, où l'opération est rarement indiquée, on peut opérer comme pour les membres antérieurs, mais l'opération est plus pénible, parce que les masses musculaires à couper sont plus grandes, et aussi parce que le fémur est plus adhérent au coxal que l'épaule au thorax. On pratique une incision verticale interne, allant de la cuisse au canon ou au-dessus du jarret, au niveau duquel on pratique ensuite une incision circulaire; on décolle ensuite la peau qui est assez adhérente; puis on coupe les insertions musculaires, celles des fessiers surtout; et, si l'on peut, on pratique la désarticulation du membre.

Dans la présentation ischiale, Carsten Harms conseille de faire la symphyséotomie, c'est-à-dire de couper, dans le sens de la longueur de l'animal, la symphyse ischio-pubienne du fœtus : on obtient ainsi un rapprochement possible des deux moitiés du coxal, grâce auquel le diamètre transversal du bassin se trouve assez réduit pour pouvoir passer. — Quand, dans la présentation ischiale, c'est la corde des jarrets qui vient butter contre le bassin, Baumeister conseille de désarticuler le tarse à la façon des bouchers.

Amputation du sternum et arrachement des viscères. — Si, après l'arrachement d'un ou des deux membres, on ne peut extraire le fœtus, on détache le sternum pour arracher les viscères contenus dans le thorax. Pour cela, l'opérateur incise les cartilages des côtes à leur insertion au sternum, ouvre la poitrine dans toute sa longueur, et arrache les viscères avec la main.

Quelquefois on doit faire l'incision de l'abdomen et du diaphragme pour arracher alors les viscères abdominaux, ce qui est facile.

Détroncation ou séparation du tronc en deux parties. — Quand une moitié du corps est sortie et que l'autre fait obstacle, on peut séparer la colonne vertébrale, par exemple entre la dernière vertèbre dorsale et la première lombaire, en incisant d'abord la peau, puis les muscles et les ligaments; un simple effort, opéré alors sur la partie supérieure du corps, de haut en bas, suffit pour séparer les deux vertèbres; puis, soulevant, autant que possible, le corps du fœtus, on prolonge l'incision commencée sur le rachis, tout autour du ventre, pour diviser la peau seulement; quelques tractions exercées ensuite suffisent. Dès lors, on repousse vigoureusement la partie restante, avec la main ou avec le repoussoir, dans le ventre de la mère; la main va à la recherche des pieds que l'on lie; et on fait la version

pour extraire la partie restante. L'effort pour le repousser étant bien soutenu, le tronçon finit par pivoter sur lui-même; les membres, qui étaient en arrière ou plus ou moins repliés, viennent en avant, et il ne reste plus qu'à les saisir et à tirer. — Il y a à craindre de voir les abouts osseux blesser l'utérus, accident qu'on peut éviter en laissant plus de peau à la moitié postérieure du fœtus.

Si le corps du fœtus est tout entier dans l'utérus de la mère, en présentation dorso-lombaire, la détroncation devient beaucoup plus difficile : on implante deux crochets au niveau des reins et de la dernière côte et on incise entre les deux crochets, d'abord par-dessus, puis par-dessous; on pratique ensuite l'éviscération; puis on extrait le train antérieur et le train postérieur séparément. — Si la section du corps est tentée au niveau de la région thoracique, l'opération est beaucoup plus difficile, car il faut encore sectionner le sternum.

Soins post-opératoires. — Dans tous les cas, l'embryotomie est un travail long, fatigant pour l'opérateur et pour la mère. Il est parfois bon de donner à la mère quelque breuvage fortifiant, tel qu'une bouteille de vin chaud. Les soins consécutifs à donner à l'opérée sont ceux de toute femelle dont le part a été difficile (Voy. Parturition).

ÉMÉTIQUE (*tartre stibié*). — Sel incolore, solide, d'une saveur âcre, soluble dans 15 parties d'eau froide et 3 parties d'eau bouillante.

Emploi. — A l'extérieur, en pommade et en lotion. A l'intérieur, en solution sous forme de boisson, de breuvage, chez les ruminants et les solipèdes.

Doses.

Grands animaux........	8 à 16 grammes.
Moyens animaux.......	1 à 2
Chiens................	5 à 20 centigr.

Effets et usages. — A l'extérieur, il détermine l'apparition de pustules, et si l'application a été prolongée, il peut s'ensuivre des chutes de peau. A l'intérieur, il est vomitif ou éméto-cathartique, suivant que les animaux vomissent ou ne vomissent pas; absorbé, il est sédatif et contre-stimulant, diurétique et évacuant.

A l'extérieur, on l'utilise comme révulsif. A l'intérieur, comme vomitif dans les empoisonnements, les embarras gastriques, les affections bronchiques, les pneumonies diverses.

Pommade stibiée (Autenrieth).

℞ Émétique porphyrisé.......... 1 partie.
  Axonge.................... 3 parties.

Vin stibié.

℞ Émétique en poudre......... 4 grammes.
 Vin..................... 1 litre.

ÉMIGRATION (de *e*, hors, et *migrare*, aller ;
all. *Auswanderung* ; it. *emigrazione* ; esp.
emigracion). — Voy. MIGRATION *des animaux* et
TRANSHUMANCE.

EMMAILLOTEMENTS. — Voy. ENVELOP-
PEMENT.

EMMÉNAGOGUE (*emmenagogus*, ἐμμηναγωγός
de ἔμμηνα, menstrues, et ἄγειν, pousser ; all.
menstruations beforderend ; angl. *emmenagogue* ;
it. *emmenagogo* ; esp. *emmeneagogo*). — En thérapeutique vétérinaire, cette expression désigne
tous les excitants des contractions utérines.
Ce sont en général des toniques, des excitants.
Les plus usités sont la sabine, l'absinthe.

EMMIÉLURE (all. *Honigpflaste*). — Topique
en consistance d'onguent, qui a le miel pour
excipient, et qu'on applique sur le pied d'un
cheval pour adoucir la corne.

ÉMOLLIENTS (all. *Erweichend* ; de *emollire*,
amollir). — Médicaments ayant la propriété de
relâcher, de détendre et de ramollir les tissus.

ORIGINE. — Sauf l'eau, qui, lorsqu'elle est
tiède, est l'agent émollient par excellence, les
émollients sont tous du règne organique : on
distingue les amylacés, les sucrés, les mucilagineux, les albumineux et les corps gras.

MODES D'ACTION. — Ils exercent une action
atonique, diminuent les qualités plastiques des
liquides nutritifs, et ralentissent l'activité de la
plupart des fonctions.

L'action des émollients n'est pas toujours
directe, et est très variable. Quelques-uns n'ont
d'action que par l'eau qu'ils tiennent en suspension, et agissent en diluant les humeurs de
l'économie, en diminuant leur action stimu-
lante : telle est l'action de la mauve, de la
graine et de la farine de lin, de la guimauve,
de la gomme et même des sucres en dissolution. Cependant, il leur arrive d'avoir une
action directe, quand, par leur albumine, ils
agissent, par exemple, sur une plaie et se
combinent au caustique ou au toxique qui est
cause de l'irritation : tel est l'effet du blanc
d'œuf dans certaines brûlures par des agents
chimiques. Souvent ces agents agissent par
endosmose ou exosmose, et ont ainsi également une action directe. Il en est quelques-
uns qui agissent mécaniquement : tels sont les
corps gras qui empêchent les frottements douloureux et le contact de certains corps qui
irriteraient trop les tissus déjà enflammés, la

poudre d'amidon, la poudre de charbon qui
agissent par leur porosité et dessèchent les
tissus. Quelques-uns sont alimentaires : comme
le sucre, l'amidon et les corps gras, qui sont
des aliments respiratoires, et les albuminoïdes
qui sont des aliments plastiques.

EFFETS THÉRAPEUTIQUES. — Ces médicaments
déposés sur une surface enflammée, sur une
plaie irritée, ou une peau trop rugueuse et
sèche, ramollissent ces tissus, les pénètrent d'humidité, et calment la douleur si celle-ci n'est
pas due à l'extrême tension ; la chaleur et la
rougeur diminuent. Ils aident surtout à la modification des produits épanchés des tumeurs,
soit en permettant leur retour dans les vaisseaux, soit en influençant le travail de désorganisation, en agissant comme *maturatifs* et en
aidant la suppuration ; cette action est surtout fréquente sur les phlegmons du tissu cellulaire, où les émollients facilitent la formation
des abcès.

Administrés à l'intérieur, ils diminuent la
soif, remplacent ou diluent le mucus de l'estomac et des intestins, délayent le contenu des
intestins s'ils sont donnés en grande quantité,
et diminuent la tonicité de ces viscères. Sous
leur influence le sang devient plus fluide, le
pouls plus lent ; les sécrétions et les exhalaisons
deviennent plus abondantes par la quantité
d'eau introduite dans le sang.

USAGES. — Leurs indications sont très nombreuses, et se rapportent surtout aux inflammations franches. Ce sont principalement les
phlegmasies du tube digestif, de l'appareil respiratoire et des voies génito-urinaires qui en
réclament l'usage. Certaines congestions, quelques hémorragies actives, les affections nerveuses aiguës, les maladies éruptives, le rhumatisme suraigu, un certain nombre de maladies
chroniques, la suppression de quelques-unes
des sécrétions, la nature âcre ou irritante de
leurs produits, etc., demandent aussi l'emploi
de la médication émolliente pendant un temps
très variable. Les accidents inflammatoires
qu'on peut remarquer à la surface du corps,
sur la peau, les muqueuses apparentes, les
tissus dénudés, les glandes, etc., exigent également quelquefois l'emploi des émollients ;
cependant, chez nos animaux, il faut se mettre
en garde contre l'action trop débilitante de ces
agents : trop facilement s'établissent la suppuration et l'engorgement lymphatique surtout
au bas des membres. Dans la majorité des cas,
il faut leur adjoindre des antiseptiques.

ÉMONCTOIRE (de *emungere*, tirer dehors ;

all. *Reinigungsweg*: it. *emuntorio*). — Canal, conduit, ou, en général, organe destiné à évacuer les liquides nuisibles : les reins et la vessie sont les émonctoires de l'urine. Ce terme est aujourd'hui employé pour désigner les organes chargés de l'évacuation des principes étrangers à l'économie, virulents ou toxiques de tout genre. — On a encore appelé émonctoire les sétons et les vésicatoires qui sont supposés destinés à enlever les principes morbides de l'économie.

EMPANSEMENT. — Voy. Indigestion *des ruminants*.

EMPÂTEMENT (all. *Teiggeschwulst*). — Engorgement ou gonflement œdémateux du tissu cellulaire, qui conserve plus ou moins l'impression des doigts.

EMPHYSÈME (de ἐν, dans, et φυσᾶν, souffler; all. *Windgeschwulst, Emphysem*; angl. *emphysem*; it. et esp. *enfisema*). — État pathologique déterminé par l'infiltration de gaz dans le tissu cellulaire.

Ces infiltrations peuvent avoir leur siège soit dans le tissu cellulaire sous-cutané, soit dans le tissu cellulaire des viscères, du poumon notamment. Parmi les emphysèmes viscéraux, il n'y a que l'*emphysème pulmonaire* qui doive nous occuper; nous traiterons ensuite de l'*emphysème sous-cutané*.

1° **Emphysème pulmonaire**. — Maladie des poumons caractérisée par l'infiltration anormale de l'air dans le tissu cellulaire interlobulaire ; on a aussi appelé emphysème la dilatation anormale des vésicules bronchiques; la première forme est l'*emphysème interlobulaire* ou *interstitiel*, et la seconde s'appelle *emphysème vésiculaire*. Ces deux variétés d'emphysème ne constituent pas des entités morbides spéciales, elles se manifestent ensemble sur le même poumon : les vésicules se dilatent d'abord, ce qui produit l'emphysème vésiculaire ; puis, si la pression de l'air est trop forte ou si les parois des alvéoles sont altérées, elles éclatent, l'air pénètre dans le tissu pulmonaire, et l'emphysème interstitiel se produit.

L'emphysème est *aigu* ou *chronique*. L'emphysème chronique nous occupera surtout ici.

Emphysème aigu. — L'emphysème aigu est une complication des affections aiguës du poumon qui augmentent la tension de l'air : ainsi, dans le cas de pneumonie, localisée en une portion de l'organe, la respiration étant plus active dans les parties saines, la tension de l'air y est plus forte, et les vésicules se dilatent. L'altération est généralement temporaire et disparaît dès que le poumon reprend son fonctionnement normal, mais elle peut devenir l'origine d'un emphysème chronique ordinaire. On donne à cet emphysème vésiculaire ainsi produit le nom de *vicariant* ou *compensateur*.

Parfois, dans certaines maladies infectieuses du poumon, des gaz se dégagent en abondance et pénètrent dans le tissu interlobulaire et même dans le tissu conjonctif sous-cutané; c'est ce qu'on observe dans les *broncho-pneumonies* traumatiques (Dieckerhoff).

Emphysème chronique. — Sous le nom de *pousse*, on a longtemps confondu l'emphysème avec un certain nombre d'affections qui s'accompagnent d'un soubresaut du flanc. Laënnec établit la distinction qui existe entre la pousse et l'emphysème, et Rodet montra que la pousse est un symptôme commun à diverses affections.

Étiologie. — *Causes prédisposantes*. — Comme cause prédisposante, nous citerons l'influence de l'espèce, ou plutôt l'influence des services : c'est ainsi que les chevaux, dont nous utilisons trop souvent la force musculaire avec excès, sont les animaux les plus exposés ; les chiens de chasse sont également sujets à l'emphysème.

La conformation des animaux contribue aussi à les prédisposer aux atteintes emphysémateuses : les chevaux courts, gros mangeurs, à poitrine étroite et peu profonde, à ventre volumineux, facilement essoufflés, en sont un exemple. De plus c'est parmi les chevaux qui sont utilisés à des services rapides — et aussi sur ceux qui, aux allures lentes, sont obligés de faire de grands efforts musculaires — qu'on observe surtout l'emphysème.

Quelle que soit la conformation des chevaux dont on utilise la puissance musculaire, et à quelque allure qu'ils soient employés, il est de fait qu'ils sont atteints d'autant plus fréquemment d'emphysème pulmonaire que leur énergie est plus grande et que les efforts auxquels ils se livrent sont plus intenses et plus longtemps continués : c'est ce qui explique pourquoi les bons chevaux deviennent emphysémateux, tandis que la maladie ne frappe pas le cheval froid, mou ou indolent.

L'influence de l'âge est incontestable : l'emphysème très fréquent sur les vieux chevaux est exceptionnel jusqu'à l'âge de cinq à six ans.

Causes déterminantes. — L'emphysème est une complication possible des inflammations des bronches, et dans ces cas il est dû aux violents efforts de toux et à l'obstrution des bronchioles par les mucosités : la toux violente, quinteuse, qui caractérise les bronchites s'accompagne d'une expiration violente ; l'air, chassé brusquement des alvéoles, peut rencontrer un bouchon muqueux faisant soupape qui obstrue son passage; il exerce alors une pression intense sur les parois de la bronchiole et des alvéoles, et la répétition de la cause a pour effet la distension et la déchirure des parois. De plus l'air peut pénétrer dans le tissu interlobulaire à la faveur de l'ulcération d'une bronchiole : c'est pourquoi l'emphysème complique parfois la bronchite aiguë et presque toujours la bronchite chronique.

Les lésions des nerfs vagues peuvent produire l'emphysème. Longet a fait remarquer que la section de ces nerfs paralyse les vésicules pulmonaires, leur enlève leur contractilité, et qu'il en résulte l'emphysème pulmonaire : celui-ci peut donc, comme le cornage, être la conséquence d'une maladie déterminant l'engorgement des ganglions préthoraciques.

La paralysie du nerf diaphragmatique, qui se produit aussi par la compression des ganglions hypertrophiés, peut également provoquer l'emphysème en diminuant la capacité thoracique et en provoquant de la dyspnée et des inspirations forcées.

L'emphysème peut s'observer lorsqu'un obstacle à l'entrée de l'air amène des inspirations violentes et forcées : c'est ainsi qu'on le voit survenir lors de rétrécissement ou d'oblitération des cavités nasales, du larynx, de la trachée, des bronches, par suite de tumeurs, d'abcédation des ganglions, ou des diverses causes qui engendrent le cornage aigu ou chronique.

L'alimentation a une influence étiologique marquée : le foin, donné en grande abondance aux chevaux employés à des services rapides, peut les rendre poussifs : il surcharge les organes digestifs, gêne par sa masse les mouvements du diaphragme, et force l'animal à respirer avec plus d'efforts.

L'inhalation de vapeurs irritantes, en provoquant la toux, peut produire l'emphysème pulmonaire.

On a dit que l'emphysème est héréditaire : peut-être l'est-il parce que la conformation et les tempéraments, qui y prédisposent, se transmettent par la génération; en tous cas, on a observé que les descendants de juments emphysémateuses le deviennent à un âge peu avancé.

Chez le bœuf, la tuberculose est une cause fréquente d'emphysème.

Pathologie. — La pathogénie de l'emphysème est diversement interprétée par les auteurs.

On admet en général que les inspirations violentes et répétées ont pour conséquence un afflux rapide de la colonne d'air inspirée et que celle-ci vient se briser à chaque fois contre les culs-de-sac pulmonaires qui à la longue se distendent et se rupturent.

On a invoqué également, après Colin, la rétention de l'air dans les alvéoles durant les efforts de traction : à chaque effort, les parois du thorax se fixent, immobiles, afin de donner un point d'appui plus solide aux muscles des membres; la fixité de la poitrine ne peut être obtenue que par une occlusion de la glotte (Colin), et l'air, fortement comprimé par les puissances expiratoires, exerce une pression violente sur les parois des alvéoles qui se distendent et à la longue se rupturent.

De plus certains auteurs, Laënnec entre autres, ont avancé que l'air inspiré, en s'échauffant dans le poumon, se dilate et comprime d'autant les parois alvéolaires.

Ces diverses interprétations n'établissent pas d'une manière évidente la pathogénie de l'emphysème : elles n'expliquent pas pourquoi, sur un lot de chevaux placés dans des conditions de travail et de régime identiques, certains deviennent emphysémateux et les autres restent sains. Il faut admettre, après Virchow, Stømmer, etc., que l'emphysème n'est pas une lésion mécanique des parois alvéolaires due à des efforts, mais qu'elle procède d'un trouble nutritif des poumons : le tissu intervésiculaire s'atrophie à la suite d'un trouble circulatoire sénile ou diathésique, et, sur l'animal qui est prédisposé par cet état, l'emphysème apparaît sous l'influence des causes mécaniques précitées.

Symptomatologie. — L'emphysème évolue lentement et ne se manifeste à l'extérieur que lorsque les lésions pulmonaires sont déjà assez accusées.

Il se traduit à sa *période d'état* par la toux, le jetage, l'irrégularité de la respiration, principalement de l'expiration, et par la présence de bruits stéthoscopiques particuliers.

a. La toux sonore et parfois grasse au début devient peu à peu sèche, quinteuse, peu retentissante, avortée et sans rappel; elle se produit principalement le matin, ou au sortir de l'écurie, ou au commencement du travail.

b. Le jetage est peu abondant, muqueux, de couleur gris ardoisé; plus abondant pendant le travail, il augmente à mesure que les lésions s'étendent dans le poumon.

c. Au début, l'irrégularité de la respiration n'est encore bien apparente que dans la région des flancs et pendant l'expiration. Celle-ci, qui, dans les conditions physiologiques, s'opère d'une manière uniforme, est interrompue dans l'emphysème, les muscles expirateurs s'y prenant à deux fois pour achever leurs mouvements : dans un premier temps, l'hypocondre s'abaisse, et, simultanément, la partie supérieure du flanc se resserre; puis, il y a une sorte de *temps d'arrêt*, très court, pendant lequel le cercle de l'hypocondre et la corde du flanc se dessinent plus en relief que dans l'état physiologique (dans quelques cas, ce temps d'arrêt se fait brusquement, comme spasmodiquement, en manière de saccade; on l'appelle alors *soubresaut, coup de fouet*); ensuite le mouvement expirateur, un instant interrompu, reprend, continue et s'achève. — Cependant l'*entrecoupement* de l'expiration n'est pas un symptôme univoque de l'emphysème pulmonaire : on l'observe toutes les fois que l'appareil respiratoire est le siège d'une lésion aiguë ou chronique et même dans d'autres maladies ainsi que dans la pousse (Voy. Pousse).

Lorsque les altérations de l'emphysème ont envahi une grande étendue ou la totalité des poumons, elles se caractérisent par une irrégularité plus accusée des mouvements respiratoires : le rythme de l'inspiration se modifie comme celui de l'expiration; c'est dans ces cas surtout que le temps d'arrêt se fait spasmodiquement, quelquefois avec un mouvement de retour, et qu'il est caractérisé par ce qu'on appelle le soubresaut de la pousse; le second temps de l'expiration se fait surtout d'une manière brusque et comme convulsive (fig. 347).

De plus, les arrêts spasmodiques des mouvements respiratoires s'accompagnent d'une secousse de tout le tronc; si on applique la main au niveau des naseaux, on perçoit nettement les passages de deux colonnes d'air se succédant pendant l'expiration.

d. Les signes stéthoscopiques ne s'établissent que lentement et ne sont véritablement sensibles que lors d'emphysème généralisé. La percussion de la poitrine permet de constater que le résonance est conservée et même exagérée en certains points.

A l'auscultation, le murmure respiratoire est atténué ou a disparu au niveau des régions où la sonorité est la plus grande. Parfois on peut entendre des râles crépitants et sibilants secs au niveau du tiers inférieur des poumons.

Des *symptômes accessoires* apparaissent à une période assez avancée de la maladie : la dyspnée devient plus intense lorsque la température extérieure est élevée et se manifeste plus facilement à l'écurie que lors d'un travail modéré; on constate en outre au cœur un

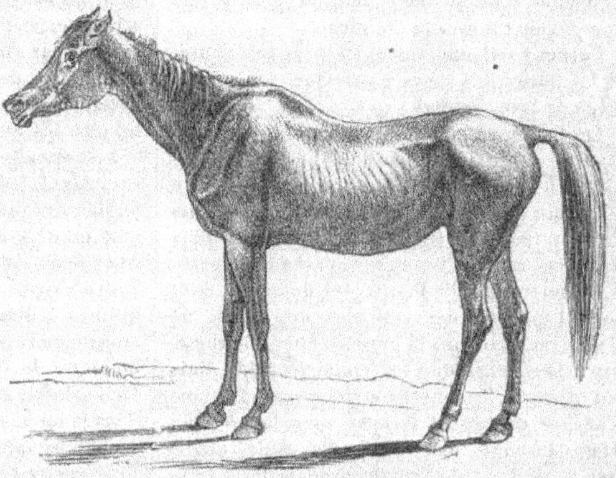

Fig. 347. — Cheval emphysémateux.

dédoublement du premier bruit dû à la fatigue du cœur droit.

Marche. — L'évolution de l'emphysème est ordinairement lente : il peut rester longtemps stationnaire; chez les animaux jeunes, l'affection a une tendance à évoluer rapidement les rendant vite inutilisables.

Parfois on constate une aggravation subite de la maladie sous l'influence d'un travail exagéré par une température extérieure élevée, ou sans cause appréciable : les mouvements respiratoires sont précipités et accompagnés d'une secousse de tout le corps; le cœur bat vite et tumultueusement; les muqueuses se cyanosent; c'est ce qui constitue l'*accès de pousse*. Cet état peut durer un temps variable (quatre à quinze jours), et se termine par résolution, quelquefois même par l'asphyxie.

Anatomie pathologique. — L'*emphysème vési-*

ulaire consiste essentiellement dans une dilatation anormale des vésicules pulmonaires, qui peuvent acquérir le volume d'un petit pois, d'un noyau de cerise; les ampoules terminales des bronches, considérablement agrandies, apparaissent amplifiées.

D'autres fois il y a eu fusion de plusieurs vésicules en une seule cavité plus large, et on rencontre encore, sous forme de reliefs peu marqués, les vestiges des cloisons qui séparaient les vésicules. — Cette sorte d'altération peut être ou *générale*, ou *circonscrite* à des régions limitées, ou *disséminée* par places, dans le tissu pulmonaire sain. Elle est plus commune sous cette dernière forme; elle est moins fréquente sous la deuxième, et tout à fait exceptionnelle sous la première.

Ce sont particulièrement les lobes antérieurs, et les bords des lobes postérieurs qui sont le siège de l'emphysème.

Les poumons emphysémateux ont une couleur rose, plus pâle que dans l'état physiologiques il; sont aussi plus légers; leur tissu offre à la main une plus grande résistance que dans l'état normal; souvent ils portent les empreintes des côtes, et leurs bords sont devenus obtus.

A l'ouverture du thorax, les poumons, dont tout l'appareil des vésicules est dilaté, ne s'affaissent pas sous la pression atmosphérique, au même degré que les poumons sains. Mais s'il existe de l'emphysème circonscrit, l'organe s'affaisse et devient flasque sous la pression atmosphérique, dans sa partie saine, tandis que là où il y a de l'emphysème le tissu reste boursouflé et présente à sa surface des bosselures irrégulières, d'un rose pâle, et donnant au doigt la sensation de petites vessies élastiques; ponctionnées, ces petites bosselures s'affaissent : il se forme un creux au fond duquel on aperçoit de petites ouvertures par lesquelles la cellule aérienne ainsi dilatée communique avec celles qui l'avoisinent et avec les bronches; ces bosselures diffèrent de celles dues à l'emphysème interlobulaire en ce que, lorsqu'on cherche à les déplacer par la pression des doigts, il n'est pas possible de faire voyager sous la plèvre l'air qu'elles renferment.

L'*emphysème interlobulaire* se traduit, à l'extérieur du poumon, par des bosselures transparentes, plus ou moins volumineuses, qui résultent de la présence de l'air sous l'enveloppe pleurale et dans le tissu cellulaire interlobulaire, dans les mailles duquel il s'infiltre à une plus ou moins grande profondeur. L'air épanché dans le tissu cellulaire interlobulaire peut, dans certains cas, se répandre vers la racine du poumon, et de là dans le médiastin, dans le tissu cellulaire du cou et du restant du corps, et donner ainsi lieu à de l'emphysème sous-cutané. Les bosselures de l'emphysème interlobulaire diffèrent de celles de l'emphysème des vésicules, par leur volume généralement plus considérable, et par leur déplacement possible d'un point à un autre, sous la pression des doigts. On les rencontre avec leurs plus grandes dimensions, qui peuvent atteindre celles d'un œuf de poule, dans les lobes antérieurs des poumons, sur leurs bords et à leur face interne, au point où pénètrent les bronches. Dans les régions où ces bosselures existent, le tissu pulmonaire paraît plus raréfié, par suite de l'infiltration de l'air dans les mailles des cloisons interlobulaires, qui, devenues plus épaisses, écartent les lobules les uns des autres.

Avec ces altérations spéciales de l'emphysème coïncident fréquemment des altérations des petites divisions bronchiques qui se rendent aux lobules dilatés, et aussi des lésions du cœur droit.

DIAGNOSTIC. — Au début, l'emphysème est difficile à diagnostiquer, car l'irrégularité des mouvements respiratoires n'est pas pathognomonique de l'affection. Le diagnostic devient facile lorsque la toux, le jetage, le temps d'arrêt ou le soubresaut, et les signes stéthoscopiques apparaissent : il est facile alors de différencier l'emphysème d'avec la pneumonie chronique, la bronchite chronique ou les affections du cœur.

PRONOSTIC. — Il est variable suivant l'âge du sujet, l'étendue des lésions et le genre de service auquel on destine le cheval : l'affection est grave chez les jeunes, tandis que sur les vieux chevaux elle est compatible avec la santé et n'entrave guère leur utilisation pour des travaux parfois pénibles. L'emphysème outré, avec soubresaut étendu, rend le sujet à peu près impropre à tout service. — Il ne faut pas oublier que la plupart des jeunes chevaux de trait, à leur arrivée dans les grandes villes, présentent des symptômes d'emphysème sous l'influence du travail auquel ils ne sont pas habitués. C'est un état passager qui disparaît le plus souvent.

TRAITEMENT. — Le traitement *hygiénique* comporte un travail modéré autant que possible; on donnera des aliments de facile digestion; on augmentera la ration d'avoine que l'on pourra donner en plusieurs fois, et on diminuera la ration de foin ; on donnera des mashes, du vert en petite quantité, ou mieux des fourrages hachés, exempts de poussières et mélangés avec de la mélasse.

Le traitement *curatif* repose tout entier sur la médication arsenicale. On administrera 0gr,30 à 1 gramme d'arsenic dans du son frisé, ou sous forme de liqueur de Fowler (25 à 40 grammes) ; on suspendra durant quelque temps le traitement et on le reprendra ensuite. Cantiget a préconisé la poudre de marron d'Inde (50 à 100 grammes). Cagny recommande la vératrine (10 centigrammes par jour) avec l'ergot de seigle (50 centigrammes). — Si l'emphysème est consécutif à la bronchite, on ordonnera en outre de l'iodure de potassium (10 à 15 grammes). On régularisera les mouvements du cœur avec la digitale (2 à 4 grammes). On traitera l'accès de pousse par les révulsifs, sinapismes, frictions sinapisées, acide arsénieux, iodure de potassium, digitale ; le malade sera placé dans un box bien aéré et on lui donnera des barbotages ou des mashes contenant du sulfate de soude et peu de fourrage. L'accès d'emphysème qui apparaît brusquement sur le jeune cheval, à la suite d'un effort violent, peut disparaître rapidement par l'hygiène, le travail modéré et l'arsenic à la dose de 4 à 5 grammes par jour.

Jurisprudence. — Cette maladie, d'après la loi du 2 août 1884, est rédhibitoire avec un délai de neuf jours. La loi ancienne de 1839 considérait comme rédhibitoires toutes les maladies présentant les symptômes de la pousse.

L'expert devra s'assurer que l'animal ne présente pas de symptômes d'une maladie aiguë des voies respiratoires. Il l'examinera à jeun et pendant le repas, il le verra au repos et pendant ou après le travail, il provoquera la toux. L'auscultation, la percussion, l'examen du flanc lui permettront de s'assurer de l'existence de tous les symptômes de l'emphysème.

Si l'animal vient à mourir, pendant les délais, d'une autre maladie, il sera possible de contrôler à l'autopsie les lésions de l'emphysème, et l'on tend à admettre que cette constatation est suffisante pour la rédhibition.

2° Emphysème sous-cutané. — Infiltration de gaz dans les mailles du tissu cellulaire sous-cutané ; comme le tissu cellulaire est partout continu à lui-même, les gaz peuvent pénétrer dans le tissu conjonctif des différents organes, et même se répandre assez profondément dans les tissus.

Étiologie. — L'emphysème sous-cutané procède de différentes causes, dont les unes sont parfaitement appréciables et d'une interprétation facile, et les autres très obscures ; ce sont les emphysèmes dus à ces dernières causes qu'on considère comme spontanés.

Le plus souvent, l'emphysème sous-cutané succède à une lésion traumatique.

Nous ne nous occuperons ici que de l'*emphysème traumatique immédiat*, car celui qui se déclare plus tard est dû aux phénomènes de la gangrène et au développement de gaz par la décomposition putride des tissus (Voy. Gangrène).

Parmi les emphysèmes traumatiques immédiats, les plus fréquents sont ceux où il y a une communication entre le tissu cellulaire et les voies respiratoires, comme cela s'observe quelquefois après la trachéotomie et, plus fréquemment, lors de fracture des côtes avec dilacération des poumons, lors de plaies pénétrantes du thorax, de la trachée, du larynx, des sinus, etc. Cette sorte d'emphysème est fréquente dans toutes les maladies des oiseaux.

L'emphysème sous-cutané résulte souvent d'une lésion des poumons sans qu'il y ait lésion de la peau ou du thorax : nous avons vu en effet comment l'emphysème pulmonaire interlobulaire peut donner lieu à de l'emphysème sous-cutané, l'air épanché dans le tissu cellulaire interlobulaire pouvant se répandre vers la racine du poumon, et de là dans le médiastin, dans le tissu cellulaire du cou et du reste du corps. Quelquefois, chez les bêtes bovines, c'est la perforation sous-pleurale d'une caverne tuberculeuse, un abcès qui établit une communication entre les bronches et le médiastin, et permet à l'air de passer sous la plèvre et de là dans le tissu cellulaire sous-cutané.

Chez le mouton, l'affection est souvent consécutive aux morsures pénétrantes du cou faites par les chiens.

Parfois l'emphysème sous-cutané survient à la suite des plaies de l'ars, de l'aine, des régions périarticulaires, etc. ; durant les mouvements des membres, les lèvres de ces plaies s'écartent, l'air entre par une sorte d'aspiration, et, durant les mouvements inverses, les lèvres de la solution de continuité se fermant, l'air comprimé est refoulé dans le tissu conjonctif voisin.

Enfin l'emphysème sous-cutané est souvent consécutif à la ponction du cæcum chez le cheval, du rumen chez le bœuf, ou dans les cas où des plaies accidentelles intéressent ces reservoirs; les gaz accumulés dans ces cavités pénètrent par la plaie dans le tissu conjonctif.

On a quelquefois constaté un emphysème sous-cutané provenant, selon toute probabilité, des viscères de la digestion sans qu'il y ait plaie de la peau; cet emphysème s'observe surtout chez les bêtes bovines, quand, par suite d'indigestion, il y a une production extraordinaire de gaz dans le rumen.

L'emphysème traumatique ne présente de gravité que par l'importance de la lésion dont il est la conséquence; l'emphysème par infiltration d'air atmosphérique, alors même qu'il est diffus et répandu sur une grande surface, ne saurait être considéré comme un accident grave; on l'a toujours vu disparaître soit spontanément, soit par l'emploi des moyens les plus simples.

Lorsque l'emphysème résulte d'une plaie pénétrante de la poitrine ou d'une déchirure des poumons par l'un des abouts d'une côte fracturée, la cavité pleurale se remplit d'air en même temps que le tissu cellulaire sous-cutané; il arrive forcément que l'expansion des poumons est considérablement bornée par la masse élastique qui les enveloppe; alors la respiration devient difficile et l'asphyxie est la règle.

Lorsque l'emphysème est produit par l'infiltration des gaz plus ou moins méphitiques qui s'échappent d'un rumen rempli de matières en fermentation, l'emphysème est rarement un accident sérieux.

L'*emphysème sous-cutané est symptomatique* d'un grand nombre de maladies infectieuses; il se produit dans la gangrène septique, dans le charbon symptomatique, dans la peste bovine; on l'a signalé lors de la péripneumonie contagieuse (Roell), de la dysenterie (Vitet), des maladies typhoïdes (Doristy, Fentzling, Haubner, Rychner). Il y a de l'emphysème sous-cutané après les morsures par les vipères, les piqûres par les guêpes, par certaines mouches, où il y a toujours quelque altération du sang.

L'emphysème sous-cutané *spontané*, l'emphysème *essentiel*, survient sans qu'il y ait de blessures ou de maladies qui puissent donner naissance à des phénomènes putrides. Ces cas sont très rares; l'acide carbonique, au lieu d'être exhalé par la peau, serait, sous l'influence d'un trouble de la transpiration cutanée, exhalé dans le tissu cellulaire, par suite de ses relations sympathiques et rationnelles. Les causes de cette maladie spéciale aux bêtes bovines sont assez inconnues; cependant Ferrero cite un grand refroidissement, ou

une course prolongée; l'emphysème avait surtout son siège dans la région lombaire, et le plus souvent du côté gauche; ainsi près du rumen, où l'on trouvera peut-être la cause première du mal; il était toujours peu grave et disparaissait au bout d'un ou de deux jours, n'affectant pas plus l'animal qu'un emphysème traumatique simple.

Symptomatologie. — Quelle qu'en soit la cause, l'emphysème s'annonce par une tuméfaction de la peau, indolente, sans chaleur, molle, élastique, dépressible, sonore à la percussion et crépitante à l'oreille et au toucher. Lorsqu'on la comprime, avec les doigts, on perçoit manifestement une succession de petits bruits secs, qui résultent de la pénétration de l'air déplacé à travers la trame cellulaire, et on éprouve en même temps par le toucher une sensation qui rappelle celle d'une feuille mince de parchemin chiffonnée. En opérant avec la main une sorte de massage à la surface des parties emphysémateuses, il est très facile de déplacer l'air infiltré et de le répandre sur une plus grande surface.

L'emphysème reste souvent *partiel*, et demeure circonscrit au point où il s'est d'abord formé: alors, la tumeur conserve un certain temps ses caractères de volume; puis, elle s'affaisse en s'élargissant et en devenant plus molle, moins crépitante; enfin, elle disparaît sans laisser de traces.

Mais, lorsque des quantités nouvelles de gaz viennent s'ajouter à celles dont le tissu cellulaire est déjà pénétré, par exemple, quand il existe une communication toujours ouverte entre ce tissu et les voies aériennes, alors l'emphysème devient *général*: lorsqu'il en est ainsi, l'air, dont la quantité augmente incessamment, se répand de proche en proche en suivant les régions où la laxité plus grande du tissu cellulaire lui ouvre un libre passage; la peau, soulevée par l'air, se prête à son effort d'expansion dans la mesure de l'extensibilité dont elle est douée. — L'infiltration de la ligne médiane du tronc, depuis la nuque jusqu'à la queue, est toujours très faible, et on voit souvent l'emphysème y être arrêté; l'emphysème est encore rare à la face externe des fesses, sous le ventre, au niveau des jarrets et des genoux, et à la partie inférieure des membres; l'infiltration est au contraire facile dans les gouttières de l'encolure, à la parotide, à la tête, autour des épaules, au garrot et surtout dans la région dorso-lombaire. — Lorsque l'emphysème est arrivé à une période extrême, l'animal n'est plus reconnaissable, tant il est monstrueusement déformé : sa tête, énormément tuméfiée dans toute son étendue, se confond avec l'encolure dont le volume est aussi démesurément accru, et, entre cette dernière région et le poitrail, il n'existe plus de ligne de démarcation ; partout ont disparu les reliefs et les anfractuosités ; le cheval ne présente plus que des formes grossièrement empâtées. Mais il est rare que l'emphysème atteigne ces proportions extrêmes.

Traitement. — La première indication à remplir dans le traitement de l'emphysème sous-cutané, c'est, autant que possible, de tarir la source dont il émane. S'il provient d'une plaie, on débridera celle-ci et on laissera l'animal au repos ; ou bien on suturera la plaie ou on l'occlura par un tamponnement. S'il provient d'un état pathologique général, il convient de traiter celui-ci, s'il y a lieu, et surtout on devra s'attaquer à l'indigestion. Dans le plus grand nombre des cas, l'infiltration du tissu cellulaire disparaît petit à petit, dès que la cause qui l'a déterminée a cessé d'agir, et aussitôt que la lésion produite par cette cause n'a plus lieu. On hâtera la résorption ou l'élimination des gaz épanchés en pratiquant des mouchetures, des scarifications ; par un massage régulier on refoule l'air vers les points scarifiés. Quand l'air infiltré n'a pu être expulsé par les ouvertures que présente la plaie, ou par les incisions que l'on a pratiquées, il est absorbé, passe dans le torrent de la circulation et est exhalé par les bronches.

C'est pour hâter cette absorption qu'on prescrit les frictions sèches ou aromatiques, les fomentations excitantes, qui ont encore pour avantage de rendre au tissu cellulaire et à la peau une partie du ton perdu par l'effet de la distension.

EMPOISONNEMENTS. — D'après les théories médicales actuelles, toutes les maladies sont des empoisonnements, soit par les toxines versées dans l'organisme par les microbes dans les cas de maladies contagieuses, soit par les toxines résultant du mauvais fonctionnement de certains organes. On dit dans le premier cas qu'il y a *infection* et dans le second qu'il y a *auto-infection* et le mot empoisonnement est réservé pour désigner les maladies dues à l'absorption de poisons, c'est-à-dire de substances introduites dans l'économie par les ouvertures naturelles (bouche, nez) ou les plaies.

Symptomatologie. — Ils sont très variables ; presque toujours, il y a entérite sur tous les animaux, avec vomissements sur les carnivores et omnivores.

Traitement. — Il faut arrêter l'absorption en évacuant la partie non absorbée, au moyen de vomitifs et de purgatifs (éviter ces derniers, s'il s'agit d'un poison irritant l'intestin) ; faire le lavage de l'estomac et de l'intestin au moyen de l'eau, de mucilages, d'émollients ; puis neutraliser l'effet du poison, en donnant des substances dont l'action physiologique est opposée ; par exemple, le café est antagoniste des narcotiques.

Si la cause est inconnue. — Faire la médecine des symptômes ; par exemple :

S'il y a des symptômes de gastro-entérite. — Calmer l'inflammation et chercher à éliminer le poison avec des breuvages émollients, des aliments mous et cuits, essayer la vaporisation de l'éther dans le rectum, les injections sous-cutanées de morphine ou de codéine, éviter l'emploi des purgatifs irritants, comme l'aloès, et de ceux qui congestionnent.

S'il y a des symptômes de surexcitation. — Essayer les calmants, l'éther, le chloral, les bromures.

S'il y a des symptômes de coma. — Essayer les excitants et surtout le café.

Si la cause est connue. — Essayer l'antidote indiqué, en se basant sur le tableau suivant, et chercher à évacuer le poison non absorbé, au moyen de vomitifs et de purgatifs doux et non irritants. — En attendant les antidotes spécifiques, on doit toujours administrer le lait, l'eau albumineuse, l'eau de graines de lin ou de guimauve en abondance.

I. *Poisons et contrepoisons* (1).

Noms des poisons.	Contrepoisons chimiques ou dynamiques.
Acétate de cuivre.....	Hydrate de magnésie. — Antidote au sulfure de fer.
— de morphine..	Tannin. — Iodure de potassium ioduré. — Atropine.
— de plomb, sous-acétate de plomb.	Sulfate de soude. — Sulfate de magnésie.
Acétique pur (acide)..	Hydrate de magnésie. — Eau albumineuse.
Aconit, alcoolature, extrait aqueux, extrait alcoolique, teinture, aconitine.	Charbon animal. — Teinture d'iode étendue d'eau à 1 p. 200. — Tannin. — Digitaline.

(1) Ce tableau, emprunté en partie au Dr Jeannel (*Formulaire officinal et magistral international*), a l'avantage de donner des indications applicables à l'homme et aux animaux.

Noms des poisons.	Contrepoisons chimiques ou dynamiques.
Alcool.	Potion ammoniacale. — Teinture de noix vomique.
Alun.	Bicarbonate de soude en solution étendue.
Ammoniaque liquide.	Eau acidulée.
Apomorphine.	Chloroforme. — Chloral. — Éther.
Arséniate de soude et autres sels arseni-caux, ac. arsénieux.	Hydrate ferrique. — Antidote multiple à l'hydrate ferrique.
Atropine.	Solution d'iodure de potassium iodurée. — Chlorhydrate de morphine.
Azotate d'argent.	Eau salée. — Eau albumineuse. — Lait.
Azotique (acide).	Voy. *Acétique (acide)*.
Belladone.	Voy. *Atropine*.
Bichlorure de mercure.	Fer réduit. — Antidote multiple à l'hydrate ferrique. — Eau albumineuse.
Bichromate de potasse.	Antidote multiple à l'hydrate ferrique. — Eau albumineuse.
Biiodure de mercure.	Voy. *Bichlorure de mercure*.
Brucine.	Voy. *Strychnine*.
Camphre.	Eau albumineuse. — Café. — Stimulants.
Cantharides.	Eau albumineuse. — Camphre.
Carbonate d'ammoniaque.	Eau vinaigrée.
Champignons vénéneux.	Huile de ricin. — Potion éthérée. — Café.
Chloral.	Eau albumineuse. — Respiration artificielle. — Faradisation. — Stimulants.
Chlorhydrate de morphine.	Tannin. — Iodure de potassium iodurée. — Belladone. — Atropine. — Café.
Chlorhydrique (acide).	Voy. *Acétique (acide)*.
Chloroforme.	Eau albumineuse. — Respiration artificielle. — Faradisation. — Stimulants.
Chlorure de zinc.	Bicarbonate de soude. — Hydrate de magnésie. — Eau albumineuse.
Chromique (acide).	Voy. *Acétique (acide)*.
Cicutine, ciguë.	Charbon animal. — Teinture d'iode étendue d'eau à 1 p. 200. — Opium.
Codéine.	Voy. *Acétate de morphine*.
Colchique.	Eau albumineuse. — Teinture d'iode étendue d'eau à 1 p. 200. — Stimulants.
Coloquinte.	Eau albumineuse.
Créosote.	Voy. *Phénique (acide)*.
Croton tiglium.	Eau albumineuse.
Curare.	Teinture d'iode étendue d'eau à 1 p. 200. — Strychnine.
Cyanhydrique (acide) médical à 1 p. 100, cyanure de potassium.	Inhalations de chlore. — Potion ammoniacale. — Antidote multiple au sulfure de fer.
Datura stramonium.	Voy. *Atropine*.
Digitale, digitaline.	Tannin. — Teinture d'iode étendue d'eau à 1 p. 200. — Stimulants.
Eau de javelle.	Sulfite de soude. — Eau albumineuse. — Lait.
Eau régale.	Hydrate de magnésie. — Eau albumineuse.
Émétique.	Tannin. — Quinquina. — Antidote multiple au sulfure de fer. — Eau albumineuse.
Fève de Calabar et ésérine.	Teinture d'iode étendue d'eau à 1 p. 200. — Atropine. — Strychnine. — Inhalations de chloroforme. — Stimulants.
Foie de soufre.	Sous-nitrate de bismuth. — Inhalations chlorées. — Eau albumineuse. — Stimulants.
Gomme-gutte.	Eau albumineuse.
Iode, iodoforme.	Amidon. — Panade. — Antidote multiple à l'hydrate ferrique.
Jaborandi.	Belladone. — Atropine. — Eau albumineuse. — Charbon animal pulvérisé. — Alcool.
Jalap.	Eau albumineuse.
Jusquiame.	Voy. *Atropine*.
Kermès minéral.	Voy. *Émétique*.
Laudanum de Rousseau, de Sydenham.	Voy. *Chlorhydrate de morphine*.
Nicotine.	Charbon animal. — Teinture d'iode étendue d'eau à 1 p. 200. — Opium.
Noix vomique.	Voy. *Strychnine*.
Opium.	Voy. *Chlorhydrate de morphine*.
Oxalique (acide).	Craie. — Plâtre. — Hydrate de magnésie.
Perchlorure de fer officinal.	Eau albumineuse. — Hydrate de magnésie. — Ammoniaque liquide étendue d'eau à 1 p. 250.
Phénique (acide).	Saccharate de chaux. — Sulfate de soude. — Stimulants.
Phosphore.	Essence de térébenthine. — Carbonate de cuivre. — Charbon. — Hydrate de magnésie. — Eau albumineuse.
Phosphorique (acide).	Voy. *Acétique (acide)*.
Phosphure de zinc.	Voy. *Phosphore*.
Pilocarpine.	Voy. *Jaborandi*.
Podophylline.	Eau albumineuse.
Potasse caustique.	Eau acidulée.
Protochlorure de mercure.	Voy. *Bichlorure de mercure*.
Protoiodure de merc.	Idem.

Noms des poisons.	Contrepoisons chimiques ou dynamiques.
Sabine	Eau albumineuse. — Stimulants. — Opium.
Salicylique (acide)	Hydrate de magnésie. — Eau albumineuse. — Stimulants. — Opium.
Santonine.............	Eau albumineuse. — Éther. — Chloroforme. — Opium.
Scammonée	Eau albumineuse.
Seigle ergoté.........	Eau albumineuse. — Opium.
Sel d'oseille	Voy. *Oxalique (acide)*.
Soude caustique......	Eau acidulée.
Soufre doré d'antimoine.	Voy. *Eau régale*.
Strychnine	Iodure de potassium ioduré. — Chloral. — Morphine. — Ésérine. — Bromure de potassium. — Respiration artificielle.
Sulfate d'atropine	Voy. *Atropine*.
— de cuivre......	Voy. *Acétate de cuivre*.
Sulfhydrique (acide, gaz).	Inhalations chlorées. — Inhalations d'oxygène.
Sulfure d'arsenic......	Voy. *Arsénieux (acide)*.
Sulfures alcalins......	Voy. *Foie de soufre*.
Sulfurique (acide).....	Voy. *Acétique (acide)*.
Tabac...............	Voy. *Nicotine*.
Vératrine.............	Voy. *Strychnine*.
Vert-de-gris	Voy. *Acétate de plomb*.
Vert de Scheele.......	Voy. *Arsénieux (acide)*.

II. *Poisons végétaux rencontrés le plus souvent par les animaux*. — Nielle, grains ergotés, rejets de pommes de terre, vernis du Japon, ciguë, muguet, feuilles d'if, mille-pertuis, euphorbe, jarosse, résidus de distillerie, substances alimentaires altérées (pain, farine, avoine, foin, champignons).

Traitement variable, suivant les symptômes.

III. *Traitement des empoisonnements par les gaz délétères*. — 1° *Fumée d'incendie*. Air frais, respiration artificielle; révulsion sur les côtes, électricité; inhalation d'oxygène, de vapeurs chaudes émollientes légèrement antiseptiques; injections trachéales d'eau chaude et calmantes; saignée.

2° *Strangulation, submersion*. — Frictions générales, stimulants du système nerveux, injections sous-cutanées de vératrine. Tractions rythmées de la langue (Laborde).

IV. *Principaux contrepoisons*. — *Vomitifs*. — Ipéca, sulfate de zinc, sulfate de cuivre, injection hypodermique d'apomorphine.

Purgatifs. — Huile de ricin, purgatifs salins (éviter les purgatifs irritants comme l'aloès); injection hypodermique de pilocarpine.

Stimulants généraux. — Administrés par l'estomac, le rectum et par injection hypodermique, ou trachéale dans le cas de coma; essayer surtout le café.

Émollients. — Administrés par l'estomac ou le rectum.

1° *Lait*. — Il doit être donné écrémé, car la graisse peut servir de dissolvant à plusieurs poisons, tels que : cantharides, phosphore, etc.

2° *Aliments mous cuits*, pour enrober le poison.

Calmants. — Administration d'éther, de bromures. — Injections hypodermiques, trachéales ou intraveineuses de codéine, de morphine, de chloral; vaporisations d'éther dans le rectum.

Inhalations. — Quelques gouttes de nitrate d'amyle (éther nitreux), en inhalations. — *Petits animaux*. — Inhalations d'oxygène, inhalations d'éther.

V. *Antidotes multiples*. — Ils ont l'avantage de combattre l'empoisonnement même lorsque la nature du toxique reste incertaine.

1° *Antidote multiple à l'hydrate ferrique* (J. Jeannel).

Solution de sulfate ferrique (D. 1,15)...............	100 grammes.
Eau commune...............	800 —
Magnésie calcinée.........	80 —
Charbon animal lavé.......	40 —

Conservez séparément, d'une part, la solution de sulfate ferrique, d'autre part, la magnésie et le charbon animal dans un flacon avec l'eau. Au moment du besoin, versez dans ce flacon la solution ferrique; agitez fortement (Jeannel).

INDICATIONS. — Cette formule, comportant, avec l'hydrate de peroxyde de fer extemporanément préparé, l'hydrate de magnésie, le sulfate de magnésie et le charbon animal, satisfait à un grand nombre d'indications, savoir : empoisonnement par les acides, les préparations arsenicales, les sels métalliques à acides minéraux, l'iode, le brome, l'iodoforme, les alcaloïdes et leurs sels.

CONTRE-INDICATIONS. — Empoisonnement par les alcalis minéraux, le phosphore, les hypochlorites, l'acide cyanhydrique, les cyanures et l'émétique (Jeannel).

DOSES SUCCESSIVES. — *Carnivores*, 50 à 100 grammes; *herbivores*, 100 à 500 grammes.

2° *Sulfure ferreux par voie humide*, FeS (Cod. 84).

Sulfate ferreux cristallisé..	139 grammes.
Monosulfure de sodium cristallisé.................	120 —
Eau distillée bouillie.......	Q. S.

Faire dissoudre le sulfure de fer dans vingt fois son poids d'eau; le monosulfure de sodium dans quatre fois son poids d'eau. Mêler, laver le précipité à l'eau chargée d'acide sulfhydrique; le conserver dans des flacons remplis d'eau distillée bouillie (Jeannel).

Antidote des poisons métalliques.

DOSES. — *Carnivores*, par cuillerées dans de l'eau sucrée, tant que persistent les symptômes aigus d'empoisonnement.

CONTRE-INDICATIONS. — Empoisonnement par les acides; il dégagerait de l'acide sulfhydrique.

3º *Antidote multiple au sulfure de fer* (J. Jeannel).

D'une part :

Sulfate ferreux cristallisé..	130 grammes.
Eau distillée tiède...........	700 —

Faire dissoudre.

D'autre part :

Sulfhydrate de soude cristallisé..................	110 grammes.
Magnésie calcinée.........	29 —
Eau distillée..............	600 —

Faire dissoudre; mêler les deux solutions. Conserver à l'abri du contact de l'air.

Ce mélange produit du sulfure de fer sans aucun excès de sulfhydrate de soude ni de sulfate de fer, du sulfate de soude, un peu de sulfate de magnésie et d'oxyde ferreux, plus un grand excès de magnésie, soit trois contrepoisons efficaces : le sulfure de fer, l'oxyde ferreux et la magnésie, et deux sels purgatifs; c'est le magma composé de toutes ces substances inoffensives qui doit être administré à grandes doses et coup sur coup contre les empoisonnements métalliques, y compris les cyanures et l'acide cyanhydrique. Mais il est inefficace contre les préparations arsénicales, l'émétique et les sels d'alcaloïdes (Jeannel).

EMPYÈME (de ἐν, dans, πύον, pus). — On désignait autrefois sous ce nom toutes les collections purulentes, séreuses ou sanguines; plus tard on a limité le sens à celles des plèvres; aujourd'hui ce mot sert plus particulièrement à désigner l'opération par laquelle on donne issue à ces liquides. Nous en traiterons à propos de l'hydrothorax (Voy. PLEURÉSIE).

ENCANTHIS (de ἐν, dans, κανθός, l'angle de l'œil). — Tumeur de l'angle interne des paupières formée par une augmentation de volume ou une production nouvelle dans la caroncule lacrymale. Cette tumeur fait saillie hors des paupières, se prolonge, s'étend même en avant de la cornée lucide. Parvenu à ce point, l'encanthis gêne la vision, ouvre l'angle interne des paupières, en gêne les mouvements, comprime les conduits lacrymaux, et occasionne un larmoiement continuel, en s'opposant à l'écoulement des larmes. Le plus souvent l'encanthis est franchement *inflammatoire*, c'est alors une complication de la conjonctivite; quelquefois c'est une tumeur *vasculaire* violette, une véritable tumeur érectile; enfin quelquefois elle est *fongueuse* ou *cancéreuse*; d'où la division en encanthis *bénigne* et encanthis *maligne*; on a aussi distingué l'encanthis à *base large* de celui à *base étroite*.

L'encanthis est très rare chez les animaux, surtout sur les monodactyles; on ne la rencontre quelquefois que sur la vache, son volume est généralement peu considérable, celui d'un pois, n'excédant jamais celui d'une noix.

TRAITEMENT. — L'encanthis inflammatoire se traite par les astringents, tandis que, pour les dégénérescences, il faut les caustiques. Si la cautérisation au nitrate d'argent ne réussit pas, le seul moyen curatif à tenter est celui de l'excision. L'animal étant assujetti, et la région insensibilisée avec une solution chaude de cocaïne, les paupières sont écartées, le vétérinaire implante une érigne dans la tumeur, ou la saisit avec des pinces à dents de souris; il la soulève de manière à en découvrir la base avec un bistouri droit, il la sépare des parties sous-jacentes, ayant bien soin de ne pas enlever une portion de la caroncule lacrymale elle-même, car il en résulterait un larmoiement incurable. Mais il est indispensable de disséquer avec soin et de retrancher les différentes ramifications de la tumeur. C'est pourquoi le bistouri est ici préférable aux ciseaux courbes. On lave la plaie avec une solution chaude antiseptique. Lorsque l'encanthis a un pédicule mince, facile à détacher, la ligature peut réussir; on la pratique avec un fil de soie qu'on serre chaque jour, jusqu'à la chute complète.

ENCAPUCHONNER (all. *den Kopf einziehen*). — Se dit du cheval qui rapproche le bas de la tête du poitrail.

ENCASTELÉ, ÉE. — Qui est atteint d'encastelure.

ENCASTELURE (all. *Zwanghuf*; angl. *the being hoof-bound*; ital. *incastellatura*; esp. *encatenadura*). — L'encastelure est une défectuosité du sabot du cheval, caractérisée par son étroitesse générale ou par le rétrécissement des talons et des quartiers. Elle affecte surtout les pieds antérieurs. On la dit *essentielle* ou *idiopathique* lorsqu'elle est primitive, *secondaire* ou *symptomatique* quand elle est consécutive à une lésion du pied ou du membre. L'encastelure est *coronaire* lorsque la diminution de largeur porte surtout sur les régions supérieures du pied, et *plantaire* dans le cas contraire. L'encastelure est *vraie* ou *complète* quand le rétrécissement porte sur toute l'étendue du sabot ; celui-ci s'est enroulé sur lui-même et ressemble vaguement à une tour (*castellum*). Parfois le resserrement ne porte que sur les

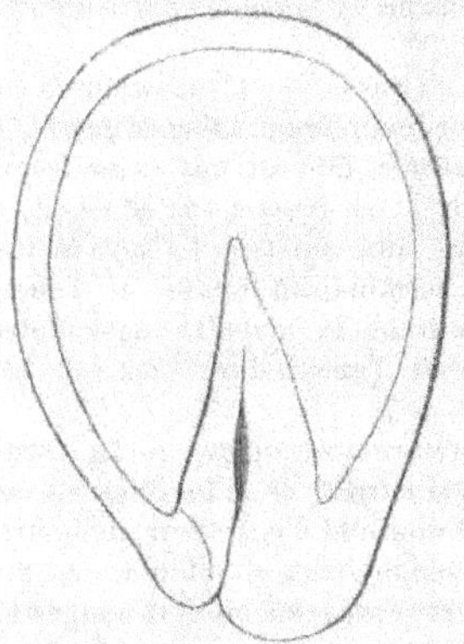

Fig. 548. — Encastelure.

parties supérieures du pied, par suite du rapprochement des deux quartiers ou des deux talons : le pied est dit *serré*, à *quartiers* ou à *talons serrés* ; ou bien le resserrement résulte du rapprochement d'un seul quartier ou d'un seul talon de la ligne médiane : le pied est dit à *un quartier* ou à *un talon serré* (fig. 548). Dans ces derniers cas l'encastelure est *fausse* ou *incomplète*.

ÉTIOLOGIE. — L'encastelure reconnaît un certain nombre de causes prédisposantes : elle est fréquente sur les chevaux à pieds petits, à corne épaisse et dure (chevaux du Midi), sur les chevaux qui travaillent sur des terrains durs, sur le pavé des villes ; l'élévation de la température extérieure, les alternatives de sécheresse et d'humidité qui entraînent la dessiccation de la corne, l'immobilisation longtemps prolongée, favorisent le resserrement du sabot. La ferrure défectueuse et l'inaction sont les causes ordinaires ; elle survient aux pieds porteurs de fers trop lourds, à éponges épaisses qui empêchent l'appui de la fourchette

sur le sol. Le parer défectueux du pied, qui consiste à creuser les lacunes, à parer la fourchette outre mesure, à amincir les barres et même à détruire les arcs-boutants, amène le resserrement du sabot ; la corne amincie se dessèche, les talons abaissés n'ont plus de résistance, les arcs-boutants rompus et les barres affaiblies ne peuvent plus empêcher l'arc du sabot de se fermer en arrière, enfin la fourchette parée à fond ne repose plus sur le sol et ne peut plus remplir son rôle physiologique. Si un quartier est trop paré, il est surchargé ; le bourrelet se dévie, la corne pousse en faible quantité et le quartier se resserre.

Avec l'ajusture exagérée qui se continue jusqu'aux éponges, le bord inférieur de la paroi, dans les parties postérieures du pied, repose sur un plan incliné en bas et en dedans, glisse sur cette pente et se rapproche de la ligne médiane. — Les étampures placées trop près des éponges empêchent l'écartement des parties postérieures du pied et facilitent leur resserrement.

La ferrure trop vieille entraîne l'allongement du pied et l'éloignement de la fourchette du sol, et consécutivement l'encastelure.

L'inaction longtemps prolongée du cheval est une cause fréquente d'encastelure. Le pied ne fonctionnant pas s'atrophie ; le coussinet plantaire diminue de volume, se rétracte et entraîne dans son mouvement de retrait les cartilages et le bourrelet.

Une autre cause de l'encastelure est la *pourriture de la fourchette*, qui entraîne sa destruction et l'atrophie du coussinet plantaire.

Les opérations chirurgicales exécutées sur la zone plantaire du pied, dans lesquelles on est obligé d'amincir les barres, la fourchette, etc., agissent comme le parer défectueux et sont suivies du resserrement.

Enfin les affections chroniques du membre ou du pied qui s'accompagnent d'une boiterie de longue durée donnent lieu à l'*encastelure secondaire* ou *symptomatique*, analogue à l'encastelure par inaction.

PATHOGÉNIE. — Autrefois on admettait que l'affection était due à la rétraction de la paroi par suite de la dessiccation de la corne. Chénier a établi que l'atrophie du coussinet plantaire par le défaut de fonctionnement ou de nutrition était la cause principale. Si un obstacle quelconque gêne son fonctionnement (défaut d'appui de la fourchette, parer défectueux, mauvaise ferrure, appui incomplet du pied) par suite de boiterie chronique, etc., ou le frappe d'inaction absolue (repos prolongé), ce coussinet s'atrophie, comme tout organe qui ne fonctionne pas, et attire dans son mouvement de retrait, vers le centre du pied, les cartilages auxquels il est intimement soudé; ceux-ci entraînent à leur tour le bourrelet dont le cercle se restreint et la saillie s'efface; consécutivement la corne sécrétée par ce bourrelet pousse de plus en plus droite. — Les lésions atrophiques ne se font pas sentir seulement sur le coussinet plantaire, mais encore sur le bourrelet qui sécrète une corne étroite et mince, sur la chair cannelée « dont le mouvement d'accordéon, dans le jeu d'élasticité du pied, constitue une gymnastique très favorable aux phénomènes de nutrition » (Jacoulet et Chomel). Pour Delpérier, l'atrophie de la fourchette serait la conséquence et non la cause de l'encastelure qui serait due à une inflammation du tissu podophylleux surtout en talons.

Symptomatologie. — Les symptômes *locaux* consistent en un resserrement général ou partiel du pied malade suivant que l'encastelure est vraie ou fausse. La sole est ordinairement creuse, très concave; la fourchette est petite, atrophiée, remontée en haut et ne repose plus sur le sol; son corps est maigre, effilé, la lacune médiane a presque disparu et contient un liquide séro-purulent gris ou noirâtre, d'odeur fétide (*pourriture de la fourchette*). Les barres, généralement très élevées, affectent une direction perpendiculaire au sol. Les lacunes latérales sont profondes et étroites.

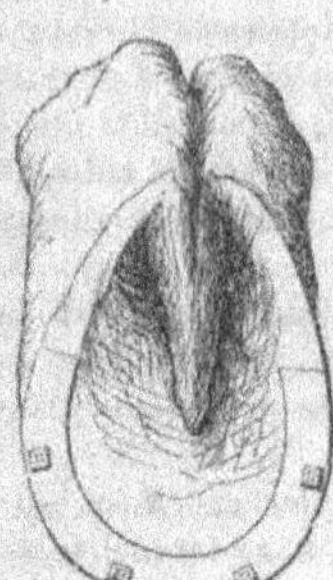

Fig. 549. — Pied encastelé.

La corne est sèche, dure, cassante. La paroi est mince et sa face externe présente des cercles nombreux, indices de troubles nutritifs du bourrelet (fig. 549).

Les symptômes *fonctionnels* consistent en une gêne dans la marche et parfois une claudication du membre malade qui au repos est porté en avant de sa ligne d'aplomb de façon à reporter le poids du corps sur le pied sain. On dit que le cheval *pointe*. Si l'encastelure existe aux deux pieds antérieurs, le cheval piétine incessamment, pointe alternativement d'un membre et de l'autre, quelquefois se campe du

devant. Au début de l'encastelure, les allures sont gênées, hésitantes et raccourcies, le cheval marche avec précaution, ses épaules semblent chevillées au corps, il butte facilement, souvent il tombe et se couronne : on dit que le cheval *marche sur des œufs*. La douleur des tissus vifs du pied se manifeste par une boiterie généralement plus accusée au sortir de l'écurie et qui s'atténue peu à peu, parfois disparaît complètement avec le travail; le cheval semble alors avoir récupéré ses allures normales. Avec le repos, la douleur reparaît aussi intense qu'avant le travail. Si on déferre le pied, on le trouve chaud et sensible particulièrement en talons.

Complications. — L'encastelure se complique ordinairement de *seime quarte*, de *bleime podophylleuse*. Elle est une cause fréquente de bouleture et prédispose aux efforts de tendons, de boulet, aux molettes. La *maladie naviculaire* est la terminaison fatale de l'encastelure; mais souvent la maladie naviculaire existe d'abord et l'encastelure en est la conséquence.

Anatomie pathologique. — La corne de la paroi, des barres, de la fourchette a considérablement diminué d'épaisseur; le bourrelet, les tissus podophylleux et velouté sont atrophiés; on observe souvent un état congestionnel de la trame de ces tissus qui entraîne la désunion du podophylle et des lamelles kéraphylleuses, ou de la sole et de la paroi. — Le coussinet plantaire est rétracté sur lui-même au point qu'on peut à peine y distinguer la disposition stratifiée de ses couches fibreuses; il forme un tout homogène de couleur blanche. — La troisième phalange, déformée, a perdu sa forme circulaire et a pris celle d'un ovale allongé; elle présente des lésions de périostite, d'ostéite qui à la longue devient raréfiante. On peut observer en outre les altérations de la bleime, de la seime, de la maladie naviculaire.

Diagnostic. — Facile; il repose sur la forme extérieure du pied. La boiterie, lorsqu'elle existe, est caractéristique de l'encastelure.

Pronostic. — D'autant plus grave que l'encastelure est plus complète et qu'elle est plus ancienne.

Traitement. — 1° *Préventif*. — La prophylaxie réside dans l'utilisation régulière du cheval et dans la stricte observation des règles de la ferrure normale. On préviendra la dessiccation de la corne en faisant usage d'un bon onguent de pied.

2° Le traitement *curatif* comporte l'application de fers spéciaux dits *désencasteleurs*. Ces fers ont été divisés en quatre groupes.

1° *Fers qui assurent l'appui de la fourchette.* — Le *fer à croissant* ou *à lunette* de Lafosse modifié par Pader est un demi-fer assez mince, pourvu de quatre étampures, à éponges taillées en

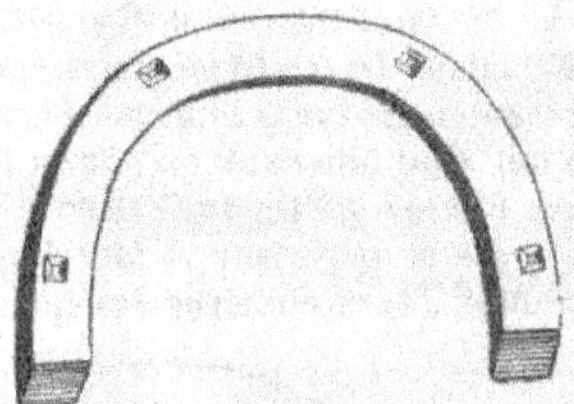

Fig. 550. — Fer à lunette Pader.

biseau, et qui s'incruste dans la paroi en laissant les talons sur le même plan que le fer (fig. 550).

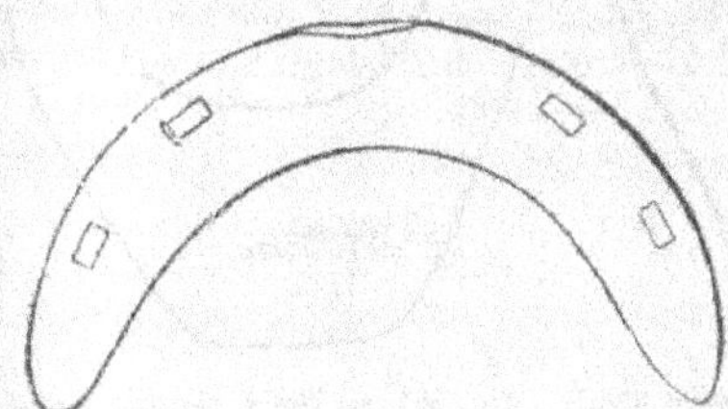

Fig. 551. — *Tip*, d'après Fitzwygram.

Le fer anglais *Tip*, comme le fer Delpérier, est à éponges amincies (fig. 551 et 552).

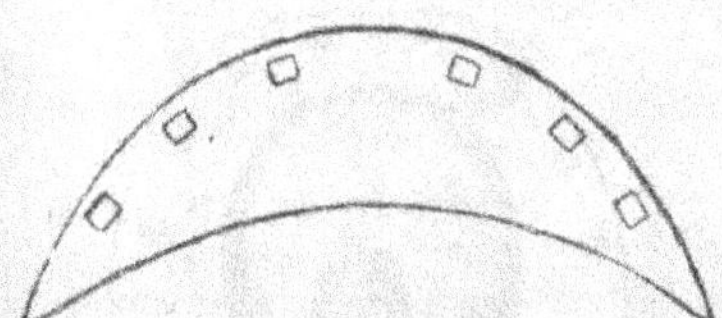

Fig. 552. — Fer à lunette Delpérier.

Le *fer Poret* ou *des Omnibus* est un fer ordinaire dont les branches vont progressivement en diminuant d'épaisseur et de couverture jusqu'aux éponges, qui sont arrondies (fig. 553). La tournure des fers est uniforme, de sorte qu'un fer peut être appliqué indifféremment à droite ou à gauche. La garniture est supprimée. Les fers de devant portent seuls une légère ajusture anglaise. Cependant, maintenant on

applique de préférence des fers Poret modifiés, dont la couverture est à peu près égale par-

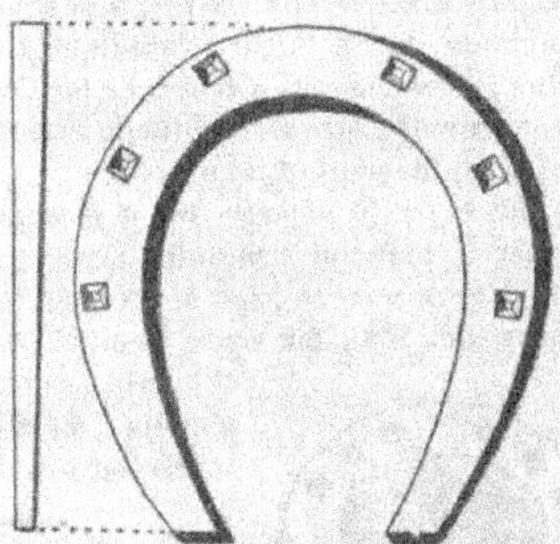

Fig. 553. — Fer de devant usité à la Compagnie des Omnibus.

tout et qui portent une certaine garniture.

Le *fer Charlier* est en acier et il est également épais partout, très dégagé, sa largeur est de 10 à 15 millimètres ; il doit avoir la tournure exacte du pied ; sa face supérieure est un peu moins large que l'inférieure et présente, en arrière des deux dernières étampures, une légère inclinaison en dehors. Ce fer est percé

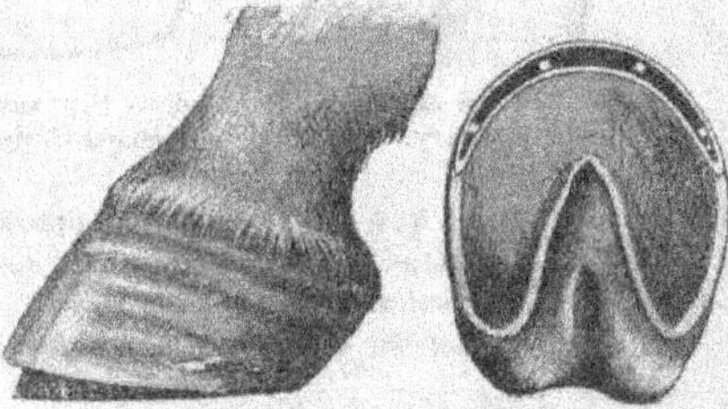

Fig. 554. — Pied préparé pour recevoir un demi-fer Charlier (Charlier-Tip), et pied ferré (Lungwitz).

de six à sept ou huit étampures inclinées dans le sens de la paroi, sauf les deux dernières qui sont verticales. Il ne présente ni garniture, ni ajusture. Les clous Charlier sont minces et ont une tête ovalaire qui disparaît dans l'étampure (fig. 554).

Pour préparer le pied, on creuse sur tout le pourtour de la paroi, de la pince aux talons, une feuillure qui doit être un peu moins large que l'épaisseur de la muraille et dont la profondeur ne doit pas dépasser la moitié de l'épaisseur de la sole. On se sert pour cela d'un boutoir pourvu d'un guide ou *boutoir Charlier*, ou de deux rogne-pieds coudés à angle droit à leur extrémité tranchante, l'un pour le côté interne, l'autre pour le côté externe. On ne doit jamais toucher aux barres, à la sole, ni à la fourchette. Cette ferrure s'applique à chaud ou, plus généralement, à froid. Le fer Charlier a l'inconvénient d'être assez difficile à fabriquer, de s'user rapidement et de s'ouvrir.

Les *divers fers à planche* ou *à éponges réunies* : fer à planche ordinaire (Voy. p. 122. fig. 174), fer à traverse, fer à éponges réunies de Thary (fig. 555), fer arabe modifié (fig. 556 et 557), sorte de semelle métallique, percée en son centre

jusqu'à l'éponge, un plan incliné en bas et en dehors. Le *fer articulé en pince et à étrésillon* de Gaspard Saulnier (fig. 558). Le *fer Fourès* est un fer à planche dont la traverse est creusée de deux rainures dans lesquelles s'engagent deux sortes de pinçons mobiles que l'on déplace à l'aide d'une tige filetée ; ces pinçons s'appliquent à la face interne des arcs-boutants (fig. 559). Dans le *fer Laquerrière*, ce pinçon mobile est articulé sur la branche et est mû par une vis qui vient buter sur un pinçon fixe levé à la rive interne de l'éponge. Le *fer Beaufils* est en acier et porte sur sa face supérieure deux oreilles à la rive interne des éponges. On

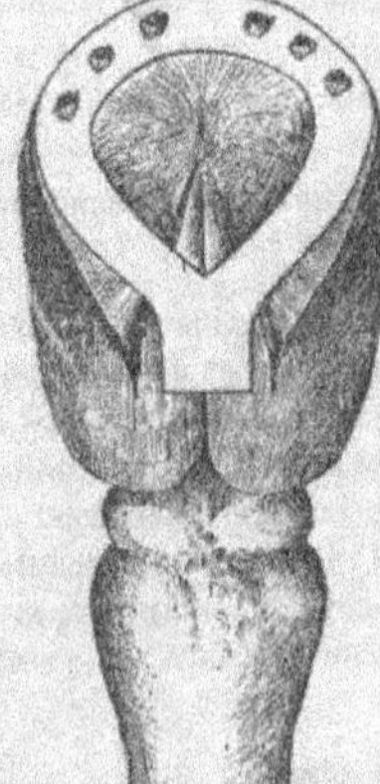

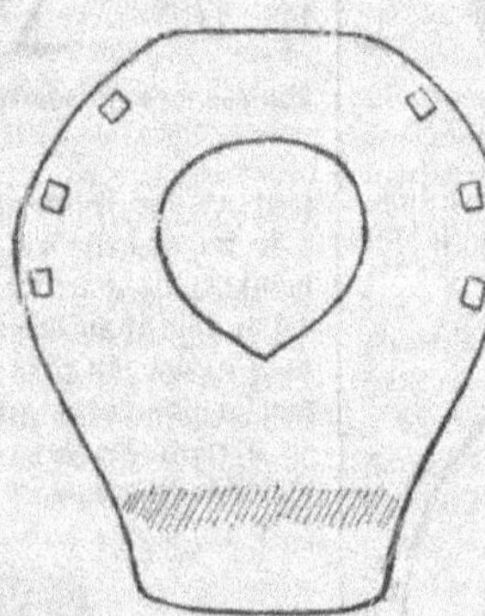

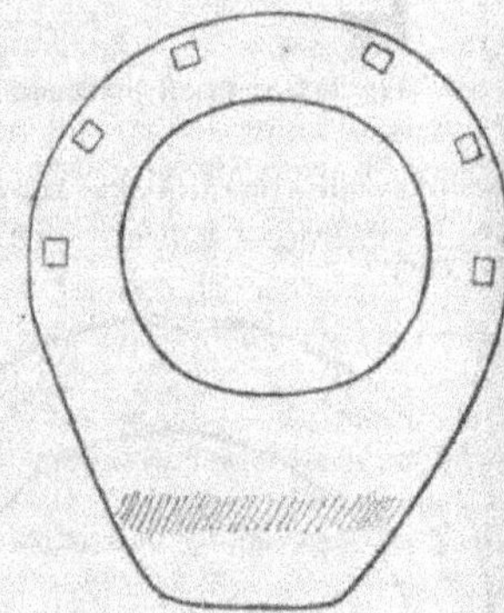

Fig. 555. — Fer à éponges réunies de Thary.

Fig. 556. — Fer arabe modifié par Rochard (fer du Sud).

Fig. 557. — Fer à planche arabe modifié par Payan et Gervais.

d'une ouverture, qui est analogue au précédent et nous a donné d'excellents résultats sur les chevaux de cavalerie légère.

2° *Fers expansifs ou dilatateurs.* — Le *fer à*

fabrique le fer en donnant aux oreilles un écartement de 8 à 10 millimètres supérieur à celui des arcs-boutants. Pour l'appliquer, on

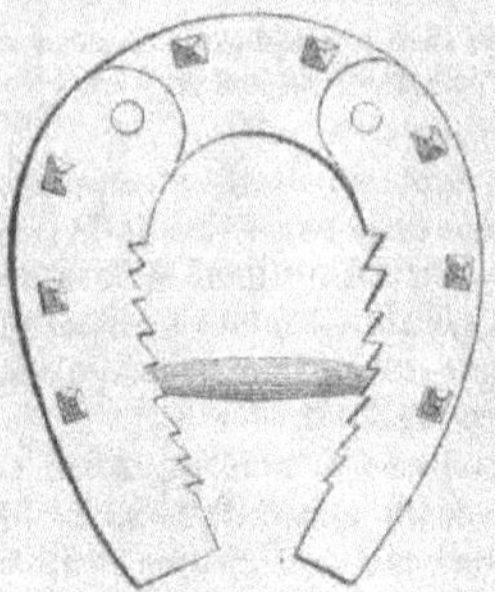

Fig. 558. — Fer à étrésillon.

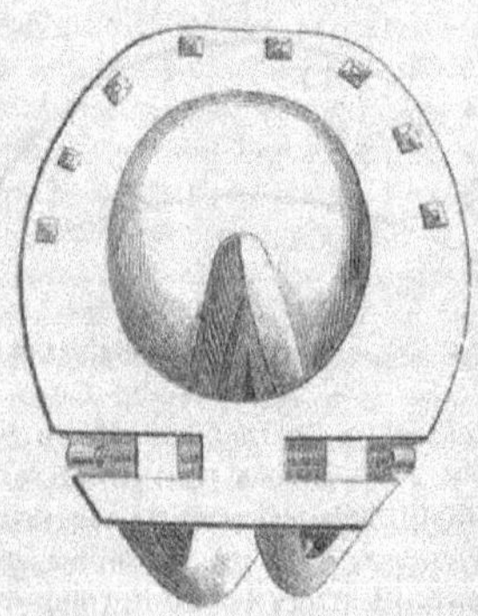

Fig. 559. — Fer Fourès.

pantoufle et le *fer à demi-pantoufle* dont la face supérieure offre, depuis la dernière étampure

comprime les branches dans un étau, on applique le fer sous le pied, de façon à ce que les oreilles s'engagent dans les lacunes latérales, on cloue, puis on retire l'étau. Le *fer à ajusture contraire* de Mayer a sa face supérieure inclinée

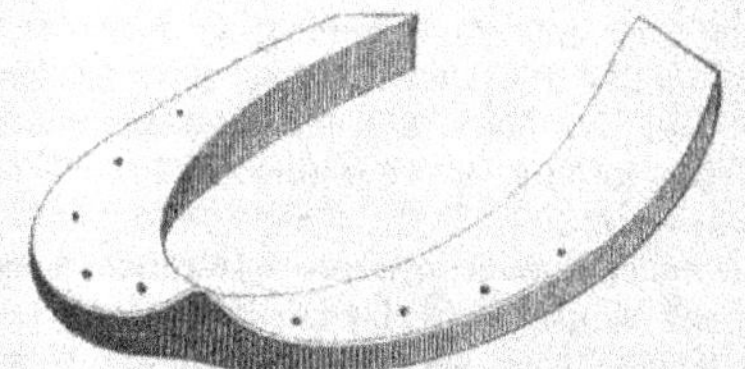

Fig. 560. — Fer à ajusture contraire.

sur tout son pourtour en bas et en dehors (fig. 560).

Le *fer à ressort Barbier* ou *Hatin* porte à la rive interne de chaque éponge un pinçon; on adjoint à ce fer un ressort bifurqué dont l'angle, aplati de dessus en dessous, se fixe à la face supérieure de la pince du fer et dont les branches, aplaties d'un côté à l'autre, sont mobiles sur le plat des éponges et maintenues par les deux pinçons de celles-ci. Ces branches ne doivent pas être trop fortes, sans quoi le ressort agirait

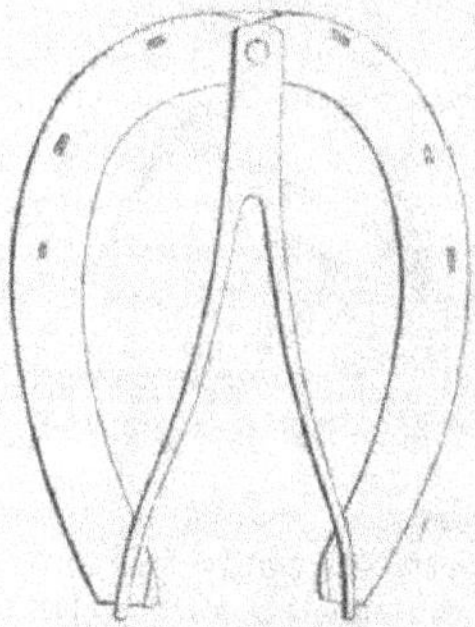

Fig. 561. — Fer Hatin.

trop brusquement et occasionnerait une boiterie, mais elles doivent être suffisamment épaisses pour vaincre la résistance qui s'oppose à l'écartement des branches (fig. 561). On trempe le ressort après avoir donné à l'extrémité de ses branches un écartement de un demi-centimètre à un centimètre supérieur à celui des arcs-boutants, puis on le met en place sur le fer et on rive son angle sur la pince de ce dernier. On applique le fer sous le pied, en comprimant les deux branches du ressort, de façon à les engager dans les lacunes latérales, au contact des barres, qu'elles dilatent d'une façon lente et continue.

Puis on fixe le fer. Ce ressort a l'inconvénient d'être difficile à fabriquer; de plus il se casse facilement et peut blesser la sole. Il a l'immense avantage de dilater le pied d'une façon lente, mais sûre et permanente; employé sur des chevaux de cavalerie légère, il nous a donné d'excellents résultats; nous avons eu fréquemment une dilatation de un centimètre après deux ferrures sur des pieds ferrés à ressort.

3° *Appareils dilatateurs.* — Le *fer Defays* est assez épais, étroit, pourvu d'étampures placées aussi en avant que possible, et porte sur sa face supérieure, à la rive interne des éponges,

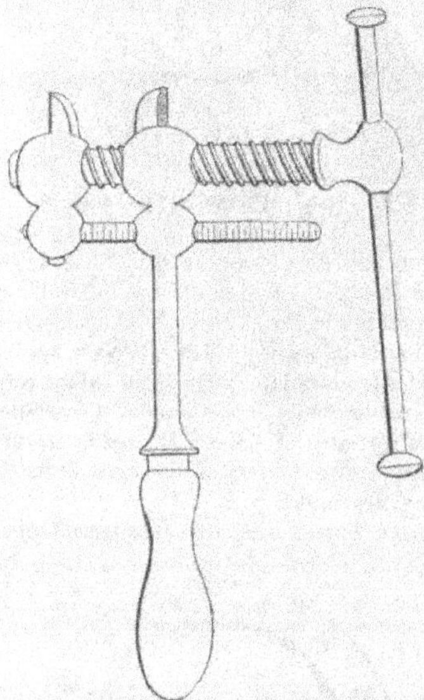

Fig. 562. — Étau contraire de Defays.

deux forts pinçons. On fixe le fer sous le pied en ayant soin d'appliquer les pinçons contre la face interne des arcs-boutants. A l'aide d'un étau appelé *étau contraire de Defays* (fig. 562), on écarte les branches du fer de 5 millimètres environ le premier jour, et de 2 millimètres les jours suivants, de façon à obtenir une dilatation maxima de un centimètre et demi à 2 centimètres en un ou deux mois. A chaque séance, dès qu'on a donné l'écartement voulu, on percute le fer en pince et en mamelles, à l'aide du brochoir, jusqu'à ce que l'étau se détache de lui-même. Les branches du fer gardent l'écartement donné par l'étau et dilatent ainsi les talons.

Le *fer Jarrier* est analogue au précédent (*fer genête*). On donne à ses branches un écartement tel que la distance comprise entre les deux pinçons des éponges soit de 4 à 5 millimètres supérieure à celle comprise entre les arcs-boutants. On ramollit le pied par des cata-

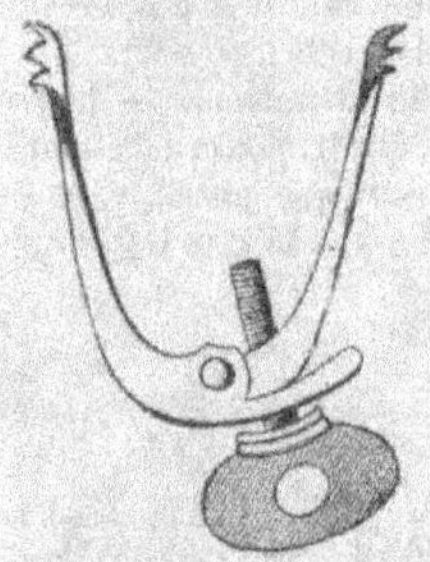

Fig. 563. — Désencasteleur Jarrier.

plasmes, puis on l'ouvre à l'aide d'un *desencasteleur à griffes* ou *étau Jarrier* (fig. 563); enfin on applique le fer et on le fixe de façon à ce que les deux pinçons des éponges, appliqués dans les lacunes latérales contre la face interne des arcs-boutants, maintiennent l'écartement; on retire ensuite l'étau. A chaque ferrure, il est nécessaire d'ouvrir à nouveau le fer, puis de le réappliquer.

Le *fer Watrin* (fig. 564) est étampé loin des

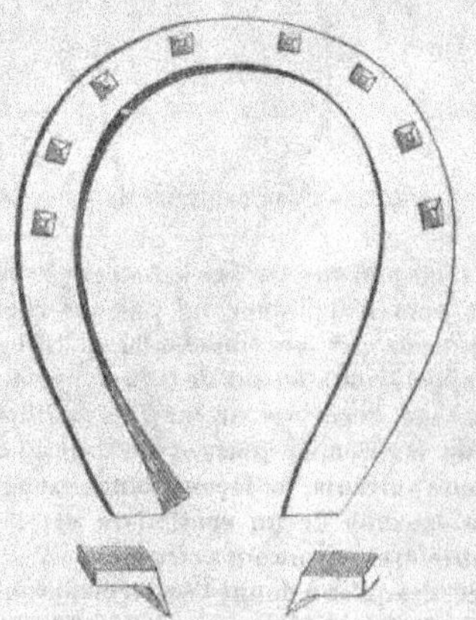

Fig. 564. — Fer à pantoufle de Watrin.

éponges; celles-ci sont amincies à leur rive interne et relevées de façon à constituer deux

ailettes inclinées en bas et en dehors, suivant la direction des barres. On fixe le fer sur le pied et, à l'aide d'un étau en forme de coin, on applique exactement ces oreilles contre les talons; à chaque appui, ceux-ci, glissant sur le plan incliné des ailettes, s'écartent; au bout de quelques jours, dès que les talons dilatés n'appuient plus sur les oreilles, on dilate le fer à nouveau.

4° *Rainures, amincissement.* — Autrefois on pratiquait en quartiers plusieurs rainures allant du bourrelet au bord inférieur de la paroi. Barthélemy amincissait les quartiers et les barres et faisait une friction vésicante sur la couronne. Colin faisait à 15 millimètres du bourrelet une rainure parallèle à celui-ci, allant de la mamelle jusqu'au talon, puis deux autres rainures qui partaient des extrémités de la première et convergeaient en bas, puis il appliquait un fer à planche (fig. 565).

Mais, généralement, le maréchal utilise de vieux fers à demi-usure, de dimensions variées, et n'a pas besoin de ces fers compliqués.

Aux inventions précitées et aux vieux fers du maréchal, il serait avantageux de substituer un

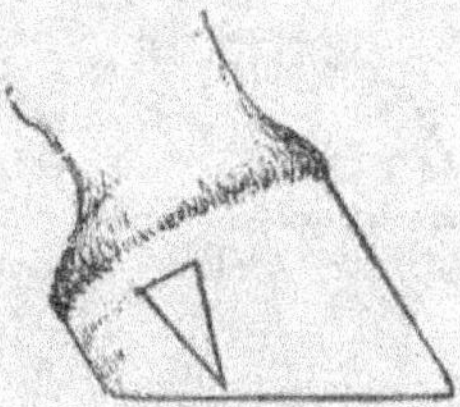

Fig. 565. — Rainures, procédé Colin.

demi-fer léger, à extrémités incrustées ou amincies, percé de quatre étampures, destiné à protéger seulement la pince et les mamelles, qui seules s'usent et se dérobent, quand le pied est déferré.

Cagny préfère une seule rainure horizontale, faite au-dessous du bourrelet avec la scie

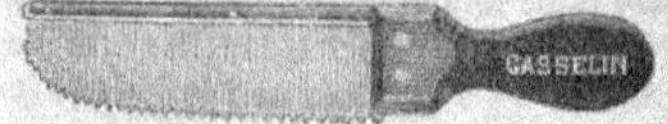

Fig. 566. — Scie pour les rainures du sabot, d'après le modèle de P. Cagny.

(fig. 566). Il fait appliquer un fer Poret, et, s'il y a lieu, une légère friction vésicante à la couronne.

En résumé, si l'encastelure ne s'accompagne pas de boiterie, si la fourchette est encore suffisamment forte, on rectifiera l'aplomb, on parera le pied dans le plan de la fourchette et, autant que possible, pour assurer son appui, on ne laissera pas les talons la dépasser. On appliquera une des ferrures de la première catégorie, qui assurent l'appui de la fourchette, et on utilisera le cheval sur un terrain meuble. Si la fourchette est atrophiée, maigre, remontée en haut, on applique un fer dilatateur, fer à ressort, fer Defays, fer Jarrier, etc. Dès que la fourchette aura récupéré son volume normal, la ferrure dilatatrice sera remplacée par une de celles qui assurent son appui.

Si l'encastelure occasionne une claudication, on atténuera la douleur par les amincissements, les bains, les cataplasmes, puis, dès que le cheval pourra être utilisé, on le ferrera comme il vient d'être dit. — Dans tous les cas, on empêchera la dessiccation de la corne, en la graissant avec un bon onguent de pied (mélange à parties égales de graisse de cheval et de goudron de bois) et on évitera la suppuration de la lacune médiane par des pansements au crésyl ou à la liqueur de Villate.

L'encastelure disparaît généralement lorsqu'on place le cheval déferré dans une bonne prairie ou lorsqu'on l'emploie déferré aux travaux de la culture, dans les labourés, au pas.

Si la boiterie ne disparaît pas après que le pied a récupéré son volume normal, c'est que l'encastelure était compliquée de *maladie naviculaire* (Voy. ce mot).

ENCÉPHALE (*encéphalum*; ἐγκέφαλος, de ἐν, dans, et κεφαλή, tête; all. *Gehirn*; angl. *encephalon*, *brain*; it. et esp. *encefalo*). — Ensemble de toutes les parties qui, chez les animaux vertébrés, sont contenues dans la cavité du crâne.

ANATOMIE ET PHYSIOLOGIE. — L'encéphale se décompose en trois segments : l'un supérieur, très considérable, est le *cerveau* ; l'autre, inférieur et postérieur, est le *cervelet* ; le troisième, intermédiaire à la fois au cerveau, au cervelet et à la moelle épinière qui lui fait suite en bas, est *l'isthme de l'encéphale* : ces trois segments sont reliés entre eux et avec la moelle, anatomiquement et physiologiquement, par les *pédoncules cérébraux*, dont l'épanouissement constitue la *couronne radiante ou rayonnante*; par les *pédoncules cérébelleux*, qui se rendent de la protubérance au cervelet, etc. (fig. 567 et 568). Quoique liées entre elles et composées d'éléments semblables, ces différentes parties ont chacune

leur forme, leurs particularités de structure, comme aussi leurs propriétés et leur rôle ; il en est d'insensibles, d'autres d'une sensibilité exquise, d'excitables et de non excitables; elles se partagent le travail complexe de l'intelligence, de la volonté, de la motricité, des sensations et des perceptions diverses. — La physiologie a cherché à préciser la fonction de chaque partie; souvent elle s'est servie pour cela des données de la pathologie ; cependant nous devons reconnaître que, pour la pratique, il règne encore une assez grande incertitude sur les fonctions dévolues à chacune des parties du système nerveux.

Voici, d'après Colin, les fonctions de chacune de ces parties : « Les hémisphères cérébraux sont des foyers importants d'activité nerveuse. Ils ont pour rôle essentiel de percevoir les impressions venues de toutes les parties et de les convertir en sensations, par conséquent de donner à l'homme, à l'animal, conscience de lui-

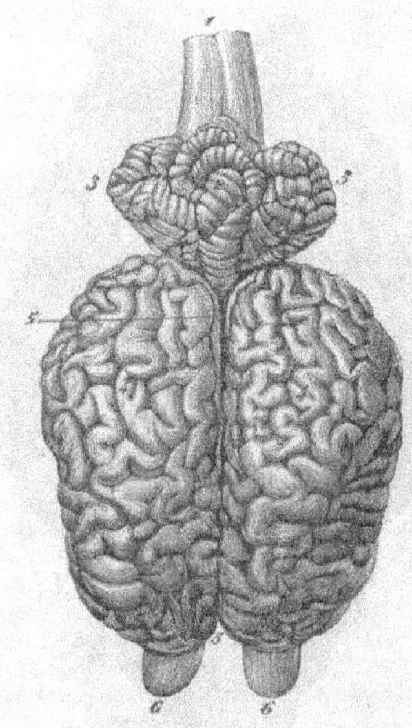

Fig. 567. — Vue générale de l'encéphale (face supérieure).

1, bulbe rachidien. — 2, lobe moyen du cervelet. — 3, 3, lobes latéraux du même. — 4, 4, hémisphères cérébraux. — 5, scissure interlobaire. — 6, 6, lobules ethmoïdaux. (A. Chauveau et S. Arloing, *Traité d'anatomie comparée des animaux domestiques*, 2e édition, 1871.)

même et du monde extérieur, d'effectuer les volitions, d'accomplir les opérations instinctives et intellectuelles. C'est par leur ensemble et en

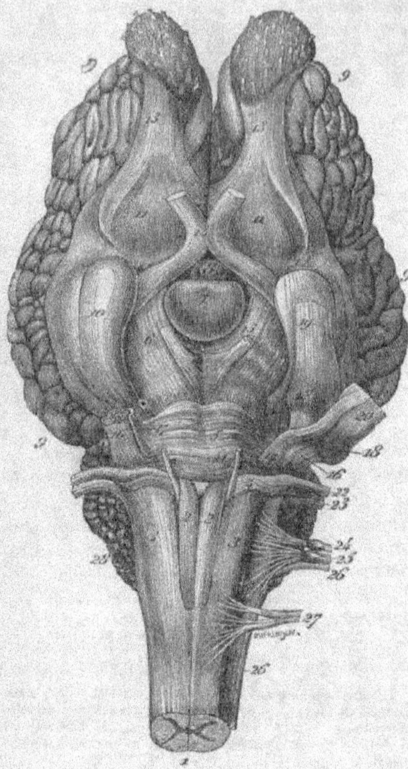

Fig. 568. — Vue générale de l'encéphale (face inférieure).

1, extrémité postérieure du bulbe rachidien. — 2, 2, pyramide du bulbe. — 3, 3, faisceau latéral ou intermédiaire au bulbe. — 4, 4, bandelette transverse qui borne ce faisceau en avant. — 5, protubérance annulaire. — 6, 6, pédoncules cérébraux. — 7, glande pituitaire. — 8, tubercule cendré. — 9, hémisphères cérébraux. — 10, lobule mastoïde. — 11, noyau extra-ventriculaire du corps strié, compris entre les deux racines du lobe olfactif. — 12, scissure de Sylvius. — 13, 13, lobules olfactifs. — 14, commissure des nerfs optiques. — 15, troisième paire crânienne. — 16, racine sensitive de la cinquième. — 17, racine motrice de la même. — 18, ganglion de Gasser. — 19, tronc commun au nerf maxillaire supérieur et au nerf ophtalmique. — 20, origine du nerf maxillaire inférieur. — 21, sixième paire. — 22, septième paire. — 23, huitième paire. — 24, neuvième paire. — 25, dixième paire. — 26, onzième paire. — 27, douzième paire. — 28, plexus choroïde du cervelet. (A. Chauveau et S. Arloing. *Traité d'anatomie comparée des animaux domestiques*, 2ᵉ édition, 1871.)

masse qu'ils paraissent agir, et non comme une agrégation de petits organes confédérés; néanmoins toutes leurs parties et tous leurs éléments

n'ont pas les mêmes propriétés, ni les mêmes fonctions. Toutes sont à peu près insensibles aux stimulations mécaniques, toutes sont dénuées d'excitabilité. De leurs deux substances, la grise paraît la plus importante, et ses cellules simples, bipolaires et multipolaires, en constituent l'élément essentiel et actif. Ces hémisphères représentent, à la fois, des parties indépendantes pour un certain nombre de leurs actions et des parties liées à la moelle pour d'autres, ce qui s'explique par la structure de l'encéphale et par ses connexions avec les autres parties du système central. » — « Le cervelet est à peu près dépourvu de sensibilité à sa surface, mais il est sensible et excitable dans ses parties profondes. Sa destruction rend la marche, le vol et les autres mouvements progressifs irréguliers, difficiles, leur enlève la coordination, l'harmonie. La lésion ou la section de ses pédoncules moyens donne lieu à un mouvement de rotation du corps sur lui-même, à la déviation des yeux. Toutes ces mutilations, de même que les états morbides qui consistent dans le ramollissement, la destruction, l'atrophie de la substance, laissent persister les facultés intellectuelles et instinctives, la sensibilité générale, d'où il suit que le cervelet est un organe dont les fonctions sont essentiellement distinctes de celles du cerveau. Si toutes ses attributions ne sont pas connues, au moins on ne peut guère nier celle qui est relative à la coordination des mouvements. » — « Le mésocéphale est un centre d'activité important, sensible, excitable, recevant les impressions de la sensibilité générale, quelques vagues impressions des sens, et devenant le point de départ d'excitations motrices. » — « La moelle allongée lie la partie céphalique avec la partie spinale du système nerveux, transmet du centre à la périphérie les volitions, les incitations motrices, les forces coordinatrices des mouvements, et propage de la périphérie au cerveau les impressions sensitives. Elle constitue, à la fois, le lieu commun qui établit l'unité du système nerveux et un foyer multiple où des amas de substance grise donnent l'activité aux nerfs les plus importants de la vie, ceux qui entretiennent le mécanisme respiratoire, règlent l'action du cœur, etc. »

PATHOLOGIE. — Les signes qui dénotent les maladies de l'encéphale sont pour la plupart fonctionnels. La céphalalgie, qui certainement existe chez les animaux comme chez l'homme, ne peut être reconnue; tout au plus constate-t-on de la lourdeur, de l'abattement, une certaine irritabilité du sujet; le délire ne se manifeste que par des mouvements brusques, quelquefois des accès de furie, de vertige, où l'animal semble perdre le sentiment de sa propre conservation, se heurte la tête contre les murs, se frappe des pieds et se mord lui-même. On peut parfois constater la perte de la vue, le manque d'attention pour tout ce qui entoure l'animal, la difficulté dans la mastication et surtout dans la déglutition, une tendance irrésistible à marcher en avant, à pousser contre les obstacles; plus rarement, une tendance continuelle à reculer. Souvent les mouvements de l'animal ne sont pas coordonnés, la démarche est titubante, incertaine. La somnolence, le coma sont des signes fréquents des maladies encéphaliques; il en est de même des convulsions, des accès épileptiformes, des paralysies complètes ou incomplètes du mouvement et de la sensibilité.

En général, les maladies de l'encéphale s'accompagnent d'un ralentissement des grandes fonctions ; le nombre des mouvements cardiaques et respiratoires diminue; la forme et le rythme de ces mouvements peuvent être modifiés; l'hyperthermie est peu accusée et souvent on constate un abaissement de la température interne.

Mais aucun de ces signes pris isolément n'a une valeur absolue. Il ne faut pas oublier que si quelquefois les phénomènes cérébraux constituent seuls en apparence une maladie à part, bien souvent ils ne sont qu'une conséquence, se montrant dans le cours d'une maladie préexistante.

Congestion cérébrale. — C'est la congestion du cerveau et des méninges ou *coup de sang*. Lorsqu'elle se termine par hémorragie, on la désigne sous le nom d'*apoplexie cérébrale*.

ÉTIOLOGIE. — Les causes prédisposantes sont: l'âge, le tempérament, la race, le service ; elle est plus fréquente sur les animaux jeunes, sanguins, nerveux, sur ceux qui travaillent beaucoup et qui développent un effort musculaire considérable. L'alimentation a été incriminée : elle apparaît sur les chevaux nourris avec des grains nouvellement récoltés : maïs, seigle, pois, fèves, fourrages artificiels; sur les bœufs qui ont ingéré certaines plantes âcres : mercuriales, narcisses, colchiques d'automne; sur les moutons nourris avec du sarrasin.

L'*insolation* provoque la congestion cérébrale.

Nous avons observé un cas de congestion cérébrale sur un chien très nerveux qui venait de fournir une course rapide sous un soleil ardent.

Le *transport des animaux* en chemin de fer est la cause la mieux établie, à tel point qu'en Allemagne on la désigne sous le nom de « *maladie du chemin de fer* ».

Elle s'observe dans le cours d'un grand nombre de maladies infectieuses : fièvre typhoïde, rage, charbon, peste bovine, coryza gangreneux, fièvre vitulaire, rouget, pneumo-entérite, etc. Elle peut être produite par des parasites : cœnures, cysticerques, etc.

La congestion cérébrale passive est consécutive à l'action des diverses causes qui mettent obstacle à la circulation de retour de l'encéphale : les tumeurs, abcès qui compriment le cerveau ou les veines et artères, la thrombose des jugulaires, les anévrysmes des carotides, les affections chroniques du cœur et des poumons, etc.

La pathogénie de la congestion active du cerveau n'est pas encore bien établie ; l'affection apparaît sur les animaux prédisposés sous l'influence de causes déterminantes inconnues.

SYMPTOMATOLOGIE. — Les symptômes sont extrêmement variables suivant l'intensité de la congestion, et suivant la région du cerveau où elle s'est localisée. Certains sujets sont plongés dans le coma, d'autres sont dans un violent état de surexcitation. En général, la congestion cérébrale débute par de l'agitation, de l'inquiétude, puis l'animal est pris de vertige, pousse au mur, s'agite violemment, tombe et ne peut reprendre la station debout; sa respiration est haletante et irrégulière, son pouls est intermittent, ses muqueuses apparentes sont congestionnées et son corps est couvert de sueurs; parfois on observe de l'amaurose et la perte de l'ouïe. Cette période dure un temps variable, quelquefois plusieurs heures, puis l'animal tombe dans un état de prostration extrême, semble dormir; la tête est appuyée sur la mangeoire, parfois portée haut; les yeux sont fixes, hagards, les membres écartés; la démarche est raide, automatique; l'animal titube et tombe fréquemment. Quelquefois il a de la tendance à tourner en cercle; l'appétit est nul ; les grandes fonctions sont ralenties. De temps à autre, on observe des paroxysmes qui semblent dépendre d'une nouvelle poussée.

L'affection peut se terminer par la résolution, qui survient rapidement, ou bien par la mort, avec hémorragie cérébrale ou des méninges.

La congestion passive est accusée par de l'hébétude, de la somnolence, des paralysies locales, ou bien par l'hémiplégie ou la paraplégie ; au bout de peu de temps on constate les symptômes de l'*immobilité*.

ANATOMIE PATHOLOGIQUE. — Les lésions consistent en une congestion plus ou moins intense des méninges et du cerveau ; les sinus de la dure-mère sont gorgés de sang ; la cavité arachnoïdienne renferme de la sérosité rosée ; la substance grise est parsemée de points rouge foncé, parfois, de foyers hémorragiques ; les ventricules contiennent un épanchement citrin ou sanguinolent ; dans certains cas le cerveau est ramolli.

DIAGNOSTIC. — Il sera assez difficile de différencier la congestion cérébrale de l'intoxication par les opiacés ; les commémoratifs pourront dans ce cas aider le diagnostic. La méningite aiguë est accompagnée de fièvre et d'une contracture de la nuque. L'immobilité a une évolution beaucoup plus lente que la congestion cérébrale.

PRONOSTIC. — Grave en général à cause de la terminaison possible par hémorragie. Lorsque les symptômes persistent au delà d'une dizaine de jours, l'immobilité est à craindre.

TRAITEMENT. — Au début, saignée de 4 à 8 litres ; application de réfrigérants, sachets de glace pilée ou compresses d'eau froide, sur le crâne. On fera la révulsion externe à l'aide du sinapisme, des frictions sinapisées, et la révulsion interne avec les purgatifs drastiques (aloès, 30 à 40 grammes en un bol) ou mieux au moyen des injections sous-cutanées de pilocarpine (10 centigrammes) répétées ; les jours suivants on ordonnera le sulfate de soude, le sel de nitre, l'émétique (5 à 8 grammes). Si la maladie persiste, on aura recours à l'iodure de potassium (10 à 15 grammes) et surtout au calomel (4 à 6 grammes).

L'animal sera placé dans un box où il ne pourra se blesser, et à l'abri des excitations de toute nature. On le nourrira avec des barbotages, du thé de foin.

Hémorragie cérébrale. — Encore désignée sous le nom de *coup de sang* ou d'*apoplexie*, elle s'observe rarement chez le cheval, plus communément chez le bœuf, le mouton et le chien. C'est un épanchement sanguin sur l'une des méninges ou à l'intérieur même du cerveau.

ÉTIOLOGIE. — Elle est souvent consécutive à une congestion cérébrale intense ou à une méningite aiguë, et se produit par suite d'une rupture vasculaire. Elle peut être déterminée par des traumatismes violents du crâne, par des heurts, des chutes.

La congestion passive du cerveau produite par des maladies du cœur, l'insuffisance tricuspidienne, peut amener l'hémorragie cérébrale sous l'influence d'une augmentation de la pression sanguine dans le cas d'effort violent. Les altérations des parois vasculaires (artériosclérose, athérome des artères) jouent un rôle prépondérant dans certaines formes d'hémorragie cérébrale ; en tout cas elles y prédisposent. Les tumeurs du cerveau sont un danger permanent pour l'animal, car des ruptures vasculaires sont à craindre dans le tissu même de ces tumeurs.

L'affection complique souvent un certain nombre de maladies infectieuses qui s'accompagnent d'altérations du sang et des parois vasculaires et de phénomènes vaso-dilatateurs (Cadéac) ou bien de phénomènes emboliques : gourme, anasarque, fièvre charbonneuse, dourine, rage, coryza gangreneux, fièvre vitulaire, clavelée, maladie du jeune âge, etc.

Les parasites : cœnure cérébral, échinocoque, larve d'œstre, cysticerque, filaire, spiroptère, perforent souvent les vaisseaux du cerveau et produisent une hémorragie cérébrale consécutive.

SYMPTOMATOLOGIE. — Les symptômes, très variables suivant la localisation et le degré de l'hémorragie, apparaissent subitement.

Dans un certain nombre de cas, le malade, ainsi frappé, est subitement renversé, et tombe avec une complète privation des sens, il reste inanimé ou ses membres sont agités de mouvements convulsifs qui cessent plus ou moins promptement pour faire place à la résolution complète. La respiration est très embarrassée ; souvent du sang est rendu par la bouche et surtout par le nez, et le malade expire au bout de peu de temps. Chez les moutons, l'apoplexie est surtout très rapidement mortelle. L'attaque est encore plus prompte chez le porc, qui meurt subitement (porcs gras transportés en grand nombre dans des voitures ou des wagons).

L'évolution est généralement moins rapide : l'animal paraît endormi, salive beaucoup ; on observe des oscillations de la tête ou de tout le corps, des tremblements, des chutes. Si le malade peut se déplacer, ses membres se portent en avant, d'une façon brusque et désordonnée, ou bien sa marche est raide et titubante ; souvent il pousse au mur, tire au renard, se renverse, ou bien tourne en cercle ; dans tous les cas son équilibre est incertain, il butte fréquemment ; sa respiration est dyspnéique, ses yeux sont fermés, les veines de la face sont gorgées de sang, les muqueuses sont congestionnées ; bientôt l'animal tombe comme une masse et reste étendu ; on peut noter alors une atténuation considérable des fonctions de la vie de relation : respiration rare, profonde, pouls fort et lent, relâchement des sphincters, congestion des muqueuses, salivation, hypothermie, abolition des réflexes cutanés, perte de connaissance complète. Puis, l'animal semble se réveiller et après de violents efforts parvient à se remettre debout, retombe à nouveau ou bien présente des crises nerveuses.

Souvent on constate une déviation de la tête et une légère inclinaison de l'encolure, avec raideur de la nuque.

Des paralysies se manifestent, intéressant une partie variable du corps, suivant le siège de l'hémorragie ; elles sont localisées à la face, aux lèvres, à la langue, etc., à une moitié latérale du corps (*hémiplégie*) et, dans ce cas, la paralysie siège du côté opposé à la lésion cérébrale, à la moitié postérieure du corps (*paraplégie*). Dans ces divers cas, on note des troubles sensoriels divers, de l'anesthésie partielle ou générale, etc.

L'évolution est toujours rapide ; la mort survient dès le début ou après quelques heures. La guérison complète est rare ; il persiste des paralysies qui se prolongent indéfiniment.

ANATOMIE PATHOLOGIQUE. — Les foyers hémorragiques intéressent les méninges, la substance propre du cerveau, les ventricules, ou bien siègent seulement en l'un de ces points. Tantôt on observe des foyers hémorragiques disséminés sur les méninges, ou bien dans la substance cérébrale ; tantôt il existe un caillot volumineux qui s'étend dans les espaces intra-arachnoïdiens, sous-arachnoïdiens, et qui se prolonge même jusque dans les ventricules ; ceux-ci sont pleins de sang ou de sérum ; parfois on trouve des épanchements sanguins de la grosseur d'une fève, d'une noisette dans le cerveau ; on peut noter en même temps des hémorragies du cervelet, des pédoncules cérébelleux, de la moelle allongée, etc. ; la substance du cerveau peut être ramollie.

TRAITEMENT. — Le traitement curatif est nul ; on placera le malade dans les conditions hygiéniques exposées à propos de la congestion cérébrale ; s'il reste longtemps en décubitus, on aura soin de le retourner. Si l'animal ne succombe pas, on pourra ordonner l'iodure de potassium pour favoriser la résorption du caillot épanché.

Les animaux qui peuvent être livrés à la boucherie devront être sacrifiés dès le début de la maladie.

Anémie cérébrale. — Elle est déterminée par les diverses causes qui entravent la circulation dans une portion quelconque de l'encéphale : compression artérielle par une tumeur, un abcès, etc., thrombose, embolie, hémorragie, etc. ; elle peut survenir brusquement à la suite d'une violente commotion cérébrale.

SYMPTOMATOLOGIE. — On note des signes de vertige et des tremblements suivis d'une syncope avec résolution musculaire ; les grandes fonctions sont considérablement ralenties et la mort survient rapidement (Leclainche). Si l'anémie persiste sous la forme chronique, elle est suivie du *ramollissement cérébral*, dont les symptômes sont mal connus ; tantôt on observe les symptômes de l'hémorragie cérébrale, tantôt on constate de l'hémiplégie, ou bien de l'incoordination des mouvements, la perte de la vue, la difficulté dans la préhension, la mastication et la déglutition des aliments. A la longue, on observe une paralysie progressive et la mort qui peut survenir par hémorragie cérébrale.

TRAITEMENT. — Le traitement curatif est nul.

Méningo-encéphalite. — *Méningo-encéphalite aiguë*. — C'est l'inflammation subaiguë du cerveau et des méninges. On l'a encore appelée *vertige essentiel* ou *idiopathique*.

On a voulu décrire une cérébrite, une cérébellite, une arachnoïdite, une pie-mérite, une épendymite, etc., et établir une symptomatologie propre à chacune de ces localisations inflammatoires. Mais, en outre que les symptômes sont peu caractéristiques, et que par conséquent le diagnostic différentiel est extrêmement difficile à établir, le pronostic de l'une ou l'autre de ces affections ne varie guère dans sa gravité et le traitement à instituer est à peu près identique dans tous les cas. Cette distinction, qui pourrait avoir un certain intérêt scientifique, n'aurait donc aucune importance en pratique.

ÉTIOLOGIE. — *Causes prédisposantes*. — La maladie apparaît surtout sur les animaux âgés de deux à six ans, sur les individus nerveux et sanguins utilisés à un service de luxe ou employés à des travaux pénibles, sur les chevaux abondamment nourris ou auxquels on donne des graines et des fourrages de légumineuses, du blé. L'affection est plus fréquente au printemps et en été.

Causes occasionnelles. — Élévation de la température extérieure, exposition prolongée au soleil (insolation), séjour dans des écuries chaudes et mal aérées, transport en wagon et en bateau par une température extérieure élevée.

Causes déterminantes. — Traumatismes de la région cranienne; propagation d'une inflammation du voisinage, otite de l'oreille moyenne, inflammation suppurative de la nuque, parasites : larves d'œstres, embryons de strongle ; corps étrangers, balles de graminées ; infection secondaire, consécutive à une phlébite de la jugulaire ; localisation d'une maladie infectieuse générale, pyohémie, gourme, etc.

SYMPTOMATOLOGIE. — Les symptômes varient suivant la nature des lésions, leur siège et leur intensité.

Le début est marqué par la sidération du système nerveux : tristesse, inquiétude, stupéfaction ; les animaux sont somnolents et indifférents à tout ce qui les entoure ; ils refusent les aliments et les boissons et tiennent la tête basse ou appuyée sur la mangeoire. La marche est raide, hésitante, les membres traînent sur le sol et se heurtent à chaque pas. Les réflexes cutanés sont diminués. Les grandes fonctions sont ralenties.

Au bout de trois à vingt-quatre heures en moyenne, survient une période d'excitation : le malade se jette en avant, contre les murs, mord sa mangeoire ou les objets qui l'environnent, tombe violemment à terre et se relève aussitôt, gratte le sol ou rue, sa physionomie exprime la colère et l'inquiétude ; puis il s'apaise un peu, se met à tourner en cercle ; s'il rencontre un obstacle, il s'arrête, la tête appuyée contre ce dernier. Un nouvel accès de frénésie ne tarde pas à se manifester sans cause apparente ou sous l'influence du moindre bruit, d'un attouchement ou de la lumière. Durant ces crises, il n'est pas rare de voir certains animaux devenir agressifs ; d'autres montent dans leur mangeoire, contre les parois de l'écurie, etc. Les grandes fonctions sont accélérées, la température peut atteindre 39 à 40° ; le corps est ruisselant de sueur. — Ces périodes d'excitation ont une durée variable, parfois quelques minutes, d'autres fois une ou deux heures ; elles sont suivies par un état de prostration extrêmement accusé, accompagné d'une atténuation considérable des divers réflexes, parfois de surdité ou d'amaurose ; le malade mange peu et très lentement, la mastication et la déglutition sont difficiles, quelquefois impossibles à cause de la paralysie des massèters ou des muscles du pharynx. On observe

la rétention des excréments et de l'urine.

La maladie évolue en un temps variable (deux à dix jours) et se termine par résolution ou par la mort. La résolution est annoncée par la diminution des crises et leur moindre intensité ; la période de coma est plus longue, les grandes fonctions reprennent leurs caractères normaux, la température s'abaisse, l'appétit renaît. Dans certains cas, des accidents survenus au cours de la maladie : paralysie, paraplégie, amaurose, persistent un temps variable.

La mort survient au cours d'un des accès par hémorragie cérébrale, par paralysie des muscles de la vie de relation, ou bien par infection des plaies déterminées par les mouvements violents de l'animal : septicémie, tétanos, etc. Parfois, à la suite de la maladie, il persiste une hydropisie des ventricules ou des méninges, une altération de la substance cérébrale, qui amènent la mort.

ANATOMIE PATHOLOGIQUE. — Les lésions sont réparties d'une façon variable sur les méninges et l'encéphale. On note sur les méninges, et particulièrement sur l'arachnoïde et la pie-mère, une injection considérable des vaisseaux. La cavité arachnoïdienne renferme un liquide rosé et, dans le cas d'inflammation suppurative, un exsudat fibrineux renfermant des globules de pus. — Dans certains cas, les couches superficielles du cerveau sont simplement infiltrées ; le plus souvent on y rencontre des foyers inflammatoires du volume d'un pois à celui d'un œuf qui sont tantôt simplement injectés, d'autres fois ramollis par suite du mélange du sang épanché et du tissu cérébral dont les éléments propres sont granuleux et atrophiés et dont les éléments de la trame conjonctive (névroglie) sont infiltrés et arrondis. Si la mort est survenue rapidement, c'est le *ramollissement rouge* ; si elle est survenue tardivement, on a le *ramollissement jaune*.

Les ventricules latéraux, parfois le ventricule moyen, les ventricules cérébelleux, le quatrième ventricule, renferment un liquide sanguinolent, abondant. — Les plexus choroïdes sont congestionnés, turgescents.

L'inflammation diffuse du tissu cérébral est très rare (Leclainche).

DIAGNOSTIC DIFFÉRENTIEL. — Dans la *congestion cérébrale*, on n'observe pas ou peu d'élévation de la température. — Dans la *fièvre typhoïde*, l'évolution est plus rapide, l'hyperthermie est plus accusée et on note des troubles digestifs. — Dans la *rage*, on n'observe ni la tendance à pousser au mur, à tourner en cercle, ni la dépression extrême qui suit les accès.

PRONOSTIC. — Très grave. Quel que soit le traitement employé, les deux tiers des animaux succombent ou sont rendus inutilisables par les complications qui persistent : paralysie, amaurose, immobilité, etc.

TRAITEMENT. — Au début, saignée, réfrigérants appliqués sur le crâne (sachets de glace pilée ou compresses humides), révulsion externe à l'aide du sinapisme et des frictions sinapisées, révulsion interne à l'aide des purgatifs drastiques (aloès : 30 à 50 grammes). — Les jours suivants, on administrera du sulfate de soude, le calomel, l'iodure et le bromure de potassium (4 à 6 grammes de chaque). — On a préconisé les injections de pilocarpine (40 à 50 centigrammes en plusieurs doses espacées). Le malade sera placé dans de bonnes conditions hygiéniques (Voy. *Congestion cérébrale*).

Méningo-encéphalite chronique. — Elle se manifeste par un syndrome commun à diverses altérations cérébrales : *l'immobilité* (Voy. IMMOBILITÉ).

Abcès du cerveau. — Ils s'observent assez fréquemment chez le cheval, plus rarement chez le bœuf, le porc, le chien.

ÉTIOLOGIE. — Les abcès du cerveau constituent presque toujours un accident secondaire d'une maladie infectieuse générale : on les observe au cours de la gourme, des bronchites et des pneumonies infectieuses, de la pyohémie. — Ils peuvent être consécutifs à la propagation d'une inflammation suppurative du voisinage : phlébite de la jugulaire, suppuration de l'oreille moyenne, ophtalmie purulente, collection purulente des sinus. — Il est rare qu'ils se développent après un traumatisme de la boîte crânienne.

SYMPTOMATOLOGIE. — Analogue à celle de la méningo-encéphalite aiguë. — Le malade est plongé dans le coma, paraît endormi ; il tient la tête basse appuyée sur la mangeoire, ou poussant au mur ; les grandes fonctions sont ralenties ; les sens sont émoussés, l'ouïe et la vue sont obscurcies ou abolies ; quelquefois on observe des contractions irrégulières des muscles de la face ou de ceux de l'encolure qui est rigide, rouée ou inclinée latéralement. — La démarche est hésitante, vacillante, quelquefois impossible ; presque toujours le malade a de la tendance à tourner en cercle et tient la tête inclinée du côté du déplacement. — On peut observer des paralysies ou des parésies des nerfs qui se distribuent aux muscles des membres, et l'animal

ne peut se tenir debout ; dans certains cas on constate de l'hémiplégie, de la paraplégie ; dans d'autres, de l'incoordination motrice. — À certains moments des accès de frénésie succèdent aux périodes de coma, l'animal s'agite violemment, tombe, se relève, pousse au mur, etc.

La durée de l'évolution des abcès est variable : six à huit jours en moyenne, parfois un mois, suivant le siège de l'abcès et la rapidité de sa formation.

ANATOMIE PATHOLOGIQUE. — Les méninges sont congestionnées, infiltrées ; la substance cérébrale est ramollie et contient des foyers purulents, de nombre et de volume variables ; le pus des abcès est crémeux (gourme) ou de couleur lie de vin par suite de son mélange avec la substance cérébrale ramollie ; parfois on constate de l'épanchement dans les ventricules.

DIAGNOSTIC. — Assez facile en raison des accidents vertigineux et comateux qui se succèdent et qui accompagnent l'évolution d'une maladie infectieuse ou une affection suppurative des régions péricrâniennes.

TRAITEMENT. — Tout traitement est inutile : l'affection se termine fatalement par la mort ; aussi est-il préférable de sacrifier les animaux dès que le diagnostic est établi.

Tumeurs du cerveau. — Elles ont leur siège sur les méninges ou dans les ventricules ; exceptionnellement elles se développent dans la substance cérébrale.

VARIÉTÉS. — Parmi les plus fréquentes, nous citerons : les *sarcomes* développés sur les méninges, les ventricules ou dans la substance cérébrale ; les *mélanomes* qui envahissent les méninges ; les *fibromes* qui se développent sur les plexus choroïdes et font irruption dans les ventricules ; les *myxomes* et les *cholestéatomes* qui ont le même siège ; les *carcinomes* qui peuvent prendre naissance dans l'intérieur de l'encéphale, dans les méninges ou dans les os du crâne ; les *kystes* sur les méninges ou entre les hémisphères, ou dans les ventricules ; certains de ces kystes entourent une dent hétérotopique anormalement placée dans la région temporo-auriculaire (il est exceptionnel que la dent soit incluse profondément et soit contiguë aux méninges ou en saillie dans la boîte crânienne) ; les *exostoses* sur les parois crâniennes.

Ces tumeurs, par leurs pressions lentes et continues, déterminent l'atrophie de certaines régions de l'encéphale. — Dans le voisinage de la tumeur, le tissu cérébral est ramolli, enflammé et de teinte jaunâtre. Les méninges sont congestionnées, infiltrées, épaissies. — On note de l'épanchement dans les ventricules. Les nerfs craniens peuvent être englobés, comprimés et atrophiés. La tumeur peut déformer, parfois perforer les parois craniennes.

Symptomatologie. — Ces diverses lésions se manifestent à l'extérieur par des troubles extrêmement diversifiés suivant le siège des tumeurs, leur volume, la nature des altérations secondaires. Si les tumeurs évoluent lentement, la substance cérébrale s'accoutume progressivement à leur présence, et elles ne se manifestent qu'à la longue par des symptômes appréciables. Si, au contraire, elles évoluent rapidement, elles déterminent des troubles fonctionnels graves.

Les symptômes sont surtout ceux de la compression cérébrale. — Au début, l'animal est mou au travail, bâille fréquemment, rejette souvent ses excréments; il porte la tête basse, ou à droite, ou à gauche; on note des arrêts involontaires durant la marche, de l'instabilité d'équilibre, l'appétit est irrégulier, etc. — En général, au bout de peu de temps on observe les symptômes de l'immobilité; de temps à autre, sous l'influence d'une poussée congestive, apparaissent des accès vertigineux. Quelquefois les premiers symptômes appréciables consistent en des attaques d'épilepsie (1). Enfin on peut voir survenir des paralysies locales ou générales, de la cécité, de la surdité, etc.

L'évolution des tumeurs est lente en général.

Diagnostic. — Difficile. — On peut confondre avec le vertige, l'immobilité, l'épilepsie.

Pronostic. — Très grave d'une manière générale.

Traitement. — Le traitement curatif est nul. Lorsque les accidents vertigineux apparaîtront, on emploiera le traitement de la congestion cérébrale. — On surveillera l'hygiène, on évitera toutes les causes capables d'amener la congestion du cerveau.

Même si le diagnostic peut être porté, il est exceptionnel que l'on puisse employer le traitement chirurgical ; cependant, on pourrait tenter l'extirpation des tumeurs qui ont leur origine dans les sinus, l'ablation des exostoses, l'extraction des dents hétérotopiques. L'opération devra toujours être faite avec la plus rigoureuse antisepsie.

Maladies du cervelet. — Les altérations du cervelet : hémorragies, ramollissement,

abcès, tumeurs, reconnaissent les mêmes causes que celles du cerveau ; elles se manifestent par des symptômes à peu près identiques ; elles ont été peu étudiées chez les animaux, il semble que les malades ont une grande tendance à tourner en cercle, parfois en tonneau (chiens), le bout du nez tourné du côté du centre ; on observe de l'incoordination des mouvements, etc.

Maladies de la protubérance. — L'hémorragie de la protubérance peut débuter par des symptômes apoplectiformes, suivis rapidement de la mort. — Le plus souvent on observe, outre les symptômes ordinaires de l'hémorragie cérébrale, une *hémiplégie alterne*, c'est-à-dire une paralysie de la face d'un côté et une paralysie des membres du côté opposé (1).

Maladies des pédoncules cérébraux. — L'hémorragie, d'origine infectieuse le plus généralement, se manifeste par de l'hémiplégie alterne et des signes d'immobilité ; la paupière supérieure recouvre presque entièrement l'œil, qui est dévié et qui a perdu sa fonction (2).

Maladies du bulbe. — Les hémorragies reconnaissent les mêmes causes et se manifestent par les mêmes symptômes que l'hémorragie cérébrale.

L'altération des noyaux moteurs de la partie inférieure du bulbe engendre un ensemble de symptômes observés sur le cheval et le bœuf, particulièrement dans la Flandre occidentale et dans les pays limitrophes de la Hollande, caractérisés par une paralysie des muscles des lèvres, de la langue, du voile du palais, du pharynx et du larynx. C'est la paralysie *glosso-faciale* ou *paralysie bulbaire* décrite par Degive, ou *paralysie labio-glosso-pharyngée* (Cadéac).

L'affection semble être héréditaire chez nos animaux comme chez l'homme. L'affection évolue très lentement. Au début on observe du ptyalisme, des troubles peu accusés dans la préhension, la mastication et la déglutition des aliments ; au bout d'un certain temps, les aliments mélangés à une salive visqueuse et abondante et les boissons sont en partie rejetés par la bouche; la préhension des aliments ne se fait plus que par les incisives. Plus tard, la lèvre inférieure reste pendante, la langue apparaît en dehors de la bouche, molle, pâle, atrophiée et plissée. — Enfin la paralysie peut atteindre le voile du palais, le pharynx ; les aliments et les boissons sont rejetés par le nez (*dysphagie pharyngienne*) ; ou bien elle peut

(1) Cadéac, *loc. cit.*

(1) Cadéac, in *Encyclopédie vétérinaire*.
(2) Cadéac, *loc. cit.*

intéresser les masséters, et la mastication est devenue impossible. La sensibilité est émoussée ou a disparu surtout dans la langue.

A la longue, les animaux maigrissent considérablement et meurent par inanition ou par pneumonie due à des corps étrangers, conséquence de la paralysie du pharynx.

TRAITEMENT. — Il est en général inefficace; on a conseillé l'huile phosphorée (un demi-gramme par jour), la noix vomique, l'ergot de seigle, etc. On donnera des aliments de mastication facile. — Les animaux de l'espèce bovine seront sacrifiés pour la boucherie dès le début de l'affection.

Parasites de l'encéphale. — Les plus fréquents sont : le *cœnure cérébral*, qui détermine le tournis chez le mouton, plus rarement chez le bœuf. Le *Cysticercus cellulosæ*, forme cystique du *Tænia solium* qui peut émigrer dans le cerveau du porc et du chien et qui détermine des accidents nerveux variés : tournis, convulsions épileptiformes, vertige, grincements de dents, etc.

L'*échinocoque*, que l'on a rencontré parfois dans le cerveau des solipèdes et qui détermine le vertige ou l'immobilité, ou des paralysies locales, etc.

Les *larves d'œstres*, que l'on a trouvées plusieurs fois dans l'encéphale des solipèdes et dont la présence se manifeste par des signes de méningo-encéphalite avec déviation de la tête qui est tenue obliquement.

Le *sclérostome armé*, qui se rencontre dans le système artériel du cheval, peut atteindre les artères de l'encéphale et provoquer des anévrysmes dont la rupture occasionne la mort par hémorragie cérébrale.

Les *douves* peuvent être amenées par le courant sanguin jusque dans l'encéphale, surtout au début de la distomatose, et déterminer des embolies et des apoplexies mortelles.

Lésions traumatiques de l'encéphale et de la boîte cranienne. — Les *contusions* légères du crâne sont ordinairement suivies d'une bosse sanguine qui disparaît facilement avec les réfrigérants, le massage, les scarifications ou le débridement suivant les cas.

Contusions. — Les *fortes contusions* sans fracture, consécutives à des coups ou à des chutes sur la tête, sont ordinairement suivies de *commotion cérébrale* : l'animal tombe foudroyé, ou bien, dans la forme légère, sa physionomie exprime l'hébétude, son équilibre est instable, sa respiration se ralentit; ces troubles se dissipent en un quart d'heure ou une demi-heure.

Dans la forme grave de la commotion cérébrale, on observe les symptômes de l'anémie du cerveau; on traitera par les frictions révulsives sur les membres, les injections sous-cutanées d'éther, les inhalations d'ammoniaque, la respiration artificielle. La mort est la terminaison ordinaire, ou bien, si l'animal guérit, il présente longtemps des paralysies locales ou des troubles de la locomotion. Les contusions du crâne déterminent souvent une méningo-encéphalite ou des abcès des méninges.

Plaies. — Les *plaies superficielles* du crâne seront traitées antiseptiquement.

Les *plaies pénétrantes* sont toujours d'une extrême gravité; lorsqu'elles ne déterminent pas la mort immédiate, on aura recours à une antisepsie minutieuse, aux sutures, et on les protégera par un pansement. On placera le blessé dans un box obscur; il sera soumis à un régime diététique et on lui donnera des purgatifs. Si on constate de l'hyperthermie, de l'inappétence ou de l'abattement, il faudra lever le pansement. La congestion cérébrale, la méningo-encéphalite, les abcès encéphaliques sont les complications fréquentes des plaies pénétrantes du crâne.

Fractures du crâne. — Elles s'accompagnent, au moment de leur production, des symptômes de la commotion cérébrale. Si l'animal survit, on le placera dans un box obscur, et on pourra appliquer, par mesure préventive, le traitement de la méningo-encéphalite; le blessé sera soumis à une diète sévère.

Les fractures de la *protubérance occipitale* sont peu graves en général; on enlèvera la portion osseuse fracturée et on traitera la plaie par l'antisepsie.

Les fractures du *sinus frontal*, lorsqu'elles sont fermées, ne demandent pas d'intervention. Si elles sont ouvertes, on devra agrandir la plaie, enlever les portions osseuses détachées, désinfecter, puis suturer.

Les fractures de la *voûte cranienne* peuvent intéresser l'os pariétal ou le temporal, ou la portion supérieure du frontal. Lorsqu'il n'existe pas d'enfoncement, ou si les os déviés n'exercent pas de compression sur le cerveau, on n'interviendra pas si la fracture est fermée, et on traitera par l'antisepsie s'il existe une plaie. — Si la fracture s'accompagne d'un enfoncement de la paroi osseuse qui comprime le cerveau, il faut intervenir au plus tôt. On fera une incision de la peau et des tissus sous-jacents et, une fois arrivé sur l'os, on essaiera de le relever à l'aide d'une sonde, d'un élévatoire ou d'un tire-fond manœuvrés avec précaution. Si on ne peut engager la sonde ou l'élévatoire sous l'os de façon à le soulever, il est indiqué de pratiquer, près de la fracture, une ouverture au trépan qui donnera passage à la sonde, au crochet, etc., instruments qui doivent être d'une propreté rigoureuse et qui seront introduits entre l'os et la dure-mère très lentement et en rasant la face interne de l'os.

ENCÉPHALOÏDE. — Voy. Carcinome.

ENCHEVÊTRURE. — Synonyme de *prise de longe*. C'est une *crevasse* (Voy. ce mot) par traumatisme.

ENCHONDROME. — Voy. Chondrome.

ENCLOUURE (all. *Vernagelung* ; angl. *prick* ; it. *inchiodatura* ; esp. *clavadura*). — Accident de la ferrure qui consiste en une blessure des tissus sous-ongulés par des clous mal dirigés (fig. 569). Lorsque le maréchal

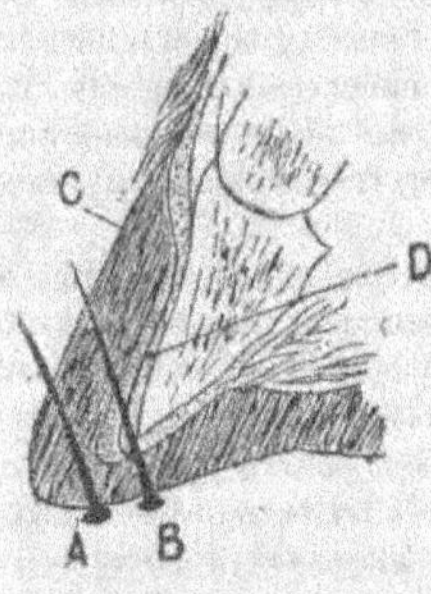

Fig. 569.

A, clou ayant suivi le trajet normal. — B, clou ayant produit une enclouure. — C, corne. — D, chair du pied.

reconnaît l'accident et retire aussitôt le clou, il y a seulement *piqûre* ; mais si la lésion passe inaperçue, le clou est rivé, et reste, dans son trajet, au contact des parties vives : il y a alors réellement *enclouure* ; la *retraite* est également une blessure des tissus sous-ongulés, consécutive à la ferrure, mais qui n'est pas imputable en général au maréchal : elle est due à la pénétration dans ces tissus d'une branche divergente d'un clou irrégulier, ou d'une souche de vieux clou, poussée obliquement par un nouveau clou implanté dans le même trajet.

Étiologie. — L'enclouure est favorisée par un certain nombre de circonstances : manque d'épaisseur ou verticalité de la paroi (c'est pourquoi l'enclouure est plus fréquente au quartier interne qu'à l'externe), étampures placées trop à gras ou défaut de garniture du fer, fer placé obliquement sous le pied, clous trop forts, pailleux ou mal faits, inattention ou inhabileté du maréchal, etc.

Symptomatologie. — La boiterie apparaît parfois aussitôt après l'exécution de la ferrure, d'autres fois le lendemain ou deux à trois jours après. Si on explore le pied, on le trouve chaud et sensible, surtout au voisinage de la lésion. Si on déferre, on constate des mouvements de défense de l'animal, lorsque l'ouvrier dérive le clou vulnérant ou lorsqu'il soulève la branche correspondante du fer. Le clou est ordinairement noirâtre ; de son trajet il s'écoule du sang, si la lésion est récente, ou, le plus souvent, un liquide purulent grisâtre, sanieux, fétide. Si on amincit la paroi et la sole dans le voisinage, on trouve la corne infiltrée et décollée sur une plus ou moins grande étendue.

Lorsque l'intervention est très tardive, le pus s'insinue entre le tissu podophylleux et la corne, et vient se donner issue en haut de la paroi, à l'origine de l'ongle où *il souffle aux poils*.

Anatomie pathologique. — Les lésions sont variables suivant l'étendue, le siège et l'ancienneté de la blessure. Le clou a lésé en général un point du tissu velouté en son pourtour et le tissu podophylleux sur une plus ou moins grande étendue, puis il est venu sortir sur la paroi en un point placé plus haut que les orifices de sortie des autres clous. La chair du pied s'enflamme, devient douloureuse, se tuméfie, ce qui occasionne une boiterie. La suppuration ne tarde pas à s'établir ; le pus s'insinue entre la corne et la chair du pied, désengrène les lamelles kéraphylleuses ou décolle la sole du tissu velouté. Le tissu podophylleux comprimé, ne pouvant se tuméfier, peut se nécroser ; la troisième phalange peut elle-même être blessée et s'enflammer, et il peut s'ensuivre de l'ostéite purulente, de la carie ; enfin, si l'enclouure n'est pas reconnue, les lésions continuent à s'étendre : les fibro-cartilages de l'os du pied peuvent être atteints et macérés par le pus, et l'enclouure se complique de javart cartilagineux, ou bien l'inflammation du tissu velouté gagne le coussinet plantaire, et on peut trouver les altérations ordinaires du clou de rue.

Diagnostic. — Il est facile : les commémoratifs apprennent que le cheval est ferré depuis peu ; en examinant le sabot, on voit que les rivets sont placés à des hauteurs différentes sur la paroi (*clous brochés en musique*) : l'un d'eux est souvent placé très haut ; on trouve le pied chaud et sensible : il est indiqué alors de le faire déferrer pour se rendre compte de la lésion.

PRONOSTIC. — L'enclouure récente et non compliquée est bénigne ; celle qui est ancienne et accompagnée de carie de l'os, de javart cartilagineux, de nécrose de la chair cannelée, est toujours grave.

TRAITEMENT. — Si l'enclouure est tout à fait récente et la boiterie peu accusée, on retirera le clou, on parera la sole et le bord inférieur de la paroi ; on fera ensuite, s'il est possible, une injection d'eau crésylée ou de liqueur de Villate dans le trajet du clou, et on réappliquera le fer à quatre clous placés assez loin du point malade ; enfin on mettra le cheval à l'eau deux heures chaque jour. — Généralement, au bout de deux à trois jours toute boiterie a disparu ; on protège la sole amincie par une étoupade goudronnée, et on rattache le fer solidement sans mettre de clou dans l'étampure correspondant à la lésion.

S'il s'écoule par le trajet une faible quantité de pus, décelant une simple inflammation suppurative de la chair du pied, sans complication, on pourra recourir au même traitement : amincissement de la sole à plat, injection antiseptique dans le trajet que l'on débridera légèrement ; ensuite, on placera sous l'amincissement un léger pansement antiseptique, qui sera maintenu par la branche du fer ; les jours suivants, le cheval sera mis à l'eau ou bien on lui fera prendre un bain de pied antiseptique.

Si l'enclouure est compliquée de nécrose du tissu podophylleux, de carie de la troisième phalange, le sujet sera couché et le membre entravé en position convenable ; on amincira la sole sur toute sa partie décollée ; on fera sur la paroi un amincissement comme pour l'opération de la seime ou bien simplement en V renversé ; on enlèvera ensuite le tissu podophylleux nécrosé ; on ruginera la phalange cariée, en ayant soin d'empiéter sur les parties saines ; on saupoudrera la plaie d'iodoforme, et on la recouvrira d'un pansement ouaté avec ou sans fer. — Si l'enclouure est compliquée de nécrose du fibro-cartilage ou du coussinet plantaire ou du perforant, on complétera l'opération par celle du javart cartilagineux ou du clou de rue ; les jours suivants, on traitera comme il a été indiqué à propos du clou de rue ou de la bleime compliquée. (Pour le *pansement* et le *traitement*, voy. BLEIME et CLOU DE RUE.)

ENCOLURE. — En hippologie, l'encolure est la partie du corps du cheval située entre la tête d'une part, le garrot, les épaules et le poitrail d'autre part. Elle a pour base les vertèbres cervicales et le ligament cervical qui sont recouverts par des muscles nombreux et puissants ; elle comprend en outre la trachée, l'œsophage, des vaisseaux (jugulaire, carotide) et des nerfs importants ; elle porte la *crinière* sur son bord supérieur.

VARIÉTÉS DE L'ENCOLURE. — L'encolure doit être droite, pyramidale, d'un volume en rapport avec la taille du cheval, longue, et portée à 45° environ (fig. 570) ; son attache supérieure doit

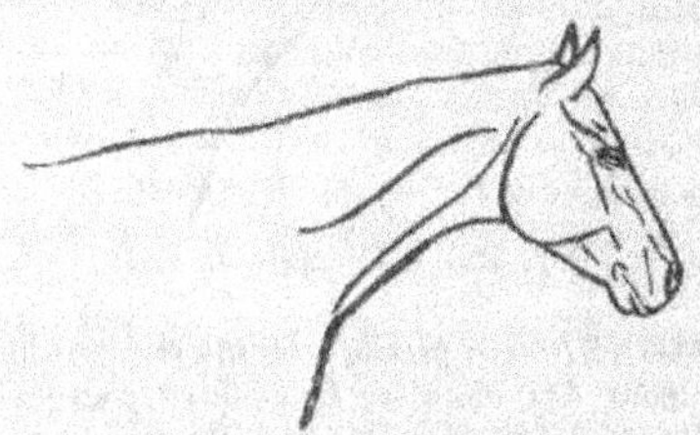

Fig. 570. — Encolure droite bien dirigée.

être bien dégagée (encolure *bien attachée*) ; elle doit sortir des épaules, insensiblement, sans

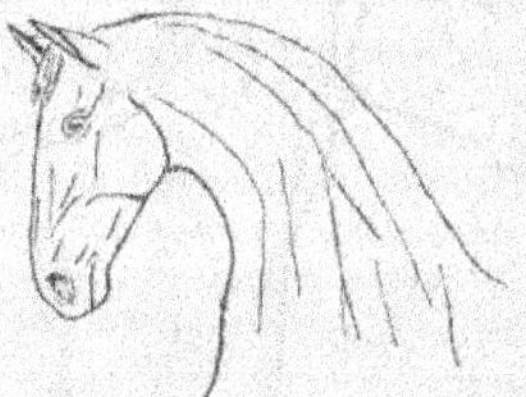

Fig. 571. — Encolure rouée.

brusquerie ni empâtement (encolure *bien sortie* ou *bien greffée*) ; les saillies osseuses et mus-

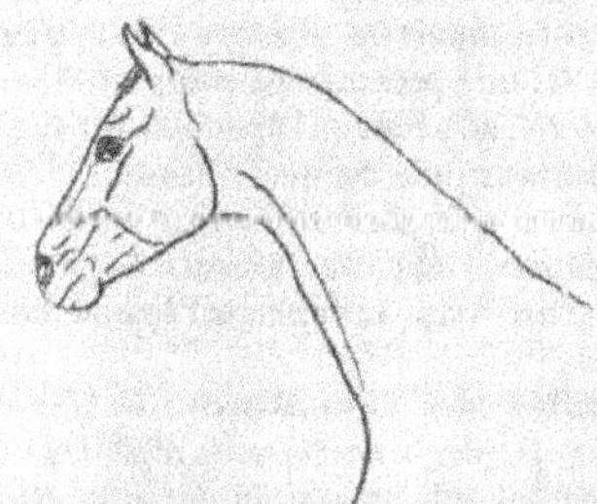

Fig. 572. — Encolure de cygne.

culaires doivent être bien apparentes et la gouttière jugulaire bien accusée. Dans les cas contraires, on dit l'encolure *courte*, *épaisse*, *grêle*, *horizontale*, *rouée* (fig. 571), courbée en arc; de *cygne* (fig. 572), renversée à sa base et rouée à sa partie supérieure; *renversée* ou *de cerf* (fig. 573), à bord supérieur concave;

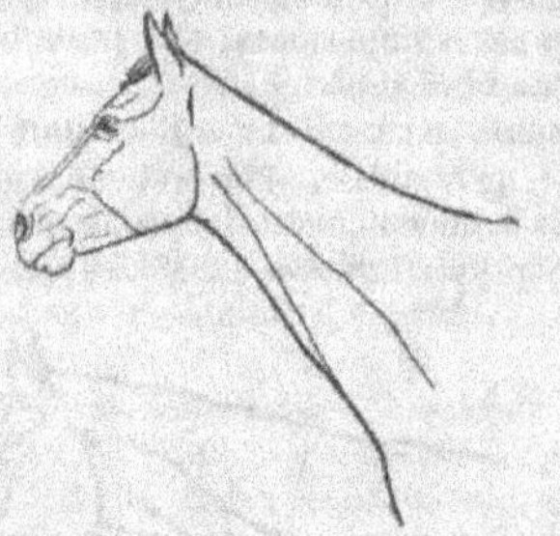

Fig. 573. — Encolure de cerf.

mal sortie, *fausse*, *chevillée*, lorsqu'elle sort brusquement des épaules. L'encolure *chargée* ou *tombante* (fig. 574), sur les gros chevaux de trait,

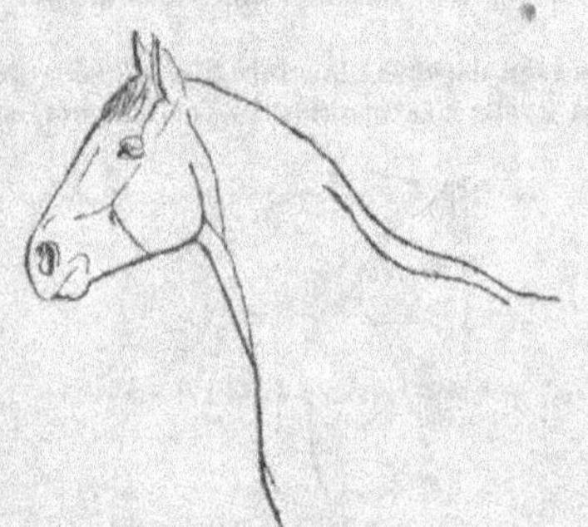

Fig. 574. — Encolure chargée ou tombante.

ayant le bord supérieur gros et empâté, se renverse d'un côté. Le *coup de hache* est une dépression du bord supérieur située en avant du garrot. Le *coup de lance* présente un creux situé sur une face latérale, en avant de l'épaule : c'est aux yeux des Orientaux une *marque d'honneur*, les chevaux qui en sont porteurs étant, d'après eux, les descendants d'une des juments de Mahomet, blessée d'un coup de lance à l'épaule dans un combat.

Maladies de l'encolure. — L'encolure peut être le siège de diverses affections traumatiques ou inflammatoires qui sont étudiées à leur ordre alphabétique et ne demandent pas de description spéciale : contusions, excoriations, œdème chaud, cors miliaires et profonds, plaies, abcès, fistules, tumeurs,

kystes, etc.; certaines plaies ulcéreuses du cou du chien sont de nature tuberculeuse.

1° **Mal d'encolure**. — Il consiste en une nécrose du ligament cervical placé dans le plan médian de l'encolure, qui s'étend du garrot à la nuque et s'insère inférieurement sur les vertèbres du cou. Ce ligament peut être affecté dans sa portion funiculaire, ou corde cervicale, qui occupe le bord supérieur de l'encolure; ou bien dans sa portion lamellaire; parfois la nécrose est étendue à ces deux parties.

Étiologie. — Le mal d'encolure est consécutif aux blessures infectées du ligament cervical, aux cors volumineux et profonds du bord supérieur de l'encolure, aux kystes, aux tumeurs sanguines, aux abcès profonds de la région du cou, etc.

Symptomatologie. — Le mal d'encolure se manifeste par une tuméfaction ou une induration diffuse chaude et extrêmement sensible de la région ; la partie tuméfiée est percée d'une ou de plusieurs fistules sinueuses, donnant écoulement à un pus abondant, fétide, mal lié, qui contient parfois des îlots de tissu tendineux mortifié ; la sonde, introduite dans ces fistules, pénètre jusque sur le ligament cervical.

Anatomie pathologique. — L'inflammation progresse en général d'arrière en avant, s'arrête parfois dans la portion lamelleuse où le tissu conjonctif est plus abondant, mais finit, si on n'intervient pas, par atteindre la nuque, et le mal d'encolure se complique de *mal de nuque* (Voy. ce mot).

Pronostic. — Très grave ; l'affection disparaît après un traitement long, et par cela même coûteux.

Traitement. — L'inflammation du ligament cervical est toujours très difficile à arrêter; le tissu peu vivant, à réaction faible, à nutrition languissante, réagit mal.

On débridera les fistules, on établira des contre-ouvertures, on placera des mèches ou des drains, de façon à permettre au pus de s'écouler librement et aux antiseptiques d'arriver sur les portions ligamenteuses nécrosées. On fera de fréquentes injections antiseptiques ou escarrotiques; on pourra employer le crésyl, l'acide phénique, le chlorure de zinc à 4 p. 100, le sublimé à 1 p. 500, la teinture d'iode, la liqueur de Villate, l'eau oxygénée, etc.

Si la suppuration persiste abondante et de mauvaise nature, si les lésions s'étendent, il est indiqué de coucher le sujet, de débrider largement la fistule et d'extirper toutes les portions mortifiées du ligament, en empiétant un peu sur les parties saines ; l'hémorragie, en général abondante, sera arrêtée avec le cautère, la forcipressure ou le tamponnement. On traitera ensuite la plaie par l'antisepsie. La guérison survient en général en quatre à six semaines.

On a préconisé d'arrêter la marche en avant de la nécrose du ligament en incisant sa portion funiculaire (*desmotomie cervicale*) ; les deux abouts sectionnés s'écartent l'un de l'autre et à la longue se réunissent par la formation d'un tissu fibreux de cicatrice que la nécrose ne peut franchir. Le cheval étant couché, on rase les poils un peu en avant de la portion mortifiée de la corde cervicale. On implante le ténotome droit sous elle ; on retire l'instrument et on le remplace par le bistouri boutonné dont on tourne le tranchant vers le bord supérieur de l'encolure, contre la corde que l'on sectionne. Quand le tissu fibreux de cicatrice a comblé la plaie, on peut à nouveau coucher le cheval, débrider la fistule et extirper le tissu ligamenteux mortifié placé en arrière.

2° *Déviation de l'encolure ou torticolis.* — Étiologie. — Elle se présente sur les animaux qui, par exemple, étant tombés un pied postérieur pris dans le licol, se relèvent courbés avec l'encolure pliée.

Symptomatologie. — L'encolure est portée d'un côté, entraînant la tête. Elle présente une convexité plus ou moins marquée d'un côté et une concavité de l'autre. Si on la redresse, elle reprend de suite sa mauvaise position. Les muscles sont durs et sensibles.

Anatomie pathologique. — Les lésions varient depuis la simple ecchymose sans entorse, avec ou sans déchirure musculaire, jusqu'à la luxation d'une articulation vertébrale.

Pronostic. — Il est en général grave.

Traitement. — Calmer l'inflammation, et combattre la contraction au moyen d'un lien élastique, fixé latéralement à la tête en avant et à une sangle placée en arrière du garrot.

ENCORNÉ. — *Atteinte encornée.* Voy. Atteinte. — *Javart encorné.* Voy. Javart.

ENDÉMIE. — Maladie particulière à certaines contrées. Elle y règne constamment, ou seulement à certaines époques, sous l'influence d'une cause locale inhérente aux lieux où elle se fait sentir.

ENDOCARDITE. — C'est l'inflammation de l'endocarde, séreuse qui tapisse la face interne du cœur. Elle affecte le cheval, le chien, le porc et les ruminants âgés.

Son évolution est *aiguë* ou *chronique.*

Endocardite aiguë. — Étiologie. — Toujours de nature microbienne, elle est *primitive* lorsqu'elle constitue la première localisation de l'infection, ou *secondaire* lorsqu'elle est consécutive à une lésion antérieure d'un autre organe ou qu'elle apparaît dans le cours d'une maladie générale.

1° Les *endocardites primitives* ne sont pas très fréquentes.

Le *froid*, le refroidissement brusque par exemple, le séjour d'un animal en sueur dans un courant d'air ou sous une pluie froide, ont été considérés par certains auteurs comme jouant un rôle prépondérant dans l'étiologie de l'affection. Il semble que le froid ne devient cause occasionnelle de l'endocardite que sur les animaux prédisposés par la diathèse rhumatismale ou portant déjà des altérations valvulaires.

Le *surmenage* est une cause prédisposante importante : l'affection est fréquente, en effet, sur les chevaux de course ou sur ceux qui ont à exécuter de violents efforts de tirage.

Les *altérations valvulaires*, en ouvrant une porte d'entrée aux microbes du sang, prédisposent à la maladie. C'est ainsi que l'on explique l'apparition de l'endocardite consécutivement aux traumatismes de la poitrine.

2° L'*endocardite secondaire* est consécutive à la péricardite, à la myocardite, à la pneumonie infectieuse, à la broncho-pneumonie. Elle est souvent une manifestation rhumatismale, soit qu'elle précède les accidents articulaires, soit qu'elle les accompagne ou qu'elle les remplace. Elle apparaît dans le cours de la fièvre typhoïde, de la gourme, de l'infection purulente, de la septicémie, chez le cheval ; de la tuberculose, de la peste bovine, chez le bœuf ; du rouget, chez le porc. Elle est parfois consécutive aux affections chirurgicales, arthrite et synovite traumatiques, phlébite de la jugulaire, blessure, extirpation d'une tumeur, etc.

L'endocardite est dépourvue de spécificité : elle peut être déterminée par les divers microbes qui peuvent circuler dans le sang et qui cultivent sur la séreuse, soit directement, soit à la faveur d'une altération préexistante ; la nature aérobie de ces microbes explique leur localisation plus fréquente sur la séreuse du cœur gauche.

Symptomatologie. — La maladie débute brusquement par de la tristesse, de l'abattement, de l'inappétence et de l'hyperthermie, qui peut atteindre rapidement 4° à 4°,5. Les grandes fonctions sont accélérées. Les battements du cœur sont violents et tumultueux : si on applique la main sur la poitrine, on perçoit nettement le choc du cœur, et un tremblement particulier, ou *frémissement cataire*, qui accompagne chaque battement ; à l'auscultation, les bruits du cœur sont assourdis. L'artère est tendue, roulante ; le pouls est fort et vibrant, ou faible, fuyant et souvent irrégulier, et présente parfois des intermittences. Les muqueuses sont légèrement injectées. Parfois la respiration devient difficile, puis reprend peu à peu son rythme normal, ou bien des coliques légères et intermittentes apparaissent. On peut observer des épistaxis, ou bien les symptômes de *l'angine de poitrine* due à la thrombose des artères coronaires.

Après un temps variable, douze à trente-six heures, les battements du cœur sont moins forts, mais s'accélèrent considérablement (80 à 120 par minute) et deviennent tumultueux et inégaux, coupés par des intermittences : dans certains cas, on observe de véritables syncopes cardiaques ; à l'auscultation, on perçoit un bruit de roulement continu, dû au dédoublement des bruits ; il existe souvent du pouls veineux à la jugulaire. La respiration est courte et accélérée. Les muqueuses sont injectées. La température peut atteindre 41°. Bientôt après, l'auscultation dénonce l'existence d'un bruit de souffle assez net, peu rude, et d'intensité variable : c'est ordinairement un *souffle systolique*, dû à l'insuffisance de la valvule mitrale (Voy. Auscultation).

Ces symptômes persistent plusieurs jours. On observe généralement des symptômes accessoires dus à des complications diverses : myocardite, qui amène la parésie du cœur et des syncopes ; péricardite ; embolies, qui amènent des troubles circulatoires dans les divers organes : dans le foie et l'intestin, où elles se manifestent par des coliques sourdes ; dans les reins (dans ce cas l'urine est colorée, albumineuse) ; dans le poumon, et sont suivies de pneumonie ; dans les centres nerveux, où elles provoquent l'hémorragie cérébrale, la paraplégie, des accès de vertige, des accidents apoplectiformes, ou des troubles de la locomotion.

L'endocardite a une évolution ordinairement rapide : quelques jours dans les cas légers, huit à douze jours dans les cas graves. Elle se termine rarement par la guérison complète ; ses terminaisons ordinaires sont : la mort par syncope cardiaque ou par suite des complications ; ou la forme chronique.

Diagnostic. — Il est difficile à porter, surtout au début. — Les symptômes généraux peuvent faire confondre l'endocardite avec la pneumonie, la pleurésie, la péricardite, la fièvre charbonneuse, la fièvre typhoïde. La percussion et l'auscultation donneront des renseignements précieux ; on tiendra compte également des caractères du pouls, de la coloration des muqueuses, etc. — Le siège de la lésion de la séreuse sera établi par le moment précis où se fait entendre le souffle par rapport aux bruits cardiaques, ainsi que par le lieu où on le perçoit avec netteté.

Pronostic. — Grave dans tous les cas. Dans les formes subaiguës, les symptômes généraux peu accusés peuvent faire espérer, sinon la guérison complète, du moins le passage à l'état chronique.

Anatomie pathologique. — Les lésions sont le plus souvent localisées au cœur gauche, et siègent principalement au niveau des valvules.

La *forme végétante* ou *verruqueuse* de l'endocardite est la plus fréquente. Les cavités du cœur contiennent un caillot fibrineux blanc, ferme, qui se prolonge parfois dans l'aorte et l'artère pulmonaire, et adhère fortement sur la valvule auriculo-ventriculaire, sur les piliers, en divers endroits de la muqueuse, et sur les valvules sigmoïdes. Lorsqu'on enlève ce caillot, l'endocarde apparaît avec une couleur rosée ou rouge foncé, parsemé de petites taches ecchymotiques, parfois de fines arborisations ; aux points d'insertion du caillot, l'endocarde est terne et dépoli par suite de la chute de l'endothélium. Les valvules enflammées, ordinairement la mitrale et les sigmoïdes, rarement la tricuspide, sont tuméfiées et ont doublé ou même quadruplé de volume ; elles sont couvertes, surtout vers leur bord libre, de granulations molles, gris rougeâtre, qui rendent leur surface rugueuse, chagrinée ; plus tard, ces granulations s'organisent et forment des néoplasies conjonctives, ayant la forme de bourgeons charnus du volume d'une tête d'épingle, d'un pois, du pouce même, ou de villosités allongées.

La *forme ulcéreuse*, qui s'observe rarement, est le plus souvent localisée au cœur gauche. Elle est caractérisée par la nécrose et la chute des éléments enflammés du tissu malade ; ceux-ci tombent dans les cavités du cœur, sont entraînés par le courant sanguin, et vont former des embolies microbiennes dans les divers organes. La maladie infectieuse devient donc infectante (Cadéac).

Les lésions siègent ordinairement sur le

valvule mitrale ou les valvules sigmoïdes de l'aorte, qui sont épaissies, œdématiées. Leur surface est chagrinée, et porte plusieurs ulcérations d'un diamètre variant de celui d'une lentille à celui d'une pièce de un franc ; ces plaies ulcéreuses ont leurs bords taillés à pic, à contours irréguliers ; elles sont recouvertes d'un enduit pultacé.

Il existe des lésions secondaires dues aux complications infectieuses ou aux troubles circulatoires des divers organes. Le foie est hypertrophié, friable, gorgé de sang ; il existe dans son intérieur de nombreux foyers ecchymotiques ou hémorragiques : le centre du lobule a une teinte rouge foncé et il est circonscrit par une zone jaunâtre (foie muscade). Les reins sont congestionnés, volumineux, et renferment de nombreux foyers hémorragiques ; l'urine est colorée, albumineuse. Les plèvres, le péritoine, le péricarde peuvent renfermer une faible quantité de transsudat séreux.

TRAITEMENT. — Au début, saignée de 3 à 4 litres ; révulsion avec le sinapisme et les frictions sinapisées. A l'intérieur, on administrera la poudre de digitale (4 grammes par jour), le salicylate de soude (30 grammes) ; on a également préconisé l'iodure de potassium (8 à 12 grammes), l'émétique (5 à 10 grammes), l'acide arsénieux (0gr,50 à 1 gramme). — La dyspnée sera combattue avec les injections sous-cutanées de morphine ou les lavements de chloral. — La fièvre sera combattue avec l'acétanilide, la quinine.

Enfin, à une période avancée de la maladie, on instituera une médication de symptômes : les complications pulmonaires seront traitées par la révulsion forte, l'acétate d'ammoniaque, l'émétique, etc. ; les accidents intestinaux par les purgatifs salins ; les troubles rénaux par les diurétiques.

Le malade sera mis au repos complet dans un box ; il sera nourri avec des barbotages, des mashes, du thé de foin, du lait.

Pendant la convalescence, il sera promené, et on ne le remettra en service que graduellement et seulement plusieurs semaines après la disparition des symptômes.

Endocardite chronique. — ÉTIOLOGIE. — L'endocardite chronique est parfois la suite de l'endocardite aiguë, mais généralement l'affection débute sous la forme chronique. — L'âge avancé, les travaux pénibles, le refroidissement en sont les causes prédisposantes. — Les causes déterminantes ne sont pas encore bien connues. On l'observe surtout sur le che-

val et le chien : l'affection est fréquente sur les chevaux âgés ou fatigués, surtout chez ceux dont le cœur est affaibli par une trop grande suractivité fonctionnelle ; chez les jeunes sujets, elle est consécutive aux synovites rhumatismales, — chez le bœuf et le chien, elle peut avoir pour cause la tuberculose.

SYMPTOMATOLOGIE. — L'affection se manifeste par des *signes généraux*, dus aux troubles circulatoires, et par des *symptômes locaux*, qui sont la manifestation des altérations valvulaires ou orificielles.

a. *Signes généraux.* — Au début, le cheval, mou au travail, s'essouffle rapidement ; il éprouve de la difficulté à monter les côtes un peu rapides ; sa respiration devient alors dyspnéique, et souvent il s'arrête au milieu de la montée ; à l'écurie, il mange mal, son appétit est irrégulier, capricieux ; malgré de bons soins hygiéniques, il maigrit, son poil devient terne, piqué ; souvent, on constate une toux sèche, quinteuse et un soubresaut du flanc. — Ces signes peuvent rester longtemps stationnaires si le cheval ne fait qu'un service modéré, mais, dès que le travail devient fatigant, l'amaigrissement augmente et l'animal devient impropre à tout service : sous l'influence du moindre travail, la respiration devient dyspnéique ; le cheval s'arrête ; les battements du cœur sont très précipités, irréguliers ; le pouls est tantôt fort, tantôt petit, frémissant, et présente des intermittences ; à la jugulaire, on observe un pouls veineux ; à l'auscultation, les bruits cardiaques sont dédoublés, et on constate la présence d'un souffle diastolique ou systolique. Avec le repos, les mouvements respiratoires se ralentissent, les battements du cœur deviennent plus réguliers et le cheval peut reprendre sa marche. — Enfin, à une période avancée de l'affection, on peut observer des congestions passives de l'intestin, du foie, des reins, des paralysies locales, des embolies, et surtout de l'albuminurie, des œdèmes des parties déclives, de l'ascite. L'animal, s'il n'est pas abattu, meurt dans le marasme ou par syncope cardiaque.

Chez le chien, on observe l'amaigrissement rapide, l'essoufflement par la marche, et l'ascite.

b. *Signes locaux.* — Les altérations se localisent aux valvules, qui s'indurent, se rétractent et par conséquent ne ferment plus complètement l'orifice, ou bien qui s'épanouissent et rétrécissent ainsi l'orifice ; de là, deux sortes de lésions amenant les unes l'insuffisance valvulaire, les autres le rétrécissement orificiel (Voy. Cœur et Auscultation).

A. *Insuffisances valvulaires.* — 1° *Insuffisance mitrale.* — Elle se manifeste par un souffle systolique doux, comparable à un jet de vapeur, qui s'entend surtout dans la partie postérieure du cœur, jusqu'à la pointe : le premier bruit est à peine perceptible, on entend ensuite le souffle, puis le second bruit qui est fort ; le pouls est petit et intermittent ; les battements du cœur sont irréguliers, et on constate de l'arythmie cardiaque ; on observe du pouls veineux aux jugulaires ; on constate de la congestion passive du poumon, et, à la longue, son inflammation chronique ; des œdèmes apparaissent aux parties déclives, notamment sous le ventre et au fourreau.

2° *Insuffisance tricuspidienne.* — Un souffle systolique s'entend, surtout dans la partie antérieure du cœur jusqu'à la pointe ; l'oreillette droite se dilate, puis la veine cave, et on observe de l'ascite.

3° *Insuffisance aortique.* — Très fréquente chez les vieux chevaux : sur 42 sujets examinés par Nocard, 38 présentaient des lésions des sigmoïdes aortiques. — Elle se traduit à l'auscultation par un souffle diastolique, perceptible à la base du cœur et en arrière, et qui remplace le claquement des sigmoïdes ; il est doux, fort au début, puis s'atténue et s'éteint à la fin du grand silence, se prolongeant dans l'aorte et les carotides. « Le pouls de l'insuffisance aortique, ou *pouls de Corrigan*, est fort, plein, ample comme le courant saccadé, intermittent et rythmé, qui le produit ; il frappe brusquement le doigt avec l'intensité qui fait songer à la détente d'un ressort ; mais, aussitôt après, il se laisse déprimer et contraste par sa mollesse avec l'intensité du choc. La chute paraît d'autant plus profonde que l'impulsion avait été plus forte ; c'est un pouls à la fois *bondissant* et *dépressible* (1) ».

Les chevaux affectés d'insuffisance aortique

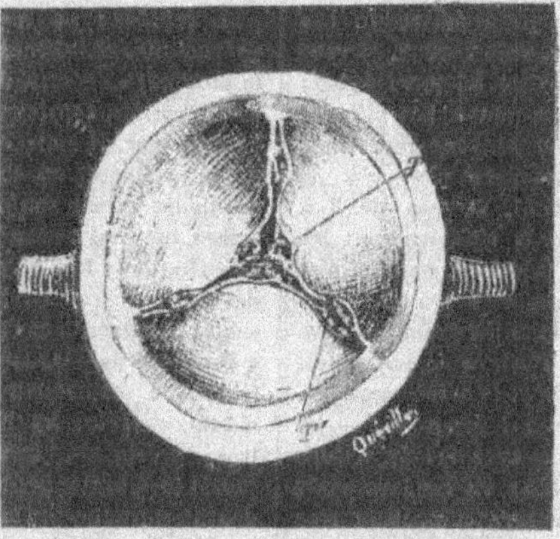

Fig. 575. — Insuffisance aortique déterminée par des végétations symétriques de l'endocarde (Cadéac).

présentent, à l'exercice, des palpitations ; on peut observer aussi sur eux de l'engouement du poumon. La mort peut survenir par syncope.

4° *Insuffisance pulmonaire.* — Très rare. — Souffle diastolique à la base du cœur et en avant. Pouls petit, accéléré. Troubles circulatoires, dyspnée, toux, accès de suffocation, emphysème, œdème des parties déclives.

B. *Rétrécissements orificiels.* — 1° *Rétrécissement aortique.* — Il consiste dans l'induration des valvules et surtout des nodules d'Arantius. À l'auscultation, on entend un souffle systolique, dont le maximum d'intensité est à la base du cœur, en arrière ; ce souffle est parfois doux, mais le plus souvent dur, râpeux. Le pouls est régulier, petit, ralenti (30 à 35 par minute).

Les animaux qui en sont affectés peuvent arriver à un âge avancé sans présenter des troubles fonctionnels graves.

2° *Rétrécissement pulmonaire.* — Très rare. — Il se manifeste par un souffle systolique, perceptible à la base et à la partie antérieure du cœur, parfois dans les premières divisions de l'artère. Le pouls est normal. Les chevaux qui en sont porteurs s'essoufflent rapidement au moindre exercice.

3° *Rétrécissement mitral.* — On perçoit un souffle diastolique dans la partie postérieure du cœur jusqu'à la pointe : il commence par un bruit de roulement diastolique, qui devient souffle vers la fin de la diastole ; c'est comme le souffle présystolique, qui est dû au passage du sang de l'oreillette contractée dans le ventricule dilaté à travers l'orifice auriculo-ventriculaire rétréci ; le second bruit du cœur est dédoublé : il se caractérise par le claquement successif des valvules sigmoïdes et de l'artère pulmonaire, et s'entend à la base du cœur. Le pouls est faible, régulier. La réplétion de l'oreillette gauche et l'hypertrophie compensatrice du cœur droit déterminent des troubles congestifs du côté du poumon, de la dyspnée, le soubresaut, de la toux, des bronchites chroniques, du jetage ou des hémoptysies, en un mot les

_____

(1) Cadéac, *loc. cit.*, t. V, p. 421.

diverses manifestations de la *pousse cardiaque*.

4° *Rétrécissement tricuspidien.* — Inconnu chez le cheval, il est assez commun chez le bœuf, où il se manifeste par un bruit de roulement, d'abord, puis par un souffle diastolique se faisant entendre durant la contraction de l'oreillette, surtout dans le tiers antérieur du cœur. On observe en outre de la stase veineuse générale.

Anatomie pathologique. — Les lésions de l'endocardite chronique siègent presque exclusivement sur les valvules et sont étendues tantôt aux deux cœurs, tantôt à l'un d'eux, et, dans ce dernier cas, elles siègent plutôt à gauche qu'à droite. Elles sont caractérisées par des végétations osseuses ou fibreuses (fig. 575), des épaississements, des indurations, un allongement ou un raccourcissement, des perforations, des ulcérations. Les valvules adhèrent parfois entre elles ou avec les tissus voisins; elles peuvent être épaissies, ratatinées, et ne plus former qu'un cercle fibro-cartilagineux; d'autres fois, leur bord libre présente des végétations fibreuses ou des productions pathologiques épaisses, rougeâtres, friables. — L'endocarde pariétal est presque toujours sain; les cordages tendineux sont parfois rétractés, ce qui est une cause d'insuffisance.

Les lésions secondaires consistent dans l'hypertrophie du myocarde, la dilatation de l'une ou de plusieurs des cavités du cœur et des vaisseaux qui s'y abouchent; enfin on peut rencontrer des congestions de divers organes (poumon, foie, reins), des épanchements dans les séreuses, des œdèmes, etc.

Diagnostic. — L'essoufflement rapide, surtout aux montées, l'amaigrissement, l'irrégularité de la respiration, la perte de l'appétit font soupçonner l'existence de l'affection. Si, à l'auscultation du cœur, on note la présence d'un souffle, on peut établir le diagnostic d'une façon à peu près certaine. L'exploration du pouls pourra donner des indications utiles. Néanmoins, on ne perdra pas de vue que diverses lésions (compression limitée de la base du cœur ou de l'origine de troncs artériels par des tumeurs, des engorgements ganglionnaires; dilatations ventriculaires; artério-sclérose) peuvent engendrer des bruits de souffle (1). Le simple dédoublement du premier bruit peut faire soupçonner une endocardite commençante, mais ce symptôme est commun à diverses lésions cardiaques d'ordres différents (fatigue de l'organe, hypertrophie).

(1) Leclainche, *loc. cit.*

Le diagnostic du siège de la lésion est beaucoup plus difficile; néanmoins, en tenant compte de la modalité du souffle, de son siège, de son rythme, de son timbre, de la forme du pouls, on peut arriver à établir d'une façon à peu près certaine le diagnostic anatomique des altérations. Nous empruntons au *Précis de pathologie vétérinaire* de Leclainche le tableau suivant :

Souffle au 1er temps ou systolique, perçu	à la pointe	et en arrière........ Faiblesse du pouls, pouls veineux, œdèmes.	Insuffisance mitrale.
		et en avant........ Pouls normal, pouls veineux, cyanose.	Insuffisance tricuspidienne.
	à la base	et en arrière....... Souffle très fort, pouls filant et ralenti.	Rétrécissement aortique.
		et en avant........ Réplétion des veines, dyspnée.	Rétrécissement pulmonaire.
Souffle au 2e temps ou diastolique, perçu	à la pointe	et en arrière........ Pouls faible, engouement du poumon.	Rétrécissement mitral.
		et en avant........ Pouls veineux, œdèmes.	Rétrécissement tricuspidien (?).
	à la base	et en arrière........ Pouls faible, engouement du poumon.	Insuffisance aortique.
		et en avant........ Pouls veineux, œdèmes, emphysème pulmonaire.	Insuffisance pulmonaire.

Souvent les lésions sont multiples et s'accompagnent de bruits de souffle d'ordres différents, ce qui augmente encore la difficulté du diagnostic.

Pronostic. — L'endocardite chronique est incurable; on peut seulement enrayer l'affection au début, en soumettant les animaux à un bon régime hygiénique.

Traitement. — On instituera une thérapeutique de symptômes: on prescrira la digitale (3 à 5 grammes) toutes les fois que les battements du cœur sont faibles ou irréguliers; on la supprimera lorsque la tension artérielle augmentera; on ordonnera l'iodure de potassium (10 à 15 grammes), le salicylate de soude (20 grammes), l'acide arsénieux, pour combattre la dyspnée, les diurétiques, etc.

Lors de troubles fonctionnels assez graves, les malades seront mis au repos absolu et traités; en temps ordinaire, on leur donnera une bonne alimentation et on pourra parfois les soumettre à un travail très modéré au pas.

ENFOUISSEMENT (all. *Verscharren*). — Mesure de police sanitaire, qui consiste à déposer dans des fosses d'une certaine profondeur les cadavres des animaux morts ou abattus pour cause de maladies contagieuses. C'est le mode de destruction des cadavres le plus anciennement connu.

LÉGISLATION. — En France, l'enfouissement était ordonné par l'arrêté du 17 avril 1714, l'arrêt du Conseil du roi du 16 juillet 1784, les règlements de 1791, etc. Actuellement, l'enfouissement est régi par les articles 3, 14, 37 de la loi du 22 juillet 1881, l'article 4 du règlement du 22 juin 1882, les articles 3, 16, 40 du décret du 12 novembre 1887. En Algérie, il est régi par les articles 4 et 17 de l'arrêté du 18 juillet 1888.

Que faut-il enfouir? — On est tenu d'enfouir *tous les débris* quand il s'agit de la peste bovine, du charbon, de la morve et de la rage ; et seulement tous les *organes malades*, la viande étant jugée saine, quand il s'agit de la péripneumonie, de la fièvre aphteuse, de la clavelée, de la tuberculose, du rouget et de la pneumo-entérite infectieuse du porc. Dans tous les cas, — sauf pour la peste bovine et le charbon, — on pourra livrer au commerce, après désinfection, la peau et les diverses productions épidermiques (poils, laine, sabot, cornes, etc.).

Quand faut-il enfouir? — L'enfouissement devra se faire aussitôt que l'autopsie aura été pratiquée par le vétérinaire sanitaire. Cependant, lorsque le cadavre constitue un danger pour l'hygiène publique, le maire peut en ordonner l'enfouissement immédiat, sans autopsie préalable.

Où et comment faut-il enfouir? — Les cadavres doivent être enfouis dans un terrain du propriétaire, et l'emplacement doit être agréé par le maire. A défaut de terrain appartenant au propriétaire, l'enfouissement a lieu dans un terrain communal, spécialement affecté à cet usage, sorte de cimetière animal.

1° *Choix du terrain.* — (Non réglementé par la loi.) On doit choisir des endroits écartés, éloignés de 200 mètres au moins de toute habitation, peu ou point fréquentés des animaux, loin de leur passage, et, autant que possible, de toute voie de communication. Les sols calcaires, siliceux ou sablonneux, lorsqu'ils permettent de donner aux fosses la profondeur réglementaire, sont ceux qu'on doit préférer; les lieux humides, à sous-sol argileux, situés dans le voisinage d'une rivière, sont peu propres à l'enfouissement; il faut surtout s'informer si, à certaines époques de l'année, les eaux ne peuvent pas s'infiltrer dans ces terrains et devenir ainsi une cause d'insalubrité; on ne

devra jamais enfouir les cadavres dans les champs destinés aux récoltes fourragères ou devant servir au pacage des animaux.

2° *Disposition des fosses.* — Tantôt on creuse autant de fosses qu'il y a de cadavres, tantôt on enfouit ceux-ci dans une fosse unique. La fosse doit être assez profonde pour qu'il y ait au-dessus du cadavre une couche de terre de 1^m,50 au minimum ; les cadavres sont recouverts de toute la terre extraite pour ouvrir les fosses. Une haie ou une clôture doit entourer le cimetière animal, afin d'en interdire l'accès aux animaux.

Précautions spéciales. — Pour les cadavres d'animaux morts de peste bovine ou de charbon, la loi ordonne de taillader la peau: cette mesure est dangereuse pour les maladies charbonneuses (Voy. CHARBON).

Avant d'enfouir les cadavres, on les arrose avec une substance antiseptique. Une vieille coutume consiste à saupoudrer la surface du cadavre d'une couche de chaux vive ; plus récemment, on a conseillé de mélanger à la terre des fosses de l'acide phénique, du chlorure de chaux, de l'acide sulfurique.

HYGIÈNE. — Dans les endroits dépourvus d'ateliers d'équarrissage, notamment dans les campagnes, l'enfouissement est le moyen le plus pratique et le plus économique de se débarrasser des cadavres. Mais l'enfouissement ne détruit pas les germes pathogènes, qui peuvent se répandre dans le sol et y vivre, et qui, entraînés par les eaux ou ramenés à la surface, constituent un danger permanent pour la propagation de certaines maladies contagieuses (Voy. CHARBON). De plus, les cadavres enfouis peuvent être déterrés et la viande vendue clandestinement.

ENGORGEMENT. — Voy. TUMÉFACTION.

ENGOUEMENT. — État d'un conduit qui ne peut expulser les matières qui l'obstruent, en y séjournant après s'y être amassées en trop grande quantité. — On dit les *bronches engouées* quand des mucosités obstruent leur cavité. — L'*engouement des poumons* est produit par un mélange d'air et de sérosité, qui remplit les cellules pulmonaires et les dernières ramifications des bronches. — On appelle aussi *engouement* la congestion pulmonaire, surtout quand elle est passive.

ENGRAISSEMENT (all. *Mästen* ; angl. *magnuring* ; it. *ingrassamento*). — Opération qui a pour but de faire augmenter, par un régime convenable, la quantité et la qualité de la viande et de la graisse, sur les animaux destinés à la consommation.

L'engraissement consiste essentiellement à placer les animaux dans des conditions telles, que la plus forte somme possible des substances nutritives contenues dans l'alimentation qu'ils reçoivent, ne soit pas consommée par le jeu régulier de leurs organes, mais s'accumule dans les tissus de ces organes. Les aliments azotés concourent principalement à la constitution moléculaire des tissus ; tandis que les aliments respiratoires, s'ils ne sont pas brûlés, concourent particulièrement au développement de la graisse. Il est évident que cette accumulation est d'autant plus facile et plus prompte, que, dans l'économie, la combustion est moins active, la respiration et la vie générale plus calmes ; le repos, l'inaction, une certaine quiétude sont donc des conditions essentielles de l'engraissement. Ces diverses conditions se trouvent réalisées pour les chats, les chiens d'appartement, les oiseaux de volière que leurs propriétaires engraissent sans le faire avec intention. Quels que soient les aliments choisis, la cuisson est un bon moyen de faciliter leur digestibilité.

La pratique de l'engraissement présente des particularités relatives aux espèces animales et aux conditions économiques. Les règles de l'engraissement du veau diffèrent de celles de l'engraissement de l'animal adulte, le bœuf ne s'engraisse pas aussi facilement que le porc, et enfin il y a des différences suivant les races, que, sous ce rapport, on a distinguées en *précoces* et en *tardives*. Il y a également des règles différentes, suivant les conditions économiques ; l'engraissement dans les pâturages, d'*embouche*, comme on dit, a des règles différentes de l'engraissement à l'étable ; et il y en a encore d'autres pour l'*engraissement mixte* (1).

Nous résumons ici les indications données par Sanson (2).

On donne le nom de *maniements* (Voy. ce mot) aux signes qui permettent de suivre les diverses phases de l'état d'engraissement. Les animaux *maigres* ou *durs* passent par trois périodes avant de devenir *gras* ou *tendres*. A la fin de la première période, ils sont dits en *bon état*. A la fin de la deuxième période, ils sont *demi-gras*, et la plupart des maniements sont visibles. A la fin de la troisième, ils sont *gras*. Tous les maniements sont bien développés. Lorsque l'animal est *fin gras*, ce qui correspond à l'engraissement pour les concours, tous les maniements se joignent et forment une couche de graisse sous la peau.

(1) Voy. Cornevin, *Zootechnie générale*.
(2) A. Sanson, *Traité de zootechnie*.

BÊTES BOVINES. — Dans la première période, la ration doit être établie de façon à ce que la *relation nutritive* (Voy. ce mot) soit d'abord $\frac{1}{4,5}$. Dans la seconde, elle passe à $\frac{1}{3,5}$, pour arriver à $\frac{1}{3}$ dans la troisième. Pour fixer les idées, nous donnons un exemple emprunté à la réalité (1).

1re période.

	Matière sèche.	Protéine.	Matières solubles dans l'éther.	Extractils non azotés.	Ligneux.
kil.	kil.	kil.	kil.	kil.	kil.
5,000 Foin..............	4,015	0,288	0,056	0,907	0,963
36,000 Betteraves........	12,240	0,440	0,036	3,378	1,221
5,000 Balles d'avoine....	3,428	0,137	0,051	0,966	1,165
2,500 Tourteau de colza.	2,125	0,601	0,291	0,516	0,335
1,750 Son de froment...	1,515	0,212	0,057	0,681	0,277
0,350 Graine de lin moulue..............	0,308	0,066	0,083	0,053	0,024
49,600	22,631	1,744	0,484	6,501	3,988

$$\text{Relation}: \frac{\text{MA } 1,744}{\text{MNA } 0,484 + 6,501} = \frac{1}{4,5}$$

2e période.

kil.	kil.	kil.	kil.	kil.	kil.
5,000 Foin de pré.......	4,015	0,288	0,056	0,907	0,963
33,000 Betteraves........	11,220	0,403	0,033	3,096	1,112
4,000 Balles d'avoine....	3,428	0,137	0,051	0,966	1,165
3,500 Tourteau de colza.	2,975	0,884	0,296	0,759	0,493
1,750 Son de froment...	1,515	0,212	0,057	0,681	0,277
0,430 Farine de lin.....	0,396	0,087	0,120	0,070	0,032
47,700	23,549	2,011	0,613	6,479	4,042

$$\text{Relation}: \frac{\text{MA } 2,011}{\text{MNA } 0,613 + 6,479} = \frac{1}{3,5}$$

3e période.

kil.	kil.	kil.	kil.	kil.	kil.
5,000 Foin de pré.......	4,015	0,288	0,056	0,907	0,963
25,000 Betteraves........	8,500	0,306	0,025	2,346	0,850
2,000 Balles d'avoine...	1,714	0,068	0,025	0,483	0,582
3,500 Tourteau de colza.	2,975	0,884	0,296	0,759	0,493
2,000 Son de froment...	1,732	0,242	0,065	0,779	0,316
0,450 Farine de lin.....	0,396	0,087	0,120	0,070	0,032
47,950	19,332	1,875	0,587	5,344	3,236

$$\text{Relation}: \frac{\text{MA } 1,875}{\text{MNA } 0,587 + 5,344} = \frac{1}{3}$$

Pour les *veaux*, les meilleurs, dits *veaux blancs*, sont des animaux anémiques, étiolés ; ils ne consomment que du lait pur ou du lait écrémé auquel on ajoute des soupes, faites avec la farine de lin ou de pois, de l'orge, du riz, du maïs, etc. Souvent on a constaté que 12 kilogrammes de bon lait donnent une augmentation de poids de 1 kilogramme.

BÊTES OVINES. — Voici maintenant des exemples de rations pour l'engraissement des *bêtes ovines adultes*.

(1) A. Sanson, *Expérience d'engraissement intensif* (*Journal de l'Agriculture*, t. III de 1874, p. 151).

Ration n° 1.

kil.		Substance sèche.	Protéine.	Matières solubles dans l'éther.	Extractifs non azotés.
		kil.	kil.	kil.	kil.
1,000	Pulpe de betterave pressée.	0,300	0,048	0,002	0,185
1,000	Pulpe non pressée	0,088	0,017	0,001	0,051
0,900	Paille de fèves	0,664	0,081	0,008	0,268
0,800	Paille de froment	0,685	0,016	0,012	0,241
0,120	Tourteau d'arachide	0,149	0,052	0,010	0,032
0,150	Fèves concassées	0,127	0,038	0,003	0,067
3,870		1,074	0,222	0,046	0,842

$$\text{Relation nutritive} = \frac{\text{MA } 222}{\text{MNA } 56 + 842} = \frac{1}{4}$$

Ration n° 2.

kil.		kil.	kil.	kil.	kil.
2,000	Pulpe pressée	0,666	0,036	0,004	0,370
0,500	Paille de froment	0,428	0,010	0,007	0,175
0,500	Foin de luzerne	0,418	0,072	0,014	0,128
0,250	Tourteau de croton	0,225	0,059	0,016	0,080
0,300	Son de froment	0,250	0,042	0,011	0,135
3,550		1,930	0,219	0,052	0,888

$$\text{Relation nutritive} = \frac{\text{MA } 219}{\text{MNA } 52 + 888} = \frac{1}{4,3}$$

Ration n° 3.

kil.		kil.	kil.	kil.	kil.
0,500	Foin de pré	0,400	0,029	0,005	0,090
3,600	Betteraves	1,224	0,014	0,004	0,238
0,400	Balles d'avoine	0,342	0,013	0,005	0,056
0,250	Tourteau de colza	0,212	0,060	0,020	0,051
0,175	Son de froment	0,151	0,021	0,006	0,068
4,925		2,329	0,167	0,147	0,643

$$\text{Relation nutritive} = \frac{\text{MA } 167}{\text{MNA } 40 + 643} = \frac{1}{4}$$

Ration n° 4.

kil.		kil.	kil.	kil.	kil.
0,500	Foin de pré	0,400	0,029	0,005	0,090
3,000	Marc de raisin	0,960	0,111	0,070	0,525
0,250	Tourteau de sésame	0,221	0,083	0,027	0,052
3,750		1,581	0,223	0,102	0,667

$$\text{Relation nutritive} = \frac{\text{MA } 223}{\text{MNA } 102 + 667} = \frac{1}{3,4}$$

La production des *agneaux gras*, très lucrative, du reste, n'est pratique que dans des conditions particulières.

PORCS. — Pour l'engraissement des *porcs*, des expériences nombreuses ont été faites en Allemagne. Voici les conclusions de Hiden.

1. L'effet d'un aliment est différent selon l'âge du porc.

2. Les pommes de terre *seules* ne sont point pour le porc un aliment approprié.

3. Les pommes de terre et le petit-lait agissent d'une manière plus favorable, mais les animaux montrent une faible appétence pour ce mélange.

4. Le petit-lait, aliment absolument suffisant dans le jeune âge, ne peut pas être regardé plus tard comme un aliment complet d'engraissement. En raison de sa teneur élevée en eau,

il en faut faire consommer des masses trop fortes pour atteindre la quantité de substance sèche nécessaire, ce qui occasionne des troubles digestifs.

5. Le mélange des pommes de terre, des grains et du petit-lait s'est montré très favorable à l'augmentation du poids corporel, surtout dans les derniers mois de l'engraissement.

6. Les pois, le maïs et l'orge, en mélange exactement proportionnel avec le petit-lait et les pommes de terre, conviennent au même degré.

7. Il est décidément fautif, au point de vue financier, d'engraisser les cochons trop longtemps et de se poser comme but un poids déterminé.

8. Chez les porcs de la grande variété du Yorkshire, le mieux est, financièrement, de terminer l'engraissement à l'âge de dix mois, et au plus de onze mois.

9. La race des porcs joue dans l'engraissement un rôle essentiel à l'égard de la mise en valeur des aliments. (Dans les recherches dont il s'agit, les grands yorkshires ont pris l'avantage sur les suffolks et les produits de croisement de ceux-ci avec eux.)

10. Il ne peut pas être question, chez les porcs, d'une relation nutritive déterminée dans le même sens que chez les bovidés, où sont établies des relations pour le jeune bétail, les vaches laitières et les bêtes à l'engrais. Il peut seulement être question de savoir en quelle relation les aliments principaux, comme les pois, l'orge, le maïs et autres, sont le mieux utilisés.

11. A l'égard de l'engraissement, quand les prix du marché ne sont pas extraordinaires pour les grains, il peut être commencé au mieux avec l'orge, donnée entière pendant les deux premières semaines, puis concassée jusqu'au cinquième mois. A partir du troisième mois, le maïs concassé prend la place de l'orge, en mélange avec le petit-lait, à raison de 5 litres par tête et par jour, jusqu'à la fin du septième mois. Le huitième mois, les pommes de terre interviennent dans la composition de la ration avec le petit-lait et l'un des grains sus-désignés. Avec les pommes de terre, le petit-lait et le maïs, la relation nutritive est = 1 : 5,6 ou 7,5; avec l'orge, elle est = 1 : 6 ou 8; avec les pois, au contraire, elle est = 1 : 2,4 ou 3,5. A prix égal du marché, l'orge a l'avantage sur le maïs.

Il a étudié aussi l'influence du petit-lait sur la digestibilité de l'aliment ingéré en même temps. Ses recherches sur ce sujet l'ont conduit aux conclusions suivantes :

1. Le petit-lait exerce sur la digestibilité des pois, du maïs, de l'orge et des pommes de terre une influence favorable.

2. Pour tous ces aliments, cette influence favorable porte sur la plus grande digestibilité de la protéine brute, et aussi des matières grasses, à l'exception des mélanges composés de pommes de terre, petit-lait et orge, de pommes de terre et petit-lait seulement. La digestibilité du ligneux et des éléments extractifs non azotés a été exhaussée par le petit-lait dans tous les cas, à l'exception du mélange de pois et petit-lait. La même influence favorable s'est montrée aussi dans tous les cas sur la digestibilité des éléments minéraux.

3. Il suit de là que le petit-lait doit avoir aussi influé favorablement sur la digestibilité de la somme des éléments nutritifs, c'est-à-dire sur la substance sèche totale de la ration, à l'exception du son de seigle.

4. Le petit-lait a exercé la plus faible influence sur la digestibilité du son de seigle. Cela montre une fois de plus que ce son n'est point un aliment approprié pour le porc.

Des pommes de terre ne sont, bien entendu, pas seules convenables pour servir d'adjuvant, dans la composition de la ration.

Elles peuvent être remplacées, suivant le prix, par les châtaignes, topinambours, etc.

PATHOLOGIE. — Les animaux à l'engraissement sont pléthoriques, et exposés aux congestions des intestins, des organes vasculaires et même des centres nerveux.

Chez les animaux en état d'engraissement, une maladie simplement inflammatoire se transforme facilement en maladie accompagnée d'altération du sang ; ils sont sujets aux indigestions.

Sous l'influence de l'engraissement, les différentes fonctions d'épuration ne se font plus normalement, et l'on constate, surtout sur les chiens d'appartement, des affections de la peau ; bien des maladies éruptives ne s'observent que sur les animaux gras. Les congestions pulmonaires ou cérébrales sont fréquentes sur les oiseaux de volière. — Sous l'influence de l'excès de graisse de l'économie, la matière adipeuse a une tendance à se déposer dans le foie, les poumons et les reins, à s'épancher dans les parenchymes, ainsi qu'on l'observe non seulement dans le foie de l'oie grasse, où il y a une véritable dégénérescence graisseuse de l'organe, mais même chez les herbivores. — Si l'animal engraissé est obligé de se mouvoir, il en résulte une grande fatigue musculaire, une myosite même, parce que les muscles ont, pour ainsi dire, perdu leur contractilité. — Enfin une maladie quelconque est moins bien supportée par l'animal gras que par l'animal maigre, elle se complique plus facilement, et l'animal dépérit plus rapidement ; d'où l'indication économique de ne pas traiter les animaux qui tombent malades durant la période d'engraissement, et de leur faire prendre, le plus tôt possible, le chemin de la boucherie.

ENGRAVÉE. — Voy. AGGRAVÉE.

ENKYSTEMENT. — Les corps venus du dehors dans l'épaisseur des tissus et qui ne peuvent être résorbés par l'économie, tels que les grains de plomb, les fragments de verre, etc., certains helminthes même (trichines), y restent souvent immobiles et sans danger, sauf quelquefois la gêne de certains mouvements. On les trouve alors entourés d'une couche de tissu cellulaire condensé qui s'est produite autour d'eux, couche épaisse, blanchâtre, plus ou moins dure ; c'est là ce qui constitue l'enkystement des corps étrangers. — Des caillots de fibrine, diverses sortes de tumeurs peuvent s'enkyster, soit par production nouvelle de tissu cellulaire autour d'eux, soit par compression, réduction en couche du tissu voisin, à mesure de l'augmentation du volume, soit plus rarement à l'aide des fausses membranes qu'a développées l'exsudation inflammatoire.

ENSELLÉ, ÉE (all. *satteltief* ; angl. *saddle-*

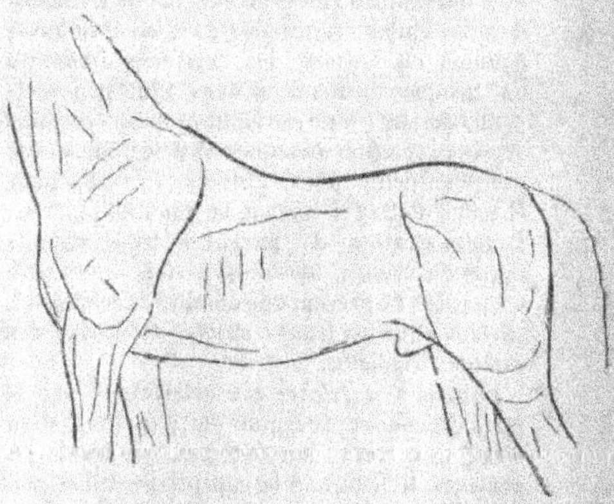

Fig. 576. — Dos ensellé.

backed ; it. *sellato*). — Se dit du cheval dont le dos et les reins présentent une concavité trop marquée, comme il arrive souvent chez les chevaux très vieux (fig. 576).

ENSELLURE. — En vétérinaire, état du cheval *ensellé*.

ENSEMBLE. — Un cheval a de l'*ensemble* lorsque ses proportions sont bonnes et régulières ; des allures, des mouvements ont de l'*ensemble*, lorsqu'ils sont réguliers et uniformes.

ENTAMER. — Commencer une allure. Dans toutes les allures où les pieds se meuvent isolément, c'est toujours un pied de devant qui entame.

ENTÉRITE (de ἔντερον, intestin ; all. *Darmentzündung* ; angl. *enteritis*). — Inflammation de la muqueuse du canal intestinal. Ce mot désigne indifféremment l'inflammation de l'intestin grêle et celle du gros intestin ; il est impossible, dans la pratique ordinaire, de distinguer le lieu d'élection de l'inflammation.

Nous allons successivement étudier l'*entérite aiguë*, *chronique*, *pseudo-membraneuse* et *diarrhéique*.

L'*entérite dysentérique*, affection spécifique propre aux bovidés, a été étudiée à l'article *Dysenterie*.

1° **Entérite aiguë.** — C'est l'inflammation aiguë de la muqueuse de l'intestin et surtout de l'intestin grêle.

ÉTIOLOGIE. — Elle reconnaît comme causes la mauvaise alimentation avec des fourrages avariés, trop durs et indigestes (surtout quand l'appareil dentaire est en mauvais état, ou chez les jeunes au moment de l'éruption des dents), avec des plantes riches en substances irritantes (tannin, huiles essentielles) ; les eaux impures données en boisson, les matières irritantes ou toxiques introduites dans l'intestin accidentellement ou contenues dans certains végétaux (plantes vénéneuses) déterminent une gastro-entérite dont l'intensité varie pour chacune d'elles et suivant la quantité ingérée ; l'administration de purgatifs trop violents (huile de croton, aloès) est parfois une cause d'entérite ; la présence de nombreux *helminthes*, surtout chez les jeunes sujets, détermine une *entérite vermineuse*.

L'entérite *a frigore* est déterminée par le refroidissement brusque ou par l'ingestion d'eau très froide surtout pendant les fortes chaleurs. Dieckerhoff la considère comme *rhumatismale* et base son opinion sur les complications fréquentes d'insuffisance valvulaire et d'œdème pulmonaire.

Il semble qu'il doit exister des causes prédisposantes pour certains sujets : c'est ainsi que l'anémie, toutes les maladies fébriles, en tarissant les sécrétions, le travail épuisant en diminuant la résistance des tissus, rendent l'intestin plus habitable pour les microbes et favorisent l'infection.

SYMPTOMATOLOGIE. — L'entérite légère s'accompagne d'une diminution de l'appétit, d'un peu de constipation et de quelques coliques ; elle passe souvent inaperçue. La forme grave s'accompagne d'une réaction fébrile (température : 39 à 40°), l'animal est triste, à bout de longe, le poil est terne et piqué, le ventre rétracté, le flanc cordé, les reins sont voussés et inflexibles, les muqueuses ont une teinte safranée, parfois ictérique, la bouche est pâteuse et exhale une mauvaise odeur, la langue est un peu noire ; l'appétit est capricieux ou nul, les boissons elles-mêmes sont refusées ; des coliques sourdes apparaissent après chaque ingestion d'aliments ; la constipation est opiniâtre, le malade expulse avec douleur quelques excréments petits, durs, recouverts de mucus ou même de fausses membranes jaunâtres.

Au bout d'un temps variable, environ quarante-huit heures, surtout si l'inflammation s'est étendue au gros intestin (*entéro-colite*), la constipation fait place à une diarrhée abondante ; en même temps les coliques diminuent ou disparaissent, les autres sécrétions diminuent et notamment l'urine devient épaisse et colorée.

La maladie évolue en dix à vingt jours ; elle se termine par la *résolution*, annoncée par le retour de l'appétit et de l'état normal des excréments, mais la convalescence est souvent longue ; par le passage à l'*état chronique*, et enfin par la *mort*, annoncée par la faiblesse des malades, une diarrhée profuse striée de sang, des coliques violentes, l'engorgement des membres.

Toutes les formes d'entérite ne présentent pas ce tableau symptomatique.

C'est ainsi que la *duodénite* se caractérise surtout par l'apparition de l'*ictère* et de coliques intermittentes assez violentes ; dans l'*entéro-colite*, l'inflammation s'est étendue au côlon, au cæcum, elle s'accompagne de diarrhée précédée de borborygmes et de coliques intermittentes légères ; parfois la dysenterie succède à la diarrhée ; elle indique des ulcérations de l'intestin.

L'*entérite adynamique* ou *entérite d'été*, attribuée à l'ingestion de fourrages altérés, semble s'accompagner d'une infection générale de l'organisme ; elle se caractérise par l'état de prostration du malade, son amaigrissement rapide, l'élévation de la température, la constipation suivie d'une diarrhée abondante, etc.; fréquemment l'animal meurt en cinq à huit jours.

Les *entérites toxiques* sont causées par un empoisonnement.

DIAGNOSTIC. — Facile en raison des symptômes. Dans la péritonite, il existe une grande sensibilité de l'abdomen et les muqueuses ne présentent pas de coloration spéciale.

PRONOSTIC. — Variable suivant l'intensité des symptômes et l'état du malade; en général peu grave; l'entérite aiguë peut se compliquer de *fourbure aiguë*.

ANATOMIE PATHOLOGIQUE. — Les lésions sont généralement localisées à l'intestin grêle. La muqueuse tuméfiée, rougeâtre, dépourvue de son épithélium, est recouverte d'un mucus épais d'un blanc jaunâtre; elle est parfois ramollie en certains points; le tissu conjonctif sous-muqueux est infiltré surtout au niveau des follicules clos et des plaques de Peyer dont quelques-unes présentent de nombreuses ulcérations; à leur niveau seulement la couche musculaire participe légèrement à l'inflammation; les ganglions mésentériques infiltrés ont pris une teinte rosée.

TRAITEMENT. — Il doit être surtout hygiénique; on mettra les animaux à une demi-diète et on ne leur donnera que des aliments de bonne qualité et de facile digestion: une poignée de bon foin ou mieux de vert, et des barbotages tièdes additionnés de sulfate de soude (100 à 200 gr.) et de bicarbonate de soude (20 à 30 gr.); de l'eau de graine de lin sera donnée en boisson; on pourra utiliser les lavements d'eau de graine de lin ou d'eau de son. Le malade sera placé dans une écurie chaude, bien couvert, et on lui fera un bon pansage. Pour les entérites légères, ces soins suffisent généralement.

Dans les cas graves, la saignée n'est pas toujours à recommander; la révulsion est indiquée à l'aide du sinapisme sous le ventre, des frictions sinapisées sur les membres; on instituera ensuite une médication de symptômes: contre la constipation, on ordonnera le sulfate de soude (100 à 200 gr.), le calomel (5 à 10 gr.), la crème de tartre (20 à 30 gr.), l'huile de ricin et l'huile d'olive (ā 500 gr.), des lavements tièdes émollients. On peut avoir recours aux injections de pilocarpine (15 centigr.).

Contre la diarrhée persistante, on utilise le calomel à petites doses (1 à 2 gr.), les narcotiques, l'opium sous forme d'extrait aqueux (8 à 15 gr.) ou de laudanum (20 à 30 gr.).

Trasbot préconise:

Camphre................ } ā 10 grammes.
Asa fœtida .... }
Jaunes d'œufs.............. nº 3.
Eau de riz................. 1 litre.
Faire boire en deux fois.

Les astringents sont peu employés (décoction d'écorce de chêne, cachou, etc.). Les injections d'atropine (3 à 10 centimètres cubes) peuvent être utiles. Le lait réussit bien.

Si l'animal est affaibli, on lui donnera du vin, des infusions aromatiques, du thé de foin, du lait, de la poudre de quinquina (20 à 50 gr.), de l'acétate d'ammoniaque, etc.

2º **Entérite chronique.** — ÉTIOLOGIE. — Elle débute d'emblée sous cette forme ou bien elle est une terminaison de l'entérite aiguë. Dans le premier cas, elle s'observe sur les animaux vieux dont l'appareil dentaire est en mauvais état, mal nourris avec des aliments trop durs ou altérés; la répartition irrégulière des repas, l'alimentation exclusive avec le son, les helminthes, les tumeurs, les calculs, la tuberculose intestinale, certaines médications longtemps prolongées (arsenic, calomel, digitale, etc.) déterminent l'entérite chronique.

Elle est parfois symptomatique d'affections anciennes du foie, du cœur (insuffisance valvulaire), du poumon (emphysème); elle est due à ce que l'état de réplétion permanent de la veine porte amène un état congestif permanent de la muqueuse intestinale et finalement son inflammation.

Enfin l'entérite aiguë tend à prendre la forme chronique lorsque le malade est soumis à une mauvaise hygiène, par exemple quand il est exposé à des refroidissements (Trasbot).

SYMPTOMATOLOGIE. — La maladie s'attaque presque toujours au gros intestin. Le début en est marqué par l'irrégularité de l'appétit, des coliques sourdes et intermittentes, un météorisme passager siégeant surtout à droite, du côté du cæcum, et enfin par une diarrhée persistante de caractères variables: tantôt glaireuse, muqueuse, contenant d'abondantes mucosités analogues à du jaune d'œuf, tantôt elle renferme des aliments à peine digérés, etc.

Cette forme diarrhéique s'observe surtout chez les *bovidés*. Chez le cheval, outre les symptômes décrits, on observe surtout de la constipation; les crottins sont petits, durs, secs, et coiffés d'un mucus blanchâtre ou de plaques membraneuses; à la constipation succède, de temps à autre, une diarrhée alimentaire albumineuse.

La marche de l'affection est très lente, il peut

y avoir des périodes de rémission, mais à la longue, et surtout sous l'influence d'un travail pénible ou de mauvais soins hygiéniques, la maladie finit par amener des troubles graves de la nutrition ; le malade maigrit, son poil se pique, son ventre se levrette et il finit par mourir dans le marasme.

DIAGNOSTIC. — Basé sur la constatation des troubles digestifs et sur la durée de l'affection. Les commémoratifs, l'exploration rectale, l'auscultation du cœur, du poumon renseigneront sur la cause.

PRONOSTIC. — Grave. Les chevaux ne peuvent être utilisés qu'à un service peu pénible, et, sous l'influence du moindre écart de régime, ils deviennent inutilisables.

ANATOMIE PATHOLOGIQUE. — Les lésions sont peu marquées. La muqueuse, pâle, décolorée, présente par places des taches rouges ou des traînées de couleur cendrée ; elle est recouverte d'un enduit visqueux ; en certains endroits, les villosités sont épaissies et lui donnent un aspect chagriné ; on rencontre fréquemment des ulcérations de la muqueuse. Les ganglions mésentériques sont hypertrophiés et infiltrés.

TRAITEMENT. — Donner des aliments de bonne qualité et de facile digestion, souvent et peu à la fois ; on donnera des mashes, de l'avoine cuite ou concassée, des grains cuits, des barbotages, du vert, surtout durant la période de constipation. On peut composer le repas du soir du cheval de la façon suivante :

Pommes de terre bouillies et broyées....................	2 litres.
Avoine cuite.................	1 litre.
Farine d'orge.................	1/2 —
Son........................	1/2 —
Sulfate de soude.............	50 grammes.

Mouiller légèrement avec de l'eau de graine de lin.

L'avoine et les grains secs, assez irritants, ne seront donnés qu'en faible quantité.

Si l'animal refuse toute alimentation, on le nourrira avec du lait et des lavements alimentaires.

On combattra la constipation avec les purgatifs salins à petites doses, les grains cuits, le vert, surtout en liberté. Contre la diarrhée, on utilisera les médicaments recommandés au traitement de la forme aiguë. D'après Cadéac, les fèves, le bouillon de fèves auraient raison des diarrhées les plus rebelles. On peut encore employer la naphtaline (10 gr.), le naphtol, le salol, l'acide phénique (10 à 15 gr. en bol), etc.

3° **Entérite pseudo-membraneuse, ou couenneuse, ou diphtérique, ou croupale**. — Elle est caractérisée par le rejet, avec les excréments, de fausses membranes rubanées ou tubulées qui se forment dans l'intestin grêle ou le côlon.

L'affection s'observe surtout chez les bovidés ; elle est rare chez le mouton et chez le chien, et exceptionnelle chez le cheval.

ÉTIOLOGIE. — Les causes sont inconnues ; Delafond l'attribuait à la pléthore, Lafosse aux fatigues, d'autres aux fourrages altérés, aux foins vasés, aux aliments irritants. La maladie survient quelquefois sans cause d'irritation apparente.

Il semble qu'elle soit de nature infectieuse ; les germes se propageraient par les aliments.

SYMPTOMATOLOGIE. — La maladie s'accompagne des symptômes de l'entérite et est généralement aiguë ; quelquefois cependant elle est chronique ; il y a des coliques, le ventre est sensible à la pression ; l'animal manque d'appétit, la constipation est opiniâtre. Ce n'est qu'au bout de quelques jours, de quelques semaines quelquefois, qu'on constate l'expulsion de fausses membranes plus ou moins longues, épaisses, assez résistantes ; le coagulum a généralement la forme d'un tube cylindrique, ayant les dimensions de l'intestin grêle, avec lequel il a souvent été confondu par le public ; ces coagulums sont constitués quelquefois d'une pièce, et ceux de plus d'un mètre de longueur ne sont pas rares ; on en a même vu qui avaient de 6 à 10 mètres, et un centimètre d'épaisseur ; souvent ils ne sont pas expulsés en une fois, et l'animal en rend pendant plusieurs jours ; des matières fécales liquides et très fétides sont expulsées en même temps. Cette expulsion s'accompagne d'épreintes et de violentes coliques ; elle est suivie d'amélioration dans l'état du malade.

Au bout de quelques jours, les matières reviennent peu à peu à leur consistance normale et l'appétit reparaît. — Certains malades restent faibles pendant longtemps.

Dans les cas bénins, on constate simplement la diminution de l'appétit, et le rejet de matières excrémentitielles ramollies, contenant des fausses membranes.

Dans une forme grave ou *adynamique*, assez rare d'ailleurs, l'animal est plongé dans un état de prostration extrême, il a de violentes coliques et l'expulsion des fausses membranes est suivie du rejet de matières sanguinolentes.

ANATOMIE PATHOLOGIQUE. — Les altérations portent surtout sur l'intestin grêle et le côlon.

La muqueuse est infiltrée, friable, pâle ou de teinte rouge vif, elle est recouverte de fausses membranes ; celles-ci se présentent tantôt en plaques, tantôt se moulent sur l'intestin et sont formées de plusieurs couches superposées ; elles sont constituées par de la fibrine et du mucus.

Diagnostic. — Ne peut se faire qu'au moment de l'expulsion des fausses membranes.

Pronostic. — Souvent peu grave : l'affection durant de quatre à huit jours.

Traitement. — Si les coliques sont violentes, on ordonne un sinapisme.

A l'intérieur, on utilise le sulfate de soude (300 à 500 gr.), l'huile de ricin (500 à 1000 gr.), la crème de tartre (30 à 100 gr.), le calomel (4 à 8 gr.), le sel de nitre (10 à 20 gr.).

On peut substituer l'iodure de potassium (10 à 20 gr.) au sulfate de soude, dès que la purgation est obtenue ; il s'oppose à la formation des fausses membranes. Les injections de pilocarpine (15 à 20 gr.) sont aussi utiles pour provoquer leur expulsion. Dans la forme adynamique, on ordonnera les excitants diffusibles, les toniques.

4º Entérite diarrhéique des jeunes animaux. — C'est une maladie infectieuse caractérisée par une diarrhée ou une dysenterie spéciale, suivie de l'affaiblissement rapide des forces et souvent de la mort.

Espèces affectées. — Elle s'observe sur tous les animaux à la mamelle : poulains, veaux, agneaux. Elle sévit surtout en été, sur les veaux ; elle est fréquente en certaines localités et en certaines étables. La plupart des veaux affectés succombent.

Étiologie. — *Causes prédisposantes.* — Mauvaises conditions hygiéniques, refroidissement, ingestion de laits altérés ou d'aliments avariés (poulains), insuffisance de l'alimentation ou nourriture trop intensive, etc. Les poulains sont atteints surtout au moment du sevrage ; les veaux le sont généralement durant les premiers jours qui suivent leur naissance.

Cause déterminante. — Doit être la pénétration dans l'organisme d'un agent virulent. Ce germe infectieux semble être déterminé pour le *veau* : c'est une bactérie de la variété du *Bacterium coli* qui vit dans l'intestin des bovidés adultes, dans les excréments, dans le fumier ; il peut ainsi souiller le mamelon de la mère et être ingéré par le nouveau-né en tétant ou en buvant le lait contaminé pendant la traite et recueilli dans des vases malpropres. Ce microbe existe normalement dans le tube digestif des veaux sains ; il ne devient pathogène que sous certaines conditions, chez les animaux prédis-

posés par les causes citées plus haut (refroidissement, mauvaise digestion, ingestion d'aliments avariés, etc.). Peut-être aussi ces causes agissent-elles en transformant les variétés inoffensives en formes pathogènes.

Le microbe pénètre dans les parois de l'intestin, passe dans le sang et envahit ensuite les parenchymes (1). Dans certains cas, il est probable qu'il y a infection de la plaie ombilicale, puis de l'organisme par des microbes de la litière.

Symptomatologie. — Les veaux et les agneaux sont tristes, abattus, se tiennent le dos voussé ou bien restent couchés ; ils font des efforts de vomissement. Les poulains passent subitement de la santé à un état de prostration extrême. Presque aussitôt la diarrhée apparaît, précédée d'un léger ballonnement et de coliques ; les matières rejetées sont liquides, visqueuses, de teinte jaune ou blanche, d'odeur fétide ; elles contiennent des gaz et des caillots de fibrine. L'abattement du malade est très accusé, la faiblesse est extrême, les battements du cœur sont tumultueux, le pouls est faible et vite, l'inappétence est complète. Au bout de quarante-huit à soixante heures, huit jours au plus, la mort survient. L'amélioration se produit vers le deuxième jour, seulement dans les formes atténuées.

Anatomie pathologique. — Le cadavre est très amaigri, la muqueuse de la caillette et de l'intestin grêle est infiltrée, rouge, parsemée d'ecchymoses, desquamée par places et ramollie, le rectum enflammé. Les ganglions mésentériques sont infiltrés et tuméfiés. Le foie et les reins sont congestionnés.

Diagnostic. — Basé sur la diarrhée qui survient aussitôt après la naissance ou le sevrage. Le caractère enzootique et l'affaiblissement des malades différencient l'affection de la diarrhée ordinaire produite par des causes banales.

Pronostic. — Très grave : 75 p. 100 des animaux atteints succombent.

Traitement. — *Prophylaxie.* — Avant le part, on isole de l'étable infectée les femelles pleines ; on lave la queue, le pis et les régions voisines, avec une solution de sublimé à 1 p. 1000 ou de créoline à 2 p. 100 ; on donne au nouveau-né du lait recueilli purement et contenu dans des vases propres ; on le place sur une litière fraîche, et surtout on fait des lotions antiseptiques de l'ombilic au moment de la naissance.

Curatif. — Il réussit rarement ; on a conseillé la crème de tartre (20 à 30 gr.), l'ipéca (1 à

(1) Nocard et Leclainche, *loc. cit.*

2 gr.), le laudanum, l'eau bouillie et la diète (Weber), les lavements d'eau goudronneuse (eau bouillante, 6 litres ; goudron de Norvège, 150 grammes) ; donner tiède un tiers de litre toutes les demi-heures.

On a essayé les purgatifs doux : sulfate de soude, crème de tartre, rhubarbe, etc., et les antiseptiques : salol, naphtol, créoline, etc.

5° **Entérite diarrhéique des veaux.** — Nocard vient d'étudier la *diarrhée blanche* des veaux en Irlande, où cette maladie est nommée *white scout.*

SYMPTOMATOLOGIE. — Elle apparaît peu après la naissance, elle se caractérise par une diarrhée blanche mousseuse, les malades dépérissent, ont le flanc creux, les reins voussés, les yeux enfoncés, le poil terne, le mufle est chaud et sec ; il y a des épreintes, la fièvre est forte, les malades tombent, restent étendus sur leurs excréments et meurent en trois à six jours.

Dans une forme plus lente, on note des arthrites multiples. — Enfin, la plupart de ceux qui paraissent guéris, meurent au bout de deux ou trois mois d'une affection pulmonaire, *lung disease.*

DIAGNOSTIC. — Il est assez facile.

PRONOSTIC. — Il est grave. La mortalité est de 50 p. 100 des naissances dans les fermes envahies.

ANATOMIE PATHOLOGIQUE. — Dans les cas rapides les lésions sont celles d'une septicémie hémorragique : congestion de tous les viscères, avec pétéchies et ecchymoses, injections de la plèvre, du péritoine, du péricarde. Congestion intense de l'intestin, surtout du côlon flottant, avec épaississement de la muqueuse et ulcération des glandes de Peyer, les ganglions mésentériques sont énormes, pleins de sérosité, pétéchies dans la vessie ; on a trouvé de l'albumine et du sucre dans l'urine, poumons engoués de sang. Dans les formes atténuées, les lésions sont moins prononcées.

Lésions articulaires. — Sérosité jaune et gélatineuse autour de l'articulation dont la séreuse est injectée et les anfractuosités sont distendues par une synovie abondante, épaisse et liquide, jaune ou rousse avec des flocons.

Lung disease. — Il y a des lésions de pleurites, le poumon bosselé est creusé de vacuoles pleines d'un pus épais, grumeleux, de couleur blanc sale. On trouve aussi l'hépatisation grise avec de petits foyers caséeux.

ÉTIOLOGIE. — D'après les recherches bactériologiques de Nocard, et ses essais d'inoculation, il semble bien prouvé que la maladie est due à l'envahissement de l'organisme par une *pasteurellose* qu'il a isolée et étudiée. Sur tous les malades, l'ombilic est volumineux, à parois indurées, avec un caillot ramolli et purulent, il y a des suffusions sanguines tout le long de l'ombilic et de l'ouraque. Par contre, l'injection dans la jugulaire de culture de cette pasteurellose reproduit exactement la maladie, sauf les lésions ombilicales.

Quant à la *lung disease*, elle paraît due à la purulence d'un autre microbe (analogue à celui de la pneumonie caséeuse du mouton) dans l'organisme des veaux guéris, mais affaiblis par l'action de cette pasteurellose.

TRAITEMENT. — Il ne peut être que *préventif.* Il faut recommander la propreté de la litière, au moment du part, et après la naissance, des lavages antiseptiques de solutions crésylées sur la région ombilicale, suivis de l'application de substances antiseptiques et protectrices comme le mélange de goudron et de crésyl.

6° **Entérite diarrhéique infectieuse chez le buffle en Cochinchine.** — C'est une maladie qui a sévi sur les buffles en 1900 et qui a été décrite par le vétérinaire militaire Viaud.

ÉTIOLOGIE. — Les causes principales résultent, selon toute apparence, de privations pendant la longue saison de sécheresse où il y a eu manque d'eau potable. Pendant la journée, le buffle aime à se mettre dans l'eau, et les mares n'en possédaient plus, les pâturages étaient complètement brûlés par le soleil. L'eau des rivières et des ruisseaux était saumâtre, fortement souillée ou corrompue par des substances en putréfaction.

La maladie n'est pas virulente, mais seulement épizootique et infectieuse.

SYMPTOMATOLOGIE. — Soif ardente, décubitus normal, quelquefois tête allongée sur le sol ; le malade se lève avec difficulté, marche nonchalante et vacillante.

Tête basse, regard abattu, œil clair, mais sans vivacité, conjonctive rouge-brique et sans pétéchies, mufle sec ou légèrement humide, pas de jetage ni de salivation, bouche pâteuse, langue sédimenteuse, oreilles froides. Peau parfois chaude et frissonnante, d'autres fois froide et toujours adhérente aux tissus sous-jacents ; flancs agités, respiration accélérée ; pouls petit, presque imperceptible.

Dans quelques cas, il y a complication de bronchite.

Diarrhée d'abord semi-liquide, verdâtre, puis liquide, brunâtre, et enfin quelques malades meurent par épuisement diarrhéique simple et d'autres par suite de diarrhée avec stries sanguines ou sanguinolentes qui entraîne toujours la mort.

Il y a peu de douleurs abdominales ; peu d'épreintes et de ténesme. Urine jaunâtre.

En résumé, les symptômes dominants sont : abattement général ; prostration considérable des forces ; diarrhée épuisante, devenant à la fin sanguinolente.

DIAGNOSTIC. — Il est facile. La confusion avec la peste bovine sera évitée par l'examen de la bouche.

PRONOSTIC. — Grave ; la mortalité est considérable : 60 p. 100.

ANATOMIE PATHOLOGIQUE. — Cadavre légèrement ballonné et amaigri, ouvertures naturelles à peine relâchées, taches violacées dans la région inguinale et aux mamelles, muscles décolorés, sang noir et liquide, capillaires gorgés de sang. Rien d'anormal dans la poitrine, cœur vide. Rumen, réseau, feuillet ne présentant rien à signaler ; leur muqueuse est noire et adhérente à la musculeuse. Beaucoup de larves d'œstres dans le rumen. Caillette très enflammée, pleine d'un liquide brun verdâtre, presque bilieux ; muqueuse rouge foncé et épaissie. Intestins, surtout le petit intestin et le rectum, enflammés dans toute leur étendue, avec quelques rares stries sanguines. Le foie est décoloré, et la vésicule biliaire est pleine d'un liquide brun noirâtre ou verdâtre. La rate, de volume normal, est de couleur blanche avec sa boue splénique un peu plus colorée et plus dense. Reins légèrement enflammés dans leur couche corticale et le bassinet. Vessie vide, un peu de rougeur de sa muqueuse. Les autres organes sont sains.

TRAITEMENT. — Pour la diarrhée simple et sanguinolente, *l'écorce de palétuvier* ; c'est la plante qui a le plus de tannin.

Pour donner l'appétit et favoriser la digestion, le *gingembre*. Pour l'urine, *l'hydrocotyle de Cochinchine*. Pour la toux, les *feuilles de bambou*, la canne à sucre, la réglisse, le miel, l'une ou l'autre de ces quatre substances. Pour l'état général, *l'impératoire*, les feuilles de *mélaleuque*, plante analogue à l'eucalyptus.

Pour la désinfection des parcs, grattage du sol, lavage à l'eau bouillante et ensuite lait de chaux ; même indication pour le bois.

Pendant quelques jours, fumigations de goudron, de feuilles et de bois de mélaleuque ou encore avec le bois odoriférant dont les Annamites se servent pour brûler dans leurs pagodes.

Comme régime : du son de *paddy*, en barbotages avec l'eau de riz, ou l'eau des fumigations des feuilles de mélaleuque et de l'herbe mouillée avec de l'eau salée.

7° **Entérite dysentérique.** — Voy. DYSENTERIE.

ENTÉROCÈLE. — Voy. HERNIE.

ENTÉROLITHE. — Voy. CALCUL.

ENTÉRORRAGIE. — Voy. HÉMORRAGIE INTESTINALE.

ENTÉROTOMIE (de ἔντερον, intestin, τομή, section ; all. *Darmstich*). — Division ou ponction des parois intestinales à l'effet d'évacuer les matières et surtout les gaz qui y sont retenus. Elle ne se fait guère que sur les solipèdes.

Les instruments nécessaires sont un bistouri convexe et un trocart (fig. 577) ; à la rigueur, un trocart suffit. Il n'est pas souvent nécessaire de faire lever un pied ni de placer un tord-nez à la lèvre supérieure du cheval.

TECHNIQUE. — Le lieu d'élection de l'opération, chez le cheval, est au creux du flanc droit. L'opérateur coupe les poils, puis se plaçant en face du flanc, hors de l'atteinte du membre postérieur correspondant, fait, à l'aide du bistouri, une étroite incision à la peau ; ensuite, tenant le trocart de la main gauche perpendiculairement à la surface du flanc, il en porte la pointe dans l'incision cutanée, puis, d'un coup sec donné avec la paume de la main droite sur le sommet de la tige, il fait

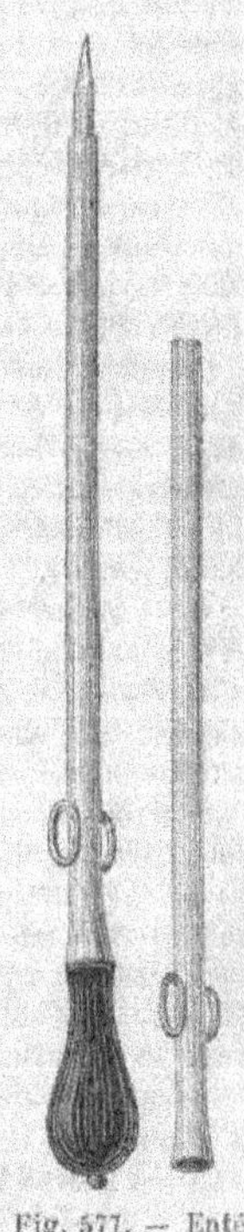

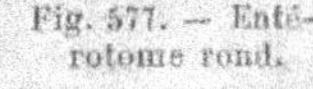

Fig. 577. — Entérotome rond.

pénétrer l'instrument dans le cæcum ; il maintient en place la canule de la main gauche, puis retire la tige avec la main droite. Si on veut opérer rapidement, il n'est pas nécessaire de faire une incision à la peau. On a proposé la ponction interne, faite au moyen d'un trocart fin introduit dans le rectum.

ENTÉROZOAIRE (de ἔντερον, intestin, et ζῶον, animal). — Helminthe ou larve vivant dans l'intestin des animaux.

ENTIER. — En terme de manège, *cheval entier*, celui qui refuse de tourner : il peut être entier à *une main* ou *aux deux mains*. — En terme de haras, c'est l'*étalon*.

ENTORSE (de *entortus*, tortu; all. *Verrenkung*; angl. *sprain*; it. *stortilatura*; esp. *torcedura*). — On désigne sous le nom d'*entorse* ou d'*effort*, les tiraillements plus ou moins violents qu'éprouvent les ligaments d'une articulation, sans qu'il en résulte des changements de rapports permanents des surfaces articulaires.

Entorse en général. — ÉTIOLOGIE. — Toutes les fois que les mouvements d'une articulation sont exagérés, c'est-à-dire que la limite physiologique de flexion, d'extension, d'abduction, d'adduction, etc., est dépassée, l'entorse se produit, par exemple lorsque l'animal fait des efforts énergiques pour dégager son pied engagé dans une ornière profonde, dans un entravon, sous la paroi d'une stalle; il en est de même lorsqu'il glisse sur un terrain couvert de neige, de verglas; lorsque, lancé à une allure rapide, l'appui d'un de ses membres se fait à faux, et dans ce cas les chances de l'accident seront plus grandes si le faux appui du membre sur le sol est précédé d'un saut, lorsqu'il tombe brusquement.

C'est un accident fréquent sur les chevaux ferrés mal d'aplomb, les ligaments sont tiraillés d'un seul côté de l'articulation, du côté surchargé. On l'observe sur les bœufs de trait et sur les chiens courants.

SYMPTOMATOLOGIE. — Les symptômes sont locaux et fonctionnels : quelques heures après l'accident, l'articulation lésée est le siège d'une tuméfaction œdémateuse, chaude, douloureuse, très sensible à la pression; à certaines articulations, des distensions synoviales peuvent survenir et constituer des mollettes, des vessigons. Ces symptômes objectifs peuvent être difficiles à reconnaître si la lésion siège dans une articulation profonde (hanche).

Le symptôme fonctionnel est dominant; il existe toujours: c'est l'impossibilité pour l'articulation malade de remplir son rôle physiologique. Pour une articulation vertébrale, l'animal est raide, se meut difficilement; pour une articulation des membres, une boiterie d'intensité variable apparaît : en général elle est très intense, l'animal peut à peine poser son membre sur le sol; il le meut avec peine, parfois en lui faisant exécuter un mouvement d'abduction, pour soulager les ligaments distendus.

Ces symptômes peuvent s'amender et l'entorse peut se terminer par la résolution, mais en général la gêne fonctionnelle persiste, et si l'accident n'est pas traité, l'entorse peut passer à l'état chronique.

ANATOMIE PATHOLOGIQUE. — Les altérations sont variables; au début, les surfaces articulaires sont déplacées, mais dès que la cause cesse, elles reviennent à leur position normale; dans les cas bénins, il y a seulement distension des ligaments et rupture de quelques fibres; souvent les ligaments et la synoviale sont déchirés partiellement; dans les cas graves, les ligaments funiculaires sont arrachés de leur surface d'implantation, en emportant des plaquettes osseuses; les tendons, les muscles peuvent être déplacés, les cartilages articulaires peuvent être écrasés, les abouts osseux fracturés, enfin une hémorragie abondante survient généralement.

DIAGNOSTIC. — On peut aisément différencier une entorse d'une luxation, d'une fracture; cependant si la fracture est intra-articulaire, le diagnostic est plus difficile.

PRONOSTIC. — Il est grave en général, car l'affection est sujette à récidive sur les chevaux utilisés au service de la selle, sur les chevaux de course comme sur les chevaux et bœufs de trait; elle arrête longtemps leur travail qui ne doit être repris, après guérison, qu'avec beaucoup de précautions.

TRAITEMENT. — Au début, il faut atténuer les symptômes inflammatoires par les bains prolongés, l'irrigation continue, ou bien par les pansements humides: étoupades épaisses placées sur l'articulation, maintenues en place par une bande, et arrosées, toutes les deux heures, d'eau blanche tiède.

Ce pansement a l'immense avantage d'immobiliser l'articulation malade. Dans les cas bénins, il suffit généralement; on favorise ensuite la résorption des exsudats épanchés par le massage exécuté avec la main enduite de vaseline, dans le sens du courant veineux, ou bien par la compression modérée exercée à l'aide d'une bande élastique.

Si ces moyens ne suffisent pas, on a recours aux frictions vésicantes de pommade rouge, onguent Méré, vésicatoire mercuriel, etc., ou bien aux injections sous-cutanées d'essence de térébenthine. Enfin après un temps variable, lorsque des lésions persistantes apparaissent (indurations ligamenteuses ou périostose), on a recours à la cautérisation. Les *sétons*, si employés autrefois, sont aujourd'hui délaissés.

Dans tous les cas, au début surtout, il faudra immobiliser les animaux; dès que les symptômes aigus sont passés, il est nécessaire de les promener au pas.

Dans la thérapeutique des entorses des chevaux de selle, comme dans celle des efforts de tendons, il faut se rappeler que le temps, mieux encore que les frictions vésicantes et la cautérisation, est le meilleur agent qui facilite la réparation des fibres déchirées, favorise la résorption des exsudats et amène la guérison.

Entorses en particulier. — *Entorse scapulo-humérale ou écart d'épaule. —* Étiologie. — Elle a bien moins d'importance de nos jours qu'autrefois, où on attribuait à l'écart d'épaule la plupart des claudications des membres antérieurs ; mais les propriétaires attribuent toujours à une glissade et à un écart consécutifs les boiteries des membres antérieurs de leurs chevaux. Il ne faut pas nier l'existence de l'entorse scapulo-humérale ; elle existe et il n'est pas très rare de la rencontrer sur les chevaux de cavalerie légère, chez lesquels les mouvements sont si prompts.

Symptomatologie. — L'écart d'épaule se reconnaît par une boiterie à caractères particuliers : le membre se porte en avant en exécutant un mouvement d'abduction ; le pied rase le sol, l'épaule et le bras se déplacent tout d'une pièce. La boiterie, intense sur un sol mou, est moins accusée sur un terrain dur. Parfois on peut observer de la sensibilité à la palpation de l'articulation. Si on tire le membre malade en avant, en dehors ou en arrière, l'animal exprime de la douleur.

Anatomie pathologique. — Les lésions sont variables, en général ce sont les muscles de l'épaule et leurs tendons faisant l'office de ligaments qui sont altérés.

Traitement. — Il consiste en l'immobilisation du sujet et en applications vésicantes sur la région : teinture de cantharides, pommade au biiodure de mercure, etc. ; l'irrigation continue est peu employée. Contre les écarts existant depuis longtemps on a conseillé les sétons, il est préférable de recourir à la cautérisation en raies ou en pointes, sous-cutanée, ou bien aux injections sous-cutanées d'essence de térébenthine, quatre injections espacées, de un gramme chacune.

Entorse coxo-fémorale. — Allonge. — Étiologie. — Elle est très rare ; elle survient parfois à la suite de glissades, de chutes. Ses symptômes sont extrêmement vagues : les signes locaux manquent ; quant à la boiterie particulière, le mouvement de *faucher*, c'est-à-dire l'attitude du membre en marche porté dans l'abduction, elle est commune à diverses lésions ; les commémoratifs et l'examen négatif des autres régions du membre boiteux peuvent seuls faire supposer l'existence de l'allonge.

Traitement. — Il ne diffère pas de celui de l'écart d'épaule.

Entorses du genou et du jarret. — Les données exposées dans l'étiologie, la symptomatologie et le traitement des entorses en général peuvent s'appliquer aux efforts articulaires du genou et du jarret. Nous ajouterons que l'entorse du jarret s'observe fréquemment à la suite d'un saut violent, du cabrer, et qu'elle s'accompagne généralement de vessigons aigus, de jarde, d'éparvin.

Entorse du boulet. — Mémarchure. — Étiologie. — C'est de beaucoup la plus fréquente. Elle s'observe sur les chevaux ayant des défauts d'aplomb : bouletés, panards, cagneux ; elle est le résultat de glissades, d'un faux appui du pied, et dans ces cas la lésion sera d'autant plus grave que le cheval sera lancé à une vitesse plus grande ; elle apparaît sur des animaux faisant des efforts violents pour dégager leur pied pris dans un obstacle.

Elle est surtout fréquente chez les animaux faisant des efforts excessifs et répétés de la locomotion à ses différentes allures (chevaux de courses), travaillant sur des terrains trop durs ou trop mous ou irréguliers ; son mécanisme de formation est alors identique à celui de la nerf-férure (Voy. Tendons).

Symptomatologie. — Les symptômes locaux consistent en une tuméfaction œdémateuse, chaude, douloureuse et sensible ; au bout de vingt-quatre heures souvent les synoviales tendineuses et articulaires enflammées font saillie en leurs points faibles et constituent des molettes aiguës ; la boiterie est intense, souvent le pied pose à peine à terre ; au repos le membre est agité de lancinations et est tenu en avant de sa ligne d'aplomb. Il peut survenir, surtout chez les chevaux de sang, une réaction fébrile assez intense.

Ces symptômes s'amendent et peuvent se terminer par la résolution ; rarement la suppuration survient ; le plus généralement, la tuméfaction et la boiterie persistent et l'entorse prend la forme chronique. On peut voir survenir une forte induration du boulet, des molettes, des exostoses et la bouleture.

Traitement. — C'est celui des entorses en général, et c'est surtout à cette entorse en particulier que s'appliquent les considérations générales que nous avons indiquées.

Entorses phalangiennes. — Étiologie. — Elles sont fréquentes sur les chevaux marchant à une allure vive, les chevaux de courses par exemple ; elles résultent en général de ce que pendant le galop le pied a porté à faux, dans un trou, sur une pierre, une aspérité du sol ; c'est pour éviter ces accidents ainsi que l'entorse du boulet, que les pistes de nos hippodromes sont si soigneusement ratissées et le moindre trou comblé. Elle est fréquente sur les bœufs de trait, d'herbage, ou les vaches marchant sur un sol irrégulier.

Symptomatologie. — Il faut un examen attentif, lorsque les lésions sont peu accusées : la tuméfaction est nulle, la chaleur à peine sensible, surtout après l'accident, mais la torsion fait naître de la douleur. La boiterie, toujours appréciable, est parfois intense et pas toujours en rapport avec l'étendue des lésions.

Anatomie pathologique. — Les altérations portent généralement sur l'un des grands ligaments latéraux qui unissent les articulations. Il n'est pas rare de voir survenir une exostose comme complication ultime.

Traitement. — Il ne comporte d'autre indication spéciale que celle d'immobiliser la jointure ; dès que les symptômes aigus se sont dissipés, on peut avantageusement remplacer le pansement humide par un pansement plâtré. Si la boiterie persiste après la cautérisation, on peut recourir à la névrotomie.

Chez les bœufs de travail on observe quelquefois une entorse du pied, lorsque celui-ci porte à faux sur une pierre ; un des onglons peut être fortement rejeté en dehors ; c'est une lésion souvent peu grave et guérissant par les réfrigérants ou les vésicants et l'immobilisation.

Entorse cervicale. — Étiologie. — On l'a observée parfois chez le cheval et chez le bœuf. Son mécanisme de production est simple : l'animal se gratte la nuque avec un pied postérieur ou se mord le paturon, perd l'équilibre, chancelle et tombe, la tête prise sous le corps. Cependant Goubaux n'a pu réussir à déterminer expérimentalement l'entorse cervicale dans ces conditions ; aussi prétendait-il que l'animal devait tomber sur le côté convexe de l'encolure.

Symptomatologie. — Lorsqu'on relève l'animal, on constate que l'encolure est fortement déviée généralement en son milieu ; parfois la tête touche l'épaule.

Anatomie pathologique. — Les lésions sont très variables : dans certains cas on ne trouve à l'autopsie que des déchirures partielles et des hémorragies capillaires des muscles du cou ;

dans d'autres plus graves, les cartilages d'encroûtement sont meurtris, broyés, les ligaments et la synoviale déchirés, ou bien les apophyses articulaires sont fracturées.

Traitement. — Dans les cas bénins, il suffit d'avoir recours aux irrigations froides, aux émollients ; la guérison survient généralement seule. — Mais si la lésion est grave et date de quelques jours, il faut avoir recours d'abord à la *réduction*, puis à la *contention*.

Pour réduire la déviation, on peut placer l'animal contre un mur, le côté concave de l'encolure placé le long de ce mur, et exécuter des pressions vigoureuses sur le côté convexe. Par suite de la douleur très grande, les sujets se débattent généralement beaucoup ; aussi est-il préférable de coucher le malade et, si possible, de l'anesthésier. En couchant l'animal du côté de la concavité de l'encolure, on n'aura qu'à exercer des pressions sur celle-ci ; si on le couche du côté de la convexité, on place un billot de bois sous l'encolure et on agit sur la tête ; en général un craquement indique que la réduction est obtenue. Il faut ensuite maintenir l'encolure en position normale, sans quoi l'accident se reproduit. Pour ce faire, un grand nombre de bandages ont été préconisés ; le plus simple et le plus pratique est celui de Lafosse perfectionné par Nocard ; il consiste à appliquer un surfaix muni de deux anneaux du côté de la convexité de l'encolure et à fixer un anneau à la têtière d'un fort licol bien ajusté : un tube de caoutchouc de fort calibre, ou à son défaut une corde, passe quatre ou cinq fois dans les anneaux du surfaix et du licol ; chaque jour on tend davantage le lien. Au bout de dix à quinze jours on peut enlever l'appareil. Si la lésion est grave et ancienne, elle est incurable.

ENTRAÎNEMENT (angl. *to train*, dresser). — C'est l'ensemble des moyens hygiéniques ayant pour but de rendre un animal capable d'exécuter le mieux possible un certain travail. Généralement ce mot est employé pour désigner la préparation des chevaux en vue des courses. Mais on entraîne les chevaux et les chiens en vue des chasses à courre. Les chasseurs au chien d'arrêt savent qu'il faut habituer leurs chiens à la marche avant l'ouverture de la chasse. Tout le monde reconnaît que les animaux de trait, bœufs ou chevaux, que les chevaux d'attelage ne peuvent faire un travail sérieux, s'ils sont au repos depuis longtemps. Les Arabes préparent leurs chevaux et leurs dromadaires avant de parcourir de grands trajets. Les marches militaires sont un entraînement pour les chevaux de cavalerie et d'artillerie avant la période des manœuvres.

La chose principale, dans cette préparation, est évidemment une succession méthodique et graduée d'exercices musculaires. Il est évidemment préférable de les emprunter au genre de travail auquel est destiné l'animal en préparation, d'abord parce que par habitude il exécutera mieux ce travail, mais aussi parce que ce travail exige un plus grand développement de certains muscles et la répétition fréquente de certains mouvements. Ce n'est pas uniquement avec le travail de la charrue que l'on pourra donner la force nécessaire au dos et aux jarrets d'un limonier; le résultat sera meilleur si, après avoir obtenu le développement général du corps par le travail de la charrue ou de la herse, on utilise ensuite l'animal pour traîner au limon des charges de plus en plus lourdes sur un parcours de plus en plus long. De même, si l'on fait sauter les chevaux de chasse ou de courses d'obstacles déjà bien dressés, et dont l'éducation au point de vue du saut est parfaite, c'est que les muscles qui fatiguent au moment du saut ne sont pas les mêmes que pour le galop simple, et que si ces muscles ne sont pas suffisamment habitués à la fatigue, le cheval, malgré son habileté, ne sera pas capable de sauter plusieurs obstacles de suite le jour où on le lui demandera. Les autres moyens dont nous n'avons pas parlé, considérés habituellement comme d'ordre secondaire, ont en réalité, eux aussi, une grande importance. Il faut une grande régularité dans les heures des repas, du travail et du repos, les aliments doivent être de bonne qualité, sans être trop volumineux; le pansage doit être fait avec soin, la litière doit être abondante, l'écurie saine, etc. On comprend en effet que l'animal, sans devenir trop lourd, doit être nourri en raison du travail qu'on lui demande, qu'il doit être laissé dans le calme le plus complet pour bien se reposer et bien assimiler sa ration.

Il résulte de ceci que tous les animaux qui ont été entraînés en vue d'une destination analogue doivent présenter des points de ressemblance, quelle que soit leur race. C'est là une vérité bien connue pour ceux entraînés en vue de la production du lait ou de la viande. Les belles vaches laitières de toutes races se ressemblent beaucoup. Les bœufs, les moutons, les porcs bien engraissés ont la même conformation, et présentent la même silhouette.

Pour les animaux auxquels on demande des efforts musculaires, la ressemblance est moins admise. Elle existe cependant aussi d'une façon bien marquée, si l'on veut négliger des choses accessoires comme l'épaisseur de la peau et des poils, et surtout tenir compte de l'âge. Sur les individus jeunes, il semble que le travail développe surtout la longueur des os et des muscles; sur les adultes au contraire, les muscles augmentent de volume en largeur et en épaisseur. C'est une chose bien connue pour l'homme; tout le monde peut le constater dans les cirques : les artistes âgés de moins de vingt ans qu'on y voit paraissent sveltes et élancés, et leur système musculaire ne semble pas suffisamment développé pour les preuves de force qu'ils donnent. Ils sont en réalité plutôt agiles que forts.

Tous les animaux habitués au travail ont le système musculaire bien développé : les masses musculaires des reins, du cou, de l'épaule, de la croupe, etc., sont fermes et dures; chaque muscle se dessine sous la peau. C'est pour cela que trop souvent on se figure qu'un animal entraîné est maigre. C'est là une erreur. Lorsque l'on fait l'autopsie d'un cheval de courses bien entraîné, et mort ou abattu à la suite d'un accident, on trouve toujours une certaine proportion de graisse. La poitrine est ample, le ventre peu volumineux; les membres sont secs, les tendons se dessinant bien. La peau est souple, les battements du cœur et le pouls sont amples et forts, la respiration est lente et régulière. Après le travail, elle doit revenir rapidement à son rythme normal, et le corps ne doit pas être en sueur. L'expression de l'œil est vive, les mouvements sont rapides. C'est qu'en effet le travail développe beaucoup le système nerveux, qui est bien plus excitable sur l'animal entraîné pour la marche ou la course que sur celui entraîné pour la production de la viande ou du lait. Si l'on veut regarder avec attention, on constate que le chien courant ressemble beaucoup, à ce point de vue, au cheval de courses, qu'il y a aussi et beaucoup de ressemblance entre ce dernier et les chevaux de gros trait, utilisés par exemple pour le transport des gros blocs de pierre dans les grandes villes.

Il y a cependant des différences autres que celles tenant à l'âge et à la race : elles proviennent de la différence du but cherché, qui amène forcément une différence dans le mode de travail ou d'entraînement suivi. Ce que l'on demande aux chevaux de trait, d'attelage, de chasse ou de cavalerie, qui sont des animaux adultes, ce sont des longs parcours tous les jours, ou à peu près. Or les longs parcours ne sont pas compatibles avec la vitesse. On ne peu pas demander plus de 10 à 12 kilomètres à l'heure à des animaux faisant 100 kilomètres. Les chevaux dits de courses sont jeunes, et précisément les individus jeunes sont incapables de produire un effort long et soutenu, parce que chez eux la production de l'acide carbonique pendant la respiration est, même au repos, plus grande que chez les adultes : on ne peut leur demander qu'un effort de vitesse sur un petit parcours. Mais on ne se contente pas de leur demander un effort moyen répété plus ou moins souvent. Ce que l'on veut connaître, c'est l'effort maximum qu'ils peuvent donner. Ceci demande une préparation spéciale, rendue plus difficile par ce fait que cet effort sera demandé au cheval au jour fixé à l'avance. Celui qui prépare le cheval n'est pas libre d'avancer ou de reculer le jour de l'épreuve. Malgré les chances d'accident, d'indisposition, les mauvaises conditions hygiéniques (pluie ou excès de chaleur), c'est au jour fixé qu'il faut que le cheval soit capable de donner la mesure de tout ce dont il est capable.

La première particularité à signaler dans l'entraînement des jeunes chevaux en vue des courses, c'est l'utilité, et parfois la nécessité, des purgations et des *suées*. On pourrait les débarrasser de leur graisse inutile par un travail plus long et plus sévère que leurs membres ne pourraient pas supporter, c'est ce qui explique l'importance des purgations et des suées.

Entraînement pour les longs parcours. — Les chevaux débuteront par des marches de 20 kilomètres d'une seule traite (en supposant qu'ils soient habitués déjà à faire un service ordinaire), à l'allure du pas et du trot. A la fin de la première semaine, on pourra faire des temps de trot de 7 kilomètres coupés par des alternatives de pas; on augmentera peu à peu en faisant deux parcours de 20 kilomètres : un le matin, l'autre le soir, tous les deux jours ; vers la quatrième semaine on pourra essayer une fois un trot de 20 kilomètres, et vers la cinquième semaine le parcours de 40 kilomètres sera fait sans repos. Le cheval mangeant 12 à 15 litres d'avoine par jour et un peu de foin sera alors capable de faire une étape de 200 kilomètres.

S'il s'agit de demander à un cheval 100 kilomètres par jour pendant dix et quinze jours de suite, il faudra le préparer de la manière suivante :

1er jour....................	25 kilomètres.
2e —	30 —
3e —	35 —
4e jour....................	40 kilomètres.
5e —	45 —
6e —	50 —
7e —	10 —

Le huitième jour on peut faire le matin une étape de 50 kilomètres en sept heures, donner un repos d'une heure pour laisser le cheval boire et manger, et refaire une seconde étape de 50 kilomètres; ce qui fait 100 kilomètres en quinze heures : il reste neuf heures pour le repos de la nuit et les autres repas. On peut alors recommencer tous les jours.

Du moment qu'il s'agit de chevaux montés, le cavalier doit lui aussi être entraîné, c'est-à-dire, en dehors de son habileté de cavalier, pouvoir rester à cheval le temps voulu sans souffrir. Le cavalier fatigué se tient mal à cheval et fatigue sa monture. Dans le trot, il faut préférer le trot enlevé (dit *à l'anglaise*), dont le choc fatigue moins les reins du cheval que le trot assis; mais le cavalier suivant les mouvements du cheval et opérant en deux temps, ce sont toujours la même épaule et le même jarret qui reçoivent chaque fois le poids du cavalier. Il est donc préférable de s'habituer à s'enlever tantôt en même temps que l'épaule droite du cheval, tantôt en même temps que la gauche.

Entraînement pour les courses au galop. — Courses plates. — Dans la période préparatoire, les jeunes animaux font de longues promenades au pas coupées par des temps de trot, et parfois même de galop lent. Il s'agit d'habituer le cheval au travail, d'augmenter son appétit en même temps que de développer le cœur et les poumons.

Au bout d'un temps variable, on fait, au milieu de la promenade, de petits temps de galop, dont la longueur et la vitesse se déterminent par l'état de la respiration constaté lorsque l'on fait cesser le galop. Toute la science de l'entraîneur consiste à ménager la progression de ces temps de galop, à les rendre plus rapides et plus longs à mesure que la respiration s'y habitue et n'en paraît pas gênée. C'est très simple à dire, mais en réalité c'est très compliqué dans la pratique : même parmi les chevaux de même âge, il n'y en a pas deux qui puissent faire le même travail d'entraînement.

Courses d'obstacles. — Les chevaux étant à peu près adultes, le travail est plus facile. Une fois leur éducation de sauteur terminée, on les entraîne comme les chevaux de courses plates, mais avec un peu moins de vitesse et sur un plus long parcours, et on se contente de les faire sauter une fois par semaine, mais en galopant lentement.

Courses au trot. — Les règles sont les mêmes que pour les courses plates. Montés ou attelés, les chevaux font par jour 15 à 20 kilomètres au pas et au petit trot, pendant la période préparatoire, puis vers la quatrième semaine, après un peu de pas, on fait un petit trot de 7 à 8 kilomètres, on laisse boire un peu le cheval et on lui demande 400 mètres avec vitesse. On augmente progressivement la durée de ce trot rapide.

Soins après le travail. — Ils consistent chaque jour en un pansage méthodique accompagné de *massage*, destiné à faciliter la nutrition en général et le développement des muscles. Les membres sont lavés, entourés de bandes sèches ou mouillées. Si l'exercice a déterminé la suée, le cheval est séché avec beaucoup de soin.

Inconvénients de l'entraînement. — Ce sont évidemment ceux du travail excessif. Si les exercices ne sont pas suffisamment gradués, on observe des lésions des membres, avec boiterie, ou bien on peut voir les symptômes du *cœur forcé*, ou bien simplement la fatigue générale avec perte de l'appétit ; parfois elle s'accompagne de polyurie avec dépérissement général. Les soins hygiéniques sont donnés assez régulièrement pour que les affections respiratoires ou intestinales soient relativement rares. L'habitude de donner une fois par semaine un repas d'aliments cuits et rafraîchissants présente un certain inconvénient : si la ration est donnée trop chaude et trop volumineuse, elle détermine une indigestion stomacale parfois très forte.

ENTRAVES. — Voy. Contention (Moyens de).

ENTRE-FESSES (le *cordon*, la *braie*, l'*entre-deux*, l'*entre-fesson*). — Maniement impair, particulier à la vache. Il est situé entre les fesses et immédiatement en arrière du pis. Son éloignement de la vulve, indiqué par Bardonnet des Martels d'une manière absolue, varie suivant la taille de l'animal et le développement de l'amas graisseux qui peut remonter plus ou moins haut entre les fesses. Cet amas graisseux a la forme d'une masse oblongue, placée transversalement de la face interne d'une cuisse à celle du côté opposé. Il est plus épais en avant, où il repose sur la partie postérieure du pis, qu'en arrière, où il semble disparaître en se confondant avec le tissu cellulaire plus ou moins graisseux qui s'étend jusqu'à la commissure inférieure de la vulve. A la base de ce

maniement et de chaque côté, se trouvent de gros ganglions lymphatiques, puis l'artère et la veine mammaires.

ENTRE-TAILLER (S'), **ENTRE-COUPER** (S') (all. *sich streifen* ; esp. *rozarse*). — Se dit d'un cheval qui se frappe les membres en marchant.

ENTROPION. — Renversement de la paupière en dedans, le bord des paupières est tourné vers l'œil. Il est produit par certaines ophtalmies avec photophobie et sécrétion de larmes ; par des tumeurs développées sur les paupières, des cicatrices à leur face interne. L'entropion survient après des pertes de substance de la conjonctive, à la suite d'ulcération, de l'extirpation d'une tumeur avec la muqueuse adhérente, après les coups de dents portés sur le bord de la paupière supérieure et à la face interne. Leblanc et Hurtrel d'Arboval citent quelques légères déviations à la suite de la gale, de la clavelée, des dartres. — On a signalé un entropion spasmodique et non permanent. — L'entropion, permanent ou non, est une cause d'ophtalmie, par suite de l'irritation continue exercée par les cils ; il y a larmoiement, sécrétion muqueuse abondante ; souvent la kératite devient ulcéreuse, et il peut survenir une perte de la vision, ou la sécheresse de l'œil, le xéroma. L'entropion entraîne l'induration, la rétraction et la torsion du tarse, le raccourcissement consécutif des fibres musculaires de l'orbiculaire. La conjonctive elle-même est rétractée ; les cils sont parfois altérés ; leur direction et leur structure changées.

Traitement. — On n'a plus recours à la cautérisation de la paupière. On peut provoquer la mortification d'un lambeau de peau, en faisant à celle-ci un pli parallèle au bord libre de la paupière et en suturant ce pli à la base.

Le procédé de choix consiste à exciser un lambeau de peau un peu en bas et en arrière de la paupière déviée ; on doit proportionner la largeur de ce lambeau au degré de l'entropion, car c'est la cicatrice de la plaie faite qui redressera la paupière. Le sujet est couché et la tête solidement maintenue par un aide ; avec des pinces ordinaires, à dents de souris, on saisit la peau près de son bord libre ; on fait ainsi un pli parallèle à ce bord et on en coupe la base avec des ciseaux. Une suture réunit les deux lèvres de la plaie. Parfois il est avantageux de pratiquer deux excisions semblables, l'une près de l'angle interne, l'autre près de l'angle externe de l'œil ; il est évident que l'étendue de chaque lambeau cutané excisé doit être moins grande que si l'on ne fait qu'une seule excision. On complète l'opération par quelques lavages antiseptiques (fig. 578).

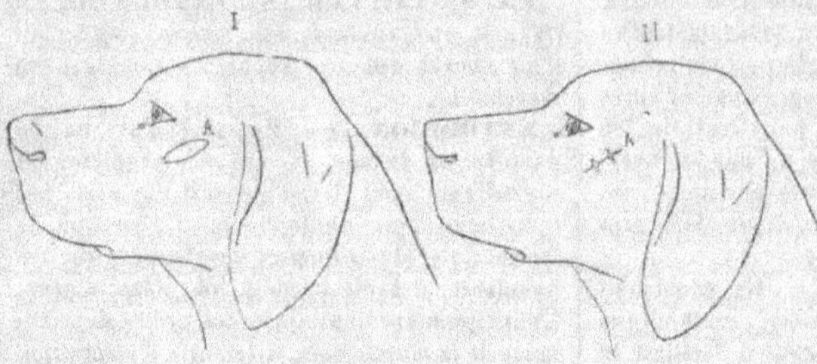

Fig. 578. — Opération de l'entropion (d'après Mégnin).

Nous avons réussi souvent en sectionnant le muscle orbiculaire dont la contraction est la cause de l'entropion. Il faut pour cela renverser la paupière et sectionner le muscle sans toucher au cartilage tarse.

ENVELOPPEMENTS. — C'est un procédé de réfrigération hydrique. Il consiste à envelopper bien exactement tout ou partie du corps au moyen d'un linge trempé dans l'eau froide et se moulant exactement sur la peau.

Sur les animaux, l'enveloppement généralisé est à peu près inconnu, mais on utilise souvent les enveloppements *partiels*.

Ceux du *tronc* se pratiquent au moyen de draps mouillés ou de sachets contenant de la sciure ou du son avec de la glace (Brun) qui s'appliquent exactement sur tout ou partie du corps. Durée : deux heures.

Effet produit : 1° réfrigération périphérique courte ; 2° réaction intense ; 3° abaissement de la température centrale. Cette réfrigération est très employée en Allemagne dans le traitement des affections typhoïdes du cheval. Quelques essais heureux ont été faits en France (Weber).

Ceux des *membres* se font au moyen de bandes de toile trempées dans l'eau froide, ou additionnée d'astringents ; ils sont d'un usage constant contre les efforts tendineux et articulaires.

ENZOOTIE (de ἐν, dans, ζῶον, animal ; all. *Enzootie, Ortseuche*). — On désigne ainsi toute maladie régnante, propre à certaines localités ou contrées, et due à des causes locales.

ÉTIOLOGIE. — Les enzooties sont rarement dues à une cause unique, elles résultent d'un certain concours de circonstances, ce qui fait qu'elles ne sont pas permanentes. Elles diffèrent donc des maladies sporadiques, qui règnent indifféremment en tout temps et en tout lieu, n'attaquant qu'un individu ou quelques individus çà et là. On considère aujourd'hui les enzooties comme une variété d'épizooties permanentes ou d'un retour fréquent et particulières à certaines localités.

Les *causes* sont donc toutes dépendantes de la localité, et plus particulièrement de la nature du sol, de la végétation, de la faune, de l'influence de l'atmosphère et du climat, enfin de l'hygiène.

ÉPAGNEUL (de *espagnol*, à cause de l'origine). — Ce sont des chiens remarquables par leurs

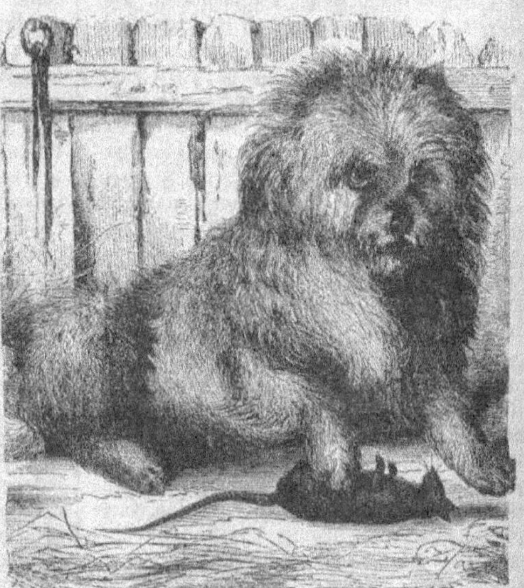

Fig. 579. — Griffon.

oreilles larges et pendantes, recouvertes comme tout le corps de poils longs, soyeux ou laineux, frisés ou lisses. Ce sont des animaux de chasse ou d'agrément. On en distingue plusieurs variétés, telles que les *épagneuls d'eau* (Voy. fig. 339, p. 250) et les *griffons* (fig. 579).

ÉPANCHEMENT (all. *Ergiessung*). — Accumulation de liquides dans des cavités naturelles ou artificielles. Le liquide épanché peut être du sang, parfois de la sérosité, d'autres fois un liquide huileux, ou bien du pus, etc. La plupart des tissus peuvent être le siège d'épanchements, mais on les rencontre généralement dans le tissu conjonctif.

Ils peuvent être produits par une dilacération des tissus et de leurs vaisseaux, qui permet au sang de se rassembler en foyer; parfois ils sont la conséquence d'une inflammation vive qui amène la production d'un abcès ou qui provoque une hypersécrétion d'un liquide dans une cavité naturelle (hydropisie, hydrothorax), etc.

Épanchement traumatique de sérosité et d'huile. — Étiologie. — C'est un accident assez fréquent chez le cheval, plus rare chez le bœuf, exceptionnel chez les autres animaux. Il consiste dans l'accumulation de sérosité ou d'un liquide huileux dans une poche sous-cutanée.

Chez le cheval, il s'observe surtout aux fesses, aux cuisses, aux grassets, parfois au garrot, à la face externe du jarret. Chez le bœuf, il existe surtout à la face externe du grasset.

Il est généralement la conséquence des pressions, des frottements exercés par certaines pièces du harnachement (avaloire, selle, etc.), des coups de pied, des glissades, des chutes, etc.

Symptomatologie. — Dès le premier jour, la région est tuméfiée, un peu chaude; bientôt le liquide s'accumule peu à peu dans le décollement sous-cutané, et généralement après quarante-huit heures on trouve une tumeur molle, insensible, uniformément fluctuante. Si on la ponctionne, il s'écoule tantôt une sérosité citrine, parfois un peu rougeâtre ou même sanguinolente, tantôt un liquide huileux issu du tissu conjonctif très riche en graisse à cet endroit.

Traitement. — Il est absolument indispensable de donner écoulement au liquide et de provoquer la réunion des parois de la poche. Divers moyens ont été recommandés : applications vésicantes, incision simple, drainage avec une mèche, ponction au trocart et injection iodée.

Le meilleur traitement consiste à ponctionner la poche dans sa partie déclive à l'aide d'un cautère, de donner écoulement au liquide, puis de faire sur l'étendue de la poche une application vésicante. — Les injections coagulantes sous-cutanées, suivies plus tard d'une application vésicante, donnent de bons résultats.

ÉPARVIN (all. *Spath, Untersätzchen*; angl. *spavin*; it. *spavenio*). — On désigne généralement sous le nom d'éparvin proprement dit ou d'*éparvin calleux* une tumeur osseuse du jarret du cheval qui siège à la partie inféro-interne de cette articulation, un peu au-dessus du canon. Elle est fréquente chez le cheval, où elle existe à un seul ou plus souvent aux deux jarrets; elle s'observe rarement chez le bœuf.

Nature. — Longtemps on a considéré l'éparvin comme une tumeur osseuse, une simple exostose. Des recherches récentes ont montré que cette tumeur osseuse est la manifestation extérieure de l'inflammation déterminée dans les articulations qui relient entre eux les petits os de la jointure tarsienne; et aujourd'hui on donne le nom d'éparvin non seulement à l'exostose, mais aussi à sa cause : l'arthrite, qui aboutit à l'ankylose des petites jointures tarsiennes. *L'éparvin est donc une ostéo-arthrite tarsienne.*

Variétés. — Suivant son siège, on distingue

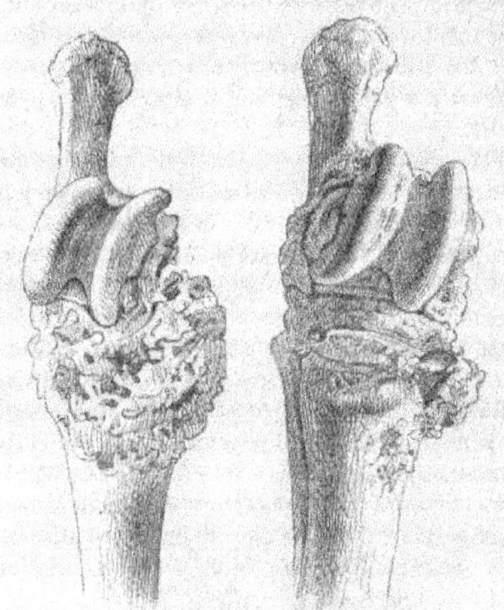

Fig. 580. — Éparvin.

un éparvin *métatarsien*, occupant la partie supérieure de la face interne du canon, et un éparvin *tarso-métatarsien*, empiétant sur les articulations du jarret (fig. 580). Dans ce dernier on peut reconnaître plusieurs sous-variétés : dans la *première*, l'ostéo-arthrite, c'est-à-dire la tumeur osseuse, et l'inflammation articulaire seraient limitées à l'articulation des cunéiformes et du métatarse; dans la *deuxième*, les lésions intéresseraient en outre l'articulation de l'os scaphoïde et des cunéiformes enfin, dans une *troisième*, l'ostéo-arthrite atteint la jointure qui unit le scaphoïde à l'astragale.

Cette distinction théorique n'offre aucun avantage pour la pratique.

ÉTIOLOGIE. — *Causes prédisposantes.* — L'hérédité de l'éparvin semble être admise par un grand nombre d'éleveurs et de vétérinaires; nous verrons plus loin comment cette hérédité est interprétée. Les jarrets mal conformés, coudés, étranglés à la base, s'insérant sur des canons longs, sont prédisposés à contracter l'éparvin. On a cité encore comme causes prédisposantes le défaut de résistance du tissu osseux, un régime alimentaire particulier et surtout un état particulier de l'organisme, une diathèse à laquelle Jacoulet et Joly ont donné le nom d'*arthritisme*.

Causes occasionnelles. — On admet généralement que l'éparvin est déterminé par la fatigue du jarret, par les violents efforts de tirage, le saut, le cabrer, ou bien par des contusions directes, des coups de pied, des blessures, etc., surtout lorsque ces diverses causes agissent sur des animaux jeunes, chez lesquels le tissu osseux n'a pas acquis son complet développement.

PATHOGÉNIE. — D'après la théorie la plus ancienne défendue dans ces derniers temps par Barrier, l'éparvin serait déterminé par les tiraillements violents supportés par les ligaments des articulations tarsiennes; ces ligaments, distendus à leurs points d'attache par les causes occasionnelles citées plus haut, irritent le périoste et le tissu osseux; il en résulte une inflammation locale avec périostite, une ostéite et consécutivement une exostose; puis cette inflammation se transmet par continuité de tissus à une ou plusieurs articulations tarsiennes voisines; il en résulte une arthrite aboutissant à la soudure des deux os de cette articulation et à son ankylose.

Sous l'influence d'un traitement approprié ou du repos, l'inflammation peut s'éteindre et les altérations s'arrêter là; ou bien l'arthrite d'articulation superficielle peut se propager par continuité de tissus aux articulations voisines ou profondes qui s'ankylosent à leur tour.

On peut ainsi observer tous les degrés de l'éparvin.

L'éparvin serait donc consécutif à des causes mécaniques, efforts de tirage, allures rapides, cabrer, saut, etc., qui, agissant sur des jarrets prédisposés, distendent les ligaments, irritent le périoste à leurs points d'attache et déterminent l'inflammation de l'os d'abord.

L'hérédité agirait comme cause prédisposante, en ce que les ascendants transmettent à leurs descendants, non pas la tare elle-même, ni un état particulier du tissu osseux, mais la conformation vicieuse, défectueuse de leurs jarrets; les causes mécaniques, agissant plus facilement sur ces jarrets coudés, étranglés, déterminent l'éparvin.

L'éparvin débute superficiellement puis devient peu à peu profond. Il commence par l'effort ligamenteux et la périostite et se termine par l'arthrite et l'ankylose.

Pour Jacoulet et Joly, l'éparvin est sous la dépendance de l'*ostéisme* (Voy. ce mot); il apparaît sous l'influence des causes occasionnelles examinées plus haut, et parfois même sans cause connue, sur les sujets dont le tissu osseux est prédisposé. Mais l'inflammation débutant dans l'articulation même, en son centre, et gagnant peu à peu la périphérie, l'ankylose consécutive à l'arthrite commence donc dans l'articulation elle-même, puis gagne la marge des os. Ce n'est que quand cette inflammation venant de la profondeur de l'articulation est devenue superficielle que, la périostite consécutive aidant, l'exostose apparaît et que l'éparvin devient visible à l'œil. Pour ces auteurs, *l'éparvin arthrite précède l'éparvin exostose.*

Pour ces mêmes auteurs, l'hérédité consiste en ceci: les ascendants transmettent à leurs descendants une diathèse spéciale, l'*ostéisme* ou *ostéitisme*, qui les prédispose à toutes tares osseuses, éparvins, suros, formes, etc.

Il est très probable que ces explications sont exactes toutes les deux, que certains éparvins débutent par l'arthrite et d'autres par l'exostose.

SYMPTOMATOLOGIE. — Au début, l'éparvin se manifeste simplement par une boiterie plus ou moins intense et par une attitude anormale du membre au repos, qui est tenu dans une demi-flexion, le pied appuyant seulement sur la pince: la hanche est abaissée, tous les muscles du membre sont détendus; de temps à autre l'appui redevient normal.

Au trot, la boiterie est très accusée, le membre se porte en avant presque d'une pièce, le jarret est raide, se fléchit comme spasmodiquement ou souvent ne se fléchit pas; on constate également un abaissement et un relèvement alternatifs plus forts de la hanche, accompagnés quelquefois d'un fort mouvement de la tête. Ordinairement, la boiterie diminue à mesure que l'animal s'échauffe, au point de disparaître à peu près complètement; il y a cependant des cas,

surtout lors d'éparvin grave et récent, où au lieu
de diminuer elle devient plus intense. — En
général, lorsque le travail a été poussé jusqu'à la fatigue, et que l'animal a été ensuite
laissé au repos seulement une nuit, on remarque
une augmentation évidente de la boiterie.

Les flexions brusques imprimées au canon
augmentent généralement la boiterie, et parfois
la douleur est si vive que le cheval s'affaisse si on
le fait tourner court. — L'extension exagérée du
jarret détermine également une claudication
plus forte : c'est ainsi que si on abandonne le
membre malade après l'avoir levé et tenu un
certain temps en extension en arrière, le cheval
peut à peine le poser sur le sol.

Ces signes ne sont pas caractéristiques.

A cette période de début, la boiterie est la
seule manifestation extérieure des désordres
produits dans le jarret. Les symptômes objectifs
sont à peu près nuls ; il n'existe aucune saillie
osseuse anormale ; dans certains cas on peut
constater, par comparaison avec le jarret sain,
une chaleur et une sensibilité anormales. Au
bout d'un temps variable, un, deux, trois mois,
on voit poindre une tumeur osseuse, dure, à
peu près insensible, qui grossit peu à peu. Généralement à ce moment la boiterie diminue ;
elle est encore accusée au début du travail,
mais elle s'atténue considérablement avec
l'exercice.

Diagnostic. — Il est assez difficile au début,
tant que la saillie osseuse n'est pas visible ;
ce n'est qu'en procédant par élimination et en
se basant sur ce fait que beaucoup des boiteries
du membre postérieur proviennent du jarret,
que l'on peut soupçonner la présence de l'éparvin. Néanmoins, au début, on pourra tirer des
indications utiles du caractère de la boiterie,
de la raideur du jarret, de l'affaissement de la
hanche correspondante, qui semble dû non pas
seulement à l'émaciation des muscles de la
croupe, mais aussi à l'attitude particulière et
prolongée que prend le membre pour soulager
le jarret souffrant.

Dès que la tumeur osseuse est formée, le
diagnostic devient facile.

Pronostic. — Il est essentiellement variable,
mais en général grave en raison même de la
nature de l'éparvin. Il varie surtout suivant le
siège de la tare : plus la tumeur osseuse est
située en avant, près du pli de l'articulation,
plus elle est grave.

La boiterie n'est pas en rapport avec la dimension de l'exostose ; au contraire, on voit
souvent une boiterie intense coïncider avec le
petit volume de l'éparvin, et diminuer avec
son accroissement. La boiterie dure généralement moins longtemps sur les chevaux déjà
âgés que sur les jeunes.

Une guérison complète n'est pas possible en
ce sens qu'on ne peut pas faire disparaître les
lésions ; cependant le traitement peut être suivi
d'une amélioration telle, qu'il n'y a environ
qu'un tiers des chevaux atteints d'éparvin qui
soient incurables. Sur beaucoup de chevaux
atteints d'éparvin bien visible, la boiterie,
assez accusée au commencement du travail, disparaît après un certain temps d'exercice.
Journellement on voit d'excellents sauteurs, des
steeple-chasers ou des chevaux de concours
hippiques conserver leurs qualités malgré
d'énormes éparvins. Cependant, en général,
l'éparvin, alors qu'il ne fait pas boiter, entraîne
une raideur du jarret et du membre, ce qui
nuit à l'utilisation du cheval.

Traitement. — Si l'on soupçonne l'existence
d'un éparvin non encore apparent, on ordonnera
le repos et une application vésicante, pommade
rouge, onguent Méré, vésicatoire mercuriel.
Si la boiterie reparaît, on devra recourir au véritable traitement de l'éparvin, la cautérisation
en pointes, superficielles ou mieux pénétrantes,
ou en aiguilles (Voy. fig. 297, p. 203). La cautérisation sera suivie d'un repos assez prolongé ;
le cheval sera remis très progressivement en
service, et s'il est cheval de selle, on essaiera de
l'utiliser au début comme cheval d'attelage.

On a préconisé diverses opérations spéciales

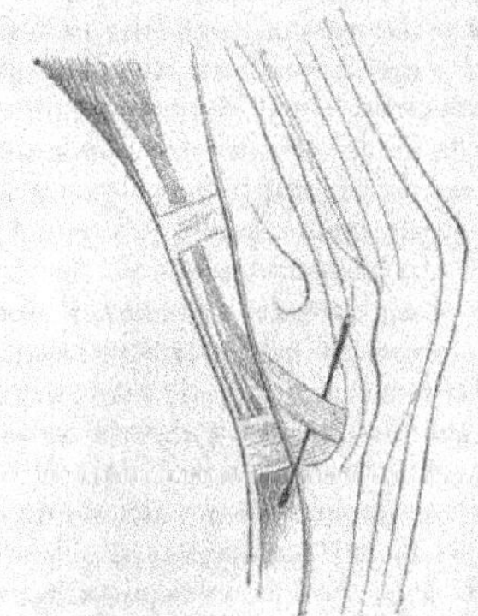

Fig. 581. — Branche cunéenne du fléchisseur du
métatarse. La direction de la sonde donne celle
pour la section du tendon.

contre l'éparvin : la *section de la branche
cunéenne* du fléchisseur du métatarse. Cette

branche est une des insertions terminales du tendon du fléchisseur du métatarse ; elle passe sur l'éparvin qui, lorsqu'il est volumineux, la soulève et la gêne. Aussi certains auteurs ont conseillé la section de cette branche pour obtenir la disparition d'une boiterie d'éparvin (Voy. TÉNOTOMIE). Cette ténotomie a donné de bons résultats entre les mains de certains opérateurs. En général on l'associe à la cautérisation (fig. 581).

Möller a préconisé la *périostotomie*, qui consiste à entamer les couches superficielles de l'exostose avec un instrument tranchant après division de la peau. Ce procédé est très rarement employé.

La *névrotomie* locale est sans résultat.

ÉPARVIN SEC ou HARPER (all. *Hahnentritt, Zuckfuss*).

SYMPTOMATOLOGIE. — Ce défaut ne se décèle que pendant l'action, surtout à l'allure du pas. Le cheval affecté d'éparvin sec fléchit le jarret par un mouvement prompt, convulsif, dès que le pied quitte le sol, et cette flexion, plus ou moins forte, suivant le degré de la maladie, porte quelquefois le membre jusque contre l'abdomen : à chaque pas, il *harpe* ; au poser, il a quelquefois le même mouvement brusque. La plupart des chevaux affectés d'éparvin sec harpent plus en sortant de l'écurie que lorqu'ils sont échauffés ; l'exercice fait même quelquefois disparaître ce défaut, qui reparait après le repos.

Le harper est une affection des membres postérieurs, mais on observe parfois aux membres antérieurs une anomalie analogue.

Il peut rester stationnaire pendant des années ; d'autres fois il augmente subitement au point de rendre tout service impossible. Le premier cas est surtout fréquent quand le mal n'atteint qu'une jambe, tandis qu'il prend généralement et immédiatement de la gravité quand il atteint les deux jambes. Il diminue toujours beaucoup la valeur du cheval.

ANATOMIE PATHOLOGIQUE. — Les causes ne sont pas bien connues, et l'on a signalé les lésions les plus variées. On en a trouvé dans l'articulation même du jarret, et Rey a signalé de fortes érosions de la surface articulaire, des stries parallèles à la poulie astragalienne, où le cartilage d'encroûtement était complètement enlevé. D'autres les ont cherchées dans les muscles de la région, qui, suivant les uns, seraient fortement raccourcis ; suivant d'autres, le long fléchisseur du métatarse serait enflammé à son point d'insertion, au canon et à

l'os lui-même. D'autres ont admis des exostoses des régions supérieures, d'où une compression des muscles ou des nerfs.

ÉTIOLOGIE. — On a incriminé la sécheresse des synoviales articulaires et tendineuses du jarret, la trop grande ouverture de l'angle tibio-tarsien, les lésions de l'articulation fémoro-rotulienne, la rétraction de l'aponévrose jambière, les lésions nerveuses, les altérations du pied, etc. En général, aujourd'hui, on admet que le harper est symptomatique de lésions diverses, et avec Möller on peut reconnaître un *éparvin sec idiopathique* sans cause apparente, et un *éparvin sec symptomatique* déterminé par des causes variables : lésions du pied, seime, kéraphyllocèle, fourbure, crapaud, crevasses, tares osseuses, etc.

TRAITEMENT. — Les traitements préconisés sont aussi nombreux que les causes invoquées. — Si le harper est lié à une cause apparente (altération du pied, etc.), il faut traiter celle-ci ; sinon, il est sans remède.

ÉPERON (*calcar* ; all. *Sporn* ; angl. *spur* ; it. *sprone* ; esp. *espuela*). — En zootechnie, étui corné et pointu supporté par une apophyse du tarse chez quelques gallinacés. — Protubérance ou plaque cornée placée en arrière du boulet du bœuf et du cheval, et qui touche la terre à l'appui dans l'allure rapide des chevaux longjointés ; c'est la trace d'un doigt non développé.

ÉPIDERME. — Voy. PEAU.

ÉPIDIDYME. — Voy. TESTICULE.

ÉPIGENÈSE (*épigenésis*, ἐπιγένεσις, de ἐπί, sur, et γένεσις, génération). — Génération des organismes par formations nouvelles et successives. La *théorie de l'épigenèse* a établi, contrairement à celle de la *préformation syngénésique*, que les nouveaux individus qui naissent sont réellement les produits des individus qui les engendrent, et que la génération est une véritable production ou création nouvelle (Wolf, Blumenbach). La génération est antérieure à la fécondation, à ce point de vue que l'ovule et le sperme sont toujours produits plus ou moins longtemps avant que la fécondation ait lieu. Mais l'embryogénie a montré non seulement que la génération est une véritable production nouvelle en ce qui concerne l'ovule et les spermatozoïdes, mais encore que le *développement de l'œuf*, l'apparition de l'embryon dans sa cavité, résultent d'une véritable épigenèse successive d'éléments anatomiques distincts ; que les organes ne préexistent pas dans l'ovule, mais apparaissent chacun à une époque différente pendant l'évolution embryonnaire. Cette théorie, opposée à celle de la syngenèse ou de l'emboîtement des germes, est généralement adoptée aujourd'hui.

ÉPIGLOTTE (*epiglottis*, de ἐπιγλωττίς, de ἐπί, ajouté à, et γλῶσσα, langue; all. *Kehldeckel*; angl. *epiglottis*; it. *epiglottide, ugola*; esp. *epiglottis*). — Lame fibro-cartilagineuse, mince, souple, très élastique, très flexible, à peu près triangulaire, naturellement relevée, située un peu au-dessous de la base de la langue, en avant de l'orifice supérieur du larynx, qu'elle ferme au moment de la *déglutition* en s'abaissant sur lui, par suite du refoulement que lui imprime la base de la langue qui se porte en arrière : toutefois, une perte de substance de l'épiglotte gêne seulement un peu la déglutition des liquides, et n'entrave nullement celle des solides (Longet).

ÉPILEPSIE (*morbus caducus, morbus sacer*, ἐπίληψις, de ἐπιλαμβάνειν, saisir de nouveau ; all. *Fallsucht, Epilepsie* ; angl. *falling sickness* ; it. *epilessia, mal caduco* ; esp. *epilepsia*). — Cette maladie, encore connue sous le nom de *mal caduc, mal sacré, haut mal*, est une affection ordinairement chronique du système nerveux, à type intermittent, se manifestant d'une part par des accès plus ou moins rapprochés, dans lesquels il y a abolition complète des fonctions des sens, d'autre part par des mouvements convulsifs plus ou moins violents, généraux ou partiels.

On observe cette maladie sur tous nos animaux domestiques, et même sur les oiseaux de volières. C'est chez le chien qu'on l'observe le plus souvent, elle est assez fréquente chez le porc et dans l'espèce bovine, et relativement rare chez le cheval.

DIVISION. — On a signalé une épilepsie *aiguë* et une épilepsie *chronique* ; une épilepsie *partielle* ou *incomplète*, et une épilepsie *générale* ; une épilepsie *idiopathique* et une épilepsie *symptomatique*, etc.

ÉTIOLOGIE. — *Causes prédisposantes : race*, les animaux de race améliorée y sont plus sujets que les autres ; *âge*, l'épilepsie débute chez nos animaux ordinairement dans le jeune âge; *hérédité*, il est à peu près admis partout que l'épilepsie est héréditaire : Luciani, Brown-Séquard l'ont montré sur des sujets d'expérience.

Causes occasionnelles. — Elle peut être consécutive à une maladie infectieuse ; c'est ainsi que chez le chien elle complique souvent la maladie du jeune âge; chez le cheval on l'a vue apparaître au cours de pneumonies infectieuses ;

les crises d'éclampsie qui suivent les infections utérines peuvent aboutir à de véritables crises d'épilepsie. Les affections cardiaques et notamment l'insuffisance mitrale, chez le chien et le chat, sont une cause d'épilepsie (Cadéac); peut-être serait-elle produite dans ce cas par anémie cérébrale. Bassi regarde l'asymétrie du crâne comme la cause principale sinon exclusive de l'épilepsie. Elle peut être due à la frayeur, à l'évolution de tumeurs cérébrales, à des parasites de l'oreille, à des lésions du cerveau, de la moelle, à des vers intestinaux chez les jeunes animaux, etc. Elle a été observée sur des chevaux d'attelage, toutes les fois que, l'été, ils marchaient au soleil, la tête étant fortement enrênée. Souvent elle n'a pas de cause connue.

PATHOGÉNIE. — L'épilepsie est une affection sans siège fixe; on reconnaît des épilepsies *cérébrales* ou *psychiques, corticales, spinales périphériques* et *sympathiques* ; parfois l'autopsie ne révèle aucune altération anatomique. Dans tous les cas, le système nerveux possède une hyperexcitation qui se révèle par des attaques se produisant sous l'influence des causes les plus variées.

L'épilepsie *cérébrale* ou *psychique* se manifeste par des attaques qui ont leur point de départ au cerveau ; celui-ci est prédisposé, et les causes extérieures agissant comme causes provocatrices, l'épilepsie qui existe à l'état latent est réveillée par les excitations extérieures, les impressions périphériques, intellectuelles (peur, colère) ou sensorielles (vue d'un objet, lumière, bruit). L'*épilepsie corticale* est déterminée par l'excitation de la substance grise de l'écorce du cerveau ; elle est consécutive aux traumatismes, aux blessures de la paroi crânienne, aux exostoses du crâne, aux tumeurs, aux abcès, aux tubercules, aux parasites (cœnures, larves d'œstres, cysticerques), etc.

Le *bulbe* est un *centre épileptogène* qui agit même après l'ablation des hémisphères cérébraux. Les attaques se produisent sous l'influence des excitations mécaniques (tumeurs, abcès, etc.) ou d'imprégnations toxiques par les essences d'absinthe, de sauge, de fenouil, de moutarde, etc., la quinine, l'aloès, le plomb, le mercure, etc.

L'épilepsie *médullaire* a son point de départ dans la moelle ; il suffit d'une lésion de la moelle par compression, traumatisme, etc., pour déterminer des phénomènes épileptiformes sous l'influence d'excitations extérieures.

L'*épilepsie périphérique* procède de l'excitation de certains nerfs périphériques ; c'est ainsi que Brown-Séquard a obtenu expérimentalement des crises épileptiques chez le lapin après section du sciatique et du poplité interne. De même, on a vu des attaques d'épilepsie dues à des irrégularités dentaires et qui guérissaient après ablation des dents malades ; on en a vu sur des chevaux porteurs de tumeurs et qui disparaissaient après ablation de ces tumeurs ; chez le chien, les attaques d'épilepsie ne sont pas rares à la suite de l'irritation des nerfs auriculaires par des parasites, des tumeurs, etc.

L'*épilepsie symptomatique* est due à des vers intestinaux, à la présence de certains helminthes, à des troubles digestifs, constipation, corps étrangers, etc. (1).

SYMPTOMATOLOGIE. — L'épilepsie, nous l'avons dit, ne se manifeste que par des accès plus ou moins éloignés qui arrivent sans prodromes. Chez l'homme, on a constaté quelquefois une sensation spéciale, qui avertit le malade, mais le mal apparaît subitement chez nos animaux. Tout au plus a-t-on signalé chez quelques-uns, et surtout chez les bêtes bovines, une certaine inquiétude, de l'agitation, un mugissement prolongé. Dans la généralité des cas, l'accès se déclare brusquement pendant le travail ou à l'écurie ; l'animal est tout à coup saisi de tremblements et d'étourdissements, accompagnés de l'abolition subite des fonctions des sens ; il éprouve une agitation convulsive générale, qui détermine bientôt la chute ; il chancelle, tombe raide, en se livrant à des mouvements désordonnés et convulsifs ; des convulsions cloniques, puis toniques, se remarquent à la tête, au cou et aux extrémités. Quelques individus cependant restent debout, ce qui est fort rare, et alors ils présentent une raideur générale dans tous les muscles des membres et du tronc, une agitation convulsive des mâchoires, et une salivation écumeuse abondante. L'animal à terre est sans connaissance. Ses poils sont un peu hérissés, les yeux sont saillants, fixes, hagards, et sont *pirouettants* dans l'orbite ; la pupille est généralement dilatée et immobile ; les paupières sont quelquefois contractées. L'encolure se raidit, ses muscles portent la tête en tous sens, et la précipitent contre terre ou contre la poitrine ; il y a des grincements de dents ; le chien quelquefois se mord la langue en la serrant entre les dents. Les glandes salivaires sécrètent une grande quantité de bave, qui sort écumeuse de la bouche ;

chez les bêtes bovines, elle est mêlée de brins alimentaires ; chez le chien, elle est quelquefois sanguinolente. Le malade se plaint, respire avec anxiété ; de temps à autre, il y a des expirations brusques, les chevaux gémissent, les chiens et les porcs émettent des cris plaintifs ; le bœuf mugit. Les membres deviennent raides, tendus, et sont animés de mouvements convulsifs de flexion et d'extension très variés ; les parois du thorax se soulèvent et s'abaissent avec une incroyable rapidité, la respiration est saccadée ; les muscles de l'abdomen se contractent et se relâchent alternativement ; les flancs sont retroussés ; les muscles des membres se contractent, ceux-ci s'élèvent et s'abaissent alternativement ; enfin, des intervalles de raideur tétanique générale coupent quelquefois les accès convulsifs. L'animal est insensible à l'action des corps vulnérants et contondants, même à la cautérisation ; il n'entend plus. Le corps se couvre de sueur. L'urine et les matières fécales sont quelquefois expulsées involontairement ; le plus souvent on ne constate ces déjections qu'à la fin des accès. Le pouls est petit, lent et irrégulier, il est dur et vif ; l'artère est fortement contractée ; les battements du cœur sont parfois bondissants, quelquefois cependant à peine perceptibles. Il y a congestion des muqueuses apparentes.

Peu à peu, les contractions toniques reprennent le caractère clonique ; les mouvements convulsifs diminuent ; le calme renaît peu à peu ; les animaux, en devenant plus tranquilles, récupèrent la conscience et la sensibilité, ils se relèvent et se remettent insensiblement, en restant toutefois pendant un certain temps comme assoupis, faibles et abattus. Au bout de quelque temps, le malade se secoue, urine, reprend son calme ordinaire, cherche à manger et à boire. Parfois des chiens, aussitôt relevés, se mettent à courir comme s'ils étaient poursuivis ; mais bientôt ils s'arrêtent, et se trouvent dans le même état qu'avant. Généralement les accès ne durent que quelques minutes, trois, quatre à cinq ; quelquefois cependant ils durent un quart d'heure et même plus ; les suites durent également environ un quart d'heure.

La durée de l'accès, sa fréquence, sa gravité, sont généralement d'autant plus prononcées que la maladie, déjà ancienne, a, par de nombreuses attaques, débilité davantage l'organisme.

Dans l'intervalle qui sépare deux accès, il n'y a pas de symptômes caractéristiques. Cet intervalle n'est nullement fixe ; tantôt les

(1) Cadéac, *loc. cit.*

accès ne se produisent plus pendant un temps assez long, des semaines et même des mois; tantôt il en survient plusieurs en un même jour; chez le porc surtout, quelquefois chez le chien, les attaques se succèdent à des intervalles très rapprochés, quelquefois plusieurs dans une heure; aussi quelques jours suffisent-ils parfois pour que ces animaux succombent, tandis que la maladie est rarement mortelle pour le cheval et les bêtes bovines.

On peut dire que l'intervalle qui sépare l'accès épileptique varie plus suivant les individus que suivant les espèces.

VARIÉTÉS. — Il est rare que ces symptômes se trouvent tous réunis chez le même sujet. Les animaux peuvent ne pas tomber; souvent ils ne se laissent choir que vers la fin de l'accès. Parfois on voit les animaux qui restent debout, s'appuyer contre une paroi, le timon ou le cheval d'à côté; il en est qui écartent les membres, pour éviter la chute. Dans ces cas, les convulsions manquent dans les membres qui se raidissent; il y a cependant ordinairement des contractions dans l'encolure et à la face.

On a quelquefois constaté des cas d'épilepsie limitée à une région musculaire, par exemple aux mâchoires, aux muscles de l'encolure, de l'épaule et des membres antérieurs (Reynal). Gerlach cite même des cas où il y avait de simples pirouettements des yeux dans leur orbite, avec des mouvements convulsifs des paupières et des lèvres. Cette épilepsie partielle prend surtout les chevaux pendant le travail, ses accès se répètent à des intervalles plus courts que l'épilepsie ordinaire, chaque fois avec quelque variation dans l'intensité.

MARCHE. — DURÉE. — TERMINAISONS. — L'épilepsie est, nous l'avons dit, une maladie essentiellement périodique, dont les attaques sont séparées par des intermittences, pendant lesquelles il est impossible de constater aucun phénomène morbide.

La maladie peut durer très longtemps, quelquefois toute la vie de l'animal; cependant généralement plus l'animal vieillit, plus souvent sont répétés les accès, et plus courte est leur durée.

L'épilepsie, pendant assez longtemps, reste compatible avec la santé des animaux, et leur utilisation. Ils finissent cependant par succomber, les uns meurent des blessures souvent fort graves qu'ils se font au cours des accès; chez d'autres, la maladie finit par prendre un degré d'acuité qui les épuise jusqu'à consomption et mort.

Celle-ci survient, assez ordinairement, pendant un accès plus prolongé que les autres; elle est due souvent à l'apoplexie cérébrale, plus rarement à l'asphyxie.

La maladie peut être mortelle dès les premiers accès. Cette forme aiguë est aussi celle que l'on a vue le plus souvent guérir.

DIAGNOSTIC. — Il est facile à cause de la soudaineté de l'apparition des symptômes, de leur violence et aussi de leur intermittence.

La détermination de la lésion est à peu près impossible; cependant on peut diagnostiquer une tumeur, la présence de vers intestinaux, de parasites dans les oreilles. Entre les accès le diagnostic de la maladie est très difficile : on pourra se baser sur les ecchymoses, les blessures, etc.

On peut confondre les formes légères avec le vertige chez le cheval, avec la congestion du cerveau chez le bœuf, etc.

PRONOSTIC. — Toujours grave, puisque l'on ne peut tenir aucun compte des cas exceptionnels de guérison. Les chevaux de travail mettent souvent en péril les gens qui les conduisent; les vaches laitières perdent de leur valeur, en ce qu'elles ne doivent plus être employées à la reproduction, le mal étant héréditaire.

TRAITEMENT. — Il est à peu près nul. Si on connaît la cause provocatrice des accès, on la fera disparaître par un traitement approprié : anthelminthiques, désinfection du conduit auriculaire, extirpation des tumeurs, etc. Contre l'épilepsie idiopathique, tous les traitements sont impuissants, aussi bien les antispasmodiques que les excitants. Strebel préconise le bromure de potassium à la dose de 30 grammes en trois fois; ce traitement très coûteux ne semble pas avoir donné de bons résultats.

ÉPIPHYSE (*epiphysis*; ἐπίφυσις, de ἐπί, sur, et φύομαι, je nais; all. *Knochenansatz*; angl. *epiphysis*; it. *epifisi*; esp. *epifisis*). — Éminence osseuse unie au corps d'un os au moyen d'un cartilage, et qui se change en *apophyse* par les progrès de l'ossification.

ÉPIPLOCÈLE. — Voy. HERNIE.

ÉPIPLOON (*omentum*; ἐπίπλοον, de ἐπί, sur, et πλέω, je flotte; all. *Netz*; angl. *epiploon*; it. *epiploo*; esp. *omento, epiplon*). — Nom générique des replis péritonéaux qui rattachent les viscères entre eux, en les laissant flotter dans la cavité abdominale, et non à un point fixe, ce qui les distingue des *mésentères*. Ces replis sont au nombre de quatre, dont deux principaux (*grand et petit épiploon*), et deux accessoires (*appendices épiploïques*).

ÉPISTAXIS (de ἐπί, sur, et στάζω, couler goutte à goutte; all. *Nasenbluten*). — *Rhinorragie, hémorragie nasale, saignement de nez.* — On désigne ainsi l'écoulement de sang par le nez, quelle que soit la cause qui le produise. Elle s'observe sur tous nos animaux domestiques, et est cependant moins fréquente que chez l'homme.

On doit distinguer une épistaxis *idiopathique* et une épistaxis *symptomatique*; la première peut être *spontanée* ou *traumatique*.

ÉTIOLOGIE. — Pour l'épistaxis idiopathique spontanée, on a admis la constitution pléthorique des sujets exposés à une température élevée, à l'insolation, à un régime excitant. Des harnais qui compriment l'encolure, empêchant le retour du sang de la tête, ont souvent été accusés. Des allures trop vives et soutenues, en montant une côte, peuvent aussi la produire.

L'épistaxis est plus souvent traumatique, et les coups sur la tête ou sur le chanfrein sont les causes les plus ordinaires; on voit aussi survenir l'accident avec des jougs mal appliqués, surtout en des terrains accidentés. Quelquefois ce sont les blessures par les corps tranchants, les branches d'arbres sur les animaux qui travaillent en forêt, ou encore la pénétration dans le nez de corps étrangers, de poussières âcres et irritantes.

Les animaux, et particulièrement le cheval, en buvant les eaux de certains étangs, peuvent y rencontrer des sangsues, qu'ils avalent, ou qui parviennent dans les naseaux et s'y attachent; l'épistaxis arrive peu après qu'on a abreuvé le cheval dans de telles eaux. Cet accident est surtout fréquent dans les pays méridionaux et particulièrement en Afrique.

L'épistaxis peut se produire à la suite d'un ébrouement violent, surtout quand il y a phlogose de la pituitaire. Elle est quelquefois due à la présence dans le nez de polypes ou d'autres tumeurs.

L'épistaxis accompagne un assez grand nombre de maladies, et surtout celles à altération du sang; très souvent on doit admettre une fluidité extraordinaire de ce liquide, comme dans l'*hémophilie*. — Elle accompagne la morve, le mal de tête de contagion du cheval et du bœuf, la phtisie, les maladies de poitrine, ainsi que les affections typhoïdes. C'est un des symptômes de l'*anémie* pernicieuse des chiens de meute (Voy. ANÉMIE) désignée partout sous le nom de *saignement de nez*.

TRAITEMENT. — Si l'écoulement est peu considérable, et se fait goutte à goutte, il s'arrête quelquefois de lui-même; souvent il suffit de faire des affusions fraîches autour des narines, de laver le chanfrein, la région frontale et les tempes. Souvent il faut recourir aux hémostatiques; on a conseillé de faire pénétrer, à l'aide d'un soufflet, des poudres absorbantes telles que l'agaric, l'alun mêlé à du calamus, etc.; nous préférons les injections d'une solution de perchlorure de fer, et plus particulièrement le tamponnement avec des étoupes imprégnées de ce liquide. On a quelquefois conseillé, si l'écoulement continue, de pratiquer la suture des ailes du nez. Si le sujet est sanguin et pléthorique, si surtout il y a des symptômes de congestion, une saignée est avantageuse. — Pour peu que l'hémorragie soit forte, il faut ordonner le repos et le calme pour le malade, et le mettre à la diète. Lors d'irritation de la pituitaire par des substances âcres, on fera des injections émollientes et calmantes.

Contre les sangsues attachées accidentellement à la pituitaire, on fait des injections nasales avec de l'eau salée ou phéniquée, ou des fumigations de tabac.

ÉPISTHOTONOS (de ἐπί, sur, ὀπισθότονος, ou τόνος, tension, spasme). — Expression vague désignant un spasme qui s'ajoute à un autre, et qui s'observe particulièrement dans les empoisonnements par les tétaniques; les contractions spasmodiques deviennent extrêmes; c'est le tétanos poussé à son plus grand effet.

ÉPIZOAIRE (de ἐπί, sur, et ζῶον, animal). — Animal parasite qui vit à la surface du corps (*poux*), ou se loge sous l'épiderme (l'*acarus* de la gale).

ÉPITHÉLIOME. — Tumeur constituée par du tissu conjonctif et des cellules épithéliales adultes. On la rangeait autrefois dans la grande catégorie des *cancers*.

D'après la forme de leurs éléments anatomiques, on admet deux groupes:

Épithéliomes pavimenteux, dans lesquels les cellules épithéliales ont une forme ronde ou aplatie et sont stratifiées;

Épithéliomes cylindriques, caractérisés par des cellules cylindriques ne formant qu'une seule couche.

1° **Épithéliomes pavimenteux.** — Ils se développent là où existent des glandes en grappes: mamelles, glandes sébacées, glandes salivaires, glandules buccales. Sur les individus prédisposés, ils surviennent à la suite d'excitations ou d'irritations obscures et prolongées; parfois ils apparaissent sans cause connue.

CARACTÈRES. — Ces tumeurs prennent en général naissance dans un cul-de-sac glandulaire
(fig. 582) ; leur surface est irrégulière, bosselée ;
elles sont dures, insensibles, bien délimitées.
Leur coupe est grenue, parsemée de points
grisâtres ; le suc qu'elles contiennent est peu
abondant, grumeleux, non miscible à l'eau.

A l'examen histologique, on peut voir les cellules disposées en îlots arrondis ou ovoïdes,
épars au milieu d'un stroma conjonctif plus
ou moins dense. Les cellules sont à divers
stades de développement : celles de la périphérie sont cylindriques, jaunes, en voie de
prolifération et prennent bien la matière colo-

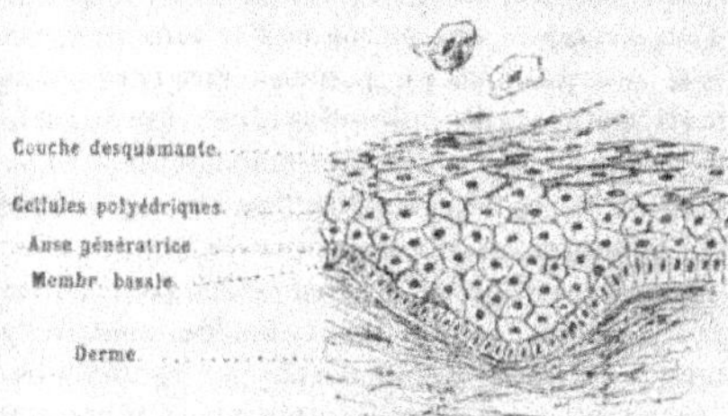

Fig. 582. — Épithélium pavimenteux stratifié
(épithélium buccal).

rante ; elles repoussent vers le centre de l'îlot
les cellules vieilles, dégénérées et repliées qui
forment des *globes cornés* ou *perles épidermiques*
se colorant à peine par les matières colorantes.

MODIFICATIONS. — L'épithéliome pavimenteux

nulo-graisseuse, ou, en son centre, le ramollissement colloïde ; il se creuse alors de cavités
où le tissu devient diffluent ; enfin il peut se
creuser de kystes muqueux renfermant un
liquide jaune verdâtre ou brun (fig. 583).

ÉVOLUTION. — L'épithéliome reste longtemps
peu volumineux, puis grossit rapidement. Il
peut envahir tous les tissus. Il se multiplie et
récidive sur place autour de la tumeur primitive,
mais ne se généralise jamais. Il peut déterminer
la mort en gênant une fonction importante.

TRAITEMENT. — Il est peu efficace ; le mieux est
de faire l'ablation totale de la tumeur lorsqu'elle
débute.

2° Épithéliomes à cellules cylindriques.
— Ils se développent ordinairement sur les
muqueuses ayant un épithélium à cellules
cylindriques : muqueuses respiratoire et intestinale, vésicule biliaire, vessie, matrice, cavités

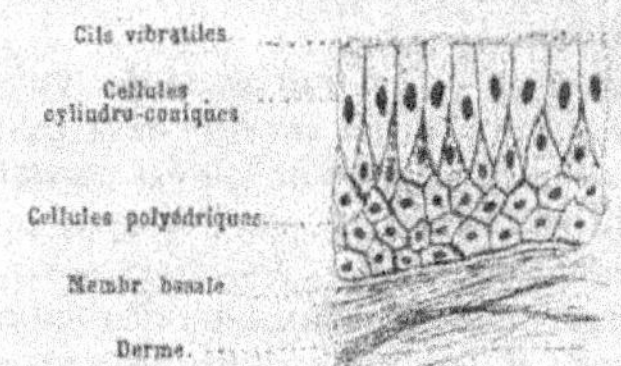

Fig. 584. — Épithélium cylindrique stratifié
(trachée).

nasales, etc. ; par exception, on le trouve
partout où il y a des glandes (fig. 584).

CARACTÈRES. — Il forme des masses molles,

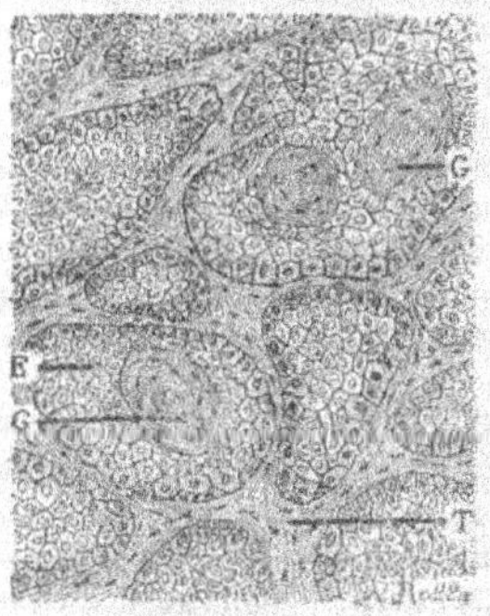

Fig. 583. — Épithéliome lobulé du pénis du cheval.

G, G, lobes cornés. — E, cellules épidermiques. — T, stroma.
(Préparation de M. le professeur Cadéac.)

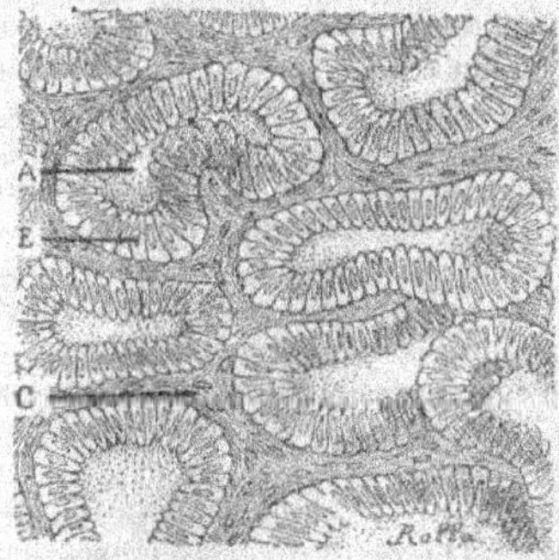

Fig. 585. — Épithéliome cylindrique de l'intestin
d'un chien.

A, cavité folliculeuse. — E, revêtement épithélial. — C,
stroma.

peut être le siège d'une inflammation suppurative ; il peut subir la dégénérescence gra-

bossuées, souvent pédiculées, à tissu rouge,
friable, donnant sur la coupe des gouttelettes

de sérosité rougeâtre ou parfois un suc abondant (fig. 585).

A l'examen histologique d'une coupe d'épithéliome cylindrique, on voit des cavités irrégulières tapissées d'un épithélium à cellules cylindriques et séparées les unes des autres par du tissu conjonctif qui peut être embryonnaire, muqueux ou même fibreux.

MODIFICATIONS. — Il peut être le siège d'une inflammation suppurative avec ulcérations ; les dégénérescences colloïde et muqueuse sont fréquentes.

ÉVOLUTION. — Tumeur très maligne ; elle forme des masses polypeuses à la surface des muqueuses qui gênent parfois une fonction importante. Elle est fréquente sur nos animaux. On a observé sa généralisation.

PRONOSTIC. — Il est souvent grave, soit à cause de la gêne apportée directement à certaines fonctions, soit à cause de la crainte de généralisation.

TRAITEMENT. — Le traitement de toutes les variétés d'épithéliome consiste dans l'ablation totale de la tumeur lorsqu'elle est possible.

ÉPIZOOTIE (de ἐπί, sur, et ζῶον, animal ; all. *Senche* ; angl. *plague*). *Maladie régnante.* — Ce sont les maladies régnantes qui affectent en peu de temps, et dans un territoire assez grand, un plus ou moins grand nombre d'animaux de même espèce ou d'espèces différentes. Elles diffèrent essentiellement des maladies sporadiques, s'attaquant seulement à l'individu isolé. Les maladies qui s'attaquent à des animaux d'espèces différentes ont été longtemps désignées sous le nom de *panzooties* (πᾶν, tout, ζῶον, animal). L'expression *enzootie* désigne une maladie régnant dans un pays limité. La ligne de démarcation entre l'épizootie et l'enzootie n'est ni rigoureuse, ni absolue dans la pratique ; il se présente, en effet, des épizooties fort circonscrites, et des enzooties assez étendues. — Notons encore que des maladies sporadiques peuvent se montrer sur un grand nombre d'animaux à la fois, sans pour cela être des épizooties ; c'est ce qu'on observe dans des cas d'empoisonnements, dans l'indigestion, après la préhension de fourrages verts.

ÉTIOLOGIE. — Les maladies épizootiques sont des *maladies contagieuses* ; leur propagation résulte de la transmission de l'agent du contage, microbe ou parasite, des animaux malades aux animaux sains. Cette transmission s'effectue par contact ou parfois à distance et, dans ce cas, l'agent causal passe du malade sur l'animal sain à la faveur de divers véhicules : habita-

tions, fourrages, animaux, hommes, etc., d'où la distinction en *contagion immédiate* (par le contact des individus) et *contagion médiate* (par le contact des choses appartenant ou ayant touché à un malade).

La propagation est favorisée par certaines conditions de milieu : influence du climat, de la température, du sol, etc. ; ces conditions extérieures peuvent augmenter la virulence de l'agent de contage, ou bien diminuer la résistance de l'organisme des animaux sains qui deviennent ainsi plus aptes à contracter la maladie.

MARCHE ET DURÉE. — On admet qu'une épizootie possède diverses phases : celles de *début*, d'*augmentation*, d'*état* et de *déclin* ; dans quelques cas, ces périodes ne peuvent être contestées, mais la plupart des épizooties n'ont rien de régulier dans leur marche ; très souvent un changement brusque de la constitution atmosphérique peut augmenter ou diminuer la propagation du mal ; la chaleur et l'humidité facilitent la propagation, tandis qu'un abaissement de la température en arrête les effets ; les maladies contagieuses ne sont pas toujours influencées par les influences atmosphériques des saisons.

La durée des épizooties n'a rien de régulier : les unes disparaissent après quelques mois, les autres persistent une ou plusieurs années.

TRAITEMENT. — La thérapeutique des épizooties et des enzooties échappe à la généralisation ; elle varie nécessairement avec la cause et surtout avec les organes atteints. Elle a toujours pour but la destruction de l'agent de contagion sous toutes ses formes (Voy. DÉSINFECTION).

La prophylaxie n'est qu'une conséquence de l'étiologie : elle a pour but d'empêcher les causes de produire leurs effets, en mettant les animaux dans les meilleures conditions hygiéniques pour renforcer leur résistance naturelle.

La police sanitaire fournit d'excellents moyens de combattre les épizooties et de les prévenir.

ÉPIZOOTIQUE. — Qui concerne les épizooties.

ÉPOINTÉ, **ÉE** (all. *lendenlahm* ; angl. *hipshot* ; it. *sciancato* ; esp. *descaderado*). — Se dit du cheval dont une hanche a été brisée, et est moins saillante que l'autre.

ÉPOINTURE. — Nom vulgaire des luxations, contusions ou autres affections de la hanche des animaux domestiques, rendant la hanche *malade* plus basse que l'autre.

ÉPONGE (all. *Stollbeule* ; angl. *the elbow-spunge*). — On donne le nom d'*éponge*, ou de *loupe au coude*, à une tumeur molle, plus ou moins volumineuse, circonscrite, mobile par sa base, ordinairement indolente et froide, quelquefois cependant inflammatoire et douloureuse, qui survient, chez le cheval, à la pointe du coude qu'elle recouvre.

ÉTIOLOGIE. — Cette tumeur, dont le volume varie depuis la grosseur d'une noix jusqu'à celui des deux poings et plus, résulte des compressions exercées sur le coude, soit par les talons du pied antérieur, soit par l'*éponge* ou les crampons de fer, lorsque le cheval *se couche en vache*, c'est-à-dire lorsqu'il a contracté l'habitude de se tenir couché, de telle sorte que les membres antérieurs, pliés à l'endroit des genoux, font appuyer contre les coudes le bord du talon ou l'extrémité de la branche du fer. Cependant, la généralité des chevaux se couchent parfois en vache et l'éponge ne survient que chez certains animaux prédisposés. La nature de la tumeur n'est pas toujours la même : tantôt c'est un simple hygroma ; tantôt une tumeur œdémateuse ; tantôt elle prend quelque peu les caractères du phlegmon ; tantôt enfin elle est le siège d'indurations de nature diverse ; elle est *aiguë* ou *chronique*.

SYMPTOMATOLOGIE. — Les symptômes varient suivant la nature de la tumeur, qui peut revêtir des formes extérieures et des caractères anatomiques différents, suivant le mode, l'intensité et la durée d'action de la cause qui l'a déterminée. On distingue quatre espèces d'éponges : *œdémateuse, phlegmoneuse, kystique* ou *hygroma, indurée*.

L'*éponge œdémateuse* est molle, pâteuse, plus ou moins volumineuse ; la tumeur recouvre la saillie du coude, mais est mal limitée ; elle est un peu douloureuse à la pression et chaude, surtout au début de la formation. Il existe une certaine gêne dans la marche et le déplacement du membre ne s'opère que dans une très forte abduction.

L'*éponge phlegmoneuse* est chaude, douloureuse, tendue, très résistante dans son centre, quand la peau y est encore intacte, et souvent œdémateuse à sa périphérie ; la boiterie est alors toujours intense. — Au bout de quelques jours, différents points fluctuants s'y manifestent ; la peau amincie se perfore spontanément, et laisse échapper du pus liquide.

Quelquefois la tumeur est accompagnée d'escarre, de cor, de plaie plus ou moins profonde, voire même de fistule, soit par suite de la chute du cor, soit parce que l'action entretenue de la cause agissante a déterminé la destruction de la peau.

L'*éponge kystique* ou *hygroma* est parfois chaude et douloureuse, mais, le plus ordinairement, elle se montre froide, indolente, uniformément fluctuante, bien délimitée des tissus voisins ; elle ne détermine aucune gêne dans les mouvements du membre.

L'*éponge indurée* ou *chronique* constitue une tumeur de dimensions variables, tantôt grosse comme une noix, d'autres fois ayant le volume de la tête d'un enfant. Elle est indolente, molle, non dépressible, dense et résistante. La peau qui recouvre la tumeur y adhère très étroitement ; elle est toujours très épaissie, et souvent même dépilée.

Quelquefois les tumeurs sont creusées dans leur centre d'une poche purulente de petites dimensions.

TERMINAISONS. — L'éponge peut se terminer par résolution, surtout quand elle est œdémateuse, et que la cause contondante cesse d'agir. Mais souvent l'éponge œdémateuse se transforme en kyste, et alors le mal devient chronique ; d'autres fois il s'indure. — L'éponge phlegmoneuse se termine par la suppuration.

PRONOSTIC. — On peut dire que, dans l'immense majorité des cas, l'éponge ne constitue pas un accident sérieux ; ce n'est que quand elle revêt des caractères inflammatoires très intenses, qu'elle se complique de sphacèle, de perforation de la peau, de décollements étendus, d'épanchements de liquides séreux ou purulents, qu'elle prend de la gravité. — Souvent l'éponge est une tare qui ne gêne guère le service du cheval.

TRAITEMENT. — La cause déterminante de l'éponge étant la foulure des coudes pendant le décubitus sternal, on prévient cet accident en empêchant les sabots de venir à la rencontre des coudes, lorsque l'animal est couché : pour cela, il faut obtenir l'écartement entre le coude et le sabot, en interposant une espèce de coussin. Si la stalle du cheval n'est pas trop étroite, s'il peut s'allonger complètement étant couché sur le côté, on l'empêche de se coucher en vache en fixant dans le pli du genou, et dans la direction du membre, un fort tampon de paille fixé d'une part à la partie inférieure de l'avant-bras, et d'autre part à la partie supérieure du canon ; ce tampon empêche l'animal de fléchir le genou. — Si la stalle est étroite, si l'on ne peut empêcher le cheval de se coucher en vache, il faut le forcer, tandis qu'il est couché, à dégager les membres de dessous la poitrine, en plaçant, lorsqu'il est à l'écurie, un bourrelet assez volumineux, bien dur et bien ficelé, au-dessus du genou ; ce bourrelet, au moment où l'animal se couche, comprime fortement le thorax, et la douleur détermine le cheval à porter le membre en dehors. Nul inconvénient à ce qu'on applique un semblable bourrelet autour du paturon. — On peut recourir à des coussins remplis de son ou d'étoupe, interposés entre les parties qui se touchent. L'application au-dessus du bourrelet d'une courroie munie de petits clous est un moyen dangereux qui doit être repoussé.

Dans quelques circonstances, on fera bien d'empêcher l'animal de se coucher pendant quelques jours.

Souvent, pour prévenir l'éponge, il suffit de supprimer le fer, ou d'appliquer un fer à éponge tronquée, dont l'extrémité interne ne dépasse pas le talon, est arrondie à son angle extérieur, et incrustée dans la corne.

Le traitement curatif varie suivant la nature.

Éponge œdémateuse. — On ordonnera les douches, les applications d'eau blanche ou du mélange de blanc d'Espagne et de vinaigre; si ces moyens ne réussissent pas, on aura recours aux vésicants.

Éponge phlegmoneuse. — Elle sera traitée par la ponction et les antiseptiques.

Éponge kystique. — Elle exige des moyens plus efficaces : frictions vésicantes répétées, applications journalières du topique Weber. — Le meilleur traitement consiste à ponctionner la poche dans sa partie déclive avec le cautère, et à modifier la sécrétion de la membrane kystique avec les injections de teinture d'iode, de solution de chlorure de zinc, etc. ; le mieux est d'associer les frictions vésicantes à la ponction. — Certains auteurs recommandent de passer une mèche dans la poche.

Éponge indurée. — Elle résiste souvent aux applications vésicantes et à la cautérisation. Si elle gêne l'animal ou si elle le tare considérablement, il faut en pratiquer l'extirpation à l'aide de la ligature élastique si la tumeur est pédiculée, ou avec le bistouri; dans ce dernier cas, on fera à la peau deux incisions délimitant un lambeau en côte de melon, on disséquera la tumeur et on l'enlèvera ensuite si possible avec l'écraseur; après quoi on suturera la peau. — L'opération devra être faite sous le couvert de l'antisepsie et on devra éviter de blesser les tissus voisins ou de mettre à nu la tête de l'olécrâne. — Les premiers jours qui suivront l'opération, on attachera le cheval de court, afin de l'empêcher de mordre la plaie ou de se coucher.

Les mouvements du coude retardant la cicatrisation de la plaie, le vétérinaire militaire Ducasse a eu l'idée de reporter la plaie sur la face externe du membre, dont la peau est beaucoup moins mobile. Il taille un lambeau de peau qui est relevé pour l'ablation de la tumeur, rabattu ensuite et fixé par une suture. Voici comment il décrit son procédé.

Avant de faire votre incision, tracez sur la peau la ligne d'opération. Ce repère superficiel est le meilleur guide de la main. A cet effet, une teinture alcoolique quelconque (teinture d'iode, ou solution de coralline dans l'alcool) qui sèche vite et marque bien, convient parfaitement.

Au niveau du coude, menez sur la face externe de l'avant-bras, l'une au-dessus, l'autre au-dessous de la tumeur, deux lignes parallèles et horizontales AB, A'B', se terminant en avant à peu près au milieu de la largeur de l'avant-bras, et en arrière sur une ligne fictive OV, partant du sommet de l'olécrâne et tombant perpendiculairement le long du bord postérieur du membre.

Cette ligne coupe généralement l'éponge en deux parties sensiblement égales. Pour éviter des changements de rapports qui pourraient mettre votre suture sur des points de la région moins favorables à une cicatrisation immédiate, repérez cette ligne pendant que le cheval est encore debout. Réunissez alors l'extrémité antérieure des deux lignes AB et A'B par une courbe et vous aurez ainsi dessiné un lambeau à base postérieure reposant sur la tumeur et à sommet arrondi qui arrive jusqu'au milieu ou au tiers de la largeur de l'avant-bras (fig. 586). Pour que le lambeau soit bien vivace, laissez-lui

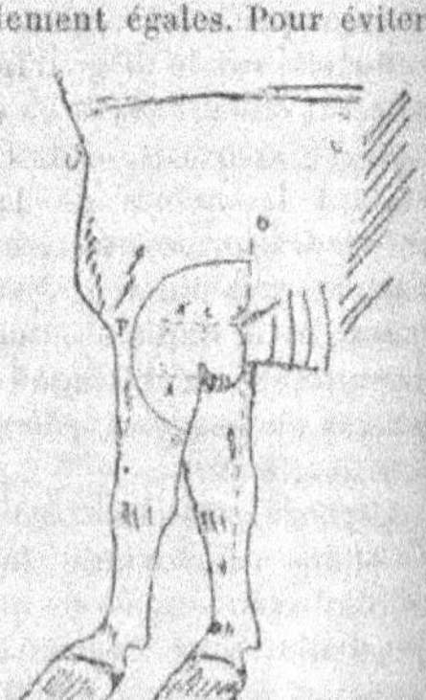

Fig. 586. — Procédé du Dr Ducasse.

O.P.Q, limites de la surface rasée. — AB, ligne parallèle horizontale inférieure. — A'B', ligne parallèle horizontale supérieure. — CB, diamètre vertical approximatif de la tumeur. — OV, ligne verticale à repérer sur le cheval debout (la base du lambeau ne doit pas dépasser cette ligne fictive. — AA', ligne courbe décrivant l'extrémité antérieure du lambeau.

toujours à sa base une hauteur minimum égale au diamètre vertical de l'éponge.

Procédez ensuite à votre incision; attaquez la peau dans toute son épaisseur et, une fois le lambeau libéré, relevez-le en le séparant par dissection de l'aponévrose antibrachiale et de la surface de la tumeur. Liez au fur et à mesure les vaisseaux que vous rencontrez ou mieux, pour ne pas perdre de temps, saisissez-les avec des pinces hémostatiques que vous enlevez à la fin de l'opération, après avoir oblitéré les vaisseaux par torsion ou avec un fil de catgut.

ÉQUARRISSAGE (all. *Wasenmeisterei, Abdeckerei*). — Les chantiers, ateliers ou clos d'équarrissage sont des lieux où l'on transporte les animaux morts, pour y être dépouillés, et où l'on abat ceux qui, par blessures, maladies ou vieillesse, ne peuvent plus rendre de services. Ces établissements sont indispensables auprès de toutes les villes, et leur importance s'accroît en raison de la population de ces villes et du nombre d'animaux qu'elles renferment.

Ces chantiers d'équarrissage sont placés dans la première classe des établissements insalubres, incommodes et dangereux. En raison de leur insalubrité, ils nécessitent une réglementation spéciale au sujet de leur installation et une surveillance rigoureuse. Malheureusement, encore à l'époque actuelle, l'installation des locaux et notamment la stérilisation des produits virulents, la surveillance laissent à désirer en beaucoup d'ateliers qui deviennent ainsi des foyers de contagion.

Législation. — Les ateliers d'équarrissage sont régis par : décret du 15 octobre 1810, ordonnance royale du 14 janvier 1815, circulaire adressée aux préfets (4 mars 1815), ordonnance du préfet de police du 30 novembre 1857, décret du 25 mars 1852, décret du 13 avril 1861, loi du 19 mai 1874, décret du 3 mai 1886, article 14 de la loi du 12 juillet 1881, articles 4, 91, 92 du règlement d'administration publique du 22 juin 1882, article 16 du décret du 12 novembre 1887 pour l'Algérie.

Procédure a suivre pour établir un atelier d'équarrissage. — Pour obtenir l'autorisation d'établir un atelier d'équarrissage, on doit adresser une demande au préfet avec un plan des lieux ; tous deux doivent être faits en double expédition. Le préfet en envoie un exemplaire au maire de la commune où on veut établir l'atelier et prescrit une enquête *de commodo et incommodo* dans les communes situées dans un rayon de 5 kilomètres. Cette enquête dure deux mois pendant lesquels les intéressés peuvent produire leurs objections. A l'expiration de ce délai, le résultat de l'enquête est envoyé au sous-préfet, qui l'expédie au préfet ; celui-ci consulte alors le Conseil d'hygiène

et de salubrité du département qui émet son avis purement consultatif. C'est alors que le préfet autorise ou interdit la création de l'atelier. L'intéressé a un délai de trois mois pour recourir près du Conseil d'État contre l'interdiction préfectorale. L'autorisation d'exploiter un atelier d'équarrissage impose en outre à l'intéressé diverses obligations auxquelles il est tenu de se conformer.

Si l'industriel veut changer dans son atelier établi le mode de stérilisation des cadavres, il doit en faire la demande au préfet qui consulte le Conseil d'hygiène.

Si un atelier d'équarrissage présente des dangers pour l'hygiène publique, l'autorisation peut être rapportée.

Disposition de l'atelier d'équarrissage. — Il doit être placé à 200 mètres de toute habitation, près d'un cours d'eau important, autant que possible sur une élévation de terrain et au-dessous de la direction des vents dominants ; on évitera les bas-fonds ; le sous-sol caillouteux est recommandé par la législation allemande. L'atelier sera enclos d'un mur de ceinture de 2ᵐ,50 de haut, lui-même entouré d'une ceinture d'arbres ; parfois le mur est remplacé par une haie vive ou une palissade. Le sol des cours et des salles d'abatage devra être dallé et cimenté. La ventilation de l'atelier devra être assurée. L'eau y parviendra en abondance ; les eaux sales seront recueillies dans des citernes en maçonnerie puis, de là, dirigées dans un égout ou une rivière.

Dans tout clos d'équarrissage, il doit y avoir : 1° le bâtiment principal ou abattoir ; 2° des étables ; 3° des hangars pour les voitures ; 4° des bâtiments annexes pour travailler les issues ; 5° des bâtiments-magasins ; 6° un bassin et réservoir d'eau ; 7° un enclos d'enfouissage.

On n'abattra que le nombre d'animaux que l'on peut équarrir dans la journée. Après dépeçage, les débris cadavériques seront soumis à une cuisson complète dans des chaudières autoclaves. Quel que soit le mode de cuisson, celle-ci doit durer de huit à neuf heures ; au bout de ce temps, on peut séparer la graisse qui surnage à la surface du bouillon ; ou la reçoit dans des barils. Les chairs cuites sont facilement détachées des os ; elles sont desséchées dans un four ; les chaudières sont surmontées de hottes fermées ; les cheminées doivent avoir une hauteur de 20 à 30 mètres. Les os, les tendons, les cornes, les sabots, etc., sont étendus en couche mince sur un sol imperméable ; ces débris doivent être enlevés chaque jour, à l'aide de voitures couvertes et étanches ; s'ils ne sont pas immédiatement livrés à l'industrie, ils doivent être passés dans un lait de chaux. Les crins, poils, peaux, etc., sont déposés dans des magasins spéciaux.

Les débris destinés à la fabrication des engrais doivent être recueillis dans des fosses étanches et hermétiquement closes. Les engrais liquides sont enlevés à l'aide de pompes et placés dans des tonneaux.

Des moyens de nettoyage et de désinfection doivent être mis en permanence à la disposition des ouvriers.

La police sanitaire exige des industriels qui exploitent les ateliers d'équarrissage des mesures de désinfection et de destruction qui sont propres à chaque maladie contagieuse.

Surveillance des ateliers d'équarrissage. — Ils sont l'objet d'une surveillance administrative et d'une surveillance sanitaire.

1° *Surveillance administrative.* — Elle a pour but d'assurer l'exécution des conditions hygiéniques et de salubrité relatives aux ateliers d'équarrissage. C'est au préfet qu'incombe cette surveillance ; elle est directement exercée par l'autorité municipale et les commissaires de police.

2° *Surveillance sanitaire.* — Elle a pour but d'empêcher que ces ateliers ne servent à dissimuler les maladies contagieuses et en outre de prévenir la vente clandestine de viandes provenant d'animaux atteints de maladies contagieuses. Les ateliers d'équarrissage sont placés sous la surveillance d'un vétérinaire qui doit visiter les cadavres et les animaux destinés à être abattus.

Il est tenu dans chaque atelier un registre sur lequel tous les animaux sont inscrits dans l'ordre d'arrivée ; cette inscription contient le nom du propriétaire de l'animal avec l'indication du domicile, le signalement de l'animal et le motif pour lequel il est abattu. Ce registre est paraphé par le vétérinaire délégué à chacune de ses visites (art. 91 du règlement du 22 juin 1882).

Avantages et inconvénients de l'équarrissage. — L'équarrissage est le mode de destruction des cadavres le meilleur, le plus économique et le plus rémunérateur pour tous. Malheureusement les ateliers n'existent pas partout, dans les campagnes notamment, ou bien ils ne possèdent que des moyens primitifs de destruction des cadavres (1). De plus, dans la

(1) A. Conte, *Police sanitaire des animaux* (Encyclopédie Cadéac), 1 vol., Paris, 1895.

généralité des ateliers, la stérilisation des cadavres d'animaux morts de maladie contagieuse n'est pas complète et les produits livrés au commerce constituent un danger permanent de contagion.

Nous donnons, à titre de renseignement et comme modèle, le plan de l'établissement d'équarrissage communal de la ville de Dusseldorf (fig. 587).

ÉQUERRINES (VACHES). — Sixième classe de vaches laitières dans le système de Guénon. Elles se distinguent par un écusson qui, après avoir embrassé les mamelles et la face interne des cuisses, s'élève sous forme de bande étroite sur le périnée, où il forme, à une certaine hauteur, une sorte de baïonnette ou d'équerre qui se prolonge jusqu'à la commissure supérieure de la vulve.

ÉQUITATION (all. *Reitkunst* ; angl. *riding* ; it. *equitazione*). — Art de monter à cheval. L'exercice du cheval, par le mouvement et l'ébranlement qu'il donne au corps, par les contractions répétées, peu énergiques, qu'il sollicite de presque tous les muscles du tronc et des membres, sans la fatigue particulière que cause la marche, favorise le développement musculaire. Il active la respiration plus que la circulation. L'abus de l'équitation prédispose aux hémorroïdes, au varicocèle, aux varices des jambes, et amène au membre inférieur une courbure dont le sommet est au genou, qui est repoussé en dehors par rapport aux extrémités inférieure du fémur et supérieure du tibia.

ÉRECTION (*erectio* ; all. *Steifwerden* ; angl. *erecting* ; it. *erezione* ; esp. *ereccion*). — État d'une partie qui, de molle qu'elle était, devient raide, dure et gonflée, par afflux du sang dans ses vaisseaux. — Particulièrement, turgescence de la verge et du clitoris. — La *cause immédiate de l'érection* est une dilatation des artères afférentes, qui a été d'abord regardée comme passive, d'origine paralytique, et due à la suspension de l'action du grand sympathique ; actuellement, cette dilatation est plutôt considérée comme active et expliquée de la façon suivante : en se dilatant, les vaisseaux afférents, très musculeux, deviennent le siège d'une contraction vermiculaire incessante, qui accroît et maintient l'afflux sanguin dans les artères des corps caverneux et du bulbe de l'urètre jusqu'aux artères hélicines, de sorte que l'érection est une activité de l'afflux sanguin artériel dans un tissu particulier, par dilatation des vaisseaux afférents, siège de contractions vermiculaires ou péristaltiques continues (Ch. Legros).

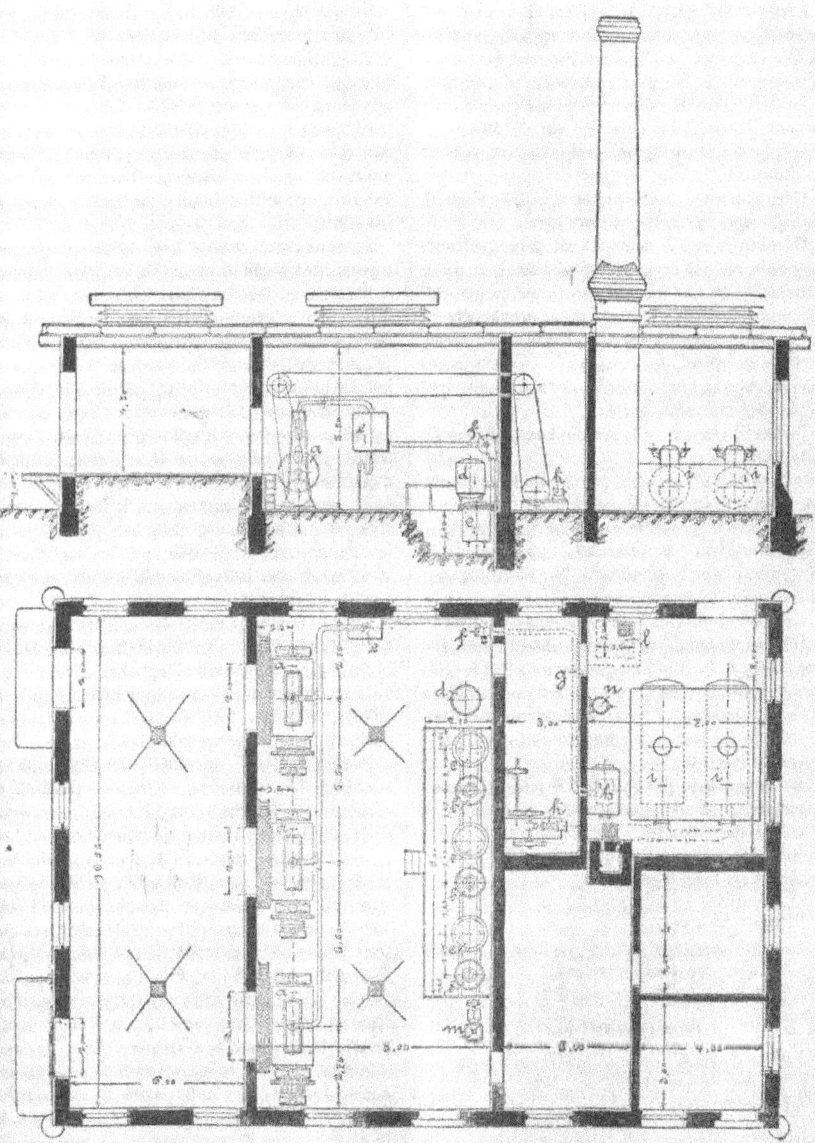

Fig. 587. — Plan de l'établissement d'équarrissage communal de la ville de Dusseldorf.

a, désinfecteur Otto-Hartmann d'une contenance de 24 quintaux. — *b*, récipient pour la graisse. — *c*, évaporateur pour le jus gélatineux. — *d*, vase pour la décantation des graisses sales. — *e*, condensateur pour les buées de cuisson et de séchage. — *f*, ventilateur pour l'aspiration des gaz non condensables du ventilateur au four à brûler. — *g*, tuyau conduisant les gaz non condensables du ventilateur au four à brûler. — *h*, four à brûler pour les gaz odorants. — *i*, chaudière à vapeur de 20 mètres de surface de chauffe, et de 6 atmosphères de tension. — *k*, machine motrice de 12 chevaux-vapeur. — *l*, citerne maçonnée pour les eaux d'alimentation. — *m*, moulin pour moudre les restes d'os et de viande. — *n*, appareil d'alimentation de la chaudière pour la restitution des eaux condensées en *c*.

ERGOT DE SEIGLE. — L'ergot de seigle est produit par un champignon appartenant au genre *claviceps*, le *Sclerotium clavus*; si à l'époque de la floraison de la céréale, un peu avant la fécondation, une spore est portée dans la fleur, le grain se recouvre du mycélium du champignon et sa forme comme sa texture sont modifiées.

L'ergot peut se développer également sur le maïs, l'orge, le riz, les bromes, etc.

L'ergot de seigle contient un principe actif, l'*ergotine*, qui est un profond modificateur de la circulation ; une fois absorbé, le principe actif de l'ergot de seigle détermine des troubles divers et surtout la constriction des vaisseaux ; le resserrement est tel sur les petites artères de la périphérie que leur lumière se trouve obstruée et le cours du sang arrêté.

Effets et usages. — Excite les contractions de l'utérus.

On l'emploie dans les parturitions et contre les hémorragies de la matrice ou des reins.

Il abaisse la pression sanguine par compression immédiate des vaisseaux. Au moment de la délivrance, il augmente les contractions, prévient les hémorragies.

C'est un abortif depuis longtemps connu.

D'après Hayem, l'ergot serait un antipyrétique supérieur à la digitale elle-même, et les vétérinaires pourraient l'employer dans la fièvre typhoïde du cheval. Il pourrait également rendre des services contre les congestions intestinales, pulmonaires, etc.

A haute dose, il produit l'*ergotisme*, qui se caractérise par des phénomènes convulsifs et des sphacèles étendus (Voy. Ergotisme).

Mode d'emploi. — En poudre, en bol, en électuaire et en breuvages.

Doses.

Jument et vache.........	16 à 32 grammes.	
Petits ruminants et porcs.	4 à 8	—
Chienne et chatte.........	2 à 4	—

Breuvage obstétrical.

Ergot de seigle...........	15 grammes.
Infusion de camomille.....	500 —

Administrez tiède.

Breuvage pour la chienne.

Ergot de seigle............	1 gramme.
Infusion de camomille......	60 grammes.

ERGOTISME (all. *Kriebelkrankheit, Pilzbrand* ; angl. *ergotism*).

Étiologie. — Affection déterminée par l'usage alimentaire du seigle ergoté.

L'ergotisme sévit parfois sous la forme enzootique sur un certain nombre d'animaux qui ont mangé des grains ergotés.

L'ergotisme proprement dit s'observe surtout sur les volatiles granivores (Traube), mais aussi sur les porcs (Soring, Heusinger, Helm), sur le mouton (Heusinger), sur les bêtes bovines (Randall).

Symptomatologie. — Les signes caractéristiques sont de deux espèces : les uns tiennent à l'action excitatrice, narcotico-âcre, que les microphytes exercent sur les intestins et les centres nerveux ; les autres sont dus à l'action sédative qu'ils produisent sur le cœur. Quand les premiers prédominent, on dit que l'ergotisme est *convulsif* ; lorsque au contraire ce sont les seconds qui sont les plus prononcés, l'ergotisme est dit *gangreneux*. Il est assez difficile d'établir cette distinction chez les animaux. On peut cependant admettre que la forme convulsive est prédominante chez les carnivores et les omnivores, tandis que chez les herbivores, et surtout chez les gallinacés, on observe surtout la gangrène.

Les phénomènes morbides sont fort inconstants dans la période d'invasion : parfois, ils indiquent une lésion de l'appareil cérébro-spinal ; d'autres fois, c'est le tube digestif qui est atteint, d'autres fois encore, les symptômes partent du système circulatoire.

Pour l'*ergotisme spasmodique*, signalons le vertige ; les animaux hébétés trébuchent comme s'ils étaient ivres ; ils perdent l'équilibre, tombent et restent plongés dans un profond état d'assoupissement, avec tremblement musculaire ; ces symptômes de narcotisme sont souvent interrompus par des phénomènes convulsifs, soit des membres seulement, soit de tout le corps : les convulsions sont souvent épileptiformes, d'autres fois tétaniques, souvent suivies d'une paralysie temporaire de l'arrière-train. Les douleurs sont intenses et se manifestent parfois par des cris plaintifs et des contorsions ; souvent la mort survient pendant ces accès. Du côté du tube digestif, on constate quelquefois des nausées, des vomissements, de la diarrhée ; ce dernier symptôme, ainsi que les coliques, est à peu près constant après la préhension d'aliments couverts de cryptogames, dont l'action générale n'a pas le temps de se manifester (Delafond). L'appétit, dépravé, est toujours irrégulier.

La nutrition souffre, les animaux maigrissent,

sont faibles, malgré la persistance de l'appétit, et bientôt survient le marasme.

Mais le symptôme dominant résulte des *altérations gangreneuses*, nécrotiques, dues à l'action vaso-constrictive de l'*ergotine*. Le calibre des vaisseaux diminuant peu à peu, les tissus reçoivent moins de sang; parfois le resserrement d'une artère devient tel que la lumière du canal a disparu, le cours du sang est arrêté et le territoire irrigué par cette artère, ne recevant plus de sang, meurt et se gangrène.

Les accidents nécrotiques ne manquent pas chez les gallinacés, où, dès le principe, la crête se refroidit, prend une nuance violette, noire, se ratatine et se dessèche; quelquefois, c'est le bec qui se dessèche, d'autres fois les pattes, et, chez les palmipèdes, la membrane interdigitée. Chez les mammifères, la nécrose atteint les rayons inférieurs d'un ou de plusieurs membres, les oreilles, la queue; cette dernière lésion est surtout fréquente chez le lapin et le lièvre. La bête bovine a le mal localisé dans la région digitée du bipède postérieur; ces parties rougissent, comme si elles étaient le siège d'une inflammation érysipélateuse; la nuance passe au violet, au bleu, au noir; elles se momifient, s'éliminent, si un accès convulsif ne met un terme à la vie avant le début du travail éliminateur.

Souvent on constate de l'écoulement séro-muqueux ou sanguinolent par les narines, de l'engorgement froid des membres; cet effet s'observe non seulement sur les mammifères, mais même sur les gallinacés.

Un symptôme assez constant de l'ergotisme est l'avortement chez les femelles; c'est sur cet effet spécifique qu'est fondé l'emploi thérapeutique du seigle ergoté; mais l'avortement s'observe aussi après la préhension prolongée de fourrages altérés par de la nielle (Fuchs), après la préhension de blé carié (Gerlach), après l'usage des pailles rouillées (Haselbach).

Marche, durée et terminaisons. — La maladie peut avoir une marche rapide, si elle est due à la préhension d'une très grande quantité de microphytes; le plus souvent cependant la marche est lente, la maladie peut durer des semaines, des mois. La guérison peut survenir, si l'on parvient à temps à faire cesser la cause.

Traitement. — Il est fondé sur l'élimination du poison introduit dans l'économie; quel que soit le degré de la maladie, il faut abandonner tout espoir de guérison, quand la cause continue d'agir. Un régime hygiénique substantiel, entièrement privé d'ergot, constitue le traitement le plus efficace; les criblures de céréales ergotées, les pailles fourragères contenant des végétaux à ergot, les pailles couvertes de cryptogames divers doivent être supprimées.

Lors de maladie, l'on peut quelquefois débarrasser les premières voies par des vomitifs et des purgatifs, éliminer même la partie absorbée par les sudorifiques et les diurétiques. Les excitants antispasmodiques, la valériane, le camphre sont utiles à cause de leur effet sur le système nerveux; les ammoniacaux et même les alcooliques se sont aussi montrés utiles.

On pourra utiliser les injections intraveineuses de chloral, les injections sous-cutanées et répétées d'atropine pour combattre les effets de l'ergotine. On préviendra la mortification par les scarifications, les pansements antiseptiques tièdes et humides, les bains antiseptiques prolongés, etc. Si l'animal est faible, on ordonnera les excitants diffusibles.

ERREUR. — *Erreurs médicales populaires*, ou *erreurs populaires en vétérinaire*. — Croyances erronées qui se retrouvent, à des degrés divers, dans toutes les classes de la société sans exception, et qui tiennent à ce qu'on a pendant des siècles été obligé de chercher à soulager et à guérir, avant qu'il fût possible de connaître le siège et la nature des lésions : les guérisons ainsi obtenues ont fait croire, et font croire encore au vulgaire, que l'on peut juger de l'état morbide d'un organe sans en connaître l'organisation et le fonctionnement normal; que l'on peut guérir, faire disparaître la lésion, sans connaître la constitution organique ou chimique des médicaments. Les conceptions fétichiques et astrologiques touchant l'influence volontaire sur l'animal des corps bruts ou organisés qui nous entourent, se sont conservées de siècle en siècle au point de vue de la détermination des causes et de la guérison des maladies. Telles sont les croyances concernant l'action sur la marche des maladies de tel ou tel astre, fleuve, montagne, de l'ambre jaune ou de certains fruits (marron d'Inde, etc.) placés sur la peau. Des conceptions de même ordre, se rapportant à des êtres vivants, font croire encore à l'influence surnaturelle de certains hommes ou de leurs restes, agissant par leur seule présence, leur regard, leur volonté tacite, certains gestes ou attouchements (*passes magnétiques*), certaines paroles pour causer les maladies de l'homme et des animaux (*jeter un sort*), ou pour les guérir, influence considérée comme susceptible d'être transmise par ces individus (mis ou non en état d'hypnotisme) à divers objets, à l'aide de formules dites magiques, de manœuvres, ou de gestes et passes *magnétiques* et autres. Ce sont des conceptions analogues, mais se rapportant à des êtres fictifs (dieux, démons, fées, loups-garous, revenants, et autres êtres mystiques variant d'une religion à l'autre), qui, d'une part, font croire que ces êtres peuvent causer des maladies par simple mauvais vouloir ou comme punition de tel ou tel acte, et qui, de l'autre, font invoquer pour un effet thérapeutique, leurs statues ou les objets qui les ont touchées. L'absence d'observations et une mauvaise interprétation font considérer les couleuvres comme malfaisantes, alors que les vipères seules le sont, et font attribuer à leur langue aiguë ce qui appartient à leurs dents en crochet. L'action irritante sur les muqueuses du liquide blanc des glandes cutanées des salamandres et des crapauds fait, par une généralisation erronée, regarder comme dangereuses, soit leur morsure, soit leur urine, qui pourtant sont inoffensives. Il en est ainsi également pour diverses plantes et divers animaux, dont les cendres, les déjections, etc., sont réputées soit dangereuses, soit médicamenteuses, suivant les cas. La grossière analogie de certaines tumeurs, de quelques maladies cutanées, avec des animaux, a fait croire à une prétendue action curative des applications de chair crue, de peau de poisson, etc., faites sur le mal. Une ressemblance non moins grossière de forme, de couleur, etc., avec des organes a fait attribuer une valeur curative sur les maladies de ces organes à beaucoup de plantes : telles sont la pulmonaire pour les maladies de poitrine, la carotte pour celles du foie, etc. Ces diverses suppositions, la croyance à des vertus d'autant plus merveilleuses qu'on connaît moins la nature réelle des substances choisies, se retrouvent comme le point de départ de plus d'une série d'erreurs. Telles sont celles qui concernent l'action des remèdes réputés nouveaux et secrets, et capables de guérir une ou un grand nombre de maladies. Les suppositions exagérées ou erronées de nos prédécesseurs sur l'influence, dans la production des maladies, des humeurs en général, du sang, de la bile, des glaires en particulier, des nerfs, du chaud, du froid, du sec, de l'humide, se conservent encore parmi tous ceux qui n'ont pas étudié ces objets. Il en est de même en ce qui touche l'action curative des saignées, des purgatifs, des vésicatoires, des cautères, des rafraîchissants, des échauffants, etc., dont l'emploi intempestif, et par suite malfaisant, est une des erreurs médicales le plus souvent commises par les empiriques et par les ignorants qui, de bonne foi, pensent qu'en thérapeutique on peut substituer utilement la bonne volonté au savoir. Ces suppositions erronées se retrouvent enfin dans les raisonnements du commun des hommes sur les objets qui concernent la santé de leurs animaux, les causes et la nature de leurs affections, puis dans l'exposé des symptômes de leurs maladies, ce dont le vétérinaire est obligé de tenir compte incessamment dans la pratique.

Erreur de lieu. — *Médecine légale.* — Dans la saillie, lorsque la verge du mâle pénètre dans le rectum et non dans le vagin de la femelle, il peut en résulter une hémorragie ou une péritonite mortelles par déchirure de la paroi supérieure du rectum. Cet accident engage la responsabilité du propriétaire de l'étalon qui doit guider avec la main la verge de l'étalon au moment de la saillie.

ÉRUCTATION (all. *Aufstossen*; angl. *belching*). — Action de rendre bruyamment par la bouche des gaz provenant de l'estomac. L'éructation est le plus souvent un signe de la quantité surabondante de gaz contenue dans ce viscère; elle s'observe dans l'indigestion gazeuse des ruminants et quelquefois chez le cheval, d'une manière plus ou moins sensible dans le *tic* (Voy. ce mot).

ÉRUPTION (all. *Hautausschlag*; angl. *breaking out*; it. *eruzione*; esp. *erupcion*). — Synonyme d'*exanthème*, ce mot désigne généralement le développement de quelques-unes des affections de la peau, leur sortie. — Les maladies *éruptives* sont celles dans lesquelles il se développe sur la peau ou les muqueuses des boutons, des vésicules, des pustules, etc.

ÉRYSIPÈLE (*erysipelas*, de ἐρύειν, attirer, et πέλας, proche; all. *Rothlauf*, *Rose*; angl. *erysipelas*, *rose*; it. *risipola*). — Inflammation plus ou moins localisée de la peau, s'accompagnant de fièvre générale; elle envahit la surface du corps dans une étendue souvent assez grande, progressant de proche en proche, d'où lui vient son nom; le plus souvent elle s'étend au tissu cellulaire sous-cutané, et la maladie prend alors le nom d'*érysipèle phlegmoneux*. Rare chez les animaux, tandis qu'elle est fréquente chez l'homme, cette maladie a souvent donné lieu à de fausses interprétations. On a décrit sous le nom d'érysipèle une foule d'affections : les érythèmes déterminés par les rayons solaires, le fagopyrisme, le javart cutané, la lymphangite, l'eczéma, les processus septiques et surtout le charbon et le rouget.

ÉTIOLOGIE. — L'érysipèle est une complication des blessures anciennes ou récentes de la peau ou des muqueuses; il survient à la suite des plaies contuses, des brûlures, etc., ou vient compliquer diverses affections cutanées : acmé, eczéma, gale folliculaire; parfois la maladie apparaît sur les vieilles plaies suppurantes, ou les fistules.

L'érysipèle est dû à la pénétration d'un microbe, le *streptocoque*, dans les parois de la plaie, puis de là dans les lymphatiques; certains auteurs prétendent qu'il s'agit d'un microbe spécifique; la plupart des bactériologistes, au contraire, nient toute spécificité à ce microbe qui serait un streptocoque vulgaire, ayant acquis un degré variable de virulence. Généralement il n'agit pas seul, et est associé à d'autres, ordinairement aux staphylocoques. Il pénètre à la faveur de la plaie, dans l'épaisseur de la peau, dans les vaisseaux lymphatiques où il progresse peu à peu et détermine une inflammation vive, des abcès ou des accidents gangreneux locaux et parfois des accidents généraux.

La maladie est contagieuse et elle se transmet par les mains, les instruments, les objets de pansement, etc.; autrefois, dans les hôpitaux humains, on l'a vue à l'état épidémique.

SYMPTOMATOLOGIE. — La peau, autour de la plaie qui a servi de porte d'entrée, et parfois sur une assez grande étendue, est chaude, tendue, douloureuse, colorée en rouge jaunâtre par plaques inégalement circonscrites; parfois, chez le bœuf, elle devient comme parcheminée; la coloration n'est facile à voir que sur les individus à poil clair et fin, ou lorsqu'on écarte la laine du mouton et surtout aux endroits dépigmentés. Parfois la peau enflammée est le siège d'un vif prurit. Les ganglions lymphatiques de la région sont généralement tuméfiés, chauds, sensibles. Parfois on constate un peu de fièvre.

Le siège de l'érysipèle est variable : le mal est souvent localisé à la tête, il acquiert des proportions inquiétantes; toute cette partie est tuméfiée; les yeux sont enflammés, le pouls est très rapide; l'animal est inquiet, triste et sans appétit; on observe un coma et un assoupissement profonds. — L'*érysipèle de la tête* s'observe chez tous nos animaux, mais l'*érysipèle de la face* même, ressemblant à celui de l'homme, ne s'observe guère que sur le chat (Hering). — L'érysipèle des membres postérieurs, du plat de la cuisse particulièrement, s'observe surtout chez les chevaux, où il s'accompagne de lymphangite. — L'érysipèle des membres chez les autres animaux est toujours bénin.

Le plus souvent l'inflammation s'est étendue jusqu'au tissu sous-cutané et on est en présence de l'*érysipèle phlegmoneux* : cette variété est caractérisée par une tuméfaction très prononcée, chaude, douloureuse au toucher, rouge dans les parties dépourvues de pigment et de poils; elle disparaît sous la pression des doigts pour reparaître aussitôt; les symptômes généraux sont plus accusés et revêtent des caractères plus graves ; les ganglions lymphatiques voisins sont tuméfiés et douloureux. — Plus tard, la tuméfaction devient plus considérable, la consistance est pâteuse, enfin les tissus s'affaissent, la rougeur pâlit, la douleur diminue, le pus commence à se former dans le tissu cellulaire; à une époque plus avancée, la fluctuation devient évidente. Le pus est liquide, grisâtre ou brunâtre, fétide, contenant souvent des lambeaux de tissu cellulaire gangrené. — Parfois la gangrène survient sans suppuration.

MARCHE, DURÉE ET TERMINAISONS. — La marche de l'érysipèle vrai est assez souvent régulière et alors la terminaison est heureuse : huit ou dix jours suffisent pour amener la résolution de l'inflammation.

La résolution s'accompagne de la desquamation épidermique et de la chute des poils. Souvent la partie affectée se montre parsemée de petites élevures qui se changent bientôt en vésicules ou en phlyctènes, et tombent en se desséchant, sous forme d'écailles furfuracées. Cette éruption est généralement considérée comme critique et salutaire.

L'érysipèle a très souvent un certain caractère *ambulant*, c'est-à-dire que quand la tuméfaction s'est montrée en un point de la surface du corps, elle en disparaît pour reparaître ailleurs; l'affection est alors à considérer comme une éruption d'érysipèles successifs.

L'érysipèle peut se compliquer de *métastases*, sur les organes les plus variés : les centres nerveux, l'intestin, le péritoine, les organes respiratoires, etc.

La mort, très rare, survient par infection purulente ou à la suite de phlegmasie séreuse ou viscérale.

DIAGNOSTIC. — Assez difficile en raison de la rareté des cas et de la difficulté que l'on éprouve à constater, sur la peau pigmentée de nos animaux, les changements de coloration.

PRONOSTIC. — L'érysipèle est bien moins grave chez les animaux que chez l'homme; cependant on a relaté des cas mortels chez le chien et les solipèdes et Lucet a cité le cas d'un cheval mort en quarante-huit heures; l'érysipèle s'était comporté comme la septicémie. En général la guérison survient en huit à dix jours, lorsqu'il n'existe pas de complications.

Traitement. — Il doit être antiseptique.

Contre les engorgements peu étendus, on ordonnera les lotions, irrigations, pulvérisations ou bains de substances antiseptiques, et ensuite l'application de vaseline boriquée.

S'il survient des plaies, on les traitera par l'antisepsie.

Contre l'érysipèle phlegmoneux, on fera des scarifications profondes, ou mieux des cautérisations perforantes, puis on utilisera les injections antiseptiques, les bains ou les pansements humides. Les abcès seront ouverts hâtivement.

Si un lambeau de peau se sphacèle, on essaiera le traitement de la gangrène humide (Voy. ce mot).

Contre les complications viscérales, on fera la thérapeutique des symptômes. En outre, on ordonnera pour les cas bénins, à l'intérieur, les alcalins et un régime rafraîchissant, et pour les cas graves, les excitants, les antiseptiques internes, les antifébriles.

ÉRYTHÈME (de ἐρυθός, rougeur, *efflorescence*; all. *Hautröthe*; angl. *erythema*). — Affection de la peau caractérisée par une rougeur disparaissant momentanément sous la pression du doigt; parfois on constate une exsudation séreuse qui se termine par résolution. Il est rare chez les grands animaux, chez lesquels on ne l'observe guère qu'aux surfaces ladres : il est assez commun chez le mouton, le porc, le chien, le chat, dont la peau est dépigmentée.

Étiologie. — Il est produit par des causes *mécaniques* : pressions, frottements des harnais, tonte; ou *physiques* : froid, chaleur, coup de soleil, électricité; ou *chimiques* : application de produits irritants, médicaments, pus, sueur, urine, etc. L'érythème solaire est ordinairement diffus : il est fréquent sur le cheval dans les pays chauds.

Symptomatologie. — L'érythème se traduit par une teinte d'un rouge rosé, disparaissant et reparaissant vite sous la pression du doigt, accompagnée de chaleur, de démangeaisons et de dépilation. L'érythème est plus fréquent sur les parties du corps dépourvues de pigment, et l'érythème solaire ne se voit guère que sur les chevaux blancs ou sur ceux qui ont de larges taches de ladre. La forme, l'étendue, la coloration des plaques sont très variables. Les éruptions sont le plus souvent mixtes; des papules ou des vésico-pustules compliquent souvent l'élément principal; ainsi l'érythème solaire est fréquemment vésiculeux; l'érythème par le froid s'accompagne de tuméfaction, de crevasses, etc.; l'érythème dû aux irritants purulents s'accompagne souvent de petits boutons à vésicules éphémères; l'*intertrigo*, cet érythème de l'intérieur des cuisses et des ars chez les chevaux gras et à peau fine, lorsque la sueur aigrie, seule ou mêlée de poussière, séjourne dans les plis de ces régions, s'accompagne d'une sécrétion plus ou moins abondante et de chute d'épiderme. Chez les veaux, on constate parfois un *érythème squameux*, caractérisé, outre la rougeur de la peau, par le hérissement des poils, le fendillement de l'épiderme.

Marche, durée, terminaisons. — La marche de l'érythème varie suivant la cause; dû à des irritants locaux, il disparaît avec la cause; s'il ne constitue qu'un phénomène concomitant d'un autre exanthème, il disparaît aussitôt que celui-ci est passé. La résolution est suivie de la chute de l'épiderme en écailles furfuracées.

Traitement. — Il doit être surtout préventif; souvent il n'y a pas lieu de recourir à un traitement thérapeutique proprement dit; si la douleur ou le prurit sont exagérés, on fera bien de recourir au glycéré d'amidon ou au glycéré de plomb et aux antiseptiques.

ESCARRE (de ἐσχάρα, endroit qui contient du feu; all. *Brandschorf*; angl. *eschar*; it. et esp. *escara*). — Croûte qui résulte de la mortification d'une portion plus ou moins considérable des parties molles, et distincte des parties vivantes par sa couleur, sa consistance et ses autres propriétés physiques.

Étiologie. — Les causes les plus fréquentes sont les agents susceptibles de déterminer les inflammations excessivement intenses et de favoriser la gangrène, ou bien les corps qui peuvent détruire, par une action mécanique ou chimique, le parenchyme organisé des tissus vivants, comme le fer chaud.

Symptomatologie. — Les parties affectées sont frappées de mort, et destinées à la séparation. La nature elle-même travaille à cette fin : elle provoque, dans les parties contiguës, une inflammation qui hâte le développement des bourgeons cellulo-vasculaires, donne lieu à une sécrétion purulente, qui s'établit entre les tissus vivants et la partie morte, et finit par isoler entièrement cette dernière.

ÉSÉRINE ou PHYSOSTIGMINE. — Principe actif et alcaloïde de la *Fève du Calabar*.

EFFETS ET USAGES. — Ce médicament rétrécit la pupille, c'est un antagoniste de l'atropine.

Il agit sur la moelle, en excitant son pouvoir réflexe, et fait contracter tous les muscles, surtout les muscles lisses de la vie organique ; d'où salivation moins abondante qu'avec la pilocarpine, et sécrétion exagérée de tous les liquides de l'intestin, ce qui la fait employer dans le traitement des coliques.

DOSE TOXIQUE. — MM. Kaufmann et Le Berre indiquent comme dose toxique pour le cheval $0^{gr},15$ de sulfate d'ésérine.

MODE D'EMPLOI. — Il faut employer rapidement les solutions de ces sels, sinon elles s'altèrent.

Ne pas donner de la morphine en même temps.

Doses.

Cheval................	$0^{gr},10$
Bœuf................	$0^{gr},20$
Porc................	$0^{gr},02$
Chien et chat.........	$0^{gr},0005$ à $0^{gr},001$

La pratique a montré qu'il pouvait être dangereux, toxique, même à faible dose, dans les indigestions avec surcharge alimentaire.

ESPÈCE (*species*, εἶδος ; all. *Art*, *Gattung* ; angl. *species* ; it. *spezie* ; esp. *especie*). — Ensemble d'individus ou de choses individuelles qui ont plus de rapports entre eux qu'avec les autres. Dans les sciences où l'on étudie, non pas des propriétés considérées isolément, abstraction faite des individus, mais des individus doués d'un ensemble de propriétés inséparables de leur substance, les notions de *variété*, d'*espèce* et de *genre* permettent de remonter de la description d'un individu aux autres individus qui existent sur le globe. C'est donc en *chimie*, en *anatomie*, *zoologie*, etc., qu'interviennent ces notions, étrangères à la physique, à l'astronomie et à la mathématique. — En anatomie, collection d'individus appartenant à des parties qui constituent l'économie, individus semblables par leur conformation et leur constitution immédiate, laquelle entraîne toujours une similitude dans les caractères extérieurs. Ainsi, par exemple, on fera une seule espèce de tous les appareils digestifs. — En biotaxie, collection d'individus descendant d'êtres vivants ou ayant vécu, qui se ressemblent plus entre eux qu'ils ne ressemblent à tous les autres analogues, et susceptibles de se reproduire d'une manière continue entre eux ou isolément, suivant que les sexes sont réunis, séparés, ou n'existent pas. Ici un seul individu ne suffit plus pour représenter l'espèce, comme cela est en chimie et en anatomie. De même

qu'une espèce est une collection d'individus qui se ressemblent, certaines espèces ont entre elles des affinités telles qu'on peut en former des groupes appelés *genres*. — En pharmacie, *espèces*, mélange à parties égales de racines, de fleurs, de semences ou d'autres substances végétales, douées de propriétés médicinales analogues : *Espèces amères, astringentes*, etc.

ESQUILLE (all. *Knochensplitter* ; angl. *splinter*). — Fragment détaché d'un os fracturé, carié ou nécrosé.

ESSAI (all. *Versuch* ; angl. *proof, trial* ; it. *saggio, sperimento*). — *Essai des animaux*. Épreuves connues sous le nom générique de *courses* et qui ont pour but de constater la vitesse, le degré d'éducation des chevaux ; on déduit de là leur aptitude à courir, leur mérite ; elles ne sont applicables qu'au cheval de selle ou de trait plus ou moins rapide. L'appréciation de la force musculaire d'un cheval de gros trait est aussi réclamée dans les transactions dont ces animaux sont l'objet.

ESSENCE DE LAVANDE. — Produit de la distillation de diverses espèces de lavandes, principalement du *Lavandula spica*. Jaunâtre, d'odeur spéciale, saveur chaude et amère.

MODE D'EMPLOI. — A l'extérieur, en frictions, pure ou diversement mélangée.

EFFETS ET USAGES. — Résolutive, excitante, elle est employée en frictions sur les articulations engorgées, et dans les paraplégies.

ESSENCE DE TÉRÉBENTHINE. — Ce produit de la distillation des térébenthines est liquide, transparent, incolore, d'odeur pénétrante, de saveur chaude. Insoluble dans l'eau, soluble dans l'alcool, l'éther et les huiles.

EFFETS ET USAGES. — A l'extérieur, elle est irritante et provoque de violentes douleurs sur le cheval. A l'intérieur, elle est antiputride et parasiticide. On l'emploie comme résolutive et révulsive, dans les cas qui demandent une action rapide ; comme antipédiculaire, contre tous les ectozoaires. Elle est utile contre les affections typhoïdes (Girard) et les obstructions du feuillet.

MODE D'EMPLOI. — A l'extérieur, pure ou en liniments, en frictions ou applications. A l'intérieur, en émulsion, en électuaire ou en lavement.

Doses.

Grands animaux.......	32 à 50	grammes.
Moyens animaux.....	4 à 12	—
Petits animaux.......	2 à 4	—

Éviter son emploi sur les animaux qui peuvent être sacrifiés pour la boucherie, à cause de l'odeur communiquée à la viande.

Breuvage (Delafond).

Essence de térébenthine.... 10 grammes.
Teinture de quinquina....... 20 —
Vin coupé de moitié d'eau .. 1 litre.

Breuvage contre l'obstruction du feuillet.

Essence de térébenthine.. 30, 45, 60 gr.
Infusion aromatique...... 1 litre.

Liniment irritant.

Essence de térébenthine... 90 grammes.
Ammoniaque liquide....... 24 —
Eau-de-vie à 22°............ 125 —

En frictions contre les distensions synoviales ou les efforts récents ou anciens.

Injections trachéales (G. Lévi).

Essence de térébenthine...... } āā P. E.
Huile d'olive................ }

Injecter aux doses de 5, 10 et 15 grammes.

Conviennent surtout dans le catarrhe chronique des bronches et les affections typhoïdes du cheval.

ESSOUFFLEMENT. — Ce mot, synonyme d'*anhélation*, de *dyspnée*, de *court d'haleine*, indique l'état de la respiration dans lequel les inspirations et les expirations sont courtes, fréquentes et très rapprochées.

ÉTIOLOGIE. — Il survient ordinairement à la suite d'efforts violents ou de courses rapides et est dû à la suractivité fonctionnelle de l'appareil respiratoire; parfois il est de nature réflexe et apparaît à la suite d'une violente émotion, d'une douleur vive (opération), etc.; enfin il constitue un prodrome ou un symptôme de maladies, surtout d'affections des voies respiratoires. Les animaux gras, travaillant peu, les individus poussifs y sont prédisposés; chez le cheval, on arrive au degré minimum de l'essoufflement, pour un travail donné, par un exercice progressif : c'est un des principes de l'entraînement.

DIAGNOSTIC. — Quel que soit l'essoufflement, il est toujours facile à reconnaître à l'inspiration peu profonde et bientôt suivie d'une courte expiration, à la dilatation et aux mouvements fréquents des ailes du nez, à la faible amplitude et à la rapidité des mouvements respiratoires.

ESTOMAC (all. *Magen* ; angl. *stomach*). — ANATOMIE ET PHYSIOLOGIE. — Voy. DIGESTION.

MALADIES DE L'ESTOMAC. — **Blessures de l'estomac**. — Nous ne nous occuperons ici que de celles qui se produisent de dedans en dehors. Les autres sont excessivement rares; sur le chien, elles peuvent être le résultat d'un coup de fusil.

ÉTIOLOGIE. — Elles sont déterminées par des corps étrangers, durs et acérés, ingérés : aiguilles, fourchettes, épingles, lames de couteau, fil de fer, épines, etc. Chez le bœuf, les blessures du rumen et du réseau ainsi produites sont très fréquentes; la caillette est rarement atteinte.

SYMPTOMATOLOGIE. — Chez le cheval et le chien, la blessure, lorsqu'elle est complète, est ordinairement suivie de péritonite purulente et septique. Chez le bœuf, la gravité est souvent bien moins grande, mais les corps étrangers du réseau traversent celui-ci et s'échappent par abcédation à travers la peau ou bien ils émigrent vers le diaphragme, d'où ils gagnent le cœur et le poumon : ils déterminent alors une péricardite mortelle. Quand la blessure est grave et a atteint un vaisseau et la caillette, les excréments sont noirs et on observe les signes de la gastro-entérite.

Corps étrangers de l'estomac. — Voy. CORPS ÉTRANGERS.

Déchirure de l'estomac. — ÉTIOLOGIE. — Elle est assez fréquente chez les solipèdes, très rare chez le bœuf et le chien.

La fréquence relative chez le cheval provient d'abord du travail qui rend souvent nécessaires les repas trop volumineux et arrête la digestion, puis de la conformation spéciale de l'estomac, qui rend le vomissement à peu près impossible chez cet animal. La rupture complique parfois l'indigestion stomacale; elle peut survenir à la suite de chutes brusques sur le sol (abatage, coliques), ou après une course rapide, lorsque l'estomac est en état de réplétion; elle peut être consécutive à l'obstruction intestinale par des calculs, des parasites, des tumeurs, un volvulus, une invagination, etc.

SYMPTOMATOLOGIE. — La rupture de l'estomac est annoncée par la cessation brusque des coliques, souvent par le vomissement, et enfin par l'abattement extrême. La mort survient au bout de quelques heures. A l'autopsie, on reconnaît que la déchirure siège presque toujours au niveau de la grande courbure.

Dilatation de l'estomac. — C'est une trouvaille d'autopsie; elle est générale ou circonscrite. Chez un cheval, on a vu la capacité du viscère, qui à l'état normal est de 12 à 15 litres, s'élever jusqu'à 80 litres. Chez le chien, la dilatation anormale de l'estomac est assez fréquente.

Indigestion stomacale du cheval et des divers réservoirs de l'estomac des ruminants. — Voy. INDIGESTION.

Inflammation aiguë ou chronique de la muqueuse de l'estomac. — Voy. GASTRITE.

Parasites de l'estomac. — *Cheval.* — L'estomac du *cheval* renferme souvent des *larves d'œstres* qui peuvent exister en quantités considérables (fig. 588) ; elles peuvent déterminer des

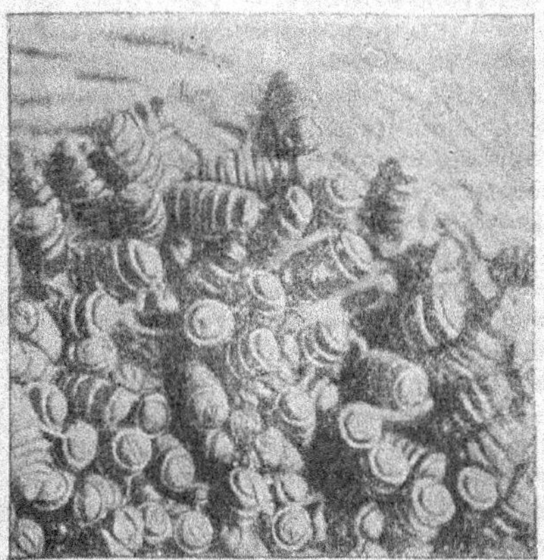

Fig. 588. — Surface de la muqueuse de l'estomac d'un cheval affecté de larves d'œstres (d'après Perroncito).

indigestions, ou bien perforer la paroi stomacale et tomber dans la cavité abdominale. On y a trouvé aussi des spiroptères, strongles de petites dimensions, contenus dans de petites

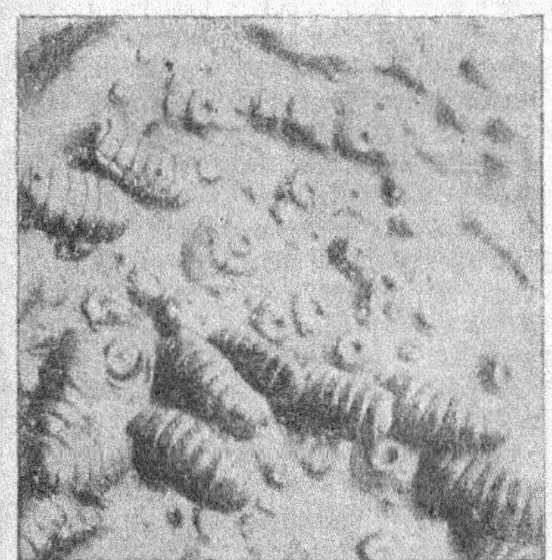

Fig. 589. — Lésions laissées par les larves d'œstres après les traitements (d'après Perroncito).

tumeurs de volume variant entre une noisette et un œuf de poule et situées dans le sac droit. Une fois on aurait observé la perforation de l'estomac par des ascarides.

TRAITEMENT. — Contre les larves d'œstres sur le cheval, Perroncito préconise les capsules de sulfure de carbone, données de la façon suivante :

La veille, administration d'une petite quantité de foin et d'une ration modérée d'avoine, le matin ; le soir, diète et administration d'un simple barbotage ou d'un mash, additionné de 200 à 250 grammes de sulfate de soude. Le jour du traitement, à six heures du matin, administration des capsules contenant 8 à 12 grammes de sulfure pur, une par une, d'heure en heure, jusqu'à concurrence de trois à six, suivant l'âge et le développement des sujets. On est sûr d'obtenir ainsi une action prolongée du sulfure dans l'estomac, et, comme celui-ci est vide ou à peu près, par suite du traitement préparatoire, l'action des vapeurs de sulfure sur les larves d'œstres est directe et sûrement mortelle pour celles-ci (fig. 589).

Chien. — Le parasite qu'on rencontre le plus communément est le *spiroptère ensanglanté*, de couleur rouge-sang, de la longueur de 3 à 8 centimètres, situé dans des tumeurs sous-muqueuses, dures, ovoïdes, du volume d'une noisette à un œuf de pigeon. Lorsque ces tumeurs siègent au niveau du cardia, elles peuvent entraîner des troubles graves et produire le vomissement. En général, elles passent inaperçues.

SYMPTOMATOLOGIE. — On note des troubles de la digestion et l'expulsion des parasites ou de leurs œufs.

DIAGNOSTIC. — Cette expulsion, suivie de l'examen, est le seul moyen de diagnostic.

PRONOSTIC. — Il est généralement peu grave.

TRAITEMENT. — Il repose sur l'emploi des anthelminthiques.

Ruminants. — Les parasites du *rumen* sont des *amphistomes* à corps ovoïde, de teinte rosée, ne dépassant guère 1 centimètre ; des *actinomyces* formant des tumeurs hémisphériques, fibreuses à la coupe, du volume d'une noix ou du poing.

Dans la *caillette*, on rencontre des strongles de couleur brunâtre, qui sucent le sang de la muqueuse. Le *Strongylus Ostertag* est situé au centre de petits nodules grisâtres, percés d'un orifice ; après la mort, les parasites sortent et rampent sur la muqueuse ; on les trouve fréquemment dans la caillette des animaux autopsiés. Le *Strongylus contortus* détermine chez les agneaux et les antenais la *strongylose de la caillette* ; cette affection sévit sur des troupeaux entiers qu'elle décime, elle se manifeste par des troubles gastriques, une diarrhée noire et un amaigrissement rapide (Voy. Strongles et Strongyloses).

Tumeurs de l'estomac. — Étiologie. — Chez le cheval, elles sont très rares et elles sont presque exclusivement situées au niveau des orifices (cardia et pylore) et de la grande courbure; ce sont ordinairement des sarcomes ou des épithéliomes, parfois des mélanomes. — Lorsqu'elles sont volumineuses, elles gênent la digestion et déterminent des indigestions stomacales, ou une gastrite. La mort survient à la longue par consomption, par perforation ou par rupture de l'estomac. Chez le bœuf, les tumeurs du rumen sont exceptionnelles; dans le réseau, on a rencontré des sarcomes et des papillomes; dans le feuillet, on rencontre le plus fréquemment des papillomes; enfin, dans la caillette, on trouve des carcinomes, surtout au voisinage du pylore.

Chez le chien, ces tumeurs sont très rares.

Symptomatologie. — Les symptômes sont ceux des indigestions chroniques avec appétit irrégulier, digestions laborieuses, amaigrissement.

Ulcérations de l'estomac. — Elles ne sont pas rares chez le cheval, le bœuf (où elles intéressent la caillette) et le chien. Elles peuvent être déterminées par des substances irritantes ou caustiques (acides, arsenic, émétique) ingérées. Les troubles circulatoires (thromboses) déterminent la formation d'ulcères dans le territoire dépourvu de sang.

Les tumeurs de l'estomac peuvent s'ulcérer.

Chez le bœuf, les ulcères de la caillette résultent d'embolies et compliquent un grand nombre de maladies microbiennes : peste bovine, coryza gangreneux, péripneumonie contagieuse, tuberculose, etc.

Chez le chien, elles sont la conséquence de la maladie du jeune âge.

Symptomatologie. — Les symptômes sont vagues; aux signes d'une indigestion ou d'une gastro-entérite, viennent s'ajouter des vomissements de sang (hématémèse), sous forme d'un liquide noirâtre, de la couleur du marc de café, ou, le plus souvent, le rejet d'excréments noirs, teintés de suie (melæna).

Anatomie pathologique. — Les lésions consistent en des ulcères, en nombre variable, situés en des endroits quelconques de la muqueuse stomacale; ils ont une forme arrondie ou elliptique; leurs bords sont lisses et taillés à pic; leur fond, granuleux, grisâtre, est piqueté de points hémorragiques; leurs dimensions varient d'une lentille à une pièce de cinq francs.

ÉTABLE. — Habitation des animaux domestiques en général. Spécialement, habitation des bêtes bovines. *Étable* est alors synonyme de *bouverie* et de *vacherie*.

ÉTABLISSEMENT. — *Établissement insalubre.* — Établissement industriel nuisible à la santé ou incommode pour les habitants du voisinage par les odeurs, vapeurs, fumées ou bruits qu'il produit, et par les eaux vannes qu'il rejette. L'administration divise ces établissements en trois classes, et exige, pour leur exploitation, diverses autorisations et formalités : *établissements de première classe*, ceux qui doivent nécessairement être éloignés des habitations, et même des villes pour certains d'entre eux (abattoirs, etc.); *établissements de deuxième classe*, ceux dont l'éloignement des habitations n'est pas nécessaire, mais dont les opérations doivent être exécutées avec certaines précautions; *établissements de troisième classe*, ceux qui peuvent être laissés près des maisons, mais doivent être soumis à la surveillance administrative. Les vétérinaires, au point de vue de l'hygiène et de la police sanitaire, sont chargés par l'administration de la surveillance de ceux de ces établissements qui concernent les animaux : abattoirs, clos d'équarrissage, porcheries, tueries, etc.

ÉTALON (*equus admissarius*; all. *Hengst, Beschäler*; angl. *stallion*; it. *stallone*). — Mâle employé à la reproduction et à l'amélioration de l'espèce, en parlant du cheval, du bœuf, de l'âne (Voy. Reproducteur).

ÉTAT (*status*, ἀχρή; all. *Zustand*; angl. *state*; it. *stato*; esp. *estado*). — Disposition ou aspect que présentent les corps bruts ou organisés. — En pathologie, la plus haute période d'une maladie, celle où les symptômes ont le plus d'intensité, ainsi appelée parce qu'alors la maladie reste quelque temps comme stationnaire, avant de décliner. — *État actuel.* L'ensemble des symptômes qu'un malade ou un blessé présente à un moment donné dans le cours de sa maladie.

ÉTHER NITRIQUE. — Agent précieux dans le cas de refroidissements avec tremblements, sueurs glacées ; on le donne à la dose de 40 à 50 grammes ; il relève le pouls et ramène promptement la chaleur à la peau.

ÉTHER SULFURIQUE. — Liquide volatil, d'odeur agréable, d'une saveur fraîche, puis brûlante.

Effets et usages. — Stimulant du tube digestif, et stupéfiant par suite de son absorption. Donné par les narines ou volatilisé dans le rectum, c'est un anesthésique. Il est très usité contre les brûlures, les douleurs locales, à l'extérieur. A l'intérieur, on le donne contre les coliques avec ballonnement.

Mode d'emploi. — A l'extérieur, à l'intérieur et en inspirations.

Doses.

Grands animaux...... 30 à 125 grammes.
Moyens animaux..... 4 à 12 —
Petits animaux....... 1 à 4 —

Mélange anthelminthique.

Éther................. 1 à 4 grammes.
Huile de ricin.......... 30 —

Contre le tænia chez le chien.

Injections trachéales (G. Lévi).

Éther................ 15 à 20 grammes.

L'éther peut être donné par cette voie à doses considérables dans les différents cas où il est indiqué, sans produire l'anesthésie.

ÉTIOLOGIE (de αἰτία, cause, et λόγος, traité). — Partie de la pathologie qui a pour objet la connaissance de tout ce qui contribue à la production des maladies, de tout ce qui se rattache à la recherche de leurs causes. Tout l'art de prévenir les maladies découle naturellement de la connaissance de leurs causes (Voy. Causes).

ÉTOFFÉ. — Se dit d'un cheval dont les masses musculaires sont très développées.

ÉTONNEMENT DU SABOT. — Contusion des tissus sous-ungulés, ébranlement du sabot du cheval, déterminés par un coup violent, par un heurt contre un corps dur et résistant, par les coups violents du brochoir. Le cheval à pied faible et délicat est particulièrement exposé à ce genre de lésion, ainsi que les chevaux qui steppent, frappant vivement au trot le pavé des villes ou les routes fortement empierrées.

Anatomie pathologique. — Les lésions consistent en une irritation légère avec déchirure de quelques petits vaisseaux de la chair du pied; la résolution survient rapidement. Il est rare que l'étonnement du sabot s'accompagne de boiterie grave. Le pied est un peu chaud avec une légère sensibilité à la percussion de l'endroit lésé.

Traitement. — Supprimer l'appui au niveau du point contusionné et ordonner des bains; parfois il est utile d'amincir la corne qui recouvre les tissus irrités. Ferrer à froid avec un fer à planche léger ou mieux avec un fer couvert plat, léger et doublé de cuir ou de caoutchouc.

ÉTOUPE (*stupa*, στύπη; all. *Werg*; angl. *tow*; it. *stoppa*; esp. *estopa*). — Ensemble des filaments les plus grossiers du chanvre (*stupa cannabina*). Choisie avec soin, coupée en morceaux longs de 16 centimètres, blanchie au chlore et cardée, elle devient fine, molle, soyeuse, absorbante, et est employée pour le pansement des plaies; cependant on lui préfère aujourd'hui la ouate de tourbe.

ÉTOURDISSEMENT (all. *Taumel*; angl. *stunning*). — Etat qui se manifeste par intervalles, et qui consiste dans un embarras momentané, dans un trouble subit et passager de l'exercice des fonctions des sens. Le cheval, la brebis et le chien en offrent des exemples, et, dans les uns et les autres, cet état est souvent le signe précurseur d'une *congestion cérébrale*, ou de l'*apoplexie*; il est aussi le premier degré du *vertige*; il est souvent un signe de *pléthore*.

ÉTRANGLEMENT (de *strangulare*, étrangler). — C'est la constriction de la gorge qui empêche l'introduction de l'air dans les voies respiratoires et arrête la circulation. — Par analogie, on appelle ainsi l'état de certaines parties qui se trouvent serrées et comprimées avec force par d'autres tissus dont l'extensibilité est très bornée (aponévroses), de manière à suspendre la circulation (hernies).

ÉVACUANT, ANTE (*evacuans*, κενωτικός; all. *ausleerend*; angl. *evacuant*; it. et esp. *evacuante*). — Remède qui détermine des évacuations par un émonctoire quelconque; tels sont les vomitifs, les purgatifs, les diurétiques, et même la saignée.

ÉVACUATION (*evacuatio*, de *evacuare*, vider; κένωσις; all. *Ausleerung*; angl. *discharge*; it. *evacuazione*; esp. *evacuacion*). — Sortie des matières excrémentitielles, sécrétées ou exhalées, par un point quelconque, ouvert naturellement ou par l'art. De là les *évacuations spontanées* et les *évacuations artificielles* : ces dernières sont déterminées par l'action des médicaments ou par l'instrument tranchant.

ÉVENTRATION. — Hernie qui s'est faite à travers une plaie des parois abdominales, la peau comprise. Elle peut être formée par les viscères les plus variés; toutefois, l'intestin et l'épiploon sont les plus fréquents.

Étiologie. — Les éventrations se manifestent le plus souvent à la suite de coups de fourche, de couteau ou d'autres instruments aigus, lors de chutes sur des objets acérés, de heurts de brancards, de timons, etc. Lorsque ces plaies sont pénétrantes et assez larges, les conditions de l'éventration sont réunies.

L'éventration vient compliquer parfois certaines opérations de la région testiculaire avec ouverture de la gaine vaginale; elle peut faire suite à la castration, surtout à la castration par torsion, à l'opération de la cryptorchidie, à l'opération de la hernie inguinale étranglée; enfin elle peut se produire après la laparotomie.

Symptomatologie. — Les éventrations se caractérisent par un symptôme évident, par la sortie des boyaux, comme on dit vulgairement. L'intestin hernié peut présenter des caractères différents de volume, de couleur, d'intégrité. Tantôt la partie herniée est très petite et constituée seulement par le bout d'une anse intestinale, tantôt, au contraire, la masse sortie de l'abdomen est formée par des circonvolutions multiples des intestins. Cette masse volumineuse est ordinairement en rapport avec les grandes dimensions de l'ouverture herniaire; mais il peut se faire qu'elle se soit échappée par une ouverture étroite, sous l'influence d'efforts expulsifs réitérés. — Au moment de sa sortie, l'intestin se présente avec sa couleur physiologique, qui ne tarde pas à se foncer par suite de la stase sanguine dans la partie herniée; si l'ouverture de sortie est étroite, on voit souvent l'intestin hernié prendre une teinte noir bleuâtre; il devient froid au toucher et peut se parcheminer, se dessécher. — Les viscères herniés peuvent être intacts, ou bien avoir été blessés, froissés, écrasés, déchirés; les déchirures de l'épiploon sont souvent accompagnées d'hémorragie plus ou moins abondante. Souvent, les viscères herniés sont souillés, froissés et meurtris par les mouvements violents auxquels se livrent les animaux. — Les coliques n'accompagnent pas toutes les éventrations, même chez le cheval, dont le péritoine est plus irritable que celui des autres animaux; d'une manière générale, on peut dire qu'elles sont faibles au début, et ne se montrent que lors d'étranglement, de lésion des intestins, etc.

Pronostic. — La gravité toujours assez considérable des éventrations est variable suivant l'espèce animale, suivant les conditions et circonstances dans lesquelles elles se présentent. — Chez les solipèdes, il existe une telle susceptibilité du péritoine, que la péritonite diffuse succède presque toujours à celle produite localement par l'éventration; il n'en est pas de même du chien dont les intestins peuvent être sortis de l'abdomen, manipulés, sans que l'on voie survenir la péritonite; il en est de même des viscères des ruminants et de la volaille;

la sensibilité péritonéale chez le porc se rapproche de celle du cheval.

Quand les parties herniées ne sont pas volumineuses, les chances sont plus favorables, si surtout il n'y a pas trop de difficultés pour la réduction. — La gravité des éventrations est d'autant plus grande que les viscères échappés de l'abdomen ont été plus longtemps exposés à l'air et aux souillures. Elle sera plus forte aussi lors de lésions des viscères.

Traitement. — Il sera préférable de coucher les animaux avec précaution sur un lit de paille propre recouvert d'une toile, d'un drap; si la plaie siège sur les parois latérales de l'abdomen, on couchera le malade sur le côté opposé; si cette plaie siège sur la paroi ventrale, on placera le blessé sur le dos; il est parfois utile d'anesthésier les grands animaux, de façon à éviter les mouvements brusques et les efforts expulsifs. On procédera ensuite à la désinfection minutieuse des parties herniées avec une solution antiseptique faible; si l'intestin est blessé, on en pratiquera la suture (Voy. Intestin (Plaies de l')); si une partie de l'épiploon hernié est déchirée, souillée, on en fera l'ablation après suture. Ensuite, on opérera la réduction des parties herniées que l'on rentrera progressivement et avec douceur dans l'abdomen. Parfois la plaie de la paroi abdominale est trop petite pour permettre la rentrée de l'intestin tuméfié; on l'agrandira avec le bistouri boutonné. Enfin, on fermera la plaie par une suture, enchevillée ou autre : on réunira d'abord les lèvres de la plaie musculaire, puis les deux lèvres de la peau. Enfin on pourra appliquer un pansement pour éviter la récidive (Voy. Hernies).

Mais, si l'éventration est ancienne, si les parties herniées sont mortifiées, surtout si le blessé est un cheval, il sera préférable d'abattre l'animal.

Éventration des chiens courants. — Il est une variété d'éventration assez fréquente sur les chiens de meute; elle est le résultat des blessures faites par les *andouillers* des cerfs, et plus souvent par les *défenses* des sangliers. Les blessures les plus dangereuses sont celles faites par les sangliers de trois et quatre ans; les jeunes ont des défenses plus courtes, celles des vieux sangliers sont beaucoup plus longues, il est vrai, mais comme elles sont fortement recourbées, elles font des contusions sans plaies. Souvent, les intestins sortent par l'ouverture faite; mais la mobilité de la peau rend possible une forme particulière de la blessure. Si le coup de dent donné par le sanglier est porté de bas en haut, en A par exemple (fig. 590), la peau n'est pas percée immédiatement, elle glisse de A en B, et c'est à ce moment qu'elle est traversée par la dent ainsi que la paroi abdominale. Puis la dent se retirant, la peau reprend sa place, laissant voir une plaie en A (fig. 591) qui ne paraît pas grave, mais en B il existe une lésion cachée et par cela même grave. Si les parois abdominales sont ouvertes, il peut y avoir hernie intestinale en B, et si elle est méconnue, elle peut s'étrangler et déterminer la mort.

PRONOSTIC. — Il est relativement peu grave. L'expérience a appris que beaucoup de chiens éventrés et dont les intestins sont sortis peuvent guérir. même s'ils ne sont soignés que plusieurs heures après l'accident.

COMPLICATIONS. — L'étendue et la gravité des blessures sont très variables, il peut y avoir blessure de l'intestin, du foie, de la rate, fracture des côtes, etc. La péritonite et l'hémorragie sont les causes de mort les plus fréquentes.

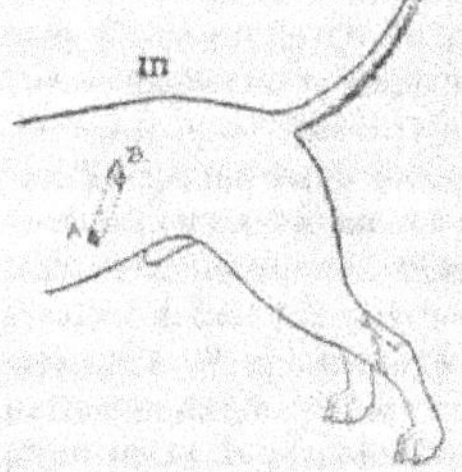

Fig. 590.

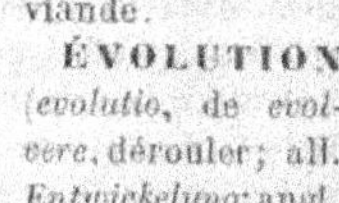

Fig. 591.

Éventration (Mèguin).

DIAGNOSTIC. — Il ne présente de difficultés que dans le cas où l'ouverture des parois de l'abdomen est petite et éloignée de celle de la peau. Si l'on tient compte de ce que nous avons dit, il suffira de sonder les plaies d'apparence simple pour être fixé.

TRAITEMENT. — 1° *Préventif.* — Au moyen âge les dogues destinés à la chasse du sanglier étaient recouverts d'un manteau de cuir épais, leur servant de cuirasse. C'est une coutume abandonnée depuis longtemps.

2° *Curatif.* — Il comporte la réduction de la hernie, puis la suture de la plaie.

Aussitôt après l'accident, si l'on ne peut laver les intestins sortis avec de l'eau propre, ou faire une suture provisoire, on se contentera de les essuyer avec un linge propre, un mouchoir au besoin; lorsqu'on les aura rentrés, le même mouchoir noué autour du corps servira de bandage provisoire.

Dès qu'on le pourra, la plaie sera lavée avec une solution antiseptique, eau crésylée à 5 p. 100 ; elle sera nettoyée, débarrassée des corps étrangers ; on cherchera à ramener l'intestin au dehors pour le laver, voir s'il est blessé, faire la toilette du péritoine, puis, s'il y a lieu, les plaies de l'intestin seront suturées au catgut, une anse intestinale trop meurtrie pourra être sectionnée ; dans ce cas, il faudra suturer les deux bouts cautérisés ; on fera ensuite une suture aux parois abdominales, et une autre à la peau. Il sera préférable de laisser dans la plaie un drain pour faciliter l'écoulement du sang, du pus, et aussi pour les injections antiseptiques qui seront faites plusieurs fois par jour.

Les blessures en séton que nous avons signalées, qu'elles soient horizontales, ou de bas en haut, seront sondées, débridées avec soin, et traitées ensuite comme les éventrations visibles.

Si le chien conserve l'appétit, on lui donnera du lait et un peu de viande.

ÉVOLUTION (*evolutio*, de *evolvere*, dérouler ; all. *Entwickelung* ; angl. *evolution* ; it. *evoluzione* ; esp. *evolucion*). Action de se dérouler. — *Hypothèse de l'évolution.* Anciennement, en physiologie, système dont les partisans supposaient que les organes du nouvel être qui résulte de l'acte de la génération préexistaient à cet acte, lequel ne ferait que leur communiquer assez d'énergie pour qu'ils puissent croître et parcourir les phases de leur nouvelle existence. Wolf (1764) et Blumenbach ont démontré que cette hypothèse était fausse et que la doctrine de *l'épigenèse* était seule confirmée par l'observation. Cette hypothèse de l'évolution, admise par Leibnitz, Haller, Cuvier, ne doit pas être confondue avec la doctrine de l'évolution telle que l'ont comprise Lamarck et Darwin, et qui est plus généralement connue sous le nom de *transformisme* (Voy. ce mot). — Actuellement, *évolution* est souvent employé comme synonyme de *développement*, ou pour désigner l'ensemble des phases parcourues par un être ou par ses parties, depuis leur apparition jusqu'à leur mort. == En pathologie, *évolution aberrante*, développement d'un tissu ou d'un organe se faisant d'une façon contraire à l'état normal sous le rapport de l'aspect, de la structure et même du siège : c'est ainsi qu'apparaissent la plupart des tumeurs. — *Maladie d'évolution.* Celle qui survient pendant le cours de l'évolution d'un être, ou qui est une conséquence directe d'un trouble survenu dans une des phases de cette évolution.

ÉVULSION ou **AVULSION**. — Action d'arracher une partie qui est devenue nuisible, ou qui est difforme. On pratique quelquefois l'évulsion des cils, des dents, du cartilage latéral de l'os du pied, de tout ou partie de l'ongle ou du sabot, d'une partie surnuméraire, etc.

EXACERBATION. — Accroissement momentané qui survient dans l'intensité des symptômes d'une maladie. L'exacerbation annonce un accroissement d'irritation. Ce mot est synonyme de *paroxysme* et de *redoublement*.

EXAMEN (*examen*, ἐξέτασις). — *Examen des malades.* Il se compose de deux parties : l'examen proprement dit des malades et l'interrogation du propriétaire. Le premier fournit nombre de signes relatifs à l'état des divers organes extérieurs ou intérieurs (V. Auscultation, Maladie et Percussion). L'interrogation fait connaître les antécédents, et exige toute l'attention du vétérinaire, tant au point de vue de la forme sous laquelle il pose les questions, qu'à celui de la signification physiologique et pathologique des réponses.

EXANTHÈME (*exanthema*; all. *Ausschlag*).— On a signalé, chez le cheval, sous le nom d'*exanthème noueux*, une éruption de nodosités résistantes, du volume d'une noisette ou d'une noix, un peu sensibles à la pression, semblant enchâssées dans la peau, et qui apparaissent en différentes régions du corps, surtout sur le dos, aux endroits irrités par la selle ou une pièce du harnachement.

Traitement. — Ces tumeurs disparaissent par résolution au bout de douze à quatorze jours ; on peut en hâter l'évolution par une friction vésicante.

Exanthème coïtal. — Sous ce nom on confondait autrefois des maladies des organes génitaux comme la *dourine*, le *horse-pox* et la *gourme* (Voy. ces mots).

EXCITANT (*excitans*, ἐρεθίζων; all. *reizend*; angl. *excitant*; it. *eccitante*; esp. *escitante*). — Tout agent organique ou inorganique qui suscite les manifestations de l'un des modes, soit de la névrilité, soit de la contractilité. On

distingue : 1° l'*excitant artificiel*, qui est mécanique (choc, piqûre, pression), ou physique (électricité, chaleur), ou chimique (contact des acides, des alcalis, de l'alcool, etc.) ; 2° l'*excitant physiologique*, qui, suivant le cas, est représenté par une partie des centres nerveux ou par un organe périphérique.

EXCITANTS. — Agents thérapeutiques qui rendent les tissus plus prompts dans l'exercice de leurs actions propres. Tandis que les *toniques* se bornent à donner plus d'énergie à la nutrition des organes, les excitants en accélèrent l'activité propre (névrilité, contractilité). Les excitants prennent des noms particuliers selon les organes sur lesquels ils exercent leur influence : s'ils activent les fonctions de l'estomac, ce sont des *stomachiques*, etc.

EXCITATION (*excitatio*, de *ex*, hors, et *citare*, mouvoir fortement; all. *Reizung*; angl. *excitation*; it. *eccitazione*; esp. *escitation*). — Effet produit sur l'une ou l'autre des parties, soit du système nerveux, soit du système musculaire, par tel ou tel excitant. — État d'accélération du mode d'exercice habituel des fonctions. Lorsque l'*excitation* est *générale*, elle se manifeste par la célérité plus grande de la circulation, le pouls plus fort, plus vif, plus fréquent, la respiration plus élevée, la chaleur animale plus développée, la coloration de la face et l'activité plus marquée de l'innervation cérébrale, l'augmentation de la sensibilité générale, des sécrétions, etc. L'*excitation locale*, qui ne porte que sur un système d'organes, se manifeste seulement par un surcroît de vitalité dans le lieu qui en est le siège.

EXCRÉMENT (*excrementum*, de *excernere*, séparer, nettoyer; περίττωμα; all. *Ausleerung*; angl. *excrement*; it. et esp. *escremento*). — Matière quelconque évacuée du corps de l'animal par les émonctoires naturels.

EXCRÉMENTS (*matières fécales*). — Matières formées du résidu des aliments soumis à la digestion, résidu avec lequel se mêle et se combine une portion des fluides versés dans l'appareil digestif par les organes voisins, et qui ne servent point en totalité à la digestion. C'est dans le cæcum que le résidu des substances alimentaires commence à prendre les caractères des matières fécales.

EXCRETA (*excreta*, choses excrétées, de *excretus*). — Mot employé par Hallé, pour désigner, parmi les choses qui font la matière de l'hygiène, celles qui sont rejetées du corps.

EXCROISSANCE. — Tumeur plus ou moins volumineuse, de nature variable, existant en saillie sur la peau, les muqueuses, la surface des organes, etc., et n'y tenant ordinairement que par une base et des racines sans profondeur : verrues, polypes, etc.

EXERCICE (*exercitium* ; all. *Uebung*). — Mouvements actifs du corps qui nécessitent la mise en jeu de la *contraction musculaire* (1).

EFFETS THÉRAPEUTIQUES. — On peut les classer ainsi :

1° *Locaux*, par augmentation de force et de volume des muscles exercés.

2° *De voisinage*, par augmentation de la vitesse du courant sanguin (résorptions des congestions), par massage indirect des organes internes] (poitrine, abdomen).

3° *De synergie*, par contractions secondaires de divers groupes musculaires (tronc et encolure pendant la marche).

4° *Généraux*, se subdivisant en :

a. *Physiques*, par élévation de la température du corps ;

b. *Chimiques*, par introduction d'une plus grande quantité d'oxygène dans l'organisme et augmentation des oxydations moléculaires ;

c. *Physiologiques*, par exagération du fonctionnement de tous les organes et de toutes les sécrétions.

CONDITION D'ENTRAINEMENT. — C'est l'état physiologique d'un organisme possédant toute la force et toute la résistance qu'il peut acquérir. Ce résultat s'obtient par la pratique méthodique et répétée des contractions musculaires. Le pouls devient alors moins fréquent et plus régulier, les mouvements respiratoires deviennent plus lents et plus amples, etc.

CHOIX DE L'EXERCICE. — L'animal sera laissé libre dans un endroit spacieux, soit dans une écurie ou bouverie, soit dans un pré. Si le sol est plutôt mou que dur, présente des montées et des descentes peu rapides, ce sera préférable. On utilisera les promenades de durée variable, toujours en évitant le terrain dur, au pas, puis à des allures plus vives. Le travail agricole en plaine au pas donnera de bons résultats. Il sera préféré aux charrois sur les routes.

INDICATIONS. — 1° Maladies par troubles *mécaniques*, c'est-à-dire lésions des membres, arthrites, œdèmes, etc. L'exercice modéré fait partie du traitement de beaucoup de boiteries.

2° Maladies par troubles *physiologiques*. C'est l'état de débilité, d'anémie, consécutif aux maladies graves, aux mauvaises conditions hygiéniques.

3° Maladies par troubles *chimiques*. C'est ce qu'on observe toutes les fois que l'hématose est insuffisante, ou dans les cas d'atrophie musculaire.

L'expérience a montré les bons effets de la marche *très modérée* et du séjour à l'air libre dans les affections typhoïdes (*cheval*), dans les affections prurigineuses (*chien*), dans l'état de gestation (*femelles*).

CONTRE-INDICATIONS. — Les contre-indications absolues ne sont pas nombreuses ; ce sont surtout : la douleur, les hémorragies, la fatigue ; mais l'état fébrile, les inflammations, les congestions n'exigent pas longtemps l'immobilité complète.

APPLICATIONS. — 1° Maladies de la nutrition par excès d'épargne : obésité chez les chiens et chats de luxe, chez les reproducteurs mâles et femelles trop bien nourris.

2° Maladies par misère physiologique. Toutes les fois que les phénomènes de désassimilation l'emportent sur ceux d'assimilation, l'exercice avec augmentation de la ration, s'il y a lieu, donnera de bons résultats.

3° Maladies de l'appareil digestif. Les contractions des muscles abdominaux, l'augmentation de la vitesse du sang sont des conséquences de l'exercice qui ont une influence heureuse sur la digestion.

4° Maladies de l'appareil locomoteur. L'exercice gradué est le complément indispensable de tout traitement par les cautérisations, les vésicatoires, les appareils immobilisateurs, etc.

5° Maladies des voies respiratoires. C'est le meilleur moyen de décongestionner les organes, d'obliger tous les alvéoles pulmonaires à se développer et à fonctionner normalement.

CONCLUSION. — L'exercice n'est pas suffisamment apprécié comme moyen thérapeutique en vétérinaire, et cela pour deux raisons :

1° On oublie trop qu'il n'est pas seulement une cause de pertes, mais aussi une cause d'acquisition. Il introduit dans l'organisme plus d'oxygène qu'il n'en dépense. Or l'oxygène se comporte comme un *aliment* ; sous son influence l'appétit augmente, la digestion devient plus régulière, l'absorption et l'assimilation se font mieux.

2° Lors même que l'on est persuadé de ses avantages, on est arrêté dans l'application par

(1) Dr P. Lagrange, *La médication par l'exercice*, Paris, 1894. — Voy. aussi Leblond, *La gymnastique et les exercices physiques*, Paris, 1888. — Couvreur, *Les exercices du corps*, Paris, 1890.

le manque de bonne volonté des conducteurs d'animaux, et l'on est trop souvent obligé de prescrire le repos absolu, pour éviter le *travail exagéré* donné à la place de l'*exercice méthodique*.

EXÉRÈSE. — Opération chirurgicale qui consiste à enlever du corps tout ce qui lui est inutile, étranger ou nuisible.

EXFOLIATION. — Séparation par feuilles, par lames ou écailles de parties mortifiées ; l'épiderme de la peau, l'épithélium de certaines muqueuses, la corne de la sole du sabot, etc., s'éliminent par exfoliation.

EXOMPHALE. — Hernie ombilicale (Voy. Hernie).

EXOPHTALMIE (*exophthalmia* ; all. *Augapfelvorfall* ; angl. *proptosis*). — C'est la luxation traumatique de l'œil. Elle ne s'observe guère que sur le chien et le chat.

Étiologie. — La cause la plus fréquente est un coup de griffe.

Symptomatologie. — L'œil hernié est trouble, congestionné, il présente souvent une blessure donnant écoulement à ses liquides, et plus tard transformée en abcès.

Pronostic. — Le pronostic est grave, la perte de la vision étant presque fatale.

Traitement. — Peu après l'accident, si le globe n'est pas ouvert, on peut essayer la réduction après des lavages chauds antiseptiques (solutions cocaïnées de préférence) ; on fait ensuite une suture des paupières et on applique un pansement compressif. Le plus souvent il faut faire l'ablation de l'œil que l'on attire au dehors avec une érigne. On peut appliquer une ligature sur la masse formée par les nerfs et les vaisseaux avant d'en faire la section. — On fait ensuite des lavages antiseptiques.

L'*exophtalmie*, simple saillie de l'œil hors de l'orbite et symptôme du *goitre*, ne paraît pas exister sur nos animaux. Il ne faut pas la confondre avec les *yeux proéminents*, de certains chiens et bovidés.

EXOSTOSE (de ἐξ, en dehors, et ὀστέον, os ; all. *Knochenauswuchs*, *Ueberbein* ; angl. *exostosis* ; it. *esostosi*). — Tumeur formée de tissu osseux développée sur un os.

Les exostoses peuvent exister sur les diverses parties du squelette de nos animaux, mais elles sont plus fréquentes sur les os des membres du cheval. Celles qui sont visibles constituent des *tares dures* ayant des noms variés suivant leur situation : *osselets, suros, courbe, éparvin, jarde, formes* (Voy. ces mots).

Division. — En général, les tumeurs osseuses des os sont désignées sous le nom de : *exostoses*, lorsqu'elles sont nettement circonscrites ; *périostoses*, lorsqu'elles sont étalées en plaques à la surface : *hyperostoses*, quand elles entraînent une augmentation de volume de l'os dans toutes ses dimensions.

1° *Structure*. — Les *exostoses éburnées* ne renferment pas de vaisseaux ; les *exostoses compactes* sont constituées par du tissu osseux dense ; elles sont *spongieuses*, quand ce tissu est aréolaire, criblé de cavités.

2° *Siège*. — Les *exostoses épiphysaires* sont développées à la périphérie de l'os ; les *exostoses parenchymateuses* sont formées dans l'épaisseur même de l'os ; enfin les *enostoses* font saillie dans le canal médullaire de l'os.

Étiologie. — *Causes prédisposantes*. — Les exostoses apparaissent surtout sur les animaux jeunes ; il semble que certaines races y soient plus prédisposées ; l'hérédité, admise par certains auteurs, est niée par d'autres ; l'alimentation a été parfois invoquée comme jouant un rôle ; le service influe sur la production des exostoses des membres ; enfin il semble qu'il existe, chez certains sujets, une prédisposition individuelle qui les porte à « faire de l'os » sans cause déterminante apparente. Jacoulet et Joly admettent l'existence d'une diathèse ostéitique qui serait héréditaire, et qui prédisposerait les chevaux qui en sont porteurs aux exostoses, à des tares osseuses multiples sous l'influence du moindre service, parfois même avant tout travail (Voy. Ostéisme).

Causes occasionnelles et déterminantes. — Les exostoses, celles des membres surtout, siègent le plus souvent au niveau des points d'attache des principaux ligaments et sont dues à l'irritation du périoste, provoquée par les tiraillements ligamenteux (suros, osselets, formes, etc.). Les traumatismes sont des causes fréquentes d'exostose, il en est de même des pressions violentes, de la transmission d'une inflammation du voisinage (arthrite) ; le *cal* osseux consécutif à une fracture est une exostose.

Pathogénie. — L'exostose est le résultat d'une ostéo-périostite productive ; le périoste irrité s'enflamme sur l'animal jeune, le tissu osseux, à peine formé, participe à l'inflammation qui aboutit finalement à la formation d'os en excès. Si les os des membres du cheval sont plus fréquemment le siège d'exostoses, ce n'est point une disposition particulière à l'espèce, mais cela provient du genre de service auquel cet animal est employé.

Symptomatologie. — Les symptômes varient à l'infini suivant le siège, l'âge, le volume, la forme des exostoses : celles du crâne peuvent déterminer l'immobilité, parfois la mort, celles du rachis peuvent comprimer la moelle et déterminer la paraplégie ; celles du bassin (souvent consécutives à une fracture) peuvent blesser l'intestin, la vessie ; d'autres peuvent comprimer l'utérus et gêner la parturition ; on a vu des exostoses qui comprimaient un nerf, un vaisseau et déterminaient une paralysie, la gangrène, etc. Les exostoses des membres étant de beaucoup les plus fréquentes et les plus importantes au point de vue pratique, leurs symptômes seront examinés avec la description de chacune d'elles en particulier (Voy. Suros, Forme, Éparvin) ; nous dirons simplement ici que les exostoses entraînent généralement au début, lors de l'évolution de l'ostéo-périostite, une claudication plus ou moins intense ; lorsqu'elle est formée, l'exostose constitue une tumeur dure, résistante, incompressible, adhérente, fixe, immobile, qui ne s'accompagne généralement de boiterie que lorsqu'elle apporte une gêne mécanique au fonctionnement du membre.

Traitement. — Au début on emploie les frictions vésicantes : pommade au bichromate de potasse à 1 p. 16, à 1 p. 8, à 1 p. 4 en frictions légères et répétées, pommade de biiodure de mercure à 1 p. 8, vésicatoire mercuriel, les divers feux liquides, etc.

Si les vésicants ont échoué, on a recours à la cautérisation en pointes superficielles ou mieux en pointes pénétrantes. Sewel a recommandé la périostotomie contre les exostoses qui avaient résisté au feu : on incise le périoste avec un bistouri introduit à plat sous la peau, puis dont le tranchant est ensuite dirigé vers la tumeur.

Cette opération, rarement employée, a été préconisée de nouveau en Amérique et en Angleterre ; il en est de même de l'ablation de la tumeur osseuse.

La névrotomie est un expédient qui fait disparaître la boiterie et non l'exostose.

EXPÉRIENCE (*experientia*, de *experiri*, éprouver, de *ex*, et d'un radical *per*, qui se trouve dans πείρω, percer, d'où πεῖρα, essai, tentative ; all. *Erfahrung* ; angl. *experience* ; it. *sperienza* ; esp. *experiencia*). — Communément, connaissance acquise par la seule observation répétée du même objet. Mais l'occasion de voir beaucoup ne fait pas l'expérience ; car l'observation simple d'un fait ne peut qu'en faire apercevoir les diverses faces. L'acquisition d'une véritable expérience en médecine exige non seulement l'aptitude à remarquer et différencier toutes les parties d'un sujet, mais encore la capacité de réfléchir sur ce qu'on a observé, et de s'élever, par un travail d'intelligence, des phénomènes à leurs causes, du connu à l'inconnu, en même temps qu'une connaissance exacte de tout ce qui, précédemment, a été recueilli d'essentiel sur ce sujet. Le talent de bien voir, celui de réfléchir sur ce qu'on a vu, une érudition guidée par la saine critique historique, telles sont les qualités nécessaires pour acquérir l'expérience proprement dite, celle qui rend le vétérinaire habile à prévenir les maladies ou à guérir ces maladies quand elles se sont manifestées, et qui le distingue de l'empirique. — *Expériences*, phénomènes physiques, chimiques ou biologiques, qu'on produit artificiellement en introduisant dans les circonstances de leur production un changement déterminé propre à les faire mieux connaître. Faire des expériences est tout autre chose qu'acquérir de l'expérience. Instituées dans les mêmes conditions, les expériences donnent toujours des résultats identiques ; bien exécutées, elles sont soumises à un déterminisme précis et absolu, qui permet de raisonner sur les faits qu'elles fournissent (Cl. Bernard).

EXPÉRIMENTAL, ALE (all. et angl. *experimental*, it. *esperimentale*). — Se dit de ce qui est fondé sur l'expérimentation. — *Art expérimental. Méthode expérimentale.* — Procédé d'étude scientifique qui a pour base l'expérimentation. En biologie, elle consiste à produire, dans l'organe dont on veut connaître le mécanisme fonctionnel, un changement défini, de manière à apprécier directement la variation correspondante d'un phénomène. Or, pour arriver à ce but, il faut : 1° que le changement introduit soit compatible avec l'existence du phénomène étudié ; 2° que l'acte modifié ne diffère de l'acte normal qu'à un seul point de vue, autrement l'interprétation serait équivoque. Plus l'organisme est compliqué, plus il est artificiellement modifiable, parce qu'on peut l'attaquer d'un plus grand nombre de côtés ; mais les conditions étant plus multipliées, cette facilité est plus que compensée par les complications qui se présentent : aussi plus on descend à des êtres simples, plus les expériences deviennent méthodiques, mais moins elles sont directement applicables aux animaux domestiques, sauf pour les propriétés fondamentales des tissus,

EXPÉRIMENTATION (all. *Experiment*; angl. *experiment*; it. *sperimento*). — Art de solliciter la production de faits qu'on veut observer, pour en assigner la loi, en déterminer les causes, et reconnaître la manière dont ces causes agissent : c'est une observation provoquée. L'observation pure et simple ne nous procure que des notions qui se présentent, pour ainsi dire, d'elles-mêmes ; les connaissances que l'expérimentation fournit sont le fruit de quelque tentative faite dans l'intention de constater si une chose est ou n'est pas, si elle est de telle ou telle façon : seule elle doit juger la valeur de l'idée préconçue, mais aussi elle doit être faite en pleine liberté d'esprit, sans idée fixe et absolue. — *Expérimentation médicale.* Voy. MÉDECINE EXPÉRIMENTALE. — *Expérimentation pathologique.* Voy. PATHOLOGIE EXPÉRIMENTALE. — *Expérimentation physiologique.* Voy. PHYSIOLOGIE EXPÉRIMENTALE. — *Expérimentation thérapeutique.* Voy. THÉRAPEUTIQUE EXPÉRIMENTALE.

EXPERTISE. — EXPERTS. — L'expertise est une opération qui a pour but d'éclairer le tribunal sur une question litigieuse et qui est confiée par le juge, soit d'office, soit sur le choix des parties, à des experts, personnes possédant des connaissances spéciales sur les questions en litige. En vétérinaire, il s'agit en général d'animaux, achetés ou échangés, ou loués, ou blessés, etc.

L'expertise est *judiciaire* ou *amiable.*

L'expertise judiciaire est ordonnée par le juge ; elle est *obligatoire* quand la loi prescrit de ne juger que d'après un rapport d'expert (vices rédhibitoires) ; elle est *facultative* quand elle n'est ordonnée que par les juges.

L'expertise amiable est faite d'après le consentement et les pouvoirs donnés par les deux parties sans intervention de l'autorité judiciaire.

Les experts consignent leurs observations et émettent leur avis par écrit sur un *rapport* ou *procès-verbal d'expertise.*

1° **Expertise judiciaire.** — Le choix des experts par le juge est entièrement libre ; il ne devra cependant pas nommer des personnes déclarées incapables par la loi (interdits, personnes ayant subi certaines condamnations, etc.). Le nombre des experts, s'il n'est pas fixé par une loi spéciale, est de trois ou d'un seul si les parties y consentent. En matière de vices rédhibitoires, la loi du 2 août 1884 prescrit au juge de paix de nommer un ou trois experts.

L'expert peut accepter ou refuser la mission qui lui est confiée ; sa fonction est libre ; mais s'il a accepté, sa responsabilité est engagée, et il ne peut se démettre sans motifs légitimes. Si un expert n'accepte pas sa nomination, les parties s'accorderont sur-le-champ pour en nommer un autre ; sinon, la nomination pourra être faite d'office par le tribunal. La loi ne prévoit pas la récusation des experts nommés par le juge de paix ; on admet généralement que les parties peuvent présenter au juge leurs observations au moment du choix des experts, et que le juge pourra décider sur l'admission ou le rejet de la récusation.

Devant les tribunaux civils et de commerce ou devant les cours d'appel, les experts peuvent être récusés par les motifs pour lesquels les témoins sont reprochés (parents, serviteurs, personnes condamnées ; celui qui aura *bu ou mangé avec la partie et à ses frais*, depuis la prononciation du jugement qui a ordonné l'enquête ; celui qui aura donné des *certificats relatifs au procès*, etc.).

Les experts ne peuvent être récusés qu'avant le commencement de leurs opérations et de la prestation de serment.

« La partie qui aura des moyens de récusation sera tenue de le faire, dans les *trois jours de la nomination*, par un simple acte signé d'elle ou de son mandataire spécial, contenant les causes de récusation et les preuves, si elle en a, ou l'offre de vérifier par témoins. Le délai ci-dessus expiré, la récusation ne pourra être proposée, l'expert prêtera serment au jour indiqué par la sommation. » (Art. 309 du Code de procédure civile.)

La récusation contestée est jugée sommairement à l'audience, sur un simple acte et sur les conclusions du ministère public.

En cas de rejet de la demande de récusation, l'expert peut demander des dommages et intérêts contre la partie qui a proposé la récusation, mais alors, s'il les obtient, il ne pourra continuer l'expertise.

La *prestation de serment* varie suivant la nature du litige et la loi qui le régit. S'il s'agit d'une vente soumise aux règles de la loi du 2 août 1884, les experts, à la fin de leur procès-verbal, affirmeront, par serment, la sincérité de leurs opérations (art. 7 de la loi). L'omission de cette formule à la fin du procès-verbal de l'expert peut entraîner la nullité de l'expertise, mais n'entraîne pas la non-recevabilité de la demande quand les règles édictées par les articles 5, 6, 7, 8 et 9 de la loi de 1884 ont été suivies.

Si la contestation est régie par les règles ordinaires de la procédure civile, s'il s'agit d'une vente d'animaux non atteints de vices rédhibitoires par exemple, les experts doivent prêter serment suivant les règles spéciales.

Si le litige est de la compétence du juge de paix, la prestation de serment se fait devant celui-ci, qui en fait dresser, par son greffier, un procès-verbal spécial ; cependant, cette formalité peut ne pas être remplie si les parties y consentent.

Si le litige est du ressort des tribunaux civils ou des tribunaux de commerce, les experts doivent prêter serment avant le commencement de leurs opérations. Ici encore le tribunal peut dispenser les experts du serment avec le consentement unanime des parties. Le serment se prête devant le juge désigné à cet effet ou devant le juge de paix du lieu de l'expertise, s'il en est ainsi ordonné.

Le demandeur présente une requête au juge commissaire qui indique le jour et l'heure de la prestation de serment. Quand cette dernière formalité est remplie, les experts indiquent le lieu, le jour et l'heure de l'expertise aux parties ou à leurs avoués s'ils sont présents ; en cas d'absence des parties ou de leurs avoués, il leur sera fait sommation par voie d'avoué, de se trouver aux lieu, jour et heure déterminés.

La loi ne fixe pas de délai dans lequel les experts doivent remplir leur mission ; la loi du 2 août 1884 dit simplement que les experts devront opérer dans le plus bref délai. Ils doivent prendre tout le temps nécessaire pour bien remplir leur mission, mais sans exagérer, de façon à réduire les frais.

Expertise proprement dite. — Les experts se rendent sur le lieu de l'expertise au jour et à l'heure indiqués ; il est bon qu'ils emportent l'ordonnance qui les nomme, ou la copie qui leur a été signifiée par l'huissier. Si les parties sont présentes, ils commencent immédiatement leurs opérations ; si elles sont absentes, on admet généralement que les experts doivent attendre une demi-heure, même une heure avant de commencer l'expertise. Si un des experts ne se présente pas, les autres ne peuvent opérer que du consentement unanime des parties. Les opérations commenceront après que l'un des experts aura lu le jugement ou l'ordonnance prescrivant l'expertise.

Nous nous occuperons ici des expertises qui ont trait aux ventes et échanges d'animaux domestiques.

Les parties étant présentes, l'expert interroge l'acheteur et le vendeur de façon à recueillir les renseignements qui pourront lui être nécessaires ; les dires et les réclamations des parties doivent être recueillis et il devra en être fait mention dans le procès-verbal. L'expert fait ensuite son possible pour concilier les deux parties ; s'il ne réussit pas, il fait alors constater l'identité de l'animal en litige par les deux parties et il en prend le signalement exact et complet. Puis il procède à l'examen de l'animal, cherche à reconnaître l'existence du vice rédhibitoire, de la maladie contagieuse, etc.

Si un premier examen est insuffisant, l'animal est mis en fourrière et les experts procèdent à une nouvelle visite, en ayant soin d'indiquer le jour et l'heure aux parties.

En cas de mort de l'animal, l'expertise portant sur le cadavre, l'expert en fait une autopsie minutieuse, consigne avec soin l'état du cadavre, la nature des lésions et leur degré d'ancienneté ; il établit les causes de la mort, et, si c'est possible, il conserve les principales lésions en cas de contre-expertise ; il doit surtout conserver la peau.

Pour l'aider dans son expertise, l'expert est autorisé à recueillir tous les renseignements utiles ; il ne devra pas faire une enquête, car il n'a pas qualité pour cela, mais il pourra entendre, à titre de renseignements, des témoins, des personnes qui pourront lui donner des indications utiles.

Quand l'expertise est terminée, l'expert rend compte de ses opérations dans un *rapport* ou *procès-verbal d'expertise*. En général, les experts prennent des notes sur le lieu même de l'expertise, puis indiquent aux parties les lieu, jour et heure où ils se réuniront à nouveau pour dresser le procès-verbal de l'expertise.

Le rapport est fait sous une forme impersonnelle ; il comprend trois parties : le *préambule*, l'*historique* et les *conclusions*.

Dans le *préambule* ou *préliminaire*, les experts indiquent leurs noms, prénoms, professions et domiciles, la date de l'ordonnance ou du jugement qui les a nommés, ainsi que l'objet de leur mission. S'ils ont dû prêter serment, ils doivent indiquer la date et le nom du juge devant lequel cette formalité a été remplie ; s'ils ont été dispensés du serment, ils doivent également ment l'indiquer.

Dans l'*historique*, les experts relatent les faits observés. Ils indiquent les lieu, jour et heure de l'expertise, les noms et prénoms et professions des parties, l'absence ou la présence de celles-ci ; ils mentionnent, en outre, le signalement très exact de l'animal en litige, les dires et réquisitions de l'acheteur ou du vendeur ou de leurs mandataires; enfin ils exposent les faits observés, l'existence ou la non-existence de la maladie, les moyens employés pour en découvrir les symptômes. Si l'examen porte sur un cadavre, ils indiquent son état et font une description très exacte des lésions; ils indiquent les causes de la mort et le temps écoulé depuis le moment de la mort jusqu'à l'autopsie.

Dans les *conclusions*, les experts émettent leur avis basé sur les faits exposés dans l'historique; dans le cas particulier, ils affirment si l'animal litigieux est atteint ou non de vice rédhibitoire. S'ils ont des doutes, ils doivent en indiquer les motifs et laisser au tribunal le soin d'apprécier et de juger.

Si les experts visitent plusieurs fois l'animal, ils peuvent consigner leurs observations sur un rapport unique ou bien, après chaque visite, établir un rapport; ces divers rapports sont appelés *suspensifs*; le dernier contient les conclusions.

Le procès-verbal doit être écrit sur une feuille de papier timbré à 60 centimes ou sur une feuille double à 1 fr. 20 ou sur plusieurs. Il est défendu, sous peine d'amende, d'écrire sur le timbre.

Le rapport ne devra présenter ni surcharges, ni interlignes, ni blancs. Les ratures sont approuvées à la fin du procès-verbal; on indique alors les mots rayés comme nuls.

Les renvois sont placés en marge et signés par les experts. On ne se servira pas d'abréviations; les nombres importants seront écrits en lettres. Le style du rapport sera clair et simple, on n'abusera pas des termes techniques et on fera suivre les noms scientifiques de leurs noms vulgaires; le vice rédhibitoire doit toujours être désigné par le nom employé par la loi.

Formule de rapports judiciaires.

RAPPORT RÉDIGÉ SOUS LA FORME JUDICIAIRE.

Nous soussignés (*noms, prénoms, professions et domiciles des experts*), experts nommés par un jugement du tribunal de....., en date du....., lequel ordonne une expertise dans le procès existant entre le sieur....., demandeur, et le sieur....., défendeur.

Avons prêté serment le..... devant..... (*nom du juge commis*), et avons fixé nos opérations au..... (*Si les experts sont dispensés de prêter serment, ils doivent l'indiquer.*)

Nous nous sommes transportés au jour et à l'heure indiqués à (*désignation du lieu où se trouve l'animal*) où nous avons trouvé les sieurs (*noms, prénoms de l'acheteur et du vendeur*) qui nous ont

présenté, comme faisant l'objet du différend qui les partage, un (*désignation et signalement de l'animal*).

Les parties nous ont déclaré que cet animal avait été vendu le....., à....., à M..... (*nom de l'acheteur*) par M..... (*nom du vendeur*), moyennant le prix de..... payé comptant (*ou non payé*) et qu'il avait été livré le....., à.....

L'un de nous, M..... (*nom de l'expert*), a donné ensuite lecture, devant les parties, du dispositif du jugement fixant notre mission, lequel est ainsi conçu : (*Reproduire textuellement la partie du jugement qui renferme l'indication des objets de l'expertise.*)

Nous avons ensuite examiné l'animal (*décrire les opérations de l'expertise, les moyens de diagnostic employés, les constatations faites*).

Nous avons entendu les dires des parties (*relater et apprécier les renseignements recueillis*) et avons ensuite délibéré entre nous. (*Indiquer, s'il y a lieu, qu'un premier examen ayant été insuffisant, les experts ont procédé, au jour et à l'heure indiqués, à une seconde visite en présence (ou en l'absence) des parties.*)

Nous avons chargé l'un de nous, M..... (*nom de l'expert*, de la rédaction du rapport, et nous nous sommes ajournés au..... pour entendre la lecture de ce rapport au cabinet de M..... (*l'un des experts*).

Au jour et à l'heure indiqués, M..... nous a lu le présent procès-verbal d'expertise que nous avons approuvé comme étant la relation exacte de nos opérations.

Des constatations que nous avons faites, nous concluons que le..... soumis à notre examen est atteint..... (*En cas de dissidence entre experts, leurs opinions diverses sont exposées.*)

Fait à..... le.....

(*Signature des trois experts.*)

Le rapport, daté, est ensuite signé par tous les experts, et l'un d'eux le fait *enregistrer*; il est ensuite déposé au greffe du tribunal qui a ordonné l'expertise ou au greffe du juge de paix qui a nommé les experts s'il s'agit d'une expertise ordonnée en vertu de la loi du 2 avril 1884; parfois l'expert dépose le rapport chez l'huissier de l'acheteur qui le fait enregistrer et le notifie ensuite au vendeur.

Le dépôt du rapport se fera le plus vite possible, et l'expert fera bien d'avertir les parties, par lettres recommandées, de la clôture du procès-verbal.

Au bas de leur rapport, les experts ont établi le compte de leurs déboursés (papier timbré, enregistrement); ils indiquent les distances en myriamètres qu'ils ont dû parcourir pour se rendre sur le lieu de l'expertise, et le nombre total de vacations employées, chacune de trois heures, pour les opérations et la rédaction du rapport. Le président du tribunal ou le juge de paix taxe la somme qui devra être payée; ces frais et honoraires varient avec le lieu de résidence des experts et le tribunal compétent pour juger le litige. Les experts attendent généralement l'issue du procès pour être payés soit par les parties, soit par leurs avoués.

Contre-expertise. — D'après l'article 322 du Code civil, «si les juges ne trouvent point, dans les rapports des experts, les éclaircissements suffisants, ils pourront ordonner d'office une nouvelle expertise, par un ou plusieurs experts qu'ils nommeront également d'office, et qui pourront demander aux précédents experts les renseignements qu'ils trouveront convenables».

2° Expertise amiable. — Les experts sont nommés soit par un acte sous seing privé, soit par une lettre des parties, soit par un procès-verbal de conciliation sur un avertissement dressé par le juge de paix, soit enfin par un avis verbal.

Il est évident qu'ici on ne suit aucune règle; cependant, si l'expertise amiable se rapproche soit d'un arbitrage, soit d'une expertise judiciaire, dans ses résultats, les experts pourront suivre les règles de l'arbitrage ou de l'expertise judiciaire. En général, les experts appellent les parties à l'expertise, et rédigent un rapport indiquant l'objet de leur mission, la description des opérations et leur avis motivé.

Il est évident que la forme de la décision des experts est laissée à la libre convention des parties.

Les honoraires sont généralement établis d'après les tarifs légaux en usage pour les expertises judiciaires (1).

Compromis fait par les parties.

Les soussignés (*noms, prénoms, professions et domiciles des parties*), désirant terminer à l'amiable le litige qui les divise au sujet du (*motif du différend*) dont serait atteint le (*désignation et signalement de l'animal*) vendu, par le premier au second, à la date du..... et moyennant le prix de....., conviennent de faire décider ce différend par un arbitre (*ou : par deux ou trois arbitres*) et choisissent en cette qualité M..... ou MM. (*noms, professions et domiciles des arbitres*) qu'ils autorisent à prononcer en dernier ressort, déclarent renoncer à attaquer leur sentence, soit par voie d'appel, soit par voie de requête civile.

Lesdits arbitres statueront comme amiables compositeurs, sans avoir égard aux règles de la procédure. Ils seront tenus de rendre leur jugement dans le délai de..... à compter d'aujourd'hui.

Fait en double, à..... le.....

(Signature des parties.)

(1) A. Conte, *Jurisprudence vétérinaire* (Encycl. Cadéac), 1 vol., Paris, 1898.

Sentence arbitrale.

Aujourd'hui, le (*indication du jour, mois et année*), nous soussignés (*noms, prénoms, professions et domiciles des arbitres*), arbitres nommés par compromis en date du....., enregistré à....., le..... au droit de...., à l'effet de statuer sur le litige pendant entre le sieur (*nom, prénoms, profession et domicile du demandeur*) d'une part, et le sieur (*nom, prénoms, profession et domicile du défendeur*) d'autre part, relativement à un (*désigner l'animal*) vendu par le sieur..... au sieur..... Étant réunis dans le cabinet de M...., l'un de nous, avons rendu la sentence arbitrale suivante :

Le....., le sieur.... a vendu au sieur....., à....., moyennant la somme de..... payée comptant (*ou* : payable le....), un (*désignation et signalement de l'animal. Faire connaître ici les motifs du différend — les dires des parties*). Dans ces circonstances, les parties ont soumis leur litige à notre arbitrage et ont signé le compromis susrelaté.

Pour remplir la mission qui nous a été confiée, nous avons visité l'animal qui fait l'objet du différend. (*Décrire les symptômes observés, les épreuves auxquelles l'animal a été soumis.*) De cet examen, il résulte que l'animal est affecté du (*désignation du vice ou de la maladie*) allégué. En ce qui concerne les frais faits par les parties, et dommages qu'elles ont pu éprouver, nous estimons qu'ils s'élèvent à la somme de.....

Y a-t-il lieu de prononcer la résiliation du marché et d'ordonner que le sieur..... reprendra l'animal et en restituera le prix? Dans le cas de l'affirmative, quelle est la somme à allouer au demandeur pour dommages-intérêts et frais divers?

Après avoir entendu les parties dans leurs explications, dires et défenses.

Considérant que (*donner les motifs de la décision*).

Nous, arbitres susdits et soussignés, après avoir délibéré, statuant en premier (*ou* dernier) ressort, déclarons résiliée la vente faite par le sieur.... au sieur..... le.... du (*désigner l'animal*) objet du litige ; ordonnons que ledit sieur..... reprendra cet animal dans le délai de..... et que, dans ce délai, il remboursera au demandeur la somme de....., montant du prix de la vente, et lui paiera celle de..... pour tous dommages-intérêts, frais de fourrière et autres; condamnons ledit sieur..... aux dépens du présent arbitrage, liquidés à la somme de....

(*Ou bien :* Déclarons qu'il n'y a pas lieu d'ordonner la résiliation de la vente faite entre les parties, et condamnons le sieur..... demandeur, aux dépens du présent arbitrage, liquidés à la somme de..... ; *ou bien encore :* et que les dépens du présent arbitrage, liquidés à la somme de..... seront payés de moitié par les deux parties.)

Ainsi fait et prononcé à....., le.... et signé après lecture.

(Signature des arbitres.)

Rapport d'arbitre-rapporteur.

A Monsieur le Président et à Messieurs les Juges du Tribunal de commerce de X.....

Par jugement de votre tribunal, en date du....., renvoi m'a été fait de l'examen de la contestation existant entre M..... et M. (*noms, prénoms, professions et domiciles des parties*), avec mission d'entendre les parties, de les concilier, sinon de donner mon avis et de dresser du tout un rapport, à déposer ensuite au greffe du tribunal.

J'ai fixé au....., à..... heures du....., la comparution des parties devant moi, et le défendeur a été, à la requête du demandeur, sommé de s'y trouver, par exploit du ministère de....., huissier à......, en date du....., enregistré et dont l'original m'a été représenté.

Lesdits jour et heure, les parties ont, en effet, comparu devant moi, en ma demeure. (*Dans le cas où toutes les parties ne se rendraient pas, indiquer celles qui sont présentes et donner défaut contre les absentes.*) De la remise qui m'a été faite de (*mention des pièces remises*), ainsi que des explications qui m'ont été données par les parties (*ou par le sieur..... si toutes les parties ne comparaissent pas*), il est résulté que le différend existant entre elles consiste (*établir clairement l'objet de la contestation, exposer les faits, mentionner les dires et réquisitions des parties, donner le résultat des constatations et des opérations effectuées, et signaler enfin l'accord ou le désaccord des parties*).

(*Dans le cas où l'arbitre ne réussirait pas à amener une conciliation complète, il continuerait son rapport comme suit* : N'ayant pu, malgré tous mes efforts, arriver à concilier les parties, je leur ai déclaré que j'allais procéder à un nouvel examen comme expert, et je les ai invitées à assister à cette opération, pour y faire tels dires et réquisitions qu'elles jugeraient à propos, les intimant de se présenter de nouveau devant moi, en ma demeure, le..... à..... heures du.....) (*Si l'une des parties était absente, il faudrait inviter l'autre partie à lui faire donner sommation de comparaître aux jour et heure fixés.*)

Les parties ayant derechef comparu ledit jour..... du mois de....., à..... heures du..... (*indiquer les parties absentes, si elles ne se rendent pas toutes*), j'ai reçu leurs dires et observations ainsi qu'il suit : (*Indiquer les dires et observations de chacune des parties si elles en font* ; *ou bien* : elles m'ont déclaré n'avoir rien à ajouter aux explications et renseignements qu'elles m'ont déjà fournis.)

J'ai ensuite examiné à nouveau les documents qui m'ont été remis, les questions soumises à mon appréciation, et j'ai été d'avis que (*l'arbitre donnera son avis comme dans les expertises ordinaires*).

Le *rapporteur, dans tous les cas, termine comme suit* :

Ayant ainsi rempli la mission qui m'était confiée, j'ai clos le présent rapport, à......, le......, à..... heures du....., et ai signé, après lecture.

(Signature de l'arbitre-rapporteur.)

Expertise médico-légale. — Les vétérinaires peuvent être requis : 1° *En matière judiciaire*, par les commissaires de police, les maires ou leurs adjoints, les procureurs de la République ou leurs substituts, les juges de paix, les officiers de gendarmerie, les juges d'instruction, les préfets ; le vétérinaire est mandé par un avertissement, sans citation, pour prêter serment, et l'*ordonnance* le commet ensuite aux diverses opérations qu'elle énumère. 2° *En ma-*

tière administrative, par les préfets ou les sous-préfets, les maires ou leurs adjoints, les officiers de police judiciaire ; les vétérinaires sont ordinairement requis par simple lettre qui leur fait connaître le motif de la réquisition et l'objet de la mission dont on les charge ; ils ne prêtent pas serment. 3° *En matière civile*, par les juges de paix, les tribunaux et les parties. — Nous venons de voir à l'article précédent les règles de l'expertise en matière civile.

EXSUDAT (de *exsudare*, suer hors). — Liquide d'origine pathologique, sorti des vaisseaux dans des conditions différentes de l'état normal. La production des exsudats a lieu : 1° quand le sang des capillaires a subi quelque changement de nature ; 2° quand leurs parois sont devenues plus perméables ; 3° quand leur liquide est soumis à une pression exagérée ; 4° quand ce liquide est soumis à une attraction du dehors plus considérable qu'à l'ordinaire. L'exsudat peut être sous l'influence d'un état général ; le plus souvent, il a une signification purement locale, comme dans les produits inflammatoires. C'est à tort que les exsudats ont été considérés comme composés des principes qui font la partie principale du sang ; en effet, les *substances organiques* ou *azotées coagulables* qui passent dans la trame des tissus pendant le phénomène de l'exsudation ne sont plus la fibrine ni l'albumine normales, mais des principes nouveaux qui en dérivent, et qui en diffèrent par les propriétés et la composition. Cependant on a divisé les exsudats en *albumineux, fibrineux, hémorragiques, séreux, séro-fibrineux*, suivant que les substances exsudées se rapprochent plus ou moins du principe dont elles proviennent. Les exsudats éprouvent, après l'exsudation, des changements de nature moléculaire ou de caractères physiques qui constituent leur *métamorphose* ; celle-ci est dite : *régressive*, c'est-à-dire conduisant à leur décomposition ; ou *progressive*, c'est-à-dire conduisant à leur organisation. L'*organisation* consiste en la naissance d'éléments anatomiques (granulations, cellules, fibres, etc.) aux dépens de leurs principes immédiats. La *résorption* peut avoir lieu avant la naissance d'éléments anatomiques, ou lorsque déjà il s'en est produit ; dans ce cas, on voit quelquefois, comme dans le cerveau, le rein et les muscles, les éléments normaux entre lesquels avait eu lieu l'exsudation se résorber aussi, d'où perte locale de substance, dite *atrophie secondaire*. On observe parfois la résorption de la partie aqueuse seulement, avec persistance des substances graisseuses et de la matière colorante du sang, ce qui rend compte de la production de certains endurcissements, d'infiltrations de matières graisseuses ou calcaires dans certains tissus.

EXTÉRIEUR. — Se dit pour *facies* et *habitus*. — En vétérinaire, appréciation de la conformation extérieure des animaux domestiques, par rapport aux services qu'ils peuvent rendre.

EXTIRPATION (de *ex*, hors, et *stirps*, racine; all. *Exstirpation*). — Action d'emporter une partie malade jusqu'à sa racine, c'est-à-dire jusqu'à ses derniers prolongements. C'est ainsi que l'on extirpe des *loupes*, des *kystes*, des *polypes*, etc. Chaque espèce d'extirpation doit être faite suivant des règles particulières, relatives à la nature et à la situation de la partie malade à extirper, à son volume, à l'état des parties voisines, etc.

EXTRACTION (*extractio*; all. *Herausziehen*). — Opération qui fait partie de l'*exérèse*, et qui consiste à extraire, soit avec la main, soit avec des instruments appropriés, les corps étrangers développés spontanément dans les organes ou accidentellement introduits dans les parties vivantes, et dont la présence est devenue une cause de difformités ou d'accidents. Quelquefois on enlève ainsi une partie qui produit des douleurs, ou qui nuit à une fonction importante, par exemple une dent cariée, le cristallin devenu opaque, etc.

EXTRAIT DE SATURNE. — Sel de plomb qui, dissous dans l'eau, constitue un astringent fort en usage, connu sous le nom d'*eau blanche*.

Effets et usages. — Astringent, modère la

vitalité des tissus et par conséquent leur inflammation. Il est très employé dans l'emmaillotement des membres contre leur inflammation.

Par prudence, il doit être réservé pour l'usage externe seul.

Il faudra éviter l'absorption par le tube digestif ou les plaies des ruminants, chez lesquels il détermine du *saturnisme*.

Antidotes. — En cas d'empoisonnement, l'acide sulfurique étendu d'eau, *limonade sulfurique*, sera le meilleur remède ; le lait, les liquides mucilagineux enroberont les molécules plombiques, si l'empoisonnement est récent.

EXTRAVASATION. — Phénomène propre aux liquides en circulation dans les corps vivants, lorsqu'ils sortent des vaisseaux ou des réservoirs qui les contiennent, et se répandent, soit au dehors, soit dans le tissu cellulaire, soit dans les cavités séreuses, soit dans le parenchyme des organes.

EXULCÉRATION. — Formation d'un ulcère (Voy. Ulcération).

EXUTOIRE (all. *Zugmittel*; angl. *issue*). — Ulcère de la peau ou du tissu cellulaire sous-cutané, établi à l'aide du feu, d'un caustique, d'un vésicant, d'un corps étranger quelconque, séton ou trochisque, et que l'on entretient quelquefois au moyen d'un onguent ou d'un autre corps gras, sur une partie quelconque du corps des animaux, dans l'intention de détourner, de diminuer une irritation fixée sur une partie plus importante de l'organisme; c'est un dérivatif. L'emploi des sétons et trochisques appliqué autrefois sans discernement à la plupart des maladies est aujourd'hui bien diminué.

F

FACE. — En vétérinaire, *belle face*. Marque blanche très grande occupant presque toute la partie antérieure de la tête du cheval, et s'étendant jusqu'aux yeux, et même au delà. Cette dénomination devrait être remplacée par celle de *face blanche*.

FAGOPYRISME. — Affection d'origine toxique, spéciale au mouton, déterminée par l'ingestion du *Polygonum fagopyrum* ou *sarrasin*, ou *blé noir*. Elle frappe généralement les troupeaux auxquels on fait pâturer les champs de sarrasin, surtout quand ces plantes commencent

à défleurir et à porter des graines ; elle affecte aussi les troupeaux qui consomment la paille de sarrasin à la bergerie. La lumière solaire ou diffuse, l'air, la pigmentation de la peau semblent avoir une influence prédisposante sur l'évolution de la maladie. Le fagopyrisme peut apparaître soit pendant le cours de l'alimentation avec le sarrasin, soit de huit jours à un mois après la cessation de cette alimentation.

Symptomatologie. — La maladie est caractérisée par une tuméfaction brusque des parties du corps dépourvues de laine : face, oreilles, gorge, vulve, parfois de toute la peau ; ces parties sont chaudes, rouges, un peu sensibles, avec un prurit intense. Quelquefois on constate des symptômes fébriles et des signes d'ivresse. Si les malades ne sont pas tenus à la chaleur de la bergerie, on voit apparaître au niveau des surfaces congestionnées une éruption de pustules ou de vésicules ; elles sont vite déchirées par les frottements, elles laissent échapper leur contenu aqueux et jaunâtre qui se concrète en croûtes foncées surtout sur la face. Dans les cas graves, on observe des troubles respiratoires ou cérébraux, de la fièvre, du vertige. Souvent les muqueuses participent à l'inflammation cutanée, les yeux deviennent chassieux, l'éruption pustuleuse suivie d'ulcération gagne la muqueuse nasale et la face interne des lèvres ; il y a jetage, gêne de la respiration et et de la préhension des aliments.

Dans des cas bénins, les animaux, inquiets, se livrent à des mouvements désordonnés et inaccoutumés de la tête et du corps quelque temps après leur sortie de la bergerie ; si on les soustrait à l'action du soleil et du grand air en les rentrant de suite, ces symptômes disparaissent.

Diagnostic. — On différenciera le fagopyrisme d'avec la *gale sarcoptique* (*noir-museau*), par la non-contagiosité de l'affection, par l'existence de lésions des muqueuses et de troubles généraux. Le *muguet* est une affection parasitaire de la bouche qui n'atteint jamais la peau.

Traitement. — 1° On supprimera la cause, l'alimentation avec le sarrasin.

2° On gardera les malades à la bergerie tant que les principes toxiques n'auront pas été éliminés, ce qui exige parfois un mois, ou bien on tiendra les malades à l'abri des rayons solaires, on ne les conduira au pâturage que vers la fin du jour ou par des temps couverts.

3° On modifiera le régime ; on donnera une bonne nourriture : farineux, herbes tendres, etc.

4° On traitera les plaies avec les solutions antiseptiques légères ou astringentes : eau blanche, sulfate de fer, etc. ; on pourra les recouvrir de vaseline boriquée ou à l'oxyde de zinc, ou les saupoudrer d'une poudre absorbante, amidon, tan, alun, etc.

FAIBLESSE (*debilitas*, ἀσθένεια ; all. *Schwaeche* ; angl. *weakness* ; it. *debolezza* ; esp. *debilidad*). — Ce mot est employé, dans le vocabulaire médical, pour désigner le peu d'énergie de la force vitale, sa diminution générale ou locale, absolue ou relative.

FAIM (all. et angl. *Hunger* ; it. *fame*). — C'est le besoin de manger ; dans la pratique elle est confondue avec son symptôme l'appétit. Elle peut être *augmentée*, *diminuée* ou *pervertie* dans les maladies ; ces changements constituent souvent des signes utiles pour le diagnostic. — La diminution de la faim, ou *anorexie*, est la conséquence de presque tous les états pathologiques.

La faim est augmentée après des déperditions excessives ou répétées ; elle l'est surtout dans la convalescence d'une maladie qui a profondément débilité l'organisme : maladies typhoïdes, par exemple. — La faim augmentée, au point d'arriver à la voracité, est plus connue sous le nom de *faim canine*, *bovine*, *de loup*, ou de *boulimie* ; elle est alors excessive, insatiable, et ne dépend plus d'un besoin réel de matériaux nutritifs, mais d'un état pathologique du système digestif. Elle est quelquefois due à la présence de vers dans les conduits digestifs. Il ne faut pas satisfaire la voracité des animaux atteints de boulimie ; il faut, si on le peut, faire cesser la cause qui l'occasionne, et soumettre les animaux à un régime régulier et tonique. — Les perversions de la faim sont très variées ; tantôt c'est un besoin, un désir impérieux d'aliments ou de condiments insolites, tantôt un appétit pour des substances non assimilables : craie, terre, fumier, etc. ; quelquefois les bêtes lèchent les murs, dévorent le bois de leur mangeoire, et toujours avec une forte salivation. On a donné le nom de *malacia* et de *pica* à ces anomalies dépendant plutôt de l'état général de l'organisme que de l'estomac. C'est quand l'animal ne trouve pas dans ses aliments les éléments dont il a besoin pour sa nutrition, les éléments minéraux, qu'il les recherche ailleurs. Aussi l'addition du sel marin dans la ration est toujours à essayer comme traitement.

La *faim-valle* ou *fringale* est extrêmement rare, d'après Hurtrel d'Arboval ; elle n'attaque ordinairement que le cheval, qui s'arrête et parfois tombe à terre ; dès qu'il a pris quelques aliments, cette faim extraordinaire s'apaise aussitôt, et l'animal continue son travail.

FAÎNE (all. *Bucheichel* ; angl. *beech-nut* ; it. *faggiuola*). — Fruit du hêtre. La faîne renferme de l'albumine et une forte proportion d'huile grasse. Les porcs mangent la faîne, il faut la leur donner sans excès et mélangée ; l'usage continu rendant la chair molle, la graisse diffluente. La faîne ne convient point aux solipèdes, ni aux ruminants. Dans les Alpes, le

Jura, les Vosges, etc., on la récolte en octobre pour l'extraction de l'huile ; le résidu de cette fabrication, ou *tourteau de faîne*, se donne aux animaux.

FAISAN (*phasianus*, φασιανός, de Φάσις, Phase, fleuve de la Colchide ; all. *Fasan* ; angl. *pheasant* ; it. *fagiano* ; esp. *faisan*). — Oiseau gallinacé très commun en Asie, beaucoup moins dans les parties boisées de l'Europe ; une espèce (*Phasianus colchicus*, L.) est recherchée comme aliment lorsque sa chair a subi, au contact de l'air, un commencement de décomposition qui n'est pas encore de la putréfaction : d'où l'expression *se faisander*, en parlant des viandes.

Élevage. — Aujourd'hui les faisans de diverses variétés sont élevés en grande quantité, par centaines et par milliers, en vue des chasses à tir. Les œufs sont mis à couver pendant vingt-trois à vingt-cinq jours, soit dans des

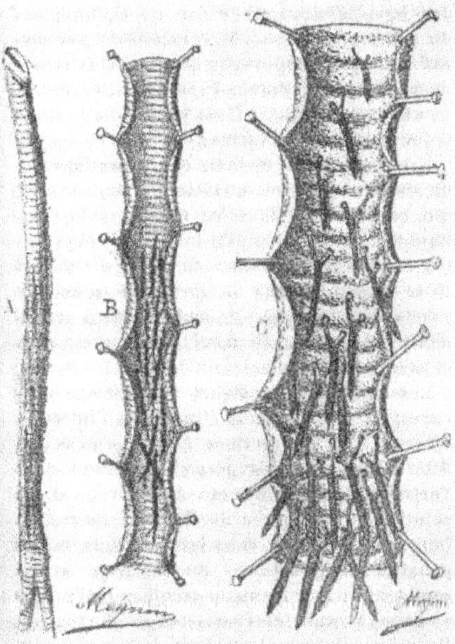

Fig. 592.

A, trachée de faisandeau. — B, trachée ouverte. — C, trachée de faisan adulte (Mégnin).

couveuses artificielles, soit sous des poules communes. Après l'éclosion, ils sont nourris avec des pâtées composées d'*œufs de fourmis* (ce sont des larves), de farine et d'œufs durs ; plus

tard, on leur donne du grain. Il faut leur assurer un sol plutôt sec, et aussi des mares ou des auges où ils puissent boire.

Pathogénie. — Dans la faisanderie, on constate parfois une mortalité considérable due à une maladie caractérisée par une difficulté de la respiration, avec une sorte de bâillement

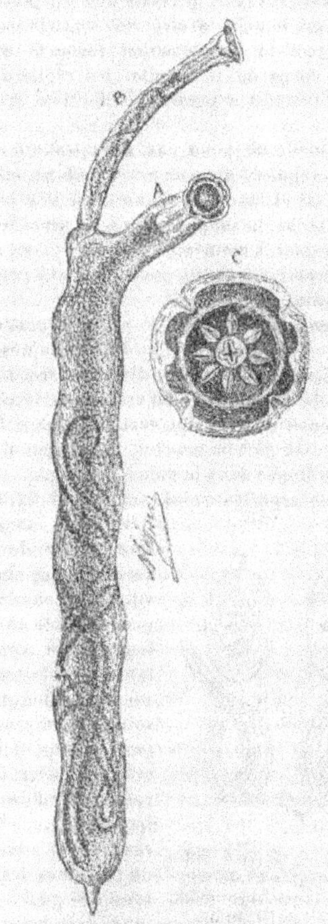

Fig. 593. — Ver rouge grossi (Mégnin).

caractéristique : c'est le *gape* des Anglais, désigné en France sous le nom de *ver rouge*. Cette maladie a été étudiée par Mégnin. Il a montré qu'elle est due à l'obstruction totale ou partielle de la trachée par des parasites (*Syngamus trachealis*). La mortalité est toujours plus forte sur les faisandeaux de un à deux mois, dont la trachée est étroite. A l'autopsie, elle paraît obstruée par des caillots sanguins (fig. 592, A). En l'ouvrant, on constate que ces caillots sont formés par des petits vers rouges adhérents à la muqueuse par deux têtes (fig. 592, B et C).

La figure 593 montre que ce ver fourchu est formé par l'accouplement d'une femelle (A) et d'un mâle plus petit (B). Leur tête (C) présente une large bouche armée de sept lancettes pour percer la muqueuse et sucer le sang. Dans le corps de la femelle, les replis d'une sorte d'intestin représentent l'ovaire rempli d'œufs.

La femelle ne pond pas. Lorsqu'elle meurt, elle est expulsée dans un accès de toux, elle se décompose et les œufs sont mis en liberté, ou bien elle se décompose dans la trachée, si l'oiseau vient à mourir.

Traitement. — Cette question a été résolue par Mégnin.

Traitement curatif. — Il est peu pratique, devant être appliqué à des centaines de malades. Il consiste en injections trachéales d'un mélange d'huile et d'essence de térébenthine, ou en un véritable écouvillonnage de la trachée fait par la bouche, au moyen d'une plume trempée dans le même mélange.

Traitement préventif. — Les embryons (fig. 594), développés dans la terre humide du voisinage des abreuvoirs, conservent pendant des années leur vitalité. Aussi il faut désinfecter le sol avec le plus grand soin, en enlever la partie superficielle et la remplacer. L'arrosage avec l'eau salée donne de bons résultats. L'addition de l'ail dans les pâtées (une gousse par cinq faisandeaux) est un bon préservatif.

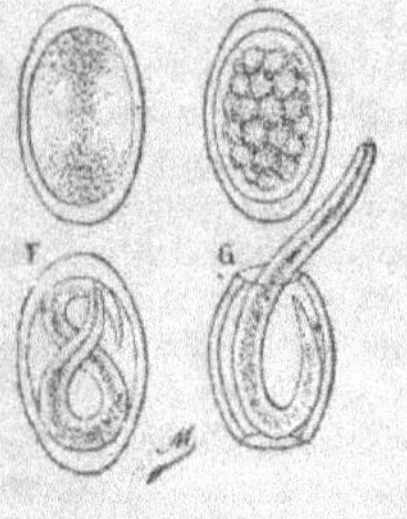

Fig. 594. — OEufs à différents degrés de développement embryonnaire, très grossis (Mégnin).

FALÈRE. — Nom populaire du météorisme des moutons en usage en Catalogne et dans les Pyrénées-Orientales.

FAMILLE (*familia*; all. *Familie*; angl. *family*; it. *famiglia*; esp. *familia*). — En biotaxie, groupe constitué par plusieurs *genres* présentant quelques caractères qui leur sont communs. Les familles, à leur tour, peuvent être réunies et constituer des *ordres*.

FANON (all. *Wamme*; angl. *dewlap*; it. *goigaja*; esp. *papada*). — Touffe de poils qui se trouve derrière le boulet des chevaux. — Pli de la peau du bœuf ou du mouton situé au-dessous de l'*encolure*. — Le maniement appelé *poitrine*.

FARADISATION, FARADISME (de *Faraday*, célèbre physicien anglais; all. *Faradismus*, *Induktions-elektricität*; it. *faradisazione*). — Nom proposé par Duchenne (de Boulogne) pour désigner l'électricité par induction appliquée à la thérapeutique.

FARCIN (all. *Hautwurm*, *Hautrotz*; angl. *farcy*; it. *scabbia* ou *farcino*; esp. *lamparones*). — Le farcin est la morve cutanée; c'est une des formes cliniques de l'infection morveuse, dans laquelle les lésions apparentes sont localisées sur la peau (Voy. Morve).

FARCIN CURABLE ou FARCIN DE RIVIÈRE. — Voy. Lymphangite épizootique.

FARCIN DU BŒUF. — Maladie chronique des bovidés déterminée par un champignon du genre *Streptothrix* et caractérisée par une inflammation suppurative des vaisseaux et des ganglions lymphatiques superficiels. Extrêmement rare en France, il est fréquent à la Guadeloupe et à l'île Maurice.

Étiologie. — La maladie est déterminée par un streptothrix aérobie voisin de l'*Actinomyces*, qui cultive bien dans les milieux solides et liquides; il se colore par le Gram-Weigert ou par le Ziehl et, à l'examen du pus et des tissus, il se présente sous la forme de filaments rameux enchevêtrés: inoculé, il peut transmettre la maladie au bœuf, au mouton et au cobaye.

Les données étiologiques sont encore obscures; la maladie doit être due à l'infection directe par des germes répandus dans les litières, les sols; ces germes pénètrent dans l'organisme probablement à la faveur d'une solution de continuité de la peau; ils restent longtemps confinés dans les vaisseaux et les ganglions lymphatiques du voisinage et ne semblent pas incommoder l'animal; s'ils viennent à franchir les barrières ganglionnaires, ils se répandent alors dans le sang et sont répandus dans tous les tissus.

La contagion directe n'a pas été observée.

Symptomatologie. — La maladie affecte la forme chronique; elle est presque toujours localisée aux membres et se manifeste sous la forme de cordes indolores, peu dures, qui suivent les veines superficielles, surtout à la face interne des canons, des avant-bras, des jambes, et se rendent aux ganglions lymphatiques voisins qui sont engorgés mais insensibles; souvent ces cordes sont empâtées et fluctuantes sur une certaine partie de leur étendue; il est rare qu'elles s'abcèdent; si on les ponctionne, on fait sourdre par pression une matière blanche, inodore, de consistance pâteuse; la plaie de ponction se ferme rapidement; le plus souvent, les cordes s'indurent sans symptôme de fluctuation. Parfois, on remarque aux genoux, aux avant-bras, aux jambes, à l'encolure, etc., des tumeurs circonscrites dures, insensibles, formées d'un tissu homogène, lardacé.

La marche de l'affection est très lente; les animaux en paraissent peu incommodés; cependant ils fatiguent vite et sont d'un engraissement difficile. A la Guadeloupe, la maladie sévirait sous une forme plus grave; les ganglions lymphatiques s'abcéderaient et les malades finiraient par mourir dans le marasme.

DIAGNOSTIC. — L'examen bactériologique du pus permettra de faire la différence avec la lymphangite tuberculeuse.

TRAITEMENT. — Au début, on extirpera les cordes et on cautérisera la plaie. Si les lésions sont un peu étendues, il est plus économique de vendre l'animal pour la boucherie.

FATIGUE (*fatigatio*; all. *Müdigkeit*; angl. *weariness*). — Lorsqu'un organe fonctionne, il devient le siège d'une hyperémie passagère qui, si l'exercice est trop prolongé ou trop répété, peut aboutir à des troubles durables.

Dans un *muscle* qui se contracte, la circulation sanguine est active, les combustions sont augmentées, il se forme abondamment de l'acide lactique et de l'acide carbonique qui sont rapidement emportés par le sang. Mais en cas de travail prolongé du muscle, les produits acides s'accumulent dans celui-ci, un état de *fatigue* survient, qui se traduit par l'affaiblissement de l'irritabilité musculaire, la lenteur et la diminution d'amplitude de la secousse, la difficulté, puis l'impossibilité de produire un travail aussi intense. La fatigue, durant longtemps et étendue au système musculaire entier, engendre le *surmenage*. Elle augmente la réceptivité aux maladies en général. De plus, elle peut donner lieu à l'asystolie, soit par elle-même, le cœur étant préalablement sain (cœur forcé), soit comme cause adjuvante de lésions cardiaques préexistantes. Enfin l'exagération des contractions cardiaques, sous l'influence d'un exercice musculaire excessif, peut déterminer l'hypertrophie du cœur.

C'est encore à des fatigues musculaires qu'on peut rapporter la production des atrophies musculaires liées à la phlegmasie chronique des cellules antérieures de la moelle, les noyaux moteurs semblant s'altérer sous l'influence d'excitations centrifuges trop fréquemment renouvelées (Hallopeau).

Du côté du *système nerveux*, on voit la température centrale s'élever, sous l'influence de l'exercice musculaire; la répétition des efforts expiratoires détermine l'emphysème pulmonaire.

FAUCHER (all. *mähen*; angl. *to race*; it. *falciare*). — Un cheval *fauche*, lorsqu'en avançant un des membres de devant il lui fait décrire un demi-cercle.

FAUX-QUARTIER. — Quartier (partie latérale du sabot du cheval) dont la corne est inégale, fendillée, raboteuse, désunie sur une zone plus ou moins étendue, offrant des sillons, quelquefois des plaques cornées qui se chevauchent ou poussent l'une sous l'autre. Ce défaut est dû à la destruction ou à l'absence de l'une ou de l'autre des parties de l'appareil kératogène. Le faux-quartier est quelquefois naturel et dépendant d'une disposition particulière de l'ongle; il constitue dans ce cas une altération incurable. Mais le plus souvent il est accidentel, et peut être déterminé par la fourbure, les javarts encornés et cartilagineux opérés, des fistules ou des ulcères à la couronne, et le plus fréquemment par la mauvaise ferrure.

Le traitement principal consiste dans l'application d'un *fer à planche*, qui doit toujours être ajusté de manière à porter sur la fourchette, et à soulager le quartier altéré, en supprimant son appui. Si le bourrelet est atteint, il est indispensable d'en rétablir l'intégrité par un traitement approprié. La ferrure doit être renouvelée fréquemment et à chaque fois on amincira la corne malade jusqu'à pellicule, puis on appliquera sur ce quartier et sur le bourrelet un pansement compressif pour en modifier la direction. S'il y a boiterie par compression des tissus sous-ongulés, on associera l'amincissement ou les rainures aux bains chauds et antiseptiques et aux cataplasmes.

FAVUS ou FAVI. — Nom donné aux croûtes de la teigne faveuse, et, improprement, à cette maladie elle-même (Voy. TEIGNE).

FÉBRIFUGE (de *febris*, fièvre, et *fugare*, chasser; λη̣ξιπύρετος; all. *Fiebermittel*; angl. *febrifuge*; it. *febbrifugo*; esp. *febrifugo*). — Se dit d'une préparation faite pour combattre la fièvre. — Il n'existe pas de *fébrifuges*, si l'on prend ce mot dans toute sa latitude, c'est-à-dire qu'aucun médicament ne chasse toute espèce de fièvre. Il ne faut entendre par *fébrifuges* que les substances médicamenteuses qui empêchent le retour des accès de fièvre intermittente, propriété dont jouissent par excellence le quinquina et ses alcaloïdes, puis l'acide arsénieux. En thérapeutique vétérinaire, le mot *fébrifuge* doit être considéré comme synonyme d'*antithermique*.

FÉCONDATION (*fecundatio*; all. *Befruchtung*; angl. *fecundation*; it. *fecondazione*; esp. *fecondacion*). — Acte effectué en commun par les deux appareils de la vie de reproduction. Chez les animaux, il est caractérisé par la pénétration d'un ou de plusieurs spermatozoïdes entiers à travers la membrane vitelline, jusqu'au vitellus, suivie de leur liquéfaction et de l'union matérielle, molécule à molécule, de leur substance à celle du vitellus, qui s'en *imprègne*. La fécondation s'opère chez les mammifères dans la trompe, mais jamais au-dessous du niveau de jonction du tiers moyen avec le tiers inférieur; elle peut avoir lieu plus haut, même dans un ovisac ouvert dont l'ovule, par accident, ne s'est pas échappé.

Mais, avant la fécondation, l'ovule doit subir la *maturation*, c'est-à-dire une réduction de sa chromatine. En effet, les cellules du corps contiennent autant de chromatine mâle que de chromatine femelle; pour devenir éléments sexuels, il faut que l'ovule rejette ses éléments mâles, tandis que la cellule spermatique rejette ses parties femelles. Ce travail d'élimination se fait, pour le spermatozoïde, au moment de sa production; pour l'ovule, il a lieu après la rupture de l'ovisac. On voit, en effet, le noyau se rapprocher de la périphérie, et abandonner, par deux transformations successives, *sans phase de repos*, deux parties résiduales qui sont expulsées au dehors: ce sont les *globules polaires*. Ainsi, le noyau perd, d'abord la moitié, puis le quart de sa chromatine; l'ovule mûr ne contiendra donc qu'un quart de la chromatine qu'il contenait auparavant. De même, au moment où les spermatoblastes se sont transformés en spermatozoïdes, deux transformations, sans phase de repos, ont eu lieu; le spermatozoïde représente donc l'ovule mûr; devant se mouvoir le plus vite possible, il s'est débarrassé de toutes les parties inutiles.

Dès que la maturation de l'ovule est achevée, souvent même pendant qu'elle se produit, se fait la pénétration du spermatozoïde. Plusieurs spermatozoïdes sont parvenus dans la couche mucilagineuse qui entoure l'ovule, mais ils ne vont pas plus loin, et y meurent au bout d'un certain temps, sauf un qui arrive au contact de l'ovule; le protoplasma de l'élément femelle englobe sa tête, qui se détache de la queue, devenue inutile; seule, la chromatine du spermatozoïde pénètre dans l'ovule, y formant le *pronucleus mâle*. Alors, se passe un phénomène capital : le *pronucleus mâle* et le *pronucleus femelle* (noyau de l'ovule) prennent tous deux la forme d'une étoile; les deux étoiles se confondent, formant un noyau unique, le noyau de l'ovule *fécondé*, qui contiendra donc la même quantité de chromatine mâle et de chromatine femelle. Si deux spermatozoïdes étaient entrés dans l'ovule, ce qui arrive quelquefois, l'équilibre se trouverait détruit; l'œuf produirait un monstre double.

Pendant sa migration dans l'intérieur de l'ovule, le spermatozoïde est guidé par une sphère attractive ; c'est un grain brillant de protoplasma, le *spermocentre*. Pendant que les deux *pronucleus* se fusionnent, les deux sphères attractives, celle du spermatozoïde (spermocentre) et celle de l'ovule, l'*ovocentre*, se décomposent en deux moitiés, formant autour du noyau devenu unique, ce qu'on appelle le *quadrille des centres* de H. Fol. Enfin, chacune des deux moitiés du spermocentre se fusionne avec une des moitiés de l'ovocentre, donnant lieu à deux sphères attractives résultant par moitié du spermatozoïde et de l'ovule (1).

FÉCULE DE POMME DE TERRE. — Effets thérapeutiques. — Émollient.

Mode d'emploi. — En cataplasmes, en breuvages ou en pâtées faites avec des pommes de terre cuites.

FEINDRE. — Boiter d'une façon à peine sensible.

FELLE DE LA DENT (*felle*, fausse orthographe de l'ancien français *fei* ou *felon*, c'est-à-dire méchant). — Nom donné, dans les anciennes coutumes de Douai, au cheval rétif qui mord et qui rue. Terme inusité.

FÉMELINE (VACHE). — Variété de la race brachycéphale *du Jura* de Sanson qui se trouve dans le département du Doubs et de la Haute-Saône. Son nom lui vient de ce que même les mâles ont un caractère efféminé (fig. 595). Le corps est long, la ligne du dessus assez droite, la poitrine un peu étroite est profonde. Les muscles de l'arrière-train sont assez déve-

---

(1) Paul Lefert, *Aide-mémoire d'histologie.*

loppés, la peau est fine. Cette variété est bonne laitière. Les animaux dont le poids moyen est

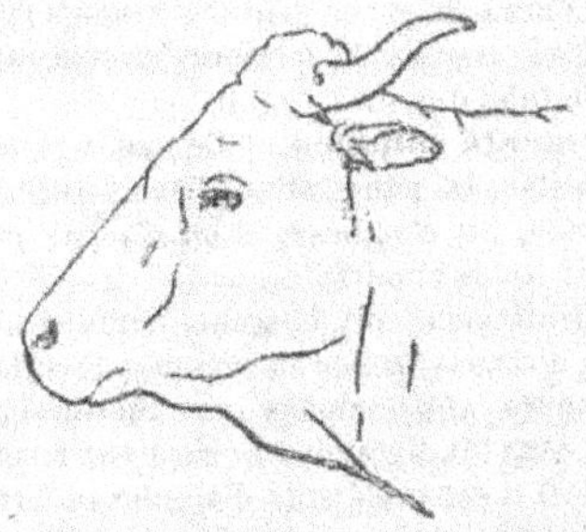

Fig. 595. — Vache féméline.

de 500 kilogrammes donnent un rendement de 54 p. 100 de bonne viande.

FÉMUR (*femur*; μηρός; all. *Schenkelbein*; angl. *femoral bone, femur*; it. *femore*; esp. *femur*). — Mot latin conservé en français pour désigner l'os de la cuisse (fig. 594). L'extrémité supé-

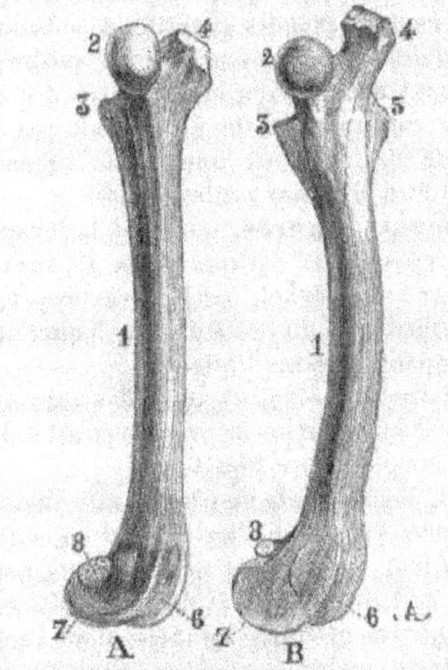

Fig. 596. — Fémur du lapin et du chat.

A et B, fémur de lapin et du chat. — 1, diaphyse. — 2, tête. — 3, trochantin. — 4, trochanter. — 5, crête sous-trochantérienne. — 6, trochlée. — 7, condyle interne. — 8, sésamoïde noyé dans le ligament interne de l'articulation fémoro-tibiale (Chauveau et Arloing).

rieure de cet os présente : 1° une grosse éminence arrondie, tournée en haut, en dedans et un peu en avant, que l'on appelle *tête*, et qui est reçue dans la cavité cotyloïde ; 2° une portion en forme de cône tronqué, qui supporte la tête, et qui a reçu le nom de *col* ; 3° un peu au-

dessous de la tête et au côté externe, le *grand trochanter* ; 4° à la partie interne et postérieure de la base du col, le *petit trochanter*. Le *corps*, ou partie moyenne, du fémur, un peu arqué d'avant en arrière, prismatique et triangulaire, présente une face antérieure convexe, et deux faces latérales excavées ; et trois bords, dont deux latéraux sont mousses, tandis que le troisième, tourné en arrière, offre une saillie longitudinale, connue sous le nom de *ligne âpre*. L'extrémité inférieure de l'os est formée de deux tubérosités qu'on distingue sous le nom de *condyles interne* et *externe* réunis en avant par une surface excavée qui répond à la rotule ; séparés en arrière par une échancrure profonde, les condyles sont rugueux au niveau de leurs faces latérales, qui donnent attache à des muscles et à des ligaments.

FER. — Matière médicale. — Le fer métallique, en limaille ou réduit par l'hydrogène, constitue une poudre noire, ne devenant active qu'après l'action du suc gastrique.

Mode d'emploi. — Ne donner ce médicament qu'au moment du repas, avec l'avoine, avec le son, avec le miel, sous forme d'électuaire, et non pas avec des alcalins, qui neutraliseraient le suc gastrique.

Doses. — 5 à 10 grammes par jour suffiront pour un cheval ou un bœuf ; pour le mouton 1 gramme, pour le chien 0gr,15 ou 0gr,20.

FER (CARBONATE DE). — Matière médicale. — Il est assimilable, mais insoluble dans l'eau.

Mode d'emploi. — Voici un moyen assez pratique de le faire prendre aux animaux à jeun.

Si on fait dissoudre dans 100 grammes d'eau bouillie d'une part 12 grammes de carbonate de soude pur et pulvérisé, d'autre part 10 grammes de sulfate de fer également pur et pulvérisé et que l'on mélange par parties égales les deux solutions, il se formera du sulfate de soude et du carbonate de fer à l'état naissant et par suite très assimilable. Il suffira de verser une cuillerée de chaque solution préparée à l'avance dans quelques litres d'eau, au moment de l'ingestion.

Comme ce carbonate est insoluble, il se précipite très vite et se transforme, sous l'action de l'oxygène et de l'air de l'eau, en sous-carbonate non assimilable ; on pourra utiliser comme suit les deux solutions préparées à l'avance en quantités suffisantes : on versera une cuillerée de chaque dans du miel qui empêchera l'action de l'air et on aura un électuaire ferrugineux à administrer de suite. Ne pas y ajouter de produits riches en tannin.

FER DIALYSÉ. — Matière médicale. —

Liquide brun, c'est de l'oxyde de fer dissous en présence de l'acide chlorhydrique.

Effets thérapeutiques. — Il a donné rapidement de bons résultats dans les convalescences du cheval. Dans la polyurie du cheval, il est utile mélangé aux boissons.

Doses. — En injections sous-cutanées. Une ou deux seringues de Pravaz par jour, répétées pendant quelques jours. En boisson, 5 grammes par litre.

FERMENT (*fermentum* ; ζύμη ; all. *Gährungsstoff* ; angl. *ferment, yest* ; it. et esp. *fermento*). — Corps dont le seul contact avec certaines matières, dites *fermentescibles*, détermine dans celles-ci le phénomène de la *fermentation*, sans que ses éléments entrent dans la composition des produits qui en résultent et qui sont fournis par la matière qui fermente : aussi une quantité considérable de cette matière est transformée par une quantité presque impondérable de ferment. Les ferments (et les fermentations qu'ils déterminent) peuvent être rangés en deux classes : 1° Les uns sont des agents d'origine organique, mais ne sont pas organisés : ils sont dits *ferments solubles* ou *zymases*. Ce sont des corps azotés, analogues aux substances albuminoïdes, mais ne contenant pas de soufre et ne se colorant pas en jaune par l'acide azotique. Ils sont solides, amorphes, incolores, coagulables à une température toujours inférieure à 100°, qui, comme les acides, les rend inertes. Ils ont une action considérable sur certains composés organiques, tels que les aliments albuminoïdes et amylacés, auxquels ils font subir des dédoublements, variables avec leur nature, qui rendent ces aliments solubles et assimilables (Voy. Zymase). 2° Les autres ferments ne sont pas seulement d'origine organique, ce sont des êtres organisés, vivants, comme la *levure de bière*, qui en est le type, le *Mycoderma aceti*, etc. : on les nomme *ferments figurés* ou *organisés*. Ils sont répandus dans l'air, dans l'eau et à la surface des corps solides. Ils ne vivent que dans un milieu humide et sont tués par la dessiccation. Les températures très hautes ou très basses, l'air comprimé, l'alcool, tuent les ferments figurés complètement développés, tandis qu'ils sont sans action sur leurs germes. Le résultat de leur action sur la matière fermentescible, c'est-à-dire la fermentation produite, varie avec la nature de ces matières et avec celle du ferment.

Dans l'organisme, la transformation des matériaux alimentaires en substances assimilables se fait par l'intermédiaire des ferments.

Ils peuvent être dissous : ce sont les *ferments solubles* ; ils peuvent être représentés par des masses organisées : ce sont les *ferments figurés*. Ces deux espèces de ferments se rencontrent dans le tube digestif.

Ferments solubles. — Ce sont la ptyaline, la pepsine, la pancréatine. Leur nature, bien qu'azotée, est complexe, et on n'a pas pu les obtenir isolés et purs.

Contrairement aux ferments organisés, leur action n'est pas arrêtée en présence de certaines substances antiseptiques ou anesthésiques ; aussi, dans les digestions *in vitro* par ferments solubles, il est préférable d'ajouter au ferment soluble une certaine quantité d'acide salicylique pour empêcher le développement des ferments figurés. Les ferments solubles perdent leur pouvoir à 0° ; ils exagèrent leur fonction à une température plus élevée, mais ils perdent définitivement leur propriété à 50°, s'ils sont dissous dans l'eau, et à 100°, s'ils sont desséchés ; enfin, ils ont une grande affinité pour l'oxygène. Ils usent peu de leur masse pour transformer de grandes quantités de substances alimentaires ; leur présence paraît suffire ; ils paraissent entrer dans la catégorie des substances catalysantes. On ne connaît pas leur mode de destruction ; une partie cependant semble être éliminée par les urines.

Ferments figurés. — C'est la levure de bière, ce sont les schizomycètes. Ce sont des ferments qui amènent, par leur vie propre, des transformations du milieu dans lequel ils se développent et se multiplient.

Les ferments sécrètent aussi des substances solubles, dont l'action de présence peut se faire sentir dans le milieu liquide.

Ainsi, les ferments figurés transforment les substances avec lesquelles ils sont en contact, soit en leur empruntant des éléments nécessaires à leur propre évolution, soit en y sécrétant des produits solubles, dont l'action catalytique présente quelque analogie avec celle des ferments solubles.

De nombreux ferments figurés vivent dans les différentes portions du tube digestif. Quelques-uns (Pasteur et Duclaux) aideraient à la transformation des aliments en substances assimilables ; par exemple, le *Bacillus subtilis* sécréterait un ferment soluble peptonisant. D'autres microbes engendreraient dans le tube digestif des fermentations secondaires ; ainsi dans l'intestin, sous l'action de certains ferments, les matières albuminoïdes peuvent se transformer en indol, en phénol, en scatol ;

l'acide lactique se transforme en acide butyrique, en acide carbonique, en hydrogène, par développement du *Bacillus butyricus*.

FERMENTATION (*fermentatio*, de *fervere*, être échauffé, bouillir, bouillonner, être agité ; ζύμωσις ; all. *Gährung* ; angl. *fermentation* ; it. *fermentazione* ; esp. *fermentacion*). — Autrefois et étymologiquement, dédoublement d'un corps, *avec dégagement de gaz*, boursouflement et échauffement de la masse, se produisant sans cause apparente. — Actuellement, réaction chimique qui s'opère dans un composé d'origine organique (*matière fermentescible*) par la seule présence d'une autre substance (*ferment*) qui ne cède rien au corps décomposé. Les fermentations peuvent, d'après la nature du ferment qui les engendre, être rangées en deux classes : 1° *Fermentations fausses, à ferments solubles*, dédoublements produits dans l'organisme animal ou hors de lui dans les corps azotés, d'origine organique, appelés zymases ou ferments solubles. Ces fermentations ont pour caractère commun d'être simples, relativement à celles de la seconde classe, et de donner des produits peu nombreux ; un certain degré d'humidité, une température inférieure à 100°, sont des conditions indispensables à leur production. 2° *Fermentations vraies, à ferments figurés*, dédoublements ou transformations moléculaires déterminés par la présence d'organismes vivants, dont l'évolution vitale et physiologique paraît intervenir dans la production de ces fermentations. Pasteur a montré que ces êtres organisés se nourrissent, augmentent de volume, se multiplient, aux dépens de la substance qui fermente ; aussi longtemps que dure leur vie, il se fait un transport de matière allant de cette substance à celle qui provoque son dédoublement et qui n'est autre que le ferment organisé : il en conclut que celui-ci est l'agent essentiel de ce dédoublement, qui résulte de son évolution et de ses fonctions physiologiques. La théorie de Pasteur a rencontré de nombreuses objections. En résumé, dans l'état actuel de la science, les uns croient, avec Pasteur, que la fermentation est le résultat des actes vitaux, se passant à l'abri de l'air, d'êtres organisés dont l'existence est intimement liée et nécessaire à la production du phénomène ; les autres pensent, avec Berthelot, que la fermentation est plus prompte et plus complète quand ces organismes existent, mais que leur présence n'est pas indispensable, et que d'ailleurs, quand ils agissent, ce n'est pas par eux-mêmes, mais par l'intermédiaire des ferments solubles qu'ils sécrètent et qui font de la fermentation un acte purement chimique.

FERRUGINEUX. — Substances indispensables à la nutrition : la puissance des globules du sang à fixer l'oxygène dépend de la quantité de fer qu'ils renferment. Cette quantité combinée avec l'hémoglobine vient-elle à baisser, aussitôt il y a anémie et dénutrition. Un cadavre de cheval en contient 9 grammes.

Le fer est moins abondant dans le sang veineux que dans le sang artériel, chez les femelles en gestation que chez les mâles. Comme il y a perte de fer chaque jour, il faut que les aliments en contiennent la quantité suffisante pour remplacer cet aliment indispensable. Boussingault a trouvé que l'homme éliminait 5 grammes de fer en vingt-quatre heures, le chien 4 grammes, le cheval 20 grammes. D'autres analyses ont prouvé que les végétaux en contenaient des quantités suffisantes pour compenser les pertes.

EFFETS PHYSIOLOGIQUES. — L'effet des ferrugineux est nul sur la peau, mais par les plaies ils sont absorbés. En injection sous la peau, sous forme de *citrate*, le fer passe rapidement dans les lymphatiques.

Sur les muqueuses, dans la bouche, les solutions des sels solubles donnent chez l'homme un goût d'encre et noircissent les dents en formant des tannates de fer. Dans l'estomac, les sels solubles à acides minéraux ont une action astringente qui trouble la digestion ; ceux à acides végétaux sont un peu moins astringents ; les préparations insolubles sont dissoutes par les acides de l'estomac. Tous les ferrugineux, solubles ou non, se transforment dans l'estomac en protochlorure de fer, qui pénètre dans le sang, s'y combine avec l'albumine, et circule une fois fixé par l'hémoglobine.

EFFETS THÉRAPEUTIQUES. — Les troubles digestifs sont atténués quand on fait prendre le fer au moment du repas, de manière à introduire de l'albumine dans l'estomac en même temps que lui ; les doses élevées produisent des douleurs abdominales et de la constipation, de la diarrhée.

On a nié l'absorption du fer : il s'en absorbe cependant pour remplacer la quantité éliminée par l'intestin. Son principal rôle, comme celui de l'hémoglobine, est de transporter l'oxygène dans les tissus ; il n'augmente pas toujours le nombre des globules, mais, chez les anémiés, ce n'est pas tant ce nombre qui diminue que leur richesse en hémoglobine et le pouvoir colorant du sang.

FERRURE (all. *Hufbeschlag*; angl. *horse-schoeing*; it. *mascalcia*). — On désigne ainsi l'art d'appliquer méthodiquement une semelle de fer sous le sabot des solipèdes et sous les onglons des grands ruminants, semelle qu'on fixe avec des clous.

But. — Sous le rapport de son but, la ferrure peut être divisée en *ferrure hygiénique, ferrure orthopédique*, et *ferrure chirurgicale*.

Le but de la *ferrure hygiénique* est de préparer et d'appliquer méthodiquement sous le pied des animaux moteurs, une semelle métallique destinée à le protéger contre l'usure, prévenir sa détérioration et servir à son appui, tout

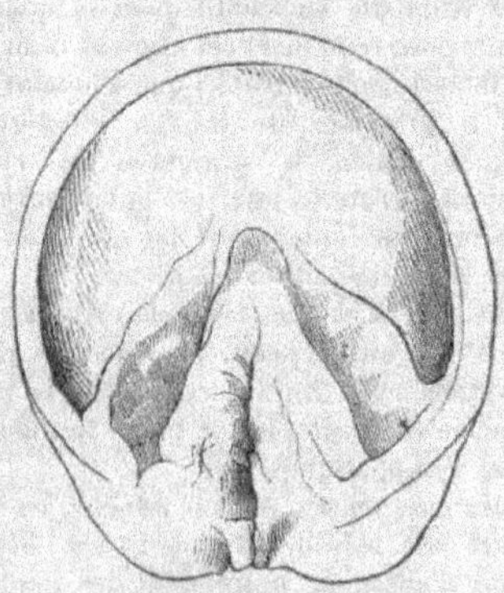

Fig. 597. — Sabot bien conformé d'un pied de devant non encore modifié par la ferrure.

en conservant sa forme, ses propriétés, ses aplombs, et le rôle de chacune de ses parties (Thary) (fig. 597).

La *ferrure orthopédique* remédie aux défectuosités et aux maladies du pied lui-même, ainsi qu'aux défauts d'aplomb et à leurs conséquences.

La *ferrure chirurgicale* sert pour faciliter l'application des pansements sur le pied ou le membre à la suite des opérations.

On distingue la *ferrure normale* de la *ferrure pathologique*. La ferrure pathologique consiste dans l'application d'un fer dit pathologique, et aussi dans l'usage d'un fer ordinaire, lorsqu'il y a seulement, dans son mode d'application ou dans la préparation du sabot, une particularité nécessitée par une indication thérapeutique.

Nous ne parlerons ici que de la ferrure normale et de la ferrure à glace. L'étude des autres ferrures sera faite avec celle des maladies ou défectuosités du pied pour lesquelles on les préconise. Nous renvoyons donc, pour les :

ferrures appropriées aux défectuosités du pied, à PIED (*Défectuosités*); ferrures appropriées aux défectuosités des membres, à ATTITUDES (*Défectuosités*), à ALLURES (*Défectuosités*), COUPER, FORGER, etc.; ferrures appropriées aux maladies du pied, à ENCASTELURE, MALADIE NAVICULAIRE, SEIME, KÉRAPHYLLOCÈLE, BLEIME, JAVART, FOURBURE, CLOU DE RUE, ENCLOUURE, etc.; ferrures appropriées aux maladies des membres, à BOULETURE, ARQURE.

I. Ferrure normale *ou* **hygiénique du cheval.** — Nous renvoyons à l'article PIED pour l'étude de l'*anatomie* et de la *physiologie du pied* qu'il est indispensable de connaître pour comprendre et exécuter la ferrure normale.

A. Ferrure usuelle française. — *a. Du fer à cheval.* — DIVISION. — Les diverses parties du fer, *pince* et *mamelles*, correspondent aux régions du pied ayant les mêmes noms. Les *branches* correspondent aux quartiers et les *éponges* aux talons du pied.

DESCRIPTION. — Il présente : une *face supérieure* en contact avec le sabot; une *face inférieure* en contact avec le sol; une *rive externe*, ou contour extérieur dont les bords supérieur et inférieur se nomment *arêtes*; une *rive interne*, ou contour intérieur dont la partie centrale s'appelle la *voûte*;

L'*épaisseur* est entre les deux faces ;

La *couverture*, ou largeur, est comprise entre les deux rives ; lorsqu'elle est grande, le fer est *couvert*; dans le cas contraire, il est *dégagé*; la couverture peut être beaucoup plus grande dans une partie que partout ailleurs : alors le fer est à *pince* ou à *branche* ou à *éponge couverte*;

La *tournure* est la forme donnée au fer pour correspondre à celle du sabot ;

L'*ajusture*, incurvation régulière et calculée de la face supérieure, empêche le contact du fer et de la sole dans ses parties antérieures. On distingue : l'*ajusture française* qui est une incurvation régulière de la face supérieure du fer, et l'*ajusture anglaise* qui est un plan oblique pris aux dépens de la face supérieure du fer et la divise en deux parties : une plane périphérique sur laquelle appuie la paroi, c'est le *siège*; l'autre inclinée, ou *talus*. Certains auteurs pensent que l'ajusture est plus nuisible qu'utile. L'ajusture française surtout est difficile à donner : exagérée ou mal faite, elle fausse les appuis. On a donné divers noms aux ajustures défectueuses, suivant la forme qu'elles donnent aux fers : *entôlée, en bateau, de mulet*, etc.;

La *garniture* est la partie du fer qui déborde la paroi. Ses principaux *avantages* sont : 1° d'augmenter la surface d'appui du pied ; 2° d'empêcher la paroi, dans sa croissance, de déborder le fer ; 3° de conserver l'élasticité du pied en permettant les mouvements alternatifs de dilatation et de resserrement des talons ; 4° d'alléger ou de surcharger un quartier aux dépens du quartier opposé : on soulage un quartier en donnant à la branche correspondante du fer une garniture plus forte. La garniture présente les *inconvénients* d'augmenter le poids du fer et d'exposer le cheval à se déferrer, soit par l'appui du pied opposé, ou par le fait d'un cheval voisin, soit par la résistance d'un sol irrégulier (rails de tramway par exemple);

Les *étampures*, trous quadrangulaires au nombre de six, sept ou huit, percés régulièrement sur la face inférieure du fer, sont destinées à loger la tête des clous ; le fer est *étampé à gras* quand elles sont éloignées de la rive externe, et *étampé à maigre* lorsqu'elles en sont rapprochées ;

Les *contre-perçures*, petites ouvertures de la face supérieure du fer, livrent passage à la lame du clou ;

Les *crampons* sont des replis du fer levés exceptionnellement en éponges, généralement au fer de derrière ; la *manche* est un petit crampon carré ;

Le *pinçon*, petite languette de fer levée sur le pourtour du fer, presque toujours en pince ou en mamelle, donne de la fixité au fer, d'où ce dicton : *Un pinçon vaut deux clous.*

Le *fer de devant* est presque aussi large que long, sa forme est régulièrement arrondie, cependant la branche externe est un peu plus incurvée que l'interne ; il existe donc un fer droit et un fer gauche. En général, il est également couvert et également épais en tous ses

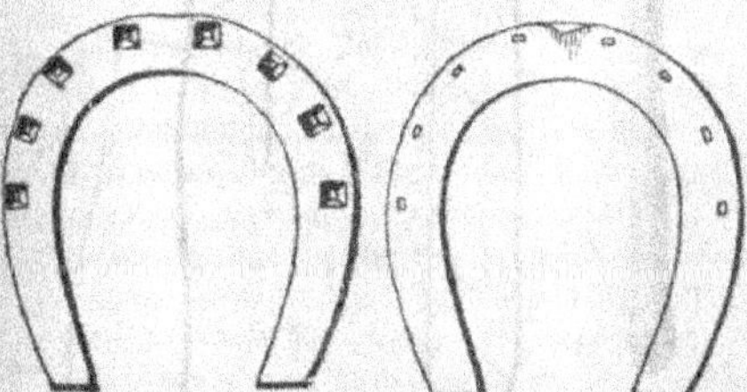

Fig. 598. — Fer de devant (Goyau).

points ; l'ajusture part de la pince, pour s'arrêter progressivement au milieu des quartiers ; la garniture, pour le côté externe, doit partir de la mamelle et augmenter peu à peu jusqu'à

l'éponge ; pour le côté interne, elle part du milieu du quartier et augmente régulièrement jusqu'à l'éponge ; les étampures sont disposées régulièrement dans la moitié antérieure du fer, de façon que la dernière de chaque côté soit au milieu des branches ; les deux étampures de pince, ainsi que celles de la branche du dedans, sont percées à maigre ; celles de la branche du dehors doivent être percées progressivement à gras depuis la première étampure de pince jusqu'à la dernière qui doit être au milieu de la branche externe ; le pinçon est généralement levé au centre de la pince (fig. 598).

Le *fer de derrière* est un peu plus long que large, sa forme se rapproche de l'ovale ; on distingue aussi un fer droit et un fer gauche. En général, il est un peu plus couvert et plus épais en pince que partout ailleurs ; il ne porte pas ou peu d'ajusture ; la garniture est donnée

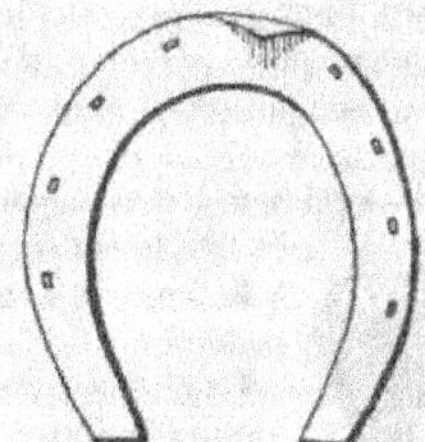

Fig. 599. — Fer de derrière (Goyau).

comme au fer antérieur ; les étampures partent des mamelles, car la pince n'en porte pas ; elles sont disposées régulièrement ; les deux dernières sont plus rapprochées des éponges qu'au fer antérieur ; parfois il porte des crampons ; le pinçon est généralement levé un peu en dedans de la pince (fig. 599).

Pour les fers de devant et de derrière on adopte quelques différences suivant le mode d'utilisation du cheval et la nature du terrain sur lequel il travaille.

MÉTAUX EMPLOYÉS POUR LA CONFECTION DU FER. — Le *fer* est la matière première la plus employée ; on se sert du fer en barres, ou *fer maréchal*, ou bien des vieilles déferres avec lesquelles on fait des lopins, ou bien encore de la ferraille provenant de diverses industries. Le fer doit être malléable et ductile et doit pouvoir se travailler à chaud ou à froid sans se briser ; parfois des scories ou de l'oxyde de fer non réduit sont interposés dans la masse métallique et rendent le fer cassant : on le dit *pailleux*.

La *fonte malléable* n'a donné que de mauvais résultats ; les fers en fonte sont cassants, s'usent vite et exposent les chevaux aux glissades.

L'*acier* employé doit avoir des propriétés particulières : être ductile, malléable, ni trop dur ni trop cassant ; les fers en acier coûtent moins cher, et durent plus longtemps que les fers ordinaires.

L'*aluminium*, très léger mais trop mou, est difficile à travailler et coûte cher ; on ne l'emploie guère que pour les fers de certains chevaux de courses. Le *bronze d'aluminium* n'a pas donné de meilleurs résultats.

Fabrication des fers. — Les fers sont forgés à la main ou fabriqués à la mécanique. Le fer à la main coûte assez cher (Jacoulet estime que le fer forgé revient de 20 à 30 centimes au maréchal) ; il demande de la part de l'ouvrier une dépense de temps et de force assez considérable. Le fer à la mécanique est plus régulier, coûte moins cher que le premier ; il est durable, solide, léger, économique et peut s'appliquer à froid.

b. Clous. — Le clou se divise en quatre parties : la *tête*, le *collet* qui la réunit à la *lame*, et l'extrémité ou *pointe*.

La tête est généralement quadrangulaire ; le collet est plus ou moins long ; la lame est également large partout, mais son épaisseur diminue en allant vers la pointe ; à quelques millimètres de la pointe se trouve un renflement ou *grain d'orge* ; la lame est incurvée sur son plat et la concavité de l'incurvation est du côté du grain d'orge ; la pointe, à partir du grain d'orge, forme un biseau qui constitue l'*affilure*. Les dimensions des clous varient et sont indiquées par des numéros : 2, 4, 5, 6,

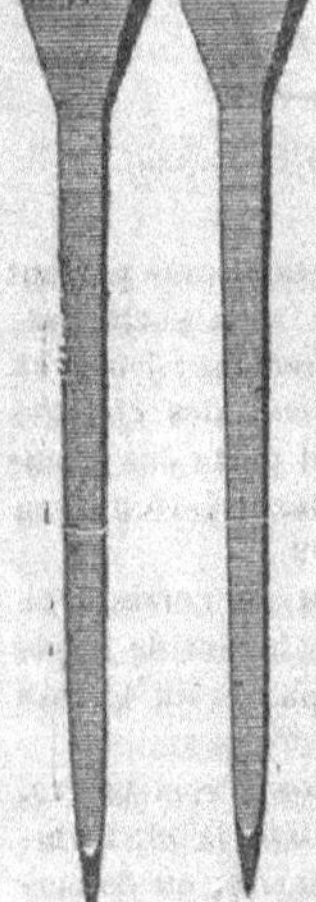

Fig. 600. — Clous français.

7 et 8 (le numéro 2 correspond à cent trente clous à la livre, et le numéro 8 à quarante) (fig. 600).

Le clou doit être à la fois rigide et ductile, non cassant ; sa direction doit être telle qu'une perpendiculaire abaissée de sa pointe sur la facette supérieure de sa tête ou *frappe* doit tomber au centre de celle-ci.

Autrefois les clous étaient fabriqués à la main ; maintenant on n'emploie plus que les clous à la mécanique.

Essai du clou. — 1° Plier la lame en tous sens ; 2° tordre la lame en vrille ; 3° allonger tête et lame en une aiguille fine en une seule chaude.

c. Instruments de ferrure. — Ils comprennent le marteau ou *brochoir* ou la *mailloche* ; le *rogne-pied*, lame tranchante à une de ses extrémités, mousse à l'autre ; les tenailles

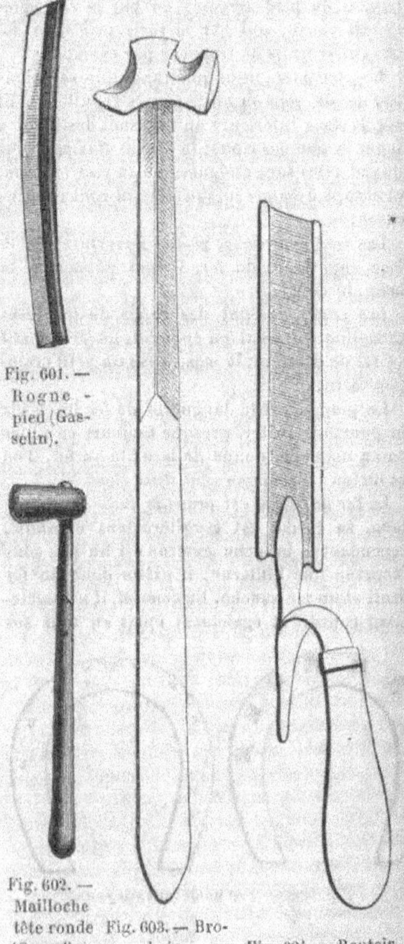

Fig. 601. — Rogne-pied (Gasselin).

Fig. 602. — Mailloche tête ronde (Gasselin).

Fig. 603. — Brochoir.

Fig. 604. — Boutoir.

ou *tricoises*, le *bouloir*, le *poinçon*, parfois le *couteau anglais* (fig. 601 à 605).

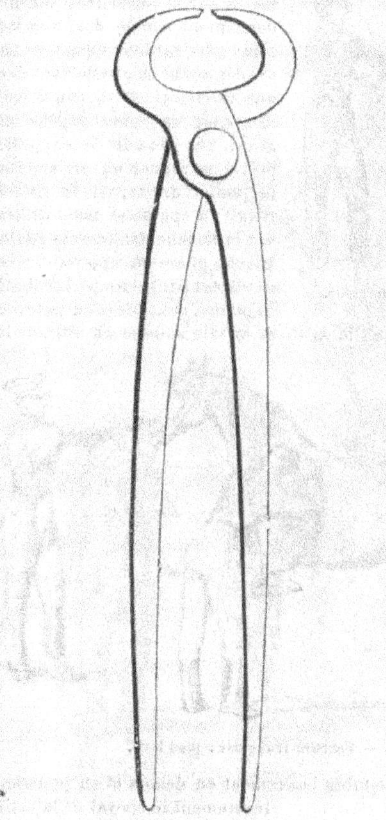

Fig. 605. — Tricoises.

d. Manuel de la ferrure. — *Influence du maréchal sur le pied.* — D'une manière générale, le maréchal est maître de l'assiette du pied. Il peut parer le pied à fond ou lui laisser trop de longueur, abattre ou conserver la pince ou les talons, le côté du dedans ou celui du dehors.

Parer le pied à fond, c'est le rendre sensible, douloureux et favoriser son resserrement.

Laisser le pied trop long, c'est jeter le poids du corps en arrière, sur les talons et les tendons. Parer trop la pince, c'est jeter le poids du corps sur cette région et y ralentir la pousse de la corne. Parer trop les talons, c'est les surcharger, les porter à se resserrer, les empêcher de pousser. Enfin, parer le pied de travers, c'est rejeter le poids du corps sur le côté le

plus bas, en amener le resserrement, le chevauchement, l'empêcher de pousser.

Chevaux difficiles. — Le maréchal doit toujours être doux et patient; il ne doit user des moyens de contrainte que lorsque la douceur aura échoué.

Si le cheval se tourne, on le placera le long d'un mur; s'il recule, on l'appuiera dans un coin; certains chevaux ne veulent pas être attachés ou ne se défendent plus lorsqu'un aide tient les rênes du bridon, d'autres ne peuvent être ferrés qu'à l'écurie ou en compagnie d'autres chevaux; il en est qui ne se laissent ferrer qu'avec une capote, une couverture sur les yeux, etc. Si le cheval mord, on l'attachera court ou on lui mettra une muselière; s'il frappe du devant ou s'il se cabre, on l'attachera court et bas; s'il rue, on l'attachera haut; s'il tire au renard, on le fera tenir par un homme, ou bien on passera les rênes dans la sous-gorge, ou bien on l'attachera avec un licol de force. Certains chevaux très difficiles ont été maltraités à leurs premières ferrures. Il est nécessaire parfois d'entreprendre le dressage par des attouchements méthodiques : on garnit la tête du cheval d'un licol de force et d'un caveçon; un long bâton est attaché à l'anneau de la muserolle du licol; l'autre extrémité est maintenue par deux aides qui tiennent ainsi le cheval en respect; le maréchal tient la longe du caveçon d'une main, de l'autre il tient une longue chambrière qu'il promène progressivement d'abord sur les épaules, les membres antérieurs, puis sur le dos, les reins, la croupe et les membres postérieurs; chaque ruade ou mouvement de défense est réprimé d'un violent coup de caveçon; quand le cheval ne réagit plus, on le caresse et on lui donne un peu d'avoine. On répète ce dressage plusieurs jours, et chaque jour on fait descendre la chambrière de plus en plus bas sur les membres; quand le cheval ne se défend plus, un aide s'approche et recommence les attouchements avec ses mains; généralement, au bout de douze à quinze jours de dressage, parfois moins, l'aide arrive à lever les membres sans difficulté.

Si le cheval résiste, on emploie les moyens de contrainte : tenir les oreilles, tord-nez, plate-longe, mettre le cheval en cercle, le ferrer dans un travail ou l'abattre; le mors électrique (Voy. ÉLECTROTHÉRAPIE) a permis de ferrer certains chevaux vicieux.

Lever et tenir les pieds. — Pour lever le membre antérieur droit par exemple, l'aide se place près de l'épaule droite du cheval dont il re-

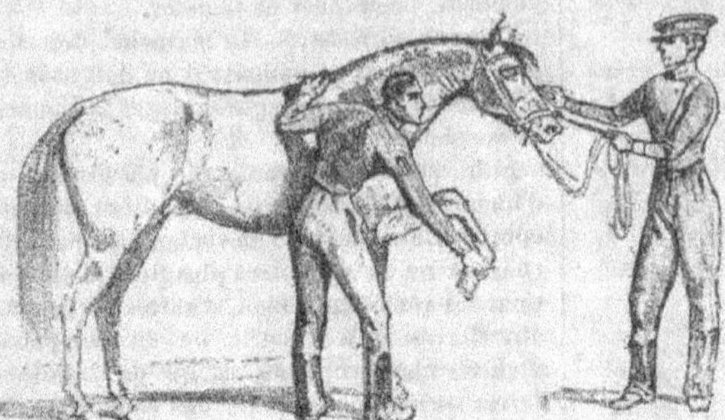

Fig. 606. — Ferrure française : lever du membre antérieur.

garde la tête, pose sa main gauche au garrot, tandis que sa main droite caresse l'épaule et descend doucement jusqu'au paturon qu'il saisit ; puis il appuie avec sa main gauche sur le garrot et de sa main droite il soulève le membre en le tirant légèrement en dehors (fig. 606) ; le pied une fois levé, il se retourne, appuie le genou du cheval sur sa cuisse droite, porte sa jambe gauche en arrière et relève le corps (fig. 607 et 608) ; il fixe le pied dans ses deux mains étalées à plat sur la paroi, les pouces en dessus comprimant légèrement les talons. S'il s'agit du *membre postérieur droit*,

l'aide s'approche du cheval à la hauteur de l'épaule droite, appuie ses deux mains sur le dos et les promène doucement sur le dos, sur les reins puis sur la croupe, tout en se déplaçant légèrement ; dès que le cheval est en confiance, il avance sa jambe gauche en avant, sur laquelle il s'appuie, prêt à se rejeter en arrière sur la jambe droite, si le cheval réagit ; il appuie sa main droite sur la hanche droite et la main gauche glisse en appuyant modérément sur la croupe, la cuisse, la jambe, etc., jusqu'au paturon qu'elle saisit et qu'elle soulève en attirant le

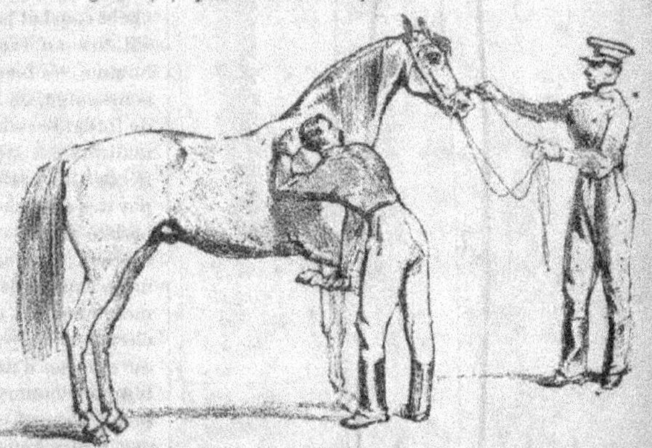

Fig. 607. — Ferrure française : pied levé.

membre légèrement en dehors et en poussant légèrement le cheval de la main droite ; à ce moment, l'aide avance sa jambe droite qui devient antérieure et sur laquelle il fait reposer la jambe du cheval, tandis que sa main droite prend un point d'appui plus solide en saisissant la queue ; sa main gauche soutient le pied ; si le cheval ne réagit pas, l'aide peut soutenir le pied de ses deux mains. Pour poser le pied à terre, on exécute les mêmes manœuvres en sens inverse : l'aide saisit la queue de la main droite, dégage sa jambe droite et ramène le membre doucement à terre avec sa main gauche (fig. 609 à 611).

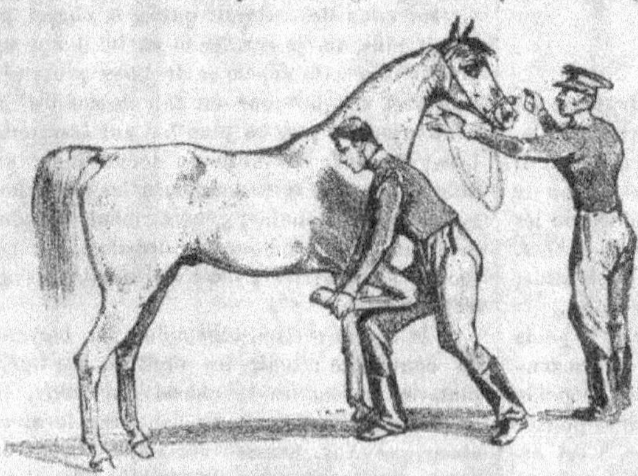

Fig. 608. — Ferrure française : pied tenu pour la ferrure.

Les membres antérieur et postérieur gauche

sont levés de la même manière.

On aura soin de ne pas élever le pied trop haut, de ne pas le porter trop en dehors et de ne pas trop étreindre le paturon.

L'aide peut se servir d'une courroie de cuir ou d'une longe, pourvue d'une anse à une extrémité qu'il se passe en sautoir, et avec l'extrémité libre il soutient le pied

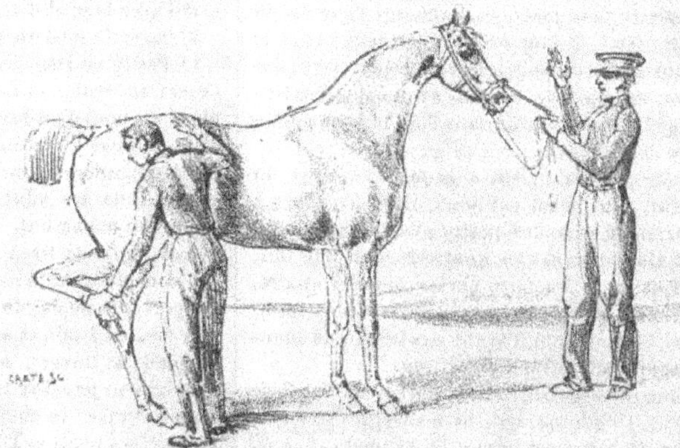

Fig 609. — Ferrure française : lever du pied postérieur.

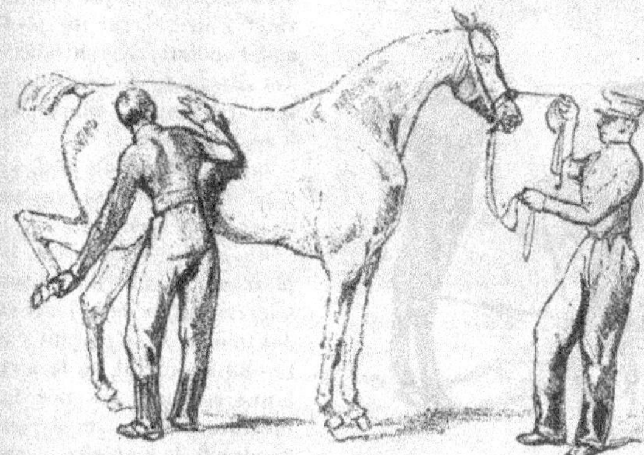

Fig. 610. — Ferrure française : pied levé.

par le sabot; pour le membre postérieur, l'anse embrasse le jarret plus ou moins fermé.

Déferrer le pied. — Le *Manuel de maréchalerie* à l'usage des maréchaux ferrants de l'armée donne d'une façon claire et concise les règles pratiques de la ferrure usuelle; nous lui empruntons sa description.

Pour déferrer, il faut :

Avec le brochoir et le rogne-pied faire sauter *complètement* les rivets, pour éviter les souches; introduire ensuite sous la branche interne du fer, puis sous l'externe un des mors des tri-

coises, en le posant bien d'aplomb sur les arcs-boutants et sur la sole, qui servent de point d'appui. Soulever alors avec beaucoup de mesure les premiers clous par un renversement des tricoises en dedans;

Frapper sur le fer pour faire sortir de leurs étampures les clous soulevés; les enlever un à un et *les déposer dans la boîte à ferrer*; les chasser avec le repoussoir, si le pied est faible, sensible, malade; poser le mors des tricoises sous la voûte du fer, en faisant basculer l'instrument en arrière; se garder d'arracher brutalement le fer, pour ne pas faire éclater la paroi.

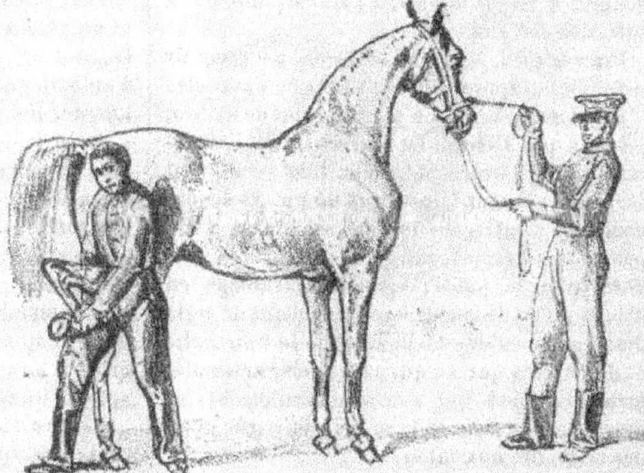

Fig. 611. — Ferrure française : pied tenu pour la ferrure.

Déferrer deux pieds. — Dans une cour ou un hangar pavé, il faut déferrer les deux pieds de devant d'abord, puis les deux de derrière ; déferrer un pied de devant et un de derrière oblige l'ouvrier à avoir dans l'œil la forme différente de deux fers.

Déferrer quatre pieds à la fois. — Sous un hangar, dont le sol est doux, il y a avantage à déferrer et parer les quatre pieds à la fois. On peut alors chauffer les quatre fers en une fois, les ajuster et les faire porter tous les quatre, puis enfin ferrer. Le travail est fait plus lestement, le maréchal n'ayant pas besoin de changer continuellement de position.

Examen du pied déferré. — Le maréchal le nettoie, l'examine, arrache les vieilles souches, voit si la corne est bonne, si le pied est gras,

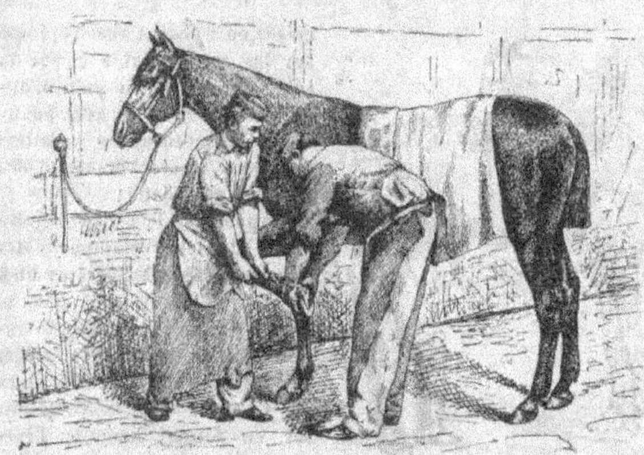

Fig. 642. — Manière d'opérer pour le pied de devant.

maigre, à talons faibles, à paroi séparée de la sole, dérobé, etc.

Parer le pied. — C'est le disposer à recevoir le fer en le rapprochant de sa forme naturelle.

Usure naturelle. — Le pied, à l'état de nature, est paré par l'usure. Le maréchal doit, en parant, imiter l'usure naturelle. Elle arrondit et écourte fortement la pince et un peu moins les mamelles ; intéresse la sole seulement à son pourtour antérieur, sans trop affaiblir sa soudure avec la paroi ; arrondit davantage en dehors qu'en dedans le bord tranchant de cette dernière ; n'enlève de la sole, de la fourchette et des barres que ce qui se détache naturellement. Le pied qui a usé naturellement est ajusté dans le sens de la marche et porte à plat des mamelles aux talons.

Devoir du maréchal. — Le maréchal doit ·

1º Parer le pied d'aplomb ;

2º Parer le pied au degré voulu.

1º PARER LE PIED D'APLOMB. — *Pied paré par l'usure naturelle.* — Le pied vierge de ferrure, placé au bout d'un membre d'aplomb, est paré d'aplomb par l'usure. Le poids du corps se répartit régulièrement sur tout le pourtour du sabot. Tous les efforts du maréchal doivent tendre au même but.

Importance de parer le pied d'aplomb. — Elle est considérable. Avec un pied d'aplomb, le support du poids du corps, au repos et en marche, est facile et assuré. Au contraire, avec un pied de travers, à talons bas, etc., le poids du corps se jette sur les régions les plus basses et les écrase ; le cheval fatigue, ses membres s'usent, ses pieds se déforment. En marche, aux allures vives, le poids considérable qui, à chaque foulée, vient s'abattre sur le pied mal d'aplomb, peut entraîner des glissades, chutes, entorses articulaires, efforts de tendons, suros, etc.

Juger l'aplomb du pied. — L'aplomb du pied se juge au poser et au lever.

Au poser. — Au poser, le maréchal s'assure de la hauteur respective de la pince et des talons, en se plaçant sur le côté du cheval, en face et à une certaine distance du membre. Si le pied est d'aplomb, le maréchal constate qu'il appuie bien à plat, suivant le plan de la fourchette. Dans ce cas, si ce n'est ni un pied plat, ni un pied à talons hauts, ceux-ci ont moitié de la hauteur de la pince. Un pied n'est pas d'aplomb quand il a la pince trop courte, trop longue, les talons trop bas, trop hauts.

Au lever. — Au lever, le maréchal peut juger avec la plus parfaite exactitude l'aplomb transversal du pied. Tout membre vertical doit avoir une surface d'appui horizontale, coupant conséquemment à angle droit la direction du membre.

Si le membre vertical est plié au genou, si le pied est étendu sur le paturon dans la position qu'il a lors du poser, les conditions de son aplomb transversal sont évidemment les mêmes.

Manière d'opérer pour le pied de devant. — Pour juger et établir l'aplomb transversal du pied de devant, il faut ;

Faire lever et soutenir le membre demi-fléchi par le canon; le boulet, le paturon et le sabot tombant naturellement par leur propre poids ;

Se placer bien en face du pied, tout contre le cheval, le corps incliné; étendre le pied en l'entourant de ses deux mains et en plaçant un pouce sur chaque talon; tirer le pied directement à soi, doucement et légèrement, en le faisant basculer en arrière à l'aide des pouces;

Watrin (1), pour s'assurer que les pieds sont placés d'aplomb, propose de les tenir et de les examiner de la façon indiquée par les figures suivantes (fig. 614 et 615).

2° PARER LE PIED AU DEGRÉ VOULU. — Trop parer le pied, c'est le rendre sensible. Ne pas assez parer, c'est laisser trop de longueur au sabot.

Théorie. — A cet effet, le maréchal doit:

1° Parer à plat de manière à enlever, en talons,

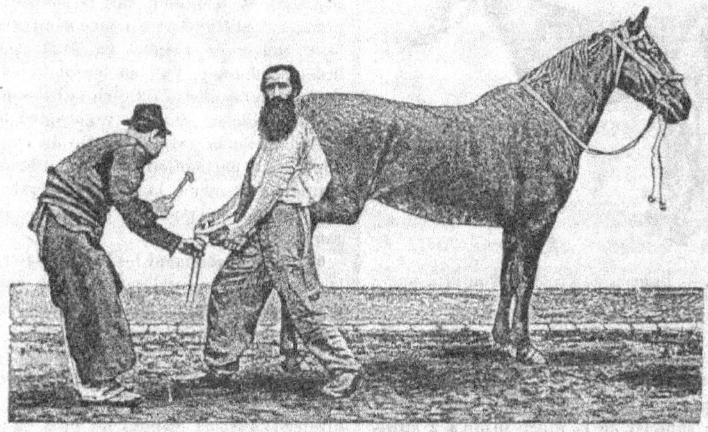

Fig. 613. — Manière d'opérer pour le pied de derrière.

placer la surface d'appui verticalement au sol et regarder d'en haut, la tête penchée (fig. 612).

Si la surface d'appui du pied coupe à angle droit la direction du membre, l'aplomb est bon ; au contraire, l'aplomb est défectueux quand la surface d'appui est oblique par rapport à cette direction ; alors, il faut parer le côté où le sabot est le plus élevé.

Manière d'opérer pour le pied de derrière. — Pour juger et établir l'aplomb du pied de derrière, l'aide lève le pied et place le canon sur sa cuisse, le paturon et le sabot tombant naturellement. Le maréchal se place derrière et en face du pied et opère comme pour le pied de devant (fig. 613).

Bien souvent, sur les pieds très déformés à talons chevauchés, très panards, très cagneux, il n'est pas possible d'obtenir du premier coup l'aplomb régulier; mais en général, on y arrive après plusieurs ferrures, en mettant le pied aussi d'aplomb que possible à chaque renouvellement des fers.

Pour compléter sur ce point important les indications du *Manuel*, nous ajouterons que

toute la vieille corne incapable de supporter le fer;

2° Abattre la pince jusqu'à la soudure de la paroi avec la sole.

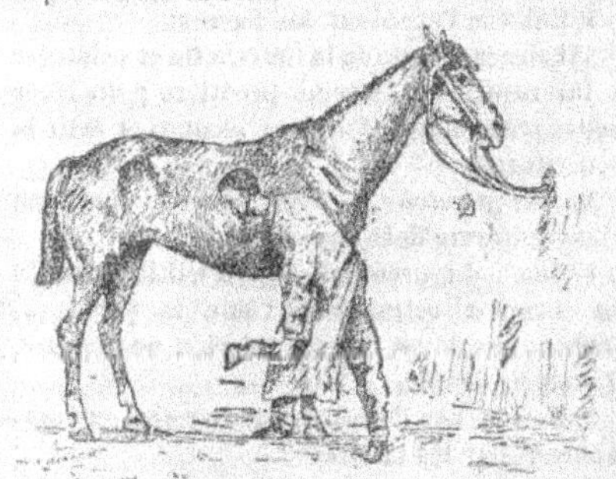

Fig. 614. — Examen de l'aplomb d'un pied antérieur (A. Watrin).

Autrement dit, il faut : en talons, arriver sur la bonne corne ; en pince, s'arrêter court dès

(1) A. Watrin, *Le pied du cheval et sa ferrure.*

l'apparition nettement tracée du cordon circulaire, blanc ou jaune, qui unit la paroi avec la sole.

En raccourcissant la pince, le maréchal attaque nécessairement la sole, mais seulement à son pourtour, comme le fait l'usure naturelle. Partout ailleurs il doit respecter la sole et

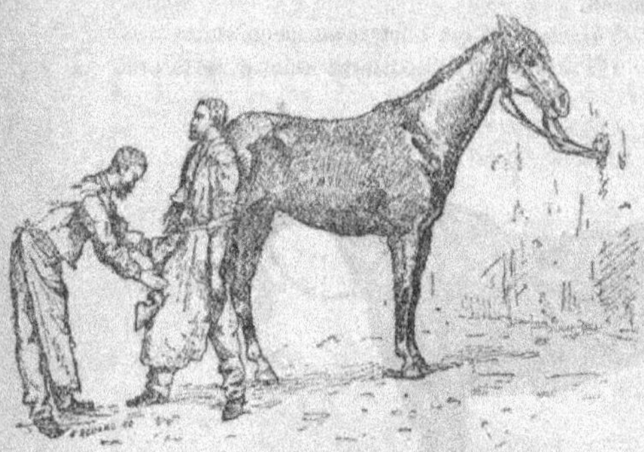

Fig. 615. — Examen de l'aplomb d'un pied postérieur (A. Watrin).

n'enlever que les écailles qui tendent à se détacher naturellement;

3° Raccourcir le sabot en faisant sauter carrément le sommet de la pince jusqu'à 2 millimètres du sillon circulaire; la distance de la pince aux talons étant moindre, les boulets et les tendons sont soulagés; à l'œil, le pied paraît sensiblement plus court;

4° Arrondir le bord externe de la paroi pour l'empêcher de s'éclater;

5° Enlever l'excédent des barres;

6° Faire la toilette de la fourchette et se borner à lui restituer sa forme première; un léger nettoyage donne de l'air aux lacunes et évite la pourriture.

Manuel opératoire. — Pour parer le pied, une règle uniforme doit être adoptée:

1° Juger du premier coup d'œil la quantité de corne à retrancher. Toute la paroi qui dépasse la sole est de trop; si rien ne dépasse, il y a peu de chose à faire;

2° Retrancher l'excédent de la paroi en commençant par les talons.

A cet effet, le rogne-pied, *tenu parallèlement à la surface d'appui du pied*, entre en talon externe dans l'épaisseur de la corne; il est chassé à coups de brochoir et s'arrête au centre de la pince; il est alors retiré sans faire sauter la portion de corne retranchée. La même opération recommence à partir du talon interne.

La corne excédente tombe donc d'une seule pièce, en laissant sur le même plan la paroi et la sole;

3° Recommencer à petits coups de rogne-pied à partir du centre des quartiers, pour terminer le raccourcissement de la pince et du pourtour antérieur de la sole et s'arrêter dès que le cordon circulaire apparaît nettement tracé;

4° Poser le tranchant du rogne-pied transversalement et d'aplomb sur le sommet de la pince, à 2 millimètres du cordon circulaire, et faire sauter ce sommet en deux coups de brochoir donnés, l'un en levant la main qui tient le rogne-pied, l'autre en la baissant;

5° Retrancher avec le rogne-pied le bord tranchant de la paroi à partir du centre des quartiers, particulièrement en dehors, de manière à donner à la paroi une égale épaisseur sur tout son pourtour et à rendre la pince courte et ronde;

6° Ouvrir légèrement les lacunes latérales de la fourchette en arrière, en faire sauter la pointe avec le rogne-pied, si elle est dure et trop prolongée en avant;

7° Regarder si le pied est d'aplomb;

8° Prendre le boutoir, régulariser l'aplomb en mettant les deux talons sur la même ligne; niveler la surface d'appui du pied en promenant le boutoir à plat, de la pince aux talons;

Nettoyer la fourchette, régulariser ses branches, de façon que la pointe soit au centre de la sole, ouvrir légèrement la lacune médiane, enlever à fond toutes les parties décollées, traiter la fourchette malade par la liqueur de Villate ou de la suie délayée dans le vinaigre, en cas de pourriture, et par le goudron quand il n'y a pas de suppuration;

9° Arrondir légèrement le bord inférieur de la paroi avec la râpe et en *râpant de court*.

En résumé, le pied doit être entièrement paré avec le rogne-pied et finalement dressé avec le boutoir.

Ces instruments sont maniés parallèlement à la surface d'appui. Le pied est ainsi paré d'aplomb, et l'on évite d'*entrer en quartier*, autrement dit de creuser cette région: cela met l'ouvrier dans la nécessité d'abattre la pince et les talons pour niveler le pied, c'est-à-dire de *parer à fond*.

Le maréchal doit se tenir en garde contre la facilité qu'il a par sa position d'enlever plus de corne en dedans au pied gauche et en dehors au pied droit.

Préparer le fer. — Pour obtenir une bonne

ferrure, il faut des fers bien confectionnés et bien appropriés à la grandeur et à la forme du pied.

Préparation du fer. — Tout fer subit une préparation avant d'être fixé sous le pied. Il est mis au feu et apporté sur l'enclume ; le maréchal met les deux branches à la même longueur ; donne rapidement et à peu près le tour du pied ; lève les crampons, s'il y a lieu, carrément et bien droits ; leur donne une égale hauteur et arrondit en dehors le crampon interne ; lève le pinçon en se guidant sur les deux éponges, juste au milieu de la pince du fer de devant, *un peu en dedans de la pince du fer de derrière* ; il donne à ce pinçon une forme très légèrement arrondie dans le bout, et à celui de derrière plus de force qu'à celui de devant. Le pinçon doit toujours être levé de telle façon qu'il n'altère en rien le contour régulier de la pince, laquelle ne doit *jamais être échancrée dans son milieu*. Pour arriver à ce résultat, l'ouvrier, en forgeant son fer, doit se ménager une petite masse qui lui servira pour lever son pinçon au lieu de le faire aux dépens de la couverture.

L'ouvrier *déborde* ensuite son fer, autrement dit donne une battue légère sur la rive externe, côté des étampures ; passe l'étampe dans les étampures si besoin en est, arrondit et biseaute les éponges à la lime, pendant qu'elles sont chaudes, ou avec un emporte-pièce. Il donne enfin la tournure, la garniture, l'ajusture.

Juger un fer. — Pour cela, il faut le voir :

1° Du côté des étampures, la pince à soi ; c'est ainsi qu'il est posé sur le pied ;

2° De champ, de l'un ou de l'autre côté ;

3° Du côté des contre-perçures.

Bon fer de devant. — Le bon fer de devant :

Vu du côté des étampures, a une bonne forme ; il est arrondi, presque aussi large que long ; les deux branches sont d'égale longueur, celle de dedans moins ronde. Il a partout la même couverture ; les éponges, un peu dégagées, sont arrondies et biseautées à 30° pour éviter les atteintes.

Les étampures sont en rapport avec le fer comme nombre et comme grandeur ; les deux étampures de pince sont sur la même ligne, à égale distance du bout de l'éponge et percées à maigre ; les deux dernières coupent le fer en deux parties égales ; les étampures du dehors sont progressivement plus à gras, à partir de la pince ; les étampures du dedans sont à maigre comme celles de la pince. Toutes les étampures sont également espacées, nettes,

percées à fond et bien d'aplomb ; leur forme doit représenter en creux la forme exacte de la partie inférieure de la tête du clou.

Vu de champ des deux côtés, le bon fer de devant est bigorné d'aplomb et présente une égale épaisseur partout.

Vu en dessus, les contre-perçures sortent bien ; autrement dit, le fer est contre-percé à maigre en pince et à la branche du dedans, progressivement à gras à la branche du dehors. Ces contre-perçures doivent avoir une forme et des dimensions en rapport avec celles du collet des clous.

Bon fer de derrière. — Le bon fer de derrière :

Vu du côté des étampures, la pince à soi, a une forme ovale, les branches d'égale longueur ; la branche du dedans plus droite ; la pince sensiblement plus couverte que les branches ; la branche du dedans plus dégagée que celle du dehors ; les éponges arrondies et biseautées à 30° d'inclinaison, la pince privée d'étampures ; les étampures également à maigre à la branche du dedans et progressivement plus à gras à la branche du dehors, de la mamelle au talon ; les deux dernières étampures des branches à égale hauteur et assez rapprochées de l'éponge. Toutes les étampures sont espacées, nettes, profondes et bien d'aplomb, leur forme est la même que pour le fer de devant.

Vu de champ des deux côtés, le fer est bigorné d'aplomb ; il présente un peu plus d'épaisseur (1 à 2 millimètres) en pince qu'en éponges.

Vu en dessus, les contre-perçures sortent bien ; autrement dit, le fer est contre-percé à maigre à la branche du dedans, progressivement à gras à celle du dehors.

Tournure. — Donner la tournure, c'est donner au fer le contour exact du pied, sauf en arrière où il doit progressivement et légèrement déborder pour avoir la garniture nécessaire. En bigornant les branches pour donner la tournure, le maréchal doit légèrement incliner la main du côté des étampures pour arrondir l'angle de la rive externe.

Garniture. — Elle commence vers le milieu des deux quartiers et augmente progressivement jusqu'aux talons. En aucun cas, elle ne doit être assez prononcée pour exposer un cheval à se déferrer ou à être déferré par son voisin ; elle ne doit pas être plus accusée d'un côté que de l'autre sur les bons pieds et, en règle générale, elle est suffisante quand une verticale abaissée en quartiers, du bourrelet au sol, près des talons, tombe sur la rive externe du fer. Sur les pieds resserrés, la garniture doit être en raison directe du resserrement. Le maréchal doit savoir qu'en donnant une garniture inégale, il jette du poids sur le côté le moins favorisé et détruit ainsi l'aplomb.

Ajusture. — Les fers ordinaires pour les pieds bien conformés n'ont besoin d'ajusture qu'en pince et en mamelles ; la pince du fer n'est relevée que de 4 millimètres ; à partir de la dernière étampure, les branches et les éponges sont complètement à plat.

Pour donner l'ajusture, le maréchal prend le fer par l'éponge la plus rapprochée de lui ; lève les tenailles de manière à faire porter la pince à faux sur l'enclume ; relève la pince de 4 millimètres environ en trois ou quatre coups de marteau ; continue ses coups sur la branche restée libre en les donnant bien à la suite l'un de l'autre ; change aussitôt d'éponge et ajuste l'autre branche. L'incurvation, débutant par 4 millimètres, doit progressivement diminuer et être nulle à la dernière étampure.

Le maréchal retourne le fer en le tenant par la pince, le pose à plat sur l'enclume, les étampures en dessus, fait rentrer l'ajusture, si elle lui paraît trop relevée, par une battue légère donnée sur la rive interne, frappe les branches du fer de trois ou quatre coups de marteau à partir de la dernière étampure jusqu'à l'éponge pour les mettre bien à plat. Il examine ensuite le fer de champ, en le tenant par la pince, pour s'assurer que les branches sont dans le même plan et que la pince est assez relevée.

L'ajusture du fer de derrière est moins prononcée : 2 à 3 millimètres de relèvement en pince suffisent.

L'ajusture, pour certains pieds défectueux, est plus prononcée, et, dès lors, plus prolongée en arrière. Mais, en toutes circonstances, le maréchal doit mettre à plat l'extrémité des branches et les éponges.

L'ajusture française bien comprise et bien pratiquée est imitée du mode d'appui du pied non ferré.

Sur le pied à l'état de nature et paré par l'usure, la pince est distante du sol de 4 à 5 millimètres environ ; de la pince aux mamelles, la distance diminue progressivement, pour disparaître à l'origine des quartiers.

Le pied ne porte sur le sol, en pince et en mamelles, que par le bord intérieur de la paroi et le pourtour antérieur de la sole ; il porte partout en quartier et en talons.

De même un pied ferré, avec un fer bien ajusté, ne porte sur le sol en pince et mamelles

que par la voûte du fer à partir du bord intérieur et des étampures ; il porte partout en branches et en éponges.

Influence du fer sur l'aplomb du pied. — Le maréchal doit savoir qu'au moyen du fer il peut exercer une influence considérable sur l'assiette du pied. Donner trop d'ajusture en pince, c'est surcharger les tendons. La garniture, l'épaisseur, en excès d'un côté, reportent le poids du corps sur le côté opposé. Lever des crampons, donner de la longueur aux éponges, c'est surcharger la pince.

Au contraire, donner de la garniture en pince, tronquer les éponges du fer, c'est reporter le poids du corps sur les talons et les tendons.

Faire porter le fer. — *Présenter le fer.* — Le fer préparé est présenté chaud sur le pied.

Le maréchal doit l'essayer, le rectifier, s'il y a lieu, et enfin le faire porter.

Essayer le fer. — A cet effet, il se place bien en face du pied, y pose son fer d'aplomb et bien droit. Si le pied est bien fait ou à talons également ouverts, la fourchette le coupe en deux parties égales. Alors le fer *est droit* quand la lacune médiane est à égale distance de la rive interne des éponges et que les talons ont une égale garniture.

Si le pied est resserré d'un seul côté ou plus d'un côté que de l'autre, la fourchette déviée et amaigrie ne peut plus servir de guide. Le fer est droit quand les éponges sont à égale distance de la fente postérieure du sabot, à son origine au bourrelet. Alors le fer a la forme du côté le mieux fait ou le moins déformé, et conséquemment une garniture plus forte du côté le plus resserré. Mettre le fer droit sous le pied, c'est mettre le pied d'aplomb sur le sol.

Le maréchal regarde le fer sur le pied, à droite, à gauche et en arrière, pour voir s'il est trop étroit ou trop large, trop long ou trop court ; pour s'assurer qu'il garnit régulièrement en éponges et que celles-ci portent bien d'aplomb ; si le pied est bon et que la garniture est d'autant plus forte que le pied ou le talon est plus resserré ; qu'elles arrivent à l'extrémité des talons sans les dépasser ou en les dépassant seulement de 1 à 2 millimètres suivant le cas.

Rectifier le fer. — Si le fer essayé sous le pied ne va pas, il est immédiatement rectifié sur l'enclume et présenté de nouveau.

Niveler le pied. — Si le pied n'a pas été paré bien à plat, l'application du fer chaud signale les inégalités : il faut alors niveler la surface d'appui en quelques coups de boutoir, ou mieux de râpe.

Brider ou redresser le pinçon. — S'il est nécessaire d'avoir de la garniture en pince, l'ouvrier couche le pinçon, autrement dit le *fait brider*.

Inversement, si la pince est courte, il suffit de *redresser le pinçon*.

Faire porter le fer. — Le pied est nivelé ; le fer va bien ; alors l'ouvrier *fait porter* définitivement.

Il applique fortement et rapidement le fer chaud sur le sabot, dans la position qu'il aura lorsque le pied sera ferré. Le fer est maintenu droit par les tricoises, puis frappé en pince avec les tenailles pour incruster le pinçon. Le fer produit une large empreinte de corne brûlée qui indique l'étendue du contact avec le sabot.

Sur un bon pied laissé fort par le maréchal, la paroi et la sole, en pince et en mamelles, doivent porter en plein sur le fer.

Sur un pied trop paré ou à sole naturellement faible, l'ajusture doit être suffisante pour empêcher la sole de porter sur le fer.

Dans cette opération, le maréchal doit surtout éviter la brûlure en ne laissant pas le fer chaud trop longtemps sur le pied.

Refroidir le fer. — Le fer qui a porté est refroidi dans l'eau.

Déboucher les contre-perçures. — Les contre-perçures sont débouchées à l'étau, du côté des étampures, nettement et méthodiquement, c'est-à-dire à gras en dehors, à maigre en dedans et en pince.

Donner le fil d'argent. — C'est donner un coup de lime au pinçon et au bord supérieur de la rive externe de la branche du dehors ; un deuxième coup de lime arrondit la rive externe et inférieure de la branche du dedans.

Attacher le fer. — C'est brocher et river les clous. Le maréchal présente le fer sur le pied et juge une dernière fois la tournure. D'un coup de râpe il arrondit et régularise le bord inférieur de la paroi : il râpe de court en mettant les deux mamelles sur le même arc de cercle, c'est-à-dire en leur donnant une saillie identique. Il attache ensuite le fer à l'aide de clous.

A cet effet, il doit avoir une provision de clous proportionnés à la grandeur des pieds et ayant une bonne affilure.

Affilure. — L'affilure est une préparation que le maréchal fait subir à la lame et à la pointe du clou pour le rendre propre à être implanté dans la paroi. Actuellement on n'emploie plus guère que des clous blancs fabriqués à la mécanique, et tout affilés.

Brocher les clous. — Le maréchal doit : brocher les clous successivement, en les plantant verticalement à la surface du fer et au milieu des contre-perçures ; faire sortir les clous à une suffisante et égale hauteur à la surface de la paroi ; les replier successivement et immédiatement sur la paroi ; brocher d'abord les deux clous de pince en commençant par celui du dehors ; brocher les clous des talons en commençant par le talon du dedans.

Étudier les mouvements du cheval en brochant : certains chevaux *comptent*, c'est-à-dire retirent le pied à chaque coup de brochoir, mais la plupart comptent seulement quand ils sont piqués ou serrés par les clous ; regarder si le fer est bien droit et le remettre en place, au besoin, à coups de brochoir donnés par côté ; brocher les autres clous sans craindre de déranger le fer. Le maréchal juge de la direction du clou par la résistance et la sonorité de la corne qu'il traverse.

Serrer les clous. — Serrer successivement les clous dans les étampures en appuyant le mors des tricoises sous le fer.

Couper les clous. — Couper avec les tricoises les lames des clous, le plus près possible de la paroi.

River les clous. — Dégager le rivet en enlevant avec le rogne-pied la petite portion de corne que la lame a repoussée. Placer les tricoises sous chaque extrémité de la lame et recourber cette extrémité en frappant sur la tête du clou.

Incruster ensuite le rivet dans la paroi en le frappant à petits coups de brochoir et en appuyant sur la tête du clou avec les tricoises.

Rabattre le pinçon. — Faire poser le pied ferré à terre et lever le pied opposé, puis rabattre le pinçon sur la paroi à petits coups de brochoir.

Emploi de la râpe. — Ne donner qu'exceptionnellement un coup de râpe, pour faire disparaître les bavures, sans toucher aux rivets.

Faire trotter. — Enfin, après la ferrure, le maréchal étudie les attitudes du cheval et le fait marcher au pas et trotter, sur le pavé autant que possible. Le cheval piqué ou gêné par les clous porte le pied en avant et le lève par intervalles. Quand le cheval boite après la ferrure, il faut immédiatement rechercher la cause de la boiterie.

e. **Examen du pied ferré.** — On l'examine au poser et au lever.

Au *poser*, le bon pied vu *de face* a ses

quartiers également hauts ; le pinçon est au milieu de la pince pour les pieds du devant, un peu en dedans pour les pieds postérieurs. Vu *de profil*, la pince est droite du bourrelet jusqu'au fer, arrondie par la râpe à partir des rivets ; la hauteur des talons est en rapport avec le pied, généralement la moitié de la hauteur de la pince ; sur le pied antérieur, le fer a une égale épaisseur partout ; sur le pied postérieur, le fer est un peu plus épais en pince ; les rivets sont tous à la même hauteur ; dans le cas contraire, on les dit *brochés en musique* ; ils sont également distants les uns des autres, courts et entièrement incrustés dans la paroi.

Vu par *derrière*, la garniture doit être telle qu'une verticale abaissée du bourrelet doit effleurer la rive externe du fer en éponges ; celles-ci doivent correspondre aux talons et être à égale distance de la lacune médiane de la fourchette.

Au *lever*, on peut juger de l'ajusture et de la couverture du fer ; celui-ci doit porter par toute sa surface ; les têtes des clous doivent être complètement enclavées dans les étampures et régulièrement espacées ; une ligne droite réunissant les deux dernières étampures doit couper le fer de devant par le milieu et le fer de derrière à la limite du tiers moyen et du tiers postérieur ; les rivets ne dépassent pas la paroi, sont bien encastrés dans la corne et exactement sur la verticale partant de la tête du clou ; la sole, les barres, la fourchette sont intactes.

Enfin on s'assure de l'aplomb du pied ferré : l'aplomb longitudinal est réalisé lorsque la surface d'appui du fer est parallèle au plan passant par la pince et le plan d'appui de la fourchette ; l'aplomb transversal est réalisé lorsque, plaçant la surface d'appui du pied verticale au sol, la droite qui réunit les éponges vient couper à angle droit l'axe du membre, en vertu de ce principe qu'un membre vertical doit avoir une surface d'appui horizontale.

f. Renouvellement de la ferrure. — Il est indiqué par l'excès de longueur du pied, c'est-à-dire par l'écartement du fer de la sole et par l'usure du fer.

En général la ferrure se renouvelle tous les trente jours. — Si le fer est peu usé, on se contente de parer le pied et de réappliquer le même fer, c'est ce qu'on appelle faire un *rassis*.

g. Ferrures propres aux différents genres de services. — *Chevaux de selle.* — Fers relativement légers ; les éponges doivent être arrondies et biseautées ; on devra ferrer juste ; les fers postérieurs des chevaux qui sautent,

notamment des chevaux de chasse, doivent être à pince tronquée et biseautée et portent deux pinçons latéraux ; on laissera déborder la corne de la paroi en pince afin de rendre les atteintes, au saut, moins dangereuses.

Parfois on protège la sole des chevaux qui parcourent des pays accidentés, les landes couvertes de bruyères, avec une plaque en tôle, en cuivre ou mieux en cuir.

Les fers anglais sont très employés ; on évitera de réduire la couverture en augmentant proportionnellement l'épaisseur du fer.

Chevaux de courses. — Fer léger et résistant ; généralement le fer anglais est rainé ; le *fer de demi-course* est employé durant l'entraînement, son poids moyen est de 250 grammes ; le *fer de course*, que l'on applique la veille, pèse à peine la moitié. — Il est important de parer le pied d'aplomb, de laisser à la sole, à la fourchette et aux barres toute leur force ; il faut ferrer juste et court, arrondir les éponges de devant, abattre et arrondir l'arête inférieure de la rive interne, la rive externe de la branche du dedans, tronquer et biseauter la pince du fer de derrière et laisser la paroi déborder légèrement la pince. Ces diverses pratiques ont pour but d'empêcher le cheval de se déferrer, de forger, de se couper ou de s'atteindre ; parfois on place à l'éponge externe du fer postérieur un crampon qui surélève légèrement le talon et le quartier correspondants, rend le cheval quelque peu cagneux, l'empêche par conséquent de se couper et, s'enfonçant légèrement dans le gazon de l'hippodrome, prévient les glissades.

La *ferrure des trotteurs* est assez variable ; le fer doit toujours être léger et résistant, légèrement couvert en pince, progressivement dégagé en branches, à éponges arrondies, biseautées et sans garniture ; on se sert généralement du fer rainé américain ou du fer allemand ; les éponges du fer postérieur sont longues et dépassent parfois de 2 centimètres les talons du pied : « Cette disposition fait gagner du terrain à chaque foulée en portant le centre d'appui du pied plus en avant que ne le ferait un fer dont les éponges seraient de niveau avec les talons, et sert à maintenir les appareils en caoutchouc et à plomb qu'on est dans l'habitude d'attacher au sabot postérieur (1) ».

Pendant l'entraînement, on emploie un fer plus lourd, ou bien on adapte un poids variant

(1) Thary, *Maréchalerie* (Encyclopédie Cadéac). 1 vol., Paris, 1896.

de 100 à 300 grammes à la pince du fer, pour empêcher le cheval de trotter en hauteur.

Chevaux de trait léger, d'attelage et de luxe. — Ils devront avoir à peu de chose près la même ferrure que les chevaux de selle, très soignée et bien appliquée ; les fers seront un peu plus épais et un peu plus couverts en pince ; les fers postérieurs auront leurs branches dégagées, se terminant par un crampon en dehors et par une mouche en dedans.

Pour les chevaux d'attelage de luxe, on emploie généralement des fers très étroits et épais ; aux pieds postérieurs on applique des fers à la turque à branche interne épaissie en éponge, comme rentrée sous le pied, et à éponge externe munie d'un crampon.

En général, ces fers nuisent au bon fonctionnement du pied, dont ils finissent par compromettre l'intégrité. Pour donner plus d'œil à la ferrure, les maréchaux font un abus exagéré de la râpe, parent le pied d'une façon irrationnelle, appliquent des fers étroits, épais, mais élégants, etc.; mais ces manœuvres finissent par déformer les pieds, par gêner les mouvements du cheval et par le rendre boiteux.

On a une tendance exagérée, pour les chevaux de selle ou d'attelage, à appliquer des fers trop légers en vue de favoriser la vitesse. Delpérier a montré qu'il y avait utilité à laisser un certain poids au fer ; au delà, on impose un travail inutile au cheval, pour soulever des fers plus lourds ; en deçà, les réactions du sol sont plus vivement senties, le pied devient à la longue sensible et se déforme.

Chevaux de gros trait. — On devra surtout chercher la résistance à l'usure : appliquer des fers assez épais et couverts en pince ; les fers postérieurs portent souvent des crampons. Les chevaux qui travaillent dans les gares doivent être ferrés courts et sans garniture à cause des rails.

h. Soins à donner aux pieds ferrés. — Ils devront être nettoyés au moins une fois par jour ; on enlèvera le fumier qui comble la sole, les lacunes de la fourchette ; on lavera la paroi ; il faudra éviter de faire ce lavage avec une brosse dure qui détruirait le périople ; deux ou trois fois par semaine on graissera le pied avec un bon onguent comme celui formé de graisse de cheval et de goudron de Norvège à parties égales ; on évitera de mettre de la graisse sur le bourrelet ; la pratique qui consiste à graisser les pieds journellement

est moins mauvaise que celle qui consiste à ne les graisser jamais ; si la corne est trop dure, on fera prendre un bain de pied ; il est essentiel de toujours graisser les pieds dès que le cheval sort de l'eau ; on pourra utiliser aussi les bains de terre glaise, de son mouillé, les cataplasmes de farine de lin, etc.

On veillera surtout aux lacunes de la fourchette et, dès qu'apparaîtra le suintement de la lacune médiane, symptôme de la pourriture de la fourchette, on y placera de petites étoupades imbibées de liqueur de Villate. Chaque jour on veillera à l'intégrité de la ferrure : on verra si les rivets sont bien encastrés dans la corne, s'il ne manque pas de clous, si le fer n'est pas brisé, etc.

B. Ferrures proposées pour remplacer la ferrure usuelle. — *Ferrure Charlier ou ferrure périplantaire.* — Voy. EXCASTELURE. — Elle réalise les conditions auxquelles doit satisfaire la ferrure rationnelle. Mais c'est une ferrure qui n'est guère utilisable qu'à la ville, sur les chevaux de luxe et de trait léger, porteurs de grands pieds. C'est une bonne ferrure pathologique employée surtout

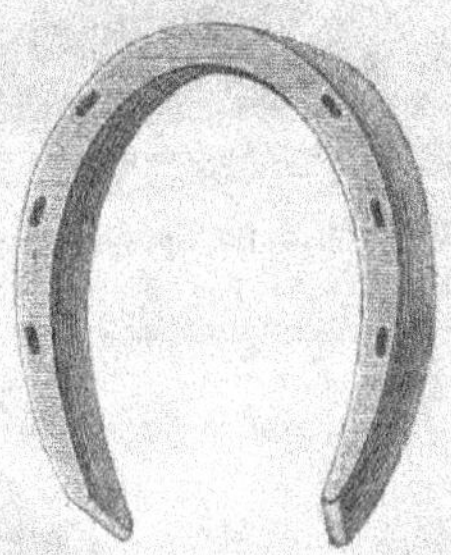

Fig. 616. — Fer Charlier.

pour combattre l'encastelure. Le fer Charlier (fig. 616) est assez délicat à préparer, demande un outillage spécial pour l'appliquer, est d'un prix de revient élevé ; il s'use rapidement, s'écarte parfois en branche, casse à la dernière étampure ; enfin, pendant les routes, il est difficile de le remplacer si le cheval vient à se déferrer. Il nécessite une série d'instruments

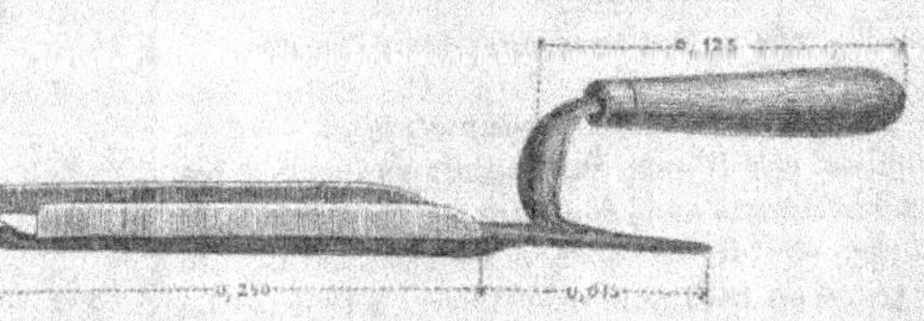

Fig. 617. — Boutoir à guide, de Charlier.

spéciaux (fig. 617, 618) pour préparer la feuillure (fig. 619) dans laquelle sera placé le fer (fig. 620).

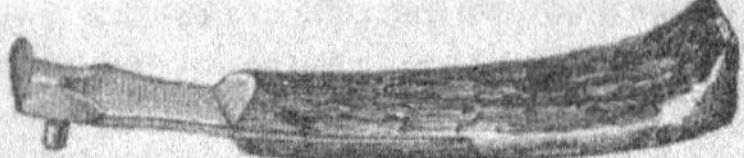

Fig. 6 8. — Rainette à guide, de Charlier.

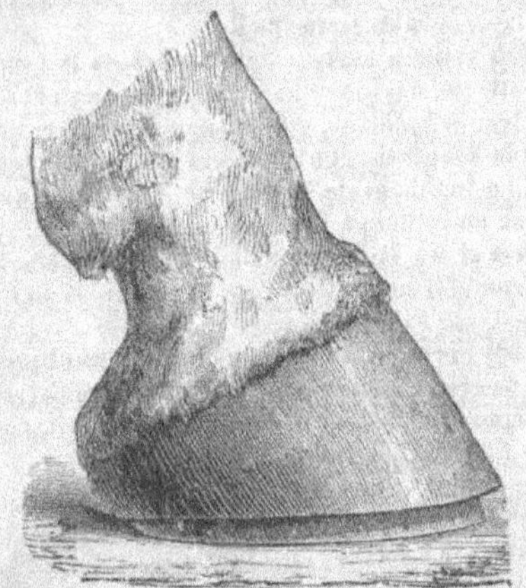

Fig. 619. — Pied préparé pour le système Charlier.

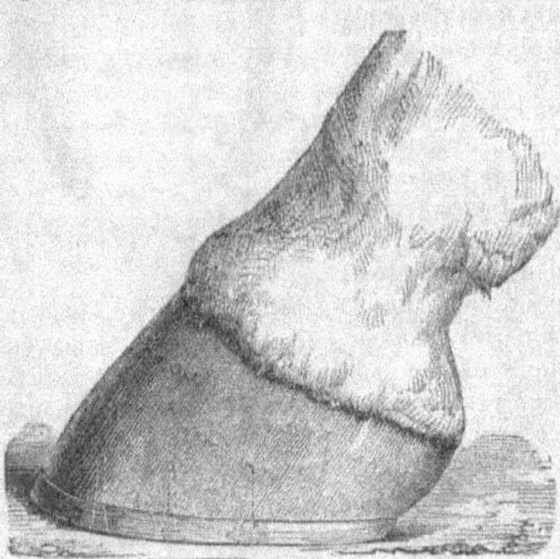

Fig. 620. — Pied ferré au système Charlier.

Ferrure à froid ou podométrique. — Préconisée par Riquet qui voulait supprimer les inconvénients de la conduite et du séjour à la forge, elle fut adoptée pour les chevaux de l'armée en 1845 puis supprimée en 1854. — Le pied est paré avec un couteau anglais et une râpe spéciale ; le maréchal prend les dimensions du pied avec un instrument spécial ou *podomètre* (fig. 621) et fabrique le fer suivant ces dimensions ; il l'applique ensuite à froid.

Cette ferrure présente de nombreux inconvénients, entre autres : elle engage le maréchal à préparer le pied pour le fer et non le fer pour le pied ; plus longue et plus difficile à exécuter

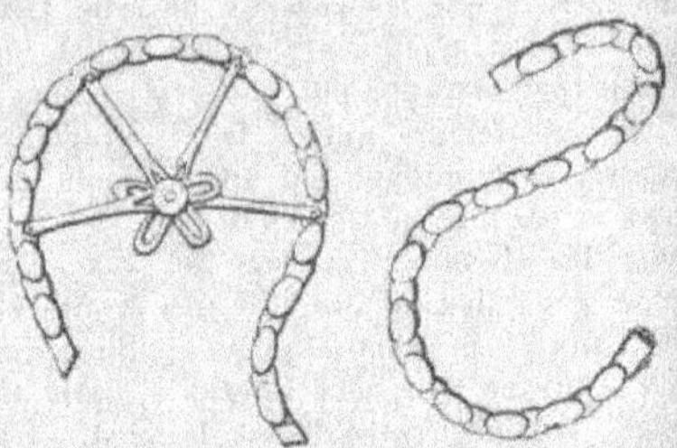

Fig. 621. — Podomètre Riquet.

que la ferrure à chaud, elle est moins solide et les chevaux se déferrent très facilement.

Cependant elle peut être utile dans quelques cas exceptionnels et on peut l'appliquer sur les pieds à sole mince ou brûlée, sur les pieds délicats ; pendant les manœuvres ou en campagne, les maréchaux de l'armée l'emploient lorsqu'ils n'ont pas de forge à leur disposition. Débarrassée de l'emploi du podomètre, elle est la seule employée pour les chevaux de courses et aussi pour beaucoup de chevaux de luxe dans les grandes villes.

Ferrure Lafosse (fig. 622). — Voy. Encas-

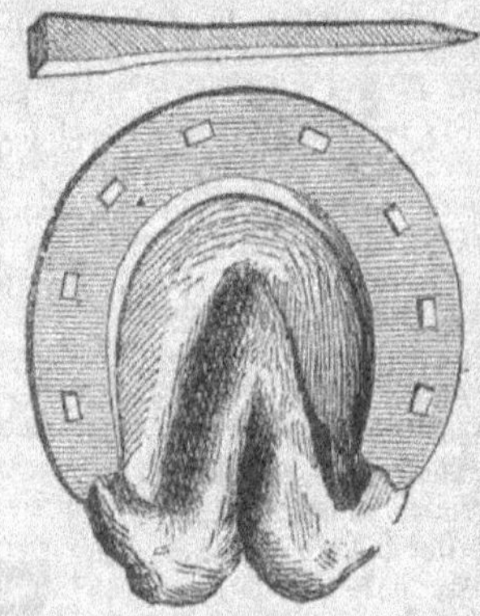

Fig. 622. — Fer en croissant de Lafosse et clou (Mégnin).

TELURE. — Elle permet l'appui de la fourchette, mais son emploi ne peut être généralisé ; elle ne peut être appliquée qu'aux chevaux ayant des talons hauts et forts et travaillant sur un sol meuble. Elle surcharge les tendons et, à la longue, les rend fuyants.

Ferrure des Omnibus ou Ferrure Lavalard-Poret. — Le fer est en acier, à branches rétrécies

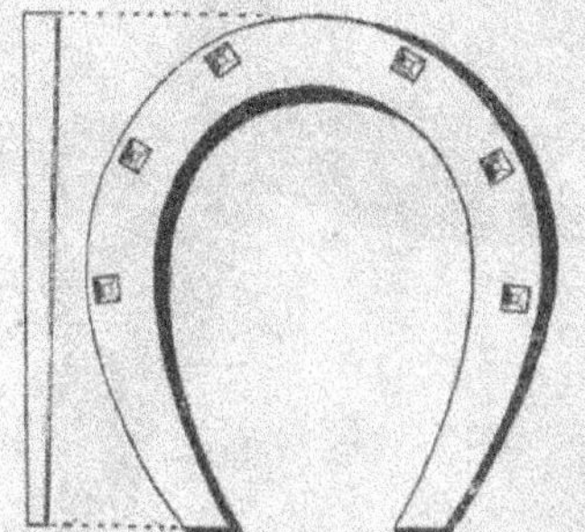

Fig. 623. — Fer de devant usité à la Compagnie des omnibus.

et amincies depuis les mamelles jusqu'aux éponges ; il ne porte pas de garniture, et les étampures, au nombre de six ou sept pour les fers postérieurs, placées à la même distance de

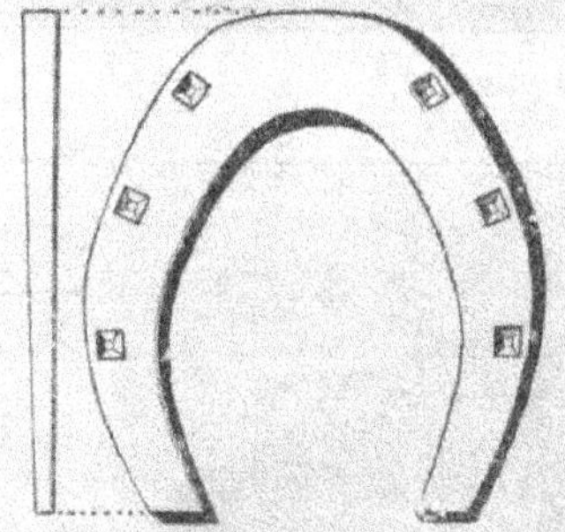

Fig. 624. — Fer de derrière usité à la Compagnie des omnibus.

la rive externe, sont réparties également sur les deux branches exactement semblables, de sorte qu'il n'y a que deux sortes de fers, les antérieurs et les postérieurs ; chacun d'eux s'applique indistinctement aux deux pieds du même bipède (fig. 623 et 624).

C'est une très bonne ferrure qui permet l'appui de la fourchette, prévient l'encastelure, supprime les glissades, permet de réduire le poids du fer d'un cinquième à un quart, etc. Elle a l'inconvénient de surcharger les parties postérieures du pied aux dépens de la pince et de fatiguer les tendons, si le maréchal n'a pas la

précaution de parer la pince complètement.

Fers à tous pieds. — Ce sont des fers à multiples étampures, ou articulés à charnière et destinés à remplacer un fer perdu loin de l'atelier du maréchal : *fer de Bourgelat*, *fer de Goubaux* étampé sur les deux faces, *fer de Vatel* articulé en pince, etc.

Fers sans clous. — Nous ne citerons que pour mémoire, car ils ne sont pas pratiques : les fers sans clous de Lafosse, de Jauze, de Chabert, de Chargeux, de Graux et Beulin, etc.

C. Ferrures étrangères. — ***Ferrure allemande.*** — Le *fer allemand* est utilisé non seulement en Allemagne, mais aussi en Autriche et s'est répandu dans les pays voisins. — Dans le Hanovre et la province de Brême, on ferre surtout d'après la méthode anglaise ; dans les provinces rhénanes et la Westphalie on emploie la méthode française. La ferrure usuelle la plus commune est la ferrure d'*Einsiedel*.

Fer de devant. — Face supérieure avec *siège* et *talus* qui se prolonge jusqu'aux éponges ; face inférieure rainée, sauf en pince et en mamelles ; éponges biseautées ; il porte généralement six étampures, parfois cinq.

L'épaisseur est uniforme partout ; la couverture est un peu supérieure à celle du fer anglais ; il n'y a pas de garniture.

Fer de derrière. — Le talus s'étend jusqu'à

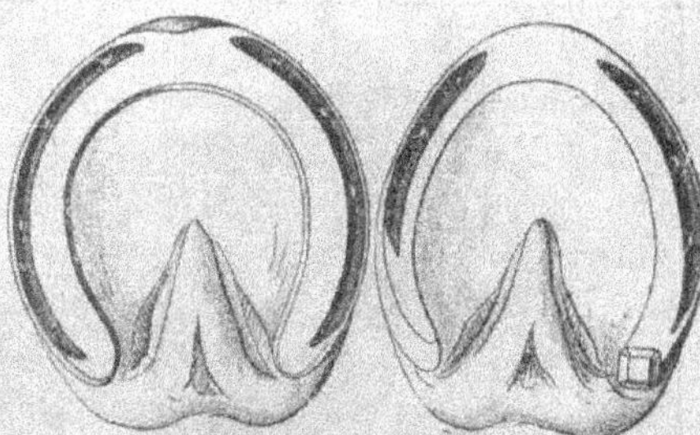

Fig. 625. — Fers allemands modernes.

l'extrémité des branches ; la face inférieure est rainée ; crampon à l'éponge externe ; branche du dedans étroite avec un épaississement progressif de l'éponge (fig. 625).

Ferrure anglaise (fig. 626 à 632). — Nous ne parlerons que de la ferrure usuelle. L'ajusture anglaise (fig. 630) consiste dans un biseau creusé, aux dépens de l'épaisseur du fer, sur sa face supérieure, depuis la limite interne de la partie qui correspond au bord plantaire jusqu'à la ligne blanche ; la moitié extérieure de cette surface

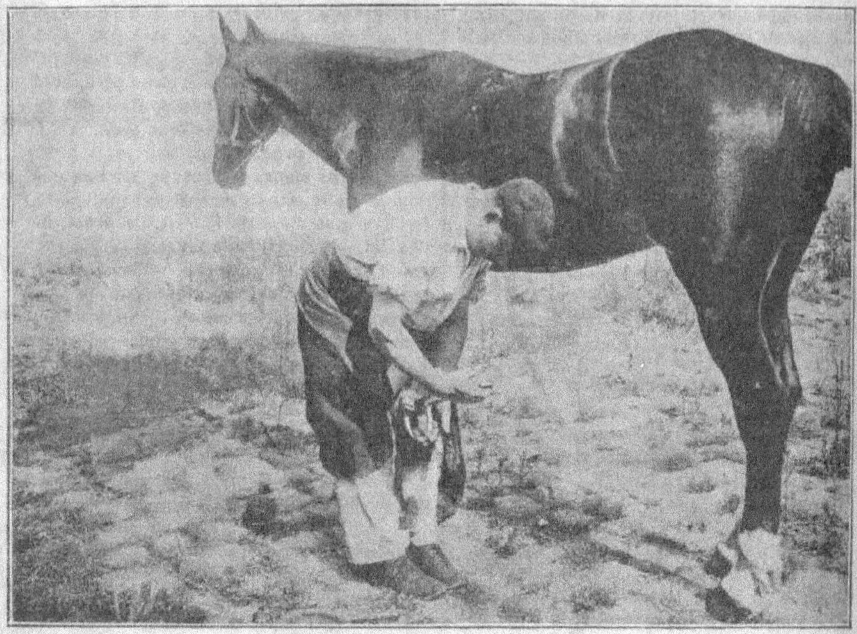

Fig. 626. — Ferrure anglaise : déferrer.

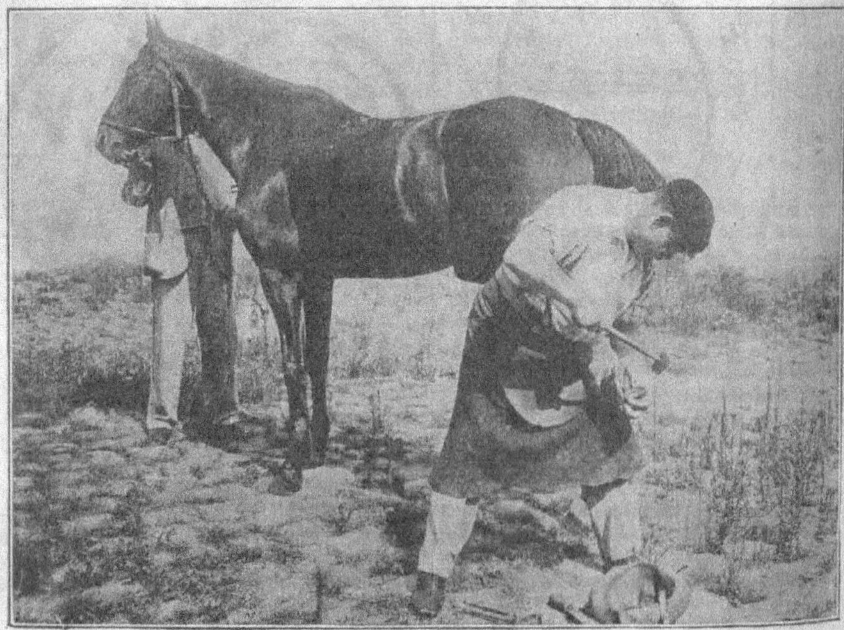

Fig. 627. — Ferrure anglaise : fixer le fer.

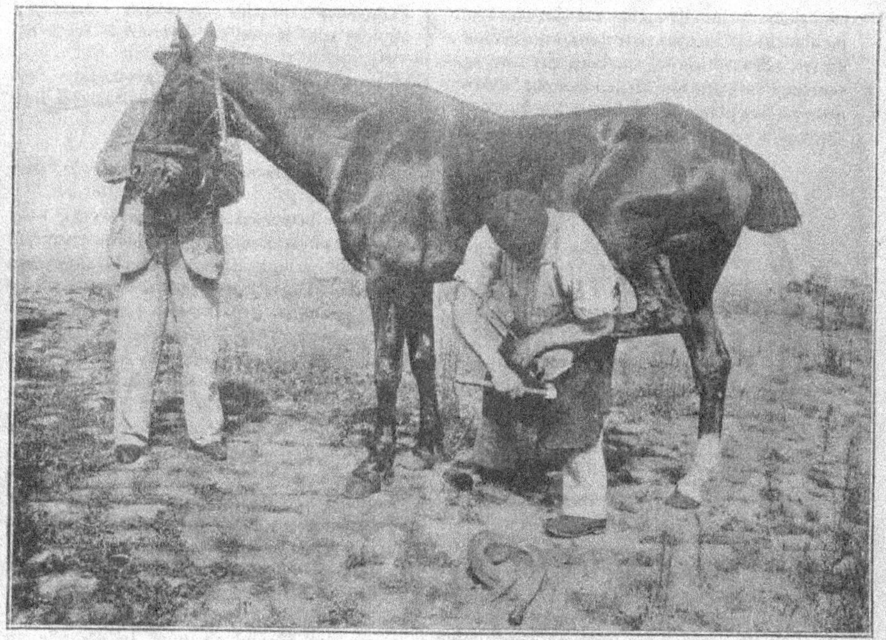

Fig. 628. — Ferrure anglaise : river les clous.

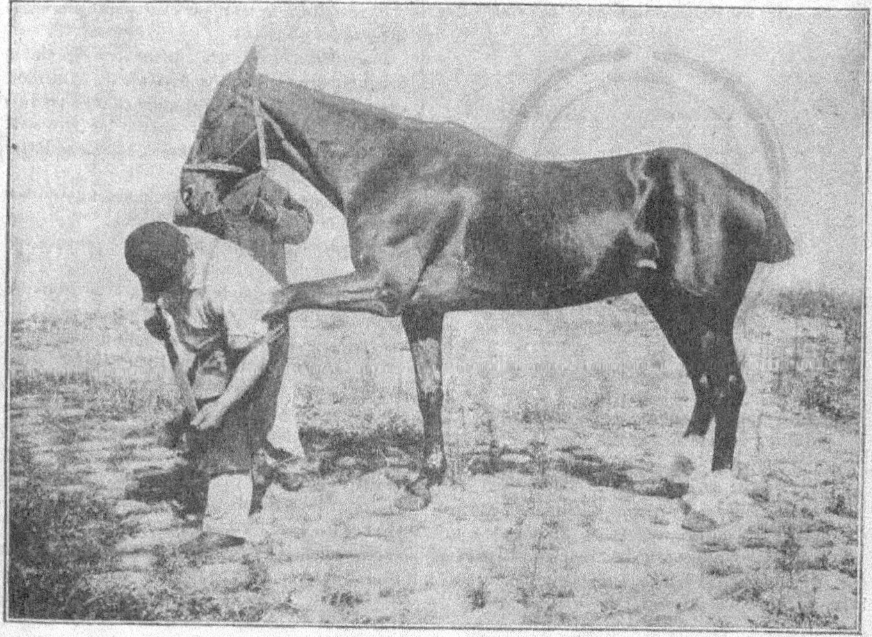

Fig. 629. — Ferrure anglaise : donner le coup de râpe.

supérieure forme elle-même une surface absolument plane ; ce biseau existe dans toute l'étendue du fer, à l'exception des éponges, qui sont conservées planes sur toute leur longueur ; c'est sur cette surface plane que repose le bord plantaire

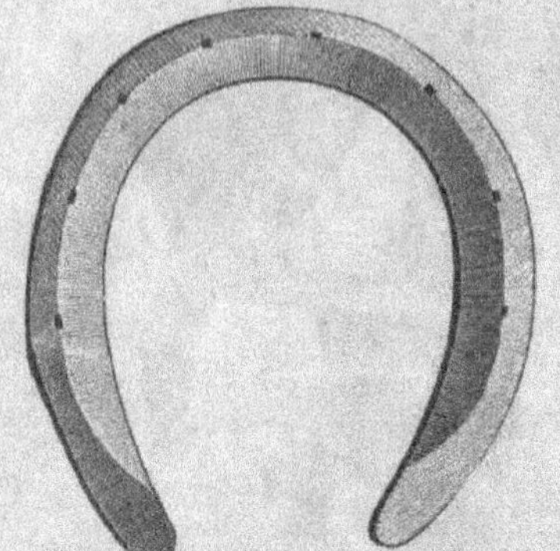

Fig. 630. — Ajusture anglaise.

de la paroi. En Angleterre et dans le nord de l'Allemagne, le fer présente concentriquement à sa rive externe, et à une très petite distance de sa limite, une rainure creusée à l'aide d'une tranche, qu'on trouve sur toute la circonférence antérieure du pied jusqu'au milieu des branches (fig. 631) ; c'est dans le fond de cette rainure que

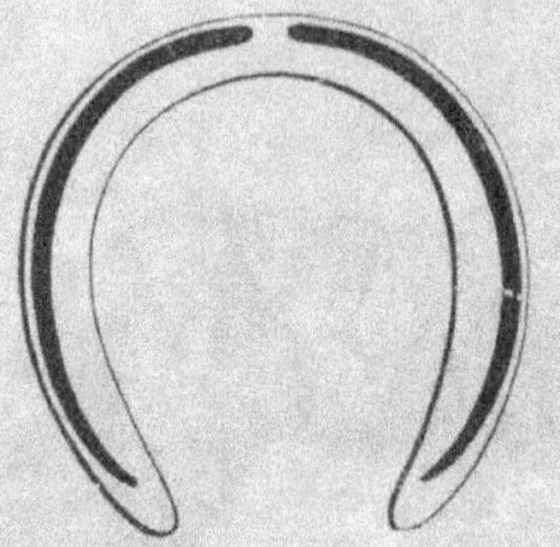

Fig. 631. — Fer anglais de devant gauche.

les étampures sont percées au moyen d'un poinçon, la tête des clous disparaît presque complètement dans les rainures.

TECHNIQUE DE LA FERRURE. — Pour parer le pied, le maréchal anglais se sert d'un couteau particulier ou *drawing-knife*, analogue à une rainette à lame courbe et tranchante d'un seul côté (fig. 632) ; ensuite il dresse le pied à l'aide d'une forte râpe ; les autres instruments qu'il emploie sont le *dérivoir*, le *brochoir* et les *tri-*

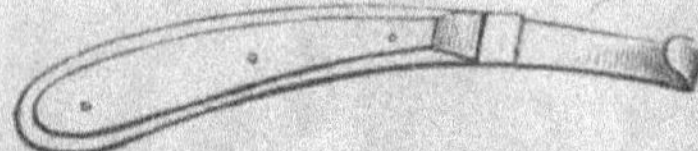

Fig. 632. — Drawing-knife du maréchal anglais.

coises. Le maréchal anglais ferre seul, sans teneur de pieds. Pour tenir un pied de devant, le droit par exemple, il se place en sens inverse du cheval et lève ce pied, puis il se met à cheval sur le membre en passant sa jambe droite en dedans de celui-ci ; il rapproche ses jambes et tient le boulet et le canon entre ses cuisses, en faisant appuyer le sabot sur ses genoux, sans trop le tirer en dehors.

Pour lever un pied postérieur, le droit par exemple et agir sur le côté du dehors, le maréchal se place en sens inverse du cheval, porte sa jambe gauche en arrière, bien tendue, sa jambe droite en avant, la cuisse bien allongée obliquement, le genou fléchi pour servir d'appui au boulet et au pied. — Si le maréchal veut agir sur le quartier du dedans, il place sa jambe gauche un peu en avant de la droite ; la première sert d'appui au pied, la seconde au boulet ; le bras droit du maréchal est appuyé au tendon, de façon à ferrer avec plus d'aisance.

Pour tenir levés les pieds gauches, le maréchal inverse les positions.

Pour *déferrer* (fig. 626), le maréchal prend le brochoir d'une main, le dérivoir de l'autre, et casse les rivets d'un côté, puis change les instruments de main pour casser les rivets de l'autre côté ; avec les tricoises il soulève le fer et l'enlève.

Pour *parer le pied*, « le maréchal enlève d'abord la corne dure avec la râpe.

« Il pare ensuite le pied avec le couteau, en commençant par le talon externe dans les pieds droits et par le talon interne dans les pieds gauches.

« La rainette est tenue avec la main droite, les doigts en dessus, la lame bien parallèlement à la surface inférieure du pied, le tranchant tourné du côté droit de l'homme, les quatre doigts de la main gauche placés sur la paroi pour soutenir le pied ; le pouce de la même main appuyé sur le dos de la rainette, pour la passer toujours de gauche à droite du maréchal et lui servir de régulateur. Le pied étant suffisamment paré est ensuite égalisé à la râpe (Thary, *loc. cit.*). »

Ensuite le maréchal prépare le fer, le fait porter en le tenant par une sorte de manche formé d'un poinçon implanté dans une étampure, puis il le fixe sous le pied (fig. 625) : pour brocher et river les clous sur le quartier externe des pieds antérieurs, il place sa jambe droite en avant de la gauche (fig. 628) ; pour le quartier interne, la jambe gauche est la plus antérieure, puis il donne le coup de râpe (fig. 629).

La ferrure anglaise est très en honneur en France, surtout dans les écuries de courses ; elle supprime un teneur de pieds qui a une tendance à lever trop haut les pieds, ce qui gêne les chevaux nerveux, de plus le cheval est plus docile, plus patient lorsque le maréchal ferre seul, et certains sujets irritables ne veulent se laisser ferrer que par la méthode anglaise ; enfin cette ferrure s'applique à froid, et les chevaux peuvent être ferrés à l'écurie.

Ferrure russe. — Fer allemand pourvu de

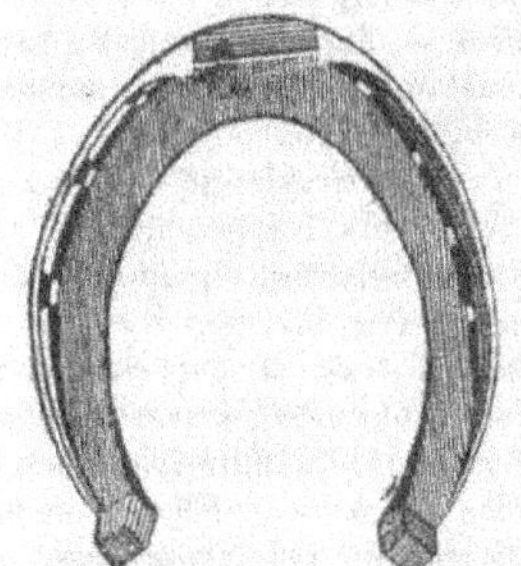

Fig. 633. — Fer russe avec crampons
(d'après Kalning).

crampons pour les pieds antérieurs comme

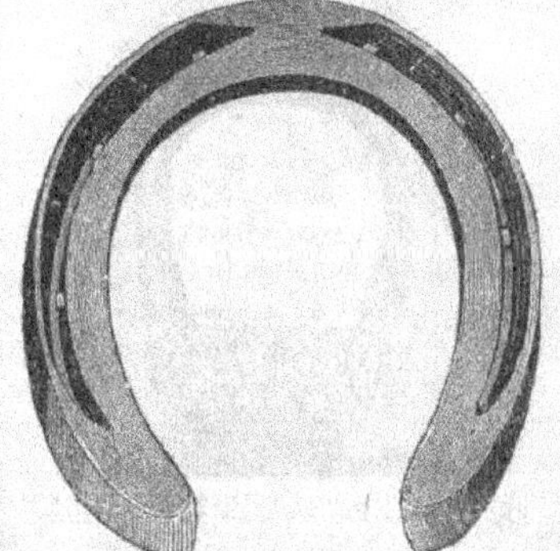

Fig. 634. — Fer russe sans crampons
(d'après Kalning).

pour les postérieurs (fig. 633 et 634). Dans l'armée, le maréchal ferre seul et à froid.

Ferrure suédoise. — Fer analogue au fer allemand, ajusté à l'anglaise et rainé sur sa face inférieure, muni de six ou huit étampures. Dans les villes et pour les chevaux de gros trait.

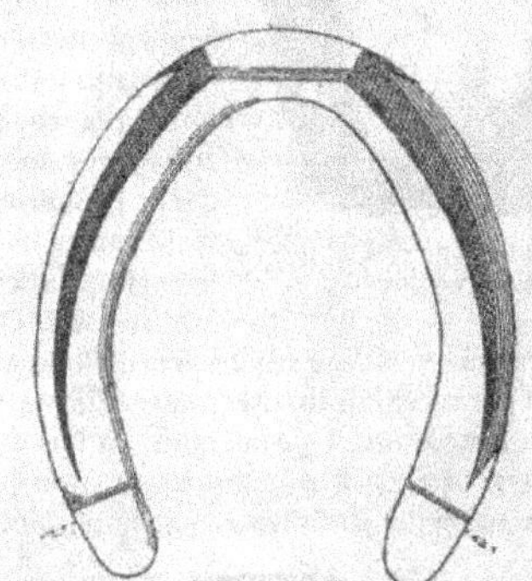

Fig. 635. — Fer suédois à crampons et à grappes.

les fers sont pourvus de crampons en éponges et souvent d'un crampon ou grappe en pince (fig. 635).

Ferrure danoise. — Fer analogue aux fers allemand et suédois.

Ferrure espagnole. — Fer français assez

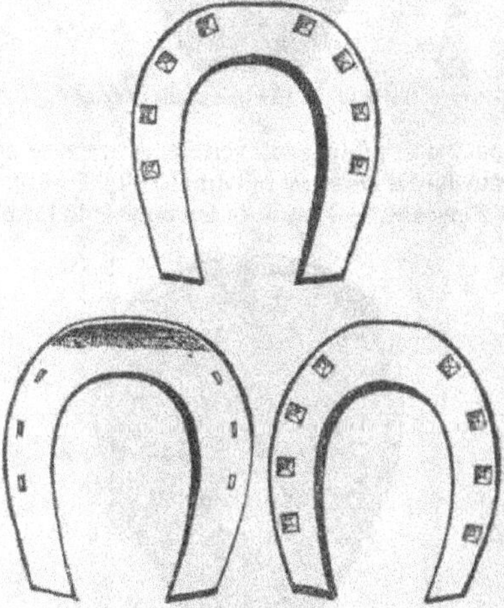

Fig. 636 à 638. — Fers espagnols (d'après Sainz).

couvert, ayant peu d'ajusture, à étampures reportées plus en arrière (fig. 636 à 638).

Ferrure arabe. — Lame de fer peu épaisse et contournée de façon à former une sorte de carré, légèrement plus large en avant qu'en arrière, à éponges contournées et réunies, superposées ou non et constituant ainsi une planche; les étampures sont rondes et au nombre de trois sur chaque branche; l'ajusture est inverse de l'ajusture française : la face supérieure du fer est convexe et porte sur la sole et la fourchette (fig. 639).

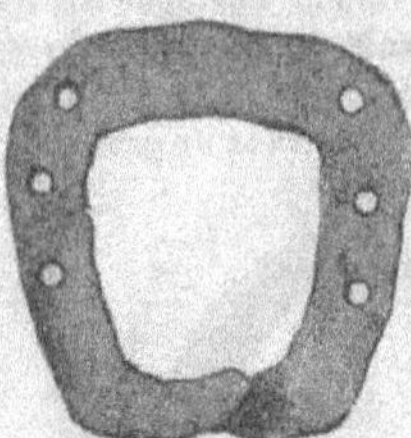

Fig. 639. — Fer arabe (Rey et Goyau).

Fer marocain. — Analogue au fer arabe, mais les branches se réunissent presque à angle aigu; la planche formée par la réunion des

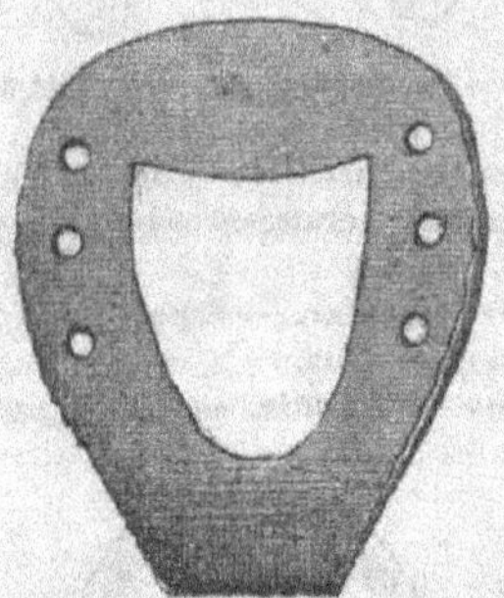

Fig. 640. — Fer marocain (Rey).

éponges se prolonge en arrière, est relevée du côté des talons et est rabattue à froid (fig. 640).

Fer turc. — Plaque de fer mince, de forme

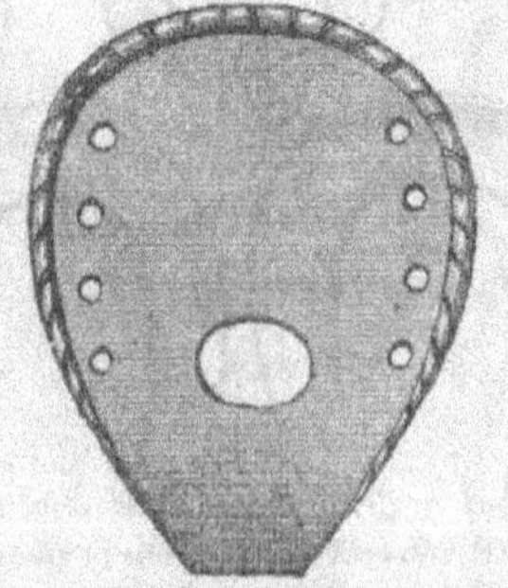

Fig. 641. — Fer turc.

peu près circulaire, percée en son centre d'une petite ouverture ovalaire et présentant un rebord saillant et dentelé sur toute l'étendue de la rive externe; étampures au nombre de huit, quatre sur chaque branche (fig. 641).

D. Ferrures à glace. — On distingue deux sortes de ferrures à glace :

1° *Ferrures contre les glissades*, qui préviennent les glissades par la forme ou la nature du fer, ou par l'adjonction au fer d'une matière molle, élastique, etc.

2° *Ferrures à glace proprement dites*, qui empêchent le glissement par l'adjonction au fer de saillies métalliques ou crampons.

1° **Ferrures contre les glissades**. — Les unes agissent par la *forme du fer*, certaines par la *nature du fer*, enfin d'autres par l'*adjonction de substances molles* et d'*appareils élastiques*.

a. FORME DU FER. — *Fers à croissant*. — Les fers Lafosse, la ferrure des omnibus, etc.

Fers étroits. — Fers étroits ordinaires, fer de Duluc, fer Charlier, etc.

Fers rainés. — Fer anglais, fers à rainure en dedans des étampures, à rainure interrompue, à plusieurs rainures, etc.

Fers à crampons circulaires. — Fers à crampon circulaire externe, à crampon circulaire interne, à crampon circulaire interrompu avec dentelures transversales, etc.

Fers à saillie. — *Fer strié* de Siburt, rainé et dentelé, fer à dentelures transversales, fer à dents d'engrenage, ondulé, à saillies coniques, etc.

b. NATURE DU FER. — Fers en caoutchouc, en gutta-percha durcie, en cuir pressé, en corne de mouton fondue, en corne et chevilles en acier, en carton-pâte, etc.

c. ADJONCTION DE SUBSTANCES MOLLES ET D'APPAREILS ÉLASTIQUES. — Fers à gorge plus ou

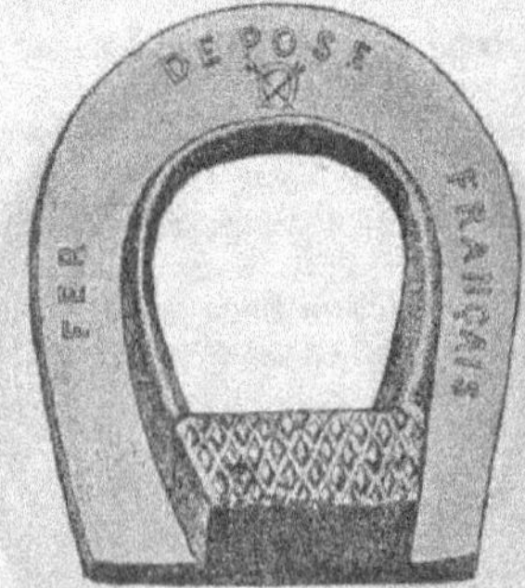

Fig. 642. — Fer français en caoutchouc.

moins large qui renferme du caoutchouc (fer Aymé) (fig. 642), de la gutta-percha, une corde goudronnée, etc.; les fers *Déjean, Carnot, Schneider, Donis, d'Aguerre, de Beckmann,* etc.; les fers à *patins* dont les plus connus sont les *patins anglais,* sole en caoutchouc clouée avec le fer, le *patin de Hartmann* ou *hanovrien,* le *patin Beucler* (fig. 643) ou à *croissant,* formé d'une

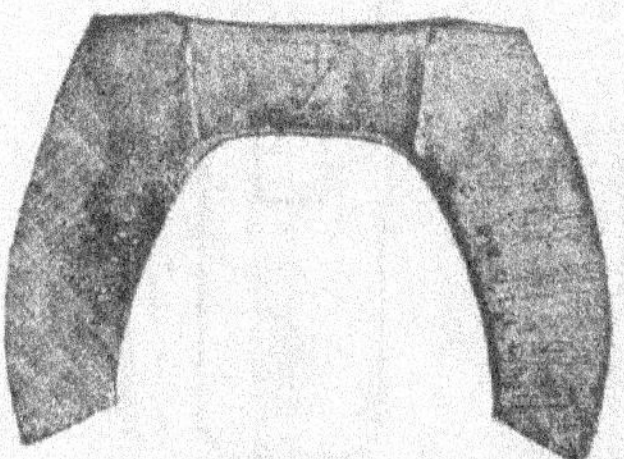

Fig. 643. — Patin Beucler.

traverse en caoutchouc, épaisse et large, continuée de chaque côté et en avant par un prolongement de même nature, progressivement aminci et qui est fixé entre le fer et le sabot; la *fourchette Lacombe,* fourchette aplatie en caoutchouc collé sur cuir, qui s'applique sur la fourchette, et qui est pourvue d'un prolongement antérieur qui vient se poser en voûte, et de deux ailettes latérales fixées en talons, etc.

En général, ces diverses ferrures manquent d'efficacité (fers étroits et rainés) ou bien s'usent rapidement et coûtent cher (substance molle, appareils en substance molle, patins, etc.). Enfin ces ferrures à glace ont l'inconvénient très grand d'exiger le renouvellement de la ferrure lorsqu'on veut remplacer la partie active usée ou brisée.

2° *Ferrures à glace proprement dites.* — Toute bonne ferrure à glace doit être simple à appliquer, rapide à exécuter, peu coûteuse, durable, solide et efficace.

Division. — 1° *Crampons médiats, juxtaposés ou superposés;* 2° *Crampons immédiats.*

1° Crampons médiats. — Ils sont fixés au fer par l'intermédiaire d'armatures qui se fixent par emboîtement, boulonnage ou par des griffes, ou bien ils sont ajustés aux éponges ou cloués au fer. Les *appareils mobiles fixés au fer* sont nombreux : de *Lanneluc, Dominik, Rémond, Collet, Richardière, Neumann, Licker,* etc.; la plupart sont lourds et compliqués. Les *crampons superposés* sont plus légers; ils sont fixés par des clous brevetés ou bien sont rivés au fer: crampons *Naudin, Mozer et Latrille, Binet, Bischwilliers, Defays, Donis et Marne, Aymé, Debœuf,* etc... Ils sont peu employés.

2° Crampons immédiats. — Ils font partie du fer ou bien sont fixés sans intermédiaire :

a. *Crampons fixes.* — *Crampon rectangulaire* (fig. 644) levé en éponges, en usage dans le nord et l'est de la France; *crampon longitudinal,* levé à la rive interne; *crampon enroulé,* extrémités du fer repliées et couchées sur le fer; *crampon Thuillard,* crampons étagés à deux ou trois gradins ou épaulements placés en éponges; *crampon Fleming,* morceau d'acier soudé dans un crampon carré ordinaire.

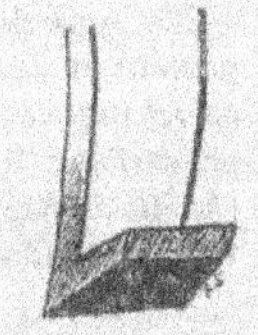

Fig. 644. — Crampon rectangulaire.

Grappes (fig. 645). — Crampons de pince ou de mamelles soudés et rivés au fer; elles sont très répandues dans les con-

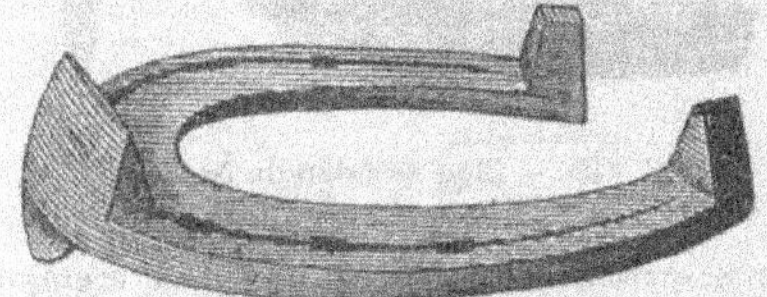

Fig. 645. — Grappe allemande (Pillwax).

trées du nord de l'Europe : *grappes allemande, comtoise, provençale, Lourdel,* etc.

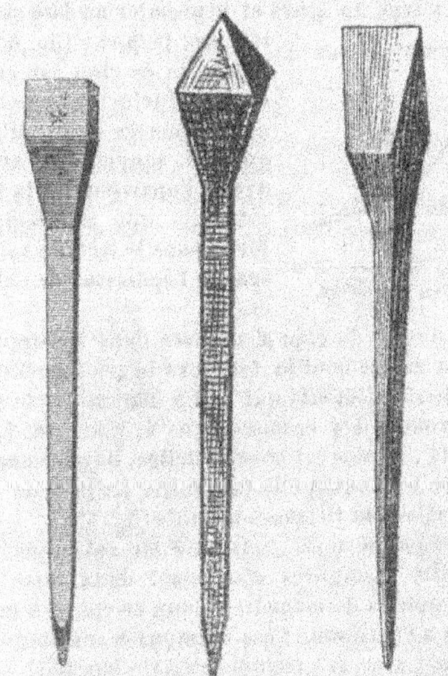

Fig. 646. — Clou à tête carrée.

Fig. 647. — Clou à tête pyramidale.

Fig. 648. — Clou à tête prismatique.

Le *crampon à la savoyarde* est une grappe transversale ou un fort clou à glace en mamelles avec crampon et manche en éponge.

b. *Crampons mobiles.* — 1° *Crampons broches.* — Ce sont des *clous à glace* utilisés un peu partout et depuis très longtemps : *clous à tête carrée* (fig. 646), à *tête pyramidale* (fig. 647), à *tête prismatique* (fig. 648), à *la savoyarde de talon* ou *cheville de Newcastle* (fig. 649), à lame courte, à tête pyramidale, se plaçant dans une étampure

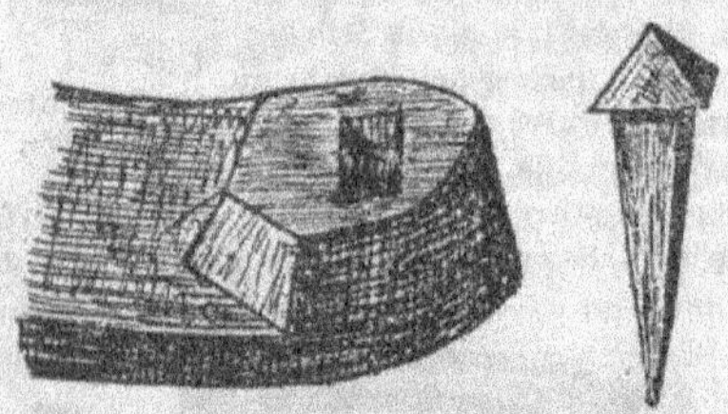

Fig. 649. — Clou de talon de Newcastle.

tronc-pyramidale creusée dans un crampon fixe, etc.

2° *Crampons rivés.* — Ils sont encastrés dans des étampures supplémentaires du fer et leur lame est repliée sur celui-ci sans pénétrer dans la corne.

Le type du genre et le premier en date est le *clou rivé Delpérier* (fig. 650) ; la tête de ce clou est cubique et crénelée ; la crénelure est formée de deux sillons qui se coupent à angle droit ; l'épaisseur de la tête est telle que ce crampon forme sous le fer une saillie égale à l'épaisseur de celui-ci.

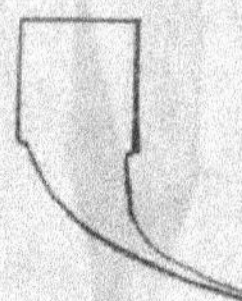

Fig. 650. — Clou rivé Delpérier.

Le *collet* du clou s'enchâsse dans l'étampure et a exactement la forme et la profondeur de celle-ci ; c'est elle qui sert à déterminer le numérotage des crampons (n°° 4, 5, 6, 7, 8, 9, 10 et 11). La *tige* est courte, déliée, déviée comme le collet auquel elle fait suite. Le prix de revient est de 10 francs le mille (fig. 654).

Préparation du fer. — Le fer est creusé de quatre étampures d'attente : deux entre les étampures de mamelles, deux en éponges mais pas à l'extrémité ; ces étampures sont faites à chaud avec une étampe spéciale (fig. 651).

Cramponnage du fer. — 1° Lever le pied et introduire le crampon dans l'étampure ; la lame sort entre le fer et la corne, que l'on a eu soin

d'évider un peu à cette place au moment de la ferrure.

2° Saisir la lame avec les tricoises, la tirer en

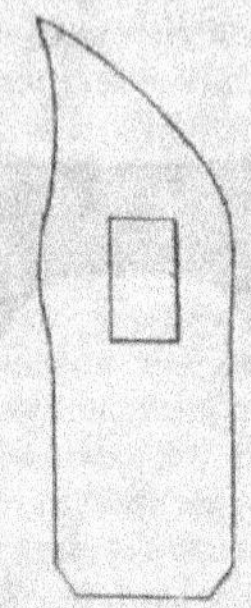

Fig. 651. — Étampe oblique Delpérier.

la relevant de façon à la couder sur l'angle de la contre-perçure.

3° Avec le marteau frapper quelques coups sur la tête du crampon tandis qu'avec les tricoises on fait contre-appui sur l'angle d'inflexion de la lame pour couder celle-ci jusqu'à ce qu'elle s'applique sur la rive du fer.

4° Frapper deux petits coups de marteau sur la lame de façon à l'appliquer très exactement sur le fer, depuis son angle d'inflexion jusqu'à

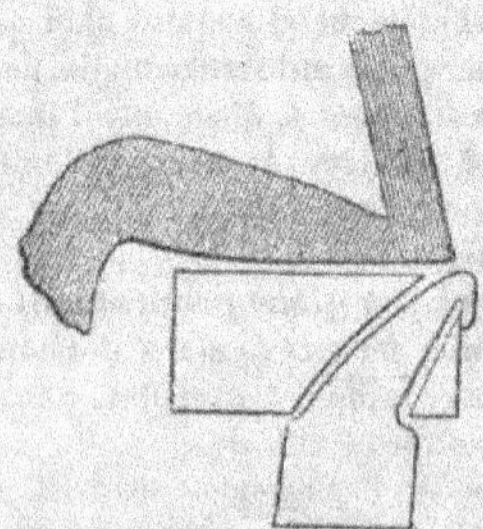

Fig. 652. — Coupe du sabot, du fer et du clou rivé en place.

son extrémité ; on fait contre-appui sur la tête du crampon avec les tricoises (fig. 652 et 654).

Pour cramponner, il est donc nécessaire d'avoir à sa disposition un marteau, des tricoises, un dérivoir, un repoussoir, soit pour appliquer le crampon, soit pour enlever un vieux crampon qui occupe l'étampure, soit pour enlever la terre qui remplit celle-ci. Delpérier a réuni ces divers instruments en un seul, qui se démonte, ou *outil-maréchal Delpérier* (fig. 653).

Lorsque les étampures ne sont pas munies de crampons, elles s'usent et se déforment par la marche ; aussi Delpérier a imaginé d'appliquer d'une façon continue un cramponnage spécial.

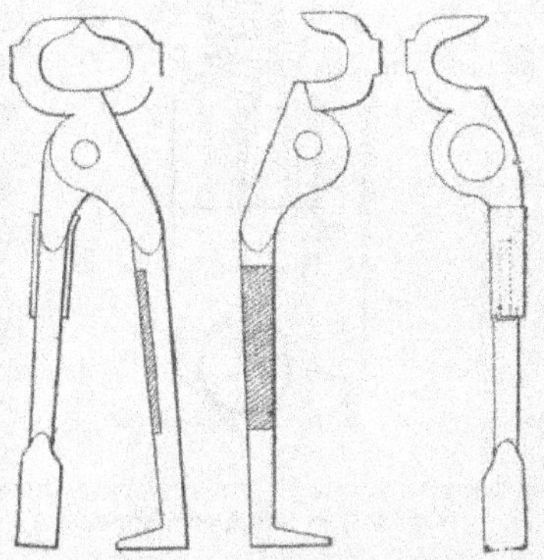

Fig. 653. — Outil-maréchal Delpérier.

ou *cramponnage servator* (fig. 654), pour protéger ces étampures contre leur obstruction et leur usure au moyen d'un vieux clou ordinaire.

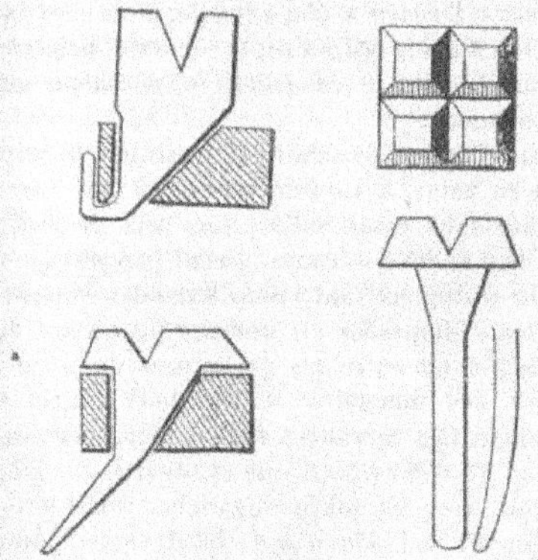

Fig. 654. — Clou à tête crénelée et clou *servator*.

Pour la ville on se borne à appliquer un crampon à chaque éponge.

Variétés de clous rivés. — *Clou de talon* ou *clou demi-lame*, *clou Coutela*, *clous Lepinte*, dont une partie de la lame reste en dehors de l'étampure qui est droite et ne débouche pas à maigre (réglementaire dans l'armée de 1885 à 1889), clou *Lignières*, clou *Lenoir*, clous *Laforcade*, *Rondeau*, *Vasselin*, *Courvoisier*, *Ravereau*, *Aureggio*, *Burck*, *Bélier*, *Huck*, *Henry et Bringard*, *Quétin*, *Rigollaud*, *Canu*, *Wiart et Jacquinet*, etc.

3° *Crampons chevillés*. — Ce sont des chevilles de métal, cylindriques ou polygonales, introduites dans un alvéole de même forme.

La variété des crampons chevillés est très

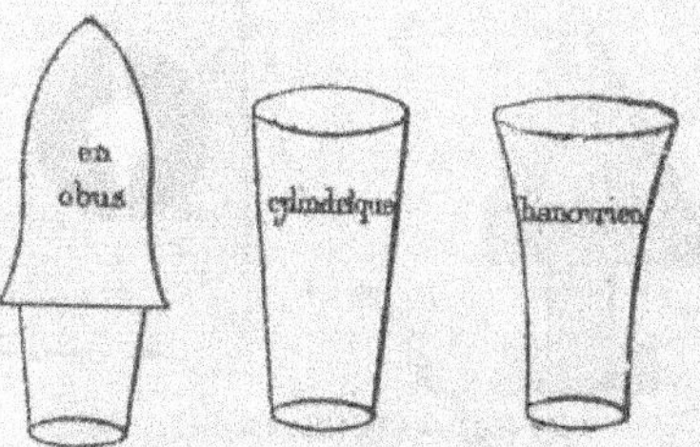

Fig. 655. — Chevilles de Judson (Aureggio).

grande. Ils sont du type de Judson (fig. 655) ou de celui de Dominik (fig. 656).

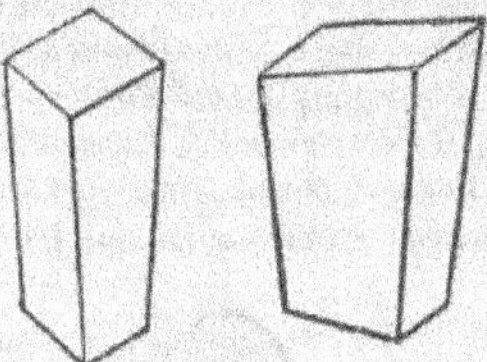

Fig. 656. — Cheville Dominik.

4° *Crampon à ressort*. — La *cheville Quétin* (fig. 657) est en acier, à tête cubique, à tenon formé de deux branches écartées à angle aigu, que l'on introduit de force dans un alvéole cylindrique occupant l'épaisseur du fer.

Cheville à tenon fendu de Bloch et Aureggio (fig. 658), *cheville Beurnier*, à épaulement, etc.

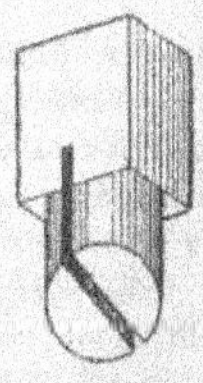
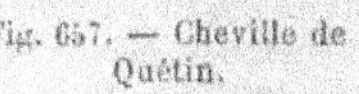
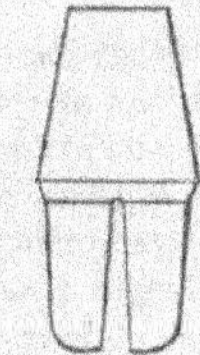

Fig. 657. — Cheville de Quétin.　　Fig. 658. — Cheville à tenon fendu de Bloch et Aureggio.

5° *Crampons à bec*. — Crampons chevillés de formes variables, dont le tenon est pourvu d'un ou deux prolongements qui consolident la ferrure.

Chevilles Laquerrière (fig. 659), Barreau,

Carrère, Charbonnelle et Bouvard, crampon d'Hers, etc.

6° *Crampons à clavette, à goupille et à vis de*

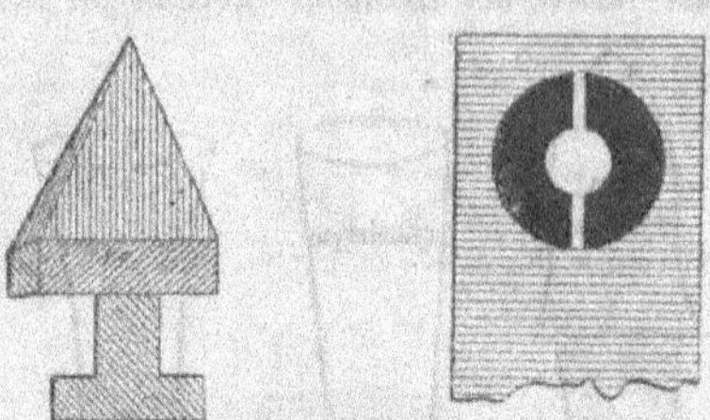

Fig. 659. — Cheville Laquerrière.

calage. — Chevilles avec ou sans épaulement, occupant un alvéole, placées transversalement au crampon à la face supérieure du fer, ou bien s'introduisant dans l'alvéole, en avant, en arrière, ou sur les côtés; ces chevilles sont ensuite fixées dans leur alvéole à l'aide d'une clavette, d'une goupille ou d'une vis: crampons *Duplessis, Guérin, Vasselin, Lavedon, Masquelier, Chénier, Donis et Maene, Ismé, Lambert*, etc.

7° *Crampons vissés.* — Ils ont leur tenon de

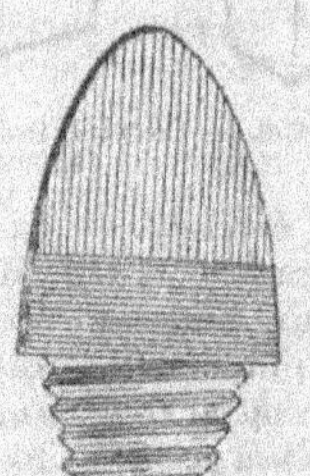

Fig. 660. — Crampon modèle Decroix.

forme tronconique ou cylindrique, fileté, qui répond à un alvéole taraudé: *vis Naudin*, à tête en forme de pyramide rectangulaire ou aplatie, à tenon cylindro-conique; *vis Decroix* (fig. 660), à tête pyramidale, en pointe, à vis tronconique; *vis Aureggio* tronconique à tête pyramidale tronquée ou carrée, sans épaulement; *vis Blanchard*, cheville carrée dont les angles seulement sont taraudés; *vis de Ferron, vis Leurot, vis Chaput* à tenon fendu pourvu d'un œillet qui permet de visser ou de dévisser à l'aide d'un poinçon; *vis du général de Benoist, vis de Bloch et Aureggio, vis Rigollaud, vis Drapier* à vis interrompue, *vis Guérin*, creuse, *vis de Gük, vis Gauron*, à tête en chapiteau à tenon et mortaise cylindro-coniques, *vis Vigogne, vis Jaugey*, cram-

pons *Lagriffoul, Humbert, Lavedan, Clerget, Richet*, etc., etc.

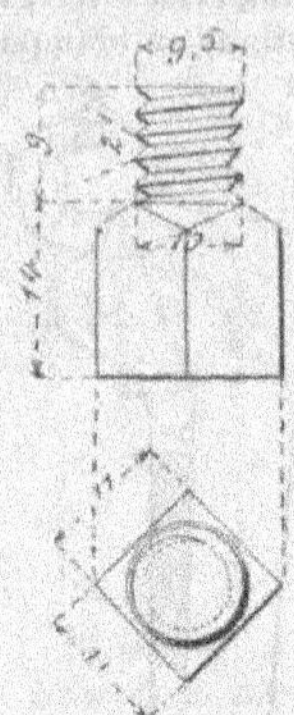

Fig. 661. — Crampon à glace.

Le grand nombre de ces systèmes de ferrure indique qu'aucune ne réunit entièrement les conditions requises par une bonne ferrure à glace: simplicité, durée, efficacité, économie. Parmi les systèmes qui se rapprochent le plus de cette ferrure à glace idéale, nous citerons: le clou à glace ordinaire, le *clou rivé Delperier*, le *clou Lepinte*, le *crampon à vis tronconique* sans épaulement.

Dans l'armée, depuis 1889, on utilise le crampon en acier, à vis tronconique, à tête carrée réunie sans épaulement; son prix de revient est de 2 fr. 25 à 3 francs le cent (fig. 661).

Les crampons sont vissés dans des *étampures d'attente* disposées au nombre de quatre sur le fer, deux entre les étampures de pince et celles des mamelles et les deux autres en éponges. Ces mortaises sont d'abord percées à chaud avec deux poinçons et ensuite taraudées à froid avec un tourne-à-gauche. On visse les crampons à l'aide d'une clef spéciale percée d'une mortaise carrée dans laquelle on engage la tête du crampon; l'extrémité de la branche de la clef porte un taraud destiné à refaire et à aléser les mortaises-d'attente (1).

II. Ferrure de l'âne et du mulet. — On a l'habitude d'appliquer aux pieds de ces animaux des fers couverts, étampés très à gras, à branches droites, l'interne plus dégagée que l'externe, terminées par des éponges carrées

____

(1) Jacoulet. *Cours de maréchalerie*, Saumur. — — Thary, *Maréchalerie*. — *Manuel de maréchalerie à l'usage des maréchaux de l'armée.*

(fers antérieurs) ou pointues (fers postérieurs), parfois munies de crampons. L'ajusture est

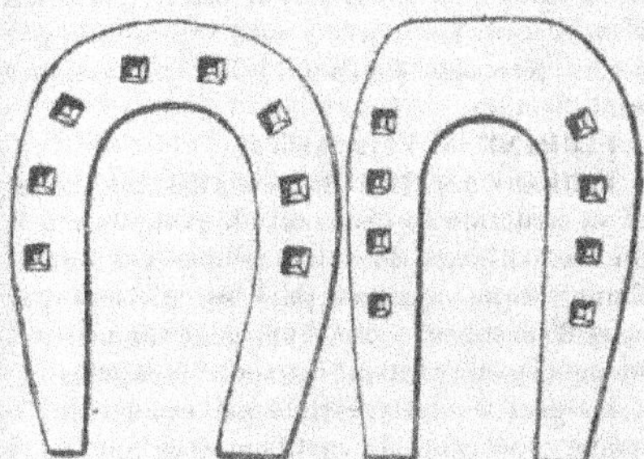

Fig. 662. — Ferrure du mulet, d'après Goyau.

très forte et fait relever la pince et les mamelles du fer (fig. 662).

III. **Ferrure du bœuf.** — Le fer est une plaque mince ayant la forme exacte de la surface plantaire, plus longue en talon qu'en pince. Sur la rive externe sont disposées six étampures qui occupent les deux tiers antérieurs de cette rive ; à la partie antérieure de la rive interne est fixée une languette de fer qui est engagée entre les deux onglons et que l'on replie sur la paroi quand le fer est fixé par ses clous. Le fer de l'onglon externe et celui de l'onglon interne sont identiques. Parfois on ne ferre que l'onglon externe. En hiver on peut élever un crampon en talon (fig. 663).

Application du fer. — On pare à l'aide du rogne-pied d'abord, du boutoir ensuite, la par-

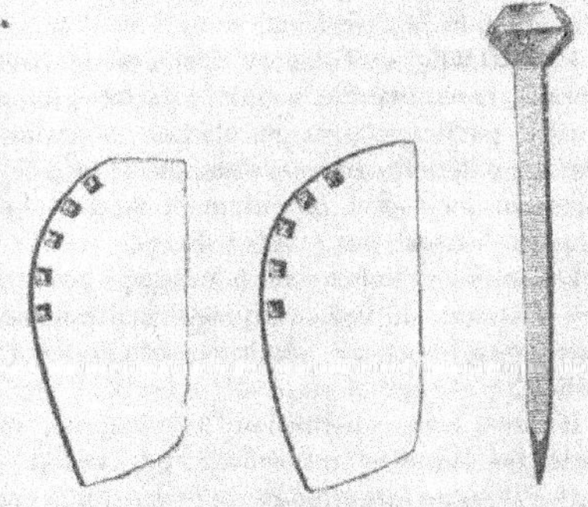

Fig. 663. — Fer du bœuf. Fig. 664. — Clou à bœuf.

tie de la corne de la paroi qui déborde la sole surtout en pince ; on ne doit pas amincir la sole. Les deux onglons doivent être parés de façon à être à la même hauteur, sauf lorsque

l'on veut supprimer l'appui d'un onglon malade.

On donne au fer une légère ajusture de façon à l'incurver légèrement dans toute son étendue ; on lève à la rive interne, en arrière de la languette de fer, un petit pinçon longitudinal, étendu en longueur mais peu élevé. On applique ensuite le fer sous le pied et on le fixe à froid avec des petits clous à lame mince.

Charlier a imaginé pour le bœuf une ferrure

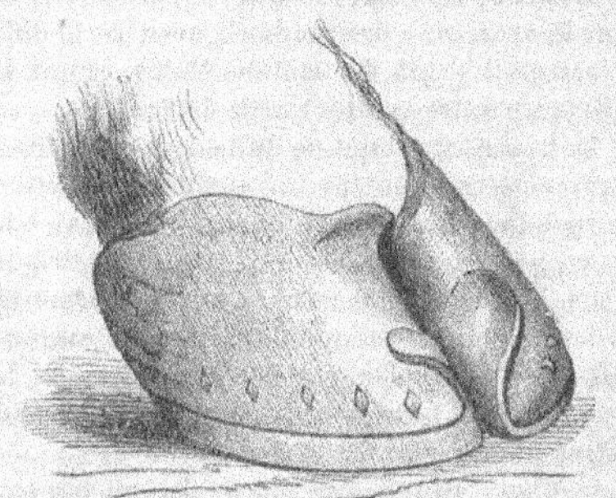

Fig. 665. — Pied de bœuf vu de face ferré avec un fer Charlier et avec un fer ordinaire.

périplantaire, qui n'a pas été adoptée (fig. 665).

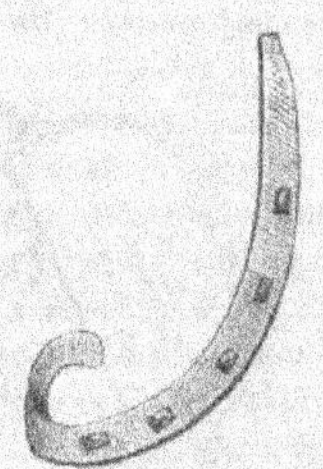

Fig. 666. — Fer de bœuf de Charlier avec pinçon.

FEU. — Cautérisation à l'aide du fer rouge (Voy. CAUTÉRISATION). — *Feu céleste, feu Saint-Antoine.* L'*érysipèle gangreneux* des bêtes ovines. — *Feu d'herbe.* Voy. RAFLE. — *Feu sacré.* Gale de la tête du mouton. — *Marque de feu.* Tache d'alezan vif tranchant sur le fond de la robe.

FEUX LIQUIDES. — Préparations vésicantes, pâteuses ou plus ou moins liquides, que l'on emploie généralement en frictions cutanées pour obtenir un effet révulsif ou fondant (Voy. RÉVULSION et VÉSICANTS).

FI ou FY (anc. français, *fi*, du lat. *ficus*, sorte de tumeur). — Nom vulgaire d'éruptions cutanées mal déterminées des animaux domestiques.

FIBREUX (TISSU). — Il est remarquable par la présence de faisceaux conjonctifs très abondants, disposés parallèlement les uns aux autres dans les tendons, les ligaments, entre-croisés dans divers sens pour former les membranes fibreuses. A l'œil nu, cette variété se reconnaît à sa couleur blanc nacré, à sa résistance, à son inextensibilité presque absolue.

Membranes fibreuses. — Les *aponévroses* ont la structure des tendons, avec cette diffé-rence qu'il s'agit de tendons étalés, et que les fibres s'y entre-croisent dans divers sens.

La trame est composée de deux plans de fibres conjonctives orientées suivant deux directions perpendiculaires. Les cellules, placées entre les deux, possèdent des crêtes d'empreinte dirigées dans les deux sens; le noyau lui-même est déformé par la pression des faisceaux conjonc-tifs et présente des crêtes d'empreinte qui lui donnent des formes variables, en T, en croix latine (Ranvier).

Comme autres exemples de membranes fibreuses, on peut citer la *sclérotique*, l'*albu-ginée*, la *cornée*, enfin la *dure-mère*.

Tendons (fig. 662). — Ils sont formés de fais-ceaux conjonctifs deux ou trois fois plus gros que dans le tissu cellulaire; il en est de même pour les fibres conjonctives (Duval). En disso-

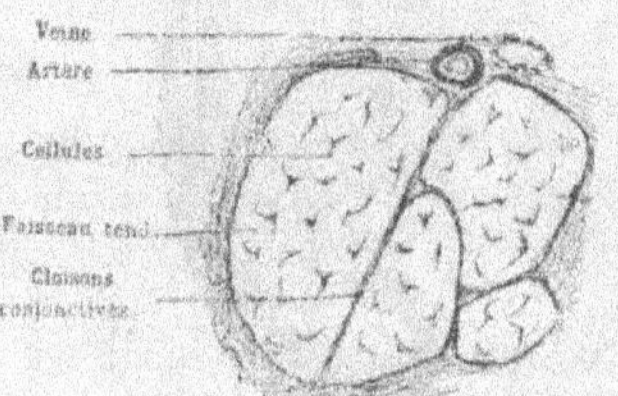

Fig. 667. — Tissu fibreux. — Coupe d'un tendon.

ciant l'un de ces tendons, on peut voir, en outre, que les cellules sont disposées dans les espaces situés entre les faisceaux, en séries linéaires; elles se moulent et s'insinuent entre les faisceaux conjonctifs, comme le ferait une cire molle pressée entre les faisceaux des pro-longements très minces, d'autres sont moins étendus et portent le nom de *crêtes d'empreinte* (Ranvier). A la coupe, ces cellules apparaissent sous une forme étoilée. Leur protoplasma est granuleux, les grains se disposent en stries parallèles à l'axe du tendon.

Le tissu fibreux n'a pas de fibres élastiques, ni de cellules migratrices; entre les faisceaux pénètrent des cloisons formées de tissu conjonctif ordinaire, amenant des vaisseaux sanguins, peu abondants, qui ne pénètrent pas dans l'intérieur du faisceau, mais l'entourent d'un réseau. Les nerfs y sont représentés par les corpuscules de Pacini; les lymphatiques sont discutés.

FIBRINE. — Voy. Sang.

FIBRO-CARTILAGE. — Son développement et sa structure se résument en quelques mots: du tissu fibreux dont les cellules s'entourent d'une coque hyaline, puis se divisent par karyokinèse, en sorte que, généralement, la même capsule contient deux à trois cellules.

L'aspect de cette variété est exactement le même que celui du cartilage élastique, en y remplaçant les fibres élastiques par des fais-ceaux conjonctifs.

Il forme les ménisques articulaires, le liga-ment rond de l'articulation coxo-fémorale, les disques intervertébraux, qui sont composés de trousseaux fibreux annulaires, avec, au centre, une partie molle, vésiculeuse, formée de cellules qui représentent le reste de la corde dorsale des Vertébrés, autour de laquelle s'est déposé le squelette vertébral. On trouve des cellules cartilagineuses dans les tendons, au voisinage de leur insertion osseuse.

Enfin, il ne faut pas confondre avec le fibro-cartilage certains tissus qui en présentent la consistance et l'aspect macroscopique: le *car-tilage tarse* des paupières n'est que du tissu fibreux très dense; les *nodules cartilagiformes* de certains tendons ne sont que des cellules conjonctives, ayant sécrété une substance hyaline, qui ne présente aucunement les réactions de la chondrine.

FIBROME. — Tumeurs formées de tissu fibreux, constituant des masses parfois globu-leuses, parfois étalées en plaques, à contour assez mal délimité, dures, résistantes; incisées, elles ont un aspect obscurément fasciculé et elles ne laissent pas écouler de suc.

La coupe examinée au microscope montre des faisceaux de tissu conjonctif anastomosés entre eux, avec de nombreuses cellules au milieu.

D'après leur constitution histologique, on divise les fibromes en *lamelleux* et *fasciculés*.

1° *Fibrome lamelleux*. — Se rencontre sur les séreuses, surtout à la surface des organes abdominaux, du foie; il offre l'aspect de plaques blanchâtres, mal délimitées, ayant une épaisseur de 1, 2, 4 centimètres. Au micro-scope, la substance conjonctive est disposée en lamelles concentriques ou parallèles entre lesquelles se trouvent des cellules aplaties ; il n'y a pas de vaisseaux, les éléments anatomiques se nourrissent par inhibition. Cette structure est celle de la cornée. Parfois le tissu de la tumeur subit l'infiltration calcaire ; il devient alors jaune et opaque.

2° *Fibrome fasciculé.* — Formé de faisceaux fibreux enchevêtrés formant de véritables tendons ; il contient des vaisseaux complètement organisés mais en petit nombre. Il forme des tumeurs siégeant à la peau, dans le tissu conjonctif sous-cutané ou sous-muqueux, dans les organes glandulaires ; on en a signalé dans le cerveau, dans l'utérus ; elles existent parfois en grand nombre.

Le *fibrome molluscoïde* est un fibrome fasciculé infiltré de sérosité, le *fibrome lipomateux* est envahi par la graisse, le *fibrome mélanique* est envahi par la mélanose.

Le fibrome fasciculé peut subir l'infiltration calcaire. Il peut s'enflammer et généralement, dans ce cas, il augmente de volume.

Il peut, par son volume, gêner certaines fonctions ou empêcher l'utilisation de l'animal, mais il ne se généralise jamais. Il existe généralement aux endroits de la peau soumis à des frottements répétés, là où portent le collier, la bricole, les diverses pièces du harnachement.

TRAITEMENT. — Consiste dans l'ablation des tumeurs peu volumineuses.

FIC (all. *Feigwarze* ; angl. *ficus* ; it. *fico*) ou *verrue*, ou *poireau*, ou *crête-de-coq*. — Autrefois on englobait sous cette dénomination les tumeurs véritables auxquelles Trasbot donne aujourd'hui le nom de *papillomes villeux* ou *verrues*, et aussi les excroissances papillaires qui accompagnent le crapaud et les eaux-aux-jambes (Voy. PAPILLOME).

Fic à la fourchette *ou* **crapaud.** — Voy. ce mot.

FIEL (*fel*, χολή ; all. *Gall* ; angl. *gall* ; it. *fiele* ; esp. *hiel*). — Synonyme de *bile*, spécialement bile des animaux.

FIER, ÈRE — Se dit du cheval qui se redresse vivement à la moindre parole qu'on lui adresse.

FIÈVRE. — État morbide essentiellement caractérisé par l'accroissement de la température du corps. Les *troubles calorifiques* existent constamment dans l'état fébrile, et en constituent le signe pathognomonique. Ils sont le plus souvent accompagnés d'autres désordres organiques, qui, étant secondaires ou inconstants, n'ont pas la même importance : ce sont les troubles de la *circulation*, de la *respiration*, de la *nutrition*, de l'*innervation*.

TROUBLES CALORIFIQUES. — La température moyenne de nos animaux domestiques est de 37°,5 à 39°, avec des variations physiologiques toujours très limitées, ne dépassant pas quelques dixièmes de degré. Dans l'état fébrile, au contraire, la température s'élève de un à plusieurs degrés : la fièvre existe à partir du moment où la température se maintient pendant plusieurs heures avec une augmentation de un degré, elle est alors *légère* ; elle est dite *moyenne* ou *intense* suivant que la température atteint ou dépasse 39° ou 40°.

Les modifications calorifiques sont loin d'être uniformes pendant tout le cours d'une maladie ; elles présentent une évolution dans laquelle on peut distinguer trois périodes : *période initiale*, *période d'état*, *période terminale*.

I. — La *période initiale* ou *d'augment*, dite aussi *ascendante* ou *pyrogénétique*, caractérisée par une ascension progressive du thermomètre, comprend tout l'espace de temps compris entre le moment où la température commence à dépasser la moyenne et celui où elle atteint son chiffre le plus élevé. Tantôt cette ascension est rapide, presque continue ; tantôt elle est lente et n'atteint son maximum qu'en cinq ou six jours.

II. — Dans la *période d'état* ou *fastigium*, la température conserve son maximum, mais avec de grandes variétés dans la marche. Dans le *fastigium à sommets*, le maximum thermique n'est atteint le soir qu'une à trois fois au plus avant le début de la période terminale. Dans le *fastigium oscillant*, le maximum thermique varie peu pendant plusieurs jours de suite. Enfin, le *fastigium rémittent* est prolongé comme le précédent : mais les oscillations quotidiennes sont si marquées qu'il peut y avoir une différence de 1 à 3 degrés dans les deux extrêmes des températures du matin et du soir.

Entre la période d'état et la période terminale, se place quelquefois un stade intermédiaire, caractérisé par des irrégularités dans la marche de la température, qui présente des oscillations, des variations sans cause appréciable : c'est le *stade amphibole*.

III. — La *période terminale* a des caractères différents suivant la terminaison de la maladie.

En cas de *guérison*, la température revient à l'état normal : c'est la *défervescence*. Dans la *défervescence brusque* ou *par crise*, le chiffre physiologique est atteint en quelques heures (vingt-quatre à trente-six au plus). Dans la *défervescence graduelle* ou *lysis*, la courbe thermométrique met plusieurs jours à redescendre au chiffre physiologique, qui est atteint par une série d'oscillations descendantes.

En cas de *mort*, la température s'élève le plus souvent d'une façon continue jusqu'au moment de la terminaison fatale (*type ascendant*); quelquefois l'ascension thermométrique est tout d'un coup interrompue par un abaissement plus ou moins prononcé (*type ascendant brisé*), dû à une complication, puis le thermomètre remonte si la mort ne survient pas rapidement, tandis qu'il reste à un chiffre normal ou inférieur à la normale dans le cas contraire; le début du type ascendant peut aussi être marqué par un abaissement de un degré ou un degré et demi durant un ou deux jours, après lesquels la température remonte jusqu'à la mort.

Les *types descendant* et *irrégulier* sont plus rares : dans le premier, le thermomètre descend graduellement jusqu'à l'issue fatale; dans le second, il y a une série d'ascensions et de dépressions, jusqu'à ce qu'une chute plus prononcée soit suivie d'une ascension très rapide et très forte annonçant l'agonie.

Ordinairement la température commence à diminuer immédiatement après la mort. Mais dans certains cas (tétanos), elle continue au contraire à s'élever pendant quelques heures, de façon à acquérir une nouvelle augmentation, qui peut atteindre plusieurs dixièmes de degré; puis elle décroît rapidement. Cette ascension après la mort est attribuée à ce que l'arrêt des sécrétions cutanées et de la respiration annihile brusquement deux causes de refroidissement, alors que des sources de chaleur, suffisantes pour contre-balancer le refroidissement cadavérique, se trouvent probablement dans la continuation momentanée des processus chimiques.

TROUBLES CIRCULATOIRES ET RESPIRATOIRES. — A l'état physiologique, la fréquence du *pouls* est accrue pendant la période digestive, après l'ingestion de boissons chaudes ou alcooliques, par l'exercice musculaire, etc., mais cette accélération est passagère. Dans l'état fébrile, au contraire, la fréquence du pouls est exagérée d'une façon durable, ainsi que son dicrotisme normal : on évalue à huit par minute le nombre des pulsations en plus de la normale qui correspond à une élévation de température de un degré.

Mais le rapport entre la température et le pouls n'est pas absolument constant. Quand le nerf pneumogastrique est normalement excité sur un point de son trajet ou au niveau de son origine (bulbe), le ralentissement du pouls qui résulte de cette excitation fait qu'avec une élévation parfois considérable de la température, le nombre des pulsations est relativement faible : c'est dans les lésions méningo-encéphaliques de la base, qu'on observe surtout cette discordance. Elle se présente aussi dans certaines autres maladies fébriles, telles que les affections typhoïdes ; les causes qui modifient alors le rapport entre les deux phénomènes sont mal définies ; peut-être faut-il voir l'influence de la pression intravasculaire, celle-ci étant souvent moins élevée à la fin d'une maladie fébrile qu'au début, à cause de l'affaiblissement progressif de l'impulsion cardiaque, et la fréquence du pouls paraissant varier en raison inverse de cette pression, aussi bien à l'état pathologique que dans les conditions physiologiques. C'est cet abaissement de la pression intravasculaire qui explique le *dicrotisme* du pouls, si fréquent chez les fébricitants.

Cette diminution de l'énergie du *cœur* est très fréquente dans le cours des maladies fébriles : au début l'activité de l'organe est accrue, mais plus tard elle s'affaiblit en raison des troubles croissants que présente la nutrition du myocarde sous l'influence de l'hyperthermie. Parallèlement les bruits du cœur, après avoir été nets et bien frappés, s'obscurcissent, et souvent l'auscultation fait percevoir un léger bruit de souffle systolique, siégeant à la pointe, et résultant sans doute d'un défaut d'énergie des muscles tenseurs de la valvule mitrale.

Le *sang* présente diverses altérations. Plus fluide qu'à l'état normal, il se coagule moins vite, a une moindre capacité d'absorption pour l'oxygène, contient une moins forte proportion de gaz carbonique (Brouardel). Les globules blancs ne présentent pas de modifications appréciables. Mais les hématoblastes diminuent de nombre pendant la période d'état; puis, un jour ou deux après la chute de la température, ils présentent subitement une augmentation qui, de la proportion de 1 pour 18 globules rouges, les fait brusquement passer à celle de 1 pour 6 à 7 hématies : cette augmentation, qui atteint son maximum en deux ou trois jours, et ne cesse qu'au bout de huit à dix jours, n'est pas due à l'alimentation, puisqu'elle commence chez les malades encore à la diète; elle représente une accumulation d'éléments nouveaux destinés à se transformer en globules rouges (Hayem). Ces derniers, dont la proportion avait diminué pendant la période d'état, recommencent à augmenter de nombre dès le lendemain de la poussée hématoblastique, et cet accroissement continue jusqu'à la fin de la convalescence : mais en même temps leur richesse en hémoglobine diminue, ce qui s'explique par l'apparition d'éléments jeunes et incomplètement développés ; c'est seulement quand la guérison est complète que l'hémoglobine revient à sa proportion normale (Hayem).

La *respiration* augmente de fréquence dans l'état fébrile. L'accélération des mouvements respiratoires est sous la dépendance directe des troubles calorifiques : elle a une intensité proportionnelle à l'élévation de la température.

TROUBLES DE LA NUTRITION. — Les *fonctions digestives* sont presque toujours troublées : l'appétit a disparu, la soif est vive, les vomissements sont communs chez les carnivores et les omnivores ; il y a ordinairement, sauf en cas de lésion de l'intestin, une constipation qui s'explique par la diminution des sécrétions intestinales.

L'*urine* présente constamment des modifications mal étudiées sur les animaux. Ordinairement rare, à cause des pertes d'eau que l'organisme subit par les voies respiratoires et par la peau, et peut-être aussi de la diminution de tension intravasculaire, la sécrétion urinaire est quelquefois augmentée par suite de la quantité de liquide qu'ingèrent les malades. L'urine est plus dense qu'à l'état normal.

Les autres *sécrétions* sont également modifiées. Le suc gastrique est moins abondant qu'à l'état normal, comme les sécrétions intestinales. La sécrétion sudorale est aussi diminuée dans les premières périodes de la fièvre ; au moment de la défervescence, elle reparaît avec une grande abondance.

La *nutrition* des tissus est souvent troublée après une fièvre de longue durée, soit par le fait de l'état fébrile lui-même, soit par le fait de la cause qui a provoqué cet état : c'est ainsi qu'on a constaté dans les muscles et dans certains viscères (foie, reins) des lésions dégénératives, qui d'ailleurs ne sont pas constantes.

Des troubles digestifs, de la privation d'aliments, et surtout de l'exagération des combustions organiques, résultent un *amaigrissement* et une *diminution de poids* qui sont moindres quand on alimente le malade : mais, même dans ce cas, l'émaciation provoquée par la fièvre est toujours plus considérable que celle qui est déterminée par la diète absolue seule, le mouvement fébrile créant un état d'autophagie.

TROUBLES DE L'INNERVATION. — Il existe constamment, au début de l'état fébrile, des symptômes de fatigue générale, de courbature, de l'agitation. Plus tard apparaissent des phénomènes variables : des convulsions sur les jeunes animaux, un délire violent ou tranquille chez l'adulte, des symptômes d'abattement ou d'excitation qui parfois alternent entre eux, et qui sont surtout marqués chez les sujets impressionnables. Ces troubles nerveux sont principalement sous la dépendance de l'hyperthermie intense et prolongée, comme l'indique l'amendement qu'ils présentent quand on arrive à faire baisser la température par un moyen thérapeutique.

PHYSIOLOGIE PATHOLOGIQUE ET PATHOGÉNIE. — A l'état physiologique, l'organisme maintient sa température à un degré presque constant, d'une part en produisant par lui-même de la chaleur, d'autre part en réglant sa température propre par une perte de la chaleur produite en excès : c'est ce qu'on nomme la *régulation* de la température du corps. La principale source de la chaleur animale se trouve dans les combustions organiques qui constituent la respiration des tissus, qui portent surtout sur les substances hydrocarbonées, et qui sont au maximum dans les *muscles* et dans les centres nerveux ; mais les phénomènes d'hydratation, de déshydratation et de dédoublement, auxquels est liée la désassimilation des matières albuminoïdes, et qui se passent principalement dans *les glandes*, telles que le foie et le rein, donnent aussi lieu à un *dégagement de chaleur* mesurable (A. Robin). Quant à la perte de la chaleur produite en excès, elle résulte d'une part d'une dilatation des vaisseaux de la peau qui amènent une plus grande quantité de sang à la surface du corps où celui-ci se refroidit ; d'autre part d'un accroissement dans la sécrétion de la sueur et d'une accélération de la respiration pulmonaire, qui augmentent la quantité d'eau évaporée et par suite le refroidissement périphérique.

Béclard a montré que la contraction tonique des muscles, lorsqu'elle n'est pas accompagnée de travail mécanique (tétanos, épilepsie), provoque une élévation de température considérable. Dans le travail musculaire ordinaire, cette chaleur est transformée en travail mécanique extérieur.

C'est évidemment dans une exagération de la chaleur produite par l'économie ou dans une diminution de la perte normale du calorique organique qu'il faut chercher les causes de l'élévation de la température propre du corps qui caractérise essentiellement la fièvre; c'est la part relative de ces deux influences que les physiologistes ont cherché à fixer. Pour apprécier les modifications subies par la genèse de la chaleur animale, on a dû mesurer les quantités d'oxygène absorbé et d'acide carbonique éliminé pendant l'état fébrile, comparativement à l'état sain, puisque l'entrée et la sortie de ces gaz correspondent aux combustions organiques; puis on a déterminé la proportion d'urée et de matières extractives éliminées, la première de ces substances représentant le principal résidu de la combustion des aliments albuminoïdes dans l'organisme, les autres étant le résultat d'actes chimiques moins complets que le précédent.

Mais l'exagération des réactions chimiques qui se passent dans l'organisme des fébricitants ne suffit pas à expliquer dans tous les cas l'élévation de la température fébrile, puisqu'à température égale ces réactions ne sont pas constantes. Aussi a-t-on cherché la cause de cette élévation dans une diminution des pertes de calorique. Tantôt on a invoqué la contraction des capillaires sanguins de la peau, en vertu de laquelle la quantité du sang qui vient se refroidir à la périphérie du corps est réduite ainsi que l'évaporation à la surface cutanée, puisque les vaisseaux contenant moins de sang laissent transsuder moins de liquide : double cause d'amoindrissement de la déperdition du calorique. Tantôt on a admis que dans la fièvre la température de la peau s'élève au voisinage de la température centrale, mais que celle-ci ne subit qu'une très légère augmentation, principalement due à la suppression des causes habituelles de refroidissement, telles que la sécrétion et l'évaporation sudorales. Bien que le plus souvent la quantité de chaleur perdue par un fébricitant, et mesurée à l'aide du calorimètre, soit supérieure à la déperdition physiologique, il est probable que la théorie d'après laquelle la chaleur fébrile serait due à la diminution des pertes de calorique ne peut être absolument repoussée (Hallopeau) : car à aucune période de la fièvre les artères de la peau ne sont partout dilatées, un certain nombre d'entre elles restant contractées et empêchant ainsi la déperdition de la chaleur par la surface cutanée, de sorte qu'à

côté de l'excès de production de chaleur, il faut donner un rôle à l'insuffisance des pertes, double influence qui implique l'idée d'un défaut de régulation thermique tenant à un trouble dans l'activité des centres nerveux d'où dépend cette régulation.

Il n'en est pas moins vrai que l'hyperthermie fébrile résulte, dans le plus grand nombre des cas, d'une exagération des combustions organiques. Mais pour expliquer cette exagération, en d'autres termes pour interpréter la *pathogénie* de la fièvre, deux théories sont en présence.

L'une suppose que le phénomène est la conséquence de la pénétration de matières pyrétogènes dans le sang (Verneuil) : il est certain que cette pénétration existe dans un grand nombre d'états fébriles d'origine infectieuse, mais on n'est pas fixé sur la question de savoir si les matières pyrétogènes agissent par elles-mêmes ou par l'intermédiaire du système nerveux.

L'autre théorie, plus généralement admise, attribue toujours les phénomènes fébriles à un trouble de l'innervation : seulement les uns rapportent ce trouble à l'excitation d'un ou plusieurs centres, siégeant soit à la suite de la protubérance et du bulbe, soit dans toute l'étendue de la substance grise de la moelle épinière et de la moelle allongée, et dont l'excitation exagère les phénomènes de combustion organique et par suite la thermogenèse; les autres admettent une excitation primitive des nerfs vaso-dilatateurs, qui agiraient indirectement sur la nutrition en permettant un afflux de sang plus considérable dans les principaux foyers de chaleur animale (d'où le nom de *nerfs calorifiques* qui leur a été donné), et dont l'influence se ferait directement sentir sur les échanges chimiques, oxydations, dédoublements, etc., qui se passent dans la profondeur des tissus.

En résumé, « la fièvre est essentiellement caractérisée par une élévation durable de la température; elle est liée surtout à une exagération des réactions organiques portant sur les substances albuminoïdes aussi bien que sur les substances hydrocarbonées; cet excès de réactions dépend lui-même dans beaucoup de cas, et peut-être dans tous, d'un trouble de l'innervation; ce trouble est dû souvent à la pénétration ou à la formation dans le sang de matières pyrétogènes. L'exagération des réactions ne suffit pas à expliquer les phénomènes; il faut faire intervenir en outre un trouble dans la régulation thermique; les pertes de calorique ne sont pas, chez le fébricitant, proportionnelles à la production; il y a donc rétention dans l'organisme d'une partie de la chaleur qui s'y développe » (Hallopeau).

FIÈVRE APHTEUSE. — Voy. Aphte et Aphteuse.

FIÈVRE CHARBONNEUSE. — Voy. Charbon.

FIÈVRE TYPHOÏDE. — Voy. Typhoïde.

FIÈVRE VITULAIRE. — Voy. Vitulaire.

FILAIRES. — Parasites nématodes remarquables par leur corps grêle et allongé. Ils habitent surtout les séreuses et le tissu cellulaire sous-cutané. Leur mode de développement est encore peu connu, mais il est probable que les jeunes (la plupart des femelles sont ovovivipares) passent par un hôte intermédiaire avant de revenir sur les mammifères. Cet hôte est vraisemblablement un petit crustacé d'eau douce (fig. 668).

Pathologie. — Voy. Filarioses.

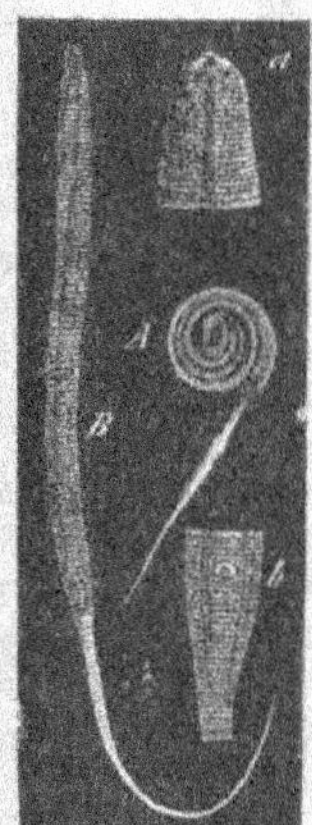

Fig. 668.

A, jeune filaire enroulée prise dans le corps de la mère. — B, la même déroulée dans une goutte d'eau. — a, extrémité céphalique. — b, queue et anus.

FILANDRES (all. *Eiterfasern* ; angl. *white strings* ; it. *filandre*). — Faisceaux de tissu fibreux ou de tissu élastique mortifiés qui font saillie dans une plaie et s'opposent à la cicatrisation. Lorsqu'ils durcissent, on les nomme improprement os *de graisse*.

FILARIOSES. — Ce sont les maladies déterminées par la présence des filaires dans le corps des animaux domestiques. Elles sont nombreuses.

La *filaire de Médine* ou *dragonneau*, qui détermine des fistules avec abcès sur la peau de l'homme dans les pays chauds, a été trouvée soit à l'état parfait, soit à l'état d'embryon dans la peau du *chien*.

La *filaire équine* se trouve assez souvent dans le péritoine, quelquefois dans le poumon où elle détermine des abcès. C'est probablement la même qui, sous le nom de *filaire lacrymale du cheval*, a été trouvée dans l'œil. Une espèce voisine est la *filaire bovine* des séreuses

avec sa variété *filaire lacrymale* du bœuf.

Traitement. — Contre cette dernière qui est visible, ayant 15 à 16 millimètres de long, on a préconisé l'extirpation avec une aiguille aseptisée, l'œil étant anesthésié avec la cocaïne, et aussi de simples badigeonnages avec la teinture d'aloès.

Filaire des boutons hémorragiques du cheval. — On ne connaît que la femelle, qui paraît fréquente sur les chevaux hongrois. La maladie étudiée par Condamine et Drouilly est caractérisée par l'apparition subite de boutons s'ouvrant au bout de quelques heures en donnant lieu à une hémorragie parfois abondante. La maladie ne se propage pas en France, elle reparaît atténuée la seconde année de l'importation, et disparaît ensuite sans traitement.

La *filaire hématique du chien* se trouve dans le cœur droit et les artères pulmonaires, où elle ne paraît pas dangereuse ; mais ses embryons se répandent dans le sang et comme leur nombre peut varier de 11000 à 220000 (Gruby et Delafond), ils déterminent parfois des accès d'épilepsie ou d'une maladie simulant la rage mue, enfin ils peuvent déterminer des embolies graves.

Filaire des plaies d'été du cheval. — Rivolta, puis Laulanié, ont montré que les *plaies d'été*, ou *dermite granuleuse*, caractérisées par un prurit intense, sont dues à l'infection des plaies simples par les larves du *Dermofilaria irritans*. Ces plaies ne s'observent sous notre climat que de juin à fin septembre, et surtout pendant les années chaudes. Elles sont très difficiles à guérir, mais la guérison spontanée arrive avec le refroidissement de la température.

Traitement. — 1° *Préventif.* — Pendant l'été, désinfecter les moindres plaies dès leur apparition, les recouvrir d'un pansement protecteur.

2° *Curatif.* — La plupart des moyens proposés ont échoué, nous avons obtenu de bons résultats par des soins journaliers avec l'eau crésylée, et l'application sur la plaie d'un tampon d'ouate recouvert de *poudre de Knaup*, tampon maintenu par une compresse de toile trempée dans une solution de la même poudre (60 grammes pour un litre d'eau) et maintenue par un bandage.

Filariose du ligament suspenseur du boulet. — Cette affection du *cheval*, entrevue vers 1840 par Fergusson et Rigot, a été étudiée récemment par Pader (1). Elle est due à la présence dans le

1) J. Pader, *Filariose du ligament suspenseur du boulet chez le cheval* (*Archives de parasitologie*, 1900).

ligament suspenseur de la *filaria reticulata* (fig. 669) où elle forme des *nodules parasitaires*

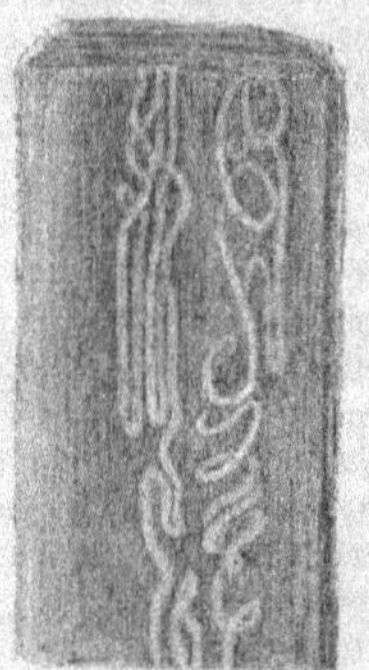

Fig. 669. — Filaire dans le ligament suspenseur du boulet (Pader).

(fig. 670). Ces nodules ont été trouvés aussi dans le ligament cervical.

La maladie serait assez fréquente aux envi-

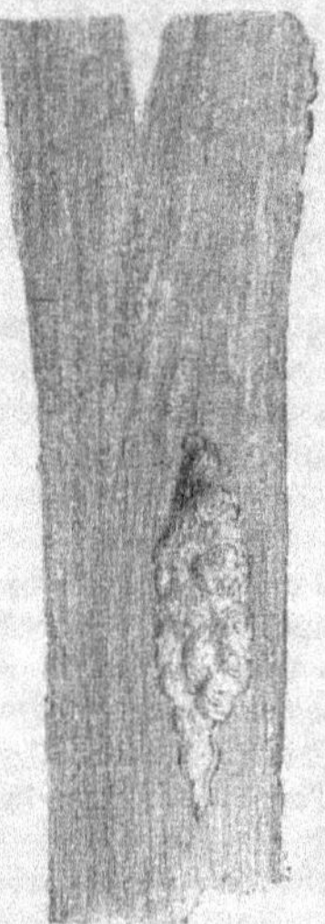

Fig. 670. — Fragment de ligament suspenseur présentant des nodosités parasitaires (Pader).

rons de Nimes, tout au moins, puisque sur 60 autopsies de chevaux, ânes et mulets, Pader l'aurait trouvée 40 fois.

Anatomie pathologique. — Le ligament malade ne pouvant accomplir son rôle physiologique, on constate la fatigue de la bride carpienne des tendons perforant et perforé qui fait croire à l'existence d'un *effort de tendons* (fig. 671).

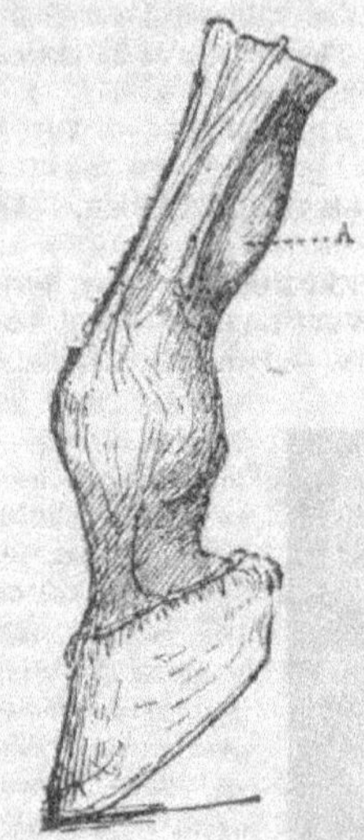

Fig. — 671.

A, hypertrophie de la bride carpienne simulant l'effort du tendon (Pader).

Diagnostic différentiel. — Il n'est possible qu'à l'autopsie. Pour trouver le parasite, il faut sectionner le ligament suspenseur en fragments de 2 ou 3 centimètres de long; en les pressant dans un repli de serviette, on voit sortir sur la coupe des filaments blanchâtres qui ne sont que des morceaux du parasite,

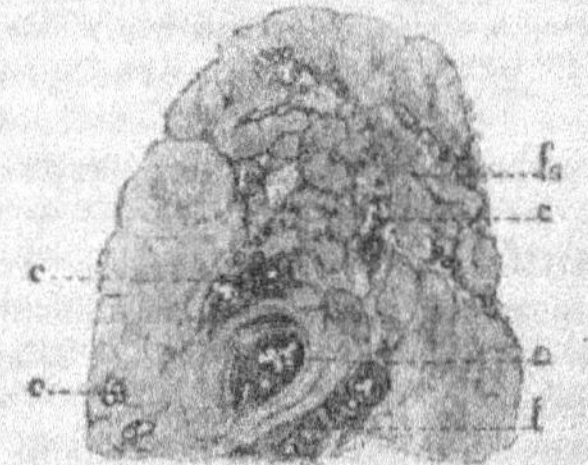

Fig. 672. — Coupe transversale de ligament altéré par le parasite.

cc, coupe de galeries parasitaires. — *e*, espaces garnis de cellules adipeuses, de tissu conjonctif, de faisceaux altérés, etc. — *fs*, faisceaux tendineux atteints par la sclérose. — *t*, tissu mou résultant de l'action du ver (Pader).

puis des coupes microscopiques montrent les altérations subies par le ligament (fig. 672, 673).

Traitement. — Il n'est pas encore connu. On pourrait essayer les injections sous-cutanées d'essence de térébenthine faites au niveau de l'engorgement du ligament suspenseur. Ces

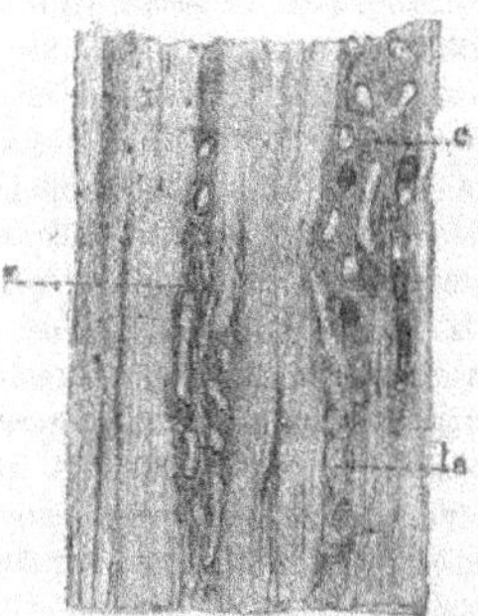

Fig. 673. — Coupe longitudinale dans le ligament altéré par le parasite.

ee, espaces creusés de galeries au sein du tissu modifié par le ver. — *ta*, tissu ayant subi la transformation graisseuse (Pader).

injections, ayant donné des résultats heureux dans le traitement des efforts de tendons, agiraient alors comme anthelminthiques et comme révulsifs.

FILET. — *Filet* des bêtes de boucherie, partie musculaire intérieure de la région lombaire, dont les muscles extérieurs forment le *râble*, *faux filet* ou *aloyau*. Il comprend les grand et petit psoas et le carré des lombes.

FILICIQUE (ACIDE). — Voy. Fougère.

FISSIPARITÉ (de *fissus*, fendu, et *parere*, engendrer). — Mode de reproduction qui est un cas particulier de la *segmentation*. On l'observe surtout sur les éléments anatomiques qui offrent l'état de cellule. Mais il se voit aussi sur des animaux ou des végétaux entiers, dont l'organisme n'est guère plus compliqué qu'une cellule des animaux supérieurs, et qui se multiplient par *fissiparité longitudinale* ou *transversale*. On réserve spécialement le nom de *fissiparité*, *scissiparité*, *scission* ou *cloisonnement*, à ce mode de génération ayant lieu dans les plantes, et de *segmentation*, *sillonnement* et *fractionnement* au cas du vitellus ; mais, au fond, ce ne sont que des cas particuliers d'un même phénomène.

FISTULE (de *fistula*, tuyau, conduit ; all. *Fistel* ; angl. *fistula* ; it. et esp. *fistola*). — Ulcère en forme de canal étroit plus ou moins profond et sinueux, s'ouvrant à la surface de la peau, d'une muqueuse ou d'une plaie, entretenue par une altération locale et permanente des tissus vivants, et par laquelle s'échappent avec plus ou moins d'abondance et de continuité des matières liquides de diverses natures.

Divisions. — Basées sur l'étiologie, la pathogénie et les caractères anatomiques des fistules.

Fistules congénitales : ce sont les plus communes ; elles sont : ombilicales, urétrales, vésico-vaginales ou recto-vaginales.

Fistules pathologiques, comprenant les *fistules borgnes* ou *incomplètes*, pourvues d'un seul orifice et se terminant du côté opposé par un cul-de-sac ; les *fistules complètes* ou *communicantes*, pourvues de deux orifices.

Les fistules borgnes *externes* s'ouvrent sur la peau, et les *internes* s'ouvrent sur une muqueuse.

Les fistules complètes comprennent : les *fistules séreuses*, qui s'ouvrent d'un côté dans une des grandes cavités viscérales ou dans une gaine synoviale ; les *fistules muqueuses*, dont un orifice s'ouvre dans un réservoir ou dans un

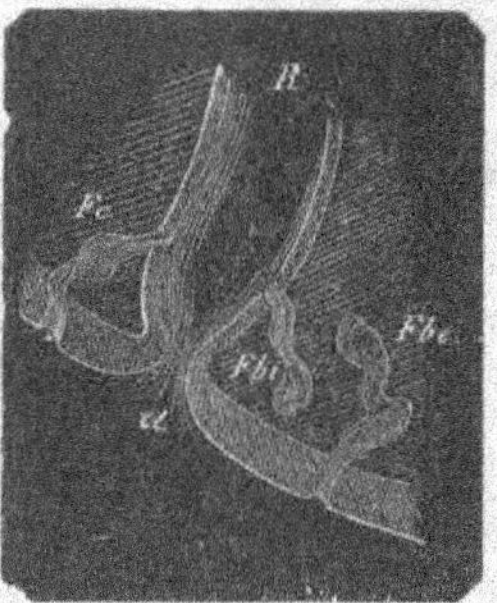

Fig. 674. — Figure schématique des diverses fistules.

R, rectum. — *a*, anus. — Fc, fistule complète. — Fbe, fistule borgne externe. — Fbi, fistule borgne interne (Fano).

canal excréteur. Le plus généralement les fistules complètes ont un de leurs orifices à la peau et l'autre à une muqueuse, elles sont *cutanées* et *muqueuses* ; parfois elles sont *bimuqueuses* ou *bicutanées* (Cadiot et Almy, *loc. cit.*) (fig. 674).

Étiologie. — Les *fistules congénitales* sont dues à un défaut de cicatrisation (ombilic) ou à une perforation anormale d'un conduit (urètre).

Les *fistules idiopathiques* succèdent à des abcès ; elles sont entretenues par l'état de leurs parois, par l'atonie de leur couche granuleuse, par un décollement sous-cutané ou intermusculaire, par l'extrême mobilité de la région où elles se trouvent, etc.

Les *fistules symptomatiques* sont souvent dues à la rétention d'un corps étranger ; d'autres sont entretenues par des lésions nécrosiques intéressant un os, un cartilage, un tendon, un ligament ou une aponévrose.

Les fistules séreuses sont consécutives aux

lésions traumatiques de leurs parois ; les fistules des gaines synoviales sont souvent consécutives à l'arthrite purulente. Les fistules muqueuses apparaissent à la suite de blessures du canal, accidentelles ou faites dans un but curatif (œsophagotomie, trépanation des sinus, urétrotomie, ponction du rumen, etc.).

La condition nécessaire pour la formation d'une fistule est d'abord la constitution d'un trajet et ensuite l'écoulement permanent par ce trajet de liquides plus ou moins irritants (pus, urine, matières fécales, etc.) qui en modifient les parois et empêchent leur cicatrisation.

Symptomatologie. — Une fistule est caractérisée par l'existence d'une ouverture anormale sur un point déterminé, soit de la peau, soit d'une muqueuse. Par cette ouverture s'échappent des liquides variés : le plus souvent du pus mal lié ; ou bien un mélange de pus et de matières solides ou fluides, provenant des organes sains ou malades, ou bien des liquides normaux s'échappant des conduits excréteurs, tels que l'urine dans les fistules vésico-vaginales, les larmes dans les fistules lacrymales, etc.

Les tissus, autour de la fistule, sont empâtés, indurés, parfois sensibles. Par le sondage on se rend compte de la disposition du trajet : si la fistule est complète, la sonde pénètre dans une cavité séreuse ou muqueuse ; si elle est incomplète, alors la sonde s'arrête dans une cavité en cul-de-sac (abcès) ou sur une portion de tissu nécrosé. Le trajet de la fistule peut être droit ou flexueux ; il peut exister plusieurs trajets indépendants les uns des autres ou communiquant ensemble. La longueur est quelquefois très courte, par exemple quelques millimètres (fistule lacrymale) ; d'autres fois elle est considérable et équivaut à quelques décimètres (fistules du garrot qui passent sous l'épaule). — Relativement au diamètre, il peut y avoir entre les fistules de très grandes différences : les unes sont si étroites qu'il faut, pour les sonder, faire usage des stylets les plus déliés ; d'autres sont si larges, qu'elles donnent passage aux doigts.

L'organisation des trajets fistuleux a été très bien étudiée par Dupuytren. Au début de la fistule, il existe une solution de continuité dont les parois sont tapissées par des bourgeons charnus qui fournissent du pus. A une époque plus avancée, ces bourgeons se resserrent, ils acquièrent une densité et une fermeté plus grandes ; cette couche granuleuse se transforme en une membrane qui présente quelques-uns des caractères d'une muqueuse ; elle en diffère

par l'absence de papilles, de follicules et d'épithélium. Elle se continue, d'une part, avec la peau, de l'autre avec la cavité d'où provient la fistule. Elle est intimement unie avec les parties subjacentes, et formée d'une trame aréolaire et vasculaire, souple, molle, grenue, facile à déchirer. Plus tard elle devient solide, plus serrée, lisse, résistante avec une sensibilité obtuse. Dans la première période, elle sécrète de la matière purulente, mélangée ou non avec des produits de sécrétion fournis par les organes auxquels elle aboutit. A une époque plus avancée, le pus est quelquefois remplacé par une matière visqueuse qui présente quelque ressemblance avec les liquides des muqueuses normales.

Les tissus qui environnent le trajet fistuleux sont indurés, et forment des *callosités*.

L'orifice externe est d'autant plus étroit que la fistule est plus ancienne ; il est alors enfoncé et placé au centre d'un cercle de brides rayonnées, ou bien masqué par des végétations mollasses, fongueuses, boursouflées. C'est à la surface des plaies surtout que l'endroit où aboutit la fistule est indiqué par des bourgeons charnus plus volumineux, et moins consistants que ceux qui forment le revêtement général de la surface traumatique.

Les principales fistules sont : les fistules *lacrymales, de l'orbite, de la base de l'oreille, du maxillaire inférieur, bucco-nasales, dentaires, salivaires, œsophagiennes, de la nuque, du garrot, thoraciques, gastriques, de l'anus, vésico- ou recto-vaginales, vagino-périnéales, urinaires, urétrales, du champignon, articulaires*, etc.

Elles seront décrites avec les affections des organes ou des tissus d'où elles procèdent.

Diagnostic. — Les fistules qui s'ouvrent à la surface de la peau sont faciles à reconnaître. Il ne suffit pas de savoir s'il existe une fistule, il faut en déterminer la direction, la longueur, la disposition des trajets. Cette exploration peut être faite avec les doigts directement ou par l'intermédiaire de sondes. Toutes les fistules ne se prêtent pas également à l'exploration par la sonde : si la fistule est courbe, sinueuse, anguleuse, il faut recourir aux sondes de plomb ou de caoutchouc, qui, trop flexibles, indiquent la profondeur, mais ne donnent rien de positif sur les caractères du fond de la fistule. Les injections avec un liquide coloré, pratiquées par les ouvertures de la fistule, sont à mettre en usage ; ce procédé a l'avantage de faire reconnaître si les fistules sont simples ou diverticulées, si elles communiquent ensemble, etc.

— Dans quelques cas, la mesure du trajet fistulaire peut être appréciée extérieurement, d'une manière très exacte, par celle de l'étendue qu'occupe l'induration du tissu cellulaire, dans les régions traversées par les canaux fistuleux; ce symptôme est surtout d'une grande valeur dans le mal d'encolure, de garrot ou de taupe. L'abondance et les caractères du liquide, qui s'écoule par l'orifice externe, ont une grande valeur diagnostique; souvent le pus tient en suspension des détritus de parties mortifiées, dont la présence permet de spécifier la nature de la lésion.

PRONOSTIC. — Certaines fistules constituent une infirmité plutôt qu'une véritable maladie, telles les fistules salivaires; d'autres sont peu graves par elles-mêmes, mais gênent l'utilisation des animaux qui en sont atteints (fistules du garrot, etc.); d'autres sont accompagnées de troubles locaux, occasionnés par le contact irritant sur la peau de certains liquides (fistules urinaires) ou déterminent des troubles généraux qui doivent éveiller toute la sollicitude du vétérinaire (fistules de l'estomac, fistules de la phlébite suppurative). — Certaines fistules régularisent des écoulements pathologiques, et il ne faut les supprimer que quand on a enlevé la cause.

La gravité d'une fistule est subordonnée à son siège, à son ancienneté et surtout à sa cause et aussi aux organes intéressés.

TRAITEMENT. — Il est très variable suivant la nature et le siège des fistules; il comprend une foule de procédés dont nous allons exposer les plus suivis :

Fistules purulentes idiopathiques. — On cherche à en obtenir la cicatrisation par les injections irritantes : chlorure de zinc à 8 à 10 p. 1000, liqueur de Villate, teinture d'iode, mélange de vésicatoire et d'huile, etc., ou bien en introduisant des caustiques dans le trajet : crayon de nitrate d'argent, trochisque de sublimé, vésicatoire, etc., ou bien encore en cautérisant le trajet au fer rouge, ou bien enfin en y passant un séton. Parfois il faut avoir recours à l'incision des parois et au curetage du trajet.

Si une *fistule symptomatique* est due à la rétention d'un corps étranger ou d'un îlot nécrosé, on donnera un libre écoulement au pus par le débridement des contre-ouvertures, on fera dans le trajet des injections escarrotiques, et, si c'est possible, on extraira le corps étranger.

Les fistules séreuses guérissent généralement par le débridement et les injections antiseptiques; cependant les fistules articulaires sont souvent rebelles; autrefois on recommandait pour elles les injections irritantes, la cautérisation; nous avons obtenu de bons résultats avec la cautérisation répétée au crayon de nitrate d'argent.

Les fistules muqueuses se cicatrisent parfois dès que la cause qui les entretenait a disparu (drains des sinus, tube de trachéotomie, fil de suture); d'autres, au contraire, sont rebelles à la cicatrisation (fistules recto-vaginales) à cause du passage continuel des excréments. Les essais de suture ne réussissent pas souvent. — Pour le traitement des fistules de l'anus et du rectum, voy. ANUS, et pour les fistules intestinales, voy. INTESTIN.

Le traitement des fistules des conduits excréteurs comporte trois procédés : 1° rétablir le cours normal du liquide; il n'est à recommander que pour les fistules récentes : on suture les bords de l'orifice fistuleux, ou bien on l'occlut avec un bandage, ou une friction vésicante, et on dilate le conduit par des injections, par les sondages répétés ou par les tiges de laminaire; — 2° créer au liquide une voie artificielle; ce procédé n'est guère applicable que dans certains cas, pour le canal de Sténon par exemple; on perfore les couches profondes de la joue, muqueuse comprise, au niveau de la plaie du conduit, puis on suture celle-ci ou on l'occlut par un bandage : la salive s'écoule dans la bouche par la plaie artificielle que l'on vient de créer; on a transformé la fistule cutanée en une fistule muqueuse; — 3° tarir la source du liquide, en provoquant l'atrophie de la glande par la ligature du canal excréteur ou par des injections irritantes poussées dans celui-ci (parotide).

FIXER. — *Fixer un animal*, l'assujettir dans une position convenable pour pratiquer une opération et éviter des accidents pour l'opérateur ou pour le sujet à opérer.

FLACHERIE. — Maladie des *vers à soie* (Voy. ce mot).

FLAGEOLER. — Se dit d'un cheval dont les articulations du genou et du jarret tremblent et vacillent pendant la marche. C'est un signe de faiblesse ou de mauvaise conformation, et un défaut grave dans les chevaux de selle. Les jeunes chevaux, dont la croissance et le dressage ne sont pas terminés, *flageolent* ordinairement.

FLAIRER. — Sentir par l'odorat, en parlant des animaux.

FLAMAND (CHEVAL). — Variété de la *race frisonne* de Sansou. Les chevaux flamands produits dans le bassin de l'Escaut (Belgique et France) sont grands, 1ᵐ,65 à 1ᵐ,70, avec une encolure courte, une poitrine un peu plate, un corps long à garrot bas ; les membres sont gros, les masses musculaires volumineuses, mais la peau est épaisse, et les pieds sont souvent plats. Les plus vigoureux venant des environs de Bourbourg sont souvent appelés *chevaux de brasseurs*.

FLAMAND (MOUTON). — Variété de la race dolichocéphale du *Danemark* de Sanson. Ces moutons, que le commerce divise en *Cambrésiens* et *Vermandois*, se trouvent dans les départements du Nord, du Pas-de-Calais, de la Somme et de l'Aisne. Ils sont hauts sur jambes, ont la poitrine étroite, avec une croupe et des caisses assez développées. Leur poids varie de 60 à 90 kilos avec un rendement de 50 p. 100 de viande médiocre. Leur laine est très grossière.

FLAMANDE (VACHE). — Variété de la race dolichocéphale des *Pays-Bas* de Sanson. Cette variété d'excellentes laitières se trouve dans les Flandres belge et française, les meilleures viennent de Bergues, Dunkerque, Cassel, Hazebrouck ; on distingue dans le commerce les sous-races *Berguenarde*, *Casseloise*, *Maroil-laise*, *Boulonnaise*, *Artésienne*, *Namponnaise*, etc.

Ces vaches sont grandes, à poitrine large, quelquefois pas assez haute, avec un squelette fin. Les mamelles régulières, à trayons petits et placés en carré, sont fortes et souples. La peau est mince et plissée au cou. La couleur rouge du pelage est dominante. Il n'est pas rare de voir des vaches donner 4 000 litres de lait en trois cent quarante jours. Pour la boucherie les vaches sont précoces et d'un engraissement facile. Leur poids moyen est de 600 à 700 kilos avec un rendement de 60 à 62 p. 100. Cette variété n'étant pas utilisée pour le travail, presque tous les veaux mâles sont vendus pour la boucherie.

FLAMME ou FLAMMETTE (*fossorium*, *phlebotomus* ; all. *Lasseisen* ; angl. *fleam* ; it. *saetta*). — Grosse pointe de lancette portée à angle droit par un manche de métal (fig. 675) et qui sert pour faire la *saignée*.

FLANC (*ilium* ; λαγών ; all. *Seite* ; angl. *flank* ; it. *fianco* ; esp. *flanco*). — Maniement pair ou double, commun aux deux sexes, qui s'étend à tout l'espace compris entre le bord postérieur de la dernière côte, la pointe de la hanche et le bord libre des apophyses transverses. Il est distinct du *travers* dans un embonpoint peu avancé ; mais, dans le bœuf très gras, il se confond avec le *travers*, la *côte* et la *hanche*. Le

flanc a pour base les muscles de l'abdomen ; c'est entre le feuillet aponévrotique du muscle

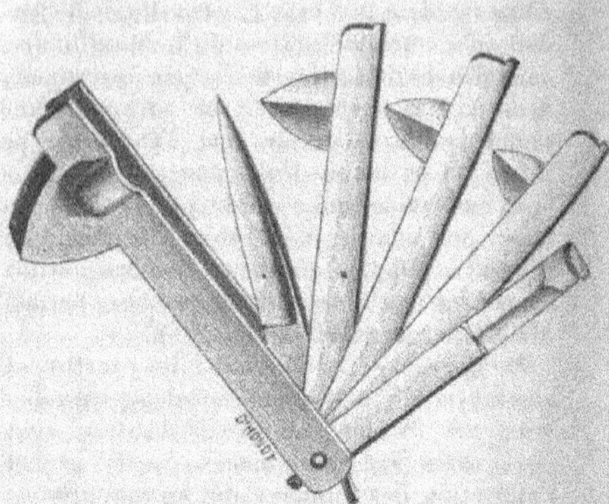

Fig. 675. — Flamme cuivre (Gasselin).

sous-cutané du thorax et de l'abdomen, et la face externe du muscle grand oblique de l'abdomen, que se fait le dépôt graisseux. Quatre petits ganglions lymphatiques sont toujours placés dans un espace triangulaire à côtés égaux, dont la base répondrait en haut à l'extrémité des apophyses transverses des quatre premières vertèbres lombaires, et le côté antérieur à la moitié supérieure de la dernière côte.

Extérieur. — Le flanc présente trois parties : une supérieure, le *creux* ; une moyenne, la *corde* ; une inférieure ou *partie fuyante*. Pour être bien conformé, il doit être *plein* et *court* : lorsqu'il est *long*, c'est une défectuosité. On le dit *creux* quand la partie supérieure est exagérée ; *cordé*, si la partie moyenne est tendue ; lorsque ces deux défectuosités sont réunies, l'animal est *efflanqué*. Si le flanc ressemble à celui du lévrier, il est *retroussé*. Les mouvements du flanc correspondant à ceux de l'inspiration et de l'expiration doivent toujours être examinés avec soin ; ils servent au diagnostic des affections de poitrine et, dans la *pousse*, les mouvements alternatifs d'abaissement et d'élévation sont séparés l'un de l'autre par un moment d'arrêt, que l'on appelle *soubresaut*. Sur les femelles en état de gestation (vache et jument principalement), les mouvements du fœtus sont transmis au flanc, et ainsi rendus visibles, pendant que la femelle boit.

FLANDRINES (VACHES). — Première classe des vaches laitières, dans le système de classification de Guénon. Les *flandrines*, ou *indiennes*, ont un écusson qui, après avoir embrassé les mamelles et la face interne et postérieure des jambes, s'élève le long du périnée, sous forme d'une large bande, jusqu'à la vulve, qu'il entoure. Cet écusson perd de sa largeur et de sa régularité à mesure que l'on descend du premier au huitième ordre.

FLÉCHISSEUR (*flexor* ; all. *Beuger* ; angl. *flexor* ; it. *flessore* ; esp. *flexor*). — Se dit de tout muscle qui détermine la flexion des parties auxquelles il s'attache.

FLEXION (*flexion* ; κάμψη ; all. *Biegung* angl. ; *flexion, bending* ; it. *flessione*). — État de ce qui est fléchi ; action de fléchir. — En physiologie, *mouvement de flexion*, mouvement dans lequel une section d'un membre se courbe sur une autre qui est située au-dessus d'elle : il a pour effet de rapprocher les parties entre elles, de les ployer.

FLOUVE (*Anthoxanthum*, L.). — Genre de graminées dont une espèce (*Anthoxanthum odoratum*, L.) répand après dessiccation une odeur agréable de *coumarine*. On la trouve dans les prés ; elle forme un excellent fourrage.

FLUCTUATION (all. *Schwappen* ; angl. *fluctuation*). — Mouvement d'oscillation d'un liquide amassé dans un foyer quelconque, ou dans une cavité splanchnique et que l'on rend sensible par un changement de position, ou par une pression dans deux sens opposés. On applique la paume de la main ou la face correspondante des quatre derniers doigts à plat, sur l'un des côtés de la tumeur, et on presse le côté opposé avec les extrémités des doigts de l'autre main, de manière à imprimer aux parties des secousses brusques et répétées ; la colonne du liquide, en se déplaçant, donne alors la sensation du choc communiqué à la partie avec laquelle la main immobile est en rapport.

La fluctuation est le signe pathognomonique de l'existence des collections séreuses, purulentes et autres ; cependant il faut la distinguer du déplacement dont les parties molles, comprimées alternativement en deux sens opposés, sont susceptibles dans quelques circonstances. La perception en est difficile et même impossible, quand la profondeur à laquelle se trouve placé l'épanchement empêche l'action des doigts de venir jusqu'à lui, ou le mouvement que ces organes lui impriment d'être senti par la main opposée.

FLUIDIFIANTS. — Médicaments qu'on suppose propres à augmenter la liquidité du sang ou à déterminer celle de productions morbides dont on recherche la résorption : ce sont des *altérants*.

FLUXION PÉRIODIQUE ou OPHTALMIE PÉRIODIQUE ou OPHTALMIE LUNATIQUE ou INTERMITTENTE (all. *Monatblindheit* ; angl. *mooblindess* ; it. *lunatismo* ; esp. *fluxion periodica*). — Affection de l'œil, observée surtout chez les solipèdes, qui se déclare par accès dont le retour est plus ou moins éloigné, et qui entraîne à peu près fatalement, après une durée variable, la perte plus ou moins complète de la vue, en produisant parfois l'amaurose, plus souvent la cataracte, le trouble permanent de l'humeur aqueuse et finalement l'atrophie du globe oculaire.

La fluxion périodique est assez fréquente chez le cheval ; on ne l'observe que rarement chez le mulet et l'âne. Certains auteurs : Joyeux, Monat, Leblanc, Lafosse, etc., disent l'avoir observée sur les bêtes bovines.

Autrefois la fluxion périodique était très commune dans certaines contrées de la France, de l'Angleterre, de l'Allemagne, dans les Pays-Bas, en Hongrie. Aujourd'hui l'affection est beaucoup plus rare, mais sévit encore dans les régions humides, basses et marécageuses, dans l'est, le centre et le midi de la France.

NATURE. — Longtemps on a pensé que la fluxion périodique était une maladie spéciale aux solipèdes. Didot, Van Bierolier, Roy, Nagel Gerbach, Mariot-Didieux et d'autres l'ont identifiée au *glaucome* de l'homme, que l'on observe surtout chez les rhumatisants et les goutteux. Boyer, Hocquard et Bernard ont pensé que l'affection était due à une inflammation de l'iris et de la choroïde, une *irido-choroïdite*. Rolland la considère comme une *iritis*. Grandclément reconnaît deux sortes de fluxion : l'une, *inflammatoire*, serait une *irido-choroïdite* ou *irido-cyclite* et serait l'analogue de l'*iritis* rhumatismale de l'homme ; l'autre, *sèche*, rappellerait l'*uvéite irienne* de l'homme.

ÉTIOLOGIE. — Un grand nombre de causes ont été incriminées dans la genèse de la fluxion périodique. Mais les recherches faites dans ces dernières années permettent de dire que cette maladie est de nature *infectieuse*. Koch dit en avoir isolé le microbe pathogène ; celui-ci serait répandu dans les fourrages, pourrait atteindre l'œil où il trouverait, dans certaines conditions, un milieu favorable à sa multiplication.

Plus récemment le Dr Dor a trouvé dans les yeux malades un microorganisme à grains très irréguliers, les uns petits, les autres deux ou trois fois plus gros que des staphylocoques, souvent associés par deux, et ressemblant à des bâtonnets. Le Dr Dor pense qu'il s'agit d'un bacille spécifique qu'il a pu cultiver. Les injections dans l'œil d'un lapin, soit de cultures, soit de quelques gouttes provenant de la macération d'un iris malade dans l'eau stérilisée lui ont permis de reproduire de véritables accès de fluxion périodique.

Il faut alors considérer comme simplement *occasionnelles* toutes les causes auxquelles les anciennes théories attachaient une grande importance.

Influence du sol : l'affection apparaît surtout dans les pays à sous-sol argileux et marécageux. L'influence du sol devient évidente par l'*expatriation* : si l'on transporte les chevaux, parfois nés de parents atteints de la maladie, dans des lieux où le sol est de nature différente, ils ne contracteront que rarement la fluxion ; tandis que si l'on prend des animaux élevés dans un pays qui ne les prédispose pas à cette maladie, et qu'on les place sur un sol de nature argileuse et humide, ils ne tarderont pas à en être atteints. Les marchands de la Catalogne achètent sciemment dans l'ouest de la France des chevaux ou des mulets fluxionnaires, persuadés que leurs yeux, s'ils ne sont pas entièrement détruits, recouvreront leurs conditions normales sous l'influence d'un nouveau climat. Les chevaux du Jura et de la Bresse, que le commerce fait émigrer dans le Dauphiné, la Provence, le Languedoc, restent exempts de la maladie, qui dans le pays en affecte de 15 à 30 p. 100. Les chevaux lorrains transportés jeunes dans la Champagne crayeuse, parfois même en Alsace, ne prennent plus la fluxion qui dans le pays n'aurait pas manqué de les frapper de cécité dès l'âge de trois à cinq ans.

L'*humidité* est, d'après cela, une circonstance favorable à la genèse de la fluxion. Tous les auteurs ont signalé l'influence de fréquents brouillards, et ont observé la fréquence de la maladie dans certaines vallées encaissées : les cas de fluxion sont plus nombreux et plus graves dans les années pluvieuses que dans les années sèches. Cependant l'influence de l'humidité seule n'est pas suffisante pour produire la fluxion ; dans les herbages du Calvados, où l'humidité ne manque pas, dans les îles Britanniques, dans le Danemark, la fluxion ne s'observe pas ou très exceptionnellement ; elle est rare sur les bords de la Méditerranée.

Le *tempérament lymphatique* prédispose à la fluxion périodique ; cette maladie ne s'observe que rarement, sur les animaux à tempérament sanguin ou nerveux ; elle est fréquente chez les chevaux lymphatiques. Ceci est sous une autre forme la constatation de l'influence de l'humidité qui prédispose au tempérament lymphatique.

On a beaucoup parlé de l'*influence des fourrages* ; ceux-ci ont une action qui se combine à celle du sol et des localités, dont ils sont eux-mêmes dépendants.

L'*influence de l'hérédité* a été affirmée.

L'exemple d'étalons qui ont communiqué la fluxion périodique à leurs produits, quelquefois à plus des deux dixièmes de leurs descendants, a souvent été signalé ; les poulains deviennent aveugles à l'âge de deux ans et demi ou trois ans, quelquefois dès la première année, s'ils sont dans de fâcheuses conditions étiologiques ; les juments saillies par d'autres étalons ont donné des produits sains. La transmission par la mère a été constatée aussi fréquemment.

Ce que nous avons signalé au sujet de l'émigration montre que l'hérédité ou même la prédisposition héréditaire s'explique par l'influence du climat et du sol.

SYMPTOMATOLOGIE. — Dans les circonstances les plus ordinaires, la fluxion périodique se présente sous forme d'*accès*, qui disparaissent après avoir parcouru leurs phases successives, mais qui laissent après eux des traces plus ou moins profondes de leur passage.

Lorsque la maladie suit sa marche la plus régulière, on est convenu de distinguer, dans la succession des phénomènes pathologiques par lesquels l'accès se manifeste, *trois périodes*, désignées sous les noms de périodes d'*augment*, d'*état* et de *déclin*.

Sous l'influence de la congestion de l'œil, il se déclare une compression intra-oculaire plus ou moins considérable qui est due à une exsudation ou à un épanchement intérieur. Les paupières elles-mêmes parfois se gonflent un peu, s'infiltrent ; les vaisseaux de la conjonctive se gorgent de sang ; il y a du larmoiement et les larmes s'écoulant par l'angle nasal de l'œil sur le chanfrein corrodent plus ou moins la peau. L'œil est plus dur, plus dense à la pression du doigt ; quoique la photophobie soit extrême, l'œil lui-même n'a cependant pas une sensibilité exagérée, et même, s'il y a compression intra-oculaire, la cornée est souvent comme anesthésiée. La pupille est un peu contractée et elle ne se dilate que lentement.

Avec le temps, la cornée s'obscurcit un peu et le trouble s'avance peu à peu de la circonférence vers le centre ; les humeurs se troublent et deviennent souvent tout à fait opaques,

toujours avec une teinte jaune verdâtre, dite
feuille morte, ou mieux vert-bouteille.

Dans la seconde période, l'humeur aqueuse
présente de nombreux flocons nébuleux qui
souvent empêchent de distinguer la pupille;
l'iris apparaît avec une teinte rouge, due à la
congestion sanguine; le cristallin est également
trouble, opalin, et si à travers cette
lentille, malgré la contraction de la pupille,
on peut distinguer le fond de l'œil, celui-ci est
d'un blanc un peu jaunâtre. Vers le cinquième
ou septième jour, on voit les flocons de la
chambre antérieure se déposer sous la forme
d'un faux *hypopyon*; il y a dans la partie
déclive de l'œil un segment jaunâtre à concavité supérieure, qui est un symptôme caractéristique de la maladie; on le reconnaît constitué
de flocons, et il s'en soulève en plus ou moins
grande quantité quand on remue un peu le
globe oculaire avec le doigt ou qu'on agite la
tête; il n'y a pas le niveau horizontal d'un
liquide qui caractérise la collection purulente
de l'hypopyon vrai. Ce précipité, à peine visible dans le principe, augmente graduellement,
et acquiert un volume ordinairement proportionnel à l'intensité des phénomènes congestionnels; d'après Reynal, il est parfois mélangé
de stries rougeâtres ou même de sang épanché.

Grâce à ce faux hypopyon, l'œil est devenu
plus clair, et on voit alors à travers la pupille,
toujours fortement contractée, le cristallin
plus ou moins trouble, laissant à peine passer
la teinte jaune verdâtre du fond de l'œil. — Au
bout de quelques jours, c'est-à-dire vers le
huitième ou dixième jour, le faux hypopyon
change de teinte, devient jaune grisâtre, paraît
plus condensé, moins floconneux; c'est la
troisième période des auteurs. Le dépôt de la
chambre antérieure commence petit à petit à
se résorber; dans ce travail de dissolution,
l'humeur aqueuse prend une teinte louche,
un peu laiteuse, qui ne lui donne cependant
pas l'opacité de la première période; les
symptômes de trouble du fond de l'œil disparaissent. — A mesure que ces phénomènes
se sont passés dans l'intérieur de l'œil, et même
dès le commencement de la deuxième période,
les symptômes d'irritation extérieure, de conjonctivite symptomatique, ont disparu; les
paupières se sont dégonflées, le larmoiement a
cessé. Tous les symptômes qui constituent
l'accès ont disparu dans l'espace de huit,
douze, quinze ou vingt et un jours, rarement
moins ou plus; Oger cite des cas où l'accès
a duré vingt-huit jours.

Ordinairement la fluxion ne s'observe que
sur un œil à la fois; et quand les deux yeux
en sont affectés, ce qui est assez commun, ce
n'est que lorsque le premier attaqué est définitivement perdu que l'autre devient malade. —
Quelquefois les accès alternent d'un œil à
l'autre; et dans ce cas, il y en a toujours un
plus profondément atteint que l'autre. — Les
deux yeux peuvent présenter en même temps
les symptômes d'un accès d'ophtalmie intermittente, mais ce cas est rare.

Généralement, après les accès, dont la durée
est variable, l'œil conserve quelques traces de la
maladie, qu'on peut constater dans l'intervalle;
ces traces augmentent à mesure que le nombre
des accès dont il a été affecté devient plus considérable.

L'intervalle qui sépare deux accès varie
entre sept et soixante-dix jours; en moyenne
il est de vingt-huit à trente jours; on a cependant constaté des intermittences de quatre, six
mois et même plus. L'apparition des accès est
précipitée par le travail exagéré, surtout en
plein soleil; elle est retardée par le repos et
l'obscurité.

Au début la vue s'affaiblit, l'animal devient
ombrageux, tient l'oreille droite et haute, s'effarouche au moindre bruit. Plus tard, le globe oculaire s'atrophie; alors la paupière supérieure,
au lieu de décrire dans son ensemble un arc
à peu près régulier, présente vers le tiers
interne de sa longueur un pli très prononcé, ce
qui fait que l'angle nasal de l'œil est moins aigu
et moins droit, et qu'un angle anormal, un peu
obtus, se trouve à la paupière supérieure;
l'ouverture palpébrale, au lieu d'être ovale, se
rapproche de la forme d'un triangle scalène.
L'angle nasal est souvent comme creusé d'un
canal en fente et un peu renversé en dehors, d'où
une déviation des points lacrymaux, entraînant
un larmoiement constant; alors on remarque
sur le chanfrein un sillon creusé par le passage
des larmes. Le corps clignotant paraît un peu
hypertrophié. — La cornée a conservé sa
transparence, ou bien elle est trouble, d'un
blanc ardoisé très prononcé, et recouverte
d'une multitude de vaisseaux sanguins rectilignes et fins qui forment, surtout à la périphérie, une sorte de couronne qui envoie des
prolongements sur la sclérotique. — Dans la
chambre postérieure, on peut voir des filaments
très ténus qui flottent au milieu des humeurs;
parfois ce sont des corpuscules blanchâtres que
l'on aperçoit. — Les lésions de l'iris sont surtout
caractéristiques: il reflète une teinte verdâtre ou

jaunâtre couleur feuille morte ; il a contracté des adhérences, parfois avec la face interne de la cornée (*synéchies antérieures*), mais surtout avec la cristalloïde antérieure (*synéchies postérieures*). Parfois la pupille est dilatée, le plus souvent elle est resserrée. L'ouverture pupillaire est irrégulière, en raison des adhérences de l'iris ; elle est festonnée, moniliforme, en huit de chiffre horizontal ou vertical, etc. ; parfois elle est simplement déplacée. La face antérieure de l'iris est convexe, surtout en sa partie moyenne qui est portée en avant, tandis que l'ouverture pupillaire est maintenue en arrière par les adhérences avec le cristallin. Sur la cristalloïde antérieure, notamment en regard de la pupille, on voit de petits dépôts punctiformes consécutifs à des synéchies déchirées par la dilatation de la pupille. La cataracte est fréquente ; elle débute par les couches superficielles du cristallin qui sont devenues laiteuses en un point ou sur toute leur étendue ; plus tard il existe de véritables taches de nuance, de forme, de dimensions variables.

L'opacité du cristallin et de l'humeur vitrée masquent les lésions de la choroïde et de la rétine. Parfois elles recouvrent des épanchements sanguins ; d'autres fois le système vasculaire de ces membranes est engorgé. La papille, après plusieurs accès, présente en son centre une excavation ; elle devient blanchâtre, grisâtre à la périphérie, luisante.

Il faut ordinairement cinq à sept accès pour amener la cécité ; mais on a vu des chevaux ne perdre complètement la vue qu'après l'apparition sur un même œil de dix à quinze accès. C'est le mode de terminaison à peu près constant de la fluxion ; cette cécité peut être due à de l'amaurose, mais plus souvent elle est due à la cataracte ; Hamon admet qu'on observe cette dernière dix-huit fois sur vingt.

DIAGNOSTIC. — Pour diagnostiquer l'ophtalmie périodique, il faut, suivant le cas, savoir la reconnaître pendant l'accès ou pendant la rémittence ; si les symptômes n'étaient pas assez frappants, on se guiderait sur la marche périodique de la maladie.

Pendant l'accès, on pourrait confondre avec une ophtalmie interne, parfois même avec une ophtalmie externe. Le dépôt floconneux de la chambre antérieure n'est pas absolument caractéristique de la fluxion ; il existe dans l'ophtalmie interne, tantôt rhumatismale, tantôt symptomatique d'affections diverses (typhoïde). Nous croyons cependant pouvoir admettre que dans l'ophtalmie interne il n'y a pas cette résorption du dépôt s'accompagnant de trouble de l'humeur, mais bien plutôt tendance à la formation d'un hypopyon vrai, formation de pus. — La teinte jaune verdâtre caractéristique du glaucome n'est pas non plus spéciale à la fluxion. On peut dire que quand ces deux symptômes se présentent ensemble, il ont alors une valeur réelle et dénotent d'une manière certaine la fluxion périodique. — Nous croyons pouvoir considérer comme caractéristique de la fluxion la succession des périodes qui constituent les accès ; quand on constate qu'il y a successivement trouble de l'humeur aqueuse, formation et disparition du dépôt floconneux avec accompagnement des symptômes particuliers à ce phénomène pathologique, on peut affirmer l'existence de la fluxion périodique. — Nous considérons encore comme caractéristiques l'absence d'une inflammation proprement dite, le larmoiement toujours séreux, ne tendant pas à devenir purulent ; il n'y a pas l'altération subite des milieux de l'œil avec formation des fausses membranes et tendance à la suppuration. — Tandis que pour l'ophtalmie interne on trouve souvent la cause du mal, cet élément manque pour la fluxion.

Le diagnostic de la fluxion périodique est beaucoup plus difficile pendant la rémittence des accès ; il est basé sur la forme de la paupière supérieure qui est brisée, sur l'atrophie du globe oculaire, le trouble de la cornée, la teinte feuille morte de l'iris, la présence de filaments dans la chambre postérieure, de synéchies postérieures, sur la non-contractilité de la pupille, enfin sur les taches du cristallin. Ces diverses lésions ne deviennent apparentes qu'après plusieurs atteintes de l'affection ; aussi, au début, lors de la rémittence des premiers accès, le diagnostic est souvent impossible.

Pour Rolland, la synéchie serait le symptôme pathognomonique de la maladie. La plupart des auteurs se refusent à accorder à l'inflammation de l'iris et à la synéchie postérieure cette importance diagnostique ; pour eux, on doit tenir compte des lésions de la choroïde, du corps ciliaire, du cristallin, de la périodicité des accès et des symptômes fournis dans le cours de ceux-ci.

La constatation des signes qui peuvent faire reconnaître la fluxion pendant l'intervalle qui sépare deux accès est d'une très grande importance, surtout au point de vue de la jurisprudence vétérinaire. C'est la comparaison des deux yeux, dont l'un reste ordinairement sain tandis que l'autre porte les traces de la fluxion, qui fournit souvent de bons moyens de diagnostic ; quand les deux yeux ont été atteints à la fois, ce qui est plus rare, l'affection a toujours été plus violente sur l'un que sur l'autre.

Il est aujourd'hui indispensable de faire l'examen de l'œil au moyen de l'*Ophtalmoscope* (Voy. ŒIL).

PRONOSTIC. — Cette maladie est grave parce qu'elle entraîne souvent la cécité. La gravité du pronostic doit nécessairement diminuer lorsque la maladie n'a entraîné que la perte d'un seul œil. — La cessation spontanée de la fluxion périodique s'observe quelquefois après l'émigration.

TRAITEMENT. — Le traitement réellement efficace de l'ophtalmie périodique se trouve dans la prophylaxie, car la maladie déclarée doit être considérée comme incurable.

L'affection étant jusqu'ici considérée comme héréditaire, il est essentiel d'écarter autant que possible les malades de la reproduction.

Dans bien des localités où le mal est enzootique à cause du lymphatisme trop prononcé de la race locale, il faut, tout en attendant l'amélioration par un meilleur régime, recourir à des reproducteurs d'un tempérament sanguin. — Pour les animaux atteints de fluxion, l'émigration est un bon moyen. — Dans les pays où le mal est fréquent sur les chevaux importés, il faut de bons soins et une bonne hygiène. On assainira le sol par le drainage, les amendements calcaires, la suppression des marécages, etc.

Le traitement curatif est peu efficace.

Lors d'un accès, on placera le cheval dans l'obscurité. On a conseillé de recourir aux antiphlogistiques ; ils ne sont pas à recommander, pas plus que la saignée ; les alcalins et les toniques à l'intérieur auraient été utiles dans certains cas.

Localement, on recommande les collyres de composition variable. Hocquard et Bernard conseillent les instillations de sulfate d'ésérine à 1 p. 100 ; Rolland condamne l'usage de l'ésérine et préconise les instillations répétées de la préparation suivante :

Sulfate neutre d'atropine... 10 centigr.
Eau........................ 20 grammes.

D'autres utilisent la pommade à l'azotate d'argent (2 grammes pour 100 grammes de vaseline), ou bien la préparation suivante :

Extrait de belladone......) ãã 0gr,25
Calomel...................)
Eau....................... 4 grammes.

Jacotin recommande : 1° donner chaque jour, pendant un mois, dans un barbotage, 300 grammes de liqueur de Van Swieten ; 2° instillations journalières de collyre ou de pommade à l'atropine.

Si l'exsudat de la chambre antérieure est abondant, on peut recourir à la ponction de la cornée, qui se fait avec une aiguille-trocart ou un kératome : les instruments et les mains de l'opérateur sont aseptisés, l'œil est insensibilisé à la cocaïne et on applique un blépharostat pour maintenir les paupières écartées. On fixe l'œil de la main gauche, et avec la main droite, on introduit le trocart ou le kératome dans la chambre antérieure, en perçant la cornée à 2 millimètres du limbe scléro-cornéen, et en ayant soin de tenir l'instrument parallèle à l'iris.

S'il existe des synéchies, on essayera de les rompre par des applications répétées de pommade à l'atropine. Si l'on ne réussit pas, certains auteurs recommandent d'avoir recours à l'excision partielle de l'iris, à l'*iridectomie* ; la portion d'iris à enlever sera

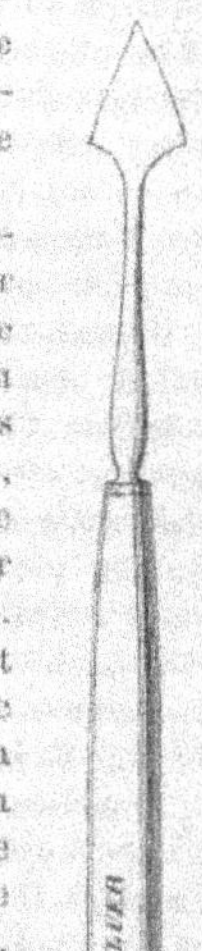

Fig. 676. Couteau lancéolaire courbe.

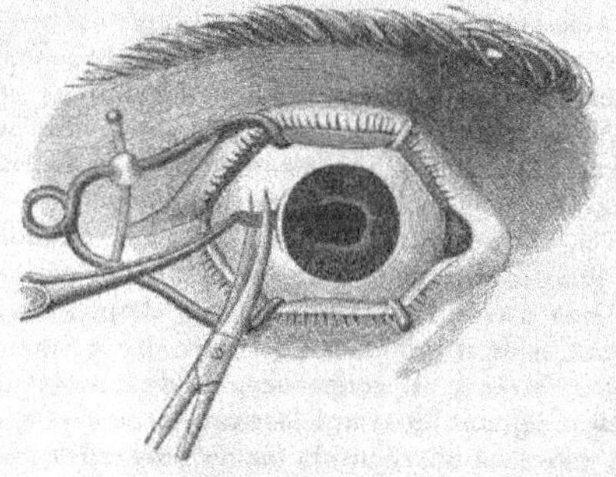

Fig. 677. — Pupille artificielle. Excision de l'iris.

en rapport avec la position des synéchies, leur volume, leur largeur.

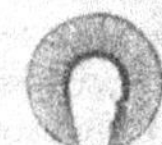 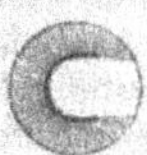 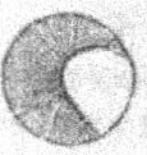

Fig. 678. — Diverses formes de pupilles après l'iridectomie.

À l'aide d'un couteau lancéolaire (fig. 676) on

ponctionne la cornée, comme il a été dit plus haut, et en s'entourant de grandes précautions antiseptiques ; le lieu de ponction varie avec la position de la synéchie (fig. 677 et 678. — L'iris vient généralement faire hernie au dehors ; on le saisit avec les pinces et on en enlève un lambeau. — On applique ensuite sur l'œil un pansement antiseptique.

Des expériences récentes font supposer qu'au début des injections intraveineuses d'une solution d'iodure de potassium à 5 p. 1000 peuvent arrêter l'accès.

Jurisprudence. — La loi de 1884-1895 classe la fluxion périodique des yeux au nombre des vices rédhibitoires chez le *cheval*, l'*âne* et le *mulet*. Le délai pour exercer l'action en garantie est de *trente jours* francs, non compris le jour fixé pour la livraison.

Expertise. — Elle est parfois assez délicate. L'expert doit s'efforcer de connaître les commémoratifs. Il se renseigne auprès de l'acheteur si l'animal est ombrageux, si, depuis la livraison, il a présenté quelque maladie des yeux. Ensuite il procède à l'examen de l'œil, d'abord à la lumière du jour et à l'œil nu, puis au moyen de l'éclairage latéral, enfin à l'aide de l'éclairage direct et de l'ophtalmoscope. Voy. Œil. (*Examen de l'*).

Si l'expertise a lieu pendant un accès, l'expert constatera, au cours de ses visites successives, la conjonctivite, le photophobie, l'injection périkératique, l'hypopyon, la teinte feuille morte de l'iris, puis la rétrocession des lésions et l'éclaircissement des milieux de l'œil. Il n'est pas nécessaire qu'il constate la périodicité des accès pour conclure à la fluxion périodique.

Si l'évolution anormale d'un accès rendait impossible le diagnostic de la fluxion périodique d'avec l'ophtalmie interne simple, l'expert, pour se prononcer, doit attendre le retour de l'accès ; il commence le procès-verbal en indiquant les symptômes constatés et remet à une date ultérieure la fin de l'expertise. — L'animal est placé en fourrière, ordinairement chez l'acheteur, et soumis à un travail modéré. — Si, pendant la durée de la fourrière, l'accès réapparaît, l'expert peut conclure à l'existence de la fluxion périodique.

Si l'accès ne se reproduit pas deux mois après la mise en fourrière, on admet généralement que l'expert peut conclure à la non-existence du vice rédhibitoire. Cette mesure est inspirée dans un but d'économie pour abréger les frais de fourrière ; cependant elle est contraire aux règles de l'expertise ; elle ne peut être une règle générale et, si l'expert le juge à propos, il peut prolonger la durée de la fourrière, car il pourrait se produire un nouvel accès peu après le dépôt de son rapport négatif.

Si l'expertise a lieu pendant l'intermittence, elle est plus délicate. L'expert peut conclure à l'existence de la fluxion périodique s'il constate la forme en accent circonflexe de la paupière supérieure, l'atrophie de l'œil, le trouble de la cornée, la teinte feuille morte de l'iris, la présence de synéchies postérieures, le resserrement de la pupille, des opacités du cristallin.

Si l'expert n'observe que certains symptômes, resserrement de la pupille, synéchies postérieures, il peut soupçonner l'existence du vice, mais il ne peut conclure à la rédhibition, car ces lésions peuvent être consécutives à l'ophtalmie simple. Dans ce cas, il met l'animal en fourrière, et procède comme il a été dit plus haut.

Il est probable que la découverte du parasite spécifique fournira un moyen simple de diagnostic pendant ou après les accès.

Ruses. — L'application de matières irritantes sur l'œil peut entraîner une ophtalmie simple, dans le but de simuler la fluxion pour résilier un marché, ou bien de masquer cette affection en en rendant le diagnostic plus difficile. Ces ruses seront déjouées en faisant un examen approfondi de l'œil malade ; l'expert pourra placer le sujet en fourrière et attendre que les troubles superficiels apportés par ces manœuvres aient disparu, pour examiner l'œil malade (1).

FLUXION DE POITRINE. — Voy. Pneumonie.

FOETUS (*fœtus* ; ἔμβρυον ; all. *Fœtus, Leibesfrucht* ; angl. *fœtus* ; it. et esp. *feto*). — Nom que prend le produit de la conception à partir du moment où les diverses parties qui composent l'*embryon* ont acquis assez de développement pour être aisément distinguées à l'œil nu, et qu'il conserve pendant tout le temps qu'il demeure contenu dans la matrice (V. Embryon).

FOIE (all. *Leber* ; angl. *liver* ; it. *fegato, trigado*). — Un des organes de la digestion, situé dans la cavité abdominale, en arrière du diaphragme.

Exploration sur le cheval. — Le foie est explorable sur une faible partie de la région costale droite. La région hépatique est limitée, en arrière, par la dernière côte et le cercle cartilagineux ; en avant et en haut, par la quinzième côte ; un

(1) A. Conte, *Jurisprudence vétérinaire* (*Encycl. Cadéac*, 1 vol., Paris, 1898).

peu au-dessous, par la treizième ; et la glande, dans sa partie inférieure, correspond aux onzième, dixième, neuvième et huitième côtes. En raison de la forme du diaphragme, la partie supéro-postérieure du lobe droit du foie est directement appliquée sous la paroi costale, au niveau des deux ou trois dernières côtes. Quand le foie est hypertrophié, on peut, par la palpation, se rendre compte qu'il dépasse le cercle cartilagineux dans ses régions supérieure et moyenne, et par la percussion on peut se rendre compte que la zone de matité hépatique est augmentée (Butel, *loc. cit.*).

ANATOMIE. — Sa face antérieure, lisse, est creusée d'une scissure qui donne passage à la *veine cave postérieure* ; sa face postérieure présente également une scissure qui contient la *veine porte*, l'*artère* et les *nerfs hépatiques* et les *canaux biliaires*. Son bord inférieur est divisé par deux échancrures en trois lobes : droit, moyen, gauche.

STRUCTURE. — Il est enveloppé par une expansion de péritoine recouvrant son enveloppe propre, *capsule fibreuse* qui envoie dans le tissu de l'organe des prolongements formant charpente. Le *tissu propre* du foie est formé de granulations de 2 millimètres de diamètre environ que l'on distingue parfaitement à la surface de l'organe. Ces granulations constituent les *lobules hépatiques*. Le lobule hépatique est formé par des *cellules hépatiques* (fig. 679) placées dans les mailles du réseau formé par les vaisseaux du lobule, les *canalicules biliaires* forment autour du lobule une sorte de réseau qui, d'une part, communique avec les canalicules voisins, d'autre part, envoie dans le lobule des prolongements qui entourent chaque cellule ; les *vaisseaux afférents* sont des branches de la *veine porte* (*veines interlobulaires* ou *sous-hépatiques*) et de l'*artère hépatique*, qui constituent un réseau

périphérique envoyant des ramuscules à l'intérieur du lobule, ramuscules qui se réunissent sur le vaisseau efférent. Un *vaisseau efférent* ou *veine intralobulaire* ou *veine sus-hépatique centrale* reçoit les ramifications du réseau capillaire.

Les canalicules biliaires se réunissent à la périphérie des lobules pour former plusieurs branches qui, elles-mêmes, par leur réunion, forment le *canal cholédoque*. Ce canal excréteur de la bile va se jeter dans le duodénum en même temps que le canal pancréatique, formant avec ce dernier l'ampoule de Water.

Les veines sus-hépatiques centrales reçoivent le sang qui est amené dans le foie par la veine

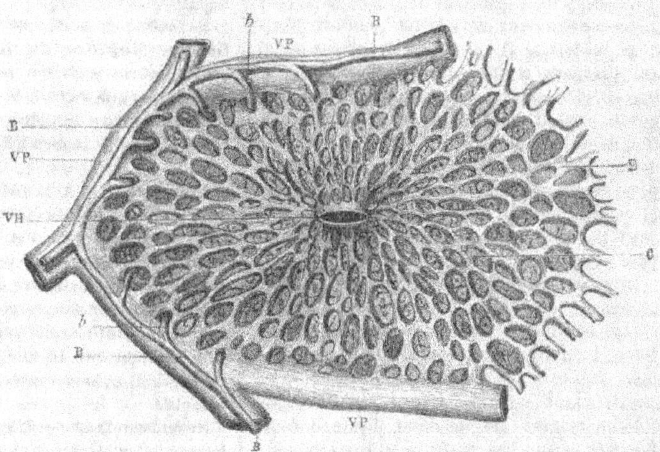

Fig. 679. — Coupe d'un lobule hépatique (d'après Claude Bernard).

VH, veine hépatique intralobulaire ou veine sus-hépatique. — VP, branche interlobulaire de la veine porte. — R, mailles du réseau capillaire du lobule. — C, cellules hépatiques. — H, canalicules biliaires. — b, leur origine dans le lobule.

porte et l'artère hépatique ; elles se réunissent pour former les *veines sus-hépatiques* qui vont se jeter dans la *veine cave postérieure*.

PHYSIOLOGIE DU FOIE. — Le foie a des fonctions multiples ; nous avons vu plus haut (Voy. DIGESTION), le rôle que cet organe remplissait dans la fonction digestive ; il sécrète la *bile*, qui est formée dans les cellules hépatiques et ensuite déversée dans les canalicules biliaires ; le sang de la veine porte et celui de l'artère hépatique concourent tous deux à former la bile ; il n'est pas encore prouvé d'une façon certaine que la sécrétion biliaire soit sous l'influence du système nerveux.

Une autre fonction très importante du foie

est la fonction glycogénique ; le foie fabrique du glycogène, du sucre.

GLYCOGÉNIE HÉPATIQUE. — Le sucre joue dans l'économie un rôle considérable, c'est pour ainsi dire le seul aliment des éléments anatomiques ; c'est une sorte de *réserve d'énergie*, grâce à laquelle l'organisme peut exécuter tous ses actes, engendrer l'énergie et la chaleur nécessaires à leur accomplissement. Claude Bernard a montré le premier, par l'expérimentation, 1° que le sucre existait à l'état normal dans le sang (réaction de la liqueur de Fehling), 2° qu'il était fabriqué dans le foie.

Il pensait que ce sucre était détruit, brûlé dans le poumon. Chauveau a démontré qu'il était détruit dans tous les tissus.

Le sucre de l'économie dérive de la *matière glycogène* contenue dans le foie, qui est fabriquée par le foie et qui n'est autre chose qu'un anhydride de glycose, de l'amidon ; aussi l'a-t-on appelée *amidon animal*. — Sanson a montré qu'elle existait aussi, mais en très faible quantité, dans les muscles (peut-être y a-t-elle été amenée par le sang ?). En employant divers artifices, on a pu obtenir à l'état pur cette matière glycogène, qui est blanche, amorphe, soluble dans l'eau, et colorée en acajou par l'iode ; pour la doser, on la transforme en sucre.

Diverses causes font varier la quantité de glycogène contenue dans le foie : les anesthésiques, le ralentissement de la circulation hépatique, l'inanition, les exercices musculaires la font diminuer ; l'alimentation abondante, les matières azotées l'augmentent.

Cette matière glycogène se forme dans le foie aux dépens des matières hydrocarbonées, du sucre, des matières albuminoïdes, des graisses.

Le système nerveux agit sur le foie, soit pour modérer la production du sucre, soit pour l'accélérer, suivant les besoins de l'organisme ; cette action régulatrice du système nerveux est complétée par celle du pancréas. Chauveau et Kaufman admettent qu'il y a un centre modérateur de la fonction glycogénique dans le bulbe, et un centre excitateur situé vers la limite de la moelle cervicale et de la moelle dorsale.

Kaufman admet en outre que le pancréas a une action directe sur le foie (peut-être par l'intermédiaire d'un produit de sécrétion interne) ; le pancréas agit comme modérateur de la fonction glycogénique : si on coupe les nerfs se rendant au foie, on observe aussitôt l'hypoglycémie ; si on fait l'ablation du pancréas, on observe l'hyperglycémie. D'après ces données, toutes les modifications de la fonction pancréatique devront donc retentir sur le foie et sur l'économie en général.

3° Le foie concourt à la formation du sang ; mais ce rôle hématopoiétique n'est pas encore absolument précisé.

4° Le foie est un organe *antitoxique* chargé d'annihiler l'action de certains poisons absorbés par l'économie ou formés par elle, soit en les détruisant, soit en les retenant dans la trame de son tissu. Cette fonction antitoxique ne se manifeste pas lorsque la glande est pauvre en matières glycogènes (maladies fébriles).

5° Enfin l'urée est un résidu de la fonction hépatique.

MALADIES DU FOIE. — 1° **Apoplexie du foie. — Rupture du foie.** — Cette apoplexie est caractérisée par une hémorragie abondante, qui détruit le parenchyme hépatique ; le sang s'accumule sous la capsule de Glisson, parfois la déchire et s'épanche dans le péritoine.

ÉTIOLOGIE. — Elle est parfois une terminaison de la congestion du foie, surtout quand le tissu de l'organe y est prédisposé par des altérations dégénératives (dégénérescences amyloïde ou graisseuse) ; d'autres fois elle fait suite aux traumatismes portant sur la région de l'hypocondre droit (coups de pied) ; enfin elle survient sur le foie porteur de lésions tuberculeuses, morveuses, d'angiome, d'abcès, etc.

SYMPTOMATOLOGIE. — L'apoplexie est souvent brusque et instantanée ; l'animal est triste, a le regard anxieux, paraît indifférent à ce qui se passe autour de lui ; sa face est grippée, il a des frissons. — La respiration est généralement accélérée ; le pouls petit et vite, quelquefois filant, a parfois plus de 100 pulsations par minute ; les battements du cœur sont tumultueux, les veines sous-cutanées affaissées ; les extrémités sont froides ; les muqueuses pâles, rarement colorées en jaune, la bouche sèche. Il y a inappétence pour les solides et souvent une avidité très grande pour les boissons ; une légère constipation et expulsion de crottins durs, secs et coiffés. — Quelquefois il survient des sueurs partielles à la base des oreilles, puis aux membres, et enfin sur le tronc. — Généralement il y a des coliques sourdes ; le ventre est tendu et douloureux, surtout au niveau de l'hypocondre droit ; l'animal ne se couche que rarement. Si plus tard il tombe, c'est brusquement, et alors il meurt en quelques minutes.

Marche, durée et terminaisons. — Ces symptômes évoluent en deux ou trois heures ; les exemples ne sont pas rares de chevaux tombant comme foudroyés, pendant une course violente ; parfois ce n'est qu'après deux, trois, quatre jours, que la mort arrive. La terminaison par la mort est de beaucoup la plus fréquente. Cependant il peut arriver que l'épanchement s'arrête par la coagulation du liquide. Alors le caillot formé s'organise ; quelquefois même il est résorbé, et le foie reprend à peu près l'intégrité de ses fonctions ; dans ces cas il y a guérison possible, mais les rechutes sont possibles, surtout si le cheval travaille. Si l'épanchement est trop considérable pour être résorbé, bien qu'il n'ait pas déterminé la rupture de l'enveloppe de l'organe, il y a facilement désorganisation du tissu hépatique ; cette désorganisation, toujours mortelle, s'accompagne d'exacerbation des symptômes signalés, d'ictère général, d'une inappétence intermittente, et surtout d'un amaigrissement progressif. En huit ou dix jours, l'animal meurt.

Diagnostic. — Extrêmement difficile, le diagnostic de l'apoplexie hépatique ne peut presque jamais être établi d'une manière positive.

Le *pronostic* est toujours très grave.

Anatomie pathologique. — A l'autopsie, on trouve la capsule d'enveloppe tantôt intacte, tantôt déchirée. Dans le premier cas, le foie a acquis un volume considérable ; son tissu est friable, ramolli, transformé en bouillie d'un rouge noirâtre ; sur la capsule d'enveloppe on peut voir plusieurs gros foyers hémorragiques. Si la capsule a été rupturée, la déchirure siège ordinairement sur la face convexe et près du bord inférieur du foie ; le sang s'est répandu dans la cavité abdominale ; au microscope le tissu du foie apparaît dégénéré.

Traitement. — Généralement inefficace. On a conseillé au début la saignée abondante, les applications de compresses glacées sur l'hypocondre droit, l'administration d'hémostatiques : tanin (15 grammes), ergot de seigle (25 grammes), perchlorure de fer (10 grammes), etc.

2° **Calculs. — Lithiase biliaire.** — Les calculs biliaires paraissent être dus à la pénétration dans les canalicules biliaires ou dans la vésicule de corps étrangers, parcelles alimentaires, etc., ou bien d'agents infectieux, qui déterminent leur inflammation et la précipitation de certains éléments de la bile (sels biliaires et calcaires).

La lithiase biliaire est fréquente chez les bœufs condamnés à la stabulation permanente, et en général chez tous les animaux pourvus d'une vésicule biliaire.

Les calculs passent inaperçus du vivant de l'animal, tant qu'ils n'obturent pas le cours de la bile ; dès qu'ils l'entravent, on voit apparaître des symptômes peu significatifs : coliques sourdes, ictère, coloration des urines en rouge foncé, troubles digestifs. Généralement l'amas calculeux obturateur se dissocie au bout de peu de jours.

A l'autopsie on trouve dans les canalicules ou le canal cystique ou cholédoque, ou le plus souvent dans la vésicule, des calculs de nombre, de forme, de volume variables depuis le sable jusqu'aux calculs gros comme un œuf de poule.

On constate parfois sur des chiens très gras et atteints de jaunisse une oblitération du canal cholédoque par un bouchon de couleur foncée et paraissant formé par de la bile très épaisse.

Traitement. — Si la lithiase est reconnue, on instituera un traitement hygiénique : barbotages, vert, carottes, etc., et on donnera en boisson de l'eau contenant du bicarbonate de soude, des purgatifs salins, ou du lait.

3° **Congestion du foie.** — Assez fréquente chez le cheval et le chien, elle est souvent méconnue.

Le foie est un organe exposé aux hyperémies actives, en raison de son grand développement vasculaire et des toxines de l'intestin, et passives, parce qu'il reçoit la répercussion de toute gêne dans la circulation cardio-pulmonaire. Cependant la congestion pathologique du foie n'est bien connue que dans ses formes graves, qui aboutissent souvent à sa déchirure.

Étiologie. — L'état pléthorique, la température extérieure élevée sont des causes prédisposantes de la congestion active, qui apparaît à la suite d'efforts musculaires violents, de courses rapides exécutées peu après le repas alors que l'organe est en état de congestion physiologique. Elle peut être consécutive aux traumatismes, à une chute.

Dans les pays chauds, la congestion du foie, très fréquente, semble due à une infection par la voie digestive.

La congestion passive due à un excès de pression dans les vaisseaux afférents (veines sus-hépatiques et veine porte) est consécutive à divers états pathologiques et surtout aux affections chroniques du cœur et du poumon.

Symptomatologie. — Les animaux sont abattus, lents au travail. L'appétit est un peu conservé. Il y a ordinairement des coliques sourdes, assez légères, mais persistantes, et surtout une constipation opiniâtre, accompagnée d'un léger ballonnement ; le ventre est souvent sensible à la pression, surtout dans la région hypocondriaque droite. La percussion dénonce une augmentation de la zone de matité hépatique. Le pouls est ordinairement plein, fort ; la respiration un peu accélérée, plus costale qu'abdominale ; il y a souvent de l'ictère plus ou moins accusé. L'urine est peu abondante et épaisse ; elle contient toujours de petites quantités d'albumine, et le plus souvent du pigment biliaire ; quelquefois elle est sanguinolente.

Sous cette forme, il est à peu près impossible de diagnostiquer la maladie, que l'on confond avec une affection intestinale et qui d'ailleurs est généralement bénigne ; les animaux peuvent recouvrer la santé au bout de cinq, dix, quinze jours, plus ou moins. — Cette règle n'est pas absolue.

Parfois la congestion persistante détermine la rupture des lobules hépatiques et la mort. Quelquefois une congestion violente se développe, sous l'influence de causes secondaires, et entraîne les accidents comme dans l'apoplexie du foie.

Anatomie pathologique. — La forme extérieure du foie hyperémié n'a pas subi de modification ; mais cet organe est devenu plus volumineux ; il est gorgé de sang, présente une coloration plus foncée, uniformément répartie ou disposée par places ; son tissu est friable.

A la suite d'hyperémie mécanique, la congestion passive amène dans la structure de l'organe des modifications variables. Au début le foie a augmenté de volume, sa trame est plus dure, plus dense ; les coupes ont un aspect marbré, avec une teinte rouge foncé au centre des lobules et une coloration grisâtre ou jaunâtre à la périphérie. — Cet aspect granité des coupes a fait donner à l'organe le nom de *foie muscade*, encore appelé *foie cardiaque* en raison du mode de formation des lésions (dilatation des veines sus-hépatiques et anémie des capillaires des espaces portes). Plus tard le tissu du foie est très dense, envahi par la sclérose, par des travées de tissu conjonctif très abondantes sous la capsule et qui se poursuivent entre et dans les lobules.

Traitement. — Au début de la congestion active, saignée et dérivation. — Le malade sera bien couvert, placé dans un local chaud ; on ne lui donnera que des barbotages contenant des purgatifs salins et du bicarbonate de soude, ou du lait avec de l'eau de Vichy.

Contre la congestion passive, on instituera un traitement causal ; on soumettra l'animal à une bonne hygiène, on lui donnera des diurétiques et des purgatifs salins.

4° Dégénérescence du foie. — 1° *Dégénérescence graisseuse*. — Après les repas, le foie se charge normalement de graisse ; quand celle-ci se forme aux dépens du protoplasma de la cellule hépatique, il en résulte un état pathologique désigné sous le nom de *dégénérescence graisseuse*. Elle existe sur les veaux très gras, et surtout sur les oies préparées pour la production des *foies gras*.

Elle est aussi produite par les intoxications (arsenic, mercuriaux, phosphore, lupin, etc.) ou par les toxines sécrétées dans le cours des maladies infectieuses (gourme, septicémie, fièvre typhoïde, etc.).

Le diagnostic est impossible pendant la vie. A l'autopsie, on trouve le foie hypertrophié, ramolli, de couleur jaunâtre, et, sur la coupe, on voit des gouttelettes graisseuses.

2° *Dégénérescence amyloïde*. — Elle accompagne généralement la dégénérescence graisseuse. Les cellules sont infiltrées non pas de substance de nature amyloïde, mais de substance albuminoïde. Les causes sont les mêmes que pour la dégénérescence graisseuse ; il faut signaler en outre les maladies chroniques avec épanchement (pleurésie, péricardite, péritonite, etc.), ainsi que la leucocythémie et la tuberculose.

Les symptômes sont très vagues ; il existe de l'hypertrophie du foie, et souvent de l'albuminurie, car la dégénérescence atteint en même temps le rein ; le malade maigrit. — La marche est très lente ; souvent l'animal succombe par suite de déchirure du foie.

A l'autopsie on trouve l'organe hypertrophié, ramolli, friable ; quelques gouttes de teinture d'iode répandues sur la coupe donnent, aux endroits tachés, une teinte rouge-acajou, qui passe ensuite au violet. Le processus pathologique débute dans les capillaires artériels et envahit ensuite les cellules hépatiques. Le traitement est nul.

5° Inflammation du foie. — Voy. Hépatite.

6° Parasites. — 1° *Coccidies*. — Elles déterminent une affection connue sous le nom de *coccidiose*, qui sévit à l'état enzootique chez le lapin (Voy. Coccidie).

2° *Douves*. — Elles déterminent chez le mouton une maladie généralement épizootique appelée *distomatose* ou *cachexie aqueuse* (Voy. ces mots et Distome).

3° *Échinocoques*. — Lorsqu'ils sont en grand nombre, ils déterminent chez le *bœuf* et le *porc*, parfois chez le mouton, rarement chez le cheval, l'affection désignée sous le nom d'*échinococcose* (Voy. Echinocoques).

Les symptômes de l'échinococcose du foie sont à peu près ceux des tumeurs : amaigrissement, troubles digestifs, signes fournis par la palpation ou l'exploration rectale.

Le diagnostic est à peu près impossible.

4° *Cysticerques*. — On les rencontre parfois chez les ruminants, le porc (*Cysticercus tenuicollis*) et le lapin (*Cysticercus pisiformis*) (Voy. Cysticerques).

7° **Pigmentation des cellules du foie.** — Elles sont souvent envahies par l'infiltration mélanique.

8° **Tumeurs.** — Elles sont rarement *primitives*, le plus souvent *secondaires* et procèdent généralement de l'intestin, du péritoine, de la rate, etc. ; l'infection semble se faire par les vaisseaux portes.

La nature de ces tumeurs est variable ; on a trouvé des *carcinomes* et des *épithéliomes* surtout chez le chien, plus rarement chez le cheval et le bœuf ; des *sarcomes* chez le chien, le bœuf ; des *mélanomes*, parfois de volume énorme, chez le cheval ; des *angiomes* surtout chez les bœufs âgés (Kitt) ; des tumeurs de nature *tuberculeuse* chez le chien, le bœuf, etc.

Les symptômes produits par ces tumeurs sont vagues : coliques sourdes avec troubles digestifs, parfois de l'ictère si elles apportent un obstacle au cours de la bile, ou bien de l'ascite si elles compriment les vaisseaux portes. On observe souvent un amaigrissement progressif ; par palpation de l'hypocondre droit, on peut sentir le foie hypertrophié, parfois bosselé ; cette palpation est surtout facile chez le chien et le chat.

Le traitement est nul.

Tableau synoptique de l'anatomie pathologique du foie (Lefert).

A. — Foie mou.

I. ATROPHIE.

Capsule trop large pour son contenu. Teinte gris verdâtre de la coupe.........	*Atrophie jaune aiguë* (1).

(1) Ictère grave primitif.

B. HYPERTROPHIE.

Couleur rouge, gorgé de sang. Uniformément.............	*Congestion aiguë* (1).
Avec prédominance en certains points donnant l'apparence d'une muscade...	*Foie cardiaque*.
Collections purulentes. Du volume d'une tête d'épingle..............	*Abcès miliaires* (2).
Du volume d'une noisette.	*Abcès aréolaires* (3).
Du volume d'une tête de fœtus..............	*Grands abcès* (4).
Coloration blanc jaunâtre, foie onctueux, tachant le papier comme l'huile.....	*Foie gras*.

B. — Foie de consistance ferme.

HYPERTROPHIE.

Zones translucides, vitreuses, se colorant en brun-acajou par l'iode..............	*Foie amyloïde*.

C. — Foie dur, scléreux (Cirrhoses) (5).

I. ATROPHIE.

Uniformément, avec couleur rouge violacé............	*Cirrhose cardiaque*.
Bosselures multiples à la surface du foie, granulations rousses donnant l'apparence de « foie clouté ».	*Cirrhose atrophique de Laënnec*.

II. HYPERTROPHIE.

Couleur jaune et par places rousse..............	*Cirrhose hypertrophique graisseuse* (6).
Couleur verdâtre	*Cirrhose hypertrophique biliaire de Hanot*.
Couleur bronzée..........	*Cirrhose bronzée*.

D. — Tumeurs surajoutées.

I. MASSIVES.

Envahissant la presque totalité de l'organe et ne réservant à son pourtour qu'une mince languette de tissu sain	*Cancer, sarcome, mélanome, etc.*
Fluctuante, extrahépatique, liquide comme de l'eau de roche............	*Kyste hydatique*.

(1) Communes dans les infections.
(2) Angiocholite des petits vaisseaux. Abcès métastatiques.
(3) Abcès biliaires ou pyléphlébitiques.
(4) Secondaires à des maladies infectieuses comme la tuberculose.
(5) Le doigt n'enfonce qu'avec effraction dans l'organe. Celui-ci crie sous le scalpel.
(6) Dans certaines tuberculoses.

II. Nodulaires.

Jaune d'or...................... *Adénomes du foie.*
Blanches.
    Suc cancéreux au raclage. *Cancer nodulaire presque toujours secondaire.*
    Pas de suc au raclage .... *Tubercules.*

FOIN (*fenum* ; all. *Heu* ; angl. *hay* ; it. *fieno* ; esp. *heno*). — Le *foin de pré* ou *foin naturel* est le produit conservé des prairies permanentes, composé de plantes vivaces, parmi lesquelles dominent les graminées.

Si l'herbe des prés est consommée sur place par les animaux, les prairies sont désignées sous le nom de *pâturages* (Voy. PATURAGE). Dans l'état de domestication, surtout avec la stabulation, le foin est préférable à l'herbe fraîche pour nourrir les bestiaux. Il a l'avantage de renfermer beaucoup de substance alibile sous un petit volume, puisqu'on évalue aux trois

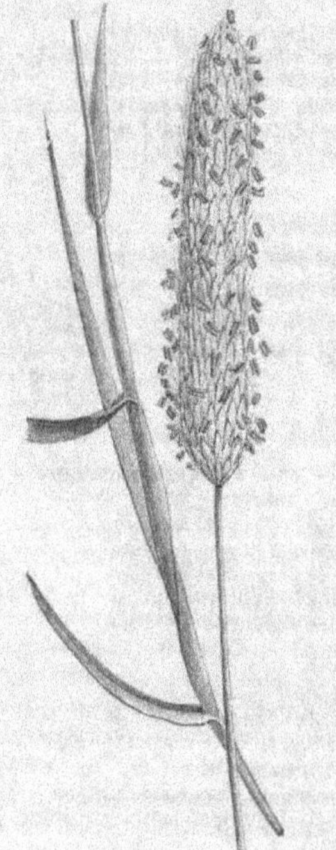

Fig. 680. — Vulpin (*Alopecurus pratensis*).

quarts les pertes occasionnées par la dessiccation ; de plus le foin n'affaiblit pas autant que l'herbe les chevaux destinés à de rudes travaux.

Nous étudierons le foin des prairies artificielles à l'article FOURRAGE.

I. *Composition botanique.* — Les propriétés du foin dépendent d'abord de sa composition botanique, due elle-même à la constitution du sol qui le porte. La botanique a enregistré plus

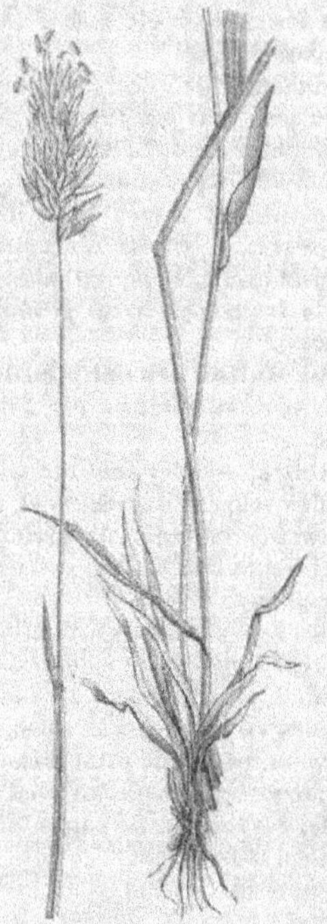

Fig. 681. — Flouve (*Anthoxanthum odoratum*).

de deux mille espèces de plantes ; un certain nombre se trouvent dans presque tous les prés, à quelque région qu'ils appartiennent, et quelle que soit la nature du terrain ; d'autres ne viennent que dans certains terrains, dans certaines régions, et sont caractéristiques de ces terrains ou de ces régions.

Parmi les graminées de nos prés, il y en a à racines pivotantes, d'autres à racines traçantes ; les premières forment le gazon et entretiennent le pré, les secondes fournissent plutôt les sommités fleuries pour le foin ; dans un bon pré il faut les deux espèces d'herbes. Parmi ces plantes, nous devons nommer le vulpin (*Alopecurus pratensis*), la graminée fourragère la plus précieuse par sa précocité et l'abondance de ses produits (fig. 680) ; le *Phleum pratense*, encore connu sous le nom de *thimotygrass* des Anglais ; le *Phleum nodosum*; la flouve (*Anthoxanthum odoratum*) (fig. 681), qui donne au foin une odeur parfumée; l'*Aira cespitosa*, qui forme de larges touffes ; les paturins (*Poa pratensis*

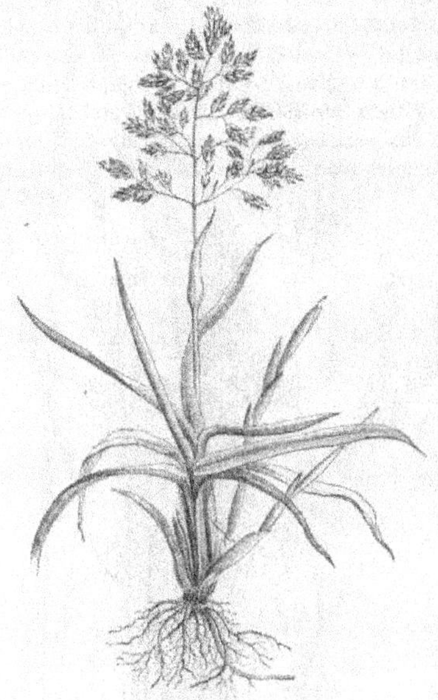

Fig. 682. — Paturin (*Poa pratensis*).

trivialis et *annua*) (fig. 682), qui donnent de bons fourrages et sont précoces; les *Festuca ovina, duriuscula, rubra* et *glauca*, qui réussissent sur les terrains arides; l'*Agrostis vulgaris*, dont le fourrage est fin et délicat (fig. 683) et l'*Agrostis stolonifera* (fig. 684), qui croît dans tous les terrains ; les *Holcus mollis* et *lanatus* (fig. 685), qui forment le fonds des meilleures prairies ; et enfin le *Lolium perenne* ou *raygrass* d'Angleterre, qui disparaît dans les vieilles prairies, et forme le gazon des jardins. En dehors de la famille des graminées, on trouve à peu près dans toutes les prairies divers trèfles (les *Trifolium pratense, repens, arvense, filiforme*), la *luzerne* (*Medicago sativa*), la *lupuline*, le *Lathyrus pratensis*, le *Carum arvi*, le *Lotus corniculatus*, la *pimprenelle*, la *carotte*, la *valériane*, la *centaurée*, diverses *labiées*, et d'autres plantes moins utiles, quelques-unes même nuisibles.

Les foins des prairies marécageuses se reconnaissent à la présence de la *Glyceria fluitans* et

aquatica, de l'*Aira aquatica*, de la *Leersia chizoïdes*, du *Phragmites communis*, de la *Festuca pratensis* (fig. 686), qui donne un fourrage bon et abondant, du *Phalaris arundinaceus* ou roseau ; il y a surtout de nombreux *Carex* reconnaissables à leur herbe coriace, tranchante, insipide, des *cypéracées* également dures, des *joncées*, souvent des *ombellifères*, des *Rumex*, des renoncules, de l'*Equisetum*, etc.

Le foin des prairies inondées, mais non marécageuses, se reconnaît à une moindre abon-

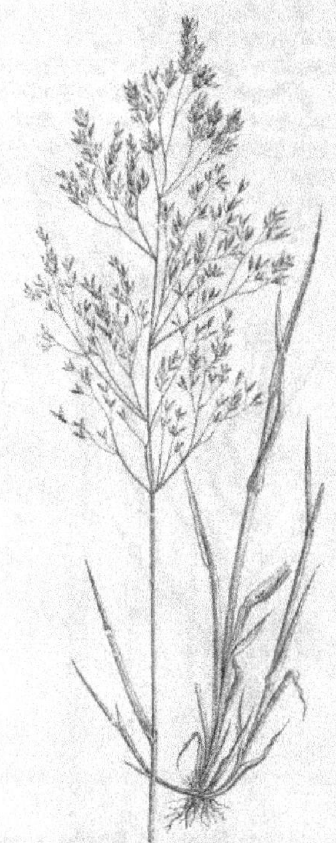

Fig. 683. — Agrostis (*Agrostis vulgaris*).

dance de joncées ou de cypéracées, et d'autant moins que le pré est moins humide; le foin n'en est que meilleur. On y trouve en outre l'*Alopecurus geniculatus*, le *Panicum cristusgalli*, l'*Arrhenatherum elatior*, le *Triticum flavescens*, qui comme le précédent devient sec dans le foin, le *Poa serotina*, le *Dactylis glomerata*, le *Lolium italicum*, etc.

Le foin des prairies sèches se reconnaît à la présence du *Phalaris phleoïdes*, de la *Setaria glauca*, des *Poa compressa* et *bulbosa*, des *Briza media* (fig. 687) et *minor* très estimées ; le *Dactylis glomerata*, l'*Aira flexuosa*, la *Festuca tenuifolia*, les *Avena pratensis*, *pubescens* et *flavescens* (fig. 688, 689) augmentent la quantité

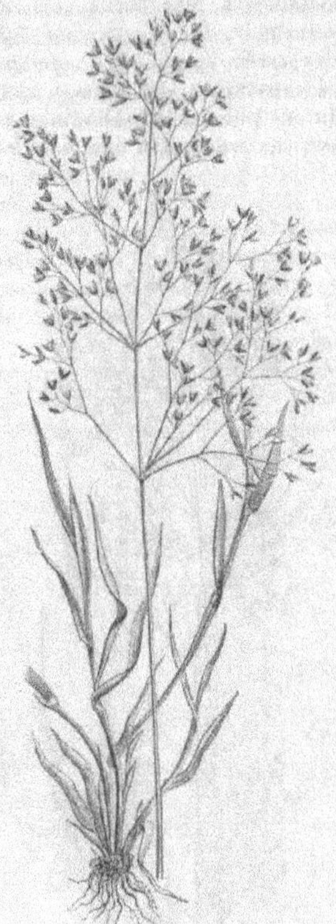

Fig. 684. — Agrostis (*Agrostis stolonifera*).

et la qualité des foins; le *Bromus sterilis*, le *Lolium tenue*, etc., fournissent un foin délicat, aromatique et nutritif; il y a encore quelques légumineuses, et surtout de nombreuses *labiées*, ainsi que des *synanthérées* et de petites *ombellifères* non vénéneuses.

Le foin des montagnes se reconnaît par quelques espèces alpines, comme l'*Avena flexuosa*, le *Poa nemoralis* ou *sudetica*, l'*Aira cespitosa*, la *Festuca sylvatica* et plusieurs variétés, le *Phleum alpinum*, etc.; souvent on y trouve des *genêts*, des *bruyères*, des *lichens*.

Le foin des prairies basses et marécageuses est composé d'herbes médiocres, mauvaises ou vénéneuses; souvent il a une saveur acide; Grognier admettait que, sur 33 plantes dans les fourrages des prairies basses, il n'y en avait que 4 bonnes; Merche estime qu'il y en a 1 bonne contre 4 1/2 mauvaises. Il est vrai que les espèces utiles sont en général les plus abondantes en individus, et font qu'il y a moins de perte. — C'est le foin des prairies moyennes qui est le meilleur; Merche a compté qu'il y a presque la moitié de bonnes plantes. — Le foin des prairies élevées renferme déjà moins de bonnes plantes, 3 sur 8 d'après Merche.

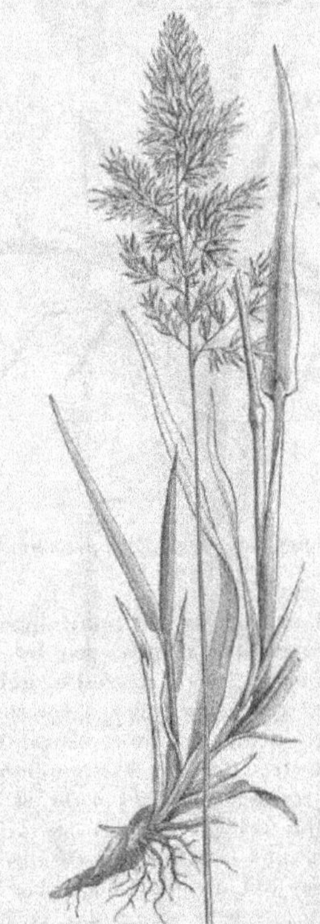

Fig. 685. — Houlque (*Holcus lanatus*).

En général ce sont les graminées et les légumineuses qui forment la base des bons foins, quelle qu'en soit la provenance; aussi dominent-elles dans les prairies moyennes, dans celles surtout recevant quelques soins de culture. — Un pré sec qu'on peut arroser régulièrement gagne considérablement, l'irrigation ne serait-elle que rafraîchissante; si on ne le fait pas, le pré donne des labiées, des corymbifères et des centaurées, qui rendent le fourrage grossier, et plus excitant que nutritif. Si on arrose trop souvent et pendant trop longtemps, surtout si les eaux sont vaseuses ou troubles,

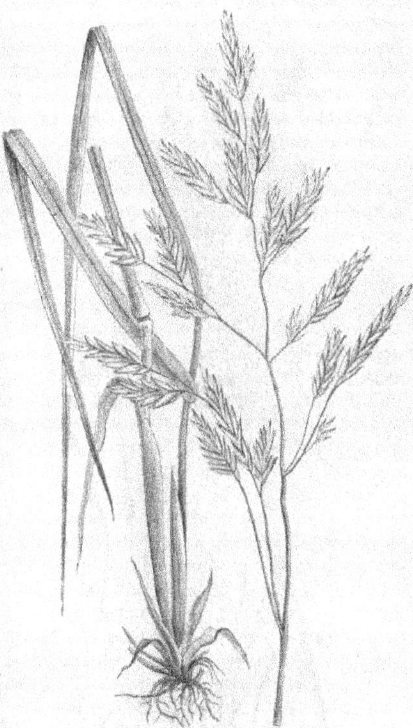

Fig. 686. — Fétuque (*Festuca pratensis*).

les plantes des terrains marécageux s'y développent, et le fourrage est aqueux et fade.

Le sous-sol a une grande influence sur la nature du pré ; certaines bonnes espèces ne poussent pas dans les prés à sous-sol argileux, par exemple : le *Bromus pratensis*, le *Phalaris phleoides*, et le foin renferme un plus grand nombre d'herbes aigres.

Par le drainage, on fait disparaître d'un pré humide les plantes aquatiques, les carex, les joncs et les ombellifères. — On les fait aussi disparaître par les amendements, surtout si le pré par lui-même manque des éléments minéraux nécessaires. — Par le rouleau compresseur, on favorise la croissance des plantes touffues comme le *Lolium perenne*, et enfin par le sarclage on peut détruire nombre de mau-

vaises herbes, le *colchique* notamment. — Il résulte de ce qui précède que les cultivateurs, par leurs soins, peuvent augmenter la quantité et la qualité du foin.

II. *Propriétés*. — La *couleur* du foin doit être le vert tendre. Une nuance jaunâtre ou roussâtre indique la fauchaison tardive, c'est-à-dire une maturité trop avancée, ou une exposition au soleil trop prolongée qui diminuent la valeur nutritive. Une nuance pâle résulte de l'action de la pluie sur les herbes déjà sèches, ou de l'étiolement causé par la croissance en des lieux ombragés ; dans les deux cas, il y a un appauvrissement des matières alibiles. — Le meilleur foin jaunit en vieillissant, se dessèche et se réduit en poussière sous la moindre traction. Il y a une variété de foin, qui est très

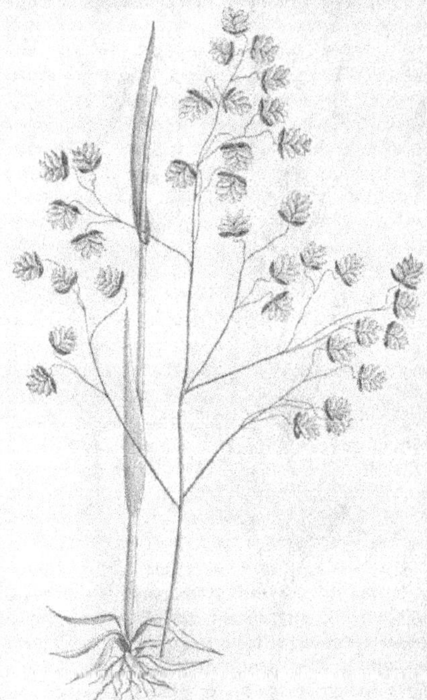

Fig. 687. — Amourette (*Briza media*).

estimée et provient surtout de terrains fertiles ; connue sous le nom de *foin brun*, elle est produite par la dessiccation immédiate en tas ; quelquefois la fermentation en tas améliore des foins rentrés dans de mauvaises conditions météorologiques ; ce foin, plus ou moins onctueux au toucher, est en outre très aromatique, si par la fermentation il n'a pas été trop modifié, et n'est pas devenu analogue à la tourbe; il est très recherché par les animaux.

L'*odeur* du bon foin doit être un arome particulier, *sui generis*, résultant du mélange des odeurs qui sont propres à chacune des plantes qui le constituent. Cet arome doit provenir principalement des graminées fourragères, et particulièrement de l'*Anthoxanthum odoratum*, qui se rencontre toujours dans les bons foins; l'odeur des labiées n'est pas aussi estimée, surtout si elles sont abondantes; à plus forte raison ne doit-elle pas surtout résulter de la présence des ombellifères, car alors elle devient presque nauséeuse et répugne aux animaux. Cet arome complexe du foin, pour être dans la bonne mesure, doit être doux, peu pénétrant et fin, ce qui indique, indépendamment d'une

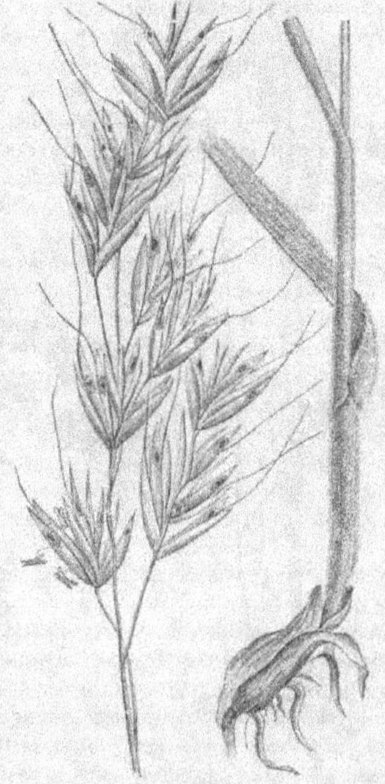

Fig. 688. — Avoine velue (*Avena pubescens*).

bonne préparation, que l'herbe a été coupée en pleine floraison, au moment où elle a assimilé la plus forte somme possible de matériaux nutritifs. Les plantes des coteaux, celles du Midi notamment, sont plus odorantes, plus fines et plus toniques que celles des bas-fonds ou des pays septentrionaux.

Pour la *consistance*, les tiges et les feuilles des plantes doivent être souples et non cassantes,

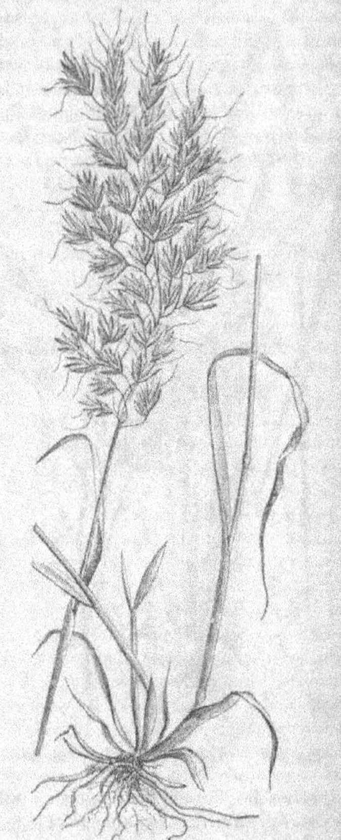

Fig. 689. — Petit fromental (*Avena flavescens*).

avoir même une certaine onctuosité; alors le foin ne perd pas de ses éléments, notamment les feuilles, dans les manipulations dont il peut être l'objet, et ne se réduit pas en poussière; les tiges fourragères sont d'autant plus élastiques que la fenaison a été pratiquée dans les meilleures conditions.

Sous le rapport du *poids*, on constate que le foin bien rentré, parfaitement conservé, de bonne composition, récolté depuis peu, a plus de poids que celui qui est passé, brûlé ou vieux.

La *saveur* du foin doit être douce, légèrement sucrée, sans arrière-goût âcre et piquant; un peu d'amertume ne déplaît pas aux bestiaux; il ne doit pas avoir une saveur acide trop développée, comme celle des plantes des prairies basses. La bonne saveur indique que la fermentation du foin n'a pas été poussée trop loin, et que les principes immédiats naturels n'ont pas été détruits. L'absence de saveur est une preuve que ces principes albuminoïdes et sucrés avaient déjà disparu au moment d'une fauchaison trop tardive, ou bien que le foin a été mouillé au moment de la fenaison. La saveur âcre, si elle n'est pas due à la prédominance de mauvaises espèces végétales, témoigne que le foin, coupé trop tôt et mal soigné, a subi des altérations qui ont détruit sa composition.

III. *Composition chimique.* — Le bon foin a été pris généralement pour terme de comparaison dans la théorie des équivalents nutritifs; mais il y a là quelque chose de très arbitraire. D'après Haubner, la valeur nutritive du foin peut varier, suivant sa qualité, dans la proportion de 10 à 1; c'est-à-dire qu'il y a des foins de si médiocre qualité qu'il en faut 10 parties pour remplacer 1 partie de bon foin.

Comme le dit Sanson, il serait impossible de trouver en réalité deux sortes de foin, dont la composition chimique fût non pas identique, mais approximativement égale. De plus, l'identité de valeur nutritive ne découle point nécessairement de l'identité de composition chimique.

Nous avons vu que, parmi les nombreuses espèces de plantes qui composent le foin, il en est de vénéneuses comme le colchique, la ciguë, l'œnanthe, les renoncules, etc. Ces espèces sont inoffensives en très petite quantité, et ce n'est que par leur abondance qu'elles produisent des accidents (Voy. Empoisonnements). — Mais à côté de ces végétaux toxiques, il y en a souvent de microscopiques, comme la *rouille*, qui viennent altérer le foin avant la récolte. Le foin rouillé ne doit pas être confondu avec le foin moisi, bien que tous les deux soient envahis par des cryptogames; la rouille se déclare pendant la vie des plantes, tandis que la moisissure apparaît seulement après la fauchaison. Les prairies ombragées et humides, surtout dans les années pluvieuses, produisent facilement des graminées à tiges rouillées; cette rouille consiste en de petites pustules composées de cryptogames, en forme de massues pulvérulentes d'une couleur brun foncé, qu'on voit sur les tiges; ces herbes rouillées, si leur usage est continué, déterminent des intoxications lentes.

IV. *Récolte.* — Le foin se ressent beaucoup des conditions, plus ou moins favorables, dans lesquelles on a pu faire la fenaison; nous avons dit que le foin de meilleure qualité est celui qui a été récolté avant la trop grande maturité des graminées, alors qu'elles sont en pleine floraison, et que leurs vaisseaux sont gorgés de sucs riches en albuminoïdes et en glucosides; tandis que plus tard, lorsque la graine commence à être mûre, le ligneux prédomine; alors le foin est dur et cassant, inodore, pâle, et ne plaît que médiocrement aux animaux, qu'il nourrit mal.

Si, au moment de la fenaison, la pluie est continue, si surtout elle alterne avec le soleil, le foin est dit *lavé*. D'après les recherches de Stœckhardt, du foin qui a ainsi ressenti pendant une dizaine de jours les alternatives d'un temps pluvieux et d'un temps sec, perd environ 2 p. 100 de matières protéiques et jusqu'à 10 p. 100 d'autres matières solubles, donc environ 12 p. 100 de matières assimilables, soit environ le cinquième de sa valeur nutritive. — Un foin lavé est pâle, peu odorant et médiocrement alimentaire; il est encore possible de le préserver des altérations ultérieures, et de le rendre utilisable, en le salant avec soin; en général, il convient de ne pas le donner aux chevaux, et de le réserver pour les ruminants; leur alimentation se prête mieux à des mélanges dans la préparation desquels ce foin peut entrer sans inconvénient.

Souvent lors de la fenaison, ou peu de temps avant, il y a des inondations des prairies; l'eau chargée de terre souille les plantes. Le foin *vasé* est pâle, sec, et encroûté de terre, qui s'en échappe sous forme de poussière quand on le remue; son odeur est fétide, sa saveur souvent âcre. Outre la vase qui s'y trouve attachée, on y rencontre beaucoup de détritus organiques putréfiés, lorsque les inondations ont fait un long séjour dans la prairie, où elles ont eu pour effet de détruire un grand nombre de bonnes plantes, et d'en faire pulluler d'autres mauvaises. Ce foin, peu riche en principes alibiles, nourrit mal et se digère difficilement. Le foin vasé est une cause de maladies. En cas de nécessité absolue, on peut l'utiliser en le secouant, le battant à plusieurs reprises, le lavant à l'eau courante et le faisant sécher, puis le secouant de nouveau en plein air, et l'arrosant d'eau salée, avant de le distribuer aux animaux.

V. *Conservation.* — Le foin perd rapidement sa qualité s'il est mal conservé. Déjà par la dessiccation normale, dans les prés, et plus tard dans la grange, il perd de sa valeur nutritive. Quoi qu'en dise Boussingault, le foin qui résulte d'un poids donné d'herbe n'a pas tout à fait la valeur nutritive qu'aurait eue cette herbe consommée en vert; on admet même que 1 kilogramme de foin qui correspond à 4 kilogrammes d'herbe n'en remplace seulement que 3 kilogrammes (Perrault, Huhner); ce chiffre, peut-être exagéré, s'explique par une perte de feuilles, par une moindre solubilité de quelques-uns des principes alimentaires, par une modification des tissus devenus plus ligneux. D'ailleurs cette dépréciation du foin continue avec le temps, et tel foin qui au moment de la récolte, ou plutôt quelque temps après, renfermait près de 10 p. 100 de matières protéiques, n'en renferme plus que 8 p. 100 au bout d'un an (Sanderson). On a longtemps admis que le foin vieux est préférable au foin nouveau, et en effet on a vu une foule d'accidents survenir après la consommation de ce dernier. Depuis, à la suite surtout d'expériences faites par la Commission d'hygiène hippique, on a admis que le foin nouveau est préférable, et cela parce qu'il perd de sa valeur nutritive à mesure qu'on s'éloigne du moment de sa récolte. La vérité se trouve entre ces deux extrêmes, et le foin n'a réellement toutes ses qualités que quelques semaines (deux mois environ) après la récolte, alors qu'il est ressué, c'est-à-dire qu'il a éprouvé cette espèce de fermentation où il s'échauffe en tas, perd encore de son eau, et où les principes qu'il renferme éprouvent des modifications encore à étudier. Le foin conserve encore ses bonnes qualités jusqu'à l'âge d'un an environ; mais à un an et demi, il est trop *vieux*; il est alors sec, cassant, poudreux, il manque d'arome et de goût, et par conséquent est peu recommandable. D'après les analyses de Langlois, ce sont les fibres ligneuses qui se montrent en plus forte proportion dans le foin ancien, tandis que les substances amylacées y manquent presque dans le même rapport. Le foin trop nouveau, non encore ressué, peut déterminer des indigestions, du météorisme, et même des congestions.

Le foin éprouve d'autres altérations quand il n'est pas conservé dans un local bien aéré, s'il n'est pas soigneusement couvert, s'il est en contact avec les murs du fenil et exposé à l'action de l'humidité. En ce cas, il ne tarde pas à pourrir, et il se développe dans sa masse les cryptogames de la moisissure. Alors le foin prend une teinte blanchâtre, qui, avec le temps, passe au brun ou au noir; il répand une odeur bien caractéristique, a une saveur âcre, répugnante; il a de plus une grande disposition à se réduire en poussière, malgré son humidité; si on le fait sécher, et qu'on le secoue ensuite, il répand une poussière très irritante. Le foin moisi non seulement a perdu presque toute sa valeur nutritive, mais il est devenu un véritable poison, dont les effets, pour être parfois lents à se montrer, n'en sont pas moins certains. Si l'altération est peu avancée, on peut en diminuer les mauvais effets par le battage et l'addition d'une certaine quantité de sel, surtout si on peut au préalable le dessécher à l'étuve ou au four; mais dès qu'elle est poussée loin, le foin ne peut plus servir qu'à faire du fumier.

Des substances étrangères se mêlent assez souvent au foin après la récolte. L'humidité, les miasmes, les gaz qui s'élèvent du fumier des étables, pénètrent, s'ils parviennent dans les fenils, à une grande profondeur dans les tas de foin et le rendent *fétide*; ce foin est généralement refusé par les animaux, et souvent les vaches qui s'en nourrissent donnent un lait d'une odeur désagréable; quelquefois la fétidité du foin vient des engrais qu'on a répandus sur les prés peu de temps avant la récolte; il est rare qu'il en résulte quelque maladie grave.

Quelquefois le foin est altéré par des excréments de rats, d'oiseaux, et par des toiles d'araignées.

VI. *Altérations.* — Nous comprenons ici les différentes modifications que peut éprouver le foin dans sa composition, et qui influent sur la santé des animaux qui doivent le consommer. Nous croyons devoir rapporter ces altérations à trois séries, qui sont celles dues à la composition végétale du foin, celles inhérentes aux conditions plus ou moins mauvaises dans lesquelles il a été récolté, et enfin celles que lui a fait éprouver le mode de conservation.

VII. *Falsifications du foin.* — Les marchands sophistiquent le foin, pour en augmenter le poids ou pour en cacher la mauvaise qualité. Ils mélangent les mauvaises et bonnes qualités, en les disposant de manière que celles-ci soient seules apparentes; on en a même vu d'assez peu consciencieux pour y mettre de la terre et des plâtras. Ces impuretés tiennent d'abord la place du fourrage et les animaux ne reçoivent pas la ration qui leur est destinée; en

outre elles altèrent le bon foin par leur contact, et si les animaux les déglutissent, elles
peuvent agir, occasionner des coliques. S'il y a
lieu d'apprécier du foin en tas, il convient
d'en tirer des poignées à diverses hauteurs et
à des profondeurs variées, pour s'assurer de
l'homogénéité de la masse. Si au contraire le
foin est en bottes, il suffit d'en défaire quelques-unes prises au hasard. S'il s'en échappe
trop de poussière, cela indique la vétusté du
foin ; on examinera en même temps si le foin,
pris en différents endroits, est composé de
mêmes plantes, et s'il est également bien préparé et conservé.

VIII. *Préparations secondaires.* — On a quelquefois proposé de ne pas donner le foin en nature
aux animaux, mais de le hacher ; on croit
ainsi faciliter la mastication et surtout pouvoir
mêler le foin à d'autres menus fourrages. Mais
rien ne prouve que cette opération, utile pour
la paille, le soit également pour le foin ; on
n'augmente pas beaucoup la digestibilité de
cet aliment, on en hâte la déglutition et alors
il n'est pas imprégné d'une quantité suffisante
de salive. L'opération ne saurait être conseillée que dans le cas de foin médiocre, qu'on
fait ainsi prendre en le masquant avec quelque bon aliment.

On fait quelquefois usage du *thé de foin*, en
faisant infuser 8 à 10 parties de bon foin dans
1 000 parties d'eau bouillante ; le liquide qu'on
décante au bout de quelque temps renferme les
principes solubles du foin, et ceux qui lui
donnent la saveur, mais il n'enlève qu'une
minime partie des principes nutritifs ; ce thé
mélangé avec le lait a quelque utilité dans
l'élevage des veaux et d'autres jeunes animaux. Il est aussi utilisé dans les diverses convalescences des animaux adultes.

Pour les chevaux de courses, on mélange
presque toujours une poignée de bon foin haché avec chaque ration d'avoine. L'hiver, on
leur présente souvent en rentrant une grosse
poignée de foin encore chaud, que l'on a laissé
tremper dans l'eau bouillante.

FOLLICULE (*folliculus*, petit sac, de *follis*,
ballon, soufflet ; all. *Balgkapsel* ; angl. *follicle* ;
it. *follicolo* ; esp. *folículo*). — En botanique, fruit
généralement membraneux. — En anatomie,
follicule, ou *crypte* (all. *Balgdrüsen* ; angl. *folli-
cula*). Glande en forme de sac ou gaine, sim-
ple ou quelquefois lobée dans la profondeur,
dont le fond est terminé en cul-de-sac, et qui
s'ouvre d'autre part à la surface d'une membrane : les follicules sont les plus simples de

toutes les glandes, puisqu'ils sont formés d'un
tube isolé, clos d'un côté et ouvert de l'autre. On
distingue les *follicules* en : a. *droits, non enroulés* ; et b. *enroulés, glomérulés* ou *glomérulaires*.
Chaque groupe renferme plusieurs espèces distinguées d'après leurs dimensions, leur forme,
la nature de l'épithélium qui les tapisse.

FONCTION (*functio*, de *fungi*, s'acquitter,
exécuter ; all. *Verrichtung* ; angl. *function, fun-
zione* ; esp. *funcion*). Mode d'action d'un appareil
de l'organisme, acte spécial qu'il exécute.

Physiologie. — Tant que les organes agissent
pour leur propre conservation ou celle de l'espèce naturelle, ils accomplissent des fonctions
physiologiques. On distingue : 1° des fonctions
communes à tous les êtres organisés (animaux et
végétaux), ce sont les fonctions de *nutrition* et
de *reproduction* ; 2° des fonctions spéciales aux
animaux, ce sont les fonctions de *relation* et les
fonctions *intellectuelles*.

Zootechnie. — Mais lorsque l'organisme travaille pour l'homme, il remplit des *fonctions
économiques*, car il crée des produits ou des
services ayant une valeur monétaire. On distingue :

1° Les *produits alimentaires* : lait, chair,
graisse, viscères, etc.

2° Les *produits industriels*, laine, poils, peaux,
cornes, suifs, os, etc., qui sont des matières
premières pour l'industrie, puis les excréments,
débris, etc., utilisés comme engrais.

3° La *force motrice*, employée par l'agriculture,
le commerce, etc.

FONGOSITÉ. — Excroissance spongieuse,
charnue, qui s'élève assez fréquemment de la
surface des plaies et des ulcères, et dont la
texture est analogue à celle des bourgeons
cellulo-vasculaires. Les fongosités peuvent être
petites, molles, agglomérées, et recouvrir de
grandes surfaces, ou bien se montrer solitaires,
volumineuses, former des tumeurs isolées qui
naissent d'un point unique et prennent un
accroissement rapide. Les unes et les autres
résultent, dans le plus grand nombre des cas,
de pansements peu méthodiques, ou d'applications contre-indiquées. Les premières cèdent
ordinairement à une compression méthodique
assez douce et aux caustiques ; les autres exigent
souvent l'excision et la cautérisation de leurs
racines.

FORGER. — Chevaux qui forgent (all. *in die
Eisen hauen, schmieden* ; angl. *to overreach,
clicking*). — On dit qu'un cheval forge lorsque, au pas et surtout au trot, il heurte les
pieds de devant avec ceux de derrière ; il en

résulte un bruit spécial dû au choc des fers.

Cette défectuosité d'allure peut être due soit à ce que le membre antérieur quitte le sol trop tard, soit à ce que le membre postérieur effectue son appui avec trop de promptitude. Le forger est continu, ou intermittent et dans ce cas ne se fait entendre que de temps à autre, quand on presse l'allure du cheval, par exemple. Outre le bruit spécial, le forger se manifeste également par des empreintes sur les fers dues aux chocs répétés de ceux-ci. Cette empreinte toujours en pince au fer postérieur, peut être en éponges, en branches, en voûte au fer antérieur.

Le forger peut être dû à des causes multiples : le plus souvent il provient d'un défaut de conformation du cheval ; les chevaux courts y sont prédisposés ; il en est de même des chevaux trop longs, chez lesquels la colonne vertébrale manquant de rigidité se courbe sous l'impulsion des membres postérieurs. Les animaux mous, lymphatiques, les jeunes chevaux de selle et d'attelage pendant le dressage, forgent fréquemment ; il est des chevaux qui forgent par excès d'énergie, par suite d'un trop grand déploiement des forces musculaires. Le forger s'observe également sur les animaux atteints d'un effort de reins.

Mais la cause la plus générale est la fatigue : souvent, dans une troupe de cavalerie en marche, après un long temps de trot, beaucoup de chevaux forgent ; c'est un indice à peu près certain que les chevaux et les cavaliers sont fatigués, il est nécessaire alors de ralentir l'allure, ou mieux de passer au pas.

Le cheval qui forge bute facilement et est exposé à tomber ou à se déferrer. Il se donne souvent des *atteintes* en talons, et il est aussi exposé à se *couper* (Voy. ces mots).

TRAITEMENT. — Quelle que soit la cause, l'indication principale est la même : empêcher la rencontre des pieds, ou tout au moins diminuer les chances de cette rencontre, et en atténuer les effets quand elle a lieu. — Un entraînement méthodique, une alimentation convenable, un dressage intelligent avec un travail modéré, peuvent corriger ce défaut.

Le cavalier ralentira l'allure, soutiendra son cheval dans les jambes. Le cheval de voiture sera enrêné convenablement.

Si la défectuosité d'allure est due à un défaut de conformation de l'animal, on remédiera aux effets du forger en tronquant la pince du fer postérieur qu'on laissera déborder par la corne de la paroi ou par un protecteur en cuir ou en caoutchouc (fig. 690). Si le fer antérieur est atteint en éponges, on tronquera légèrement celles-ci ; s'il est atteint en voûte, on la creu-

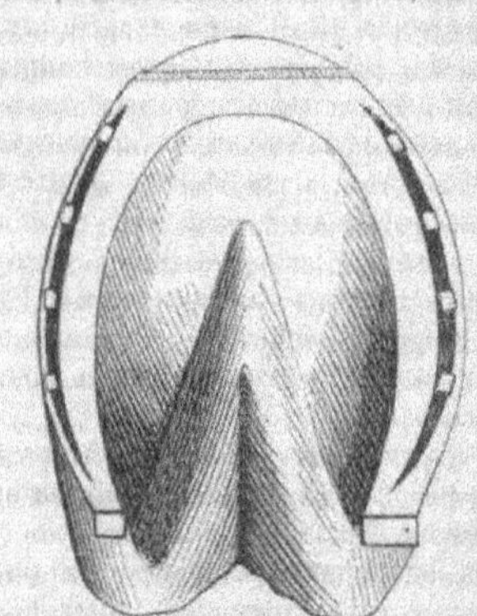

Fig. 690. — Fer postérieur anglais pour le cheval qui forge.

sera, on l'arrondira. S'il y a des atteintes, on les soignera avec les antiseptiques.

FORME (all. *Leiste* ; angl. *ringbone* ; it. *formella*). — Exostose développée sur les phalanges du cheval. Suivant leur siège, on divise les formes en *formes du paturon* (fig. 692) et *formes de la couronne* ou *coronaires* (fig. 691) : ces dernières sont elles-mêmes divisées en *phalangiennes* développées sur l'os de la couronne (ce sont les *formes contre nature* de Lafosse) et en *cartilagineuses*, qui résultent de la transformation osseuse éprouvée en totalité ou en partie par les fibro-cartilages de l'os du pied (ce sont les *formes naturelles* de Lafosse).

Udriski, suivant leur siège, divise les phalangiennes en *articulaires* et en *périarticulaires*. Les premières peuvent être : *marginales*, *centrales*, *totales* ou *circulaires*. Les secondes peuvent être *partielles* ou *totales*. Ce sont là des divisions théoriques car, avec le temps, les formes articulaires deviennent périarticulaires et réciproquement.

Des formes peuvent se développer sur les faces latérales et antérieure des onglons du bœuf.

ÉTIOLOGIE. — A. *Formes osseuses.* — L'étiologie est celle des exostoses : elles sont consécutives à l'irritation du périoste par les ligaments tiraillés, lors de violents efforts locomoteurs, d'entorses des articulations phalangiennes ; elles peuvent faire suite à l'arthrite de ces articulations, aux inflammations chroniques des tissus périosseux, aux contusions, fêlures, fractures des os phalangiens. Parfois elles apparaissent lentement, sans cause connue, chez des animaux prédisposés par une constitution spéciale du tissu osseux (*ostéisme* de Jacoulet et Joly).

B. *Formes cartilagineuses.* — Les causes prédisposantes sont : l'hérédité, le jeune âge, la conformation du pied (pieds plats), la direction défectueuse du paturon et la mauvaise ferrure qui surchargent un des cartilages, etc.

Les causes occasionnelles ou déterminantes sont : le javart cartilagineux traité par les injections escarrotiques, les contusions, les blessures, les atteintes des cartilages ; elles sont fréquentes sur les chevaux de culture, attelés en paire pour la charrue, etc., et qui se donnent réciproquement des atteintes dans les tournants.

SYMPTOMATOLOGIE. — Les symptômes sont ceux des exostoses en général ; au début, la forme ne s'accuse que par une légère tuméfaction, chaude et sensible, située en un point variable, et par une boiterie intense ; généralement, les symptômes objectifs font défaut et le diagnostic de la cause de la boiterie ne peut être porté que par élimination. — Ce n'est que plus tard, lorsque l'ostéo-périostite a évolué, que la forme se manifeste par ses véritables symptômes : tumeur osseuse siégeant en un point variable du paturon, de la couronne ou du fibro-cartilage ; l'exostose est souvent arrondie, plus ou moins volumineuse, dure, insensible ; la boiterie qui avait présidé à sa formation a disparu (c'est là une condition plus rare pour la forme que pour les autres exostoses), ou bien persiste intense si la forme apporte une gêne mécanique aux mouvements du membre ou si elle occasionne de la douleur par compression des tissus interposés entre la corne et la tumeur osseuse (forme cartilagineuse).

Les formes osseuses se développent souvent aux membres postérieurs, tandis que les formes cartilagineuses affectent surtout les membres antérieurs.

Parfois les néoformations osseuses développées au niveau de l'insertion des ligaments, près d'une articulation phalangienne, entourent celle-ci et amènent une fausse ankylose, ou bien, si elles sont volumineuses, elles amènent un redressement des phalanges et la bouleture consécutive.

Les formes cartilagineuses développées près de l'insertion des fibro-cartilages sur l'os du pied, sous le bourrelet, le dévient en dehors, le compriment, modifient la direction de la paroi et amènent l'encastelure.

DIAGNOSTIC. — Souvent difficile au début, lorsque la lésion ne détermine qu'un peu de chaleur et de sensibilité anormale en un point. — Le diagnostic ne peut guère être porté que par élimination : on tiendra compte de ce fait que beaucoup de *boiteries du jeune âge* doivent être rapportées à un suros ou à une forme.

PRONOSTIC. — Toujours grave, lorsque la forme complètement développée s'accompagne d'une boiterie ; cependant il varie suivant la situation de l'exostose, son volume, son origine, et suivant le service du cheval. — Les formes osseuses sont plus graves aux membres antérieurs ; les formes cartilagineuses sont plus graves si elles touchent au bourrelet ou pénètrent sous la paroi et si leur situation est plus antérieure. — Les formes consécutives à l'arthrite sont très graves en raison de l'ankylose qu'elles déterminent. Elles le sont davantage sur les chevaux de selle ou d'attelage que sur ceux de gros trait.

Les formes n'offrent généralement d'autre gravité que celle de la boiterie qui en résulte.

Cependant elles peuvent être une cause d'encastelure, de bouleture et même d'efforts de tendons.

ANATOMIE PATHOLOGIQUE. — *Forme osseuse.* — Au début, le tissu osseux et le périoste sont enflammés : il y a d'abord ostéite raréfiante, puis ostéo-périostite avec formation d'os nouveau à surface irrégulière, entouré d'une couche de tissu cellulaire dense (fig. 692).

Forme cartilagineuse. — Elle débute par une inflammation du fibro-cartilage dont le tissu offre une grande affinité pour les éléments de l'os ; les sels de chaux se déposent dans sa trame, qui subit la transformation osseuse (fig. 691).

TRAITEMENT. — *Forme osseuse.* — *Traitement*

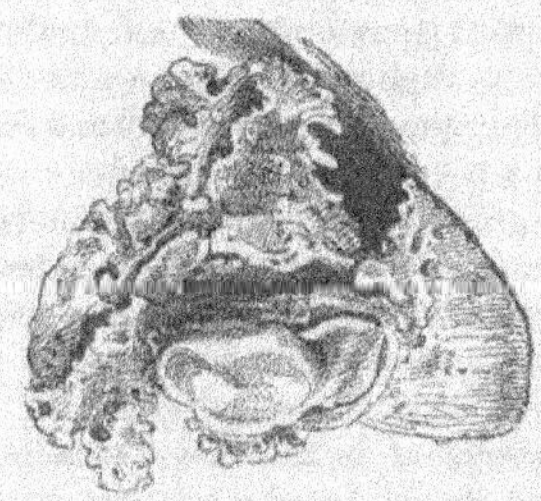

Fig. 691. — Forme de la couronne.

préventif. — Au début et sur un poulain ou un jeune cheval, on en arrêtera le développement et même parfois on en amènera la résolution, en parant le pied d'aplomb, en appliquant un fer à croissant, ou mieux en supprimant l'appui du pied du côté de la forme et en appliquant un fer à planche; le cheval sera mis à un travail modéré sur un bon terrain, ou mieux laissé au pré.

Le *traitement curatif* comporte au début les frictions vésicantes et, si elles ne réussissent pas, la cautérisation en pointes fines. Souvent celle-ci ne suffit pas, surtout s'il s'agit d'une forme volumineuse ou ancienne, et l'on est obligé de tenter la névrotomie.

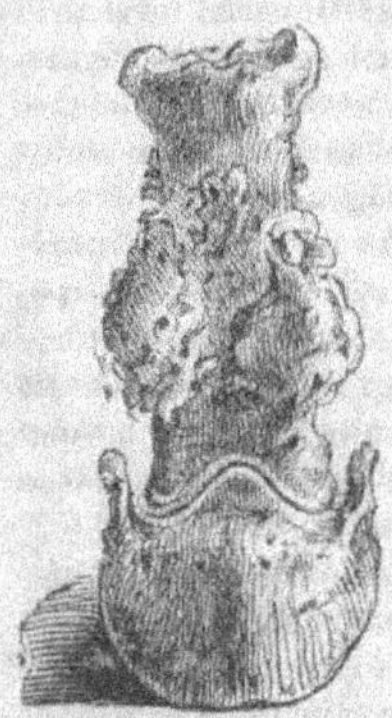

Fig. 692. — Forme du paturon.

Le traitement classique des *formes cartilagineuses* comporte la cautérisation, les rainures et une ferrure appropriée, afin de diminuer la douleur et de favoriser la dilatation des parties postérieures de l'ongle. Généralement on creuse sous le quartier trois rainures verticales ou légèrement obliques en arrière; ou bien on creuse, depuis l'arc-boutant jusqu'à la limite antérieure de la forme, une rainure horizontale à un centimètre du bourrelet, et deux rainures convergentes en bas qui partent des extrémités de la première; ces rainures seront creusées sans échappées, et on préviendra la dessiccation de la pellicule cornée qui en occupe le fond, par des applications quotidiennes d'onguent de pied. Zundel recommande d'amincir le quartier correspondant à la forme. On préviendra l'encastelure et on diminuera la douleur en appliquant un fer à planche après avoir paré le quartier correspondant à l'exostose de façon à le soustraire à l'appui.

Cagny préconise une seule rainure horizontale faite avec la scie à un centimètre au-dessous du bourrelet, suivie d'une application légère de vésicatoires à la couronne et d'un fer à planche.

L'arrachement du lambeau de quartier placé en regard de la forme n'est pas recommandable. L'extirpation d'une forme cartilagineuse ne doit être tentée que dans le cas de javart de la portion de cartilage restée saine.

Enfin, si ces divers traitements ne donnent pas de résultats, on peut avoir recours à la *névrotomie haute*, simple ou double (Voy. Névrotomie), pour faire disparaître la boiterie et permettre l'utilisation du cheval. — Certains auteurs ont préconisé la *névrotomie du médian*.

Le traitement des *formes du bœuf* comporte les vésicants ou la cautérisation. On peut utiliser l'animal après avoir supprimé l'appui de l'onglon correspondant à la forme en le parant davantage (Cadiot et Almy, *loc. cit.*).

FOSSES NASALES (MALADIES DES). — Voy. Narines (*Maladies des*).

FOUET. — En vétérinaire, *coup de fouet*. Voy. Pousse.

FOUETTAGE. — Voy. Castration.

FOUGER. — Creuser et fouiller le sol. Se dit du sanglier et du porc.

FOUGÈRE INDIGÈNE. — Les parties employées sont les bourgeons et surtout les rhizomes ou racines qui doivent être nouvellement récoltées et pulvérisées immédiatement.

Emploi. — En électuaires, en bols, en breuvages; en poudre ou en décoction.

Doses.

Poudre.

Grands animaux......	200 à 250 grammes.
Moyens animaux.....	33 à 64 —
Petits animaux......	16 à 32 —
Volailles	2 à 4 —

Effets et usages. — Bon vermifuge contre le ténia et les vers cavitaires.

Filicique (Acide). — Matière médicale. — Il est contenu dans l'extrait éthéré des rhizomes de fougère mâle.

Effets thérapeutiques. — Anthelminthique, précieux contre le ténia du chien.

Mode d'emploi, doses. — 2 à 3 grammes de cet extrait en capsules, en électuaire ou en émulsion.

FOUILLER. — Explorer, sur un animal, à l'aide de la main introduite dans le rectum ou le vagin les divers organes du bassin. C'est un terme de maréchalerie remplacé à juste titre par celui d'*exploration rectale*.

FOULÉE. — Empreinte que le pied d'un animal laisse sur le sol dans la marche; temps pendant lequel il y appuie.

FOULURE. — Premiers degrés de l'entorse (Voy. Entorse).

FOURBURE ou FOURBATURE (all. *Rehe, Verschlag, Hufentzündung*; angl. *foundering*; it. *rifondimento*; esp. *aguadura*) ou *apoplexie réticulaire* ou *podophyllite diffuse*. — On désigne ainsi la congestion suivie d'inflammation de la membrane tégumentaire du pied des animaux ongulés. Elle est surtout fréquente chez le cheval; on l'observe parfois chez le bœuf, le mouton, le porc; l'*aggravée* du chien est une fourbure (Voy. ce mot).

Division. — On distingue une *fourbure aiguë* et une *fourbure chronique*. La première consiste en une phlegmasie aiguë et exsudative de la chair du pied, surtout en ses régions antérieures; la seconde est une des terminaisons de la fourbure aiguë; elle se complique d'altérations graves de la membrane tégumentaire, particulièrement de la chair cannelée qui participe activement à la kératogenèse, et elle entraîne des changements de forme et des altérations irrémédiables du sabot.

Quelques auteurs décrivent une *fourbure traumatique*, une *fourbure rhumatismale* (la fourbure proprement dite), et une fourbure *métastatique* (affections typhoïdes, purgatives, etc.).

I. Fourbure aiguë. — Elle affecte parfois les quatre pieds (on la dit *générale*), ou bien les deux pieds antérieurs (*fourbure antérieure*), ou bien encore les deux pieds postérieurs (*fourbure postérieure*), d'autres fois elle ne frappe qu'un seul pied, mais jamais on ne la constate aux deux pieds d'un bipède latéral ou diagonal.

Étiologie. — *Causes prédisposantes.* — Volume ou poids excessif du corps. Pléthore, constitution sanguine. Défaut d'entraînement, repos prolongé, inaction; la fourbure est fréquente sur les chevaux qu'un long hiver et la glace condamnent à une stabulation prolongée; elle est fréquente sur les chevaux qui font une traversée par mer et qui sont logés à fond de cale. Il n'est pas rare de voir les chevaux tomber fourbus, lorsqu'ils sont condamnés à rester debout pendant plusieurs jours, par suite d'une blessure des membres, ou d'un autre état pathologique à la suite duquel on attache la tête haut et court pour les empêcher de se coucher.

La température atmosphérique élevée a une action certaine; c'est pendant les mois d'été qu'on constate le plus facilement la fourbure, tandis qu'elle est rare en hiver, ainsi qu'au printemps et en automne. On l'a surtout attribuée aux arrêts brusques de la transpiration, au refroidissement de la peau, alors que les animaux étaient en sueur; un bain ou la préhension d'eau froide en ce moment ont souvent été indiqués comme causes occasionnelles.

La fourbure est plus fréquente chez les chevaux qui sont employés à des allures rapides que sur ceux qui travaillent au pas; elle est surtout fréquente chez ceux auxquels on demande un excès de dépense de forces, que l'on soumet à une course forcée sur une route dure accidentée; l'accident est presque inévitable si l'animal est bien nourri, s'il n'est pas entraîné, et surtout s'il fait chaud.

La conformation défectueuse des pieds incriminée par certains auteurs est niée par d'autres; il semble cependant que les pieds plats ou encastelés sont prédisposés.

Causes occasionnelles ou déterminantes. — Alimentation intensive et surmenage.

La fourbure frappe souvent les chevaux nourris avec des grains autres que l'avoine : blé, seigle, orge, féverolles.

Cette cause est signalée par Solleysel, Garsault, Gaspard de Saunier et les différents hippiatres; Rodet en a constaté les mauvais effets lors des campagnes d'Egypte et d'Espagne, où on donnait aux chevaux ces grains en épis; Miltenberger a signalé la même maladie dans la campagne de 1812 en Pologne, où les chevaux étaient nourris de seigle. Les fourrages artificiels prédisposent à la fourbure, quoique plus rarement. — Bouley a cité des exemples de fourbure due à l'alimentation par des farines.

Mais la cause principale est le travail exagéré; la maladie s'observe presque toujours après une marche prolongée ou une course rapide et longue sur un terrain dur, ou par des chevaux non entraînés, restés longtemps inactifs ou immobilisés.

Sur les chevaux atteints d'une affection grave d'un membre ou d'un pied, qui entraîne la cessation d'appui, la fourbure frappe parfois le pied sain. — C'est la *fourbure de fatigue*.

Quelquefois la fourbure succède aux congestions de l'appareil intestinal, surtout si elles résultent d'une superpurgation. — Tisserand, Gloag et Smith ont vu souvent la fourbure des membres antérieurs se montrer chez des juments après la parturition et surtout après l'avortement. Hertwig dit qu'on l'observe quelquefois après les affections rhumatismales, surtout après le rhumatisme aigu.

Elle peut apparaître dans le cours de maladies infectieuses, pneumonie, anasarque, fièvre typhoïde.

Symptomatologie. — *Cheval.* — La fourbure est presque toujours précédée de symptômes généraux sans signification précise; il y a de la tristesse, de l'inappétence, de l'abattement, de l'insensibilité générale, des tremblements musculaires, de la raideur des reins; la respiration est accélérée, le pouls fiévreux, la bouche sèche, les muqueuses sont injectées, les crottins secs et coiffés, les urines rares.

Il se passe toujours un temps variable, quelques heures à un ou deux jours, entre le moment où la cause ayant agi, il y a déjà afflux sanguin dans le tissu réticulaire, et le moment où les symptômes apparaissent.

La fourbure se manifeste alors par les symptômes suivants : chaleur considérable de tout le pied, extrême sensibilité, douleur vive, qui force l'animal à s'appuyer sur les autres membres pour soulager celui ou ceux qui sont malades; marche pénible; au repos, attitude incertaine, vacillante. La physionomie accuse une vive souffrance : il y a tension du pouls, avec respiration accélérée, chaleur de la peau, sueurs partielles.

Toutes les fois que la fourbure intéresse les *deux pieds antérieurs*, l'animal les porte en avant, les pieds postérieurs sont engagés sous le centre de gravité, l'aplomb est alors faussé, l'attitude défectueuse, la locomotion très difficile, vacillante, chancelante, et l'animal pose ses pieds avec précaution. L'appui se fait sur la fourchette et les talons, c'est pourquoi la marche est si lente, si raide, si difficile, en même temps les battues sont plus bruyantes pour les pieds sains. Quelquefois le cheval n'avance que par une série de sauts continus, le reculer est surtout difficile.

Les sabots des pieds fourbus sont chauds. Les souffrances de ces pieds sont rendues plus manifestes encore par les percussions du sabot à l'aide d'un marteau ; à chaque coup, même faible, l'animal retire brusquement son pied; les battements des artères latérales du canon, dans les membres fourbus, sont plus énergiques et facilement perceptibles. On ne parvient à lever un pied qu'en employant la force; l'animal alors a peine à se soutenir.

Lorsque la fourbure n'affecte que les membres antérieurs, l'animal reste longtemps debout, parfois plusieurs jours sans se déplacer, mais il trépigne sur place, surtout des membres antérieurs. Mais quand, une fois épuisé par les fatigues et la douleur, le cheval fourbu s'est couché, il est difficile à relever; il demeure obstinément dans la position décubitale, étendu le plus souvent sur un côté, les membres antérieurs agités de mouvements continuels, qui déterminent promptement l'excoriation et la mortification des parties saillantes exposées au frottement sur le sol.

L'attitude est tout à fait différente quand les *pieds postérieurs* seulement sont fourbus; alors le bipède antérieur et le bipède postérieur se trouvent rapprochés; les pieds de derrière sont portés sous le ventre, pour que l'appui s'exerce principalement sur les talons; et les membres antérieurs sont dirigés en arrière, en se rapprochant du centre de gravité, pour supporter le poids du corps. Dans ce cas, l'animal trépigne continuellement à cause de la douleur qu'il ressent; la marche est encore plus difficile, et semble s'effectuer sur des épines. Les animaux affectés de fourbure postérieure conservent moins la position debout; l'équilibre instable auquel ils sont condamnés les épuise vite et les force à se laisser tomber. Une fois par terre, ils éprouvent aussi plus de difficultés à se relever; ils parviennent bien à se redresser sur leurs membres antérieurs, mais l'arrière-train ne suit pas toujours. Parfois les pieds antérieurs tombent fourbus à leur tour.

L'attitude des malades qui sont atteints de fourbure *des quatre pieds* est la même qu'affectent ceux atteints de fourbure antérieure; les quatre pieds sont placés en avant de leur ligne d'aplomb, les antérieurs portés en avant, les postérieurs engagés sous le centre de gravité. Quelquefois le cheval tient les quatre membres dans un certain écartement, de manière à trouver l'appui principal sur le bord interne du bas de la muraille. La station étant douloureuse sur tous les pieds, l'animal cherche du soulagement en restant presque toujours couché. La locomotion est plus difficile et plus chancelante.

Bœuf. — La fourbure est plus fréquente aux pieds de derrière qu'à ceux de devant, elle est cependant plus grave en avant; l'onglon du dedans est plus souvent atteint que celui du dehors. Le bœuf fourbu marche avec hésitation, profite de chaque occasion pour se coucher; debout il a le dos voussé, les pieds rapprochés; les pieds postérieurs appuient sur les talons et ceux du devant sur la pointe des onglons; la fièvre est intense, quelquefois le malade refuse de manger; il ne rumine pas. Les animaux maigrissent et, dans les cas graves, succombent.

TERMINAISONS ET COMPLICATIONS. — La fourbure aiguë bien traitée se termine en trois ou quatre jours par la *résolution* qui arrive quelquefois plus tard, même vers le dixième jour; mais, après ce délai, on doit généralement perdre espoir de l'obtenir; et même lorsque la résolution se fait avec lenteur, il est à craindre que le type chronique ne s'établisse. La résolution de la fourbure est accusée par la cessation graduelle de tous les symptômes locaux et généraux de cette affection; chez quelques sujets, l'amélioration s'opère avec une sorte de soudaineté, du jour au lendemain (*délitescence*).

a. L'*hémorragie* ou *apoplexie* du tissu réticulaire est due à la rupture des capillaires trop distendus; le sang, extravasé, s'infiltre dans la trame du tissu, ou bien pénètre entre les lames podophylleuses et les feuillets kéraphylleux, remplit les cannelures en pince, en mamelles et dans les parties antérieures des quartiers; l'os du pied est refoulé sous la pression; quelquefois le sang, continuant à désengrener les tissus, vient sourdre à la région coronaire. Le malade, étendu sur le sol, est couvert de sueur; il éprouve des souffrances très vives qui peuvent amener la mort des sujets nerveux.

b. L'*exsudation* fibrineuse ou pseudo-membraneuse désengrène le tissu podophylleux d'avec le tissu kéraphylleux, surtout à la partie antérieure de la paroi. Le malade éprouve une douleur encore plus violente que celle occasionnée par l'hémorragie; ces souffrances sont souvent tellement intenses qu'elles donnent lieu à des accès de vertige. Quelquefois la sérosité souffle aux poils en désengrenant les tissus vers le bourrelet, et forme une espèce de mousse rougeâtre au-dessus du biseau.

c. La *suppuration* entre la paroi et le tissu podophylleux est une complication plus rare. La douleur est toujours considérable, et les parties vives sont comprimées outre mesure; la station est impossible et l'animal reste couché et remue constamment ses membres. Il n'y a de soulagement que quand le pus a soufflé aux poils. Souvent cet accident entraine un décollement complet du sabot, sa chute; des cas de chute du sabot ont été observés dès le troisième jour (Lafosse, Stanley).

d. La *gangrène* des tissus sous-cornés se produit assez rarement, sous l'influence de la compression excessive. Les violentes douleurs cessent, l'appui parait moins douloureux, les mouvements se font sans gêne; mais en même temps on constate la physionomie grippée du malade, son pouls effacé, son allure vacillante, son indifférence aux excitations, sa complète prostration; la température froide du corps de l'animal annonce une fin prochaine. Souvent les sabots se détachent, et les chairs sous-jacentes sont d'un brun violacé, avec une odeur fétide.

DIAGNOSTIC. — Malgré sa physionomie si caractérisée, la fourbure, des pieds postérieurs notamment, peut être confondue avec une maladie de la région spinale; souvent, quand la fourbure est peu intense, le train de derrière vacille comme dans l'effort de reins, mais l'on remarquera cependant le poser des pieds en talons, la chaleur et la sensibilité des sabots. — Il y a aussi confusion possible avec le tétanos commençant; dans des cas plus graves, la fourbure de derrière peut simuler la paralysie, surtout si les animaux ne veulent plus se relever; ici, les commémoratifs sont utiles, et il faut explorer les pieds.

PRONOSTIC. — La fourbure est d'autant plus grave, qu'elle est plus étendue, plus intense, et plus ancienne; elle est plus grave chez les chevaux de selle ou d'attelage que sur ceux de trait, sur les chevaux nerveux que sur les lymphatiques.

Le *pronostic* de la fourbure est en général basé sur l'intensité des symptômes généraux.

Si la complication de gangrène survient, il est préférable d'abattre le malade.

ANATOMIE PATHOLOGIQUE. — Les lésions sont celles de l'inflammation plus ou moins vive de la membrane tégumentaire; celle-ci est tuméfiée, friable, de teinte rouge plus ou moins foncée, gorgée de sang, infiltrée de sérosité, elle est le siège de nombreuses hémorragies capillaires; parfois elle est désengrenée d'avec son revêtement corné, et l'espace qui les sépare est rempli de sang épanché en nature, parfois de sérosité rougeâtre et mousseuse, d'autres fois de pus sanguinolent; si la chair cannelée est gangrenée sur une plus ou moins grande étendue, elle offre une teinte livide ou noirâtre, elle est très friable, quelquefois même réduite en bouillie en de certains endroits; la phalange elle-même peut être cariée. Le bourrelet peut être décollé sur une étendue variable.

Les lésions sont surtout très accusées dans les parties antérieures du tissu podophylleux.

TRAITEMENT. — Il faut faire disparaître la congestion de l'appareil kératogène, ou, tout au moins, en diminuer l'intensité. On a plus particulièrement recommandé à cet effet les saignées générales ou locales, les topiques antiphlogistiques appliqués sur les régions congestionnées. La saignée générale est surtout indiquée; il est préférable de la faire grande, de 5 à 10 litres environ, et de la répéter si l'état du pouls ou le mal local l'exige. Les saignées locales, souvent conseillées, sont inutiles. La saignée en pince est dangereuse, car elle ouvre une porte à l'infection.

On complète les effets de la saignée par une révulsion énergique : sinapismes sous la poitrine et sous le ventre, frictions sinapisées sur les membres ou frictions d'essence de térébenthine sur les parties supérieures du tronc et des membres. A l'intérieur on administre un purgatif drastique, un bol d'aloès (38 à 40 gr.), ou on a recours aux injections sous-cutanées d'huile de croton :

> Huile de croton................ 0^{gr},10
> Glycérine...................... 3 grammes.

aux injections hypodermiques d'ésérine (0^{gr},10), de pilocarpine (0^{gr},25) ou d'arécoline (0^{gr},05 à 0^{gr},10). Les frictions d'essence ont l'inconvénient de trop tourmenter les animaux, ainsi que les injections d'ésérine ; celles d'huile de croton peuvent déterminer des abcès locaux.

Localement on agit par le froid. L'agent le plus simple est l'eau fraîche sous forme de bains froids à mi-jambes dans un ruisseau, si l'animal peut s'y rendre et s'y tenir debout; on recommande de le promener dans l'eau, si cela est possible; la marche accélère la circulation veineuse. A défaut de cours d'eau vive, les pédiluves, les étangs, les marais, les mares, les réservoirs d'eau stagnante et jusqu'aux fosses à purin, peuvent servir aux mêmes usages. Souvent on peut, dans une écurie, dans un hangar, improviser un bassin à bains de pied, un pédiluve, où le cheval est dans l'eau, ou dans une solution astringente, jusqu'au delà de la couronne. — Mathieu a fait confectionner un appareil à irrigations continues très ingénieux, qui consiste dans un réservoir d'eau, élevé au-dessus du corps de l'animal; autour de chaque couronne est disposé, en manière de bracelet, un tube en caoutchouc criblé de trous ouverts sur le sabot; du réservoir émane un tube principal qui se bifurque au-dessus des lombes et du garrot et fournit pour chaque membre une division descendante, soudée à chaque bracelet; l'eau s'écoule ainsi autour de la couronne comme elle le fait par la pomme d'un arrosoir (Voy. Eau, p. 393). — Au lieu d'eau simple, on a conseillé de recourir à la neige, à la glace pilée dont on enveloppe le sabot, à des étoupades trempées dans une solution de sel, de sulfate de fer ou d'alun, à des applications d'argile délayée dans du vinaigre, etc. Comme la chaleur du pied tend incessamment à élever la température du liquide qui le baigne, il faut

que ce liquide soit souvent renouvelé, si l'on veut que son action antiphlogistique se continue.

Ces compresses sont surtout utiles lorsque le sujet est couché et ne peut se lever; on peut les utiliser pour la nuit, ainsi que les cataplasmes astringents, afin de compléter l'action de l'eau froide donnée sous forme de bains pendant le jour.

On discute encore pour savoir si on doit déferrer les chevaux fourbus; il semble préférable de le faire, une bonne pratique consiste à desserrer simplement les clous et à en enlever quelques-uns; ces manœuvres devront être exécutées avec précaution. Chaque jour, avant le bain, on promènera le cheval fourbu sur un terrain meuble, sur un fumier; après le bain on graissera les pieds et on rentrera le malade à l'écurie où il sera placé, autant que possible en liberté, sur une litière épaisse.

On ne donnera au cheval que du fourrage, du vert si c'est possible, et des barbotages contenant du bicarbonate et du sulfate de soude.

Si les symptômes généraux et l'attitude de l'animal indiquent une collection sanguine ou une exsudation séreuse sous la paroi, il est indiqué de creuser une rainure au niveau de la zone commissurale, en pince, afin de permettre l'écoulement des liquides épanchés et de diminuer les souffrances du malade; on fera l'opération sous le couvert de l'antisepsie.

Dans le cas de gangrène de la membrane tégumentaire, on peut parfois tenter l'ablation des îlots mortifiés; il est souvent préférable d'abattre le cheval.

II. **Fourbure chronique**. — Étiologie. — Le plus généralement elle succède à la fourbure aiguë. Parfois elle s'établit lentement sur certains chevaux prédisposés par un état congestionnel permanent de la membrane tégumentaire, sous l'influence de causes déterminantes peu appréciables, d'un travail ordinaire, service au trot sur le pavé, chevaux de courses entraînés sur un terrain dur, etc.

Elle évolue lentement et ne se manifeste par des symptômes que lorsqu'elle a déjà produit des désordres graves.

Pour Jacoulet et Joly, cette fourbure chronique à évolution silencieuse serait une manifestation de la diathèse ostéitique ; chez certains chevaux atteints de cette diathèse, il existerait un état subinflammatoire constant du tissu osseux de la troisième phalange et de la membrane de chair qui la recouvre, état qui aboutirait à la formation d'exostoses de l'os du pied, et aux altérations de la fourbure chronique.

Symptomatologie. — Le pied atteint de fourbure chronique est entièrement déformé et rappelle assez bien la forme d'un sabot chinois (fig. 694) (all. *Knollhuf*) ; la corne semble avoir perdu son vernis, de plus, elle est cassante. — Il y a changement de la direction de la paroi, dont les fibres, au lieu d'être obliques au sol, affectent une direction qui se rapproche de l'horizontale ; le pied paraît comme aplati de dessus en dessous, et la ligne qui limite sa surface forme un angle obtus très marqué avec celle de la région coronaire. En outre la partie antérieure du sabot forme une projection saillante en avant, d'où résulte sa forme ovalaire par l'exagération du diamètre antéro-postérieur de l'ongle. —

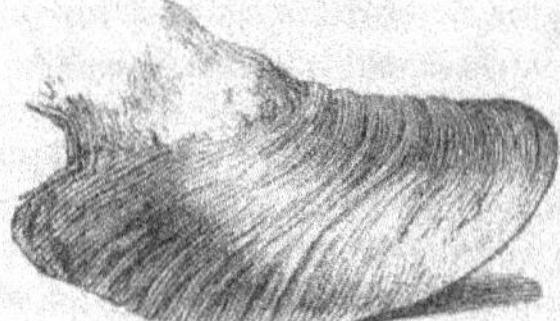

Fig. 693. — Fourbure chronique. — Pied vu latéralement.

La surface extérieure de la paroi, au lieu d'être unie, présente un aspect ondulé qui résulte de l'existence de reliefs et de sillons circulaires, échelonnés les uns au-dessus des autres et prolongés d'un talon à l'autre ; dans les parties antérieures de l'ongle les cercles sont très rapprochés les uns des autres, tandis que, au contraire, sur les parties latérales et en talons, ils se trouvent séparés par des sillons beaucoup plus larges. Les talons croissent vite et acquièrent une hauteur parfois égale à celle de la pince. — Souvent on constate, surtout en mamelles et en quartiers, des étranglements, des sillons longitudinaux allant du bourrelet à la surface plantaire, rappelant les lésions qui caractérisent l'encastelure.

Vu du côté de sa face plantaire, le pied atteint de fourbure chronique présente un bombement de la partie antérieure de la sole, — le *croissant*. — Cette convexité contraste avec la profondeur des lacunes, qui sont d'autant plus excavées que les talons sont plus élevés ; on n'observe pas cette disposition sur le pied comble ordinaire (fig. 694).

Souvent le centre de ce bombement de la sole est flexible sous la pression du doigt : il

n'est pas rare de voir la sole perforée, donner passage au bord inférieur de l'os du pied, qui vient faire hernie, et ne tarde pas à se nécroser. Il existe alors une plaie ulcéreuse, presque semi-lunaire, sécrétant un pus odorant, grisâtre. En pince, en mamelles et dans la région antérieure des quartiers, on ne constate plus la ligne de jonction nette qui caractérise la zone commissurale ; entre le bord externe de la sole et la face interne de la paroi, il existe un intervalle plus ou moins grand, tantôt comblé par de la corne molle, de mauvaise nature, souvent fendillée et qui est la base du *coin* ; tantôt cet intervalle forme une cavité, plus ou moins profonde, rétrécie à son sommet, renfermant souvent une matière grenue, sèche, résultant de la dessiccation du sang, et mêlée de parcelles cornées pulvérulentes ; cette cavité formée en avant par la face interne de la paroi, en arrière par une paroi nouvelle due à la corne sécrétée à la surface du tissu podophylleux, est connue sous le nom de *fourmilière* ; cette double paroi s'observe surtout après la fourbure des

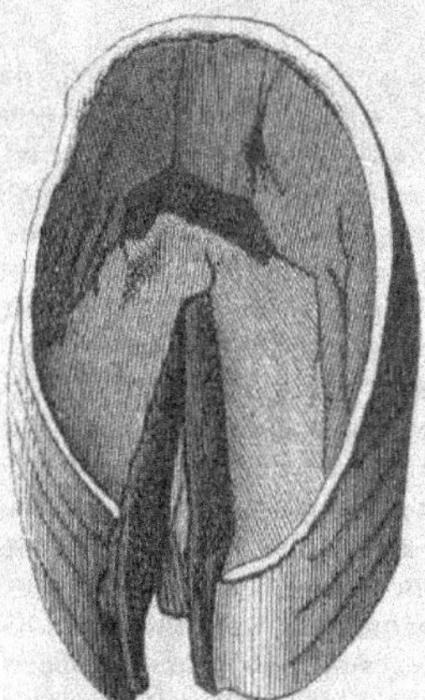

Fig. 694. — Fourbure chronique. — Pied vu par la face plantaire.

pieds postérieurs ; elle est plus fréquente chez l'âne et le mulet, et aussi sur les chevaux à petits pieds de la race orientale.

Ces déformations de la boîte cornée ne se développent pas toujours avec des caractères identiques sur tous les individus ; il y a des degrés, dépendant de la date de la maladie, de son intensité, et de la forme primitive du sabot attaqué. — Il y a des cas où le croissant s'est montré à la sole, avec plaie ulcéreuse, alors que la paroi avait encore sa direction normale avec un rudiment de cercle. — Souvent la paroi n'a éprouvé de changement de direction que dans la partie cornée nouvelle qui émerge du bourrelet; il se forme alors entre la paroi ancienne et la couronne une gouttière circulaire, encore appelée *cavité digitale* ; la déformation de la paroi s'établit par avalure. Parfois, au lieu de la gouttière, il se forme autour du biseau du sabot un bourrelet dû à l'hypersécrétion de la corne, lequel devient un relief de cercle par avalure. — Il y a des cas où une fourmilière s'est établie sans qu'il y ait altération bien sensible de la forme de la paroi ou de la sole.

La boiterie est variable, et très peu pro-

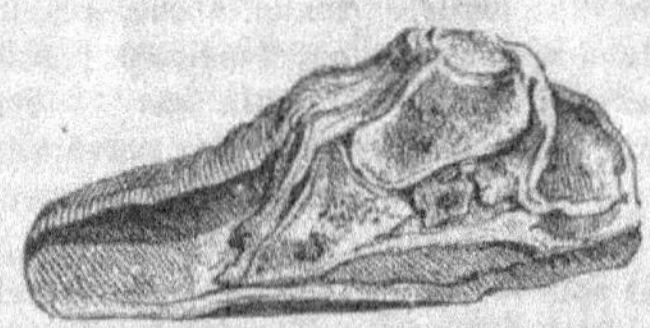

Fig. 695. — Pied fourbu arrivé à la dernière période.

noncée quand il y a simple fourmilière; ordinairement les pieds malades se lèvent et se posent d'une façon saccadée; dans le mouvement d'extension du membre qui précède l'appui, la pince du pied est relevée haut, sa direction est presque horizontale, et l'appui commence et s'effectue presque entièrement par les talons ; la boiterie est toujours plus intense aussi longtemps que l'ancienne paroi enveloppe encore le pied. La douleur s'atténue avec le temps, à mesure que le sabot prend une forme nouvelle. — La chaleur et la douleur des pieds sont peu prononcées. La percussion fournit une augmentation de résonance lorsqu'il y a fourmilière, tandis que l'on perçoit un son mat quand l'espace compris entre la paroi et le tissu réticulaire est rempli de corne de nouvelle formation; cette percussion est douloureuse lors de kéraphyllocèle. — Lors de croissant, l'appui est parfois impossible.

ANATOMIE PATHOLOGIQUE. — Sur un pied depuis longtemps fourbu, si on fait dans le sens antéro-postérieur une section complète, on constate un changement des rapports de l'os du pied et de la paroi. Plus épaisse qu'à l'état normal, celle-ci est projetée en avant, tandis que le profil antérieur de la troisième phalange s'est rapproché de la verticale. Cette disposition n'existe cependant qu'en pince et s'étend jusqu'à la moitié des quartiers, au

niveau des fibro-cartilages latéraux de l'os du pied ; les feuillets ont conservé leurs rapports normaux ; les changements vont même en diminuant de la pince aux quartiers. — Généralement une substance jaunâtre, d'apparence cornée, mais plus molle, occupe l'espace situé entre l'appareil kératogène et la paroi, et y forme coin; les lames podophylleuses enflammées ont pris un développement excessif, au point d'atteindre quelquefois 1 à 2 centimètres de longueur et une largeur quatre à cinq fois plus grande que la normale; il y a également hypertrophie des feuillets kéraphylleux. Cependant ces dernières lames, à mesure qu'elles augmentent d'étendue, se soudent à leur base dans toute la portion qui ne concourt pas à l'engrènement avec les feuillets podophylleux; elles forment une masse compacte, se confondant le plus souvent avec la face interne de la paroi. — Quelquefois cette masse de corne jaunâtre occupe tout l'espace compris entre l'os du pied et la paroi; mais, dans quelques cas, elle n'adhère pas à la paroi, elle forme autour du tissu kératogène une paroi nouvelle, également munie de feuillets kéraphylleux, et il y a entre elle et la paroi normale, cette matière

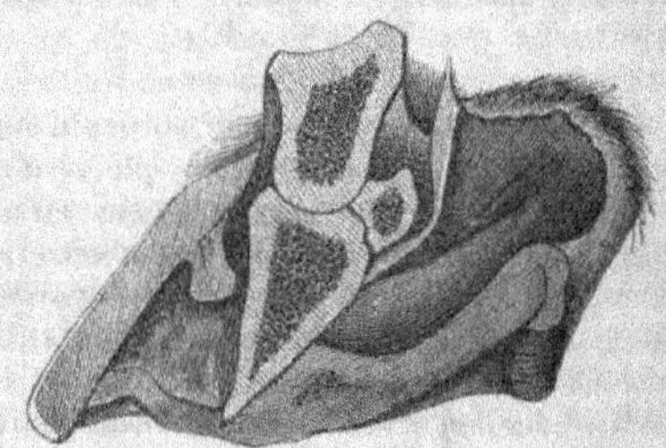

Fig. 696. — Pied fourbu où l'on voit bien le *kéraphyllocèle* (période intermédiaire).

poreuse, friable, sans homogénéité de la *fourmilière*. — Au début, la troisième phalange peut présenter de petites exostoses sur ses faces antérieure et inférieure, mais plus tard elle s'atrophie (fig. 696 et 697).

PHYSIOLOGIE PATHOLOGIQUE. — Le mécanisme de production de ces altérations du pied et surtout de la bascule en arrière du troisième phalangien, a été diversement interprété.

Aujourd'hui on admet, avec Siedamgrotzky, Friedberger, Guillebeau, Boileux, etc., que le déplacement de la phalange en arrière est dû surtout au désengrènement des lames podophylleuses et des feuillets kéraphylleux, etaux pressions exercées sur elles par l'os coronaire.

A chaque appui du pied, la troisième phalange tend à s'enfoncer dans le sabot; si les adhérences kéraphyllo-podophylleuses viennent à être détruites par l'exsudat inflammatoire dans les régions antérieures du pied, tandis que les adhérences restent intactes en talons, lorsque le pied posera sur le sol, sous l'influence du poids du corps, de la pression transmise par l'os coronaire, la phalange unguéale libre en avant, maintenue en arrière par ces adhérences, va basculer autour d'un axe transversal, la pince va s'abaisser, devenir verticale, tandis que les apophyses rétrossale et basilaire vont se trouver relevées. D'après Lesbre, cette localisation en avant de la congestion s'explique par le mode de formation de la troisième phalange. Cette phalange est composée de deux parties, une endochondrale, et une périostique localisée à la portion antéro-inférieure. C'est cette dernière à vascularisation plus marquée qui seule est le siège d'une congestion et d'une inflammation. Par suite de la séparation des feuillets de chair et des feuillets de corne, une cavité se creuse dans les régions antérieures du pied, et se remplit de sang épanché, de sérosité exsudée.

Les lames podophylleuses enflammées s'hypertrophient, puis deviennent le siège d'une active kératogenèse; la corne sécrétée en abondance peut combler la cavité formée entre la phalange et le bord interne de la paroi; ou bien cette cavité persiste et forme la *fourmilière*. — Le bourrelet, attiré en bas par le bord supérieur de la phalange, cède lentement à cette traction, ses papilles s'hypertrophient, la muraille devient plus épaisse et les fibres cornées prennent une forme ondulée. La sole, pressée par le bord inféro-antérieur de la troisième phalange, se bombe, puis finit par se perforer. La direction presque horizontale de la paroi en pince est due à la rupture des adhérences kéraphyllo-podophylleuses, et aussi à ce fait que, pendant la marche, l'appui se faisant surtout en talons, la paroi est refoulée par la sole en avant et en haut.

DIAGNOSTIC. — Facile en général; si les altérations sont peu prononcées, il faudra examiner le pied attentivement, le parer avec précaution de façon à découvrir la fourmilière ou le coin de corne, tenir compte du bombement de la sole, des déformations du bourrelet, des cercles de la paroi, etc.

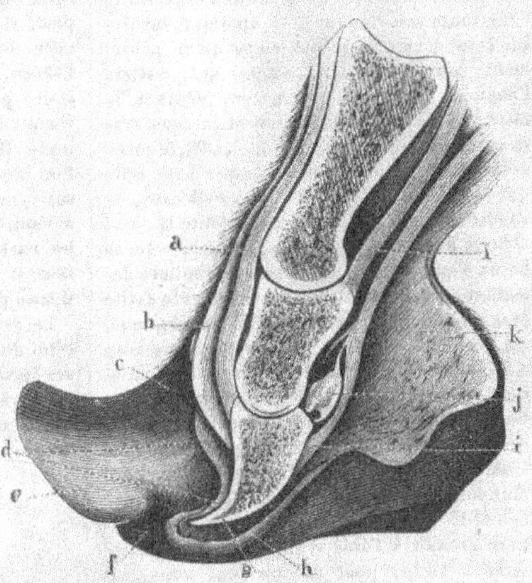

Fig. 697. — Pied d'un cheval atteint de fourbure chronique.

a, extenseur antérieur des phalanges. — *b*, paroi ordinaire. — *c*, bourrelet. — *d*, tissu feuilleté, mais on n'y reconnaît plus la structure lamellaire, ce n'est plus qu'une chair amorphe. — *e*, paroi, deuxième couche, formation morbide; coin kéraphylleux ou paraphylleux (Bouley). — *f*, croissant ou sorte de déchirure marquant la limite d'*infectuosité* entre la paroi hypertrophiée et la sole, et produite par le repoussement en arrière de l'os du pied. — *g*, os du pied contourné en soulier à la poulaine. Le coin corné hypertrophique a creusé une concavité dans sa face antérieure. — *h*, tissu velouté. — *i*, tendon perforant. — *j*, os sésamoïde. — *k*, tendon perforé. — *l*, coussinet plantaire.

Il ne faut pas oublier que, avec une certaine toilette du pied, et à l'aide d'une ferrure spéciale, on peut cacher à un observateur superficiel les principales altérations de la fourbure chronique. Mais il suffira de lever le pied, au besoin de le déferrer, pour constater le bombement de la sole, l'existence d'une fourmilière, etc.

PRONOSTIC. — Toujours grave. — Il varie cependant avec l'intensité des lésions, leur ancienneté, le service du cheval. — Les rechutes, la fourbure subaiguë sont à craindre; l'animal doit être ménagé, et parfois certains chevaux ne peuvent plus travailler qu'au pas.

TRAITEMENT. — Il consiste surtout dans

l'emploi d'une bonne ferrure ; cependant, lorsqu'il existe une fourmilière ou une tumeur cornée, on peut intervenir au début.

Généralement on enlève, par amincissement, toute la portion de paroi qui, en pince, en mamelles et dans les parties antérieures des quartiers, est superposée à la corne kéraphylleuse sans y adhérer ; cette dernière aussi est amincie dans toute son étendue ; on applique ensuite sur cette corne, en même temps qu'un pansement convenable, les topiques qui, comme l'onguent de pied, le goudron, peuvent la mettre à l'abri de la dessiccation et lui conserver sa souplesse ; on a vu souvent, en effet, la corne descendant du bourrelet s'associer avec celle que sécrètent les lames podophylleuses, se souder avec elle. Cette parure de toute la paroi est très préconisée par Scharenberger. — On se borne d'autres fois à dégager la fourmilière des matières qu'elle contient, et à combler la cavité avec une étoupade imbibée d'un antiseptique, s'il y a plaie du tissu podophylleux, ou bien d'onguent de pied ou de goudron ; on maintient ensuite le tout avec un fer couvert. — On peut encore combler la fourmilière avec de la gutta-percha fondue ou de la gomme ammoniaque, comme l'a conseillé Defays ; il faut pour cela qu'il n'y ait pas de plaie et que la cavité soit bien débarrassée de toute matière grenue à l'aide d'une curette, et même lavée à l'éther pour enlever tout corps gras qui empêcherait l'adhérence de la gutta-percha avec la corne ; ce moyen nous a permis de voir des fourmilières très profondes se guérir par avalure.

Quand il y a épaississement de la corne kéraphylleuse avec adhérence à la paroi, quand surtout la pince est devenue difforme, le cas est plus grave. On conseille alors *l'opération du croissant*, qui consiste à retrancher toute la production cornée accidentelle ; on se sert pour cela de la râpe et de la rainette, on amincit jusqu'à ce que la masse kéraphylleuse soit réduite à une mince pellicule. — On peut encore creuser avec la rainette une sorte de fourmilière accidentelle, entre la face interne de la paroi proprement dite que l'on ménage, et la face antérieure du tissu podophylleux, sur lesquelles on conserve une pellicule cornée. Ce procédé a l'avantage, en conservant intacte l'enceinte de la paroi, de rendre plus facile et plus solide l'application du fer qui doit servir à protéger le pied, et de permettre plus tôt l'utilisation de l'animal. Cette opération n'est que palliative ; cependant elle soulage parfois d'une

manière marquée, surtout dans les premiers temps de la fourbure chronique.

Lorsqu'il y a plaie avec décollement de la sole sur une étendue plus ou moins grande, suppuration, et surtout carie de l'os du pied, il faut évacuer le pus de l'abcès sous-soléaire par des ouvertures, amincir toute la sole ; si l'os du pied est carié, on le rugine à fond, on enlève les parties nécro-

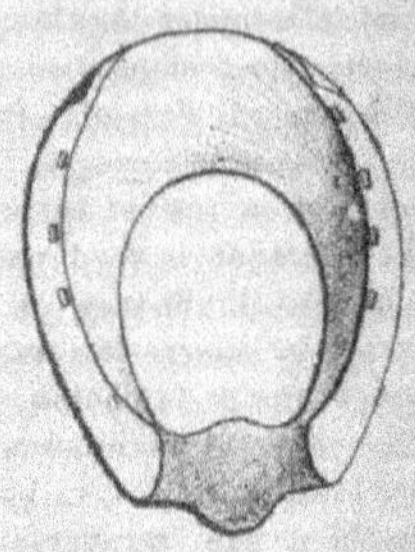

Fig. 698. — Fer à planche couvert à pinçons latéraux et sur la traverse.

sées, et on applique un pansement antiseptique retenu par des éclisses sous le fer.

Le procédé de ferrure le plus habituel est celui du *fer couvert*, son ajusture est concave ; ses éponges ont une épaisseur variable, avec ou sans crampons, suivant l'état des talons, il ne porte pas d'étampures en pince (fig. 698). Si la sole est très bombée, Pader, pour assurer la sta-

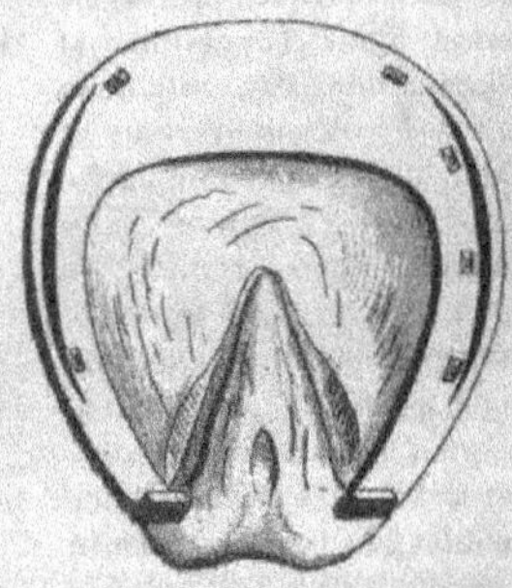

Fig. 699. — Ferrure d'un pied fourbu, d'après Pader.

bilité de l'aplomb, ajoute des crampons latéraux qui vont en s'amincissant et dont la plus grande hauteur correspond à la partie bombée de la sole (fig. 699).

Par la ferrure et surtout par le parer du pied, on doit s'efforcer de rétablir l'appui naturel du sabot. Voici ce que conseille Watrin pour rendre la région plantaire parallèle à la face inférieure de la phalange : on pare les talons le plus possible, on laisse à la pince toute sa hauteur ; si elle est trop allongée, on la rogne légèrement ; on applique ensuite un fer couvert surtout en pince, peu épais, fortement ajusté à l'anglaise, portant des étampures sur tout son pourtour, qui permettent de placer les clous en bonne corne. On peut même donner au fer plus d'épaisseur en pince, ou bien appliquer un fer à lunette (fig. 700). Si la

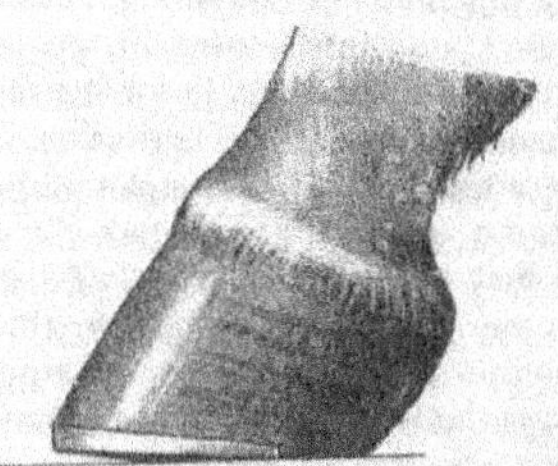

Fig. 700. — Fer à lunette, à éponges amincies.

sole est très bombée, on peut la protéger à l'aide d'un pansement au goudron maintenu par une plaque en cuir, en tôle ou en liège.

Le but de cette ferrure, qui est de rendre parallèles les surfaces d'appui du pied et de la

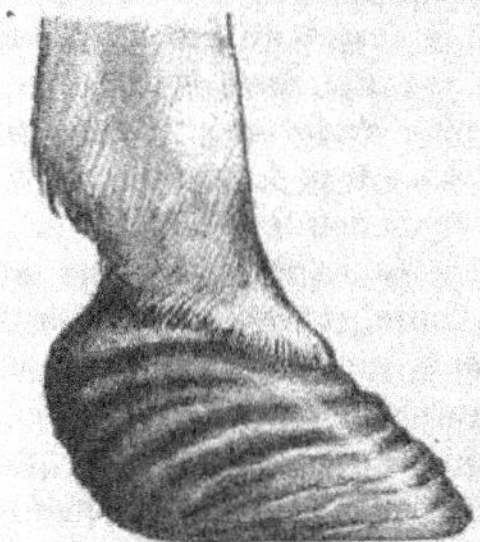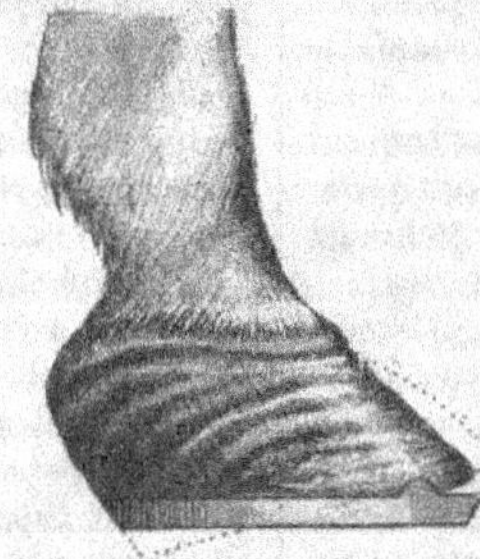

Fig. 701. — Ferrure du pied fourbu, d'après Lungwitz.

phalange, ne peut être obtenu qu'après un certain nombre de ferrures consécutives exécutées d'après les mêmes principes que la première : abattre les talons, ne pas toucher à la pince.

Lungwitz, Dominik, etc., ont adopté une ferrure analogue (fig. 701).

Watrin conseillait de laisser quelque temps le cheval déferré au pré, en ayant soin de parer souvent.

Le traitement de Hingst s'attaque à une altération secondaire de la fourbure chronique, la tumeur cornée, mais non à la cause principale : on mobilise un lambeau de paroi en pince par deux rainures en V, convergentes en bas ; on creuse ensuite jusqu'à pellicule la tumeur cornée interposée entre la phalange et la paroi ; on applique un fer muni d'une arcade métallique disposée au-devant de la

face antérieure de la paroi ; cette arcade est percée en son milieu d'un trou taraudé dans

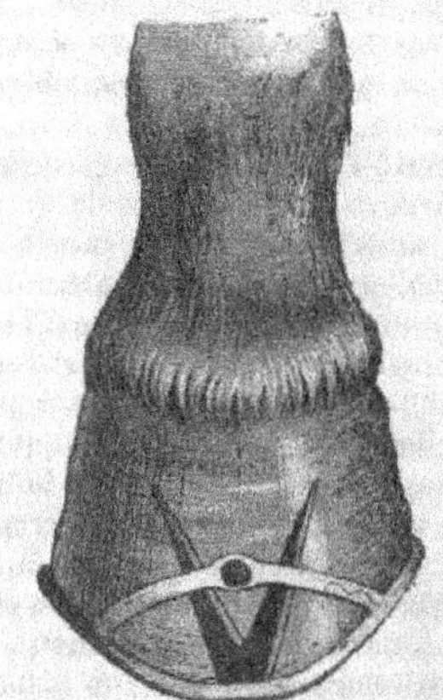

Fig. 702. — Ferrure de Hingst.

lequel se meut une vis avec laquelle on repousse chaque jour la portion de muraille mobilisée (fig. 702).

Pour prévenir la bascule de la troisième phalange, Schneider avait conseillé le fer à *double planche*, l'une transversale, l'autre longitudinale qui s'applique sur toute la longueur de la fourchette ; si cette dernière est atrophiée, on peut interposer une fourchette artificielle (fig. 703).

Souvent des chevaux atteints de fourbure chronique continuent à boiter malgré les traitements

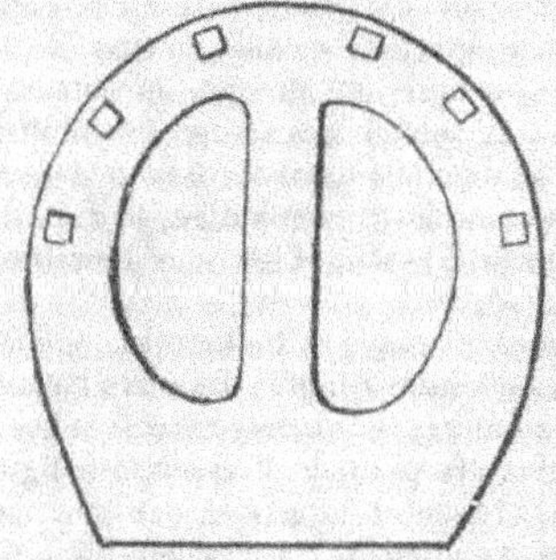

Fig. 703. — Fer de Schneider.

et les ferrures employés, et ne rendent aucun service ; on a conseillé alors de recourir à la névrotomie plantaire, et même à la névrotomie du médian ; certains auteurs cependant proscrivent absolument cette opération dans le cas de fourbure chronique, la considérant comme une cause possible de chute du sabot.

FOURCHET (all. *Klauensackgeschwulst, Klauenwurm*). — Maladie spéciale au mouton, qu'on a souvent confondue avec le piétin ; depuis Chabert, on applique particulièrement ce nom à l'inflammation du canal biflexe de l'espace interdigité ; c'est un javart cutané.

Le pied du mouton et de la chèvre porte, en avant et au-dessus de l'intervalle qui sépare les onglons, l'ouverture d'un canal biflexe d'un diamètre très étroit, formé par un repli de la peau qui s'enroule entre les doigts, et contient un grand nombre de follicules sébacés, sécrétant une humeur onctueuse, jaunâtre et odorante. L'extrémité postérieure ou le fond de ce canal est courbé et terminé en cul-de-sac au pli du paturon, tandis que son ouverture à la commissure des onglons, toujours libre, est marquée par un petit bouquet de poils. Le contenu de ce réservoir entretient la souplesse des parties environnantes.

Le fourchet essentiel est rare ; il est souvent consécutif à d'autres maladies du pied, qui se sont étendues jusqu'au canal biflexe. Le fourchet peut apparaître sur un ou plusieurs pieds.

I. SYMPTOMATOLOGIE. — Le plus souvent le fourchet n'attaque qu'un seul pied, et l'animal marche assez facilement sur trois membres ; quelquefois il attaque les deux pieds de devant ou de derrière, et jamais tous les quatre en même temps. Au commencement, le mouton boite, ne peut plus suivre le troupeau, puis finit par tenir le pied constamment en l'air, ou par marcher sur les genoux, si c'est le bipède antérieur qui est malade. Si c'est le bipède postérieur qui est attaqué, le malade reste couché et souffre beaucoup ; les souffrances sont quelquefois assez vives pour déterminer la cessation de la rumination, le dégoût pour les aliments, la soif, la fièvre, le dépérissement et la mort.

Le pied est chaud et douloureux, notamment dans l'espace interdigité ; il y a une forte tuméfaction qui gagne progressivement le genou ou le jarret ; la peau de l'espace interdigité est tendue, rouge et humectée par une matière grasse d'une odeur très pénétrante ; par la compression, on la fait sortir de la cavité du canal. — Le mal continuant à faire des progrès, le canal folliculaire s'engorge, devient foyer

d'abcès, et dégénère en ulcère qui occupe, en tout ou en partie, la surface interne du canal. Cet ulcère fait des progrès constants et monte entre les deux os coronaires, d'où il s'élève comme un bourbillon duquel s'échappe une matière purulente et sanieuse. En outre, le pus peut fuser, soit inférieurement, en pénétrant sous l'ongle et détachant le sabot ; soit supérieurement en soufflant à la couronne, remontant vers les articulations, et déterminant une arthrite ou un javart tendineux. Ce qui rend le fourchet encore plus grave, c'est que souvent il est compliqué du piétin. On conçoit alors toute la gravité du cas, et la possibilité de la terminaison par gangrène, quand la maladie est abandonnée à elle-même.

Souvent le fourchet a une marche *chronique* ; le mal reste limité au canal biflexe ; la partie inférieure des membres est engorgée, les onglons sont maintenus écartés. La matière sébacée s'est accumulée dans le canal et le distend outre mesure. En explorant la région de la peau qui correspond à la bifurcation, on y constate une sensibilité assez vive ; la compression exercée sur le trajet du canal en fait sortir, en petite quantité, une matière concrète, semi-purulente, d'une odeur fétide, qui reste agglomérée ; les bords de l'ouverture du canal sont rouges et un peu tuméfiés.

Le fourchet grave évolue vite ; sa durée est de quinze à vingt jours, et il se termine ordinairement par la guérison, si les animaux sont convenablement traités.

Le fourchet chronique est plus difficile à guérir ; il est sujet à récidive et dure quelquefois très longtemps ; il n'est pas rare qu'il nécessite la vente des malades pour la boucherie.

ÉTIOLOGIE. — On a admis comme cause l'introduction dans le canal biflexe de chaumes, de graviers, de boue, de terre, de poussière (Roche-Lubin). En général l'affection est d'autant plus fréquente que les pâturages sont plus durs, plus pierreux et échauffés par le soleil ; sous l'influence de ces causes, l'humeur sébacée du canal interdigité se concrète et devient corps irritant. Les animaux les plus gras paraissent être de préférence attaqués. Le fourchet paraît être plus commun dans les départements méridionaux que dans le Nord ; il passe même pour être enzootique sur les bords de la Gironde, dans le bas Médoc, sur les bords de la mer, dans les Pyrénées, etc.

TRAITEMENT. — On traitera par les compresses ou cataplasmes, ou mieux par les bains antiseptiques. Si l'inflammation du canal biflexe est vive, il sera nécessaire de le débrider ; on ponctionnera les abcès ; dans le cas de javart cutané ou tendineux, on appliquera un pansement antiseptique après le bain. S'il existe des corps étrangers dans le canal, on les extraira.

FOURCHETTE. — Partie de la face plantaire du sabot.

ANATOMIE et PHYSIOLOGIE. — Voy. PIED.

PATHOLOGIE. — Parmi les maladies de la fourchette, les unes sont purement accidentelles et résultent de l'introduction dans son tissu de clous, de corps étrangers (Voy. CLOU DE RUE). Souvent la fourchette est simplement contusionnée ; alors il en résulte le *furoncle* ou *javart de la fourchette*. En outre elle est le siège de maladies spéciales, plus ou moins diathésiques (voy. CRAPAUD), et d'une affection connue sous le nom de *fourchette échauffée*.

A. Fourchette échauffée. — Elle est caractérisée par le suintement d'une humeur puriforme, noirâtre, fétide, qui s'amasse et séjourne dans les excavations de la fourchette. Souvent on constate une sensibilité exagérée qui dans quelques cas entraine une claudication intense ; l'appui est hésité, comme dans l'encastelure. Souvent la corne devient molle, filandreuse, peu cohérente : *fourchette pourrie* ; la corne se détruit peu à peu, et tombe même par morceaux.

CAUSES. — Ce sont souvent l'exercice continu sur des routes empierrées, dans les champs recouverts de chaumes durs au moment de la moisson, les alternatives de sécheresse et de pluie, les boues âcres des routes, le séjour prolongé des chevaux dans des lieux humides et malpropres, surtout dans l'urine et le fumier. L'encastelure, l'emploi prolongé du fer à planche et des fourchettes artificielles aboutissent aux mêmes résultats.

SYMPTOMATOLOGIE. — Au fond des lacunes, le tissu velouté mis à nu est enflammé, épaissi, granuleux, recouvert d'un liquide puriforme gris noirâtre, fétide.

TRAITEMENT. — Il consiste à : 1° supprimer la cause, donner au cheval une litière propre, nettoyer fréquemment les pieds ou bien traiter l'encastelure, supprimer le fer à planche ou la fourchette artificielle, etc. ; 2° modifier par des topiques la membrane tégumentaire enflammée ; généralement, après avoir désinfecté les lacunes, on introduit de petites étoupades imbibées de liqueur de Villate ou de goudron, quelquefois de simples poudres dessiccatives (un mélange de sous-acétate de cuivre, d'alun calciné et de poudre de tan) ; lors de forte sensibilité, la glycérine légèrement saturnée, ou avec addition d'un peu de perchlorure de fer, est très utile ; il y a des cas très douloureux où il faut un cataplasme émollient.

B. Furoncle de la fourchette ou **Javart de la fourchette**. — C'est la nécrose partielle du coussinet plantaire, par suite d'une contusion.

SYMPTOMATOLOGIE. — Il y a presque toujours, surtout au début, une forte boiterie, en rapport avec l'étendue et la situation plus profonde de la mortification. Au repos, le membre malade est porté en avant de la ligne d'aplomb, reposant sur la pince, le boulet demi-fléchi. Pendant la marche, l'appui est presque nul ; il s'opère par la pince exclusivement. A mesure que le mal progresse, que le bourbillon se forme, l'appui devient meilleur, la douleur étant moindre.

A l'examen du pied, on constate, au début, une plaie étroite visible, si elle se trouve sur le corps de la fourchette, ou sur ses branches : d'autres fois on observe un écoulement de pus jaunâtre, séreux, fortement odorant, dont l'abondance est beaucoup plus considérable que ne l'implique l'ouverture extérieure de la lésion ; la corne autour de l'orifice est ramollie par le pus et souvent décollée. — Pour peu que le mal date de plusieurs jours, on constate ordinairement entre les lèvres de la plaie un bourbillon verdâtre, mollasse, et en partie détaché.

S'il n'y a pas plaie, le pus se rassemble sous la corne, la soulève dans une étendue variable ; quelquefois on sent de la fluctuation sous la corne. Le pus sort parfois dans les lacunes, d'autres fois va fuser en talons.

ANATOMIE PATHOLOGIQUE. — La caractéristique du furoncle, c'est la gangrène d'une partie de la trame fibreuse qui constitue le coussinet plantaire ; elle se flétrit et reflète une teinte livide ; en même temps un travail d'élimination se fait dans les parties voisines ; du pus se produit, pour séparer l'ilot gangrené, sous forme de bourbillon ; ce travail d'élimination est plus actif à la surface que dans les profondeurs du coussinet, où le bourbillon reste plus longtemps adhérent. Dans quelques cas graves, le mal se complique de nécrose de l'aponévrose plantaire ou de l'os du pied, ou encore de carie des cartilages latéraux, de javart cartilagineux.

CAUSES. — Le furoncle de la fourchette procède toujours d'une action violente qui s'est exercée à travers l'enveloppe cornée jusqu'aux tissus qu'elle recouvre, soit que cette enveloppe ait été traversée par un corps acéré ou tranchant, soit qu'il y ait eu simple contusion avec écrasement et meurtrissure. Les pierres anguleuses des routes sont les causes ordinaires ; souvent elles s'encastrent entre le fer et la fourchette et compriment ainsi pendant quelque temps les parties sous-jacentes ; quelquefois elles s'enchâssent dans les lacunes mêmes de la fourchette.

Une fourchette volumineuse sur un pied à talons bas est plus exposée à cet accident qu'une autre ; il en est de même d'une fourchette trop parée. Les chaumes de graminées pénétrant dans les lacunes déjà sensibles d'une fourchette échauffée seraient, d'après Berger-Périères et Loiset, une cause assez fréquente.

TRAITEMENT. — 1° La première indication est d'amincir jusqu'à pellicule la corne plantaire, et plus particulièrement celle de la fourchette, des barres et des branches de la sole, afin de prévenir la compression.

2° On débridera la fistule si elle existe, ou bien on excisera un lambeau de corne en côte de melon, de façon à mettre à découvert les tissus mortifiés et à donner un facile écoulement au pus.

3° On traitera ensuite par les bains et les pansements humides antiseptiques ; généralement l'escarre s'élimine rapidement et la plaie se comble ; si le bourbillon ne se détache pas, on devra en faire l'ablation.

Dès que la plaie sera comblée, on pourra remettre le cheval en service en ayant soin de protéger la fourchette par une étoupade goudronnée maintenue par une plaque ou des éclisses.

Dans les cas de complication, il faut intervenir d'une manière plus active et opérer comme pour le *clou de rue* ou le *javart* (Voy. ces mots).

FOURMILIÈRE. — Voy. FOURBURE.

FOURRAGE (all. *Futter* ; angl. *fodder*). — Ce mot est quelquefois employé dans une acception très large, pour désigner tous les végétaux verts et secs servant à la nourriture des herbivores. Nous croyons devoir réserver ici le nom de *fourrage* aux produits des prairies artificielles, donnés secs ou en vert.

A. *Luzerne* (*Medicago sativa*). — Elle sert à faire des prairies artificielles dont la durée est de trois à dix ans et même plus. Cette plante réussit mieux dans les bonnes terres ; elle vient également sur les terrains calcaires, si ses longues racines peuvent trouver des matériaux nutritifs dans un sous-sol riche ; elle craint autant la sécheresse que l'excès d'humidité. La luzerne

produit beaucoup ; dans un bon terrain, elle donne de trois à cinq coupes chaque année, et fournit en moyenne 80 quintaux métriques de

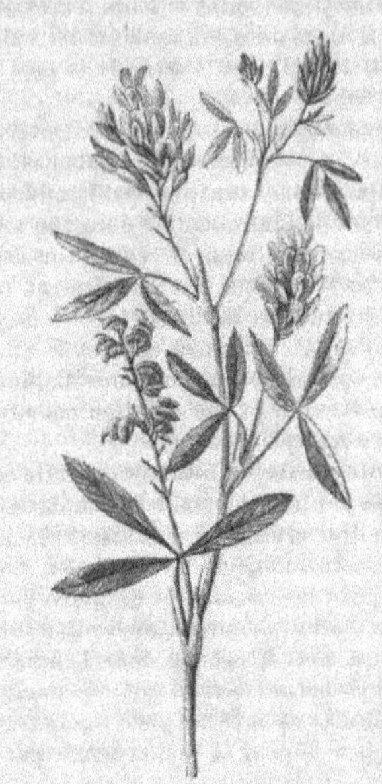

Fig. 704. — Luzerne (*Medicago sativa*).

foin sec par hectare. Son fourrage est excellent et peut être consommé vert ou sec (fig. 704).

La luzerne verte convient surtout aux bêtes bovines, elle est une ressource extraordinaire pour l'élevage de ces bêtes ; il vaut mieux la faire consommer à l'étable, ou au piquet dans la luzernière et non en liberté ; la consommation de la luzerne verte, par les ruminants, exige des précautions particulières afin d'éviter la météorisation.

A l'état sec, la luzerne convient au chevals à condition de ne pas composer toute la ration. Des dissidences se sont produites sur la valeur nutritive de la luzerne : il semble que les différences constatées dépendent du sol et du climat.

Les *caractères* du bon fourrage de luzerne varient suivant les diverses coupes dont il provient ; elles diffèrent surtout par le développement des organes de floraison, qui va en diminuant à mesure que la saison s'avance, la dernière coupe n'en montrant plus.

Le fourrage de luzerne peut être considéré comme de bonne qualité lorsqu'il a une couleur verte très prononcée, sans aucune tache noirâtre ou rousse ; lorsque les tiges sont souples et portent encore toutes leurs feuilles, et qu'elles ne s'en détachent pas au moindre choc ; lorsqu'il exhale une odeur douce, agréable. Ce fourrage, qui exige beaucoup de soins pour être bien fané, fermente aisément, et se couvre facilement de moisissures, ce qui le rend dangereux pour les animaux. Il est donc nécessaire d'ouvrir les bottes pour examiner avec soin.

B. *Trèfle rouge (Trifolium pratense).* — Le trèfle rouge est une plante qu'on trouve communément dans les prairies et les pâturages de l'Europe. Il vient bien dans presque tous les sols ; cependant il préfère les terres fraîches, argileuses ou marneuses ; il redoute également un excès de sécheresse ou d'humidité, et ne donne d'abondants produits que dans les terrains fertiles, ameublis et profonds. Le trèfle occupe peu de temps la terre ; ses produits ne sont abondants que pendant une année ou deux ; alors il fournit plusieurs coupes donnant de 40 à 100 quintaux métriques de fourrage sec par hectare (fig. 705).

Il y a généralement avantage à faire consommer le trèfle en vert, parce que sa dessiccation est difficile ; les feuilles sont déjà noires, sèches

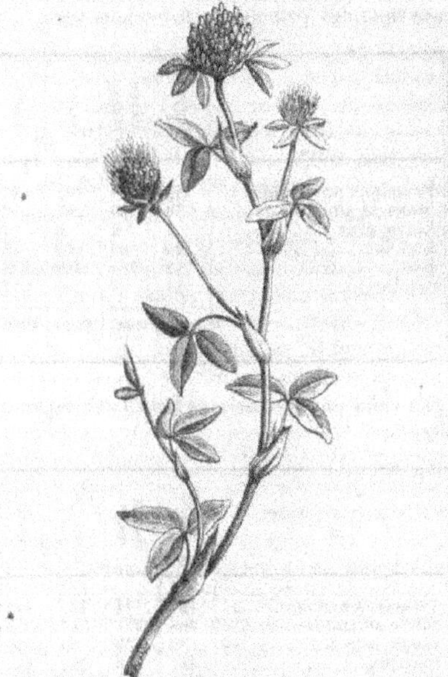

Fig. 705. — Trèfle rouge (*Trifolium pratense*).

et brisées, que les capitules et les tiges sont encore pleins d'humidité. Le fanage demande beaucoup de temps et de précaution ; quoi qu'on fasse, la perte en poids dépasse 75 p. 100, et le fourrage est toujours noir et privé de beaucoup de ses feuilles.

Le trèfle vert est un excellent fourrage pour les bêtes bovines, quoique inférieur à la luzerne ; il est favorable à la production de la graisse et du lait. Il est une cause fréquente de météorisation, surtout s'il est pris sur place.

Sec, il est généralement peu recherché par les animaux ; il ne convient pas pour les chevaux.

C. *Trèfle incarnat (Trifolium incarnatum).* — Ce trèfle est très estimé à cause de sa hâtivité ; il se plaît dans les sols légers. Il est encore plus difficile à sécher que le trèfle ordinaire et s'altère promptement dans la fenaison ; on l'utilise surtout en vert. Au printemps, au moment de sa floraison, il est très recherché par les chevaux et il y a avantage à leur en donner tous les jours à condition qu'il ne soit pas en graine, et que la quantité ne dépasse pas 5 à 10 kilogrammes.

D. *Sainfoin* ou *esparcette (Onobrychis sativa).* — Cette plante n'exige pas un sol aussi profond que la luzerne ; elle aime les terres calcaires ou siliceuses, meubles, légères, et craint beaucoup l'humidité. On obtient de 40 à 60 quintaux métriques de fourrage sec par hectare ; mais cette production est variable ; elle ne donne dans les circonstances ordinaires qu'une seule coupe, et l'esparcettière dure de deux à six ans.

La meilleure manière d'utiliser le sainfoin est de le consommer en vert ; il est recherché des animaux à cause de sa saveur fortement sucrée (fig. 706).

Son foin est grossier, dur et difficile à bien préparer ; les tiges fortes et aqueuses de la plante, ses fleurs volumineuses, se fanent difficilement, et dans les manipulations ses feuilles tombent pour la plupart. Fauché trop mûr, il est coriace ; s'il a été coupé prématurément, il se fane et se dessèche d'une manière incomplète ; une fois mis en tas, il subit bientôt la fermentation putride et se couvre de moisissures, ce qui le rend dangereux. Il est cependant des pays où les prairies naturelles font défaut, où les terres ne sont ni assez riches, ni assez profondes, pour porter de la luzerne ; alors on est obligé d'avoir recours au sainfoin, moins difficile à cultiver ; on le transforme en foin pour l'hiver et on le donne aux chevaux.

Bien récolté, il se conserve avec toutes ses qualités, plusieurs mois après la fenaison.

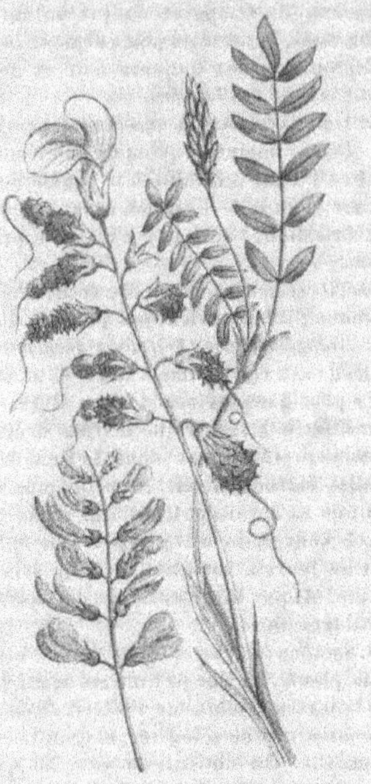

Fig. 706. — Sainfoin (*Onobrychis sativa*).

E. *Vesces, Gesses*, etc. — Ces plantes plus souvent cultivées pour leurs graines, ainsi que d'autres légumineuses, les *pois*, les *lentilles*, etc., peuvent cependant être fanées ; on les récolte particulièrement dans les localités où les prairies proprement dites sont insuffisantes, et on les donne aux animaux pendant l'hiver. Ce sont des fourrages grossiers, assez peu aimés des chevaux. Vertes, ces plantes sont recherchées par les ruminants.

F. *Minette* (*Medicago lupulina*). — Cette plante est plus rustique que la luzerne et plus précoce ; elle est assez estimée pour l'alimentation en vert ; elle sert surtout à faire de bons pâturages pour les moutons ; elle ne donne qu'un foin très médiocre, peu abondant, et qu'on ne récolte qu'exceptionnellement.

G. *Lupin* (*Lupinus luteus*). — Cette plante, qui peut être cultivée avec avantage pour la mise en valeur et l'amélioration des terrains pauvres, surtout des terrains sablonneux, fournit, outre ses graines, un fourrage vert ou sec ; vert, il est mangé par tous les bestiaux, quoique quel-quefois avec un peu de répugnance à cause de son amertume légère. — Souvent on préfère s'en servir comme engrais vert. Il peut déterminer chez le cheval, le bœuf, le mouton, l'apparition d'une affection redoutable, la *lupinose* (Voy. ce mot).

COMPOSITION ET VALEUR NUTRITIVE. — Inutile de dire que la composition chimique est très différente entre un fourrage sec et un fourrage vert ; par la dessiccation il se perd en moyenne plus du quart, et 450 kilogrammes de trèfle vert, par exemple, donnent seulement 100 kilogrammes de fourrage sec. Voici la composition moyenne des principaux fourrages verts :

	LUZERNE.	TRÈFLE rouge.	SAINFOIN.	VESCES.
Principes protéiques....	45	37	32	37
Sucre et amidon.........	70	86	88	59
Corps gras...............	7	8	6	4
Ligneux.................	125	80	65	59
Eau.....................	742	780	800	830
Cendres.................	11	9	9	11
	1000	1000	1000	1000

La voici pour les mêmes réduits en fourrage sec :

	LUZERNE.	TRÈFLE rouge.	SAINFOIN.	VESCES.
Principes protéiques....	152	134	133	142
Sucre et amidon.........	269	289	367	353
Corps gras...............	30	32	25	25
Ligneux.................	351	356	281	255
Eau.....................	167	167	167	167
Cendres.................	31	22	27	58
	1000	1000	1000	1000

Il est généralement admis que la luzerne nourrit plus que le foin, et l'on admet que 90 kilogrammes de luzerne équivalent à 100 kilogrammes de foin ; cependant, d'après le calcul de la richesse en azote, 60 kilogrammes devraient suffire, mais l'expérience prouve qu'il n'en est rien.

ALTÉRATIONS. — Il est rare qu'aux fourrages provenant des prairies naturelles soient mêlées des plantes vénéneuses ; les parasites qui, comme la *cuscute*, l'*orobanche* ou le *rhizoctone*, se développent sur les tiges ou les racines de ces plantes n'ont pas d'effet nuisible sur la santé de nos animaux. On ne leur connaît guère de maladie analogue à la rouille qui soit due à des cryptogames.

Notons ici que les graines de certaines légumineuses, comme le pois chiche, renferment un principe toxique et occasionnent, outre des troubles nerveux, des symptômes de cornage (Voy. CORNAGE).

Comme le foin des prés, celui des prairies artificielles se ressent des conditions dans lesquelles a été faite la fenaison. Si on l'a récolté un peu tard, il perd de ses éléments solubles et même dans une plus forte proportion que l'herbe des prés. C'est ainsi que, d'après les analyses de Muller, du foin de trèfle fauché jeune renferme 18 p. 100 de matières protéiques, 37 p. 100 de matières sucrées ou amyloïdes, et 19 p. 100 de ligneux; si on l'a laissé mûrir sur pied, le même foin ne renferme plus que 13 p. 100 de matières albuminoïdes, 34 p. 100 de matières sucrées et 32 p. 100 de ligneux. — C'est surtout la pluie survenant pendant la fauchaison qui altère les légumineuses, et leur enlève, d'après Muller, près d'un tiers de leur valeur nutritive; d'après ses analyses, confirmées en partie par celles de Ritthausen, le trèfle lavé perd 3,8 p. 100 de matières sucrées ou amyloïdes; l'extrême richesse relative des légumineuses en principes nutritifs explique comment le lavage peut leur enlever tant de principes immédiats. — Le trèfle vert mouillé occasionne facilement la diarrhée, surtout chez le mouton.

Les légumineuses fauchées, surtout le trèfle et la luzerne, peuvent déterminer la météorisation surtout chez les ruminants. Cela paraît dépendre à la fois de l'état de l'atmosphère, pluie, rosée ou soleil, et surtout de leur richesse en eau de végétation.

Dans l'alimentation à l'étable, il est essentiel de ne pas faire trop grande provision de ces fourrages verts et de les étendre dans un lieu frais en couches peu épaisses; en mêlant à la luzerne ou au trèfle vert de la paille, on évite la météorisation, et en même temps on favorise la digestion du trèfle; c'est par ce mélange qu'il cède à l'économie tous ses principes protéiques, et que le fourrage acquiert une valeur nutritive que certains agronomes estiment le double du trèfle ordinaire (Haubner). Dans le pâturage, il ne faut pas laisser les animaux manger gloutonnement, il est préférable de leur donner un petit repas avant de sortir de l'étable. — Ce n'est qu'avec précaution qu'il faut donner le fourrage vert quand

l'animal est habitué au sec, et réciproquement.

Les légumineuses se recouvrent plus facilement que le foin naturel des cryptogames de la moisissure, cryptogames qui peuvent occasionner des accidents graves.

UTILISATION. — Le fourrage des prairies artificielles convient surtout aux ruminants, et il est même préférable de le leur faire consommer à l'état vert. — Parmi les fourrages, la luzerne convient aux chevaux, si elle est dans de bonnes conditions de conservation; on peut encore leur donner du sainfoin; mais tous les autres fourrages secs doivent être réservés pour les ruminants, durant l'hivernage.

Il importe que le fourrage ne compose pas à lui seul la ration du cheval; il peut servir de base, mais il faut ajouter d'autres aliments; la condition essentielle d'une bonne hygiène est de faire entrer plusieurs aliments dans la composition des repas. — Si quelquefois les fourrages artificiels ont contribué à des maladies épizootiques, c'était par leur mauvais état de conservation, par les cryptogames de la moisissure, ou leur mauvaise composition.

FOURREAU (*vagina*, étui, gaine; all. *Schlauch*; angl. *scabbard*; it. *guina*). — Vulgairement, le *prépuce* des quadrupèdes domestiques.

FOYER (all. *Heerd*). — Siège principal d'une maladie. — *Foyer de suppuration*, toute partie du corps dans laquelle il se forme du pus à la suite d'une phlegmasie circonscrite. — *Foyer sanguin, apoplectique* ou *hémorragique*, la cavité accidentelle produite par un épanchement de sang circonscrit du cerveau, du poumon, du foie, de la rate. — *Foyer d'infection*, tout endroit d'où émane la contagion, susceptible de donner lieu au développement d'une maladie infectieuse, etc.

FRACTURE (*fractura*, de *frangere*, rompre, briser; all. *Knochenbruch*; angl. *fracture*; it. *frattura*; esp. *fractura*). — La solution de continuité des os et même des cartilages, leur division brusque et violente.

Les fractures ne sont guère plus rares chez nos animaux domestiques que chez l'homme, et cependant ces accidents ont, au point de vue vétérinaire, moins d'importance qu'en chirurgie humaine, car la plupart du temps elles entraînent l'abatage des animaux qui en sont affectés. Bouley a parfaitement établi en quelles circonstances on devait tenter le traitement des fractures.

« Il est des occasions, assez nombreuses, où le traitement de ces accidents doit être tenté, soit que le propriétaire des animaux ne s'inspire dans ses déterminations que de l'affection qu'il leur porte ; soit qu'il se fasse illusion sur les suites que la maladie doit avoir, et qu'il croie de son intérêt bien entendu d'en essayer la cure ; soit que, effectivement, la valeur des sujets se trouve assez élevée pour qu'un traitement réussi compense les frais qu'il doit entraîner ; soit enfin que l'usage ultérieur de ces sujets ne se trouve pas compromis par la nature de l'accident, quand bien même, après la guérison, une irrégularité persisterait dans le fonctionnement de l'appareil dont un des rouages aurait été brisé. »

Nous examinerons : 1° les fractures en général, 2° les principales fractures osseuses en particulier ; 3° les fractures des cartilages.

A. Fractures en général. — Étiologie. — Les causes *prédisposantes* sont très nombreuses.

Relativement à l'*espèce*, les fractures sont surtout fréquentes chez le chien, sans doute à cause de ses rapports journaliers avec l'homme ; le cheval y est très exposé par la nature de ses *services* ; les fractures sont plus fréquentes sur les chevaux de gros trait que sur les chevaux de luxe, sur ceux occupés à des travaux pénibles sur de mauvaises routes ; le cheval en outre est fréquemment exposé à des coups de pieds. Les fractures s'observent plus rarement sur les autres espèces ; cependant aucune n'en est exempte.

Les fractures ne se montrent pas avec un degré égal de fréquence à tous les *âges* de la vie. L'âge avancé en favorise la production par la raréfaction générale du tissu osseux. Cependant, chez les chiens particulièrement, les fractures sont fréquentes dans le jeune âge, alors que les os ne sont pas entièrement formés.

Toutes les *parties du squelette* ne sont pas atteintes à un degré égal de fréquence ; les os longs des membres, comme l'humérus, le cubitus, les métacarpiens et métatarsiens ainsi que les os superficiels, et ceux minces et plats qui forment diverses cavités, tels que les os du crâne, de la mâchoire supérieure et du thorax, sont plus exposés que d'autres.

Certaines *affections générales*, en particulier l'*ostéoclastie*, modifient la constitution du tissu osseux, et en diminuent la résistance. — On a aussi incriminé une fragilité spéciale des os du cheval, sans altération de la substance osseuse ; toutes les maladies cachectiques en général, et aussi l'*ostéisme* comme le rachitisme, prédisposent aux fractures.

Enfin les *affections locales* des os qui en altèrent la texture, telles que la carie, les tubercules, les hydatides, etc., doivent être considérées comme autant de circonstances prédisposantes.

Les causes *déterminantes* des fractures sont des violences extérieures et la contraction musculaire. — Les violences extérieures produisent une fracture tantôt à l'endroit même de l'os où elles ont agi, tantôt à une distance plus ou moins grande de ce point. Dans le premier cas, la fracture est dite *directe* ; dans le second elle est *indirecte* ou par *contre-coup*. Le plus souvent ce sont des chutes ; d'autres fois c'est une commotion, contre un obstacle résistant ; parfois ce sont des chocs plus ou moins violents exercés sur des os par des instruments contondants, coup de bâton, pierre lancée avec force, des projectiles de guerre, des coups de pied de cheval ; ou bien, ce sont des pressions excessives occasionnées sur certains points du squelette par des corps lourds qui écrasent le tissu osseux ; des efforts divers de flexion, de torsion et de traction exercés sur les os au delà des limites naturelles.

La *contraction musculaire* suffit quelquefois pour fracturer un os ; de nombreux auteurs ont rapporté les observations de chevaux qui se sont fracturé les phalanges ou un os des membres lors de violents efforts de tirage, durant une course (chevaux de courses), etc. On a vu des chevaux irrités ou enragés mordre avec une telle violence un corps dur qu'ils se fracturaient le maxillaire inférieur au niveau du col. C'est à une contraction musculaire qu'il faut généralement attribuer les fractures de la colonne vertébrale observées sur des chevaux au cours de l'abatage. — Souvent cependant, pour que ces fractures se produisent sous la simple contraction musculaire, il faut que déjà la force de cohésion de l'os ait été atténuée par une première commotion qui en a peut-être déterminé la *fêlure* ou tout au moins l'inflammation. — D'autres fois cette fracture est facilitée par un de ces états maladifs des os indiqués plus haut.

Division. — Variétés des fractures. — Les fractures *complètes* comprennent la totalité, l'épaisseur d'un os ; et *incomplètes*, une partie seulement.

1° *Fractures complètes.* — Elles diffèrent d'après la direction de la solution de continuité. Si elle est perpendiculaire à l'axe de l'os, la fracture est *transversale* ou en *rave* (fig. 707). Le plus souvent les fractures présentent une direction inclinée par rapport à l'axe de l'os et sont alors *obliques*. Lorsque cette obliquité est très prononcée, la fracture est dite en *bec de flûte* (fig. 708) ; si la solution de continuité se rapproche du parallélisme avec l'os, on la dit

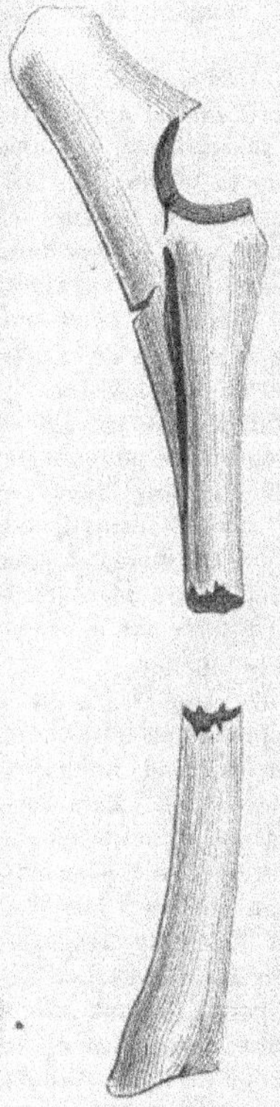

quelques cas, dans les os courts, ainsi que dans les extrémités spongieuses des os longs, aux vertèbres, aux os tarsiens, à la tête du fémur, etc., l'os est réduit en fragments pressés les uns contre les autres avec disparition du tissu spongieux intermédiaire : c'est la fracture par *écrasement*.

On différencie aussi les fractures d'après les rapports que les fragments peuvent avoir entre eux. C'est ainsi que le déplacement peut se faire *suivant l'épaisseur* ou *en travers*, *suivant la longueur de l'os* ou par *chevauchement* (fractures obliques) ; suivant la *direction de l'os fracturé*, ce déplacement est dit *angulaire* ; suivant la *circonférence*, toutes les fois que l'un des fragments a éprouvé un mouvement de rotation, pendant que l'autre est resté immobile, ou a été mû en sens opposé ; *par enfoncement* ou

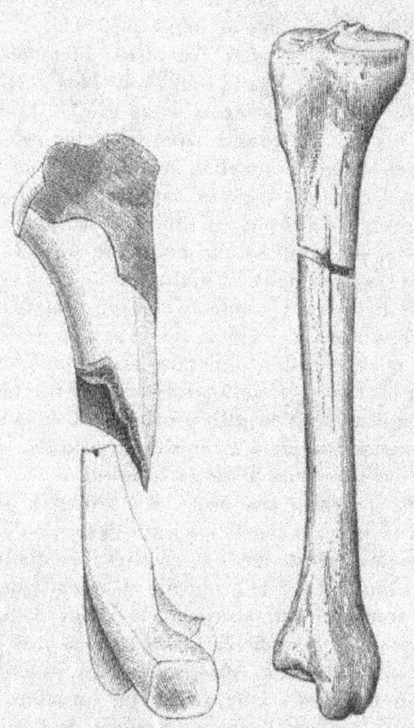

Fig. 707. — Fracture du radius transversale ou en rave.

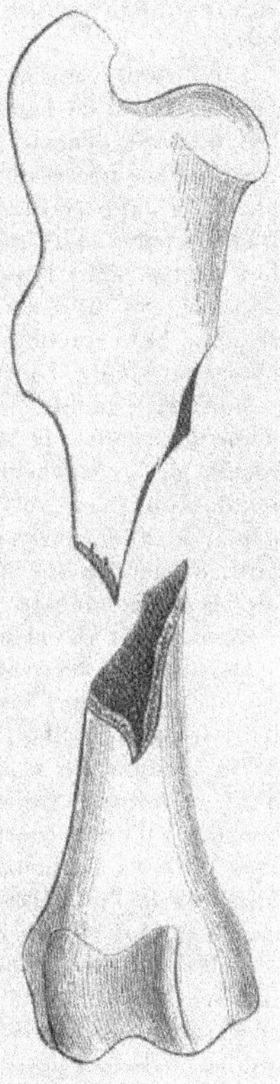

Fig. 708. — Fracture du fémur oblique ou en bec de flûte.

Fig. 709. — Fracture de l'humérus mi-transversale et mi-oblique.

Fig. 710. — Fracture transversale du tibia compliquée d'une fracture longitudinale et d'une fissure.

longitudinale (fig. 710). Il est possible qu'une fracture participe de plusieurs caractères ; que, transversale en un point, elle se continue obliquement (fig. 709).

Une fracture est *unique* et *simple*, lorsqu'elle divise l'os en un seul point et en deux fragments ; si l'os est fracturé en plusieurs points, la fracture est *multiple* ou *composée*, ou à *plusieurs fragments*. Si un os fracturé dans un seul point présente un certain nombre de fragments distincts les uns des autres, il y a *fracture avec esquilles*. Si le nombre de ces esquilles est considérable, la fracture est *comminutive*. Dans

par *pénétration* ; par *écartement*. — Les muscles groupés autour du rayon rompu contribuent à ces déplacements, tout autant que la pression du poids du corps et l'action même de la cause.

2° *Fractures incomplètes*. — Elles se divisent

en *fissures*, en fractures *incomplètes proprement dites*, qui sont quelquefois intrapériostales, et en fractures *esquilleuses*. — Les *fissures* ou *fêlures* sont des solutions de continuité qui intéressent une longueur plus ou moins considérable d'un os et s'étendent à une profondeur variable. —

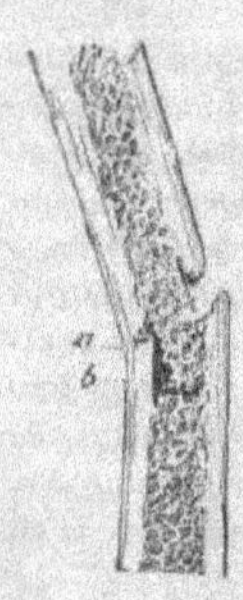

Fig. 711. — Fracture incomplète avec flexion du radius.

Les fractures *incomplètes proprement dites* sont celles qui, comprenant une partie de la largeur ou de l'épaisseur d'un os plat ou long, s'accompagnent ordinairement d'une inflexion plus ou moins marquée dans la portion qui est restée intacte ; elles sont désignées sous le nom d'*enfoncement* lorsqu'elles atteignent les os plats, de *courbure* ou de *flexion traumatique* lorsqu'elles occupent des os longs (fig. 711).

Les fractures incomplètes des os longs sont plus particulières au jeune âge. — On doit ranger dans la même catégorie celles dans lesquelles les fragments de l'os restent contigus après la rupture, parce que le périoste, n'ayant pas été intéressé dans sa continuité, constitue autour d'eux une sorte d'étui assez résistant pour les maintenir ; c'est à cette sorte de fracture, complète en réalité, mais non en apparence, que l'on a donné le nom de fracture *intrapériostale*. — Les fractures *esquilleuses*, qu'il ne faut pas confondre avec les fractures accompagnées d'esquilles, consistent dans une séparation complète d'une simple esquille, sans que l'os lui-même perde sa solidité.

Relativement à leur siège, les fractures peuvent exister à la partie moyenne des os, ou plus ou moins près de leurs extrémités ; ces distinctions influent sur le pronostic et le traitement. Les fractures qui occupent le corps d'un os long sont *diaphysaires* ; celles situées près des articulations sont *épiphysaires* ; le voisinage des articulations leur donne un caractère de gravité. Souvent l'extrémité même de l'os est divisée et alors la fracture est *intra-articulaire*.

Relativement aux circonstances qui les accompagnent, les fractures ont été distinguées en *simples*, *composées*, et *compliquées*. La fracture est *simple*, quand il n'y a qu'un seul os brisé, que les parties molles voisines ont été peu endommagées, et que les abouts fracturés ne sont ni brisés ni détruits. Elle est *composée*, lorsqu'un os est rompu en plusieurs endroits, ou que la fracture intéresse plusieurs os. Les fractures *compliquées* sont celles qui sont accompagnées d'accidents locaux ou généraux : contusion grave, plaie, ouverture d'un gros vaisseau, dilacération d'un cordon nerveux, luxation, etc.

Symptomatologie. — Les symptômes varient suivant que la fracture est complète ou incomplète.

1° *Fractures complètes*. — L'*irrégularité dans le fonctionnement* de l'appareil auquel appartient l'os fracturé, l'*impotence fonctionnelle*, est une conséquence nécessaire de sa lésion. S'il fait partie de l'appareil locomoteur, sa fracture se traduira par une irrégularité de la locomotion. Les degrés, dans l'impuissance de l'appareil, dépendent et du mode de la fracture et de son siège. — Si la fracture siège sur l'os de la mâchoire inférieure, l'animal ne peut manger.

Il est rare qu'une fracture ne soit pas suivie d'une *déformation* de la région. Ce phénomène résulte de l'épanchement du sang dans les mailles du tissu voisin de l'os rompu, du déplacement éprouvé par ses fragments et, plus tard, du gonflement inflammatoire des parties molles environnantes. Cette déformation se reconnaît par la vue et par le toucher.

La *mobilité anormale* des abouts fracturés est un des signes les plus caractéristiques ; il est souvent possible, sur les grands animaux, de la reconnaître à première vue. Mais cela n'est pas toujours facile. Ainsi, les mouvements anormaux d'un os court fracturé se confondent avec ceux de l'articulation voisine ; lors des fractures de l'humérus et du fémur, les fragments restent encore bien maintenus par les muscles qui les enveloppent, il faut alors recourir au toucher ; l'une des mains étant appliquée au-dessus du point où l'on présume que la fracture a pu se produire, et l'autre en dessous, on imprime aux parties saisies des mouvements en sens inverse, et si la continuité de l'os est réellement rompue, on peut en faire jouer les fragments l'un sur l'autre.

Toutes les fois qu'il est possible d'imprimer aux fragments des mouvements en sens différents, il est facile de percevoir par le toucher et par l'ouïe une sensation de frottement que l'on désigne sous le nom de *crépitation*.

Ces manipulations doivent être exécutées avec douceur et ménagement, en évitant les mouvements brusques, qui feraient souffrir l'animal, car toute fracture est accompagnée de *douleur* et d'une grande sensibilité de la région.

La peau qui recouvre l'os fracturé porte ordinairement les traces d'une contusion, la marque du fer, etc. ; elle montre des ecchymoses, ou elle est meurtrie, parfois déchirée, coupée, etc.

Une *fièvre de réaction* plus ou moins violente accompagne ordinairement les fractures.

2° *Fractures incomplètes.* — Les plus fréquentes sont celles des os des membres et surtout du tibia, du radius, des métacarpiens qui, en raison de leur situation, sont fréquemment atteints par les coups de pied, les traumatismes de toute nature. La région contusionnée est engorgée, chaude, sensible et douloureuse, la boiterie est intense ; souvent la peau porte les traces du trauma, la marque du fer, parfois elle est divisée.

Ces symptômes sont ceux des contusions graves ; mais en raison du siège de la lésion et de l'intensité des symptômes locaux et fonctionnels, le diagnostic fêlure doit toujours être porté.

La fêlure se transforme souvent en fracture au bout de quelques semaines ou dans le courant du deuxième mois qui a suivi l'accident ; cette fracture se produit généralement lorsque le cheval est remis en service trop tôt, ou bien elle est consécutive à l'inflammation allumée dans l'os fêlé, à l'ostéite.

Diagnostic. — Il ne serait jamais difficile si ces signes caractéristiques étaient toujours visibles ; mais il n'en est pas ainsi pour certains os naturellement peu mobiles, pourvus de points d'appui variés, environnés de fortes masses musculaires ; c'est ce qui a lieu dans les cas de fracture du scapulum, de l'humérus, du fémur et du coxal. On est averti par l'intensité de la claudication, par la douleur que l'animal éprouve, par l'inflammation qui se développe dans les parties molles environnantes ; les commémoratifs peuvent souvent donner des indications précieuses.

Complications. — Les fractures peuvent s'accompagner de plaies très variées, de distensions, de déchirures, de contusions de tous genres, etc. Lorsque ces plaies ne communiquent pas avec la fracture, celle-ci est *close* ; elle est *ouverte* dans le cas contraire : elle est alors très grave et exposée aux complications infectieuses.

Les abouts osseux fracturés et déviés peuvent blesser ou comprimer un nerf. Les *hémorragies* sont dues à l'ouverture de veines ou d'artères volumineuses. Les fractures peuvent se compliquer d'*arthrite* primitive (fracture épiphysaire) ou secondaire, consécutive à l'ostéite ou à la propagation de l'inflammation des tissus voisins. — Une *luxation* existant en même temps

qu'une fracture est un accident très grave. — L'inflammation dans le foyer d'une fracture est parfois suivie de *gangrène* de la peau, ou même d'une portion du membre. La gangrène peut être une conséquence de la contusion ou le résultat d'une rupture des veines ou des artères, ou une terminaison de l'inflammation. Elle est souvent favorisée par l'application d'un appareil trop serré. — Les chevaux affectés d'une fracture sont exposés à devenir *fourbus* pendant la durée du traitement.

Anatomie pathologique. — Les lésions sont de différents caractères, suivant la nature des tissus intéressés, l'étendue des altérations qu'ils ont éprouvées, le plus ou moins de mobilité des fragments, et le temps écoulé depuis le moment où la fracture a été déterminée.

Toute fracture a pour effet une extravasation de sang dans le tissu cellulaire, autour des fragments et entre leurs extrémités. Les muscles qui entourent la fracture sont ecchymosés, plus ou moins meurtris, déchirés. Les vaisseaux, artères ou veines principales, ainsi que les gros troncs nerveux, peuvent être euxmêmes dilacérés.

Le périoste, décollé, est frangé sur les bords de la solution de continuité, qui sont infiltrés de sang ; le canal médullaire est rempli par un coagulum de sang infiltré dans le réticulum du périoste interne, qui est déchiré nettement et dépasse généralement le niveau des fragments. Ces caractères sont constants quand la fracture a eu lieu pendant la vie, tandis qu'ils manquent toujours lorsque l'os n'a été rompu que sur le cadavre.

Puis ces caractères se modifient graduellement ; le sang épanché se décolore et se résorbe ; une exsudation de matière plastique s'opère dans le tissu cellulaire, et, grâce à elle, des adhérences s'établissent entre les muscles entourant les fragments. Un travail de réparation s'établit dans les abouts osseux.

Marche. — Terminaisons. — Lorsqu'une fracture simple est traitée d'une manière convenable, les deux bouts de l'os se soudent par une cicatrice solide nommée *cal*, ce qui est le plus fréquent, ou bien ils restent écartés l'un de l'autre, ou ne se réunissent qu'au moyen d'un tissu fibreux intermédiaire. Dans le premier cas, la fracture est *consolidée* ; dans le second, il se forme une *pseudarthrose*.

Le temps nécessaire pour la consolidation varie suivant l'os intéressé, l'âge et l'état général du sujet. Les fractures se consolident plus promptement chez les jeunes animaux que chez les adultes, et à plus forte raison que chez les vieux ; elles se consolident mieux et plus vite chez les sujets en bon état.

Formation du cal. — Elle varie suivant que la fracture est close ou ouverte.

1° *Fracture close.* — Au moment même de sa production, le sang qui s'épanche entre les fragments ne tarde pas à se coaguler. Puis, il est résorbé. Les parties molles voisines s'enflamment ainsi que les fragments osseux. Il se développe une véritable ostéite ; dans le tissu compact de la diaphyse, des canaux vasculaires se forment presque exclusivement du côté des surfaces externe et médullaire, et à une certaine distance du bout fracturé. Au bout de quelques jours, les fragments sont entourés de lymphe plastique qui se répand dans leur intervalle. Un peu plus tard, cette lymphe se vas-

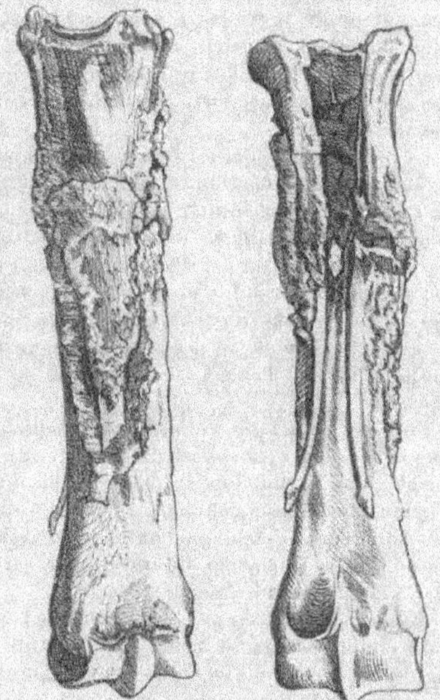

Fig. 712. — Fracture du canon avec cal (d'après nature).

cularise et se transforme d'abord en tissu cartilagineux, puis en tissu osseux. A une certaine période de la consolidation des fractures, les fragments sont donc entourés par une *virole* osseuse extérieure, pendant que la portion correspondante du canal médullaire est remplie par un *bouchon* osseux. Ce mode de réunion

constitue le *cal provisoire* ou *primitif*. Plus tard, la vascularisation s'étend au bout même des extrémités fracturées ; la lymphe plastique bientôt vascularisée qui s'épanche entre les fragments, se change en cartilage et en tissu osseux destiné à affronter définitivement les bouts fracturés. Cette seconde phase constitue la formation du *cal secondaire* ou *définitif* (fig. 712). — Dans quelques cas, les fractures se consolident immédiatement par un cal définitif sans formation d'un cal provisoire. On explique cette particularité par le contact immédiat des fragments, la vascularité propre à certains os ou à certaines portions d'os, tels que les spongieux, les plats, les courts ; par une compression forte qu'exerce au niveau de la fracture un appareil trop serré ; enfin par la présence de tendons ou de lames aponévrotiques autour d'une fracture. — La diminution par absorption du cal extérieur avait fait croire à Dupuytren qu'il disparaissait complètement, c'est pour cela qu'il l'avait nommé cal provisoire ; généralement le cal extérieur est persistant ; à l'endroit où il s'est formé, l'os reste renforcé par une couche osseuse surajoutée, dont la disparition complète est très rare ; de même le bouchon du canal médullaire ne disparaît pas complètement.

En général, le cal provisoire est assez solide au bout d'un mois chez les carnivores, et après deux mois, chez les herbivores, pour que les appareils contentifs ne soient plus alors nécessaires.

2° *Fracture avec une plaie.* — Il ne tarde pas à y avoir suppuration. Les bouts de l'os s'enflamment et se vascularisent ; le phosphate alcalin diminue pendant que la portion organique devient prépondérante ; des bourgeons charnus se développent sur les fragments, surtout à la surface externe et sur la surface médullaire de la diaphyse ; ils sécrètent une lymphe plastique qui passe à l'état cartilagineux et à l'état osseux, comme dans les fractures closes.

PRONOSTIC. — Il se réduit en ceci pour les grands animaux : la fracture est-elle guérissable en soi ? et, à la supposer telle, y a-t-il avantage, au point de vue économique, à en entreprendre le traitement ?

a. *Fractures en elles-mêmes.* — Les fractures diaphysaires sont moins graves que celles des extrémités articulaires. — Une fracture simple est beaucoup moins grave qu'une fracture compliquée. Une fracture multiple d'un seul os offre plus de danger qu'une fracture unique.

Sont particulièrement graves : les fractures

avec contusion profonde et déchirure des parties molles environnantes; saillie des fragments à travers la peau; division des parois d'une artère ou d'une veine par les fragments osseux; voisinage d'une grande articulation; luxation de l'une des extrémités de l'os fracturé; déchirure du périoste, présence d'esquilles qui agissent comme corps étrangers. Les fractures du bassin même consolidées peuvent déterminer des complications graves sur les femelles pendant la période de gestation.

Le degré de gravité d'une fracture dépend aussi de son ancienneté.

b. *Influence de l'espèce.* — En thèse générale, les fractures de l'appareil locomoteur offrent moins de gravité chez les sujets des petites espèces que sur les grands animaux, en raison de leur docilité plus grande et des obstacles moindres que l'on éprouve à immobiliser les abouts.

c. *Mode d'utilisation des animaux.* — La gravité dépend de l'incapacité de service plus ou moins complète et plus ou moins durable qui en résulte. — En règle générale, chez le cheval, la fracture d'un des os des membres est toujours grave, et sa gravité est d'autant plus grande que l'os fracturé occupe une région plus supérieure. Chez les animaux de travail, les fractures, même simples, se consolident rarement d'une manière assez parfaite pour qu'ils retrouvent la liberté entière des mouvements et l'aptitude au travail. — Le pronostic des fractures et la nécessité de les traiter sont subordonnés au service de l'animal : les fractures chez les chevaux de selle sont plus graves que sur ceux de gros trait. Si l'animal a une grande valeur comme reproducteur, la réparation même imparfaite de la fracture d'un des membres permet sa conservation et son utilisation pour la reproduction. — Les bêtes bovines et ovines représentant une valeur immédiatement réalisable pour la boucherie, il y a presque toujours avantage à les faire abattre.

d. *Age.* — Dans le jeune âge, les fractures sont moins graves que dans la vieillesse, et, dans certaines conditions, il peut être avantageux d'entreprendre sur un poulain la guérison d'une fracture. — Il faut aussi tenir compte de la constitution de l'animal, et ne pas entreprendre de traitement sur un sujet épuisé; il ne faut surtout pas essayer de traiter les fractures des animaux qui sont atteints d'une des affections qui y prédisposent comme l'ostéoclastie. — Il faut également tenir compte du caractère de l'animal; le traitement réussira rarement sur des animaux peu dociles, irritables.

TRAITEMENT. — Il y a dans toute fracture trois indications à remplir : 1° ramener les fragments dans leur situation normale, c'est-à-dire *réduire* la fracture; 2° maintenir ces fragments exactement affrontés, les *contenir* pendant tout le temps nécessaire à la consolidation ou à la formation du cal; 3° prévenir et combattre les accidents locaux et généraux. Il y a de plus à donner quelques *soins préalables*.

a. *Soins préalables.* — Très souvent la fracture survient loin du lieu où l'animal peut être traité. Quelques précautions doivent être prises pour le transport; même, si on mène le blessé à l'équarrissage, il faut autant que possible immobiliser et soutenir à l'aide d'un bandage provisoire, les fragments de l'os rompu. On fait marcher doucement le blessé, et on le soutient; une échelle passée sous le ventre, et soutenue à chacune de ses extrémités par des aides, est parfois très utile. Le transport des grands animaux se fait surtout sur une voiture, ou plutôt un traîneau, où on les maintient debout; ou les immobilise avec une avaloire ou une bricole fixées en arrière et en avant ou bien avec des cordes, et on les cale latéralement avec des bottes de paille.

Une fois à destination, le vétérinaire dispose la stalle dans laquelle l'animal doit séjourner, prépare l'appareil de suspension. Pour les petits animaux, il suffit d'arranger une bonne litière.

b. *Réduction.* — Elle est inutile, quand les fragments sont restés dans leurs rapports normaux.

La réduction est quelquefois rendue impossible par la résistance qu'oppose à l'action chirurgicale la contraction des muscles dont l'os rompu est environné. Le chirurgien doit borner son rôle à maintenir autant que possible les fragments immobiles.

Ce n'est donc, en règle générale, que pour les fractures des membres que la réduction peut être tentée, certains os superficiels, tels que ceux de la tête, du bassin et des parois du thorax, doivent, dans quelques cas, être replacés dans leur position régulière, à l'aide de manœuvres spéciales qui seront indiquées à propos des fractures en particulier.

Les procédés varient suivant la manière dont le déplacement s'est opéré. En général, les fragments, tirés par la contraction des muscles, ont chevauché l'un sur l'autre : la réduction s'opère alors au moyen de manœuvres que l'on appelle *extension, contre-extension* et *coaptation*. L'extension est une traction exercée sur le fragment inférieur. La contre-extension est une traction exercée en sens inverse sur le fragment supérieur. La coaptation a pour but d'assurer les rapports exacts des deux fragments.

Quand on n'a affaire qu'à de petits animaux, les mains de l'opérateur peuvent suffire pour l'extension et la contre-extension. Si cependant il rencontre une trop grande résistance, il doit confier à un aide le soin d'agir sur le fragment supérieur.

Chez les grands animaux, la puissance musculaire, contre laquelle il faut lutter, est si considérable, que les efforts d'un ou de deux hommes sont incapables de la dominer sur l'animal debout ou maintenu sur un appareil de suspension. On peut essayer l'anesthésie. Des lacs seront passés autour du corps et sous l'aisselle du membre fracturé, puis fixés solidement à un anneau ou à un poteau ; ce seront les agents mécaniques de la contre-extension. L'opérateur dispose autour de la partie inférieure de la fracture les cordages de l'extension, et il confie à des aides dont il multiplie le nombre, le soin d'opérer sur ces cordages une traction continue, sans secousses. Si l'on a un treuil à sa disposition, il est préférable d'en faire usage pour pratiquer l'extension lentement, plutôt que de recourir aux forces de plusieurs hommes qui tirent toujours par secousses. L'opérateur doit être attentif aux effets que les extensions produisent. Ses mains apposées sur la région fracturée, il pousse les abouts osseux l'un contre l'autre, les rapproche, leur imprime, si cela est nécessaire, des mouvements dans un sens ou dans un autre, pour rétablir leurs rapports. Souvent un bruit caractéristique, occasionné par l'approche subite des abouts, annonce leur coaptation. — Quand les os sont recouverts par d'épaisses couches musculaires, ces manœuvres sont les mêmes, mais leur exécution présente de plus grandes difficultés, et leurs résultats sont moins sûrs, parce que l'interposition des muscles, entre l'os et les mains, empêche que l'action de celles-ci soit aussi directe et aussi efficace. On a conseillé dans les cas graves de coucher avec précaution l'animal sur le côté opposé de la fracture ; on peut en effet, pour la réduction, mieux lutter contre les contractions musculaires, mais ce procédé expose à des complications au moment du relever. Il n'a de raison d'être que si on a à sa disposition des appareils de contention comme le Daviau et le Vinsot [Voy. CONTENTION (MOYENS DE)].

c. *Contention*. — Lorsque les fragments ont été ramenés au contact, il faut encore les maintenir en place pendant tout le temps nécessaire à la formation du cal. Pour cela, on a recours à l'application d'appareils.

En vétérinaire, les appareils *amovibles*, qu'on peut enlever aisément pour visiter l'état de la fracture, ne sont guère utilisés, vu l'indocilité des animaux ; il faut recourir aux bandages *inamovibles*, destinés à rester appliqués jusqu'à ce que la consolidation se soit effectuée.

Les matériaux généralement employés sont les étoupes, les attelles et les bandes, que l'on peut utiliser seules, ou associées à une substance agglutinative, sorte de ciment à l'aide duquel les différentes pièces constitutives du pansement sont étroitement unies les unes aux autres, et à la peau.

En général, on recouvre la région fracturée d'une couche d'étoupe qui comble les vides, puis on applique par-dessus des attelles. Chez les grands animaux, les attelles sont des planchettes de bois ou des pièces de fer qui ont la forme de la partie à maintenir ; chez les petits animaux, on peut aussi se servir de planchettes en bois, ou mieux de treillis métallique ou de carton, coupés en bandes ayant la forme et les dimensions du membre. — Généralement deux attelles suffisent pour les petits animaux ; il est nécessaire d'en employer trois ou quatre pour les sujets des grandes espèces. Les attelles doivent immobiliser complètement les articulations que l'os fracturé concourt à former ; aussi on doit les faire suffisamment longues pour recevoir non seulement l'os brisé, mais encore les deux qui lui sont contigus.

Les *bandes* dont on se sert sont en toile et doivent être assez solides ; elles ne doivent pas être trop larges, afin de pouvoir éviter les godets, et ne pas renfermer de coutures grossières. L'application doit se faire en procédant des extrémités vers le centre, afin d'agir sur le sang dans le sens de la circulation veineuse. Les précautions essentielles, en plaçant les bandes et les attelles, sont de n'exercer qu'une compression modérée et aussi égale que possible. La bande est roulée en spirale de manière que les bords se superposent sans former de godets, en allant de la périphérie au centre. Un premier tour de bande en spirale écartée est quelquefois nécessaire au-dessus de l'étoupade avant l'application des attelles ; il devient alors plus facile de maintenir la région en position et tout l'appareil s'applique mieux. Il est souvent utile, pour éviter la stase sanguine aux extrémités, de comprendre tout le membre dans l'appareil.

Les *bandages amovibles* ordinairement employés sont : le *bandage roulé*, le membre est enveloppé d'ouate ou d'étoupe, on dispose des attelles puis on maintient le tout avec une bande enroulée de bas en haut ; le *bandage Scultet*, qui diffère du précédent en ce que l'on applique une série de bandes, chacune fixée par une épingle ou un point de suture.

Les substances agglutinatives dont on se sert ordinairement dans la confection des *bandages inamovibles* sont : la poix noire fondue, ou bien le mélange de poix noire et de térébenthine qui est plus fluide, le mélange à parties égales de poix noire et de poix résine, les mélanges suivants : 2 parties de résine et 1 de cire ; 5 parties de gutta et 1 de résine ; la gomme arabique dissoute dans l'eau est assez longue à se solidifier ; le mélange d'Abulcasis : farine, blancs d'œufs et eau ; le mélange de Larrey : blancs d'œufs battus dans l'eau, eau-de-vie camphrée et eau blanche ; le mélange de Velpeau : 100 parties de dextrine, 60 parties d'eau-de-vie camphrée, 50 parties d'eau chaude ; le mélange de Lafontaine : alun cristallisé et alcool, etc.

Le plâtre s'utilise surtout sous forme de *bandes plâtrées*, bandes de tarlatane ou de tissu quelconque que l'on enduit de plâtre gâché, sur leurs deux faces, au moment de l'application, puis que l'on enroule autour du rayon fracturé. En dix minutes la solidification est complète. Ces bandes offrent l'inconvénient de comprimer trop ou pas assez la fracture, de soustraire à l'examen la région blessée, et de ne pas être applicables partout, notamment sur les rayons supérieurs des membres. Chez l'homme on se sert d'attelles formées de tarlatane imbibée de plâtre, pliée en dix à quinze épaisseurs, ou de gouttières plâtrées ; on les maintient sur le membre par des ligatures peu serrées. Le bandage de Beelz est formé de bandes plâtrées entre lesquelles on interpose de l'étoupe. Avec du silicate de potasse on peut faire des bandes silicatées ; le pansement est très résistant, mais il n'est dur qu'au bout de quelques heures (fig. 713).

En résumé, si la fracture est simple, on appliquera un appareil inamovible : bandage plâtré ou silicaté ou à la dextrine pour les régions inférieures des membres, bandage à la poix ou aux mélanges résineux pour les régions

supérieures ; si la fracture est compliquée d'une plaie ou accompagnée d'une tuméfaction considérable, on appliquera un pansement

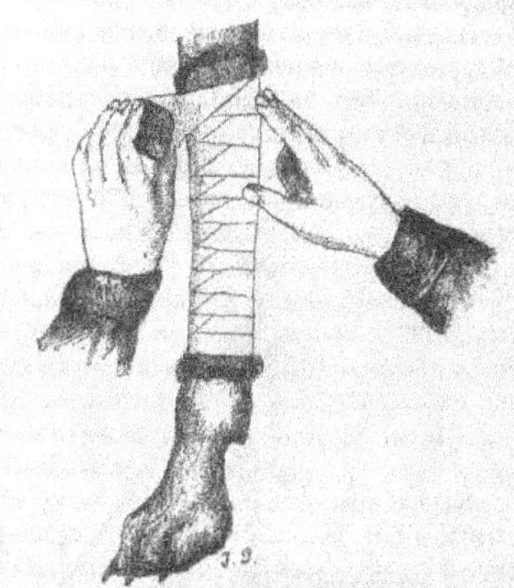

Fig. 713. — Bandage de contention de fracture sur le chien.

amovible et, lorsque la plaie sera cicatrisée ou lorsque l'œdème aura disparu, on le remplacera par un autre inamovible.

d. *Adjuvant des bandages.* — Pour soulager l'animal, on embrasse la partie supérieure du membre par une sorte de culotte rembourrée, en forte toile ou en cuir, et soutenue à l'aide de courroies attachées au plafond de l'écurie, ou mieux communiquant avec les cordages de l'appareil de suspension ; le poids du membre

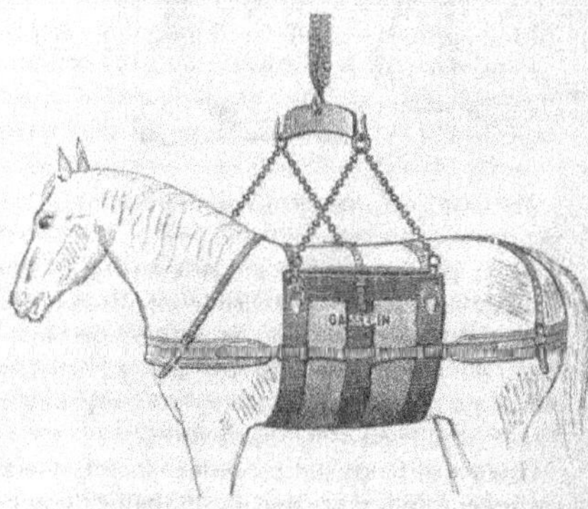

Fig. 714. — Appareil de suspension (Gasselin).

malade est ainsi de beaucoup diminué. On a quelquefois soutenu le membre fracturé, surtout chez les petits animaux, par des espèces de bretelles partant de l'appareil contentif, passant sur le garrot ou la croupe, se contournant sous l'aisselle ou sous l'aine du membre opposé, et revenant au membre malade ; le membre sain soutient ainsi son congénère.

Généralement on place les grands animaux sur l'appareil de suspension afin d'éviter qu'ils se couchent et de diminuer les fatigues résultant de la station sur trois jambes (fig. 714

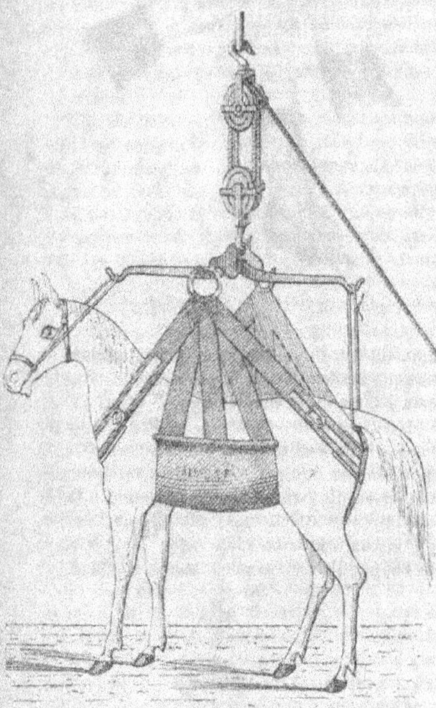

Fig. 715. — Moufle à trois poulies (Gasselin).

et 715) ; pour empêcher les essais d'appui sur le membre malade, on creuse le sol au-dessous. Pour les chevaux atteints de fractures des membres, on a parfois construit des stalles très étroites à parois rembourrées, sur lesquelles le blessé prend son appui de tous côtés.

Chabert et Bourgelat recommandaient de soutenir les bandages, chez les grands animaux, avec des appareils, des ferrements spéciaux qui s'adaptent sur le membre fracturé dont ils ont la direction normale. Rélier a préconisé, en 1883, l'emploi d'un appareil contentif et suspenseur qui s'adapte sur le membre après l'ap-

plication d'un pansement composé de tours circulaires et d'un mélange agglutinatif (fig. 716).

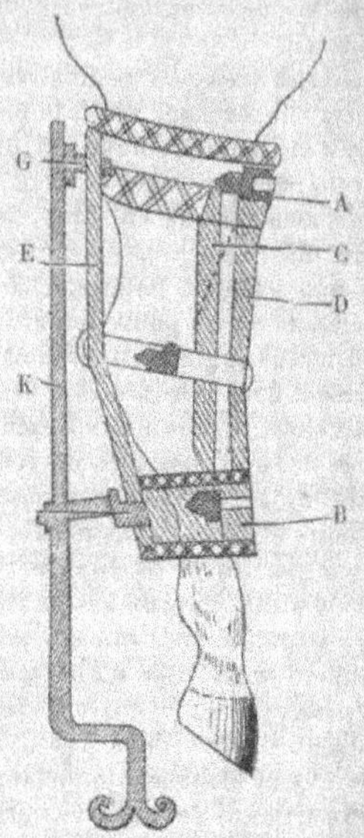

Fig. 716. — Appareil de Rélier pour fractures (Gasselin).

e. *Soins consécutifs.* — Le bandage doit être étroitement surveillé. Trop serré, il peut déterminer des désordres graves ; on les reconnaît à l'abattement du malade, et surtout à l'état de la partie inférieure du membre ; elle est tuméfiée, froide, parfois couverte de phlyctènes. Il est alors indiqué de lever immédiatement le pansement ; on laisse libres pendant quelques heures les parties comprimées ; on les lotionne fréquemment avec une solution antiseptique en maintenant simplement le membre afin d'éviter les mouvements trop étendus. Dès que la circulation s'est rétablie, on applique un pansement modérément serré. Si le bandage a été appliqué sur une région tuméfiée, au bout de quelques jours il n'est plus suffisant et le membre joue dans l'appareil ; il est nécessaire de le refaire ou de le serrer.

Si, après un certain temps, le bandage s'est dérangé, on doit le renouveler ou le consolider.

Le temps que l'appareil doit rester à demeure est variable : en général un mois pour les petits animaux, deux mois pour les grands.

Pour lever l'appareil, il est nécessaire de

prendre certaines précautions ; la poix, la dextrine sont ramollies avec de l'eau chaude, puis on enlève les bandes et les attelles ; parfois il est nécessaire de couper les bandes aux ciseaux ou au sécateur.

Dès que la consolidation est assurée et le pansement enlevé, il faut, pour éviter la roideur consécutive, imprimer au membre des mouvements à l'aide d'un exercice modéré. Les douleurs que l'animal éprouve, l'immobilité dans laquelle le membre est demeuré longtemps, ont pu déterminer, d'une part, l'atrophie du membre, de l'autre la roideur de ses articulations. Chaque jour, le blessé est promené en main, doucement ; on peut rétablir la circulation par des frictions sèches, ou avec des liquides stimulants sur le membre fracturé, ou par des douches.

Si la boiterie, qui est de règle après la levée du pansement, ne disparaît pas dans la suite, c'est généralement qu'un cal volumineux gêne une articulation, un nerf ou un tendon ; on traite par la cautérisation en pointes pénétrantes ; si elle est sans résultat, on peut avoir recours à la névrotomie.

Dans les *fractures compliquées* de plaie, quand le bout d'un des fragments osseux a percé la peau, on est souvent obligé d'agrandir l'ouverture et d'inciser les parties molles, afin de faire rentrer la portion d'os saillante et de pouvoir réduire la fracture. On est quelquefois dans l'obligation d'exciser ce qui peut nuire à la réduction.

Toutes les fois que la fracture n'est pas comminutive, et que la plaie peut être hermétiquement fermée, on doit s'empresser d'en rapprocher exactement les lèvres aussitôt après la réduction ; on procède ensuite à l'application de l'appareil approprié, auquel on ne touche qu'en cas de nécessité.

Dans les fractures compliquées de plaies graves on doit, pendant l'application de l'appareil, ménager dans les bandes et dans l'attelle des espèces de fenêtres au niveau des plaies ; on laisse ainsi une issue facile au pus, et l'on peut renouveler le pansement aussi souvent qu'il est nécessaire. Si cela n'est pas possible, il vaut mieux, en général, amputer ou sacrifier le blessé.

Les fractures articulaires ouvertes se compliquent le plus généralement d'arthrite purulente. Si la fracture est close, la consolidation peut se faire, mais elle est souvent imparfaite et suivie d'ankylose, parfois d'arthrite ; il faudra réduire l'immobilisation au strict minimum de temps et on aura recours au massage qui préviendra l'ankylose.

La luxation est très rare chez les animaux. Si cependant elle se rencontre avec la fracture, il faut réduire d'abord la luxation. Mais si l'os est fracturé près de son extrémité luxée, il faut, sans s'occuper de la luxation, réduire d'abord la fracture, et ne penser à traiter la luxation qu'après la consolidation du cal.

Contre la *pseudarthrose* on a proposé : 1° frotter les abouts osseux l'un contre l'autre ; 2° cautériser le tissu fibreux qui unit les fragments osseux ; 3° y passer un séton ; 4° y pratiquer des injections irritantes ; 5° la galvanopuncture ; 6° susciter une congestion thérapeutique du cal fibreux par l'application d'une bande de caoutchouc peu serrée au-dessus de la fracture, etc.

Si le cal est volumineux ou s'il existe une direction vicieuse du membre consécutive au déplacement des abouts, on peut refracturer le cal, ou pratiquer l'ostéotomie.

Ces diverses interventions imitées de la chirurgie humaine ne peuvent être tentées que dans des cas très rares sur les petits animaux, nous n'en connaissons pas d'exemples suivis d'amélioration réelle.

En médecine humaine le Dʳ Lucas-Championnière, s'inspirant de ce fait physiologique que la circulation sanguine, et par conséquent la nutrition, est plus active dans les parties du corps dont les muscles fonctionnent, cherche à conserver la mobilité de la région dans le traitement des fractures.

Il ordonne le massage plusieurs fois par jour, et fait appliquer un simple pansement de soutien de la partie fracturée. Il obtient ainsi des consolidations plus rapides, plus régulières, et presque toujours sans déformation. L'un de nous a essayé et obtenu quelques beaux résultats sur le cheval (paturon) et sur le chien (fémur ou épaule), pour des fractures simples et sans plaies.

Le chien doit être placé dans un endroit fermé et assez grand pour que ses mouvements ne soient pas gênés, tout le sol est recouvert d'une épaisse couche de sable. Le blessé doit être dans l'isolement complet, il est nécessaire de ne pas laisser entrer d'autres animaux, ni même de personnes, il faut surtout éloigner les enfants de façon que le chien ne soit jamais exposé à faire des mouvements brusques. Une ou deux fois par jour, on lui apporte sa nourriture, on nettoie, et on remet du sable si cela est nécessaire, mais toujours en évitant de déranger le blessé, on ne met pas de pansement. Sur quelques chiens très dociles, on peut appliquer une sorte de gilet (membres antérieurs), ou de culotte (membres postérieurs), se laçant comme un corset, et un peu rembourré.

Hygiène. — Les blessés seront maintenus dans les meilleures conditions de tranquillité, afin de leur éviter tous les mouvements brusques. Il faudra les préserver contre la chaleur, ainsi que contre le froid.

Pour éviter aux animaux les piqûres des mouches qui les tourmentent beaucoup, on mettra des rideaux foncés aux fenêtres, on arrosera la litière et les murs avec du crésyl, ou toute autre substance dont l'odeur éloigne les mouches. Afin de hâter la consolidation on donnera une alimentation abondante, et riche en principes minéraux : avoine, grains, son, bon fourrage pour les herbivores, viande et os pour les omnivores et les carnassiers ; pour éviter les indigestions et la constipation, résultats de l'immobilisation, il faudra multiplier les petits repas, faire cuire les aliments des herbivores, les additionner d'un peu de sulfate de soude, donner aux autres comme boisson du petit-lait ou du lait sucré avec de la manne.

B. Fractures en particulier. — I. *Fracture des os du crâne.* — Elle est rare chez les animaux.

Étiologie. — On l'observe à la base du crâne, à la suite de chutes sur la nuque, de contusions, de traumatismes divers. Il s'agit généralement de *fractures directes*. Il n'est pas impossible que les os du crâne se brisent par contre-coup (*fractures indirectes*). — Chez les très jeunes animaux, les os ne sont pas encore soudés, et leur déplacement sans fracture réelle est très facile.

Symptomatologie. — Complètes ou incomplètes, les fractures du crâne sont très souvent compliquées ; elles diffèrent entre elles relativement à leur siège, à leur grandeur, à l'écartement de leurs bords, à leur direction, à leur nature, et aux circonstances qui les accompagnent. Les signes qui les caractérisent sont faciles à saisir quand la place fracturée est dénudée : mais le diagnostic est très difficile à établir quand la fracture n'est pas visible ; dans ce cas, les commémoratifs et les signes rationnels sont utiles.

Les fractures du crâne peuvent consister dans une simple fente ou fissure, les os conservant leur niveau, ou être accompagnées d'esquilles plus ou moins nombreuses, avec déplacement des fragments. Dans ce cas, les pièces détachées

s'enfoncent directement du côté du cerveau, ou, ce qui est beaucoup plus rare, sont rejetées en dehors.

Immédiatement après l'accident on constate les symptômes de la commotion cérébrale : l'animal tombe inanimé, ses fonctions se ralentissent, parfois la mort survient immédiatement ; ou bien l'animal se relève peu après et paraît hébété, mais la respiration devient plus facile, on peut observer des troubles nerveux dus à la compression du cerveau par les fragments osseux ou par le sang épanché. Généralement, à la suite de fracture de la base du crâne, il y a écoulement sanguin par le nez et les oreilles.

Les fractures de l'apophyse orbitaire, comme celles de l'arcade zygomatique, sont généralement faciles à reconnaître, et s'accompagnent presque toujours de déplacement en dedans ou en dehors ; il y a parfois en même temps quelque complication de gravité variable du côté du globe oculaire ; on peut quelquefois, à travers la plaie, voir la racine des molaires.

Pronostic. — Lors de fractures sans complications de maladies encéphaliques, même lorsqu'il y a perte de substance de l'os, le pronostic est peu grave ; ces os peuvent se réparer assez facilement.

Traitement. — S'il n'y a pas de déplacement, il n'y a aucune indication particulière à remplir, et il est présumable que le cal se formera spontanément. Le cas de commotion ou d'épanchement exige toute l'attention du vétérinaire, et l'application des moyens propres à combattre la commotion cérébrale [Voy. Encéphale (*Maladies de l'*)].

Les *fractures de la protubérance occipitale* sont peu graves ; dans tous les cas on conseille d'extraire la partie osseuse détachée.

Les *fractures de la voûte cranienne* (pariétal, temporal, partie supérieure du frontal) sont graves en général. Si la fracture est ouverte, s'il n'existe aucun déplacement de l'os ni symptômes de compression, on traitera par l'antisepsie, on suturera la plaie et on appliquera un pansement. S'il existe un enfoncement de la paroi, sans symptômes de compression, les avis sont partagés : les uns conseillent l'abstention, les autres le redressement de l'os. Les symptômes de compression exigent toujours le prompt redressement des abouts osseux déplacés à l'aide des érignes, du tire-fond ou de la trépanation : on pratique une ou deux ouvertures sur les parties osseuses non déplacées et solides, qui procurent un point d'appui fixe ; on introduit par l'ouverture un élévatoire, que l'on fait passer avec précaution sous les pièces osseuses déplacées, en prenant son point d'appui sur le bord de l'ouverture ; on fait agir l'instrument comme un levier du premier genre, on ramène ainsi l'os fracturé en position normale ; quelquefois il faut le tire-fond. S'il se trouvait des esquilles, il faudrait ôter, avec de petites pinces, toutes les portions osseuses détachées et flottantes ; il faut quelquefois ponctionner avec précaution les enveloppes du cerveau pour donner écoulement au sang épanché, ensuite on replace l'aponévrose épicranienne, à laquelle on fait quelques points de suture. On opère avec l'antisepsie la plus rigoureuse ; on recouvre la plaie avec un pansement.

II. *Fracture des cornes.* — Voy. Cornes (*Maladies des*).

III. *Fracture des os de la face.* — Des fractures des os composant les cavités nasales, les sinus, et en général la face, peuvent survenir à la suite de traumatismes.

Symptomatologie. — On doit distinguer celles qui s'effectuent sans déplacement et celles qui s'accompagnent d'enfoncement des os. Les premières, simples fêlures, peuvent rester méconnues. Les autres se distinguent facilement par la déformation de la région, la mobilité, et, dans ce cas, la crépitation des fragments. Les animaux ne se laissent pas facilement examiner.

L'épistaxis, le cornage, l'ébranlement ou la chute des dents molaires, et, par suite, la difficulté de la mastication, le coryza et l'inflammation des sinus, sont des complications, immédiates ou plus ou moins éloignées, assez ordinaires de ces fractures ; diverses tumeurs polypeuses peuvent succéder à la lésion de la pituitaire.

Pronostic. — Si la fracture n'occupe que les sus-nasaux, la gravité est en général minime parce que la guérison est facile ; il n'en est pas de même quand il y a lésion grave des sinus, et surtout ébranlement des dents.

Traitement. — Lors de fracture fermée, même s'il y a enfoncement de la paroi externe du sinus, on peut laisser les choses en état. Si la fracture est compliquée d'une plaie pénétrante, on la désinfecte, on extrait les esquilles osseuses. Parfois il est indiqué de remettre en position normale les fragments osseux déplacés : pour les fractures des sus-nasaux, une tige de bois, introduite par les voies nasales, peut quelquefois aider le replacement des os enfoncés ; une main appliquée sur le chanfrein pen-

dant que l'autre fait fonctionner la tige de bois facilite la coaptation des os. — Ordinairement on pratique à la peau des incisions qui mettent à découvert les os sur lesquels on doit agir ; la peau est ensuite disséquée aussi près que possible des os ; puis, à l'aide d'un élévatoire approprié, on soulève les fragments enfoncés. On arriverait rarement à leur donner une position convenable, si, au préalable, à l'aide d'une feuille de sauge ou d'une gouge, on n'avait pratiqué, dans l'os fixe, une place pour l'élévatoire. Cette précaution dispense souvent de pratiquer une couronne de trépan au voisinage de la fracture pour faire agir l'élévatoire. Le tire-fond peut être utile. — Il est rare que les os, une fois remis en position, ne s'y maintiennent pas d'eux-mêmes. S'il tendaient à s'enfoncer de nouveau, on s'y opposerait à l'aide d'une traverse placée en dessous de leur extrémité libre, et s'appuyant sur les os voisins ; ou bien, s'il s'agissait de grands fragments, on aurait recours au ferrement de Bourgelat (fig. 717). — On attachera le cheval avec un licol sans muserolle ; on pourra le retourner dans sa stalle ; on lui donnera à manger dans un hamac.

Les hémorragies nasales, accompagnant les fractures, cèdent ordinairement aux injections et aux applications réfrigérantes. La coagulation et le séjour du sang dans les sinus peuvent être la cause de l'inflammation de leur muqueuse et de leur collection purulente (Voy. Sinus).

Le cornage consécutif aux fractures des os du nez peut exiger la trachéotomie ; mais, avant de la pratiquer, on doit s'assurer s'il n'y a pas possibilité d'enlever l'obstacle au passage de l'air qui s'est formé dans les cavités nasales. Il

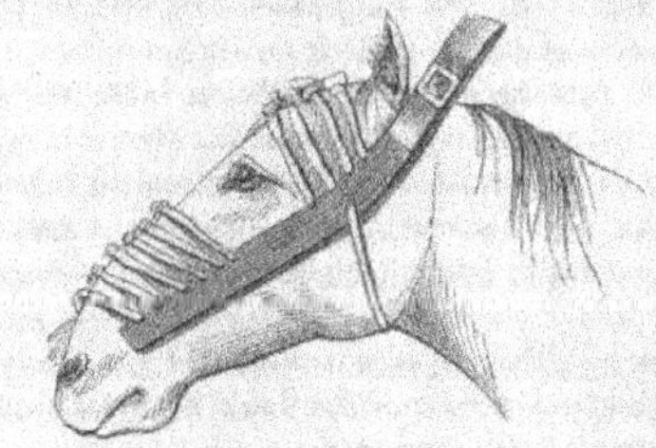

Fig. 717. — Ferrement de Bourgelat pour les fractures des os du nez et du crâne.

ne faut pas déranger les dents qui ne sont qu'ébranlées, on n'extirpe que celles dont le pourtour alvéolaire est nécrosé.

IV. *Fracture du petit sus-maxillaire.* —

Elle est due en général à des chutes ou des coups. Elle peut être longitudinale ou transversale ; dans ce dernier cas, elle accompagne les fractures du sus-nasal.

Symptomatologie. — La lèvre supérieure est généralement tirée en avant et de côté, pendante quelquefois, et dépassant la lèvre inférieure ; on constate en outre une mobilité anormale et le bruit de crépitation. Il est rare que ces fractures ne soient pas composées ou comminutives, et qu'elles ne soient pas compliquées de l'ébranlement ou de l'arrachement des incisives. Généralement il y a salivation, et les animaux ne peuvent pas saisir le fourrage ; quelquefois il y a obstacle au passage de l'air dans les narines.

En général, le *pronostic* est favorable.

Traitement. — Lors de fracture transversale, on cherche, après avoir enlevé les esquilles, à contenir les fragments au moyen d'une plaque en bois ou en métal ayant la forme du palais, garnie en caoutchouc, en gutta-percha ou en cuir épais et souple, pourvue d'une traverse assez longue pour déborder les lèvres, et portant à chacune de ses extrémités une courroie, l'une à boucle, l'autre percée de trous ; une autre courroie, partant du frontal, va se joindre à celle de la plaque et en empêche la descente sur les naseaux. — Lors de fractures longitudinales ou obliques, des attaches de fil de fer ou de cuivre, fixées dans les intervalles des incisives voisines de la fracture, passant même par les fragments osseux préalablement troués avec un foret, constituent des moyens de contention très solides. Les animaux sont attachés à rebours dans leur stalle et nourris les premiers temps avec des boissons farineuses ; après quinze jours, on peut leur donner du pain tendre, des racines cuites, etc. La guérison peut être complète en six semaines.

V. *Fracture du maxillaire inférieur.* — Elle est assez fréquente, surtout chez le cheval. Elle peut se faire dans la direction de la symphyse, ou au niveau du col, ou bien sur une des branches, se trouver en avant près des barres, ou plus en arrière près des molaires, même près de l'apophyse coronoïde et du condyle ; il n'est pas rare que les deux branches soient fracturées simultanément.

Étiologie. — Elle est consécutive aux traumatismes (coups de pied), aux chutes, au repoussement des molaires ; dans la rage et le vertige elle peut être due à la contraction violente des muscles masticateurs ; elle peut survenir chez les nouveau-nés, par suite de manœuvres effectuées au cours de parturitions difficiles.

Symptomatologie. — Dans les fractures du col et des deux branches en avant du muscle masséter externe, l'arcade incisive inférieure est souvent pendante ; dans les autres cas, il y a au contraire déviation latérale, mais non d'une manière constante. Il y a en outre un obstacle ou seulement une difficulté plus ou moins grande de la mastication avec fort ptyalisme ; la salive est fétide, pour peu que le mal date de quelques jours. On peut se rendre compte de la mobilité anormale et de la crépitation caractéristique. Le toucher fait quelquefois distinguer les fragments des fractures comminutives ; il y a douleur et gonflement de la région malade. Ces fractures peuvent être comminutives, compliquées de plaies de la bouche, d'ébranlement, de fracture ou d'évulsion des dents, de la présence de corps étrangers et surtout de projectiles. Souvent il y a paralysie de la lèvre inférieure par suite de lésion du nerf dentaire.

Pronostic. — Le pronostic est généralement peu grave ; dans les parties qui se rapprochent de la symphyse ; la fracture double est d'une guérison plus difficile ; lors de fracture de l'apophyse coronoïde, il y a ordinairement soudure des fragments par un appareil ligamenteux, et la mastication n'est pas gênée.

Traitement. — Un simple bandage contentif suffit ordinairement pour la fracture simple et sans déplacement, si le périoste est resté intact ; et, même lorsqu'il n'y a fracture que d'une branche, les moyens chirurgicaux sont inutiles ; il suffit de provoquer un engorgement au moyen d'applications vésicantes. Dans le cas contraire, il faut d'abord procéder à la réduction de la fracture, et ensuite s'occuper de maintenir les fragments au moyen d'un appareil convenable. La direction de la fracture est-elle perpendiculaire à la longueur de l'os, la surface mentonnière de cet os est-elle seulement abaissée, il suffit de rapprocher l'une de l'autre les arcades dentaires pour que la difformité disparaisse. Si la solution de continuité est oblique et accompagnée de l'enfoncement du menton en arrière, on fixe d'une main le fragment postérieur, en même temps que de l'autre on saisit la partie antérieure de l'os, et on la porte en avant, en la rapprochant de la mâchoire supérieure. Les fractures de l'angle de la mâchoire, et celles de l'apophyse coronoïde, n'exigent d'autre attention que celle de maintenir l'os relevé et en repos. Enfin, dans les fractures situées au-dessous des condyles, ces éminences étant entraînées en avant, il est indispensable de porter le reste de la mâchoire dans le même sens, afin d'obtenir une exacte coaptation.

Lors de fracture longitudinale de la symphyse, aucun moyen de contention ne peut être préférable aux attaches de fils métalliques fixées sur les dents incisives qui ont conservé leur solidité (fig. 718). Pour les autres cas, l'appareil, aussi simple que possible, se compose d'attelles placées sur les branches du maxillaire et maintenues par des tours de bande ou des courroies à boucles, afin d'empêcher l'écartement des mâchoires, tout en laissant à la langue assez de liberté dans le canal pour permettre la succion des liquides dont on nourrit les malades. L'appareil de Barthélemy consiste en une têtière et une sous-gorge semblables à celles d'un bridon; quatre montants attachés inférieurement à un anneau viennent se fixer, l'antérieur à la têtière, le postérieur à la sous-gorge; les deux latéraux se fixent par-dessus la nuque, à l'aide d'une boucle, et forment une seconde têtière; de distance en distance, le long de ces montants, se trouvent des muserolles, dont le nombre varie suivant la situation de la fracture, et que l'on serre, au degré convenable, au moyen de boucles.

Changeux, pour les fractures des deux branches près de la symphyse, emploie un appareil composé de deux barres de fer de la grosseur du petit doigt, disposées en V comme les branches du maxillaire; elles se réunissent en avant au moyen d'une traverse concave pour s'adapter à la forme du menton. Rinz conseille de placer dans l'auge un coin de bois ayant la forme de l'espace intermaxillaire et rembourré de linges; il est percé de trous d'où partent les boucles qui fixent l'appareil à la tête et produisent l'immobilité de la mâchoire; la dernière boucle est à la têtière.

On alimente l'animal par des bouillies claires, farineuses, que l'on injecte au moyen d'une seringue, en ayant soin de diriger la canule vers la voûte palatine. On peut ajouter du lait, du bouillon et d'autres analeptiques.

Au bout de quinze jours environ, on peut permettre du fourrage, des mashes, en ayant soin de desserrer par degré le bandage contentif. Longtemps le cheval se montre un peu maladroit pour saisir les aliments, et généralement il maigrit considérablement; lorsqu'on lui

permet le retour au fourrage ordinaire, il faut prévenir les indigestions.

On peut, dans certaines fractures doubles, recourir à la suture osseuse avec un fil métallique. Dans les fractures du corps et du col, si les moyens de contention échouent, on peut

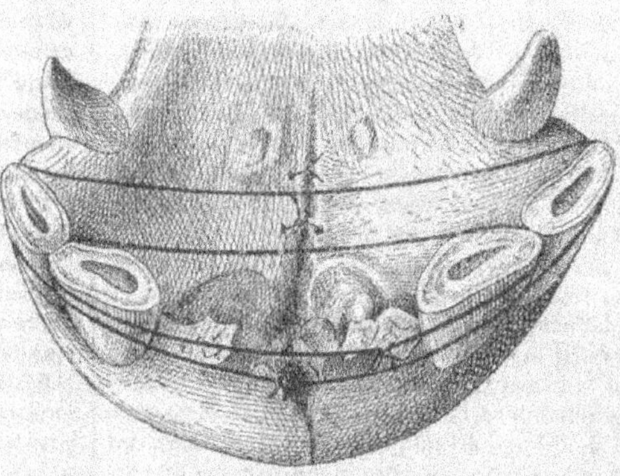

Fig. 718. — Fracture du corps du maxillaire inférieur.

recourir à l'amputation du corps du maxillaire; l'hémorragie est insignifiante. La privation des incisives inférieures n'empêche pas le cheval de manger à l'écurie.

VI. *Fracture de l'hyoïde.* — Elle est très rare, et n'a encore été observée que chez le cheval, à la suite de coups de pied ou de cornes. Sauf le cas de plaies, le diagnostic en est difficile; il y a dans l'auge une tumeur phlegmoneuse plus ou moins forte, souvent de l'extravasation sanguine; il y a également de la tuméfaction sous la langue, de la difficulté dans la déglutition et la mastication. Ordinairement on voit se développer de la suppuration dans la région, un abcès qui s'ouvre de lui-même, et à travers l'orifice duquel on sent l'hyoïde fracturé.

Cette fracture n'est pas incurable, et dix semaines suffisent en général pour la guérir, malgré l'amaigrissement inévitable. Parfois une fistule difficile à guérir persiste.

Traitement. — Il consiste surtout dans l'alimentation avec des boissons, et des lavages antiseptiques de la bouche.

VII. *Fracture des vertèbres.* — Elle est rare, surtout aux vertèbres cervicales; on en observe plus souvent aux vertèbres lombaires ainsi qu'aux dernières dorsales.

Étiologie. — Les causes les plus ordinaires sont les coups violents sur la colonne vertébrale, surtout chez le chien, les chutes violentes ; elles peuvent survenir quelquefois sur des chevaux ou des bêtes bovines prises par la tête dans un obstacle, sous la mangeoire, et qui se relèvent brusquement. Cet accident s'observe assez souvent sur des chevaux que l'on abat pour une opération chirurgicale, et souvent quand celle-ci se fait dans les meilleures conditions, sur un bon lit de paille, et avec le nombre d'aides voulu ; généralement cette fracture est due à la contraction musculaire ; on a vu des chevaux se fracturer les vertèbres dorsales dans un violent accès de tétanos, et Hertwig a vu cet accident compliquer l'empoisonnement par l'acide prussique.

Sur les chevaux couchés pour une opération les fractures avec broiement au niveau de la quatorzième ou quinzième vertèbre dosarle s'observent surtout lorsque l'animal fait un effort en ramenant la tête vers le sternum, et vousse sa colonne vertébrale. La fracture au niveau de la quatrième ou cinquième lombaire s'observe au contraire lorsque l'animal reporte la tête en arrière et allonge ses membres. On a signalé des fractures lombaires sur des chevaux de courses, soit en sautant, soit en courses plates. Il est probable que, dans beaucoup de cas, il y a une prédisposition osseuse (Voy. Ostéisme).

Anatomie pathologique. — Si l'arc vertébral est divisé en deux points, il présente généralement le fragment moyen enfoncé dans le canal rachidien et comprimant la moelle épinière. Si la fracture porte sur le corps d'une vertèbre, le fragment antérieur est généralement déplacé et tiré vers le bas. Le plus souvent on constate la fracture dans le corps même de l'os, et non dans les cartilages qui réunissent les vertèbres. Souvent la fracture embrasse plusieurs vertèbres à la fois, surtout quand il y a écrasement, à la suite de violentes contractions musculaires, et alors les fragments forment un angle ouvert vers le bas, la colonne vertébrale se courbant de façon à présenter un angle saillant en haut.

Certaines fractures incomplètes n'intéressent que les apophyses : les apophyses épineuses pour les vertèbres dorsales, les apophyses transverses pour les vertèbres lombaires et l'atlas.

Symptomatologie. — On sent une dépression le long de la colonne vertébrale, qui est sensible ; il y a de la douleur lors du déplacement du malade ; la déformation n'existe que dans les cas où les fragments ont été déplacés : elle est caractérisée par une saillie plus ou moins pro-

noncée des apophyses épineuses, et parfois par un angle saillant de ces apophyses ; assez rarement on constate quelque mobilité anormale et la crépitation fait le plus souvent défaut. Généralement il y a faiblesse, et même paralysie de la région postérieure à la fracture. Cette paralysie occupe une étendue subordonnée au siège de la fracture ; bornée le plus souvent aux membres postérieurs, elle s'étend quelquefois jusqu'au tronc à une distance plus ou moins grande. On peut préciser les organes qu'elle affecte d'après la région de la moelle qui est blessée ou comprimée.

Diagnostic. — Le diagnostic est souvent difficile, lors de fractures incomplètes.

Pronostic. — Celui-ci est grave lors de déplacement considérable, d'écrasement des os, parce que dans ce cas il y a lésion de la moelle épinière. La mort est immédiate ou très rapprochée, lorsque la lésion, occupant une partie antérieure de la colonne vertébrale, produit une paralysie des muscles respiratoires. Elle est plus tardive quand elle occupe la région dorso-lombaire ; dans tous les cas de fracture incomplète, la guérison ne vient que lentement, après plusieurs mois, et laisse souvent à la suite une faiblesse notable des membres postérieurs ; ce résultat s'observe surtout sur les chiens, les seuls animaux que dans ces cas on ait intérêt à traiter.

Les fractures des apophyses sont moins graves : celles des apophyses épineuses du garrot guérissent généralement et ne laissent qu'une déformation de la région.

Traitement. — Dans le cas de fracture du corps d'une vertèbre, on ne traite pas : le blessé est abattu. Dans le cas de fracture incomplète, et notamment de fracture des apophyses épineuses, on fait sur la région une application vésicante ; si la fracture est ouverte, on retire les esquilles qui peuvent exister et on traite comme une plaie simple.

VIII. *Fracture des côtes.* — Les côtes moyennes sont exposées aux fractures ; malgré leur grande souplesse, les fausses côtes se fracturent aussi quelquefois. En général, un seul de ces os est lésé ; parfois il y en a plusieurs, soit d'un côté, soit des deux. La solution de continuité peut se montrer sur tous les points de la longueur de la côte ; elle est surtout fréquente dans la partie médiane. Les fractures incomplètes sont des fissures dirigées suivant la longueur limitée à l'une des deux tables de la côte, l'autre restant intacte. Les fractures complètes sont transversales ou obliques, le plus souvent dentelées. Les fractures multiples consistent tantôt en deux fractures incomplètes de la même côte ; tantôt en une fracture complète et en une autre incomplète ; tantôt en deux ou plusieurs fractures complètes sur la même côte ; dans certains cas la fracture est comminutive.

Étiologie. — Les causes les plus ordinaires sont les contusions, les coups de pieds, les violences extérieures exercées de bas en haut sur le thorax, et surtout les chutes ; elles sont parfois un accident de l'abatage. Les fractures des côtes se rencontrent plus souvent sur les animaux âgés que sur les jeunes ; on en observe sur les jeunes porcs et les veaux jetés brusquement dans les voitures de transport ; elles sont très fréquentes sur les bêtes bovines atteintes d'ostéoclastie.

Symptomatologie. — Dans beaucoup de cas, la fracture des côtes passe inaperçue ; quand il n'y a pas déplacement, on observe à peine une douleur locale, augmentée par la pression de la main, et aussi par les mouvements respiratoires plus amples. La mobilité anormale et la crépitation font défaut la plupart du temps ; pour la reconnaître, il faut appliquer la main à plat sur le thorax au niveau du point correspondant à la fracture, et faire tousser le blessé ; on peut aussi la percevoir en auscultant la région. Quand il y a déplacement en dedans, on sent avec la main qui longe les côtes un enfoncement ; dans le déplacement au dehors, une saillie anguleuse. Le déplacement n'est pas perceptible lors de fracture près de la région dorsale, où les côtes sont recouvertes par l'ilio-spinal et d'autres muscles.

A cause des connexions intimes de la plèvre avec la face interne des côtes, toute fracture complète de ces os doit avoir pour résultat de produire une déchirure de la séreuse dans le point correspondant. De là une inflammation qui le plus souvent reste circonscrite, mais qui dans certains cas revêt la forme d'une véritable pleurésie. Dans les fractures avec enfoncement de l'un des fragments, le poumon peut être blessé, d'où hémoptysie au moment de l'accident, et plus tard pneumonie circonscrite ou non. Hertwig a constaté une plaie mortelle du cœur par un fragment de côte. Les blessures du diaphragme ou même des organes abdominaux, par les abouts déplacés, ne sont pas rares ; elles sont généralement suivies de hernies diaphragmatiques ou de mort.

Il y a quelquefois emphysème sous-cutané plus ou moins étendu des parois de la poitrine.

On a vu des hémorragies graves résultant de l'ouverture d'une artère latérale par une esquille. — Souvent après guérison il reste une adhérence pleurale. Généralement, les abouts se soudent par un tissu fibreux.

Pronostic. — Il est favorable lors de fractures simples, tellement favorable que l'on trouve des cals anciens à l'autopsie d'animaux de boucherie ou autres qui n'ont jamais présenté de symptômes assez marqués pour fixer l'attention ; la guérison est facile et a lieu au bout de vingt à trente jours. Les fractures compliquées sont graves.

Traitement. — La réduction est inutile quand il n'existe qu'un déplacement peu accusé des abouts osseux. On se contente de faire sur la région une friction vésicante.

Mais si un about fracturé menace de blesser un organe important, le poumon ou le cœur, on doit opérer la réduction ; pour cela, on fait en avant de la côte fracturée une incision de la peau et de l'espace intercostal, longue de 2 à 3 centimètres, par laquelle on passe avec ménagement un élévatoire qu'on fait glisser sous la face interne de l'os à soulever ; il suffit quelquefois d'appliquer un tire-fond, sans incision pénétrante. On agira de même pour soulever les fragments compris entre deux points fracturés. On traite ensuite antiseptiquement avec un pansement.

Les fragments nettement détachés, avec complication de plaies, doivent être retirés ; mais, s'il y a absence de plaie, il vaut mieux attendre.

IX. *Fracture du sternum*. — Elle est due aux traumatismes et a été peu signalée sur nos animaux. — Elle s'accompagne d'un gonflement considérable et assez douloureux de la région ; il y a déformation, et on peut assez bien percevoir la crépitation en appliquant la main à plat sur le sternum, et en faisant tousser le malade. S'il n'y a qu'un déplacement peu accusé, on appliquera sur la région une friction vésicante et on laissera le blessé au repos complet. En cas d'enfoncement d'un fragment, on tentera la réduction avec les doigts ou en agissant sur les côtes, mais sans faire de plaie. En cas de plaie, on réduira directement, puis on traitera celle-ci.

X. *Fracture des os du bassin*. — Elle est assez fréquente chez les solipèdes et les bêtes bovines ; elle n'est pas rare sur les petits animaux. Les fractures de l'angle externe de l'ilium, de la hanche, sont surtout fréquentes. Les fractures isolées du pubis ou de l'ischium sont assez rares ; cependant on observe parfois la fracture de la crête ischiale, le détachement de l'angle de la fesse ; on a également signalé la séparation de l'os en ses deux moitiés par la fracture de la symphyse ischio-pubienne. Les fractures du sacrum sont rares ; on les a surtout observées sur les bêtes bovines, chez qui cet os est très relevé à sa partie postérieure ; si la fracture est limitée à cet os, elle est alors transversale.

Étiologie. — Les chutes sont une cause fréquente, surtout quand l'animal tombe d'une certaine hauteur ; les heurts, les contusions, les glissades peuvent occasionner ces fractures.

On a vu l'accident survenir après l'abatage du cheval pour une opération ; dans l'action de tourner brusquement sous le cavalier ; dans l'action de sauter chez quelques vaches ; quelquefois ces fractures ont été observées lors de parturition difficile.

Symptomatologie. — La fracture de l'angle externe de l'ilium est facile à reconnaître ; le plus souvent il y a un fort déplacement du fragment extérieur, qui est tiré par les muscles obliques de l'abdomen et quelquefois entraîné dans la région supérieure des flancs ; quelquefois cet about dilacère les parties molles où il est logé ; à l'angle externe de l'ilium, il n'est pas rare que des phlegmons se forment, et que des esquilles soient éliminées, ni même que le pus fusé jusqu'en bas du flanc et jusqu'au grasset.

Chez le cheval *éhanché*, *épointé*, la croupe est inégalement large des deux côtés ; il y a de plus effacement de l'angle de la hanche du côté correspondant à la fracture, mais, sauf au début, il n'y a généralement pas de boiterie.

Le diagnostic est encore assez facile lors de fracture de l'angle postérieur de l'ischium ; il y a aussi déformation, et l'angle de la fesse est porté en bas et en dehors par l'action des muscles ischio-tibiaux ; on peut sentir des mouvements insolites et la crépitation.

Lors de fracture transversale du sacrum, il y a un certain enfoncement de la région, avec abaissement de la partie postérieure ; la queue est paralysée ; ses muscles, n'ayant plus de base fixe, ne peuvent plus se relever ni se contracter ; quelquefois cette fracture s'accompagne de lésion du plexus sacré, et alors il peut y avoir paralysie très grave des membres postérieurs, du rectum et de la vessie.

Le diagnostic est plus difficile pour les autres régions du bassin, et surtout pour les fractures un peu profondes. Généralement il y a boiterie ; dans la progression, les muscles du bassin restent pour ainsi dire inertes, et l'animal traîne sa jambe avec de faibles mouvements dans la cuisse ; au repos, le membre n'est pas soutenu par les muscles et reste pendant. On constate une différence de niveau entre les deux portions de la croupe, un abaissement graduel de la croupe du côté correspondant à la fracture. Il y a une sensibilité exagérée de la région à la pression de la main, et quelquefois alors on perçoit, dans les mouvements de l'animal, une sensation de crépitation. Dans les fractures de la cavité cotyloïde, celle-ci est généralement divisée en trois parties par la tête du fémur. — On constate une boiterie intense, des douleurs vives et rarement de la crépitation ; il n'y a pas de déformation de la croupe ; à la longue, cependant, on note un affaissement musculaire.

Les fractures du plancher du bassin occupent généralement les lèvres du trou ovalaire ; il n'y a pas de déformation de la croupe ; la boiterie toujours intense a des caractères particuliers, le membre se déplace en fauchant, l'animal semble affecté d'un effort de reins, il éprouve de la difficulté à se relever. Si le cal est volumineux, il peut obstruer le trou ovalaire, comprimer le nerf crural antérieur et le nerf obturateur.

Le diagnostic de ces fractures exige absolument que l'on ait recours à l'exploration rectale ; la main introduite dans le rectum peut explorer les parois du bassin, et parvient souvent à sentir une saillie dure ou un enfoncement insolites d'une partie osseuse ; en faisant remuer le pied par un aide, ou bien en faisant exercer des pressions sur l'angle de la hanche ou celui de la fesse, on peut sentir certains mouvements des abouts fracturés.

Des complications de tous genres peuvent accompagner les fractures des os du bassin ; les plus fréquentes sont des déchirures musculaires avec formation d'abcès profonds. On a signalé la blessure des organes logés dans le bassin, la déchirure de la vessie, du rectum, de la matrice, des déchirures vasculaires ou nerveuses. — Souvent le cal qui se forme est difforme, et Hurtrel d'Arboval a vu une chienne chez laquelle un cal de ce genre, succédant à une fracture du pubis, comprima la vessie, produisit des rétentions d'urine qui firent périr l'animal. Le cal peut diminuer le diamètre transversal du bassin et rendre les femelles inaptes à la reproduction.

Pronostic. — Il est variable, suivant le siège de la fracture et l'âge du sujet. Le cas n'est pas grave pour la fracture des angles externes de l'ilium et de l'ischium, surtout s'il n'y a pas eu de fort déplacement. Lors de fort déplacement des abouts, il reste toujours une boiterie. — La fracture du sacrum, chez la bête bovine surtout, peut également guérir. — Les fractures du col de l'ilium sont généralement graves; elles peuvent être suivies de mort par blessure d'un organe ou d'un vaisseau important. Le pronostic est également grave dans les cas de fracture de la cavité cotyloïde ou du plancher du bassin; si la mort ne suit pas de près l'accident, il persiste souvent une boiterie incurable et une atrophie des muscles du membre malade; cependant, lorsque le déplacement des abouts est peu accusé, la guérison est possible.

TRAITEMENT. — En cas de fracture de l'angle de la hanche ou de la pointe de la fesse, on hâtera la guérison par une friction vésicante sur la région. Le traitement des fractures du col de l'ilium, de la cavité cotyloïde ou même du plancher du bassin, ne devra être tenté que sur les animaux de prix ; on laissera le blessé en liberté dans un box ou on le placera sur l'appareil de suspension; il faut attendre tout d'un repos longtemps continué.

XI. *Fracture de la queue*. — Les os de la queue se fracturent rarement, à cause de leur mobilité. Les fractures sont surtout dues à l'écrasement de l'organe sur les bovidés que l'on veut faire relever, à de violentes contusions, à des contre-coups. On les observe sur les jeunes animaux que l'on saisit par la queue. — Elles sont en général assez faciles à reconnaître : la queue fait un coude à l'endroit fracturé et l'on entend quelquefois de la crépitation ; les doigts suffisent pour sentir les inégalités des fragments. La queue peut être cassée à son origine près du sacrum, sans que le fait soit constatable autrement que par la position de l'organe et son immobilité.

Le *pronostic* n'est pas grave par lui-même, mais il y a souvent formation d'un cal anguleux qui déprécie le cheval de luxe.

Le *traitement* consiste à appliquer un bandage compressif ou à mettre la queue à la poulie, comme dans l'opération de la queue à l'anglaise.

L'amputation de la queue est nécessaire dans le cas de brisement des os; elle est surtout indiquée pour les chiens et les bêtes bovines.

XII. *Fracture du scapulum*. — Le scapulum est rarement le siège de fractures.

Cependant on observe cet accident sur les grands animaux domestiques, plus rarement sur les petites espèces. La fracture se produit généralement au col de l'omoplate. Elle peut être transversale ou longitudinale, et, souvent, le renflement que forme la cavité glénoïdale se trouve séparé de toute la partie aplatie, ou brisé en son milieu.

ÉTIOLOGIE. — Les causes des fractures du scapulum sont les violentes contusions ou les chutes sur les membres antérieurs écartés.

SYMPTOMATOLOGIE. — L'animal boite ; le membre malade touche le sol avec la pince, il a l'air raccourci ; la locomotion est difficile et se compose d'une succession de sauts. Si la fracture n'est pas ancienne, la douleur et la tuméfaction des parties molles environnantes obscurcissent encore le diagnostic.

En levant le pied et en faisant exécuter au membre des mouvements dans différentes directions, on augmente sensiblement la douleur, qui devient même très vive, et l'animal se cabre ou se jette de côté. On peut percevoir la crépitation en appuyant la main sur l'épaule et faisant exécuter au membre des mouvements par un aide. Mais ces signes ne sont pas constants ou ne peuvent pas toujours être saisis. Lors de fracture des angles de l'omoplate, il y a déplacement considérable de l'about qui est tiré en haut ; il en est de même dans la fracture de l'épine acromienne, mais le déplacement est moindre ; lors de fracture du col, il n'y a généralement pas de déplacement.

PRONOSTIC. — Les fractures d'un angle ou de la crête acromienne ne sont pas graves ; la guérison des fractures du corps peut survenir dans quelques cas. Mais la fracture du col, et surtout de la cavité articulaire, est souvent incurable ; elle se complique de suppuration profonde avec formation de séquestre et de végétations osseuses. Zundel a vu un cas de guérison sur le cheval.

TRAITEMENT. — Comme il n'y a pas de déplacement des abouts, il n'est pas besoin de réduction, la contention peut se faire au moyen d'une charge de poix, cire et térébenthine, fondues et mélangées avec des étoupes, et de larges bandes partant du garrot, croisant l'épaule obliquement, passant au poitrail, dans l'ars, contournant le coude, croisant de nouveau l'épaule obliquement de bas en haut, passant sur le garrot pour aller se croiser et se contourner de la même manière sur l'épaule et dans l'ars du côté opposé, d'où on les ramène de nouveau sur l'épaule fracturée. Chaque fois que la bande passe sur cette épaule, on applique une nouvelle couche du mélange emplastique, et l'on continue jusqu'à ce que le bandage ait acquis une solidité suffisante. Bourgelat a proposé un ferrement (fig. 719) formé d'une bande de fer encadrant les deux épaules depuis le garrot, muni pour l'épaule malade d'un anneau plat, percé d'écrous par lesquels à l'aide de vis on peut appuyer sur l'épaule une plaque feutrée.

Les fractures de l'acromion se traitent avec succès par les applications vésicantes, réitérées

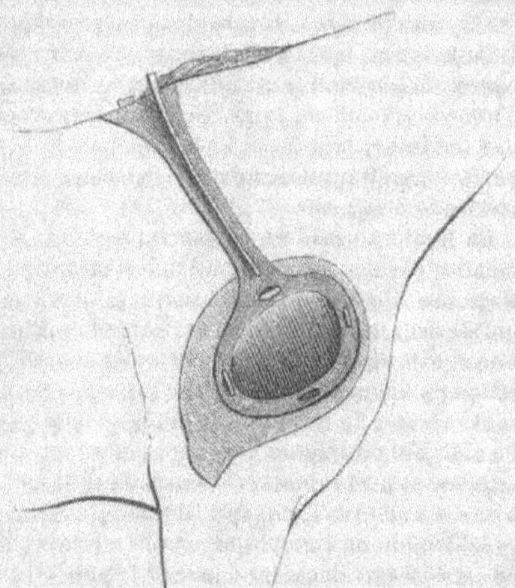

Fig. 719. — Ferrement de Bourgelat pour les fractures de l'épaule.

au besoin. Le feu en pointes pourrait devenir nécessaire, en cas de cal volumineux. La ponction des abcès, l'extraction des esquilles, sont indiquées en cas de nécrose. Les lésions de l'acromion, avec plaie, peuvent nécessiter l'extraction immédiate des esquilles.

XIII. *Fracture de l'humérus*. — Quoique assez rare, elle est plus fréquente chez les carnassiers que chez les herbivores. — Elle est due aux traumatismes, parfois à la contraction musculaire. — La fracture du corps de l'humérus est généralement très oblique, à fragments tranchants et à esquilles ; elle s'étend quelquefois d'une extrémité à l'autre ; les fractures de l'extrémité supérieure du col de l'os ou de la tête humérale sont rares sur nos animaux, tandis que les fractures de l'extrémité inférieure, et particulièrement des condyles, sont fréquentes sur le chien et le chat ; dans ce cas, on peut croire à une luxation de l'articulation du coude.

SYMPTOMATOLOGIE. — Le diagnostic des fractures de l'humérus est très difficile à cause de la tuméfaction de la région ; le membre est pendant au-dessous de l'épaule et son appui est nul ; ordinairement, les phalanges sont un peu fléchies, et l'animal, en marchant, traîne le pied

sur la pince. Si l'on fait des mouvements du membre en sens divers, la main appuyée sur la région peut sentir la crépitation, le déplacement et même une mobilité anormale ; quelquefois, en explorant sous l'aisselle, on sent les esquilles. La mensuration, en comparant avec le membre sain, fait constater un raccourcissement de la distance qui sépare l'épaule du coude.

Le *pronostic* est très grave pour les sujets des grandes espèces.

TRAITEMENT. — Il faut d'abord faire la réduction par extension et contre-extension ; chez les petits animaux, on fait cette opération après les avoir couchés sur le côté non fracturé ; on tient l'articulation scapulo-humérale à son maximum de tension, en exerçant une traction sur la partie inférieure du membre, et en poussant en bas et en arrière l'angle inférieur du scapulum, en bas et en avant le fragment de l'humérus articulé avec lui. Pour les grands animaux, Fromage de Feugré conseille la réduction sur l'animal debout ; pour l'opérer, il indique de soulever le bras par des coussins enfoncés entre le membre et le sternum, puis de mettre des compresses et un bandage qui embrasse le poitrail, le dos et l'épaule, par plusieurs tours circulaires. Chez le chien, si la fracture est près du coude, condylienne ou sus-condylienne, on a recours à un bandage dextriné, appliqué à partir du pied jusqu'à l'articulation scapulo-humérale. Si la fracture est plus près de cette articulation, il est difficile de la contenir ; on y arrive quelquefois en faisant soutenir le membre par des tours de bande passant sur le dos et allant contourner l'aisselle du membre opposé, à peu près comme le bandage croisé indiqué pour les fractures du scapulum. Quand les abouts restent coaptés, la guérison peut être obtenue sans bandage.

XIV. *Fracture de l'os de l'avant-bras*. — Les traumatismes peuvent produire cette fracture qui est assez fréquente. Chez le cheval, on ne l'observe guère que sur l'un des os, tantôt au coude, avec fracture du cubitus, tantôt dans la longueur du radius ; cette dernière fracture est transversale ou oblique, elle est souvent la conséquence d'un fort coup de pied ayant porté sur les parties de l'os non protégé par les muscles. Chez les autres animaux, il y a souvent fracture simultanée du cubitus et du radius ; tantôt les deux os sont cassés au même niveau, tantôt ils le sont à des hauteurs différentes ; l'apophyse olécrânienne du cubitus peut être détachée complètement à partir de l'arcade cubitale ; parfois elle est seulement fracturée à son extrémité; on a observé des fractures longitudinales de cet os.

SYMPTOMATOLOGIE. — Elle se reconnaît à la douleur locale et à la tuméfaction de la région; l'animal boite plus ou moins fortement; le membre est pendant à partir du point fracturé; il y a déplacement des fragments lorsqu'on remue le membre, et l'on constate alors une mobilité anormale et de la crépitation. Si la fracture est oblique, il y a déplacement des fragments suivant la longueur de l'os, et raccourcissement du membre. Chez les petits animaux, où les deux os de l'avant-bras vont jusqu'au carpe, le diagnostic est plus difficile, surtout si l'un des os seulement est fracturé; cette difficulté est surtout grande chez les bêtes bovines, moindre chez les petits animaux, où les muscles ne sont pas aussi volumineux; les fractures de l'extrémité inférieure de l'avant-bras sont plus faciles à reconnaître que celles de l'extrémité supérieure.

Les fractures complètes et transversales de l'olécrâne sont reconnaissables à ce que les animaux maintiennent l'avant-bras fléchi dans l'articulation du coude et tenu d'une manière presque immobile en avant; ils ne peuvent s'appuyer sur le membre, et l'on sent, à la place de l'olécrâne, un vide au-dessus duquel sont les muscles extenseurs olécrâniens fortement contractés et ayant entraîné l'olécrâne en haut. — Lors de fracture longitudinale de l'olécrâne, sans déplacement, on constate une forte boiterie, avec tuméfaction douloureuse de la région, et quelquefois mobilité anormale avec crépitation; le diagnostic est difficile. La fracture de l'olécrâne peut être aggravée par l'inflammation de l'articulation huméro-radiale, laquelle ne se révèle que plusieurs jours après l'accident.

PRONOSTIC. — Il est variable suivant les diverses espèces animales, la nature de la fracture et son siège. Les fractures transversales du milieu ou de la région inférieure de l'avant-bras guérissent facilement chez les petits animaux; on en a également guéri chez les chevaux et les bêtes bovines; cette guérison est plus difficile à l'extrémité supérieure de l'os, surtout s'il y a fracture oblique. Si l'un des deux os de l'avant-bras est resté intact, la guérison est plus facile que s'il y a fracture des deux; l'os sain sert de soutien à l'os fracturé, et empêche le déplacement des fragments. Les fractures comminutives et compliquées de plaie sont graves.

Les fractures de l'olécrâne sans déplacement se guérissent assez facilement. Celles avec déplacements sont graves.

TRAITEMENT. — Il faut faire la réduction sur l'animal couché. Ensuite on opère la contention et on suspend le blessé. Les mélanges agglutinatifs dont on enduit les étoupes que l'on colle sur le membre, les attelles maintenues par des bandes spirales, composent l'appareil le plus usité pour la contention. Les attelles latérales et la postérieure doivent descendre de la partie supérieure de l'avant-bras jusqu'à terre; l'antérieure doit être un peu plus souple que les autres, afin de ne pas comprimer trop fortement la partie antérieure du genou; elle ne doit pas dépasser le tiers inférieur du canon; car, arrivant sur le boulet, elle pourrait le comprimer et mortifier les tissus. Bourgelat a proposé un ferrement spécial qui longe toute la face postérieure du membre (fig. 720). — Binz a proposé, pour le cheval, l'emploi d'une gouttière en bois bien feutrée, plus longue que le membre lui-même, placée verticalement derrière la jambe de l'animal, de manière qu'il s'appuie sur le bord supérieur de la gouttière convenablement fixée à son corps, tandis que le membre fracturé occupe la gouttière, le sabot ne touchant pas le sol. On peut utiliser l'appareil Rélier (fig. 716). Chez les petits animaux, quand il n'y a pas de complication, on réussit au moyen des bandages dextrinés; les attelles en carton sont alors suffisantes.

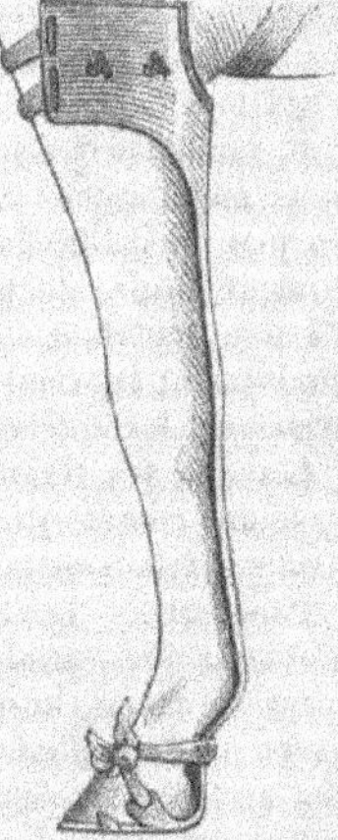

Fig. 720. — Ferrement de Bourgelat pour les fractures du canon, du genou et de l'avant-bras.

XV. *Fractures des os du genou.* — Ces fractures sont rares; elles sont généralement comminutives, compliquées d'écrasement des os, de plaies articulaires, de ruptures de ligaments, etc.

Le *diagnostic* est facile lorsqu'il y a plaie, et se reconnaît par le sondage; lorsqu'il n'y a pas de plaie, on reconnaît le mal à la tuméfaction douloureuse de la région, à la boiterie, à la raideur du genou, et souvent à la crépitation; en explorant, on sent parfois l'os déplacé.

Le *pronostic* est très grave; la fracture se complique presque toujours d'arthrite purulente, de nécrose, d'ankylose, etc.

Le *traitement* doit être avant tout antiphlogistique; lors de plaie, il faut enlever les esquilles, et soigner comme les plaies articulaires. En cas de fracture sans plaie, après avoir réduit et produit la coaptation, on met un bandage contentif.

XVI. *Fractures des métacarpiens et des métatarsiens.* — Ce sont les plus fréquentes chez nos animaux; elles peuvent se montrer dans le corps même de l'os ou être épiphysaires; chez le cheval, la fracture du métacarpien ou métatarsien principal s'accompagne presque toujours de la fracture des métatarsiens rudimentaires; si les os péronéens se fracturent seuls, la lésion est confondue souvent avec le suros (Voy. ce mot). — La fracture de l'os du canon est presque toujours transversale; lorsque la fracture est oblique, les fragments traversent la peau. — Chez les porcs, les chiens et les chats, la fracture intéresse un seul métacarpien ou deux ou trois à la fois.

Symptomatologie. — Il n'y a le plus souvent aucun déplacement, mais la fracture est facile à reconnaître : on sent une mobilité anormale et de la crépitation. Le cheval qui a le canon fracturé tient le membre en l'air, fortement fléchi dans les articulations supérieures, il n'ose toucher le sol qu'avec la pince. — Lorsque, sur les petits animaux, il n'y a qu'un ou deux métatarsiens fracturés, le diagnostic est un peu plus difficile; mais on constate de la douleur locale, du gonflement, une gêne dans les mouvements des doigts; la crépitation et le mouvement anormal sont perçus en fléchissant fortement les doigts.

Lorsque les fragments traversent la peau, c'est une complication grave, à la suite de laquelle surviennent la suppuration, la gangrène.

Pronostic. — Les chances sont assez grandes d'obtenir une consolidation régulière des fractures du canon, aussi les fractures du métacarpe ou du métatarse constituent, en général, des accidents moins graves chez le cheval que celles des rayons supérieurs; mais elles ne laissent pas encore que d'être sérieuses, et ne se remettent pas toujours entièrement; parfois le membre est raccourci. Cette fracture doit toujours être traitée, quand il s'agit de sujets de prix, surtout s'ils sont de petite taille et dociles. — On a parfois constaté des réparations spontanées du canon, sans bandage proprement dit, les tendons ayant fait office d'appareil de contention sur l'animal au repos (Straub). — Chez les petits animaux la guérison s'obtient assez facilement, même quand tous les os de la région sont fracturés.

Traitement. — La réduction s'opère, comme dans toutes les fractures des membres, par la contre-extension, l'extension et la coaptation; les deux premières actions sont souvent très difficiles à exécuter sur les grands animaux; on est presque toujours obligé d'avoir recours à un treuil. Pour s'en servir, on appuie et arrête le corps de l'animal contre un arbre ou une poutre; on y fixe le membre au-dessus de la fracture par diverses attaches, dont une fixée en dessous du genou ou du jarret; on attache ensuite le membre au-dessus du boulet avec un fort trait, qu'on enroule par l'autre extrémité sur un treuil. Au moyen de leviers on agit petit à petit et avec ménagement, de façon à ce que l'allongement s'opère sans secousses, puis on procède à la coaptation et à l'application de l'appareil contentif. — L'appareil doit nécessairement être soutenu par des attelles appliquées au moins sur les deux faces latérales et sur l'antérieure. Bourgelat conseille en outre un ferrement attaché au fer du pied correspondant et se prolongeant jusqu'au-dessus de la région métacarpienne ou métatarsienne, en arrière et le long du tendon pour le membre antérieur, et en avant du pied, du premier phalangien et du métatarsien, s'il s'agit d'un membre postérieur (fig. 721). Des attelles s'étendant du pied à la partie inférieure du jarret ou du genou, sont généralement suffisantes. Le bandage plâtré est le plus recommandable. — Chez les animaux des petites espèces, no-

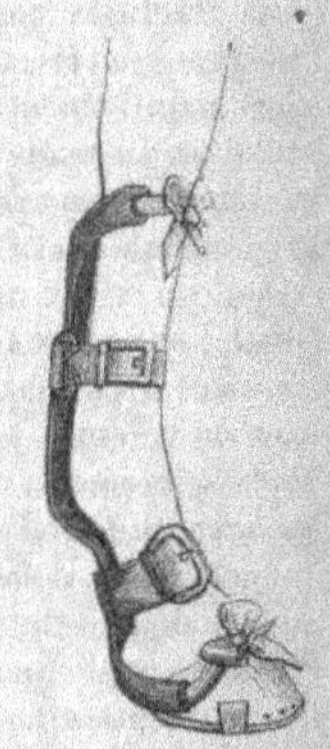

Fig. 721. — Ferrement de Bourgelat pour les fractures du boulet et des premières phalanges.

tamment chez les carnassiers, la brièveté des os rend l'immobilisation des fragments plus facile, aussi suffit-il presque toujours d'une substance agglutinative quelconque, d'étoupes et d'une pièce de toile, pour opérer une contention efficace.

XVII. *Fractures de la première phalange.* — Chez le cheval elles sont aussi fréquentes aux pieds de derrière qu'à ceux de devant. Parfois on constate une fracture transversale simple, mais plus souvent une fracture oblique et esquilleuse, plus rarement une fracture longitudinale; ces dernières sont fréquemment de simples fêlures, et s'étendent à l'une ou à l'autre surface articulaire. Les causes ordinaires sont un choc ou un effort à la suite d'un faux pas, ou des efforts violents faits par le cheval pour retirer son pied engagé dans une ornière, entre deux rails, etc. Parfois ces fractures surviennent aux allures vives, par suite de la réaction du sol; elles peuvent se produire après le saut sur les chevaux de courses.

SYMPTOMATOLOGIE. — Le diagnostic est facile, s'il n'y a pas un fort engorgement et si la fracture est complète. On constate souvent une saillie anormale du paturon en avant, et le boulet est fortement descendu; l'animal paraît long-jointé à l'excès; d'autres fois, le boulet est droit sur son paturon, et l'animal n'appuie qu'en pince ou même sur un quartier; le paturon est plus ou moins volumineux, empâté, sensible, et, lors de fracture oblique, il est plus court; ce raccourcissement n'existe pas dans les fractures transversales et longitudinales. Parfois on sent des irrégularités dues au déplacement des fragments. — Si, levant le pied, on lui fait exécuter des mouvements latéraux et de demi-rotation, la crépitation devient appréciable; il ne faut pas toutefois la confondre avec le bruit de l'articulation de la couronne. On constate parfois une mobilité anormale. Il y a une boiterie intense, à moins que la fracture ne soit incomplète ou longitudinale; lorsqu'on force le cheval à marcher, souvent le boulet fléchit en arrière presque jusqu'à terre, la pince se relève, et l'appui se fait en arrière des talons et sur le boulet.

Les fractures des phalanges des petits animaux peuvent être limitées à un seul doigt; la mobilité et la crépitation les caractérisent suffisamment; les déplacements des fragments sont rares. Parfois la fracture est compliquée de plaie, les abouts osseux ont pu déchirer la peau, blesser les tendons, les vaisseaux; nous avons constaté un cas de fracture de la première phalange, survenue après un saut, dans lequel l'about inférieur avait déchiré tous les tissus environnants, le pied ne tenant plus au membre que par un lambeau de peau et par l'extenseur antérieur des phalanges.

PRONOSTIC. — Cette fracture est une des plus faciles à réduire et à maintenir, le peu de volume et la forme à peu près cylindrique de la région favorisant l'application d'un appareil. On a beaucoup d'exemples de guérison de fracture du premier phalangien, mais souvent la guérison est incomplète, car, en raison de la brièveté de l'os, il est rare que le jeu des jointures reste libre après la consolidation; presque toujours le cal tend à empiéter au delà des marges articulaires, et on voit se former trop fréquemment des ankyloses, fausses ou vraies, qui ont pour conséquence dernière des claudications persistantes.

C'est pourquoi les avis sont très partagés au sujet de la nécessité de traiter. En général, toutes les fois que la fracture sera simple, surtout si elle affecte un animal jeune ou adulte, on tentera la guérison. Si une boiterie persiste, on a la ressource de la névrotomie. Si la fracture est compliquée, le blessé sera abattu.

TRAITEMENT. — Après la réduction de la fracture, on peut avoir recours à un appareil contentif avec attelles et matière agglutinative, ou à un simple moulage de plâtre. Comme attelles, on peut prendre des lames en bois ou de gutta-percha qui, recouvrant le sabot, vont jusqu'à mi-hauteur du canon et prennent exactement la forme de la région, en formant le même angle que le boulet sain. Lafosse dit avoir réussi avec des bandages inamovibles divers sans attelles. On peut placer, par-dessus l'appareil contentif, le ferrement de Bourgelat (fig. 721), qui part du fer et soutient le paturon et le boulet auxquels il est fixé par des courroies. Si la fracture se répare par un cal volumineux, une forme, qui détermine une boiterie, on traite par les vésicants et la cautérisation. Si la boiterie persiste, on essaye la névrotomie haute et double ou bien celle du médian ou du sciatique (Voy. NÉVROTOMIE).

Chez les petits animaux, les attelles sont inutiles. Si la fracture est compliquée de broiement ou de plaie, le bandage amovible est indiqué.

XVIII. *Fractures du second phalangien.* — Elles sont rarement observées. Les causes déterminantes sont les mêmes que celles des fractures de la première phalange. Ces fractures sont tantôt verticales, tantôt comminutives; elles peuvent s'observer sur plusieurs membres à la fois (Hénon). Dans de rares cas, le relief qui borde en arrière la surface articulaire supérieure a été trouvé détaché de l'os.

SYMPTOMATOLOGIE. — Les symptômes locaux sont peu accusés. Les signes qui peuvent aider à reconnaître la fracture sont la claudication très forte, le défaut d'appui absolu sur le membre. On ne trouve pas la cause de la boiterie dans le sabot, tandis qu'à la couronne il y a une grande sensibilité, quelquefois même de la crépitation; la région est tuméfiée, les mouvements de l'articulation coronaire sont douloureux.

Pronostic. — Favorable lors de fractures simples, parce que, mieux que la phalange du paturon, cet os peut être maintenu immobile; cependant plus souvent aussi il y a complication d'ankylose.

Traitement. — Quand cette fracture n'est ni composée, ni compliquée, elle se guérit facilement; il n'y a pas même besoin d'appareil; on peut placer seulement quelques tours de bande, fixés avec une substance agglutinative. Le bandage plâtré peut être utile. En même temps on a recours aux antiphlogistiques, bains de sulfate de fer, frictions, applications de glace. Mais le cheval boite longtemps et même toujours s'il y a ankylose. On peut alors essayer la névrotomie.

XIX. *Fractures de la troisième phalange.* — Elles ne sont pas très rares, sur les chevaux travaillant aux allures vives.

Les causes les plus ordinaires sont de violentes contusions, les clous de rue pénétrants, les réactions du sol; l'os du pied est parfois fracturé à la suite d'écrasement du sabot.

Symptomatologie. — Les symptômes ne sont pas caractéristiques. La fracture se manifeste surtout par une claudication intense, l'appui du membre est nul ou se fait en pince; la sensibilité du sabot n'est pas proportionnée à l'intensité de la boiterie; cette sensibilité est souvent plus accusée à la couronne; parfois, en comprimant le sabot, on croit entendre de la crépitation; quelques jours après l'accident le sabot est très chaud.

Diagnostic. — Il est difficile; on devra se renseigner sur les commémoratifs. En général, le traitement ne doit pas être entrepris; la guérison, même dans le cas de fracture simple, est toujours longue et incomplète. Si la fracture accompagne l'écrasement du sabot, le cheval sera abattu.

Traitement. — Il consiste dans l'emploi des antiphlogistiques, et surtout des bains froids; le blessé sera suspendu; dès que l'appui sera plus franc sur le membre malade, on le laissera en liberté dans un box.

Si, après guérison, il persiste une boiterie, on pratiquera la névrotomie.

XX. *Fractures des grands sésamoïdes.* — Elles ont été constatées sur des chevaux laissés longtemps au repos; l'accident se produit par un faux pas ou une glissade. D'autres fois la fracture de ces os se produit durant les allures vives, le galop.

La fracture est simple ou comminutive; elle est souvent compliquée de lésions tendineuses et d'arrachement du ligament suspenseur du boulet au niveau de son insertion.

Le boulet est chaud, tuméfié en arrière et surtout très sensible; la boiterie est intense; si le tendon suspenseur a été arraché, le boulet se rapproche du sol à chaque pas.

Si on entreprend le traitement, on applique sur la région un solide pansement plâtré que l'on peut maintenir par le ferrement de Bourgelat (fig. 721). Le blessé sera suspendu ou laissé en liberté dans son box, suivant l'intensité de la boiterie.

Si, après consolidation du cal, il persiste une claudication, on aura recours aux vésicants, à la cautérisation, et en dernier lieu à la névrotomie du médian ou du sciatique.

XXI. *Fractures du petit sésamoïde ou os naviculaire.* — On les observe surtout chez les vieux chevaux et sur les chevaux de courses.

Elles font suite à la maladie naviculaire ancienne, ou bien sont produites directement par un corps vulnérant (clou de rue); elles peuvent se produire également au moment d'un saut ou d'un violent effort locomoteur et, sur les chevaux de courses, au cours d'un galop, surtout sur un terrain dur.

Symptomatologie. — Les symptômes sont peu caractéristiques; dans tous les cas, la boiterie est intense; au repos, le membre est porté en avant de sa ligne d'aplomb et constamment agité par des lancinations; le sabot est un peu chaud et sensible en talons; parfois il existe une légère tuméfaction dans le pli du paturon, immédiatement au-dessus des talons.

Diagnostic. — Très difficile; les commémoratifs, l'intensité de la boiterie, les faibles symptômes locaux, l'inexistence de lésions dans les autres régions du membre, pourront faire soupçonner l'existence de la fracture.

Pronostic. — Toujours très grave, surtout si la fracture complique la maladie naviculaire ou est accompagnée de lésions du tendon perforant. Il est alors préférable d'abattre le cheval.

Traitement. — Humbert a obtenu la guérison d'un cheval atteint de fracture de l'os naviculaire consécutive à un clou de rue; il enleva l'os naviculaire et mit le cheval à l'irrigation continue. C'est un traitement long et coûteux. Si la fracture est reconnue, et si on veut traiter, on utilisera les bains froids et on laissera l'animal au repos; plus tard, si la boiterie persiste, on pratiquera la névrotomie.

XXII. *Fractures du fémur.* — Le fémur, quoique très mobile et environné de fortes masses musculaires, est quelquefois fracturé à la suite de chutes, de coups de pied, de grands efforts, même de fortes ruades. On connaît quelques exemples de fracture de la tête seule, qui reste fixée dans la cavité cotyloïde par ses ligaments ; une fracture plus rare est celle de l'un ou l'autre des condyles de l'os ; le plus ordinairement, c'est la diaphyse du fémur qui est fracturée. La fracture est quelquefois simple, le plus souvent oblique, souvent accompagnée d'esquilles ; Greeve a vu un cas où le fémur d'une vache était brisé en quatre-vingt-cinq morceaux. Dans certaines chutes on constate à la fois la fracture du fémur et celle de l'os du bassin.

Symptomatologie. — Le diagnostic est souvent difficile et incertain, surtout chez le cheval, dont la cuisse est courte et l'os environné de muscles épais ; il est plus facile chez les petits animaux.

La fracture du col de l'os se reconnaît à la forte contraction des muscles situés au-dessus de l'articulation. Les animaux ne peuvent s'appuyer sur le membre, qui est pendant et peut être remué en tout sens ; par une auscultation attentive, pratiquée pendant que l'on fait faire au membre divers mouvements, on constate la crépitation. Cette fracture de la tête de l'os peut être reconnue au moyen de l'exploration rectale. La main, appliquée au niveau de la crête sus-cotyloïdienne, sent les mouvements du trochanter au moment où l'on porte le membre en abduction. — La fracture du trochanter se reconnaît à son déplacement vers le haut ; la cuisse a conservé sa position normale et l'appui est solide ; mais en marchant, les animaux traînent la jambe ; l'auscultation ne fait pas entendre de crépitation. — La fracture du trochantin n'occasionne presque pas de déplacement ; la boiterie est intense, et on peut constater de la crépitation. — La fracture dans la diaphyse de l'os s'accompagne toujours de déplacement des fragments ; la partie inférieure de l'os et la rotule sont tirées vers le haut ; le membre est raccourci et porté un peu en avant. Les animaux boitent fort. La jambe peut être portée fortement en abduction, et ce mouvement s'accompagne de douleur et de crépitation ; quelquefois on peut, vers le plat de la cuisse, constater le déplacement et une mobilité anormale. — Les fractures de la partie inférieure de l'os sont difficiles à reconnaître ; le déplacement est en général faible. Les animaux tiennent le pied en l'air, même au repos ; la boiterie est très accusée ; quelquefois, en remuant la cuisse en diverses directions,

on constate de la crépitation ; ordinairement il y a forte tuméfaction de la région et même de la jambe.

Pronostic. — Toujours très grave ; la guérison complète de cette fracture, chez nos grands animaux, est presque impossible. Sur les petits animaux même, cette fracture est difficile à réduire si elle occupe les parties supérieures de l'os ; la guérison est à peu près certaine chez le chien si elle est inférieure, mais là encore le raccourcissement du membre est fréquent. Pour les grands animaux, on ne doit entreprendre de traitement que dans le cas de fracture transversale, et lors d'indications spéciales.

Traitement. — Une réduction complète est difficile à obtenir dans ces fractures, car les masses musculaires opposent une trop forte résistance à l'extension et à la contre-extension ; un appareil contentif est difficile à appliquer chez les grands animaux ; le plus simple, c'est une attelle bien rembourrée qui prend la forme du plat de la cuisse et présente en avant, près de la rotule, et en arrière, près des fesses, un prolongement où l'on fixe des cordes qui s'attachent au plafond et soutiennent ainsi le membre ; des courroies fixent l'attelle autour de la jambe. — Chez le chien, on place de longues attelles, s'étendant même depuis la patte jusque vers les reins, de manière à rendre impossible la mobilité du membre ; on a quelquefois eu recours à un bandage croisé, qui du membre malade passe sur la croupe et dans le pli de l'aine du membre sain. Mais chez tous les petits animaux, on peut arriver aux mêmes résultats sans l'emploi d'un bandage. On laisse l'animal en liberté, en lui évitant les mouvements brusques.

XXIII. *Fracture de la rotule*. — Elle est rare ; on l'a observée chez le cheval à la suite de coups de pied ; souvent il y a complication de plaie articulaire. Si la plaie est pénétrante, le *diagnostic* est facile ; on peut avec le doigt ou une sonde sentir la lésion de l'os ; il n'en est pas de même si la fracture est simple.

La région est tuméfiée, chaude, très sensible ; si la fracture est transversale, un fragment d'os peut être déplacé, tiré en haut par le triceps crural ; si la fracture est longitudinale, l'écartement est nul ou très réduit ; la claudication est toujours intense.

On traitera les fractures closes par les bandages inamovibles à la poix, appliqués sur la région, ou mieux par les frictions vésicantes répétées. Delwart recommande de laisser le cheval au repos absolu pendant quinze à vingt jours et de lui maintenir le pied légèrement en avant à l'aide d'une plate-longe. Si la fracture est ouverte, on peut avoir recours à l'irrigation continue ou bien au pansement fenêtré et aux injections antiseptiques. L'immobilisation sera réduite au strict minimum afin de prévenir l'ankylose et l'atrophie musculaire.

XXIV. *Fracture du tibia.* — Elle est plus commune que celle du fémur, et on l'observe à peu près avec la même fréquence sur tous nos animaux. Les coups de pied en sont une cause assez ordinaire. On l'observe tantôt au milieu de l'os, tantôt à ses extrémités, surtout aux parties non protégées par des muscles ; les fractures de la moitié inférieure sont généralement transversales, celles de la région pyramidale sont obliques, et parfois presque longitudinales. Sur le tibia les fractures incomplètes, les simples fissures, sont fréquentes. Mais, si elles sont méconnues, elles se transforment en fractures complètes à la suite d'efforts musculaires.

SYMPTOMATOLOGIE. — Les signes sont très apparents si la fracture est complète ; on constate une forte boiterie, l'appui est impossible, et l'animal ne peut pas reculer. À l'examen de la jambe, on constate une mobilité anormale et de la crépitation. Lors de fracture oblique, il y a toujours un déplacement des fragments avec déformation de la région, tuméfaction et surtout raccourcissement du membre.

Le diagnostic des fractures incomplètes est difficile, souvent on ne peut que les soupçonner, quand, après l'action traumatique sur la région, on constate une boiterie intense et de la douleur locale ; si les animaux continuent à marcher, la fêlure augmente, et la fracture devient complète.

PRONOSTIC. — Il est variable suivant le siège ; on possède de nombreuses observations où des fractures transversales de la moitié inférieure de l'os ont guéri en six ou huit semaines, quelquefois après trois mois, et où le rétablissement a été assez régulier. Il n'en est pas de même des fractures dans la moitié supérieure du tibia ; elles ne guérissent que lentement et incomplètement ; l'épaisseur des muscles environnants rend le traitement difficile ; en outre, elles sont presque toujours obliques ; on ne peut les réduire ni maintenir les extrémités en contact. La résistance opposée par les muscles est telle qu'on ne peut la surmonter, et qu'aussitôt la cessation des manœuvres de réduction, le déplacement reparaît. Enfin la contention à cette place est presque impossible.

TRAITEMENT. — On fait la réduction par extension et contre-extension, et la plupart des praticiens préfèrent opérer debout, quoique cette position soit peu favorable à l'action des forces. Il suffit, pour la contre-extension, que l'animal soit fixé dans un appareil de suspension, tandis que l'extension s'obtient en tirant en bas et en arrière ; il est essentiel que l'appareil contentif s'adapte entièrement à la forme de la région. On enveloppe le tibia d'étoupe de façon à donner à la région une forme cylindrique, qui permet de la comprimer ; ensuite on entoure le tout de filasse imbibée d'une substance agglutinative, et

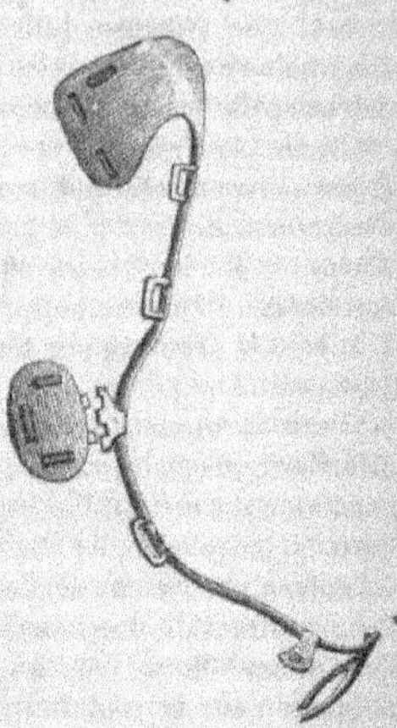

Fig. 722. — Ferrement de Bourgelat pour les fractures du tibia, du canon, et pour les luxations du grasset et des jarrets.

on applique, sur chaque face latérale, quatre attelles aussi longues que possible, et assez épaisses et solides pour résister aux efforts. Pour assujettir le tout et procurer un point d'appui à l'animal, on peut appliquer le ferrement de Bourgelat (fig. 722) qui, partant sous le pied, monte le long du canon, contourne le pli du jarret, et se dirige le long du bord antérieur du tibia, de manière à assujettir tous les rayons du membre. Leblanc recommande de placer le blessé sur l'appareil de suspension, de creuser le sol au-dessous du membre malade et de pratiquer l'extension au moyen d'un corps assez lourd attaché au pied ; on applique sur la région un bandage inamovible formé d'étoupe, de poix et d'attelles dont deux grandes : l'interne allant du sabot au tiers supérieur de la jambe, l'externe allant du sabot au grasset. Chez les petits animaux, les appareils dextrinés, avec attelles de carton, suffisent ; une précaution essentielle est de bien garnir les faces latérales de la jambe et du canon d'une étoupade assez épaisse, pour que les saillies du jarret ne soient pas à découvert ; on évite ainsi leur excoriation et même la sphacèle du membre.

XXV. *Fractures des os du tarse.* — Elles sont

rares; on a vu le calcanéum fracturé à la suite de coups de pied ou de la contraction musculaire; il s'est brisé tantôt transversalement, tantôt en esquilles. On a vu la fracture de l'astragale survenir dans un tourner trop brusque, le membre étant appuyé. Les os plats peuvent se briser lors de coups de pied, d'écrasement, de traumatismes divers.

SYMPTOMATOLOGIE. — Lors de fracture de la crête du calcanéum, le fragment est fortement tiré en haut par le tendon d'Achille, et la partie postérieure du jarret devient difforme; le tendon d'Achille n'étant plus tendu, on constate un vide entre le fragment et le jarret : celui-ci est fortement fléchi et le pied porté en avant; les animaux ne peuvent pas s'appuyer sur le membre. — Lors de fracture de l'astragale, il y a de la tuméfaction du jarret; on constate en outre une forte sensibilité et de la douleur à une légère pression; les animaux boitent, et on sent de la crépitation si, les deux mains étant appuyées autour du jarret, on fait exécuter à la partie inférieure du pied des mouvements latéraux. — Les signes sont à peu près les mêmes lors de fracture des os plats, mais ils sont moins apparents.

PRONOSTIC. — Il est toujours grave; la fracture demande un temps très long pour se réparer et se complique toujours d'arthrite et d'ankylose ou d'un cal volumineux. En général, sur les grands animaux, on ne traite pas.

TRAITEMENT. — Si on veut tenter la cure sur les petits animaux, on applique un pansement inamovible avec deux attelles latérales ayant la forme du jarret, des étoupes, des bandes plâtrées ou de la résine. On enlève le pansement le plus tôt possible. On prévient l'ankylose par le massage et l'exercice. En cas d'arthrite ou de cal volumineux, on peut recourir à la cautérisation.

C. **Fractures des cartilages.** — La souplesse dont sont doués la plupart des cartilages les expose peu aux fractures; cependant une cause contondante les rupture quelquefois, surtout chez les vieux animaux; d'autres fois une cause traumatique les divise ou les entame. Les plus exposés sont les cartilages des côtes, ceux des oreilles, des cerceaux de la trachée, du scapulum, des ailes du nez, rarement du pied et des articulations.

Les fractures des cartilages de la trachée peuvent entraîner la mort par suffocation; le plus souvent elles sont suivies du rétrécissement du conduit, ce qui détermine un bruit de cornage.

Les fractures des cartilages costaux se confondent avec celles des côtes.

Lors de fracture du cartilage de prolongement du scapulum, il y a généralement déplacement des abouts avec tuméfaction et souvent boiterie. — On traite par les vésicants.

En cas de fracture des cartilages des ailes du nez, on peut les extraire facilement s'ils gênent l'entrée de l'air.

Les fractures des cartilages latéraux du pied sont rares; elles sont généralement suivies d'ossification, de forme, parfois de javart.

Les cartilages articulaires sont souvent fracturés avec les épiphyses des os; ces fractures se compliquent presque toujours d'arthrite et d'ankylose.

Le temps nécessaire à la cicatrisation des cartilages est un peu plus long que celui nécessaire aux os.

FRANCONIE. — *Race bovine de Franconie* (*Race de la Rhœne*). Cette race, de la catégorie dite *des plaines*, a une taille moyenne, des membres menus, une tête effilée, les cornes allongées, de couleur claire, une robe rouge brun ou rouge jaunâtre. Elle travaille et s'engraisse bien. C'est une des meilleures races communes d'Allemagne.

FRAYER (SE) (user par le frottement; all. *wund sein*). — Se frayer aux ars, se dit des chevaux qui s'excorient dans le pli de l'aisselle, au-dessous du poitrail et en dedans de l'avantbras. On constate aussi quelquefois un frayement dans l'aîne.

Cette lésion se montre toutes les fois que, à la suite d'un frottement quelconque, la peau de la région de l'ars ou de l'aîne s'irrite, se gerce et s'excorie plus ou moins. On peut voir le frayement survenir après un exercice pénible, surtout pendant les fortes chaleurs, alors que les animaux transpirent beaucoup; on voit surtout la lésion sur des chevaux fins et gras, non entraînés.

TRAITEMENT. — Le frayement se guérit par le repos et les fomentations d'eau fraîche; on peut faire une application de glycérine légèrement saturée ou saupoudrer la région de poudre d'amidon.

FRÉMISSEMENT (*fremitus*; all. *Schüttern*; angl. *shuddering, fremitus*; it. *fremito*). — En pathologie, tremblement des membres ou de tout le corps qui précède ou accompagne le frisson de la fièvre. — *Frémissement cataire* (Laënnec) (all. *Schnurren*; angl. *purring tremor*). Bruissement particulier avec vibrations sensibles à la main appliquée à la région précordiale, qui présente quelque analogie avec le murmure de satisfaction que font entendre les chats quand on les flatte, et qui est un symptôme de lésions valvulaires chroniques du cœur. Le *thrill* qu'on observe dans les anévrysmes artérioso-veineux est un véritable frémissement cataire. — *Frémissement hydatique*. Sensation particulière perçue à la fois par la main qui percute et par l'oreille, lors de la percussion des kystes hydatiques avec ou sans échinocoques : il n'existe pas dans les kystes contenant un liquide trop ou trop peu abondant, ou trop visqueux, pour que la vibration ait lieu.

FRISONNE (RACE). — Une des races chevalines dolichocéphales de Sanson. Le type naturel n'est pas beau, à cause de la grande longueur de la tête et des oreilles, du corps volumineux à formes anguleuses, et de la longueur des membres. La face, allongée, est étroite et elliptique (*tête de vieille*). On la trouve en Hollande, en Danemark, un peu en Écosse et dans les Flandres.

Le tempérament est mou, et les chevaux ne peuvent être utilisés qu'aux allures lentes, mais à cause de leur poids ils ont une grande force. La taille varie de 1^m,60 à 1^m,90 et au delà. On distingue les variétés : *Hollandaise, Flamande, Picarde, Clydesdale, Poitevine, de Pinzgau*, etc.

FRISSON (all. *Schauer* ; angl. *shivering* ; it. *brivido* ; esp. *frio de calentura*). — Tremblement inégal et irrégulier, contraction subite et passagère de la peau, provoquée par la contraction des fibres du peaucier et causée par le froid. Il constitue souvent un prodrome de la fièvre.

FROID (*frigus*, ψῦχος ; all. *Kälte* ; angl. *coldness* ; it. *freddo* ; esp. *frio*). — Sensation que nous éprouvons lorsque notre corps abandonne du calorique à des corps dont la température est moindre que la nôtre. Le *froid* n'est point un état réel, c'est un état relatif, car toute température inférieure à une autre est du froid par rapport à celle-ci. — On distingue trois degrés de froid dans les maladies : le simple sentiment de froid (*algor*), le frissonnement (*horror*) et le frisson (*rigor*). L'action du froid sur l'économie fait partie de l'étiologie d'un grand nombre de maladies, soit qu'elle se fasse sentir directement sur la partie atteinte, soit qu'elle détermine des accidents à distance, en un point plus ou moins éloigné de celui qui a été impressionné : tels sont certains œdèmes et anasarques, certaines paralysies, la plupart des coryzas, laryngites et bronchites, beaucoup d'angines et de diarrhées, le rhuma-

tisme, etc. De plus, le froid détermine des accidents locaux et généraux qui lui sont propres. — En chirurgie, le froid est employé comme anesthésique local. Engourdissant les parties sur lesquelles on l'applique, il empêche la douleur d'y être perçue. Dans les traumatismes des membres, surtout quand il y a contusion, le froid, en irrigations d'eau fraîche ou en compresses imbibées d'eau et constamment renouvelées, prévient l'inflammation et la suppuration. En médecine, le froid sert à modérer la fièvre et à diminuer la température dans les fièvres continues (affusions, bains froids), à empêcher l'afflux sanguin dans les congestions et les hémorragies.

PATHOLOGIE. — L'application directe du *froid* détermine un rétrécissement des vaisseaux qui peut aller jusqu'à leur oblitération, et qui, par un phénomène réflexe, se fait sentir à une grande distance : l'immersion d'une main dans l'eau glacée resserre les vaisseaux et abaisse la température de l'autre main.

Plus tard, le réseau vasculaire se dilate, et, à ce moment, des caillots peuvent se détacher et amener la mort par embolie ; il est rare que les troncs artériels restent durs et oblitérés ; l'épaississement et le rétrécissement ne persistent que sur les petits vaisseaux (Tillaux).

Les globules rouges deviennent crénelés. — L'hémoglobine se dissout dans le plasma et se répand dans les tissus. — Les leucocytes perdent leurs mouvements et meurent : la lymphe se congèle, lorsque la température tombe au-dessous de 15°.

Les nerfs sont dégénérés, leur myéline se coagule, ce qui explique les douleurs, les paralysies et les troubles trophiques (Tillaux, Grancher) ; quelquefois la névrite ascendante est l'origine de lésions médullaires.

Les muscles sont atteints de désintégration segmentaire et de dégénérescence graisseuse ; les os et les articulations peuvent suppurer.

Enfin on a observé, comme en cas de brûlure, des congestions viscérales, probablement dues à des embolies capillaires.

FROTTEMENT (*fricatio* ; all. *Reibung* ; angl. *rubbing, friction* ; it. *confricazione, strofinamento* ; esp. *rozamiento*). — Résistance au mouvement, qui tient à ce que, quand deux corps sont appliqués l'un contre l'autre et se pressent mutuellement, il y a toujours quelques aspérités de l'un qui s'engagent dans les cavités de l'autre. — *Bruit de frottement ascendant et descendant* (*frottement pleural, bruit de frôlement, de cuir neuf, de craquement, de raclement* ; angl.

sound of friction). En auscultation, bruit qu'on entend quand la surface de l'un ou des deux feuillets de la plèvre est devenue rugueuse, de manière à causer un obstacle au glissement ordinaire, sans l'empêcher complètement, ainsi que cela arrive dans diverses altérations inflammatoires aiguës ou chroniques de la plèvre et dans la pleuro-pneumonie. Ce bruit est synchronique aux mouvements respiratoires. Son timbre et son intensité sont variables : d'où les noms de *frôlement*, quand il est doux et léger ; de *frottement* proprement dit, quand il est dur ; de *craquement*, etc., quand il est encore plus rude. — *Frottement péricardique*. Bruit analogue au précédent par la sensation qu'il donne à l'oreille, mais en différant par son siège, qui est la région précordiale exclusivement. Il est dû à ce que les feuillets du péricarde, devenus raboteux par l'effet de l'inflammation, *frottent* l'un contre l'autre et produisent un bruit à chaque mouvement du cœur : c'est un signe de péricardite. Il varie en intensité, comme le frottement pleural, et porte les mêmes noms que celui-ci. Il s'accompagne d'un frémissement vibratoire perceptible à la main, et en rapport avec son intensité.

FUMIER (*fimus* ; κόπρος ; all. *Dünger*, *Mist* ; angl. *dung* ; it. *letamajo* ; esp. *fiemo*). — Mélange d'excréments, d'urine et de paille qui a servi de litière aux animaux. Pour remplacer 100 kilogrammes d'*engrais normal*, il faut : 18 kilogrammes d'excréments de chèvre, 36 d'excréments de mouton, 73 d'excréments solides de cheval, 125 d'excréments solides de vache.

FUMIGATION. — Mode d'administration d'un médicament sous forme de vapeurs ou de fumée. Les fumigations sulfureuses constituent un mode de désinfection des habitations : on brûle 30 grammes de soufre pour un mètre cube de contenance.

Les fumigations émollientes avec plantes aromatiques ou astringentes ou goudron sont souvent employées dans le traitement des affections des premières voies respiratoires : on place un récipient contenant de l'eau bouillante et les plantes au-dessous de la tête du malade et on le

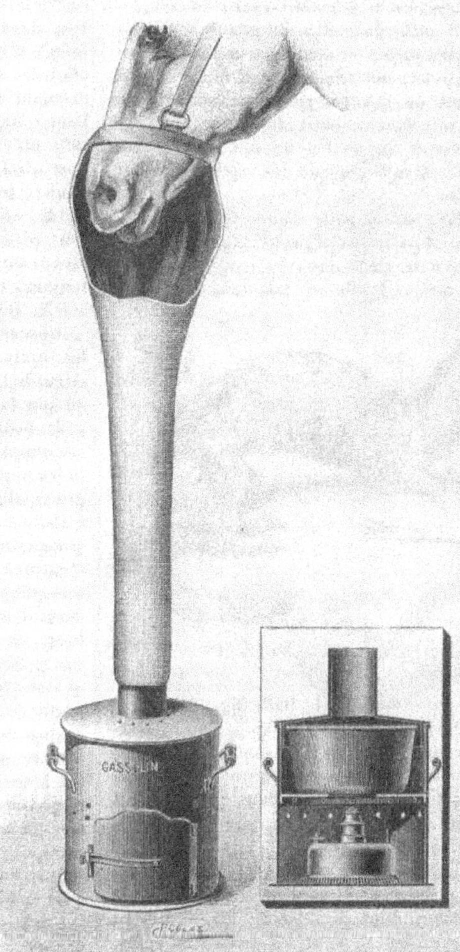

Fig. 723. — Appareil fumigatoire de M. Colin (Gasselin).

met dans un sac dont l'ouverture est fixée à la muserolle du licol, de façon à ce que l'animal inspire les vapeurs dégagées par l'eau. On a préconisé pour le cheval divers appareils fumigatoires, dont le plus simple consiste en une sorte de botte en toile forte ou en cuir dans laquelle s'engage l'extrémité inférieure de la tête du cheval (fig. 723).

On peut mettre dans l'eau des plantes aromatiques, du bon foin, des substances antiseptiques, goudron, crésyl, etc.

Les fumigations de goudron sont d'un emploi facile : il suffit de mettre du goudron de bois sur une plaque de fer modérément chauffée, ou bien de placer un fer chaud dans un récipient contenant du goudron ; à condition que le malade soit dans un local bien clos.

On évitera que le fer ne soit trop chaud, sans quoi il se dégagerait des vapeurs âcres et irritantes.

FURET. — Ce petit mammifère de la famille des Mustélidés fait partie du genre Putois. Certains naturalistes soutiennent qu'il n'est qu'une variété de Putois commun, dont il ne

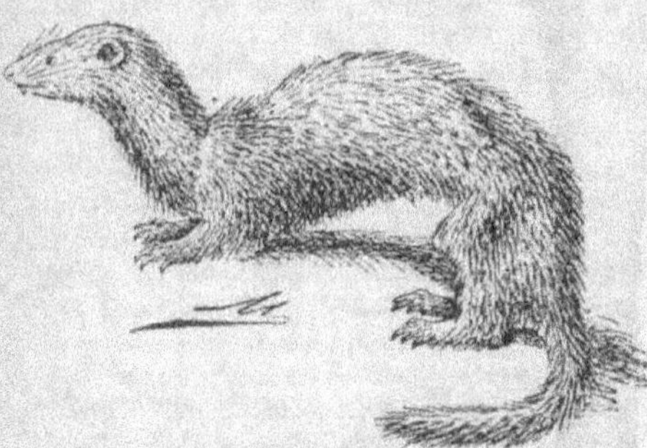

Fig. 724. — Furet.

diffère guère que par la taille (fig. 724). Il est très utilisé pour la chasse du lapin. Mais les conditions dans lesquelles il vit sont généralement défectueuses et l'exposent à contracter de nombreuses maladies. Les chasseurs qui l'utilisent devraient à ce point de vue s'inspirer des conseils donnés par Mégnin (1).

On distingue deux variétés : le *Furet putoise* ayant exactement la couleur du Putois, et le *Furet blanc*, dont la robe est blanc plus ou moins jaunâtre et dont les yeux sont roses. Les furets ont en général 25 centimètres de longueur, du bout du nez à la naissance de la queue, qui a souvent 12 centimètres de long. La femelle fait par an deux portées ayant chacune une durée de six semaines. Chaque portée est généralement de cinq ou six petits, quelquefois de huit ou neuf.

(1) Mégnin, *Le Furet : histoire, hygiène, maladies.*

HYGIÈNE. — *Habitation.* — On élève les furets dans des tonneaux ou dans des cages étroites, et on leur donne de la filasse ou de la paille dans laquelle ils aiment à s'enfoncer pour dormir, ce qu'ils font presque continuellement, ne s'éveillant guère que pour manger. Cette vie, dans un local étroit et ordinairement infect, n'est pas très favorable à leur santé. En effet, les furets urinent assez fréquemment et exhalent une odeur infecte et pénétrante. Une bonne hygiène réclame pour eux une habitation plus vaste, pourvue d'un petit recoin obscur où ils pourront se retirer et dormir pendant le jour. Le plancher devra être un vrai crible, afin que les déjections liquides puissent s'écouler facilement au dehors, et il devra être continuellement recouvert d'une litière toujours fraîche, renouvelée deux fois par jour s'il le faut.

Alimentation. — On nourrit habituellement les furets avec du pain, du son et du lait, et on se garde bien de leur donner de la chair « afin de leur faire oublier, autant que possible, ce goût pour le sang qui les fait rester le plus souvent dans les terriers » (Boitard). Ces habitudes hygiéniques sont mauvaises, et sont la principale cause de la dégénérescence et des maladies anémiques qui les frappent si fréquemment. Le furet est organisé, ainsi que le montrent ses dents, pour avoir une alimentation plus animale que le chien ; il n'a, pour cinq dents molaires, qu'un seule tuberculeuse, et encore de faible dimension ; sa nourriture doit, par conséquent, se composer de quatre parties de matières animales pour une partie de matières végétales. Au lait, mêlé à un peu de mie de pain, doivent être ajoutées d'autres substances azotées et Milne-Edwards est bien plus dans le vrai quand il dit que la nourriture du furet doit se composer de pain trempé dans du lait, d'œufs et d'une addition de viande de temps en temps.

Suivre les lois de la nature et leur obéir, c'est la base de l'élevage des animaux utiles.

Les aliments du furet doivent être toujours parfaitement frais, le lait surtout ; des diarrhées souvent mortelles sont la conséquence d'une consommation de lait aigri et fermenté.

C'est surtout quand la furette a des petits, ou qu'elle va en avoir, que l'on devra veiller à ce qu'elle ait une nourriture animale abondante ; d'abord la sécrétion lactée sera plus abondante, et puis la furette, complètement satisfaite au point de vue alimentaire, n'aura plus l'idée de croquer ses petits.

PATHOLOGIE. — Tous les chasseurs qui emploient le furet savent qu'il est parfois atteint d'affections très graves, souvent mortelles, dont quelques-unes ont un caractère contagieux. C'est à Mégnin que l'on doit les premières recherches sur ces maladies, qu'il classifie ainsi :

1° Maladies parasitaires cutanées (phthiriase, acariase bénigne, gale).

2° Maladie parasitaire de l'oreille (otite contagieuse).

3° Maladies intestinales.

4° Maladies générales (gourme, anémie, typhus).

Phthiriase. — On n'a encore constaté chez le furet, comme parasite épizoïque, qu'une petite espèce de poux qui existe aussi chez le chien d'appartement et qui lui est peut-être communiquée par ce dernier, mais le gros pou du chien et la puce n'ont pas encore été vus chez le furet.

Le pou du furet, qui est très rare, porte le nom scientifique d'*Hematopinus piliferus*.

Sa longueur ne dépasse guère un millimètre chez le mâle ; la femelle ovigère atteint parfois 2 millimètres.

Il tourmente beaucoup l'animal sur lequel il vit.

TRAITEMENT. — On peut employer la poudre de pyrèthre bien fraîche. On répand cette poudre au fond des poils, surtout dans les régions où abondent les parasites. Une autre poudre très active est celle des *capucins*, préparée en pulvérisant soit de la graine de staphysaigre, soit des bulbes de cévadille.

Acariase bénigne. — Lorsqu'un furet vient de mourir, on voit ordinairement les poils du cou, du poitrail et même du museau se recouvrir d'une sorte de poudre blanche, comme si on avait semé sur ces poils un peu de poudre de riz. Si l'on récolte cette poussière et si on en fait l'examen microscopique, on constate qu'elle est composée d'une foule de petits animalcules, appartenant au groupe des Acariens. Ils sont tout à fait inoffensifs. Mais il est important de les connaître, au point de vue des erreurs qu'ils pourraient faire commettre, car on est tellement porté à regarder tous les acariens qui vivent sur des animaux comme des êtres malfaisants qu'on ne manquerait pas de leur attribuer un rôle néfaste qu'ils n'ont pas.

Et comme les furets sont sujets à une gale très grave qui est causée par un autre acarien, un sarcopte, on pourrait confondre l'un avec l'autre.

Gale du furet. — On observe sur des furets la chute des poils et une croissance extraordinaire des ongles, mais les ongles, plusieurs fois coupés, repoussent avec la même vigueur ; de plus, l'intérieur des pattes est si sensible, qu'on ne peut les toucher sans faire crier les malades.

Le dessous des pattes est le siège d'un véritable eczéma couvert de croûtes qui abondent surtout à la base des ongles ; il en est de même

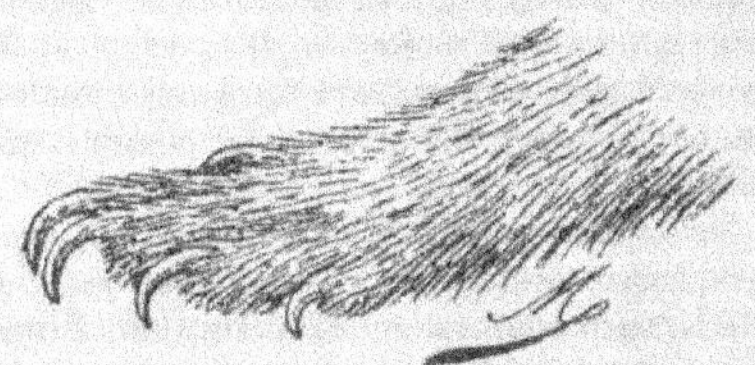

Fig. 725. — Patte saine.

des oreilles, et cela explique l'extrême sensibilité dont ces régions sont le siège. Les ongles des pattes sont allongés d'une façon exagérée et incurvés en sens opposé ou irrégulièrement. Nous mettons en regard une patte saine de furet avec ses ongles normaux (fig. 725), et

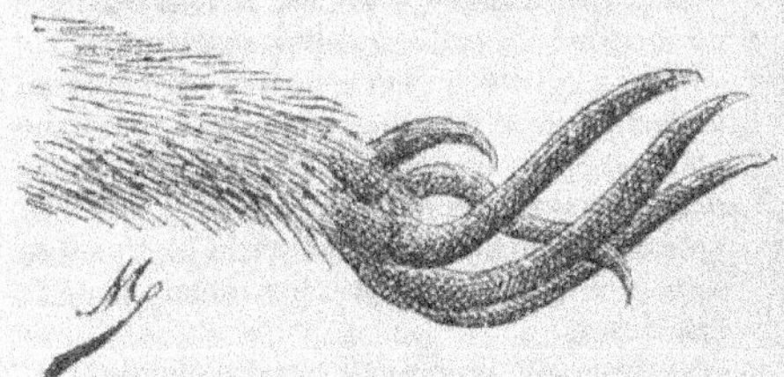

Fig. 726. — Patte malade.

une patte malade avec ses ongles démesurément allongés et déformés (fig. 726).

L'examen microscopique des croûtes recueillies, soit à la racine des ongles, soit sur les oreilles, a montré qu'il s'agit d'un acarien psorique analogue au *Sarcoptes scabiei*.

Au début l'animal présente un eczéma humide qui envahit tout le tronc, lequel paraît mouillé comme s'il avait été trempé dans l'eau ; seulement, le liquide qui lubrifie les poils est gélatineux, un peu poisseux ou sirupeux, et d'une odeur très forte. La démangeaison est vive à cette période.

A cette phase humide succède une phase de dessiccation, avec chute des poils, qui sont comme poudrés d'une substance grossièrement pulvérulente. Presque en même temps que tombent les poils, détachés par la maladie, il en repousse d'autres, qui arrivent assez rapidement à la longueur normale. C'est l'indice que la maladie a disparu du tronc et n'existe plus qu'aux extrémités des pattes et aux oreilles, où les parasites se sont accumulés et retranchés.

Une des particularités les plus remarquables de cette gale, c'est l'influence de l'irritation spéciale causée par les innombrables inoculations de la salive venimeuse des sarcoptes, sur la sécrétion de la matière cornée des ongles : ces appendices s'allongent d'une manière exagérée.

TRAITEMENT. — Pour guérir la gale du furet, il faut faire des frictions avec de la pommade d'Helmerich autour des doigts et surtout autour de la racine des ongles, sur la paume des pattes antérieures et sur la plante des pieds postérieurs. Ces frictions seront aussi appliquées sur la conque auriculaire, et surtout autour de la base de l'oreille. Après avoir opéré ces frictions, il ne faut pas mettre le furet galeux dans son ancienne boîte ou son ancien fond de tonneau, mais le placer dans un local entièrement neuf avec de la litière bien fraîche. Quant aux anciennes boîtes, il faut les jeter au feu avec la paille qu'elles contiennent.

Il faut laisser la pommade avec laquelle on a frictionné le furet pendant deux jours sur le corps, puis on l'enlève avec un bon savonnage en ayant soin de bien sécher le furet ; puis on recommence une nouvelle friction à la suite de laquelle on procède comme pour la première.

Si cette gale prend une forme épizootique et envahit tous les furets d'une contrée, c'est qu'il est probable que tous l'ont gagnée dans les terriers et que les lapins sont eux-mêmes galeux, à moins que les terriers aient été infectés par des renards, qui sont si fréquemment atteints d'affections psoriques. Il faudrait par conséquent s'en assurer et désinfecter les terriers avec des fumigations sulfureuses, sans cela les furets une fois guéris seraient de nouveau et très facilement envahis par la gale.

Otite ulcéreuse parasitaire. — Cette maladie est certainement celle qui fait le plus de victimes chez les furets.

Comme la gale, elle est causée par un acarien parasite, décrit par Mégnin, le *Chorioptes ecaudatus* Mégn. qui pullule dans le conduit auditif du furet et détermine une inflammation violente de l'oreille moyenne, après destruction du tympan, puis une carie de l'os nommé le rocher, et la mort par la transmission de l'inflammation au cerveau, ou plutôt par la diète forcée que cause cette maladie de l'oreille.

La même maladie, causée par le même parasite, existe aussi chez le chien et le chat.

Ce n'est guère qu'à l'autopsie que l'on découvre les causes de la mort : si on examine les oreilles, on voit que l'intérieur est sali par une matière brune sur laquelle existe une substance pulvérulente d'un blanc sale. Si on recueille cette matière avec un cure-dent arrondi et qu'on l'examine au microscope, on voit qu'elle est entièrement composée d'animalcules bien vivants, de diverses tailles et à mouvements assez lents.

En disséquant l'oreille, on voit que le tympan est détruit, que l'oreille interne est pleine de pus et qu'il y a une destruction plus ou moins complète des organes essentiels qu'elle contient.

TRAITEMENT. — Il faut s'empresser de laver les oreilles et de faire des injections dans le conduit auditif avec la solution suivante :

Polysulfure de potassium... 15 grammes.
Eau commune .... 1 litre.

Comme pour la gale, il faut renouveler entièrement la litière ancienne dans laquelle peuvent se trouver des parasites, et même renouveler entièrement ou désinfecter à fond, au moyen de fumigations de soufre, la boîte ou le fond de tonneau qui sert d'habitation aux furets.

Maladies intestinales. — La seule maladie intestinale du furet signalée est la *diarrhée*, soit simple, soit manifestation d'une véritable inflammation d'intestin, ou *entérite*, assez grave pour entraîner très rapidement la mort.

Mégnin n'a jamais observé de vers intestinaux chez le furet, bien qu'un assez grand nombre de ces parasites aient été souvent rencontrés chez le putois, si voisin du furet. Cela s'explique par la différence de régime.

Le furet, par son genre de vie, n'a aucune occasion de contracter des maladies vermineuses ; en effet, sa boisson exclusive est le lait et quelquefois le sang d'un lapin quand, mal muselé, il parvient, dans le terrier où on l'a introduit, à saigner une victime. Comme nourriture solide, on sait qu'il n'a généralement que du pain trempé de lait ; tout au plus, quand il chasse, lui donne-t-on un œil du lapin qu'il a contribué à faire tuer ou à prendre, et qu'on lui donne, comme la curée aux chiens, pour le récompenser de ses services. On voit donc bien que, dans sa nourriture ou sa boisson, il ne peut y avoir de germes de parasites.

Les symptômes sont surtout la diarrhée et une somnolence qui n'attire pas l'attention.

La cause de l'entérite peut résider dans la nourriture, et le lait aigri et fermenté peut très bien déterminer une irritation d'intestin, de la diarrhée et ensuite une véritable entérite. Mais il est une autre cause plus fréquente et plus active : c'est le froid. En effet, c'est toujours au commencement de l'hiver ou en plein hiver qu'on l'observe.

TRAITEMENT. — Transporter le malade dans une pièce chauffée, à température égale, et l'entourer de flanelle ; on lui fera prendre ensuite une cuillerée à café de lait dans lequel on aura laissé tomber une goutte ou deux, *pas plus*, de laudanum. Comme nourriture, œufs crus, en ayant soin de ne revenir au pain qu'après guérison complète. Du reste, pour prévenir les affections intestinales du furet, qui sont toujours la conséquence d'une susceptibilité des organes, par suite d'un régime mal approprié à l'organisme de l'animal, il faut en arriver à l'application du régime indiqué, c'est-à-dire, tout en continuant de donner du lait comme boisson exclusive, faire entrer dans le régime, et régulièrement, des œufs et un peu de viande crue, au moins trois fois par semaine.

Pleurésie. — Les signes de cette maladie, pendant la vie, passent généralement inaperçus, par cette raison que le furet malade dort toujours et meurt en dormant. Il n'y a qu'un moyen de reconnaître quand il est malade : c'est quand il ne touche pas à sa nourriture. L'activité et la difficulté de la respiration peuvent faire soupçonner la maladie de poitrine, et la douleur à la palpation des côtes, le bruit de glouglou quand on le secouera près de l'oreille avec précaution la feront reconnaître.

La cause de la pleurésie, chez le furet, est encore le froid ; comme traitement, on commencera donc à transporter le malade dans une chambre chaude ; on pourra ensuite essayer quelques frictions faites sur les côtés de la poitrine, préalablement tondus, et avec le bout du doigt trempé dans un peu d'huile de *croton tiglium* ; mais la guérison est très difficile, il vaut mieux s'attacher aux moyens préservatifs, en évitant de les exposer aux refroidissements et en leur fortifiant la constitution par un régime convenable.

Mégnin a observé une véritable épizootie de tuberculose due à la consommation de lait provenant de vaches tuberculeuses. Ceci prouve qu'il faut se préoccuper de la provenance du lait donné aux furets.

Fièvre typhoïde (Gourme). — Il règne quelquefois, sur les furets, une maladie qui a un véritable caractère épizootique et qui, à cause du premier symptôme qu'elle présente, une abondante sécrétion par les yeux, a été comparée à la *gourme* des chiens, ou à la *grippe* ; mais d'après Mégnin, quel que soit l'organe malade, poumons, intestins, etc., il y a une lésion constante qui est une altération particulière du sang. C'est pour cela qu'il l'appelle *fièvre typhoïde du furet.*

SYMPTOMATOLOGIE. — Occlusion plus ou moins complète des yeux par une matière agglutineuse purulente ; catarrhe nasal, plainte, respiration accélérée (lésions de pneumonie constatées à l'autopsie de plusieurs cadavres), diarrhée, amaigrissement, prolapsus du rectum, et enfin mort.

La mortalité est considérable ; il est rare de sauver un malade.

LÉSIONS. — Altération du sang, caractérisée par l'absence de coagulation, par une couleur *jus de mûres*, par sa propriété de teindre fortement les doigts, et par un état diffluent des globules, à l'examen microscopique, rappelant le sang du cheval typhique comme le sang charbonneux.

En même temps hyperémie de certains organes, tels que le foie, la rate, les poumons, les ganglions et les vaisseaux mésentériques, mais jamais d'inflammations bien franches dans les poumons ou les intestins qui présentent néanmoins, souvent, les premiers des congestions passives fréquentes, et les seconds une coloration rouge uniforme de toute la muqueuse sans ulcérations.

TRAITEMENT. — La première chose à faire sera d'abord le changement de local, en mettant les furets dans une pièce saine qu'ils n'auront pas encore habitée et dans des boîtes neuves, avec une litière nouvelle et fraîche. On continuera de leur donner du lait, mais cuit sans eau, auquel on ajoutera par jour et par tête une cuillerée d'eau de la Bourboule.

On leur donnera des œufs crus et de petits morceaux de viande crue au centre desquels on introduira, avec la pointe d'un couteau, quelques centigrammes de poudre de quinquina ; enfin on parfumera la chambre qu'ils habitent avec des vapeurs de goudron de bois qu'on mettra dans une assiette et qu'on remuera de temps en temps.

Le salol, le crésyl dans le lait n'ont pas donné de résultats satisfaisants.

Comme moyens préservatifs, une bonne hygiène, une alimentation rationnelle, enfin une propreté excessive des bêtes et surtout de la litière qui devra être renouvelée deux fois par jour s'il le faut, pour enlever les émanations de l'urine dont l'odeur est si intense.

FURONCLE (all. *Blutgeschwulst, Furunkel*; angl. *boil, furuncle*; it. *furoncolo*; esp. *divisio*). — Tumeur inflammatoire, arrondie, saillante à son sommet, d'où le nom vulgaire de *clou*, au centre de laquelle se forme une matière grisâtre, concrète, qu'on appelle *bourbillon*, et qui est éliminée par suppuration; c'est un petit phlegmon sous-dermique.

La furonculose se rencontre sur toutes nos espèces domestiques, surtout chez le cheval et le chien. — Les furoncles sont fréquents, en été, aux régions du corps exposées à la pression et aux frottements des harnais; parfois ils apparaissent après un changement de régime; ils s'observent sur les chevaux qui quittent un bon régime avec peu de travail pour passer à un travail pénible.

Le furoncle est dû à la pénétration du staphylocoque blanc dans un follicule pilo-sébacé.

Le furoncle est caractérisé par une tumeur généralement dure, très douloureuse, chaude, rouge sur les peaux blanches ou dans les régions dépourvues de poils, arrondie, circonscrite, à base profonde, offrant au centre une saillie pointue par où s'établit la suppuration; celle-ci s'accompagne de la gangrène de l'îlot de peau et du tissu cellulaire enflammés, qui se détachent sous forme d'escarre ou *bourbillon*. — L'*anthrax* est un furoncle volumineux, diffus, ou est formé de furoncles confluents.

TRAITEMENT. — Savonner la région à l'eau tiède après avoir coupé les poils, puis désinfecter avec une solution antiseptique; on pourra hâter l'élimination de l'escarre par une friction de pommade mercurielle ou un vésicatoire, ou mieux par l'application de cataplasmes ou de compresses antiseptiques. — Pour les régions inférieures des membres, on aura recours aux bains antiseptiques. — Il est parfois nécessaire d'inciser le furoncle, de donner écoulement au pus ou, le plus souvent, d'enlever avec des pinces le bourbillon qui tient encore par sa base; on traite ensuite comme une plaie simple. On laissera le cheval au repos, ou on modifiera les harnais, et on changera le régime.

FUSÉE. — Trajet plus ou moins long et sinueux que parcourt le pus, dans certains cas, avant de s'écouler au dehors; on observe des fusées entre les muscles, le long des aponévroses, des os, des tendons, etc.; elles sont surtout fréquentes dans le mal de garrot, le mal d'encolure, lors d'arthrite purulente; on les traite par les débridements, les contre-ouvertures les injections antiseptiques, etc.

G

GALACTAGOGUES ou GALACTOGÈNES (de γάλα, lait, et ἀγωγός, qui amène; all. *milchtreibend*; angl. *galattagogue*; it. *galattaggogo*). — Substances et moyens employés pour déterminer ou augmenter la sécrétion lactée. On a proposé de les diviser en : 1° *externes*, comme la mulsion, le massage, les applications locales chaudes, et 2° *internes*, comprenant d'abord les *agents hygiéniques*. Pour les vaches laitières, par exemple, le séjour dans des étables humides avec une température constante de 12° à 15° est une circonstance favorable au point de vue de la quantité. Les boissons chaudes, les aliments riches et abondants, mais de facile digestion, sont recommandés. Pour toutes les femelles domestiques, l'alimentation naturelle est préférable; il faut du bon foin aux femelles herbivores, de la viande et des os aux chattes et chiennes. Il y a aussi les *agents thérapeutiques* choisis en général parmi les excitants généraux.

Poudres.

1° Semences chaudes d'ombellifères............... Semences de cascarille....	ãã 4 parties.
2° Poudre de cannelle........ Bicarbonate de soude...... Sulfate de soude..........	ãã 1 partie.

DOSES. — Grands herbivores : 30 à 60 grammes.

Galega officinalis. — Teinture alcoolique à 60 p. 100.

DOSES. — 1 à 4 grammes en boisson.

Huile de lin. — Pour les vaches ajouter à chaque repas 120 grammes émulsionnés avec 150 grammes d'eau chaude à 24°, et mélangés avec un peu de son.

GALACTOMÈTRE (*galactometrum*, de γάλα, lait, et μέτρον, mesure ; all. *Milchmesser* ; angl. *lactometer* ; it. *galattometro*). — Instrument qui sert à déterminer la richesse du lait. Dans le commerce, on applique aux essais journaliers du lait une sorte d'aréomètre connu sous le nom de *galactomètre centésimal*, et construit par Chevalier, O. Henry et Dinocourt. Cet instrument, comme le *lacto-densimètre* de Quévenne et tous les instruments semblables, a l'inconvénient de n'exprimer que la densité ; encore l'indication est-elle souvent inexacte, parce qu'un lait écrémé auquel on ajoute une proportion d'eau déterminée possède la densité du lait pur. Le *lactoscope* donne aussi des résultats incertains. Aussi vaut-il mieux se borner à doser la quantité de matière grasse contenue dans le lait à l'aide du *crémomètre* ou du *butyromètre*.

GALACTORRHÉE (*galactorrhoea*, de γάλα, lait, et ῥεῖν, couler ; all. *Galactorrhöe* ; angl. *galactorrhoea*, it. *galattorrea*). — Le *flux de lait* ou écoulement spontané est le résultat de l'augmentation de la sécrétion lactée chez certaines femelles laitières. On l'observe parfois sur des chiennes, des chattes nourrices auxquelles on n'a pas laissé un nombre suffisant de petits. Il existe sur certaines poulinières. On le voit aussi sur les vaches très laitières. Il s'accompagne parfois d'une inflammation des mamelles qui sont rouges, chaudes, sensibles ; la marche est pénible. Ces symptômes maladifs sont parfois très marqués sur les vaches des marchands qui exagèrent le développement des mamelles en supprimant la traite régulière.

Sur des femelles qui n'ont pas été fécondées (chiennes, chattes et même juments), on observe quelquefois, à l'époque où elles devraient avoir leurs jeunes, un gonflement des mamelles avec écoulement du lait. Il suffit généralement d'une purgation pour arrêter ce flux de lait.

Traitement. — Il consiste surtout à traire souvent ; si les mamelles sont trop sensibles, on recommande des applications chaudes et émollientes.

GALES. — Affections contagieuses cutanées, accompagnées d'un prurit intense et déterminées par des acares des familles des *Sarcoptinés* et des *Démodécidés* ; d'où la division en gales *sarcoptiniques*, et *démodéciques*.

A. **Gales sarcoptiniques** ou *rogne*, *gratelle*, etc. (angl. *scale*, *itch* ; it. *scabia*, *rogna*). — Ce sont les plus contagieuses. D'une façon générale, les sarcoptinés ont un corps articulaire, plat, divisé en céphalothorax et abdomen, pourvu de quatre paires de pattes. Ils portent un rostre conique, composé de cinq pièces : les *chélicères* formant la lèvre supérieure, les *maxilles* constituant la lèvre inférieure, et enfin la languette.

Le mâle est plus petit que la femelle ; l'accouplement se fait par l'anus, mais la femelle porte sous l'abdomen une vulve de ponte ou *tocostome*.

La durée de l'incubation est variable suivant les auteurs : quarante-huit heures pour Mégnin, huit à dix jours pour Delafond et Bourguignon ; l'éclosion des œufs est hâtée par la chaleur humide ; elle est retardée par le froid et la sécheresse. Une femelle donne, en général, quinze œufs à chaque ponte : dix femelles et cinq mâles. Avant de devenir adultes, les acares subissent trois métamorphoses :

1° La *larve*, qui porte trois paires de pattes et ne possède pas d'organes génitaux.

2° La *nymphe*, qui porte quatre paires de pattes.

3° Les organes génitaux apparaissent, le mâle et la femelle se différencient et deviennent pubères ; plus tard la femelle devient ovigère. Le développement est terminé en quinze jours.

Ces sarcoptidés ont pour habitat l'épiderme et les régions superficielles de la peau ; ils sont rangés dans trois genres : *sarcoptes*, *psoroptes*, *symbiotes*, qui se différencient par des caractères anatomiques, biologiques et cliniques.

Anatomie. — Le *sarcopte* a le corps arrondi, le rostre court, plus large que long, les pattes courtes, munies d'un tarse à une seule ventouse ; la quatrième paire de pattes entièrement ou presque entièrement cachée sous l'abdomen.

Dans ce genre, l'espèce *Sarcoptus scabiei* nous intéresse particulièrement ; elle vit dans des galeries sous-épidermiques et ses variétés, de dimensions différentes, produisent les gales sarcoptiques des différents animaux.

Le *psoropte* a le corps ovalaire, le rostre long, conique, les pattes épaisses, munies d'un tarse à une ventouse et à pédicule long avec trois articles, visibles. Le mâle porte en arrière deux prolongements abdominaux et, sur la face ventrale, deux ventouses copulatrices.

Les psoroptes sont sédentaires et vivent en colonies à la surface de la peau, dans les parties abritées par les poils et la laine, au milieu des croûtes causées par leurs piqûres.

L'espèce qui nous intéresse surtout est le *Psoroptes communis* (fig. 727 et 728) : la femelle porte sur sa face dorsale deux saillies ou tubercules copulateurs qui s'emboîtent dans les

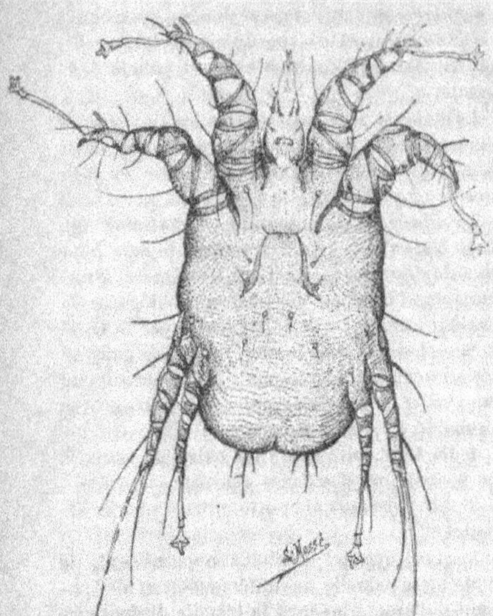

Fig. 727. — *Psoroptes communis* (variété *equi*), mâle (Cadéac).

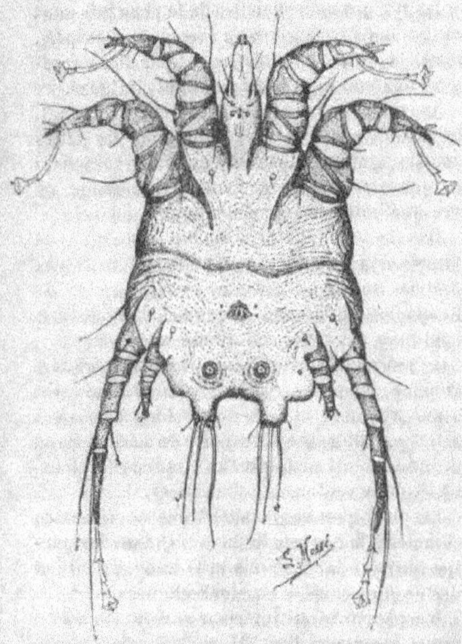

Fig. 728. — *Psoroptes communis* (variété *equi*), femelle (Cadéac).

ventouses copulatrices du mâle; en outre elle a deux longues soies à la troisième paire de pattes et des ventouses seulement aux autres; le mâle n'a pas de ventouses à la quatrième paire de pattes.

Le *symbiote* ou *choriopte* a un corps ovalaire, un rostre conique, aussi large que long, quatre paires de pattes, toutes visibles, munies d'un tarse à large ventouse portée par un pédicule court et non articulé; le mâle a des vésicules copulatrices et deux prolongements abdominaux pourvus chacun de quatre longues

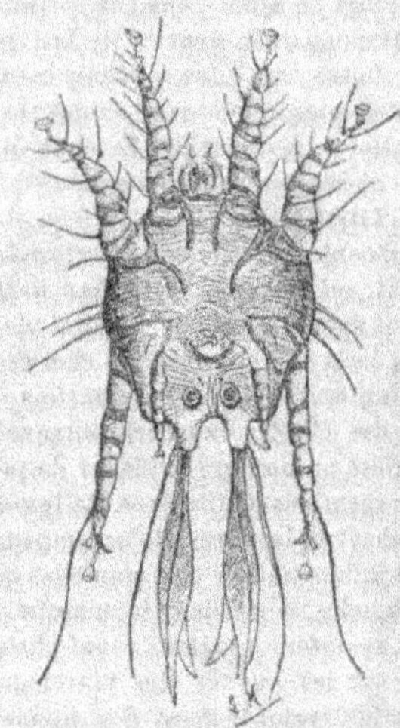

Fig. 729. — *Chorioptes symbiotes* (variété *equi*, mâle (Cadéac).

soies; la femelle a deux tubercules copulateurs; les pattes de la troisième paire sont terminées par deux soies (fig. 729).

L'espèce importante de ce sous-genre est le *Symbiotes communis*, qui vit à la surface de la peau des extrémités et dans le conduit auditif de certains animaux (chiens et chats).

PATHOLOGIE. — Les sarcoptinés irritent la peau par leurs piqûres, déterminent une inflammation locale qui se manifeste par de la rougeur, parfois par la formation de croûtes épidermiques, et surtout par un prurit plus ou moins intense, plus accusé pendant la nuit. A la longue, il survient une inflammation chronique de la peau avec épaississement, formation de croûtes et infiltration du tissu conjonctif sous-cutané. Les animaux maigrissent, et si la gale est généralisée, meurent dans le marasme.

Pour trouver le parasite, il suffit de racler plus ou moins profondément la peau, dans les régions où la gale ne fait qu'apparaître, de traiter les produits de raclage par une solution de potasse à 4 p. 100 qui détruit les poils et les débris épidermiques, et d'examiner au microscope à un faible grossissement.

B. Gales démodéciques. — Elles sont déterminées par la présence d'un acarien, le *Demodex folliculorum*, dans les follicules pileux et sébacés des mammifères.

Anatomie. — Le demodex a l'apparence vermiforme ; il est formé d'un céphalothorax et d'un abdomen striés transversalement. Le thorax porte un rostre, saillant en avant, muni de joues formant une enveloppe dans laquelle se trouvent des mandibules styliformes, des maxilles et des palpes maxillaires mobiles et multiarticulés ; le

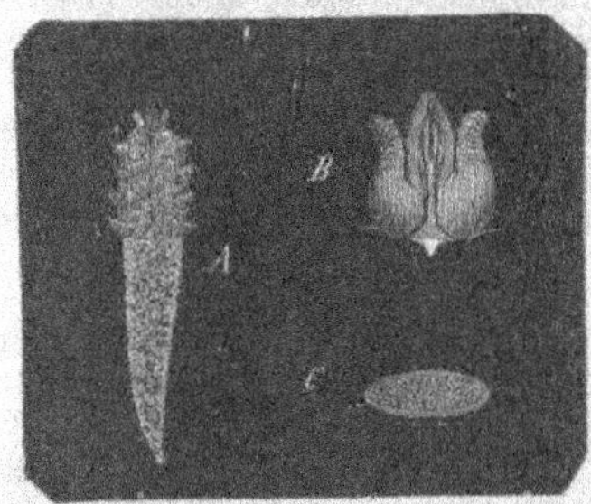

Fig. 730. — Demodex.

A, l'animal vu du ventre ; B, son rostre isolé ; C, son œuf.

céphalothorax porte quatre paires de pattes courtes à trois articles ; l'abdomen porte en arrière, sur sa face antérieure, une courte fente qui est l'anus du mâle et la fente vulvo-anale de la femelle (fig. 730).

La femelle pond des œufs d'où sortent des larves qui subissent diverses métamorphoses, se transforment en nymphes puis en demodex parfaits.

Pathologie. — Ces demodex vivent dans les follicules pileux ou sébacés des mammifères ; on les y trouve avec le rostre dirigé vers le fond des follicules ; s'ils sont nombreux, ils déterminent la formation de papules ou véritables pustules d'acné. Les variétés du demodex sont nombreuses. Mais la gale démodécique sévit particulièrement sur le chien ; parfois on la rencontre chez la chèvre et le porc.

Nous allons examiner les différentes variétés de gales chez les animaux domestiques.

1. Gales du cheval. — *a. Gale sarcop-*

tique. — Elle peut envahir toutes les parties du corps, sauf les extrémités et les régions couvertes de poils.

Étiologie. — Elle est due à la présence du *Sarcoptes scabiei, varietas equi*. Les mâles et les femelles errent à la surface de la peau où ils s'accouplent ; les femelles fécondées irritent la peau par leur venin et déterminent la formation de papules au niveau desquelles elles creusent des galeries intra-épidermiques connues sous le nom de *sillons*, dans lesquelles elles pondent leurs œufs. Les larves se métamorphosent dans ces galeries, subissent des mues, puis perforent les galeries pour se rendre à la surface de la peau où la fécondation s'effectue. Le mâle a 220 à 235 μ de long sur 160 à 175 μ de large ; la femelle a 400 à 420 μ de long et 280 à 320 μ de large (fig. 731).

La gale se transmet facilement du cheval au cheval par contagion *immédiate*, lorsqu'un animal galeux est mis en contact avec des chevaux sains, ou par contagion *médiate*, qui est la plus commune : les agents de transport du parasite sont ordinairement les objets de pansage, les couvertures, la litière, les parois de l'écurie, etc. ; enlevés avec les

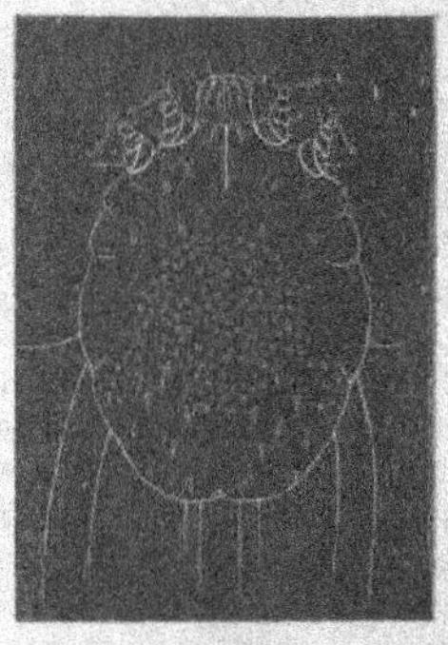

Fig. 731.— Sarcopte du cheval, vu du dos.

croûtes, les acares peuvent vivre dix et même quinze jours dans une écurie habitée.

Les solipèdes sont réfractaires à la gale de l'homme. Ils peuvent contracter une gale fugace quand on les met en contact avec des chiens, des chats ou des renards atteints de gale sarcoptique.

L'homme peut contracter la gale sarcoptique du cheval ; mais l'affection guérit très facilement.

Symptomatologie. — La gale se manifeste au début par un prurit intense : l'animal cherche continuellement à se frotter contre les objets environnants ou à se mordre les parties malades ; si on les gratte avec les ongles, on voit immédiatement le cheval manifester le bien-être qu'il éprouve. Ce prurit est plus accusé la nuit que le jour, à l'écurie qu'au dehors, par la chaleur que par le froid. Si on examine la peau au début, on y voit une éruption de vésicules dues à la piqûre irritante des sarcoptes, mais cette éruption passe le plus souvent inaperçue ; les vésicules se crèvent et laissent écouler leur contenu qui se convertit en croûtelettes en saillie, agglutinant plusieurs poils, adhérentes à la peau, mais faciles à détacher avec l'ongle ; elles laissent à découvert de petites ulcérations rougeâtres ; les poils ne tardent pas à tomber ; les petites surfaces dépilées, nettement circulaires, se multiplient, se réunissent et forment de larges plaques sèches, couvertes de débris croûteux et de squames épidermiques.

Cette gale débute généralement sur le garrot et les côtés de l'encolure, puis gagne peu à peu le corps, les régions supérieures des membres ; la généralisation est surtout active entre le quarantième et le soixantième jour après l'infection ; les régions du corps garnies de crins, la queue, le bord supérieur de la crinière, les fanons résistent seuls à l'invasion de la maladie. — Le prurit est toujours intense ; sous l'influence de la piqûre des sarcoptes et des frottements réitérés, la peau s'épaissit, se plisse, se ride, se couvre de croûtes épidermiques ; il y a de l'infiltration sous-cutanée et l'on voit apparaître des crevasses, des plaies ; au milieu d'une large surface dénudée, il persiste quelques touffes de poils recouvrant une portion de peau que les sarcoptes n'ont pas irritée. Abandonnée à elle-même, l'affection peut faire mourir les chevaux dans le marasme, par épuisement et surtout par suppression des fonctions cutanées.

Diagnostic. — On différenciera aisément la gale sarcoptique des gales psoroptique et symbiotique, par son siège ; la seconde a pour foyer initial les parties du corps recouvertes de crins, la troisième n'attaque que les parties inférieures des membres et n'envahit jamais le corps.

On distinguera la gale sarcoptique et le *prurigo dermanyssique*, parce que dans celui-ci les parties dépilées sont nettement circulaires et disséminées sur tout le corps ; de plus ce dernier disparaît quand on éloigne les malades des pigeonniers et des poulaillers. Ce prurigo n'entraîne que de légères dépilations et les parasites sont visibles à l'œil nu.

La différenciation avec l'eczéma chronique est plus difficile ; cependant, dans cette dernière affection les plaques dépilées ont une forme moins régulière ; elles sont disséminées un peu partout ; souvent le prurit est moins intense.

Le véritable diagnostic de la gale sarcoptique est basé sur la présence du sarcopte. — On recherchera les acares, autant que possible, au niveau des plaques jeunes et à leur périphérie sur les animaux qui n'ont pas encore été traités. — On mettera au soleil l'animal couvert d'une chaude couverture afin d'attirer les parasites à la surface ; au bout d'une heure, on récoltera les acares en raclant la surface de la peau jusqu'au sang, avec un bistouri un peu mousse ; on traitera les croûtes recueillies avec une solution de potasse à 4-10 p. 100, puis on les étalera sur une lame de verre après addition d'une goutte de glycérine, et on examinera au microscope.

Pronostic. — Il est grave en général ; la gale sarcoptique se généralise vite, se transmet facilement, est difficilement curable quand elle existe depuis quelque temps, anémie et épuise les malades.

Traitement. — 1° *Traitement préventif.* — Isoler les malades d'une façon absolue ; désinfecter la place qu'ils occupaient, les instruments de pansage et d'écurie, couvertures, etc., ou mieux les brûler.

2° *Traitement curatif.* — On tondra complètement le cheval ; on fera un savonnage de toute la surface malade avec du savon vert et de l'eau tiède. On séchera la peau, puis on appliquera un antipsorique : mélange à parties égales d'huile de lin et de pétrole, recommandé par Cadéac quand la gale n'est pas généralisée ; crésyl, huile de cade, mélange de 100 grammes de déchets liquides de manufactures de tabac dans un litre d'huile, etc. Trasbot recommande la pommade d'Helmerich : on en fera une application sur une moitié du corps ; huit à dix jours après on savonne cette moitié couverte de pommade et on fait une application sur l'autre moitié.

On procédera de la même façon avec la *charge antigaleuse du Codex* :

Benzine...................	300 grammes.
Huile de cade........... }	āā 100 —
Goaltar................. }	

ou avec le mélange :

Savon vert............. }	āā 100 grammes.
Essence de térébenthine. }	

ou le mélange de Schack :

Fleur de soufre......... }	
Essence de térébenthine. }	āā 1 partie.
Huile de cade .... }	

On peut aussi utiliser le mélange de soufre (5 gr.) et de savon vert (25 gr.) ; le mélange à

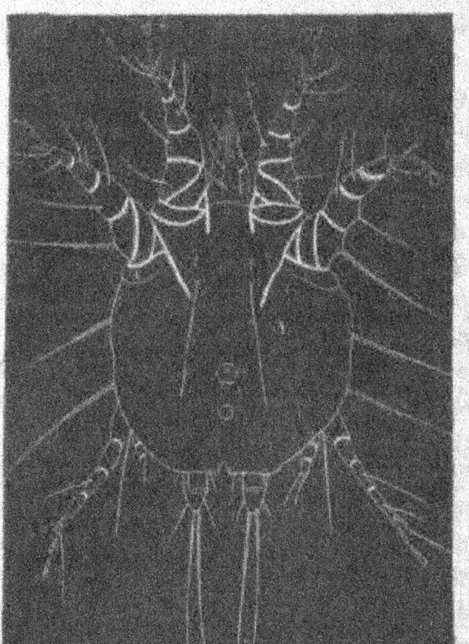

Fig. 732. — Dermatodecte ou psoropte du cheval, mâle. Grossissement : 100 fois (d'après Gerlach).

parties égales de soufre et de goudron de bois, la pommade soufrée, la pommade d'ichtyol, etc.

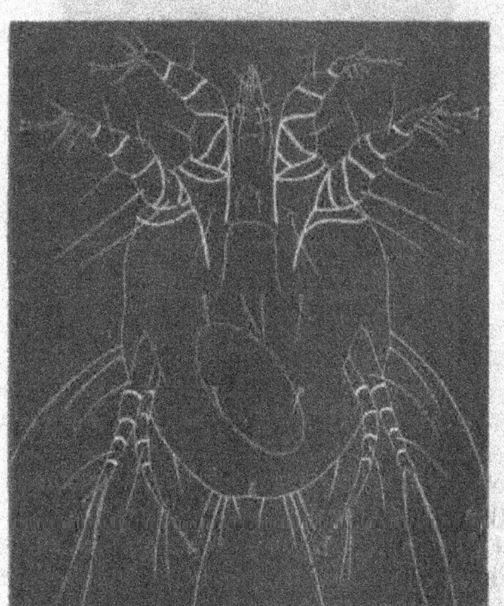

Fig. 733. — Dermatodecte du cheval ; femelle pleine, vue du ventre. Grossissement : 100 fois (d'après Gerlach).

Il sera parfois nécessaire de répéter l'application de l'antipsorique après savonnage de la peau dont on évitera l'inflammation qui pour-

rait être causée par des frictions irritantes répétées.

Après guérison, les poils repoussent plus longs, plus gros et plus foncés. Lorsque la maladie est généralisée et très ancienne, la guérison ne peut pas être obtenue.

Dans tous les cas, il sera bon de faire faire au

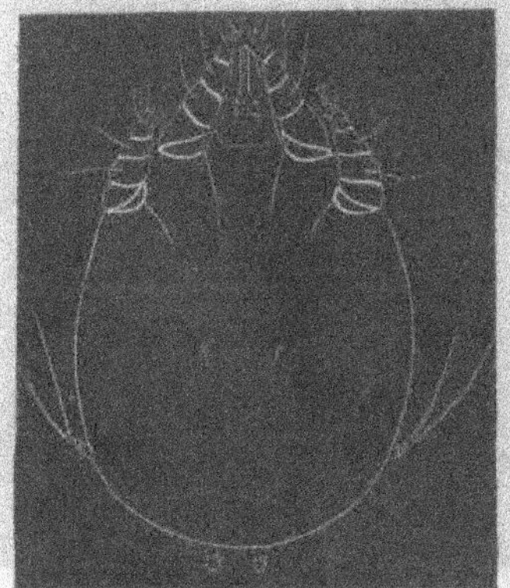

Fig. 734. — Dermatodecte du cheval ; femelle, vue du dos. Grossissement : 120 fois (d'après Gerlach).

cheval un exercice modéré, et de lui donner une alimentation rafraîchissante.

b. Gale psoroptique. — Elle débute toujours par les parties du corps pourvues de crins. On l'a encore appelée *rouvieux, gale humide, gale dermatodectique,* etc.

ÉTIOLOGIE. — Elle est due à la présence sur la peau du *Psoroptes communis, varietas equi* ; le mâle est long de 500 à 580 µ, large de 320 à 350 µ ; la femelle a 600 à 700 µ de long sur 400 à 440 µ de large (Voy. fig. 732 à 736).

La maladie se transmet par contagion qui est favorisée par le défaut de pan-

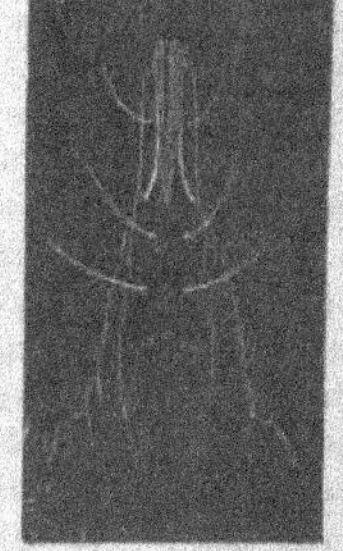

Fig. 735. — Rostre du dermatodecte du cheval.

sage et aussi par la grande résistance vitale du psoropte. Le cheval peut la contracter du lapin.

SYMPTOMATOLOGIE. — L'affection débute au niveau du toupet, de la crinière ou de la base de la queue. Les psoroptes piquent profondément l'épiderme et déterminent la formation de nombreuses papules confluentes qui se transforment en vésicules ou en pustules; ces dernières, déchirées, laissent écouler leur contenu poisseux, jaunâtre, qui agglutine les poils en pinceaux et se concrète en croûtes grisâtres;

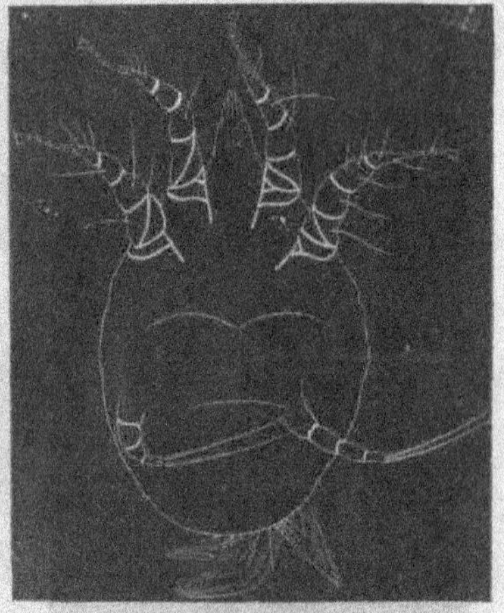

Fig. 736. — Dermatodecte du cheval; femelle qui vient de naître : les jambes de derrière lui font encore défaut. Grossissement : 150 fois.

les crins sont entremêlés, cassés à diverses hauteurs. Le prurit est intense, les animaux se frottent contre les corps environnants; les croûtes sont arrachées et entraînent les crins dans leur chute, la surface cutanée apparaît lisse, jaunâtre, et laisse suinter un liquide rougeâtre; la peau s'infiltre, se ride; le bord supérieur de l'encolure, épaissi considérablement, présente de nombreux plis transversaux au fond desquels s'accumulent la poussière et les produits d'exsudation. Peu à peu des colonies de psoroptes gagnent lentement les parties saines avoisinantes et envahissent les faces latérales de l'encolure, le poitrail, l'auge, la face interne des cuisses. Il faut plus de six mois pour que les parasites se répandent sur tout le corps.

DIAGNOSTIC. — Il est basé sur l'examen microscopique des croûtes; avec un faible grossissement on découvre les psoroptes très facilement. Le siège des lésions cutanées et le peu de tendance à l'expansion suffisent généralement pour différencier la gale psoroptique de la gale sarcoptique.

PRONOSTIC. — Peu grave : la maladie ne prend presque jamais un caractère épizootique.

TRAITEMENT. — 1° *Traitement préventif.* —

Identique à celui de la gale sarcoptique.

2° *Traitement curatif.* — On coupera les crins du toupet, de la crinière ou de la queue, ou bien on les tressera et on ne coupera que ceux situés au niveau des lésions et des plis transversaux; on fera un savonnage à l'eau tiède, puis on appliquera un antipsorique : pommade d'Helmerich, pommade mercurielle, goudron, mélange de goudron et de savon vert, huile de cade, etc.

c. Gale symbiotique. — Encore appelée *gale du pied*; elle est localisée généralement à l'extrémité inférieure des membres.

ÉTIOLOGIE. — Elle est déterminée par le *Symbiotes communis, varietas equi*; le mâle a 280 à 330 μ de long sur 190 à 230 μ de large; la femelle ovigère a 360 à 390 μ de long sur 225 à 250 μ de large. Le parasite vit superficiellement et ne creuse pas de galeries sous-épidermiques; il attaque l'épiderme et provoque une exsudation dont il se nourrit et même, en été, il se contente du produit des sécrétions cutanées. Le sym-

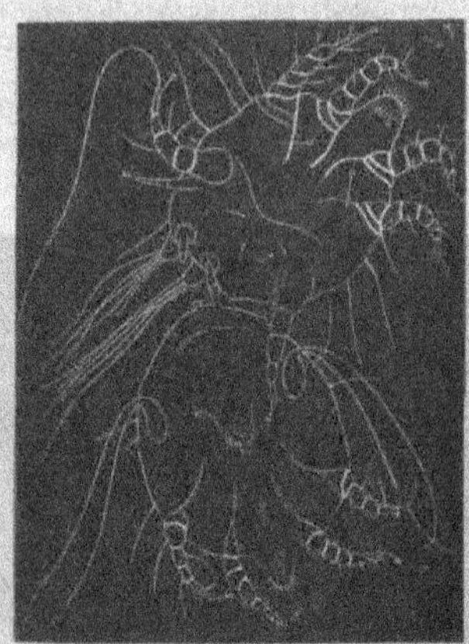

Fig. 737. — Symbiote du cheval (d'après Gerlach).

biote vit en colonies qui ont peu de tendance à s'étendre ou à se déplacer (fig. 737).

La gale symbiotique apparaît surtout sur les animaux jeunes à tempérament lymphatique. Elle n'est pas transmissible aux autres animaux. Son développement est subordonné à une cause importante : la malpropreté des extrémités. La contagion immédiate est extrêmement rare; la contagion médiate s'opère par l'intermédiaire des objets de pansage et surtout des litières.

SYMPTOMATOLOGIE. — L'examen de la peau des

extrémités, surtout au niveau du fanon ou du pli du paturon, montre une desquamation épidermique plus ou moins intense ; en certains endroits elle est recouverte de petites croûtes qui, en tombant, entraînent les poils et laissent des plaques dépilées assez irrégulières. Plus tard, la peau s'épaissit, se ride et offre des crevasses plus ou moins profondes ; en certains points elle est recouverte de croûtes brunâtres assez épaisses.

Le prurit est relativement peu intense ; l'animal frappe surtout la nuit, se frotte l'extrémité malade avec le pied opposé, se mord, etc.

L'affection débute par un membre postérieur ; elle ne tarde pas à passer sur l'autre membre ; les membres antérieurs sont exceptionnellement contaminés. Les lésions évoluent très lentement ; ce n'est que quand la gale est ancienne et a été complètement négligée qu'on la voit atteindre le jarret, remonter sur la cuisse, la croupe et le ventre. Les symbiotes tourmentant peu les animaux pendant l'été, la maladie passe inaperçue, ou est considérée comme guérie, mais elle reparaît à l'hiver suivant.

Diagnostic. — Très facile en raison de la localisation constante de l'affection, du prurit qui l'accompagne ; on contrôlera le diagnostic par la recherche du parasite dans les croûtes.

Pronostic. — C'est la plus bénigne de toutes les gales du cheval, et elle guérit souvent par de simples soins de propreté.

Traitement. — On tondra les poils, on savonnera la peau et on fera une application d'un antipsorique ; on veillera à ce que la litière soit toujours propre et souvent renouvelée. — Il est inutile d'isoler le malade, en raison de la faible contagiosité de l'affection.

II. Gales du bœuf. — *a. Gale sarcoptique.* — Elle n'a aucun intérêt clinique. — Elle n'a été signalée que sous la forme de quelques cas isolés résultant de la contagion.

b. Gale psoroptique ou gale dermatodectique. — Elle est due au *Psoroptes communis, varietas bovis* ; le mâle a 430 à 440 µ de long sur 300 à 320 µ de large ; la femelle a 530 à 600 µ de long et 360 à 410 µ de large. — Son développement est favorisé par certaines causes prédisposantes : maigreur, malpropreté, mauvaise hygiène et mauvaise nourriture. Elle prend une grande extension en hiver, quand les animaux sont à l'étable ; au contraire, elle s'arrête et diminue quand on remet les animaux aux pâturages ou au travail. Elle ne se transmet pas aux autres animaux.

Symptomatologie. — La gale débute généralement à la base de la queue, rarement à l'encolure et au garrot ; ensuite elle envahit la croupe, les reins, le dos, les épaules, les côtés de la poitrine, la tête, mais jamais les membres. Les piqûres des psoroptes déterminent des soulèvements épidermiques miliaires, une éruption de nodosités isolées ou confluentes laissant couler un peu de sérosité qui agglutine les poils et se dessèche en croûtes grisâtres, épaisses ; sous les croûtes et entre elles, les psoroptes pullulent et déterminent une inflammation vive et parfois des plaies des couches superficielles de la peau. Les poils tombent par places et laissent des surfaces dépilées à bords festonnés.

Le prurit est intense, surtout pendant la nuit ; la peau, constamment irritée par les piqûres des psoroptes et par les frottements, s'épaissit, devint rugueuse et se plisse.

L'affection s'étend lentement et son évolution est influencée par les saisons : elle débute généralement en automne, atteint son maximum en hiver, puis diminue au printemps ; les parasites se cantonnent alors à l'encolure et à la base de la queue ; les animaux paraissent guéris.

Quand la gale est très ancienne et généralisée, les animaux deviennent cachectiques.

Diagnostic. — L'examen microscopique des croûtes permettra de différencier la gale psoroptique de la *phtiriase* produite par l'*hematopinus*, de l'*eczéma*, de la *teigne tonsurante* ; de plus, dans l'eczéma dartreux, il y a formation sur le corps de larges écailles épidermiques, et dans la teigne les dépilations sont toujours circulaires.

Pronostic. — Il n'est grave que si l'affection négligée a produit la cachexie.

Traitement. — Identique à celui du cheval. On prescrira les pommades : mercurielle, arséniée ou cantharidée ; on utilisera la pommade d'Helmerich, les mélanges benzine et pétrole (ãã), huile et benzine (ãã), la solution crésylée, la solution concentrée de sulfure de potasse, etc.

c. Gale symbiotique. — Déterminée par le *Symbiotes communis, varietas bovis* ; peu contagieuse ; elle n'est pas transmissible aux autres animaux.

Symptomatologie. — Elle est généralement limitée à la base de la queue, dans les fossettes latérales et au pourtour de l'anus ; la peau se couvre de pellicules, de croûtes sèches peu adhérentes, les poils tombent. — Si la maladie est très ancienne et négligée, les symbiotes se répandent lentement sur la vulve, les mamelles ou le scrotum, la face interne des cuisses. — En été, la maladie semble disparaître.

DIAGNOSTIC. — La phtiriase due au *Trichodectes scalaris*, petit pou qui se tient souvent au voisinage de la queue, s'accompagne d'une éruption furfuracée ; les deux affections seront différenciées aisément par la recherche du parasite.

TRAITEMENT. — Identique à celui de la gale psoroptique.

III. Gales du mouton. — Les différentes gales du mouton sont considérées comme maladies contagieuses et tombent sous le coup de la loi du 21 juillet 1881 et du décret du 12 novembre 1887, portant règlement d'administration publique pour l'exécution de la loi sanitaire en Algérie.

a. Gale sarcoptique. — Encore appelée *gale de la tête, dartre de la tête, teigne, noir-museau, musarail, bec-quériau*, etc.

ÉTIOLOGIE. — La gale sarcoptique du mouton est due à la présence sur la peau du *Sarcoptes scabiei, varietas ovis* ; le mâle a 220 µ de long sur 160 µ de large ; la femelle, de 320 à 440 µ de long sur 240 à 358 µ de large. — La transmission de la maladie se fait par contagion médiate ou immédiate.

La gale du mouton est transmissible à la chèvre et réciproquement ; peut-être le parasite est-il le même ? La contagion à l'homme est possible. La transmission au bœuf, au cheval et au chien n'est pas absolument démontrée ; pour certains auteurs, la gale du mouton transmise à ces animaux donnerait une éruption passagère.

SYMPTOMATOLOGIE. — Au début, les parasites envahissent le pourtour des naseaux, des paupières et les oreilles ; ils irritent la peau et déterminent la formation de petites papules vésiculeuses isolées ou confluentes. Les parasites envahissent ensuite le chanfrein, le front, les joues ; les vésicules se déchirent et laissent échapper leur contenu qui se concrète en croûtes brunâtres, fissurées, épaisses, facilement saignantes ; la tête semble recouverte d'un masque. — Parfois la gale envahit les extrémités ; au niveau de la couronne et sur les faces antérieure et latérales du paturon, il se forme des croûtes analogues à celles de la face.

Exceptionnellement les parasites forment de petites colonies aux ars, sous le ventre et sur le pis. — Jamais la maladie ne progresse dans les endroits recouverts de laine. Ce n'est que chez certaines races (algériens, southdown) que les parasites envahissent tout le corps.

Le prurit est intense : les animaux se grattent

ou se frottent continuellement ; il peut survenir de la conjonctivite.

DIAGNOSTIC. — On différenciera aisément la gale sarcoptique avec la gale psoroptique en raison de son siège.

Le diagnostic différentiel avec le *fagopyrisme* et la *stomatite ulcéreuse* est basé sur l'étiologie, l'existence de la contagion, l'absence de troubles généraux, le siège des lésions, etc. ; on l'établira surtout par la recherche du parasite, qui est facile à découvrir dans les parties profondes des croûtes.

TRAITEMENT. — 1° *Traitement préventif.* — Il résulte des mesures sanitaires prescrites par la loi (Voy. *Police sanitaire de la gale*).

2° *Traitement curatif.* — On enlèvera les croûtes par un savonnage à l'eau tiède, pour faire ensuite une application d'un antipsorique : pommade d'Helmerich, mélange de deux parties de goudron pour une de savon vert, huile de cade, etc.

Désinfecter les locaux ; augmenter la nourriture.

b. Gale psoroptique ou *rogne, gale épizootique, gale dermatodectique, etc.* — C'est de beaucoup la plus fréquente et la plus grave des gales du mouton. Elle siège sur les parties du corps couvertes de laine et n'est pas transmissible aux autres animaux.

ÉTIOLOGIE. — Elle est déterminée par le *Psoroptes communis, varietas ovis*, gros parasite dont le mâle a de 500 à 600 µ de long et la femelle 670 à 740 µ. Au début, l'affection est cachée par la toison, et le malade contamine les autres moutons du troupeau ; la contagion qui se fait par contact direct ou indirect est favorisée par la grande résistance vitale du psoropte, qui peut vivre de dix à vingt jours à une température moyenne (fig. 734 et 735).

Le développement de la maladie est favorisé par la maigreur, l'état maladif, un mauvais régime hygiénique.

SYMPTOMATOLOGIE. — L'affection débute par un prurit intense surtout après l'échauffement de la marche ; si on gratte, avec la main, les moutons galeux, ils manifestent leur contentement par des mouvements de la tête et des lèvres. La laine qui recouvre la peau malade est feutrée, mécheuse, cassante et peu adhérente ; des mèches de laine se détachent, pendent, et l'animal a un aspect déguenillé (Cadéac).

Si l'on écarte les brins de laine, on voit la peau couverte de petites papules généralement confluentes, dues à la piqûre des psoroptes réunis en colonies. Ces papules se transforment en vésicules ou en pustules qui se déchirent et laissent écouler une sérosité limpide se desséchant en croûtes jaunâtres, à bords irrégulièrement festonnés. Les psoroptes se cachent sous ces croûtes, puis abandonnent les régions enflammées et gagnent peu à peu les parties saines ; on peut les voir à la périphérie des plaques sous forme de petits points blancs, bruns à une de leurs extrémités. Sous l'influence des frottements, les croûtes tombent, sont remplacées par d'autres plus épaisses ; la laine est arrachée ; la peau se dépile, s'épaissit, se parchemine, se plisse, se crevasse, s'ulcère par places.

L'affection débute toujours par la ligne du dessus, le garrot, les lombes et la croupe, puis elle s'étend sur les flancs et les parois thoraciques. — La maladie se développe surtout en automne et en hiver et diminue pendant le séjour aux pâturages. La mort peut survenir dans le marasme, au bout de deux à trois mois.

Dans un troupeau, la gale attaque de préférence les animaux affaiblis et les sujets jeunes et à peau fine.

DIAGNOSTIC. — On diagnostiquera aisément la maladie par la recherche du parasite, soit à l'œil nu, soit au microscope ; on tiendra compte également des symptômes et de la grande contagiosité de l'affection.

La gale sarcoptique s'en différencie par son siège. La phtiriase déterminée par les trichodectes, les ixodes, les mélophages, ne s'accompagne pas d'un prurit aussi intense, et les dépilations sont plus étendues ; de plus, les parasites sont facilement visibles.

L'acné, ou *séborrhée*, ou *pourriture des plaies*, ou *folliculite sébacée*, ou inflammation aiguë des glandes sébacées, sévit sur les animaux parqués la nuit dans des pâturages humides ; elle s'accompagne d'un suintement jaunâtre, poisseux, d'odeur acide, d'un prurit assez intense et de la chute de la laine sous l'influence des frottements. — Cette affection se différencie par l'absence des parasites et par ce fait qu'elle disparaît dès qu'on rentre les moutons dans des bergeries sèches.

PRONOSTIC. — Grave, car l'affection atteint un grand nombre d'animaux à la fois. — Elle occasionne chaque année des pertes considérables à l'agriculture.

La gale psoroptique entraîne un amaigrissement considérable des moutons qui en sont affectés ; de plus, la laine subit une dépréciation très grande ; enfin elle peut entraîner la mort de certains sujets cachectiques : en 1887 la mortalité était encore de 10 p. 100.

TRAITEMENT. — 1° *Traitement préventif*. — Il a

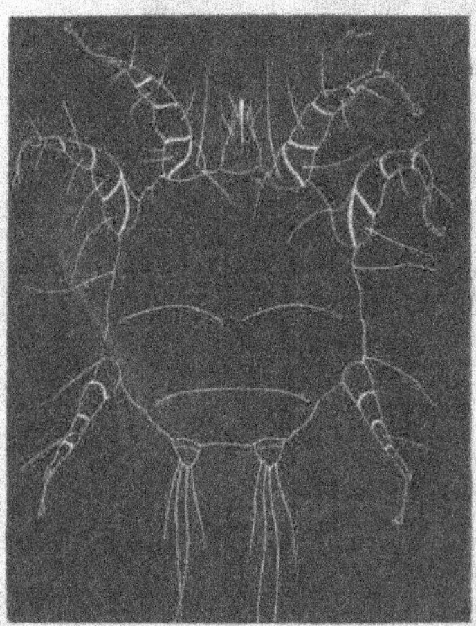

Fig. 738. — Psoropte du mouton ; mâle, vu du ventre.

pour but d'éviter la contagion ; on se conformera aux mesures sanitaires édictées par la loi de 1881 (Voy. *Police sanitaire de la gale*).

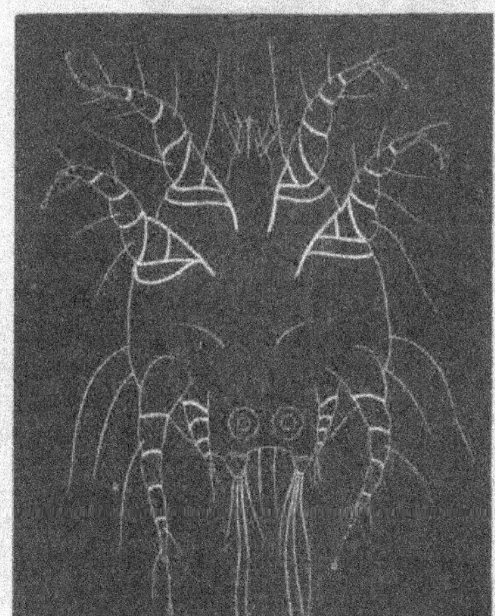

Fig. 739. — Psoropte du mouton, vu du dos.

2° *Traitement hygiénique*. — On logera les animaux dans des bergeries bien aérées, bien éclairées ; on les changera de local et on désinfectera la bergerie qu'ils occupaient : on nourrira fortement les moutons avec des aliments substantiels.

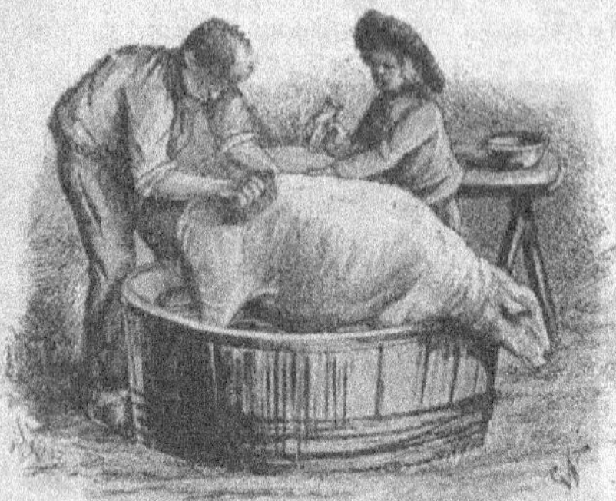

Fig. 740. — Gale du mouton (frottage à la brosse).

3° *Traitement curatif.* — Si quelques moutons seulement sont atteints, on les tondra et, après savonnage de la peau, on fera une application d'un antipsorique

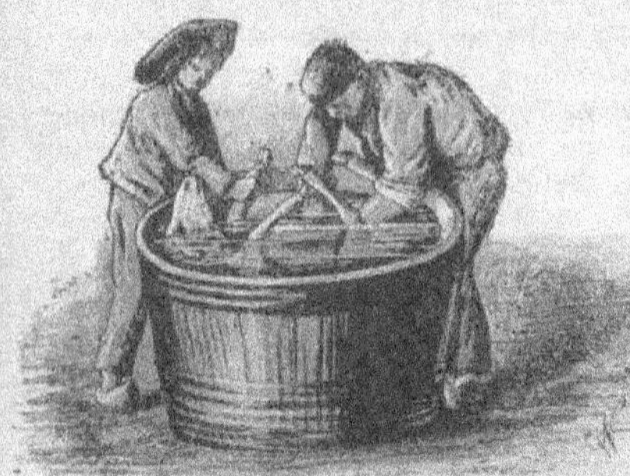

Fig. 741. — Gale du mouton (mise au bain).

recommandé contre la gale sarcoptique du cheval, sauf les pommades mercurielles.

Si le troupeau est atteint, on devra tondre tous les moutons ; puis on grattera les régions couvertes de croûtes jusqu'à ce que celles-ci tombent, de façon à mettre à découvert les parasites. Cinq à dix jours après la tonte, on leur fera prendre un bain médicinal ; mais au préalable, la veille du jour fixé pour cette opération, il sera bon de plonger les animaux dans un bain savonneux obtenu en faisant dissoudre 1 kilo de savon vert dans 100 litres d'eau ; on brossera chaque mouton pendant quelques minutes ; beaucoup de parasites ne résisteront pas à l'action de ce premier bain.

La composition des bains antipsoriques est très variée, mais beaucoup présentent certains inconvénients : ils colorent la laine ou la rendent cassante ; d'autres occasionnent des empoisonnements s'ils ne sont pas méthodiquement employés ; d'autres coûtent cher.

Le premier en date est le *bain Tessier* :

Acide arsénieux.................... 1^{kg},500
Sulfate de fer .... 10 kilogr.
Eau............................... 100 —

Pour 100 moutons.

On fait bouillir pendant dix minutes ; la pro-

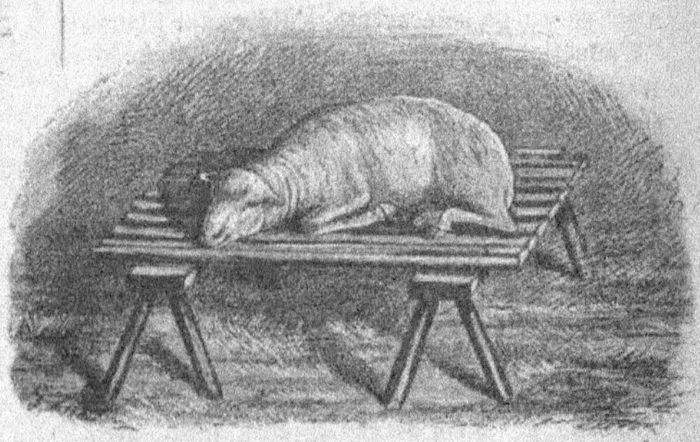

Fig 742. — Gale du mouton (séchage).

portion d'acide arsénieux dissous est de 8^{gr},2 par litre ; il agit comme antiparasitaire ; le sul-

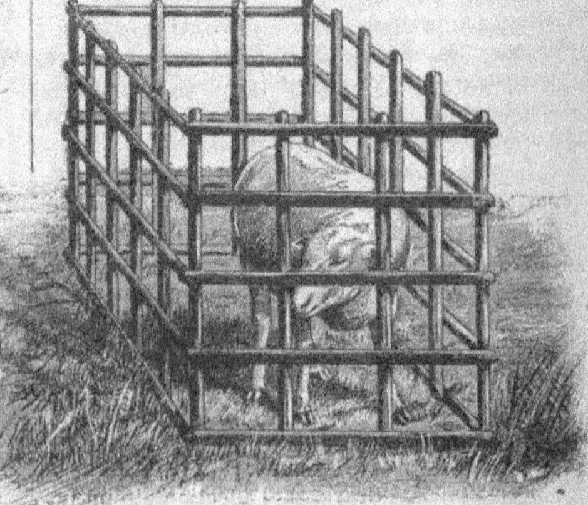

Fig. 743. — Gale du mouton (mise en parc).

fate de fer agit comme astringent pour prévenir l'absorption cutanée.

Pour donner ce bain, trois hommes sont nécessaires : deux maintiennent et brossent le mouton dans le bain, le troisième maintient la tête de l'animal hors du liquide. On ne laisse chaque mouton que deux à cinq minutes dans le bain, puis on le sort et on le frictionne vigoureusement. On envoie ensuite les animaux traités dans une bergerie désinfectée et sans litière ou dans un parc, afin d'éviter l'ingestion de paille imprégnée du liquide du bain (fig. 740 à 743).

Ce bain a l'inconvénient de teindre la laine en jaune.

Dans le *bain Clément*, les 10 kilogrammes de sulfate de fer sont remplacés par 5 kilogrammes de sulfate de zinc; mais il peut y avoir erreur, et on a vu des cas où le sulfate de zinc avait été remplacé par du sulfate de soude, et 49 sur 50 moutons traités sont morts empoisonnés (Beucler).

Mathieu substitue 10 kilogrammes d'alun à 10 kilogrammes de sulfate de fer.

Le *bain des anciens professeurs d'Alfort* se compose de :

Acide arsénieux	1 000 grammes.
Sulfate de fer	5 000 —
Protoxyde de fer	500 —
Poudre de racine de gentiane	200 —
Eau	100 litres.

Pour 100 moutons.

Bain Trasbot.

Acide arsénieux	1 kilogr.
Sulfate de zinc	5 —
Aloès	0kg,500
Eau	100 litres.

Pour 100 moutons.

Ce bain prévient les empoisonnements par ingestion des litières souillées par le liquide.

Bain Zundel.

Chaux vive	1 kilogr.
Acide phénique	1kg,500
Soude	(
Savon vert	) ãã 3 kilogr.
Eau	260 litres.

Pour 100 moutons.

Ce bain est peu coûteux et moins dangereux que les bains arsenicaux.

En Allemagne, on emploie les émulsions de crésyl à 3 p. 100 ; on donne plusieurs bains à huit jours d'intervalle : c'est un très bon moyen.

Le bain crésylé de Frœhner consiste à ramollir les croûtes au moyen de plusieurs frictions (fig. 740) avec créoline (une partie), alcool (une partie), savon vert (huit parties) ; puis à baigner (fig. 741) deux fois en huit jours les moutons dans une solution chaude de crésyl à 2,5 p. 100, soit, pour 100 moutons : eau, 250 litres, crésyl, 6 litres et demi. Faire sécher l'animal sur une claie (fig. 742) et le mettre dans un parc (fig. 743).

Quelques précautions sont utiles à prendre dans certains cas : avant de plonger dans le bain les brebis qui allaitent, on enduira leurs mamelles de vaseline.

Pour éviter l'action caustique du liquide sur les mains des aides qui brossent les moutons, on les munira de gants imperméables.

Quelques heures après l'administration du bain, il survient chez les animaux une réaction fébrile qui disparaît au bout d'une demi-journée. Six à huit jours après le bain, les croûtes tombent et les plaies se cicatrisent.

Généralement un seul bain suffit. En tous les cas, on devra attendre un mois, six semaines avant de donner un second bain ; s'il n'y a que des récidives locales, on se contentera de faire des applications d'antipsorique ou de frictionner avec le liquide du bain.

Pour les moutons très anémiés, les bains généraux sont souvent mortels : il sera préférable pour eux d'essayer les lotions partielles et fréquentes.

On est averti de la guérison de la gale par la disparition du prurit et de la soif intense, par la cicatrisation des plaies et par l'état de la peau qui reprend peu à peu ses fonctions normales.

c. **Gale symbiotique.** — C'est la moins grave et la plus rare des gales du mouton. Elle n'a pas été signalée en France.

ÉTIOLOGIE. — Elle est due au *Symbiotes communis, varietas ovis*, qui a des dimensions moindres que la variété du cheval ; la contagion, favorisée par le mauvais entretien des animaux, est toujours faible. En Allemagne, on l'observe surtout l'hiver et de préférence sur les animaux fins.

SYMPTOMATOLOGIE. — Elle débute au niveau des paturons des membres postérieurs, ce qui lui a fait donner le nom de *gale des pieds*; elle atteint rarement les membres antérieurs, et les régions supérieures des membres postérieurs. Elle se manifeste par du prurit, par de la rougeur de la peau du paturon et du canon, bientôt suivie d'une éruption papuleuse avec engorgement de la peau ; des croûtes apparaissent; l'exsudation est surtout intense au niveau des plis du paturon et du jarret, où la peau se crevasse plus ou moins profondément; les animaux sont gênés dans leur marche.

TRAITEMENT. — On donnera aux moutons une litière sèche et propre. On savonnera les régions atteintes des membres, puis on appliquera un antipsorique : lotion crésylée à 5 p. 100; la guérison survient toujours très facilement.

IV. Gales de la chèvre. — *a. Gale sarcoptique.* — Elle sévit surtout sur les chèvres d'Asie et d'Afrique.

ÉTIOLOGIE. — Due à la présence sur la peau du *Sarcoptes scabiei, varietas capræ*; elle est très contagieuse et sévit parfois sous la forme épizootique. Elle est transmissible à l'homme.

SYMPTOMATOLOGIE. — La gale envahit d'abord la tête, les oreilles, puis le corps et les membres. Abandonnée à elle-même, la maladie se généralise rapidement, l'animal maigrit et meurt dans le marasme.

DIAGNOSTIC. — Il est assez difficile de différencier la gale sarcoptique avec la gale symbiotique; l'examen microscopique des croûtes décèlera la nature du parasite.

TRAITEMENT. — Après la tonte, on fera un savonnage général de la peau, puis on fera une application d'un antipsorique, pommade d'Helmerich, ou bien on utilisera les bains préconisés contre la gale psoroptique du mouton, si un grand nombre de chèvres sont atteintes.

b. Gale symbiotique. — ÉTIOLOGIE. — Elle se rencontre très rarement. Elle est due au *Symbiotes communis, varietas capræ*.

Elle se manifeste par des dépilations siégeant sur les faces latérales du cou, la ligne du dessus; au bout de deux à trois mois, elles gagnent la poitrine, les flancs et la tête. Sur une chèvre commune, Mollereau l'a vue localisée au paturon d'un membre postérieur. Les dépilations sont dues à la chute du duvet seul; les poils rudes (jarre) persistent. Au niveau de ces plaques dépilées, la peau est épaissie et recouverte de croûtes jaunâtres dures, épaisses, sèches, très adhérentes.

TRAITEMENT. — Tonte et administration de bains alcalins (2^k,500 de carbonate de soude dans 10 litres d'eau) à deux ou trois jours d'intervalle (Delafond).

Les gales de la chèvre sont visées par la loi sur la police sanitaire.

V. Gales du porc. — *a. Gale sarcoptique.* — ÉTIOLOGIE. — Elle est due au *Sarcoptes scabiei, varietas suis*. Son développement est favorisé par la malpropreté et le défaut d'entretien des animaux. Les sujets de race commune résistent mieux à la contagion que ceux de race distinguée. Cette gale, peu contagieuse, peut occasionner une maladie passagère chez l'homme et le chien.

SYMPTOMATOLOGIE. — Elle débute généralement à la tête, autour des yeux et des oreilles, puis elle gagne le garrot, la croupe, la face interne des cuisses, et se généralise. Dans la gale récente, la peau est recouverte de papules rougeâtres; la prolifération épidermique et l'exsudation amènent la formation de croûtes sèches, argentées ou grisâtres, plus ou moins épaisses; la peau s'épaissit, se ride, se gerce, devient verruqueuse en certaines régions (pourtour des oreilles), par suite de l'hypertrophie des papilles du derme; les soies tombent isolément ou par pinceaux. Les croûtes sont surtout nombreuses au niveau de la tête, qui paraît saupoudrée de guano sec.

L'affection progresse lentement; les porcs maigrissent, et à la longue deviennent cachectiques.

Les sarcoptes cachés sous les croûtes sont assez difficiles à découvrir; néanmoins le diagnostic n'offre aucune difficulté.

TRAITEMENT. — On désinfectera la porcherie, puis on appliquera la médication antipsorique : frictions à l'eau savonneuse, puis application de pommade d'Helmerich, goudron, huile de cade, lotion avec une décoction de tabac, etc.

b. Gale folliculaire ou démodécique. — ÉTIOLOGIE. — Déterminée par le *Demodex folliculorum, varietas suis*; l'action du parasite est favorisée par les causes débilitant l'organisme. Csokor prétend qu'elle est très contagieuse. Linqdvist, au contraire, ne l'a observée que sur un porc dans une porcherie de deux cents individus.

La maladie débute aux endroits où la peau est fine : groin, partie inférieure de la poitrine, face interne des cuisses; elle se manifeste par des pustules de grosseur variable dues à l'accumulation de matières grasses dans les glandes sébacées, qui se distendent et se transforment parfois en abcès.

L'état général de l'animal n'est pas influencé.

En général on ne traite pas; on pourrait appliquer le traitement de la gale folliculaire du chien.

VI. Gales du chien. — *a. Gale sarcoptique.* — ÉTIOLOGIE. — Déterminée par le *Sarcoptes scabiei, varietas canis*; la contagion se fait très facilement de chien à chien, et parfois presque tous les chiens d'une meute sont atteints. La gale du chat est transmissible au chien, qui prend une gale généralisée.

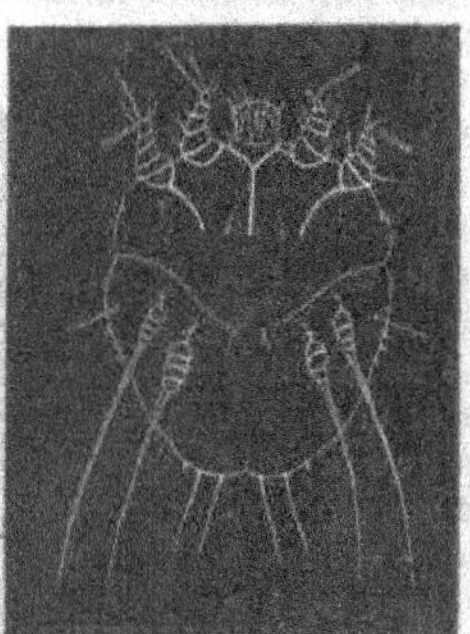

Fig. 744. — Sarcopte du chien, vu du ventre.

La gale sarcoptique du chien est transmissible à l'homme et peut-être au cheval (fig. 744).

SYMPTOMATOLOGIE. — L'affection débute généralement à la tête, puis s'étend à tout le corps. Dans les endroits où la peau est fine, à la face interne des cuisses, sur le ventre, on peut voir de petites taches rouges semblables à des piqûres de puce, et qui ne tardent pas à se transformer en papules, puis en vésicules ou en pustules de la grosseur d'une lentille à un pois ; sous l'influence des frottements, ces vésicules se déchirent et mettent à nu le corps muqueux qui apparaît rougeâtre, humide, suintant ; la sérosité exsudée se concrète en croûtes jaunâtres qui se dessèchent et forment des squames se détachant facilement. Le prurit est intense ; il est surtout accusé quand les animaux sont couchés au soleil, devant le feu ou après l'échauffement d'une course ; si on les gratte avec la main, ils manifestent leur contentement en agitant une patte postérieure. Peu à peu, sous l'influence de l'exsudation et du frottement, la peau se dépile, s'épaissit, s'infiltre, se plisse, se crevasse ; entre les plis, la peau est le siège d'une exsudation d'odeur infecte qui rend le chien repoussant. Si l'affection n'est pas soignée, les plaques de gale s'étendent rapidement ; les animaux maigrissent et au bout de deux ou trois mois meurent dans le marasme.

DIAGNOSTIC. — On exposera les animaux à la chaleur et on grattera la peau jusqu'au sang au niveau des plaques dépilées ; l'examen microscopique des croûtes ainsi recueillies

décèlera la présence des sarcoptes. Cliniquement, on ne pourra guère confondre la gale sarcoptique du chien qu'avec la gale folliculaire et l'eczéma chronique. La première s'en différencie par un prurit peu accusé et par la présence de nombreuses pustules d'acné ; la deuxième se diagnostique par un prurit nul ou peu accusé, par l'absence de contagion, par sa résistance au traitement antipsorique.

TRAITEMENT. — 1° *Traitement préventif.* — On isolera les malades. On désinfectera soigneusement le chenil ; on brûlera la litière, on désinfectera ou on détruira les divers ustensiles qui ont été en contact avec les malades : colliers, chaînes d'attache, récipients pour le manger, etc.

2° *Traitement curatif.* — On tondra les animaux, on les savonnera à l'eau tiède, puis on appliquera un antipsorique, pommade d'Helmerich, huile et pétrole, goudron et savon vert, alcool q. s., etc.

La *charge Trasbot* se compose de :

Benzine....................	300 grammes.
Huile de cade..........	} āā 100 —
Coaltar...................	

Pour la préparer, on mélange dans un mortier l'huile de cade et le coaltar, puis on ajoute la benzine. On l'applique d'abord sur une moitié du corps, puis, deux ou trois jours après, sur l'autre moitié. Une semaine après, on fait un savonnage de tout le corps à l'eau tiède ; si la gale persiste, on fait une seconde application de charge. Ce traitement est presque toujours suivi de succès. On peut encore utiliser les bains crésylés, arsenicaux, sulfureux, etc.

Le chien sera bien nourri et on lui donnera autant que possible de l'exercice au grand air.

b. *Gale folliculaire.* — ÉTIOLOGIE. — Due au *Demodex folliculorum, varietas canis* (fig. 730). Elle s'observe surtout chez les jeunes chiens et coïncide souvent avec la maladie du jeune âge qui favorise son apparition. Elle affecte les chiens des diverses races, mais surtout ceux à poils ras. La contagion directe est assez difficile à établir expérimentalement ; il semble qu'il existe chez certains animaux un état de réceptivité particulier.

SYMPTOMATOLOGIE. — L'affection débute généralement entre les doigts, à la pointe des coudes, des jarrets ou des fesses, sur les lèvres ; la peau est rouge, un peu tuméfiée ; elle est le siège d'une desquamation épithéliale assez prononcée; les poils tombent; le prurit est peu intense; à la base des poils de petites papules ne tardent pas à apparaître. L'animal conserve les apparences de la santé. Les papules grossissent, prennent les dimensions d'une lentille, d'un pois, et subissent la transformation pustuleuse; la peau s'épaissit, se ride, les poils tombent, le prurit est plus accusé. Puis la maladie fait peu à peu des progrès, les plaques dépilées augmentent, les pustules laissent écouler un liquide jaunâtre ou sanguinolent, parfois du pus, qui se concrète en croûtes épaisses; la peau est considérablement épaissie. La démangeaison n'est ni très accentuée ni fort incommode; les animaux ne se frottent qu'à d'assez longs intervalles; le grattage est douloureux et le chien, au lieu de manifester du contentement comme dans la gale ordinaire, se plaint et gémit. Le poil tombe; lorsqu'on en arrache un, et qu'on en examine le bulbe au microscope, on y aperçoit un demodex; le poil tombé paraît ne plus se régénérer. Soumis à l'examen du microscope, le liquide des follicules se compose de cellules purulentes, de globules graisseux, de demodex et de leurs œufs. Les fonctions générales sont gênées et l'animal s'épuise.

La marche de la maladie est très lente; elle peut rester longtemps localisée en certaines régions, aux pattes qui deviennent énormes. La maladie est grave parce que, sauf le cas de guérison spontanée, elle est presque incurable. Les animaux malades maigrissent vite, malgré l'appétit extraordinaire qu'ils témoignent, et répandent autour d'eux une odeur désagréable.

Diagnostic. — Par l'examen microscopique du contenu des pustules on différenciera l'affection de l'eczéma aigu, de l'éruption qui accompagne la maladie du jeune âge, de la gale sarcoptique, de la teigne tonsurante, etc.

Pronostic. — Très grave : la maladie est à peu près incurable.

Traitement. — Les divers antipsoriques ont été utilisés sans résultats appréciables; on a recommandé les frictions vigoureuses avec un tampon d'étoffe imbibé d'une solution concentrée de sublimé, de crésyl, de teinture d'iode, les bains sulfureux, le sulfure de carbone à 1 p. 100, la lanoline créolinée (lanoline 100, créoline 5), etc. Cadéac recommande, quand la maladie est localisée, l'extraction du lambeau cutané malade.

Dans tous les cas, on nourrira le chien fortement, et on lui donnera de l'exercice.

VII. Gales du chat. — *a. Gale sarcoptique.* — Étiologie. — Elle est due au *Sarcoptes minor, varietas cati* ou *Sarcoptes notoedres.* — Elle est extrêmement contagieuse et parfois on observe sur les chats d'une contrée une véritable épizootie de gale (fig. 745). Elle est transmissible à l'homme et au chien.

Symptomatologie. — L'affection débute généralement par la tête, le front, puis les oreilles, le museau et la région antérieure du cou; elle ne s'étend pas aux parties du corps pourvues de poils longs; parfois les lésions se développent sur les pattes postérieures. La peau se couvre de papules et de vésicules de la grosseur d'une tête d'épingle donnant naissance à des croûtes épaisses, dures, qui agglutinent les poils; ceux-ci ne tardent pas à tomber. La peau s'épaissit, se plisse,

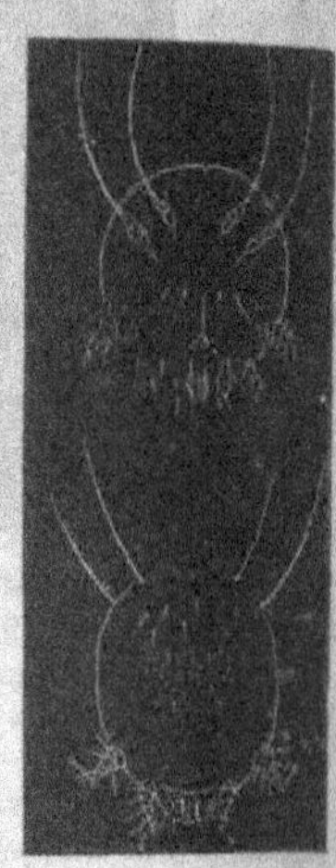

Fig. 745. — Sarcopte femelle du chat, vu du dos et du ventre.

se crevasse en certains endroits. Le prurit est intense et, par suite des frottements, la peau s'excorie surtout au niveau du nez et des oreilles; de plus, les croûtes obstruent même les narines et gênent la respiration; il y a souvent de la conjonctivite.

Les animaux sont tristes et maigrissent beaucoup; ils ne tardent pas à succomber.

Diagnostic. — L'*eczéma* se distingue de la gale sarcoptique par son siège et par l'aspect des lésions. La *teigne tonsurante* peut être facilement confondue avec la gale sarcoptique; l'examen des croûtes permettra d'établir le diagnostic.

Traitement. — On aura recours au savonnage à l'eau tiède et aux applications de pommade d'Helmérich ou d'huile de cade, de la pommade au baume du Pérou à 1 p. 8; on évitera les médicaments qui pourraient intoxiquer les malades (pétrole, benzine, etc.).

b. Gale folliculaire. — Due au *Demodex folliculorum, varietas cati.* Elle est généralement localisée à la tête et se manifeste par les mêmes symptômes que chez le chien, mais elle est beaucoup plus bénigne que chez ce dernier et disparaît rapidement.

VIII. Gales du lapin. — *a. Gale sarcop-*

tique. — Étiologie. — Produite par le *Sarcoptes scabiei, varietas cuniculi*; elle est très contagieuse entre lapins; elle est transmissible à l'homme; elle ne l'est pas aux animaux domestiques.

Symptomatologie. — L'affection débute à la tête, généralement vers le nez, puis gagne les lèvres, le front, la face externe des oreilles, parfois les membres jusqu'au niveau des coudes et des jarrets; on l'a vue exceptionnellement envahir tout le corps. Elle se manifeste par des dépilations et la production de croûtes grisâtres adhérentes, très épaisses, qui recouvrent la peau épaissie, enflammée, saignante. Le prurit est très accusé. Les lapins galeux maigrissent et peuvent succomber.

Traitement. — Tonte; savonnage à l'eau tiède; application de pommade d'Helmerich.

b. Gale psoroptique ou gale des oreilles. — Étiologie. — Elle est causée par le *Psoroptes communis, varietas cuniculi*, qui vit dans la conque auriculaire du lapin. L'inflammation qu'il occasionne peut, en gagnant l'oreille interne, amener des troubles cérébraux très marqués. Le diagnostic est assez facile : le lapin est triste, tient la tête basse ou tournée de côté, les oreilles sont toujours inclinées, la conque est pleine d'une masse purulente, jaune, quelquefois un peu sanguinolente, dans laquelle on trouve les parasites. Cette gale est très contagieuse, elle peut se communiquer au cheval.

Traitement. — Sacrifier les plus malades, traiter les autres par des lavages de la conque, avec une solution chaude crésylée à 3 p. 100, un mélange d'huile, deux parties, et d'essence de térébenthine, une partie; bien désinfecter le local, et isoler les malades.

IX. Gales des oiseaux. — *a. Gale sarcoptique.* — Les oiseaux domestiques peuvent en présenter deux sortes dues à deux espèces différentes : la *gale des pattes* déterminée par le *sarcopte changeant (Sarcoptes mutans)*, et la *gale déplumante* due au *sarcopte lisse (Sarcoptes lævis)*.

1° Gale des pattes ou grappe. — Le *Sarcoptes mutans* vit chez les poules, les dindons, les faisans, les perdrix et les petits oiseaux de volière. La contagion entre oiseaux s'effectue lentement; elle est généralement médiate et s'opère par les cages, les volières, les perchoirs, le fumier, etc. (fig. 746).

Symptomatologie. — Le parasite vit sous les écailles épidermiques des pattes où il se localise. Généralement, à la face antérieure des tarses et au-dessus des doigts la peau est couverte de croûtes grisâtres, épaisses, un peu spongieuses, creusées d'alvéoles; les articulations sont couvertes de nodosités; au-dessous des croûtes, la peau est irritée, saignante, crevassée. Les oiseaux marchent difficilement, ne peuvent plus se tenir sur les perchoirs; des arthrites surviennent et on observe parfois la chute d'un doigt.

Les oiseaux maigrissent, deviennent tristes et meurent dans l'étisie.

Traitement. — 1° *Traitement préventif.* — Isoler les malades, désinfecter ou détruire les poulaillers, les cages, les volières et tout ce qu'ils contiennent.

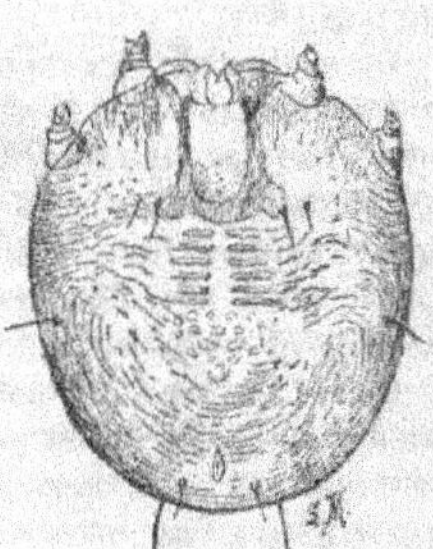

Fig. 746. — *Sarcoptes mutans* (femelle).

2° *Traitement curatif.* — Enlever les croûtes après les avoir ramollies par un bain tiède, en évitant de faire saigner; appliquer sur les régions malades de la pommade d'Helmerich, du baume du Pérou, ou de la pommade créosotée à 1 p. 20; enduire ensuite les pattes de glycérine ou de vaseline. Quelques jours après, renouveler l'application antipsorique.

2° Gale du corps ou gale déplumante. — Le sarcopte lisse de la poule (*Sarcoptes lævis, varietas gallinæ*) vit à la base des plumes et se transmet facilement entre oiseaux, surtout pendant la copulation. Il détermine la gale du corps chez les poules et les pigeons.

Symptomatologie. — L'affection débute par le croupion, puis gagne les parties voisines, la cuisse, le dos, le ventre; souvent la tête et la partie supérieure du cou sont atteintes de bonne heure. Les plumes tombent et la peau est mise à nu sur une étendue plus ou moins grande; elle a conservé ses caractères normaux; si on arrache une plume au pourtour d'une région dénudée, on peut constater, au niveau de la limite du tuyau et du rachis, un amas de lamelles épidermiques blanchâtres qui renferment des sarcoptes. Les poules déplumées maigrissent; la ponte diminue.

Traitement. — Désinfecter les poulaillers, pigeonniers et perchoirs. Laver la peau avec de l'eau tiède savonneuse et la saupoudrer de poudre de pyrèthre ou de staphisaigre.

Police sanitaire de la gale. — La loi du 21 juillet 1881 prescrit que la *gale dans les espèces ovine et caprine* est réputée maladie contagieuse et nécessite l'intervention sanitaire.

La police sanitaire de la gale est régie par les articles 39 à 42, 86, 70, § 7, du règlement d'administration publique du 22 juin 1882 et par l'article 19 de l'arrêté ministériel du 12 mai 1883.

On avait d'abord supposé que les gales psoroptique du mouton et sarcoptique de la chèvre étaient seules visées par ces articles. Un arrêté du ministre de l'agriculture d'avril 1888 a décidé que les prescriptions sanitaires légales sont applicables à toutes les formes de gale du mouton et de la chèvre.

Quand la gale est constatée sur des moutons ou des chèvres, le préfet prend un arrêté plaçant ces animaux ou le troupeau tout entier sous la surveillance du vétérinaire sanitaire de la circonscription (art. 39, § 1, du règlement).

L'article 39, § 2, prescrit : « Il n'est permis de conduire les chèvres et moutons galeux ou les troupeaux d'animaux de ces espèces où la maladie a été constatée, au pâturage, qu'après l'application d'un traitement curatif et en se conformant aux mesures prescrites par l'arrêté pour éviter tout contact avec les animaux non atteints de la maladie. »

Donc, lorsque la gale est constatée, les chèvres et moutons ou les troupeaux atteints doivent être séquestrés. Le propriétaire a tout intérêt à soumettre immédiatement son troupeau au traitement spécifique prescrit par le vétérinaire sanitaire ou par son vétérinaire ; le vétérinaire sanitaire qui a la surveillance du troupeau conserve la direction du traitement.

Quand les animaux ont été traités, le vétérinaire sanitaire peut autoriser la conduite des animaux au pâturage désigné ; pour s'y rendre, les animaux devront suivre les chemins déterminés par un arrêté du maire.

L'article 40 prescrit que les propriétaires ne peuvent se dessaisir des animaux atteints de gale, pour *quelque destination que ce soit.*

L'article 41 du règlement d'administration publique ordonne que « les peaux et les laines provenant d'animaux atteints de la gale ne peuvent être livrées au commerce qu'après avoir été désinfectées.

« L'obligation de désinfection s'applique à toutes les laines provenant d'un troupeau dans lequel des cas de gale ont été constatés. »

La désinfection consiste dans l'immersion des peaux et des laines dans une solution de sulfate de zinc à 2 p. 100, de crésyl à 4 ou 5 p. 100, d'acide phénique à 3 ou 5 p. 100, ou dans le bain arsenical employé pour le traitement (art. 14 de l'arrêté ministériel du 12 mai 1883).

L'article 19 de l'arrêté ministériel du 12 mai 1883 prescrit la désinfection et le nettoyage des locaux infectés : les litières, fumiers, résidus de fourrages sont arrosés avec une solution de crésyl à 5 p. 100, puis transportés dans les champs et enfouis; le sol, les crèches, les murs jusqu'à une hauteur de 1ᵐ,50 sont lavés à grande eau, nettoyés et désinfectés avec une solution de crésyl ou d'acide phénique à 5 p. 100; ensuite, on fait des fumigations de chlore ou d'acide sulfureux pendant quarante-huit heures; enfin on aère pendant huit jours.

L'arrêté de surveillance est levé par le préfet, après avis du vétérinaire sanitaire, dès que la maladie a disparu et après la désinfection des locaux.

Si la gale est constatée sur une foire ou un marché, « les animaux malades sont mis en fourrière, soumis au traitement et séquestrés jusqu'à complète guérison.

« Pendant la durée de la séquestration, le propriétaire peut faire abattre ses animaux malades, qui sont enfouis ou livrés à l'atelier d'équarrissage. Le transfert à l'atelier d'équarrissage ou à l'abattoir a lieu sous la surveillance d'un gardien spécial » (art. 86 du règlement).

Si les animaux malades sont tués à l'abattoir, les peaux et laines devront être désinfectées; les locaux de l'abattoir où les animaux ont été abattus seront désinfectés; les bouchers devront se soumettre aux mesures de désinfection jugées nécessaires (art. 89 du règlement).

L'article 86, § 3, du règlement prescrit que les moutons et les chèvres qui ont été en contact avec les galeux sont signalés au maire de la commune où ils sont envoyés et placés sous la surveillance du vétérinaire sanitaire.

A la *frontière*, les mesures sont aussi rigoureuses : « en cas d'importation de troupeaux atteints de gale, ces troupeaux sont repoussés » (art. 70, § 7, du règlement). Dans les arrivages par mer, cette mesure n'est guère exécutoire; aussi on applique les dispositions de l'article 86 du règlement relatives à la constatation de la gale dans une foire ou un marché (1).

GALLOWAY (Race de). — Race bovine des districts de l'ouest de l'Écosse. Taille petite, formes ramassées, membres courts, charnus, robe généralement noire; poids moyen inférieur à 400 kilogrammes; pas de cornes dans les deux sexes. La *race galloway* est rustique, d'un bon entretien, et fournit une chair et une

(1) A. Conte. *Police sanitaire des animaux* (*Encycl. Cadéac*, 1 vol., Paris, 1895).

graisse très recherchées en Angleterre. C'est une variété de la race britannique de Sanson.

GALOP (all. *Gallopp*; angl. *gallop*; it. *galoppo*; esp. *galope*). — Allure très rapide dans laquelle le cheval est supporté successivement par un pied de derrière, un bipède diagonal et un pied de devant, puis reste sans support un instant, pour retomber de nouveau sur les mêmes appuis. Le cheval galope à droite ou à gauche, suivant que le pied droit ou le pied gauche marque sa piste plus en avant.

GALOPADE. — Air de manège, sorte de galop en trois temps et très raccourci, où l'avant-main est soulevée de telle sorte que l'allure, très cadencée, gagne en élégance ce qu'elle perd en rapidité.

GAMASES. — Ce sont des acariens caractérisés par des téguments coriaces. Ils sont nombreux dans les fourrages et peuvent vivre en parasites sur les animaux domestiques. Se nourrissant surtout des pellicules épidermiques,

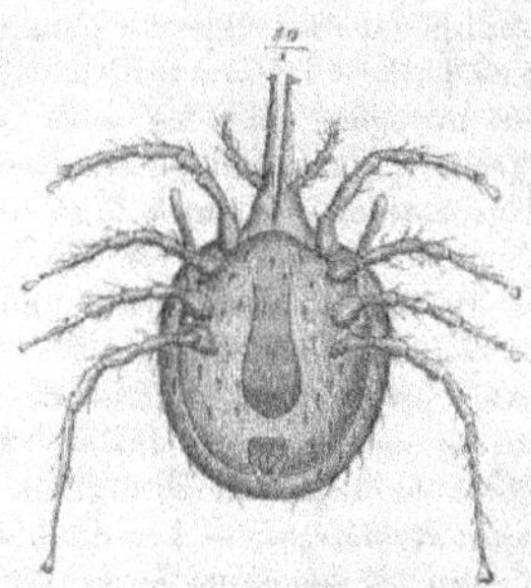

Fig. 747. — Gamases des fourrages (d'après Mégnin).

ils déterminent de légères démangeaisons, et non pas la gale (fig. 747).

GANACHE (all. *Ganasse*; it. *ganacia*). — Région située, chez le cheval, au contour de l'os maxillaire inférieur, et dont les branches sont écartées (*ganache ouverte*), ce qui est une qualité, ou très rapprochées (*ganache fermée*), ce qui annonce une prédisposition au cornage. C'est à la face interne de cette région que l'on explore le *pouls* du cheval.

GANGLIONS. — Voy. LYMPHATIQUES. — ANATOMIE. Petits corps de forme, de grosseur, de structure variables, qui se trouvent sur le trajet des vaisseaux lymphatiques. — On y distingue, même à l'œil nu, une *capsule fibreuse*, épaisse, d'aspect nacré, contenant chez certains animaux (mouton, bœuf, cheval) des fibres musculaires lisses, dirigées en tous sens. Cette capsule envoie des prolongements dans l'intérieur du ganglion : ces prolongements forment une série de cloisons, divisant l'organe en un certain nombre de logettes : ils se dirigent tous vers

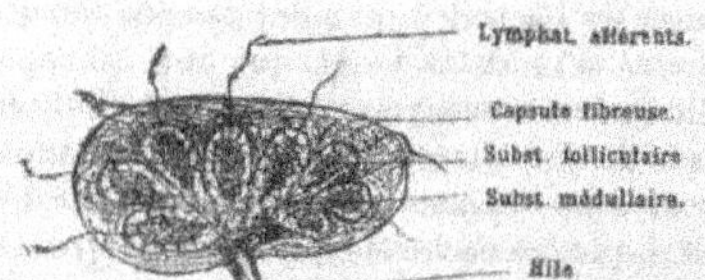

Fig. 748. — Ganglion lymphatique.

un même point, où la capsule est épaissie : c'est le *hile*, par où pénètrent les vaisseaux sanguins et le lymphatique efférent.

A l'œil nu, la substance propre du ganglion se présente comme une pulpe molle et rougeâtre au centre, plus consistante, moins foncée à la périphérie, ce qui a permis de distinguer une substance *corticale* et une substance *médullaire* (fig. 748). Au microscope, il est facile de retrouver dans la substance corticale la structure d'un follicule lymphatique clos; les *vaisseaux sanguins* arrivent par le hile; ils se distribuent d'abord à la substance médullaire, lui donnant son aspect plus foncé, puis ils gagnent la substance corticale, et s'anastomosent avec les quelques capillaires venus de la coque fibreuse.

Les *lymphatiques*, de même que pour un simple follicule clos, abordent le ganglion en différents points de sa périphérie, leur endothélium revêt toutes les mailles du réticulum; enfin, la circulation se résume en un ou deux vaisseaux efférents, qui sortent par le hile.

PATHOLOGIE GÉNÉRALE. — Le rôle des ganglions lymphatiques dans l'infection et dans l'extension des diathèses a été étudié avec soin par M. Courtois-Suffit, médecin des hôpitaux de Paris.

« Lorsqu'un microbe pathogène pénètre par effraction à travers la peau ou les muqueuses dans l'organisme, il se trouve tout d'abord dans le tissu conjonctif. Les espaces lymphatiques étant une dépendance du système lymphatique, on peut dire que, une fois la frontière cutanée ou muqueuse franchie, la première étape accomplie par l'infection sur le territoire envahi est une *étape lymphatique*. C'est à ce moment initial de l'évolution infectieuse, aux origines de la circulation lymphatique, que va se livrer le premier combat entre les éléments de la défense organique et ceux de l'invasion bactérienne. » (Chauffard.)

Dans cette lutte de l'organisme contre l'infection, le ganglion lymphatique joue un rôle considérable. Il agit sur les bactéries : 1° comme un *organe d'arrêt*, en retenant au passage les bactéries qui n'ont pas été détruites au point d'inoculation et qui ont échappé à l'action des leucocytes et des endothéliums, dans le trajet à travers les vaisseaux lymphatiques ; 2° en *atténuant leur virulence*. Il est démontré que les bactéries qui ont pénétré dans le ganglion sont moins virulentes que celles que l'on peut isoler au point d'inoculation ; 3° à l'état normal, le ganglion joue, par ses cellules endothéliales ou ses mononucléaires, un rôle important dans l'*englobement des produits de déchets* qui circulent dans la lymphe ; au cours de l'infection, ce rôle se poursuit et prend une importance considérable.

Outre ce rôle phagocytaire, le ganglion *produit des leucocytes* qui passent dans les voies lymphatiques et surtout dans la circulation générale. Ce rôle n'est pas dévolu au seul ganglion qui correspond au point d'inoculation : tous les ganglions de l'organisme réagissent ainsi, mais à un degré plus faible. Or, les travaux récents ont montré que les leucocytes jouent un grand rôle dans la production du pouvoir bactéricide des humeurs. Dans un travail récent, Pfeiffer et Marx ont montré que les ganglions lymphatiques étaient un des lieux de *production des antitoxines*.

On peut donc dire avec Chauffard : « Chacune des étapes ganglionnaires de l'invasion bactérienne représente un véritable champ de bataille où l'organisme, par les dispositions et les fonctions du système lymphatique, offre le combat aux microbes envahisseurs et réussit à arrêter souvent, à retarder toujours, leur marche. »

Physiquement, chimiquement et anatomiquement, le ganglion lymphatique représente donc un véritable organe différencié, dans la série animale, pour la protection de l'organisme à la fois contre les microbes et leurs toxines.

Bactériologie. — Du foyer d'inoculation, les microbes sont entraînés par les vaisseaux lymphatiques afférents au ganglion ; mais la manière dont ils se comportent à ce niveau est essentiellement variable :

1° Dans les cas les plus bénins, les microbes n'arrivent même pas au ganglion le plus voisin ; ils sont détruits par la phagocytose dans le court trajet qui s'étend du derme au ganglion. Dans ces cas, la réaction locale est généralement très intense.

2° Dans certains cas, les microbes, après avoir produit une réaction plus ou moins forte à leur point d'entrée dans l'organisme, ne trouvent pas dans le premier groupe ganglionnaire une barrière suffisante. Ils franchissent ainsi une série de ganglions et ne vont déterminer de phénomènes appréciables cliniquement que dans des ganglions assez éloignés.

3° Dans les cas très graves, le microbe très virulent ne détermine au niveau du derme aucune réaction, franchit tous les ganglions sans les irriter d'une façon appréciable, passe dans le canal thoracique et arrive ainsi dans le sang ; l'infection générale traduit seule la réaction de l'organisme ; il y a eu septicémie d'emblée.

4° Le plus ordinairement, les microbes libres ou englobés par les phagocytes sont apportés au ganglion. Il semblerait théoriquement qu'on dût trouver des bactéries en plus ou moins grand nombre dans les voies lymphatiques afférentes, puis dans les sinus du ganglion lui-même ; il n'en est rien. Si on trouve assez facilement des microbes dans les voies lymphatiques afférentes, autour du ganglion, on n'en trouve qu'exceptionnellement à l'intérieur du ganglion pendant la *période de réaction*. Les microbes arrivent probablement en petit nombre et sont englobés et digérés.

Injections expérimentales de toxines. — Il est intéressant de comparer ces lésions à celles qui résultent de l'injection de toxines seules.

Intoxication diphtérique. — Les modifications apparues dans les ganglions après l'injection de toxine diphtérique sont plus rapides encore qu'après l'inoculation de bacilles de Lœffler. Après cinquante minutes, le ganglion correspondant au point d'inoculation est hypertrophié. Le réticulum des voies lymphatiques ne réagit que faiblement. Les leucocytes polynucléaires ne pénètrent pas à l'intérieur du ganglion. Au contraire, les follicules sont déjà très altérés et la caryocinèse a presque complètement disparu.

Au bout de deux heures, les lésions sont plus avancées.

Lorsque la mort du cobaye est survenue spontanément, on observe les mêmes lésions, avec des zones nécrotiques plus fréquentes et plus étendues. Dans les ganglions éloignés du point d'inoculation, les lésions sont de même nature et atteignent le même degré.

Intoxication staphylococcique. — Trois heures après l'inoculation, le ganglion le plus voisin du point inoculé est congestionné, et des hémorragies se font dans les voies lymphatiques ; les leucocytes polynucléaires arrivent par les vaisseaux sanguins et lymphatiques. Dans les stades ultérieurs le réticulum du sinus présente une réaction manifeste : les centres germinatifs diminuent d'étendue. Après cinq jours, les leucocytes polynucléaires ont entièrement disparu. Après dix-sept jours, la réparation est presque complète. Les ganglions éloignés ne réagissent que faiblement.

Mode de réaction des ganglions aux processus infectieux.

Les ganglions lymphatiques subissent deux sortes d'altérations : les unes traduisent l'activité fonctionnelle du ganglion et sont l'indice de la lutte contre l'infection ; les autres sont purement passives et se produisent secondairement lorsque la résistance du ganglion a été annihilée par l'action des agents infectieux et toxiques.

Au début de toute infection locale (quarante-cinq minutes environ après l'inoculation de cultures de staphylocoques ou de bactéries charbonneuses), le ganglion le plus proche du point d'inoculation commence à réagir, il s'hypertrophie. Cette hypertrophie est en grande partie due à la congestion, que caractérise l'augmentation de volume des vaisseaux, variable selon la nature de l'infection et selon le siège même des ganglions. Elle est à son maximum dans les infections charbonneuses et pneumococciques.

Cette congestion s'accompagne d'un phénomène capital :

L'apparition dans le ganglion de leucocytes polynucléaires. Ces leucocytes, qui manquent à l'état normal, arrivent soit par la voie lymphatique, soit par la voie sanguine, afin de pourvoir à la phagocytose locale, peut-être aussi à la destruction des toxines.

Dans les cas où l'organisme triomphe dans sa lutte contre les bactéries, l'arrivée des leucocytes polynucléaires est un phénomène transitoire ; les voies lymphatiques continuent à apporter au ganglion les leucocytes exsudés au point d'inoculation, mais la leucocytose qui avait accompagné les phénomènes congestifs du début cesse et la proportion des leucocytes du sang redevient normale.

On voit ensuite apparaître la *réaction du réticulum.* Les cellules fixes du réticulum et les endothéliales se gonflent, puis se détachent ; elles deviennent libres dans les voies lymphatiques et se mêlent aux gros leucocytes mononucléaires en circulation dans la lymphe.

Toutes ces cellules ont des propriétés phagocytaires. Elles englobent dans leur protoplasma les hématies et les transforment en grains de pigment ocre ; elles peuvent absorber les bactéries et les digérer. Si l'infection est très toxique, ces cellules subissent une véritable nécrose.

Enfin, on constate le gonflement et la multiplication de l'*endothélium des capillaires sanguins.*

Lorsque la réaction du ganglion ne dépasse pas ces limites, la *restitutio ad integrum* peut se produire. La congestion diminue, le sang épanché peut rentrer dans la circulation générale où les hématies altérées sont sans doute détruites par la rate et le foie. Dans le ganglion même, les hématies sont englobées par les macrophages suivant un processus digestif particulier. Les cellules endothéliales du réticulum restées en place suffisent à la restauration de ce tissu ; les cellules desquamées sont emportées par les vaisseaux lymphatiques.

Étude du ganglion éloigné du point d'inoculation. — La réaction générale se traduit principalement dans les ganglions éloignés, par de la congestion vasculaire. Elle se distingue de la réaction locale par une intensité moindre du processus, par des altérations moins accentuées, et surtout par une participation plus faible et plus tardive des voies lymphatiques à l'inflammation.

Processus infectieux généralisé. — Lorsque les microbes sont apportés directement par la circulation sanguine, comme cela se voit spontanément dans les maladies générales, tous les ganglions de l'organisme réagissent. La congestion est là encore le premier phénomène en date, elle atteint un degré marqué, et peut aller jusqu'à l'hémorragie : elle s'accompagne d'une formation de leucocytes polynucléaires.

L'injection de toxines microbiennes détermine une réaction analogue à celle des cultures microbiennes, avec différence entre les intoxications curables et les intoxications mortelles. Dans les premières, il se produit, une demi-heure après l'inoculation, une hyperleucocytose qui assure la défense générale de l'organisme. Les leucocytes polynucléaires sont apportés en grande quantité au ganglion pour assurer la défense locale ; mais, au contraire de ce qui se passe dans les infections microbiennes où la sécrétion des toxines est continue, ils disparaissent rapidement. Dans les intoxications mortelles, il se fait une hypoleucocytose progressive en rapport avec la nécrose précoce des centres germinatifs. Ces leucocytes polynucléaires n'arrivent pas au ganglion.

Variations dans le degré de la réaction ganglionnaire au cours des processus infectieux. — De toutes les causes qui influent sur l'importance de la réaction ganglionnaire, la plus manifeste est *l'influence de l'âge.* Le rôle que joue le système lymphatique dans l'infection est d'autant plus marqué, que les organes lymphatiques sont, chez l'infecté, plus développés et plus actifs, ce qui a lieu chez les sujets jeunes ; la participation de l'appareil ganglionnaire aux infections est, en effet, un des grands caractères anatomique et clinique de la pathologie des jeunes.

Chez l'adulte un certain nombre de ganglions sont déjà en régression ; la capsule et les travées qui en partent sont épaissies, d'aspect fibreux : le réticulum est plus apparent, principalement autour des vaisseaux sanguins ; les cellules lymphatiques contenues dans le réticulum sont moins nombreuses. Ce début d'atrophie se manifeste surtout dans les cordons folliculaires qui peuvent être déjà envahis par un commencement de sclérose physiologique.

Plus tard, la sclérose s'accentue de plus en plus, le système lymphatique s'atrophie, la capsule devient plus épaisse et les travées qui en partent divisent le ganglion en plusieurs segments isolés.

Ces ganglions sclérosés jouent un rôle beaucoup plus faible dans la défense de l'organisme et ne réagissent plus aux processus infectieux généraux. « Nous avons vu, dit Marcel Labbé, dans une infection pulmonaire staphylococcique du lapin, un ganglion bien développé réagir fortement à l'infection tandis qu'un ganglion voisin, déjà sclérosé, s'était laissé envahir par la suppuration. »

Indications thérapeutiques. — L'adénopathie peut donc être un phénomène favorable quand elle est intense, indiquant plutôt la puissance défensive de l'organisme que l'énergie offensive du virus. Il y aurait lieu, afin de favoriser l'activité phagocytique, à rechercher l'action de certains médicaments *lymphatiques* tels que l'acide salicylique. » (Augagneur.)

L'inflammation des ganglions lymphatiques se nomme *adénite* (Voy. ce mot).

Pathologie spéciale. — Les contusions et les plaies des ganglions lymphatiques ne sont suivies d'aucune complication particulière.

Les *tumeurs* des ganglions sont généralement secondaires ; elles succèdent ordinairement à l'épithéliome et au carcinome, parfois au sarcome ou à l'enchondrome.

Lors de cancer, la généralisation s'opère d'abord par le ganglion voisin qui collecte la lymphe du territoire primitivement envahi ; de là elle s'étend par les canaux efférents à d'autres ganglions. Les tumeurs des ganglions de l'auge peuvent simuler la glande de morve.

Le seul *traitement* efficace consiste dans l'ablation hâtive et totale. L'intervention chirurgicale est contre-indiquée quand la généralisation a dépassé les ganglions à portée de bistouri. La *médication sclérogène* du Dr Lannelongue, qui consiste à oblitérer tous les lymphatiques autour du ganglion, par l'injection de substances comme le chlorure de zinc, agit comme l'ablation. Elle n'a pas encore été appliquée sur nos animaux domestiques.

GANGRÈNE (de γαγγραίνειν, ronger, dévorer ; consumer ; all. *Brand, Gangrän* ; angl. *gangrene* ; it. *cancrena* ; esp. *gangrena*). — C'est l'extinction de toute action organique, la suspension dans une portion circonscrite du corps des phénomènes de composition et de décomposition qui constituent la vie ; c'est une mort locale et circonscrite encore appelée *mortification.*

Le mot *sphacèle* s'applique à une gangrène étendue (membre) ; les mots *nécrose* et *carie* sont généralement appliqués à la gangrène des os ou des cartilages ; le mot *escarre* désigne les parties molles frappées de mort ; le mot *nécrobiose* s'emploie pour désigner la mortification des tissus, qui s'opère à l'abri de l'air et des germes infectieux.

D'après les données étiologiques, on divise les gangrènes en deux grands groupes : les *gangrènes aseptiques* d'une part, les *gangrènes septiques* ou *infectieuses* de l'autre. Ces dernières consistent en des phénomènes de fermentation et de putréfaction envahissants et à tendance généralisatrice ; elles constituent une complication redoutable des blessures ; nous nous en occuperons ailleurs (Voy. Septicémie *chirurgicale*).

Si les tissus mortifiés se dessèchent par évaporation, c'est l'escarrification aseptique, sorte de momification : c'est la *gangrène sèche.* Si, au contraire, ils sont envahis par des processus locaux de fermentation et de putréfaction : c'est la *gangrène humide.*

Étiologie. — Les causes sont nombreuses.

Causes mécaniques. — La gangrène peut survenir à la suite de contusions violentes, par suite de compression prolongée d'une partie du corps par une pièce du harnachement (cors du garrot ou du dos), par une bande élastique, par un pansement trop serré ; la peau se gangrène sur les côtes, à la pointe de la hanche, etc., chez les animaux qui restent longtemps couchés.

Causes physico-chimiques. — La gangrène est une complication fréquente des brûlures, gelures, froidures, de la cautérisation par le feu ou les caustiques, etc.

L'inflammation en général peut produire l'altération des vaisseaux, l'exsudation, l'hémorragie, la thrombose, l'ischémie et la mortification des tissus ; la mort locale succède à la cessation de la nutrition.

Cette cause est fréquente, et la gangrène humide est souvent la conséquence d'un mouvement inflammatoire préexistant.

Causes biologiques. — Elle est plus fréquente dans les organes vasculaires ; c'est ainsi que l'on voit la gangrène du poumon à la suite de la pneumonie, celle de l'intestin après la congestion intestinale, celle du foie après l'hépatite, etc.

Causes toxiques. — La gangrène survient à la suite de l'ingestion de certaines plantes altérées : seigle ergoté (*ergotisme*), de fourrages avariés, de résidus de distillerie de pommes de terre, de liquides putrides ; l'abus des mercuriaux, le chloral, le venin de la vipère produisent la gangrène.

Causes infectieuses. — Les affections générales, éruptives ou non, se compliquent souvent de gangrène circonscrite ou non ; on la voit survenir au cours de diverses maladies infectieuses : anasarque, coryza gangreneux ; la morve, la tuberculose, la fièvre aphteuse, la clavelée, après l'inoculation préventive contre la péripneumonie, etc.

Certaines maladies s'accompagnant d'altérations du sang (leucocythémie, anémie, etc.), se compliquent facilement de gangrène sous l'influence d'une cause traumatique quelconque.

Les microbes amènent la gangrène par des procédés divers : ils produisent des artérites, des thromboses, des embolies ; ils altèrent le sang ; ils déterminent la production d'exsudats, d'hémorragies, de toxines ; ils déterminent la stase sanguine. Souvent ils s'attaquent directement aux tissus ; leur action nécrosante est favorisée par des causes prédisposantes : altération du sang, contusion violente, plaie anfractueuse, etc.

Bactériologie de la gangrène. — La gangrène est due à un grand nombre de microbes, dont quelques-uns ont une action spécifique : tel est le *vibrion septique* de Pasteur, ou *bacille de la gangrène gazeuse*. C'est un microbe anaérobie,

extrêmement répandu (sol, vase des eaux, tube digestif). Il se développe surtout dans les plaies contuses.

Les *microbes pathologiques* (streptocoque, staphylocoque, proteus) peuvent causer également la gangrène, lorsqu'ils se développent sur un organisme affaibli, de même que le bacille de la gangrène gazeuse, chez les animaux résistants, ne détermine que des abcès.

Dans tout processus de gangrène, il y a une part qui est l'œuvre des microbes. Ils ont pu être importés par le traumatisme initial ; le plus souvent, ils se trouvent déjà dans l'organisme, leur virulence est simplement accrue par le traumatisme, l'arrêt de la circulation, les troubles nerveux qui ne sont que des causes prédisposantes.

Causes d'origine vasculaire. — La gangrène survient par anémie ou par hyperémie des tissus. Elle est consécutive aux embolies, aux thromboses, aux oblitérations artérielles et veineuses, à la section d'une artère importante, etc. Elle survient dans tous les cas où la circulation est arrêtée : compression circulaire permanente d'un membre par un garrot, pansement trop serré, constriction d'une anse d'intestin dans la hernie étranglée, etc.

Causes d'origine nerveuse. — Les gangrènes dues à des névrites ou à des lésions des centres sont rares chez nos animaux.

Pour terminer, nous dirons que la gangrène apparaît plus facilement chez les individus faibles, anémiés, atteints de maladies chroniques, chez lesquels le sang est altéré.

Symptomatologie. — En général, on reconnaît quatre périodes dans l'évolution de la gangrène : 1° dessiccation ou inflammation suivant que la gangrène est sèche ou humide ; 2° mortification ; 3° délimitation de la partie mortifiée ; 4° cicatrisation de la plaie produite par l'élimination de l'îlot gangrené.

Nous allons successivement étudier la gangrène humide et la gangrène sèche superficielles ; nous dirons ensuite quelques mots des symptômes des gangrènes profondes.

Gangrène humide superficielle. — On observe d'abord les signes d'une vive inflammation, puis ceux de la mortification.

La partie atteinte se reconnaît à sa couleur ; du rouge on la voit, sur la peau non colorée, passer au rouge moins vif, puis au violet foncé, au noir, souvent avec reflet verdâtre ; ces teintes sont dues à l'hémachroïne dissoute et altérée ; souvent il y a comme des marbrures ; les plaies deviennent d'un rouge livide, on les dit plombées. Les tissus, quoique tuméfiés, sont mous, pâteux, flasques, comme spongieux ; les plaies se dessèchent ; s'il y a du pus, celui-ci devient séreux, puis ichoreux. Le tissu est froid au toucher (froid cadavérique). Il y a quelquefois douleur par suite d'artérite ; engourdissement et insensibilité complète, avec impossibilité de mouvement. La sérosité des tissus gangrenés presse contre l'épiderme, qui se sépare du derme par parties plus ou moins étendues ; il se forme des phlyctènes, que la sérosité distend ; celle-ci est rouge ou brunâtre et quelquefois s'écoule au dehors. Autour de la plaie, on constate une crépitation périphérique due à la présence de gaz dans le tissu cellulaire ; ces gaz pénètrent dans le tissu cellulaire des parties voisines, et se répandent rapidement à de grandes distances en suivant principalement le trajet des vaisseaux et des nerfs.

A mesure que le travail de putréfaction progresse, la partie malade se décompose, tombe en morceaux, ou escarres ; les tissus mous se transforment en un magma pulpeux ; poursuivant ses progrès, la gangrène entame les tendons, les ligaments, et détache les rayons articulaires.

A moins que la mortification ne soit très peu considérable, la gangrène est souvent accompagnée de symptômes adynamiques : prostration des forces, petitesse et fréquence du pouls, irrégularité des fonctions, frissons, sentiment de froid général, fétidité de l'haleine et des excréments, etc. Ces symptômes généraux sont dus à l'absorption, au niveau de la région gangrenée, des produits toxiques dus à la décomposition des tissus.

Au début, surtout quand elle succède à une inflammation très douloureuse, l'état général du malade paraît s'améliorer, mais ce n'est là qu'un calme trompeur.

Généralement une réaction s'établit dans les parties saines et arrête les progrès de la mortification. L'about vivant, siège d'une nutrition plus active, se congestionne ; l'exsudation et la suppuration rendent la disjonction possible. On voit sur les limites une ligne tranchant sur les parties mortifiées par sa couleur vive et rosée et son aspect franchement inflammatoire ; elle circonscrit les tissus gangrenés ; bientôt, le long de cette zone, il s'établit de petites solutions de continuité, qui, en se réunissant, forment un sillon, lequel s'accroît en largeur et en profondeur, fournit un liquide séreux, rougeâtre, puis purulent ; on constate ensuite le soulèvement et le détachement de l'escarre, au-dessous de laquelle s'est formée une membrane pyogénique. Ce travail d'élimination parcourt ses périodes avec plus ou moins de rapidité, suivant la profondeur et la nature des parties mortifiées. Après une élimination régulière, la partie vive présente une surface suppurante, couverte de bourgeons de bonne nature, qui annoncent la cicatrisation ; les vides déterminés par la perte de substance se remplissent partiellement de tissu conjonctif.

Gangrène sèche superficielle. — La peau escarrifiée change de couleur et revêt une teinte rouge brun d'abord, puis noirâtre ; les autres tissus ont une couleur plus foncée. Le volume du tissu nécrosé diminue, et sa consistance est augmentée ; la peau prend l'aspect du cuir desséché, et perd de plus en plus de sa souplesse par la dessiccation. Au point de vue chimique, la gangrène sèche diffère de la gangrène humide par moins d'eau et plus de carbone.

Lorsque la gangrène occupe une assez grande étendue, la température des parties mortes peut être celle de l'atmosphère ; le plus souvent, elle lui reste supérieure.

Toute partie mortifiée est insensible, mais la sensibilité est singulièrement exaltée dans les parties vives environnantes ; c'est ce qui explique les manifestations de douleur qui se produisent lorsqu'on explore une région siège d'une nécrose circonscrite.

Le travail éliminateur de disjonction des escarres, quoique lent, s'opère toujours ; le danger de l'infection par contiguïté n'est pas à craindre ; le plus ordinairement la gangrène sèche reste limitée au point exact sur lequel s'est exercée l'action de la cause ; d'assez bonne heure, on voit se former autour un cercle inflammatoire, et un sillon qui se creuse en dedans du cercle avec une rapidité d'autant plus grande que les parties mortifiées ont physiologiquement une ténacité moindre. Ainsi, il peut suffire de cinq à dix jours pour la séparation complète d'une escarre qui n'a envahi que la peau et le tissu cellulaire sous-jacent ; mais quand des aponévroses, des ligaments, des tendons, des cartilages ou des os font partie de la masse nécrosée, le travail de disjonction peut être très lent. — Le travail de cicatrisation des plaies consécutives à l'élimination marche ordinairement de pair avec le travail de disjonction de l'escarre, à moins de complications rares.

Gangrènes profondes. — Elles s'accusent

par la disparition des symptômes généraux ; le malade paraît ne plus souffrir, parfois il mange ; mais c'est un calme trompeur. La respiration est accélérée, dyspnéique ; le pouls est petit, filant ; les battements du cœur sont tumultueux, les extrémités sont froides, la peau se couvre de sueur. Dans certains cas on note des signes spéciaux : la gangrène du poumon se manifeste par un jetage sanieux, rouge brunâtre, d'odeur repoussante, l'haleine est fétide ; la gangrène de l'intestin est parfois suivie du rejet de matières noirâtres, sanguinolentes, mélangées avec les excréments, etc. Dans les cas de gangrène étendue, la température de l'animal baisse rapidement ; le malade meurt au bout d'un temps plus ou moins long suivant l'importance de l'organe gangrené et l'étendue des lésions.

COMPLICATIONS. — La gangrène peut avoir une marche constamment envahissante ; cela s'observe surtout dans les tissus à nutrition peu active : os, tendons, ligaments.

Parfois la gangrène peut atteindre un vaisseau important, désorganiser ses parois et entraîner l'ischémie puis la gangrène du territoire qu'il irrigue ; ou bien elle peut atteindre une séreuse qui s'enflamme : elle se complique alors d'une arthrite, d'une pleurésie ou d'une péritonite purulentes, qui sont rapidement mortelles.

Dans les gangrènes étendues, l'organisme est empoisonné par les produits de décomposition des tissus mortifiés, absorbés au niveau de la région gangrenée.

ANATOMIE PATHOLOGIQUE. — Dans un tissu gangrené on reconnaît : l'*escarre*, partie morte ; la *zone gangreneuse*, partie qui se meurt ; le *sillon disjoncteur* qui sépare la précédente des tissus vivants ; la *zone* ou *cercle inflammatoire*, bande de tissu vivant qui résulte des phénomènes réactionnels de l'organisme.

Les caractères de l'*escarre* varient suivant la nature du tissu mortifié et la forme de la gangrène. Dans la gangrène sèche, les tissus sont racornis, durs, privés de leur eau ; parfois ils ont conservé leur forme et leur aspect (os, cartilages, ligaments) ; d'autres fois ils sont décolorés et plus ou moins modifiés. L'examen histologique montre la destruction des globules rouges et blancs, la présence de cristaux d'hématoïdine, de granulations graisseuses et pigmentaires ; les éléments anatomiques sont généralement à peine altérés. Dans la gangrène par ramollissement, la partie mortifiée est ramollie, liquéfiée, désagrégée.

Dans la gangrène humide, la partie mortifiée se ramollit, se liquéfie, se décompose ; les globules sanguins sont désagrégés, les tissus sont décolorés et détruits. La gangrène humide n'est que le travail de putréfaction au sein d'un organe que la vie vient de quitter ; la vie cessant, les affinités chimiques entrent en jeu : la putréfaction engendre des acides gras volatils, de l'hydrogène sulfuré, des composés ammo-

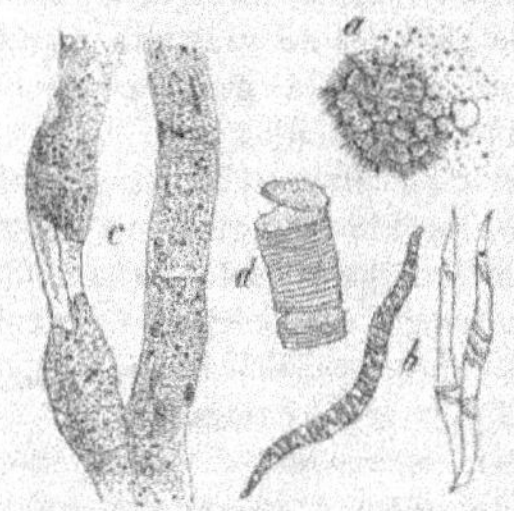

Fig. 749. — Décomposition gangreneuse des tissus.

a, amas de globules sanguins ; *b*, fibres musculaires lisses ; *c*, fibres musculaires striées ; *d*, leur désagrégation en disques de Bowman. 1/300 (Rindfleisch).

niacaux, des composés d'ammoniaque avec les différents acides gras ; ces divers produits sont la cause de cette odeur infecte caractéristique de la gangrène. Les matières albuminoïdes

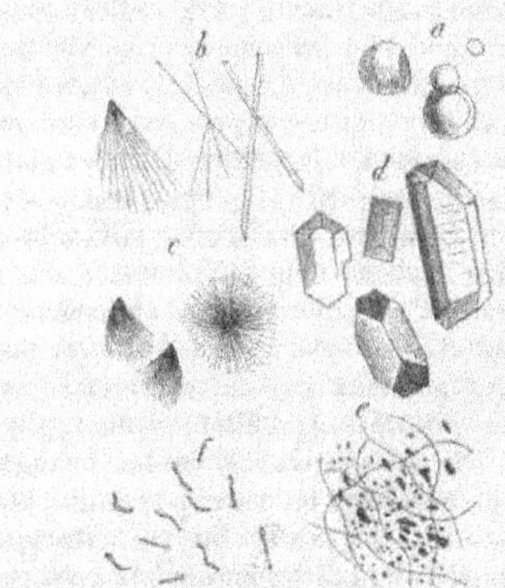

Fig. 750. — Produits de la dissolution gangreneuse.

a, leucine ; *b*, thyrosine ; *c*, corps gras cristallisés ; *d*, phosphate ammoniaco-magnésien ; *e*, corpuscules gangreneux (pigment noir) ; *f*, vibrion septique (Rindfleisch).

sont les premières à s'altérer et se transforment d'abord en leucine et thyrosine. Les globules sanguins étant désagrégés, leur matière colorante se dissout dans le sérum, s'infiltre au loin et colore les parois des veines (fig. 749 et 750).

Dans le tissu gangrené on trouve les agents

qui président à ses diverses transformations ; ce sont des organismes inférieurs, des *Saccharomyces*, des *Aspergillus*, le *Leptothrix*, divers vibrions, spirilles, bactéries, etc., tous agents des fermentations.

Le processus qui se déroule, l'aspect que prennent les tissus mortifiés sont à peu près les mêmes que sur les cadavres.

La *zone gangreneuse*, infiltrée d'exsudats, est remplie de globules de pus ; elle est en voie de destruction. Dans la gangrène sèche, cette zone est à peu près nulle.

Le *sillon disjoncteur* est rempli de globules de pus ou de liquide sanieux ; au début il est représenté par un cercle enflammé qui se fissure et forme une véritable tranchée. Ce sillon est d'autant plus large que les tissus sont plus élastiques et plus tuméfiés.

Le *cercle inflammatoire* est tuméfié, chaud, sensible, douloureux, et contraste avec la zone mortifiée qui est froide ; il se couvre d'une barrière de bourgeons charnus qui isole l'îlot mortifié et répare peu à peu la brèche faite par son élimination. Parfois ce cercle englobe les tissus mortifiés ; le produit séquestré est alors isolé (séquestre pulmonaire dans la péripneumonie contagieuse).

TRAITEMENT. — Il n'est pas possible de rendre la vie à une partie morte ; les indications se réduisent donc à un traitement prophylactique quand la gangrène est à craindre, et à un traitement qui doit limiter ses progrès, favoriser la chute des escarres et la cicatrisation des plaies.

Traitement préventif et prophylaxie. — Les indications résultent des données étiologiques. — On fera d'abord disparaître les causes, si c'est possible, ou bien on en atténuera les influences et on s'efforcera de modérer leurs effets. Les animaux qui doivent rester longtemps en position décubitale seront placés sur une litière épaisse, et on les changera de côté ; on modifiera les harnais, la selle, etc. ; on n'emploiera le cautère et les caustiques qu'avec modération ; les pansements ne seront pas trop serrés ; on supprimera l'alimentation avec les graines avariées, on cessera le traitement mercuriel ; les plaies seront traitées antiseptiquement, on drainera les culs-de-sac, on débridera les plaies fistuleuses, etc.

Lorsque la peau et les tissus sous-cutanés sont fortement enflammés, on aura recours à l'antisepsie, aux bains antiseptiques tièdes, aux scarifications, etc.

Traitement curatif. — Les gangrènes aseptiques ont peu de tendance à s'étendre et se limitent d'ordinaire rapidement. — On les limitera en faisant cesser la cause ; on réveillera l'activité des tissus environnants par de fréquentes lotions ; on aura recours au bistouri et au cautère pour permettre l'introduction des liquides antiseptiques dans ces tissus. Si la gangrène est étendue en surface ou en profondeur, il sera parfois plus économique d'abattre le malade.

On favorise la délimitation et l'élimination de l'escarre par des frictions vésicantes sur les régions ; si l'élimination des tissus gangrenés s'accompagne de phénomènes réactionnels intenses, si les régions voisines sont gonflées et très douloureuses, on utilisera les lotions antiseptiques tièdes, les bains, les cataplasmes antiseptiques ; on enduira ces tissus de vaseline boriquée ou cocaïnée.

A mesure que l'escarre s'élimine, le pus devient abondant, macère les tissus mortifiés qui se putréfient, etc. ; il faudra laver fréquemment la plaie avec un liquide antiseptique, donner écoulement au pus par des contre-ouvertures, le drainage, ou bien avoir recours à l'irrigation continue. On couvrira avec une poudre absorbante les parties gangrenées et le sillon disjoncteur. Parfois il est nécessaire d'enlever ces régions mortifiées, soit au cautère, soit au bistouri. Dans certains cas on doit recourir à l'amputation de l'organe gangrené, le membre chez les petits animaux, la queue chez les bovins (à la suite de l'inoculation préventive de péripneumonie), ou le pénis chez le cheval, etc.

Quand l'escarre sera éliminée, on traitera ensuite la plaie comme une plaie simple.

Dans le cas de gangrène profonde, l'intervention est très limitée ; on soutiendra les forces de l'animal par des excitants : café, thé, alcool, injections de caféine, etc., et par des toniques et des astringents.

GARANTIE. — I. **Garantie dans les ventes ou échanges d'animaux domestiques.** — Elle est régie par la loi du 2 août 1884, modifiée par la loi du 31 juillet 1895 (Voy. VICES RÉDHIBITOIRES).

II. **Garantie conventionnelle.** — Celle qui fait l'objet de stipulations particulières entre les parties et qui leur sert de loi ; elle est encore appelée garantie *de fait* par opposition à la garantie *de droit* que le vendeur doit à l'acheteur.

Il résulte de l'article 1627 du Code civil, que les parties peuvent, par des dispositions spéciales, déroger à la loi sur les vices rédhibitoires ;

elles peuvent étendre, limiter ou supprimer la garantie légale.

La garantie conventionnelle est *expresse* quand elle ne s'applique qu'à des cas prévus par les parties ; elle est *tacite* quand la convention contient implicitement la condition qui doit entraîner la résolution de la vente : ainsi un animal vendu comme reproducteur est garanti pour son aptitude à la reproduction.

a. Extension de la garantie. — Les parties peuvent, par des conventions spéciales, augmenter le délai de garantie : dans ce cas, la convention doit indiquer nettement la durée du délai stipulé ; elles peuvent étendre la garantie à des animaux non désignés dans la loi de 1884-1895 : dans ce cas, les parties indiqueront exactement les animaux, les vices et le délai ; elles peuvent l'étendre à des vices non compris dans cette même loi ; à tous les défauts cachés, comme aux vices apparents ; à certaines qualités déterminées en l'absence desquelles la vente sera résiliée, etc.

b. Diminution et suppression des effets de la garantie légale. — Les parties peuvent stipuler par conventions spéciales, que le délai pour intenter l'action sera diminué, que le vendeur ne répond pas de tel ou tel vice rédhibitoire, etc. Les parties peuvent exclure la garantie légale ; le vendeur peut s'en dispenser en spécifiant dans la convention que l'acquéreur achète à ses *risques et périls*, ou que l'acheteur décharge le vendeur de la garantie pour tout vice rédhibitoire, ou bien le vendeur peut spécifier que l'animal est vendu *sans garanties*. — Cependant le vendeur ne peut s'exonérer de la garantie relative aux maladies contagieuses tombant sous le coup de la loi sanitaire.

Rédaction de la convention. — La convention qui modifie la garantie légale doit être formulée par écrit dans un *acte sous seing privé* rédigé sur papier timbré ; il doit y avoir autant d'exemplaires de cet acte qu'il y a de parties intéressées ; on donne le nom de *billet de décharge* à l'acte qui stipule les conventions consenties par l'acheteur à l'égard du vendeur, et celui de *billet de garantie* à l'acte qui renferme les conventions consenties par le vendeur en faveur de l'acheteur.

Les *délais* pour intenter l'action dans le cas de garantie conventionnelle varient suivant les cas : si le délai a été fixé par la convention, les parties devront s'y conformer ; si le délai n'est pas fixé, et que la garantie s'applique à un vice réputé rédhibitoire par la loi de 1884, les délais sont ceux de cette loi ; si la garantie s'applique à un vice conventionnel, l'action doit être intentée par l'acquéreur dans un *bref délai*, suivant la nature du vice et l'usage du lieu où la vente a été faite. — L'action en garantie doit être exercée d'après les règles de la *procédure de droit commun*.

III. Garantie dans les ventes d'animaux de boucherie. — Sous l'empire de la loi de 1838, la vente des animaux de boucherie était régie par les articles 1641 et suivants du Code civil ou par les règles de la garantie conventionnelle. — Seuls les marchés de Poissy et de Sceaux, qui alimentaient Paris, avaient des règlements spéciaux. D'après la loi de 1884, article 12, « sont abrogés tous règlements imposant une garantie exceptionnelle aux vendeurs d'animaux destinés à la boucherie ; sont également abrogées la loi de 1838 et les dispositions contraires à la présente loi ». Cependant ce texte n'indique pas clairement la législation qui régit le commerce des animaux de boucherie. La question est sujette à controverse, et trois opinions émises sont confirmées par la jurisprudence.

Suivant la première, la vente des animaux de boucherie est régie par la loi de 1884 ; le vendeur est donc dispensé de toute garantie, puisque les animaux de boucherie, sauf le porc ladre, ne sont pas énumérés à l'article 2 de cette loi.

D'après la deuxième, la vente des animaux de boucherie serait régie par les articles 1641 et suivants du Code civil ; l'animal de boucherie ne serait pas considéré en tant qu'animal en vente, mais comme viande sur pied.

Enfin d'après la troisième opinion, qui semble s'accréditer de plus en plus, la vente des animaux de boucherie est soumise à une garantie conventionnelle spéciale, parfois expresse, mais le plus souvent tacite, par laquelle l'animal vendu devra donner après abatage de la viande saine et propre à la consommation.

Si *l'animal meurt* avant l'abatage, la vente est régie par les articles 2 et 10 de la loi de 1884 ; les animaux de boucherie étant exclus de la nomenclature de l'article 2, le porc ladre excepté, la perte est donc pour le boucher acheteur, à moins que celui-ci ne prouve que la mort de l'animal provient de la négligence ou de l'incurie du vendeur.

La *preuve de la convention* est souvent difficile à établir, à moins qu'il n'existe une convention écrite ; dans ce cas l'acheteur pourra s'en prévaloir. S'il n'existe qu'un engagement oral, le boucher acheteur pourra avoir recours aux témoins. La preuve par témoins est toujours admise devant les tribunaux de commerce ; elle n'est reçue devant les tribunaux civils que si la valeur de l'animal est inférieure à 150 francs. Cependant, dans ce dernier cas, la preuve testimoniale peut être reçue quelle que soit la valeur de l'animal, quand les parties ne contestent pas la réalité de la vente, mais la qualité de la chose vendue. En conséquence, le boucher acheteur n'aura qu'à établir qu'en raison de sa profession, de l'état d'engraissement de l'animal, etc., la vente avait bien pour objet un animal de boucherie.

Les *vices rédhibitoires* dans les ventes d'animaux de boucherie sont les maladies graves antérieures à la vente et qui entraînent la saisie totale ou partielle de la viande ; elles doivent être, en outre, cachées au moment de celle-ci et inconnues de l'acheteur.

Les *délais* pour intenter l'action sont, pour certains auteurs, ceux de la loi du 2 août 1884 ; pour d'autres, on doit suivre les règles de la garantie conventionnelle. Pour intenter l'action rédhibitoire, on doit suivre les règles de la *procédure civile* : l'acheteur établira par l'expertise que la viande était impropre à la consommation, que la maladie qui a entraîné la saisie était antérieure à la vente et qu'elle était cachée au moment de celle-ci ; cependant, si la viande a été saisie à l'abattoir par un inspecteur vétérinaire, l'acheteur n'aura pas besoin de provoquer d'expertise et se contentera d'assigner le vendeur devant le tribunal compétent et d'invoquer le rapport de l'inspecteur.

IV. Garantie dans les ventes d'animaux atteints de maladies contagieuses. — *Article 13 de la loi du 21 juillet 1881. — La vente ou la mise en vente des animaux atteints ou soupçonnés d'être atteints de maladies contagieuses est interdite. — Le propriétaire ne peut s'en dessaisir que dans les conditions déterminées par le règlement d'administration publique prévu à l'article 5.*

Ce règlement fixera, pour chaque espèce d'animaux et de maladies, le temps pendant lequel l'interdiction de vente s'appliquera aux animaux qui ont été exposés à la contagion.

(L'interdiction de vendre n'est absolue que pour les animaux de travail ou d'élevage. La loi de 1881 et le règlement d'administration publique de 1882 indiquent dans quels cas et sous quelles conditions pourront être vendus les animaux devant être immédiatement livrés à la boucherie.)

Article 1er de la loi du 31 juillet 1895. — L'article 13 de la loi du 21 juillet 1881 est complété par les quatre paragraphes suivants :

Et si la vente a eu lieu, elle est nulle de droit, que le vendeur ait connu ou ignoré l'existence de la maladie dont son animal était atteint ou suspect.

Néanmoins, aucune réclamation de la part de l'acheteur, pour raison de ladite nullité, ne sera recevable lorsqu'il se sera écoulé plus de quarante-cinq jours depuis le jour de la livraison, s'il n'y a poursuite du ministère public.

Si l'animal a été abattu, le délai est réduit à dix jours à partir du jour de l'abatage, sans que toutefois l'action puisse jamais être introduite après l'expiration du délai de quarante-cinq jours. En cas de poursuite du ministère public, la prescription ne sera opposable à l'action civile, comme au paragraphe précédent, que conformément aux règles du droit commun.

Toutefois, en ce qui concerne la tuberculose dans l'espèce bovine, la vente ne sera nulle que lorsqu'il s'agira d'un animal soumis à la séquestration ordonnée par les autorités compétentes.

Pour que la vente soit annulée, l'acheteur devra intenter l'action dans les délais prescrits et prouver que la maladie contagieuse ou que la contamination de l'animal est antérieure à la vente.

La constatation de la maladie est faite par le rapport des experts ou par celui du vétérinaire sanitaire ou de l'inspecteur de l'abattoir où l'animal a été abattu. L'antériorité de la maladie à la vente est démontrée par l'ancienneté des lésions, par les symptômes observés par l'expert. Si ce dernier ne peut se prononcer, l'acheteur est débouté de sa demande, à moins qu'il n'établisse par preuves que l'animal a été en contact avec des animaux atteints de la même maladie.

En ce qui concerne la *tuberculose* visée par le dernier paragraphe de l'article 1er de la loi de 1895, les avis sont partagés au sujet de savoir si la séquestration qui entraîne la nullité de la vente doit avoir été ordonnée *avant* ou *après* cette dernière. Beaucoup de tribunaux admettent que l'annulation du marché sera obtenue par l'acheteur quand la séquestration du tuberculeux sera postérieure à la vente ; à plus forte raison si l'animal a déjà été séquestré antérieurement.

La séquestration doit être ordonnée par le préfet seul pour les uns, à la rigueur par le maire pour d'autres auteurs ; la première opinion doit être adoptée.

Si *l'animal meurt* dans les délais prévus par les paragraphes 2 et 3, la perte est pour le vendeur si l'acheteur prouve que la maladie est antérieure à la vente. Il en sera de même si l'animal atteint d'une maladie contagieuse meurt d'une maladie quelconque.

Si *l'animal tuberculeux meurt* dans les délais des paragraphes 2 et 3 de tuberculose ou d'une maladie quelconque, avant la séquestration obligatoire, l'acheteur perd ses droits; dans le cas contraire, la demande de l'acheteur est recevable.

Dans le cas où un animal atteint de maladie contagieuse a été l'objet de *plusieurs ventes successives* dans le délai de quarante-cinq jours, le dernier acheteur, sous-acquéreur, peut intenter une action à son vendeur intermédiaire : c'est l'action principale; ce dernier peut à son tour intenter une action contre le vendeur primitif : c'est l'action récursoire ou incidente. La jurisprudence des tribunaux a établi que l'acheteur intermédiaire, actionné par le sous-acquéreur, peut intenter une action récursoire en garantie contre le vendeur primitif, à condition qu'il exerce le recours dans le délai de quarante-cinq jours à dater de la première vente et qu'il fasse la preuve que la maladie est antérieure à la vente.

Si l'animal est atteint de *tuberculose*, les avis sont très partagés : les uns estiment que la solution précédente est applicable à la tuberculose; les autres soutiennent que le vendeur intermédiaire ne pourra exercer une action en garantie contre le vendeur primitif que s'il a fait séquestrer l'animal tuberculeux dans les délais prescrits par les paragraphes 2 et 3 de l'article 1er de la loi de 1895.

Les *délais* ne sont pas francs; ils expirent le quarante-cinquième jour ou le dixième jour après la livraison, ou après l'abatage, non compris le jour de la tradition réelle ou de l'abatage.

Si l'acheteur est de mauvaise foi, s'il savait que les animaux vendus étaient atteints ou suspects de maladie contagieuse, il pourra être l'objet de poursuites correctionnelles. En vertu de l'article 638 du Code d'instruction criminelle, « l'action publique et l'action civile résultant d'un délit de nature à être puni correctionnellement, se prescrivent après trois années révolues à compter du jour où le délit a été commis, si dans l'intervalle il n'a été fait aucun acte d'instruction ni de poursuite ».

La *procédure* à suivre est celle du droit commun. L'acheteur provoque la nomination d'experts d'après les règles du Code de procédure civile.

Si le vendeur était de mauvaise foi, l'acheteur de bonne foi, au lieu de suivre cette procédure, peut porter plainte et se constituer partie civile (1).

GARGOUILLEMENT (all. *gurgelndes Geräusch*; angl. *grumbling*; it. *gorgogliamento*; esp. *mormullo*). — En physique, bruit que produit le passage de l'air à travers un liquide. == En pathologie, bruit qui se produit dans toute cavité où un liquide peut être agité avec de l'air ou un gaz quelconque. On le perçoit : dans le poumon, où il constitue le *râle caverneux*; dans le péricarde, où il est rare, et est un signe d'hydro-pneumopéricarde ; dans l'estomac, dont il annonce la dilatation ; dans l'intestin, où on l'observe dans la dysenterie, l'entérite, la simple indigestion, etc., c'est-à-dire toutes les fois qu'il y a production simultanée de gaz et de liquides dans le tube digestif.

GARONNAISE (Race bovine). — Variété de la race d'Aquitaine de Sanson, que l'on trouve sur les deux rives de la Garonne et de la Gironde. Les bœufs garonnais sont très grands, ce sont de bons animaux de travail. Engraissés, ils atteignent souvent un poids de 1000 à 1200 kilogrammes. Leur viande est de bonne qualité, mais, comme dans leur pays ils ne sont en général mis à l'engraissement que vers sept ou huit ans, leur rendement en viande nette est peu élevé.

GARROT (de *ligare*, lier, faire un nœud, assembler ; angl. *the withers of the horse*). — Nom donné à une région supérieure, impaire ou médiane du tronc, limitée en avant par l'encolure, en arrière par le dos, et ayant pour base cinq à six apophyses épineuses dorsales (de la 2e à la 7e), sur lesquelles viennent s'attacher, comme à autant de bras de levier, un grand nombre de muscles et de ligaments ou tendons. La beauté de cette région consiste dans sa hauteur qui implique un port élevé de la tête et un jeu libre des mouvements de l'épaule (fig. 751).

Le garrot *élevé* se rencontre sur les chevaux de race distinguée, il coïncide avec des épaules longues et une poitrine bien développée.

Par contre, le garrot bas, arrondi, *mal sorti*, est une défectuosité, parce qu'il est défavorable, par la brièveté des leviers qui le forment, à l'action des muscles et de l'appareil élastique, releveurs et souteneurs de la tête ou moteur des épaules (fig. 752).

(1) A. Conte, *Jurisprudence vétérinaire* (*Encyclop. Cadéac*. 1 vol., Paris, 1898).

Sur les *animaux de boucherie*, le garrot est un bon *maniement*. On l'explore en arrière,

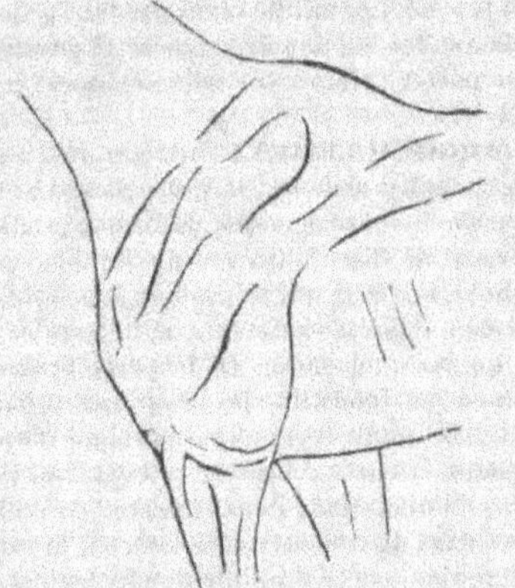

Fig. 751. — Garrot élevé.

pour le bœuf, et on pose la main à plat pour le mouton. Dans un bon état de graisse, on doit peu

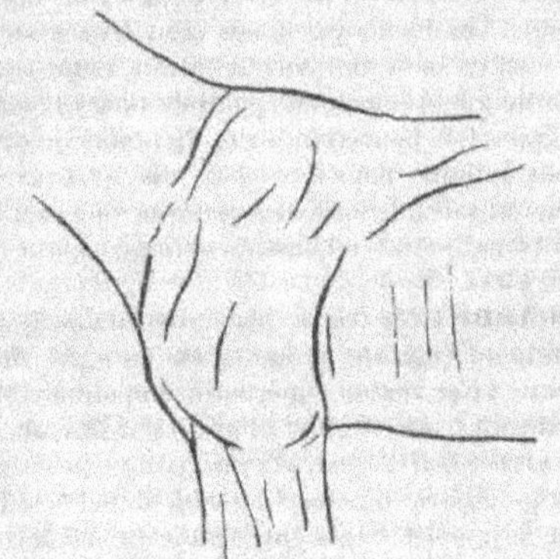

Fig. 752. — Garrot bas.

sentir la saillie du bord vertébral des omoplates.

ANATOMIE. — En procédant de dehors en dedans, le garrot se montre constitué : 1° *sur la ligne médiane*, par la peau, le tissu conjonctif assez élastique qui renferme parfois une bourse séreuse, l'attache postérieure du ligament susépineux cervical, les disques cartilagineux qui surmontent les apophyses épineuses des sept vertèbres dorsales qui suivent la première ; ces apophyses épineuses sont renflées et spongieuses à leur sommet ; 2° *sur les faces*, par la peau mince et mobile, le tissu conjonctif assez lâche, le muscle trapèze, le cartilage de prolongement du scapulum qui ne s'étend généralement que sur les deux tiers ou la moitié inférieure du garrot, le muscle rhomboïde, l'aponévrose commune aux muscles dentelé antérieur de la respiration, splénius et grand complexus, les deux branches supérieure et inférieure du muscle ilio-spinal, enfin les vertèbres.

PATHOLOGIE. — En raison de la complexité de sa constitution anatomique et des mouvements dont il est le siège, le garrot est exposé à des affections nombreuses, souvent graves.

ÉTIOLOGIE. — Les affections du garrot sont la plupart du temps des « maladies de service » produites par le harnachement.

Elles reconnaissent des *causes prédisposantes* : garrot bas, noyé, empâté ; garrot sec, haut, tranchant ; la sueur, la pluie, en augmentant l'adhérence du collier, du bât, de la selle, favorisent leur développement ; elles sont plus fréquentes chez les chevaux qui travaillent en terrains accidentés, avec montées et descentes rapides ; elles s'observent surtout après les longues étapes aux allures vives. Les cicatrices anciennes, les éruptions eczémateuses, la gale prédisposent aux blessures du garrot.

Causes occasionnelles. — Ce sont les pincements, les pressions, les frottements exercés par la selle ou les harnais mal confectionnés ou mal ajustés. Le poids du cavalier ou du fardeau, la manière de monter du cavalier exercent une influence incontestable sur leur fréquence, elles sont parfois déterminées par la couverture mal pliée, par un surfaix trop serré, etc.

Abcès. — Dus à des contusions violentes, à des morsures, ils sont rarement primitifs, mais le plus souvent secondaires aux tumeurs sanguines, aux cors, où ils sont symptomatiques d'une affection générale, gourme, pneumonie. Leur siège est variable, ils peuvent exister sur la ligne médiane ou sur les faces latérales.

L'*abcès superficiel* est facilement reconnu : tumeur chaude, assez sensible, fluctuante en son centre ; la fluctuation s'étend peu à peu et il y a généralement de l'œdème périphérique. Si l'abcès passe inaperçu, la paroi se rupture sous l'influence des pressions du harnais ou de la selle, le pus s'étale, fuse plus ou moins loin, et entraîne des désordres graves. Parfois le pus macère la peau au sommet de l'abcès et se fait jour au dehors. L'*abcès profond* est difficilement reconnu : la région est tuméfiée sur une étendue plus ou moins grande, chaude, très sensible ; il y a de l'œdème déclive, et parfois formation de cordes lymphatiques. En raison des mouvements dont le garrot est le siège, le pus fuse dans les interstices musculaires, s'étend plus ou moins loin, macère les tissus, les ligaments, les os, détermine un *mal de garrot* (Voy. ce mot) et parfois vient se faire jour au dehors par un trajet fistuleux après avoir occasionné des désordres graves.

Traitement. — On devra de suite ponctionner l'abcès dans sa partie déclive, puis le laver avec une solution antiseptique. Il sera parfois nécessaire de débrider les fistules, de pratiquer des contre-ouvertures, de placer un drain.

Cors. — Ils se développent aisément sur les chevaux maigres, sur ceux à tempérament nerveux ; ils sont fréquents sur les chevaux de cavalerie légère, et sont une cause malheureusement trop fréquente d'indisponibilité.

Le plus souvent ils sont dus aux pressions de la sellette mal rembourrée, de l'arçon de la selle mal confectionné, aux plis de la couverture, etc.

Au niveau des points où la compression est forte, la lumière des petits vaisseaux se bouche, et la peau ne recevant plus de sang, se mortifie, par gangrène sèche. Cette mortification s'accomplit d'autant plus facilement que la peau repose sur des tissus moins élastiques, sur une couche musculaire moins épaisse. C'est ce qui explique la fréquence plus grande des cors sur les chevaux maigres et sur ceux de la cavalerie légère.

Au niveau du cor, la peau dépourvue de poils est transformée en une escarre sèche, ayant les apparences du cuir tanné.

Le cor est parfois superficiel, mais il a une tendance à gagner en profondeur ; car l'escarre comprime à son tour les parties plus profondes, et la mortification gagne en dessous. Autour du cor les tissus sont enflammés ; la sensibilité est même exagérée ; plus tard un travail d'élimination, de suppuration s'établit comme autour d'un bourbillon ; mais le pus ne s'écoule que difficilement au dehors ; souvent alors se forment des fistules, des clapiers ; le cor peut se prolonger jusque vers le ligament cervical ou les os, qui se carient, et produire ainsi le *mal de garrot*.

Traitement. — Le *traitement préventif* ressort des données étiologiques ; après l'étape, la région du garrot sera massée afin de ramener la circulation aux points comprimés.

Le *traitement curatif* consiste d'abord à supprimer toute pression ; si le cheval doit être utilisé, on modifiera la selle, on creusera une fontaine, etc. On hâte l'élimination par une friction vésicante ou par la cautérisation en pointes fines ; parfois il sera préférable d'enlever le cor au bistouri (Voy. Cors). Si le cor est volumineux et étendu en profondeur, il sera parfois nécessaire de pratiquer un débridement ou une contre-ouverture pour donner écoulement au pus. Quand le cor est éliminé, la plaie est traitée comme une plaie simple.

Excoriations. — Fréquentes sur les chevaux de selle, surtout en été. Quand on enlève le harnachement, on voit sur le garrot, généralement à son sommet, une petite plaie rougeâtre ; l'épiderme ramolli s'est éliminé, le corps muqueux de Malpighi est irrité, il laisse exsuder de la sérosité sanguinolente qui se concrète à sa surface. La région est tuméfiée, chaude, très sensible.

Traitement. — Si l'inflammation est vive, on appliquera sur la région une éponge imbibée d'eau blanche ou des compresses froides maintenues par un surfaix ; ou bien on se contentera de laver fréquemment la plaie avec une solution antiseptique et de la saupoudrer avec la poudre de charbon, ou la poudre de Knaupp, ou bien on l'enduira de vaseline antiseptique. Pendant tout le temps nécessaire, la surface blessée sera soustraite à toute pression.

Kystes. — Ils sont assez fréquents sur les faces latérales et font suite à une tumeur sanguine, ou bien résultent de tiraillements répétés du tissu conjonctif sous-cutané. Les kystes développés sur la ligne médiane résultent de la distension de la bourse séreuse du tissu conjonctif fréquente à cette place ; ce sont des hygromas.

Les symptômes sont ceux des kystes en général : tumeur indolente, uniformément fluctuante.

Traitement. — Supprimer toute pression au niveau du kyste et appliquer une friction vésicante, ou mieux faire la cautérisation en pointes pénétrantes ou en aiguilles.

Mal de garrot. — Il est caractérisé par la nécrose des tissus fibreux, cartilagineux ou osseux du garrot.

Il est presque toujours consécutif à une autre affection : tumeur sanguine, kyste, abcès, plaie, cor. C'est même une conséquence ordinaire des abcès et des cors.

Les symptômes sont ceux des fistules : le garrot est tuméfié, chaud, très sensible ; le cheval se défend quand on explore la région, il est souvent inabordable. On trouve en général une fistule, parfois plusieurs, laissant écouler constamment un pus, grisâtre ou sanguinolent, renfermant souvent des portions mortifiées de tissu tendineux, d'os ou de cartilage. Ce pus coule le long de l'épaule et du membre, irrite la peau, détermine la chute des poils. Le sondage permet de reconnaître l'existence d'un trajet simple ou ramifié, généralement sinueux, qui aboutit dans un réservoir, sur le ligament cervical, le cartilage de prolongement du scapulum, l'apophyse épineuse ou le corps d'une vertèbre, etc. Les vaisseaux lymphatiques sous-cutanés, indurés, imitent les cordes du farcin. Il y a parfois un peu de fièvre ; le cheval tient ordinairement la tête basse.

Les fistules ayant leur direction en bas, le pus s'infiltre dans le tissu cellulaire, dans les interstices musculaires, fuse au loin, forme des poches ; le plus souvent il macère les tissus osseux, cartilagineux, fibreux de la région, qui se mortifient facilement, et la gangrène gagne de proche en proche.

A la longue, les animaux, épuisés par la suppuration constante, maigrissent, deviennent cachectiques. Ils peuvent mourir d'infection purulente.

Parfois le pus peut fuser sous l'épaule, nécroser le scapulum, pénétrer dans la cavité thoracique, déterminer une pleurésie purulente ; ou bien il peut mortifier les ligaments intervertébraux, pénétrer dans le canal médullaire et occasionner une myélite purulente suivie de paralysie et de mort.

Pronostic. — Il est grave d'une façon générale, en raison de la complexité anatomique de la région, de la persistance des lésions et de la difficulté que l'on éprouve à donner écoulement au pus. Il varie suivant l'ancienneté du mal et surtout suivant l'étendue des lésions.

Traitement. — Il faut faciliter l'écoulement du pus. Pour cela on débridera largement les fistules ; à l'aide de la sonde en S, on pratiquera une ou deux contre-ouvertures à la partie déclive des poches purulentes ; on les drainera à l'aide d'une mèche imbibée de teinture d'iode, ou mieux avec un drain fenêtré, maintenu par un point de suture pour permettre au pus de s'écouler, et aux injections antiseptiques de pénétrer partout.

Plusieurs fois par jour, on injectera dans les fistules du sublimé à 1 p. 1.000, du crésyl ou de l'acide phénique à 3-4 p. 100, de la teinture d'iode pure ou diluée. On variera fréquemment la nature de l'antiseptique.

Ce traitement antiseptique devra être pré-féré aux injections irritantes ou escarrotiques préconisées autrefois, même au traitement par l'irrigation continue et à la cautérisation au fer rouge.

Si, au bout de trois semaines ou un mois, la suppuration persiste, il est indiqué d'enlever tous les tissus nécrosés. Le cheval sera couché sur le côté opposé aux fistules. On coupera les poils et les crins sur le garrot et la partie postérieure de l'encolure ; si c'est possible, on rasera la région. On débridera très largement ; on fera ainsi une plaie étendue sur le côté du garrot, pour mettre à nu les lésions profondes ; on enlèvera les portions de cartilage, de ligament ou d'os mortifiées. Souvent les apophyses épineuses des vertèbres sont nécrosées ainsi que la calotte cartilagineuse et le ligament cervical qui les recouvrent. Dans ce cas, on fera au sommet du garrot, sur la ligne médiane, une incision cutanée de 15 à 20 centimètres ; on détachera de chaque côté les muscles qui s'attachent à ces apophyses ; on coupera le ligament cervical en avant et en arrière, puis on réséquera toute la portion nécrosée de ces apophyses soit avec le ciseau et le marteau, soit

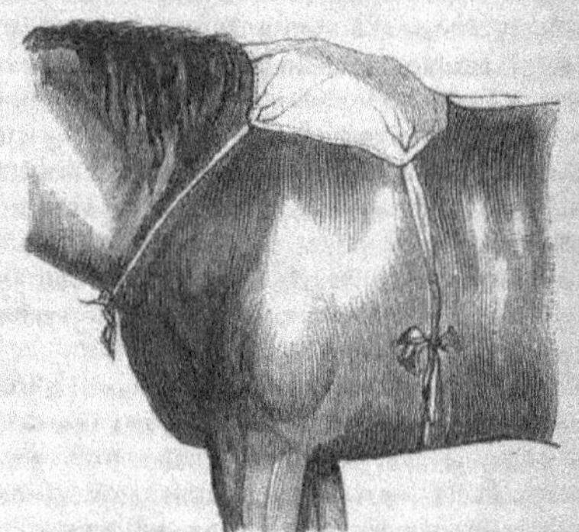

Fig. 753. — Bandage du garrot.

avec la rainette, soit avec une pince-gouge spéciale, sorte de tricoises à mors tranchants. On fera ensuite une contre-ouverture au fond de la plaie et on y placera un drain.

Si le pus a fusé sous l'épaule, on creusera avec la sonde la face interne du scapulum jusqu'au poitrail ; on y passera un drain.

L'hémorragie sera arrêtée par le tamponnement ou la torsion des vaisseaux sectionnés.

On désinfectera soigneusement la plaie, on la comblera avec de la gaze aseptique maintenue par un bandage (fig. 753).

Chaque jour on renouvellera ce pansement ; les pulvérisations de sublimé ont donné d'excellents résultats ; on surveillera attentivement l'état de la plaie : si elle présente un îlot nécrosé, on l'enlèvera ; on veillera surtout à ce que la cicatrisation s'opère peu à peu de la profondeur vers la peau.

L'irrigation continue est inférieure, croyons-nous, au traitement antiseptique.

Quand la suppuration est presque tarie, on enlève le drain. La cicatrisation est généralement rapide.

Parfois, après la guérison, le garrot reste très sensible ; ou y met quelques pointes de feu.

Œdème chaud. — S'observe sur les chevaux qui viennent de faire de longues marches aux allures vives, surtout en été : la sueur colle en quelque sorte la peau à la selle ; le tissu conjonctif sous-cutané, tiraillé, s'enflamme et la sérosité s'accumule dans ses mailles.

La région tuméfiée forme une saillie chaude, douloureuse, molle, dépressible, un peu crépitante. Quand la pression cesse, les phénomènes inflammatoires diminuent d'ordinaire rapidement. Si le cheval continue à être monté dans les mêmes conditions, le tissu conjonctif enflammé s'indure et il persiste une tumeur dure, indolente, avec ou sans plaies.

Traitement. — Supprimer toute pression sur la région ; atténuer l'inflammation avec les compresses froides, fréquemment renouvelées, ou à l'aide d'une éponge imbibée d'eau blanche, arrosée souvent et maintenue à demeure par le surfaix ; ou bien avec une application d'un mélange astringent, blanc d'Espagne et vinaigre ou terre glaise, eau blanche et blanc d'œuf, etc. ; on hâte la résorption par le massage. Si la tuméfaction persiste, on aura recours aux vésicants.

Plaies. — Elles sont en général graves, en raison des complications possibles d'infection ou de nécrose.

On traitera par l'antisepsie : on recouvrira la plaie d'un pansement maintenu par un bandage. La suture n'est pas recommandable, car, les jours suivants, il se développe une inflammation vive qui détermine l'écartement des lèvres de la plaie et la rupture des points de suture.

Dans le cas de plaie contuse, on fera sur la région une friction vésicante.

Tumeur sanguine. — Elle survient généralement à la suite de contusions, de frottements répétés ou de morsures. On observe une tumeur chaude, sensible au début, crépitante d'abord puis uniformément fluctuante.

Traitement. — Au début, comme dans l'œdème chaud : compresses froides ou astringentes, massage. Si la tumeur ne disparaît pas, on a recours aux vésicants ou à la cautérisation. Si un abcès survient, on le ponctionne.

GASCONNE (Race asine). — Variété de la race d'Europe de Sanson. Les ânes gascons, grands et forts, sont un peu moins bien conformés que les poitevins. Ce sont de bons animaux de travail. Les ânesses sont utilisées pour la production du lait dans les grandes villes.

GASCONNE (Race bovine). — Variété de la race des Alpes de Sanson qui se trouve dans le département du Gers et les départements voisins. Taille : $1^m,38$ à $1^m,45$; robe brune ; tête, oreilles et épaules plus foncées ; mufle noir, entouré, ainsi que les yeux, d'une auréole blanche ; tête courte, carrée ; cornes courtes, fortes à la base ; membres courts et forts ; pied petit et solide ; peau rude, épaisse, pesante. La viande est dure. Les vaches sont petites et médiocres laitières. Le bœuf, rustique et très propre au travail, résiste bien à la chaleur.

GASCONNE (Race ovine). — Variété de la race des Pyrénées de Sanson. Les moutons gascons, mieux soignés que leurs voisins des Landes, sont de bons animaux de boucherie. Leur rendement en viande nette peut varier de 55 à 65 p. 100.

GASCONNE (Race porcine). — Variété de la race ibérique de Sanson. Les porcs gascons sont hauts sur jambes et grossiers. Comme ils ne sont utilisés que pour la consommation locale, les éleveurs n'ont pas été excités à les améliorer.

GASTRITE (de γαστήρ, estomac ; all. *Magenentzündung* ; angl. *gastritis* ; it. *gastrite*). — C'est l'inflammation aiguë ou chronique de la muqueuse stomacale. — Fréquente chez le chien, elle est plus rare chez le bœuf et chez le cheval, et s'étend souvent à la muqueuse intestinale (*gastro-entérite*).

Gastrite aiguë. — C'est souvent le début des divers troubles gastriques, et notamment des indigestions stomacales.

Étiologie. — Ingestion de liquides irritants ou de poudres caustiques. — Mauvaise hygiène ; irrégularité dans la distribution et la composition des repas ; ingestion de trop grandes quantités d'avoine, surtout quand elle est incomplètement broyée par la mastication ; ingestion d'eau froide, de fourrages avariés, d'aliments fermentés, etc. — Parfois elle est occasionnée par les larves d'œstres, irritant la muqueuse stomacale lorsqu'elles sont nombreuses. Elle peut être symptomatique d'une autre maladie : pneumonie, fièvre typhoïde, etc.

SYMPTOMATOLOGIE. — Tristesse, inappétence, bouche sèche, haleine acide ; les animaux recherchent l'eau froide ; ils ont de légères coliques après les repas : la constipation apparaît au bout de quelques jours.

Chez le *cheval*, on observe parfois des nausées avec efforts de vomissement ; il peut y avoir une légère réaction fébrile ; la *jaunisse* indique que l'inflammation s'est étendue au duodénum (*gastro-duodénite*) : on observe alors des coliques intermittentes assez vives ; les crottins sont petits et secs ; la région hépatique est sensible.

Chez le *bœuf*, outre la tristesse avec inappétence ou appétit capricieux, ballonnement intermittent, coliques plus ou moins vives, on observe la sensibilité de l'hypocondre droit, des éructations, des vomissements ; dans certains cas, on constate des grincements de dents et de véritables accès de fureur.

Le *chien* recherche les endroits frais ; il est triste, ne prend que les boissons froides ; il vomit souvent, soit après, soit entre les repas ; les matières vomies sont glaireuses, spumeuses, plus ou moins jaunâtres par l'addition de bile, parfois striées de sang. La fièvre est souvent accusée.

DIAGNOSTIC. — Il est en général difficile ; pour l'établir, on se basera surtout sur l'existence des troubles communs aux diverses affections du tube digestif, sur la fréquence des bâillements, les éructations, les vomissements ou envies de vomir, etc. La complication gastro-duodénite pourra être soupçonnée par le symptôme ictère.

Chez le chien, l'intensité de la soif, la tristesse, les vomissements, sont pathognomoniques.

PRONOSTIC. — Généralement peu grave ; la maladie tend vers la résolution quand les causes déterminantes ont cessé d'agir. — Le pronostic est plus grave quand l'inflammation s'est étendue à l'intestin, ce qui est fréquent chez le chien.

Enfin la gastrite aiguë peut passer à l'état chronique.

TRAITEMENT. — Le malade sera soumis à une diète sévère ou à la diète lactée (lait et tisane d'orge à parties égales). — Aux grands animaux on donnera comme boissons de l'eau blanchie additionnée de sulfate de soude (100 à 250 grammes) ou de bicarbonate de soude (30 à 50 grammes). Si l'ictère apparaît, on ordonnera la crème de tartre (50 à 80 grammes) ou le calomel (3 à 5 grammes).

Au bout de deux à trois jours, on donnera au malade, en petites quantités, des grains cuits, des mashes, du vert. Après quelques jours, on combattra l'atonie de l'estomac par les toniques, les amers.

Contre la gastrite du *chien*, on instituera le régime lacté glacé ou non : lait et eau de Vichy à parties égales par petites cuillerées répétées souvent ; on combattra les vomissements fréquents par l'extrait d'opium (2 centigrammes), le laudanum (50 centigrammes à 1 gramme), la potion blanche de Sydenham (une cuillerée à bouche toutes les deux heures), ou la potion antivomitive de Rivière qui réussit bien sur l'homme. On aura recours aux stomachiques amers pour ramener l'appétit, on administrera des lavements alimentaires si cela est nécessaire.

Chez tous les animaux, après guérison, le régime alimentaire et hygiénique sera surveillé afin d'éviter les rechutes.

Gastrite chronique. — ÉTIOLOGIE. — Elle est parfois une terminaison de la gastrite aiguë. — Le plus souvent elle s'établit lentement sous l'influence des causes prolongées, mais moins intenses, de la gastrite aiguë. — Elle a été observée à l'état enzootique sur des chevaux nourris avec des fourrages altérés.

Elle est fréquente sur les vieux chevaux épuisés par le travail. — Elle est parfois due à des tumeurs ou des ulcérations de l'estomac ; elle est consécutive aux affections chroniques du cœur, du poumon, qui entraînent une stase sanguine permanente de l'organe ; on l'observe également lors de maladies chroniques du foie, du rein.

SYMPTOMATOLOGIE. — Appétit capricieux, dépravation du goût : les malades mangent de la terre, des plâtras, lèchent les murs, recherchent les eaux croupissantes ou chargées de purin, etc. — Bouche sèche, chaude, exhalant une mauvaise odeur ; langue recouverte d'un enduit blanc. — Bâillements fréquents ; indigestions légères avec ballonnement. — Constipation alternant de temps à autre avec de la diarrhée. Les animaux sont tristes, ont le poil terne, piqué ; la circulation est accélérée.

Chez le bœuf, on note de la sensibilité de la région de la caillette.

Chez le chien, on observe des vomissements fréquents.

A la longue, les animaux maigrissent, sont mous au travail et succombent dans le marasme.

Il est rare que les lésions ne se soient pas étendues plus ou moins loin sur l'intestin (*gastro-entérite*).

Diagnostic. — Il est toujours incertain ; les troubles que nous venons d'énumérer indiquent une altération du tube digestif ; la localisation de ces troubles sur l'estomac est difficile à établir.

Pronostic. — Grave en général. La marche de l'affection est lente ; elle a peu de tendance à disparaître ; le moindre écart de régime fait renaître tous les symptómes.

Traitement. — Il est surtout hygiénique : on supprimera la cause, si c'est possible ; on donnera au malade des aliments de facile digestion, du vert, des barbotages, des grains cuits, avoine concassée, et surtout des mashes. Butel recommande le mash suivant : mettre le matin, dans un seau d'écurie, 3 litres d'avoine, un demi-litre de graine de lin, verser dessus 3 litres d'eau bouillante, puis recouvrir avec 3 litres de son sec qu'on tasse avec la main. — Le seau bien couvert, laisser macérer et donner au repas du soir. — Souvent on ajoute 10 à 15 grammes de sel marin.

On donnera en boisson de l'eau de graine de lin, de la tisane d'orge, de l'eau additionnée de sulfate de soude (une poignée).

L'animal ne sera employé qu'à un léger travail.

On réveillera les fonctions de l'estomac avec les stimulants à petites doses :

Acide arsénieux	0gr,50
Noix vomique	1 gramme.

Pour 1 paquet.

En donner un par jour dans du son mouillé ou dans une croûte de pain.

On pourra recourir aux poudres de gentiane et de quinquina, au carbonate de fer.

Le chien sera mis au régime lacté ; on pourra lui donner des œufs. On combattra la constipation par le calomel (25 à 50 centigrammes), jusqu'à purgation, par l'huile de ricin (20 à 40 grammes).

La diarrhée sera traitée par le salicylate de bismuth. — On combattra les fermentations anormales par les antiseptiques, le salol, le naphtol.

Benzonaphtol	0gr,25
Bicarbonate de soude	
Poudre de charbon de peuplier	à 1 gramme.

Pour 1 cachet.

Les vomissements seront arrêtés avec la médication conseillée plus haut. — On pourra recourir aux lavements alimentaires.

Gastrite parasitaire chez les agneaux. — Elle fut observée par Liebling dans un troupeau composé de moutons adultes et d'agneaux de cinq à sept mois ; elle épargna les sujets adultes et se présentait chez les jeunes avec les symptómes d'une gastro-entérite : inappétence, diarrhée, prostration très prononcée. Les malades mouraient généralement en quatre à six jours. A l'autopsie, on ne découvrait rien d'anormal dans les trois premiers réservoirs gastriques ; la caillette renfermait une assez grande quantité d'une masse semi-liquide, d'une teinte brune foncée. Dans ce produit on pouvait constater la présence d'un nombre incalculable de petits vers filiformes, blancs, parfaitement vivants.

L'auteur a séparé d'abord trois lots de dix agneaux auxquels il administra en même temps : au premier, de la créoline ; au deuxième, de la térébenthine et de l'huile animale ; au troisième, du kamala. On ne constata guère d'effet chez les agneaux traités par les deux premières méthodes, et à l'autopsie on trouva encore des parasites vivants dans la caillette ; au contraire, chez ceux qui avaient reçu du kamala, les parasites étaient morts et la plupart avaient quitté la caillette et se rencontraient dans l'intestin. Le kamala fut administré à tout le troupeau : au bout de quinze jours la mortalité fut arrêtée, alors qu'en trois semaines la maladie avait fait quatre-vingt-neuf victimes. L'auteur attribue l'éclosion de la maladie au fait que pendant le printemps le troupeau avait été mis en pâture sur des prairies très humides, parce que les autres troupeaux de la même exploitation, qui avaient pâturé dans d'autres prairies, sont restés absolument indemnes.

Gastro-entérite hémorragique. — Mégnin a signalé une forme de septicémie hémorragique avec localisation sur la muqueuse digestive qui s'observe sur les chiens, surtout au printemps.

Elle apparaît brusquement sur des individus prédisposés, par une gastrite antérieure, etc. L'infection, dont le mécanisme n'est pas établi, est la seule cause déterminante.

Les symptómes prédominants sont les vomissements répétés de matières sanguinolentes, noirâtres, la diarrhée précédée d'une constipation opiniâtre, la violence et la fréquence des mouvements cardiaques ; parfois il y a de l'ictère.

Les animaux succombent en deux à trois jours.

A l'autopsie, la muqueuse de l'estomac et de l'intestin est épaissie, infiltrée de sang, piquetée de points noirâtres correspondant aux vaisseaux rupturés; le rein et le foie sont congestionnés.

TRAITEMENT. — Antiseptiques intestinaux : naphtol, benzonaphtol et salicylate de bismuth, salol (2 grammes), crésyl (2 à 3 grammes), calomel (25 à 50 centigrammes). Injections sous-cutanées de caféine (10 centigrammes). — Tenir au chaud le malade, enveloppé de couvertures. On soutiendra ses forces avec les excitants, café, thé, à petites doses répétées.

Gastro-entérites toxiques. — Voy. EMPOISONNEMENTS.

GASTROTOMIE. — Ouverture de l'abdomen afin d'extraire les corps étrangers renfermés dans les divers viscères de cette cavité.

Le plus généralement, cette expression désigne l'opération qui consiste à diviser les parois de l'abdomen et du rumen afin d'extraire de la panse les aliments contenus en excès, dans le cas d'*indigestion avec surcharge* des ruminants.

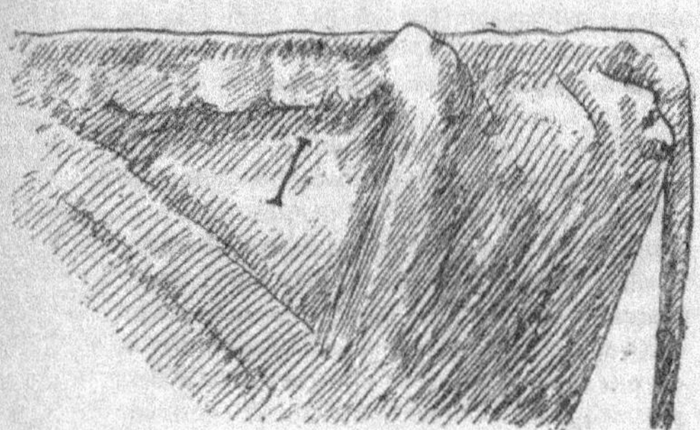

Fig. 754. — Incision du flanc dans la gastrotomie.

INSTRUMENTS NÉCESSAIRES. — Ciseaux, bistouri, pinces à forcipressure et à dents de souris, aiguilles à suture et fil fort. L'animal est assujetti debout, la tête maintenue par un aide ; un autre aide tient un membre postérieur à l'aide de la queue, où les membres postérieurs sont entravés.

TECHNIQUE. — Le lieu d'élection est le centre du flanc gauche. — La région est désinfectée ; les poils sont coupés. L'opérateur fait à la peau une incision de 7 à 8 centimètres de long, verticale ou légèrement oblique suivant une ligne parallèle à la corde du flanc (fig. 754). On incise ensuite les muscles suivant la même

direction jusqu'au rumen, qui est fixé à la peau par deux points de suture. — On incise ensuite les parois du rumen et on le vide en partie.

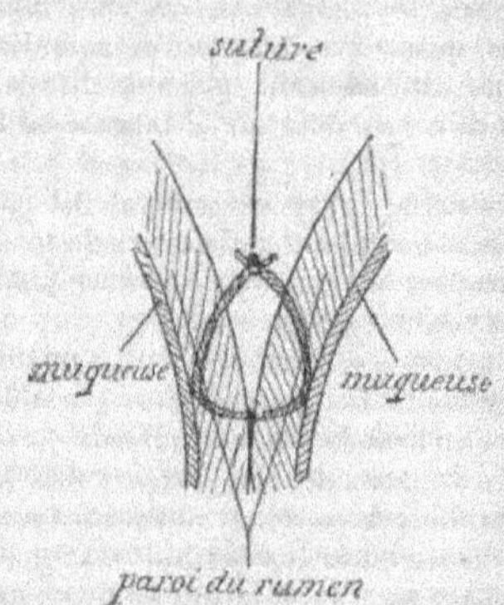

Fig. 755. — Points de suture dans la gastrotomie.

Pour éviter que les matières alimentaires ne tombent dans la cavité abdominale, on recommande de réunir complètement les lèvres de l'ouverture de la panse à celles de la peau, par une suture en surjet comme une boutonnière.

On laisse ensuite les choses en place et on se contente de désinfecter la plaie, qui met des mois pour se cicatriser entièrement.

Aussi est-il préférable de protéger les lèvres de la plaie et la cavité abdominale avec des linges et, une fois la désobstruction terminée, de pratiquer la suture du rumen d'abord, des muscles et de la peau ensuite.

Le rumen est suturé avec points séparés, les lèvres de la plaie affrontées par leur face externe, afin de favoriser la cicatrisation : les points de suture ne devront pas traverser les parois du rumen de part en part et ne devront pas intéresser la muqueuse (fig. 755).

GAZE. — Étoffe légère en fil de lin, qu'on applique au pansement des plaies, et qui a l'avantage de permettre un facile écoulement des liquides. — *Gaze antiseptique.* Tarlatane ordinaire imprégnée d'un mélange d'acide phénique, 1 gramme, de résine et de paraffine, ãã 4 grammes (Lister), puis comprimée et séchée. On prépare également des gazes à base d'acide borique (5 p. 100), d'iodoforme (5, 10 et 20 p. 100), de salol ou d'acide salicylique (5 et 10 p. 100), de sublimé (1 p. 100), etc. Elles servent au pansement des plaies. Elles doivent être conservées dans des enveloppes imperméables à l'air, et immergées au moment du besoin

dans de l'eau bouillie ou dans une solution antiseptique.

GEMMATION (*gemmatio*, de *gemma*, bourgeon ; all. *Knospen* ; it. *gemmazione* ; esp. *gemma-
cion*). — Ensemble, disposition générale des
bourgeons d'une plante ; époque de leur épanouissement. == *Reproduction par gemmation*
(*bourgeonnement, gemmiparité, surculation*). Mode
de reproduction caractérisé par la *formation*,
sur un point d'une cellule, d'un bourgeon ou
cul-de-sac qui communique d'abord avec la
cellule mère, et qui, arrivé à une certaine
grandeur, se cloisonne du côté de la cellule
dont il part et finit par s'en détacher. Ce mode
diffère de la *fissiparité* par la production de cette
expansion en cul-de-sac de la paroi de la cellule mère. Le *prolongement* continue ensuite à
grandir et se partage en cellules superposées
par cloisonnement transversal. Ce phénomène
s'observe sur les algues les plus simples, formées de cellules superposées bout à bout,
comme les *Achlya*, etc. C'est par ce mode de
reproduction s'opérant aux dépens de la substance hyaline du vitellus, que naissent les
globules polaires. Chez tous les vertébrés et
beaucoup d'invertébrés, leur apparition est
suivie de la segmentation du vitellus, qui a
pour conséquence la formation du blastoderme.

GÉNÉRALISATION (all. *Verallgemeine-
rung*).—En pathologie, *généralisation des tumeurs*,
apparition de tumeurs d'une même espèce dans
un grand nombre de parties du corps, à la fois
ou successivement, en un temps peu considérable ; ce fait, se manifestant surtout après
l'ablation d'une de ces productions morbides,
a été choisi comme caractérisant principalement la *malignité* des tumeurs.

GÉNÉRATION (*generatio*, γίνεσις ; all. *Zeu-
gung* ; angl. *generation* ; it. *generazione* ; esp. *ge-
neracion*). — Production d'un nouvel être, plus
ou moins semblable à celui dont il tire son
origine ; fonction commune à tous les êtres organisés vivants. Les organes qui servent à l'accomplir, et les phénomènes qui l'accompagnent,
diffèrent, selon les diverses classes, les diverses
familles du règne organique. Tantôt la génération se fait sans intervention d'éléments distincts, et n'est qu'un mode particulier d'accroissement : c'est la *génération asexuelle* ; tantôt elle
s'accomplit par des organes spéciaux (*génération
sexuelle*), appelés *organes sexuels* ou *organes de
la génération*, distingués en *mâles* et *femelles*,
quelquefois réunis sur chaque individu qui est
dit *hermaphrodite*, mais portés, dans les animaux
supérieurs, par un individu différent ; la fécon-

dation peut s'effectuer sans accouplement, le
sexe femelle produisant des œufs sur lesquels
le mâle verse ensuite un fluide fécondant ; plus
souvent, c'est dans les organes mêmes de la
femelle, par accouplement, que le fluide du
sexe mâle est porté, à l'aide d'un organe particulier. Alors encore se présentent des différences : ou l'œuf fécondé est aussitôt pondu, et
n'éclôt qu'après la ponte (*génération ovipare*) ;
ou l'œuf fécondé chemine si lentement dans
les organes destinés à son excrétion, qu'il y
éclôt, et que le nouvel individu naît tout formé
(*génération ovovivipare*) ; ou l'œuf fécondé, se
détachant aussitôt, est reçu dans un réservoir
appelé *utérus*, à la paroi duquel il s'attache,
d'où il tire les matériaux nécessaires à son développement, et d'où il est enfin expulsé sous
sa forme propre (*génération vivipare*), mais dans
un tel état de faiblesse, qu'il a besoin d'être
nourri avec un fluide animal, le lait, sécrété par
la mère. La *génération* se compose, chez les
mammifères, de cinq ordres de phénomènes :
copulation, fécondation, gestation, parturition,
allaitement.

GENOU. — On désigne ainsi sur les animaux
la partie du corps qui en anatomie correspond
au poignet de l'homme. Le *genou* a pour base
les deux rangées des os carpiens. Il a deux
faces : une *antérieure* à peu près plane, l'autre
postérieure, ou le *pli du genou*.

Comme toutes les articulations, il doit être
large (fig. 756) d'avant en arrière et *épais* d'un
côté à l'autre, pour fournir une bonne surface

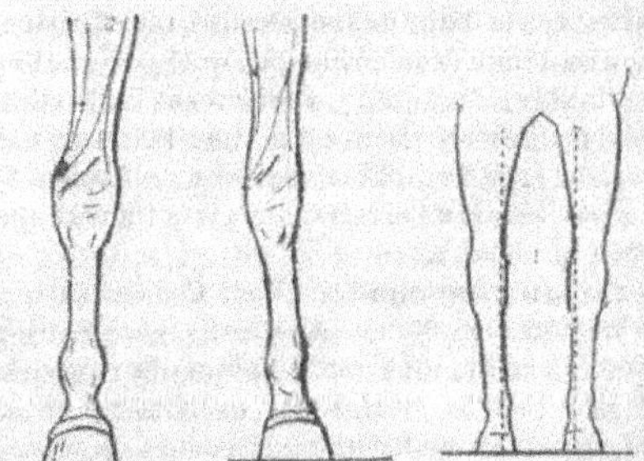

Fig. 756. — Ge-   Fig. 757. — Ge-   Fig. 758. — Genou large et   nou étroit.   nou cambré.
épais.

d'appui à la partie antérieure du corps qui
repose sur lui. « Le genoûil, dit de Solleysel,
doit être plat et large, sans aucune grosseur
ni rondeur au-dessus. » De plus, sur le cheval,
il doit se trouver dans la même direction ver-

ticale que le canon et l'avant-bras. Ainsi conformé, il convient à tous les services.

Il importe qu'il ne soit pas porté en dehors, *genou cambré* (fig. 758), porté en dedans, *genou*

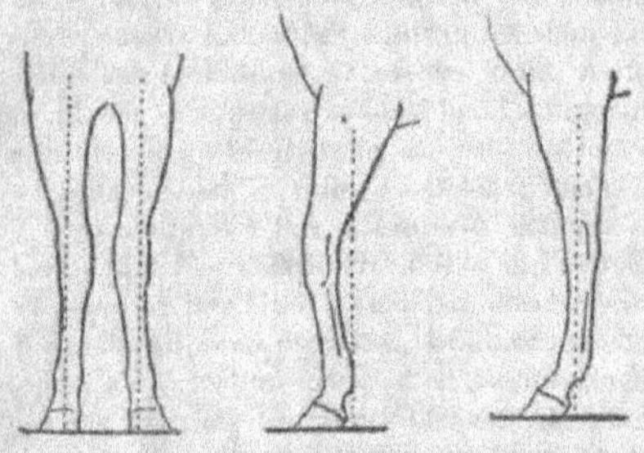

Fig. 759. — Genou de bœuf.

Fig. 760. — Genou brassicourt.

Fig. 761. — Genou creux ou de veau.

de bœuf (fig. 759), ni porté en avant, *genou brassicourt* (fig. 760), ni effacé, *genou creux* (fig. 761), ni *étroit* (fig. 757), ces diverses conformations nuisant à la solidité des aplombs ou à la rapidité des allures.

MALADIES. — On y observe des exostoses, des dilatations synoviales, des plaies (Voy. EXOSTOSES, VESSIGONS, PLAIES).

Sur les vaches laitières tenues en stabulation permanente, et surtout sur celles à peau fine, on observe parfois sur l'un ou les deux genoux des *hygromas chroniques*, ayant dans certains cas le volume de la tête d'un enfant. A cause de l'amincissement de la peau, on peut croire à l'existence d'une bourse séreuse, mais la ponction ne donne écoulement qu'à quelques gouttes de liquide ; c'est qu'il y a seulement infiltration des mailles du tissu cellulaire. Pour ne pas arrêter la sécrétion lactée, il est préférable de ne pas essayer l'ablation de cette tumeur qui gêne la marche.

Genou couronné. — Voy. COURONNÉ.

GENRE. — Nous admettrons avec Sanson que, en zoologie et en botanique, le genre est formé par le groupe des espèces ayant de commun entre elles un ou plusieurs caractères d'ordre général. Par exemple, tout le monde reconnaît que la forme générale de la tête est la même pour le tigre, la panthère et le chat : on les classe donc dans le même genre. Pour les mammifères, ce sont généralement la forme et le nombre des dents qui donnent les meilleurs caractères génériques.

GERMANIQUE (RACE CHEVALINE). — C'est une des races dolichocéphales de Sanson. Le cheval germanique, toujours de grande taille, est remarquable par sa tête longue, busquée, à front étroit, à oreilles rapprochées (tête de lièvre). On le trouve dans l'Allemagne du Nord ; il avait été importé en Normandie sous Louis XIV. Il est surtout utilisé aujourd'hui comme carrossier. Les principales variétés sont celles du Mecklembourg, de la Franche-Comté, etc.

GERMANIQUE (RACE BOVINE). — C'est aussi une des races dolichocéphales de Sanson. Remarquable par sa taille élevée et son aptitude laitière, elle est représentée en France par la race normande, dont l'éloge n'est plus à faire. Les bœufs ne travaillent généralement pas, mais font de bons animaux de boucherie. Le pelage, formé de bandes dans lesquelles se mélangent le rouge-acajou, le noir et le blanc, est dit *bringé*. D'après Sanson, les principales variétés sont celles du Mecklembourg, de la Normandie (*cotentine* et *augeronne*) et du Hereford.

GERMANIQUE (RACE OVINE). — Une des races brachycéphales de Sanson. Elle est de grande taille, à tête chauve, avec une face triangulaire à base large. La laine, longue et grossière, a peu de valeur. Mais le tempérament est robuste, supportant bien l'humidité, et souffrant de la chaleur et de la sécheresse. Les moutons de cette race, qui atteignent toujours de forts poids, donnent une viande un peu grossière et manquant de saveur. On les trouve en Allemagne et en Angleterre, surtout dans le Leicester, où la variété dite de *Dishley* a été améliorée au point de vue de la boucherie par Bakewell vers 1750.

GÉSIER (*gigeria* ou *gigeriæ* ; all. *Fleischmagen, Kropf* ; angl. *gizzard* ; it. *ventriglio*). — Troisième estomac des oiseaux, formé, chez les rapaces, par des parois membraneuses, et, chez les granivores, par des parois musculeuses épaisses, très puissantes, rouges, à texture serrée, avec un tendon aplati, nacré, sur lequel s'insèrent les fibres-cellules. Le gésier est un organe de trituration destiné à remplacer les dents.

GESTATION ou PLÉNITUDE (de *gestare*, porter ; all. *Trægtigkeit*). — État d'une femelle fécondée. C'est la phase de la fonction de reproduction qui sépare la fécondation de la parturition.

Les symptômes par lesquels la gestation se manifeste sont importants à connaître ; ils se divisent en *signes probables* et *signes certains*.

1° *Signes probables ou signes rationnels*

— Ils sont déduits des modifications apportées à l'état général de la mère.

La *disparition des chaleurs* est le premier des signes ; il se manifeste le plus ordinairement aussitôt après la fécondation ; il est indiqué dans les jours suivants par une tranquillité relative de la femelle qui ne recherche plus le mâle. Les chaleurs en outre ne reviennent pas aux périodes ordinaires. Ce signe peut manquer ; il est des femelles qui cessent d'être en chaleur sans être pleines, et d'autres, surtout des vaches très calmes, qui acceptent les approches du mâle, bien qu'elles soient déjà fécondées ; ces exceptions sont néanmoins assez rares. Il peut arriver, mais rarement, que les chaleurs reviennent après avoir disparu pendant un certain temps. Les femelles dans cet état peuvent encore recevoir le mâle, et quelquefois être fécondées de nouveau, ainsi qu'en témoignent les cas de superfétation ; si la gestation est un peu avancée, un avortement peut être déterminé par ce nouvel accouplement. Le cheval exclusivement employé à la saillie refuse, dit-on, de saillir les juments fécondées, chez lesquelles les chaleurs persistent ou reparaissent (Trasbot).

L'*adoucissement du caractère* est le plus souvent la conséquence de la cessation des chaleurs, et il suit ordinairement de près la fécondation. On voit des juments méchantes devenir douces, tranquilles. Ce signe a une assez grande valeur et n'induit que rarement en erreur ; il peut cependant manquer quelquefois. — Les femelles pleines sont éminemment *prédisposées à l'engraissement* : ce fait est si bien constaté, que les engraisseurs ont l'habitude de faire saillir les femelles avant de les soumettre à l'engraissement. Mais, vers la fin de la gestation, quand les mamelles commencent à gonfler, les femelles ont plutôt de la tendance à maigrir un peu.

Vers le terme moyen de la gestation, viennent s'ajouter les *signes physiques*, résultant du changement de volume du ventre, des mamelles, et de l'apparition du lait. Ils n'ont pas une valeur absolue, même lorsqu'ils se manifestent tous. — Le *ventre grossit*, se développe dans tous les sens, et en même temps il change de forme. Dans les races communes, l'ampleur du ventre est plus appréciable : il descend et s'avale, en même temps que la partie supérieure des flancs se creuse ; les muscles des fesses s'affaissent, et cet affaissement paraît donner, avec le creusement des flancs, une plus grande hauteur des

hanches et de la base de la queue. — Le *gonflement des mamelles* est un signe dont l'apparition est variable dans toutes les espèces. Chez la jument et la vache primipares, les mamelles commencent à augmenter de volume peu de temps après la fécondation, vers deux mois ou deux mois et demi. Le pis est plus saillant, plus ferme au toucher, déridé à sa surface, et ses mamelons sont mieux dessinés. Cette congestion n'est qu'éphémère et disparaît bientôt en partie, pour reparaître plus accusée, après quelques semaines, disparaître de nouveau et reparaître ainsi plusieurs fois pendant la gestation. On constate en même temps un certain écartement des jambes de derrière, surtout quand la jument trotte. — Les mamelles contiennent un liquide visqueux, jaunâtre, transparent, analogue au blanc d'œuf, que l'on extrait facilement par la traite ; dans les dernières semaines, ce liquide change de caractères ; il devient blanc, opaque, moins visqueux, et constitue le *lait*. Lorsque les femelles ont déjà porté plusieurs fois, le gonflement des mamelles ne se fait remarquer que dans les derniers jours qui précèdent le part. Enfin, chez les laitières, il y a un signe que l'on constate d'autant plus vite que la bête est moins bonne laitière : c'est la diminution du lait, qui devient plus crémeux, et le resserrement du pis : quelques vaches donnent du lait pendant tout le temps de leur gestation ; la plupart tarissent deux mois environ avant d'être à terme. Chez les petites femelles, le gonflement des mamelles et la sécrétion lactée apparaissent généralement plus tôt et plus régulièrement que chez les grandes.

Sur les femelles non exploitées pour le lait, vers le milieu du temps moyen de la gestation, pendant quelques jours, les mamelles se gonflent, laissent écouler un peu de liquide et les veines abdominales grossissent, les lèvres de la vulve sont infiltrées comme pour une gestation, ou un avortement. Ce signe est souvent visible sur les juments primipares ou ne nourrissant pas à ce moment.

Un signe probable est tiré de la *composition des urines*. — On a en effet remarqué que la quantité de phosphate de chaux contenue dans les urines diminue pendant la gestation. Mais ce moyen n'est pas pratique ; il expose à des erreurs, si le régime de la mère change ; de plus, il exige des recherches trop minutieuses.

Enfin l'utérus éprouve des *modifications anatomiques* importantes : il s'allonge et son diamètre transversal augmente. Les ligaments larges présentent des changements correspondants. Le col de l'utérus, ferme et dense à l'état normal, se ramollit peu à peu. Vers la fin de la gestation, les ligaments ischiatiques, ordinairement durs et tendus, se relâchent, et ce relâchement a pour effet d'amener un renfoncement des fessiers vers la cavité pelvienne avec infiltration, surtout sur la vache et la jument. On dit que la femelle *se casse*.

2° *Signes certains ou sensibles*. — Les mouvements actifs du fœtus sont déjà perceptibles à la main appliquée sur les parois abdominales, au troisième mois chez la vache, au sixième ou septième mois chez la jument, *palper abdominal*. Pendant les deux derniers mois de la gestation, ils deviennent perceptibles non seulement au toucher, mais encore à la vue.

L'opérateur applique sa main à plat sur le fuyant du flanc droit pour la vache, du flanc gauche pour la jument, du flanc gauche ou droit pour les petites femelles : en restant quelque temps dans cette position, il peut sentir de véritables chocs contre la paroi abdominale dus aux mouvements du fœtus. Ces mouvements sont ordinairement plus accentués le matin, ou quand la mère vient de boire de l'eau froide ; ils indiquent que le fœtus est vivant.

L'absence de mouvements ne permet pas d'affirmer la non-existence de la gestation ; aussi on préfère le *toucher abdominal*. Ce procédé ne donne guère d'indications certaines que vers le cinquième ou sixième mois pour la vache, vers le septième ou huitième mois pour la jument. L'exploration se fait dans le flanc gauche pour la jument, dans le flanc droit pour la vache. L'opérateur, ayant le dos tourné du côté de la tête de la mère, applique le poing fermé à la partie inférieure du flanc, puis soulève brusquement la paroi abdominale et ramène immédiatement sa main près de sa position première. Le fœtus, soulevé, redescend et vient buter contre la paroi abdominale qui transmet au poing l'impression du choc.

L'*exploration rectale* est plus certaine. Elle doit être faite avec beaucoup de précautions, pour ne pas déterminer l'avortement, et ne s'applique qu'aux grandes femelles, mais peut donner des indications dès le troisième mois. Pour l'effectuer, la bête étant debout, les membres postérieurs entravés ou non, la main est engagée dans le rectum vidé auparavant jusqu'un peu en avant du pubis, on l'abaisse à plat dans le plan médian du corps, et on per-

çoit une masse plus ou moins volumineuse, dure, irrégulière, pouvant être déplacée dans une certaine mesure, quelquefois notablement engagée dans le bassin, surtout dans les derniers jours de la gestation. On distingue alors nettement la tête du fœtus, à travers l'empâtement de ses enveloppes et des parois utérines et rectales ; on perçoit même ses mouvements. Si la gestation est moins avancée, vers le sixième mois, par exemple, les sensations ne sont pas aussi nettes ; il peut même arriver que, placé très avant dans une corne utérine, déjetée un peu à droite ou à gauche (presque toujours à droite chez la vache) de la ligne médiane, le fœtus échappe à une première exploration. On pourra éviter cette difficulté en portant la main un peu à droite ou à gauche du plan médian, en prenant la précaution de placer la femelle sur un terrain incliné et de faire soulever la paroi inférieure de l'abdomen par des aides.

L'*exploration vaginale* ne fournit pas des renseignements aussi nets. Sur l'animal maintenu comme précédemment, on introduit la main dans le vagin jusqu'au col de l'utérus. Si la femelle n'est pas pleine, la main ne rencontre qu'un peu de mucosité filante qui lubrifie les parois du vagin, et le col utérin est saillant dans le vagin ; si la femelle est pleine, on trouve le col bien clos, non saillant et fermé par une grande quantité d'un mucus visqueux ; en essayant de soulever l'utérus, on sent que cet organe est lourd. Dans les premiers temps de la gestation, l'utérus étant descendu dans l'abdomen, on constate une augmentation en longueur du vagin et une légère inclinaison en bas à droite ou à gauche. Vers le cinquième ou sixième mois, en se dilatant dans tous les sens, l'utérus se rapproche de la vulve, raccourcit en quelque sorte le vagin et peut alors être perçu dans la cavité pelvienne. La vulve, qui au début semble attirée en avant et cachée dans le périnée, commence à faire une saillie en arrière.

L'*auscultation obstétricale* se borne à enregistrer les battements cardiaques du fœtus pendant les derniers mois de la gestation ; ces pulsations cardiaques sont au nombre de 90, 100, 120 et plus. — Ce moyen de diagnostic est peu pratique en obstétrique vétérinaire ; les bruits intestinaux, les frottements du rumen chez la vache, l'épaisseur des parois abdominales sont des causes qui empêchent de percevoir les battements cardiaques.

Durée de la gestation. — Elle varie suivant les espèces ; d'une façon générale, la durée est proportionnelle au volume des animaux. Elle varie également suivant les races et les individus ; elle paraît plus longue pour les races de sang que pour les races communes ; on admet qu'elle est plus longue quand le produit est du sexe masculin que quand il est du sexe féminin ; le terme moyen de la gestation dépend aussi de l'âge plus ou moins avancé de la mère, de son degré de force et d'embonpoint ; une femelle fatiguée porte moins longtemps qu'une autre grasse et bien nourrie. D'ailleurs, il n'y a rien de bien certain à ce sujet, puisque, dans des conditions semblables, on peut observer une différence de plus de sept jours dans la durée de la gestation pour nos grandes femelles domestiques.

ESPÈCE.	DURÉE minima.	DURÉE moyenne.	DURÉE maxima.
Jument	320 jours.	336 jours.	390 jours.
Anesse	360 —	380 —	420 —
Vache	215 —	280 —	330 —
Brebis et chèvre	135 —	145 —	160 —
Truie	110 —	115 —	130 —
Chienne	55 —	60 —	70 —
Chatte	50 —	55 —	60 —
Lapine	28 —	30 —	32 —

En examinant ce tableau qui diffère peu de celui donné par Saint-Cyr, on arrive à faire une constatation qui ne paraît pas avoir été signalée jusqu'à présent : c'est que pour les femelles domestiques la durée moyenne de la gestation correspond presque exactement à un certain nombre de semaines :

54 semaines pour l'ânesse.
48 — — la jument.
40 — — la vache.
21 — — la brebis.
15 — — la truie.
9 — — la chienne.
8 — — la chatte.
4 — — la lapine.

Gestation gémellaire. — C'est celle dans laquelle l'utérus des femelles habituellement unipares contient deux ou plusieurs petits ; suivant les cas, on la dit double, triple, quadruple, etc. Pour les femelles multipares, truie, chèvre, chienne, lapine, etc., la gestation gémellaire est la règle.

Mécanisme de la gestation gémellaire. — 1° Au moment des chaleurs, qui correspondent à l'ovulation, plusieurs vésicules de De Graaf peuvent se rupturer à peu près en même temps et mettre ainsi en liberté plusieurs ovules. Si chacun de ces ovules vient à être fécondé par un spermatozoïde, on aura une gestation multiple.

2° Une vésicule de De Graaf peut renfermer plusieurs ovules mis en liberté par sa rupture.

3° Une seule vésicule s'ouvre et laisse échapper un seul ovule ; mais cet ovule peut renfermer plusieurs *noyaux* contenant chacun un *nucléole* ou *pronucleus femelle* ; au moment de la fécondation un *pronucleus mâle*, spermatozoïde, se fusionnera avec chaque *pronucleus* femelle et, à la suite de modifications évolutives nombreuses, chaque noyau donnera ainsi naissance à un embryon. Il arrive généralement, dans ce cas, que les embryons sont renfermés dans une enveloppe commune et se soudent plus ou moins. C'est de cette façon que se produisent les *monstres doubles*.

Ordinairement, dans la gestation gémellaire, chacun des fœtus a ses enveloppes spéciales. Chez nos grands animaux, l'une des cornes de la matrice a quelquefois pris une telle extension qu'elle loge à elle seule l'un des fœtus, et que l'autre occupe la seconde corne et le corps de l'utérus. La gestation gémellaire est rare chez nos grandes femelles domestiques, notamment chez la jument et l'ânesse : Rueff admet qu'on en rencontre une sur deux cent cinquante gestations normales ; souvent les produits viennent morts ou périssent peu après la naissance ; sur les juments de pur sang, on peut dire que, en cas de gestation gémellaire, l'avortement est la règle. Les gestations doubles sont moins rares chez la vache : on en observe environ deux sur cent ; on observe même assez souvent des gestations triples, et Dupuy cite le cas de fécondité d'une vache qui mit bas neuf veaux en trois portées ; on a cité des gestations de quatre et cinq veaux ; dans ces derniers cas, comme dans la majorité des cas de gestation multiple, les produits ne sont pas venus à terme, et la mère a avorté. Les portées doubles et triples sont fréquentes chez la brebis, surtout dans certaines races communes : on a cité des cas de quatre et cinq agneaux dans une portée (fig. 762).

Les signes de la grossesse multiple sont vagues : le ventre est plus volumineux que lors d'une gestation ordinaire ; la respiration est plus gênée, la marche plus difficile et lourde, etc. Le toucher rectal ou vaginal ne donne aucun renseignement spécial.

Les gestations gémellaires semblent être plus

fréquentes certaines années ou dans certaines races. Souvent une vache qui a donné deux veaux continue à en donner deux et parfois trois aux parturitions suivantes ; on cite une vache ayant donné vingt-sept veaux en cinq ans.

HYGIÈNE DE LA GESTATION. — Après les exigences de l'hygiène générale, il faut savoir don-

toutes les causes de l'*avortement* (Voy. ce mot): boissons trop froides, fourrages mouillés, herbes couvertes de rosée, de gelée blanche, aliments altérés, etc. On évitera surtout les indigestions, les météorisations, la constipation.

L'observation a prouvé que les mères trop grasses donnent des produits moins forts et ont des parturitions plus difficiles.

On ne discute plus aujourd'hui l'utilité de l'exercice pour les femelles pleines ; il est absolument nécessaire pour toutes. Les vaches, brebis, truies, etc., qui vivent au pâturage prennent naturellement l'exercice indispensable. Si elles sont entretenues à l'étable, on les sortira une ou deux fois par jour. Dans les haras de chevaux de pur sang et dans certains grands centres d'élevage, les poulinières vivent au pâturage. Généralement les juments et plus rarement les vaches pleines continuent à travailler ; on devra toujours les employer à un service modéré sans aller jusqu'à la fatigue ; il en est même qui poulinent dans les champs. Il est préférable de faire cesser tout travail aux juments et vaches pendant les deux ou trois derniers mois de la gestation, sans les laisser dans une inaction absolue.

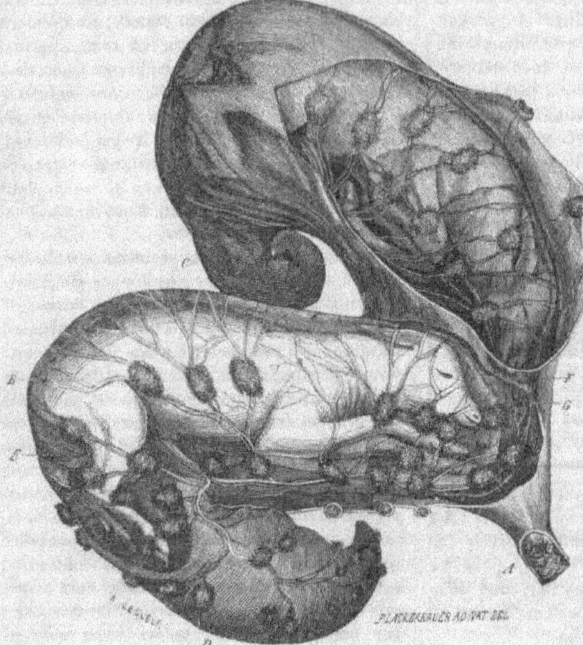

Fig. 762. — Gestation gémellaire de la brebis.

A, col de la matrice ; — B, corne gauche ; — C, corne droite ; — D, allantoïde de l'un des fœtus ; E, amnios.

ner quelques soins particuliers aux femelles en état de gestation.

Elles doivent être, aussitôt après la fécondation, éloignées des mâles ; elles seront soignées avec douceur et pansées convenablement.

À l'écurie ou à l'étable, on évitera qu'elles ne soient trop serrées, les poulinières seront placées dans des boxes assez larges.

La nourriture sera saine, en quantité suffisante, plutôt riche en principes alibiles que très abondante.

On évitera, surtout pendant les derniers mois, le refroidissement, les coups, les secousses, les efforts, les excès de fatigue et en général

ser dans une inaction absolue.

En ce qui concerne les vaches laitières, il convient de cesser la traite un mois environ avant la mise bas.

Les opérations chirurgicales, les médications trop actives doivent être proscrites, quand elles ne sont pas rendues indispensables par un état maladif ; on évitera surtout les purgatifs drastiques et les révulsifs énergiques.

La saignée et les laxatifs « de précaution » sont inutiles, parfois nuisibles.

Anomalies de la gestation. — 1° *Fausses gestations.* — Elles sont caractérisées par l'évolution de produits anormaux, pathologiques ou tératologiques, pouvant simuler plus ou moins complètement la gestation normale (Moussu).

Ces produits sont ordinairement des môles, des kystes et l'hydromètre.

a. *Môles* ou *monstres anidiens*. — L'œuf a évolué normalement au début jusqu'à la différenciation des trois feuillets blastodermiques ; à partir de ce stade, les éléments de chaque feuillet prolifèrent sans orientation déterminée, sans qu'il y ait spécialisation cellulaire.

Ces monstres sont formés de masses musculaires adipeuses, conjonctives, etc., entourées d'un revêtement pileux; aucun appareil n'est organisé.

Dans les *môles hydatiques* ou *vésiculaires* on ne retrouve pas de vestige d'embryon ; il n'y a que les enveloppes fœtales.

b. *Kystes utérins*. — Ils semblent être produits par la distension d'acini glandulaires.

c. *Hydromètre*. — C'est une collection de mucosités dans la cavité utérine qui apparaît généralement au moment des chaleurs ou de la saillie et qui est due à une infection utérine. Rarement l'hydromètre est due à la métrite chronique.

Chez la femelle affectée d'hydromètre, le ventre grossit peu à peu et on observe quelques signes qui pourraient faire croire à la gestation. Le diagnostic est vite établi par l'exploration rectale : on sent une masse uniformément fluctuante occupant les cornes. Généralement vers le cinquième ou le sixième mois, on constate des symptômes d'avortement et l'expulsion par la vulve des liquides collectés dans l'utérus : ils sont généralement troubles, parfois purulents.

Le traitement consiste à dilater le col afin d'évacuer le liquide et à faire ensuite quelques injections antiseptiques dans l'utérus.

2° *Gestation extra-utérine*. — Elle est caractérisée par la présence d'un ou de plusieurs fœtus, en dehors de la cavité de l'utérus, en un point quelconque de la cavité péritonéale. Normalement l'ovule, après avoir été fécondé, s'échappe de l'ovaire, est reçu par le pavillon de l'oviducte, et vient enfin se fixer dans l'utérus. Mais il peut arriver que cet ovule se fixe dans l'ovaire, dans l'oviducte, sur le vagin après avoir traversé le col de la matrice, ou tombe dans la cavité péritonéale, et se développe ainsi dans un endroit anormal. On donne à la gestation extra-utérine différents noms suivant le point où l'œuf s'est développé :

a. La *gestation ovarique*, quand l'ovule, sorti de la vésicule, s'est développé sous l'enveloppe de l'ovaire. Cette anomalie, constatée chez la femme, a été signalée chez nos femelles domestiques par Gurlt et Müller (de Vienne). Le diagnostic est impossible du vivant de l'animal.

b. La *gestation tubaire* est également impossible à diagnostiquer ; l'oviducte ne pouvant prendre l'extension qu'exige le développement de l'embryon, ses parois se rupturent, et il en résulte une hémorragie mortelle (Harms) ; des cas de gestation tubaire ont été signalés sur les animaux par Simpson et Carter.

c. La *gestation vaginale* donne lieu à la formation de tumeurs fixées sur la paroi vaginale inférieure, tumeurs qui pourraient être confondues avec des polypes, mais qui sont constituées par des enveloppes fœtales renfermant un fœtus plus ou moins développé.

Des observations de Macario, Couderc, Strebel, etc., il semble résulter que la gestation vaginale peut être *directe* si l'ovule fécondé se fixe sur la muqueuse vaginale, ou *indirecte*, si une gestation utérine a été suivie à un certain moment d'un commencement d'expulsion du fœtus.

d. *Gestation abdominale*. — Elle est *primaire* ou *secondaire*, suivant que l'ovule fécondé s'est fixé d'emblée dans l'abdomen ou bien s'est développé dans un autre point, ovaire ou oviducte, et est ensuite tombé dans le ventre après avoir déchiré la poche qui le contenait.

L'ovule peut se greffer en un point quelconque du péritoine. On a cité un cas où la masse fœtale s'était fixée sur le gros intestin, et où il y avait eu perforation des enveloppes et de la paroi intestinale au point de soudure, passage des débris du fœtus dans l'intestin et leur expulsion par l'anus.

Chez la jument, l'ovule se fixe ordinairement dans le flanc gauche.

Chez les petites femelles, l'ovule se fixe souvent sur la paroi abdominale inférieure, qui peut s'ulcérer pour éliminer les débris fœtaux.

A l'autopsie on trouve, en un point variable, une production plus ou moins volumineuse, souvent sphérique, avec une paroi externe indurée, très épaisse. Le fœtus contenu est peu développé ; généralement avant le demi-terme, il meurt, se dessèche, se momifie ; il peut subir la dégénérescence graisseuse ou une véritable calcification ; parfois il se putréfie et il détermine une péritonite rapidement mortelle.

Le diagnostic est à peu près impossible; les signes probables sont ceux de la gestation normale, mais, au moment du part, les coliques, les efforts expulsifs restent infructueux : la vulve ne s'agrandit pas, la croupe ne s'affaisse pas, etc. ; si l'on fait l'exploration rectale, l'utérus se présente avec son volume normal. A la longue, la femelle maigrit.

Il ne faut pas confondre cette gestation extra-utérine abdominale avec celle due à une déchirure des parois de l'utérus, par laquelle le produit de la fécondation s'échappe, tombe dans la cavité abdominale, mais garde par le cordon et le placenta ses adhérences à l'utérus. Cette gestation mixte a été signalée par Patuna, Hay, Hoffmeister et Rueff.

3° *Superfétation ou superfécondation*. — C'est la fécondation d'un nouvel embryon pendant le cours d'une gestation. En principe, la superfétation est impossible, car, après une première fécondation, l'ovulation et les chaleurs cessent, le col de l'utérus se ferme par la formation d'un bouchon muqueux, et chez nos grandes femelles, un mois et demi après la fécondation, le fœtus qui s'est développé dans une corne remplit bientôt le corps de la matrice.

Cependant de nombreux auteurs vétérinaires ont rapporté des faits de superfétation. Ce sont en général des *fécondations successives* dues à des saillies successives, mais rapprochées, dans la même journée ou à quelques jours d'intervalle. C'est ainsi que l'on a vu des chiennes mettre bas des petits engendrés par des pères différents, on a vu des juments mettre bas un poulain et un muleton.

Les cas réels de superfétation dans les espèces bovine et ovine qui ont été cités, s'expliquent par ce fait que la seconde saillie a été effectuée longtemps après la première, mais avant que la masse fœtale n'ait complètement obstrué les voies utérines.

Maladies des femelles en état de gestation et accidents de la gestation. — La gestation expose à certains états pathologiques, c'est-à-dire qu'elle peut se compliquer de diverses maladies qui surviennent dans son cours ; elle peut aussi influer sur le cours de certaines maladies intercurrentes ou concomitantes.

La *digestion* est rarement modifiée chez nos femelles domestiques. Mais les *coliques*, les *indigestions*, la *météorisation* pendant la gestation deviennent très graves, en raison de la compression exercée par les viscères distendus sur l'utérus et des mouvements désordonnés de la malade, etc.

Le *pica* s'observe souvent sur les bêtes pleines ; il nécessite une modification de l'alimentation.

On a cité l'*anémie* au cours de la gestation caractérisée par une diminution du nombre des globules du sang.

La plupart des *maladies contagieuses* sont plus graves chez les femelles pleines, surtout à la fin de la gestation. L'inoculation préventive de la peripneumonie est souvent mortelle si elle est faite à la queue à la fin de la gestation.

Chez les juments pleines, on observe parfois des *crampes* caractérisées par la contracture des muscles des membres postérieurs ; elles sont probablement d'origine réflexe : elles n'offrent aucune gravité et disparaissent rapidement. Il en est de même de l'*œdème* du ventre et des membres postérieurs.

Hydramnios. — C'est l'hydropisie du sac amniotique ; la quantité de liquide accumulé dans cette enveloppe est parfois considérable.

L'étiologie de l'affection est inconnue ; on l'observe surtout sur les femelles chétives ou mal nourries.

Pendant la deuxième période de la gestation, l'abdomen de la mère devient énorme ; il est plus gros d'un côté que de l'autre ; on pourrait croire à une gestation gémellaire. Généralement la mère est faible, présente des troubles digestifs, des infiltrations des membres et du ventre.

Vers la fin de la gestation, les proportions de l'abdomen deviennent alarmantes ; le ventre devient de plus en plus tombant ; on pourrait croire à de l'ascite, mais le développement du ventre est toujours plus accusé d'un côté que de l'autre. Par l'exploration rectale, on peut avoir des renseignements utiles : l'utérus paraît uniformément fluctuant.

Si l'on a reconnu la maladie, il faut, pour extraire le fœtus avant terme, percer les enveloppes, faire la dilatation du col, enlever tout jusqu'aux enveloppes, car l'on ne peut compter sur les efforts de la mère ; l'utérus est tellement lâche, ses fibres sont tellement distendues et paralysées, qu'elles ne sont pas capables d'une contraction. Après cette mise-bas forcée, et à l'aide d'un bon régime, on peut voir l'animal reprendre lentement.

Si l'affection a été méconnue, la femelle meurt dans le marasme et on trouve, à l'autopsie, les parois de l'utérus dilatées à l'excès, d'une teinte pâle, avec des ecchymoses à la surface ; la quantité d'eau est quelquefois énorme, et Gierer, comme Brandt disent en avoir rencontré jusqu'à 50 litres sur une vache ; le liquide est transparent, légèrement citrin, et d'une saveur sucrée; quant au fœtus, il est presque toujours mort; il est alors gonflé; dans tous les cas il est lui aussi fortement hydropique.

Paraplégie « ante partum ». — Complication assez fréquente de la gestation que l'on ne doit pas confondre avec l'une des manifestations de la fièvre vitulaire.

Les causes de cette paraplégie sont mal connues; certains auteurs pensent qu'elle est d'origine infectieuse. Elle doit être plus apparente que réelle et être plutôt une manifestation de fatigue produite par le tiraillement du plexus lombo-sacré par l'utérus très développé.

Elle s'observe surtout chez la vache, rarement chez la jument; elle se manifeste à la fin de la gestation, dans le courant du dernier mois, huit jours ou moins avant, parfois seulement la veille de la parturition.

La femelle reste couchée et ne paraît pas souffrir; la sensibilité est conservée dans l'arrière-train. Cette paraplégie est généralement passagère et disparaît au bout de quelques jours; elle n'entrave en rien la parturition, qui s'effectue normalement; d'ordinaire, la mère se relève peu de temps après l'accouchement.

Au début, on se contente de placer la mère sur une bonne litière et de soutenir ses forces par des toniques et des excitants.

Si l'affection persiste après la parturition, on pratiquera la révulsion sur la région lombaire avec de la farine de moutarde, des sachets chauds.

Dans le cas où il n'y aurait pas d'amélioration, on conseille d'envoyer la bête à la boucherie.

Quand la paraplégie se déclare longtemps avant la parturition et persiste, André de Fleurus recommande de provoquer l'avortement.

Congestion cérébrale « ante partum ». — Pour Violet, c'est une manifestation de la *fièvre vitulaire*. Pour les auteurs allemands, elle serait d'origine infectieuse et due à une intoxication ptomaïnique.

La femelle en décubitus latéral complet est triste, abattue, ne mange plus, ne rumine plus, a de la fièvre. La mort arrive généralement vite.

On recommande la saignée et la révulsion; on applique des sachets de glace, des compresses froides sur le crâne, ou bien on a recours à l'irrigation continue. A l'intérieur, on ordonne des laxatifs. Le plus prudent est le sacrifice pour la boucherie.

Métrorragie dite de parturition. — Les causes sont mal connues; elle est parfois due à des contusions, des coups de corne qui provoquent le décollement ou la déchirure du placenta, à des déchirures de l'utérus ou du vagin faites par les membres du fœtus.

Par la vulve il s'écoule du sang; en explorant le vagin, on y trouve des caillots sanguins, le col de l'utérus est dilaté. Le réseau capillaire du placenta est décollé ou déchiré, les caillots sanguins accumulés entre les deux feuillets placentaires augmentent le décollement.

A la suite de ce décollement, l'*avortement* est de règle; aussi le pronostic est-il grave. S'il y a en même temps déchirure des parois utérines, le sang peut s'épancher dans la cavité péritonéale : il est alors préférable d'abattre la bête pour la boucherie.

Dans les cas ordinaires, on facilitera l'expulsion du fœtus et on injectera dans l'utérus une petite quantité d'un liquide légèrement antiseptique.

Si l'hémorragie est abondante, on l'arrêtera par le tamponnement du vagin et du col. Dans les cas graves, on pourra recourir à l'injection sous-cutanée d'ergotine (1 gramme).

Rétention anormale du fœtus. — Cet accident de la gestation s'observe assez fréquemment; il ne faut pas le confondre avec la gestation prolongée.

Les *causes* sont multiples; nous citerons : l'atrésie cicatricielle du col de l'utérus, à la suite de blessures lors d'une parturition antérieure; les adhérences vaginales anormales au niveau du col; les adhérences anormales des ligaments utérins ou du placenta; la torsion du col; les positions vicieuses du fœtus (transversale), etc.

Symptomatologie. — Les symptômes sont analogues à ceux du part ou de l'avortement; les efforts expulsifs restent inefficaces, puis tout rentre dans l'ordre, la femelle revient à l'état normal, peut même engraisser et, si c'est une vache, elle est vendue pour la boucherie.

Quatre, cinq, six mois et même un an après la manifestation des premiers symptômes, on observe à nouveau de violents efforts expulsifs, tantôt suivis de l'expulsion du fœtus, tantôt infructueux. Dans le premier cas la guérison est complète, mais la corne utérine où se trouvait le fœtus, la gauche le plus souvent, reste privée de cotylédons et ne se développe pas lors des gestations suivantes. Dans le second cas la femelle finit par mourir d'épuisement, ou par une métrite septique.

D'autres fois les efforts amènent l'écoulement des eaux; la femelle maigrit peu à peu, mange mal, on observe les signes d'une métrite chronique ou d'une métro-péritonite septique rapidement mortelle.

A l'autopsie, on trouve le plus souvent le fœtus momifié ; les eaux ont fini par disparaître par résorption. Quand les eaux se sont écoulées lors des efforts, le fœtus est putréfié ; la matrice contient un liquide sanieux, fétide, renfermant des poils, des débris ; l'utérus présente les lésions de la métrite chronique ; le péritoine viscéral peut être enflammé ; parfois l'utérus est ulcéré et on observe les lésions de la péritonite purulente.

TRAITEMENT. — Il consiste à faire disparaître la cause de la rétention et à provoquer l'expulsion du fœtus. On fera ensuite des injections antiseptiques dans l'utérus. Les métrites seront traitées comme il convient (Voy. MÉTRITE).

La *mort du fœtus* dans l'utérus peut survenir dans le cours normal de la gestation, avant le terme.

Généralement la mort du fœtus s'accompagne d'avortement.

Parfois, cependant, le fœtus reste dans la matrice ; il peut se dessécher et se momifier ; ou bien il se putréfie et l'utérus renferme alors un liquide sanieux mélangé de poils et d'os du fœtus. On rencontre quelquefois chez des truies, des chiennes et autres femelles multipares, un des petits mort et son cadavre, réduit en putrilage ou momifié, placé entre deux autres petits occupant la même corne ; ceux-ci d'ailleurs sont bien vivants et la mère est en parfaite santé.

Les autres accidents de la gestation seront étudiés ailleurs : *Hernie de l'utérus* (Voy. HERNIE) ; — *Rétropulsion du vagin*, ou *Renversement* ou *Recul du vagin*, ou *Chute de la matrice* (Voy. VAGIN) ; — *Rupture de l'utérus* (Voy. UTÉRUS) ; — *Avortement* (Voy. AVORTEMENT).

GIBBOSITÉ (all. *Buckel*). — Courbure anormale d'une partie de la colonne vertébrale, symptôme d'un état pathologique, tel que le ramollissement ou la carie des vertèbres et de leurs cartilages ; le relâchement des liens fibreux qui les unissent ; l'arrangement défectueux ou la proéminence de quelques-uns de ces os. Les os des vertèbres sont saillants, et articulés de manière à rendre le dos de l'animal convexe. Cet accident s'observe rarement sur le cheval ; chez les autres animaux il est dû au *rachitisme* (Voy. ce mot).

GÎTE. — Partie musculaire entourant l'os de l'avant-bras et celui de la jambe, chez les bêtes de boucherie. — *Gîte à la noix*. Ensemble des muscles du bord postérieur de la cuisse et

de la fesse chez les animaux de boucherie, recouvrant le derrière de la tête et du col du fémur.

GLAMORGAN (RACE DE). — Race bovine des parties basses du pays de Galles (Angleterre), remarquable par son aptitude à donner du lait et à prendre la graisse.

GLANDAGE, GLANDÉ. — Se dit d'un cheval qui est porteur d'une *glande*, c'est-à-dire qui a les ganglions de l'auge tuméfiés et indurés.

A ces ganglions de l'auge ou *sous-maxillaires* ou *sous-glossiens* viennent aboutir les lymphatiques des cavités nasales, de la bouche, etc. ; leurs vaisseaux efférents les mettent en communication avec les ganglions pharyngiens.

Si du pus se forme en une région qui est drainée par ces canaux, ceux-ci le collectent et le transportent aux ganglions de l'auge qui font l'office de filtres, s'enflamment, se tuméfient, puis s'indurent, parfois s'abcèdent.

La glande est donc une *adénite* aiguë ou chronique des ganglions de l'auge. Elle accompagne presque toujours l'inflammation des premières voies respiratoires, la collection des sinus, la collection des poches gutturales, les tumeurs des cavités nasales, etc.

La *glande* symptomatique de la morve offre des caractères particuliers (Voy. MORVE).

GLANDES. — Ce sont les organes des sécrétions annexés aux différents appareils et particulièrement à l'appareil digestif : glandes salivaires, glandules gastriques, intestinales, foie, pancréas, rate, etc., reins, testicules, glandes sébacées, etc.

CLASSIFICATION. — La division généralement adoptée se fonde sur la forme des glandes (fig. 763), qui sont : en *tube simple*, comme celles de Lieberkühn dans l'intestin ; en tube contourné en *glomérule* à sa partie inférieure, comme les glandes sudoripares ; en *tube ramifié*, comme celles de l'estomac, de l'utérus ; ou bien *acineuses*. On appelle *acinus* (grain de raisin) un court tube glandulaire, renflé en boule plus ou moins grosse ; il est rare de voir des glandes formées d'un seul acinus ; on rencontre cependant certaines glandes sébacées rudimentaires présentant cette disposition ; le plus souvent, plusieurs se groupent ainsi, formant un *lobule* qui s'ouvre dans un canal excréteur ; plusieurs de ces canaux s'unissent ensemble pour former le canal qui résume toute la glande ; cette disposition a été comparée à celle d'une grappe de raisin, d'où le nom de *glandes en grappe* donné aux glandes acineuses composées. On reconnaît à celles communiquant avec l'extérieur deux parties différentes : la por-

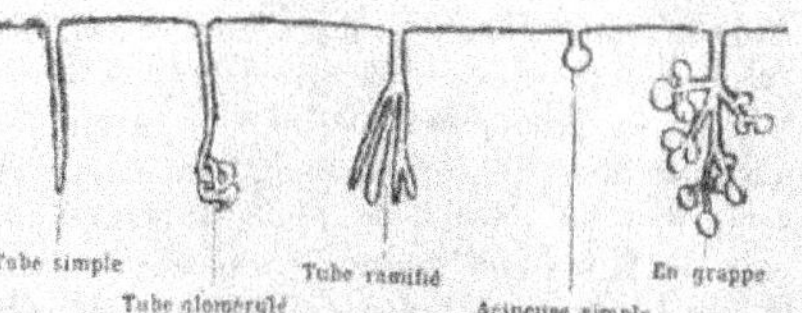

Fig. 763. — Schéma des diverses sortes de glandes.

tion *sécrétante* (fig. 764, *ll*) formée par les acini.

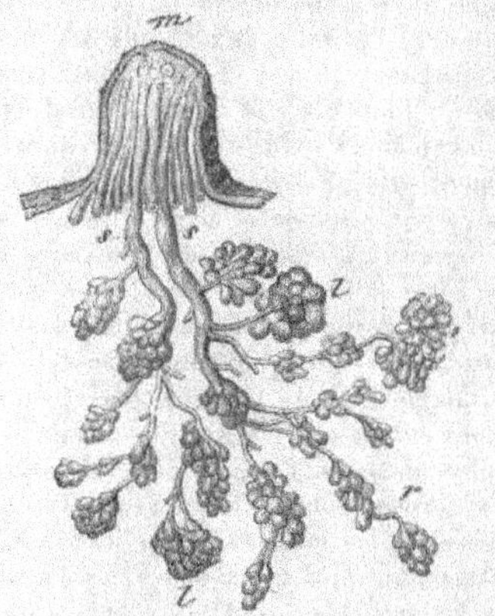

Fig. 764. — Glandes en grappe.

et le *conduit excréteur* (*ss*) aboutissant en *m* à l'extérieur.

TABLEAU DE CLASSIFICATION DES GLANDES.

I.
- **Ouvertes** (canal excréteur)... { En tube : Lieberkühn. / En grappe : glandes salivaires, pancréas.
- **Fermées** (sans canal excréteur).

II.
- **Non remaniées** (membrane basale).
- **Remaniées** par pénétration des vaisseaux........... { Ouvertes : Foie. / Fermées : Rate.

III.
- **Holocrines** : la cellule entière est détruite (glandes sébacées).
- **Mérocrines** : Une partie seulement de la cellule est expulsée ; Cellules de plusieurs sortes : { Séreuses (parotide). / Muqueuses (glandules buccales, rétrolinguale du cobaye). / A ferment (pancréas).

MODE DE SÉCRÉTION. — Toutes les glandes présentent deux phases dans la production des substances qu'elles sont chargées de fournir.

Une première phase consiste en l'accumulation de ces produits dans l'intérieur de la cellule ; c'est ainsi que les cellules caliciformes, pendant la période à tort désignée sous le nom de *repos*, produisent des granulations de substance mucigène, de plus en plus volumineuses, qui finissent par occuper toute la portion superficielle du protoplasma ; c'est la *sécrétion cellulaire* (Duval).

La seconde phase est celle où la cellule caliciforme expulse sa substance mucigène, que l'addition d'eau transforme en mucus ; cette phase correspond à la période d'*activité*, ou plus exactement d'*excrétion cellulaire*. Mais, tandis que la cellule caliciforme se vide de son mucus, et persiste ensuite, on voit l'excrétion de certaines glandes s'accompagner de la chute de l'épithélium ; telles sont les glandes sébacées, dont la rénovation ne diffère pas de celle de la peau, et des épithéliums pavimenteux stratifiés en général ; l'assise génératrice produit des cellules polyédriques qui se chargent d'une matière grasse spéciale, le *sebum* ; puis, les plus superficielles éclatent, et tombent dans la cavité glandulaire, en sorte que, dans le produit d'excrétion, on peut aisément retrouver des débris de cellules atrophiées et flétries. Ainsi, certaines cellules glandulaires élaborent un produit qu'elles déversent au dehors, sans perdre leur vitalité ; ailleurs, au contraire, le produit d'excrétion est formé par les cellules elles-mêmes. Ranvier a proposé de nommer ces dernières glandes *holocrines*, tandis que celles où le produit excrété ne représente *qu'une partie* de la cellule sont dites *glandes mérocrines*.

GLANE (RACE BOVINE DE). — Race de la Bavière rhénane : c'est une variété de la race jurassique de Sanson. Les bœufs sont dociles, travaillent bien, s'engraissent facilement ; leur chair est de bonne qualité. Leur poids vif varie de 300 à 500 kilos. Les vaches sont bonnes laitières, elles peuvent donner par jour 15 à 20 litres de lait.

GLAUCOME. — État de tension considérable de l'œil, dû à l'augmentation des liquides intra-oculaires.

Dans l'*hydrophtalmie* là coque de l'œil est inextensible, tandis que dans le glaucome, les enveloppes se laissant dilater par le liquide, l'œil prend un volume exagéré.

ÉTIOLOGIE. — Les contusions, l'arthritisme, l'inflammation de l'iris, de la choroïde, de la cornée. Certains auteurs considèrent le glaucome comme le résultat d'une hypersécrétion, de nature inflammatoire ; d'autres l'attribuent à un obstacle apporté à la filtration normale des liquides à travers les enveloppes.

Symptomatologie. — Dilatation de la pupille avec léger trouble de la cornée. Si on explore avec la main, on constate une dureté considérable du globe, et une anesthésie à peu près complète de la cornée ; le réflexe palpébral a disparu.

L'examen ophtalmoscopique montre la papille excavée et repoussée en arrière.

Traitement. — Au début on conseille les instillations répétées d'une solution d'ésérine à 1 p. 100-200 ; on appliquera sur l'œil des compresses froides.

Si la tension du globe est considérable, on pratiquera la *sclérotomie* ; l'incision de la sclérotique est faite au voisinage du limbe scléro-cornéen avec un petit couteau lancéolaire qui ne devra pas pénétrer à plus de quelques millimètres. On appliquera ensuite sur l'œil un pansement antiseptique un peu compressif. De Graefe recommande l'*iridectomie* (Voy. Flexion périodique, *Traitement*).

GLAVIAU. — Nom vulgaire : 1° de la *clavelée* ; 2° du larynx et de la trachée des bêtes à corne.

GLOBULE [*globulus* ; all. *Kügelchen* ; angl. *globule* ; it. *globetto, globettino* ; esp. *globulo*]. — Corpuscule plus ou moins arrondi, qui existe dans beaucoup de liquides et dans quelques tissus animaux. Le mot de *globule*, emprunté au langage général, indique seulement la forme d'un élément, et doit, pour avoir une valeur scientifique, être accompagné d'un terme qui désigne la nature de cet élément. Il est souvent pris comme synonyme de *cellule*. — *Globule blanc du sang, du pus* ; *globule du chyle, de la lymphe, du mucus.*

GLOSSANTHRAX (*glossanthrax*, de γλῶσσα, langue, et ἄνθραξ, charbon ; all. *Zungenkarbunkel, Zungenbrand* ; it. *glossantrace* ; esp. *glosantrax*. — *Charbon à la langue, charbon volant, mal de la langue, perce-langue*, etc.). — *Charbon* siégeant à la langue.

GLOSSITE. — Voy. Langue (*Maladies de la*).

GLYCOGÈNE [de γλύκος, chose douce, et un radical γεν, qui engendre ; all. *Zuckerbildend* ; angl. *glycogenous*]. Qui engendre du suc. — *Matière* ou *principe glycogène* (Cl. Bernard) [*amidon animal, hépatine* (Pavy) ; *Zoamyline* (Rouget)]. Principe immédiat non azoté, isomérique avec l'amidon, qui existe dans les cellules épithéliales hépatiques, et dans la plupart des tissus de l'embryon. On retire cette matière du foie pris sur un animal aussitôt qu'on l'a tué. C'est

une poudre blanche, amorphe, neutre, sans odeur ni saveur, soluble dans l'eau chaude et non dans l'alcool. Elle cesse de se produire dans certaines maladies ; mais, hors ce cas, elle existe chez tous les animaux vertébrés ou invertébrés ; sa production atteint son maximum quelques heures après l'alimentation, mais peut avoir lieu en dehors de toute alimentation, puisque la matière glycogène s'accumule dans le foie des animaux hibernants qui ne prennent aucune nourriture : elle se forme alors soit aux dépens du sang, soit aux dépens de la substance des cellules hépatiques. Dans les circonstances ordinaires, elle prend surtout naissance par simple déshydratation de la glycose qui se forme dans l'intestin aux dépens des aliments hydrocarbonés et que la veine porte transmet au foie : toutefois elle apparaît aussi dans le foie des animaux soumis à une nourriture exclusivement azotée, et peut, par conséquent, emprunter ses éléments aux aliments azotés (Cl. Bernard). L'évolution de la matière glycogène, après sa production dans le foie, consiste, d'après Cl. Bernard, dans sa transformation en glycose, sur le vivant comme après la mort, sous l'influence d'un ferment spécial : ces conclusions ont été attaquées par un certain nombre de physiologistes. Cette matière ne se trouve pas exclusivement dans le sang : chez l'embryon, le placenta, les muscles, les poumons, etc., en renferment ; après la naissance, on l'a trouvée dans les muscles, les globules blancs, la rate, les poumons, les reins, etc. (Rouget).

GLYCOGÉNIE [de γλύκος, chose douce, et du radical γεν, qui engendre ; all. *Zuckerbildung* ; angl. *glycogeny* ; it. *glicogenia*]. Production de sucre dans le foie aux dépens de la matière glycogène, phénomène dont la réalité a été démontrée par Cl. Bernard. Le même physiologiste a constaté, sur un chien vivant, exclusivement nourri de substances albuminoïdes, exemptes de sucre, que le sang des veines sus-hépatiques contient du sucre, et que celui de la veine porte n'en contient pas : il en conclut que dans la partie intermédiaire, c'est-à-dire dans le foie, il existe, sur le vivant aussi bien que sur le cadavre, une production continue et physiologique de sucre, laquelle aurait lieu par l'action sur la matière glycogène d'un ferment spécial, contenu dans les cellules hépatiques. Le sucre ainsi produit et incessamment versé dans le sang par les veines sus-hépatiques, y est oxydé et détruit dans les capillaires généraux, surtout dans les muscles, jouant ainsi un grand rôle dans la contraction musculaire (Cl. Bernard, Tieffenbach, etc.), et, indirectement, dans la production de la chaleur animale : toutefois Rouget le considère comme un simple produit de désassimilation. Actuellement, un grand nombre de physiologistes n'acceptent pas les conclusions de Cl. Bernard, au moins dans toute leur acception : il est certain que le foie, plus qu'aucun autre organe, contient de la matière glycogène, et que celle-ci se transforme en sucre sur le cadavre et dans certaines conditions expérimentales ou morbides ; mais Pavy, Schiff, Lussana, etc., n'ayant jamais trouvé de glycose dans un fragment de foie pris sur un animal vivant et bien portant, nient que la glycogénie soit un phénomène normal pendant la vie.

Quoi qu'il en soit, la formation du sucre dans le foie est liée à l'influence du système nerveux agissant sur les vaisseaux sanguins du foie. Ainsi, en coupant les nerfs vagues, au-dessus des filets qu'ils fournissent aux poumons, on fait disparaître la production de sucre. Si l'on pique le plancher du quatrième ventricule de l'encéphale au niveau de l'origine des nerfs vagues, on produit l'effet inverse (Cl. Bernard) ; le sucre est formé en excès dans l'organisme, accumulé d'abord dans le sang (*glycémie*), et, bientôt après, expulsé par l'excrétion urinaire (*glycosurie*). Cet état sucré des urines n'est pas, en général, de très longue durée ; dû à une paralysie vasculaire du foie, qui favorise le contact du ferment hépatique avec la matière glycogène, il ne dépend pas de la destruction d'un centre vaso-moteur au moment de la piqûre du quatrième ventricule, mais bien plutôt d'une irritation des centres et des nerfs vaso-dilatateurs du foie.

GOBBE. — Préparation strychnique ou arsenicale, en forme de bol, qu'on donne aux chiens pour les empoisonner. — Synonyme d'*égagropile* (Voy. Calcul) sur les moutons.

GOUDRON (*pix navalis* ; all. *Theer* ; angl. *tar* ; it. *catrame* ; esp. *brea*). — Substance noirâtre, demi-liquide, obtenue par l'action de la chaleur sur certaines matières combustibles, végétales (*goudron végétal*) ou minérales (*goudron minéral*).

Le *goudron* est très employé en vétérinaire pour le traitement des maladies cutanées, soit seul, soit associé au savon vert ou à la graisse (parties égales), avec cantharides. C'est un excellent topique, qui remplace avec avantage l'*onguent de pied* pour conserver à la corne des sabots sa souplesse.

GOURME (all. *Druse, Strengel* ; angl. *strangles* ; it. *cimorro*). — Maladie contagieuse, spéciale aux solipèdes, due à la multiplication

dans l'organisme du *Streptococcus equi* de Schutz.

Au point de vue clinique, la gourme peut se présenter sous des formes très variées ; le plus souvent elle se manifeste par des inflammations catarrhales des premières voies respiratoires avec tendance à la formation d'abcès dans tous les organes et dans toutes les régions exposées à des contusions ou des plaies ; parfois elle se réduit à une simple éruption cutanée, ou bien elle offre les caractères d'une septicémie rapidement mortelle.

La gourme affecte surtout les chevaux jeunes ; déjà rare chez le mulet, elle l'est plus chez l'âne.

Une première atteinte de la maladie préserve partiellement et pendant longtemps les animaux atteints.

Étiologie. — 1° *Agent pathogène*. — Le microbe de la gourme est un streptocoque qui se présente sous des aspects différents. Les microbes sont isolés ou associés en chaînettes assez courtes, mais parfois très longues, plus ou moins ondulées, formant des paquets de filaments enchevêtrés, ou réunies en amas comme les staphylocoques (fig. 765).

Le microbe se colore facilement ; il est généralement associé aux microbes vulgaires de la suppuration ; mais on le reconnaît aisément à l'aide des colorations doubles : il prend bien le Gram et le Weigert.

Le streptocoque de la gourme est à la fois aérobie et anaérobie. Dans les *bouillons* de viande simples ou glycérinés, il forme des flocons blancs se déposant au fond du ballon, et le liquide conserve sa limpidité. Sur le *sérum* sanguin, il forme des taches grises, transparentes, se réunissant en une membrane sèche, grisâtre, à reflets irisés.

La *souris* est le réactif par excellence du microbe de la gourme.

Le *lapin* et le *cobaye* sont presque réfractaires aux inoculations sous-cutanées ; ils ne sont infectés que par l'injection intraveineuse ou intrapéritonéale de doses massives de culture récente.

Le streptocoque de la gourme présente de grandes variations morphologiques et biologiques, auxquelles correspondent des lésions variées. Il existe à l'état saprophyte dans l'organisme même du cheval, mais, sous l'influence de certaines conditions, il peut devenir pathogène, passer par tous les degrés de virulence et déterminer même une gourme rapidement mortelle, semblable à une véritable septicémie.

Cette faculté d'adaptation, la facilité avec laquelle il peut changer de virulence, expliquent les diverses formes cliniques de la gourme, la diversité des lésions gourmeuses.

De nombreux auteurs, d'ailleurs, refusent de reconnaître au streptocoque du cheval une spécificité absolue ; pour eux, ce serait un streptocoque banal qui, sous l'influence de certaines causes, deviendrait virulent. Il s'adapterait à

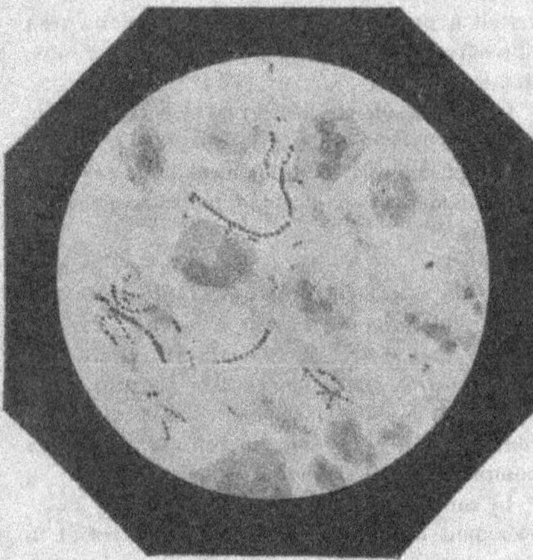

Fig. 765. — Pus gourmeux du cheval (Macé).

un tissu, et les passages successifs dans ce tissu exalteraient sa virulence ; il prendrait ainsi une forme et des manifestations spécifiques.

Le streptocoque gourmeux offrirait donc une grande ressemblance, sinon une identité complète, avec « le *streptocoque pyogène vulgaire*, avec ceux de l'*infection purulente*, du *phlegmon simple*, de la *septicémie puerpérale*, de l'*érysipèle*, de la *pneumo-entérite* des solipèdes de Galtier, des *pneumonies contagieuses*, etc. » (Cadéac, *Encyclopédie vétérinaire*).

2° Conditions qui favorisent ou contrarient l'infection. — *Réceptivité.* — Les animaux *jeunes* sont surtout affectés ; cependant on peut voir évoluer la gourme à tout âge. Une première atteinte diminue la réceptivité, mais ne donne à l'animal qu'une immunité incomplète et passagère. La réceptivité de l'organisme est considérablement augmentée par le *refroidissement*, la *fatigue*, le *surmenage*, en un mot par toutes les causes d'affaiblissement.

3° Matières virulentes. — La virulence est généralement localisée aux parties malades : jetage, pus des abcès. Dans les formes septicémiques, le sang peut être virulent, mais en général les streptocoques n'y restent pas, ils sont arrêtés

dans les capillaires et cultivent en quelques points, parfois au niveau des éruptions cutanées spécifiques (Joly et Leclainche), surtout au niveau des organes riches en tissu conjonctif.

4° Modes de l'infection. — Elle se fait avec la plus grande facilité ; généralement le jetage et le pus des abcès sont les véhicules du contage. Le jetage souille les mangeoires, les râteliers, les objets de pansage, les harnais, les tord-nez, les appareils de contention, les aliments, les parois de l'écurie, etc.

La contagion d'une écurie à une autre s'opère par les fourrages souillés, par le personnel qui transporte le pus ou le jetage avec les vêtements ou les chaussures, etc. Les chiens, chats, poules peuvent aussi transporter les streptocoques d'une écurie dans une autre.

Généralement la maladie est importée dans une écurie par un cheval déjà malade au moment de l'achat ou bien qui a habité précédemment une écurie infectée. C'est ainsi que dans les grandes administrations, et surtout dans les dépôts de transition des remontes, la gourme sévit par *bouffées*, et chaque nouvelle recrudescence de la maladie coïncide avec l'introduction de chevaux récemment achetés.

Les champs de foire, les écuries d'auberge, celles des marchands, constituent des foyers permanents de contagion. Les chevaux serrés, entassés, s'infectent mutuellement ou prennent les germes de la gourme dans les mangeoires, les aliments, etc. ; ceux qui sont vendus sèment la contagion dans le pays ; les autres, ramenés dans les écuries, y rapportent les agents du contage. « La dissémination est d'autant plus facile que, sous sa forme légère, la maladie n'apporte aucun obstacle au transport et à la mise en vente des malades. » (Nocard et Leclainche, *loc. cit.*)

La gourme naît donc presque toujours de la contagion par un malade. Mais les considérations exposées à propos de la spécificité du streptocoque gourmeux permettent d'admettre qu'il peut être entretenu dans certains milieux à l'état saprophyte, et que brusquement, sous certaines conditions, il peut devenir virulent, et créer un premier foyer de contagion.

5° Voies de pénétration. — L'infection peut se faire par toutes les solutions de continuité de la peau. Le produit des éruptions cutanées gourmeuses est inoculable au cheval par scarifications (Joly).

Généralement, le microbe pénètre dans la muqueuse des premières voies respiratoires et digestives ; le poumon, l'estomac, l'intestin se laissent rarement pénétrer par le streptocoque, et les lésions constatées sur ces organes sont le résultat d'une infection secondaire.

La transmission peut avoir lieu, lors de la saillie, par les muqueuses vaginale et vulvaire (*gourme coïtale*).

La gourme peut aussi se transmettre par les mamelles : le poulain malade contagionne sa mère en la tétant.

Souvent le streptocoque pénètre dans l'organisme à la faveur des plaies opératoires, notamment des plaies de *castration* : il y est apporté par les instruments, ou la main de l'opérateur, etc. ; ou bien l'infection se produit lorsque l'opéré a été placé dans une écurie infectée, ou près d'un cheval gourmeux, etc. La gourme contractée dans ces conditions est presque toujours grave et se complique d'abcès secondaires au niveau des régions traumatisées (*gourme de castration*).

La gourme se transmet rarement de la mère au fœtus.

PATHOGÉNIE. — Les microbes déposés sur la muqueuse des premières voies digestives et respiratoires cultivent sur place, provoquent une congestion intense, un catarrhe purulent de la muqueuse infectée, qui gagne de proche en proche les muqueuses de l'arrière-bouche (*laryngite*, *pharyngite*), parfois de la trachée et des bronches. En même temps les streptocoques, entraînés par les lymphatiques jusqu'aux ganglions correspondants, y déterminent des abcès.

C'est là la forme la plus fréquente.

Mais les microbes entraînés dans tout l'organisme pouvant déterminer des foyers secondaires de suppuration au niveau de régions blessées ou irritées, il en résulte qu'il faut en général éviter toutes les opérations sur les animaux malades ou suspects.

Les streptocoques pénètrent dans le sang ; s'ils sont peu nombreux et peu virulents, ils sont détruits par les leucocytes ; dans le cas contraire, ils peuvent se reproduire dans les capillaires de certaines régions et provoquer des accidents sans gravité (éruptions cutanées), ou déterminer des congestions, des hémorragies, des névroses, dues à la paralysie et l'obstruction des capillaires, suivies de la stase sanguine et de la rupture de leurs parois.

Le streptocoque gourmeux peut donc provoquer deux sortes d'accidents : s'il est peu virulent et si l'organisme attaqué est résistant, il cultivera dans les milieux lymphatiques et déterminera une suppuration plus ou moins intense ;

au contraire, s'il est virulent et si l'organisme est affaibli, il pénétrera dans la voie sanguine et occasionnera des congestions graves.

Outre ces accidents locaux, les streptocoques sécrètent des toxines qui, résorbées, déterminent des accidents variables : œdèmes de la peau et du tissu conjonctif, sidération des centres nerveux, etc.

SYMPTOMATOLOGIE. — Les manifestations de la gourme étant très variées, nous adopterons, comme la plus pratique, la division indiquée dans les *Maladies microbiennes des animaux*, de Nocard et Leclainche.

Un premier groupe comprend la *gourme purulente* : la maladie se manifeste par des suppurations superficielles ou profondes. Dans l'autre groupe, *gourme septicémique*, l'infection se traduit par des accidents congestifs, ou par une véritable septicémie à marche rapide.

A. Gourme purulente. — C'est la plus fréquente ; c'est, on peut dire, la gourme des anciens auteurs. Tantôt elle affecte les muqueuses : c'est la *gourme catarrhale* ; tantôt elle se localise dans les parenchymes, *suppurations gourmeuses* ; ces deux formes pouvant être associées.

a. *Gourme catarrhale.* — C'est celle que l'on rencontre généralement ; elle correspond à l'inflammation catarrhale de la muqueuse des premières voies respiratoires.

Au début, l'animal est triste, abattu, somnolent, se déplace avec peine ; sans appétit, il prend encore un peu de fourrage et de boissons froides. Les muqueuses sont injectées, la bouche est sèche, la température s'élève d'emblée jusqu'à 40°. On observe bientôt soit les symptômes du coryza, soit ceux de la pharyngite ou de la laryngite, suivant que l'inflammation est plus ou moins limitée.

La toux, d'abord sèche, quinteuse, devient grasse, forte, facile dès que la suppuration s'établit ; elle se produit fréquemment par l'impression de l'air froid ou par le passage des aliments ou des boissons ; la mastication et la déglutition sont gênées ; parfois une salive mousseuse, mêlée de parcelles alimentaires, s'écoule en longs jets de la bouche. Le jetage apparaît ; il est aqueux, jaunâtre dans le cas de coryza ; au début de l'angine, il est grisâtre, plus ou moins mousseux, généralement mélangé de parcelles alimentaires, puis peu à peu il devient jaunâtre, purulent ou liquide, et mêlé d'aliments et de caillots fibrineux ; il est toujours abondant et bilatéral.

La gorge est chaude, tuméfiée, très douloureuse ; les ganglions de l'auge sont engorgés ; les ganglions pharyngiens volumineux, infiltrés, soulèvent la région parotidienne.

Souvent on observe des troubles dus à la gêne mécanique de la respiration et de la circulation : tête allongée, congestion intense des muqueuses apparentes, naseaux dilatés, respiration bruyante avec cornage, déglutition impossible, etc.

Dans la masse des ganglions de l'auge infiltrés on sent un ou plusieurs noyaux durs, diversement répartis, qui ne tardent pas à subir la fonte purulente : le pus qui s'écoule de ces abcès est jaunâtre, crémeux. Parfois la tuméfaction s'étend sur les joues : la fluctuation est alors assez difficile à reconnaître au début. Les lymphatiques peuvent s'enflammer et former des cordes partant de l'auge pour gagner la face.

Pendant ce temps, le malade reste abattu ; mangeant peu, il maigrit considérablement ; sa température baisse généralement dès que la suppuration s'est établie.

Peu à peu ces symptômes s'amendent : la toux devient plus rare ; le jetage moins abondant, plus épais, est formé de caillots blanchâtres, puis il redevient muqueux ; la respiration et la circulation reprennent leur rythme normal tandis que disparaissent l'empâtement de la gorge et la tuméfaction de l'auge. L'appétit renaît peu à peu. L'évolution complète de l'angine gourmeuse dure environ quinze à vingt jours.

Parfois l'inflammation gourmeuse ne se localise pas ainsi : elle peut s'étendre à la muqueuse des sinus, à celle des poches gutturales, à la muqueuse trachéale, bronchique, au parenchyme pulmonaire et même à la plèvre, etc.

La *collection des sinus* d'origine gourmeuse est fréquente ; elle n'offre pas de caractères particuliers [Voy. Sinus (*Collection des*)].

Collection des poches gutturales. — Elle s'établit parfois d'emblée et se manifeste par des symptômes ordinaires.

Rarement le pus s'écoule en dehors après avoir perforé la muqueuse, la parotide et la peau. Le plus souvent, il persiste avec ses caractères, ou bien se réunit en grumeaux plus ou moins gros, qui se durcissent peu à peu.

La *trachéite* et la *bronchite* peuvent s'établir d'emblée ou être consécutives à l'angine. Cette dernière complication est fréquente et toujours à craindre ; elle est annoncée par une élévation de la température (40°), par une toux sèche, quinteuse, profonde, ébranlant le corps à chaque quinte, et par l'abattement du malade et l'inappétence absolue. — Au bout de vingt-quatre heures, les symptômes s'amendent légèrement

et on note ceux de la bronchite aiguë ; cependant, dans la bronchite gourmeuse, on observe des *poussées* congestives marquées par des accès fébriles passagers.

La convalescence commence vers le quinzième jour.

La *broncho-pneumonie* s'établit d'emblée, surtout chez les individus affaiblis, mais elle peut venir après la bronchite. Elle est très grave, mais rare.

Les symptômes généraux s'aggravent ; la respiration devient entrecoupée ; le jetage est jaunâtre, non rouillé ; l'auscultation et la percussion dénoncent l'existence de foyers d'hépatisation lobulaire multiples, irrégulièrement répartis dans la masse des deux poumons.

La guérison peut survenir au bout de trois semaines ; parfois elle se fait attendre plus longtemps, par la succession de poussées congestives en divers points du poumon.

Souvent les broncho-pneumonies se terminent par l'abcédation du poumon enflammé ou par sa gangrène ; d'autres fois elles passent à l'état chronique : le jetage et la toux persistent, la respiration est irrégulière, on note les signes de l'emphysème pulmonaire, le malade se nourrit mal, reste maigre et incapable d'aucun service.

Les *pleuro-pneumonies* sont rares ; elles résultent de l'extension à la plèvre de l'inflammation pulmonaire ou de l'ouverture d'un abcès dans la cavité pleurale. — Les symptômes sont ceux de la pleurésie purulente (Voy. Pleurésie). — La mort est la terminaison ordinaire.

b. *Suppurations gourmeuses.* — Elles s'établissent d'emblée et évoluent isolément, ou bien elles accompagnent et compliquent la gourme catarrhale.

Au cours de la gourme, on peut voir survenir des abcès sous-cutanés aux régions blessées ou simplement irritées par les frottements du harnais : pointe de l'épaule, garrot, niveau des jointures des membres, etc.

La *gourme de castration* se montre généralement de quinze à trente jours après l'opération, quand l'inflammation traumatique a déjà disparu. L'animal qui semblait guéri devient subitement triste, abattu, sa démarche est pénible, sa température s'élève de 1 ou 2 degrés. La région du fourreau est le siège d'un engorgement œdémateux qui augmente peu à peu ; on y perçoit très bien, au bout de quelques jours, un ou plusieurs foyers purulents. L'abcès se forme généralement dans le tissu conjonctif de l'aine, entre la face interne de la cuisse et la région testiculaire ; son ouverture donne écoulement à un pus abondant. L'animal paraît guéri, puis bientôt un nouvel engorgement apparaît, suivi de l'ouverture d'un nouvel abcès. Souvent ces abcès se succèdent pendant quatre à cinq semaines.

Le pus peut se produire dans l'intérieur du cordon ou dans la gaine vaginale ; l'engorgement du fourreau persiste et on ne sent pas de fluctuation ; l'animal maigrit de plus en plus, la fièvre est intense ; la mort peut survenir. L'abcès se trouve souvent à la partie supérieure du canal inguinal : il faut recourir aux ponctions exploratrices pour le reconnaître et éviter son ouverture dans l'abdomen.

Les abcès du bassin, particulièrement ceux du tissu conjonctif périrectal, se traduisent par des symptômes apparaissant lors de la convalescence de la gourme : tristesse, inappétence, difficulté de la défécation et constipation opiniâtre ; l'exploration rectale facilite le diagnostic.

Parfois, et c'est généralement à la tête et à l'encolure, la suppuration, au lieu de se manifester dans la peau et le tissu conjonctif sous-cutané par des foyers très limités, se présente sous la forme d'*infiltrations* diffuses.

D'autres fois, on observe une *inflammation érysipélateuse* de la peau et du tissu conjonctif sous-cutané de la tête et de la gorge ; la peau est tuméfiée, les saillies osseuses disparaissent, les yeux se ferment ; la tête déformée paraît énorme.

Le malade ne tarde pas à succomber ; s'il résiste, l'engorgement disparaît peu à peu ; dans certains cas, la peau se nécrose par places.

Les lymphatiques qui partent des ganglions abcédés s'enflamment presque toujours et subissent par places la fonte purulente. On voit survenir ces *lymphangites purulentes* à la tête, aux épaules, aux côtes, aux membres ; les cordes irrégulières, noueuses, se montrent sous la peau tendue et infiltrée ; elles déforment les naseaux, les lèvres, les paupières, etc., et s'abcèdent au niveau des nœuds ; mais ces petits abcès se cicatrisent rapidement.

Les lymphangites qui naissent des ganglions de l'auge peuvent envahir les ganglions rétro-pharyngiens, qui s'abcèdent et occasionnent diverses complications : fistules salivaires, laryngienne, pharyngienne, phlébite suppurative, etc. ; le pus peut fuser le long de la trachée et déterminer une pleurésie purulente ; ou bien il peut pénétrer dans le canal vertébral et occasionner une méningite purulente.

L'abcédation des ganglions rétro-pharyngiens ne se révèle souvent que par un cornage intense ; ce bruit de cornage peut persister après la guérison (*hémiplégie laryngienne*).

Les streptocoques peuvent gagner les lymphatiques de l'encolure qui s'enflamment à leur tour et forment des cordes, puis l'inflammation atteint les ganglions de l'entrée de la poitrine, les ganglions bronchiques, médiastinaux ; ils s'hypertrophient, deviennent énormes. Le *cornage* est alors intense et persiste après la guérison. Les animaux peuvent mourir asphyxiés ou par pleurésie purulente.

En suivant toujours la voie lymphatique, les streptocoques peuvent parcourir et enflammer ainsi les diverses chaines ganglionnaires.

Sur l'*appareil digestif*, on peut rencontrer de multiples localisations gourmeuses : abcès du voile du palais, des parois du pharynx, parfois même des parois de l'intestin, du mésentère. Dans ces derniers cas, le malade se nourrit mal, maigrit, a des coliques intermittentes, son ventre est rétracté, sensible, les reins sont raides ; l'exploration rectale donne parfois des renseignements précieux.

Les petits abcès peuvent être sans danger dans les ganglions mésentériques ; si ceux de l'intestin s'y ouvrent, la guérison s'ensuit, mais il persiste presque toujours un étranglement de l'intestin par suite de la rétraction cicatricielle. L'ouverture des abcès dans la cavité abdominale est suivie de péritonite et de mort.

Dans l'*appareil respiratoire*, outre les accidents déjà décrits, des suppurations peuvent s'établir autour du larynx, dans le tissu conjonctif péri-trachéal, et occasionner des troubles d'asphyxie grave par compression de la trachée. L'envahissement des ganglions de la poitrine se traduit par du cornage, la réplétion des jugulaires, le pouls veineux ; la mort s'ensuit ordinairement.

Dans le poumon, la suppuration se manifeste par de petits foyers de broncho-pneumonie, isolés ou confluents, du volume d'un pois à celui d'un œuf de poule.

La mort survient souvent par gangrène du poumon ou par infection purulente ; la pleurésie purulente est consécutive à l'ouverture d'un abcès dans la cavité pleurale.

Dans le *système nerveux* central, les localisations gourmeuses sont assez rares. Cependant les abcès du cerveau sont généralement gourmeux.

Ils sont généralement au niveau des hémisphères cérébraux, et peuvent exister dans les méninges. Les malades présentent les symptômes d'encéphalite ou de méningite aiguë : on observe des troubles nerveux variés, des périodes d'agitation coïncidant avec des périodes d'abattement, des paralysies locales, etc. Ces troubles nerveux apparaissent pendant l'évolution de la maladie ou durant la convalescence, alors que toute complication semblait écartée. Le diagnostic est assez facile en raison de l'existence d'accidents gourmeux dans les autres organes.

Parfois ces complications nerveuses sont consécutives à la pénétration dans le cerveau ou dans le canal rachidien, du pus développé au voisinage (abcès de l'oreille interne, collection des poches gutturales, etc.).

L'*appareil locomoteur* peut être le siège d'abcès ou de diverses inflammations suppuratives. On a observé des abcès gourmeux dans les muscles, dans l'ilio-spinal, les muscles de l'encolure, etc. Des suppurations peuvent s'établir d'emblée dans les lymphatiques et les ganglions de certaines régions, sans altération antérieure des muqueuses. Des arthrites, des périarthrites, des synovites se montrent souvent pendant l'évolution de la gourme catarrhale.

Le streptocoque gourmeux attaque parfois le tissu osseux ; il détermine la carie d'un os ou bien des périostites, notamment au niveau des genoux, des jarrets, aux extrémités supérieures des canons (Wiart).

B. **Gourme septicémique**. — On distingue une forme aiguë et une forme subaiguë.

a. *Forme subaiguë*. — C'est la *gourme hémorragique* de Wiart. — Elle se manifeste d'emblée sous cette forme, ou bien n'apparaît que dans le cours de l'évolution de la gourme catarrhale. — Elle est caractérisée par des accidents congestifs siégeant sur la peau, les muqueuses ou dans les organes intérieurs.

Gourme cutanée. — Elle a été étudiée sous différents noms : c'est l'*herpès gourmeux* de Bouley, le *farcin volant* des hippiatres, etc. Le plus souvent c'est un simple exanthème, et certains auteurs, Gilbert, Dietrichs, Robinson, etc., en ont fait la caractéristique de la maladie qu'ils ont considérée comme une maladie exanthémateuse. Trasbot, trompé par des cas de coïncidence de gourme et de horse-pox, a même donné à la gourme le nom de *variole du cheval*.

L'exanthème gourmeux est primitif ; il est précédé de quelques troubles généraux : l'animal est triste, sa température atteint 39 à 40°, mais vingt-quatre à quarante-huit heures plus tard, on observe une éruption généralisée ou non. La peau se couvre de petites vésicules du vo-

lume d'une tête d'épingle à celui d'un pois, produites généralement par le soulèvement de l'épiderme ; les vésicules sont parfois remplacées par des phlyctènes. Au niveau de ces lésions, l'exsudation produit un enduit poisseux agglutinant les poils, qui ne tardent pas à tomber, laissant à nu de petites plaies superficielles.

Quelquefois, lorsque l'inflammation de la muqueuse respiratoire se prolonge, on observe d'autres accidents cutanés.

C'est une éruption de tumeurs œdémateuses, bien circonscrites, du diamètre d'une pièce de deux francs, disséminées sur tout le corps ou localisées en certaines régions, surtout au niveau de la partie inférieure de la tête, des épaules, des côtes, des cuisses. — C'est l'*échauboulure gourmeuse* de Wiart. — Généralement il se produit plusieurs éruptions successives précédées chaque fois par un léger accès fébrile chez le malade.

Peu à peu les élevures s'affaissent et c'est à peine si à leur surface il se produit une faible exsudation. L'évolution a lieu en six à dix jours. Aux endroits où la peau est fine : pourtour de l'anus, fourreau, gorge, etc., on observe parfois des crevasses, des plaies, une véritable inflammation érysipélateuse ; la peau peut s'épaissir et les papilles du derme s'hypertrophier.

Muqueuses. — En même temps que l'éruption cutanée, on peut observer une éruption analogue sur la pituitaire, la conjonctive, les lèvres, la muqueuse génitale. Parfois cette éruption muqueuse évolue seule.

Elle forme des plaques finement granuleuses qui sécrètent un produit muco-purulent.

Les lésions de la muqueuse génito-urinaire apparaissent chez la jument quelques jours après le coït infectant, d'où vient le nom de *gourme coïtale ou de copulation* donné à cette localisation ; parfois cependant la contagion peut être due à d'autres causes, notamment aux instruments de pansage : on a observé en effet la gourme coïtale dans des dépôts de transition alors que la contagion par le coït ne pouvait pas être invoquée.

Les accidents débutent par de la fièvre, de la tristesse, de l'inappétence, puis les lèvres de la vulve s'œdématient et une sérosité jaunâtre ou du muco-pus s'écoule par la commissure inférieure de la vulve. En examinant le vagin, on trouve sa muqueuse congestionnée, parsemée de plaques œdémateuses. Des vésicules, des pustules apparaissent sur les muqueuses vaginale et vulvaire, sur la peau du périnée ; elles ne tardent pas à s'ouvrir et à laisser de petites plaies granuleuses; on observe en même temps un engorgement du périnée. La marche de la malade est gênée, difficile.

Anasarque gourmeuse. — Au cours de l'infection gourmeuse, ou consécutivement aux accidents que nous venons de décrire, on peut observer des manifestations cutanées analogues à l'anasarque.

On constate au début une hyperthermie de 1 ou 2 degrés et des engorgements des membres au niveau des articulations. L'œdème s'étend rapidement, gagne la partie inférieure de la tête, tandis que des pétéchies apparaissent sur la pituitaire.

La maladie évolue par poussées successives; elle offre à sa phase d'état le même tableau clinique que l'anasarque essentielle, mais ici il y a tendance plus marquée à la formation de plaies bourgeonneuses, surtout au niveau des plis articulaires, et aussi à la production de foyers de suppuration diffuse ou d'escarres gangreneuses.

L'animal peut mourir de complication purulente ou septique, ou par suite de localisation gourmeuse sur le poumon ou l'intestin.

Poumon. — La congestion du poumon apparaît toujours subitement comme accident primitif de l'infection gourmeuse, ou au cours de son évolution.

Les symptômes observés sont les mêmes que ceux de la congestion *a frigore*. L'évolution est toujours rapide et la mort par asphyxie peut survenir.

La *pneumonie lobaire* succède généralement à la congestion ou bien à la broncho-pneumonie purulente. Elle se comporte comme la pneumonie *a frigore*, mais elle est beaucoup plus grave; la terminaison mortelle par asphyxie ou par suppuration ou gangrène du poumon est fréquente. La guérison s'obtient rarement et elle est presque toujours incomplète.

Intestin. — La congestion intestinale peut apparaître pendant la convalescence; elle se manifeste par des coliques sourdes; elle se complique souvent d'invagination.

Séreuse. — Pleurésie. — C'est une localisation fréquente de l'infection.

b. *Forme septicémique.* — Elle est caractérisée par l'infection du sang qui se produit au début ou au cours de l'évolution ordinaire de la maladie. La marche est extrêmement rapide.

Le début est brusque; l'animal tombe en quelques heures dans un état de prostration complète; il reste debout, immobile, les yeux hagards, et refuse toute nourriture. La marche

est mal assurée, titubante. Les muqueuses ont une teinte cyanosée; il existe parfois des ecchymoses sur la conjonctive. Les mouvements du cœur sont précipités et violents; le pouls est petit et vite. La respiration est accélérée (jusqu'à 43 respirations par minute). La température oscille entre 39°,5 et 41°.

La guérison est exceptionnelle; les malades succombent en deux à cinq jours.

Marche. — Complications. — La gourme, nous l'avons vu, peut revêtir les formes cliniques les plus variées; parfois ses différents types se succèdent chez le même malade.

La manifestation la plus commune est l'inflammation des premières voies respiratoires ou digestives avec abcédation des ganglions de l'auge ou du pharynx. La guérison est généralement complète en trois ou quatre semaines. Il peut survenir des complications dues à la gêne apportée aux grandes fonctions par la tuméfaction ganglionnaire : compression du larynx et asphyxie, compression des nerfs, gêne de la déglutition, etc. La propagation de l'inflammation aux bronches et aux poumons est toujours un accident grave; il en est de même de l'abcédation des ganglions de la poitrine.

Quand la maladie se prolonge longtemps, l'animal devient souvent corneur.

Diagnostic. — Il est toujours facile, du moment qu'il s'agit d'un cheval que l'on sait avoir été exposé à la contagion. Pour cette raison, la gourme doit toujours être soupçonnée lorsque l'on constate un malaise quelconque sur un animal jeune et nouvellement acheté.

Pronostic. — Il est toujours grave lorsqu'il s'agit d'animaux affaiblis et vivant dans de mauvaises conditions hygiéniques. La coïncidence d'autres affections ou même de blessures peut rendre la maladie plus meurtrière; enfin il ne faut pas oublier que, d'après les statistiques de Wiart, 25 p. 100 des malades restent corneurs.

Anatomie pathologique. — Les lésions de la gourme n'ont rien de spécifique. Ce sont des inflammations avec suppuration.

Traitement. — 1° *Préservatif.* — Il n'existe pas; les essais de vaccination, de sérothérapie n'ont pas donné de résultats satisfaisants. Tout ce que l'on peut faire, c'est de recommander de ne pas introduire dans une écurie de nouveaux chevaux avant de leur avoir fait subir une quarantaine, ou avant leur guérison complète s'ils sont malades. Il est prudent de les conserver en quarantaine au moins quinze jours après la disparition de toute suppuration.

2° *Curatif.* — Les soins hygiéniques ont une

grande importance : il faut éviter tout ce qui peut affaiblir les animaux malades ou exposés à la contagion, recommander le séjour dans des écuries à température constante de 12° à 15°, un bon régime, des promenades en évitant les refroidissements. Comme la gourme a une tendance à se localiser dans toutes les parties du corps où existe une blessure, si l'on se trouve dans une écurie de jeunes chevaux où cette maladie existe, il y aura avantage, dès l'apparition d'une simple diminution d'appétit avec élévation de température sur l'un d'eux, à faire de suite une saignée, à appliquer un sinapisme sous la gorge, et un autre sous la poitrine, et surtout à mettre un séton au poitrail. C'est là une sorte d'*inoculation préventive*, localisant la gourme à cette place.

Le traitement des diverses manifestations de la gourme n'a rien de spécial : il faut traiter les abcès par les cataplasmes ou les vésicatoires, suivant les cas; les ouvrir en temps opportun, avant la maturité, s'ils gênent trop la respiration ; employer les fumigations émollientes d'abord, puis goudronneuses contre les affections de poitrine; utiliser les électuaires à base de térébenthine, de kermès, et donner des aliments mous de facile digestion et additionnés de sulfate de soude, 200 à 300 grammes par jour suivant les cas. Mais, pour éviter le cornage, il serait prudent, au moment de la convalescence, de donner en boisson l'iodure de potassium (5 à 10 grammes par jour) et de faire sur les abcès guéris, sur le trajet du séton après sa suppression, une friction de pommade de biiodure de mercure au dixième. Les abcès devront être lavés avec des solutions antiseptiques : crésyl 5 p. 100 ou teinture d'iode, etc.

GOURMETTE. — Chaînette métallique portant sur la région de la *barbe* du cheval, et réunissant les deux extrémités supérieures des branches du mors de bride.

GOUTTIÈRE. — *Gouttière de l'encolure* ou *des jugulaires*. — Dépression du bord inférieur de l'encolure, de chaque côté de la trachée, dans laquelle on explore la veine jugulaire, on la comprime pour la saignée de ce vaisseau, on y constate le pouls veineux, et le passage du bol alimentaire. — *Gouttière œsophagienne* (Voy. ŒSOPHAGE).

GRAINS ET GRAINES. — **Avoine**. — Voy. ALIMENT et ALIMENTATION.

Orge. — L'orge engraisse les animaux, bien qu'elle soit moins riche en matière grasse que l'avoine, elle a 85 p. 100 de matière sèche.

On recommande de donner l'orge cuite aux jeunes chevaux qui souffrent de la dentition et aux vieux chevaux dont les dents sont mauvaises ou usées. Elle remplace l'avoine dans les pays chauds.

Écrasée, macérée ou cuite, l'orge convient dans les diverses affections inflammatoires des voies digestives et respiratoires, et surtout pour l'engraissement des animaux.

La *farine d'orge* se donne sous forme d'eau blanchie; elle entre dans la composition des barbotages, et dans la ration ordinaire des chevaux et mulets à bord des transports.

Seigle. — Le grain du seigle peut entrer dans la ration habituelle des animaux, il y a 85 p. 100 de matière sèche ; il est plus riche en substances azotées que l'orge et l'avoine, et conséquemment plus nutritif ; c'est un analeptique par excellence. Il ne produit pas l'énergie que l'avoine seule fait naître chez le cheval, mais, à l'opposé de l'orge, il donne de la consistance aux tissus, de la force musculaire, et convient aux animaux affaiblis. Il détermine facilement la pléthore et des congestions sanguines. A cause de la différence de prix, on trouve parfois économique de le mélanger à l'avoine dans la proportion de 1/4 ou 1/5. Si on le donne seul, il faut toujours le bien humecter préalablement, le laisser gonfler ou mieux le faire cuire. Il est alors assez utile pour les bœufs de travail et les bêtes à l'engrais; donné avec excès, il les expose d'ailleurs à des accidents graves d'empoisonnement.

Froment. — Il entre peu dans la composition de la ration de nos animaux, parce qu'il prédispose à la pléthore.

Comme le seigle, il donne plutôt des forces que de l'énergie, du moins chez le cheval. Il est d'aussi difficile digestion que le seigle, cependant en général un peu moins échauffant. Le froment convient aux femelles employées à la reproduction, aux jeunes animaux, aux étalons, aux béliers dans la saison de la monte; il pousse beaucoup les animaux à l'engrais et leur donne une bonne viande. Administré aux chevaux, sans mélange et avec continuité, il produit la fourbure ou des congestions internes graves. Il est plus rarement donné à des bêtes de travail; cependant les chevaux, les bœufs qui en reçoivent, même de petites rations, sont gras et forts (Magne). Dans ces dernières années on a trouvé avantageux de le faire entrer dans la ration des chevaux, des bœufs de travail et des vaches laitières après l'avoir écrasé.

Maïs. — Il contient en moyenne 87 p. 100

de matière sèche. Il remplace complètement l'avoine, au Mexique par exemple. Il entre dans la ration des chevaux en Angleterre, en Amérique, moins en France. On le donne le plus souvent écrasé et mélangé avec des fourrages hachés. On en donne un peu aux chevaux de courses, un litre par jour environ.

Riz. — Très abondant dans les pays orientaux, il est donné aux animaux, seul ou associé à l'orge.

Sarrazin. — En Auvergne, cette graine est utilisée pour engraisser les bœufs, les porcs et les moutons. L'alimentation par le sarrazin peut donner lieu à des accidents toxiques graves (Voy. FAGOPYRISME).

Fèves. — Toniques et analeptiques, les fèves donnent de la vigueur aux animaux et rendent le poil brillant, la peau souple ; elles sont surtout utiles chez les jeunes animaux d'un accroissement rapide comme les chevaux de courses ; mais il faut les administrer avec précaution, car elles occasionnent des congestions. Elles se digèrent lentement, produisent facilement du météorisme, et parfois la constipation. Elles sont considérées comme aphrodisiaques ; elles diminuent la sécrétion des mamelles.

Pois. — Ils sont parfois mélangés à l'avoine, on les donne aux moutons avec leur paille, non battue.

Vesces. — Elles sont quelquefois données aux chevaux en guise d'avoine, aux bœufs et aux moutons à l'engrais, qui en sont peu avides ; ces graines, très lourdes, sont fort alimentaires, elles doivent être administrées avec précaution ; elles sont considérées comme toniques et peuvent convenir aux animaux mous ; il ne faut pas en donner aux laitières.

Gesses. — On en connaît plusieurs espèces qui sont recherchées de tous les animaux, qu'elles nourrissent et engraissent très bien. Ces graines, et particulièrement celles de la gesse chiche, ne peuvent cependant être employées pour les chevaux ; au bout de quelque temps de leur emploi, même quand on n'en donne que 1 à 2 litres par jour comme adjuvant de l'avoine, on constate un empoisonnement grave et facilement mortel ; il y a des symptômes nerveux, de la surexcitation, et surtout du cornage.

Lentilles. — Elles ne sont que rarement données aux animaux, qu'elles entretiennent cependant bien et engraissent ; elles passent pour ne pas donner de bonne viande.

Lupin. — Ces graines sont les plus riches en matières protéiques, et renferment également beaucoup de corps gras ; elles contiennent en outre un principe amer très utile pour la digestion ; jusqu'ici on ne les a données qu'aux moutons qui s'y habituent difficilement, les autres animaux les refusent à cause de leur amertume ; elles se digèrent très lentement et produisent facilement la constipation. Le *lupin jaune* donné en certaine quantité est toxique et dangereux (*Lupinose*).

Graines oléagineuses.

Lin. — La graine de lin est émolliente, mais très nutritive ; son prix élevé en fait restreindre l'emploi. On la donne crue mélangée à l'avoine, 30 à 40 grammes dans chaque ration, dans les convalescences. Elle entre cuite dans la composition des mashes (100 grammes environ).

Chanvre ou chènevis. — Elles sont utilisées pour les oiseaux. Dans l'engraissement des volailles, elles sont avantageuses à condition d'en supprimer l'emploi plusieurs jours avant la mort, car elles donnent une chair molle et sans goût.

Tourteaux. — Les résidus des graines oléagineuses utilisées pour la production de l'huile sont nommés tourteaux et sont très utilisés pour l'alimentation et surtout l'engraissement des ruminants ; on en donne plus rarement aux chevaux. Mais il en est qui sont dangereux ou même toxiques. Le tableau suivant donnera des indications utiles.

Tourteaux comestibles. — Œillette, pavot d'Inde, colza, navette, cameline, lin, sésame, arachide, madia, grand soleil, niger, chènevis, noix, faines décortiquées, cocotier ou coprah, palmiste, maïs, cacao.

Tourteaux dangereux. — *Toxiques*. — Iatropha, coton, ricin, maffourasie, moggera, illipe, noix d'arec.

Dangereux. — Colza indien, faines non décortiquées, touloucouna, noix de Bancoul.

Inoffensifs après cuisson. — Moutardes noire et blanche.

Mode d'emploi. — Réduits en morceaux au moyen de broyeurs ou concasseurs, ils sont donnés le plus souvent secs, parfois après macération dans l'eau tiède. A cause de leur prix élevé et surtout de leur grande richesse alimentaire, on n'en donne guère par jour qu'un demi-kilogramme par 100 kilogrammes de poids vif pour les grands ruminants, et 1 kilogramme pour les petits et le porc. S'ils augmentent le poids du corps, la quantité et la richesse du lait, c'est, pour la plupart, au détriment de la saveur ; aussi il faut les employer avec modération.

ALTÉRATIONS. — Récoltés avant la maturité, les grains sont ridés, ternes, non glissants, grêles, plus petits qu'ils ne devraient être; ils sont alors moins nutritifs et en général moins digestibles.

Les grains peuvent être porteurs de divers cryptogames, comme ceux de la carie ou du charbon des céréales; ces cryptogames sont nuisibles pour tous les animaux, si leur usage est un peu prolongé. Sur le seigle, et aussi sur le maïs, on observe l'ergot qui produit l'*ergotisme* (Voy. ce mot).

Les grains peuvent se couvrir de moisissures, et se corrompre; ils contractent une odeur et une saveur désagréables, et deviennent dangereux pour les animaux. Ils sont souvent l'objet de sophistications; on mêle les mauvais avec les bons; on y laisse des graines de plantes parasites, de l'ivraie, de la nielle, de la moutarde; parfois ils sont chargés de sable, de gravier, de plâtre, de balles de blé, etc.; il faut toujours les nettoyer avant de les donner aux animaux [Voy. ALIMENTS (*Nettoyage* et *altérations*)].

PRÉPARATION (Voy. ALIMENTS (*Préparation*)).

Farines. — La poudre résultant de la trituration des graines a une composition chimique très variable.

Il y a surtout beaucoup d'amidon, du gluten ou de la légumine, des corps gras, un peu de

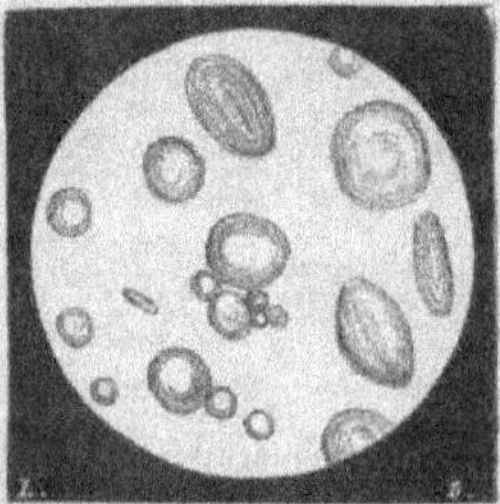

Fig. 766. — Fécule de blé.

ligneux et plus ou moins de phosphate. Les principales farines sont celles du blé, du seigle, du maïs, du sarrazin, de l'orge; chacune d'elles concourt, mais dans des proportions fort diverses, à l'alimentation des animaux. Selon leur nature, leur mode de préparation, de blutage, elles sont plus ou moins blanches, jaunâtres. — Ces substances peuvent être falsifiées, altérées; le toucher, la vue, le goût, l'odeur, peuvent faire apprécier leurs qualités. La farine de froment est, plus souvent

que les autres, l'objet de manipulations frauduleuses. Le mélange peut être facilement décelé à l'aide du microscope (fig. 767 à 772):

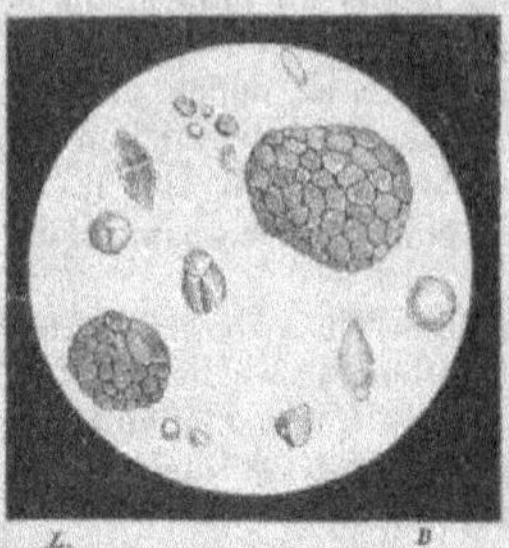

Fig. 767. — Fécule d'avoine.

on reconnaît aussi, surtout d'après le grain d'amidon, la farine de seigle ou de légumineuses. — Pour reconnaître dans la

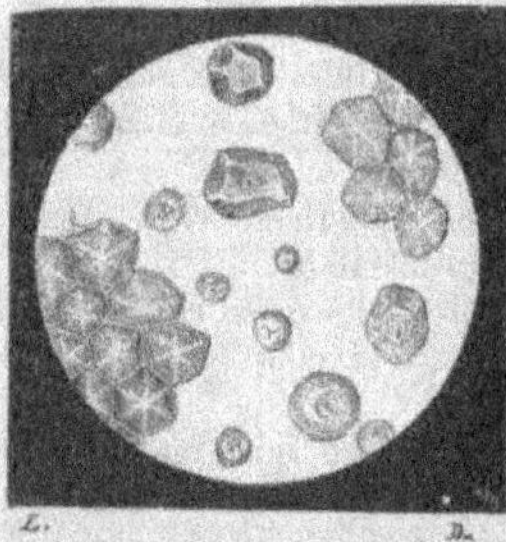

Fig. 768. — Fécule de maïs.

farine la présence des corps étrangers, comme la sciure de bois, le plâtre, il n'y a qu'à la traiter par une grande quantité d'eau

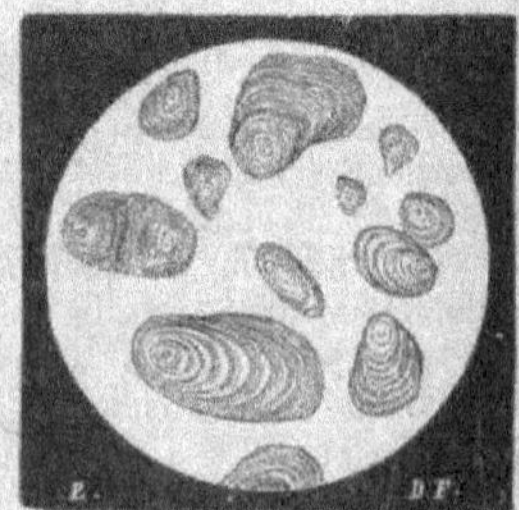

Fig. 769. — Fécule de pomme de terre.

bouillante; elle ne doit pas laisser de résidu. Toutes les farines sont très nutritives; on les donne aux animaux à l'engrais, aux bêtes en convalescence; le plus souvent on en fait du barbotage. Celles des graines légumineuses sont naturellement plus échauffantes que celles des céréales.

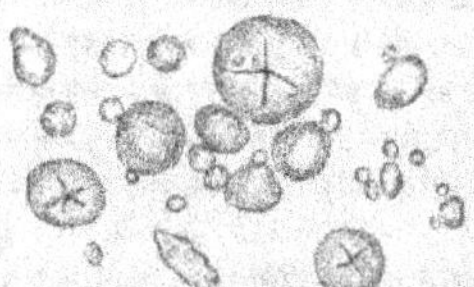

Fig. 770. — Amidon de seigle.

Son. — Ce résidu de la mouture des grains contient de l'amidon, du gluten, et beaucoup de ligneux; il forme un aliment d'autant meil-

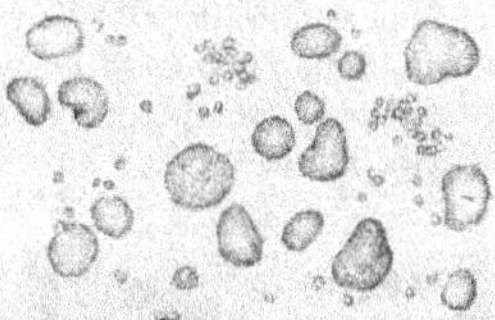

Fig. 771. — Amidon d'orge.

leur qu'il renferme encore plus de farine; il arrive, aujourd'hui surtout, à n'être composé presque que de ligneux; il se rapproche alors

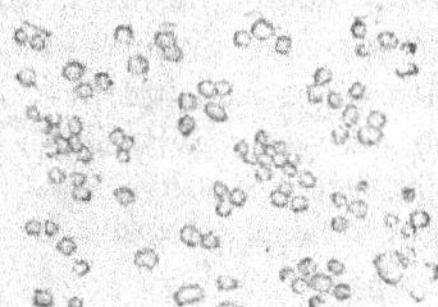

Fig. 772. — Amidon de riz.

sensiblement de la sciure de bois. Sa composition et dès lors sa valeur nutritive sont très variables, et l'on ne peut à son sujet dire beaucoup de généralités; rarement il présente la richesse que lui a trouvée Millon : 50 p. 100 de matières amylacées et 15 p. 100 de gluten. Pour être bon, le son doit être de fraîche fabrication, d'une odeur agréable, d'une saveur douce, blanchir la main qui le touche, avoir une belle couleur jaune ou rougeâtre, et ne point être pris en masse ou en grumeaux. — L'usage de cette substance doit être réglé avec discernement; le son en général se digère lentement, et provoque parfois des indigestions avec surcharge et déchirure de l'estomac; en outre, les chevaux qui en font un usage répété, comme les chevaux de meuniers, sont souvent affectés de calculs à cause de la richesse du son en phosphates ; ces calculs sont à base de phosphate ammoniaco-magnésien. Pour la même cause il détermine la gravelle sur les moutons à l'engrais. Distribué à doses modérées, bien mouillé en pâtées, mêlé à des racines ou à des grains, etc., le son convient à tous les herbivores et aux porcs; il agit comme rafraîchissant; cependant de trop fortes rations traversent le tube digestif sans être digérées; le mouton le digère mieux que les autres animaux. Il donne de bons résultats sur les jeunes chevaux lorsqu'on le donne sec mélangé avec l'avoine, trois litres d'avoine et un de son par exemple.

Drèche. — Ce résidu de l'orge germée et concassée qui a servi à la fabrication de la bière est très employé pour la nourriture des bestiaux. Elle est très riche en gluten, renferme encore du sucre, est légèrement alcoolique, et est même rendue tonique par la présence de quelques débris de houblon. On la donne seule ou associée avec des pailles ou des fourrages. On ne peut, sans grandes précautions, la conserver et en faire provision ; elle entre bientôt en fermentation, tantôt aigrit, tantôt, surtout si elle est salée, donne naissance à des principes complexes, des ammoniaques composées, non encore déterminés, mais qui sont toxiques.

Pain. — La pâte formée avec la farine des graines céréales et soumise à la cuisson après avoir subi un certain degré de fermentation, contient de l'amidon, de la dextrine, du sucre, du gluten, du ligneux et divers sels. Les farines de toutes les céréales, comme toutes celles qui renferment de l'amidon, du gluten, peuvent être employées à la confection du pain, mais celles du froment et du seigle sont les plus riches en gluten; les autres farines ne donnent qu'un pain grossier, bon pour les animaux. — Le prix du pain ordinaire est trop élevé, pour que cette substance puisse entrer habituellement dans l'alimentation des bestiaux, mais on peut, avec des farines de seigle, d'orge, d'avoine, de féveroles, du son, des pommes de terre cuites et écrasées, de la paille hachée, etc., préparer un pain qui peut entrer dans la ration des animaux à titre de supplément.

GRAISSEUSE (DÉGÉNÉRESCENCE (all. *Fettige Entartung*) **ou STÉATOSE**. — Elle est caractérisée par la destruction des éléments anatomiques qui se transforment en graisse. C'est donc une mort cellulaire récente ou prochaine.

L'*adipose*, au contraire, consiste dans l'accumulation des gouttelettes graisseuses dans les éléments anatomiques demeurés vivants.

Adiposité. — La graisse peut se déposer dans les diverses parties du corps, avec une affinité spéciale pour le tissu cellulaire ; c'est ainsi qu'on la trouve dans les interstices des muscles, dans le tissu conjonctif interfasciculaire où elle forme sur la coupe des muscles le *persillé* des viandes de boucherie, le long des vaisseaux et des nerfs, dans le foie, dans les villosités intestinales (après les repas), dans les capsules surrénales, etc.

Les organes surchargés de graisse sont mous, décolorés, plus friables ; les fibres musculaires sont moins contractiles, parfois elles ont subi un commencement de dégénérescence ; le muscle cardiaque est affaibli ; l'hématose est ralentie et se fait mal ; les éléments cellulaires des organes parenchymateux sont moins aptes à remplir leurs fonctions (foie, rein) ; le corps s'arrondit et s'épaissit.

Au microscope, les tissus présentent, autour des noyaux cellulaires ou dans les sillons longitudinaux des muscles, des granulations graisseuses réfringentes, incolores ou légèrement jaunâtres, qui se colorent en brun par l'iode, en noir par l'acide osmique et qui ne se colorent pas par le carmin ; elles sont solubles dans l'alcool, l'éther, insolubles dans l'acide acétique.

L'infiltration graisseuse des tissus est due à un excès de matériaux nutritifs fournis par une alimentation abondante et substantielle et non consommés par le travail ou par une hématose suffisante. Elle est fréquente sur les animaux bien nourris, sur ceux à l'engrais, sur les chats et les chiens d'appartements. On la détermine sur les oies pour produire le *foie gras*.

Le tissu adipeux est caractérisé par d'abondantes cellules qui subissent une transformation spéciale. On trouve des cellules adipeuses dans le tissu conjonctif sous-cutané, partout où la peau n'est pas trop mince ; en certains endroits, elles sont extrêmement nombreuses et constituent le *pannicule adipeux*. Si on étudie la formation d'une cellule adipeuse, voici ce que l'on constate : dans une cellule fixe du tissu conjonctif apparaissent de fines granulations graisseuses, qui s'unissent les unes aux autres, formant une goutte unique qui s'accroît et distend la cellule. En cet état, la cellule adipeuse est presque entièrement formée par la goutte de graisse ; celle-ci, liquide pendant la

vie, se cristallise après la mort en aiguilles de margarine : elle se reconnaît à sa réfringence (fig. 773). Autour, se trouve une mince couche protoplasmique, entourée d'une membrane d'enveloppe, dont on peut voir les plis, en dissolvant la graisse par l'éther ou le chloroforme. En un point, le protoplasma s'épaissit un peu et contient le noyau, qui est aplati, quelquefois double.

La formation des cellules adipeuses nécessite une vascularisation abondante ; aussi voit-on les cellules qui doivent devenir adipeuses se grouper en lobules, séparés par des travées de tissu conjonctif lâche, dans lesquelles pénètrent de nombreuses artères. Celles-ci se résolvent en capillaires qui forment une véritable cage vasculaire à chaque cellule (Duval).

Comment se forme la *graisse*? Pendant longtemps, on cru que le protoplasma se contentait de l'extraire du sang ; mais un animal nourri

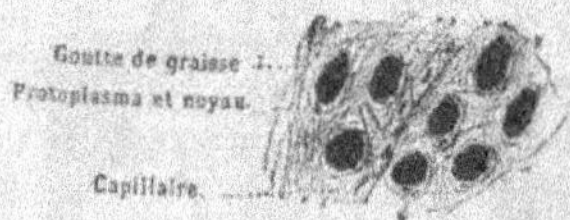

Fig. 773. — Cellules adipeuses, colorées en noir par l'acide osmique.

abondamment, sans que son alimentation renferme de graisse, continue néanmoins à fabriquer des vésicules adipeuses ; l'emmagasinement des graisses résulte donc d'une véritable transformation des hydrates de carbone contenus dans les aliments faite par le protoplasma.

Le tissu adipeux a plusieurs usages ; il sert de coussinet élastique, empêche la déperdition de chaleur, la graisse étant un mauvais conducteur ; enfin, il sert surtout à mettre en réserve des matériaux nutritifs. Pendant l'inanition, on voit la graisse disparaître rapidement ; elle est résorbée par les vaisseaux pour entretenir la vie : la cellule retourne alors à l'état de cellule conjonctive ordinaire.

Dégénérescence graisseuse proprement dite. — Elle existe à l'état physiologique dans les cellules épithéliales des glandes sébacées, cérumineuses et mammaires. Le protoplasma des cellules polyédriques qui tapissent le fond des culs-de-sac glandulaires s'infiltre de fines granulations graisseuses qui atrophient le noyau ; ces granulations se réunissent en gouttelette qui fait éclater ensuite la cellule dès que celle-ci arrive au centre de l'acinus.

Les corps jaunes de l'ovaire sont également dus à une dégénérescence graisseuse des cellules de la membrane granuleuse, dégénérescence qu'on trouve dans tous les follicules de Graaf vides.

La métamorphose graisseuse est le mode régulier de transformation rétrograde de certains tissus soumis à des échanges nutritifs rapides. Les formations épithéliales se présentent naturellement en première ligne. Quand on passe la lame d'un scalpel sur la surface d'une membrane séreuse préalablement humectée, il est rare de ne pas trouver dans le liquide recueilli un certain nombre de cellules en voie de dégénérescence graisseuse.

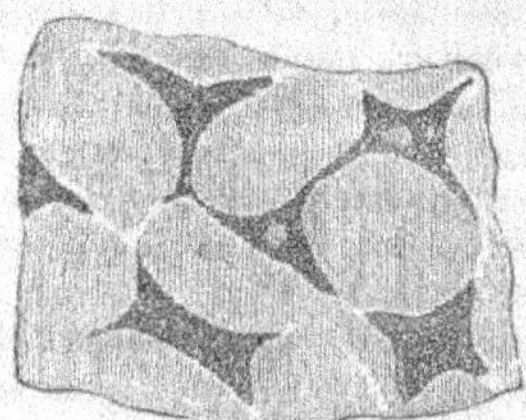

Fig. 774. — Cellules de la tunique interne des vaisseaux ayant éprouvé la dégénérescence graisseuse. Grossissement : 300 (Rindfleisch, *Histologie pathologique*).

Dans les muscles striés, la striation transversale devient de plus en plus vague à mesure que les granulations graisseuses, dont le pouvoir réfringent est considérable, s'accumulent. Dans le cas de dégénérescence très avancée, on ne voit plus qu'un détritus graisseux de consistance liquide qui remplit la gaine du sarcolemme (fig. 775). — Les fibres musculaires *lisses* offrent des modifications analogues : on observe assez souvent la dégénérescence graisseuse du myocarde ; les fibres de l'utérus gravide reviennent à leur état primitif, après la parturition, en subissant la dégénérescence graisseuse.

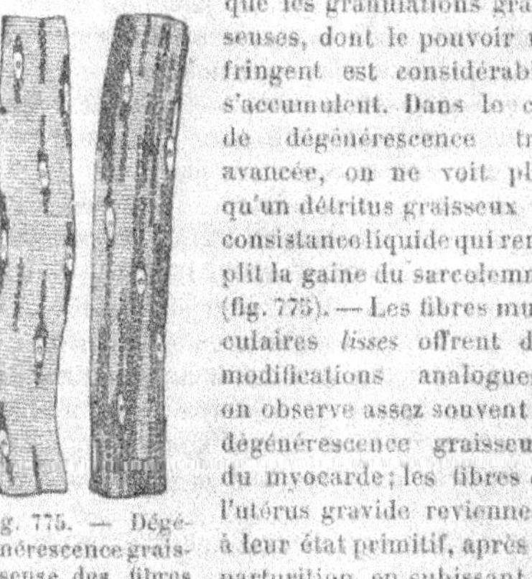
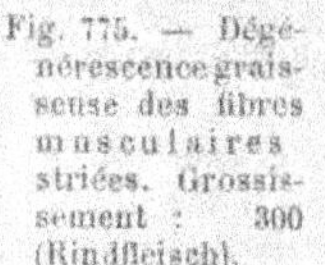

Fig. 775. — Dégénérescence graisseuse des fibres musculaires striées. Grossissement : 300 (Rindfleisch).

La dégénérescence graisseuse peut occuper les éléments du système osseux lors de certains cas d'ostéomalacie.

Une dégénérescence graisseuse intéressante est observée à la tunique interne des vaisseaux ; ici les graisses produites sont en partie saponifiées, en partie précipitées sous des formes solides assez semblables à celles de la gangrène ; il se forme surtout des cristaux de cholestérine, et la masse conserve une consistance de bouillie avec aspect miroitant caractéristique (fig. 774).

On constate la dégénérescence graisseuse dans le bout périphérique des nerfs sectionnés ; après la disparition de l'élément propre, il y a d'abord un détritus granulo-graisseux dans les tubes du névrilemme ; si la continuité du nerf ne se rétablit pas, le névrilemme finit par ne plus contenir que des granulations graisseuses (fig. 776).

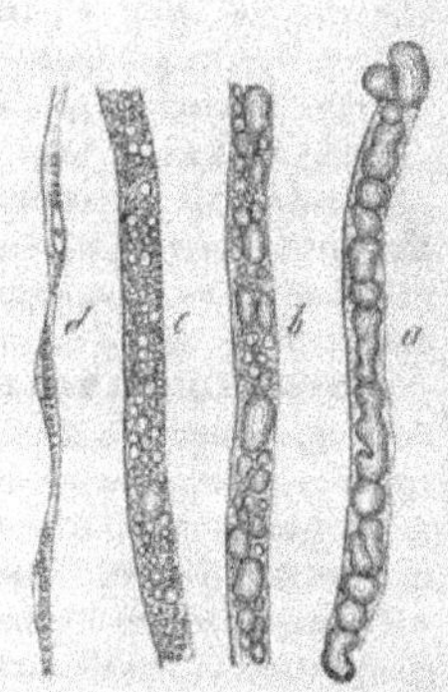

Fig. 776. — Dégénérescence graisseuse des fibres nerveuses à double contour, telle qu'on la rencontre dans le bout périphérique d'un nerf cérébro-spinal sectionné. Grossissement : 300 (Rindfleisch, *Histologie pathologique*).

a, après une demi-semaine ; — *b,* après deux semaines ; — *c,* après quatre semaines ; — *d,* après deux mois.

La dégénérescence graisseuse est fréquente dans le tissu glandulaire. C'est ainsi qu'on l'observe dans le foie gras si recherché dans certaines volailles, et qu'on l'a signalée aussi sur d'autres animaux. — On a signalé la dégénérescence graisseuse des reins, lors de certaines néphrites, et aussi celle des parotides et du pancréas.

Se rattachent encore à la dégénérescence graisseuse les stéatoses survenant si rapidement dans les intoxications par le phosphore et autres poisons, ainsi que les lésions analogues qui se produisent dans le cours des fièvres graves.

GRANIVORE (*granivorus,* de *granum,* grain, et *vorare,* manger ; all. *kornerfressend* ; angl. *granivorous* ; it. *granivoro*). — Se dit d'un animal qui se nourrit de grains.

GRAPPES. — Voy. EAUX-AUX-JAMBES.

GRAS-FONDURE. — Voy. ENTÉRITE COUENNEUSE.

GRASSET (angl. *stifle*) **ou ROTULE**. — Chez le cheval, région du membre postérieur correspondant au genou de l'homme, et ayant pour base la rotule et les parties molles qui l'entourent. Le repli de la peau qui le couvre se nomme *pli du grasset*. L'intégrité du grasset est essentielle, la rotule étant le point d'attache de tous les muscles extérieurs de la jambe. Les contusions, les plaies de cette région causent des boiteries souvent incurables. Sur les jeunes chevaux, on observe parfois une luxation passagère, c'est la *poulinaille*.

GRAUX (nom d'un éleveur). — Voy. MACCHAMP.

GRAVELLE. — Voy. CALCULS.

GREASE (on prononce *grize*; angl. *grease*, eaux-aux-jambes). — En Angleterre, les *eaux-aux-jambes*. — *Grease pustuleux*, synonyme de *cowpox* et de *vaccin* des animaux domestiques.

GROS DE LANGUE (*sous-mâchelière* ou *dessous de langue*). — Maniement impair, simple, commun aux deux sexes. Latéralement, il répond au bord inférieur de la terminaison du muscle sterno-maxillaire. La graisse de ce maniement entoure l'extrémité inférieure des deux glandes maxillaires, s'insinue entre la glande parotide et la maxillaire, se propage à la face inférieure du larynx, et se divise en deux parties pour descendre le long de la jugulaire qu'elle entoure, sur chacune des parties latérales de la trachée. Dans l'augé, où la graisse est le plus épaisse, elle répond à la veine glosso-faciale, à la veine linguale, au canal excréteur de la glande parotide. Il n'y a pas de ganglions lymphatiques. La région de l'auge est le seul point où l'on puisse explorer ce maniement. Le dépôt graisseux que l'on y remarque a la forme d'une plaque plus ou moins épaisse, moulée par sa face supérieure sur la saillie que forme l'extrémité inférieure de chacune des glandes maxillaires.

GROS D'HALEINE. — Se dit d'un cheval qui devient facilement essoufflé par l'exercice : cet état coïncide quelquefois avec la pousse ou le cornage.

GUÉRISON. — Rétablissement complet de la santé, réintégration des organes lésés dans leur état normal, retour des éléments anatomiques, des humeurs et des tissus à leur constitution normale; c'est le but du traitement de toute maladie.

GUEULE (*gula*; all. *Maul*; angl. *mouth*, *chaps*; it. *gola*). — La bouche chez les carnivores. On dit *gueule* en parlant du chien et du cochon, mais *bouche* en parlant du cheval, du bœuf et du mouton.

GYMNASTIQUE FONCTIONNELLE. — C'est l'exercice méthodique d'une des fonctions physiologiques de nos animaux. Elle ne crée rien, mais elle développe l'activité physiologique de l'organe vivant, et par cela plus que l'hérédité, elle joue un rôle important dans l'amélioration de nos animaux domestiques. Pour prendre un exemple connu, des reproducteurs doués de vitesse transmettront bien cette qualité à leur produit, mais celui-ci ne pourra pas développer une grande vitesse, s'il n'a pas été entraîné méthodiquement. Quelle que soit la fonction soumise à la gymnastique et dont la vitalité se trouve augmentée, ce sont les systèmes nerveux et sanguin qui interviennent le plus, sans qu'il soit possible d'assigner le rôle prépondérant à l'un plutôt qu'à l'autre (1).

Gymnastique de la digestion. — Elle a pour but d'augmenter l'activité des glandes digestives de façon à faciliter la digestion des aliments. Comme cette activité est excitée par l'arrivée des substances alimentaires, il en résulte qu'elle sera favorisée par l'ingestion copieuse et fréquente d'aliments appropriés à l'âge et à l'aptitude de l'animal. Sa conséquence principale est la *précocité*. Les animaux précoces sont ceux qui, grâce à une alimentation riche et abondante, arrivent le plus vite possible à l'état adulte. Ils ont acquis leur taille à trois ou quatre ans; toutes leurs dents de lait sont remplacées à quatre ans, à trois ans et demi même (certains bœufs durhams).

Gymnastique de la locomotion. — C'est la plus connue, elle est habituellement désignée sous le nom d'*entraînement* (Voy. ce mot).

Gymnastique de la lactation. — Elle est basée sur ce fait que les meilleures laitières se trouvent parmi les femelles qui ont été fécondées le plus tôt possible, à condition qu'elles soient toujours bien nourries. On comprend qu'une génisse arrivée déjà à la fin de sa troisième gestation soit meilleure laitière qu'une autre ayant absolument le même âge, mais n'étant qu'à la fin de sa deuxième ou même de sa première gestation.

____

(1) Voir Sanson, *Traité de zootechnie*.

H

HABITATION DES ANIMAUX. — Nous allons dans un court résumé indiquer les meilleures dispositions à donner au logement de nos espèces domestiques. Les habitations des animaux portent des noms différents suivant les espèces; le mot *écurie* indique plus particulièrement l'habitation du cheval (fig. 777), le mot *étable* est tantôt pris comme synonyme d'habitation des animaux en général, tantôt désigne l'habitation des bêtes bovines, qu'on appelle encore *bouverie* ou *vacherie*; on distingue encore la *bergerie* (fig. 778 et 779), la *porcherie* (fig. 780 et 781), le *chenil*, le *clapier*, le *poulailler*, le *colombier*, la *magnanerie* et le *rucher*.

1. *Emplacement et orientation*. — Ce sont en géné-

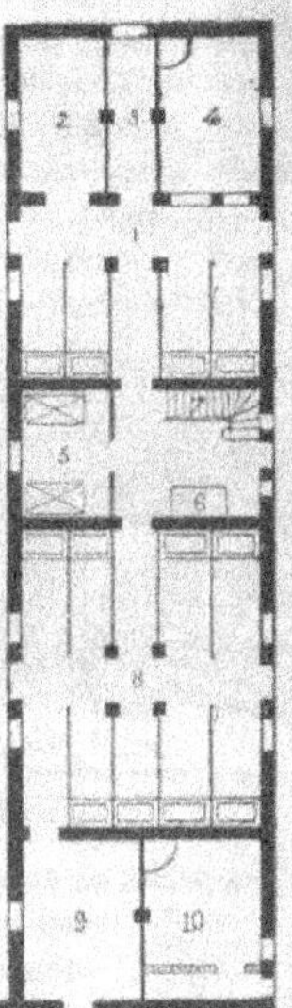

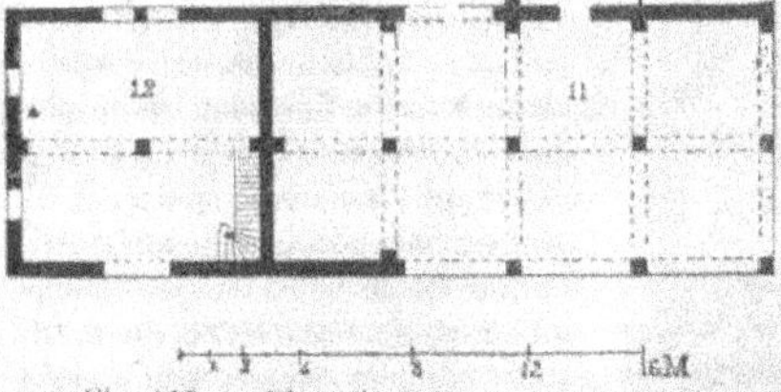

Fig. 777. — Plan d'écuries et de remises.

1, Écurie transversale pour quatre chevaux. — 2, Sellerie. — 3, Dépôt. — 4, Box pour une jument. — 5, Chambre pour les garçons d'écurie. — 6, Coffre à avoine. — 7, Escalier conduisant au grenier à foin. — 8, Écurie pour huit chevaux. — 9, Sellerie. — 10, Box. — 11, Remise, hangar. — 12, Magasin et atelier.

ral des circonstances indépendantes de la volonté qui fixent le choix d'une habitation; mais, quand ce sera possible, on utilisera un emplacement d'une élévation moyenne, où l'air circulera plus libre et plus pur, où l'on sera à l'abri de l'humidité des cours d'eau, des mares, etc. — En tout cas, il faut que le local soit en contre-haut des terrains environnants, afin que le purin de la cour ou les eaux pluviales n'y pénètrent pas; on choisira de préférence un sol siliceux ou calcaire, et, s'il faut construire sur terrain argileux, on en changera la nature avec du gravier ou du mâchefer, ou bien on fera un drainage; on peut aussi couvrir les murs des fondations avec du ciment ou de l'asphalte. On ne construira jamais sur un sol où ont été enterrés des cadavres, des substances animales, où il y a des infiltrations septiques, causes fréquentes de maladies.

L'exposition est importante à considérer. Cependant il est impossible d'établir à ce sujet des règles absolues, presque tout étant relatif, et dépendant des circonstances de climat ou de localité; seulement on doit toujours avoir égard aux conditions suivantes : le soleil, la direction des vents régnants, et la nature des localités environnantes. Dans les pays septentrionaux ou élevés, les ouvertures regardent, en général, le midi, tandis que dans les pays méridionaux, surtout dans les vallées, les portes et fenêtres sont dirigées vers le nord. En général, dans les climats tempérés, l'exposition du midi, bien qu'elle rende la chaleur fort incommode pendant deux ou trois mois de l'année, et qu'elle facilite l'introduction des mouches, est meilleure que celle du nord; une exposition mixte, telle que le sud-est, sera souvent préférable.

Dans les pays de montagnes ou accidentés, on prend en considération les directions locales que donnent aux vents les vallées, les abris, que l'on trouve au penchant d'une montagne ou d'un coteau.

Les conditions de salubrité des pays voisins seront également observées. Ainsi on évitera de se tenir sous le vent de marais, d'étangs, de ruisseaux dont le lit se resserre et s'étend alternativement, de prairies irriguées. Des plantations d'arbres, qui donnent de l'ombre, sont toujours utiles.

Il est surtout utile que les locaux soient isolés : c'est une fausse économie de vouloir faire servir un mur à une double fin, et d'unir les étables aux maisons. Cette distribution des bâtiments peut favoriser des incendies, être nuisible à la santé des hommes et préjudiciable

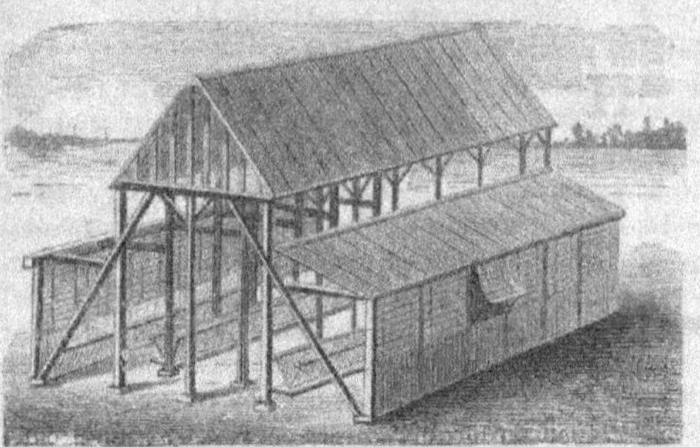

Fig. 778. — Bergerie de Daubenton, munie de paillassons.

aux bêtes. Elle est cependant adoptée avec raison dans les pays de montagne où la neige persiste des mois. On doit éviter de loger les bestiaux au rez-de-chaussée d'un bâtiment dont les étages supérieurs sont habités par l'homme. L'habitude de placer les porcheries à côté des étables à bêtes bovines n'est pas recommandable; l'humidité de la vacherie pénètre dans la porcherie. Le voisinage du poulailler près des écuries détermine chez les chevaux des démangeaisons dues au dermanysse, quelquefois à un acare.

intérieures des étables, et particulièrement leur hauteur, influent sur la composition de l'air, sur son degré d'humidité et sa température. Une étable trop grande est froide, et contraire non seulement aux règles de l'hygiène, mais même à la saine économie; même en été, les animaux échauffés par le travail peuvent se refroidir. Une étable petite et basse est trop chaude; exposée aux émanations putrides, elle contribue à l'altération de l'air et aux refroidissements quand les animaux qui en sortent arrivent à l'air froid. Dans les pays très froids, les étables basses de plafond et petites sont cependant préférées.

Les exigences du service doivent également

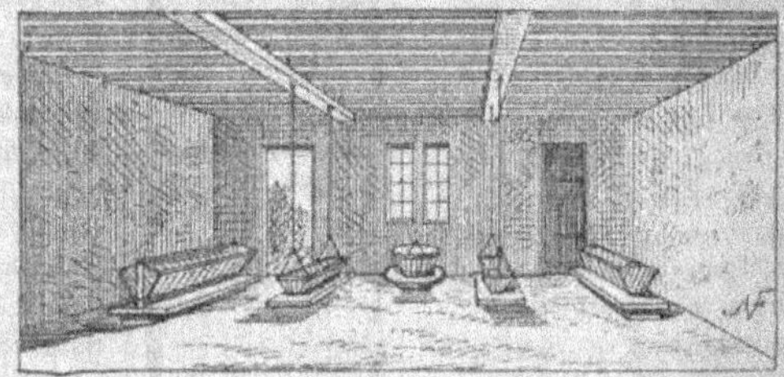

Fig. 779. — Intérieur de bergerie.

être prises en considération; il faut derrière les chevaux un couloir assez large pour pouvoir passer sans être exposé aux coups de pied; il faut pouvoir sortir le cheval le plus éloigné de la porte et cheminer avec lui sans crainte d'échange de coups. Dans les vacheries, il faut l'espace nécessaire pour traire et transporter le lait. On admet qu'un couloir de $1^m.50$ de large suffit pour les écuries à une seule rangée de chevaux et pour les vacheries; nous croyons qu'il faut 2 mètres au moins, et même plus, s'il y a moyen, dans les écuries à deux rangs (fig. 782).

La *hauteur* intérieure de l'étable se règle d'après les animaux qu'on y loge, d'après leur nombre, et aussi d'après l'espace en général; il la faut plus grande si l'on n'enlève pas régulièrement le fumier. On admet qu'une hauteur moyenne de 4 mètres est suffisante et nécessaire pour les grands et moyens herbivores. Pour

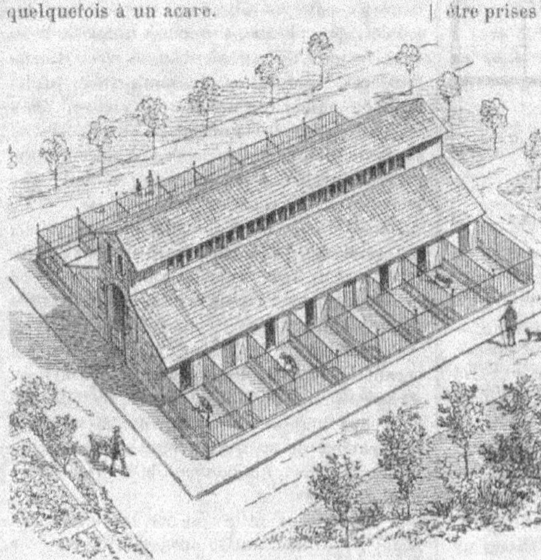

Fig. 780. — Extérieur d'une porcherie.

II. *Dimensions intérieures.* — Les dimensions

les chevaux, on ne devrait jamais descendre au-dessous, mais on peut avantageusement accorder 5 mètres et même plus, si l'écurie doit loger un grand nombre de chevaux. Les vacheries

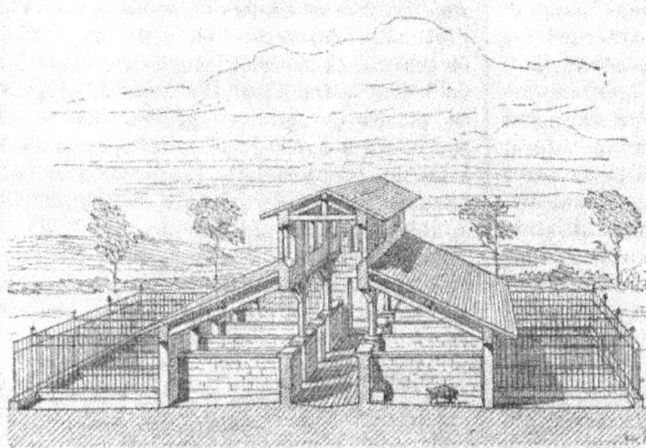

Fig. 781. — Intérieur d'une porcherie.

peuvent n'avoir qu'une hauteur de 3 mètres à 3m,30. Cette même hauteur est nécessaire pour les bergeries où on laisse s'accumuler le fumier. Si les étables n'ont pas cette hauteur moyenne, et c'est le cas général, il y a nécessité de demander aux moyens de ventilation le complément d'air frais utile au jeu libre et régulier de toutes les fonctions de la vie, sauf dans les pays très froids.

. L'*espace* à accorder doit être tel, que chaque animal trouve commodément à se coucher et même à s'étendre, qu'il soit à l'abri des atteintes des voisins; cet espace varie nécessairement suivant l'espèce et le sujet. On admet généralement qu'il faut pour un cheval un peu moins de 2 mètres de large et 3m,50 à 4 mètres de long; pour les bêtes bovines, il faut 1m,50 environ de large, et 3 mètres au moins de long; trop souvent, dans les vacheries, la distance n'est pas assez grande entre la mangeoire et les rigoles des urines. Pour les bergeries on admet qu'il faut de 1 à 2 mètres carrés suivant la taille et aussi suivant le sexe des animaux; les brebis ont besoin de plus d'espace que les moutons et les agneaux. Pour les porcheries, on admet qu'il faut un

espace de 4 mètres carrés pour une truie pleine, tandis que 3 mètres suffisent pour un animal à l'engrais.

III. *Aire et pavage.* — Le *plancher* doit toujours être solide, propre et sec, donner facilement écoulement aux urines, ne pas s'en laisser imprégner, être facile à nettoyer, fournir aux animaux, combiné à la litière, un coucher convenable, les garantir de toute blessure ou accident, et faciliter la conservation de la corne des sabots des grands animaux.

Le plancher doit être toujours plus élevé que le sol extérieur. On lui donne ordinairement une certaine inclinaison longitudinale, pour permettre l'écoulement plus facile des urines ; mais cette inclinaison ne doit jamais être de plus de 15 millimètres par mètre.

On fait plusieurs espèces de planchers ; le plus répandu est celui en pavé, qui, s'il est

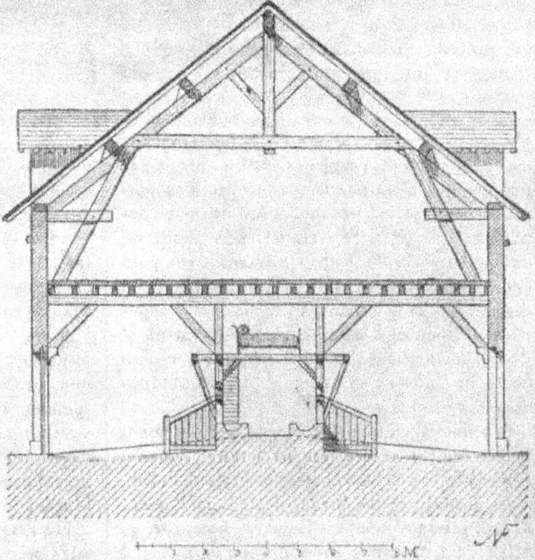

Fig. 782. — Habitation transversale double (coupe).

durable, est cependant froid, et pour le cheval use le fer et la corne du sabot. On distingue plusieurs espèces de pavés, celui en dalles, celui en pavés carrés, en pavés ronds plus ou moins grands, et enfin celui en briques placées à plat ou de champ. Ce dernier pavage est certainement le plus recommandable, mais non le plus économique ; il a une durée presque infinie, si les briques sont de bonne nature et liées avec un bon mortier. Le pavé rond est durable et économique, mais assez difficile à maintenir sec et propre ; il s'imprègne toujours plus ou moins, dans ses interstices, des urines et du purin, et cause ainsi des émanations fétides ; il exige une abondante litière. Les pavés carrés n'ont pas tout à fait les mêmes inconvénients, mais sont plus coûteux et deviennent glissants pour peu qu'ils soient grands. Pour éviter l'inconvénient des pavés logés dans du sable toujours perméable aux urines, on a proposé de

simples planches sont trop perméables, se déjoignent plus ou moins et laissent l'urine s'accumuler sous elles. On évite cet inconvénient en plaçant le plancher bien solide sur des traverses fortes et nombreuses dans l'intervalle desquelles on jette du sable, du gravier, du mâchefer, ou bien une couche de béton hydraulique. On devra imprégner les planches, comme en général toutes les boiseries des étables qu'on ne veut pas peindre à l'huile, avec une forte couche de goudron liquide et chaud ; alors le bois devient imperméable à l'urine et plus durable.

Le plancher en terre glaise, en terre battue plus ou moins mêlée de chaux et disposée en pisé, en béton, en argile mêlée de plus ou moins

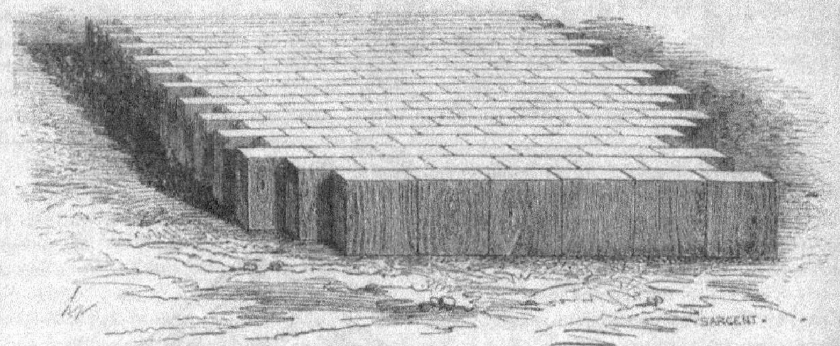

Fig. 783. — Pavage en bois.

les loger dans de l'asphalte ou du ciment ; ce pavage, qui n'est pas trop cher est à recommander. Il n'en est pas tout à fait de même des planchers faits exclusivement en asphalte ou en ciment, qui sont trop glissants. On peut cependant faire des entailles dans les dalles, ou disposer dans le ciment et l'asphalte des aspérités qui évitent les glissades ; le ciment et l'asphalte durent moins que les dalles. Les planchers en dalles ou en ciment sont surtout utiles dans les porcheries.

Le plancher en bois (fig. 783) est généralement moins froid, plus uni et exige moins de litière ; il ne fatigue pas les sabots et n'use pas le fer ; mais il n'a pas de durée, devient facilement inégal, glissant même, s'il est de bois dur, et exige de fréquentes réparations ; en outre, il s'imprègne toujours plus ou moins de purin. Le plancher en bois le plus recommandable est celui fait en billots de bois de chêne ou plutôt de sapin, coupés en pavés carrés ou hexagonaux, de 12 à 15 centimètres d'épaisseur. De

de sable fin, est bon et surtout économique, mais il exige une abondante litière et n'est pas durable ; à la longue, l'urine ramollit cette terre, et le plancher alors est humide, facilement inégal, forme même cloaque ; parmi ces planchers, celui en béton hydraulique est le plus avantageux.

Murs. — Les *murs* doivent être solides, imperméables à l'air et à l'humidité, afin que la température intérieure puisse être réglée par les ouvertures, et qu'elle ne soit pas constamment modifiée par celle de l'air extérieur. On emploie pour leur construction, le bois, la terre, le pisé, le torchis, la pierre, la brique, les métaux.

Les murs en pierre, en brique ou en pisé sont en général bons ; cependant les seconds laissent passer trop facilement la chaleur ou le froid. L'emploi du bois est à rejeter, car il constitue un danger d'incendie. Les murs en torchis, moitié bois, moitié pierre ou terre, sont peu épais, peu solides, se détériorent facilement et logent des souris, rats, belettes et autres animaux nuisibles.

On n'emploie le fer que dans la charpente; il remplace alors le bois; les constructions en fer sont légères, incombustibles, tiennent peu de place et coûtent relativement peu cher.

Nous ne citerons que pour les condamner les murs faits en cloisons où l'on place entre elles de la mousse tassée, de la sciure de bois, de la paille ou d'autres corps mauvais conducteurs du calorique, mais par contre fort combustibles; de plus, ils sont un lieu de refuge pour les insectes.

A l'intérieur on recouvre les murs de substances qui en augmentent la durée, diminuent l'humidité et s'opposent à la pénétration des impuretés; généralement on se contente de les crépir ou de les badigeonner à la chaux.

Le *plafond* manque parfois; souvent le grenier aux fourrages est au-dessus des habitations, dont il n'est séparé que par des solives ou même par quelques perches. Les fourrages reçoivent alors de l'écurie des émanations malsaines qui les pénètrent et les altèrent profondément. De plus, la poussière et des ordures de toute espèce tombent dans les râteliers, dans les mangeoires, salissent les aliments et irritent la peau des animaux. Enfin, dans les cas d'incendie, ce mode de clôture est une occasion de plus grands désastres, à cause des difficultés qu'on éprouve à sortir les animaux d'un local en feu. — Il faut que le plafond soit solide et assez épais pour ne pas se laisser pénétrer par les gaz provenant des émanations; on peut le faire en briques, en plâtre, en poutres recouvertes d'un carrelage. Les plafonds en voûte ne sont pas favorables à la ventilation.

La *toiture* peut être en chaume, en tuiles, planchettes goudronnées, ardoises, zinc, carton bitumé, etc.

Le chaume est mauvais conducteur du calorique, mais très combustible; de plus, il retient trop facilement les germes et sa désinfection est impossible. Les étables couvertes en tuiles, en zinc ou ardoise sont chaudes en été et froides en hiver; ces derniers modes de couvertures coûtent fort cher. Le carton bitumé bien entretenu dure longtemps.

IV. *Ouvertures, portes et fenêtres.* — Elles doivent laisser pénétrer les hommes, les animaux, l'air, la lumière.

Les *portes* doivent être assez grandes, et plutôt trop hautes ou trop larges que pas assez; les accidents seront plus rares, surtout si en même temps les huisseries en bois ou en pierre

de taille ne présentent pas d'angles saillants, on peut les garnir de rouleaux en bois; elles doivent livrer facilement passage aux chevaux garnis de leurs harnais. Les portes doivent bien fermer, être de niveau avec le sol de l'étable, s'ouvrir facilement, et pouvoir être accrochées entièrement quand on veut les maintenir ouvertes; pour la serrure ou le verrou, il faut repousser tout ce qui peut blesser ou accrocher au passage. Une porte à claire-voie peut être utile en été.

La position des *fenêtres* en avant, en arrière ou sur le côté des animaux, n'a rien d'essentiel, et elle est indiquée par l'orientation et les conditions extérieures; autant que possible, il faut en pratiquer sur les quatre murs; on ferme les unes ou les autres, selon la direction du vent et la température, etc. Les fenêtres seront placées haut, pour que l'air ne puisse frapper directement les animaux. Pour cela, on leur donnera des proportions assez grandes, et on les fera plus larges que hautes (fig. 784). Les meilleures ont environ 1^m,50 de large sur 1 mètre de haut; elles sont établies sur un châssis en fer vitré, s'ouvrant en dedans et de haut en bas, au moyen d'une petite corde ou de deux poulies. On peut alors les ouvrir autant qu'on le juge nécessaire pour une bonne aération. Les fenêtres à pivot médian, comme les fenêtres s'ouvrant latéralement, sont à rejeter. En été, on peut laisser tomber les châssis contre le mur et les remplacer extérieurement par de petits paillassons, ou par des stores, laissant passer l'air et assombrissant l'étable pour

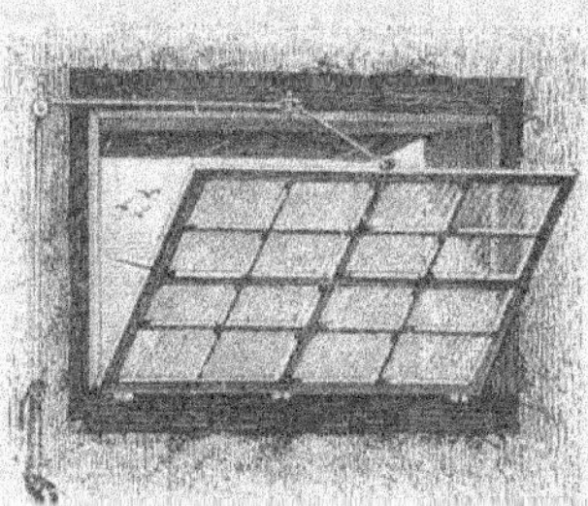

Fig. 784. — Fenêtre d'écurie, vue à l'intérieur.

écarter les mouches. — Dans les bergeries, on a l'habitude de fermer les fenêtres avec des châssis portant des lames de persiennes, quelquefois avec des treillages ou des toiles (fig. 778 et 779). Les moutons sont mieux logés dans les étables ouvertes que dans les étables fermées, qui trop souvent ne sont que des étuves malsaines.

V. *Aération. Ventilateurs.* — Dans beaucoup de contrées, les fenêtres ne peuvent servir régulièrement à la ventilation, et on est obligé de les maintenir fermées ; pendant les grands froids ou bien à certaines heures chaudes de l'été, on ne peut les ouvrir, car entre les fenêtre et les portes laissées ouvertes il s'établit un courant d'air à hauteur des animaux et qui les incommode. L'aération n'est heureuse qu'autant que les courants qui la déterminent n'affectent pas les habitants ; ils doivent en bénéficier sans la sentir. On obtient plus facilement ce résultat en dirigeant les mouvements dans un sens opposé, en poussant doucement les colonnes de bas en haut, en ayant recours aux ventilateurs.

On peut admettre qu'il faut aux poumons d'un cheval au moins 200 litres d'oxygène par heure, et à la vache environ 175 litres. On comprend d'après cela que ces animaux altèrent d'immenses quantités d'air, qu'il faut pouvoir renouveler au fur et à mesure des besoins, lorsqu'on les tient enfermés dans une étable. Mais, outre l'acide carbonique, l'air renfermé des étables présente de grandes quantités de vapeur d'eau provenant de l'exhalaison pulmonaire et cutanée ; il tient des matières organiques en suspension, ainsi que des gaz délétères venant de la décomposition de ces matières.

Dans toute habitation, il y a constamment un certain mouvement de l'air par lequel celui-ci se renouvelle pour ainsi dire insensiblement ; dans cette ventilation, qu'on peut dire spontanée, l'air pénètre par les fentes des différentes ouvertures, quelquefois par les matériaux poreux qui ont servi à la construction (Maercker). Cette ventilation a son importance, et souvent elle suffit à maintenir les bonnes qualités de l'air d'une étable.

Elle n'est pas toujours suffisante, car l'air ayant servi à la respiration, en se disséminant dans une atmosphère confinée, rend irrespirable une quantité d'air cinq à six fois plus grande. Pour les chevaux, la ventilation doit être réglée de manière à ce que, par heure et par cheval, 30 mètres cubes au moins de leur atmosphère soient évacués et remplacés par de l'air nouveau ; au-dessous de ce chiffre, l'aération est insuffisante pour entretenir la respiration dans des conditions normales.

L'aérage se fait par le système d'appel, à l'aide des *ventilateurs* (fig. 785 et 786) ; leur action repose sur la différence de densité de l'air à divers degrés de température.

Tout le mécanisme de la ventilation consiste à établir des ouvertures suffisantes dans le haut, pour la sortie de l'air chaud, et parfois d'autres ouvertures dans le bas, pour l'introduction de l'air froid ; il est essentiel cependant que ces ouvertures soient placées de

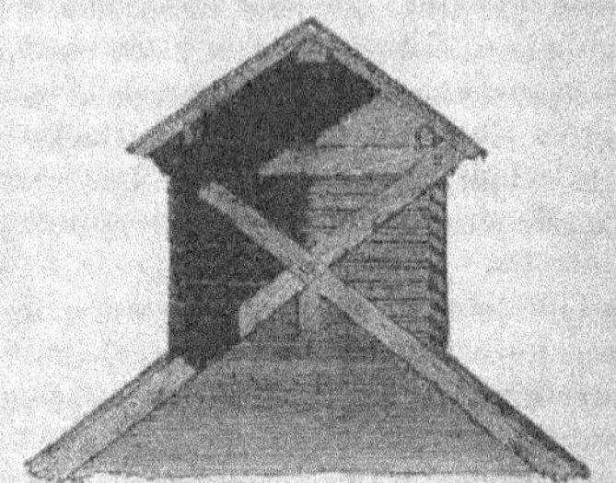

Fig. 785. — Ventilateur.

façon à ne pas occasionner de courants d'air nuisibles aux animaux.

Longtemps on a eu recours à des sortes de cheminées, en planches bien jointes, partant du plafond et s'élevant au-dessus du toit, à bouche évasée dans le bas et rétrécie dans le

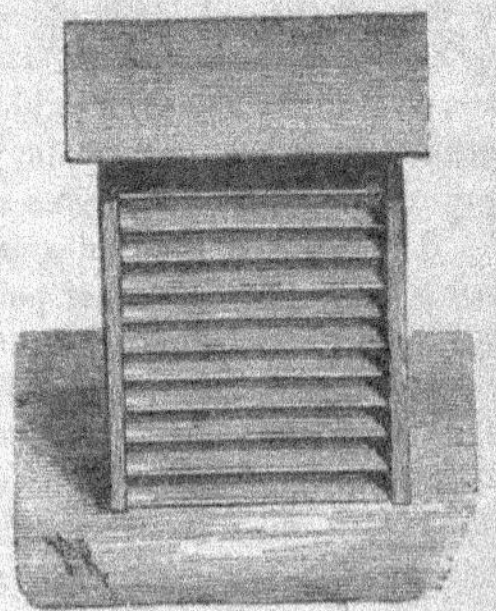

Fig. 786. — Ventilateur.

haut ; mais dans les temps très froids, il s'établit dans ces cheminées trop larges deux courants, l'un ascendant, l'autre descendant, lesquels, sans justement se compenser au point d'annihiler la ventilation, ont cependant l'effet de condenser la vapeur du courant sortant, et souvent de refroidir l'étable.

Pour assurer le courant et faciliter le remplacement de l'air, on établit dans le bas de l'écurie des *barbacanes*, c'est-à-dire des ouvertures communiquant avec le dehors, situées un peu au-dessus du plancher : ce sont quelquefois des tuyaux de 10 centimètres environ de diamètre, amenant l'air dans l'écurie. Ces barbacanes cependant, quoiqu'on puisse les ouvrir ou les clore à volonté, produisent à certains moments des courants d'air trop vifs et conséquemment dangereux, et l'on préfère souvent laisser le renouvellement de l'air se faire d'une manière insensible, quoique continue, par les joints des portes et les fenêtres.

Pour éviter les inconvénients des larges cheminées d'appel, on a quelquefois eu recours à des barbacanes placées sous le plafond.

Le ventilateur est une cheminée ; mais il est essentiel, pour qu'il fonctionne bien et d'une manière continue, qu'il ne soit pas de trop grand diamètre, et que la température n'y devienne jamais trop forte pour provoquer un courant d'air descendant.

Gayot admet que le diamètre d'un ventilateur cylindrique à orifices libres sera, à l'orifice supérieur, de :

	S'il est en bois.	S'il est en tôle ou en zinc.
0ᵐ,17	pour une écurie de 4 chev.	pour une de 5 chev.
0 ,19	5	7
0 ,22	6	9
0 ,25	8	12
0 ,27	10	14
0 ,30	12	17
0 ,33	14	21

Les ventilateurs à grand diamètre sont cependant peu recommandables, et ont les inconvénients des anciennes cheminées d'appel. Pour les étables un peu longues il vaut mieux multiplier le nombre des ventilateurs et, avec Gayot, nous conseillons de placer autant de ventilateurs que le comporte un espacement égal au double de cette hauteur ; pour une étable de 3 mètres de hauteur, il faudra un seul ventilateur si elle a moins de 6 mètres de longueur ; il en faudra deux pour une longueur de 6 à 12 mètres, etc. Les ventilateurs multiples, et alors à diamètre moindre, ont plus d'effet qu'un ventilateur unique à grand diamètre. Ces cheminées d'appel ne doivent pas être placées aux extrémités des étables, ni trop près des portes et des fenêtres, mais bien au centre environ de la masse d'air à épurer (fig. 787 et 788). Pour assurer le courant, pour l'activer, il faut avoir soin que le diamètre de l'orifice inférieur soit toujours au moins double du diamètre de l'orifice supérieur, que par conséquent la cheminée soit ou conique ou pyramidale. Elle doit dépasser d'un demi-mètre à peine la hauteur des toits.

Pour les tuyaux en tôle, on fera bien de les envelopper, dans la partie située entre le pla-

Dict. vétérinaire.

fond et le toit, d'une couche d'argile mêlée de

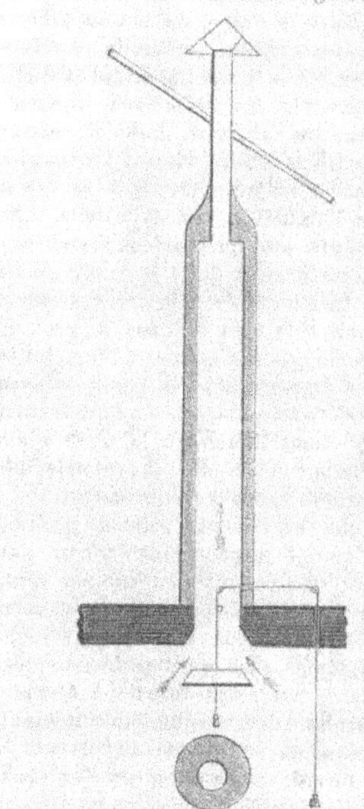

Fig. 787. — Ventilateur.

paille hachée. On recouvre la partie supérieure

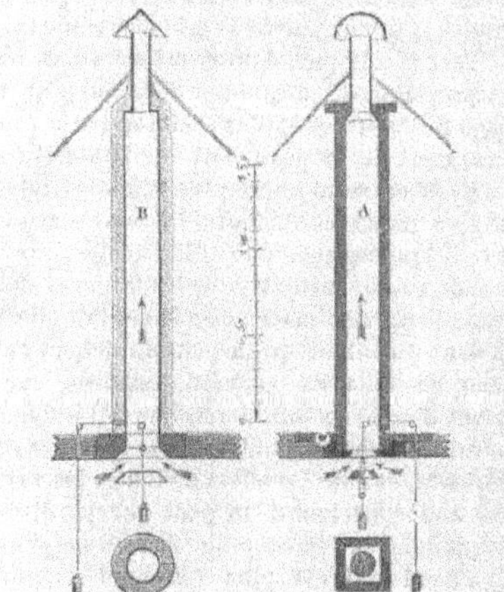

Fig. 788. — Appareils complets de ventilation.
A, appareil en bois ; — B, ventilateur en zinc entouré d'une enveloppe de terre glaise (d'après Gayot).

de la cheminée d'un chapeau de forme variable,

44

pour combattre les effets de la pluie et des vents. Pour modérer le tirage, on adapte à l'orifice inférieur une soupape réglant la ventilation.

VI. *Salubrité.* — Il est important d'éliminer le plus possible les déjections liquides et solides qui, en s'altérant, donnent naissance à des émanations fétides, viciant l'atmosphère. La ventilation enlève une partie de ces gaz, ainsi que l'humidité. Les déjections, urines et excréments, sont quelquefois absorbées par la litière, et forment alors le fumier, mais il est plus rationnel de laisser ce dernier se former tout à fait en tas dans la cour, où il n'incommode pas les animaux (Voy. Litière). Une rigole imperméable, à pente suffisante, placée derrière les animaux, conduira les urines et les déjections liquides à la fosse à purin située dans la cour. Si elle est profonde, il faut la couvrir et la nettoyer fréquemment.

Quant aux excréments solides, il faut se rappeler que l'on peut obtenir leur putréfaction sèche, par suite du contact continu d'oxygène; si l'on dispose d'une abondante litière sèche, on peut les laisser séjourner assez longtemps sans qu'elles incommodent; mais hors ce cas assez difficile à obtenir, il convient de les enlever le plus souvent possible. — De fréquents nettoyages du plafond, des murs et du sol, même dans certains cas une demi-désinfection (Voy. Désinfection), contribuent à la salubrité des habitations.

VII. *Température.* — La température exerce sur ses habitants une action directe quoique complexe; la chaleur de l'écurie, en admettant que l'air y soit pur, donne, même au cheval, une propension marquée à l'embonpoint, un pelage fin, court et brillant; elle active le fonctionnement de la peau, fait que l'animal tout en ne consommant guère plus se nourrit mieux et digère mieux les aliments. Une étable chaude est conséquemment d'une utilité réelle pour les bêtes de rente, surtout pour les laitières et les bêtes à l'engrais; mais pour le cheval, elle ne convient qu'autant qu'on peut au dehors l'entourer de tous les soins nécessaires, car il devient d'une sensibilité extrême à l'influence du froid. Le cheval, dont tous les services sont extérieurs, et sous les effets de toutes les variations atmosphériques, ne peut que perdre de ses qualités en étant tenu dans une écurie trop chaude; il est plus rationnel d'avoir à l'écurie une température moyenne de 15° environ.

La température d'une étable dépend des dimensions du local et de son exposition, du nombre des animaux qui l'occupent, des effets de l'aération, et enfin de la tenue intérieure; une écurie trop chaude est souvent une écurie remplie d'air vicié, et la température élevée d'une étable est difficile à concilier dans la pratique avec la pureté de l'air, à moins de recourir aux fourneaux que l'on ne peut sérieusement recommander dans les écuries ou les étables. Ici cependant, comme en tout, il y a des excès à éviter; et nous ne recommanderons pas l'ouverture permanente des portes et fenêtres, même en hiver, ainsi qu'on l'a conseillé; si l'on en a obtenu de meilleurs résultats que de l'occlusion presque constante, il n'en est pas moins certain qu'il vaut mieux demander le renouvellement de l'air à une ventilation régulière.

Le froid, nous l'avons dit, influe défavorablement sur la formation des divers produits des animaux de rente : chair, graisse, lait; une portion notable de la ration se dépensant alors au profit de la production de la quantité de chaleur nécessaire à la vie. Pour les bêtes laitières ou à l'engraissement, les étables chaudes, dût la pureté de l'air en souffrir un peu, ont donc une incontestable supériorité sur les étables froides, et il suffit d'une ventilation peu active pour enlever les gaz nuisibles à l'économie sans que la température s'abaisse trop; une certaine humidité et même un peu d'obscurité leur convient aussi, mais à la condition que l'air soit pur.

Nous avons dit que l'air est nécessaire au mouton, et que son épaisse toison le protège contre le froid; la grande aération lui est généralement avantageuse, si l'on évite les excès.

VIII. *Arrangement intérieur.* — Les étables reçoivent des animaux sur un ou deux rangs; cet arrangement intérieur dépend beaucoup du

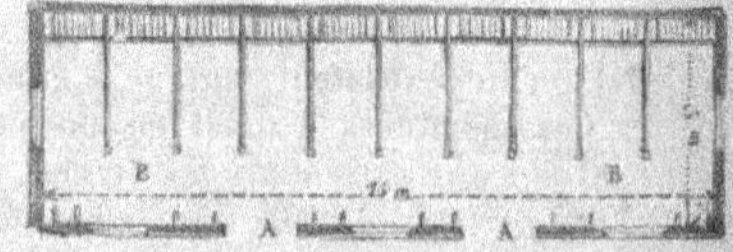

Fig. 789. — Habitation simple ou à un seul rang.

système général des bâtiments, sur lequel il y a nécessité de se conformer dans l'édification des gros murs (fig. 789). Dans les étables doubles ou à deux rangs, les animaux sont placés croupe à croupe (fig. 790), ou tête à tête (fig. 791). Cette dernière disposition est surtout avantageuse pour les bêtes bovines, elle l'est moins pour les chevaux, et la surveillance est plus facile, dans le système où il n'y a

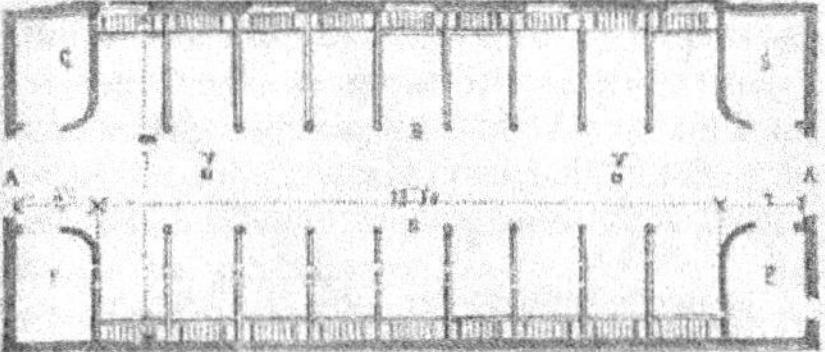

Fig. 790. — Habitation double avec couloir au milieu.

qu'une rue au milieu; cette rue entre deux

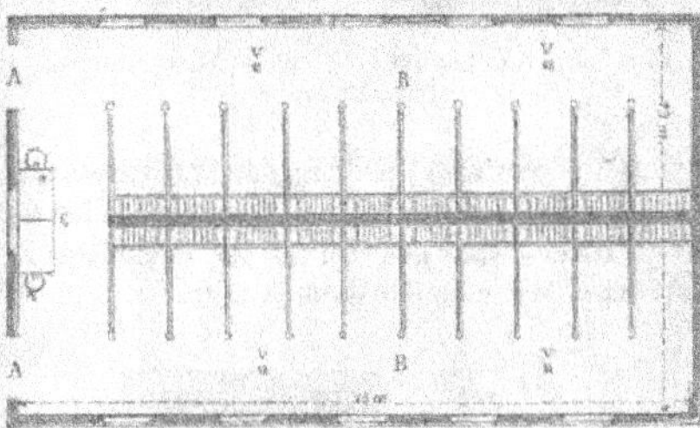

Fig. 791. — Habitation à deux rangs, les animaux placés tête à tête.

rangs de chevaux doit avoir une largeur de 2ᵐ,50 au moins (fig. 795).

IX. *Ameublement intérieur.* — Les mangeoires sont *collectives* ou *individuelles*; souvent il existe une mangeoire unique séparée en autant de compartiments qu'il y a d'animaux. Elles sont

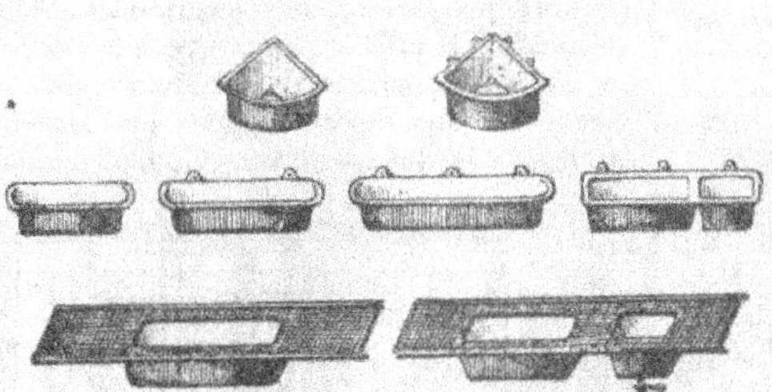

Fig. 792. — Mangeoires en fonte émaillée.

en bois, en pierre, en fonte ordinaire ou émaillée (fig. 792); ces dernières sont de beaucoup préférables; elles sont solides, faciles à nettoyer et désinfecter.

Les mangeoires doivent être placées à une hauteur convenable, avoir des dimensions suffisantes, être étanches et faciles à nettoyer. La hauteur du bord supérieur doit être de 1 mètre à 1ᵐ,20 au-dessus du sol, pour les animaux

de taille moyenne. Les dimensions d'une mangeoire doivent être de 0ᵐ,20 × 0ᵐ,40 × 0ᵐ,30, de façon à ce qu'elle ait une capacité d'environ 35 à 40 décimètres cubes; ses parois inté-

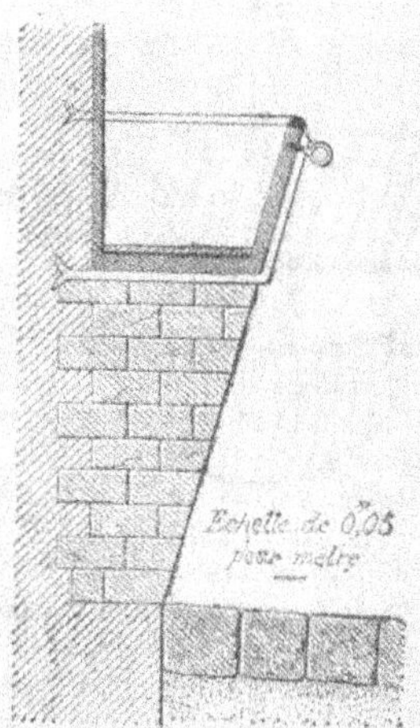

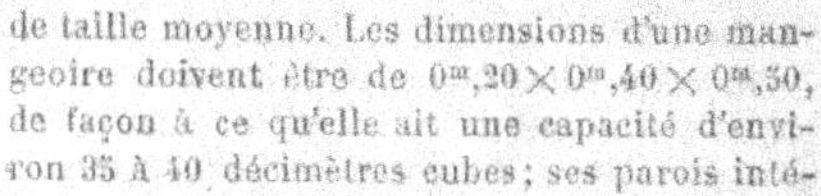

Fig. 793. — Mangeoire (d'après Lavalard).

rieures doivent être à peu près verticales, car il est reconnu que les mangeoires à fond étroit gênent les mouvements de mastication du cheval, qui a alors de la tendance à projeter l'avoine en dehors; on rendra imperméables les mangeoires en bois en les doublant de tôle ou de zinc; on protégera leur bord libre contre les dents du cheval par un fer demi-rond cloué sur le bois.

Tantôt les mangeoires sont fixées au mur et sans appui à leur base, tantôt elles sont assises sur des contre-murs en maçonnerie dont la paroi extérieure doit être inclinée de haut en bas et de dehors en dedans afin d'éviter autant que possible que le cheval ne se contusionne les genoux ou les boulets (fig. 793). Pour les bêtes bovines, on supprime souvent le râtelier, et alors on donne plus de dimension et surtout plus de largeur à la mangeoire; on sépare l'intérieur de la mangeoire en autant de compartiments que l'étable contient d'habitants. La mangeoire du bœuf doit en moyenne être placée à 0ᵐ,40 au-dessus du sol. Les mangeoires des bergeries, mobiles ou non, sont élevées de 0ᵐ,25 environ. Les intervalles vides sous les mangeoires sont difficiles à nettoyer et les animaux, surtout les bêtes bovines, viennent souvent butter contre eux. Aussi on asseoit les mangeoires sur des contre-murs. Les mangeoires doivent être tenues proprement, bien vidées et nettoyées avant chaque repas.

Les *râteliers* (fig. 794) doivent être montés

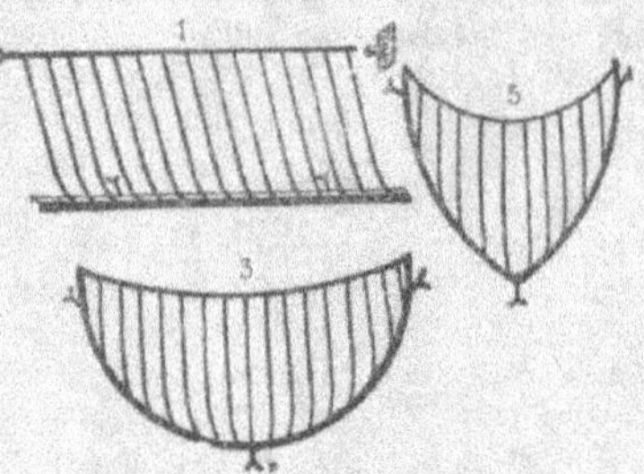

Fig. 794. — Râteliers en fer.

presque droit, contrairement à l'usage où l'on est de les incliner fortement sur la tête des chevaux; il ne faut pas que ce soit une simple échelle fixée par un côté au mur, mais qu'il y ait en bas un certain espace entre le mur et le râtelier. Les chevaux alors prennent le fourrage sans fatigue, et la poussière, quand il y en a, les débris de toute sorte, ne leur tombent pas sur les yeux et sur la crinière. Le

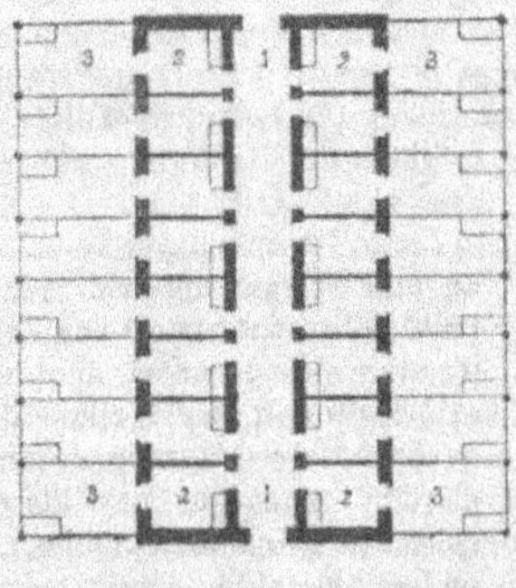

Fig. 795. — Plan de porcherie double.

râtelier, pour les tailles moyennes, doit commencer à 0^m,20 au-dessus du bord supérieur de la mangeoire. Les barreaux en bois ou en fer, longs de 60 à 70 centimètres, auront entre eux un écartement de 0^m,08 à 0^m,10; il ne faut pas perdre de vue que les râteliers placés à une trop grande élévation du sol donnent à l'encolure une attitude défectueuse, et exagèrent chez les

jeunes sujets qui y sont disposés, l'imperfection assez grave qu'on nomme *porter au vent*. C'est pourquoi la pratique est assez répandue de supprimer le râtelier dans les boxes des animaux jeunes; ils mangent leur fourrage par terre et on prétend que cette pratique a pour effet d'allonger l'encolure.

Parfois les râteliers ont la forme de hottes,

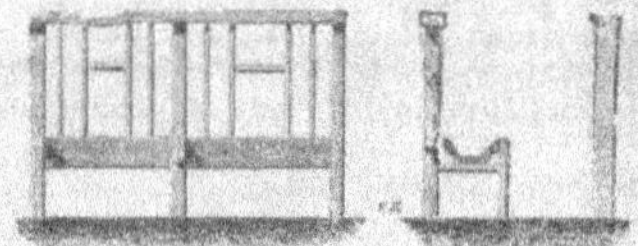

Fig. 796. — Cornadis à claire-voie des étables
bretonnes.

ou de paniers placés au-dessus de la mangeoire, à 1^m,50 du sol environ. Dans les écuries de luxe, les râteliers sont des sortes de corbeilles à barreaux de fer scellés dans le mur.

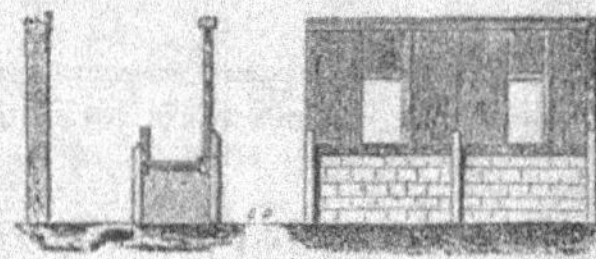

Fig. 797. — Cornadis de Grand-Jouan (profil et face).

Les râteliers des bêtes bovines sont placés plus bas que ceux des chevaux, et les barreaux en sont plus espacés. Assez souvent on supprime aujourd'hui le râtelier pour l'espèce bovine, et on donne le fourrage, formé de menus aliments, sur une espèce de table prolongeant la mangeoire, qui est souvent faite en maçon-

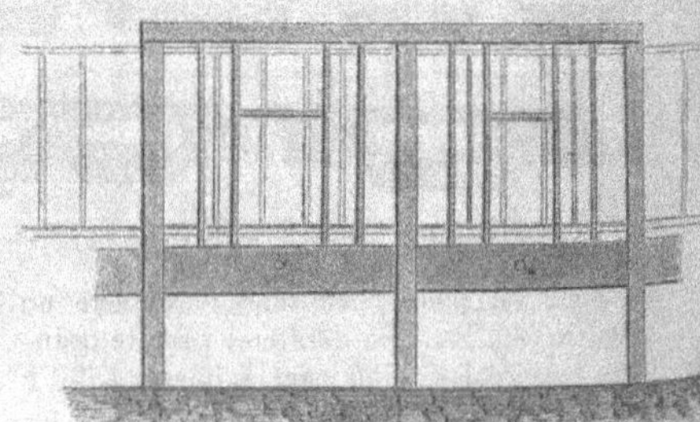

Fig. 798. — Cornadis avec claire-voie mobile.

nerie, et correspond ordinairement avec le couloir où l'on prépare les aliments; les aliments liquides se donnent dans la mangeoire même. Souvent une claire-voie, qu'on a appelée *cornadis* dans le Limousin, sépare les animaux de cette table ou mangeoire, et peut se fermer en dehors de l'heure des repas ; dans cette claire-voie chaque animal a une ouverture de 0^m,40 de large et 0^m,60 de haut, où il passe adroitement sa tête pour le repas, et où il n'est pas inquiété par le voisin ; il s'habitue à manger plus vite ; quand les bêtes sont repues, elles se retirent du cornadis, se couchent pour ruminer, et on peut alors le fermer pour laisser les animaux se reposer à l'abri de toute agitation (fig. 796, 797, 798, 799, 800).

leur inclinaison est de 20° environ sur la verticale.

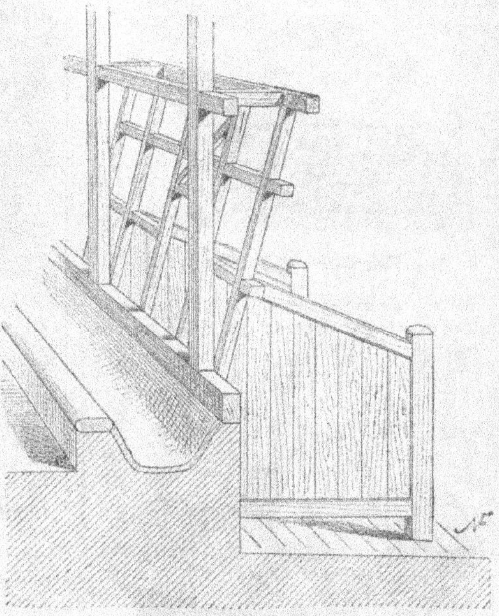

Fig. 800. — Cornadis.

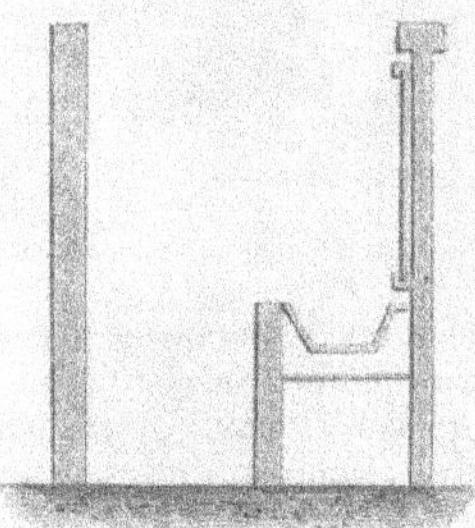

Fig. 799. — Coupe d'un cornadis avec claire-voie mobile.

Dans les bergeries, on dispose des *râteliers-mangeoires* de formes différentes ; les uns sont longitudinaux, d'autres circulaires (fig. 801,

Les *auges* des porcheries sont en bois, en pierre ou mieux en fonte. On doit y avoir accès de l'extérieur, de façon à ne pas être atteint par

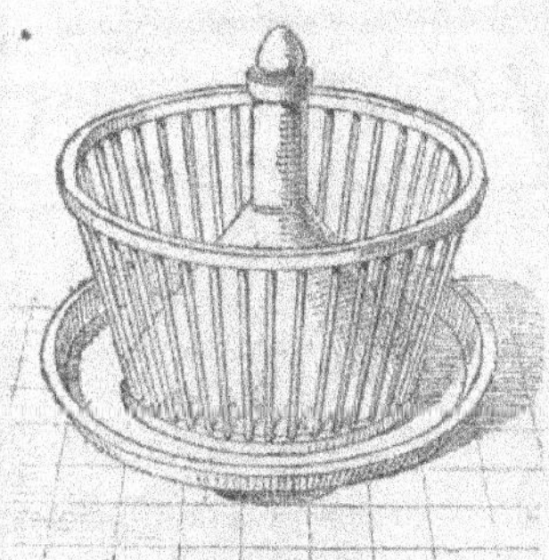

Fig. 801. — Râtelier circulaire.

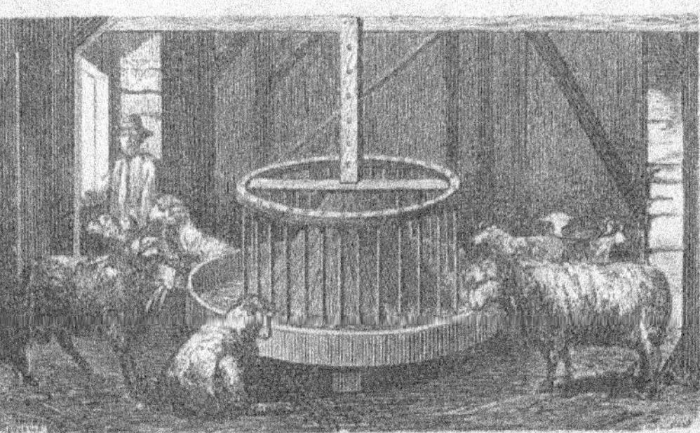

Fig. 802. — Râtelier circulaire.

802) ; il y en a de simples, de doubles (*doublières*) (fig. 803) ; généralement ils sont mobiles, soit horizontalement, soit verticalement. Leur hauteur est d'environ 35 à 40 centimètres ;

les animaux lorsqu'on leur apporte leur manger (fig. 804 et 805) : la disposition indiquée par la figure 806 est à recommander.

Pour les porcelets on peut installer une auge à biberons (fig. 807).

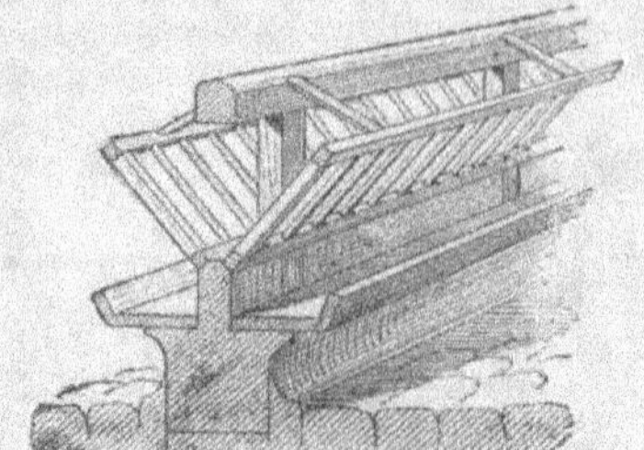

Fig. 803. — Râtelier double.

Moyens d'attache. — C'est à la mangeoire qu'on attache les chevaux qui vivent en com-

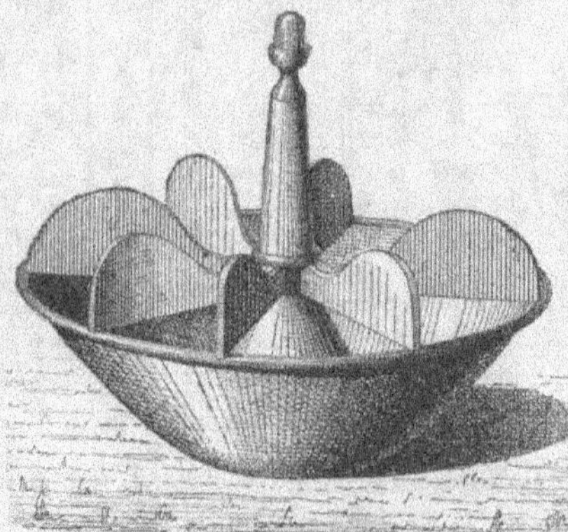

Fig. 804. — Auge circulaire en fonte

mun; elle est munie à cet effet d'anneaux en fer dans lesquels glisse la longe du licol.

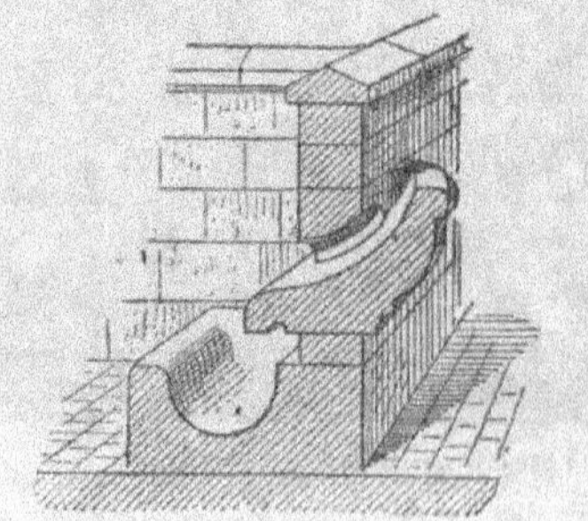

Fig. 805. — Auge de porcherie.

Ce simple mode d'attache est assez usité : il a plusieurs inconvénients, et entre autres celui

de rendre assez commune l'enchevêtrure ; il ne permet pas de laisser à la longe assez de longueur pour que l'animal puisse bien poser sa tête sur la litière, lorsqu'il est couché. On préfère généralement se servir d'une barre de fer ronde fixée d'une part à la mangeoire et scellée par son autre extrémité au sol; un gros anneau,

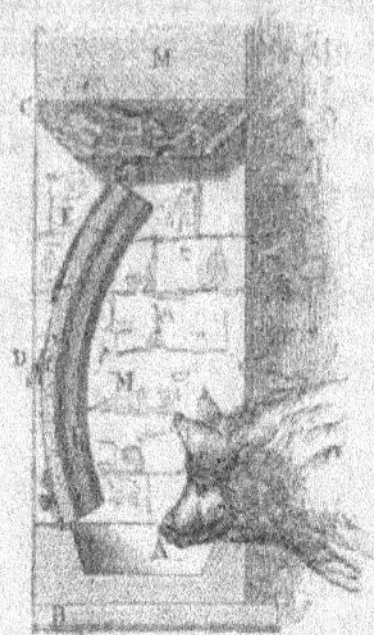

Fig. 806. — Auge de porc à volet concave.

portant une demi-longe, monte ou descend sur cette barre suivant que l'animal lève ou descend la tête (fig. 808). Comme ce système fait beaucoup de bruit, on préfère attacher le cheval par une longe glissant dans la rainure d'un

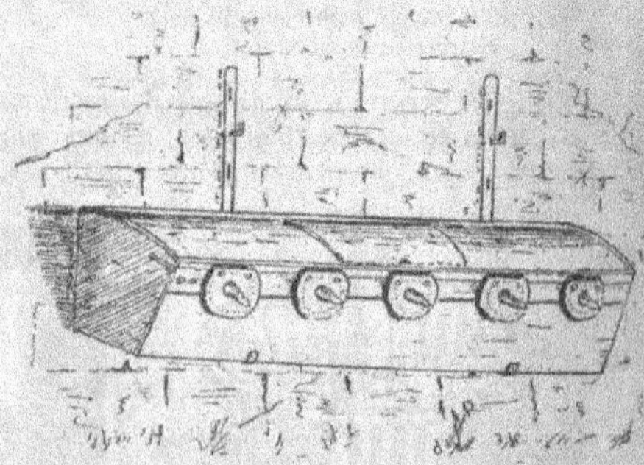

Fig. 807. — Auge biberon.

madrier en chêne et retenue par un billot en bois (fig. 809).

Les séparations ne sont pas indispensables; souvent elles sont un mal nécessaire : les barres de bois et même les bat-flancs que l'on place entre les chevaux ne mettent pas ceux-ci à l'abri des atteintes du pied des voisins (fig. 810); de plus, ils exposent les chevaux à divers accidents dont le plus fréquent est l'*embarrure*.

Souvent on se contente de placer entre les

animaux des barres de bois recouvertes ou non

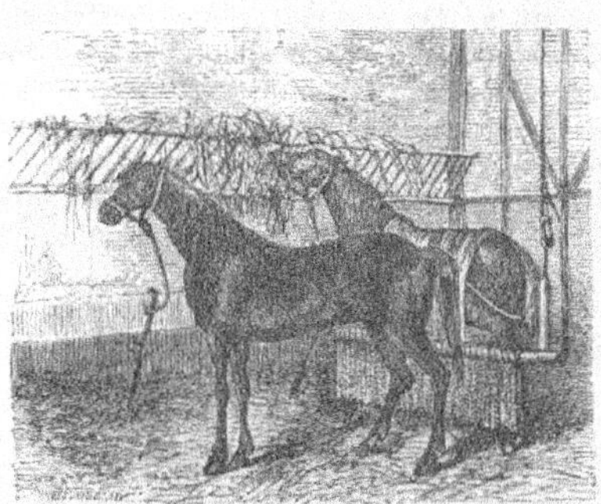

Fig. 808. — Chevaux attachés par une longe dont l'anneau glisse dans une barre de fer fixée au sol, et mangeoire séparée par une barre de bois bien établie.

de paille, attachées d'une part à la mangeoire,

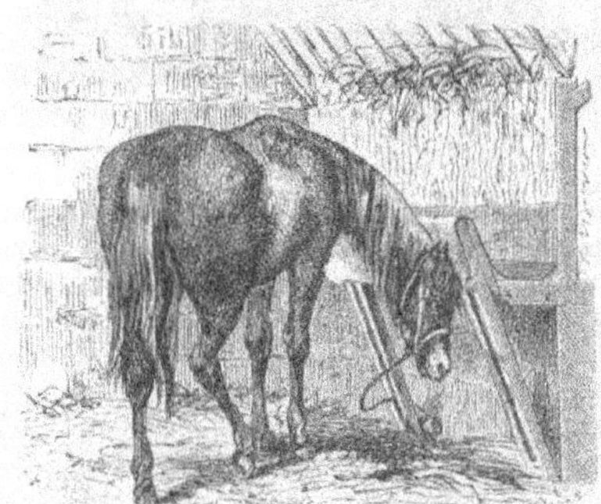

Fig. 809. — Cheval attaché par une longe glissant dans la rainure d'un madrier en chêne.

suspendues d'autre part au plafond à l'aide

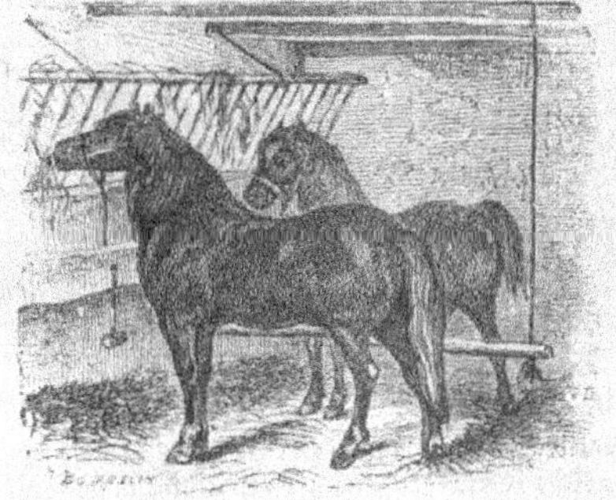

Fig. 810. — Chevaux séparés par une barre défectueuse, et attachés d'une manière non moins défectueuse.

d'une corde. Le système de séparation le plus répandu et le plus économique est le bat-flanc

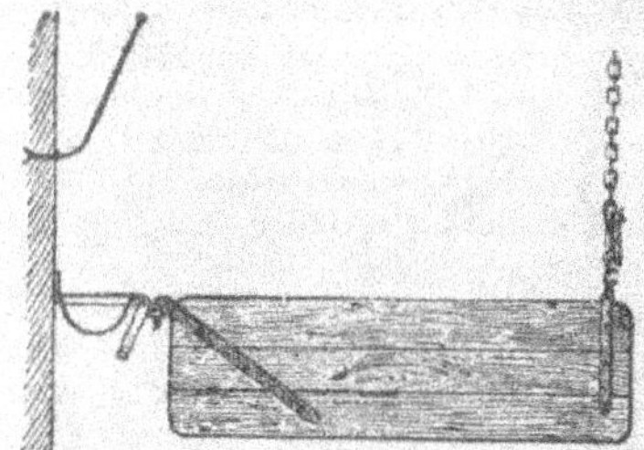

Fig. 811. — Bat-flanc.

(fig. 811): large planche mobile, de la longueur

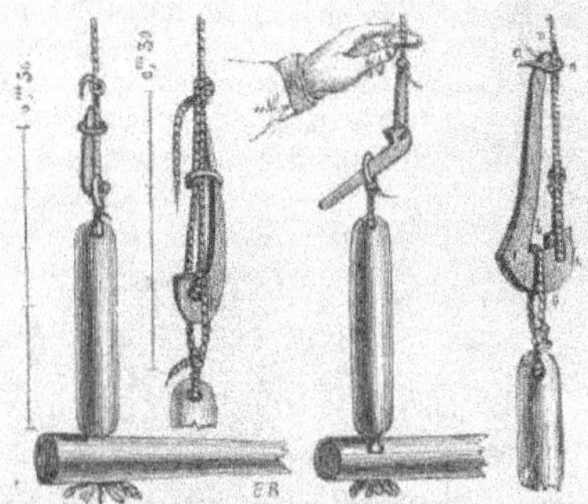

Fig. 812. — Sauterelles.

du cheval, attachée par un bout à la mangeoire

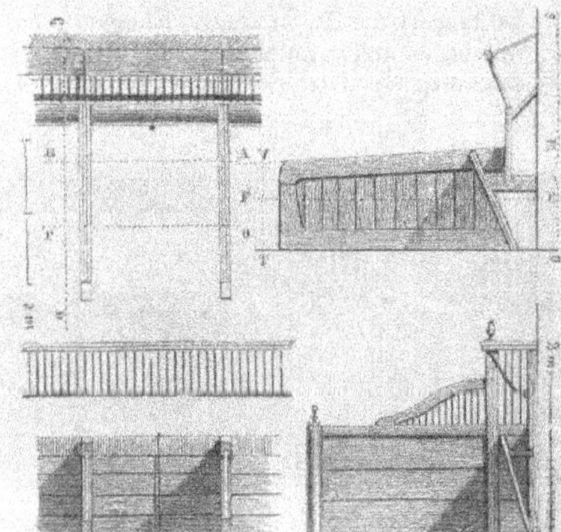

Fig. 813. — Stalles.

à l'aide d'un crochet en S, de l'autre fixée par une chaîne au plafond de l'écurie. Le bat-flanc doit être placé à une bonne hauteur, plutôt trop haut que trop bas; une bonne disposition consiste à l'incliner légèrement de haut en bas et d'arrière en avant, de façon à ce que son

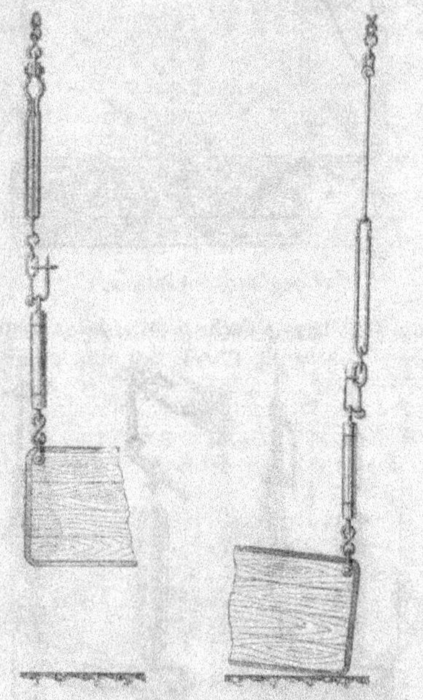

Fig. 814. — Vue du bat-flanc suspendu (Milinaire).

Fig. 815. — Bat-flanc tombé sous le poids du cheval (Milinaire).

bord supérieur soit, en avant, à hauteur du poitrail et, en arrière, à hauteur du grasset: avec cette disposition, les embarrures sont moins à

gager rapidement; aussi on a imaginé d'adapter à la chaîne une *sauterelle*, pièce dont le mécanisme est indiqué par la figure 812. Les bat-flancs à déclanchement automatique, et tombant naturellement sous le poids du cheval embarré, sont peu usités (fig. 814 et 815).

Le seul mode de séparation efficace est la *stalle* (fig. 813). Malheureusement les stalles sont

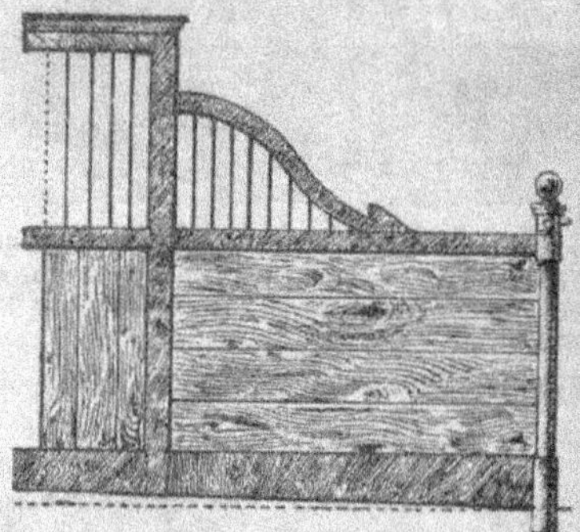

Fig. 816. — Stalle.

coûteuses et exigent un espace considérable. Dans les écuries à stalles, les chevaux sont séparés les uns des autres par des cloisons latérales entières, fixes ou mobiles, un peu plus élevées en avant qu'en arrière, d'une hauteur moyenne de 1ᵐ,25 (fig. 816). Chaque stalle doit avoir 3ᵐ,50 de longueur et 1ᵐ,70 de largeur pour un cheval de taille moyenne. Au-dessus de la mangeoire et contre le râtelier elles sont à jour, de façon à ce que les animaux puissent se voir sans se

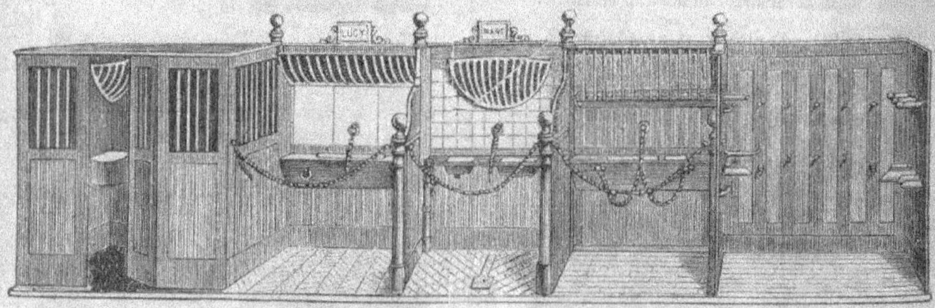

Fig. 817. — Écurie de luxe avec stalles et boxes.

craindre. On peut le garnir avec des tresses de paille.

Certains chevaux, en ruant, passent un membre au-dessus du bat-flanc et s'affaissent sur celui-ci : ils *s'embarrent*. Il faut pouvoir les dé-

mordre. Les cloisons latérales des stalles sont parfois recouvertes en arrière de tapis de feutre ou de paillassons afin d'amortir les contusions pour les chevaux qui frappent (fig. 817).

Les *boxes* sont de petites écuries fermées de

toutes parts, dans lesquelles chaque cheval est seul et non attaché. Elles conviennent surtout aux chevaux de prix, aux chevaux de sang, aux poulinières et aux malades (fig. 817 et 818). Le box doit

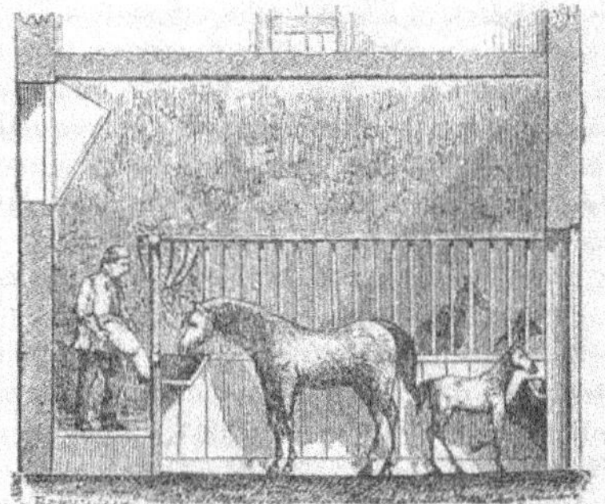

Fig. 818. — Coupe d'un box ouvert à l'extérieur, avec un couloir derrière pour la distribution des aliments.

être assez grand pour permettre au cheval de se mouvoir en tous sens. Dans une encoignure se trouve la mangeoire; le râtelier est souvent

du cheval, qui peut s'y déplacer à volonté, s'y coucher et s'étendre, à l'abri des atteintes du voisin, etc. Mais l'installation en est coûteuse et elle demande beaucoup de place. Néanmoins l'habitude se répand de plus en plus de loger ainsi les chevaux de luxe.

Parfois les boxes communiquent avec une cour ou une prairie fermée dans laquelle le cheval circule en toute liberté : c'est le *paddock* (fig. 819).

Dans les *étables* on fera bien de placer les taureaux dans des stalles assez spacieuses, d'environ 2^m,80 de long sur 1^m,60 de large ; on pourra également y loger les vaches pleines, les malades, les sujets à l'engraissement. Dans le Poitou, une coutume assez répandue consiste à placer dans des stalles à double place, les paires de bœufs de travail que l'on veut engraisser.

Dans certaines exploitations industrielles et agricoles à la fois, on place les bœufs de travail dans des stalles métalliques munies d'auges en fonte (fig. 820).

L'usage se répand de plus en plus de loger dans des boxes les reproducteurs d'élite et les

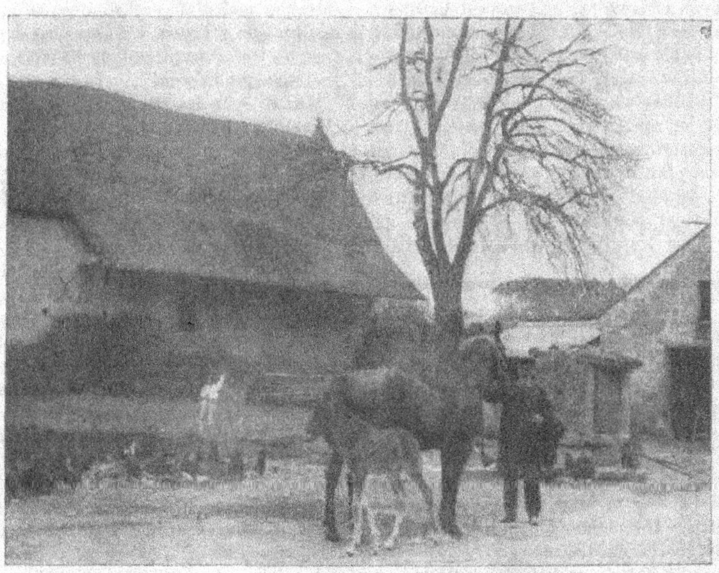

Fig. 819. — Poulinière et son poulain.

supprimé, mais dans une autre encoignure existe une autre mangeoire dans laquelle se trouve toujours de l'eau.

Le box est évidemment la meilleure demeure

jeunes élèves. Parfois on place dans des boxes spéciaux les veaux que l'on allaite artificiellement : une des parois du box porte une *auge biberon* à une ou plusieurs tétines (fig. 807).

Dans le Nord, on se sert de *boxes volants* pour les veaux de boucherie : le veau est placé dans une caisse de $0^m,50 \times 1^m,65 \times 1^m,80$, dont la partie supérieure est découverte ; ainsi immobilisé, le veau engraisse, et son système musculaire s'atrophie (*veau blanc*).

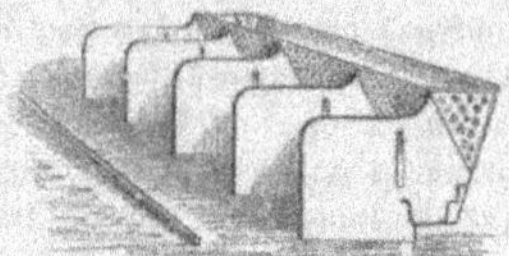

Fig. 820. — Étable à stalles en fer.

Dans les *bergeries*, on ménage généralement aux angles des boxes d'environ 1 mètre de côté pour les reproducteurs, les femelles qui allaitent et les malades.

X. *Chambre à fourrages.* — Nous ne parlerons ici ni des greniers ou fenils, ni des annexes où se préparent les aliments, mais de quelques dispositions qui touchent directement l'étable. Il est d'un grand avantage d'avoir à côté de l'étable un corridor par où l'on peut distribuer les fourrages aux animaux ; ce corridor parallèle à l'étable même, et situé du côté de la tête des animaux, correspond avec l'écurie par des volets mobiles ou par les cornadis qui remplacent le râtelier des bêtes bovines. C'est dans ce corridor qu'on peut faire le mélange des menus fourrages, couper même les racines, et c'est là aussi que doit se trouver le coffre à avoine ainsi que l'abat-foin. — C'est ce qui existe dans les grandes étables industrielles

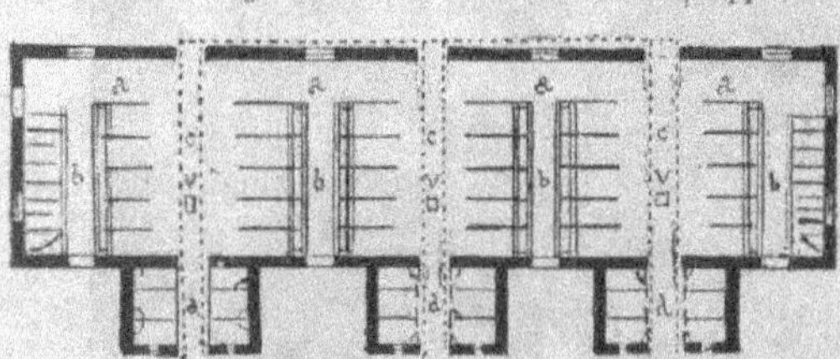

Fig. 821. — Plan de la vacherie de Grand-Jouan.

(fig. 821). « Les animaux font face à des couloirs *b, b, b, b*, établis sur une maçonnerie, haute de $0^m,75$ et large de $1^m,50$. Cette maçonnerie est bordée par des cloisons en bois, munies de baies quadrangulaires (*cornadis*) qu'on peut ouvrir ou fermer à volonté. Au bout de ces constructions règne, dans le sens longitudinal, une allée *a, a, a, a*, qui est de niveau avec l'aire de l'étable.

« Les bêtes sont séparées par des stalles et, derrière elles, court une rigole — figurée en pointillé sur le plan — qui limite, de chaque côté, un passage transversal communiquant avec l'extérieur par ses deux extrémités.

« Cette disposition facilite le service. Lors de la distribution des repas, le bouvier, au lieu de passer entre les animaux et d'entrer dans chaque stalle, fait circuler sur l'allée haute un véhicule chargé d'aliments. Il s'arrête en regard des baies et dépose, à droite et à gauche, la part qui revient à chacun. » (Boucher, *Hygiène des animaux domestiques.*)

En principe, le coffre à avoine ne doit pas être placé dans l'écurie ; si le grain y séjourne longtemps, il s'altère et prend l'humidité de l'écurie.

Les abat-foin placés dans l'écurie même, où l'on fait tomber les fourrages du grenier dans le râtelier, sont commodes pour la distribution des fourrages, mais la poussière, qui en tombe, nuit tout à la fois aux organes de la vue et aux voies respiratoires, en même temps qu'elle occasionne souvent du prurit et même certaines maladies parasitaires de la peau ; lorsque leur ouverture n'est pas fermée par une trappe, les émanations de l'écurie altèrent les fourrages du grenier.

HACK. — On désigne ainsi en Angleterre tout cheval de selle pour la promenade.

HALAGE. — Action de tirer un bateau à l'aide d'un cordage. Les *chevaux de halage* ont un service pénible et épuisant, et sont exposés à une lymphangite épizootique qui a été appelée *farcin de rivière.*

HALEINE (*halitus* ; πνεῦμα ; all. *Athem* ; angl. *breath* ; it. *lena, alito* ; esp. *aliento, halito*). — Air qui sort des poumons pendant l'expiration. L'haleine ou exhalation pulmonaire est de l'air dans lequel une partie de l'oxygène est remplacée par un volume presque égal d'acide carbonique avec de la vapeur d'eau, tenant en dissolution des substances organiques. Chez les animaux, elle a l'odeur plus ou moins forte qu'exhale leur corps.

L'haleine, dans l'état de santé, ne reçoit presque aucune odeur de ses substances ; mais, à mesure des progrès de l'âge, elle prend une odeur spécifique, quelquefois fade ou fétide. Sa température s'élève dans les fièvres, s'abaisse lors de l'agonie. Elle devient acide ou fétide quand le mucus ou autres substances se putréfient dans la bouche, comme pendant la gangrène pulmonaire, les gingivites du chien, les collections de sinus du cheval, toutes les stomatites. Elle prend une odeur spéciale dans certaines maladies et lorsque existent des abcès profonds, des ulcérations intestinales, etc., en raison de l'absorption qui s'exerce à la surface des plaies, et dont les produits volatils sont exhalés dès qu'ils arrivent au poumon.

HALEINE (COURT D'). — Se dit de certains chevaux qui, sans être affectés de *pousse*, paraissent essoufflés au moindre exercice qu'ils font (Voy. POUSSE).

HALLEY. — Ancien mot exprimant le bruit que font entendre les chevaux affectés de *cornage* (Voy. CORNAGE).

HALLUCINATION (*hallucinatio*, de *hallucinari*, se tromper, s'abuser ; all. *Hallucination, Sinnes-Täuschung* ; angl. *hallucination* ; it. *allucinazione*). — Esquirol appelle *hallucination* un état dans lequel on a la conviction intime d'une sensation actuellement perçue, alors que nul objet extérieur propre à exciter cette sensation n'est à la portée des sens. L'*illusion*, au contraire, ne peut se produire sans la présence d'un objet extérieur. Ainsi un homme est *halluciné*, si, plongé dans les ténèbres, il croit voir un ennemi ; un autre a une *illusion* s'il reconnaît cet ennemi dans un ami, dans un parent qui lui sont chers. Aucun objet ne frappe présentement la vue du premier, tandis que c'est la présence d'une personne qui, chez le second, réveille l'idée d'ennemi. D'après Luys, le siège des hallucinations est dans les couches optiques. D'après Tamburini, il serait dans la couche corticale. L'hallucination est rarement continue, elle est souvent intermittente, régulière ou irrégulière. Sur les animaux, les hallucinations sont difficilement constatées : elles existent probablement dans le vertige ; en tout cas, leur présence est admise dans la rage. Presque tous les animaux enragés, même les moutons, paraissent furieux s'ils sont mis en présence d'un chien ou même quelquefois d'un simple morceau de linge ou de papier blanc.

HAMPE (*scapus* ; all. *Stiel* ; angl. *stem, blade* ; it. *stelo*). — En vétérinaire, *la hampe* (*grasset, fras, œillet, œillères, lampe*), maniement pair, commun aux deux sexes, qui n'a aucun rapport avec le *grasset* du cheval. La graisse de ce maniement occupe le repli musculocutané qui s'étend de la partie postérieure et latérale du ventre vers l'extrémité inférieure et antérieure de la cuisse ; son étendue et son épaisseur dépendent de l'état des animaux. Elle peut se continuer en haut ou s'étendre jusqu'à la hanche, en suivant la direction du bord antérieur du muscle ilio-aponévrotique. Dans l'épaisseur de ce maniement, on trouve des divisions artérielles (artère circonflexe de l'ilium), veineuses (veine satellite de cette artère), et nerveuses (divisions inférieures des paires lombaires). A sa partie presque centrale, on trouve un énorme ganglion lymphatique, vertical, allongé de haut en bas, effilé à son extrémité supérieure et renflé à son extrémité inférieure, long de 8 ou 9 centimètres chez les animaux de taille moyenne, et placé à peu près vers le milieu de la face antérieure de la cuisse.

HANCHE (*coxa, coxendix* ; ἰσχίον ; all. *Hüfte* ; angl. *hip* ; it. et esp. *anca*). — Région du train postérieur qui a pour base l'angle externe et antérieur de l'ilium. Située entre la croupe et la fesse, elle se confond avec ces régions. Le distance entre les deux hanches

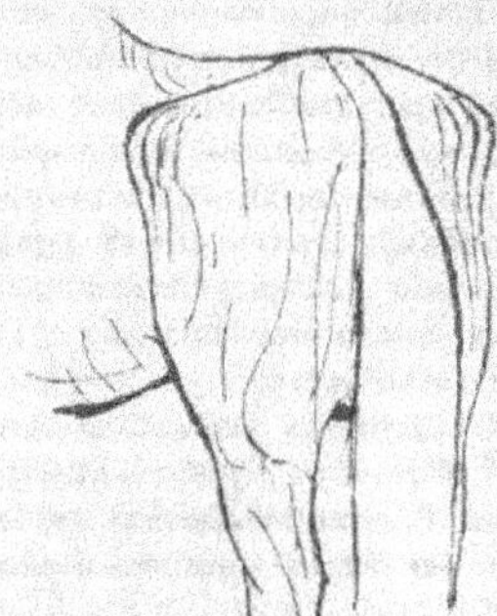

Fig. 822. — Cheval cornu.

mesure la largeur de la croupe, et sa longueur est donnée par la ligne qui s'étend de l'angle de la hanche à la pointe de la fesse. — La hanche, peu saillante dans les chevaux qui sont en bon état, devient de plus en plus apparente à mesure qu'ils maigrissent. — On appelle *cornu* le cheval dont la hanche est naturellement saillante (fig. 822), *épointé* ou *éhanché* celui dont les hanches ne sont pas également saillantes et situées à même hauteur et à même distance de la ligne médiane. Cette défectuosité résulte d'une fracture de l'angle externe de l'ilium.

La hanche ou la maille. Maniement pair, commun aux deux sexes, situé à l'angle antérieur et externe de l'ilium, se confondant presque, chez les animaux très gras, avec la *hampe*.

HANOVRE (CHEVAUX DE). — La race hanovrienne a une taille moyenne, une tête légère, parfois un peu busquée, l'œil petit, haut placé (*tête d'oiseau*) ; l'encolure sortie, musculeuse ; l'épaule haute et oblique, le poitrail assez ouvert, le garrot bien sorti, la côte ronde ; le dos et le rein un peu longs, le sacrum mal attaché au rein, la croupe plutôt bien que mal ; l'avant-bras musclé, le genou bien fait, la cuisse assez forte, le pied quelquefois un peu plat. Autrefois, elle était une variété de la race germanique de Sanson. L'introduction des étalons anglais lui a fait perdre ses caractères primitifs et a augmenté sa valeur. Les chevaux de cette race, fréquemment introduits chez nous par le commerce, y sont employés pour la selle et l'attelage.

HAPPER. — Corruption du mot *capere*, prendre. Employé pour désigner le mode de préhension des aliments par les carnivores. Il peint la manière dont le chien ouvre la gueule pour saisir sa nourriture.

HAQUENÉE (angl. *ambling nag* et *hackney*). — Cheval de selle marchant l'amble.

HARAS (all. *Stuterm*, *Gestütte* ; angl. *stud* ; it. *razza* ; esp. *yeguacerria*). — Mot qui désigne, dans l'espèce du cheval, soit la réunion d'animaux reproducteurs (étalons et poulinières) ; soit un certain nombre d'animaux de l'espèce, entretenus pour la reproduction ; soit les logements de ces animaux.

On a distingué des *haras d'amélioration, de souche, de tête* ou *de pépinière*, et des *haras de production*. Une autre division est celle qui distingue des *haras sauvages, demi-sauvages, parqués* et *d'écurie*.

1° Les *haras sauvages* ou *libres* se trouvent partout où existent d'immenses étendues de terrains (prairies, plaines ou forêts) sans culture ; ceci s'applique aux troupes de chevaux vivant dans les *steppes* de la Russie, les *djungles* de l'Inde, les *karrous* de l'Afrique, les *savanes*, les *pampas* et les *llanos* de l'Amérique, etc., comme des troupeaux de bisons ou de lamas en pleine liberté. Dans les plaines du Mexique, dans le bassin du Sacramento, ces réunions d'animaux sont nombreuses. C'est à l'aide du *lasso* que le Californien ou le Mexicain s'empare du cheval sauvage qu'il poursuit sur son coursier habitué à ce genre de chasse. Les inconvénients reprochés (manque de soins et d'abri, mortalité grande, reproduction abandonnée au hasard, vices et défauts qui s'aggravent et se perpétuent, etc.) à ces sortes de haras sont réels ; mais dans des forêts, prairies et plaines immenses incultes on ne peut que semer des chevaux, et on les y laisse croître pour en faire la récolte selon le besoin.

2° Les *haras demi-sauvages* ne ressemblent en rien aux premiers : les animaux ne sont libres que pour un temps ; les étalons cessent de l'être à l'époque de la monte ; l'homme intervient pour les produits. Poulains, juments et chevaux sont pris et utilisés à une certaine époque, puis remis en liberté et repris de nouveau. Ces sortes de haras sont nombreux dans l'Amérique du Nord. Chaque propriétaire marque ses chevaux et les abandonne au milieu des savanes ; au retour du printemps, le *lasso* est jeté au milieu du troupeau, sur le cheval qui porte la marque du maître ; tous les animaux pris sont réunis dans des enclos pour être utilisés de diverses façons ou pour être vendus. Dans le delta du Rhône (île de la Camargue) il y avait, au siècle dernier, quelques haras demi-sauvages. On a aussi critiqué ces haras, mais leurs inconvénients sont inhérents aux conditions culturales.

3° Les *haras parqués* ne sont point ce que leur nom indique, puisque les animaux sont autant dans des écuries que dans des enclos ; rien n'est plus abandonné à la nature seule et au hasard. Les animaux sont *parqués* dans des enclos. Au temps de la monte, on les trie et divise en catégories, réunissant les conditions les plus parfaites pour la reproduction. Les haras de Hongrie et de Prusse sont des exemples de haras parqués.

4° Les haras dits *d'écurie* sont aussi improprement désignés. Il est peu de chevaux constamment tenus à l'écurie ; ceux de grand prix même ont des enclos, des *parcs*, attenant à leur box, où ils peuvent aller paître en liberté, par un temps et une saison convenables. Dans ces haras les animaux sont toujours sous l'œil de l'homme ; poulains, juments et étalons sont classés, surveillés, dirigés, entretenus, appareillés, élevés, etc., selon des principes arrêtés d'avance. Toutes ces distinctions d'espèces de haras ne sont ni rigoureuses, ni importantes. Il n'y a à proprement parler que deux sortes de haras : les *haras sauvages* et les *haras privés*. Dans les premiers, la nature règne en maîtresse ; dans les seconds, c'est l'homme. Dans les *haras privés* (haras parqués, haras d'écurie, et même haras demi-sauvages), la production reçoit une direction ; c'est une fabrication, et les animaux ne sont plus qu'une *matière première* que l'homme manie et pétrit à son gré.

Une autre classification des haras est celle qui les divise en *haras de l'État* et en *haras particuliers*. Les uns et les autres sont des haras privés, mais ils appartiennent plutôt à telle ou telle classe de ceux-ci, selon les conditions culturales de la localité où ils se trouvent.

Appréciation des haras nationaux. — 1° *Avantages.* — L'État seul, en France, est assez riche pour répandre le pur-sang au milieu des races indigènes ; d'une autre part, la fabrication du cheval exige des essais longs et coûteux ; l'État seul peut suivre ces essais, et faire connaître les résultats, succès comme revers ; mettre à la disposition des particuliers les meilleurs modèles, etc. ; préparer des ressources pour les remontes militaires, etc.

2° *Inconvénients des haras.* — Ils coûtent cher : le personnel absorbe la moitié du budget des haras, et ils font une concurrence ruineuse à l'industrie particulière.

3° *But.* — Conserver, améliorer les types nationaux, en créer même pour les approprier aux nécessités de l'époque.

4° *Moyens.* — Il faut citer en première ligne l'action des animaux reproducteurs (mâles surtout) ; les récompenses accordées (primes, prix) ; les courses, sortes d'épreuves qui mettent en relief les meilleurs animaux ; les encouragements variés (étalons approuvés, autorisés) ; les choix judicieux d'animaux reproducteurs que des épreuves et des essais ont prouvés être dignes de devenir étalons (quelques-uns ont été payés plus de 150 000 francs) ; les réformes intelligentes annuellement opérées parmi les types reproducteurs.

Haras nationaux. — En France, l'institution des haras dépend du ministre de l'agriculture ; elle a été réorganisée par la loi du 29 mai 1874. Elle a pour but : « 1° de mettre à la disposition des éleveurs des reproducteurs de mérite répartis dans six cent cinquante-quatre stations de monte ; 2° d'exercer une surveillance sur tous les chevaux entiers employés à la reproduction ; 3° de favoriser indirectement l'élevage par des encouragements distribués sous forme de primes et prix, de courses dans les départements qui se livrent à la production chevaline ». L'administration des haras est dirigée par le *directeur-inspecteur général des haras* et par le *conseil supérieur*, composé de vingt-quatre membres nommés par le Président de la République pour neuf ans, mais renouvelé par tiers tous les trois ans. Le conseil supérieur émet son avis sur les questions qui ont trait à la production et à l'élevage du che-

val ; il est réuni au moins deux fois par an, et le compte rendu de ses séances est communiqué à la Chambre des députés. La France est divisée en six arrondissements dirigés chacun par un *inspecteur général* et dont les centres sont Rouen, Bourges, Nantes, Agen, Marseille, Compiègne. Les six inspecteurs forment au ministère de l'agriculture, sous la présidence du directeur-inspecteur, le *comité consultatif*. Ces six arrondissements sont subdivisés en vingt-deux *circonscriptions* dirigées chacune par un *directeur* et un *sous-directeur*. Dans chaque circonscription se trouve soit un haras, soit un *dépôt d'étalons nationaux*. Enfin les circonscriptions sont elles-mêmes subdivisées en *stations de monte* où sont distribués les étalons pour servir aux besoins des éleveurs.

Étalons nationaux. — Ils sont au nombre de 3 000 et se répartissent approximativement ainsi : pur sang anglais, 250 ; pur sang arabes, 100 ; pur sang anglo-arabes, 250 ; demi-sang, 1 940 ; chevaux de trait, 440.

L'achat des étalons aux particuliers se fait chaque année par quatre grandes commissions ; la première se réunit généralement en juillet et novembre à Paris et Chantilly et n'achète que des pur-sang ; la deuxième se réunit généralement en octobre à Rouen, au Pin (fig. 823), à Caen ; la troisième se réunit à la même époque à Angers, Rochefort, La Roche-Sur-Yon, Lamballe et Landerneau ; la quatrième, généralement en septembre ou octobre, à Limoges, Bordeaux, Pau, Tarbes, Auch, Agen, Toulouse.

Étalons privés. — Le gouvernement agit encore indirectement sur la production chevaline par la surveillance qu'il exerce sur les *étalons privés*, appartenant à des particuliers.

La loi du 14 août 1885 établit que les étalons des particuliers ne pourront être employés à la monte publique que s'ils possèdent un *certificat de santé* constatant qu'ils ne sont atteints ni de cornage, ni de fluxion périodique, et délivré par une commission composée d'un inspecteur général (ou de son délégué) et de deux vétérinaires. Aux meilleurs étalons, à ceux considérés comme capables d'améliorer, le gouvernement délivre les brevets d'*étalons approuvés* ; leur nombre est de 1 260 environ. Aux étalons de qualité moyenne, considérés comme capables de maintenir la production à son niveau, l'État délivre les brevets d'*étalons autorisés* ; leur nombre est de 200 environ.

Les étalons approuvés ont seuls droit aux primes du gouvernement. Ces primes sont de

800 à 2 000 francs pour les pur-sang; de 500 à
1 500 francs pour les demi-sang et de 300 à
500 francs pour les étalons de trait.

L'État a aussi des établissements de production et d'élevage, destinés à fournir aux dépôts
de France et d'Algérie des reproducteurs de
choix. Ils sont au nombre de deux : la *jumenterie
de Pompadour* (Corrèze) et celle de *Tiaret*
(Algérie), qui produisent exclusivement des
pur-sang arabes et anglo-arabes; les meilleurs
élèves sont conservés pour servir à la répro-
duction, les autres sont vendus.

demi-sang, des pur-sang anglais et arabes et
des chevaux de trait. En Autriche-Hongrie, il
y a six haras nationaux, dont quatre en Hongrie. Ils produisent surtout le cheval de selle :
le plus connu est celui de Kisber.

Haras privés. — Ils sont assez nombreux
en France, et existent surtout en Normandie et
dans le Sud-Ouest. Dans la plupart on ne produit et élève que des chevaux de pur sang
anglais, arabe ou anglo-arabe, ou des trotteurs
anglo-normands. Ils sont bien plus nombreux
en Angleterre, en Russie, en Allemagne, en

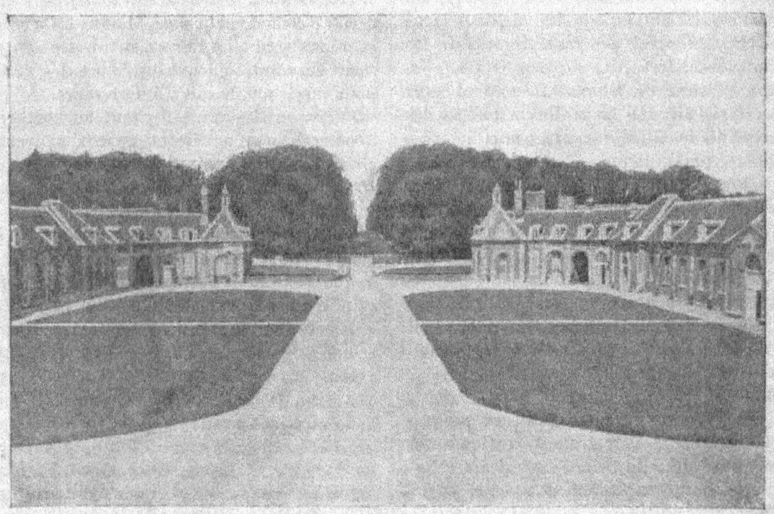

Fig. 823. — Haras du Pin. Vue de la cour Colbert prise du château.

Des critiques nombreuses ont été dirigées
contre les haras, mais « la plupart des hommes
éclairés et sans parti pris considèrent les
haras comme une institution éminemment utile
pour vulgariser les connaissances hippiques,
propager les doctrines utiles, répandre les
reproducteurs de choix appropriés au sol, aux
facultés de production des différentes régions,
aux races aborigènes ; donner à l'élevage
une bonne orientation par la distribution des
primes, etc. » (Jacoulet et Chomel, *loc. cit.*).

En Angleterre, il n'y a pas de haras nationaux. En Allemagne, ceux de *Trackehnen*, de
Gradiltz et de *Beberbeck* sont uniquement
consacrés à la production en grand de chevaux
de selle ou d'attelage. En Russie, les six haras
de l'État produisent en grand nombre des
trotteurs de la race Orloff, des chevaux de selle

Autriche-Hongrie, et surtout dans les deux
Amériques.

HARAS (ÉCOLE DES). — Destinée en
France à l'instruction des *officiers* constituant le
personnel dirigeant des haras, elle a été fondée
vers 1840 au dépôt d'étalons du Pin (fig. 823). Les
élèves, recrutés parmi les diplômés de l'Institut
agronomique, suivent pendant deux ans des cours
d'équitation, d'attelage et de dressage, de physiologie, d'hygiène, d'administration, etc.

HARNACHEMENT. — Ensemble des pièces
qui composent les appareils à l'aide desquels
les animaux domestiques sont attachés, gou-
vernés ou utilisés comme moteurs. Elles comprennent les *harnais* et les *vêtements* (V. ce mot).

HARNAIS. — Appareils que l'on adapte sur
le corps des animaux domestiques dans le but,
soit de les maintenir attachés, soit de les gou-

verner et d'utiliser leurs forces motrices pour le tirage ou pour le transport à dos.

1° Harnais de contention. — Ce sont les harnais qui servent à attacher les animaux et à les maîtriser (Voy. CONTENTION (*Moyens de*)).

Le *collier d'attache*, simple courroie de cuir qui entoure le cou de l'animal, suivi d'une longe est le moyen d'attache le plus ordinaire pour les bêtes bovines et les chiens. — Il ne convient pas pour le cheval, car il l'expose aux accidents : si on laisse la courroie trop lâche, les animaux se détachent ; si on la serre très fortement et que les animaux se couchent à bout de longe, ils s'étranglent ; de plus, il coupe la crinière.

Le *licol* ou *licou* est préférable pour le cheval à l'écurie. Il est fait de lanières de cuir reliées par des boucles ; on distingue diverses parties, suivant les régions de la tête sur lesquelles elles s'appliquent : le *dessus de tête* ou *têtière*, le *frontal*, la *sous-gorge*, les *montants*, la *muserolle* (qui se divise en deux parties : le *dessus de nez* et la *sous-barbe*), l'*alliance*, qui réunit la sous-gorge à la sous-barbe ; la longe s'attache à la sous-barbe par l'intermédiaire d'un anneau. Le licol doit être fixé à la mangeoire au moyen d'un *billot*, ou d'un anneau mobile sur une tige en fer pour éviter les *prises de longe* (fig. 808 à 810).

Pour les bêtes bovines, au lieu du collier ordinaire, on utilise le plus souvent une chaîne qui entoure le cou, ou qui peut servir de licol. L'usage du collier en cuir placé au cou, ou autour des cornes, est préféré par certains propriétaires, parce que, en cas d'incendie dans l'étable, il est plus facile de couper les cuirs que de détacher les chaînes.

*La *cavecine* est un licol pourvu de trois anneaux à la muserolle, deux latéraux et un antérieur.

Le *caveçon* est une cavecine dont le dessus de nez, mobile sur les montants, est une pièce de fer recouverte de cuir.

Le *bâton à surfaix* ou *quenouille* est attaché d'une part à la muserolle, d'autre part au surfaix de la couverture ; il supprime ainsi les mouvements de flexion de l'encolure du cheval.

Le *collier à chapelets*, formé de bâtons cylindriques unis entre eux par des ficelles et maintenus séparés par des morceaux de bois olivaires, entoure l'encolure qu'il immobilise complètement.

Les *entraves* ont été décrites à l'article CONTENTION. Souvent on les utilise dans les pâturages pour empêcher les animaux de s'éloigner ; on place deux entraves à deux membres quelconques et on les réunit par une corde un peu plus grande que l'écartement des membres, ou bien on réunit par une corde la muserolle du licol à une entrave fixée à un membre antérieur (Voy. HERBAGE).

Le *talbot* est parfois appliqué aux grands ruminants, surtout aux taureaux, pour modérer leur allure : c'est un morceau de bois suspendu au cou par une corde, et pendant entre les membres antérieurs.

La *brôle* est un bâton à surfaix passant entre les membres antérieurs ; il gêne le relever de la tête.

La *muselière* empêche les animaux de mordre ou de manger. Les muselières destinées aux chevaux sont de différents modèles et se nomment *muserolles* ; les plus répandues sont en cuir ; parfois c'est un petit panier en treillage métallique ou en osier embrassant la partie inférieure de la tête et maintenu par une courroie passant sur la nuque. Les muselières destinées aux chiens ne sont souvent qu'un appareil généralement en cuir qui empêche l'écartement des mâchoires et qui gêne par con-

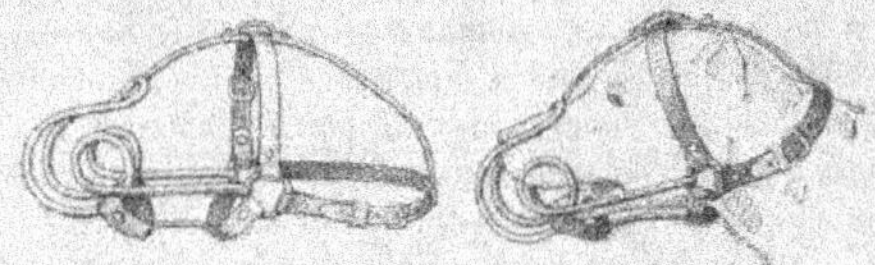

Fig. 824. — Muselière Derop.

séquent beaucoup la préhension des aliments. La muselière Derop (fig. 824) et la muselière

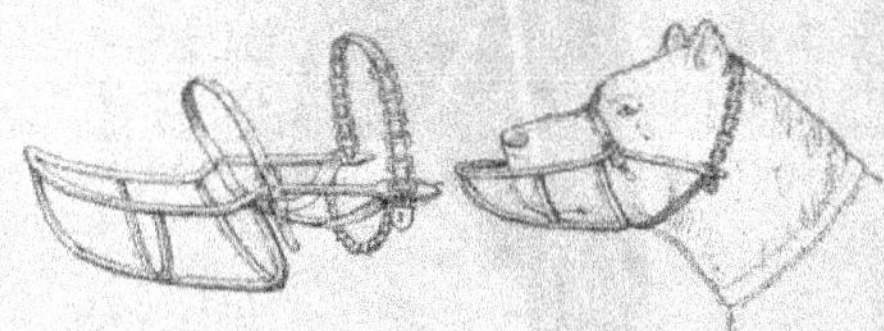

Fig. 825. — Muselière Campagnan.

Campagnan (fig. 825), quoique un peu compliquées, ne présentent pas cet inconvénient.

2° Harnais de travail. — A. *Harnais de gouverne ou Bride*. — La bride se compose de la *monture*, du *mors de bride* (fig. 826), du *mors de filet* (fig. 827) et des *rênes*.

Monture. — Elle comprend diverses parties : le *dessus de tête*, le *frontal*, la *sous-gorge*, les *montants* terminés par les *porte-mors* (fig. 828).

En tirant sur les rênes, le conducteur fait obliquer l'encolure et, par suite, le cheval, soit à droite, soit à gauche, ou bien il l'oblige à reculer.

La bride des chevaux d'attelage porte une

muserolle et des œillères et n'a pas toujours de filet. Les rênes sont courtes ; elles sont fixées près du canon du mors et vont s'attacher à un crochet de la sellette ; elles soutiennent la tête

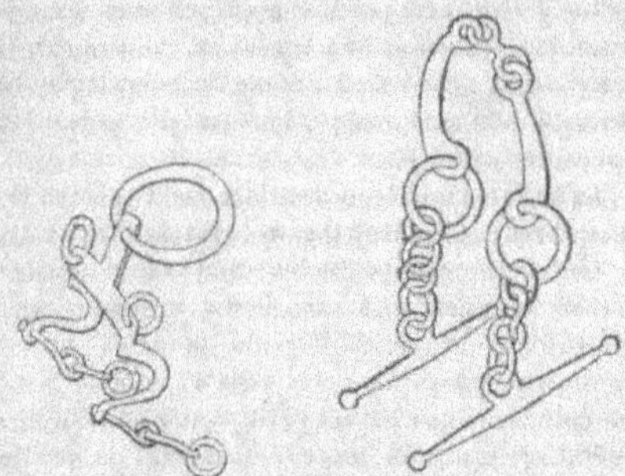

Fig. 826. — Mors arabe. Fig. 827. — Mors du filet, modèle 1874.

du cheval, mais il ne faut pas qu'elles soient trop courtes et que le cheval soit trop *enrêné*. Une double rêne, plus longue, connue sous le nom de *guides*, est tenue dans la main du conducteur ; les guides sont fixées sur les branches du mors, au-dessous du point d'attache des rênes, et elles passent dans des anneaux du collier et de la sellette (fig. 830 et 831).

Dans les attelages où les chevaux sont placés

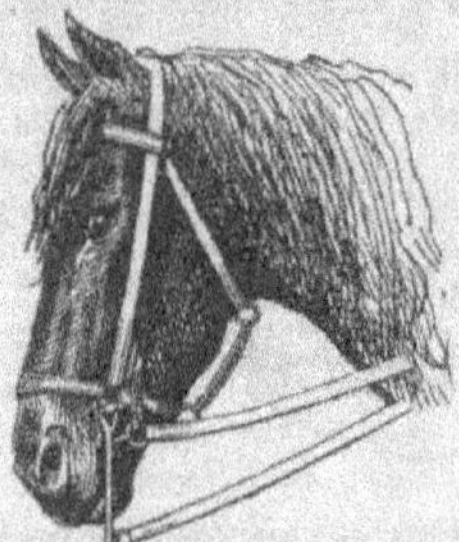

Fig. 828. — Bride Thouvenin.

en file, l'un devant l'autre, les chevaux de *volée* qui précèdent le limonier n'ont qu'une petite guide appelée *retraite*, munie d'un anneau servant à attacher un *cordeau* qui va du mors du cheval de tête à la retraite du limonier. Parfois le conducteur dirige le limonier avec une courroie de cuir attachée à l'anneau du mors ; c'est la *commande*. Lorsque deux chevaux sont attelés de front, on emploie les *guides italiennes*, qui permettent au conducteur de n'avoir que deux rênes dans la main.

Bridon. — Il est composé du *dessus de tête*, du *frontal*, de la *sous-gorge* et des *montants* qui portent à leur extrémité inférieure un simple mors de filet (fig. 827).

Martingale. — C'est une lanière de cuir qui, réunissant la sangle à la muserolle ou aux rênes de filet, empêche les chevaux de relever la tête au delà d'une certaine limite.

Pour conduire les bêtes bovines, il suffit généralement d'une espèce de licol, genre caveçon, qui entoure la tête ; il n'y a pas chez eux d'embouchure ; avec le joug il n'y a pas même de rênes. Pour les bêtes bovines indociles, on a recours aux divers anneaux nasaux, ou à l'appareil Vigan (Voy. CONTENTION).

B. **Harnais de travail proprement dits.** — Ils varient suivant l'espèce animale et suivant le service.

α. **Cheval.** — Nous avons à considérer la *selle*, le *harnachement du cheval de trait* et le *bât*.

1° SELLE. — Elle se compose du *corps* et des *appartenances*.

Dans le *corps* on distingue l'*arçon* et le *siège*.

L'*arçon* forme le squelette de la selle ; il est formé par diverses pièces généralement en bois de hêtre réunies entre elles par des ferrements ; les principales sont l'*arcade de devant* en forme d'angle arrondi, au-dessus du garrot dont elle est séparée par la *liberté de garrot* ; l'*arcade de derrière*, sorte de voûte placée au-dessus du rein dont elle est séparée par la liberté de rognon ; les *bandes* ou *lames d'arçon*

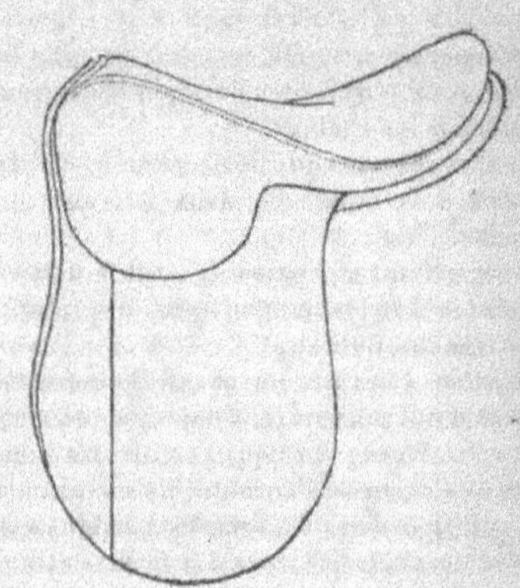

Fig. 829. — Selle anglaise.

s'étendant de l'arcade de devant à celle de derrière sont légèrement incurvées. L'arçon peut être en acier ou en cuir.

Le *siège* est formé du *faux siège*, de la *matelassure* et de l'*enveloppe du siège*.

Le *faux siège* est constitué essentiellement

par quatre sangles dont deux fortement tendues réunissent l'arcade de devant à celle de derrière, tandis que les deux autres sont jetées d'une lame d'arçon à l'autre.

La *matelassure* est le rembourrage que l'on applique sur ce faux siège. Le revêtement en cuir jaune s'appelle la *couverture*.

Le siège est complété latéralement par les *quartiers*, les *faux quartiers* et les *panneaux*.

Les *panneaux* sont constitués par la matelassure qui recouvre l'arçon en dessous et qui protège le dos du cheval ; ils s'étendent également à la face interne des quartiers.

Les *quartiers* et les *faux quartiers* sont les

harnais des chevaux de trait sont avec *collier* ou avec *bricole*.

Attelage avec le collier. — Le *collier* est formé du *corps* et des *attelles* ; le corps est un coussin ovalaire en contact avec la peau du cheval ; les attelles consolident le corps auquel elles sont intimement fixées ; elles sont en fer dans le *collier bourgeois* et en bois dans le *collier commun* ; alors elles s'élargissent généralement à leur partie supérieure pour former les *oreilles*. Il y a diverses sortes de collier : le *collier ouvert* ou *brisé* et le *collier rond* ou *fermé*, les colliers en paille tressée, les colliers métalliques, etc.

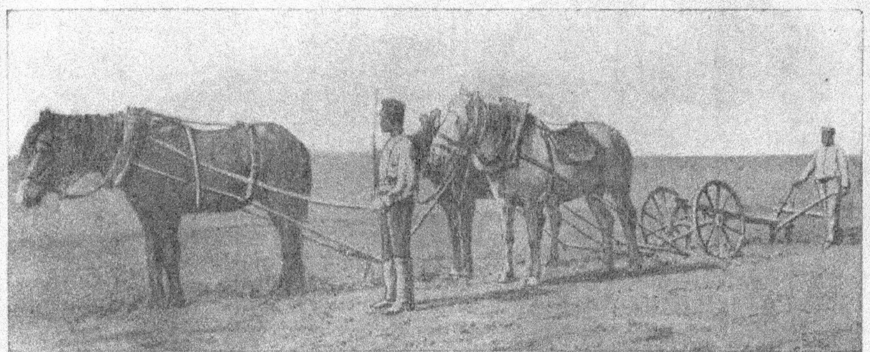

Fig. 830. — Chevaux à la charrue.

bandes de cuir qui descendent deux à deux de chaque côté de la selle. Les seconds sont intérieurs et recouverts par les premiers. Entre eux et attachés à l'arçon se trouvent les *crochets porte-étrivières* et les *contre-sanglons* qui donnent attache aux sangles.

Les *appartenances* sont les diverses pièces annexées au corps de la selle : ce sont les *sangles* qui l'immobilisent sur le dos du cheval, les *étrivières* qui supportent les *étriers* et qui sont attachées aux *crochets porte-étrivières*. Parfois on augmente la fixité de la selle par le *poitrail* qui l'empêche de glisser en arrière, et par la *croupière* qui empêche son déplacement en avant.

Il existe différents modèles de selle ; la plus répandue aujourd'hui est la *selle anglaise* (fig. 829). Dans l'armée on se sert de la *selle d'ordonnance*.

Les selles *à piquer*, *royale*, à la *française*, etc., ne sont plus guère en usage que dans les manèges.

2° HARNACHEMENT DU CHEVAL DE TRAIT. — Les

Les *traits* sont des courroies, des chaînes ou des cordes qui unissent le collier du cheval, auquel ils s'attachent par l'intermédiaire d'un crochet ou d'un anneau, à la charge, soit par un palonnier, soit par une cheville en fer scellée au limon (fig. 830).

La *sellette* présente un siège sur lequel passe la dossière ; des quartiers très peu descendants et des *panneaux* fortement rembourrés, laissent une grande liberté de dos. — Elle est maintenue en place à l'aide d'une sangle. Une courroie qui la réunit au collier et une croupière l'immobilisent complètement.

La *dossière* est une large courroie de cuir qui repose sur la sellette et dont les extrémités formant anse reçoivent les brancards du véhicule ; ce sont les *porte-brancards* ou *bracelets*.

La *sous-ventrière* est une courroie de cuir qui réunit les brancards en passant sous le ventre du cheval.

L'*avaloire* ou *reculement*, est formée essentiellement de deux courroies très larges, ou *bras d'avaloire*, dont l'une est à cheval sur le rein

(*bras de dessus*) et l'autre (*bras du bas* ou *fessière*),
horizontale, contourne les fesses; elles se
réunissent à deux anneaux placés au niveau des
flancs, et entre elles par quatre courroies. L'avaloire est maintenue en place par la croupière à
laquelle elle est attachée. Les deux anneaux
auxquels se fixent les deux bras, portent une
chaîne ou une courroie qui se fixe d'autre part
sur le limon.

Pour les attelages légers à deux de front, on
remplace généralement la sellette et la dossière

mantelet, qui est réuni au dessus de cou par
deux lanières de cuir.

Quand le cheval n'est pas attelé dans des
brancards, l'avaloire s'attache à la bricole par
des *courroies de reculement.*

La bricole est inférieure au collier, parce
qu'elle gêne toujours plus ou moins les mouvements du bras; appliquée sur la pointe de
l'épaule et en avant du poitrail, elle prend son
point d'appui dans des conditions défavorables
pour la traction; si elle s'élève, elle comprime

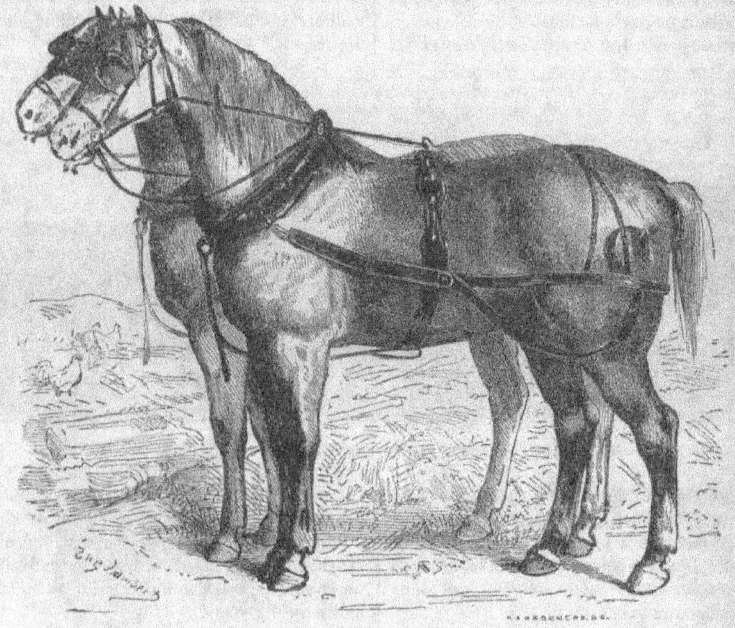

Fig. 831. — Harnais de chevaux de trait léger.

par une petite sellette ou *mantelet* de chaque côté
de laquelle sont suspendues deux courroies en
anse, ou mancelles, qui supportent les traits.
Le plus souvent il n'existe pas d'avaloire, et les
chevaux retiennent le véhicule à l'aide du
collier, dont l'extrémité inférieure est réunie au
bout du timon par une *chaînette* (fig. 831).

Attelage avec la bricole. — La bricole est
formée d'une large courroie de cuir ou *poitrail*
qui s'applique un peu au-dessus de la pointe des
épaules et est maintenue en place, à hauteur
convenable, par une courroie ou *dessus de cou*
ou *surcou.* Les extrémités du poitrail portent des
anneaux où s'attachent les traits.

L'appareil de support est ordinairement un

la trachée et les jugulaires. Elle ne convient
que pour les chevaux d'attelage qui, ayant une
marche rapide, tirent peu; elle a l'avantage
d'être économique, de convenir à des chevaux
ayant un embonpoint et une conformation
différentes; elle peut être utile pour les chevaux blessés par le collier.

3° BÂT. — Le bât est constitué par le *corps* et
les *accessoires.*

Le *corps* est formé d'un *arçon* ou *fût* en bois
laissant une grande liberté de garrot et de dos,
et de *panneaux* ou *coussins* placés latéralement.

Les *accessoires* comportent une *sangle*, un
poitrail, une *croupière*, un *fessier*, etc.

Le bât doit être solide, léger, bien équilibré,

bien établi; il doit prendre son appui principal sur toute l'étendue de la région dorsale, mais ni sur le garrot ni sur les lombes.

La charge mise sur le bât doit être répartie très régulièrement de chaque côté.

§. *Bêtes bovines*. — On emploie tantôt le *joug*, tantôt le *collier*; avec le collier, les animaux sont plus libres et vont d'un meilleur pas qu'avec le joug. Mais, pour qu'ils puissent déployer toute leur force, il est nécessaire que le collier soit bien fait, repose partout également, ne gêne pas le jeu des épaules et surtout n'ait pas une tendance à remonter lors du

le prouvait déjà ; il faut donc préférer le joug bien fait.

Il y a le *joug double* et le *joug simple*; ce dernier est encore appelé *joug brisé* ou *demi-joug* (fig. 832). On a aussi, dans les deux espèces, des jougs s'attachant derrière les cornes et d'autres reposant sur le front même du bœuf. Les premiers sont généralement préférés en France et les seconds en Allemagne. Le joug est alors garni intérieurement d'un coussin bourré, et s'attache aux cornes par de petites courroies : l'animal n'est jamais blessé, l'attirail est moins cher, et se place et se déplace bien plus vite que

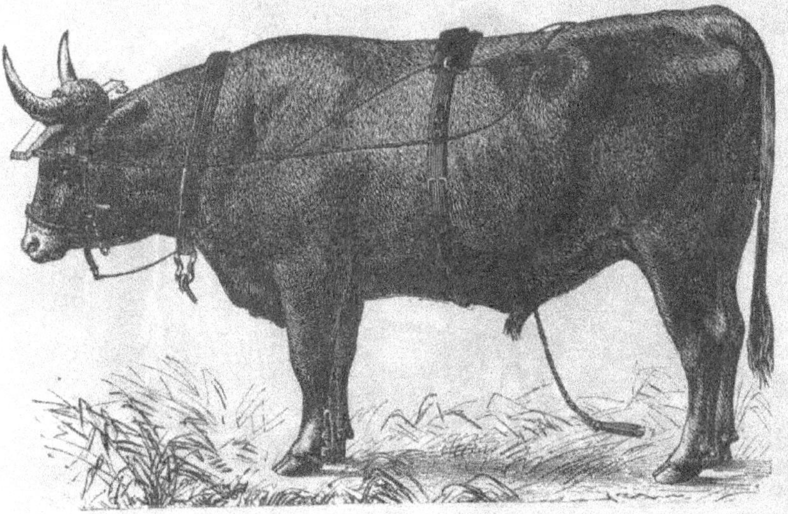

Fig. 832. — Demi-joug pour le bœuf.

tirage, ce qui entraverait la respiration. On obvie efficacement à cet inconvénient, en tenant les traits serrés au moyen d'une sous-ventrière. Cette précaution, excellente chez le cheval, est indispensable chez le bœuf. — On a l'avantage, avec les colliers, de pouvoir faire servir les mêmes chariots et charrettes aux bœufs et aux chevaux, tandis qu'avec le joug ordinaire, il faut aux véhicules un autre timon pour les bœufs. Mais le collier a l'inconvénient d'être d'un prix de revient plus élevé et de nécessiter des frais d'entretien plus considérables que ceux occasionnés par le joug. En outre, il est incontestable que le bœuf utilise une plus grande somme de force en tirant par la tête que par le cou ; des expériences dynamométriques l'ont démontré alors que sa conformation anatomique

le joug s'attachant derrière la tête, qui exige une longue lanière. Le joug double permet de conduire les bœufs avec plus de facilité et à la parole; il permet de se passer de traits et d'avaloires ; mais les animaux sont plus gênés, ce qui influe surtout sur leur allure, qui devient très lente. D'ailleurs rien de plus impropre que le joug double solidaire pour tirer un utile parti de la force musculaire du bœuf : deux bœufs ainsi accouplés perdent en efforts inutiles une grande partie de leur force. Dans les pays accidentés, où se rencontrent de grandes inégalités de terrain, qui placent souvent les bœufs dans une position forcée, l'un beaucoup plus élevé que l'autre, ils souffrent beaucoup d'être fixés l'un à l'autre par le joug, et il en résulte quelquefois des écarts d'épaules, ou d'autres accidents graves

Nous croyons devoir recommander comme mode d'attelage du bœuf le demi-joug (fig. 832), s'appliquant sur le front ; il est le plus rationnel et le plus économique, car la petite dépense de traits, de brides et de surfaix est bien compensée par l'augmentation du travail des bêtes. Avec les jougs simples, on est obligé de conduire les bêtes avec une longe s'attachant à une espèce de caveçon.

γ. *Chien*. — En Belgique et en Hollande, les chiens sont utilisés avec une bricole comme

s'appuient. Cette coaptation doit être établie par l'interposition entre la peau et les parties dures des harnais de substances élastiques qui amortissent les pressions sans causer de déperdition dans l'application des forces. Les plus parfaits des harnais qu'on puisse concevoir sont ceux dont les coussins d'amortissement sont formés par des vessies de caoutchouc remplies d'air. C'est un moyen employé pour quelques colliers d'attelage.

Accidents qui peuvent résulter de l'ap-

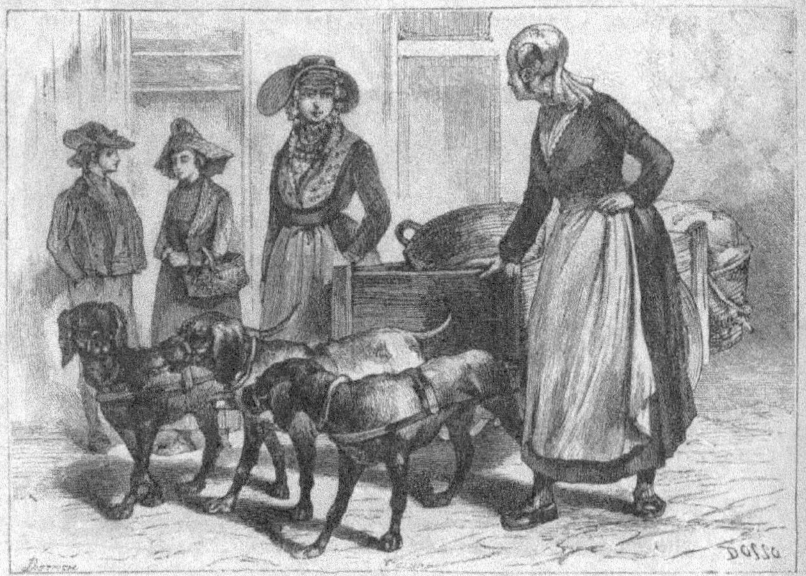

Fig. 833. — Attelage de chiens en Hollande.

animaux de trait, surtout pour le transport du lait et des légumes (fig. 833).

Conditions générales d'un bon harnachement. — Ce sont les suivantes : 1° la légèreté associée à la solidité, trop de poids fatiguant inutilement les animaux ; 2° le parfait rapport au point de vue de la forme et des dimensions entre les différentes pièces qui le composent et celles des régions qu'elles doivent recouvrir : trop étroits, les harnais gênent les mouvements et ne permettent pas à l'animal de faire l'emploi de toutes ses forces ; trop larges, ils vacillent, causent des frottements, et par suite des blessures plus ou moins graves ; 3° la coaptation aussi exacte que possible des pièces du harnachement avec les surfaces du corps sur lesquelles elles

plication des harnais. — La mauvaise confection des harnais et leur mauvaise adaptation au corps des animaux déterminent souvent des accidents dont quelques-uns sont graves ; ce sont : des foulures, des excoriations, des abcès, des cors, des gangrènes des téguments ou des parties sous-jacentes et consécutivement des plaies fistuleuses souvent interminables, entretenues par la carie ou la nécrose des ligaments et des os, dans les régions sur lesquelles portent habituellement les pièces du harnachement (Voy. Mal de taupe, d'encolure, de garrot et de rognons).

HARPER. — Un cheval *harpe* lorsqu'il fléchit brusquement les jarrets dans l'allure du pas et du trot. Ce mouvement défectueux est un symptôme *d'eparvin sec* (Voy. ce mot). Il est dû à des causes très diverses.

HELMINTHES (de ἕλμινς, ver ; all. *Eingeweidewürmer*, *Spulwürmer* ; angl. *intestinal worms* ; it. *elminti* ; esp. *helminthes*). — Nom donné par Duméril aux *Entozoaires* de De Blainville ou *vers intestinaux* de Cuvier.

Ce sont des vers cylindriques ou aplatis n'ayant pas de chaîne glanglionnaire ventrale, ni d'appareil rotatoire. En général ils habitent les cavités intérieures du corps, comme les ténias de l'intestin, les filaires du sang ; plus rarement les organes, comme les trichines et les cysticerques des muscles, les cœnures du cerveau, les échinocoques du foie et du poumon. Ce sont donc des *parasites internes*.

A cause de leurs formes, on les divise en *vers ronds* et *vers plats*. — Le tableau suivant indique la plupart de ceux que l'on trouve sur nos animaux domestiques :

1° Linguatules........	Pentastome.
	Ascaride.
	Syngame.
	Filaire.
	Spiroptère.
2° Nématoïdes......	Oxyure.
	Strongle.
	Trichine.
	Trichocéphale.
	Trichosome.
3° Acanthocéphales.	Echinorhynque.
	Distome.
	Monostome.
4° Trématodes......	Amphistome.
	Hémistome.
	Holostome.
	Ligule.
5° Cestoïdes........	Bothriocéphale.
	Ténia.

HELMINTHIASE (*helminthiasis* ; ἕλμινθιάω, être affecté de vers). — Maladie due à la présence d'helminthes. Ses symptômes varient suivant le parasite qui la cause. On distingue la *filariose*, la *trichinose*, etc. (Voy. ces mots).

Les symptômes et les lésions dépendent beaucoup de l'organe attaqué. L'anévrysme vermineux du cheval, par exemple, s'accompagne de troubles circulatoires et de coliques graves avec embolies ; les échinocoques du poumon, sur le bœuf, peuvent être confondus avec la tuberculose ou la péripneumonie ; le ver rouge de la trachée du faisan détermine la mort par asphyxie.

Mais, en plus de l'irritation mécanique, de l'altération des tissus envahis, on admet une action nocive due à un poison élaboré par les parasites. Les expériences de Messineo et Cala-

mida paraissent prouver le fait pour les ténias de nos animaux. Sur les animaux inoculés avec une toxine obtenue en broyant des ténias frais dans l'eau distillée et filtrant ensuite le produit, on a observé des tremblements, un abattement général, et un abaissement de la température allant jusqu'à 2 degrés, avec somnolence et rigidité du train postérieur.

HÉMATIE (de αἷμα, sang ; all. *Blutkörperchen*, *Blutkügelchen* ; angl. *blood-globule*) (Gruithuisen). — Globule coloré nageant dans le plasma des animaux à sang rouge. Les hématies sont des éléments anatomiques composés de globuline et d'hémoglobine, caractérisés par leur forme variant avec les espèces animales. Ces corpuscules sont aplatis en forme de disques biconcaves, ronds, plus épais et plus foncés à

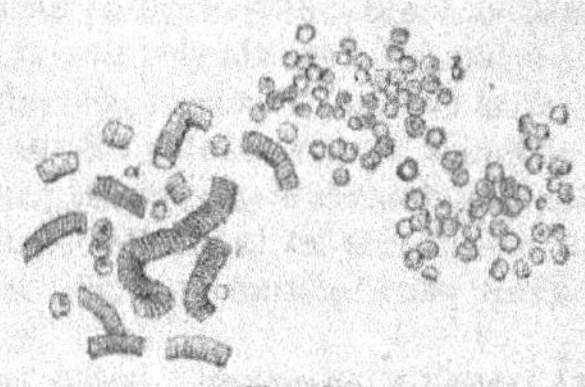

Fig. 834.

a, globules empilés en colonnes. — *b*, *c*, globules vus de face.

la périphérie qu'au centre, chez l'homme et la plupart des mammifères (excepté le chameau et le paca, qui les ont elliptiques) ; elliptiques chez les oiseaux, les reptiles (fig. 835) et les poissons (à l'exception des poissons cyclostomes, qui les ont ronds). Grâce à leur élasticité, ils s'allongent suffisamment pour pénétrer dans des vaisseaux capillaires d'un diamètre inférieur à celui qu'ils présentent, et reprennent ensuite leur forme et leurs dimensions normales (fig. 834). Ils sont plus pesants que le sérum, et même que le plasma du sang, dans lequel ils s'enfoncent.

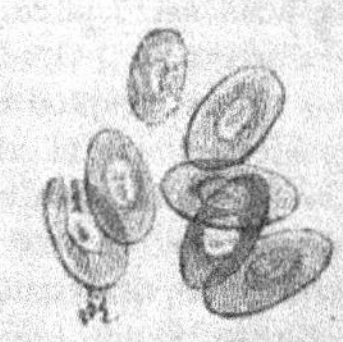

Fig. 835. — Hématie.

Dans certaines maladies, leur précipitation a lieu plus rapidement, et le plasma se coagule au-dessus d'eux sans en emprisonner aucun ; phénomène qui explique la formation de la *couenne* inflammatoire. C'est leur emprisonnement dans le plasma coagulé qui donne une couleur rouge au caillot du sang, lequel, sans cette circonstance, serait blanc. Ils sont constitués par une masse homogène de *globuline*, unie, molécule à molécule, à la matière colorante, ou *hémoglobine*, et à une certaine quantité de graisse et de sels. Chez les mammifères, toute la masse est homogène et sans noyau; mais, sur l'embryon, les globules ont un petit noyau rond, granuleux, ou deux. Chez les vertébrés ovipares, le globule, quelle que soit sa forme, renferme un noyau incolore, sphérique ou ovoïde, insoluble dans l'eau et l'acide acétique, tandis que la masse rouge est soluble. Les globules peuvent devenir *dentelés* ou *framboisés* à leur surface, lorsque le sérum du sang se concentre ou est altéré par des cercles de diverses espèces. Le rôle physiologique des hématies est de prendre l'oxygène au niveau du poumon et de le transporter dans l'intimité des tissus. C'est l'*hémoglobine* qui joue le principal rôle dans cette fonction. — La formation des globules sanguins ne se fait pas de la même façon dans la vie intra- et extra-utérine. Chez l'adulte, on admet généralement que les globules rouges résultent d'une transformation des globules blancs, qui se passerait dans le foie, la rate et la moelle osseuse, ou qui se ferait par l'intermédiaire des *hématoblastes*.

HÉMATOCÈLE (*hæmatocele*, de αἷμα, sang, et κήλη, tumeur; all. *Blutgeschwulst*; angl. *hæmatocele*; it. *ematocele*; esp. *hæmatocele*). — Tumeur sanguine en général et plus spécialement de l'utérus ou des enveloppes testiculaires. Sur les animaux, on n'observe guère que l'hématocèle testiculaire.

Elle est presque toujours consécutive aux contusions.

SYMPTOMATOLOGIE. — La région testiculaire acquiert rapidement un volume considérable; la peau est tendue, luisante, parfois elle est excoriée; la palpation est douloureuse, avec ou sans crépitation. Souvent, au bout de quelques jours, la tuméfaction diminue, devient moins tendue, moins chaude et moins douloureuse; peu à peu les symptômes inflammatoires disparaissent, mais la bourse contusionnée reste longtemps plus volumineuse. Quand l'inflammation est intense, l'épanchement considérable, il peut y avoir abcès avec gangrène des enveloppes. D'autres fois l'hématocèle se complique d'orchite traumatique.

ANATOMIE PATHOLOGIQUE. — Les lésions du testicule et de ses enveloppes sont variables; le sang épanché peut se rassembler dans le tissu conjonctif sous-dartosien (*hématocèle pariétale*), ou dans la gaine vaginale (*hématocèle vaginale*), ou dans le testicule lui-même (*hématocèle testiculaire*), ou enfin dans le cordon (*hématocèle funiculaire*). La membrane albuginée peut être plus ou moins altérée, le testicule est parfois réduit en bouillie.

DIAGNOSTIC. — Il est assez facile. En tenant compte des commémoratifs, du développement subit de la tumeur et des symptômes inflammatoires, on évitera la confusion avec l'hydrocèle, le sarcocèle ou la hernie.

PRONOSTIC. — Il est variable suivant la violence du coup et la nature des lésions, mais cette affection est rarement mortelle.

TRAITEMENT. — Repos; compresses astringentes, froides ou chaudes, maintenues par un bandage; ou bien application d'un mélange de blanc d'Espagne et de vinaigre, ou d'argile, blanc d'œuf et eau blanche. Si l'engorgement est considérable, les mouchetures deviennent nécessaires; compresses antiseptiques chaudes. S'il y a abcès ou plaie, il faut recourir à la ponction et aux lavages antiseptiques.

Dans les cas graves, il faut faire la castration.

HÉMATOME (de αἷμα, sang, tumeur; all. *Blutgeschwulst*) (*tumeur sanguine*). — Ce nom désigne une éminence circonscrite due à un épanchement sanguin, à la suite d'hémorragie interne, dans le tissu cellulaire sous-cutané ou intramusculaire, quelquefois dans le foie, la rate, les reins, parfois dans la thyroïde.

ÉTIOLOGIE. — La tumeur sanguine est presque toujours consécutive aux traumatismes divers, contusions, frottements, etc. : les vaisseaux rupturés laissent échapper une certaine quantité de sang qui se répand dans le tissu conjonctif et s'y creuse une cavité, ou bien s'épanche dans la trame même de l'organe désorganisée par la blessure.

SYMPTOMATOLOGIE. — L'hématome *profond* s'accompagne des signes des *hémorragies* internes (Voy. ce mot). Dans l'hématome *superficiel*, les symptômes du début sont ceux des fortes contusions, puis le sang s'épanche, et on peut percevoir alors une légère fluctuation, promptement remplacée par de la crépitation. Suivant son siège, l'hématome peut gêner les mouvements des membres et faire boiter. Au bout de quarante-huit heures, le caillot sanguin a laissé suinter le sérum qui donne une fluctuation assez nette. Plus tard, quand le sérum a été résorbé, il ne reste qu'une tumeur dure, indolente, et de dimension moindre.

TRAITEMENT. — Au début, c'est celui des contusions; on pourra se contenter d'appliquer des compresses froides et astringentes. Quand la fluctuation apparaît, on a recours au vésicatoire, ou à la ponction avec débridement et lavage antiseptique de la plaie. La teinture d'iode donne alors de bons résultats.

HÉMATOMPHALE (de αἷμα, sang, et ὀμφαλός, ombilic). — Hernie ombilicale dont le sac renferme de la sérosité et du sang épanchés (Voy. HERNIE).

HÉMATOSE (*hæmatosis*, αἱμάτωσις, de αἷμα, sang; all. *Blutbereitung*; angl. *hæmatosis*; it. *ematosi*; esp. *hematosis*). — Conversion du sang veineux en artériel, par échange gazeux, au niveau du poumon. La pression de l'air a une grande influence sur la façon dont s'accomplit l'hématose.

HÉMATOZOAIRE (de αἷμα, sang, et ζῶον, animal; all. *Bluttierchen*). — Animal vivant dans le sang.

Hématozoaires de l'impaludisme. — Microorganismes trouvés par Laveran dans le sang des hommes atteints de fièvres intermittentes.

Ils n'ont pas été trouvés sur nos animaux, dont le sang contient cependant certains hématozoaires nommés *piroplasmas.* Tous déterminent des affections ayant pour caractères communs l'anémie, avec ou sans jaunisse, et l'émission d'une urine foncée. On connaît aujourd'hui le *Piroplasma equi* (*horse-sikness*), le *Piroplasma bigeminum* (*fièvre du Texas*), le *Piroplasma canis*, le *Piroplasma ovis* (*septicémie hémorragique du mouton*).

D'après Laveran, le *Piroplasma equi* se présente sous l'aspect de petits éléments sphériques ou allongés, ovalaires, rarement piriformes, presque toujours endoglobulaires; les plus communs mesurent 1 et 1/2 millième de millimètre.

Sur les préparations bien colorées on distingue

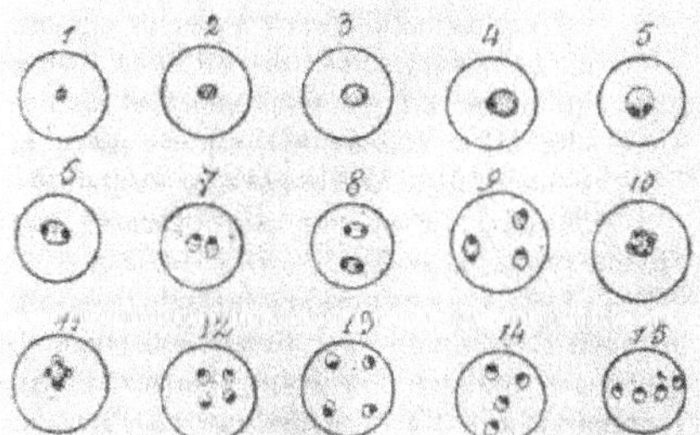

Fig. 836. — *Piroplasma equi* en voie de développement et de multiplication dans des globules sanguins (Mégnin).

une sorte de noyau souvent entouré d'une zone claire. La multiplication se fait par scissiparité du noyau d'abord, puis ensuite du parasite

entier, et les divisions se font en deux ou en quatre (fig. 836).

Traitement. — Il est encore à trouver, le sulfate de quinine ne donnant aucun résultat. Sur le chien, l'un de nous a obtenu quelques succès avec l'iodure de potassium donné en boisson par petites doses répétées.

HÉMATURIE (PISSEMENT DE SANG) (de αἷμα sang, et οὐρέω, uriner; all. *Blutharnen*; angl. *bloodpissing*; it. *ematuria*). — L'hématurie, c'est-à-dire l'évacuation par l'urètre de sang mêlé à l'urine, est symptomatique d'un grand nombre d'affections; elle se produit dans la néphrite aiguë, ou lors d'altérations d'une partie quelconque de l'appareil urinaire, comme les tumeurs de la vessie, les calculs, ou bien au cours de certaines maladies infectieuses, comme la fièvre charbonneuse, la clavelée, ou de certains empoisonnements, comme l'ergotisme; on l'a observée à la suite d'une lésion grave de la moelle épinière (Gellé, Vatel, d'Arboval, Favre, Praake, Haubner, Roell), d'une lésion des poumons (Albert, Bauer, Zundel), d'une affection du foie (Spinola, Fucks), d'une affection de la peau, de brûlure générale (Bouley, Gellé, Zundel), etc.

Certaines maladies du cheval, du bœuf, du chien, ayant pour caractères communs la pâleur des muqueuses avec ou sans coloration jaune, la faiblesse, et la couleur rouge des urines, sont dues à la pullulation dans le sang de parasites désignés sous le nom de *piroplasmas.*

Nous ne nous occuperons ici que de *l'hématurie essentielle*, ou *hématurie des bêtes bovines* (Boudeaud) ou *cystite chronique hémorragique* (Galtier), maladie que les Allemands appellent *Stallroth* ou *rouge des étables*, et qui est connue des éleveurs sous le nom de *pissement de sang.*

C'est une affection spéciale aux bovidés, intermittente ou non, et déterminant un amaigrissement progressif.

RÉPARTITION GÉOGRAPHIQUE. — En France, la maladie est presque localisée aux départements du centre et de l'ouest. A l'étranger, elle sévit en Belgique, en Allemagne, surtout dans la Hesse, le Wurtemberg, le duché de Bade, etc., en Italie, surtout au centre, etc.

ÉTIOLOGIE, PATHOGÉNIE. — On ne connaît pas exactement la nature de la maladie. Un grand nombre de théories ont été émises. Cruzel incriminait le régime débilitant de l'hiver.

D'autres, Pichon, Sinoir, etc., attribuaient la maladie à la mauvaise qualité des fourrages, à l'ingestion de la *Scrofularia nodosa*. Plus récemment, Galtier a dit que la *distomatose* était une cause prédisposante.

Arnold, en 1890, attribuait la maladie à des parasites, à des *grégarines*, d'un volume double des globules sanguins, qui, absorbés avec les fourrages, arriveraient par la voie sanguine jusqu'à la muqueuse vésicale où ils détermineraient des lésions vasculaires.

En 1891, Detroye isolait un micrococque trouvé dans l'urine et sur la muqueuse vésicale

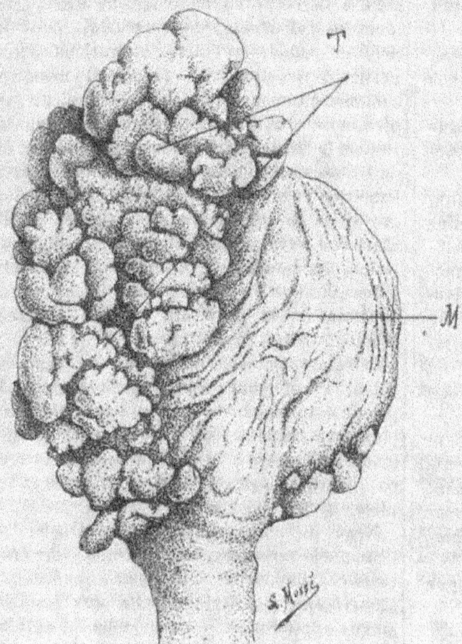

Fig. 837. — Vessie de bœuf atteint de cystite chronique hémorragique (Cadéac).

T, tumeurs vésicales. — M, muqueuse intacte.

et, exceptionnellement, dans le rein des malades.

Plus tard, Galtier a cru établir la non-spécificité des divers microbes rencontrés dans les urines hématuriques.

Mathis, Cadéac et d'autres auteurs sont revenus depuis sur la théorie d'Arnold et pensent que la maladie est d'origine parasitaire, sans toutefois étayer leur théorie sur des faits précis.

SYMPTOMATOLOGIE. — La maladie est très rare sur les bovidés ayant moins de deux ans; elle sévit sur les taureaux, bœufs ou vaches,

mais principalement à la fin de l'hiver. Le début est brusque : l'animal, bien portant la veille, rejette une certaine quantité d'urine rose, rouge ou brune; l'urine, peu colorée au début de l'émission, se fonce à mesure que la vessie se vide. Elle change parfois de couleur d'un jour à l'autre ou plusieurs fois dans la même journée, et peut être accompagnée de véritables caillots sanguins.

Il n'y a encore rien d'anormal dans l'état général du malade.

L'hématurie peut alors disparaître pendant des semaines et des mois. Mais, après un temps variable, elle reparaît avec des caractères plus accusés : l'urine, franchement rouge, contient des caillots sanguins souvent volumineux. L'hématurie peut s'atténuer et disparaître à nouveau après plusieurs jours; elle se manifeste ainsi par *accès*. Mais elle laisse les animaux considérablement anémiés; leurs muqueuses sont pâles, leur poil piqué et terne; la mort arrive soit à la suite d'une hémorragie plus abondante, soit par déchirure de la vessie et rétention urinaire due à l'oblitération de l'urètre par des caillots sanguins volumineux, soit enfin par cachexie et anémie.

LÉSIONS. — Elles sont presque exclusivement localisées sur la vessie. Au début, il y a simplement congestion de la muqueuse vésicale et petites hémorragies capillaires. Plus tard, on peut observer des *ulcérations* et des *végétations* entre lesquelles la muqueuse conserve son aspect normal. Les ulcérations plus ou moins nombreuses sont de dimensions variables; parfois on n'en trouve qu'une petite, « comme une tête d'épingle, faite comme à l'emporte-pièce et dont le fond et les bords sont saignants » (Mathis) : c'est par elle que se fait l'hémorragie (fig. 837).

Les végétations, en nombre variable, peuvent acquérir avec le temps des dimensions considérables : ce sont des bourgeons charnus, mous, fongueux, à surface mamelonnée. Elles se trouvent souvent sur le plancher de la vessie, parfois au voisinage du col, ou au niveau de l'orifice des uretères, et gênent alors l'écoulement de l'urine; elles subissent souvent la dégénérescence kystique. On peut observer des lésions secondaires de pyélo-néphrite ascendante. Enfin, lorsque la maladie est ancienne, on trouve les lésions de la cachexie.

DIAGNOSTIC. — Il est très difficile au début. Dans les pays où cette maladie est fréquente, il faut attacher de l'importance à toute hématurie. A la période d'état, il sera facile de faire la différence avec l'*hémoglobinurie*, maladie fébrile, dans laquelle l'urine a une teinte brunâtre, ou avec la *néphrite aiguë*, affection à marche rapide accompagnée de troubles rénaux et digestifs.

PRONOSTIC. — Il est toujours grave, puisque la maladie a une marche fatale et qu'elle ne permet pas l'engraissement ; il est d'autant plus grave que l'affection est plus ancienne.

TRAITEMENT. — Le *traitement prophylactique* varie avec les auteurs ; l'étiologie de l'affection étant encore inconnue, on ne peut guère émettre à ce sujet que des idées empiriques. Les mesures préconisées par Boudeaud pour améliorer le sol ont cependant donné des résultats : employer des engrais chimiques, surtout les superphosphates, drainer les terres et les prairies à sous-sol argileux.

On ne connaît pas de traitement curatif efficace ; le mieux est de vendre pour la boucherie les animaux atteints, dès l'apparition des premiers symptômes.

Au début, l'émigration dans des herbages où la maladie n'existe pas a permis l'engraissement des malades.

HÉMIONE (*dziggetai*, *Equus hemionus*, de ἥμισυς, demi, et ὄνος, âne). — Espèce du genre *Cheval*, couleur jaune fauve clair, crinière et ligne dorsale noires, bouquet de crin au bout de la queue ; plus rapide à la course que l'âne et le cheval. Vit en troupes dans les déserts de l'Asie. On a essayé de faire des croisements avec le cheval, et on a obtenu des produits très peu faciles à conduire et à utiliser.

HÉMIOPIE (de ἥμισυς, à moitié, et ὄψ, vue). — Affection de la vue où les malades n'aperçoivent qu'une partie plus ou moins considérable des objets qu'ils regardent ; elle est peu connue chez les animaux.

HÉMIPLÉGIE (de ἥμισυς, moitié, et πλήσσειν, frapper ; all. *halbseitige Laehmung*). — Paralysie d'une moitié latérale du corps (Voy. PARALYSIE).

HÉMOGLOBINE (de αἷμα, sang, et *globe*). — Substance qui, chez les vertébrés, constitue la partie essentielle des globules rouges du sang. On l'obtient cristallisée, sous le nom de *cristaux du sang*, de *sang cristallisé*, d'*hématocristalline*, du sang du chien, du chat, etc., et, plus difficilement, du sang de l'homme. L'hémoglobine obtenue est oxygénée, et renferme, outre du carbone, de l'hydrogène, de l'oxygène et de l'azote, de petites quantités de soufre et de phosphore, et environ 0,05 p. 100 de fer ; c'est dans cet état qu'elle existe dans le sang artériel et qu'elle est cristallisable, tandis que l'hémoglobine du sang veineux est dépourvue d'oxygène et reste amorphe. Les cristaux d'hémoglobine oxygénée (*oxyhémoglobine* ou *hématocristalline*) sont rouges, de forme variable suivant l'espèce animale à laquelle ils appartiennent : chez le chien, le chat, le cheval, ils sont prismatiques. Son rôle physiologique consiste à fixer sur les globules l'oxygène fourni par l'air inspiré, et à porter ce gaz, par les artères et les capillaires, dans l'intimité des tissus : là elle perd une partie de son oxygène et revient par les veines à l'état d'hémoglobine réduite. Son mode de destruction dans l'économie est imparfaitement connu : peut-être prend-elle part à la formation des matières colorantes de la bile, de la bilirubine en particulier. L'hémoglobine renfermant tout le fer du sang, on a pensé à l'employer en médecine comme ferrugineux : l'hémoglobine du bœuf est la plus riche en fer.

HÉMOGLOBINURIE (de *hémoglobine*, et οὐρεῖν, uriner). — Présence dans l'urine de l'hémoglobine en nature, dissoute dans le sérum du sang à la suite d'une altération profonde des globules rouges, et facilement reconnaissable à ses caractères spectroscopiques : en même temps, l'urine contient de l'albumine, et présente une coloration rouge ou brune, d'autant plus foncée que la proportion d'hémoglobine y est plus considérable. Cet état morbide revêt une forme intermittente ; l'apparition des accès paraît subordonnée à l'influence du froid ; mais on ignore encore le processus qui lie cette influence aux phénomènes qu'elle détermine.

1º **Cheval**. — C'est une affection assez commune, caractérisée cliniquement par l'apparition brusque d'une paraplégie accompagnée de l'émission d'urine foncée, et anatomiquement par des altérations du sang, avec lésions et congestion de la moelle, dégénérescences nerveuses, musculaires, rénales.

Les nombreux auteurs qui l'ont étudiée ont attribué une importance différente à chacune des lésions ; et alors, suivant le symptôme et surtout la lésion qui leur paraissait la plus caractéristique, ils lui ont donné les noms suivants : *congestion de la moelle*, *congestion spino-rénale*, *névrite fémorale*, *paraplégie essentielle*, *apoplexie musculaire*, *contracture pelvienne*, *hémoglobinurie*, *hémoglobinurie paroxystique*

« a frigore », mal de Bright aigu, hémoglobinémie, hémoglobinémie paroxystique « a frigore », etc., etc.

Le nom d'hémoglobinurie a l'avantage de rappeler un des symptômes pathognomoniques de cette affection : l'émission d'urine foncée contenant en dissolution l'hémoglobine du sang.

ÉTIOLOGIE. — La maladie affecte surtout les animaux de gros trait, âgés de trois à dix ans, abondamment nourris. L'inaction absolue sans diminution de la ration pendant un ou plusieurs jours est une des causes prédisposantes les mieux admises ; c'est ce qui lui a fait donner le nom de *maladie du lundi*, de *Pâques*, de *Pentecôte*, etc.

Le froid agit comme cause occasionnelle très active sur les animaux quittant une écurie chaude. Cependant on a observé la maladie en été, par un temps chaud, et l'un de nous l'a constatée sur un mulet par une température extérieure de 27 degrés.

PATHOGÉNIE. — Un grand nombre de théories ont été émises pour expliquer cette affection.

Théories musculaires. — En 1853, Demilly émettait l'hypothèse d'une altération primitive des muscles de la région lombaire déterminée par des thromboses des artères inférieures des membres. — H. Bouley établit aisément que la contracture pelvienne était un effet et non une cause.

Veissmann, Lechlenthner, etc., considéraient les troubles musculaires comme étant d'origine rhumatismale.

Böllinger, en 1877, attribuait la maladie à une auto-intoxication due à l'action d'un produit provenant de la décomposition musculaire, agissant sur les hématies et provoquant la dissolution de l'hémoglobine.

Une théorie toxémique est également admise par Winckler.

Théories nerveuses. — D'après certains auteurs, la maladie résulterait de la distension des nerfs fémoraux antérieurs et de la suppression de leurs fonctions. H. Bouley pensait que la paraplégie était due à la distension des troncs sciatiques.

Dans tous les cas, les lésions nerveuses, lorsqu'elles existent, sont toujours secondaires.

La *congestion de la moelle* a été considérée par Bouley jeune, Delwart, Weber, Friedberger, Saint-Cyr, comme la lésion primitive, amenant la paraplégie. — Cette théorie, reprise par Trasbot, a été adoptée en France par la plupart des praticiens.

Théories rénales. — Pour Adam, Hering, Zundel, Violet, l'altération primitive est la conges-

tion des reins par le froid, la néphrite suraiguë ; la paraplégie résulterait d'une intoxication provoquée par l'arrêt de la sécrétion des reins. En Angleterre, Wiliams suppose que la paraplégie est due à l'excès d'urée.

Cette théorie, reprise par Lucet, explique assez bien les phénomènes caractéristiques de la maladie ; elle est appuyée par ce fait que la gravité de l'affection paraît en rapport avec la diminution ou l'arrêt de la sécrétion urinaire ; elle est confirmée par la constatation de lésions graves des reins trouvées à l'autopsie.

Théories hématiques. — Tous les accidents sont dus à la présence dans le sang d'hémoglobine dissoute : « En perdant son hémoglobine, le sang perd son oxygène ; les muscles, suffisamment entretenus au repos, sont intoxiqués sous l'influence de la marche par les produits de déchet ; le sujet présente des crampes, de l'engourdissement au niveau des muscles qui travaillent le plus ; ils se contracturent et se tuméfient ; l'animal devient incapable d'avancer. En même temps, la fonction rénale est plus ou moins compromise, suivant l'importance de la destruction globulaire. » (Cadéac, *loc. cit.*) En outre, l'altération du sang entraînerait l'altération des vaisseaux, engendrerait des congestions et des hémorragies ; c'est ainsi que se produiraient les lésions de la moelle.

Cette théorie est assez généralement acceptée. Mais les auteurs discutent pour savoir si la cause de l'hémoglobinurie est de nature toxique ou infectieuse.

Pour Böllinger, cette cause serait un ferment introduit avec les aliments (*hémoglobinémie hématogène*). Pour Fröhner, c'est le froid qui agit en déterminant une inflammation rhumatismale des muscles (*hémoglobinémie myogène*).

Théorie typhogène. — Signol, Arloing admettent une maladie générale, sorte d'affection typhoïde. Charrin croit avoir trouvé un microbe spécial, Lignières un autre.

Conclusion. — La multiplicité des théories émises prouve que cette maladie a besoin d'être encore étudiée.

SYMPTOMATOLOGIE. — Le mode d'exercice, la nature du travail ne paraissent pas avoir une influence marquée. Rare à l'écurie, la maladie débute d'emblée, sur un animal en apparence bien portant, par des troubles locomoteurs, précédés par de légères coliques. On observe d'abord de l'incertitude et de la raideur dans les mouvements de l'arrière-main, qui se couvre de sueur ; peu de temps après, le cheval tombe lourdement sur le sol. Parfois les premières manifestations commencent par le membre postérieur gauche ; l'animal boite ; la croupe se couvre de sueur ; il s'arrête, engage fortement les membres antérieurs sous le tronc, l'encolure est basse ; l'arrière-main oscille, puis, la faiblesse augmentant, le malade tombe.

Ces accidents évoluent en général en un quart d'heure, une demi-heure au plus.

Après la chute, le cheval, d'abord calme, agite ses membres et fait de violents efforts pour se relever ; parfois il réussit à se maintenir sur ses membres antérieurs étendus, mais l'arrière-main reste inerte et il retombe épuisé.

Les muscles de la croupe, du dos, des épaules, du poitrail, sont durs, tendus, tuméfiés et forment des saillies plus accusées qu'à l'état normal.

L'agitation continuelle entraine l'accélération des grandes fonctions, les muqueuses apparentes sont congestionnées, le corps se couvre de sueurs.

La contractilité musculaire persiste, quoique affaiblie, dans le train postérieur ; la paralysie n'existe donc pas au sens vrai du mot ; la sensibilité y est encore assez vive.

La miction est rare. Un temps variable après l'apparition des premiers symptômes, le cheval rejette une faible quantité d'urine trouble, huileuse, de coloration brunâtre, comparée au café. Pour Friedberger et Fröhner, Leclainche, cette *hémoglobinurie* ferait défaut dans les cas bénins. Pour Lucet, au contraire, elle existerait toujours lors de la première miction. L'urine rejetée est albumineuse ; sa réaction est presque toujours alcaline ; rarement on y constate la présence du sucre.

Généralement les symptômes s'aggravent. L'appétit, d'abord conservé, disparait au bout de deux à trois jours. Le malade *se débat* moins fort et moins souvent ; les battements du cœur sont précipités et tumultueux ; on note du pouls veineux ; la respiration devient dyspnéique ; les muqueuses sont injectées ; la température, normale au début, s'élève à 40°-41° ; la peau se mortifie au niveau des hanches, des côtes et des saillies osseuses ; des plaies avec suppuration y apparaissent, et la mort survient en quatre à huit jours par épuisement.

Quelquefois la marche de la maladie est plus rapide, et la mort peut survenir en douze à vingt-quatre heures, à la suite de coliques violentes.

La *guérison* est annoncée par une longue période de calme ; elle coïncide avec le rejet d'une grande quantité d'urine foncée ; au bout d'un temps variable, le cheval parvient à se remettre debout, l'urine reprend sa coloration normale.

La maladie n'a pas toujours cette gravité : on constate seulement la faiblesse des membres postérieurs et, de suite, l'expulsion d'une urine colorée. Ces symptômes disparaissent sans que l'animal tombe, ou, s'il tombe, il se relève de suite.

COMPLICATIONS. — Si le décubitus dure longtemps, il peut survenir une émaciation assez accusée des muscles de la croupe, qui entraine une faiblesse de l'arrière-main.

La paralysie du *nerf fémoral antérieur* est un accident fréquent ; elle entraine la paralysie du triceps crural ; elle existe ordinairement localisée d'un seul côté. Pendant la marche, lorsque le membre arrive à l'appui, il fléchit brusquement sous le poids du corps ; à la longue, les muscles s'atrophient et la région crurale antérieure se creuse. Cette paralysie persiste généralement plusieurs mois, puis elle disparait, mais pas toujours.

Les *rechutes* sont possibles ; on dit même qu'une première attaque doit faire craindre la persistance d'une cause prédisposante.

ANATOMIE PATHOLOGIQUE. — Le cadavre se décompose rapidement. Le sang est noir, épais ; il est riche en urée ; il contient de nombreux cristaux d'hématoïdine, et ses globules sont altérés.

Les lésions les plus importantes sont celles des muscles, de la moelle et des reins.

Muscles. — Les plus atteints sont ceux de la cuisse, les psoas, puis le diaphragme ; ceux du tronc, de l'épaule, de l'encolure, sont rarement malades.

Le tissu musculaire, décoloré, parait cuit ; la décoloration peut occuper toute la masse d'un muscle ou se présenter sous l'aspect de taches jaunes. Les muscles, extrêmement friables, sont désséchés ou congestionnés, suivant la durée de la maladie. Sur la coupe, on voit de nombreuses suffusions sanguines. L'examen microscopique montre que les fibres musculaires ont subi soit les dégénérescences graisseuse ou granulo-graisseuse, soit les dégénérescences vitreuse ou cireuse.

Nerfs. — Les lésions médullaires consistent presque toujours en une congestion du renflement lombaire pouvant s'étendre en avant. Cette congestion comprend la pie-mère et la moelle ; de la face interne de la pie-mère partent de nombreux vaisseaux dilatés qui pénètrent dans la substance nerveuse ; sur une coupe transversale de la moelle, on voit un fin pointillé rouge très prononcé dans la substance grise, surtout au niveau des cornes ; parfois il y a des foyers hémorragiques soit à la surface, soit dans l'épaisseur du cordon médullaire, soit dans le canal central.

Les nerfs émergeant de la moelle, surtout au niveau du *plexus lombo-sacré*, sont ordinairement congestionnés à leur origine.

Les nerfs fémoraux sont souvent congestionnés par élongation.

Reins. — Ils sont congestionnés, volumineux, très friables, parfois grisâtres, infiltrés. Sur la coupe, la zone corticale présente des taches hémorragiques. L'examen microscopique indique les lésions de la néphrite parenchymateuse.

Lésions secondaires. — Elles sont presque toutes la conséquence du décubitus prolongé et des efforts de relever ; la peau présente des plaies étendues avec abcès volumineux ; les poumons sont congestionnés ; le cœur, le foie, paraissent cuits, sont mous, friables, etc.

DIAGNOSTIC. — Il est facile, la différence avec les autres paralysies et paraplégies se faisant par la coexistence des deux symptômes : paralysie et émission d'urine foncée.

PRONOSTIC. — Il est variable avec l'intensité des symptômes, surtout de la paralysie.

La maladie, caractérisée par paralysies incomplètes ou congestions musculaires peu apparentes sans décubitus persistant, se termine presque toujours par résolution. L'émission dès le début d'une grande quantité d'urine foncée est un symptôme très favorable ; mais si la paraplégie est complète, la maladie est très grave ; cependant la guérison peut encore être obtenue. Lorsque le décubitus se prolonge au delà de trois ou quatre jours, la mort survient presque à coup sûr.

Pour Friedberger et Fröhner, la mortalité est de 20 à 40 p. 100 dans les cas ordinaires, et de 50 à 70 p. 100 dans les cas graves. Lucet, au contraire, n'aurait observé qu'une mortalité de 4 à 5 p. 100.

TRAITEMENT. — Dès que le cheval présente les premiers symptômes, tremblements musculaires, faiblesse de l'arrière-main, il faut l'arrêter, le dételer, le réchauffer, le couvrir, puis le maintenir immobile ou bien le conduire lentement à l'écurie ou dans le local le plus proche. Si le malade est tombé, on l'entravera afin d'éviter la déchirure des psoas ; on le placera sur une voiture très basse, et on évitera de le hisser en le tirant par les membres postérieurs,

puis on le conduira dans une écurie, de préférence dans un box et sur une litière épaisse.

Le traitement curatif doit être appliqué aussitôt que possible ; on aura recours à la saignée de 4 à 5 ou 6 litres, suivant la taille et l'état pléthorique. Les révulsifs sont contre-indiqués, car ils provoquent de la douleur et de l'agitation. On combattra de suite l'atonie du tube digestif et on évitera le séjour prolongé des matières alimentaires par les lavements chauds répétés, puis par les purgatifs : aloès, donné à doses faibles et répétées (15 à 20 grammes), sulfate de soude ou de magnésie, ou bien par les injections sous-cutanées (azotate de pilocarpine et vératrine). On donnera également des diurétiques pour favoriser l'élimination de l'urine : bicarbonate de soude, sel de nitre.

Les calmants sont indiqués quand l'excitation est grande : laudanum, chlorhydrate de morphine, chloral.

Les excitants du système nerveux, comme la strychnine, n'ont pas donné de résultats satisfaisants.

L'hydrothérapie est recommandée par nombre d'auteurs. Jouquan et Grenier ont obtenu de nombreux cas de guérison par la réfrigération des reins, obtenue à l'aide d'une couverture ou d'un drap plié en huit, placé mouillé sur les reins et arrosé toutes les dix minutes avec de l'eau froide.

Si le décubitus se prolonge, il faut retourner le malade plusieurs fois par jour, afin d'éviter la mortification de la peau.

Au début de la convalescence, on promènera un peu le malade, on surveillera son régime, on administrera des purgatifs légers et des diurétiques.

Contre la paralysie persistante des muscles cruraux, on utilisera les vésicants, les frictions irritantes, le feu en raies, et surtout la marche modérée ; on placera le malade au pré. Lors d'atrophie des muscles, Marie et Hanvier conseillent les injections de solutions saturées de sel marin (5 grammes de la solution en deux points différents).

Le *traitement préventif* résulte des données étiologiques : les écuries ne doivent pas être trop chaudes ; les chevaux doivent être autant que possible sortis tous les jours ; on les préservera en sortant de l'action brusque du froid, à l'aide de couvertures ; enfin et surtout on réduira la ration des chevaux obligés au repos.

2° **Bœuf**. — L'hémoglobinurie du bœuf a été longtemps confondue avec les maladies ayant pour caractère commun la coloration rouge plus ou moins foncée de l'urine.

Plus récemment, on a rangé ces différentes affections en deux groupes principaux : les *hématuries* (Voy. ce mot), caractérisées par la présence du sang en nature dans les urines, et les *hémoglobinuries*, dans lesquelles seule la matière colorante du sang, l'hémoglobine, est en dissolution dans l'urine.

Ce symptôme caractéristique peut exister dans certains empoisonnements, dans les infections septiques, mais dans ces cas il existe d'autres signes qui permettent de reconnaître la nature réelle de l'affection.

On réserve l'expression *hémoglobinurie* pour désigner une affection générale des bovidés, véritable enzootie, caractérisée par la présence dans l'urine de l'hémoglobine dissoute.

Répartition géographique. — Elle semble être spéciale aux régions froides montagneuses, exposées aux grandes variations de température : Forêt-Noire, Galicie, nord de l'Allemagne, Roumanie ; on dit l'avoir observée en Algérie sur des bœufs importés, en Italie, en Sardaigne.

ÉTIOLOGIE. — La maladie apparaît aux pâturages, sous la forme enzootique ; il semble qu'elle soit une maladie de régions. Certains auteurs ont incriminé la nature du sol, d'autres les fourrages moisis ; d'autres l'ont attribuée au refroidissement ou à l'ingestion de fourrages gelés ou humides. Pour Friedberger, le refroidissement entraînerait des troubles graves de la circulation et la dissolution de l'hémoglobine des muscles dans le sang ; cette hémoglobinémie myogène rhumatismale amènerait l'hémoglobinurie par élimination rénale.

Aujourd'hui, la nature infectieuse de la maladie est à peu près admise par tous.

De nombreux auteurs, Babès, Smith et Killborne, etc., ont trouvé des microbes dans l'organisme des animaux hémoglobinuriques ; chaque auteur a décrit un microbe spécial ayant une forme et des dimensions particulières.

Ce seraient des *hématozoaires* (Voy. ce mot), pouvant vivre en liberté dans le sérum sanguin ou se fixer sur les hématies. Claude et Soulié en Algérie ont trouvé le *Piroplasma bovis*, dans le sang des malades.

Les inoculations sous-cutanées ou intraveineuses des cultures ou du sang hémoglobinémique donneraient des résultats positifs sur les animaux de l'espèce bovine, résultats qui seraient variables suivant les doses injectées.

Le microbe pathogène cultiverait dans l'eau vaseuse, les sols marécageux : les animaux s'infecteraient en buvant cette eau ou en pâturant sur les sols contaminés.

« C'est en répandant sur le sol des pâturages l'urine plus ou moins riche en agents infectieux que la maladie se propage. » (Cadéac, *loc. cit.*)

SYMPTOMATOLOGIE. — Au début, les animaux présentent des frissons, des tremblements musculaires ; la démarche est pénible, le train de derrière vacillant, la chute ne tarde pas à se produire. Le symptôme caractéristique est l'émission d'une urine foncée, colorant la litière en rouge brun ; l'urine est riche en hémoglobine et en albumine.

La fièvre se déclare, la température atteint 40°-41° ; l'appétit est conservé au début ; on constate souvent des troubles digestifs, de la constipation, de la diarrhée, et des coliques intermittentes.

L'affaiblissement augmente ; au bout de deux ou trois jours on observe les signes de l'anémie, les battements du cœur deviennent tumultueux, le pouls est faible et filant, les muqueuses sont anémiées, parfois ictériques. Smith et Killborne ont vu la somme totale des globules tomber au sixième du chiffre normal.

L'*anurie* ne tarde pas à se produire ; elle est consécutive à la rétention des matières colorantes du sang, de la bile et des produits de l'excrétion urinaire (Cadéac).

La faiblesse et l'anémie augmentant, le malade succombe au bout d'un temps variable, huit à dix jours en moyenne. Parfois l'évolution est plus rapide, et la mort peut survenir en un ou deux jours. Dans d'autres cas, les symptômes sont moins accusés, l'appétit renaît peu à peu, les forces reviennent et la guérison survient ; elle est toujours suivie d'une longue convalescence.

ANATOMIE PATHOLOGIQUE. — Les lésions consistent généralement en des lésions secondaires d'anémie et de cachexie. Les muscles paraissent cuits ; le tissu conjonctif intermusculaire est souvent infiltré, gélatineux. Le foie est dégénéré. La rate est hypertrophiée, bosselée. Le feuillet est rempli d'aliments, sa muqueuse est souvent enflammée.

Le rein, congestionné, est plus ou moins altéré. La vessie est intacte.

Le sang est altéré ; il laisse exsuder de son caillot un sérum teinté de rouge, contenant de l'hémoglobine en dissolution. A l'examen microscopique, les globules altérés renferment des masses protoplasmiques douées de mouvements amiboïdes (*piroplasma*).

DIAGNOSTIC. — Il est facile en raison de l'apparition soudaine des accidents, de la couleur de l'urine, de la fièvre, etc. On pourra ainsi différencier la maladie de l'*hématurie* qui a une évolution chronique et apyrétique ; du *mal de brou*, qui s'accompagne de troubles digestifs accusés. D'ailleurs, l'examen microscopique lèvera tous les doutes. Les recherches bactériologiques permettront de différencier l'affection du *charbon*, qui s'accompagne également d'hémoglobinurie et d'hypertrophie de la rate ; d'ailleurs, l'inoculation au lapin constituera un excellent moyen de diagnostic.

On peut mettre en évidence la présence de l'hémoglobine dans l'urine par l'examen spectroscopique.

PRONOSTIC. — En général grave ; la mortalité atteint 50 p. 100 des malades, et ceux qui guérissent restent longtemps anémiés.

TRAITEMENT. — 1° *Traitement prophylactique*. — Éviter les prairies basses et marécageuses ; drainer celles qui sont humides, y faire des plantations, etc.

2° *Traitement curatif*. — Il se réduit à une médication de symptômes. Quand la maladie est déclarée, il faut rentrer les animaux à l'étable, leur donner une bonne nourriture. On combattra la diarrhée par le tannin (10 à 20 grammes), le sulfate de fer (20 à 30 grammes), etc. ; la constipation par les purgatifs ; la fièvre par l'antipyrine et surtout la quinine. On traitera l'anémie par les toniques et les excitants.

3° **Mouton**. — L'hémoglobinurie du mouton a été étudiée par Babès, Bonomo, etc. Elle sévit en Amérique, où elle fait des ravages.

Cette affection, encore imparfaitement connue, a été aussi désignée sous les noms de *carceag, ictéro-hématurie parasitaire du mouton*.

ÉTIOLOGIE. — Elle n'affecte que les adultes et surtout les animaux importés. Elle règne principalement sur ceux qui paissent dans des prairies humides. Elle est fréquente en automne et aux premiers jours du printemps, lorsque l'alimentation est insuffisante.

Les auteurs sont d'accord pour dire que la maladie est de nature infectieuse. L'agent microbien serait un hématozoaire, le *Piroplasma ovis*.

SYMPTOMATOLOGIE. — Au début, le malade, faible, abattu, reste en arrière du troupeau ; au pâturage, il cesse de paître et chancelle. Bientôt tous les malades se couchent ; la température s'élève, atteint 40°-42° ; les muqueuses et même la peau prennent une teinte jaune safranée ; on observe des troubles digestifs, des coliques, de la constipation suivie rapidement d'une diarrhée sanguinolente. Au début, la miction est difficile, puis les malades rejettent une certaine quantité d'urine foncée.

La tristesse et la faiblesse augmentant, des symptômes d'anémie et de cachexie apparaissent ; la mort survient souvent au bout de quatre à cinq jours.

DIAGNOSTIC. — Facile, eu égard au grand nombre d'animaux atteints à la fois, à la teinte ictérique des muqueuses et de la peau, et surtout à la couleur de l'urine.

PRONOSTIC. — Très grave : d'après Babès, la mortalité est de 10 à 20 p. 100 des malades.

TRAITEMENT. — Celui de l'hémoglobinurie bovine (1).

HÉMOPHILIE (de αἷμα, sang, et φλέω, couler ; all. *Anlage zu Blutungen*). — Affection caractérisée par des hémorragies capillaires multiples amenant rapidement l'anémie et la mort. Elle n'a été que rarement observée sur nos animaux.

ÉTIOLOGIE. — Mal connue. La maladie semble affecter les animaux adultes. On ne connaît pas les causes prédisposantes ; pour certains auteurs, elle serait de nature congénitale et héréditaire ; Dieckerhoff l'attribue à une auto-intoxication.

La cause occasionnelle est ordinairement une plaie sans gravité ; on voit l'hémorragie apparaître à la suite de simples excoriations de la peau, de l'ablation d'une petite tumeur, de l'application d'un séton, de la castration.

SYMPTOMATOLOGIE. — Lorsque la plaie est en voie de cicatrisation, il se déclare une hémorragie en nappe que n'arrêtent pas les moyens ordinaires. Parfois les hémorragies se produisent sur une membrane muqueuse ou séreuse. Il n'est pas rare de voir survenir une épistaxis, unilatérale ou bilatérale, qui peut durer plusieurs heures.

Après un ou plusieurs jours, les hémorragies reparaissent, puis s'arrêtent et se répètent à intervalles plus rapprochés et devenant chaque fois plus graves.

Le sang qui s'écoule est décoloré.

Au début, l'état général du malade reste bon. Peu à peu on voit survenir les signes de l'anémie : petitesse du pouls, pâleur des muqueuses, infiltration des membres et des parties déclives,

____

(1) Cadéac, *Pathologie interne des animaux domestiques*.

faiblesse croissante. Dans un cas, Nocard a trouvé 35 grammes de sucre par litre d'urine.

La mort survient généralement en huit à quinze jours, à la suite d'une hémorragie abondante ; la guérison peut cependant survenir.

DIAGNOSTIC. — Il est facile de faire la différence avec la *filariose des boutons hémorragiques* (Voy. ce mot).

PRONOSTIC. — Il est toujours grave.

ANATOMIE PATHOLOGIQUE. — Ce sont les lésions de l'anémie ; on rencontre en outre de nombreuses suffusions sanguines, dues à des hémorragies capillaires dans les muscles, les parenchymes, sur la muqueuse digestive ; les grandes séreuses renferment presque toujours un exsudat hémorragique.

TRAITEMENT. — Les moyens hémostatiques ordinaires étant généralement insuffisants, on utilisera les applications avec compression d'ouate imbibée de liquides astringents ou caustiques, tannin, alun, perchlorure de fer, l'administration à l'intérieur de seigle ergoté (15 à 30 grammes), les injections sous-cutanées d'ergotine, etc.

Le traitement général est encore inconnu. Si la guérison survient, on réagira contre l'anémie par les toniques et les excitants généraux.

HÉMOPLASTIQUE (de αἷμα, sang, et πλάττειν, former ; all. *hæmoplastich, blutbildend* ; angl. *hæmoplastic, hæmoplastical* ; it. *emoplastico* ; esp. *hemoplastico*). — S'est dit des aliments propres à concourir spécialement à la production du sang. — Mot employé à tort dans le sens d'*hémostatique*, en parlant des agents propres à arrêter les hémorragies par coagulation de la fibrine.

HÉMOPTYSIE (de αἷμα, sang, et πτύσις, cracher ; all. *Blutspeien, Bluthusten*). — Crachement de sang. Hémorragie de la muqueuse du poumon, caractérisée par l'irruption dans les bronches et l'expectoration d'une plus ou moins grande quantité de sang écumeux. On distingue l'hémoptysie produite par une cause accidentelle, traumatique, et celle due à un état pathologique [Voy. POUMON (*Maladies du*)].

L'hémoptysie est relativement rare chez nos animaux ; la phtisie tuberculeuse, qui est chez l'homme une principale condition pathologique de l'hémoptysie, ne produit que rarement cet accident sur les animaux. On constate parfois l'hémoptysie chez le cheval, lors de pneumonie franche ainsi que lors d'apoplexie pulmonaire. On l'a signalée après des efforts violents, à la

suite d'allures outrées et soutenues en montant une côte sur des chevaux atteints de maladies de cœur. Sur certains chevaux de courses, les hémoptysies observées pendant les galops d'entraînement paraissent être un phénomène d'hérédité. On l'a constatée aussi lorsque l'animal avait avalé des sangsues qui étaient venues se fixer dans le larynx.

TRAITEMENT. — Il consiste dans la diète et le repos absolu, la saignée si l'animal est pléthorique, des boissons fraîches acidulées, des infusions de bourgeons de sapin ou des astringents, et, en cas d'épanchement bronchique, des vésicatoires.

Lorsque l'hémoptysie est symptomatique d'une autre affection, il n'y a pas de traitement particulier à lui opposer.

HÉMORRAGIE (de αἷμα, sang, et ῥήγνυμι, déchirure ; all. *Blutverlust, Hæmorrhagie* ; angl. *hæmorrhage* ; it. *emorragia*). — On appelle ainsi la sortie du sang en nature, en dehors de l'appareil circulatoire, par suite de la rupture d'un vaisseau. On peut admettre que la rupture vasculaire a lieu dans trois conditions différentes : 1° par exagération de la tension du sang dans les cavités vasculaires ; 2° par diminution de la pression des parties extérieures aux vaisseaux ; 3° par diminution de la résistance des vaisseaux.

L'hémorragie peut être un simple symptôme de maladie, ou constituer une maladie particulière : c'est ainsi qu'on distingue l'hémorragie *symptomatique* et l'hémorragie *essentielle*.

L'hémorragie de la surface des membranes est dite *membraneuse* ; celle des espaces interorganiques est *interstitielle*. Quand le sang écarte ou dissocie les éléments constitutifs de l'organe, l'hémorragie est *diffuse* ou par *infiltration* ; s'il s'y creuse une cavité, elle est *circonscrite* ou *en foyer*.

L'hémorragie est *interne* quand le sang épanché reste dans l'organisme, et *externe* quand il s'écoule au dehors. On la dit aussi *en jet, abondante* ou *en nappe, diffuse*, etc.

Suivant les divers points de l'appareil circulatoire où elle se produit, elle est *cardiaque, artérielle, veineuse* ou *capillaire*.

Les divers organes pouvant être le siège d'hémorragies, on les désigne par des appellations qui rappellent le nom de l'organe qui en est le siège, avec la terminaison *ragie* (*entérorragie*), ou précédées du terme *hémo, hémato* (*hématocèle, hémophtalmie*).

ÉTIOLOGIE. — Les causes principales sont :

l'augmentation de la tension sanguine dans une partie du circuit circulatoire, ou en un point isolé ; la diminution de la pression extérieure (*mal de montagnes*) ; les diverses causes mécaniques, piqûres, déchirures, sections, écrasements, etc., des vaisseaux : toutes les causes qui diminuent la résistance des parties extérieures aux vaisseaux et surtout celles qui diminuent la résistance des parois des vaisseaux : anévrysmes, propagation d'une inflammation du voisinage, endartérite, dégénérescence, thrombus, embolies, parasites, etc.

Les hémorragies sont fréquentes au cours de certaines maladies infectieuses, dans les empoisonnements par le phosphore, l'arsenic. —Il semble que les hémorragies se produisent, dans ces cas, d'une façon complexe : les microbes amassés entravent la circulation en divers points, les globules blancs se tassent à ce niveau ; les toxines sécrétées par les microbes ou bien les poisons altèrent les parois vasculaires, irritent le système nerveux, créent une vaso-dilatation, en même temps qu'ils altèrent le sang.

La section de branches nerveuses peut amener des ruptures vasculaires par augmentation de la tension sanguine.

Symptomatologie. — Les symptômes sont *locaux* et *généraux*. Lors d'hémorragie interne, les symptômes locaux résultent de l'action du sang sur les fonctions des organes dans lesquels il s'est épanché : c'est ainsi qu'on peut voir l'hémorragie du cerveau ou du poumon amener la destruction d'une partie de ces organes, la suppression d'une partie de leurs fonctions ; celles du foie, de la rate peuvent déterminer la rupture de ces organes; celle du rein peut amener l'anurie ; le sang épanché dans les cavités pleurale et péricardique peut gêner le jeu des poumons, du cœur, etc.

Les symptômes locaux des hémorragies externes sont très connus:

L'*hémorragie artérielle* est caractérisée par un jet de sang rouge, rutilant, rapide, saccadé, et suivant, d'une manière évidente, le rythme des battements du cœur. En comprimant entre la plaie et le cœur, on suspend l'écoulement. La quantité de sang écoulée, dans un temps donné, est rigoureusement proportionnelle au diamètre du vaisseau. Malgré l'exception qu'on observe souvent sur le chien, on peut dire que l'hémorragie par les grosses et moyennes artères, quelle que soit la forme de l'ouver-

ture qu'elles présentent, ne s'arrête jamais spontanément.

L'*hémorragie veineuse* est caractérisée par un jet continu, ordinairement peu rapide, de sang noir ; on augmente le jet en comprimant entre le cœur et la plaie, et on l'arrête au contraire en établissant une compression en arrière de la plaie. Elle est plus ou moins abondante suivant le volume, la direction du tronc veineux blessé, et suivant la forme de la blessure.

Les *hémorragies capillaires* donnent un mélange de sang artériel et de sang veineux, qui coule en nappe et en quantité plus ou moins grande suivant l'étendue de la plaie, et la richesse vasculaire des tissus blessés. L'hémorragie traumatique capillaire s'arrête presque toujours spontanément et dans un temps plus ou moins long, suivant le diamètre des vaisseaux ouverts et la structure des tissus dont ils font partie.

Une hémorragie qui mérite une attention spéciale est celle qui se montre dans les tissus érectiles comme le pénis, où il y a des vacuoles plus ou moins larges, interposées entre les artères et les veines. Le sang est identique à celui des capillaires ; il s'étend aussi en nappe, mais très abondamment. Le plus souvent l'hémorragie ne s'arrête pas spontanément, et peut même être mortelle.

Lorsque la perte de sang est peu considérable et lente, le malade ne s'en ressent pas, ou il se remet en peu de temps. Si l'hémorragie est assez considérable, il en résulte une pâleur extraordinaire des muqueuses, le refroidissement des extrémités, parfois même des frissons ; le pouls devient plus petit et filant, d'abord plus lent, et bientôt plus vite qu'à l'état normal ; la respiration s'accélère et devient profonde ; les animaux paraissent anxieux et inquiets. Souvent alors il y a syncope, plus fréquente sur les oiseaux et les chiens.

Si l'hémorragie continue, on voit la respiration s'accélérer de plus en plus, le cœur battre tumultueusement, le corps se couvrir de sueurs partielles, la station devenir impossible, des convulsions se montrer, les excréments et l'urine être expulsés comme dans l'agonie, et la mort survenir. Cette terminaison est d'autant plus rapide que le jet de sang est plus vite et plus abondant.

Si la terminaison n'est pas mortelle, mais si l'hémorragie a été très forte et surtout si elle s'est reproduite, on a vu survenir une anémie grave, incurable même.

TRAITEMENT. — Les divers moyens médicinaux ou chirurgicaux, à l'aide desquels on peut combattre les hémorragies en général, et plus particulièrement celles de nature traumatique, constituent ce qu'on appelle les *moyens hémostatiques* (Voy. HÉMOSTATIQUE).

HÉMORROÏDES. — Sur nos animaux, ce mot désigne le plus souvent les tumeurs mélaniques de l'anus [Voy. ANUS (*Maladies de*)].

HÉMOSTASE (*hæmostasis*, de αἷμα, sang, et στάσις, station, dérivé de ἵστημι, j'arrête ; all. *Blutstockung* ; angl. *hæmostasis* ; it. *emostasia* ; esp. *hemostasis*). — Stagnation du sang causée par la pléthore. — Ensemble des phénomènes naturels qui suspendent une hémorragie traumatique. — Opération qui a pour but d'arrêter l'écoulement du sang (Voy. HÉMOSTATIQUE).

HÉMOSTATIQUE. — La médication hémostatique est basée sur l'emploi des constricteurs vasculaires, aidés de moyens accessoires.

I. *Médication hémostatique*. — a. *Moyens mécaniques*. — Ligature, compression, tamponnement, suture, etc.

b. *Caustiques*. — Application de compresses imbibées de solutions faibles de caustiques acides. Cautérisation au fer rouge.

c. *Astringents et coagulants*. — Perchlorure de fer (1 p. 5, en tamponnement), sulfate de fer, alun, sulfate de zinc, acétate de plomb, substances tannantes, créosote, eau chaude de 45° à 50°.

d. *Absorbants*. — Amadou, colophane, coton, tourbe et ses dérivés, en pansements compressifs.

e. *Vaso-constricteurs*. — Transfusion du sang (sérum), ergot de seigle, ergotine, sels de quinine à faibles doses.

f. *Vaso-constricteurs par actions réflexes*. — Froid, révulsifs, chaleur, vomitifs.

Voici quelques formules et doses des médicaments les plus fréquemment employés :

Breuvages et Potions.

Poudre d'ergot de seigle.

	Doses thérapeutiques.
Cheval	15 à 30 grammes,
Bœuf	20 à 50 —
Mouton	5 à 10 —
Porc	1 à 5 —
Chien	0gr,50 à 3 —
Chat	0gr,10 à 0gr,50

Dans un litre d'infusion.

Teinture d'hydrastis canadensis. — Chien : 0gr,10 à 0gr,20.

1° Perchlorure de fer	8 à 10 grammes.
Eau	100 —

2° Eau de Rabel	3 grammes.
Eau	100 —
3° Acide tannique	1 gramme.
Eau	100 grammes.

Cheval : hémorragie intestinale.

Lotions.

Cocaïne. — Solutions à 2 p. 100 : petites hémorragies.

1° Alcool à 95°	100 grammes.
Antipyrine	} ãã 10 —
Tannin	

Plaies.

2° Alcool à 90°	} ãã
Vinaigre	

Compresses imbibées de ce liquide pour les hémorragies en nappe.

3° Perchlorure de fer	1 gramme.
Eau	15 grammes.

En injections contre les hémorragies vaginale ou nasale.

Collodion hémostatique,	Perchlorure de fer.	1 gr.
	Collodion	8 gr.
Collodion styptique,	Tannin	1 gr.
	Alcool à 90°	2 gr.
	Collodion	10 gr.
	Éther	2 gr.

Poudres.

Charbon de bois	} ãã 2 parties.
Gomme arabique pulvérisée.	

Hémorragies capillaires. — Épistaxis.

Injections hypodermiques.

Ergotine d'Yvon.

Grands animaux	5 à 10 grammes.
Moyens animaux	3 à 4 —
Petits animaux	1 à 2 —
Ergotine Yvon	1gr,20
Eau distillée	8gr,80

Pour plusieurs injections hypodermiques en vingt-quatre heures. — *Chienne* : hémorragie utérine (P. Cagny, *loc. cit.*).

II. *Hémostase chirurgicale*. — Elle comprend *l'hémostase préventive ou préopératoire* et *l'hémostase pendant et après l'opération*.

1° *Hémostase préventive*. — Elle n'est guère applicable que pour les opérations pratiquées sur les membres. Généralement on la réalise à l'aide d'un lien en corde, ou mieux avec un tube ou une bande de caoutchouc, que l'on place au-dessus du lieu de l'opération et que l'on serre à volonté (fig. 838).

La *méthode d'Esmarch* consiste à refouler le sang de l'extrémité du membre vers les parties supérieures, à l'aide d'une bande de caoutchouc que l'on enroule autour du membre ou de la masse à enlever, en commençant par son extrémité libre ; ceci fait, on applique un garrot de caoutchouc, fortement serré, au-dessus du bandage, puis on enlève celui-ci ; on peut ainsi opérer à sec.

Ces méthodes présentent de sérieux inconvénients lorsqu'on a à opérer dans une *région dangereuse*, où les vaisseaux sont nombreux et importants : il est alors assez difficile de les distinguer des parties environnantes, et de reconnaître les artères des veines et des nerfs. — Il est parfois nécessaire d'enlever momen-

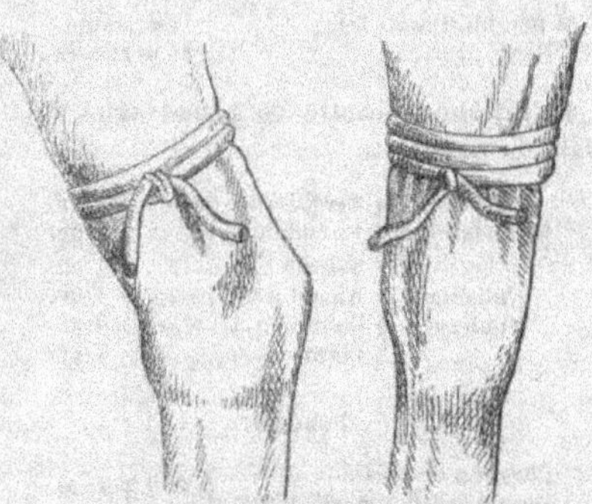

Fig. 838. — Hémostase préventive.

tanément le lien constricteur afin que, le cours du sang étant rétabli, l'opérateur puisse se rendre compte de la situation exacte des artères, ou puisse découvrir les artérioles sectionnées. — Enfin le garrottage ou la méthode d'Esmarch exposent à des hémorragies post-opératoires dès que le lien est enlevé. Parfois on se contente de pratiquer l'hémostase en comprimant avec les doigts le tronc artériel qui distribue le sang à la région opérée.

2° *Hémostase pendant et après l'opération.* — On peut réduire au minimum l'hémorragie opératoire, en utilisant certains procédés.

Le *cautère* est fréquemment employé pour diviser les tissus, ponctionner un abcès, un kyste, etc. ; porté au rouge sombre, il coupe les vaisseaux et provoque la rétraction de leurs parois.

L'*écrasement linéaire* divise les tissus en les

écrasant et un peu en sciant ; les tuniques moyenne et interne des vaisseaux étant rompues se rétractent, tandis que la tunique externe s'étire, s'accole et obstrue ainsi le cours du sang. Ce procédé est assez employé en vétérinaire, surtout pour l'ablation des tumeurs : on se sert généralement de l'*écraseur de Chassaignac* manœuvré lentement, à raison de deux crans par minute (fig. 839).

L'*arrachement* et la *déchirure* ne sont pas des moyens à recommander ; ils ne peuvent être

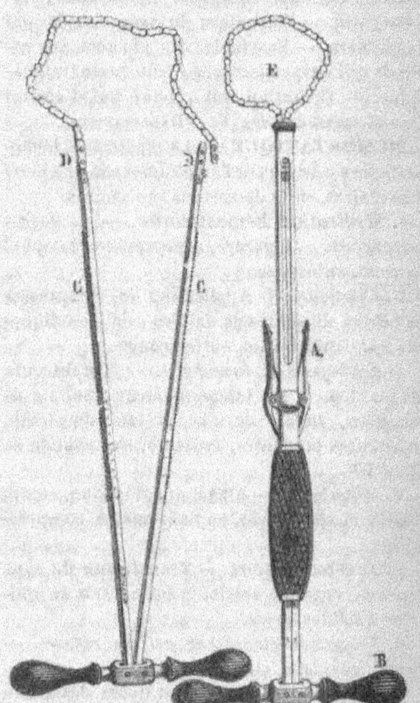

Fig. 839. — Écraseur de Chassaignac.

utilisés que pour l'ablation de certaines tumeurs bien pédiculées ; alors on combine la traction et la torsion : ce qui est toujours très douloureux.

La *dissection mousse*, à l'aide de la sonde cannelée (fig. 840) ou d'une spatule, permet, une fois la peau incisée au bistouri, de déchirer le tissu conjonctif et d'isoler les vaisseaux sans danger d'hémorragie. Ce moyen est assez usité, surtout lorsqu'on opère dans une région dangereuse : ponction des poches gutturales à travers la parotide, névrotomie, etc.

La *ligature* est un excellent moyen d'exérèse

non sanglante ; elle détermine la mortification de tumeurs, de portions d'organes qui s'éliminent ensuite sans effusion de sang ; la cicatrisation suit presque immédiatement l'excision, surtout recommandable avec la *ligature élastique.*

Les indications de cette ligature sont nombreuses : on l'utilise pour l'ablation des tumeurs bien pédiculées ; si la tumeur est étalée et la ligature difficile à maintenir, on la traverse d'une aiguille métallique qui empêche le lien de glisser. Rossignol, Cagny, ont vanté ses bons effets

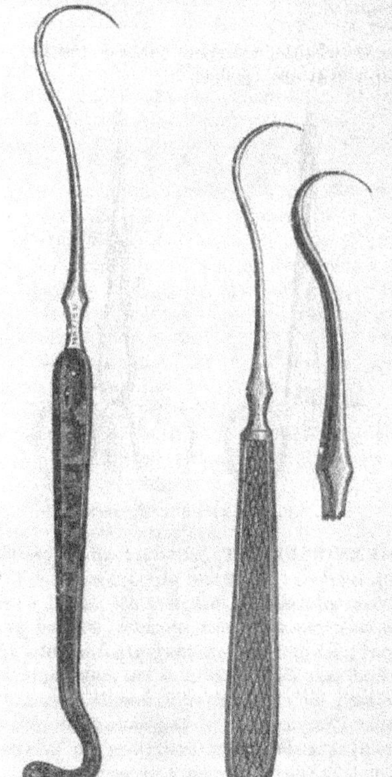

Fig. 841. — Tenaculum mobile. Fig. 842. — Tenaculum fixe.

pour la castration des béliers et taureaux. Elle a donné de moins bons résultats dans la castration des solipèdes. Cagny la recommande pour l'amputation de la queue des solipèdes.

On peut aussi l'utiliser pour amputer l'utérus, etc.

Pour tarir l'hémorragie qui se produit toujours au cours d'une opération pratiquée avec

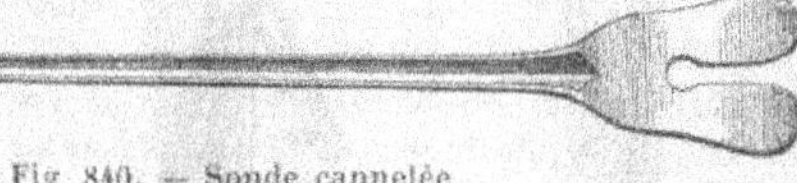

Fig. 840. — Sonde cannelée.

le bistouri, ce qui est le cas général, on peut utiliser divers moyens.

Nous avons cité les affusions froides, les lotions avec solutions alcooliques, phéniquées ou sublimées, qui « jambonnent » les surfaces vives. — Généralement, lorsque de très petits vaisseaux sont coupés, on se contente de faire « du jour » à l'opérateur et d'arrêter

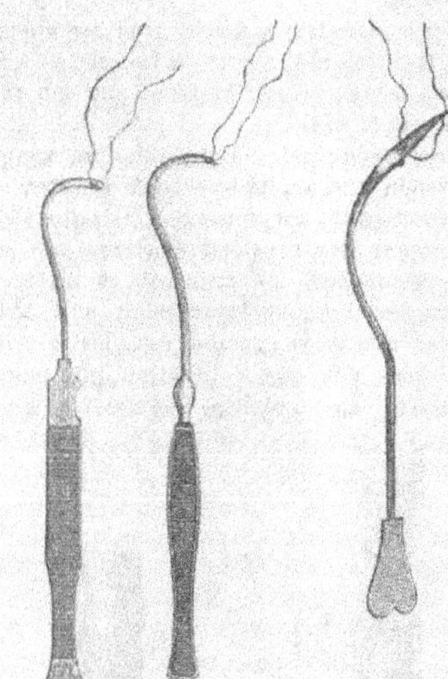

Fig. 843. — Aiguilles de Cooper. Fig. 844. — Aiguilles de Larrey.

momentanément la sortie du sang, en comprimant quelques instants la plaie avec un tampon d'ouate imbibé d'une solution antiseptique. — Parfois on a recours à la *cautérisation* de la plaie et des abouts sectionnés. — La *ligature des vaisseaux* (fig. 845 et 846) est indiquée lorsque les vaisseaux sectionnés ont un assez fort calibre : elle se fait avec du fil de chanvre ordinaire ou mieux avec des fils de soie ou de catgut que l'on passe sous le vaisseau à l'aide d'aiguilles courbes spéciales, de *tenaculum* (fig. 841, 842, 843 et 844). — Quand la ligature se pratique sur le vaisseau seul, on la dit *immédiate*. — Mais parfois les abouts vasculaires rétractés ne peuvent être saisis et on

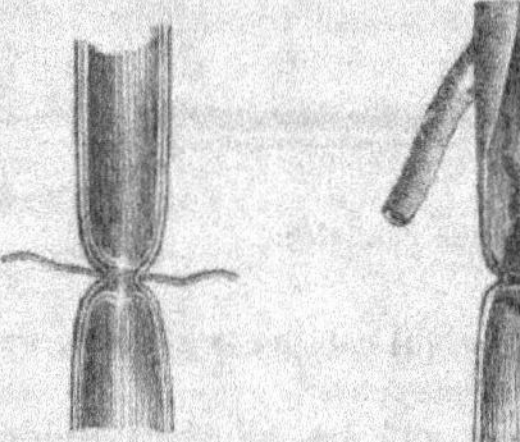

Fig. 845. — Ligatures des artères. Fig. 846. — Ligatures des artères.

doit englober dans la ligature les parties molles qui entourent le vaisseau : c'est la *ligature médiate*.

La *torsion* consiste à saisir avec des pinces l'about vasculaire, artériole ou veinule, et à le tordre en faisant pivoter la pince sur son axe (fig. 847, 848 et 849).

La *forcipressure* est maintenant d'un usage très répandu : on applique sur les abouts vasculaires sectionnés des pinces spéciales (fig. 850) qui, exerçant une pression continue sur les parois vasculaires, les accolent et arrêtent l'hémorragie, soit momentanément, soit définitivement : dans le premier cas, les pinces sont enlevées dès que l'opération est finie ; au préalable, on a réalisé l'hémostase défi-

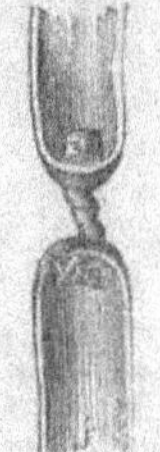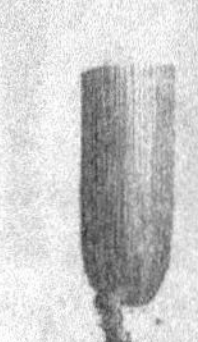

Fig. 847. — Torsion des artères. Fig. 848. — Torsion des artères.

nitive à l'aide d'une ligature ; dans le second cas, la pince est laissée jusqu'à ce que le vaisseau soit oblitéré par un caillot ; parfois elle peut être enlevée sitôt l'opération finie, ou bien on la laisse dans la plaie et on la fixe entre les pièces du pansement, pour l'enlever ensuite au bout de vingt-quatre à quarante-huit heures.

Enfin un excellent moyen d'hémostase postopératoire consiste à appliquer sur la plaie un fort *pansement compressif* avec une substance

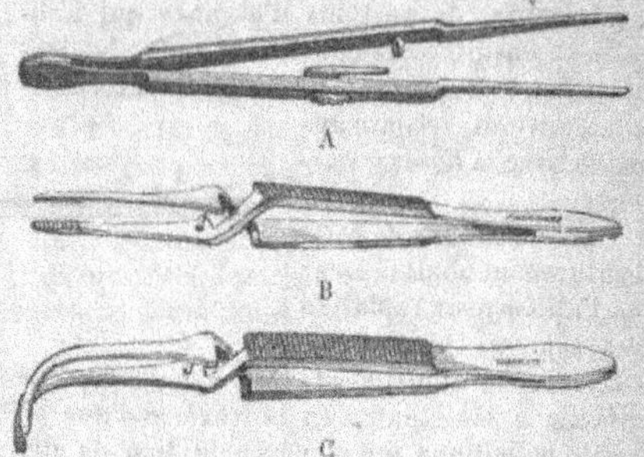

Fig. 849. — A. Pince à verrou ; B. Pince droite à pression continue ; C. Pince courbe à pression continue.

très absorbante, comme la ouate de tourbe, ou simplement une éponge.

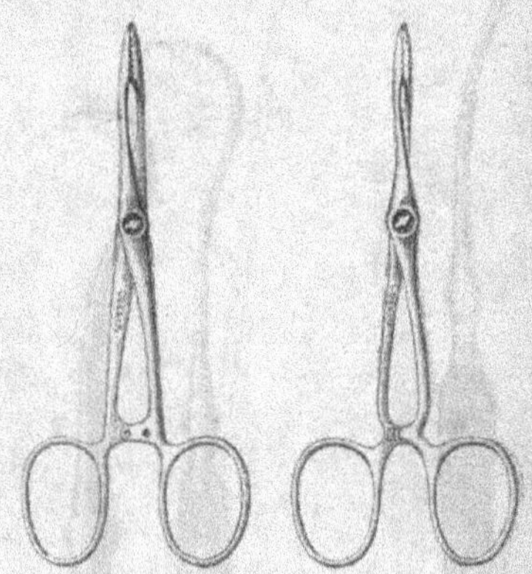

Fig. 850. — Pinces à forcipressure.

HENNISSEMENT (*hinnitus* ; all. *Wiehern* ; angl. *neighing* ; it. *nitrito* ; esp. *relincho*). — Cri ou voix naturelle du cheval et du mulet. C'est une succession de sons saccadés, d'abord très aigus, puis plus graves, toujours éclatants. Ils varient avec l'âge, le sexe et les sentiments de l'animal. Le cheval hongre hennit peu, avec moins d'ampleur, de modulation, de retentissement que le cheval entier. — Le hennissement du cheval corneur a un son spécial.

HÉPATISATION (de ἧπαρ, foie ; all. et angl. *Hepatisation* ; it. *epatizzazione* ; esp. *hepatizacion*). — Passage d'un tissu organique à un état tel, qu'il présente l'aspect du foie ; cette altération s'observe fréquemment dans le poumon. — *Hépatisation grise, jaune, ou rouge* (Voy. PNEUMONIE).

HÉPATITE (*hepatitis* ; all. *Leberentzündung* ; angl. *hepatitis* ; it. *epatite* ; esp. *hepatitis*). — Inflammation *aiguë* ou *chronique* du foie.

Hépatite aiguë ou atrophie jaune aiguë. — Elle est caractérisée par la destruction rapide du protoplasma des cellules et la perte de leurs fonctions.

L'*hépatite primitive* est rare ; elle ne s'observe guère que dans les pays chauds et semble être une manifestation du *paludisme*. On admettait autrefois que les coups, heurts, chutes, corps étrangers pouvaient la déterminer.

L'hépatite est presque toujours *secondaire*, se développant au cours de diverses infections : pneumonie, fièvre typhoïde, septicémie, etc., ou consécutive à des intoxications (lupinose).

SYMPTOMATOLOGIE. — Les symptômes sont vagues. — L'animal est triste et abattu, et souffre ; il marche difficilement, son arrière-train est vacillant. La respiration est accélérée, plutôt costale qu'abdominale ; il y a les signes d'une maladie de poitrine, moins ceux indiqués par l'auscultation et la percussion. La fièvre est plus ou moins intense ; le pouls est petit, serré. — L'animal n'a pas d'appétit, boit peu ; il a des coliques légères, mais ne se couche pas, et, s'il le fait, il se plaint ; il trépigne avec les membres postérieurs, gratte le sol avec les antérieurs, regarde son flanc d'un air anxieux ; les crottins sont petits, secs et coiffés ; souvent la constipation est suivie de diarrhée. On constate quelquefois de la douleur à l'hypocondre, mais ce signe n'est pas constant ; chez le chien, le ventre est très sensible, la douleur est surtout manifeste quand la pression s'exerce sur le cercle cartilagineux des côtes ; les hypocondres, principalement à droite, forment même une saillie indiquant l'augmentation de volume du foie.

Les manifestations de vertige ne sont pas rares ; les chevaux surtout poussent au mur, se livrent à des mouvements désordonnés. Enfin il y a de la jaunisse peu prononcée, ne débutant souvent qu'au bout de deux jours.

Les signes de l'altération du sang : taches pétéchiales sur les muqueuses, épistaxis, engorgements œdémateux des membres, etc., ne tardent pas à apparaître.

L'affection, dont la marche est rapide, évolue d'ordinaire en cinq à huit jours. La guérison est rare ; elle est annoncée au bout de trois ou quatre jours par la disparition lente et progressive de tous les symptômes, et par l'émission d'une quantité abondante d'urine ; le rétablissement du malade n'est jamais complet.

ANATOMIE PATHOLOGIQUE. — Le foie est aplati, atrophié ; sa surface est ridée ; sur la coupe il a une teinte jaune d'ocre ; ou bien son tissu friable est réduit en une bouillie lie de vin d'odeur infecte. La capsule de Glisson semble parcheminée.

TRAITEMENT. — On appliquera un sinapisme sur le ventre. On donnera des antiseptiques intestinaux : salol, naphtol, benzo-naphtol, crésyl ; des purgatifs minoratifs : sulfate de soude, crème de tartre, et des diurétiques.

Hépatite purulente. — C'est parfois une des terminaisons de la précédente, surtout dans les pays chauds. Les *abcès* du foie sont presque toujours une des manifestations d'une maladie infectieuse.

Au cours de l'*infection purulente*, des *pneumonies infectieuses*, etc., il se développe souvent dans le foie des abcès métastatiques disséminés dans tout le parenchyme ; leur volume varie d'une tête d'épingle à celui d'une noix. C'est que les microbes pyogènes ont été amenés au foie par l'artère hépatique. Ces abcès passent généralement inaperçus, et les troubles qu'ils déterminent se confondent avec ceux causés par l'affection dont ils procèdent.

Les *grands abcès* sont généralement d'origine gourmeuse. Leur volume peut atteindre celui du poing, parfois davantage ; ils contiennent du pus crémeux et sont entourés d'une zone de tissu hépatique densifié.

Chez les bovidés, les grands abcès peuvent être produits par des parasites, des douves, des échinocoques, ou bien ils sont dus à la pénétration dans le foie de corps étrangers venant du rumen ou du réseau.

Les *symptômes* sont à peu près ceux de l'hépatite aiguë. — Le *diagnostic* est toujours très difficile. — La *mort* survient à plus ou moins brève échéance par étisie, ou bien par rupture du foie, ou enfin par péritonite.

Hépatite chronique interstitielle ou cirrhose. — C'est l'inflammation chronique, suivie de prolifération du tissu conjonctif interlobulaire. — Elle a pour conséquence l'atrophie et la dégénérescence du tissu de l'organe. La cirrhose est surtout fréquente chez le cheval et le chien. — Elle sévit à l'état enzootique en Bavière, dans le Schweinsberg (*maladie de Schweinsberg*).

ÉTIOLOGIE. — Les causes sont inconnues. On a incriminé l'excès d'alimentation, les toxines des fourrages, les microbes, etc.

SYMPTOMATOLOGIE. — Les symptômes, peu caractéristiques, ne sont appréciables que lorsque la maladie est déjà ancienne. On constate de la tristesse, de l'abattement, des troubles digestifs variés : appétit irrégulier, capricieux ; coliques intermittentes, alternatives de constipation et de diarrhée ; l'ictère fait souvent défaut ; le malade s'essouffle au moindre travail. A une période plus avancée, on note les signes de l'anémie ; l'ascite est un phénomène presque constant des cirrhoses avancées ; les membres s'engorgent ; parfois on constate des signes d'immobilité ou de vertige. La marche de la maladie est très lente (Voy. Foie et Cirrhose).

Anatomie pathologique. — Dans la *cirrhose atrophique* (Laënnec), le foie est atrophié, dur ; son tissu crie sous le scalpel ; sa coloration est d'un brun jaunâtre ; sur la coupe, on voit une multitude de points rouge foncé, entourés d'une zone blanchâtre. Ces cirrhoses atrophiques débutent par la phlébite des petits vaisseaux portes interlobulaires : leurs parois s'enflamment, le tissu conjonctif voisin prolifère, comprime et atrophie les cellules hépatiques.

Dans la *cirrhose hypertrophique* (Hanot), le foie est hypertrophié et plus dense qu'à l'état normal ; l'inflammation débute dans les petits conduits excréteurs de la bile.

Dans les *cirrhoses mixtes* (Dieulafoy), l'inflammation part des petites veines et des canalicules biliaires.

La capsule de Glisson est presque toujours épaissie et rayée par des bandes cicatricielles.

On observe en outre des lésions accessoires : péritonite locale, ascite, gastro-entérite chronique, et parfois inflammation des enveloppes cérébrales (pachyméningite).

Traitement. — Inconnu. On surveillera le régime hygiénique du malade ; on donnera des aliments de facile digestion, comme le vert et le lait ; on administrera des purgatifs salins et des diurétiques.

HERBAGE (all. *Weideplatz* ; angl. *pasture* ; it. *erbaggio* ; esp. *herbage*). — On confond habituellement sous ce nom, toutes les prairies naturelles ou artificielles dont les herbes sont consommées sur place par les animaux. Suivant les pays, elles portent différent noms : *prairies ou prés*, surfaces gazonnées dont l'herbe est fauchée le plus souvent au printemps et où les animaux ne sont alors conduits qu'à l'époque des *regains* ; *pâturages* et *pâtures*, ce sont les prairies où les animaux vont toute l'année ; *embouches*, herbages très fertiles, situés généralement dans les vallées ; *alpages*, pâturages de montagnes

couverts de neige une partie de l'année, et où les animaux sont conduits l'été (*transhumance*). Ceux d'Auvergne portent le nom de *montagnes*, ceux des Vosges celui de *hautes-chaumes* ; les *pacages*, *causses*, *garrigues*, *landes* sont des plateaux secs avec un gazon petit, et des plantes ligneuses. Les prairies artificielles utilisées de cette façon sont les *luzernières*, celles où l'on a semé du *sainfoin*, de la *narette*, etc. La fertilité dépend de la nature du sol, du climat, des soins de culture : drainage, fumures, etc. On admet que, dans un herbage de bonne qualité, on peut engraisser deux bœufs par hectare (Normandie par exemple), en trois mois. Les animaux y sont conduits à la fin de l'hiver, en avril ou mai, de façon à pouvoir faire un second engraissement à l'arrière-saison.

A l'herbage, l'animal consomme de l'herbe fraîche, sans qu'il y ait aucune dépense de main-d'œuvre pour la récolte ; mais une grande partie de l'herbe est perdue pour avoir été piétinée, ou salie. On remédie à ces inconvénients, en divisant l'herbage en compartiments et en y mettant, soit simultanément, soit successivement des bœufs, des chevaux ou des moutons qui ne consomment pas les mêmes herbes. Une mesure de bonne précaution, assurant la consommation plus régulière, consiste à mettre les animaux *au piquet* (fig. 851). Pour les chevaux et les vaches laitières, ce moyen donne de très bons résultats.

Les volailles, les moutons, les porcs, les animaux à l'engrais, et aussi les jeunes élèves pâturent en liberté.

Dans les herbages de mauvaise qualité, les animaux sont exposés à l'anémie, aux affections vermineuses, à l'hématurie, aux empoisonnements par le colchique et autres plantes.

HERBIVORE (*herbivorus*, de *herba*, herbe, et *vorare*, manger ; all. *pflanzenfresend* ; angl. *herbivorous* ; it. *erbivoro* ; esp. *herbivoro*). — Se dit des animaux qui vivent d'herbes.

HÉRÉDITÉ (*hæreditas*, de *hæres*, héritier ; all. *Erblichkeit* ; angl. *heredity*, *inheritance* ; it. *eredità* ; esp. *heredidad*). — Phénomène biologique qui fait que, outre le type de l'espèce, les ascendants transmettent aux descendants des particularités d'organisation et d'aptitude, normales ou morbides. L'hérédité est un des actes qui, en physiologie, ont reçu le nom de *résultats*, et se rattachent spécialement à la fonction de reproduction. Elle est liée à ce fait : que les éléments anatomiques ont la propriété de donner naissance à des éléments semblables à eux, ou de déterminer dans leur voisinage la génération d'éléments de même espèce. En outre, les substances organiques peuvent transmettre, par simple contact avec des substances d'une autre espèce, l'état moléculaire particulier que quelque circonstance extérieure a produit chez elles. Or certains états généraux de l'organisme, certaines aptitudes, développent dans tous les points de l'organisme une modification moléculaire particulière en bien

tions qui auront modifié l'organisme dans ses éléments agiront de même. L'hérédité fonctionnelle est d'autant plus prononcée qu'elle porte sur un système organique dérivant d'une manière plus immédiate du vitellus fécondé. Pour les animaux, les exemples sont perpétuels de la ressemblance des produits avec les producteurs, tant dans la conformation physique que dans leurs caractères. Et non seulement les

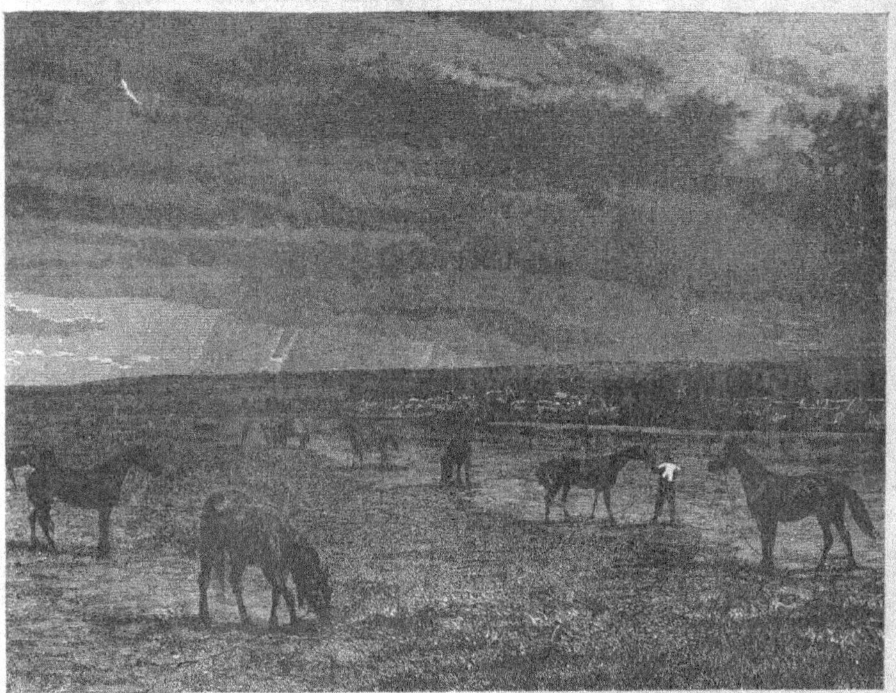

Fig. 851. — Pâturage des chevaux au piquet dans la plaine de Caen.

ou en mal, susceptible de se transmettre à toutes les parties qui naîtront par suite du développement des premières cellules génératrices de l'ovule. C'est là ce qu'on désigne sous les noms d'*hérédité originelle* ou *par incarnation*. D'autre part, les spermatozoïdes peuvent transmettre à la cellule embryonnaire femelle les états particuliers dont eux-mêmes sont affectés, et qui sont propres au mâle dont ils proviennent : d'où la transmission héréditaire, transmission modifiée plus ou moins par l'état propre à l'organisme de la femelle. Si les aptitudes peuvent se transmettre ainsi, les affec-

particularités innées sont transmises héréditairement, mais les particularités acquises le sont aussi. C'est là-dessus que les éleveurs ont fondé la création de variétés domestiques douées de qualités spéciales. En vertu de l'*innéité*, il arrive qu'à chaque instant, dans chaque famille, il naît des individus signalés par des caractères physiques tout à fait exceptionnels. Les éleveurs ont profité de l'innéité pour mettre à part les sujets pourvus des qualités qu'ils désiraient ; puis, profitant de l'*hérédité*, ils ont fixé ces qualités dans les produits ; ne permettant que les alliances entre *consanguins*, ils ont fini par établir une variété qui subsiste tant que les soins de l'homme préviennent l'invasion du sang étranger, pour disparaître et se fondre dans le type général dès que ces soins ne sont plus donnés. L'hérédité est : 1° *directe*, par influence du père ou de la mère sur le produit ; 2° *indirecte* : le type du père ou le type de la mère n'apparaît pas, mais la ressemblance a lieu avec des collatéraux ; 3° *en retour*, lorsqu'un degré est sauté, que la ressemblance remonte au grand-père ou à la grand'mère, et même plus haut (*atavisme*) ; 4° l'hérédité d'*influence* ou d'*imprégnation*, voici en quoi elle consiste ; le mâle, auteur d'une fécondation, peut continuer à avoir de l'influence sur la conformation des produits de cette femelle fécondée plus tard par d'autres étalons. Par exemple, si une chienne à poils ras est fécondée par un chien à poils longs, elle pourra plus tard, si elle est fécondée par d'autres chiens à poils ras comme elle, donner des produits ayant des poils plus ou moins longs, etc. Scientifiquement, ceci n'est pas prouvé ; c'est une opinion générale basée sur des apparences.

L'hérédité lutte constamment contre quatre forces : 1° l'*innéité*, qui, à chaque production, substitue dans le produit de nouveaux caractères de l'un et de l'autre générateur ; 2° la *dualité* des auteurs concourant à la reproduction, laquelle, se répétant, a pour tendance de ramener le type général ; 3° la *diversité* totale ou partielle des circonstances : le temps, le climat, les lieux, l'âge, l'état physique des parents ; 4° l'*action* du grand nombre sur le petit nombre. On a essayé d'évaluer, dans un milieu général et non fermé, la durée de la transmission des caractères héréditaires ; P. Lucas l'évalue à six générations.

Hérédité d'évolution. — Celle dans laquelle la mère, servant d'intermédiaire entre le milieu extérieur et le nouvel être, ou de milieu pour celui-ci, fournit à ce dernier, pendant son évolution, pour son développement, des principes modifiés, qui modifient à leur tour la substance des éléments déjà existants ; elle peut ainsi lui donner l'*immunité*.

Hérédité des maladies. — Cas particulier de l'hérédité générale, qui fait que les ascendants transmettent aux descendants certains vices de conformation (difformités des membres, syndactylie, polydactylie, etc.), ou des états constitutionnels (ostéisme, herpétisme), ou même des troubles anatomiques et fonctionnels plus localisés. Ce qui se transmet dans ces divers états, dits *maladies héréditaires*, c'est la constitution intime des humeurs et des tissus, qui fait que leurs actes physiologiques et leurs changements séniles ou morbides suivent la même marche que chez les ascendants ; le mécanisme de cette transmission ne diffère donc pas de celui de l'hérédité physiologique. Mais c'est en général plutôt l'aptitude à contracter une maladie que cette maladie elle-même qui est transmise.

HEREFORD (RACE DE). — Variété bovine du comté de Hereford, en Angleterre, créée par Tomkins dans la seconde moitié du XVIII° siècle. C'est la plus grande des variétés anglaises.

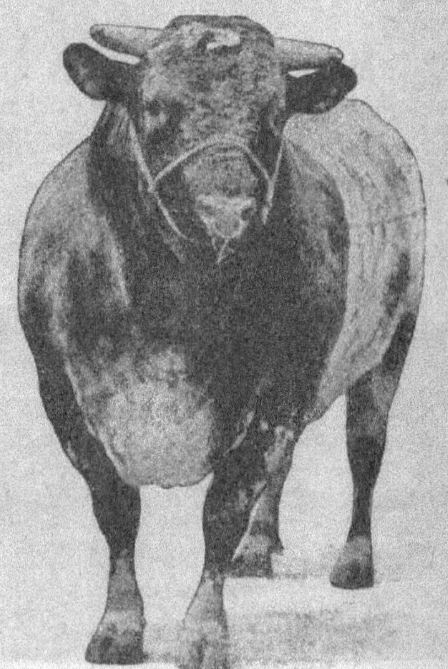

Fig. 852. — Taureau de Hereford.

Robe rouge sombre, avec la tête blanche, du blanc au ventre et sur le dos ; cornes moyennes et ouvertes ; front large ; poitrine large et profonde, épaules bien faites. Les vaches sont médiocres laitières (fig. 852).

HERMAPHRODISME (*hermaphrodismus*, de Ἑρμῆς, Mercure, et Ἀφροδίτη, Vénus ; all. *Zwitterbildung* ; angl. *hermaphrodism* ; it. *ermafrodismo* ; esp. *hermaphrodismo*). — Réunion, chez un même individu, des deux sexes ou de quelques-uns de leurs caractères. Tantôt cette réunion est normale et existe chez tous les individus d'une espèce (*hermaphrodisme normal*) ;

tantôt elle constitue une déviation congénitale et complexe du type spécifique (*hermaphrodisme anormal*).

Hermaphrodisme normal ou absolu. — État d'un individu qui est pourvu à la fois d'organes génitaux mâles et femelles *complets*, et qui peut accomplir les fonctions dévolues à l'un et à l'autre sexe. Il est dit *suffisant* quand un seul individu peut se féconder lui-même (helminthes); et *insuffisant* quand les organes sont disposés de telle sorte qu'un accouplement réciproque de deux individus est nécessaire (hirudinées, gastéropodes). L'hermaphrodisme normal est le cas de la majorité des plantes; on le trouve aussi dans quelques entozoaires, annélides et mollusques; mais aucun vertébré n'offre d'exemple d'hermaphrodisme normal, si ce n'est quelques poissons.

Hermaphrodisme anormal. — État d'un individu qui présente simultanément quelques-uns des caractères des deux sexes, mais chez lequel les appareils génitaux, *incomplets*, ne peuvent remplir les fonctions d'aucun d'eux. Il n'est pas rare dans la série des vertébrés, y compris l'espèce humaine, et il s'y présente sous des formes très variées, entraînant toutes la stérilité, que Isidore Geoffroy Saint-Hilaire rapporte aux suivantes : 1° *hermaphrodisme avec excès*, dans lequel le nombre normal des parties constitutives de l'appareil génital est augmenté : tantôt cet appareil est mâle, avec quelques parties femelles surnuméraires (*hermaphrodisme masculin complexe*); tantôt il est femelle, avec quelques parties mâles surnuméraires (*hermaphrodisme féminin complexe*); tantôt enfin il y a un appareil mâle et un appareil femelle (*hermaphrodisme bisexuel*); dans l'*hermaphrodisme bisexuel parfait*, ils sont tous deux complets; ils sont tous deux incomplets, ou l'un seulement est incomplet, dans l'*hermaphrodisme bisexuel imparfait*. 2° *Hermaphrodisme sans excès*, dans lequel l'ensemble, le nombre normal des parties constitutives de l'appareil génital n'est pas changé : tantôt l'appareil reproducteur est essentiellement mâle (*hermaphrodisme masculin*) ou femelle (*hermaphrodisme féminin*), un petit nombre seulement de parties représentant les conditions sexuelles inverses; tantôt cet appareil offre une association des caractères des deux sexes (*hermaphrodisme neutre*), de telle manière que les organes mâle et femelle sont superposés (*hermaphrodisme superposé*), ou que les organes d'un côté étant tous du même sexe, ceux de l'autre côté sont les

uns mâles, les autres femelles (*hermaphrodisme semi-latéral*), ou que, les organes d'un côté étant d'un sexe, ceux du côté opposé sont de l'autre sexe (*hermaphrodisme latéral*), ou enfin que, les organes profonds du côté droit et les organes moyens du côté gauche étant d'un sexe, les autres sont d'un sexe opposé (*hermaphrodisme croisé*).

HERNIAIRE (angl. *hernial*; it. *erniario*; esp. *herniario*). — Qui a rapport aux hernies. — *Bistouri herniaire* (Voy. BISTOURI). — *Sac herniaire* (Voy. HERNIE).

HERNIE (*hernia, ramex, κήλη*; all. *Bruch*; angl. *rupture*; it. *ernia*; esp. *hernia*). — Toute tumeur formée par le déplacement d'un viscère,

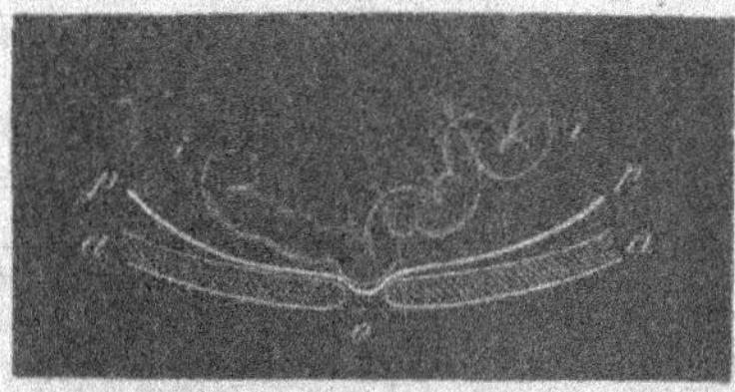

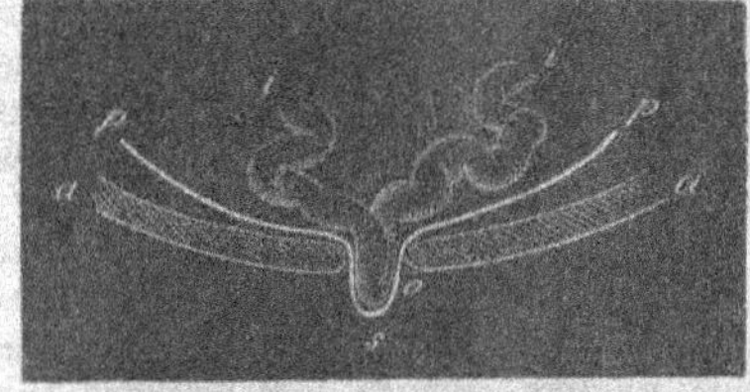

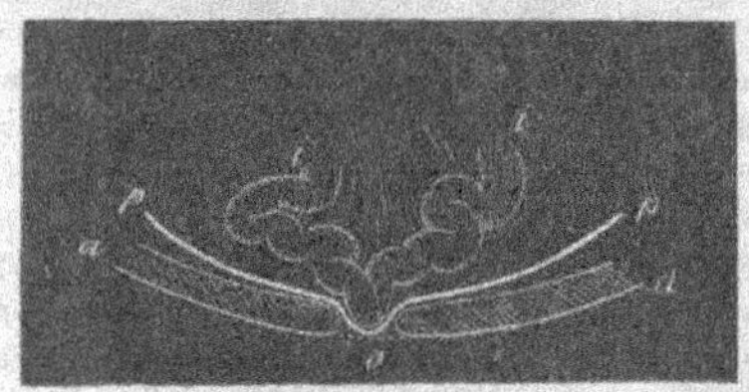

Fig. 853, 854, 855. — Ces trois figures sont destinées à donner une idée du mode de formation des hernies.

aa, aa, aa, représentent une coupe de la paroi abdominale. — *a, o, o,* l'ouverture aponévrotique par laquelle s'engage le péritoine *pp, pp, pp,* pour donner lieu au prolongement qui forme le sac herniaire *s.* — On voit en *ii, ii, ii,* l'intestin qui s'engage de plus en plus dans le sac herniaire.

ou d'une portion de viscère, qui, échappée de sa cavité naturelle par une ouverture quelconque, fait saillie au dehors. — Le plus ordinairement, tumeur produite par le déplacement et la sortie d'un viscère ou d'une portion de viscère hors de l'abdomen par une ouverture naturelle, plus rarement accidentelle. Les hernies ont reçu différents noms, suivant l'organe déplacé et l'ouverture par laquelle s'est effectué le déplacement. On a appelé : *gastrocèle*, la hernie de l'estomac ; *épiplocèle*, la hernie de l'épiploon ; *entérocèle*, la hernie de l'intestin ; *entéro-épiplocèle*, la hernie simultanée de l'intestin et de l'épiploon ; *hépatocèle*, la hernie du foie ; *hystérocèle*, la hernie de la matrice ; *cystocèle*, la hernie de la vessie ; *omphalocèle* ou *exomphale*, la hernie qui a lieu par l'ombilic ; *hernie inguinale*, celle qui se fait par l'anneau inguinal ; *hernie scrotale*, celle qui descend jusque dans le scrotum ; *hernie crurale*, celle qui a lieu par l'arcade crurale ; il existe aussi des *hernies de la ligne blanche*, des *hernies ventrales, diaphragmatiques*, etc.

Les *hernies congénitales* sont celles existant à la naissance ou se produisant par une ouverture provisoire non encore fermée (ombilic).

Les *hernies acquises* sont divisées suivant leur étiologie en *hernies de force*, dues à des traumatismes, des efforts, et *hernies de faiblesse*, qui se forment en une région où la paroi abdominale est affaiblie. Les hernies *externes* se produisent à la périphérie du corps. Les hernies *internes* se forment dans les profondeurs de l'abdomen (hernies diaphragmatique, pelvienne, de l'hiatus de Winslow, etc.).

ANATOMIE PATHOLOGIQUE. — Les hernies se produisent le plus souvent d'une manière lente et graduelle. En général, les choses se passent de la manière suivante : le péritoine (*pp*, fig. 853) tend à s'engager à travers l'ouverture *a*, qui est une éraillure de la paroi abdominale *aa* ; il y forme une sorte d'appendice, ou petite poche communiquant avec la grande cavité péritonéale et toute prête à recevoir une portion des viscères *ii*, et appelée pour cette raison *sac herniaire s*. Plus tard, la portion de péritoine engagée au dehors augmente (fig. 854 et 855), se modifie dans sa structure, et les viscères qui y sont renfermés subissent à leur tour divers changements.

Toute hernie est donc composée de deux parties principales : un contenant, le *sac herniaire* ; des parties contenues, les *parties déplacées*.

1° *Sac herniaire*. — Le sac herniaire (fig. 856) est le prolongement du péritoine *obfb* enveloppant les viscères déplacés. Le péritoine *pp* se distend ou éprouve quelquefois des ruptures partielles dans ses lames. Le sac se forme donc, soit par locomotion, soit par distension

du péritoine, soit par ces deux modes à la fois. Lors de hernie inguinale du cheval, le sac préexiste et est constitué par la gaine vaginale du testicule. Dans les hernies abdominales, où le sac souvent considérable se forme avec une certaine soudaineté, le péritoine est rompu et le viscère se loge dans le tissu cellulaire même, dans lequel cependant bientôt se forme une membrane séreuse accidentelle continue au péritoine. — Tout sac herniaire présente à considérer plusieurs portions : l'*orifice*, ouverture de communication avec le péritoine ; le *col* ou *collet*, c'est le contour même de cette ouverture ; le *corps* du sac, et enfin le *fond*, partie directement opposée à l'orifice.

L'orifice présente en général une forme arrondie, ou oblongue ; quelquefois c'est une

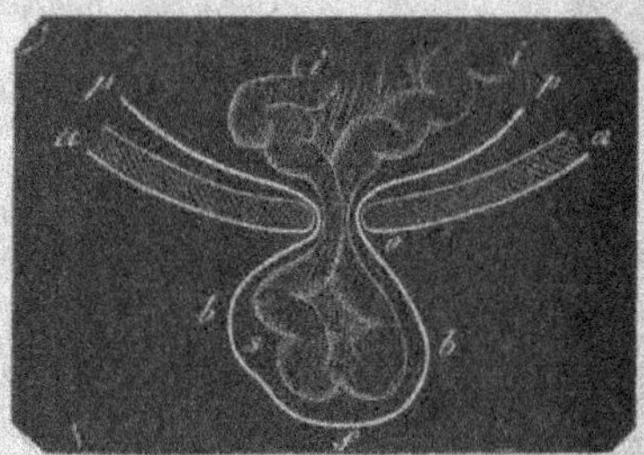

Fig. 856. — Figure schématique d'une hernie.

a, a, paroi abdominale. — *pp*, péritoine se continuant avec le sac herniaire *obfb* : *s*, surface interne du sac : *i, i*, intestin ayant passé dans le sac à travers l'orifice *o*.

fente étroite, ou bien encore une ouverture triangulaire ; lors de hernie ventrale, c'est sou-

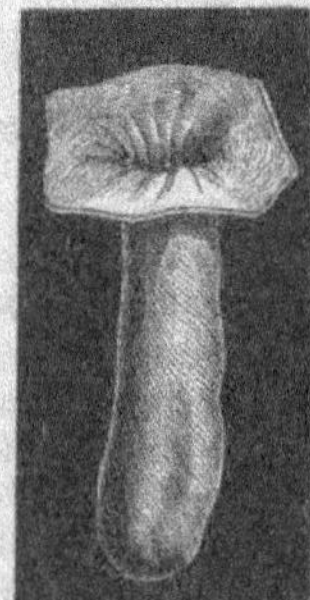

Fig. 857. — Sac herniaire cylindroïde.

vent une ouverture largement béante. Le diamètre en est variable. — Le collet a quelquefois l'épaisseur normale du péritoine ; le plus souvent, ce dernier s'épaissit par résserrement et froncement au niveau de l'anneau aponévrotique ; il a l'apparence fibreuse, avec des plis radiés au pourtour du collet. — Le

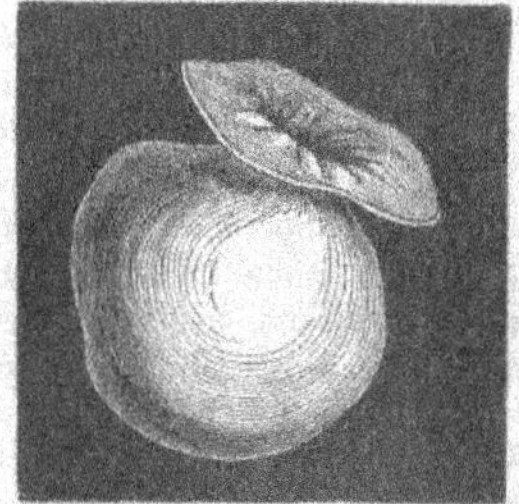

Fig. 858. — Sac herniaire sphéroïdal.

corps du sac présente de grandes différences de volume, de direction et surtout de forme : sacs *cylindroïde* (fig. 857), *sphéroïdal* (fig. 858), *conoïde*

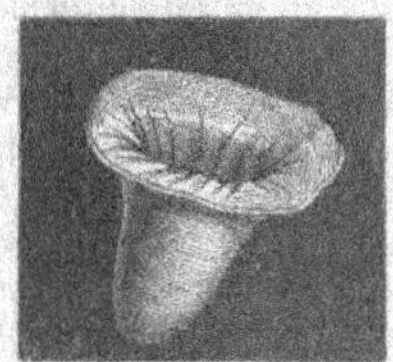

Fig. 859. — Sac herniaire conoïde.

(fig. 859), *conoïde renversé* ou *piriforme* (fig. 860), en *chapelet* (fig. 861), et sacs *multiloculaires* (fig. 862 et 863). — La face interne du sac est en

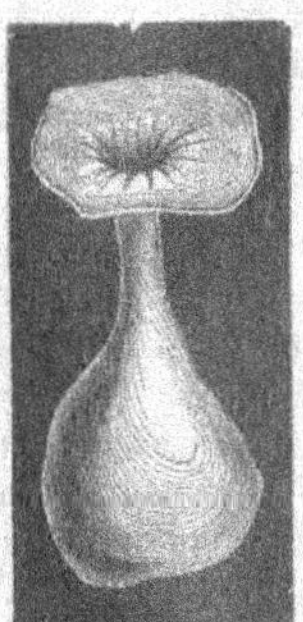

Fig. 860. — Sac herniaire conoïde renversé ou piriforme.

contact avec les parties déplacées et communique avec le péritoine ; elle est lisse et lubrifiée comme celui-ci, sauf le cas d'inflammation où il y a parfois des adhérences. Le volume du sac

est presque toujours proportionné à la masse des organes qu'il renferme, en sorte que, généralement, ils n'y subissent pas de pressions excessives, comme cela arrive ordinairement au collet. La face externe est unie aux parties voisines par un tissu cellulaire lâche dans la

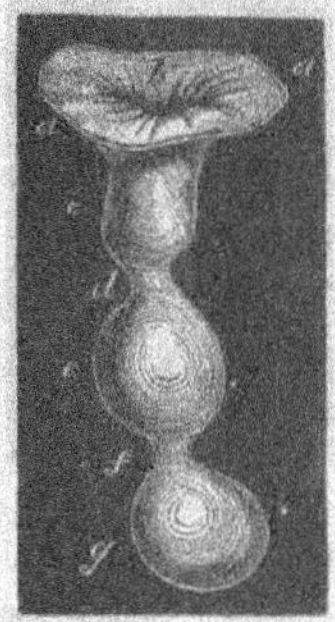

Fig. 861. — Sac herniaire en chapelet, c'est-à-dire sac pourvu de trois collets *f*, *d*, *b*.

c, *e*, *g*, représentent les parties intermédiaires aux collets. — *a*, *a*, est le péritoine formant en *b* des plis bien distincts.

hernie récente et d'un petit volume ; ce tissu devient, plus tard, dense et serré ; il y a quelquefois des adhérences très intimes en dehors du sac. — Le fond du sac occupe, dans

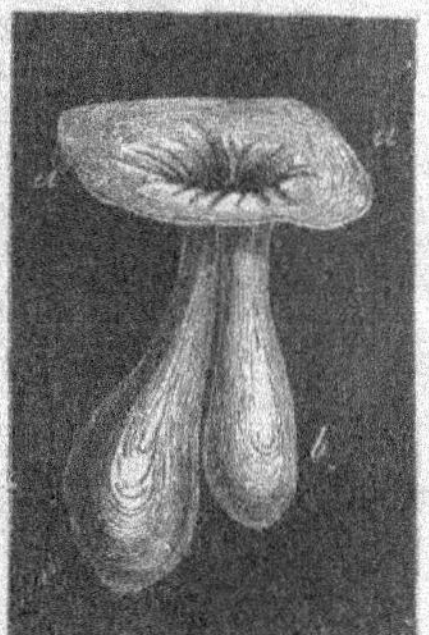

Fig. 862. — Sac multiloculaire.

a, portion du péritoine. — *b*, sac externe ouvert dans la cavité du péritoine. — *c*, sac interne oblitéré à son col.

la plupart des cas, la partie inférieure de la tumeur ; quelquefois il est dirigé en avant, ou en dedans, ou en dehors.

2° *Parties déplacées*. — En se déplaçant, les parties conservent, dans l'intérieur du sac, les rapports qu'elles avaient dans l'abdomen ; ainsi l'épiploon est presque toujours situé au-devant de l'intestin, il le précède dans sa chute. Le nombre et le volume des parties déplacées varient infiniment. Une hernie qui n'est pas contenue tend toujours à s'accroître. Il y a des hernies qui ne sont composées que d'une petite portion d'épiploon ou d'un segment de

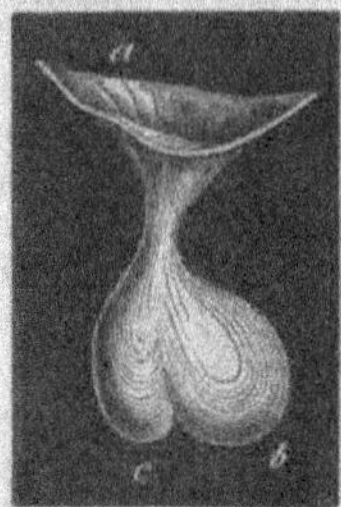

Fig. 863. — Sac herniaire à deux cavités globuleuses.

l'intestin, seulement pincé par l'ouverture abdominale, tandis qu'il est des hernies renfermant une grande partie des viscères abdominaux.

Les parties herniées contractent souvent des adhérences entre elles ou avec le sac.

Étiologie. — *Causes prédisposantes.* — Les mâles sont prédisposés aux hernies inguinales, en raison du grand développement de la gaine vaginale ; l'hérédité de certaines hernies (omphalocèle) est admise par la plupart des auteurs ; parfois il existe une certaine faiblesse congénitale des ouvertures naturelles ; les maladies intestinales, qui provoquent de violentes contractions abdominales, exposent aux hernies ; les plaies, les cicatrices, les abcès de la paroi abdominale peuvent favoriser la production des hernies de faiblesse.

Causes déterminantes. — Ce sont les violents efforts, les blessures portant sur l'abdomen ; les hernies peuvent se produire après l'abatage, après la mise dans le *travail* pour une opération.

Symptomatologie et diagnostic. — Rarement le diagnostic présente des difficultés, quand la hernie a lieu par une large ouverture qui laisse entrer et sortir librement les parties. En face d'une ouverture naturelle, ou sous une cicatrice, existe une tumeur indolente, élastique, sans chaleur à la peau. Sa forme, son volume et sa situation sont très variables ; le volume augmente par tous les efforts que fait l'animal, et diminue par le repos et la pression, quelquefois par un changement de position de l'animal, dans le décubitus latéral par exemple.

Elle peut être repoussée dans le ventre par une pression méthodique, mais elle reparaît, si le malade reprend sa position debout ou se livre à un effort ; après la rentrée de la hernie, le doigt peut, le plus souvent, refouler la peau dans l'ouverture. Si la hernie est irréductible, le diagnostic devient assez difficile. Elle se distingue d'une tumeur, en ce que l'ouverture en est remplie par une partie des organes déplacés. En palpant, on reconnaît sa nature solide, on la distingue d'une tumeur formée par un liquide ; enfin, en la réduisant, on sent la résistance qu'éprouve un corps solide, en passant à travers une ouverture résistante, sensation très différente de celle qu'on éprouverait en poussant à travers l'anneau inguinal ou crural le pus d'un abcès.

Peut-on reconnaître la partie qui s'est déplacée ? Si c'est l'intestin, il existe souvent quelque dérangement des fonctions digestives. En outre on sent l'intestin renfermant des gaz, et souvent on perçoit un bruit de gargouillement, des borborygmes ; on prétend même entendre un bruit de frottement dû au mouvement vermiculaire des intestins ; la consistance comme le volume de la tumeur varient suivant que l'intestin est vide, contient des gaz, des matières liquides ou solides ; lors de réduction, elle rentre en masse sous la pression. — Lors d'épiplocèle, la tumeur est molle, pâteuse, peu sensible à la pression ; sa surface est inégale ; par le taxis elle rentre peu à peu et sans bruit de gargouillement ; elle n'est pas ordinairement accompagnée de dérangement dans les fonctions digestives. — La hernie entéro-épiploïque est composée de deux parties distinctes, dont l'une, élastique et sonore à la percussion, se réduit facilement et en masse, en faisant entendre un bruit de gargouillement ; l'autre, molle, pâteuse, inégale, rentre plus difficilement, peu à peu, et sans bruit. — Quand la hernie renferme d'autres organes, il y a généralement dérangement dans les fonctions de l'organe hernié, des troubles fonctionnels.

Complications des hernies. — Ce sont les circonstances qui se présentent dans une hernie et motivent une indication spéciale comme : *l'irréductibilité*, *l'inflammation*, *l'engouement* et *l'étranglement*.

1° *Irréductibilité.* — Souvent des hernies anciennes ne sont ni engouées ni étranglées, et cependant ne peuvent pas être réduites. Les causes habituelles sont l'augmentation de volume des parties déplacées, la dégénérescence de l'épiploon ou du mésentère, d'anciennes adhérences entre les viscères et le sac ;

quelquefois des brides membraneuses solides dues à d'anciennes inflammations retenant les viscères. Une hernie peut être irréductible en totalité ou en partie. Il est souvent très difficile de reconnaître la cause.

2° *Inflammation*. — Le sac herniaire et les viscères peuvent s'enflammer, et l'inflammation, qui affecte le plus souvent les séreuses seules, prend parfois le caractère phlegmoneux surtout après les traumatismes. Quand l'inflammation séreuse est circonscrite et peu intense, elle passe souvent inaperçue; cependant elle peut entraîner l'irréductibilité par les adhérences qu'elle provoque. L'inflammation intense et phlegmoneuse est quelquefois plus grave que le véritable étranglement.

3° *Engouement*. — Les hernies intestinales seules peuvent être engouées. Cet accident consiste dans l'accumulation des matières alimentaires ou stercorales dans l'anse intestinale déplacée; des gaz accumulés dans la hernie peuvent aussi la rendre irréductible. Trop souvent on confond l'engouement avec l'étranglement, dont il se complique très souvent. Il est en général peu dangereux par lui-même.

4° *Étranglement*. — On dit qu'une hernie est étranglée, lorsque les parties qui la constituent sont soumises à une constriction telle, qu'il en résulte des accidents graves. On peut distinguer trois degrés dans l'étranglement. Dans la *période congestionnelle*, il n'y a encore que stase de sang dans les veines des parties étranglées, sans altération de texture; si cet état persiste, les vaisseaux capillaires s'engorgent, le sang transsude dans le tissu cellulaire sous-séreux ou sous-muqueux, et jusque dans le canal intestinal; en même temps une sérosité peu colorée est épanchée dans le sac. — Au deuxième degré (*période inflammatoire*), l'inflammation s'est déclarée. L'intestin est rouge brun; ses parois sont épaissies par infiltration de la sérosité, ou même du sang presque pur. La sérosité épanchée est quelquefois couleur de café. Une exsudation plastique, le plus souvent brunâtre, établit des adhérences molles. L'inflammation, d'abord partielle, s'étend aux parties voisines du péritoine intra-abdominal. A ce degré, malgré ses altérations, l'intestin revient assez facilement à son état normal, quand il n'est plus étranglé. Chez le cheval cependant, cette période s'accompagne de souffrances tellement vives, qu'elles peuvent le faire mourir dans les vingt-quatre heures. — Au troisième degré, *période de gangrène*, il y a mortification déclarée ou imminente. Alors l'intestin, de couleur noirâtre, a perdu son poli et sa résistance, et se déchire facilement; quelquefois il est parsemé de plaques circonscrites, verdâtres ou ardoisées. Dans certains cas, il est tout à fait affaissé, perforé; ses parois sont emphysémateuses. La sérosité du sac est noirâtre, sanguinolente, quelquefois fétide; le sac lui-même peut être gangrené. Les tissus extérieurs à cette enveloppe sont altérés; la peau se gangrène; le tissu cellulaire sous-cutané, infiltré de sérosité, se mortifie.

Le point de l'intestin qui subit la constriction éprouve les altérations les plus graves. Le premier effet de l'étranglement, c'est le rétrécissement de l'intestin.

Si la hernie renferme l'épiploon, celui-ci est tuméfié, transformé en une masse pâteuse; on observe les lésions de l'épiploïte.

L'étranglement se manifeste toujours par des symptômes accusés : violentes coliques et vomissements chez le chien; la tumeur est dure, tendue, irréductible, volumineuse. Si l'on n'intervient pas, la mort survient toujours plus ou moins rapidement.

TRAITEMENT. — 1° *Hernies simples*. — Les bandages ne constituent généralement qu'un moyen palliatif, car sur les animaux ils manquent presque toujours de fixité.

Les applications vésicantes (vésicatoire, pommade au bichromate de potasse, caustiques, acides forts), la cautérisation, les injections sous-cutanées d'eau salée, déterminent une inflammation vive du tissu conjonctif sous-cutané, refoulant les organes dans l'abdomen et formant un plastron fibreux, sorte de bandage contentif qui prévient le retour de la hernie.

La ligature, la suture, l'application d'un casseau sur le sac herniaire, sont les moyens les plus fréquemment employés sur les sujets des grandes espèces. Ils sont appliqués après réduction de la hernie, mais il faut veiller à ce que l'intestin réduit ne vienne pas se placer sous l'appareil constricteur.

L'*opération* proprement dite n'est guère à recommander contre les hernies simples des grands animaux; elle expose à l'infection du péritoine et à l'éventration; elle a donné de bons résultats chez le chien et les sujets des petites espèces. On incise la peau et les enveloppes du sac, que l'on ouvre ensuite avec précaution; on rentre l'organe hernié dans l'abdomen, on applique ensuite sur le sac une ou plusieurs ligatures à la soie, on l'ampute au-dessous et on le rentre dans le ventre; on fait enfin plusieurs étages de sutures sur les muscles et la peau ; la région est protégée par un pansement. On devra opérer avec toutes les règles de l'antisepsie.

2° *Hernies compliquées.* — Quand des brides relient l'organe hernié et les parois du sac, l'*opération* est nécessaire. Après l'ouverture du sac, on rompt les adhérences avec le doigt ou la sonde, parfois avec le bistouri, mais en empiétant plutôt sur les parois du sac pour ne pas blesser l'organe.

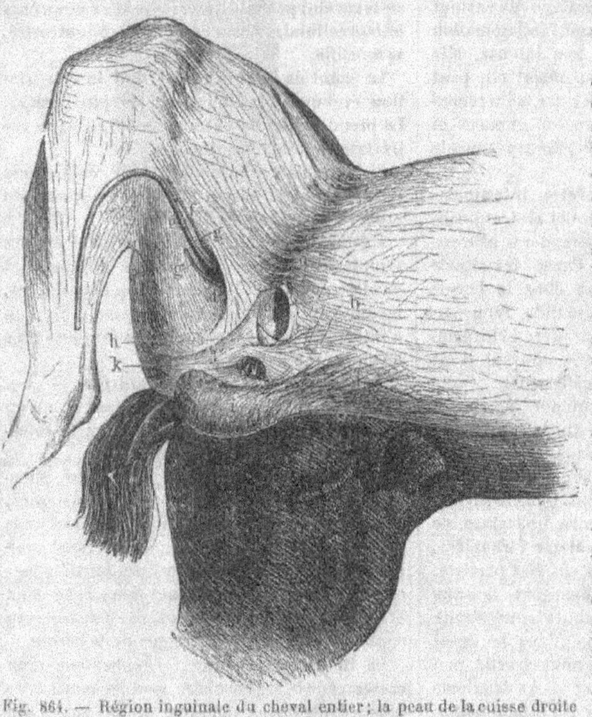

Fig. 864. — Région inguinale du cheval entier; la peau de la cuisse droite a été enlevée ainsi que le testicule droit et son cordon.

a, ligament de Poupart. — *b*, paroi antérieure du canal inguinal. — *c*, paroi postérieure. — *d*, anneau crural. — *e*, saphène. — *f*, artère cutanée interne. — *g*, filaments du nerf cutané antérieur. — *h*, branche allant fortifier le ligament rond de la cavité cotyloïde. — *i*, fascia du pénis provenant de la tunique abdominale. — *i*, bride élastique de la tunique abdominale se rendant au fascia de la cuisse. — *k*, orifice pour la veine honteuse externe.

Dans le cas de hernie étranglée, il faut recourir au *taxis* ou à la *kélotomie* et intervenir au plus tôt.

« Le *taxis* se pratique le plus avantageusement sur l'animal couché et anesthésié. La main gauche de l'opérateur embrasse le pédicule de la hernie ; les doigts de la main droite compriment la tumeur et cherchent à réduire les organes déplacés, non pas en bloc, mais progressivement, en commençant par les parties les plus voisines du trajet. » (Cadiot et Almy.)

La tumeur herniaire s'affaisse peu à peu et disparaît. — Il faut avoir soin, dans le cours de ces manœuvres, de procéder avec douceur pour ne rien contusionner ou déchirer. Parfois il arrive que l'intestin et le sac sont réduits en masse dans l'abdomen, ou bien que l'intestin a été refoulé dans le tissu conjonctif sous-péritonéal.

La *kélotomie* ou *opération de la hernie étranglée*, est indiquée dans la plupart des cas. — La région est préparée ; les tissus sont incisés couche par couche ; le sac est ouvert, en se servant de la sonde cannelée comme guide du bistouri pour ne pas blesser l'intestin. On lave ensuite le contenu du sac avec une solution antiseptique faible et chaude. On débride l'anneau constricteur à l'aide du bistouri boutonné, on réduit la hernie et on fait ensuite la suture comme dans la hernie simple.

Des hernies en particulier. — *Hernie inguinale* (all. *Leistenbruch*). — La hernie inguinale est produite par la *descente* d'une portion de l'intestin ou de l'épiploon, ou des deux à la fois, dans la gaine testiculaire, à travers l'anneau inguinal.

Anatomie de la région (fig. 864). — Le canal inguinal est un conduit infundibuliforme, comprimé d'un côté à l'autre, par lequel sortent de la cavité abdominale le cordon testiculaire avec l'artère honteuse externe chez le mâle, et les vaisseaux mammaires externes chez la femelle. Situé sur le côté de la région prépubienne, dans une direction oblique de haut en bas, d'avant en arrière et de dehors en dedans, mesurant 5 à 6 centimètres en longueur, ce canal est pratiqué entre l'arcade crurale qui constitue sa paroi postérieure, et la portion charnue du muscle petit oblique qui en forme la paroi antérieure. — Son orifice *inférieur*, ou *anneau inguinal inférieur*, est beaucoup plus large que le supérieur. Percé à travers l'aponévrose du grand oblique, dans l'angle formé par la réunion du bord interne avec le bord postérieur de cette aponévrose, celui-ci a la forme d'un ovale obliquement dirigé d'avant en arrière et de dehors en dedans. On lui reconnaît deux *lèvres* ou *piliers*, et deux *extrémités* ou *commissures*. Les piliers, distingués en *antérieur* et *postérieur*, sont constitués par des fibres arciformes de l'aponévrose du muscle grand oblique. Les commissures *interne* et *externe* résultent de l'union des piliers à leurs extrémités. L'interne est limitée par le tendon prépubien des muscles abdominaux. C'est à la base de la commissure interne que la suspubienne donne les artères inguinale, scrotale et l'abdominale postérieure ; cette dernière branche longe le bord interne de l'anneau. — L'*orifice supérieur* ou *péritonéal*, ou *anneau inguinal supérieur*, est en avant et directement en regard de l'anneau crural. C'est une simple fente dilatable, comprise, comme le canal lui-même, entre l'arcade crurale et le muscle petit oblique. Mal circonscrite à ses extrémités, cette fente embrasse le collet de la gaine vaginale et en forme l'entrée. — Chez presque tous les animaux, le collet de la tunique vaginale s'oblitère peu après la naissance. Chez le cheval, et souvent chez le taureau, la gaine vaginale conserve sa communication avec le péritoine, d'où une prédisposition à la hernie. Dans le canal inguinal et la gaine testiculaire, se trouve contenu le cordon testiculaire. — Le canal inguinal et la gaine testiculaire sont tapissés dans toute leur étendue par la séreuse qui continue le péritoine, et sont doublés en dehors par la tunique fibreuse et le muscle crémaster ; plus inférieurement on trouve comme enveloppe le dartos et le scrotum. — On reconnaît à la gaine testiculaire une *entrée*, un *collet*, la *partie moyenne* et le *fond* : l'entrée constitue l'infundibulum, qui déborde l'ouverture interne du canal inguinal, et donne passage au canal déférent, ainsi qu'aux vaisseaux testiculaires, provenant de la région sous-lombaire ou s'y rendant. Le collet, partie la plus étroite de la gaine, fait suite à l'infundibulum, et adhère à la circonférence de l'anneau par un tissu cellulaire abondant et lâche. Le point le plus étroit se trouve à 2 ou 3 centimètres environ de ce canal ; c'est là que se produit l'étranglement. La partie moyenne, comprise depuis le collet jusqu'au niveau de l'épididyme, renferme le cordon ; enfin le fond loge le testicule et l'épididyme (fig. 865).

FRÉQUENCE. — La hernie inguinale est assez fréquente chez le cheval, ce qui s'explique par l'ouverture de communication avec le péritoine restée normalement toujours ouverte ; elle est cependant plus rare que chez l'homme, où la

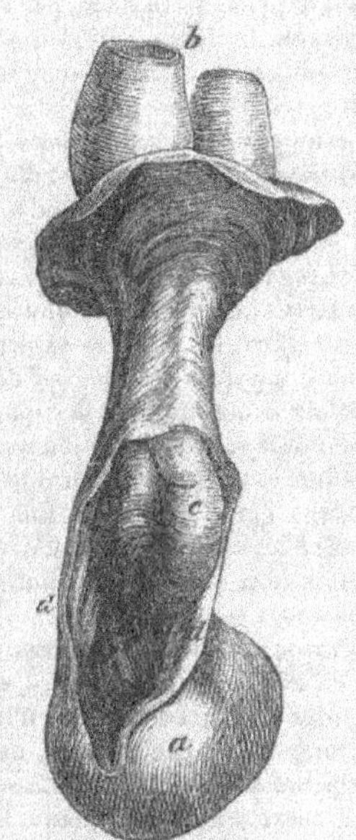

Fig. 865. — Hernie inguinale vaginale (d'après Hering).

a, testicule gauche. — *b*, anse intestinale. — *c*, partie herniée de cette anse. — *d*, tunique vaginale du testicule.

position verticale fait porter la masse intestinale sur la région inguino-crurale. Elle est plus fréquente chez le cheval entier que chez le hongre, à cause de l'étendue plus considérable de l'anneau ; elle est assez fréquente chez le mulet, rare chez l'âne.

La hernie inguinale est rare chez les bêtes bovines, ainsi que sur le bélier (Lafosse). Chez les chiens et les verrats, le col de la gaine est très allongé et se dirige horizontalement en arrière, ce qui oppose un obstacle de plus à la production de la hernie ; cependant on a parfois observé la hernie inguinale chez ces animaux. — Chez les femelles, l'anneau est très étroit et recouvert par le fascia lata ; la hernie est donc très difficile ; aussi on ne la constate guère que sur les chiennes.

1. *Hernie inguinale aiguë*. — C'est une hernie récente, apparaissant brusquement et se compliquant presque inévitablement d'étran-

glement. Fréquente chez le cheval, elle est rare dans les autres espèces.

ÉTIOLOGIE. — *Causes prédisposantes.* — Dilatation congénitale de l'orifice supérieur de la gaine vaginale et de l'anneau ; poids exagéré du testicule qui déprime davantage, par l'intermédiaire du cordon, la lèvre antérieure de l'anneau supérieur et élargit celui-ci ; service du gros trait ; température extérieure élevée, qui entraîne un relâchement des muscles.

Causes occasionnelles. — La cause habituelle est un effort musculaire violent, lorsque le membre postérieur se trouve porté en dehors et en arrière, ou lorsque le cheval est entravé et couché, ou maintenu dans un travail pour une opération.

Lors de cet effort, les muscles expirateurs, et surtout ceux des parois inférieures de l'abdomen, restent en contraction, et la capacité de la cavité abdominale se trouve diminuée, d'autant plus que l'effort est plus considérable ; les viscères contenus éprouvent alors une pression qui peut avoir pour effet de faire pénétrer dans la gaine vaginale ceux qui, par leur mobilité, leur calibre, peuvent s'y engager.

SYMPTOMATOLOGIE. — Les symptômes *généraux* consistent en des coliques, d'abord vagues et qui augmentent progressivement d'intensité. Quand l'étranglement est produit, on dit que le cheval effectue avec sa tête un mouvement d'encensoir assez lent, puis, quand la hernie est définitivement étranglée, les coliques deviennent tellement violentes que les animaux se jettent à terre, se roulent avec fureur, semblant avoir perdu l'instinct de la conservation. Pendant les moments de répit, le malade prend de préférence l'attitude couchée sur le dos, parfois celle du chien assis.

Entre la douzième et la quinzième heure environ, les douleurs disparaissent. Mais le calme est alors le signe d'une terminaison mortelle prochaine ; la gangrène s'est déclarée, et avec elle la sensibilité de l'intestin a disparu. L'animal tombe dans un état d'extrême prostration, la température de son corps s'abaisse, la sueur qui le recouvre se refroidit ; son pouls s'efface, son regard s'éteint ; c'est à peine s'il peut se tenir sur ses membres, quand on l'excite à se mouvoir ; et lorsque ses forces sont à bout, ce qui arrive en quelques heures, il tombe et meurt sans se débattre. Il est bien rare que la mort n'arrive pas dans les trente-six heures qui suivent l'étranglement.

Les symptômes *locaux* peuvent être perçus par l'exploration externe de la région inguino-scrotale, et par l'exploration rectale.

En général, toutes les fois qu'un cheval, et un cheval entier surtout, est affecté de coliques, il est toujours indiqué de procéder immédiatement à l'examen de la région inguinale pour s'assurer si elle ne présente rien d'anormal.

La sensation que l'on perçoit par le toucher, au début d'une hernie inguinale, est celle de l'épaisseur augmentée du cordon testiculaire, qui n'a plus sa souplesse normale. Ce cordon, épaissi, donne une sensation de rénitence croissante, à mesure qu'on plonge les doigts plus profondément dans l'aine, tandis que vers le fond du sac, on perçoit simplement le sac scrotal plus plein que d'habitude ; le testicule y est moins mobile ; la sensation perçue est celle d'une tumeur un peu pâteuse. Ces caractères prennent plus de netteté si on compare les deux sacs testiculaires ; la douleur à la pression de la tumeur herniaire est généralement peu vive ; parfois le cheval traîne le membre correspondant et le porte dans l'abduction.

L'exploration rectale permet presque toujours d'affirmer l'existence de la hernie. A l'état normal, la main introduite dans le rectum jusqu'en avant du pubis perçoit nettement de chaque côté de la ligne médiane une ouverture étroite qui est l'orifice supérieur du canal inguinal, dans laquelle on peut engager un ou deux doigts. Dans le cas de hernie, la main sent le cordon testiculaire et l'anse intestinale herniée. On peut assurer le diagnostic en explorant comparativement les deux ouvertures inguinales, ou bien en introduisant une main dans le rectum pour explorer l'ouverture supérieure, pendant que l'autre explore la région extérieurement, les doigts enfoncés dans l'aine.

DIAGNOSTIC. — On fera assez facilement la différence avec le sarcocèle, l'hydrocèle, l'hématocèle.

PRONOSTIC. — Très grave, car si la hernie est abandonnée à elle-même, la mort survient rapidement. Le pronostic est d'autant plus grave que l'intervention est plus tardive ; au delà de la quinzième heure on a peu de chance de sauver les malades.

ANATOMIE PATHOLOGIQUE. — Le plus généralement, la hernie est constituée par l'intestin grêle : c'est pourquoi, chez le cheval, elle est plus fréquente à gauche qu'à droite ; souvent il y a entéro-épiplocèle. Bouley a précisé le mécanisme de l'étranglement et montré que l'intestin hernié était étranglé par le collet de la gaine vaginale.

TRAITEMENT. — Il faut intervenir le plus tôt possible par le *taxis* ou par l'*opération*.

Taxis. — Il comporte toutes les manœuvres effectuées avec les mains pour faire rentrer l'anse herniée.

Dans le *taxis scrotal*, les mains exercent des pressions méthodiques, sur la région des bourses, à travers l'épaisseur des parois du sac herniaire. Dans le *taxis rectal*, la main exerce une traction sur l'anse herniée, à travers l'épaisseur des parois du rectum. Généralement les deux taxis sont employés simultanément.

Le taxis peut être pratiqué lorsque l'animal est dans l'attitude debout, mais mieux lorsqu'il est maintenu dans l'attitude couchée et en position dorsale. — Dans le premier cas, le sujet étant entravé des membres postérieurs, l'opérateur, s'il s'agit d'une hernie du côté gauche, introduit sa main droite, huilée au préalable, dans le rectum jusqu'au niveau du pubis, et, tandis qu'avec la main gauche, passée en avant de la rotule, il exerce une pression sous le sac scrotal et repousse l'intestin vers son orifice supérieur, sa main droite soulève les deux bouts de l'anse herniée et fait effort pour la dégager

l'anse intestinale herniée, en même temps qu'on la refoule vers l'orifice supérieur du sac par des pressions méthodiques faites sur le scrotum. Une des mains de l'opérateur, la droite s'il s'agit d'une hernie à gauche, est introduite dans le rectum et l'autre appliquée sur le scrotum ; celle-ci refoule l'intestin vers l'orifice du sac, tandis que celle-là tâche de l'en extraire en le tirant vers la région lombaire.

Le succès est indiqué par la diminution de la masse, le doigt pénètre facilement dans le trajet inguinal.

On a conseillé, pour prévenir le retour de la hernie, de maintenir quelque temps le malade sur le dos et d'appliquer sur la région testiculaire des compresses froides. — Baggé et Grunewald recommandent d'appliquer sur le cordon entouré de ses enveloppes, un lien circulaire placé haut et très modérément serré, que l'on laisse en place huit à douze heures.

L'eau froide décongestionne l'anse herniée et facilite la réduction. — Baggé et Grunewald recommandent de recouvrir la tumeur her-

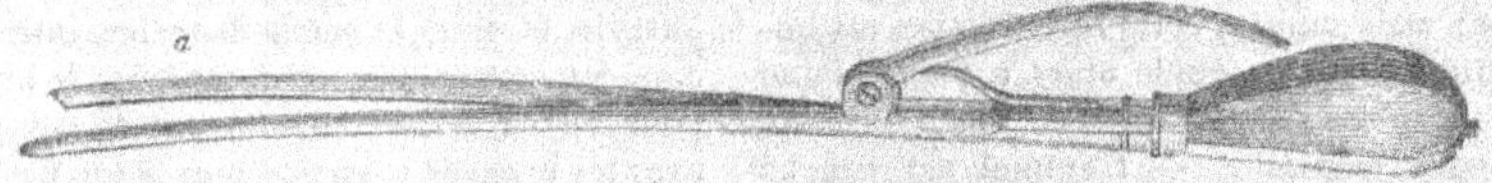

Fig. 866. — Herniotome.

de l'étreinte du canal, en la tirant en haut. Ce procédé réussit rarement.

Le mieux est de coucher le malade, de l'anesthésier et de le placer en position dorsale, avec le derrière bien relevé par des bottes de paille, les deux membres postérieurs maintenus écartés et tirés en avant à l'aide de plates-longes, fixées près des jarrets. Cela fait, l'opérateur exerce le taxis sur le sac scrotal, à l'aide des deux mains, dont il combine les actions de manière à comprimer l'anse intestinale de son fond vers son pédoncule. Le but qu'il faut tâcher d'atteindre par cette sorte de massage méthodique, c'est de faciliter la circulation de retour en refoulant le sang qui remplit les capillaires de l'intestin ; c'est aussi d'évacuer sa cavité intérieure des gaz ou des matières liquides qu'elle peut contenir, et en réduisant ainsi son volume, de faciliter son passage. Quand ces actions des deux mains ont été continuées durant cinq, dix minutes, il faut alors refouler graduellement l'intestin vers la partie supérieure de la gaine. Mais il est préférable de faire les deux taxis à la fois, c'est-à-dire d'exercer par le rectum des tractions sur

niaire d'une compresse imbibée de chloroforme qui provoquerait un relâchement de l'anneau constricteur.

Les manœuvres du taxis doivent être effectuées avec douceur, sans brusquerie, et ne doivent pas être continuées trop longtemps, afin de ne pas déchirer l'anse intestinale congestionnée et ramollie. — Quand le taxis méthodique continué pendant cinq à dix minutes n'a pas donné de résultat, il faut recourir à l'opération, surtout si la hernie date déjà de quelques heures.

Lorsque l'on a la chance d'intervenir dès le début, la douche froide en jet sur la hernie, envoyée pendant plusieurs minutes, le malade étant maintenu couché sur le dos et le membre postérieur écarté, peut suffire, même sans taxis, pour faire rentrer l'intestin.

Opération de la hernie inguinale étranglée. — Kélotomie. — Les instruments nécessaires sont des bistouris, des ciseaux, une sonde cannelée, un herniotome ou un bistouri boutonné droit, des fils de soie ou de catgut ou bien une paire de ciseaux courbes, et les liens nécessaires pour les maintenir rapprochés. Le *herni-*

tome (fig. 866) est un bistouri à lame cachée et mobile qui n'est plus guère employé aujourd'hui ; on préfère un simple *bistouri boutonné* à lame étroite et à tranchant borné dans sa longueur (fig. 867), pour faire l'incision du collet

rentes lames du tissu lamelleux, jusqu'à ce que la tunique érythroïde soit mise à nu ; puis, avec le pouce et l'index de la main droite, on dépouille cette tunique de ses couches celluleuses, et on isole complètement la tumeur her-

Fig. 867. — Bistouri boutonné pour la herniotomie.

et de la gaine dans les limites exactes de longueur et de profondeur qu'il est nécessaire d'atteindre pour supprimer l'étranglement (fig. 865). Ce bistouri est ordinairement guidé par le doigt introduit dans le collet de la

niaire, comme on fait pour le testicule dans le procédé de castration à testicule couvert. On éraille, avec la pointe du bistouri droit, les fibres de la tunique fibreuse jusqu'à ce qu'un jet de liquide annonce que la gaine est

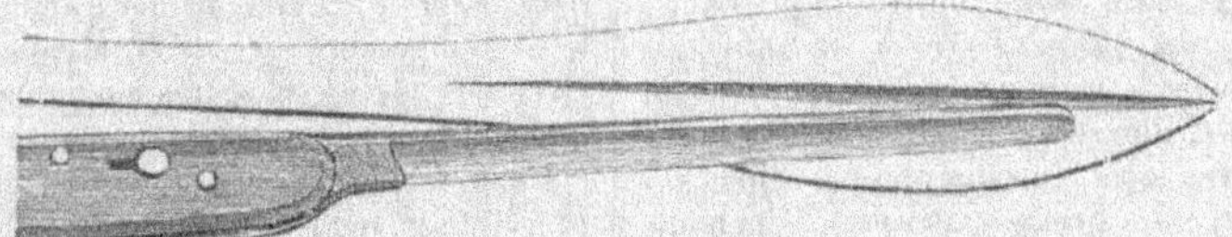

Fig. 868. — Bistouri glissé à plat sur la sonde cannelée.

gaine ; mais souvent cette introduction est impossible, et on se guide alors à l'aide d'une *sonde cannelée* spéciale (fig. 868, 869).

Manuel opératoire. — L'animal est couché avec précaution sur un épais lit de paille, de façon à élever le plus possible le train postérieur. Le membre correspondant à la hernie

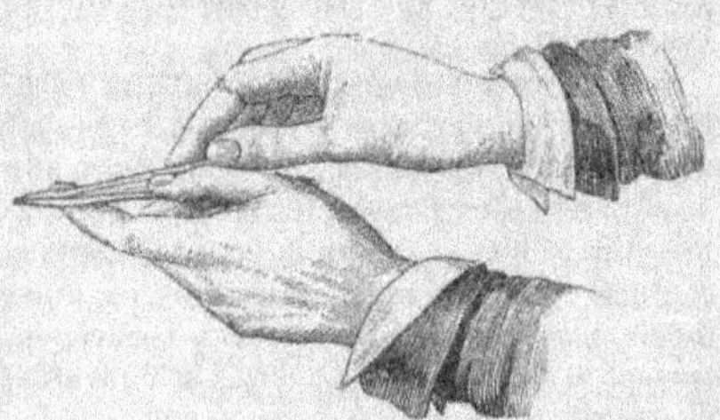

Fig. 869. — Manière de tenir le bistouri sur la sonde cannelée.

est fixé comme pour la castration, et l'on place l'animal sur le dos en le faisant maintenir par des aides et des bottes de paille entières placées de chaque côté. Le malade est anesthésié.

L'opérateur se place à genoux, derrière le malade, fait, avec le bistouri convexe, une longue incision sur la tumeur herniaire, dans le sens de son grand axe qui est celui du testicule. Cette incision doit n'intéresser que la peau et le dartos. On divise couche par couche les diffé-

ouverte, et alors la sonde cannelée, introduite dans cette ouverture, sert à conduire le bistouri pour ouvrir le sac dans le sens de son grand axe ; les organes contenus dans le sac herniaire apparaissent.

Dès que le sac est ouvert, il faut explorer son goulot avec le doigt indicateur, pour reconnaître le siège précis de l'étranglement et s'assurer de son intensité.

Si l'étranglement est peu intense, la hernie récente et l'intestin peu épaissi, on peut essayer la réduction par le taxis exercé directement sur l'intestin ; l'irrigation continue avec l'eau fraîche a souvent été utile dans ce cas, en diminuant la congestion. Il faut alors faire tendre la gaine vaginale par un aide et opérer la réduction avec l'extrémité des doigts ; en même temps, un autre aide tire le testicule en dehors de manière à tendre également son cordon. Si l'intestin est fortement congestionné, il est prudent d'opérer la réduction par le rectum sans exercer la moindre manipulation sur la partie herniée.

Si l'étranglement est très fort, il faut pratiquer de suite le *débridement du collet*. Un aide saisit avec ses deux mains les bords de l'incision de la gaine vaginale, et la dispose en entonnoir par la traction qu'il exerce sur ses parois ; un autre aide tire le testicule en dehors et en arrière, pour tendre le cordon. L'opérateur introduit alors à l'aide de son doigt, ou de la sonde cannelée, le bistouri boutonné ou le herniotome jusqu'au niveau du collet du sac : puis l'instrument est tenu de façon que le dos s'appuie sur la pulpe du doigt qui le soutient et que le tranchant, tourné en dehors, corresponde à la bride du collet, en regard de la face interne de la cuisse. Cette bride du collet est tellement tendue qu'elle se coupe d'elle-même sur le tranchant, ou qu'il suffit pour l'inciser d'un très léger mouvement imprimé par le doigt. Il faut faire une incision très petite et n'intéressant dans sa profondeur que l'épaisseur de la gaine vaginale doublée de sa tunique fibreuse ; le crémaster doit être respecté, parce qu'il est une condition de l'occlusion de la gaine après et malgré son incision (Bouley).

On procède alors à la réduction de l'intestin par un taxis direct, combiné, s'il y a nécessité, avec le taxis rectal.

On devra agir avec beaucoup de précautions, si l'anse herniée est congestionnée, friable ; si elle est perforée en un ou plusieurs endroits, on ferme les plaies par une ligature circulaire ou par une suture, faites avec la soie ou le catgut ; si l'anse est mortifiée, la mort est presque certaine : on peut toutefois tenter d'exciser la partie gangrenée et de réunir les deux abouts. — Si l'épiploon hernié est enflammé, il vaut mieux le réséquer après la ligature, très haut.

On rabat la gaine sur le cordon et on fixe le casseau très haut sur le cordon ainsi couvert, ou bien on applique une ligature à la soie sur le cordon couvert ; enfin on coupe le testicule à 2 ou 3 centimètres au-dessous.

Pour conserver le testicule, Siegen a préconisé la *herniotomie sous-cutanée* : le bistouri boutonné est introduit dans la gaine vaginale, en le laissant glisser sur l'index indicateur, à la faveur d'une incision des enveloppes du cordon, faite à sa face externe, au-dessous de l'anneau inguinal inférieur.

SOINS CONSÉCUTIFS. — L'animal relevé est placé sur une bonne litière. On le nourrit avec du lait, des barbotages additionnés de sulfate de soude ; la saignée et les sinapismes, recommandés autrefois pour prévenir la péritonite, ne sont pas indispensables. Si l'opération a réussi, le malade reprend sa gaieté, mange bien ; si, au contraire, l'opéré paraît triste, boude, la péritonite est à craindre ; on recommandera l'alcool, les antiseptiques internes, des lavements crésylés, au besoin un sinapisme sous l'abdomen.

Les casseaux seront enlevés au bout de quatre,

cinq ou six jours suivant la saison, et la plaie traitée comme une plaie simple.

Quel que soit le procédé de réduction employé, pour éviter les rechutes, il importe de faire de suite la castration des deux testicules. On a constaté, en effet, plusieurs cas de hernie du côté du testicule conservé, sur des chevaux opérés et castrés seulement du côté de la hernie.

ACCIDENTS, COMPLICATIONS. — Les vaisseaux testiculaires peuvent être blessés pendant le débridement et donner lieu à une *hémorragie* abdominale souvent mortelle.

Les *blessures de l'intestin* peuvent être dues au taxis exécuté sans précautions, ou bien elles sont produites lors de l'incision ; elles sont toujours très graves. On devra essayer de fermer les plaies par quelques points de suture.

L'*éventration* peut se produire lorsque la gaine vaginale se déchire ou lorsque le débridement a été trop étendu.

La *hernie extravaginale* est un accident assez rare qui est dû à l'incision du crémaster lors du débridement ; l'intestin peut se loger entre le muscle et la tunique fibreuse, ou bien entre le crémaster et la paroi du trajet inguinal.

La *péritonite* est une complication malheureusement fréquente ; elle survient deux ou trois jours après l'opération, parfois douze à dix huit heures ; si elle se manifeste au bout de huit à dix jours, elle est alors la conséquence de la mortification de l'intestin.

II. *Hernie inguinale chronique.* — Elle peut s'observer dans toutes les espèces ; elle est généralement unilatérale, parfois elle existe des deux côtés.

L'intestin ne descendant que peu à peu et à mesure que l'anneau inguinal se dilate, il n'y a pas d'étranglement. Rarement la hernie chronique est la récidive d'une hernie aiguë guérie par le taxis.

ÉTIOLOGIE. — *Causes prédisposantes.* — Hypertrophie du testicule, orchite, tumeur, hydrocèle, et surtout ouverture exagérée et congénitale de la gaine et du détroit supérieur du trajet.

On dit que ces hernies sont *continues* lorsque l'intestin engagé dans la gaine vaginale y reste à demeure ; celles *intermittentes* sont apparentes à un moment donné, elles disparaissent pour se reformer et disparaître suivant les circonstances. Continue ou intermittente, la hernie est *simple* lorsqu'elle consiste exclusivement dans le déplacement de l'intestin et qu'il n'a éprouvé aucune altération dans la gaine vaginale ; mais elle est souvent *compliquée* : dès le début elle s'accompagne parfois d'une déchirure de l'orifice supérieur de la gaine testiculaire, quelquefois d'une déchirure voisine ne se confondant pas avec lui (fig. 870) ; souvent, l'anse intestinale est alors contenue dans un sac herniaire spécial qui s'est formé dans la gaine vaginale, mais souvent aussi le sac spécial manque, et alors la hernie réunit le double caractère d'une hernie de la gaine testiculaire

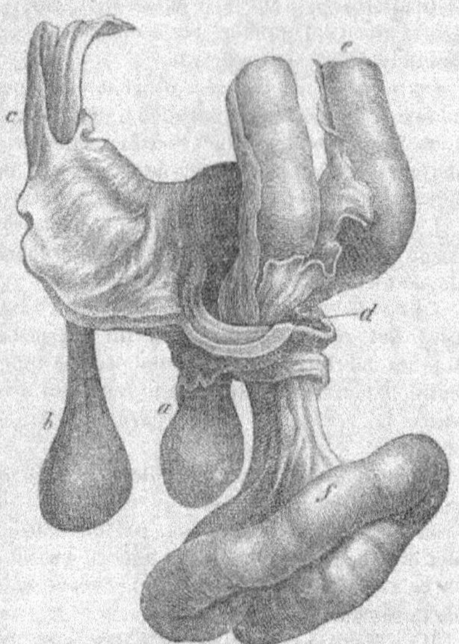

Fig. 870. — Hernie inguinale compliquée (d'après Héring).

a, testicule gauche. — b, testicule droit. — c, anneau inguinal de ce côté. — d, orifice de la hernie. — e, intestin grêle. — f, partie herniée.

et d'une hernie ventrale. — Pour peu que la hernie soit ancienne, il y a presque toujours *hydrocèle* (Voy. ce mot). — Souvent la hernie chronique est compliquée de *sarcocèle* (Voy. ce mot), d'autres fois d'une *inflammation du péritoine*, avec des adhérences la rendant irréductible. — Enfin elle peut être compliquée d'engouement, et aussi, d'étranglement.

Ces hernies chroniques sont beaucoup plus volumineuses que les récentes. Quand elles sont exclusivement vaginales, elles remplissent tout le scrotum. — Si la déchirure de l'ouverture supérieure a permis la formation d'un sac, la tumeur herniaire présente deux lobes inégaux : l'un sphéroïdal, le moins volumineux,

situé supérieurement, dans l'aine, sous les parois ventrales, et l'autre qui occupe tout le scrotum. Le volume et la consistance des hernies ne restent pas invariables sur le même sujet. Elles grossissent après le repas, et sous l'influence des efforts. Si l'intestin est légèrement distendu par les matières qu'il renferme, on voit ses reliefs se dessiner sous la peau scrotale, et l'on peut même percevoir ses mouvements vermiculaires. Enfin les borborygmes peuvent être perçus à distance. — La hernie est généralement indolente. — Le toucher dans l'exploration rectale peut faire facilement reconnaître d'autres symptômes au niveau de l'ouverture supérieure.

COMPLICATIONS. — La gaine vaginale contient une certaine quantité de liquide séreux dans lequel baigne l'anse intestinale ; il y a alors plus ou moins d'hydrocèle, et il est parfois difficile de reconnaître l'intestin. — Lors d'inflammation aiguë, la tumeur scrotale devient chaude, douloureuse, uniformément tendue ; elle prend les caractères d'une tumeur phlegmoneuse, et c'est alors que l'intestin contracte avec la gaine vaginale, quelquefois avec le cordon testiculaire, des adhérences qui rendent la hernie irréductible ; mais si l'inflammation se communique au testicule, il y a orchite et surtout sarcocèle ; d'autres fois l'inflammation envahit tout le péritoine (Voy. PÉRITONITE).

L'*engouement* est une complication assez fréquente ; l'anse intestinale herniée est distendue par des matières alimentaires plus ou moins épaisses qui s'y accumulent, et donnent lieu à une obstruction momentanée du canal digestif. — L'engouement se caractérise par l'augmentation du volume de la tumeur, son poids, et la sensation, en palpant, d'une masse pâteuse. On constate des symptômes de coliques, qui durent aussi longtemps que persiste l'obstruction et disparaissent avec elle, pour se remontrer lorsque l'engouement se reconstitue. Les cas de coliques intermittentes, sous l'influence des hernies inguinales chroniques ne sont pas rares : il suffit d'un taxis méthodique appliqué à propos pour faire disparaître tout symptôme alarmant. Il est des cas cependant où l'engouement persiste ; une fois commencé, il ne fait alors que s'aggraver par l'accumulation de matières nouvelles, et il survient de l'étranglement qui se manifeste par les symptômes indiqués à propos des hernies aiguës.

DIAGNOSTIC. — Il est assez facile s'il n'y a pas de complications. Il faut explorer la région avec soin pour ne pas faire la confusion avec un abcès.

L'exploration rectale permettra de différencier la hernie du sarcocèle, de l'hydrocèle, des tumeurs du testicule.

Pronostic. — Les hernies chroniques sont compatibles avec la vie, avec la santé, et même avec l'utilisation des animaux; cependant elles les déprécient et les exposent aux complications.

Traitement. — Lorsque la hernie est petite et ne gêne pas le cheval, il est préférable de ne pas traiter.

Le traitement comporte la *réduction* et la *contention*.

La réduction est généralement assez facile, sauf dans les cas d'adhérences, d'engouement ou d'étranglement. Il faut quelquefois mettre l'animal dans une position déclive en élevant le train postérieur, et en essayant le taxis externe et interne. Si l'on ne réussit pas, il faut coucher l'animal et le mettre en position dorsale; cela suffit souvent; si la hernie persiste, on a recours au taxis. Lors d'adhérences, il faut des dissections minutieuses et il faut toujours faire la castration comme moyen de contention. — Lors de hernie trop volumineuse, il faut essayer par le double taxis, après anesthésie, sur le malade placé pas tout à fait sur le dos, mais bien un peu incliné sur le flanc opposé à la hernie avec le derrière très relevé; dans le taxis, l'opérateur cherche à dévider pour ainsi dire la masse avec sa main introduite dans le rectum; Bouley recommande le concours de deux opérateurs. Il faut quelquefois opérer par taxis direct après incision du sac, mais l'opération est dangereuse. — Lorsque l'obstacle à la réduction résulte de l'engouement de l'anse herniée, la première indication à remplir est de vider l'intestin en exerçant une pression méthodique; on peut quelquefois attirer hors de l'abdomen une partie de l'intestin, plus étendue que celle qui en était sortie; les gaz et les matières liquides ou solides ainsi distribués dans un plus grand espace peuvent être plus facilement refoulés dans l'abdomen. Si les gaz et les liquides devenaient un obstacle, il n'y aurait aucun danger à leur donner issue à l'aide d'une ponction avec un trocart fin. — L'étranglement de la hernie chronique ne résultant jamais de la trop grande étroitesse de l'ouverture herniaire, mais bien du volume accidentellement accru de l'organe hernié, par le fait de son engouement, il n'y a pas indication de recourir, comme dans la hernie récente, à un débridement; on doit s'en abstenir, au contraire, car il y a toujours à redouter une éventration grave; la seule chose indiquée, c'est de faire disparaître l'engouement.

On a quelquefois, pour la contention, conseillé l'emploi des bandages, et Tétard, Grau, Klinger, Marlot disent s'être très bien trouvés de pelotes, de suspensoirs et de tours de bandes. Nous ne croyons cependant à l'utilité de ces bandages que pour les très jeunes animaux; pour ceux dont les hernies sont très graves, la suture des lèvres de l'anneau inguinal, recommandée par Dieterichs et Hertwig, n'a pas donné les effets attendus. Pour nos animaux, il n'existe qu'un moyen certain de contention, c'est la castration par les casseaux à testicules couverts. La gaine testiculaire oblitérée près de l'anneau inguinal ne mesure plus que quelques centimètres, et le cul-de-sac qu'elle forme est trop petit pour permettre la formation d'une grosse hernie. On se sert d'un casseau courbe (fig. 871), dont la convexité est tournée vers l'anneau inguinal, de manière que l'étreinte du casseau soit portée le plus haut possible, et en y comprenant le cordon testiculaire avec le sac vaginal. Il est recommandé de faire effectuer à la gaine un ou plusieurs tours de torsion avant d'appliquer le casseau, afin d'oblitérer en partie son ouverture supérieure.

B. *Hernie crurale* (all. *Schenkelbruch*). — Encore appelée *mérocèle* (de μηρός, cuisse), la hernie crurale est celle dans laquelle les viscères sortent de l'abdomen soit par l'anneau crural, soit par une éraillure du pourtour de cet anneau. La sortie se fait donc le plus souvent entre la cuisse et le ligament de Poupart, au-dessous de l'arcade crurale qui est le feuillet réfléchi de l'aponévrose du grand oblique, et représente un large ruban attaché, par ses extrémités, sur l'angle externe de l'ilium et sur le bord antérieur du pubis. Elle est rare sur nos animaux domestiques; c'est sur les chiennes qu'elle a surtout étésignalée.

Symptomatologie. — Cette hernie forme en général une tumeur peu volumineuse, assez mal limitée, arrondie, située en arrière de l'anneau inguinal, vers le milieu du plat de la cuisse, et surtout profondément vers le bassin, de sorte qu'elle est assez peu apparente. Lorsqu'elle est récente, l'animal se montre gêné dans les mouvements du membre correspondant et le porte un peu dans l'abduction, en boitant sensiblement.

Les organes contenus sont ordinairement une anse de l'intestin grêle, et d'après Hertwig fréquemment une partie de l'épiploon ; on y a trouvé la vessie chez une vache. Il y a parfois un sac herniaire distinct.

TRAITEMENT. — Hertwig recommande le traitement déjà indiqué par Lafosse fils. L'animal étant couché sur le dos, on réduit la hernie puis on fait, à l'endroit de la hernie, une incision de la peau du plat de la cuisse et l'on réunit par des points de suture le ligament de Poupart et le petit adducteur de la cuisse. Le malade étant doucement relevé, on applique sur la région un pansement.

C. *Hernie périnéale*. — Cette hernie très rare

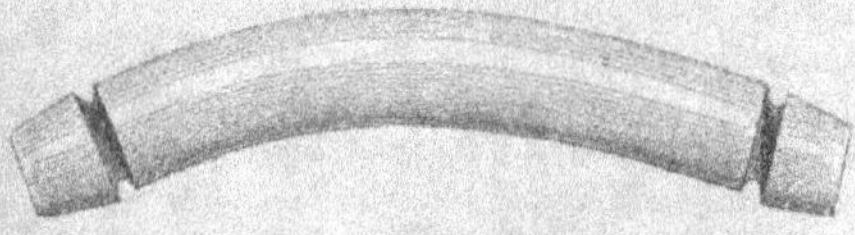

Fig. 871. — Casseau courbe.

se forme quand le péritoine et les viscères traversent le plancher vasculo-aponévrotique du fond du bassin. Lafosse la dit assez commune chez les chiens. Placée entre l'ischium, le sacrum, l'anus et le fourreau, on pourrait la confondre avec un abcès ; elle est plus souvent formée par la vessie que par des viscères digestifs. — Après la réduction on fera une ou plusieurs sutures superposées.

D. *Hernie ombilicale* (all. *Nabelbruch*). — *Exomphale*, *omphalocèle* (de ὀμφαλός, ombilic). C'est celle qui se produit par l'ouverture de l'ombilic non oblitérée.

On l'observe surtout sur les jeunes animaux ; fréquente sur les poulains et les jeunes chiens, elle est rare chez les ruminants et les porcs. Les *hernies congénitales* se forment pendant la vie fœtale ; les *hernies acquises* apparaissent à une époque variable après la naissance : quand la *gelée de Wharton*, qui oblitère l'anneau ombilical du fœtus, ne s'organise pas et ne forme pas une plaque fibreuse obturant complètement l'orifice, la hernie peut se produire sous l'influence de la poussée de l'intestin.

Les *exomphales vraies* se font par l'ouverture même de l'anneau ombilical ; les *fausses* se montrent dans la région de l'ombilic, mais par une ouverture accidentelle, dans l'intervalle des fibres aponévrotiques ou musculaires voisines ; ce sont des hernies *ombilico-ventrales*.

Les organes dont on a constaté la présence dans les exomphales sont l'intestin grêle le plus ordinairement, l'épiploon, le côlon flottant, et la pointe du cæcum.

ÉTIOLOGIE. — *Causes prédisposantes*. — Il semble que l'*hérédité* et les *troubles digestifs* favorisent leur développement. On a invoqué une disposition organique cause de l'obstruction tardive ou incomplète de l'anneau et aussi une faiblesse anormale des tissus.

Causes déterminantes. — Ce sont les traumatismes, chutes, tractions exercées sur le cordon, et les efforts violents, lors de courses, de sauts. On a vu aussi ces hernies succéder à des coliques.

SYMPTOMATOLOGIE. — Les symptômes sont généralement locaux.

La hernie se caractérise par une tumeur située sur la ligne blanche au niveau même de l'anneau ombilical. Cette tumeur, demi-globuleuse ou piriforme, présente un volume variant depuis celui d'un œuf de poule jusqu'à celui de la tête d'un enfant, et susceptible de variations sur le même sujet suivant l'époque de la journée. Ordinairement elle est molle, se déprime facilement sous les doigts, pour revenir immédiatement à sa forme première ; la hernie récente est cependant souvent tendue, non dépressible. Quelquefois elle est pâteuse, comme fluctuante, d'autres fois tout à fait flasque, selon que la portion de l'intestin est remplie ou non par des matières alimentaires. Elle est presque toujours indolente et réductible. Dans la généralité des cas, il est possible de la faire disparaître momentanément par le taxis. Mais elle reparaît, dès que la pression cesse, surtout dans la position debout. Après l'évacuation du sac, son enveloppe extérieure flasque se prête facilement à l'exploration de l'anneau ombilical qui présente des degrés différents de dilatation, suivant les individus, et dont les bords donnent la sensation de brides tendues, résistantes.

En appliquant la main sur la tumeur, on peut sentir les mouvements vermiculaires de l'intestin, et reconnaître dans le sac une anse intestinale ; enfin, il est possible, par l'auscultation, d'entendre les borborygmes de l'intestin.

COMPLICATIONS. — Rarement ces hernies sont irréductibles ; alors l'obstacle à la réduction est dû non à des adhérences de l'organe hernié avec le sac, mais plutôt à la présence, dans l'intestin, de matières accumulées formant des masses lourdes ou épaisses ; Marlot a trouvé des excréments durs et moulés, et Lafosse du sable et du gravier agglomérés. — L'inflammation de la hernie ombilicale peut se déclarer après des contusions, des froissements ; mais cet accident est rare. — L'engouement et l'étranglement sont très rares et se caractérisent par les symptômes habituels.

Diagnostic. — Généralement facile. Dans le cas de complications, on peut confondre avec un abcès. Dans ce cas, on peut essayer une ponction exploratrice avec un trocart très fin.

Pronostic. — Généralement peu grave. Il varie suivant le volume de la hernie et l'âge du sujet ; sur les poulains de pur sang, la hernie congénitale disparaît presque toujours sans traitement au bout de quelques mois. Dans les cas de déchirure des lèvres de l'anneau, d'adhérences, d'étranglement, le pronostic est plus grave.

Traitement. — La guérison spontanée des hernies congénitales se produit généralement après le sevrage, chez les herbivores : les réservoirs digestifs prenant plus d'ampleur déplacent alors l'intestin.

Aussi il y a avantage, pour les tout jeunes sujets, à attendre jusqu'après la période du sevrage ; on les soumettra à un régime tonique sous un petit volume, afin d'éviter un développement exagéré du ventre.

D'après Bérard, les saisons les plus favorables pour opérer les poulains de la hernie ombilicale sont le printemps et l'automne dans leurs premiers mois.

Les méthodes de traitement sont : 1º les *bandages* ; 2º les *topiques* ; 3º les *opérations chirurgicales* ayant pour but la *constriction* de la tumeur ; 4º les *opérations chirurgicales* nécessitées par des *complications*.

a. *Bandages*. —Le bandage contentif est constitué essentiellement par une ceinture bouclée autour du corps, à l'aide de laquelle on maintient, sur l'ouverture de l'ombilic, un tampon destiné à empêcher les organes abdominaux de sortir. Ces appareils présentent des dispositions très variées ; l'important, c'est qu'ils aient la fixité nécessaire pour bien contenir la hernie, sans que l'animal en éprouve trop de gêne.

Le bandage Marlot paraît réunir les trois conditions : solidité, fixité et élasticité ; il se compose d'une espèce de selle bien rembourrée ; des quatre angles partent des courroies reçues dans les boucles de deux ceintures, l'une antérieure, pectorale, en sangle, qui embrasse la poitrine ; l'autre postérieure, ventrale, formée d'un fort caoutchouc, qui applique contre l'ombilic le tampon destiné à contenir la hernie. Ce tampon est un coussin large, rembourré de crins, mais sans épaisseur exagérée, qu'une sangle longitudinale, unissant la

ceinture ventrale à la pectorale, empêche de glisser en arrière sur le plan incliné du ventre. — En Italie, on recommande le bandage Massiera ; c'est encore une sellette à deux larges sangles passant sous le thorax, appuyant contre le sternum et l'épigastre une lame de fer aciérée dont l'extrémité postérieure, correspondant à l'anneau ombilical, forme un plastron recouvert d'un coussin de crins. — En Allemagne, on recommande l'appareil Strauss qui est un appareil à sangles à peu près analogue et qu'une espèce de bricole empêche de glisser en arrière. — Lafosse, qui dit s'être très bien trouvé des bandages, recommande que la pelote ne forme pas une saillie trop prononcée. — Il faut de un à trois mois pour obtenir la guérison, suivant que la hernie est plus ou moins large ; un régime tonique hâte la guérison.

Beaucoup de vétérinaires ont combiné l'action des bandages avec des topiques agglutinatifs ou caustiques ou astringents. Brogniez employait un tampon imprégné d'un mélange de poix et de térébenthine ; Schreger, une pelote de cuir imprégnée de poix.

Les bandages ne sont appliqués qu'après la réduction, et le tampon doit être appliqué sur l'ouverture ombilicale de manière à la boucher très exactement.

Les bandages, toujours d'une application difficile, doivent être serrés ; la constriction gêne les parois thoraciques et abdominales ; comme l'application doit durer longtemps, les bandages blessent l'animal. Souvent le poulain porteur d'un bandage se nourrit mal, maigrit et dépérit ; aussi cette méthode de traitement doit être considérée comme peu recommandable et incertaine.

b. *Topiques*. — Les *irritants*, les *vésicants* déterminent une inflammation du tissu conjonctif sous-cutané qui réduit la hernie et qui est suivie de la formation d'un plastron fibreux fermant l'anneau.

On a recommandé le sinapisme, le vésicatoire simple ou mercuriel, la pommade rouge, etc. On a utilisé aussi les injections sous-cutanées en divers points de la périphérie de la tumeur, avec 10 à 100 grammes d'une solution saturée de sel marin, bouillie et filtrée.

Ces divers moyens ne réussissent guère que contre les hernies peu volumineuses et récentes.

Les *caustiques* agissent d'une façon plus énergique. En 1848, Dayot a montré les heureux effets de la cautérisation nitrique.

Le procédé consiste dans l'application sur la

tumeur d'une couche d'acide nitrique, à dose suffisante pour déterminer l'escarrification d'abord, et ultérieurement le détachement du sac herniaire cutané. Après s'être assuré de la nature de la tumeur et de ses caractères, on doit couper le poil ; puis avec un pinceau d'étoupes ou de coton, fixé à une baguette de verre, et imbibé d'acide nitrique du commerce, marquant de 34° à 36° Baumé, on en étend une couche circulaire à la base de l'exomphale pour la limiter, et de là, sur toute son étendue ; il faut appliquer d'emblée assez de caustique et avec assez d'énergie pour déterminer la désorganisation de la peau dans toute son épaisseur et produire sûrement sa mortification ; l'expérience a appris que plus l'action désorganisatrice du caustique est profonde, et plus le résultat thérapeutique est assuré. Il faut, d'après Lafosse, de 24 à 32 grammes d'acide pour une hernie de la grosseur d'un poing, et la friction, que l'on doit faire autant que possible égale sur tous les points, dure de trois à cinq minutes, à supposer que l'animal soit docile et que la friction ne soit pas interrompue. Une moindre durée de la friction et de plus faibles quantités d'acide s'appliquent aux hernies d'un petit volume, recouvertes d'une peau fine ; lorsqu'on est obligé de coucher l'animal et de le tenir sur le dos, il faut diminuer la dose d'acide, et réduire en proportion la durée de la friction. Dayot conseillait de renouveler l'application une ou deux fois dans une heure, suivant l'épaisseur de la peau ; on se contente aujourd'hui d'une première application suffisante ; on attend ensuite ses effets pendant une quinzaine de jours ; ce délai écoulé, si la peau n'est pas escarrifiée, on peut recommencer.

La cautérisation nitrique produit une escarre jaune qui reste longtemps molle, souple, onctueuse au toucher, mais dont l'épiderme se laisse facilement dilacérer ; si l'escarre est sèche le premier jour, elle ne tarde pas à prendre l'autre aspect les jours suivants, et conserve ainsi certaines apparences de vitalité ; le praticien non prévenu pourrait croire que la cautérisation n'a pas été suffisante. En même temps apparaît un œdème enveloppant la tumeur et la dissimulant. Cet œdème diminue peu à peu par résorption, puis surviennent les phénomènes de délimitation et la chute des lambeaux de peau mortifiés. L'opéré doit être attaché au râtelier et étroitement surveillé pour l'empêcher de porter la dent sur la région.

La cautérisation nitrique expose à certains accidents : l'*éventration*, qui se produit quand la cautérisation a été trop intense, et peut être suivie de *fistule intestinale* ou de *péritonite*.

Ce mode de traitement, quoique ayant donné de nombreuses guérisons, est donc dangereux.

On a recommandé d'autres caustiques : l'acide sulfurique, la pommade au bichromate de potasse (12 p. 100), en frictions renouvelées deux ou trois fois en quarante-huit heures (Fœlen), le topique Terral, la cautérisation en surface. Sur les poulains de pur sang, les applications journalières de teinture d'iode semblent faciliter la guérison spontanée.

c. *Opérations chirurgicales avec constriction*. — Les procédés sont nombreux ; ils ont pour but : la destruction du sac herniaire par mortification, avec soudure de ses parois au-dessus de la ligne de mortification ; et enfin la cicatrisation de la peau, là où le sac s'est mortifié.

Avant de coucher l'animal pour l'opération, il faut bien examiner la tumeur, reconnaître si elle est réductible, si elle est exempte d'adhérences, puis délimiter l'étendue du sac, afin de se rendre bien compte de la ligne précise où les appareils doivent être appliqués ; cela est nécessaire, parce qu'une fois la poche vidée, on ne se fait plus une idée exacte de son volume.

Le poulain ayant été couché sur une bonne litière, avec les précautions voulues, on le place sur le dos, en le soutenant par les quatre membres réunis à une poutre ou une branche d'arbre, quelquefois à une simple barre de bois ; il ne faut pas que le poulain soit suspendu ; il doit au contraire reposer sur la litière, la région postérieure étant plus élevée. Souvent, dans cette position, la hernie se réduit d'elle-même : en tous cas, elle cède à une faible pression. Le sac étant vide, on exerce sur lui une traction pour le développer dans toute son étendue, et l'on procède à l'application de l'appareil obturateur.

On distingue la *ligature*, le *casseau* et la *suture*, mais les procédés adoptés sont presque toujours mixtes, combinant à la fois la ligature ou le casseau avec la suture.

1° *Ligature*. — Le procédé le plus ancien est la *ligature* en masse ; il consiste dans l'application, autour du sac cutané, d'un lien qui l'étreint et en détermine d'abord l'occlusion mécanique, puis l'occlusion physiologique. On se sert d'une ficelle de fouet, disposée en nœud de la saignée, sur les bouts de laquelle on fait tirer par deux aides, comme pour le fouettage du bélier. Il est nécessaire que cette ligature soit serrée.

Pour la maintenir à sa place, on traverse le sac au point qu'elle enserre, par une ou deux chevilles en fer, parallèles ou en croix, qui s'opposent à son glissement.

Au lieu d'une ligature unique du sac, on peut l'étreindre dans deux ligatures, embrassant respectivement chacune de ses moitiés. On utilise une grosse aiguille à bourdonnets, avec laquelle on fait passer, d'outre en outre, un double lien à travers le milieu du sac près de sa base. Chacun des chefs de cette ligature sert à étreindre l'une et l'autre moitié en lesquelles le sac se trouve ainsi divisé, et l'on complète les ligatures partielles en enroulant ce qui reste des deux liens autour de la totalité du sac.

Legoff pratique plusieurs ligatures échelonnées l'une sur l'autre, sur toute la longueur du sac, depuis le fond jusqu'à la base, et de plus en plus serrées à mesure qu'on se rapproche du ventre.

Ces procédés sont simples, d'une exécution facile et peu coûteuse; mais ils sont généralement peu usités, car leur action est tantôt insuffisante, tantôt trop intense.

2° *Casseau*. — La hernie étant réduite, on fait avec la peau du sac un pli longitudinal que l'on étend entre les deux branches d'un casseau (fig. 872 et 873). Le casseau est simple, sans

Fig. 872. — Casseau vu par sa face interne.

caustique, et peut être un peu courbe. Il est remonté jusqu'à ce qu'il touche l'abdomen; puis on le serre avec des pinces jusqu'au rapprochement de ses branches, que l'on maintient

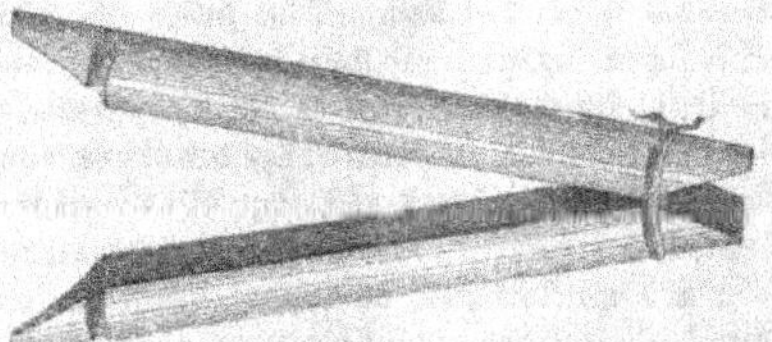

Fig. 873. — Casseau ordinaire (au tiers).

réunies à l'aide d'un lien de fouet comme dans les procédés de castration. D'après d'Arboval, il doit être laissé en place de neuf à quinze jours.

Benkert, Brogniez ont remplacé le casseau en bois par un casseau en fer dont les deux branches sont rapprochées par des vis (fig. 874).

Pour empêcher ces appareils de s'écarter de l'abdomen, et même de glisser complètement, on les maintient en place par deux ou trois chevilles, dont on traverse le sac, au-dessous d'eux. — Borhauer se sert de casseaux de bois munis de trous se correspondant exactement,

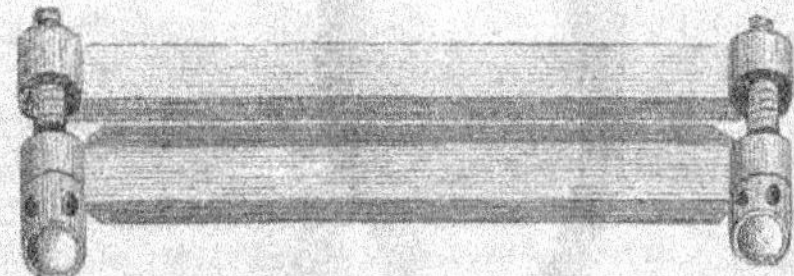

Fig. 874. — Casseau à vis.

à travers lesquels on fait passer des chevilles. Amiot (fig. 875), Bouissy se servent de tenettes de fer, dentelées au bord interne de leurs branches. — Marlot préconise la *prosse ombilicale*; ce

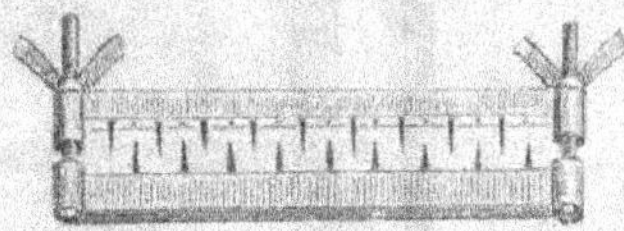

Fig. 875. — Pince Amiot.

sont deux planchettes en bois ou en métal légèrement courbées dans le sens de leur longueur, qui peuvent être rapprochées l'une de l'autre par le mécanisme d'une coulisse disposée à chacune de leurs extrémités, et dans laquelle

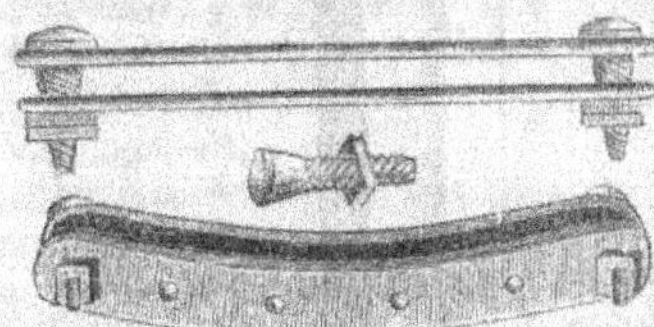

Fig. 876. — Casseau herniaire de Combe.

elles peuvent glisser sous l'impulsion d'une vis. — Combe a construit un appareil analogue en fer, où il y a des ouvertures réservées pour passer des chevilles ou des points de suture (fig. 876).

3° *Suture*. — Il y a un grand nombre de procédés, ayant tous pour but d'appliquer une suture interrompant la circulation dans toutes les parties du sac, et déterminant sa mortification.

Suture entortillée. — Ce procédé consiste dans la compression du sac, entre deux tiges ou chevilles cylindriques, de bois rigide ou de fer, qu'on rapproche étroitement par des liens de fouet, enroulés et serrés autour de leurs

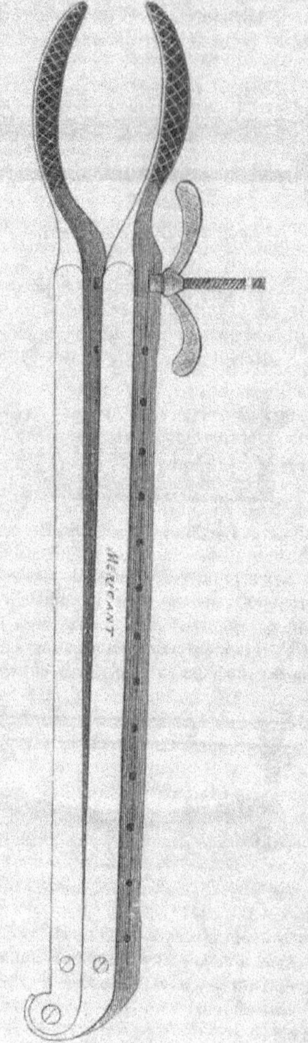

Fig. 877. — Pince Bénard (demi-grandeur).

extrémités, en avant et en arrière, et par des liens doubles, avec lesquels on traverse le sac, entre lesquels on embrasse d'un côté l'une des chevilles, et dont on noue les chefs respectivement sur l'autre cheville. Ce procédé, agissant

par compression, se rapproche de celui par casseau. Aujourd'hui il est peu usité et considéré avec raison comme inférieur au système par casseau.

Procédé Mangot. — Pour éviter les blessures de l'intestin pendant l'opération, Mangot a conseillé l'emploi d'une plaque de plomb fendue, qui sert, tout à la fois, à contenir l'intestin dans l'abdomen pendant l'exécution de la suture, et à tracer la ligne suivant laquelle cette suture doit être faite. On saisit toute la peau du sac herniaire, on la fait passer dans l'ouverture pratiquée à la plaque de plomb; on la donne à maintenir à un aide, pendant que l'opérateur fait une suture à points continus, au-dessus et en dehors de la plaque, de façon qu'elle se trouve adaptée immédiatement sur le ventre et l'ouverture ombilicale. On traverse le fragment de peau cousue qui dépasse la plaque avec deux petites chevilles en bois ou en fer, qu'on introduit jusqu'aux extrémités de la suture, de manière à ce que la plaque se trouve maintenue sur la hernie. On fait relever l'animal, et on lui attache sur les reins les quatre bandes fixées aux trous des quatre coins de la plaque de plomb.

Procédé Bénard. — Bénard utilise la suture entre-croisée des bourrelets; pour la faire plus exactement, il se sert d'une pince spéciale, qu'il applique comme un casseau, et qui sert tout à la fois à maintenir le sac herniaire plié et effacé pendant le temps de l'opération, à empêcher l'intestin d'y rentrer, et à guider les deux aiguilles qui doivent entre-croiser leurs fils à chacun des points dont la suture se compose (fig. 877).

Le procédé de Bénard donne une suture plus solide que le procédé Mangot, mais n'a pas le moyen de contention par la plaque de plomb.

Procédé Marlot. — C'est une combinaison des procédés Bénard et Mangot. La pince (fig. 878) est légèrement incurvée dans le sens de sa longueur, et permet de faire la suture parallèlement à la courbe du ventre; ses branches sont plus larges qu'épaisses, et lorsqu'elles sont fermées, il reste entre leurs bords un écartement de 2 à 3 millimètres, où le sac herniaire est comprimé uniformément ; cette pince indique, par des cannelures placées de centimètre en centimètre à sa face externe, les points où il faut faire la suture. Après la suture, la pince est remplacée par une plaque de zinc servant de moyen de contention, et fixée comme celle de Mangot.

Quel que soit le procédé employé, les suites sont à peu près les mêmes. Après l'opération, le poulain se montre inquiet, agité ; il a même quelquefois des coliques. Au bout de quelques heures, la stase sanguine se traduit par un gonflement douloureux. — Le lendemain, un œdème diffus se montre à la région ombilicale, et le sac herniaire, un peu gonflé et chaud, est recouvert de phlyctènes. Les animaux ont un peu de fièvre, mangent moins et sont avides de boissons ; par instinct, ils restent debout. Au quatrième jour, la peau est mortifiée ; la fièvre a disparu, l'appétit est revenu.

Du douzième au quinzième jour, le casseau ou le lien tombe, laissant une plaie de dimensions variables et un fort engorgement. Généralement, vers la troisième ou la quatrième semaine, l'anneau ombilical est oblitéré.

Les jours qui suivent l'opération, on aura soin

à travers une déchirure des parois musculaires et fibreuses, en un point quelconque de l'abdomen. — Elles se distinguent des hernies précédentes parce que l'ouverture est toujours accidentelle, et des éventrations en ce que la peau est restée intacte.

Elles sont assez fréquentes sur nos animaux de service, cheval, bêtes bovines. Elles sont plus rares chez les petits animaux. On a distingué les *hernies du ventre* ou de la partie déclive, les *hernies des flancs*, et enfin les *hernies intercostales* dans lesquelles les intestins, après avoir traversé le diaphragme, viennent faire saillie dans l'un des trois ou quatre derniers espaces intercostaux. Chez les bêtes bovines, on constate fréquemment une hernie près de la cuisse ou du pis, surtout du côté droit. Suivant la nature

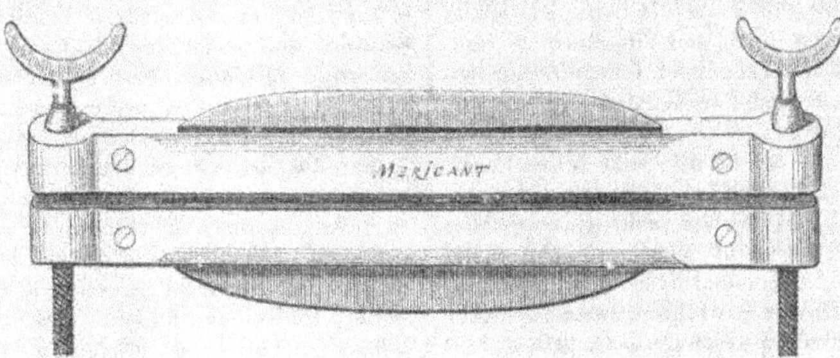

Fig. 878. — Pince Marlot.

de mettre l'opéré dans l'impossibilité d'arracher le lien ou l'appareil avec ses dents.

d. *Opérations chirurgicales lors de complications.* — Si la hernie ombilicale est irréductible, par suite d'adhérences, s'il y a engouement ou étranglement, ou lorsque la hernie a résisté aux traitements indiqués, il faut recourir à l'opération, qui n'est généralement pratiquée que sur les sujets des petites espèces. — Elle n'est pas sans dangers et doit être faite avec la plus rigoureuse antisepsie. Le malade est couché, anesthésié et placé en position dorsale. — On opère comme il a été dit à propos des hernies en général ; on ligature le sac le plus haut possible, puis on l'ampute au-dessous du lien ; on suture ensuite les lèvres de l'anneau, après les avoir avivées avec les ciseaux si cela est nécessaire ; on applique plusieurs points séparés avec la soie forte ; on suture ensuite la peau et on recouvre la région avec un pansement ouaté.

E. **Hernies ventrales** (all. *Bauch und Flankenbrüche*). — Tumeurs herniaires constituées par l'échappement, sous la peau restée intacte, d'un ou de plusieurs des organes abdominaux

de l'organe hernié, on a distingué la *gastrocèle*, l'*hépatocèle*, l'*entérocèle*, l'*épiplocèle*, etc. Les organes herniés sont l'estomac (chez le chien), le rumen, la caillette, le foie, la rate, le gros ou le petit intestin, la matrice, quelquefois avec un fœtus, etc.

SYMPTOMATOLOGIE. — Les symptômes varient suivant que la hernie est *aiguë* ou *chronique*. Si l'on observe une hernie ventrale à son début, il est facile de se rendre compte de l'état des choses, et de constater que l'intestin se trouve sous la peau. Quand plusieurs heures se sont écoulées, on trouve une tumeur diffuse, crépitante par place, parfois fluctuante, chaude, douloureuse, qu'il faut bien se garder de vouloir explorer par une ponction au bistouri. — Au bout de quelques jours, si la hernie ne se trouve pas tout à fait dans les régions déclives, l'œdème s'éloigne de la tumeur, en descendant ; il disparaît tout à fait en quinze jours environ. — Lorsque les liquides épanchés se sont résorbés, la tumeur ventrale herniaire est constituée uniquement par la masse intestinale sortie de l'abdomen, le diagnostic devient facile. On reconnaît alors la hernie à sa tension légèrement élastique, dans l'état de vacuité de l'intestin, et à sa mollesse pâteuse, pendant la digestion ; à sa tension, qui augmente avec les efforts, sa dépressibilité, et enfin à sa réductibilité avec retour immédiat dès qu'on cesse de comprimer. Lors de la réduction, on sent les bords de la déchirure des parois du ventre.

Diverses *complications* peuvent survenir : formation de brides adhérentes au sac et à l'organe qui rendent la hernie irréductible ; blessures de l'organe, éventration, péritonite, etc. ; l'étranglement et l'engouement sont rares.

Diagnostic. — Les hernies ventrales, surtout les récentes, peuvent être confondues avec les tumeurs sanguines, phlegmoneuses, œdémateuses, etc. On reconnaîtra la tumeur herniaire à sa réductibilité, à son élasticité, aux bruits de borborygmes, et à son ouverture de communication avec l'abdomen. L'exploration rectale peut fournir des renseignements précieux dans certains cas.

Pronostic. — Ces hernies sont souvent compatibles avec la santé et l'utilisation des animaux. Elles sont d'autant moins graves qu'elles siègent sur un point plus élevé de la cavité abdominale. Cependant elles déprécient toujours les animaux, car l'intestin, par son déplacement, est toujours menacé. — On peut espérer guérir les hernies ventrales récentes et non compliquées, pourvu qu'il soit possible de les réduire et d'opérer une contention complète ; on n'a pas autant d'espoir pour les hernies anciennes.

Étiologie. — Les causes sont presque toujours directes ; ce sont ordinairement des contusions ou des pressions effectuées par des corps mousses, des traumatismes divers : coups de pieds, de cornes, embarrures à l'écurie, heurt d'un brancard ou du timon d'une voiture en mouvement, chutes sur des piquets, sauts par-dessus une palissade, une haie, etc.

Des hernies ventrales spontanées peuvent se produire à la suite d'une forte distension de l'abdomen sous l'influence du météorisme, de l'hydropisie, de la gestation.

Traitement. — En général, pour qu'il y ait quelque chance de guérison, il ne faut pas que l'intestin ait eu le temps de s'installer, pour ainsi dire, en dehors de l'abdomen, et que les bords de l'ouverture aient pu se cicatriser. Récentes et exemptes de complications, ces hernies doivent être réduites et contenues ; habituellement on se sert pour cela d'une bande de toile, mesurant de 12 à 15 mètres de long, sur 1 décimètre environ de large, formant ceinture autour du ventre et maintenant une plaque de carton souple et solide, ou de cuir, proportionnée dans sa surface à celle de la hernie, fixée à l'aide d'un mélange de poix et de térébenthine étendu à chaud sur la peau. On peut aussi se servir d'une pelote un peu rembourrée et assez large, ou encore de compresses imbibées d'eau blanche, d'eau alunée, fixées à l'aide d'une sangle ou d'une bande longue faisant plusieurs fois le tour du corps. — Pour les bêtes bovines mâles, dont le pénis est avancé sous le ventre, il faut faire attention de ne pas le serrer sous le bandage. La même précaution est nécessaire pour les mamelles ventrales des petites femelles en lactation. — Lorsque la hernie se trouve entre le grasset et le pubis, le bandage contentif, au lieu de consister en une ceinture, doit porter une plaque de fer battu, en forme de spatule, fixée en partie dans le bandage, et faisant en arrière une saillie qui s'adapte, aussi exactement que possible, aux formes des parties et aux dimensions de l'ouverture herniaire ; c'est sur cette plaque que se fixe la pelote destinée à exercer la contention (Lafosse). — L'existence de la fièvre, des craintes de péritonite, peuvent nécessiter la saignée, la diète, les salins laxatifs ; les phlegmons demandent les soins indiqués à propos des abcès.

Lorsque les hernies ventrales sont anciennes, la compression seule ne suffit plus. Mais on a quelquefois réussi à les guérir par l'un des moyens indiqués pour le traitement des exomphales. Jannet a guéri, avec des casseaux, une tumeur herniaire du volume de la tête d'un enfant. — La suture enchevillée a procuré des succès à Leblanc ; il l'a pratiquée sans ouvrir le sac, en traversant, avec son aiguille, les muscles et la peau, d'abord de dehors en dedans, et ensuite de dedans en dehors ; l'index de la main gauche refoulait l'intestin pendant le passage de l'aiguille, afin d'éviter sa piqûre. — Marly a appliqué un procédé de suture métallique, à points séparés, pour le traitement de la hernie ventrale sur deux juments. — Schwanefeld a opéré de la même manière une hernie deux fois grosse comme la tête. — Hertwig parle de succès avec la suture entre-croisée. — Goux, Lafosse, Hertwig ont eu quelque succès avec la cautérisation nitrique. — Krantz, Schütt se sont servis de l'onguent vésicatoire. — Enfin l'innocuité reconnue de longue date des plaies pénétrantes de l'abdomen, chez les animaux de l'espèce bovine, peut autoriser, chez ces animaux, l'emploi de procédés de réduction plus expéditifs : inciser la peau, fermer à l'aide d'une suture à points passés la solution de continuité des muscles abdominaux et pratiquer à la peau une suture enchevillée, renforcée extérieurement par un bandage contentif. Peyron, Dandrieu, Terrien, Obich, ont publié des cas où la suture directe des parois ventrales a guéri des hernies graves chez les bêtes bovines; des succès du même genre ont même été obtenus chez les solipèdes.

F. *Hernies diaphragmatiques ou diaphragmatocèles*. — Elles sont constituées par le déplacement d'un ou de plusieurs des organes abdominaux dans la cavité des plèvres, à travers le diaphragme. Pour que ce déplacement puisse s'opérer, il semble nécessaire qu'il y ait rupture du diaphragme; cependant on a observé des cas exceptionnels, où la hernie s'est faite à travers les orifices naturels du diaphragme, par exemple par l'ouverture œsophagienne (Franconi).

Elles ont été constatées chez le cheval et le bœuf; elles semblent très rares chez les petits animaux.

Ces hernies sont *congénitales*, résultant d'un arrêt de développement ou d'une rupture du diaphragme, pendant la vie intra-utérine, ou *accidentelles*, et sont dues alors généralement aux traumatismes de la région costale, aux contractions violentes des muscles abdominaux pendant le travail, surtout lorsque l'estomac est rempli, aux pressions intenses exercées sur le diaphragme par les viscères abdominaux lors de l'abatage, de chute en avant, ou lorsque le cheval limonier se trouve enlevé par la charge, etc.

SYMPTOMATOLOGIE. — Si la hernie est petite et non étranglée, elle passe inaperçue. Lorsque la portion d'organe herniée est volumineuse, on note des troubles respiratoires : dyspnée, discordance du flanc, résonance tympanique dans les régions inférieures du thorax; à l'auscultation de la poitrine, on entend souvent des bruits intestinaux, des borborygmes qui sont perçus assez loin en avant. Parfois la masse herniée est si considérable qu'elle ne permet plus la dilatation des poumons, et l'animal tombe sur le sol, asphyxié.

Quand la hernie est étranglée ou engouée, des coliques apparaissent, la mort peut survenir. Dans ce cas, le cheval adopte la position assise.

Certaines hernies diaphragmatiques peu volumineuses sont compatibles avec la vie; le cheval continue son service; il ne présente qu'un soubresaut du flanc et des coliques intermittentes.

DIAGNOSTIC. — Presque toujours difficile. Parfois les commémoratifs ou bien la fracture d'une côte peuvent donner des indications. La façon dont le cheval se place, couché en sphinx, doit éveiller l'attention; l'auscultation donne ensuite des indications.

PRONOSTIC. — Grave d'une manière générale. Parfois le malade meurt quelques minutes après la production de la hernie. — S'il ne succombe pas, la hernie gêne considérablement la respiration et la digestion; le cheval devient poussif et incapable d'aucun service actif; enfin la hernie peut, à tout instant, se compliquer d'étranglement.

TRAITEMENT. — Il n'existe pas.

G. *Hernie pelvienne ou hernie interne du bœuf* (all. *Innerer Bauchbruch, Ueberwurf*). — C'est l'étranglement d'une anse intestinale, introduite d'avant en arrière entre le cordon testiculaire et la paroi latérale du bassin, le péritoine s'étant rompu. Les vaisseaux et les nerfs qui se rendent au cordon testiculaire longent le bord de l'entrée du bassin, suivant le bord de l'ilium depuis presque son angle interne jusque vers l'anneau inguinal en avant du pubis; dans certains procédés de castration, notamment dans l'arrachement, cette partie du cordon testiculaire est dilacérée, partiellement séparée de la paroi pelvienne, par suite d'une rupture du péritoine, de sorte qu'il se forme un vide entre le cordon et le bord de l'ilium, vide dans lequel, dans certaines circonstances, une anse intestinale peut s'introduire et être comprimée.

Cette sorte de hernie n'a jusqu'ici été signalée que sur le bœuf, jamais sur le taureau, et est particulière à certaines localités où la castration par arrachement est adoptée; fréquente autrefois en Suisse, en Allemagne et en Angleterre, elle a toujours été rare en France.

SYMPTOMATOLOGIE. — L'affection est dénoncée par de violentes coliques. L'animal ne mange ni ne boit, ne rumine plus; il y a peu de défécation au début, mais les excréments rares, desséchés, sont noirâtres et coiffés.

Au bout de six à douze heures, la surexcitation fébrile cesse, souvent elle fait tout à fait défaut.

Les animaux deviennent tristes, abattus, se regardent fréquemment les flancs, trépignent souvent avec les membres; on les voit de temps en temps étendre le membre postérieur correspondant à la hernie, en même temps que la région lombaire s'affaisse fortement. Si on les fait marcher, on constate une certaine roideur, surtout du côté malade. Les extrémités sont froides, le pouls petit et insensible, la respiration un peu accélérée. La constipation est complète; l'animal ne rend que des mucosités visqueuses, mêlées de sang; il y a toujours un peu de météorisme; l'urine s'écoule facilement.

Au bout de deux ou trois jours, cet état de calme cesse; l'animal est plus agité; mais, au lieu de la fièvre inflammatoire du début, on constate plutôt un abattement interrompu de temps à autre par de l'agitation; les moments de calme deviennent de plus en plus courts.

MARCHE, DURÉE, TERMINAISONS. — La maladie a une marche rapide : elle dure de quatre à cinq jours en moyenne; cependant on l'a vue se prolonger pendant sept et même neuf jours. La réduction spontanée est rare; mais quelquefois on l'a obtenue au début, en forçant l'animal à descendre une côte rapide. Trop souvent la maladie se termine par la gangrène.

DIAGNOSTIC. — C'est l'exploration rectale qui seule permet de reconnaître la maladie, de la distinguer de la constipation, des invaginations, des volvulus et des coliques produites par toute autre cause.

La main introduite dans l'anus et dirigée vers l'entrée du bassin rencontre un obstacle formé par une masse pâteuse, d'un volume variable, généralement située plus près du sacrum que du pubis, et le plus souvent à droite, formée par une portion d'intestin enclavée sous le cordon testiculaire.

PRONOSTIC. — Grave, si la maladie n'est pas reconnue dès le début. On a vu des cas où le traitement a encore été efficace le troisième et même le quatrième jour.

ÉTIOLOGIE. — La cause prédisposante par excellence est la castration par arrachement.

On cite comme causes occasionnelles les efforts pendant le travail. La maladie est surtout fréquente dans les pays montagneux; lorsque l'animal monte une pente un peu rapide, la masse intestinale se portant vers le bassin, il peut arriver qu'une anse d'intestin s'enclave sous le cordon testiculaire, surtout quand le rumen et les intestins sont surchargés d'aliments ou de boissons.

TRAITEMENT. — Au début, on peut essayer la réduction spontanée en faisant descendre vivement à l'animal une pente rapide; mais il ne faut pas trop longtemps essayer de ce moyen et il faut de suite essayer la réduc-

tion, qui le plus souvent est facile et réussit bien.

a. Réduction par le taxis simple. — On fait placer l'animal sur un plan incliné, de manière à ce que l'arrière-train soit plus élevé. Un aide se place à l'un des côtés pour pincer les reins à un moment donné. La main de l'opérateur, introduite dans le rectum, cherche à se glisser sous l'anse intestinale herniée; alors, avec les bouts des doigts réunis, on pénètre sous le cordon; puis, soulevant le poignet, et donnant ordre à l'aide de faire fléchir les reins de l'animal, on sent l'anse intestinale descendre par son propre poids, passer sous la bride, et reprendre sa position naturelle. Ce procédé réussit dans le plus grand nombre des cas simples. On a dit cependant qu'il expose aux récidives.

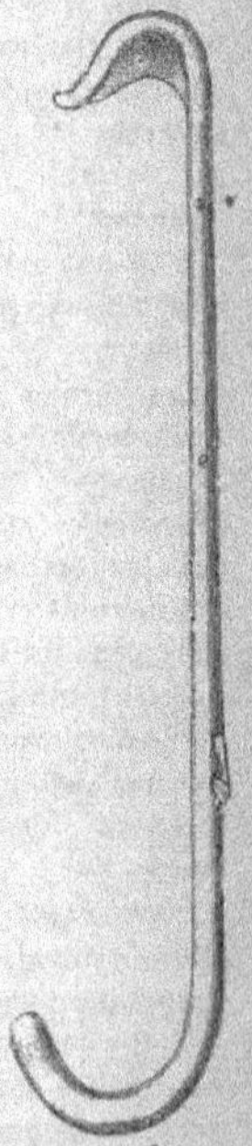

b. Réduction par déchirure du cordon à travers le rectum. — Ce procédé consiste à détacher le cordon inférieurement vers l'anneau inguinal en déchirant les adhérences fibrineuses que sa portion inférieure a contractées après la castration. La main, introduite dans le rectum, pénètre sous le cordon, et cherche par des mouvements de rotation, à produire le décollement; on peut, de temps à autre, essayer d'un mouvement un peu brusque. Après quelques essais, on constate que la main cesse d'être pressée, et que la masse herniée reprend sa place, grâce à la position inclinée de l'animal.

c. Débridement à travers le rectum. — Pour ce procédé recommandé par Schmidt, il faut un trocart long d'environ 65 centimètres, dont la pointe puisse être dévissée et remplacée par une lame de bistouri boutonnée à tranchant concave (fig. 879). Après s'être assurée du siège de la hernie,

Fig. 879. — Crochet à lame pour faire la section du cordon testiculaire près du bassin.

la main gauche, introduite dans le rectum, saisit, un peu en arrière du point indiqué, un pli du rectum, qu'on perfore avec le trocart; le stylet est ensuite retiré; la main quitte le pli rectal et va saisir le cordon testiculaire, qu'elle soulève le plus possible. La main droite introduit ensuite le tube du trocart sous le cordon, et dans ce tube le stylet muni de la lame tranchante, ce qui permet de couper assez facilement le cordon testiculaire.

HERPÈS. — Voy. Teigne.

HÉTÉROGÉNIE (de ἕτερος, autre, et le radical γεν, signifiant engendrer; all. *Heterogenie*; angl. *heterogeny*; it. *eterogenia*; *génération spontanée* ou *équivoque* [*generatio heterogenea æquivoca*, *primitiva*, *primigenia*, *originaria seu spontanea*], par opposition à la génération par des germes, dite *génération univoque*, *generatio univoca*). — Toute production d'être vivant qui, ne se rattachant pas à des individus de la même espèce, a pour point de départ des corps d'une autre espèce, et dépend d'un concours d'autres circonstances. C'est la manifestation d'un être nouveau et dénué de parents, par conséquent une génération primordiale, une création (Burdach). Les conditions complexes nécessaires à la *naissance* des éléments anatomiques, dans les êtres les plus compliqués comme chez ceux d'organisation la plus simple, font préjuger qu'il est impossible d'en réunir de suffisamment complexes, pour qu'il se forme par génération spontanée des éléments anatomiques quelconques; c'est ce que montrent expérimentalement les essais infructueux faits dans cette voie. A plus forte raison ne pourra-t-on voir naître spontanément des organismes vivant isolément, fût-ce même les plus simples infusoires qui ne sont pourtant généralement pas plus compliqués qu'une cellule d'épithélium et même moins, comme les *Monas*, *Trichomonas*, *Amibes*, etc. Ce n'est, du reste, que faute de pouvoir se rendre compte de l'arrivée des germes dans un liquide, comme, par exemple, celles de végétaux microscopiques, dans la cavité d'un œuf de poule ou d'un cysticerque dans la substance cérébrale, etc., qu'on a admis qu'ils s'étaient formés par génération spontanée. Actuellement, c'est seulement pour les organismes tout à fait inférieurs que peut être soulevée la question de la génération spontanée : mais, si elle est possible, elle n'existe que dans des conditions dont la réalité et la nature ne sont pas encore démontrées.

HIPPIATRE (*medicus equarius*, de ἵππος, cheval, et ἰατρός, médecin). — Celui qui traite les chevaux.

HIPPIATRIE et **HIPPIATRIQUE** (*hippiatria*, de ἵππος, cheval, et ἰατρεία, médecine; all. *Hippiatrik*; angl. *hippiatrice*; it. *veterinaria*; esp. *albeitaria*). — Médecine des chevaux; science des maladies des chevaux.

HIPPIQUE (ἱππικός). — Qui a rapport au cheval : *connaissances hippiques*.

HIPPOBOSQUE (*hippobosca*, de ἵππος, cheval, et βόσκειν, se repaître). — Genre d'insectes diptères, dont le type principal est *l'hippobosque du cheval* ou *mouche-araignée*. Cette mouche, rare dans les pays du Nord, pique les bœufs et les chevaux, qu'elle tourmente au point de les rendre furieux. C'est à elle qu'on attribue les paniques observées sur les champs de foire.

HIPPODROME (de ἵππος, cheval, et δρόμος, course; all. *Rennbahn*; angl. *hippodrome race-ground*; it. *ippodromo*; esp. *hipodromo*). Terrain sur lequel se font les courses de chevaux.

HIPPOLITHE (de ἵππος, cheval, et λίθος, pierre; all. *Pferdestein*; angl. *hippolithus*; it. *belzuar nostrale*). — Calcul intestinal ou vésical du cheval.

HIPPOLOGIE (de ἵππος, cheval, et λόγος, traité; all. *Pferdekunde*; angl. *hippology*; it. *ippologia*). — Étude, connaissance du cheval.

HIPPOMANE (*hippomanes*, de ἵππος, cheval, et μανία, folie, parce qu'on s'en servait dans les philtres; all. *Brunstschleim*; angl. *hippomanes*; it. *ippomani*; esp. *hippomanes*). — Chez les anciens, fluide muqueux qui coule de la vulve des juments en chaleur. — Aujourd'hui, corps *libre* ou *pédiculé*, ovoïdal ou aplati, qui flotte dans le liquide allantoïdien, ou est suspendu à la face interne de l'allantoïde de la jument (Bourgelat, Lecoq et Goubaux). L'hippomane est formé d'une membrane extérieure, tenant à l'allantoïde, et d'un noyau brunâtre, pâteux, contenant des sels dont quelques-uns sont cristallisés (tels que l'*oxalate de chaux*), des corps gras, une assez grande proportion de substances azotées. Il se forme entre les villosités placentaires et allantoïdes, repousse cette membrane, devient pédiculé; pendant un certain temps le pédicule est creux.

HIPPOPATHOLOGIE (*hippopathologia*, de ἵππος, cheval, πάθος, affection, et λόγος, discours). — Traité des maladies du cheval, pathologie du cheval.

HIPPOPHAGE (de ἵππος, cheval, et φαγεῖν, manger). — Celui qui fait usage de la chair de cheval.

HIPPOPHAGIE. — Usage de la viande de cheval comme aliment.

HIPPOSTÉOLOGIE (de ἵππος, cheval, ὀστέον, os, et λόγος, discours). — Traité sur le squelette du cheval.

HIPPOTOMIE (*hippotomia*, de ἵππος, cheval, et τομή, section). — Anatomie du cheval.

HIPPURATE (all. *Hippurat*). — Sel formé par la combinaison d'une base avec l'acide hippurique (qui est monobasique). — Les hippurates cristallisent facilement. Les alcalins sont solubles dans l'eau et dans l'alcool; avec le perchlorure de fer, ils donnent un précipité brun. Les alcalino-terreux sont seulement solubles dans l'eau. L'*hippurate de chaux* abonde dans l'urine du cheval; l'urine de vache, de bœuf, de chèvre, en contiennent moins. Les *hippurates de potasse* et de *soude* existent dans l'urine des herbivores.

HIPPURIQUE (angl. *hippuric*). — *Acide hippurique* (all. *Harnbenzoësäure*; angl. *hippuric acid*; it. *acido ippurico*). Acide abondant dans l'urine des herbivores.

HIRCIQUE (de *hircus*, bouc). — *Acide hircique* (all. *Bockssäure*; angl. *hircic acid*; it. *acido ircico*). Nom donné par Chevreul à un principe découvert dans les graisses de bouc et de mouton, et qui paraît être un mélange de plusieurs acides gras.

HIRUDINICULTURE, et non HIRUDI-CULTURE (all. *Blutegelzucht*). — Art qui a pour but l'élève et la multiplication des sangsues (Guérin-Méneville). On dispose des marais de manière qu'ils ne se dessèchent jamais, et soient préservés des inondations; et on les divise en : 1° *Bassins de nourriture* qui sont conservés au même degré d'immersion, dans lesquels sont nourries les sangsues, où elles se reproduisent et où on les pêche. La nourriture consiste en chevaux épuisés qu'on déferre et qu'on promène dans les bassins : on a soin de les nourrir et de les retirer la nuit; ils reprennent ainsi leur santé et une certaine valeur. Les sangsues sucent les animaux morts, mais la putréfaction de ceux-ci devient bientôt nuisible. 2° *Bassins de purification* ou *de dégorgement*, où les sangsues pêchées sont soumises au jeûne avant la vente. La pêche se fait en marchant dans les marais, et saisissant les sangsues qui se fixent aux bottes couvertes de toile que portent les pêcheurs. Les brochets, perches et anguilles sont les seuls poissons nuisibles aux sangsues. Les oiseaux d'eau, les porcs, les couleuvres, les rats d'eau, doivent être chassés avec soin.

HISTOIRE. — La médecine étant un art qui s'appuie sur la biologie, l'histoire de la médecine suppose celle de cette science. — *Histoire de la biologie*. Au début, la biologie ne fut cultivée qu'à propos de la médecine, et les premiers rudiments s'en trouvent dans les livres hippocratiques. On a d'Hippocrate un très bel ouvrage touchant l'influence des milieux sur l'homme (*Traité des airs, des eaux et des lieux*). Mais l'anatomie et la physiologie étaient dans l'enfance : on confondait les nerfs avec les tendons; on prenait le cerveau pour une glande chargée d'attirer le liquide de tout le corps, et de le renvoyer dans tout le corps; la circulation était ignorée. Le bel essai d'Hippocrate sur l'influence des milieux est en relation naturelle avec la science de l'astronomie. Aristote agrandit les notions primitives, particulièrement du côté général, distinguant la vie végétale de la vie animale, et instituant une comparaison heureuse entre les parties des animaux. Les anatomistes d'Alexandrie pénétrèrent davantage dans les particularités, ils disséquèrent beaucoup, et trouvèrent les nerfs. Enfin Galien résuma les connaissances de son temps en deux beaux traités, l'un d'anatomie, et l'autre de physiologie intitulé : *De l'usage des parties*. Les travaux de l'antiquité ne pouvaient aller plus loin, manquant de physique et de chimie, sciences nées beaucoup plus tard. Le moyen âge fut stérile pour la biologie; toutefois, cultivant l'alchimie, précurseur de la chimie, il prépara pour la biologie le plus utile de ses instruments. A la Renaissance, l'anatomie fit de grands progrès; ils réagirent sur la physiologie, qui s'enrichit de la découverte de Harvey, la circulation du sang. Mais ce n'était encore qu'une accumulation de matériaux : la biologie ne s'appartenait pas, et passait successivement sous la domination de la physique et de la chimie. Enfin Bichat reconnut aux tissus des propriétés spéciales. Dès ce moment, le domaine de la biologie fut assuré, et elle prit son rang, dépendant sans doute de la chimie, de la physique, de l'astronomie, de la mathématique, mais ayant en plus les propriétés irréductibles des tissus. La biologie a résolu les tissus et les humeurs en éléments anatomiques, parties dernières de l'organisme; elle a créé la hiérarchie organique, qui est la *végétabilité*, l'*animalité* et l'*humanité*; elle a institué la doctrine des analogues; elle a, par la paléontologie, lié l'histoire des êtres organisés à l'histoire de la terre, et établi, dans la production des espèces, une série et un développement concordant avec la loi générale qui préside à toute manifestation de la vie; enfin elle a commencé à ébaucher les véritables notions des facultés affectives et intellectuelles, autrement dit la théorie des fonctions du système nerveux. — *Histoire naturelle* (*historia naturalis*; all. *Naturgeschichte*; angl. *natural history*; it. *storia naturale*). Science d'application qui étudie les diverses parties de chacun des corps existant à la surface et dans l'intérieur de la terre, examine la structure de ceux dans lesquels on ne trouve aucune trace de l'organisation nécessaire à l'exercice de la vie (*géologie* et *minéralogie*), et de ceux qui sont organisés (*biologie*). La biologie, envisagée au point de vue *concret*, c'est-à-dire individuel, descriptif ou d'application et non plus abstrait, constitue l'*histoire naturelle*. A cet égard, elle se divise en deux branches : 1° l'*histoire naturelle* proprement dite ou *organique*, qui envisage isolément chaque espèce d'êtres aux points de vue de l'anatomie, de la physiologie, de la biotaxie et de la mésologie successivement; 2° la *pathologie, histoire non naturelle*, extension des sciences précédentes à des états accidentels, et fondée sur ces sciences ; elle est destinée à nous faire connaître (à l'aide d'une notion exacte et indispensable de l'état normal) les altérations que peuvent subir les organes, afin d'arriver par cette connaissance à instituer les règles de l'*art médical*, qui a pour but de rétablir leur état naturel.

HISTOLOGIE (*histologia*, de ἱστός, tissu, et λόγος, discours ; all. *Gewebelehre* ; angl. *histology* ; it. *istologia*). — Nom donné par Meyer (1819) à la description des tissus organiques, animaux (*histologie animale*) ou végétaux (*histologie végétale*), sains (*histologie normale*) ou altérés (*histologie pathologique*). Cette expression a été employée, depuis H. Cloquet (1826), pour désigner soit l'*anatomie générale* tout entière, soit l'étude des *éléments anatomiques*; mais, l'anatomie générale embrassant l'examen d'autres parties que les tissus, et l'étude des éléments portant un nom spécial (*mésologie*), cette synonymie est fausse : elle est cependant consacrée par l'usage.

HIVERNAGE (all. *Winterbestellung* ; angl. *wintering*; esp. *invernada*). — Prairie artificielle établie en automne, et dont les produits doivent être consommés sur place à la fin de l'hiver. — Régime de la stabulation pour les animaux qui passent l'été et l'automne dans les pâturages : c'est pour ces animaux qu'il convient surtout de faire entrer des racines dans les rations d'hiver.

HOLSTEIN (CHEVAL DU). — Conformation assez régulière; tête parfois effilée; œil ouvert, expressif; encolure forte et un peu courte; corps et croupe arrondis ; allures bonnes. C'est un des plus beaux chevaux d'Allemagne.

HOMÉOPATHIE (de ὅμοιος, semblable, et πάθος; maladie; all. *Homœopathie*; angl. *homœopathy*; it. *omeopatia*; esp. *homeopatia*). — Méthode thérapeutique, imaginée par Samuel Hahne-

mann, de Leipzig, qui consiste à traiter les maladies à l'aide d'agents qu'on suppose capables de produire sur l'individu sain des symptômes semblables à ceux qu'on veut combattre. L'axiome des partisans de cette méthode est : *Similia similibus curantur*, contrairement à l'axiome d'Hippocrate : *Contraria contrariis curantur*. Il y a deux choses dans l'homéopathie : la *doctrine pathologique* et la *méthode thérapeutique*. La première est que toute maladie consiste en une somme de symptômes susceptibles de frapper nos sens, résultant d'un changement invisible opéré à l'intérieur du corps par une puissance morbifique naturelle, *force sans matière*; celle-ci est, pour les maladies aiguës, la force vitale sortie de son rythme normal, et pour les maladies chroniques, un des trois miasmes, *syphilis, sycose* et *gale* ou *psore*, dont l'action, imperceptible à son début, éloigne peu à peu l'organisme de l'état de santé et finit par le détruire, la force vitale étant incapable de l'éteindre par elle-même.

Par là et par son côté mystique, l'homéopathie plaît aux ignorants qui, de bonne foi, croient à la possibilité de pratiquer efficacement la médecine en dehors de toute connaissance de l'organisme.

La *méthode thérapeutique* de l'homéopathie est fondée sur cette fausse donnée, que les médicaments ont la propriété de faire naître des symptômes semblables à ceux de la maladie et les surpassant en force; or, suivant la théorie : deux maladies semblables ne pouvant exister à la fois dans un organe, la maladie *artificielle* produite détruit la *spontanée*, parce qu'elle est, dit-on, analogue et un peu plus intense ; et comme elle est de nature à ce que la force vitale triomphe bientôt d'elle, elle s'éteint avec la cessation de la présence du médicament, en laissant dans son état d'intégrité la substance qui anime et conserve le corps. L'analogie entre les effets produits par un médicament sur l'organisme sain ou malade et les symptômes d'une maladie n'existe, en réalité, que dans l'esprit de ceux qui la supposent. — De la méthode thérapeutique dérive la *pharmacodynamique homéopathique*. Les médicaments sont employés à doses infinitésimales, parce que, agissant contre une maladie qui, dit-on, est causée par une *force sans matière*, ils ont toujours assez de force pour provoquer des symptômes un peu plus intenses que ceux de la maladie naturelle (1).

(1) Voy. à ce sujet le *Nouveau Manuel de méde-*

HOMOLOGIE (*homologia*, ὁμολογία, de ὅμος, pareil, et λ γς, doctrine ; all. *Homologie* ; angl. *homology* ; it. *omologia*). — État de deux organes qui sont reconnus pour être les mêmes *anatomiquement* d'une région du corps à l'autre d'un même individu, d'après le principe des connexions ou d'après la structure, quelles qu'en soient du reste les variétés de forme, de volume, etc. Les parties homologues sont, dans les organes impairs, comme le cœur, chacune des deux moités ; dans les organes pairs, comme les poumons, celui du côté gauche est l'homologue de celui de droite. Lorsque la similitude des organes existe, non plus entre deux régions d'un même corps, mais entre deux espèces vivantes, il n'y a plus *homologie*, mais *analogie*. L'*homologie* est dite *générale* lorsque, de la description isolée des organes, s'élevant à leur comparaison, on détermine qu'il existe un type de constitution pour chacun d'eux : ainsi on reconnaît qu'il n'y a pas de vertèbre qui n'ait un *centre* (*corps*) ou une partie qui le représente, bien que quelquefois il soit plus petit que les apophyses. Rechercher sur un même animal les parties qui représentent le corps de la vertèbre, et celles qui représentent les arcs ou les apophyses de telle ou telle sorte, etc., c'est une question d'*homologie générale*. — L'*homologie* est dite *spéciale* ou *partielle* lorsqu'un organe est reconnu être le même de chaque côté du corps : la similitude de l'humérus droit avec le gauche, celle des deux fémurs entre eux, etc., sont des cas d'*homologie spéciale*; mais c'est à tort que le même terme est parfois appliqué à la comparaison du fémur avec l'humérus, du pied avec la main ; il y a alors *homotypie* et non *homologie*.

HOMOLOGIQUE. — Qui a rapport aux homologies. — *Anatomie homologique*. Celle qui se fait en joignant la *comparaison* des parties entre elles à l'*observation*. Elle conduit à constater des *homologies* entre diverses parties d'un même être. L'anatomie homologique fait partie de l'*anatomie comparée*. — *Répétitions homologiques* (Paul Gervais). Homologies dont l'existence permet de ramener les différentes pièces composant chaque individu à un petit nombre de parties primitives (organes premiers ou *similaires*), grâce auxquelles on peut établir un certain nombre de types servant à guider l'esprit dans les descriptions.

cine vétérinaire homéopathique par Gunther et Prost-Lacuzon.

HOMOTYPE (de ὅμος, égal, et τύπος, type). — Se dit d'un organe que, sur un même animal, la comparaison des parties entre elles a fait reconnaître analogue à des organes de même ordre, plus ou moins éloignés, les muscles, les os, etc. C'est un cas particulier des *homologies*, qui, faute d'avoir été distingué des autres et d'avoir reçu un nom propre, a été longtemps la source de confusions nuisibles aux études comparatives. Les organes *homologues* doivent être *homonymes* ; mais les organes *homotypes* ne sauraient l'être d'une manière absolue. Il est évident que l'humérus n'est pas le *même* os que le fémur du même individu, dans le même sens que l'humérus droit est dit être le même os que l'humérus gauche ; par conséquent il ne saurait être, à proprement parler, son homologue. Il faut donc appeler les os qui ont ce rapport, dans le même squelette, *homotypes*, et restreindre l'application du mot *homologues* aux os qui portent ou doivent porter les mêmes noms.

L'homotypie s'étend aux os d'animaux différents. Par elle on a reconnu que les mains de l'homme, les membres antérieurs des mammifères et des reptiles, les ailes des chauves-souris et des oiseaux, les nageoires thoraciques des poissons ne sont que des modifications d'un même organe. L'étude du squelette des animaux antédiluviens fournit aussi des documents très intéressants sur cette question d'anatomie philosophique.

HONGRER. — Voy. Castration.

HONORAIRES. — Rétribution d'un ordre exceptionnel accordée aux personnes qui exercent certaines professions, la médecine en particulier. — *Code civil*, art. 2272. « L'action des médecins, chirurgiens et apothicaires, pour leurs visites, opérations et médicaments, se prescrit par un an. » Art. 2274. « La prescription, dans les cas ci-dessus, a lieu, quoiqu'il y ait eu continuation de fournitures, livraisons, services et travaux. Elle ne cesse de courir que lorsqu'il y a eu compte arrêté, cédule ou obligation, ou citation en justice non périmée. » Chaque visite du médecin établit une créance distincte des précédentes. Ainsi les visites faites au 31 décembre doivent être payées (Trébuchet) au 31 décembre de l'année suivante, sous peine de prescription, quand bien même le médecin les aurait continuées pour la même maladie pendant le mois de janvier. Les cas dans lesquels les médecins ont réellement à redouter les effets de la prescription sont ceux où le malade est mort. S'ils n'ont aucun titre qui prouve leur créance, et si, d'un autre côté, les héritiers sont de mauvaise foi ou croient que le médecin a été payé, celui-ci ne peut intenter aucune poursuite devant les tribunaux contre la succession. Seulement il peut déférer le serment aux veuves et héritiers ou aux tuteurs de ces derniers, s'ils sont mineurs, pour qu'ils aient à déclarer s'ils ne savent pas que la chose soit due. — *Code civil*, art. 2101.

« Les créances privilégiées sur la généralité des meubles sont celles ci-après exprimées et s'exercent dans l'ordre suivant : 1° les frais de justice ; 2° les frais funéraires ; 3° les frais quelconques de la dernière maladie concurremment entre ceux à qui ils sont dus. » Les droits des médecins, dans ce cas, ne priment pas ceux des propriétaires, parce que, d'après l'art. 662 du Code de procédure civile, le droit que le propriétaire a sur les meubles qui garnissent l'appartement ou la maison s'exerce même avant les frais de justice.

Les créances des vétérinaires, en cas de faillite du débiteur, ne sont privilégiées que s'il s'agit de soins donnés dans des cas graves et ayant eu pour résultat de sauver l'animal faisant partie de l'actif du débiteur.

Honoraires des experts. — Ils sont réglés par un décret du 18 juin 1808 de la façon suivante : 1° pour chaque visite et rapport, à Paris, 6 francs ; dans les villes de 40 000 habitants et au-dessus, 5 francs ; dans les autres villes et communes, 3 francs. En cas de déplacement à plus de 2 kilomètres de leur résidence, les médecins et chirurgiens ont droit à une indemnité de 2 francs à 2 fr. 50 pour chaque myriamètre parcouru en allant et en venant. Lorsque l'instruction de la procédure nécessite la prolongation de leur séjour dans une ville qui n'est point celle de leur résidence, il est alloué pour chaque jour de séjour, aux médecins et aux chirurgiens, une somme variant de 2 à 4 francs.

La loi a toujours parlé des médecins, mais elle a passé sous silence ce qui concerne les vétérinaires. Cependant les tribunaux, lorsque le cas se présente devant eux, assimilent les vétérinaires aux médecins.

HOQUET (all. *Schluchzen* ; angl. *hiccough* ; it. *singhiozzo* ; esp. *hipo*.— Contraction spasmodique et subite du diaphragme, qui détermine une secousse brusque des cavités thoracique et abdominale, accompagnée généralement d'un bruit rauque tout particulier, et d'un resserre-

ment subit de la glotte par lequel l'inspiration est interceptée. Ce phénomène est presque toujours répété plusieurs fois de suite, à des intervalles assez rapprochés ; il détermine des secousses plus ou moins pénibles de tout le corps.

Il est très rare chez nos animaux ; on ne l'observe guère que sur le cheval, chez lequel il se montre à la suite d'une réplétion prompte ou immodérée de l'estomac, ou après l'ingestion de boissons très froides. Il a été à tort décrit sous le nom de *Palpitations du cœur*.

HORDÉATION (*hordeatio*, de *hordeum*, orge). — Fourbure (Voy. ce mot) du cheval produite par l'abus du grain d'orge, donné comme aliment.

HORSEPOX. — Voy. VARIOLE.

HORS-MONTOIR. — Voy. MONTOIR.

HOUBLON (*Humulus lupulus*, L., diœcie pentandrie, L., cannabinées, J. ; all. *Hopfen* ; angl. *hops* ; it. *lupolo* ; esp. *lupulo*). — Plante dioïque, à tige volubile, à feuilles opposées, à fleurs femelles placées à l'aisselle, d'écailles obtuses, imbriquées, verdâtres, dont l'ensemble forme un cône membraneux (fig. 880). Le houblon contient de l'acide morintannique et du quercitrin. Les cônes, toniques et amers, doivent

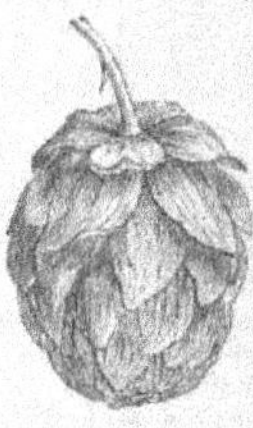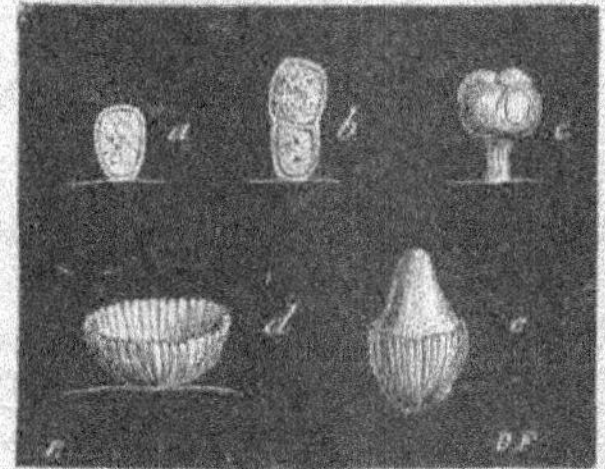

Fig. 880 et 881. — Cônes du houblon.

a, lupulin commençant à se former ; *b*, lupulin composé de deux utricules ; *c*, lupulin pédiculé ; *d*, lupulin en forme de coupe striée ; *e*, lupulin devenu glandiforme.

leurs propriétés à une substance pulvérulente, appelée *lupulin* (fig. 881). Ils sont employés en infusion et en décoction (16 à 32 grammes dans eau 1 kilogramme), mais l'infusion est bien préférable. Ils sont un des principaux ingrédients de la bière.

HUILE. — Huiles médicinales. — Dissolutions de substances médicamenteuses dans les huiles fixes. On les prépare à l'aide de la macération, de l'infusion ou de la décoction. On emploie ordinairement l'huile d'olive. Les huiles médicinales sont *simples* ou *composées*, suivant qu'elles renferment une ou plusieurs substances.

HUMÉRUS (ὦμος ; all. *Humerus, Armknochen* ; angl. *humerus* ; it. *omero* ; esp. *humero*). — Mot

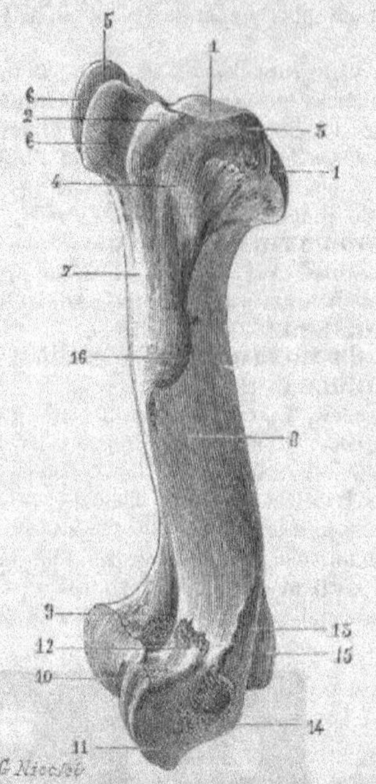

Fig. 882. — Humérus du cheval (face externe et antérieure).

1, 1, tête de l'humérus. — 2, 3, 4, sommet, convexité, et crête du trochanter. — 5, sommet du trochin. — 6, coulisse acétipitale divisée en deux gorges par un relief médian. — 7, face antérieure de l'humérus. — 8, face externe ou gouttière de torsion de l'humérus. — 9, fossette coronoïdienne. — 10, trochlée principale de l'extrémité inférieure de l'humérus. — 11, condyle de l'extrémité inférieure de l'humérus. — 12, empreintes pour l'attache de l'extenseur antérieur du métacarpe. — 13, fosse olécrânienne. — 14, épicondyle. — 15, épitrochlée. — 16, empreinte deltoïdienne (Chauveau et Arloing).

latin conservé en français pour désigner l'os du bras : os long, irrégulier, cylindroïde, il semble avoir été tordu sur son axe de devant en dehors, en haut, et de dehors en avant, en bas. On lui considère un corps et deux extrémités (fig. 882).

Il est d'autant plus long et plus courbé en S que le nombre des doigts apparents de l'animal est plus élevé. C'est donc sur les carnassiers et les lapins par exemple que les caractères de longueur et de flexion sont les plus évidents (fig. 883).

Le nombre considérable d'éminences qu'il présente indique qu'il sert de point d'attache à un grand nombre de muscles servant les uns à la locomotion, les autres à la fixation des membres au tronc. Si l'on compare l'humérus et le fémur, sur un même animal, on trouve entre eux une certaine analogie, et on dit alors que ces deux os sont *homotypes*, tandis que les deux humérus ou les deux fémurs du même animal sont *homologues* entre eux.

Fractures. — Elles sont rares sur nos grands

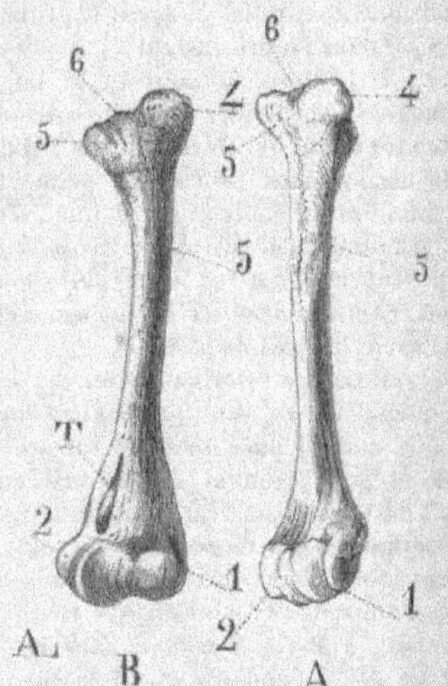

Fig. 883. — Humérus du chat et du lapin.

A, humérus du lapin. — B, humérus du chat. — 1, condyle. — 2, trochlée. — 3, diaphyse. — 4, trochiter. — 5, trochin. — 6, coulisse occipitale (Chauveau et Arloing).

animaux, mais s'observent sur le chien (Voy. Fractures).

HUMEUR (*humor*, χυμός ; all. *Feuchtigkeit, Safte* ; angl. *humour* ; it. *umore* ; esp. *humor*). — Toute partie liquide ou demi-liquide des systèmes organiques qui se sépare par simple dissociation, sans décomposition chimique, en éléments anatomiques, d'une part, et principes immédiats, d'autre part ; ou *vice versa*, partie liquide ou demi-liquide formée par mélange et dissolution réciproque des principes immédiats, et tenant ordinairement des éléments anatomiques en suspension. Leur étude porte le nom d'*hygrologie*. Les humeurs se classent comme il suit : — A. *Humeurs constituantes ou de constitution*. Ce sont : 1. le sang ; 2 et 3. le chyle et la lymphe. Dans ces humeurs, le fluide offre le degré d'organisation le plus simple, celui que possède toute substance amorphe ; mais en raison de sa fluidité, il permet à l'humeur d'accomplir les actes qui lui sont dévolus dans le mouvement continu de rénovation moléculaire de l'organisme. Les éléments anatomiques figurés qui s'y trouvent en suspension ne sont, au contraire, qu'accessoires. Aussi les plasmas ne peuvent, en aucune façon, être comparés aux substances amorphes intercellulaires ou interfibrillaires, ni les humeurs être assimilées aux tissus. — B. *Humeurs produites ou sécrétées, produits liquides ou sécrétions proprement dites.* Ces humeurs proviennent des précédentes et sont produites aux dépens des matériaux qu'elles leur fournissent. Elles ne font que remplir le rôle de *milieu* par rapport aux éléments qu'elles tiennent en suspension et qui peuvent y vivre plus ou moins longtemps. Mais aucune d'elles n'a des éléments qui lui soient propres, comme les hématies le sont pour le sang. Toutes renferment une ou plusieurs substances organiques naturellement liquides, aux propriétés desquelles l'humeur doit ses propriétés essentielles, physiques et chimiques, et son altérabilité. α. *Produits de perpétuation des individus.* 4. Ovarine, ou liquide de la vésicule de De Graaf et liquide visqueux des kystes ovariens ; 5. sperme ; 6. liquides des kystes du testicule et de l'épididyme ; 7. lait et colostrum ; 8. blanc de l'œuf ou albumen ; 9. jaune de l'œuf (oiseaux, etc.) ; 10. liquide de la vésicule ombilicale ; 11. substance gélatiniforme de protection des œufs (poissons, insectes, etc.) ; 12. prostatine ; 13. cowpérine. β. *Humeurs profondes ou permanentes.* 14. humeur aqueuse ; 15. hyaloïde ; 16. humeur de Cotugno ; 17. liquides du péritoine, des plèvres et du péricarde, normaux et morbides ; 18. liquide céphalo-rachidien ; 19. synovie ; 20. sérosité des œdèmes ; 21. pus et ses variétés ; 22. liquide des vésicules closes des glandes vasculaires. γ. *Produits excrémento-récrémentitiels.* 23. Venin des serpents ; 24. salives sous-maxillaire et sublinguale ; 25. salive parotidienne ; 26. salive mixte ; 27. mucus des amygdales ; 28. suc pancréatique ; 29. bile ; 30. suc gastrique ; 31. suc duodénal ; 32. suc intestinal ; 33. larmes ; 34. les divers mucus ; 35 sébacine cutanée, préputiale, cérumineuse, vulvaire et meibomienne ; 36. musc et sécrétions préputiales analogues ; 37. civette, castoréum, et sécrétions ano-périnéales analogues ; 38. liquide des follicules glomérulés de l'aisselle ; 39. sérine (soie) ; 40. cire. — C. *Humeurs excrémentitielles.* 41. urine ; 42. sueur ; 43. liquide amniotique ; 44. liquide allantoïdien ; 45. exhalation aqueuse cutanée et pulmonaire. Les *humeurs excrémentitielles* se composent surtout de principes de la deuxième classe, d'eau et de sels de la première classe, mais ne renferment que des traces de substances organiques. — D. *Produits médiats liquides ou demi-liquides.* 46. Bol alimentaire ; 47. chyme ; 48. miel ; 49. matières fécales ; 50. méconium. — Le suc gastrique, et sur certains animaux la sueur et l'urine excepté, toutes les humeurs sont légèrement alcalines et doivent cette réaction soit au carbonate de soude, soit au phosphate tribasique de soude ou à leur mélange.

HUMORISME (de *humor*, humeur ; all. *Humorismus* ; angl. *humoral pathology* ; it. *umorismo* ; esp. *humorismo*). — Système médical dans lequel on attribue les maladies à l'altération des humeurs, déduisant de ces altérations des caractères nosologiques ou des indications thérapeutiques. On trouve des traces de ce système dans l'antiquité la plus reculée ; Galien, le premier, réunit les principes de l'humorisme en un corps de doctrine, où l'on rencontre une alliance perpétuelle des éléments avec les humeurs dites *cardinales.*

HYBRIDATION (all. *Zwitterbildung* ; angl. *hybridation* ; it. *ibridazione* ; esp. *hibridation*). — Production des plantes hybrides. L'hybridation peut avoir lieu naturellement entre deux plantes voisines d'espèces ou de variétés différentes, et dont la floraison coïncide ; on peut la produire artificiellement en portant le pollen d'un végétal sur le pistil d'un autre sujet. — En zootechnie, l'hybridation porte le nom spécial de *croisement.*

HYBRIDE (*hybrida*, de ὕβρις, viol ; all. *Zwitter* ; angl. *hybridous, hybrid* ; it. *ibrido* ; esp. *hybrida ; bâtard, métis*). — Se dit, en botanique, d'une plante dont la graine provient d'un végétal fécondé par un sujet d'une autre espèce que la sienne. — Se dit aussi des animaux comme synonyme de métis.

HYBRIDITÉ (all. *Zwitterhaftigkeit* ; angl. *hybridity* ; it. *ibridità* ; esp. *ibriditad*). — Condition d'un végétal ou d'un animal produit par deux espèces différentes.

HYDARTHROSE (de ὕδωρ, eau, et ἄρθρον, articulation ; all. *Gelenkwassersucht, Gallen* ; angl. *hydarthrus* ; it. *idartro*). *Hydarthre, Hydarthrose.* — Épanchements séreux formés dans les cavités articulaires ; ce sont des hydropisies articulaires.

ÉTIOLOGIE. — *Causes prédisposantes.* — Les hydarthroses sont fréquentes chez les chevaux de trait rapide ; elles se montrent de préférence aux jointures dont le fonctionnement est actif : boulet, jarret ; on a incriminé l'hérédité, le lymphatisme.

Causes occasionnelles. — La principale est le travail exagéré ; l'hydarthrose est une maladie de fatigue des articulations. Certaines hydropisies des synoviales articulaires sont consécutives à des contusions, luxations, entorses, plaies périarticulaires ; elles sont parfois la suite d'une arthrite.

D'autres ont des causes spéciales : gourme, affections rhumatismales, etc. On en voit survenir pendant la gestation, disparaissant presque spontanément après le part ; il en est qui se montrent après la parturition.

Symptomatologie. — Si l'hydarthrose est la conséquence d'une blessure, on observe généralement une tuméfaction douloureuse de l'articulation, avec une légère claudication ; la synoviale articulaire fait saillie là où elle n'est pas maintenue exactement, puis les symptômes inflammatoires disparaissent, et l'hydarthrose persiste avec ses caractères ordinaires, par suite de l'épanchement dans la cavité articulaire.

Généralement elle se développe lentement, sans symptôme inflammatoire et sans boiterie dans les premiers temps.

Bien formée, elle a l'aspect d'une tumeur, molle, fluctuante, placée au niveau d'une articulation, circonscrite de toutes parts par les limites de la membrane synoviale et de volume variable suivant le degré de distension de la séreuse. Il y a augmentation de volume de la région ; l'articulation perd ses saillies osseuses et prend un aspect arrondi ; des bosselures remplacent les creux observés dans l'état normal. La tumeur, de forme inégale, est généralement étranglée dans les points où la synoviale est maintenue par des ligaments épais, plus saillante dans les points où des tissus extensibles recouvrent la séreuse.

Au bout d'un temps variable, surtout quand le cheval continue à faire un service pénible, les tumeurs grossissent et s'indurent ; on peut observer une claudication, due à ce que l'épanchement exagéré de synovie gêne le fonctionnement de l'articulation ; à la suite d'une longue course ou d'un travail très fatigant, on trouve de la chaleur inflammatoire, les saillies synoviales sont douloureuses, la claudication devient forte.

Au repos, le membre malade prend une position spéciale, facilitant la dilatation de la synoviale.

Lors d'hydarthrose ancienne et volumineuse, les abouts osseux sont parfois écartés l'un de l'autre et il peut y avoir luxation.

Diagnostic. — Généralement facile. On fera la différence avec les hygromas et les hydropisies tendineuses en tenant compte des saillies synoviales qui doivent se trouver en des points spéciaux, toujours les mêmes.

Pronostic. — Sans gravité si elle est peu accusée, l'hydarthrose constitue une tare dépréciant toujours le cheval. Développée, elle peut être une cause de boiterie, elle est alors un indice de la faiblesse de l'articulation malade, et des fatigues éprouvées par l'animal.

Traitement. — Au début, on recommande le repos et le traitement antiphlogistique : douches, massage et compression à l'aide d'une bande de caoutchouc ou d'un bas ; on peut employer les astringents : compresses imbibées d'eau blanche et maintenues sur l'articulation par une flanelle ; mélange de terre glaise, blanc d'œuf et eau blanche ; mélange de blanc d'Espagne et de vinaigre, etc.

Quand l'hydarthrose a acquis un certain volume, il vaut mieux recourir aux vésicants : vésicatoire mercuriel, pommade rouge, onguent de Lebas, les divers feux liquides, etc.

Les hydarthroses anciennes et indurées seront traitées par la cautérisation en raies, en pointes fines ou en aiguilles ; dans ce dernier cas, on devra opérer avec des pointes très fines et ne traverser la synoviale qu'une seule fois en ses points superficiels, pour éviter les complications possibles d'arthrite. Pour ne pas tarer les malades, Leblanc et Thierry ont préconisé les injections iodées : la région étant désinfectée et rasée, on implante au point culminant un trocart aseptique et on laisse écouler la sérosité, puis, à l'aide d'un aspirateur Potain ou Dieulafoy, ou d'une seringue ordinaire, on injecte dans la synoviale 20 à 60 grammes d'une solution de teinture d'iode au tiers (teinture d'iode, 1 partie ; eau bouillie, 2 parties). Ensuite on applique sur la région une friction vésicante. Ce traitement, fait sans toutes les précautions antiseptiques, peut déterminer des complications mortelles d'arthrite ; aussi on le réserve généralement par le traitement des hydropisies des synoviales tendineuses (Voy. Synoviale et Synovites).

Cagny a obtenu quelques résultats heureux en faisant une ponction avec l'aiguille de la seringue Pravaz de un gramme, laissant couler un peu de la sérosité et injectant ensuite

2 à 5 grammes, suivant les cas, de la solution suivante :

Alcool à 90°	100 grammes.
Tannin à l'alcool	10 —
Antipyrine	10 —

Nous ne parlerons que pour mémoire du traitement par l'électrothérapie et de l'*arthrotomie* qui n'est pas réalisable en pratique.

Hydarthroses en particulier. — *Articulation scapulo-humérale.* — Elle se caractérise uniquement par une boiterie avec raideur du membre ; il n'y a pas de saillie synoviale ; parfois la pointe de l'épaule est tuméfiée et chaude. Chez le chien, on peut constater une tumeur molle à la partie antéro-inférieure de la pointe de l'épaule, de chaque côté du muscle biceps.

Articulation du coude. — A la face externe du coude, au niveau du tendon d'origine du fléchisseur externe du métacarpe, il existe une tumeur. Au repos, le membre est tenu en avant de la ligne d'aplomb ; ses mouvements sont gênés.

Articulations carpiennes (ou *Vessigons articulaires du genou*). — Voy. Vessigon.

Articulation coxo-fémorale. — L'hydarthrose de cette jointure est très rare ; elle n'est pas accompagnée de symptômes particuliers pouvant la faire soupçonner.

Articulation fémoro-tibio-rotulienne. — On constate une tuméfaction diffuse du grasset, plus accusée en dedans qu'en dehors ; les ligaments rotuliens, noyés dans la tuméfaction, ne sont plus perceptibles. En marche, le membre se porte difficilement en avant, il est raide et sa flexion est gênée. L'exploration manuelle permettra d'établir la différence avec l'arthrite déformante de cette articulation, qui est rare.

Traitement. — La cautérisation en pointes fines ou en aiguilles, précédée ou non de la ponction antiseptique avec un trocart fin, a donné de bons résultats.

Articulations tarsiennes (ou *Vessigon articulaire du jarret*). — Voy. Vessigon.

Articulation du boulet (ou *Molettes articulaires*). — Voy. Molettes.

Articulation du pied. — L'hydarthrose de la synoviale articulaire du pied s'accuse par deux petites molettes, placées une de chaque côté, au-dessus des fibro-cartilages. Elle ne provoque généralement pas de boiterie.

HYDATIDE (*hydatis*, ὑδατίς, de ὕδωρ, eau ; all. *Blasenwurm* ; angl. *hydatid* ; it. *idatide* ; esp. *hidatide*). — Primitivement, petite tumeur enkystée de la paupière supérieure. — Plus tard, toute tumeur enkystée contenant un liquide aqueux et transparent. — Plus tard encore, vésicule plus molle que le tissu des membranes, et

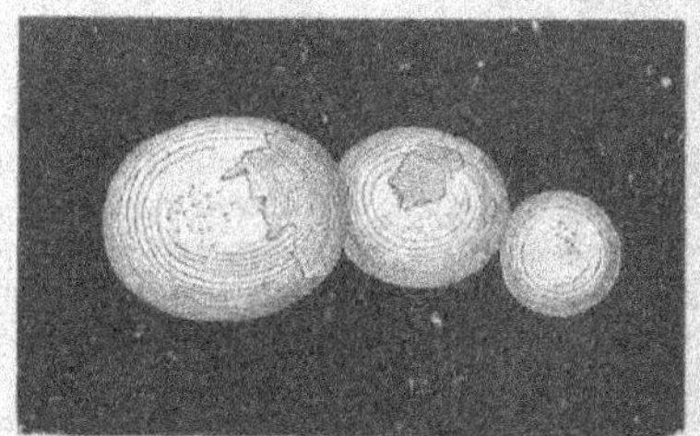

Fig. 884. — Acéphalocystes.

plus ou moins transparente, qui se développe dans les organes sans adhérer à leur tissu. — Actuellement, vésicule de volume variable qu'on rencontre dans les cavités tapissées par

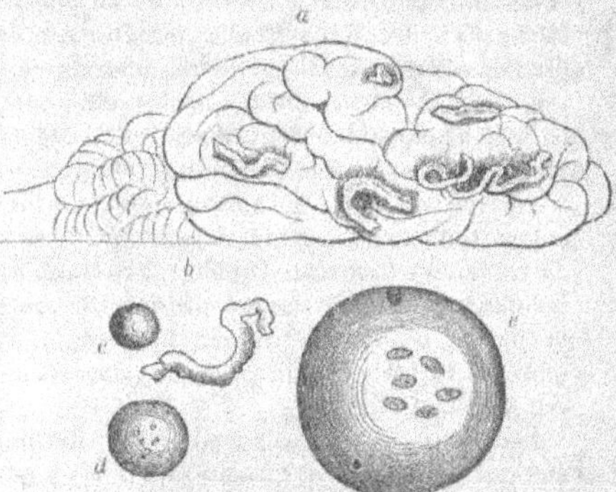

Fig. 885. — Tænia cœnure (cœnure du mouton).

a, cerveau d'un mouton qui a avalé des œufs de tænia cœnure depuis trois semaines, et qui a été abattu après avoir donné tous les symptômes du tournis. — *b*, galerie isolée formée par le ver à la surface du cerveau. C'est à l'un des bouts de la galerie que se trouvent les cœnures (scolex du *tænia cœnurus*). — *c*, vésicules (proto-scolex) avant la naissance du scolex. — *d*, vésicule dans laquelle apparaissent les scolex. — *e*, vésicule qui a engendré des scolex.

une séreuse ou dans un parenchyme, et qui résulte de l'enkystement de l'échinocoque arrivé à son lieu d'élection. Les termes d'*hydatide* et d'*acéphalocyste* (fig. 884) sont souvent employés comme synonymes ; cependant celui-ci est moins étendu, puisqu'il comprend seulement les hydatides *stériles*, dépourvues de membrane germinale, et capables de donner naissance à d'autres vésicules, dites vésicules filles, mais non à des échinocoques, contrairement aux hydatides *fertiles* (fig. 885).

HYDROCÈLE (*hydrocele*, ὑδροκήλη, de ὕδωρ, eau, et κήλη, tumeur ; all. *Wasserbruch* ; angl. *hydrocele* ; it. *idrocele* ; esp. *hidrocele*). — Tumeur formée par un amas de sérosité, soit dans le tissu lamineux du scrotum (*hydrocèle externe* ou *par infiltration*, ou mieux *œdème du scrotum*) ; soit dans la tunique vaginale du testicule (*hydrocèle interne* ou *par épanchement*) ; soit enfin dans la gaine du cordon spermatique (*hydrocèle du cordon*) : c'est particulièrement à l'hydropisie de la tunique vaginale que s'applique la dénomination d'*hydrocèle*. Elle est *congénitale*, ou *acquise*.

Elle coïncide souvent avec la hernie inguinale chronique (*hydro-entérocèle*), avec l'étranglement du cordon qui amène la stase sanguine du testicule et l'exsudation, avec les tumeurs de la région inguinale. L'ascite peut s'accompagner d'hydrocèle : cela tient à ce que les cavités abdominale et vaginale restent en communication, sur le cheval tout au moins. Parfois l'hydrocèle est une complication de l'inflammation chronique de la gaine vaginale (*vaginalite chronique*). Enfin, chez les ruminants, le bistournage, les contusions de la région testiculaire peuvent la déterminer (Festal).

Symptomatologie. — Tumeur molle, uniformément fluctuante, généralement piriforme, de volume variant entre le poing et la tête d'un homme ; le testicule occupe presque toujours la partie postéro-inférieure. Le liquide de quantité variable contenu dans la gaine est séreux, jaunâtre.

Diagnostic. — Il est facile. Par l'exploration rectale on peut s'assurer qu'il n'y a pas de hernie inguinale.

Traitement. — Si l'hydrocèle est peu volumineuse et ne gêne pas l'utilisation de l'animal, il est préférable de ne rien faire.

Le seul traitement radical est la *castration* ; avant de la pratiquer, on s'assure s'il y a ou non hernie inguinale chronique, de façon à prendre les précautions nécessaires.

On incise les enveloppes superficielles, et on énuclée le testicule ; si l'on a encore des doutes au sujet de l'existence de la hernie, on peut inciser légèrement les enveloppes profondes pour explorer la gaine avec le doigt. S'il n'y a pas de hernie, on fait exécuter un ou deux tours de torsion au cordon et on applique le casseau le plus haut possible. Dans le cas de hernie inguinale chronique (Voy. ce mot), on opère avec les précautions nécessaires.

Si on désire conserver le testicule, il faut faire la ponction au trocart suivie d'une injection de teinture d'iode pure ou diluée, ou bien l'incision des enveloppes. Ce moyen est dangereux sur le cheval, dont le péritoine communique avec la gaine vaginale (Cadiot et Almy).

HYDROCÉPHALE ou HYDROCÉPHALIE (*hydrocephalus*, ὑδροκέφαλον, de ὕδωρ, eau, et κεφαλή, tête ; all. *Wasserkopf* ; angl. *hydrocephalus*, *dropsy of the brain* ; it. *idrocefalo* ; esp. *hidrocephalo*). — Hydropisie de la tête ou plus exactement de l'encéphale. On l'a divisée en *interne* et *externe*, rangeant dans l'*externe* les collections et infiltrations séreuses ou séro-sanguinolentes formées sous le cuir chevelu ou sous le péricrâne ; mais l'on ne doit appeler *hydrocéphalies* que les collections séreuses contenues dans le crâne, qu'on appelait *hydrocéphalies internes*, et qui ont leur siège tantôt dans la cavité de l'arachnoïde, tantôt, et le plus souvent, dans les ventricules du cerveau. L'hydrocéphalie *interne* chronique s'observe fréquemment chez le cheval, où elle constitue la principale cause de l'*immobilité* ; elle est exceptionnelle chez les autres animaux (Voy. Immobilité).

HYDRO-ENTÉROCÈLE ou HYDRENTÉROCÈLE. — Hernie intestinale dont le sac renferme une certaine quantité de sérosité.

HYDRO-ENTÉRO-ÉPIPLOCÈLE. — Hernie entéro-épiploïque scrotale dont le sac contient de la sérosité.

HYDRO-ENTÉROMPHALE ou HYDRENTÉROMPHALE. — Hernie ombilicale dont le sac contient de la sérosité.

HYDRO-ÉPIPLOCÈLE. — Hernie scrotale épiploïque accompagnée d'épanchement.

HYDRO-ÉPIPLOMPHALE. — Hernie ombilicale épiploïque, dont le sac contient de la sérosité.

HYDROHÉMIE (de ὕδωρ, eau, et αἷμα, sang ; all. *Hydraemie*). Hydrémie ou Hydroémie. — État particulier du sang, qui renferme une moindre quantité de globules, et où le sérum lui-même renferme une moindre quantité de substances en dissolution : c'est l'exagération de la quantité d'eau du sang.

Étiologie. — L'hydrohémie s'observe sur les animaux mal nourris, entretenus dans de mauvaises conditions hygiéniques ; elle accompagne l'anémie, l'état cachectique que produisent certains helminthes, tels que les distomes, les strongles, les échinocoques, etc. ; elle s'observe sur les animaux atteints de maladies chroniques, porteurs de tumeurs, etc.

Symptomatologie. — Au début, les animaux conservent un embonpoint factice, ils sont mous au travail, s'essoufflent rapidement ; les muqueuses apparentes sont pâles et infiltrées. Plus tard, des engorgements œdémateux apparaissent aux parties déclives du corps ; l'animal maigrit ; ses grandes fonctions se ralentissent ; on observe des hydropisies, des alternatives de constipation et de diarrhée. Enfin la mort survient dans le marasme. Anémie, hydrohémie, cachexie, sont trois phases d'un même état dû à des causes variables et caractérisé par une diminution de la nutrition.

Traitement. — Il faut rechercher la cause et la faire disparaître si possible, et constituer un bon régime hygiénique avec des toniques.

HYDROMÈTRE (de ὕδωρ, eau, et μήτρα, matrice ; all. *Gebärmutterwassersucht* ; it. *idrometra* ; esp. *hidrometra*). — Hydropisie de l'utérus. On a admis trois espèces d'hydromètres : 1° l'*ascite de l'utérus*, collection d'un liquide séreux dans la cavité de l'utérus ; 2° l'*hydromètre hydatique* ; 3° l'*hydromètre de gestation*. Le développement d'une poche hydatique dans l'utérus ne peut être considéré comme une hydropisie de cet organe ; non plus que l'*hydromètre de gestation*, qui n'est autre chose qu'une hydropisie de l'amnios. L'*ascite de l'utérus*, qui seule serait une véritable *hydromètre*, n'a lieu que lorsqu'il y a en même temps occlusion de l'orifice de cet organe, avec persistance de la sécrétion muqueuse utérine [Voy. Gestation (*Accidents de la*)].

HYDRONÉPHROSE (de ὕδωρ, eau, et νεφρός, rein) (Rayer). — Distension des calices, du bassin et de l'uretère, due à une accumulation d'urine, dont l'écoulement est entravé par un calcul dans l'urètre ou par la compression de ce canal par une tumeur, ou enfin par une affection de la vessie ou de l'uretère. Rarement congénitale, ordinairement unilatérale, l'hydronéphrose donne lieu à des douleurs et à des hématuries légères. L'urine, ne pouvant plus s'écouler, amène la distension du rein correspondant et l'atrophie de son parenchyme. L'obturation du col de la vessie est suivie des mêmes désordres.

En même temps que le tissu rénal entre en dégénérescence, la capsule distendue s'enflamme et s'épaissit. — Au bout d'un certain temps, le rein ne forme plus qu'une sorte de bourse fluctuante, creusée d'une cavité renfermant un liquide trouble,

d'odeur urineuse. Parfois les lésions sont moins accusées et l'hydronéphrose est *partielle*, ne portant que sur certaines parties du bassinet.

L'hydronéphrose étant généralement *unilatérale*, le rein sain éprouve alors une hypertrophie compensatrice.

La maladie passe inaperçue ; parfois l'urine est blanchâtre, trouble, albumineuse, la région du rein est très sensible ; l'exploration rectale pourrait mettre sur la voie ; à la longue, on note de la cachexie et des troubles urémiques.

Le traitement est nul. La ponction ne donnerait qu'une amélioration passagère.

HYDROPÉRICARDE (*hydropericardium* ; all. *Herzbeutelwassersucht* ; angl. *hydropericardium* ; it. *idropericardio* ; esp. *hidropericardio*). — C'est l'hydropisie du péricarde. Comme celles du péritoine et de la plèvre, elle peut être sous la dépendance d'une affection générale : anémie, anasarque, tuberculose, cachexie cancéreuse, etc. Souvent elle est due à des causes mécaniques qui exagèrent la pression sanguine et l'exsudation des liquides : sclérose pulmonaire, affections cancéreuses et tuberculeuses du cœur, etc.

Lorsque l'épanchement de sérosité est peu abondant, il passe inaperçu. — Si l'hydropisie

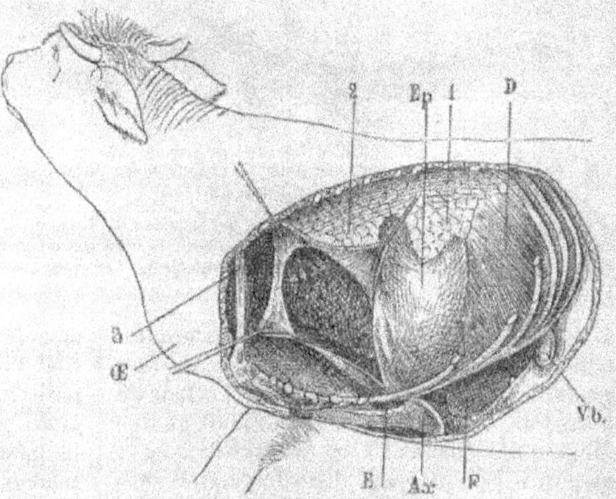

Fig. 886. — Lésions de péricardite exsudative par corps étranger. Rapports du péricarde avec le sternum et la région xiphoïdienne. Péricarde ouvert.

1, poumon rétracté, lobe postérieur. — 2, lobe cardiaque. — 3, lobe antérieur. — Ax, appendice xiphoïde. — D, diaphragme. — E, espace de pénétration vers la pointe du péricarde, entre le col de l'appendice xiphoïde et le cercle de l'hypocondre ; œdème du fanon [Moussu, *Intervention dans les péricardites du bœuf*).

est considérable, on observe les symptômes de la péricardite chronique (Voy. Péricarde). A l'autopsie, on trouve le péricarde distendu par une quantité variable de sérosité citrine, claire, ne contenant pas de fibrine ; la séreuse péricardique a une teinte un peu lavée, mais elle n'est pas altérée.

TRAITEMENT. — On peut essayer les diurétiques.

Moussu a essayé avec succès la ponction faite par le sternum. Il a remarqué que le péricarde distendu vient au niveau de l'appendice xiphoïde du sternum, dont il n'est séparé que par un coussinet graisseux (fig. 886).

Manuel opératoire. — Sur l'animal *debout* (l'asphyxie serait à craindre sur l'animal couché) on trace la ligne blanche, et la ligne du cercle de l'hypocondre (fig. 887).

L'incision, de 20 centimètres de long, se fait à égale distance de la ligne blanche et du cercle de l'hypocondre, à environ 20 centimètres en avant du point de pénétration de la veine mammaire antérieure (fig. 887), on laisse écouler la sérosité de l'œdème et, avec le bistouri, on

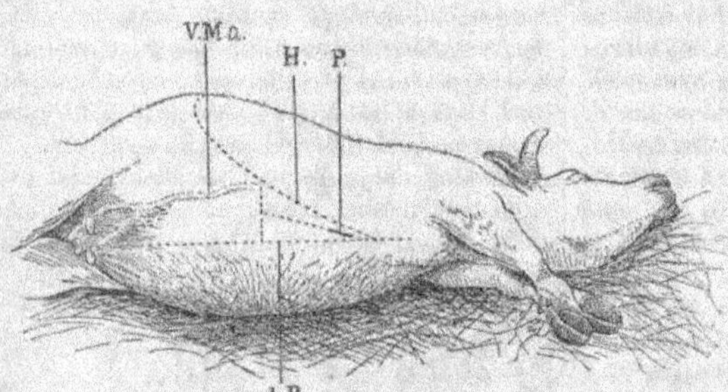

Fig. 887. — Champ opératoire pour la ponction du péricarde par la voie xiphoïdienne.

VMa, veine mammaire antérieure. — LB, ligne blanche. — H, ligne de l'hypocondre. — P, point de ponction sur l'incision (Moussu). — C'est afin de mieux faire voir le point de ponction que l'animal est représenté couché. L'opération se fait sur l'animal debout.

désinsère les muscles pectoraux du sternum. L'index de la main droite dilacère le coussinet graisseux de la pointe du cœur. Puis, le long de l'index de la main gauche, on introduit un trocart ayant au moins 25 centimètres de long et au plus 5 millimètres de diamètre; on fait obliquer un peu le trocart en avant et en dedans pour éviter le sac pleural gauche, et on fait la ponction qui, après écoulement d'un ou plusieurs litres de liquide, est suivie d'une injection d'un litre au moins d'une solution de sel marin à 9 p. 100 et à la température de 40°. On laisse dans la plaie une mèche de gaze antiseptique et un bandage de corps pour préserver la plaie. Le pansement est renouvelé une ou plusieurs fois. Il ne faut pas compter sur la guérison complète. Cette opération a surtout pour but

d'éviter la mort rapide, et de permettre dans un certain délai la vente pour la boucherie.

HYDROPHOBIE. — Voy. RAGE.

HYDROPHTALMIE. — Augmentation du volume de l'œil due à l'augmentation des liquides intra-oculaires. Dans le *glaucome*, la coque de l'œil est inextensible ; dans l'hydrophtalmie, les enveloppes se dilatent et l'œil peut acquérir un volume considérable ; la sclérotique est très amincie (Voy. GLAUCOME).

A la longue, l'hydrophtalmie aboutit à la désorganisation complète de l'œil.

Le traitement consiste au début à faire des ponctions répétées dans la chambre antérieure et à appliquer un bandeau compressif. On peut aussi recourir à l'iridectomie. Si l'œil est désorganisé, on en fait l'ablation.

HYDROPISIE (*hydrops*, ὕδρωψ, de ὕδωρ, eau, avec la finale ωψ qui indique collection ; all. *Wassersucht* ; angl. *dropsy* ; it. *idropisia* ; esp. *hidropesia*). — Généralement, tout épanchement de sérosité dans une cavité quelconque du corps ou dans le tissu lamineux. On a distingué des *hydropisies actives*, attribuées à un accroissement d'action des vaisseaux exhalants, d'où résultait la production d'une quantité surabondante de sérosité ; et des *hydropisies passives*, résultant de l'atonie des absorbants, qui laissaient s'accumuler les produits de l'exhalation séreuse. Aujourd'hui les *hydropisies actives* ou *hydrophlegmasies* dues à un afflux anormal de sang dans les capillaires artériels de la partie malade sous l'influence de l'inflammation, sont rayées du cadre des hydropisies, et on réserve exclusivement ce terme aux *hydropisies passives*, c'est-à-dire à celles qui sont le résultat d'un obstacle au cours du sang veineux (*hydropisies mécaniques*) ou d'une altération de la crase du sang (*hydropisies cachectiques* ou *dyscrasiques*). On appelle *hydropisies essentielles* celles qui surviennent par paralysie des capillaires artériels après un refroidissement brusque, ou dans la convalescence de certaines maladies.

Les principales hydropisies sont : l'*ascite* ou hydropisie de l'abdomen, l'*hydrothorax* ou hydropisie de poitrine, l'*hydropéricarde* ou hydropisie du péricarde, l'*hydrocéphale* ou hydropisie du cerveau, l'*hydrocèle* ou hydropisie de la gaine vaginale, l'*hydarthrose* ou hydropisie des articulations, l'*œdeme* ou hydropisie du tissu cellulaire (Voy. ces mots).

TRAITEMENT. — Il consiste, en général, dans l'emploi des ponctions combinées avec moyens propres à déterminer des sécrétions dérivatives, tels que les purgatifs, les diurétiques, les sudorifiques ; on a modifié l'état de la séreuse locale dans certains cas, mais il faut se rappeler qu'elles sont, dans presque tous les cas, un symptôme d'une lésion primitive qu'il faut traiter d'abord.

HYDROPNEUMOTHORAX. — Épanchement d'air et de sérosité dans la cavité pleurale (Voy. PLEURÉSIE).

HYDRORACHIS. — Hydropisie du canal rachidien. Exceptionnelle chez nos animaux, elle n'est généralement reconnue qu'à l'autopsie.

HYDROTHÉRAPEUTIQUE ou HYDROTHÉRAPIE (de ὕδωρ, eau, et θεραπεία, thérapie ; all. *Wasserheilkunde* ; angl. *hydrothérapeutica* ; it. *idroterapeutica*). — Mode de traitement des maladies, spécialement des maladies chroniques, par l'usage de l'eau froide. Cette méthode a été préconisée en médecine humaine, vers 1834, par un paysan de la Silésie autrichienne, nommé Priessnitz. Tantôt on recherche les effets *sédatifs* et *antiphlogistiques* dans diverses phlegmasies aiguës, internes ou externes, dans les congestions, les affections typhoïdes du cheval, la fièvre vitulaire : ces effets sont obtenus par l'enveloppement dans le drap mouillé, les affusions froides, les mélanges glacés, qui déterminent la sédation par soustraction du calorique et effet direct sur le système nerveux. Tantôt ce sont les effets *excitants, toniques, altérants* ou *résolutifs* qu'on veut obtenir : c'est de la douche qu'on retire les effets les plus rapides et les plus certains ; l'eau froide, donnée en lavements à l'intérieur ou appliquée à l'extérieur avec une certaine force, agit alors en modifiant la circulation capillaire, et, par suite, la nutrition : beaucoup d'affections chroniques des membres peuvent être traitées par ce procédé, qui modifie la vitalité générale par la réaction qu'elle provoque, et qui amène la résolution d'un grand nombre d'engorgements (Voy. BAIN et DOUCHE).

HYDROTHORAX. — Hydropisie passive de la cavité des plèvres. Elle correspond à l'*ascite*, mais est beaucoup plus rare.

ÉTIOLOGIE. — Elle se montre à la suite d'altérations chroniques du poumon et surtout du cœur, des reins, des engorgements ganglionnaires, des tumeurs intrathoraciques ; elle est une manifestation de l'hydrohémie, surtout chez les ruminants, etc. ; chez les chiens, elle est parfois due à la tuberculose.

SYMPTOMATOLOGIE. — Les symptômes sont analogues à ceux de la *pleurésie chronique*, avec les signes de la maladie déterminante. Cependant, on n'observe pas de toux, de douleur des parois pectorales, mais il y a souvent de l'ascite et des œdèmes des parties déclives. — Le liquide qui s'écoule d'une ponction est limpide, albumineux et ne contient pas de fibrine.

A l'autopsie, on trouve les plèvres épaissies, mais non altérées ; le poumon est atélectasié à sa partie inférieure.

TRAITEMENT. — Il faut agir contre la cause. On stimulera le cœur avec la digitale, la caféine, etc. ; on donnera des diurétiques. — Si la quantité de liquide épanché gêne la respiration, on pratiquera la *thoracentèse* (Voy. ce mot) ; mais le liquide se reforme rapidement.

HYGIÈNE (*hygiene*, τὸ ὑγιεινόν, de ὑγιεινός, sain ; all. *Gesundheitslehre, Hygiene* ; angl. *hygiene* ; it. *igiene* ; esp. *higiena*). — Étude des rapports sanitaires de l'homme avec le monde extérieur et des moyens de faire contribuer ces rapports à la viabilité de l'individu et de l'espèce (Arnould). L'hygiène a pour objet d'établir les règles à suivre pour le choix des moyens propres à entretenir et même à améliorer l'action normale des organes, et, par suite, à prévenir l'apparition des maladies ; elle a pour point de départ la *mésologie*, qui traite des agents cosmiques et de leur action sur l'organisme sain, et étudie l'influence du sol, de l'atmosphère et des eaux ; mais elle s'appuie également sur la physique, la chimie, la bromatologie, la toxicologie, l'anthropologie, etc., qui lui fournissent les indications nécessaires pour modifier cette influence de façon à en tirer un parti favorable à l'amélioration de la santé. L'étude des rapports de l'homme sain avec les agents ou milieux cosmiques à l'influence desquels il ne peut échapper, quelles que soient les conditions inhérentes à son genre de vie, constitue l'*hygiène générale*, qui traite du sol, de l'air, des eaux, de l'habitation, du vêtement, de l'alimentation, des moyens d'exercice et de repos. L'*hygiène spéciale* est l'application des notions acquises par l'étude précédente à la recherche des moyens capables de conserver la santé dans les différents âges, conditions ou professions, spéciaux à un homme ou à un groupe d'hommes déterminé : c'est ainsi qu'on distingue les hygiènes hospitalière, industrielle et professionnelle, infantile, militaire, navale, rurale, etc.

Lorsqu'il s'agit des *animaux domestiques*, le mot *hygiène* désigne tout autre chose. Il signifie simplement : *ensemble des moyens permettant de tirer de nos animaux le plus grand profit, dans le temps le plus court et avec le moins de frais.*

Ainsi, dans une compagnie de transport avec des chevaux, si l'on n'avait en vue que l'état de santé des animaux, il faudrait en avoir beaucoup et les bien nourrir. En diminuant leur nombre et leur ration, on peut réaliser sur la nourriture une économie bien supérieure à la perte causée par l'usure et la mortalité prématurées. De même, l'engraissement exagéré, la production à outrance du lait sont contraires à la santé, mais peuvent donner des bénéfices; ou bien encore peu importe de demander à un cheval de courses un travail excessif qui le rend inutilisable, s'il gagne auparavant 40 000, 50 000, ou 100 000 francs de prix. Ceci posé, il faut reconnaître que pour les animaux de luxe, que surtout dans les grands haras, pour les reproducteurs et leurs jeunes produits le mot *hygiène* a à peu près la même signification que pour l'homme.

HYGROMA (de ὑγρός, humide; all. *Wassergeschwulst, waesserige Balggeschwulst*; it. *igroma*; esp. *higroma*). — Épanchement séreux dans les bourses muqueuses ou séreuses souscutanées, et souvent désigné sous le nom d'*hydropisie des bourses*. Il est consécutif à leur inflammation ou *bursite*.

Étiologie. — Les causes ordinaires sont les traumatismes répétés, la propagation d'une inflammation du voisinage (abcès, arthrite), certains états morbides généraux (gourme, infection purulente, rhumatisme). Dans la généralité des cas, les hygromas sont dus à des pressions peu intenses et répétées; c'est ainsi qu'on les voit apparaître aux parties du corps qui supportent une pièce du harnachement, au garrot, à la nuque, etc.; à la pointe du coude sur les chevaux qui se couchent en vache (Voy. Éponge), à la face antérieure des genoux, surtout sur les bovidés, à la pointe du jarret chez les chevaux qui frappent (Voy. Capelet); on divise les hygromas en *aigus* et *chroniques*.

Symptomatologie. — Les hygromas aigus s'observent généralement après une contusion ou sont la conséquence d'une inflammation du voisinage; ils sont caractérisés par des symptômes inflammatoires : la région est tuméfiée, chaude, sensible, œdémateuse; au bout de peu de temps

on y perçoit de la fluctuation. Si la cause persiste, l'hygroma peut se transformer en abcès.
— Souvent les symptômes disparaissent peu à peu, dès que la cause a cessé d'agir; d'autres fois l'hygroma persiste et devient chronique.

Ce dernier, s'il ne succède pas à l'hygroma aigu, se développe peu à peu sous l'influence d'irritations légères et répétées.

C'est une tumeur du tissu cellulaire souscutané, molle, arrondie, uniformément fluctuante, élastique, rénitente et indolente; très mobile sur les parties sous-jacentes, son volume est variable. A moins d'être aigus, les hygromas des membres ne déterminent pas de boiteries.

Lésions. — L'hygroma est formé d'une poche kystique plus ou moins épaisse, résultant de l'épaississement du tissu cellulaire. Le contenu est une sérosité visqueuse, claire ou rougeâtre, pouvant renfermer des flocons fibrineux et des concrétions.

Dans les hygromas anciens, les parois s'indurent et constituent presque toute la tumeur, qui ne renferme plus ou presque plus de liquide : c'est l'*hygroma induré*, ayant les apparences d'une tumeur fibreuse sous-cutanée.

Chez les bêtes bovines, les hygromas du genou, par exemple, peuvent acquérir des dimensions considérables et se recouvrir de productions cornées.

Traitement. — Contre les hygromas aigus on utilisera les douches, les lavages antiseptiques tièdes. — Si la suppuration survient, on les traitera comme des abcès.

Le traitement des hygromas chroniques dépend de leur ancienneté. Avant tout, on supprimera la cause; si la lésion est récente et s'il persiste certains phénomènes inflammatoires, on aura recours aux applications de mélanges astringents : argile, blanc d'œuf et eau blanche; argile, vinaigre, sulfate de fer; blanc d'Espagne et vinaigre. Le topique Weber est à recommander :

Goudron de Norvège........	450 grammes.
Savon vert	450 —
Poudre de tan tamisée.....	100 —

Chaque jour, jusqu'à guérison, faire, à l'aide d'un pinceau, un badigeonnage de la tumeur avec ce mélange. Mais il faut avoir la précaution tous les huit ou dix jours, de cesser les badigeonnages pendant deux ou trois jours et de nettoyer avec du savon et de l'eau tiède.

Si l'hygroma résiste, il faut traiter par les

vésicants et principalement par la cautérisation en pointes fines ou en aiguilles.

Un excellent traitement consiste dans l'incision large, suivie d'une application vésicante sur toute l'étendue.

On a recommandé aussi le drainage de la poche à l'aide d'une mèche de chanvre ou d'un drain de caoutchouc. La ponction au trocart et l'injection modificatrice (teinture d'iode, acide phénique, sublimé, etc.) ne réussissent pas toujours.

Si l'hygroma est induré et volumineux, il faut en faire l'ablation ; si la tumeur est pédiculée, on appliquera une ligature élastique ; sinon, on en fera l'ablation au bistouri.

Hygroma du boulet. — Placée en avant de l'articulation, la tumeur, située immédiatement sous la peau, est généralement diffuse et œdémateuse au début ; peu à peu elle s'indure.

On le différenciera de l'hydropisie de la gaine synoviale de l'extenseur antérieur des phalanges, qui est bilobée et placée sous le tendon.

Hygroma du coude. — Voy. ÉPONGE.

Hygroma du garrot. — Voy. GARROT.

Hygroma du genou. — Il s'observe parfois sur les chevaux qui se « lèvent en vache », sur ceux qui ont fait des chutes sur les genoux, sur ceux qui se heurtent les membres antérieurs contre leur mangeoire trop basse, etc.

Il est fréquent chez les bovidés.

Il forme sur toute la face antérieure du genou une tumeur sous-cutanée, uniformément fluctuante, plus ou moins tendue ; chez les bovidés, il peut acquérir un volume considérable.

On le différencie assez facilement de l'hydropisie des gaines synoviales tendineuses ou articulaires de la région ; mais, surtout sur les bovidés, il faut savoir que, par suite de l'amincissement de la face interne de la peau, l'hygroma chronique et induré donne à la palpation la sensation d'un kyste récent et plein de liquide. Sur les vaches laitières, il est souvent préférable de ne pas le traiter.

Hygroma du grasset. — Il forme en avant du grasset, sous la peau, une tumeur aplatie qui déforme la région, et doit être distingué de l'hydarthrose du grasset ; le diagnostic est souvent difficile.

Hygroma du jarret. — Voy. CAPELET.

Hygroma de la nuque. — Voy. NUQUE.

HYMEN (de ὑμήν, membrane ; all. *Hymen*, *Jungfernhäutchen* ; angl. *hymen* ; it. *imene* ; esp. *himen*). — Repli que forme la membrane muqueuse du vagin, et qui est percé d'une ouver-

ture de forme et de diamètre variables. Cette membrane se déchire au premier coït.

HYOÏDE (*hyoïdes*, *hypsiloïdes*, de la voyelle grecque Υ [*upsilon*], et de εἶδος, figure, ressemblance ; all. *Zungenbein* ; angl. *hyoïdes* ; it. *ioïde* ; esp. *hioïdes* ; *os lingual*, parce qu'il donne attache à divers muscles qui se rendent à la langue). — Petit os, de forme parabolique, situé à la partie antérieure et moyenne du cou, entre la base de la langue et le larynx. Cet os, convexe en devant, entièrement isolé des autres pièces

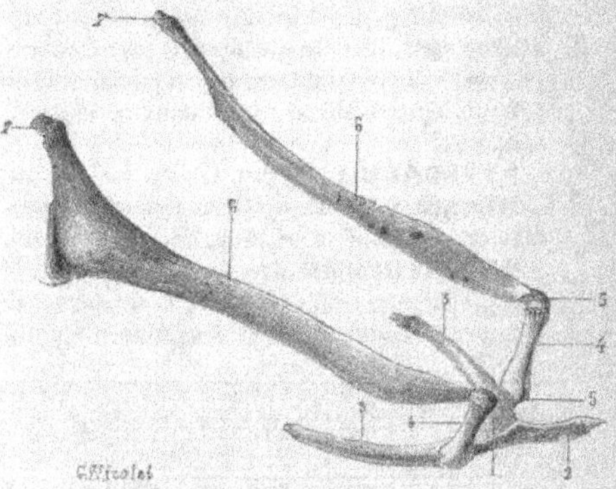

Fig. 888. — Hyoïde du cheval.

1, corps de l'hyoïde. — 2, prolongement lingual. — 3, 3, cornes thyroïdiennes, grandes cornes. — 4, 4, cornes styloïdiennes, petites cornes. — 5, 5, noyaux styloïdiens. — 6, 6, styloïdes, grandes branches hyoïdiennes. — 7, 7, noyaux cartilagineux rattachant l'hyoïde au temporal.

osseuses du squelette, est suspendu par des muscles et des ligaments. Il est composé de cinq pièces : 1° une moyenne, presque carrée, représente le *corps* ; 2° deux, appelées les *grandes cornes*, se prolongent latéralement en arrière ; 3° deux autres, nommées les *petites cornes*, sont placées au-dessus des grandes (fig. 888).

Servant de support à la langue et au pharynx, il remplit un rôle important dans la préhension des aliments, leur mastication et leur déglutition, et son intégrité est indispensable pour la bonne exécution de ces diverses fonctions. Fort heureusement ses anomalies et ses tares sont très rares. On a cependant signalé sa fracture sur le cheval. La guérison a pu être obtenue.

HYOVERTÉBROTOMIE. — Opération qui consiste à ouvrir la poche gutturale à sa partie supérieure, entre la première vertèbre cervicale et l'hyoïde, et à faire une contre-ouverture de dedans en dehors, à la partie inférieure de la poche, dans le triangle de Viborg.

Cette opération, décrite par Chabert et Fromage de Feugré, a été modifiée par Dieterichs et Viborg.

Elle a pour but de donner issue au contenu des poches, lors de *collection purulente des poches gutturales* (Voy. POCHES GUTTURALES) et doit être faite avec beaucoup de précautions, pour ne pas blesser la parotide, ni les nerfs et les vaisseaux de cette région, qui sont nombreux et importants. C'est pour cela qu'elle continue à être enseignée dans les écoles et à faire partie des exercices de chirurgie exécutés par les élèves; mais, dans la pratique, il sera toujours préférable de la remplacer par la ponction faite avec un cautère chaud; aussi nous ne la décrirons pas.

HYPERHÉMIE. — Voy. CONGESTION.

HYPEROSTOSE. — Développement anormal et excessif d'un os (Voy. EXOSTOSES et Os).

HYPERTHERMIE (de ὑπέρ, au-dessus, et θερμή, chaleur). — Élévation de la température du corps au-dessus de la moyenne. C'est un caractérisé par une augmentation de son poids et de son volume, sans altération de sa texture intime, et résultant d'une exagération du mouvement nutritif dans cet organe. Le foie, la mamelle, etc., peuvent être le siège d'une hypertrophie générale ou partielle, c'est-à-dire portant sur l'ensemble ou une partie seulement de leurs éléments. La lésion dite anévrysme actif du cœur est une *hypertrophie* des parois de cet organe; l'obésité est une *hypertrophie* du tissu adipeux. La propriété de *s'hypertrophier* qu'ont les *éléments anatomiques* prend le nom d'*anomale* ou *tératologique*, et celui de *morbide* ou *pathologique*, quand elle détermine de la gêne, douloureuse ou non, dans l'accomplissement des fonctions. C'est surtout dans les cellules, tant végétales qu'animales, et aussi sur des fibres musculaires et autres, qu'elle se manifeste. L'*hypergenèse* consiste en un développement excessif des éléments anatomiques préexistants; l'*hypertrophie* est caractérisée par la naissance d'éléments qui

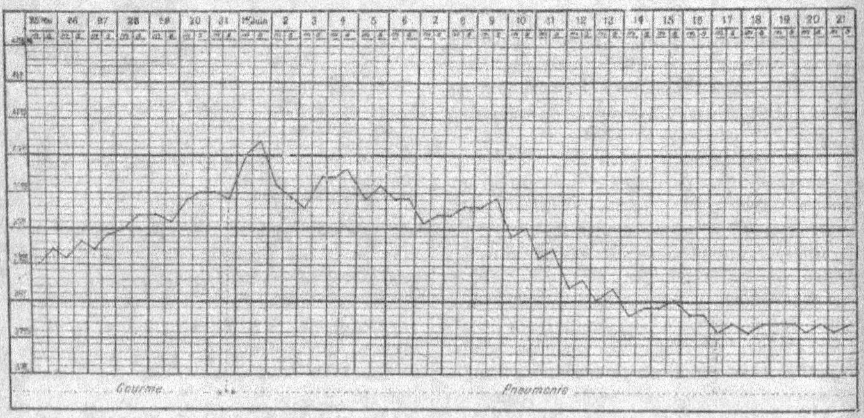

Fig. 889. — Hyperthermie dans un cas de pneumonie gourmeuse (Champtier).

des symptômes de la fièvre, et généralement le pronostic de la maladie est d'autant plus grave que cette élévation est plus grande (fig. 889). En médecine vétérinaire, il faut cependant savoir que, sur les chevaux de courses notamment, il n'y a pas lieu d'attacher d'importance à des températures rectales de 40° et même 40°,5 dans les affections fébriles.

HYPERTROPHIE (*hypertrophia*, de ὑπέρ, préposition qui exprime un excès, et τροφή, nutrition; all. *Hypertrophie*; angl. *hypertrophy*; it. *ipertrofia*; esp. *hipertrofia*). — Accroissement excessif d'un organe ou d'une portion d'organe, s'ajoutent à ceux qui préexistaient. L'hypertrophie des parties complexes du corps, comme les tissus, est souvent accompagnée d'hypergenèse de tel ou tel des éléments du tissu. Il en est de même lorsqu'il s'agit de l'hypertrophie d'un organe composé par ce tissu. — *Hypertrophie du cœur.* Augmentation de poids du cœur, avec épaississement de ses parois, avec ou sans augmentation de capacité de ses cavités : lorsque cette capacité est accrue, l'hypertrophie est dite *excentrique*; lorsqu'elle est diminuée, l'hypertrophie est dite *concentrique*. A l'augmentation de volume des fibres musculaires qui constitue essentiellement l'hypertrophie cardiaque, se joint une augmentation de leur nombre, et c'est de ce double travail que résulte l'accroissement de poids et d'épaisseur. L'hypertrophie peut être *essentielle*, résulter uniquement du surcroît de travail que lui impose la répétition d'efforts. Le plus souvent, elle est secondaire, consécutive à une péricardite, à une lésion valvulaire du cœur (*hypertrophie compensatrice*), à une affection du poumon ; elle se montre passagèrement dans la gestation ; elle est un des signes de la néphrite interstitielle. L'hypertrophie qui accompagne les affections du rein donne lieu à un redoublement du premier bruit intracardiaque, qui s'entend surtout à la base du cœur et qu'on nomme *bruit de galop*.

HYPODERME. — Ce sont des œstres dont deux espèces vivent à l'état larvaire dans le tissu conjonctif sous-cutané du cheval et du bœuf.

Hypoderme du cheval. — On ne connaît pas exactement l'insecte parfait, ni les divers stades évolutifs par lesquels il passe. Sa larve mesure de 9 à 10 millimètres de long, elle a une forme ovoïde et est formée de segments séparés ; elle vit dans le tissu conjonctif sous-cutané du cheval et de l'âne et détermine la formation de petites tumeurs un peu dures, disposées en des points variables du corps, surtout sur les côtes, le dos, etc.

La présence de ces larves n'altère pas la santé des animaux. Quand elles sont sorties ou mortes, les tumeurs disparaissent.

Hypoderme du bœuf. — L'insecte parfait est une mouche noirâtre de 13 à 15 millimètres de long qui se rencontre aux mois de juillet et août en tous les pays. La femelle pond sur la peau du bœuf des œufs qui se transforment en larves, lesquelles pénètrent dans le tissu conjonctif sous-cutané ; ces larves passent par trois stades évolutifs, puis vers le mois de juin, alors qu'elles ont acquis une longueur de 22 à 28 millimètres, elles quittent l'hôte sur lequel elles vivaient en parasites, pour se transformer en nymphes de chacune desquelles sortira, trente jours après, un insecte parfait.

Les larves d'œstres déterminent la formation de tumeurs grossissant peu à peu et pouvant atteindre le volume d'un œuf, et même celui du poing ; si on ouvre ces tumeurs, on trouve la larve ayant la tête tournée vers le centre de la tumeur. Ces tumeurs existent en nombre variable, parfois cinquante et plus. Elles ne semblent pas avoir d'influence sur la santé des animaux. Quand la larve a quitté la tumeur,

celle-ci disparaît, mais il persiste une cicatrice diminuant la valeur du cuir.

Traitement préventif. — On a conseillé de laver les animaux avec une décoction de feuilles de noyer et de ne les conduire au pâturage qu'après dix heures du matin en avril et en août.

On peut extraire les parasites avec des pinces, en pressant la tumeur avec les doigts, ou bien on applique une pointe de feu sur chaque tumeur.

HYPODERMIQUE (de ὑπό, sous, et δέρμα, derme). — Qui est relatif aux parties placées sous le derme. — La *méthode hypodermique* ou *des injections sous-cutanées* consiste à introduire sous la peau, dans le tissu lamineux sous-cutané, à l'aide d'une seringue de Pravaz (Voy. SERINGUE), certains médicaments solubles, très actifs sous un petit volume, et qui sont ainsi plus sûrement et plus facilement absorbés que s'ils étaient ingérés à l'état de potions, pilules, bols, etc. Pour qu'une substance toxique ou médicamenteuse puisse être injectée sous la peau, il faut : 1° qu'elle soit soluble sans qu'il soit nécessaire d'employer un dissolvant irritant ; 2° qu'elle ne soit point par elle-même irritante ou corrosive ; 3° qu'elle ne puisse pas être précipitée par les chlorures alcalins, ni par les matières albuminoïdes, car la sérosité albumineuse, exhalée, amènerait cette double précipitation dès les premières gouttes injectées et s'opposerait à leur action. Il faut, de plus, que la solution soit récemment préparée, parfaitement limpide, exactement titrée et aseptique. — On s'est cependant aussi servi de la méthode hypodermique pour injecter des préparations irritantes destinées à remplacer les vésicatoires en déterminant une inflammation locale, ou à faire fondre des tumeurs : injections d'essence de térébenthine pour obtenir des *abcès de fixation* dans les pneumonies, ou injections de solutions de chlorure de zinc dans certaines tumeurs (*méthode sclérogène*).

Doses des principaux médicaments employés en injections hypodermiques (P. Cagny) :

Chien.

Apomorphine (chlorhydr. de) .	2 à 5 milligr.

Bœuf, Cheval ou Mouton.

Atropine (sulfate de)	4 à 6 milligr.
Ergotine	3 à 5 grammes.
Ésérine (sulfate de)	4 à 10 centigr.
Éther	5 à 6 grammes.
Fer dialysé	1 à 5 —
Morphine (chlorhydrate de) . .	20 à 50 centigr.
Pilocarpine (azotate de)	20 à 40 —
Strychnine (sulfate de)	8 à 10 milligr.
Vératrine	10 à 20 centigr.

HYPOPYON (de ὑπό, sous, et πύον, pus; all. *Eiterauge*; angl. *hypopyon*). — Ce mot, qui peut signifier toute collection purulente, a pris le sens spécial d'épanchement de pus ou de matière puriforme dans la chambre antérieure de l'œil, et fréquemment aussi dans la postérieure, à la suite d'une inflammation violente des membranes internes de l'œil (Voy. FLUXION PÉRIODIQUE).

HYPOSPADIAS (de ὑπό, sous, et σπάω, je contracte). — Vice de conformation de la verge, dans lequel l'urètre, au lieu de se continuer jusqu'au gland, s'ouvre en dessous du pénis, à une distance plus ou moins grande de son extrémité.

HYPOTHERMIE (de ὑπό, au-dessous, et θερμή, chaleur). — Abaissement de la température du corps au-dessous de la normale, qu'on observe dans la fièvre vitulaire, l'anémie, quelquefois dans la convalescence. Bouchet a cité le cas d'un âne, qui ne présentait aucun symptôme de maladie qu'un peu de faiblesse, et dont la température rectale, pendant l'hiver, plusieurs mois après la castration, est descendue au-dessous de 36°. Cantiget a observé le même abaissement de température sur un bœuf après injection de tuberculine.

HYSTÉROCÈLE (de ὑστέρα, matrice, et κήλη, hernie; all. *Mutterbruch*). — Hernie formée par la matrice. Elle peut avoir lieu quelquefois chez la jument, mais plus particulièrement chez la vache et la brebis, pendant la gestation, à la suite de coups de corne, de coups de pied portés sur les flancs, et soit par les ouvertures naturelles, soit par des ouvertures accidentelles, à travers les muscles abdominaux. On réserve le nom de *renversement de la matrice* (Voy. PARTURITION) pour désigner la sortie de la matrice par le vagin.

La hernie se produit presque toujours à droite chez la vache, à gauche chez la jument. Elle forme une tumeur très apparente, surtout chez la jument, et offre tous les caractères des hernies viscérales (Voy. HERNIES).

On la différenciera aisément des hernies de la panse ou d'une hernie intestinale.

Le *pronostic* est très grave. Difficilement curable, cette maladie est souvent une cause de parturitions laborieuses.

Le *traitement* est souvent inefficace. On ne peut le tenter pendant la gestation; on se con-

tente d'empêcher l'augmentation de volume en disposant un bandage circulaire solide qui maintient l'abdomen.

Après la gestation, la hernie se réduit généralement spontanément, mais l'intestin peut s'engager dans l'ouverture musculaire et constituer une hernie intestinale.

Chez la *chienne*, c'est un accident fréquent, une corne utérine pouvant descendre dans le trajet inguinal, surtout quand celui-ci a des dimensions anormales.

Au cours de la gestation, vers la troisième ou la quatrième semaine, la hernie grossit régulièrement; elle offre les caractères des hernies inguinales chroniques, mais il est assez facile de la différencier de la hernie intestinale; on peut cependant la confondre avec l'épiploocèle.

Le *traitement* consiste à extraire le fœtus quand la réduction est impossible : on incise le sac herniaire et la corne utérine; ensuite on extrait le fœtus, on réduit la hernie en tire-bouchonnant le sac qu'on ligature à l'anneau inguinal externe ; enfin on réunit les lèvres de l'incision cutanée par une suture.

Quand le fœtus est putréfié, il vaut mieux recourir à l'*hystérectomie* : on incise le sac herniaire, on isole la corne utérine sur laquelle on applique à la base une ligature au catgut ou à la soie; puis on la coupe au-dessous de la ligature, on refoule le moignon dans l'abdomen, puis on suture les lèvres de l'orifice inférieur du trajet inguinal.

HYSTÉRO-CYSTOCÈLE. — Hernie formée par la matrice et par la vessie.

HYSTÉROLOXIE. — Déviation, inclinaison de la matrice.

HYSTÉROMANIE. — Voy. NYMPHOMANIE.

HYSTÉROPTOSE (de ὑστέρα, utérus, et πτῶσις, chute; all. *Muttervorfall*). — Prolapsus et renversement de l'utérus (Voy. RENVERSEMENT DE L'UTÉRUS).

HYSTÉROTOMIE (de ὑστέρα, utérus, et τομή, section; all. *Mutterschnitt*; angl. *hysterotomy*). — Opération qui consiste à inciser le col de la matrice et même les parois de cet organe en pénétrant par le vagin, pour faciliter l'extraction du fœtus (Voy. PARTURITION).

L'hystérotomie est indiquée toutes les fois que le col utérin est induré et s'oppose à la dilatation de son orifice, ou est oblitéré.

19216-00. — Corbeil. Imprimerie Éd. Crété.

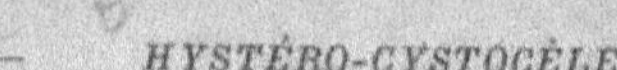